Pandas's
English-Hindi Dictionary for Nurses

Pandas's
English-Hindi Dictionary for Nurses

Second Edition

Revised by

Monika Dean
MSc (N) Obs and Gyne
Professor
Kailash Institute of Nursing and
Para-Medical Sciences
Greater Noida, Uttar Pradesh, India

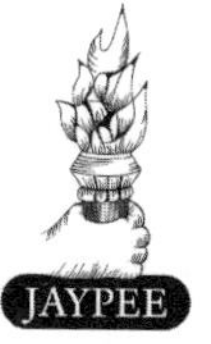

JAYPEE BROTHERS MEDICAL PUBLISHERS
The Health Sciences Publisher
New Delhi | London

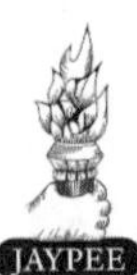

JAYPEE **Jaypee Brothers Medical Publishers (P) Ltd**

Headquarters
Jaypee Brothers Medical Publishers (P) Ltd
23/23-B, Ansari Road, Daryaganj
New Delhi 110 002, India
Phone: +91-11-23272143, +91-11-23272703
+91-11-23282021, +91-11-23245672
E-mail: jaypee@jaypeebrothers.com

Corporate Office
Jaypee Brothers Medical Publishers (P) Ltd.
4838/24, Ansari Road, Daryaganj
New Delhi 110 002, India
Phone: +91-11-43574357
Fax: +91-11-43574314
E-mail: jaypee@jaypeebrothers.com

Overseas Office
J P Medical Ltd
83 Victoria Street, London
SW1H 0HW (UK)
Phone: +44 20 3170 8910
E-mail: info@jpmedpub.com

EU GPSR Authorised Representative
Logos Europe, 9 rue Nicolas Poussin
17000, La Rochelle, France
Phone: +33 (0) 6 67 93 73 78
E-mail: Contact@logoseurope.eu

Website: www.jaypeebrothers.com
Website: www.jaypeedigital.com

Inquiries for bulk sales may be solicited at: jaypee@jaypeebrothers.com

Pandas's English-Hindi Dictionary for Nurses

First Edition: 2015

Second Edition: 2024

Reprint : 2025, **2026**

ISBN: 978-93-5696-527-0

Printed at: Sterling Graphics Pvt. Ltd.

Preface to the Second Edition

It gives me immense happiness and gratification to present the second edition of *Pandas's English-Hindi Dictionary for Nurses*. By offering this edition, I am quite hopeful that it will be an asset for the nursing students, professors and nursing faculty.

This edition is prepared to cater the needs for english medical words terminology for nursing students, health care professionals and for incoming competitive examinations.

We sincerely welcome any constructive input from the readers that will help us for a better change.

The production of this book is the result of the combined efforts of many professionals and we sincerely thank them for their dedication, skills and support. It was a privilege to be associated with them.

Monika Dean

Preface to the First Edition

A nursing dictionary is an effective tool of providing not only meaning of commonly used medical terms but also about procedures, investigations and pharmacological agents in brief.

The complete and concise text is fully updated with all the terms translated in Hindi also. Line diagrams, figures, and charts have been provided to explain the procedures, investigations and pharmacological agents in brief.

Appendices, including Abbreviations Used Regarding the Route of Administration of Medicine, Karnofsky's Index, Normal Hematological Values, etc., would be of immense help to the nursing students.

The dictionary would definitely serve as a ready reference to the entire nursing community.

UN Panda

Contents

PLATE-1

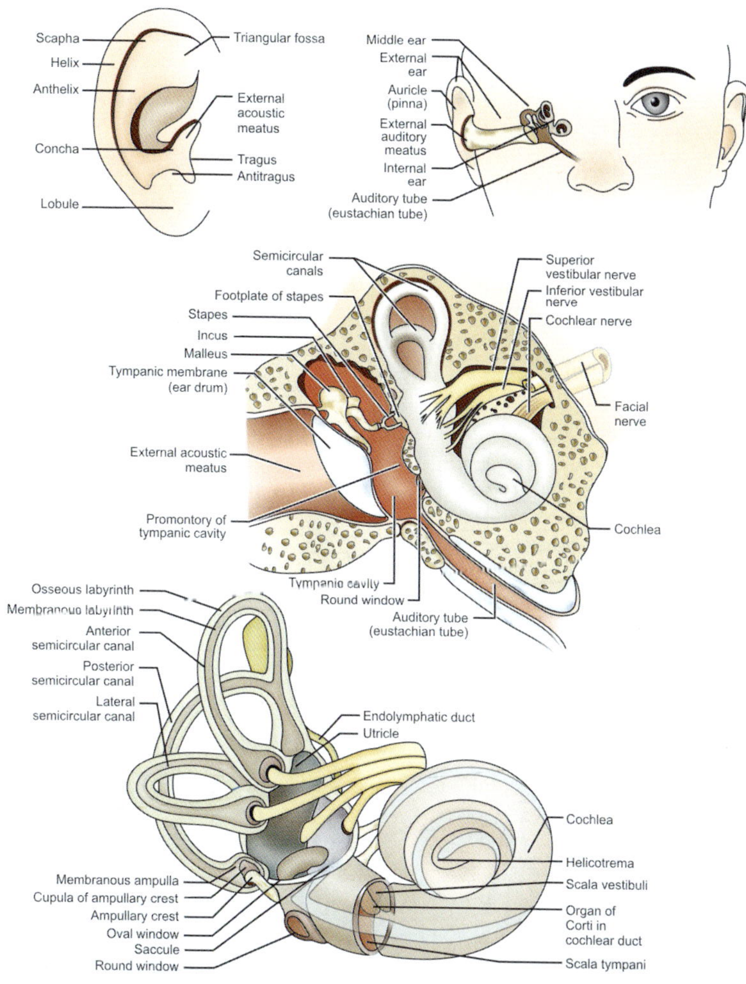

Structures of the ear

PLATE-2

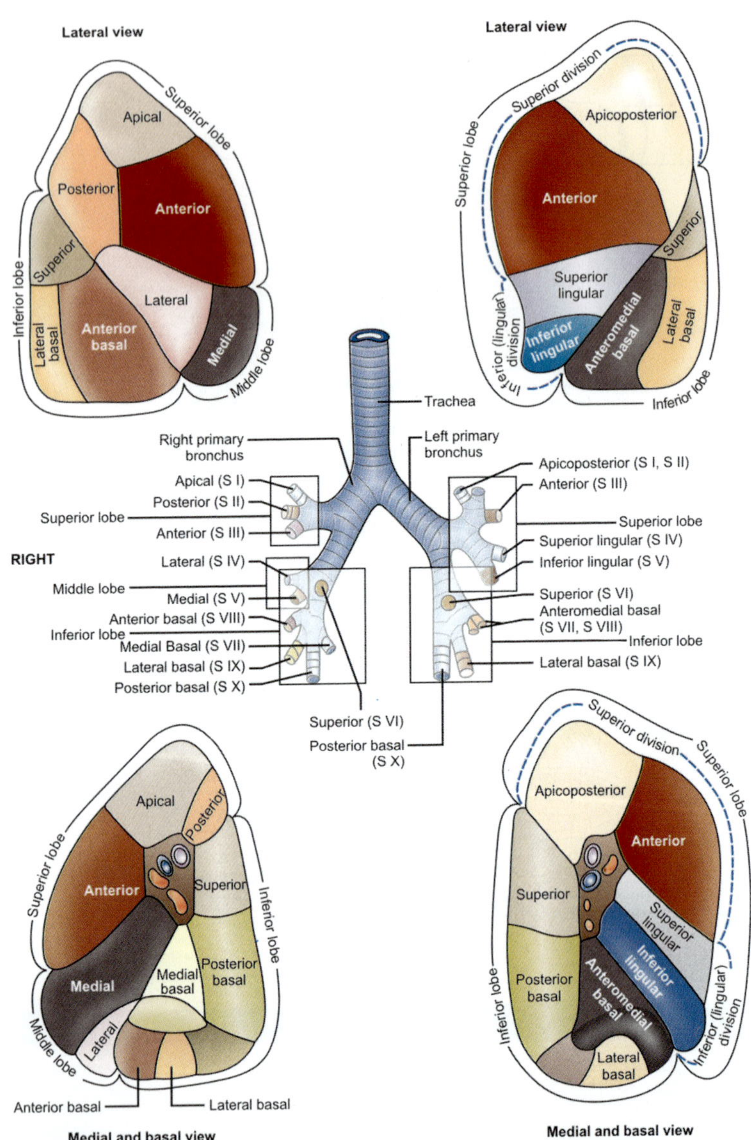

Pulmonary segments

PLATE-3

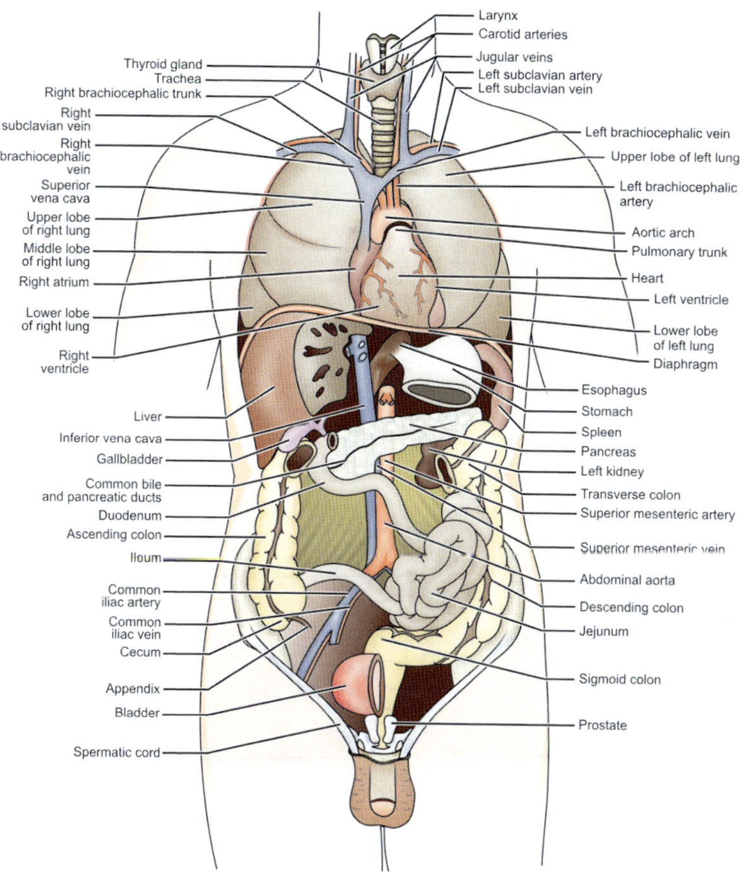

Thoracic and abdominal viscera

PLATE-4

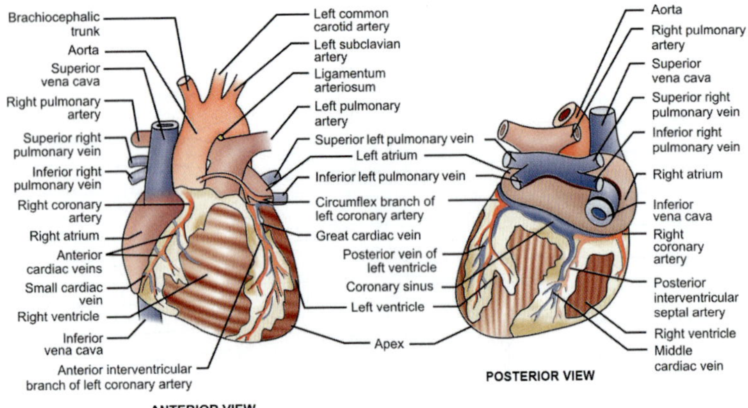

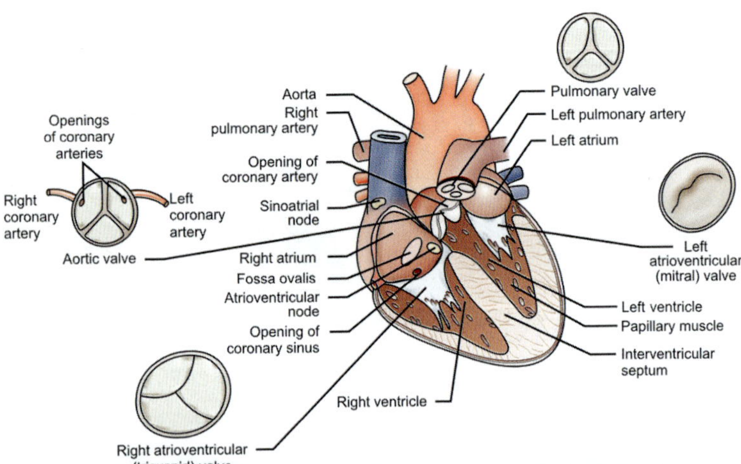

Structures of heart

PLATE-5

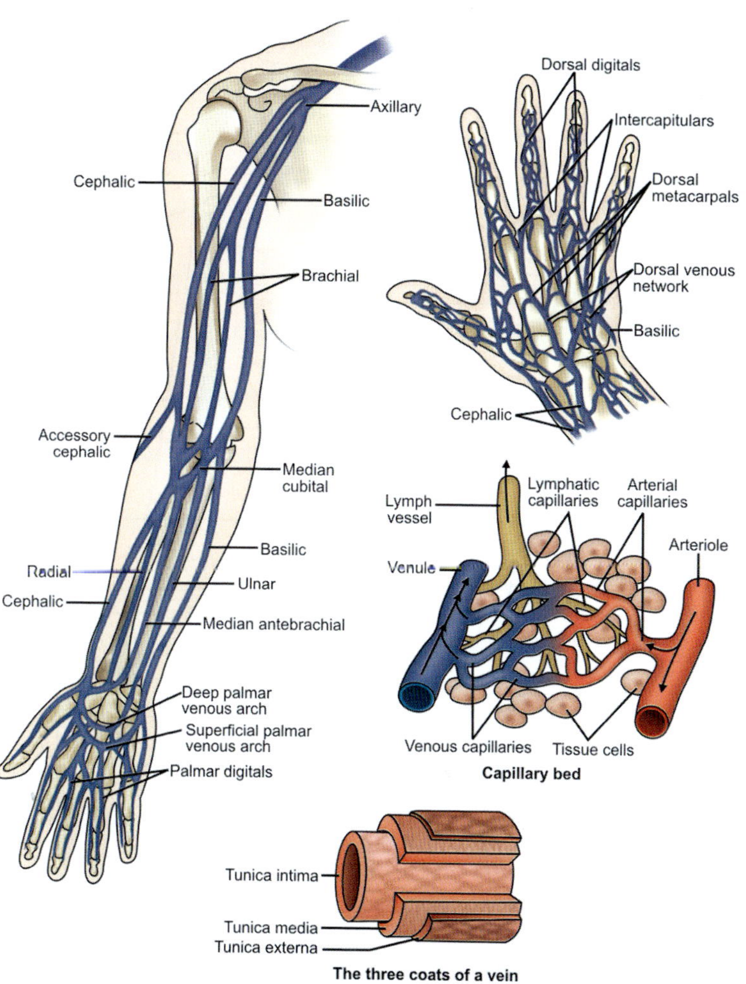

Capillary bed

The three coats of a vein

Veins of upper limbs

PLATE-6

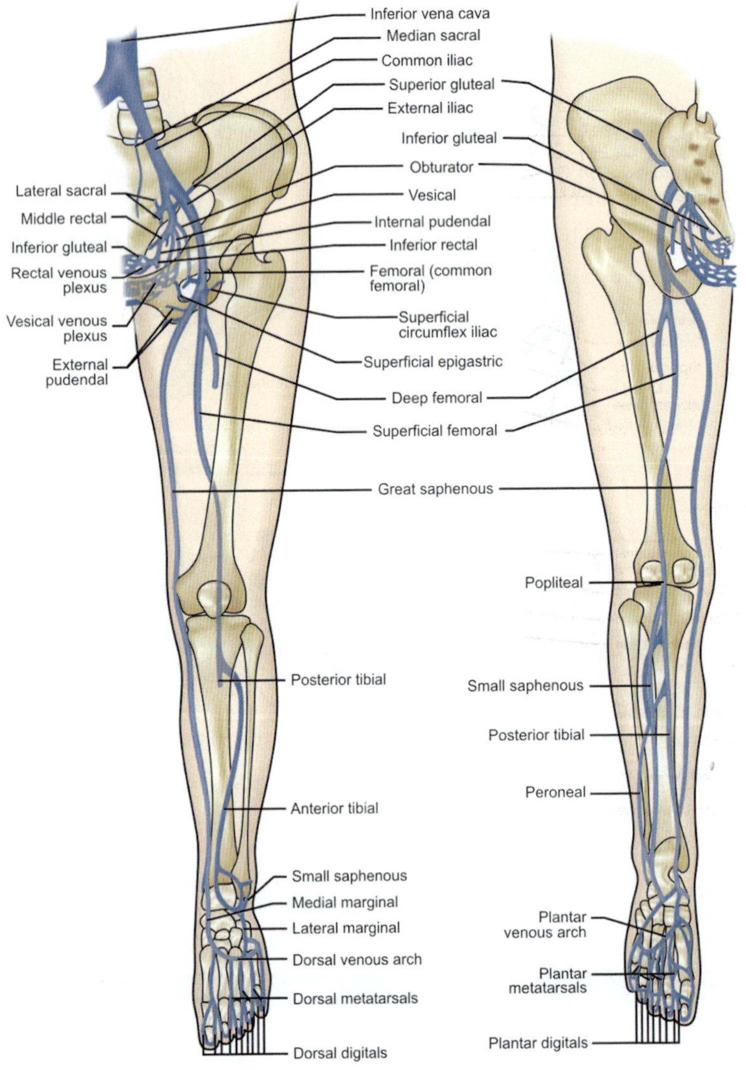

Veins of lower limbs

PLATE-7

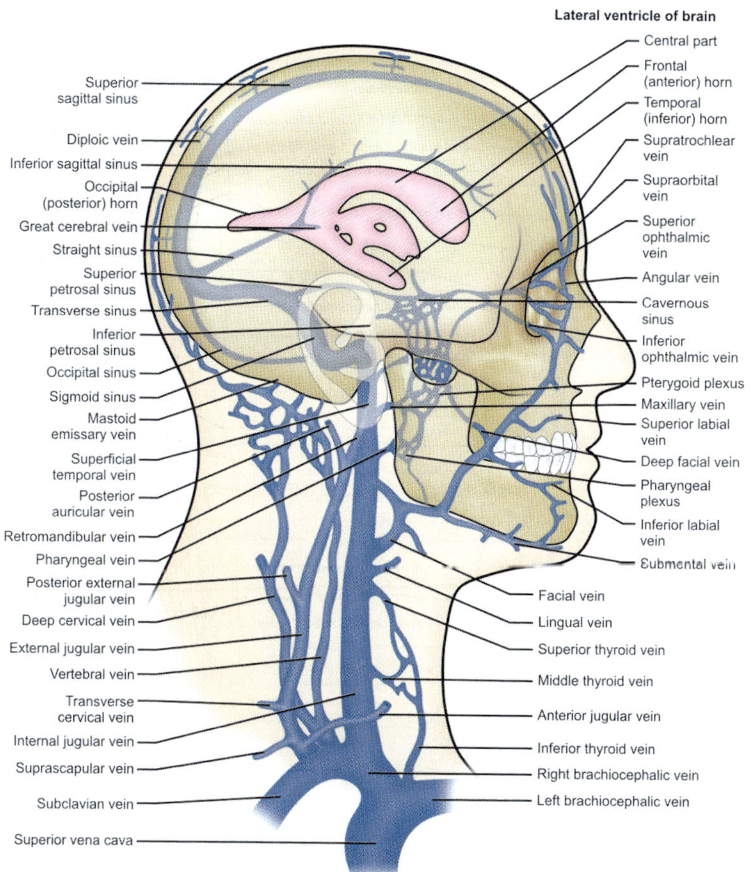

Veins of head and neck

PLATE-8

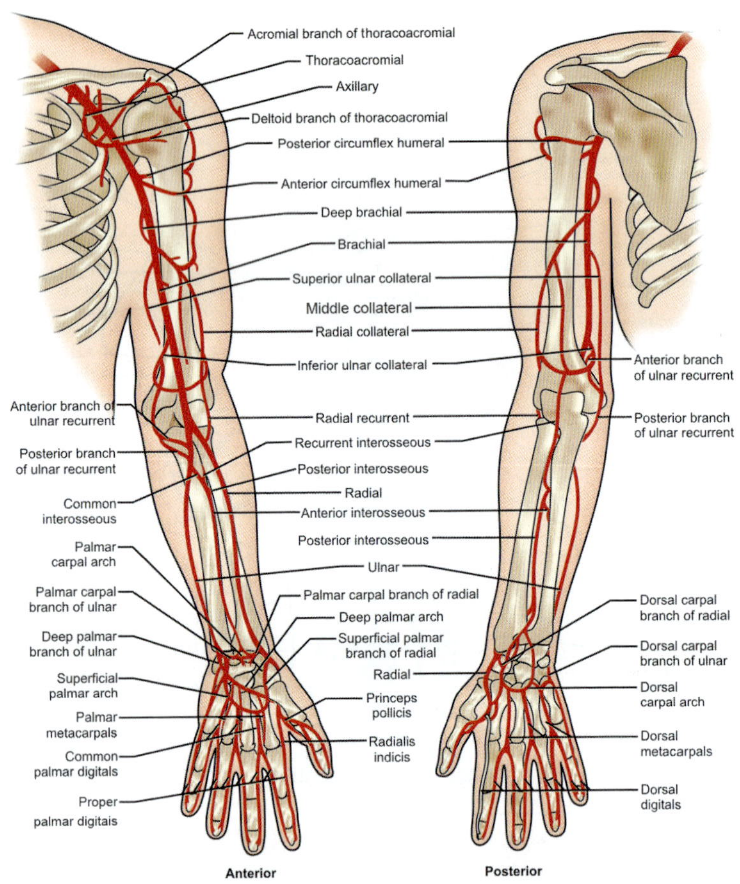

Arteries of upper limbs

PLATE-9

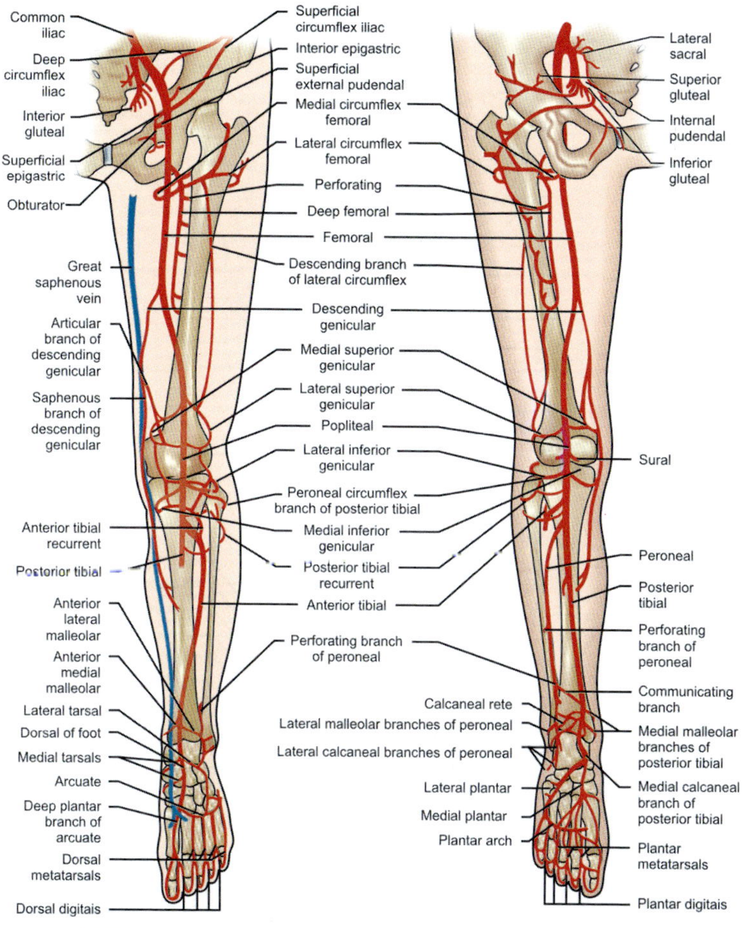

Arteries of lower limbs

PLATE-10

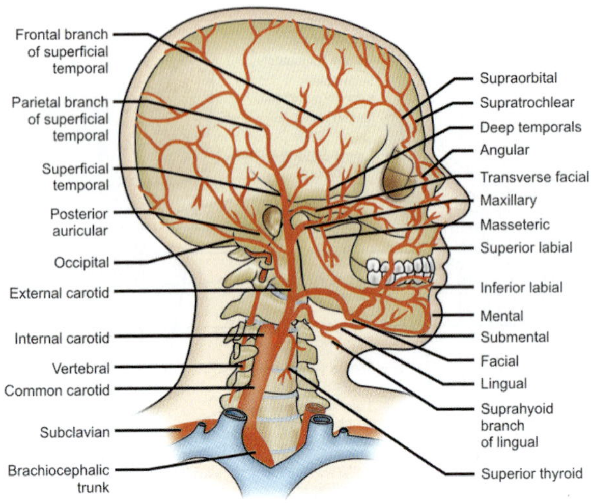

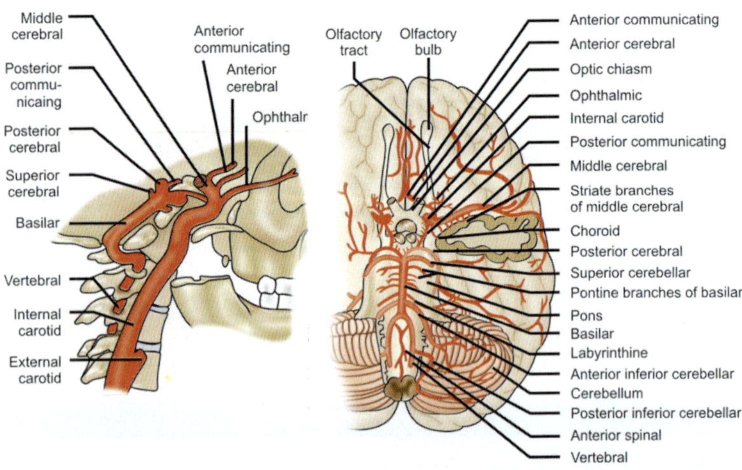

Arteries of head, neck and base of brain

PLATE-11

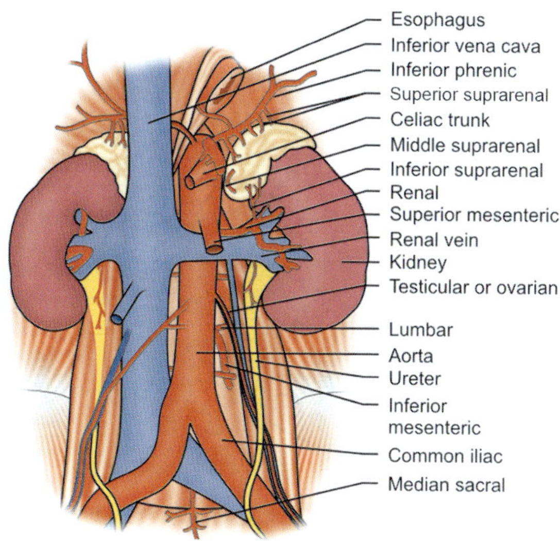

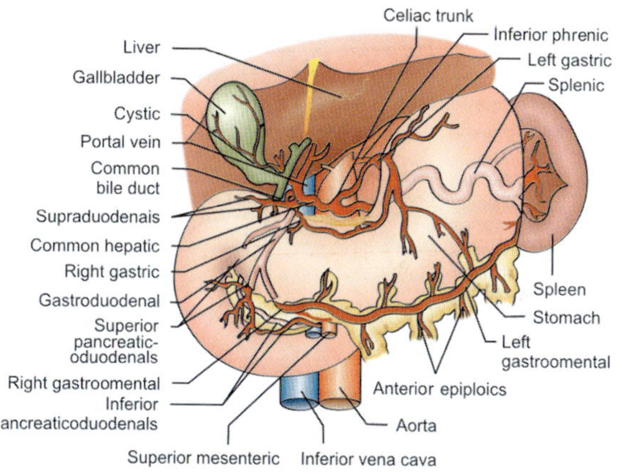

Arteries of abdomen and pelvis

PLATE-12

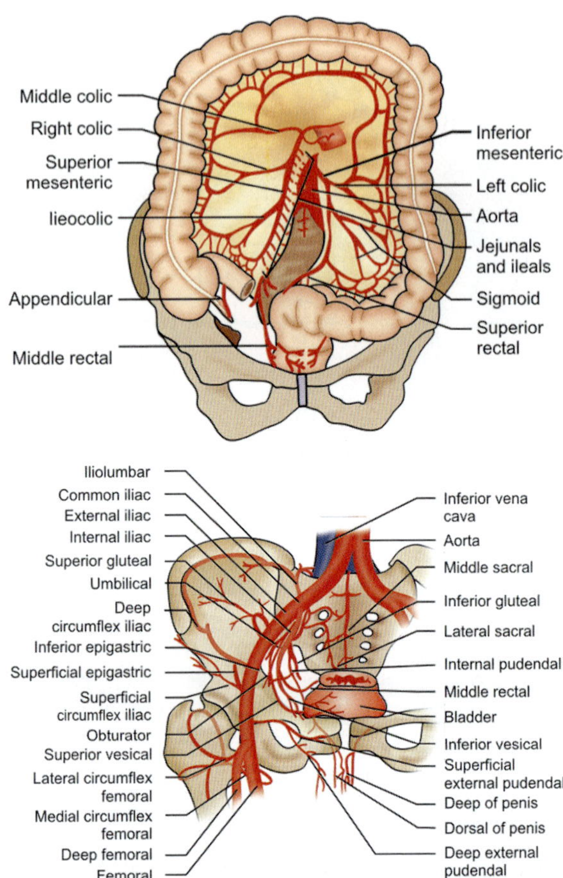

Arteries of abdomen and pelvis

PLATE-13

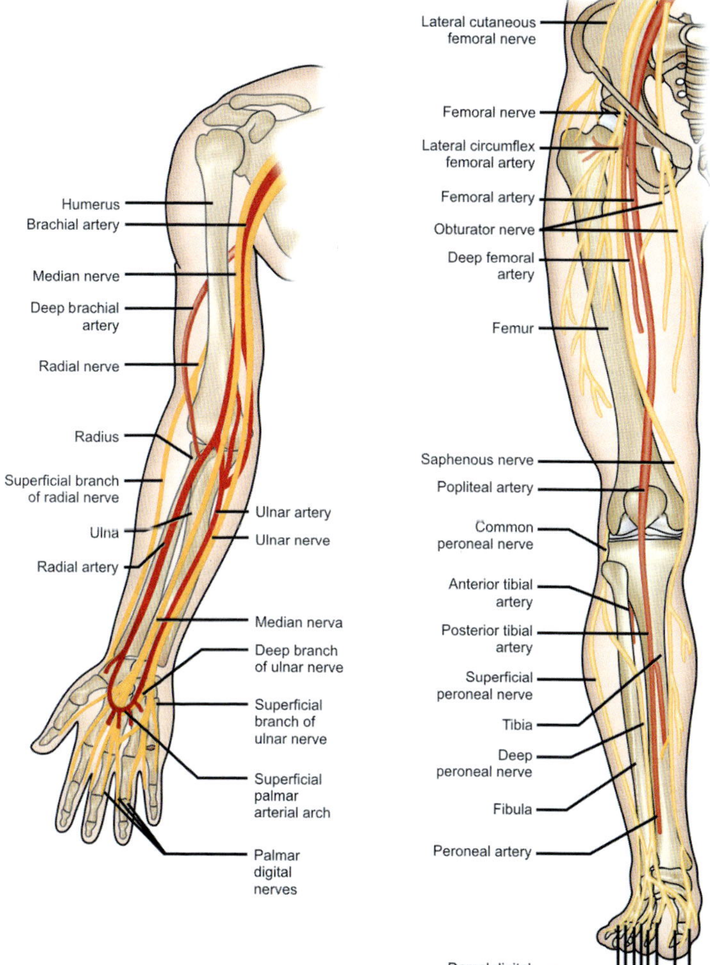

Nerves of limbs

PLATE-14

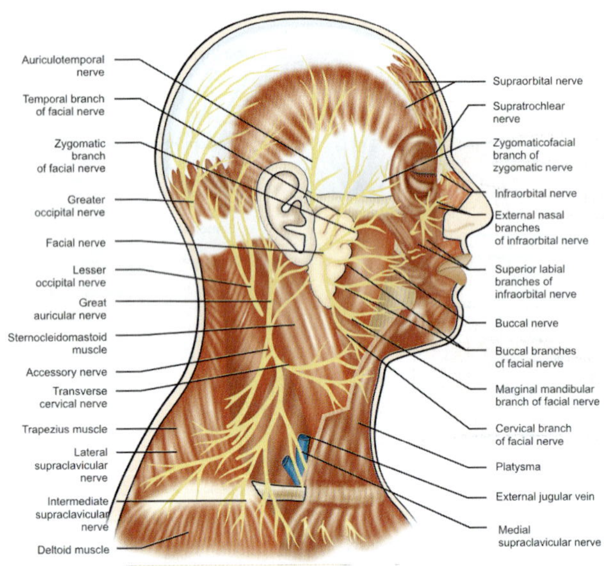

Superficial nerves of head and neck

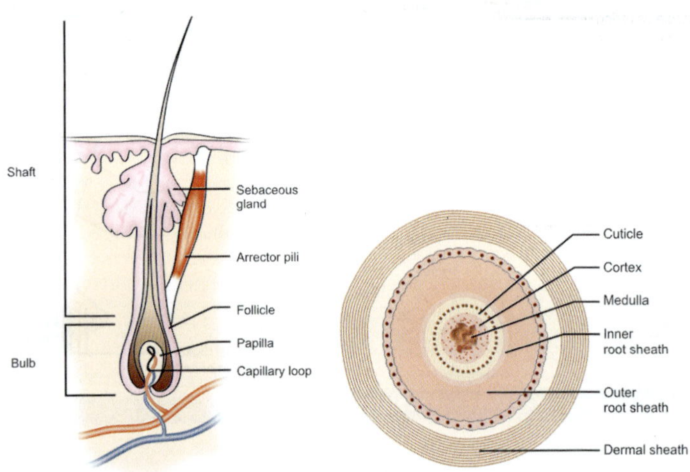

Hair in longitudinal and cross-section

PLATE-15

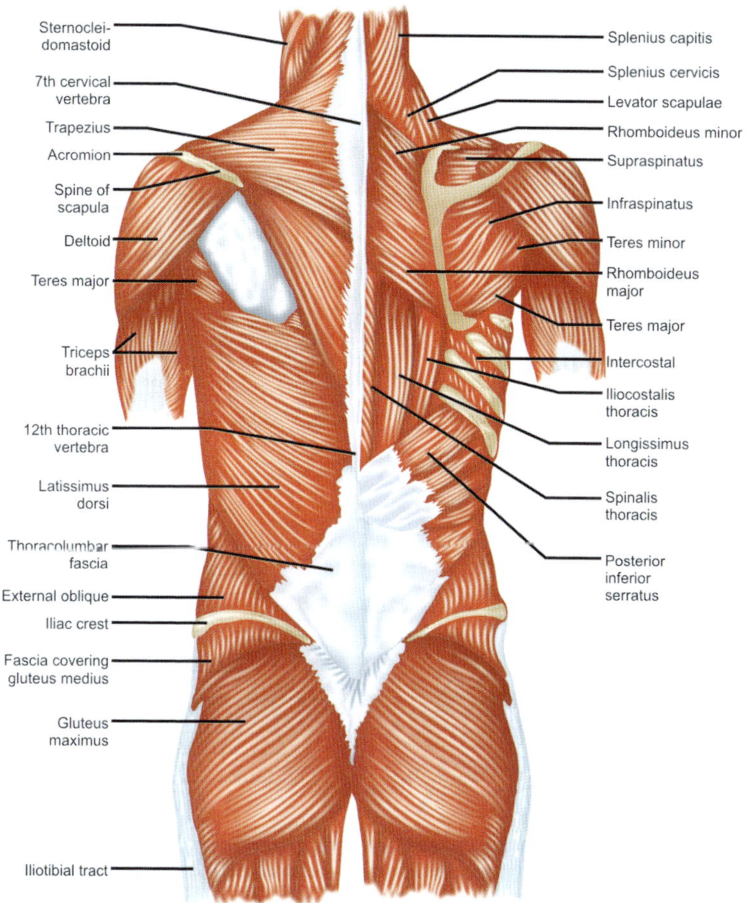

Muscle of trunk (Posterior view)

PLATE-16

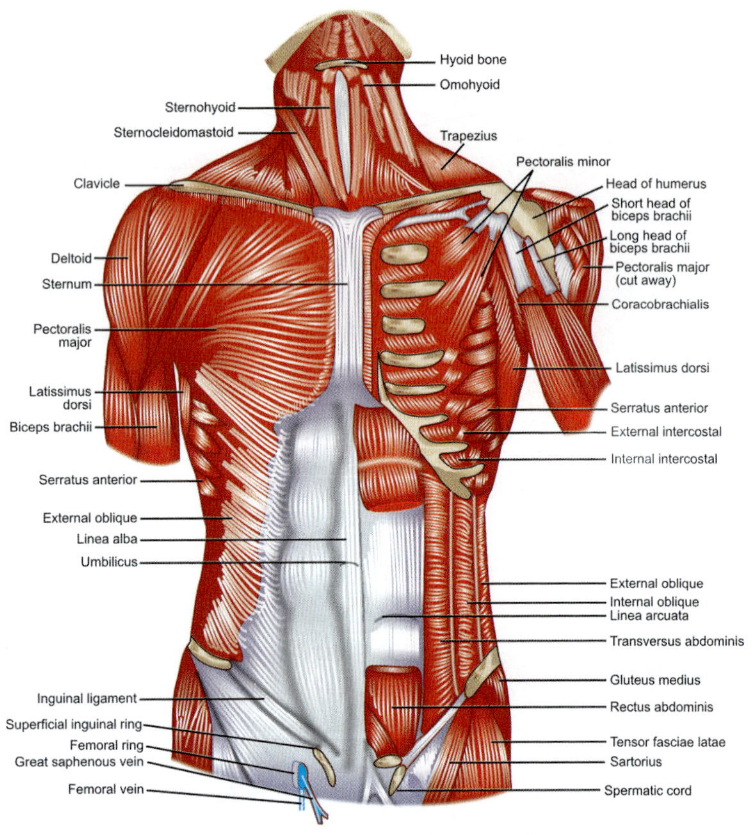

Muscle of trunk (Anterior view)

PLATE-17

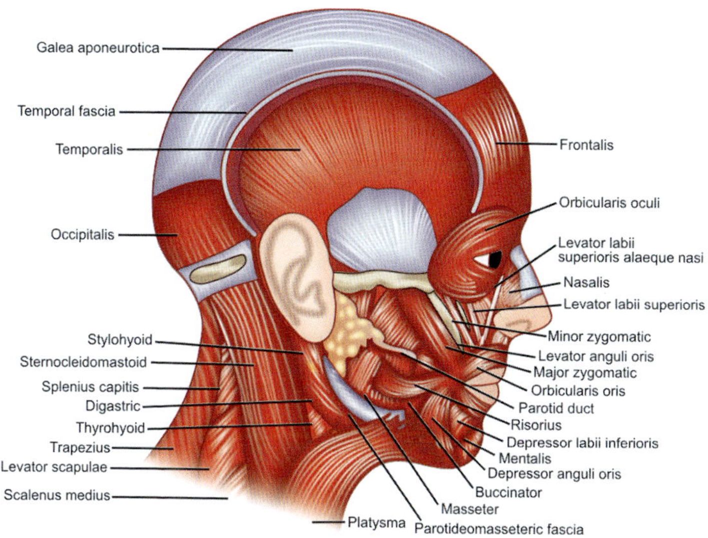

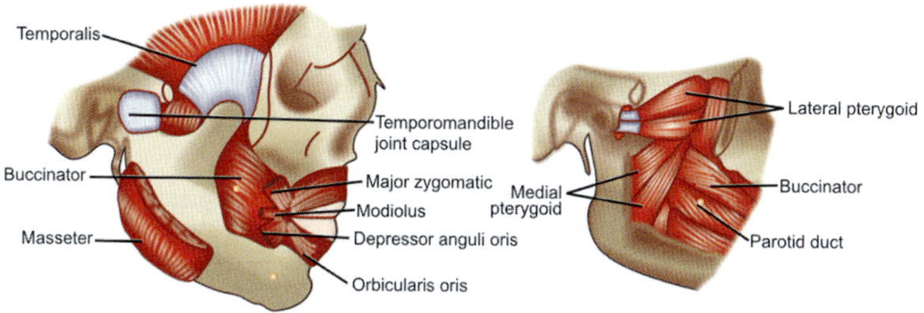

Muscle of the head and neck

PLATE-18

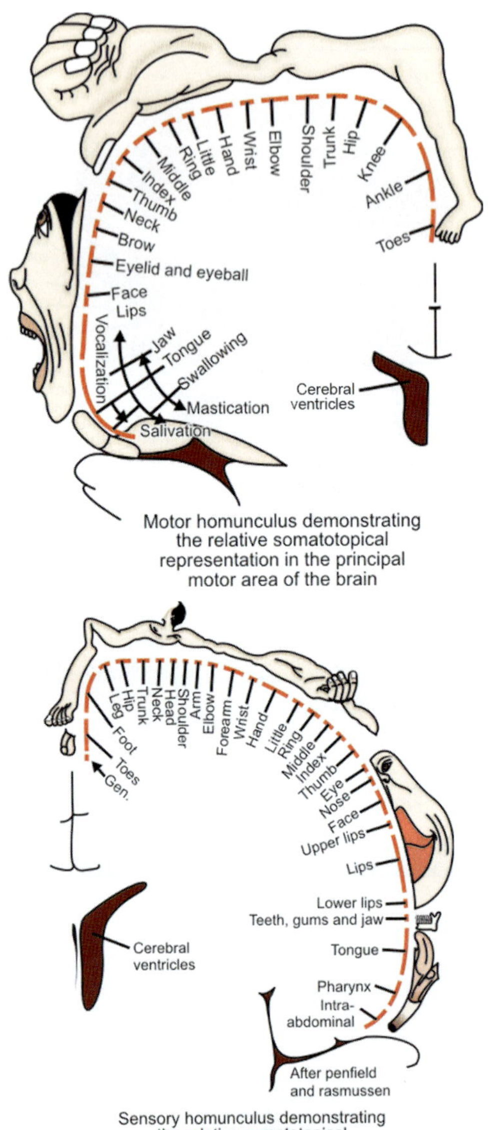

Motor homunculus demonstrating the relative somatotopical representation in the principal motor area of the brain

Sensory homunculus demonstrating the relative somatotopical representation in the somesthetic cortex of the brain

Motor-sensory homunculus

PLATE-19

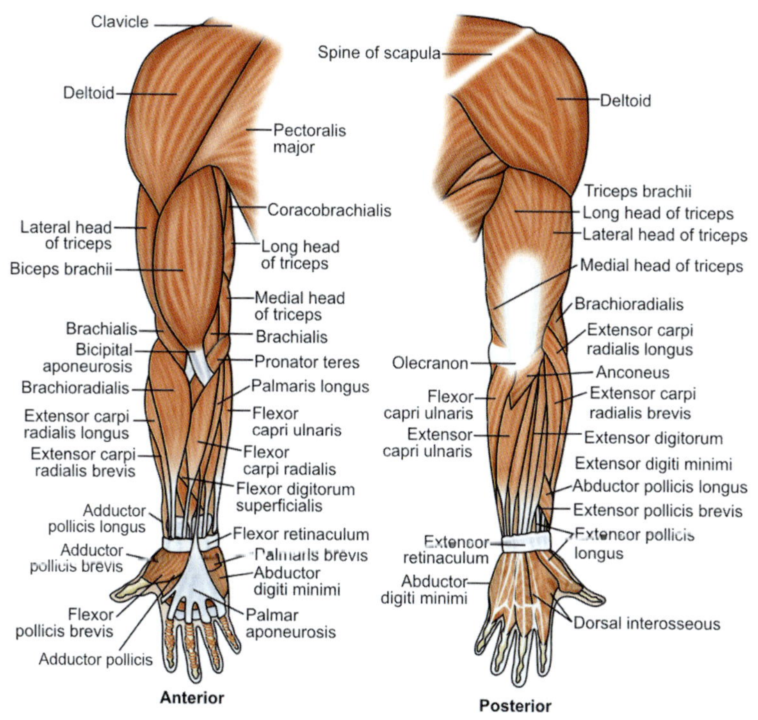

Superficial muscles of the upper limb

PLATE-20

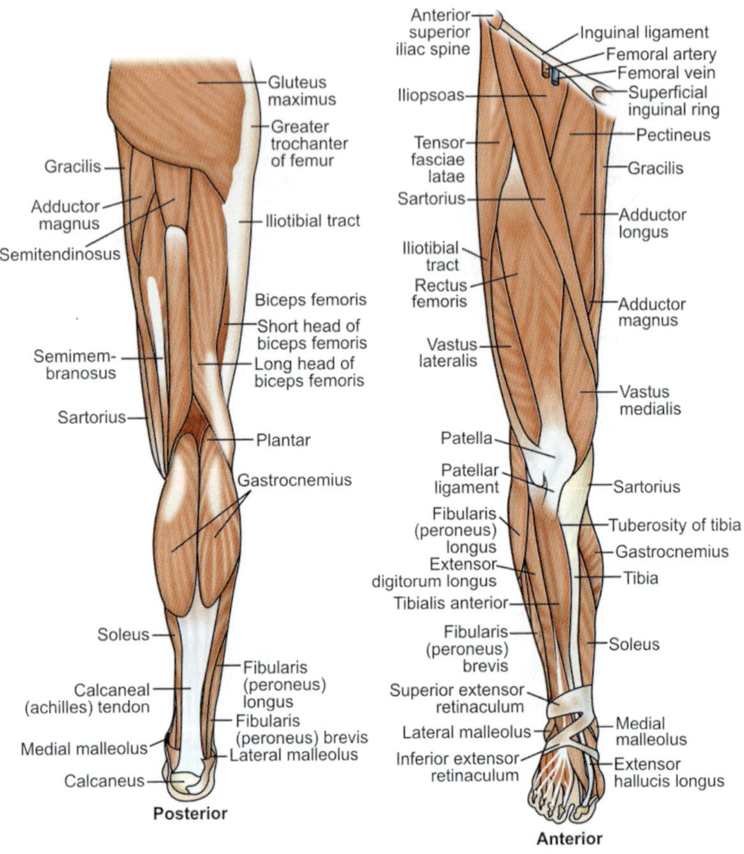

Superficial muscles of the lower limb

A

Abacavir (एबेकावीर) An anti-HIV drug. (एक एचआईवी प्रतिरोधक दवा।)

Abadie's sign (एबेडीज साइन) 1. A sign in tabes dorsalis in which there is loss of pain from squeezing the calcaneal tendon 2. Spasm of the levator palpebrae superioris muscles occurring frequently in thyrotoxicosis but also seen normally especially with tension and fatigue. (टेबीज डोसेलिस में होने वाला एक लक्षण जिसमें कैलकेनियल मॉसपेशी की ऐठन जोकि अक्सर थायरोटोक्सिकोसिस नामक बीमारी में देखी जाती है, किन्तु तनाव और थकान की दशा में इसे सामान्यतः भी देखा जा सकता है।)

A band (ए बैण्ड) A dark band in muscle representing overlapping of actin and myosin filaments. (मांसपेशी में एक गहरे रँग का बैण्ड जोकि ऐक्टिन और मायोसिन नाम के फिलामेन्टस की अतिव्यापी का प्रतिनिधित्व करता है।)

Abasia (एबेसिया) Inability to walk because of motor incoordination; compare astasia. (प्रेरक समन्वय अभाव के कारण चलने में असमर्थता, असटेसिया से तुलना करें।)

Abate (एबेट) To lessen in force or intensity; to moderate or subside. (ताकत या तीव्रता में कम करना।)

Abattoir (एबेटाइर) A slaughter house or an establishment for the killing and dressing of animals. (वधशाला, कसाईखाना, जिसे जानवरों की हत्या तथा मरहम पट्टी में प्रयोग किया जाता है।)

ABC (ऐबीसी) The mnemonic used for remembering the correct protocol, in order of priority, for cardiopulmonary resuscitation. A refers to airway, B to breathing and C to circulation. (कार्डियोपल्मोनरी रिससिटेशन के प्रोटोकॉल के सही क्रम को याद रखने के लिए बना एक स्मृति सहायक जिसमें ऐ–ऐयरवे यानि वायु मार्ग नली बी–ब्रिदिंग अर्थात श्वास प्रक्रिया और सी–रक्त संचारण को दर्शाता है।)

Abdominal angina (एब्डोमिनल एन्जाइना) An acute attack of severe abdominal pain, commonly occurring after eating and often associated with weight loss, nausea, vomiting and diarrhoea. It is caused by narrowing or obstruction of the mesenteric arteries, primarily atherosclerotic in origin. (अचानक होने वाला पेट दर्द का दौरा, जोकि अधिकतर खाना खाने के बाद होता है, अक्सर इसे वजन कम होने, उल्टी और दस्त के साथ जोड़ा जाता है। यह मिसेंटेरिक आर्टरी के संकीर्ण या अवरूद्ध होने के कारण होता है, जोकि मुख्य रूप से अथेरोस्कलेरोटिक नाम प्रक्रिया से उपजता है।)

Abdominal aponeurosis (एब्डोमिनल एपोन्यूरोसिस) The wide tendinous expanse by which the external oblique, internal oblique and transverse muscles are inserted. (एक चौड़ा टैण्डन का भाग जहाँ एक्सटरनल ऑब्लीक, इन्टरनल ऑब्लीक तथा ट्रांसवर्स मासपेशियों को अंतर्निविष्ट किया जाता है।)

Abdominal apoplexy (एब्डोमिनल एपोपलेक्सी) Infarction of an abdominal organ, usually the small intestine, resulting from vascular stenosis or occlusion. (पेट के किसी भाग, अधिकांश छोटी आंत में रक्त वाहिनियों के संकीर्ण या बंद हो जाने से होने वाला रोधगलितांश) (infarction)

Abdominal epilepsy (एब्डोमिनल एपिलेपसी) A convulsive equivalent in which abdominal pain, a sense of nausea and often headache are the most prominent symptoms. (एक आक्षेप जैसी बीमारी जिसमें पेट दर्द, जी मिचलाना तथा सिर दर्द जैसे प्रमुख लक्षण होते है।)

Abciximab (एब्सिक्सिमाब) An antiplatelet agent. (एक एन्टिप्लेट या रक्त के जमाव को रोकने वाली दवा।)

Abdominal muscles (एब्डोमिनल मसल) A group of four pair of muscles making up in abdominal wall: The external oblique, internal oblique, rectus abdominis and transversus abdominis. (पेट की दीवार को बनने वाली चार मांसपेशियों के जोडों का समूह एक्सटनल ऑब्लीक, इनटर्नल ऑब्लीक, रेक्टस एब्डोमिनिस और ट्रांसवर्स एब्डोमिनिस।)

Abdominal reflex (एब्डोमिनल रिफ्लेक्स) Contraction of the abdominal muscles induced by stroking the overlying skin; a superficial or cutaneous reflex. (पेट के ऊपर स्थित त्वचा की उत्तेजना से पेट के भीतर स्थित मांसपेशियों में संकुचन होना।)

Abdominal regions (एब्डोमिनल रीजंस) The nine regions of the abdomen artificially delineated by two horizontal and two parasagittal lines. The horizontal lines are tangent to the cartilages of the ninth ribs and iliac crests, respectively, and the parasagittal lines are drawn vertically on each side from the middle of the inguinal ligament. The regions thus formed are 1. above—the right hypochondriac, the epigastric and the left hypochondriac. 2. in the middle – the right/left lateral or lumbar, umbilical and, 3. below—the right inguinal or iliac, the pubic or hypogastric, and the left inguinal or iliac. Also called regions abdominis (*see* Figure). (कृत्रिम रूप से दो सीधी और दो खड़ी रेखाओं से विभाजित पेट के नौ भाग या सीधी रेखाएं नौवीं पसली तथा इलियक क्रेस्ट से गुजरती हैं और खडी रेखाएं दोनो तरफ के इन्गुवाइनल लिगामेंट के बीच से विभाजित करती हैं। इनके गुजरने से विभाजित नौ भाग इस क्रम से हैं। 1. ऊपर–राइट हाथपोकाण्ड्रियम, ऐपिगैस्ट्रिक और लेफ्ट हाथपोकाण्ड्रियम 2. बीच में–राइट या लेफ्ट लम्बर और अम्बिलाइकल भाग 3. नीचे–राइट इन्गुवाइनल या इलियक, हाइपोगैस्ट्रिक तथा लेफ्ट इन्गुवाइनल या इलियक।)

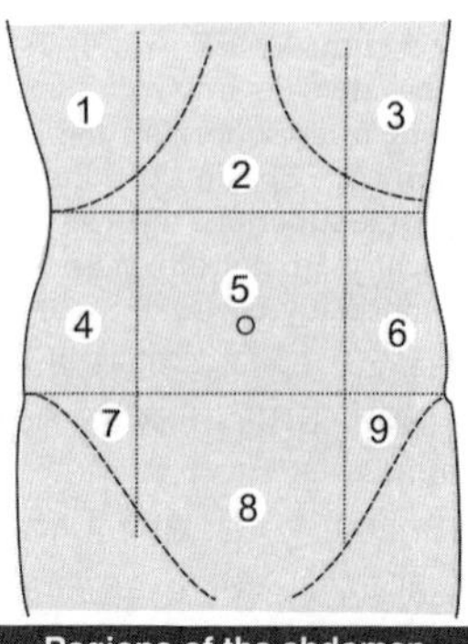

Regions of the abdomen
1. Right hypochondriac;
2. Epigastric;
3. Left hypochondriac;
4. Right lumbar;
5. Umbilical;
6. Left lumbar;
7. Right iliac;
8. Hypogastric;
9. Left iliac

Abdominocentesis (एब्डोमिनोसैन्टेसिस) Puncture of the abdomen with an instrument of withdraw fluid from the abdominal cavity. (यन्त्र द्वारा छेद करके उदर से तरल पदार्थ को निकालना।)

Abduct (ऐबडक्ट) To draw away from the median line. (मध्यतल अथवा अक्ष से दूर ले जाना।)

Abduction (ऐबडक्शन) 1. A movement where by one part is drawn away from the axis of the body or of an extremity. 2. In ophthalmology (a) Turning of the eyes outward beyond parallelism (*see* Figure). (ऐसी गति जिसमें शरीर का कोई भाग या अंग उसके मध्यतल से दूर हो जाता है।)

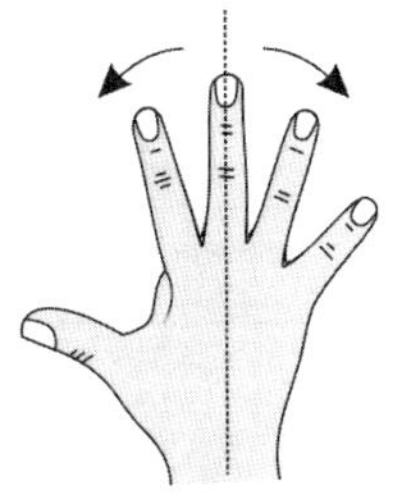

Abduction of fingers

Abductor (ऐबडक्टर) A muscle which, on contraction, draws a part away from the axis of the body or of an extremity. (ऐसी पेशी जो संकुचित होने पर शरीर के किसी भाग को शरीर की मध्य रेखा अथवा किसी भुजा की अक्षीय (केन्द्रीय) रेखा से दूर ले जाती है।)

Abductor (एबडक्टर) A muscle found in tailed animals corresponding to the coccygeal muscle in man. (पूंछ वाले जानवरों में पाई जाने वाली एक मांसपेशी जो मनुष्यों की कांक्सीजियल मांसपेशी से सम्बंधित होती है।)

Abductor hallucis (ऐबडक्टर हैलुसिस) A muscle of the medial side of the foot inserted into the base of the first metatarsal. Also called musculus abductor hallucis. (पैर के मध्यवर्ती तरफ की मांसपेशी जो पांव के पहले मैटाटर्सल के नीचे तक जाती है। इसे मस्कुलस पेबडक्टर हैलुसिस भी कहते हैं।)

Abductor hallucis longus (एबडक्टर हैलुसिस लौंगस) A muscle of the anterior region of the leg inserted into the base of the first metatarsal. (पांव के अग्र भाग की मांसपेशी जो पहले मैटाटारसल के तले में मिलती है।)

Abductor indicis (एबडक्टर इंडिसिस) The first dorsal interosseous muscle of the hand. (हाथ की पहली पीछे वाली अस्थियों के बीच की मांसपेशी।)

Abductor paralysis (एबडक्टर पैरालाइसिस) Paralysis of abduction especially of the posterior cricoarytenoid muscle and, thus of the vocal cords. (अपकर्षी पेशी का पक्षाघात विशेषकर पिछली क्रिकोएराइटीनॉयड मांसपेशी तथा वोकल कॉर्डस का पक्षाघात होना।)

Abductor pollicis brevis (एबडक्टर पोलीसिस ब्रिविस) The short abductor muscle of the thumb. Also called musculus abductor pollicis. (अंगूठे की छोटी एबडक्टर मांसपेशी इसे मस्कुलस एबडक्टर पोलीसिस भी कहते हैं।)

Abductor pollicis longus (एबडक्टर पोलीसिस लौंगस) The long abductor muscle of the thumb. Also called musculus abductor pollicis longus. (अंगुठे की लम्बी एबडक्टर मांसपेशी इसे मस्कुलस एबडक्टर पोलिसस लौंगस भी कहते हैं।)

Aberrant (एबेरेन्ट) Varying or deviating from the normal in form, structure or course. (आकार, संरचना या प्रक्रिया में सामान्य से भिन्न होने वाला।)

Aberration (एबेरेशन) 1. Deviation from the normal or usual. 2. Unequal refraction or focalization of a lens. (सामान्य से विचलित होना, प्रकाश की किरणों का किसी लैन्स से होकर अपूर्ण परिवर्तन होना।

Abetalipoproteinemia (एबीटालाइपोप्रोटीनिमिया) A disease entity due to almost total absence of β-lipoproteins, characterized by the predominating presence in blood of acanthocytes, hypocholesterolemia, the celiac syndrome in early childhood and later ataxia, peripheral neuropathy and frequent retinitis pigmentosa and muscular atrophy; an autosomal hereditary trait. (बीटा लाइपोप्रोटीनस के पूर्ण रूप से अनुपस्थित होने के कारण होने वाला एक रोग जो रक्त में ऐकेन्थोसाइटस, हाइपोकोलिस्ट्रोलिमिया की बढी हुई मात्रा,

बचपन में सिलियेक संलक्ष्ण और बाद में ऐटेक्सिया, पेरिफेरल न्यूरोपैथी और रेटिनाइटिस पिगमेंटोसा और मस्कुलर ऐटरोफी से लक्षित होती है, एक आनुवंशिक अलिंग गुणसूत्र मार्ग।)

Abiosis (एबायोसिस) 1. Absence of life, death 2. Nonviability. (अजीवता, मृत।)

Abiotrophy (एबायोट्रॉफी) Progressive loss of vitality of certain tissues or organs leading to disorders or loss of function applied especially to degenerative, hereditary diseases of late onset e.g., Huntington's chorea. (समय से पूर्व कुछ ऊतकों या अंगों की जीवन शक्ति कम हो जाने से उनका कार्य न करना, विशेष रूप से देर से शुरू होने वाली आनुवंशिक बीमारियां जैसे हनटिंगटनस कोरिया।)

Ablatio placentae (एबलेशियो पलेसेन्टे) Abruptio placenate. (अपरा-वियोजन, अपरा-उच्छेदन।)

Ablation (एबलेशन) The removal of part of a tumor by amputation, excision or other mechanical means. (किसी भाग या को शल्य-क्रिया द्वारा या चीरा लगाकर काटकर अलग कर देना।)

Ablepsia (एब्लेपिसया) Loss or absence of vision, blindness. (दृष्टिहीनता, अन्धापन।)

Abluent (एब्लुएन्ट) Detergent, Cleaning agent. (शोधक, शुद्ध करने वाला।)

Abnormal (एबानॉर्मल) 1. Not normal. 2. Deviating in form, structure or position, not conforming with the natural or general rule. (असामान्य, आकार, प्रकार या स्थिति में सामान्य से अलग होना।)

ABO blood group (एबीओ ब्लड ग्रुप) That genetically determined blood group system defined by the agglutination reaction of erythrocytes exposed to the naturally occurring antibodies anti-A and anti-B and to similar antiserums. The serum of normal individuals contains isoantibodies against the antigens lacking in their erythrocytes giving the following arrangement of antigens (isoagglutinogens) and antibodies.

Group (Landsteiner)	*Erythrolyte Antigen (Agglutinogen)*	*Serum Antibody (Agglutinin)*
O	A and B absent	Anti-A anti-B
A	A	Anti-B
B	B	Anti-A
AB	A,B	None

Sub-groups of A are recognised and designated by subscripts as A_1, A_2, etc. (आनुवंशिकी रूपा से निर्धारित ब्लड ग्रुप संस्थान जो लाल रक्त कोशिकाओं की सतह पर पाये जाने वाले एन्टिजन के अनुसार बांटा गया है। यह लोहित कोशिका के समूहिक प्रतिक्रिया पर निर्धारित होता है जो प्राकृतिक रूप से उत्पन्न होने वाली एन्टिबॉडी पर अरक्षित होता है।)

Abort (एबोर्ट) 1. To miscarry; to bring forth a nonviable fetus. 2. To terminate prematurely or stop in the early stages, as the course of a disease. 3. To check or fall short of maximal growth and development. (गर्भस्राव, गर्भपात, किसी रोग या प्रक्रिया को प्रारम्भ अवस्था में विकसित होने से रोकना।)

Aborticide (एबोर्टीसाइड) 1. The killing of an unborn fetus. 2. An agent that destroys fetus and produces abortion. (अजन्में भ्रूण को मार देना, कोई भी वस्तु जिससे भ्रूण की मृत्यु हो जाती है और गर्भपात हो जाता है।)

Abortifacient (एबोर्टीफेशियन्ट) A drug or agent induce abortion. (कोई भी दवा या कारक जिससे गर्भस्राव हो जाता है।)

Abortion (एबोर्शन) 1. The giving birth to an embryo or fetus prior to the stage of viability i.e., 20 weeks of gestation (fetus weighs less than 400 gm). A distinction is made between abortion and premature birth. Premature infants are those born after the stage of viability has been reached but before full term, 2. The product of such nonviable birth. 3. The arrest of any action or process before its normal completion. *a. accidental* Due to a fall, blow or other injury. *a. complete* One in which the embryo including the membranes is expelled entirely and identified. *a. criminal* Induced termination of pregnancy without medical or legal justification. *a. habitual* A condition in which a woman has had three or more consecutive spontaneous abortions. *a. insipient* Threatened or imminent or impending abortion in which there is copious vaginal bleeding, uterine contractions and cervical dilation. *a. incomplete* In which part of the product of conception has been passed but part (usually the placenta) remains in uterus. a inevitable One signalled by rupture of the membranes in the presence of cervical dilation that has advanced beyond any hope of preventing complete abortion. *a. missed* One in which the fetus dies in utero but the product of conception is retained in utero for two months or longer. (भ्रूण का जीवन क्षण होने से पूर्व गर्भाशय से बाहर आना। भ्रूण का 20 हफ्ते होने से पहले बाहर आ जाना (वजन 400 ग्राम से कम होना) प्रीमेच्योर और एबोर्शन में यह अंतर होता है कि प्रीमेच्योर भ्रूण 20 हफ्ते के बाद परन्तु पूर्ण गर्भ समय होने से पहले पैदा होते है, निर्जीव शिशु का जन्म, पूर्ण समापन से पहले किसी क्रिया या प्रक्रिया के बीच में रूक जाना।) *Accidental abortion* (एक्सीडैन्टल एबोर्शन) दुर्घटनावश हो जाने वाला गर्भस्राव Complete Abortion (कम्पलीट एबोर्शन) गर्भाशय से सम्पूर्ण भ्रूण (अपनी झिल्लियों सहित) का बाहर निकल जाना। *Criminal abortion* (क्रीमिनल एबोर्शन) आपराधिक रूप से बिना मेडिकल या मापदण्डों का उल्लंघन करते हुए किया गया गर्भस्राव *Habitual abortion* (हैबिचुअल एबोर्शन) लगातार तीन या तीन से अधिक बार गर्भपात हो जाना। *Insipient abortion* (इन्सिपियेंट एबोर्शन) सम्भवित या अपरिहार्य गर्भस्राव जिसमें योनि से प्रचुर रक्तस्राव, संकुचन, तथा गर्भाशयग्रीवा का विस्तस्ति होना जैसे लक्षण होते है। *Incomplete abortion* (इनकम्पलीट एबोर्शन) अपूर्ण गर्भस्राव, भ्रूण के कुछ भाग का गर्भाशय के अन्दर रह जाना। *Inevitable abortion* (इनइवाइटेबल एबोर्शन) ऐसा गर्भस्राव जिसे रोका न जा सके। *Missed abortion* (मिस्ड एबोर्शन) अलक्षित गर्भस्राव, मृत भ्रूण का उसकी मृत्यु के पश्चात कम से कम चार माह तक गर्भाशय में ठहरे रहना।

Abortive poliomyelitis (एबोर्टिव पोलियोमेलाइटिस) An early form of poliomyelitis, characterized clinically by relatively mild symptoms of upper respiratory infection, headache, gastrointestinal disturbances, nausea, and vomiting but which does not progress to involve the central nervous system. Definite diagnosis rests upon isolation of the virus and serologic reactions. (पोलियोमेलाइटिस की प्रारम्भ अवस्था जिसमें ऊपरी श्वास संक्रमण के हल्के लक्षण जैसे सरदर्द, पेट की खराबी, जी मिचलाना, ऊल्टी आदि होते है परन्तु यह केन्द्रिय तंत्रिका तंत्र को प्रभावित नहीं करता। इस रोग की पहचान वायरस के अलग करने या सिरोलोजिक प्रतिक्रिया से होती है।)

Abrachia (एब्रेकिया) Armlessness. (जन्म से बाहों का न होना।)

Abrachius (एब्रेकियस) An armless individual. (भुजाहीन व्यक्ति या भ्रूण।)

Abrasion (एब्रेजन) 1. A spot denuded of skin, mucous membrane or superficial epithelium by rubbing or scraping as of corneal abrasion, an excoriation. 2. The mechanical wearing down of teeth, as from incorrect brushing, appliances or bruxism. Compare attrition, erosion. (किसी जगह से त्वचा या श्लेष्मा झिल्ली का रगड़ या खरोंच लगने से उतर जाना, दांतों का गलत तरीके से ब्रुश करने से, उपकरण या ब्रुक्सिज्म के कारण घिस जाना।)

Abreaction (एबरिएक्शन) In psychoanalysis, the mental process by which repressed emotionally charged memories and experiences are brought to consciousness and occur in hypnosis and narcoanalysis. (हिपनोसिस तथा नार्कोएनालाइसिस में होने वाली मानसिक प्रक्रिया जिसमें पिछले कष्टदायक अनुभवों को याद करके सचेत मन या यादों में लाया जाता है।)

Abruptio (एबरप्टिओ) Abruption, a tearing away. (पृथक्करण या अलग हो जाना।)

Abruptioplacentae (एबरप्टिओप्लेसेंटा) Premature separation of the placenta prior to delivery of the infant (see Figure). (भ्रूण के जन्म से पूर्व अपरा; प्लेसेंटा) का काल पूर्व पृथक्करण या अलग हो जाना।)

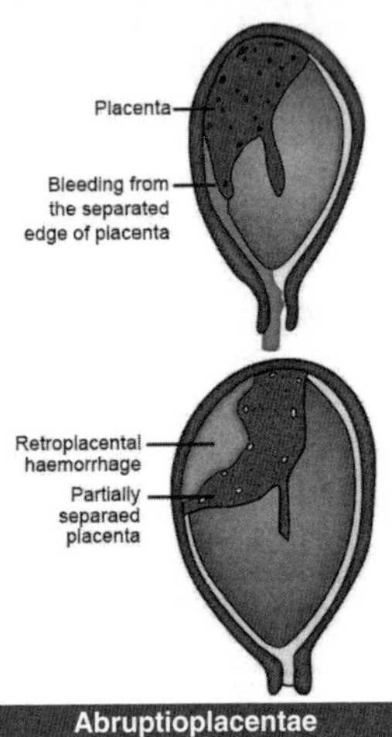

Abruptioplacentae

Abscess (एबसेस) A circumscribed collection of pus. *a. amoebic* An abscess of the liver that contains ameba, and may follow amebic dysentery. It may occur independently also without intestinal infection. *a. Bezold's* A deep abscess in the neck associated with suppuration of the middle ear and purulent sinus thrombosis. *a. Brodie's* A chronic inflammation, sometimes tuberculus, of the head of a bone especially of the tibia. *a. cold* Abscess without heat or other usual signs of inflammation commonly tuberculous (*see* Figure). (मवाद का स्थानिक संचयन, मवाद वाला व्रण या फोड़ा। *Amebic abscess* (अमीबिक एबसेस) आव के पेचिश के पश्चात उपद्रव स्वरूप उत्पन्न होने वाला जिगर का फोड़ा जिसमें अमीबा होते हैं। *Bezold's abscess* (बीजोल्डस एबसेस) गर्दन में होने वाला एक गहरा फोड़ा जो कान के मध्य भाग या पुरूलेंट साइनस थ्रोमबोसिस के कारण हो सकता है। *Brodie's abscess* (ब्रोडीस एबसेस) किसी हड्डी के सर की तरफ और अक्सर टिबीया हडडी पर हो सकती है। *Cold abscess* (कोल्ड एबसेस) गर्माहट तथा सूजन के आम लक्षणों से रहित एबसेस जो अधिकतर ट्यूबरकुलोसिस होता है।)

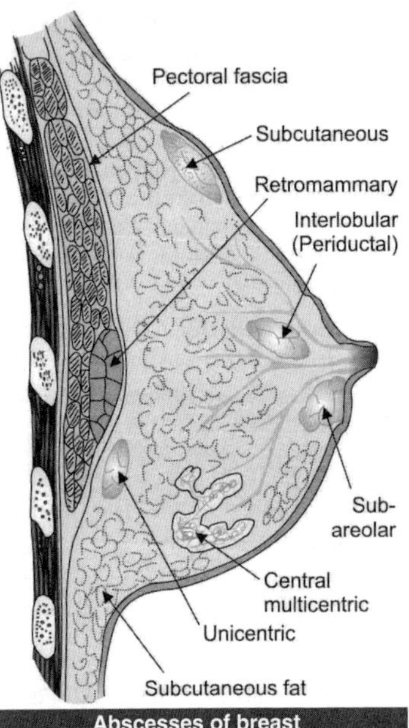

Abscesses of breast

Absence (एबसेंस) 1. Inattention to one's environment. 2. Temporary loss of consciousness, as in absence attacks or psychomotor seizures. 3. Fleeting loss of consciousness occurring in hysterical attacks or at the climax of completed or very intense sexual gratification (Freud). (अपने आस-पास के वातावरण की ओर ध्यान की कमी होना, कुछ समय के लिए अचेत हो जाना जैसे साइकोमोटर दौरे में होता है।)

Absence attack or seizure (एबसेनस एटैक और सीजर) A form of epilepsy characterized by a sudden transient lapse of consciousness, by a blank stare as in a state of "Suspended animation", sometimes accompanied by minor motor activities such as blinking of the eyes, smacking of lips, stereotyped hand movements and automatism, often there is indistinct vision. (मिर्गी का एक स्वरूप जिसमें अचानक से कुछ समय के लिए चेतना चली जाती है अर्थात बेहोशी हो जाती है। कभी-कभी पलकें झपकना, होंठ गीले करना, हाथों की गति का आसामन्य होना आदि जैसे लक्षण दिखाई देते है।)

Absolute refractory period (एबसोल्यूट रिफ्रेक्टरी पीरियड) The refractory period in which no stimulus, however, strong can excite a response. (ऐसा समय जिसमें कोई भी कारक, चाहे वो कितना भी शक्तिशाली हो उत्तेजना जगाकर कार्य नहीं करा सकता।)

Absolute temperature (एबसोल्यूट टैम्प्रेचर) Temperature reckoned from the absolute zero estimated at approximately –273° C or –459° F. (बिल्कुल जीरो से मापा गया तापमान जो –273.15° से. तथा –459.67° फ. होता है।)

Absolute threshold (एबसोल्यूट थ्रेशहोल्ड) The lowest intensity as measured under optimal experimental conditions. At which a stimulus is effective or perceived. (अनुकूल अनुसंधानिक स्थिति में नापी जा सकने वाली सबसे कम क्षमता जिसमें उत्तेजना कार्य करती है या महसूस की जा सकती है।)

Absolute zero (एबसोल्यूट जीरो) A temperature of approximately –273.2° C or –459.8° F; the complete absence of heat. (लगभग –273.2° से. या –459.8° फ. का तापमान, या गर्मी का पूर्ण अभाव।)

Absorb (एबजौर्ब) 1. In physiology to suck; take, imbibe as fluids or gases through osmosis and capillarity. 2. To infiltrate into the skin as ultraviolet rays. 3. To incorporate into the body via the blood and lymph. 4. To receive radiant energy and convert it to another form often with rise of temperature. (शरीरक्रियाविज्ञान (फिजियोलॉजी) के अनुसार अवशोषण, लेना, तरल या गैस के रूप में ओसमोसिस या कैपिलैरिज़ के द्वारा आत्मसत करना। 2. पराबैंगनी किरणों के रूप में त्वचा में घुस जाना। 3. रक्त और लसीका के माध्यम से शरीर में मिल जाना। 4. विकिरणी ऊर्जा को प्राप्त करना तथा उसे किसी दूसरे रूप में बदल देना, इसमें अक्सर तापमान की वृद्धि होती है।)

Absorbable ligature (एबजौर्बेबल लाइगेचर) A ligature composed of animal tissue such as catgut which can be absorbed by the tissues. (जानवर ऊतक द्वारा बना संयुक्ताक्षर जैसे कैटगट जो ऊतकों द्वारा अवशोषित किया जा सकता है।)

Absorbed dose (एबजौर्बड डोज) In radiology, the amount of energy imparted by ionizing particles to a unit mass of irradiated material at a place of interest. (रेडियोथैरेपी में यह आयोनाइज्ड विकिरण द्वारा दी जाने वाली ऊर्जा की मात्रा होती है।)

Absorbefacient (एब्जौर्बिफेसिएन्ट) Any agent that promotes absorption. (अवशोषण को बढाने वाला कोई भी कारक।)

Absorbent (एब्जौर्बेट) 1. Anything capable of absorbing or sucking up fluids, faeces or light waves. 2. A drug application or dressing that promotes absorption of diseased tissues. (द्रव्य, मल या प्रकाश किरणों का किसी दवा को लगाना या मरहम-पट्‌टी करना जो क्षति-ग्रस्त ऊतकों का अवशोषण करती है।)

Absorption (एब्जौरपशन) 1. In physiology and pharmacology the passage by one or more processes of various body constituents or of medicinal agents through body membranes from one tissue compartment to another. (फिजियोलॉजी और फार्माकोलॉजी में शरीर

के विभिन्न ऊतकों या चिकित्सा संबंधी एजेंटो की एक या ज्यादा प्रक्रियाओं से शरीर की झिल्लियों से एक से दूसरे ऊतक में जाना।)

Absorption band (एब्जौरर्पशन बैंड) A region of the absorption spectrum in which the absorptivity passes through maximum or inflection. (अवशोषण स्पैक्ट्रम का एक क्षेत्र जिसमें अवशोषकता अधिकतम या अन्तर्नति के माध्यम से गुजरता है।)

Absorption spectrum (एब्जौर्पशन स्पैक्ट्रम) A spectrum of radiation which has passed through some selectively absorbing substance as white light after it has passed through a vapor. (विकिरण का एक स्पैक्ट्रम जो कुछ चुनिंदा अवशोषित पदार्थ के माध्यम से श्वेत प्रकाश की तरह भाप के माध्यम से पारित होकर निकलता है।)

Absorptive (एब्जौर्पटिव) Absorbent. (अवशोषक।)

Abstinence (एब्सटीनेन्स) Voluntary self-denial of or forbearance from indulgence of appetites, especially from food, alcoholic drink or sex relations. (स्वैच्छिक आत्म इनकार या धैयपूर्वक भोगपदार्थो से दूर रहना, जैसे भोजन, शराब, उत्तेजक पदार्थो के सेवन एवं लैंगिक ससंर्ग से परहेज।)

Abstinence delirium (एब्सटीनेन्स डिलीरियम) Delirium occurring on withdrawal of alcohol or of a drug from one, addicted to it. (शराब या मादक दवाओं की लत पड़ जाने के बाद, उन्हें छोडने से उत्पन्न होने वाला प्रलाप।)

Abuse (एब्यूज) Misuse, maltreatment, or excessive use. (दुरूपयोग, दुराचार या आवश्यकता या समर्थता से अधिक किसी व्यक्ति का इस्तेमाल करना।)

Acanthoid (एकेन्थांयड) Spine-shaped, spinous. (रीढ़ के आकार का, कंटकीय, मेरूदण्डीय।)

Acantholysis (एकेन्थोलाइसिस) A term used in dermal pathology to denote dissolution of the layers of the epidermis. It is seen in such conditions as pemphigus vulgaris and keratosis follicularis. (त्वचीय विकृति में बाह्मत्वचा की परतों के विघटन के लिए प्रयोग किया जाने वाला शब्द। यह पेम्फिगस वल्गेरिस तथा किरेटोसिस फोलिकुलेरिस में देखा जाता है।)

Acanthoma (एकेन्थोमा) Well-differentiated keratinizing cornifying squamous cell (or epidermoid) carcinoma, term sometimes used especially with reference to such neoplasms in the skin with little or no histologic evidence of invasion. Regarded by some observers as benign neoplasms. *a. nigricans* An eruption of warty growths and hyperpigmentation occurring in the skin of the axillae and in the groins. In adults it is indicative of abdominal malignancy. A benign type occurs in children. In the benign or juvenile type the subjects are obese and the skin condition is self-limited. (अच्छी तरह से विभेदित कठोर या श्रृंगित पपड़ीदार कोशिकाओं का कैंसर; अक्सर यह शब्द त्वचा के उन कैंसरों के लिए प्रयोग किया जाता है जिनका कोई ऊतक विज्ञान रूप से अंतर नहीं दिखता। कुछ चिकित्सक इसे त्वचा का सुदम अर्बुद मानते हैं। *Nigricans acanthoma* (नाइग्रीकेन्स एकेन्थोमा) मस्से जैसी आकृतियों और गहरे रंग के दानों का बगल और ऊसन्धि की त्वचा पर उभरना। व्यस्कों में यह पेट के कैंसर की ओर संकेत करता है। बच्चों में यह सौम्य रूप से होता है। सुदम एवं बच्चों वाले कैंसर में यह अधिकतर मोटे लोगों में होता है।)

Acarbia (एकार्बिया) Pronounced reduction in bicarbonate of the blood. (रक्त में बाइकार्बोनेट की मात्रा कम हो जाना।)

Acardia (एकार्डिया) Congenital absence of the heart, a condition sometimes present in the parasitic members of conjoined twins. (हृदय का जन्मजात्

अभाव, यह दशा कभी-कभी परजीवी भुजाओं वाले संयुक्त यमल (जुड़वां) में पाई जाती है।)

Acariasis (एकारियेसिस) Any disease caused by an acarid. (किलनी या कुटकी के कारण होने वाला रोग।)

Acarid (एकारिड) A member of the order Acarina, a mite. (एकारिना दल का एक सदस्य जैसे कुटकी।)

Acatalepsia, Catalepsy (एकेटेलेप्सिया, कैटेलैप्सी) 1. Mental deficiency characterized by a lack of understanding 2. Uncertainty in diagnosis or prognosis. (बुद्धिहीनता जिसमें विशेष रूप से समझदारी की कमी होती है, रोग की सही पहचान या निदान में अनिश्चितता या सन्देह होना।)

Accessory (अक्सेसरी) Supplementary. *A. nerve* The 11th cranial nerve. It is made up of two portions: the cranial and the spinal. न्यूनतापूरक Accessory nerve (एक्सेसरी नर्व) ग्यारहवीं कपालीय तंत्रिका, जो दो भागों से बनी होती है–कपालीय और स्पाइनल।

Accident (एक्सीडैन्ट) A sudden unexpected event or injury occurring without omen or forewarning or developing in the course of a disease. (आकस्मिक घटना या क्षति जिसका पूर्व अनुमान या अंदेशा नहीं हो या एक रोग के क्रम में बन जाना।)

Accommodation (एक्मोडेशन) Adjustment of the eye for various distances specifically alteration of the covexity of the crystalline lens in order to bring light rays from an external object to a focus on the retina. (नेत्र का विभिन्न दूरियों की वस्तुओं को देखने के लिए समायोजन विशेष रूप से क्रिस्टलायीन लैंस की उन्नतोदरता का परिवर्तन ताकि एक बाहरी वस्तु से आने वाली किरणें रेटिना पर केंद्रित हो सकें।)

Accoucheur (एकाऊचीयर) Obstetrician. (प्रसूति-तंत्रः विशेषज्ञ।)

ACE inhibitors (ऐसीई इनहिबिटर) A group of drugs used in the treatment of hypertension. Their name, angiotensin converting enzyme inhibitors, explains part of their mode of action, although it is thought that some of their other actions may also be important in reducing blood pressure. (उच्च रक्तचाप की चिकित्सा के लिए प्रयोग किये जाने वाली दवाओं का एक समूह। इनका नाम एन्जियोटैन्सिन कन्वरटिंग एन्जाइम इनहिबिटर इसके कार्य करने के तरीके को दर्शाता है। जबकि यह माना जाता है कि इसके बाकि असर के कारण उच्च रक्तचाप कम होता है।)

Acebutolol (ऐसीबयुटोलोल) Betadrenergic blocking agent used in hypertension. (ये एक अनुकम्पीअनुकारीसम औषधि (बीटा-एड्रीनर्जिक ब्लॉकिंग एजेन्ट) जो रक्त चाप को कम करती है।)

Acetabulum (एसीटाबुलम) Cup-shaped cavity on lateral wall of pelvic bone in which head of femur articulates. (कूल्हे की हडडी के पार्श्व तल पर स्थित प्यालेनुमा गढ्ढा जिसमें फीमर हडडी का सिर जुड़ता है।)

Acetabuloplasty (एसीटाबुलोप्लास्टी) An operation performed to improve the depth and shape of the hip socket in correcting congenital dislocation of the hip or in treating osteoarthritis of the hip (*see* Figure below). (ऑस्टियोआर्थ्राइटिस या जन्म से कूल्हे के अपनी सही जगह से खिसके होने की दशा में कूल्हे की हड्डी की गहराई या आकार को सही करने के लिए किया जाने वाला ऑपरेशन।)

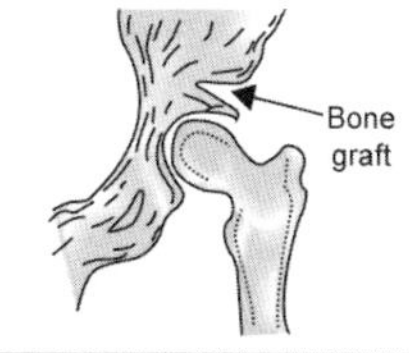

Acetabuloplasty

Acetaldehyde CH_3CHO (ऐसिटेल्डिहाइड) CH_3CHO, a colourless liquid of irritating odor; it is polymerized into paraldehyde in presence of sulphuric acid. It is an intermediate in yeast fermentation of carbohydrate and in alcohol metabolism in man. (रंगहीन, परेशान करने वाली गन्ध वाला द्रव्य, सल्फयुरिकं एसिड से मिलने पर यह पैराएल्डिहाइड बन जाता है। यह कार्बोहाइड्रेट के खमीर किण्वन तथा मनुष्य में शराब के पाचन के दौरान भी बनता है।)

Acetaminophen (एसिटामिनोफिन) N-Acetyl-p-aminophenol, P-acetamidophenol, a white odorless crystalline slightly bitter powder used as an antipyretic and analgesic. (एन–एसिटाइल–पी–अमीनोर्फिनौल, पी एसिटा अमिडोफिनौल, एक सफेद गंध रहित क्रिस्टलाइन हल्की कड़वाहट युक्त पाऊडर जो बुखार तथा दर्द कम करने का काम करता है।)

Acetate (एसिटेट) A salt of acetic acid. (एसीटिक एसिड का एक लवण।)

Acetazolamide (एसिटाजोलामाइड) Diamox, the heterocyclic sulfonamide. 2. Acetylamino-1,3,4 thiadiazole 5 sulfonamide. It inhibits the action of carbonic anhydrase in the kidney causing an increase in the urinary excretion of sodium, potassium and bicarbonate, reduced excretion of ammonium, a rise in the pH of the urine and a fall in the pH of the blood. Has been used in respiratory acidosis for diuresis and control of fluid retention in epilepsy and in glaucoma. (1. डायमोक्स, एक हेट्रोसाइक्लिक सल्फोनामाइड, 2. एसिटाइलअमीनो–1,3,4, थियाडायाजोल 5 सल्फोनामाइड, यह गुर्दे में कार्बोनिक एनहाइड्रेस की प्रक्रिया को रोकता है, जिससे मूत्र में सोडियम, पौटेशियम और बाइकार्बोनेट का निकलना बढ़ जाता है, मूत्र में आमोनिया के जाने की कमी होना, पेशाब में pH बढ़ जाता है और खून में pH कम हो जाता है। इससे श्वास के अम्लरक्ता की दशा में डायूरेसिस के लिए और र्मिगी तथा ग्लूकोमा में द्रव्य संयोजन के लिए प्रयोग किया जाता है।)

Acetic (एसिटिक) Relating to vinegar, sour. (सिरके में सम्बंधित, खट्टा।)

Acetoacetic acid (एसिटोएसिटिक एसिड) Diacetic acid, CH_3COCH_2COOH, one of the ketone bodies formed in excess and appearing in the urine in starvation or diabetes. (डाइएसेटिक एसिड, CH_3COCH_2COOH, एक कीटोन जो मधुमेह या लम्बे समय तक व्रत के बाद मूत्र में अधिक मात्रा में पाया जाता है।)

Acetobacter (एसिटोबैक्टर) A genus of the family pseudomonadaceae, containing rodshaped organisms frequently found in elongated, branched or swollen forms, polarly flagellate when motile, energy secured by oxidation of alcohol in wine cider or beer to acetic acid. (स्यूडोमोनासिया परिवार की एक जाति, जिसमें छड़ के आकार के जीवाणु जो अक्सर लंबे, गुच्छो में या सूजे हुए होते हैं। इसके छोर पर फ्लैजिला होते हैं जो इन्हे स्वतः गतिशील बनाते हैं। वांइन या बीयर के ऑक्सीकरण से शक्ति प्रदान करते हैं।)

Acetomorphine (एसिटोमॉर्फीन) Heroin, see diacetylmorphine. (हेरोइन, डायाएसिटा-इलमोर्फीन देखें।)

Acetonaphthone (एसिटोनैफ्थॉन) Naphthylmethyl ketone occurs as yellow needles. (नैफ्थाइल-मिथाइल कीटोन जो पीली सुइयों की तरह होते है।)

Acetone (एसिटोन) A colourless volatile inflammable liquid dimethyl ketone. Extremely small amounts are found in normal urine but large quantities occur in urine and blood of diabetic persons, it sometimes imparts an ethereal odor to urine and breath of such patient. (एक रंगहीन, उड़नशील द्रव्य पदार्थ डाइमिथाइल कीटोन। यह बहुत छोटी मात्रा में मूत्र में पाया जाता है परन्तु मधुमेह के रोगी में यह खून तथा मूत्र में अत्यधिक मात्रा में पाया जाता

है। इसके कारण खून या मूत्र में मीठे फलों जैसी सुगंध आती है।)

Acetyl-P-aminophenylsalicylate (एसिटाइल–पी–अमिनोफिनायल सेलिसिलेट) Salicylic acid ester of acetyl-p-aminophenol, used as an analgesic, antipyretic, and intestinal antiseptic. (दर्द निवारक, ज्वरनिवारक तथा आंतों के ऐंटी सेप्टिक की तरह प्रयोग होने वाला एसिटाइल–पी–अमिनोफिनोल का सेलिसाइलिक एसिड ईस्टर।)

Acetylcholine (एसिटाइल कोलिन) The acetic acid ester of choline isolated from ergot. Also liberated from preganglionic and postganglionic, endings of parasympathetic fibers and from preganglionic fibers of the sympathetic. Causes cardiac inhibition, vasodilation, gastrointestinal peristalsis and other parasympathetic effects. It is hydrolized into choline and acetic acid by the enzyme cholinesterase that is present in blood and other tissue. (कोलीन का एसिटिक एसिड ईस्टर। यह हृदय को रोकता है। रक्तवाहिनयों को शिथिल बनाता है, आमाशय एवं आंत के पुरःसरण तथा कुछ अन्य परानुकम्पनी गतिविधियां भी कराता है। यह हाइड्रोलाइज होकर खून तथा अन्य कोशिकाओं में मौजूद कोलिनिस्टरेस इंजाइम से कोलीन और एसिटिक एसिड भी बनाता है।)

Acetylcholinesterase (एसिटाइलकोलीनेस्टे. रेज) Cholinesterase, that breaks down acetyl choline into choline and acetic acid. (कोलीनेस्टेरेज जो एसिटाइलकोलीन को कोलीन और एसिटिक एसिड में विभाजित करता है।)

Acetylcoenzyme A (एसिटाइलकोएजाइम ए) Condensation product of coenzyme A and acetic acid, an intermediate in transfer of two carbon fragment notably in its entrance into the tricarboxylic acid cycle. (कोएंजाइम ए और एसिटिक एसिड के घनीकरण से बना उत्पाद, यह दो कार्बन अणुओं के ट्राइकार्बोक्सिलिक एसिड साइकिल में स्थानान्तरण के समय बनने वाला उत्पाद है।)

Acetylcysteine (एसिटाइलसिस्टीन) Mucomyst, a mucolytic agent that reduces the viscosity of mucous secretions. (म्यूकोमिस्ट, एक म्यूकोलायटिक कारक, जो चिपचिपे द्रव्यों की चिपचिपाहट को कम करता है।)

Acetyldigitoxin (एसिटाइलडिजिटोक्सिन) Acylanid, same actions and uses as digitoxin but of more rapid onset and shorter duration of action. (एसायलेनिड यह कार्य में डिजिटोक्सिन की तरह होता है, पर उससे तीव्र और छोटे अंतराल के लिए प्रभावकारी है।)

Acetylsalycylic acid (एसिटायेलसेलिसायलिक एसिड) An odorless white crystalline powder soluble in 300 parts of water or 5% alcohol readily absorbed from mucous membranes and excreted in urine within 6 hours, widely used as an analgesic, anti-inflammatory agent and in the treatment of rheumatism. (सुगंध रहित, श्वेत क्रिस्टलाइन पाउडर जो 300 हिस्से पानी और 5 प्रतिशत शराब में घुलनशील है, यह आंतों से सोखा जाता है और 6 घंटे के भीतर मूत्र में विर्सजित हो जाता है। इसका प्रयोग ज्वर, सूजन और गठिया के इलाज में होता है।)

Achalasia (एकालेज़िया) Failure to relax, referring especially to visceral openings such as the cardia or any other sphincter muscles (*see* Figure). (अशिथिलता, शिथिल होने में असमर्थता जो विशेष रूप से कार्डियक और अन्य संवरणी मांसपेशियों के संदर्भ में प्रयोग किया जाता है।)

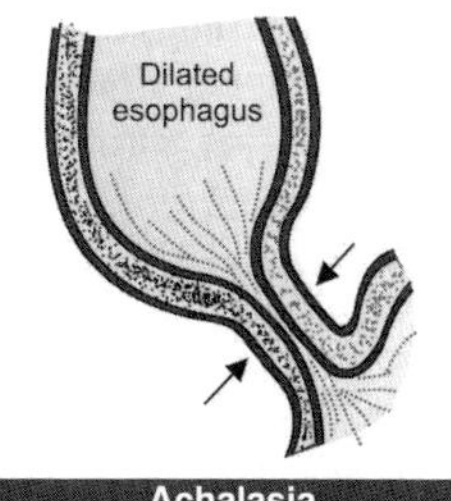

Achalasia

Achilles (एकिलिस) A mythical Greek warrior who was vulnerable only in the heel. (एक काल्पनिक ग्रीक योद्धा जो केवल एड़ी में चोट खा सकता था।)

Achlorhydria (एक्लोरहाइड्रिया) Absence of hydrochloric acid from the gastric juice. (आमाशयिक स्राव में हाइड्रोक्लोरिक एसिड की अनुपस्थिति।)

Acholic (एकोलिक) Without bile (बिना पित्त के।)

Acholuria (एकोलूरिया) Absence of bile pigments from the urine in certain cases of jaundice. (मूत्र में पित्त वर्णकों से रहित।)

Achondroplasia (एकॉण्ड्रोप्लेसिया) Chondrodystrophy, diaphyseal aclasis, abnormality in conversion of cartilage into bone resulting in an asymmetrical dwarf. (कोण्ड्रोडिस्ट्रोफी, डायाफायसियल एक्लेसिस, लम्बी हड्डियों के अधिवर्ष पर उपास्थि के बनने में दोष उत्पन्न होना जिससे एक प्रकार का बौनापन पैदा हो जाता है, उपास्थि-अविकसन।)

Achondroplasty (एकॉण्ड्रोप्लास्टी) Chondrodystrophy. (कोण्ड्रोडिस्ट्रोफी।)

Achorion (एकोरियोन) A genus of parasitic fungi, proper term now Trichophyton. (परजीवी कवकों का एक प्रकार ट्रिकोफायटोन।)

Achromasia (एक्रोमेशिया) 1. Cachectic pallor, pallor associated with the Hippocratic facies of extremely severe and chronic illness often heralding the moribund state 2. Absence of the ordinary staining reaction in a cell or tissue. 3. Achromatopsia. (1. कैचेक्टिक पेलर, त्वचा की सामान्य वर्णक्ता की कमी जो बहुत गंभीर और लम्बी बीमारी और मृत्यासन हिपोक्रेटिक फेसिस के साथ जोड़ी जाती है। 2. ऊतकों या कोशिकाओं का अभिरंजित न हो पाना। 3. अरंजित दृष्टि (एक्रोमेटोप्सिया)

Achromate (एक्रोमेट) An absolutely color blind person. (रंग पहचानने में पूर्णतः असमर्थ व्यक्ति, वर्णान्ध व्यक्ति।)

Achromatic (एक्रोमेटिक) 1. Colorless. 2. Not decomposing white light. 3. Not staining readily. (1. रंगहीन 2. कठिनाई के साथ अभिरंजित होने वाला।)

Achromatopsia (एक्रोमेटोप्सिया) Complete color blindness. (पूर्ण वर्णान्धता, रंग पहचानने में पूर्ण असमर्थता, अरंजित दृष्टि।)

Achromatosis (एक्रोमेटोसिस) Absence of natural pigmentation as in albinism. (प्राकृतिक वर्णकयुक्तता का अभाव जैसे एल्बीनिज्म में होता है।)

Achromaturia (एक्रोमेचूरिया) The passage of colorless or very pale urine. (रंगहीन मूत्र का विसर्जित होना।)

Achylia (एकाइलिया) 1. Absence of gastric juice or other digestive content 2. Absence of chyle. (1. जठर रस या अन्य पाचक रसों का अभाव होना 2. वसालसीका (काइल) का अभाव।)

Achylous (एकाइलस) 1. Lacking in gastric juice or other digestive secretion. 2. Having no chyle. (1. जठर-रस या अन्य पाचक रस की कमी वाला 2. वसालसीका (काइल) वाला व्यक्ति।)

Acid (एसिड) 1. A compound of an electronegative element or radical with hydrogen; it forms salts by replacing all or part of the hydrogen with electropositive elements or radical. An acid containing one displaceable atom of hydrogen in the molecule is called monobasic; one containing two such atoms dibasic and one containing more than two-polybasic. 2. In popular language any chemical compound which has a sour taste. (किसी इलेक्ट्रोनेगेटिव तत्व का पदार्थ (कम्पाउण्ड) या हाइड्रोजन का रेडिकल यह धातु के साथ प्रतिक्रिया करके उसके थोडे या सारे हाइड्रोजन का इलेक्ट्रोनेगेटिव रेंडिकल से बदलकर लवण बनाता है। एक हटाये जा सकने वाले हाइड्रोजन एटम वाले एसिड को मोनोबेसिक एसिड कहते हैं दो हटाये जा सकने वाले हाइड्रोजन एटम वाले एसिड को डायबेसिक और दो से ज्यादा एटम वाले

को पौलिबेसिक एसिड कहते हैं। 2. प्रचलित भाषा में खट्टे स्वाद वाले किसी भी रासायनिक कम्पाउण्ड को एसिड कहते है।)

Acid-base (एसिड-बेस) Acid is a substance which generates hydrogen ions [H^+] in the solution whereas base is a substance which generates hydroxyl ions [OH^-] in the solution. In the body an equilibrium occurs between the acid and base elements of blood and body fluids. The normal pH of the serum is between 7.35 and 7.45. Acid-base equilibrium in the body is maintained through the regulatory systems of the kidney, lungs, skin, adrenals, pituitary and the buffer systems present in the blood. When there is a loss of balance between the acidic and alkaline components of blood and body fluids, acid-base imbalance can occur. Metabolic disorders like gastrointestinal diseases diabetes mellitus, renal diseases, etc. can commonly result in acid-base imbalance in the body. (एसिड वह तत्व है जो किसी तरल घोल में डालने पर हाइड्रोजन आयन बनाता है। जबकि बेस वह तत्व है जो तरल घोल में डालने पर हाइड्रोक्सिल आयन बनाता है। शरीर में रक्त और अन्य द्रव्यों के एसिड और बेस तत्वों में एक समानता या बराबरी बनाए रखता है। सीरम का सामान्य pH 7.35 से 7.45 होता है। यह एसिड बेस समन्वय शरीर में स्थित नियंत्रकों जैसे गुर्दे, फेफडे, त्वचा, एडरिनल, पिटयूटरी और रक्त में मौजूद बंफर प्रणालियों के द्वारा बना रहता है। जब शरीर तथा रक्त के एसिडिक तथा एल्कलाइन तत्वों के संतुलन में हानि हो तब यह एसिड बेस का संतुलन बिगड़ जाता है। मेटाबोलिक बीमारियां जैसे पेट और आंतड़ियों सम्बंधी समस्या, डायाबेटिस मैलाइटस, गुर्दे सम्बंधित समस्या आदि से सामान्यतः एसिड बेस संतुलन बिगड़ जाता है।)

Acidemia (एसिडीमिया) An increase in the H-ion concentration of the blood–a fall below normal in pH not withstanding alterations in content of bicarbonate. (रक्त में अम्ल की अधिकता, अम्लरक्तता।)

Acid-fast (एसिड-फास्ट) A term denoting bacteria that are not decolorized by mineral acids after having been stained with aniline dyes; the leprosy, tubercle and hay bacilli are examples. (अम्ल से अभिरंजित करने पर रंगहीन न होने वाला, इसका अधिकतर जीवाणुओं के परीक्षण में प्रयोग किया जाता है जैसे कोढ़, टयूबरकल और हेय जीवाणु।)

Acid phosphatase (एसिड फॉस्फेटेस) An enzyme found in many tissues and fluid in the body. Acid phosphatase liberated from prostate gland serves as a marker for cancer prostate. It may also be sometimes elevated in conditions like Paget's disease, oesteomalacia, hepatitis, obstructive jaundice, etc. (शरीर में बहुत से ऊतकों और द्रव्यों में पाया जाने वाला एक एन्जाइम पुरस्थ ग्रन्थि से निकलने वाला एसिड फॉस्फेटेस, पुरःस्थ ग्रन्थि के कैंसर का संकेत करता है। कभी कभी यह पेजेट्स डिजीज, ऑस्टियो मैलेशिया (अस्थिमृदुता), हैपेटाइटिस, अवरोधी पीलिया आदि जैसे रोगों में बढ जाता है।)

Acidosis (एसिडोसिस) A condition of reduced alkali reserve (bicarbonate) of the blood and other body fluids with or without an actual decrease in pH. *a. carbon dioxide* Acidosis resulting from retention of CO_2, it is an exception to the definition in the main heading, for the bicarbonate of the body fluids is usually increased. *a. compensated* Reduced alkali reserve in which compensatory mechanisms maintain the pH of the body fluids at the normal value; in compensated acidosis CO_2 and bicarbonate usually increases although pH remains within normal range. *b. renal tubular* Inability to excrete acid urine with hyperchloremia due to congenital defect in carbonic anhydrase, causing deficient formation of bicarbonate. *c. respiratory* Reduced alkali reserve of the body fluids with a fall in pH resulting from the failure of adequate compensatory mechanisms; bicarbonate may be within normal range in uncompensated acidosis from CO_2 retention. (रक्त तथा शरीर के अन्य

द्रव्यों से क्षार या बाइकार्बोनेट के अत्याधिक मात्रा में कम हो जाने वाली दशा जिससे pH सामान्य या घट सकता है। Carbondioxide (कार्बन डाइऑक्साइड) कार्बन डाइऑक्साइड के शरीर में रूक जाने के फलस्वरूप होने वाली अम्लरक्ता। यह अन्य एसिडोसिस के अतिरिक्त कार्य करता है, जिससे शारीरिक द्रव्यों का बाइकार्बोनेट सामान्यतयाः से बढ़ता है। *a. Compensated* (कम्पैन्सेटिड) एलकली तत्त्वों की कमी की क्षतिपूर्ति के लिए शरीर के प्रतिपूरक व्यवस्था द्वारा कार्य कर pH को सामान्य रखना काम्पनसेटिड एसिडोसिस में CO_2 और बाइकार्बोनेट दोनो बड़ जाते हैं और pH सामान्य रहता है। *b. Renal tubular* (रीनल ट्यूबुलर) कार्बोनिक एनहाइड्रेस की कमी से होने वाला एक जन्मजात रोग जिसमें मूत्र में हाइपर-क्लोरिमिया तथा एसिड निकलने की अक्षमता होती है, जिससे बाइकार्बोनेट बनने में कमी हो जाती है। *c.* Respiratory (रेस्पिरेटरी) शरीर के द्रव्यों में एल्कली स्रोत का घट जाना जिससे pH कम हो जाता है। क्षति-अपूर्ण एसिडोसिस में CO_2 के रह जाने से बाइकार्बोनेट की मात्रा सामान्य रह सकती है।)

Acid rain (एसिड रेन) Rain contaminated with sulfur dioxide and nitrogen oxide. By reducing pH, it is harmful for aquatic and plant life. (सल्फर डाइ-ऑक्साइड तथा नाइट्रोजन ऑक्साइड से प्रदूशित बारिश का पानी, pH के घटने के कारण, यह पौधों और जल जीवों के लिए हानिकारक होता है।)

Acinetobacter (एसिनिटोबेक्टर) Non-pathogenic genus of microorganism. (सूक्ष्मजीवियों का एक वंश जो अविकारी (रोग उत्पन्न नहीं करते) होते हैं।)

Acinus (एसिनस) 1. One of the minute sacs like secretory portions of an acinous gland. Some authorities use the terms acinus and alveolus interchangeably with reference to glands whereas other differentiate them by the constricted openings of the acinus into the excretory duct. 2. In the lung territory supplied by one terminal bronchiole (an absolute usage) (*see* Figure). (एसिनस ग्रन्थि के स्रावी भागों जैसी एक छोटी सी थैलीनुमा रचना। कुछ पुस्तकें एसिनस और एलवियोलस शब्दों का प्रयोग एक ही तरीके के ग्रन्थों के लिए करते हैं जबकि कुछ एसिनस की एक्सक्रिटरी डक्ट में खुलने वाली संकरी जगह के आधार पर उन्हें अलग करते हैं 2. एक अंतिम बोन्कियोल से पूर्ति होने वाला फेफड़ों का एक भाग, कोष्ठक।)

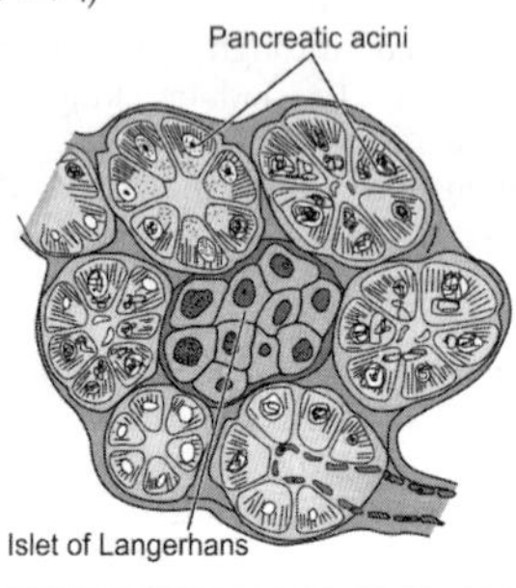

Acini of pancreas

Acivicis (एसिविसिस) A pyrimidine analog that blocks conversion of UTP to LTP. (एक पिरामिडिन समधर्मी जो UTP को LTP में बदलने से रोकता है।)

Aclusion (एक्लूजन) Lack of contact of opposing surface of molar and bicuspid teeth when jaws are closed. (जबड़े को बंद करने पर विपरीत सतहों के मोलर (चवर्णक दन्त) और द्विमूल दांतों का न मिलना।)

Acme (एकमे) The peak, the time of greatest intensity of symptoms. (लक्षणों के सबसे ज्यादा उभरने का समय, रोग चर्मोत्कर्ष, दारूणावस्था।)

Acne (एक्नी) (A papular and pustular eruption due to inflammation with accumulation of secretion involving the sebaceous glands.) *a. atrophica* Vulgaris in which the lesions leave a slight amount of scarring. *a. ciliaris* Follicular papules and pustules on the free edges of the eyelids. *a. keratosa* An eruption of papules consisting of horny plugs projecting from the hair follicles accompanied by inflammation. *a. neo-natorum* A rare condition in infants characterized by papules and comedones on forehead and cheeks. *a. rosacea* Erythematosa, rosacea, acne of the cheeks and nose associated with papules, pustules, dilated blood vessels in the nasolabilal folds and dilated follicles. *a. syphilitica* Pustular syphilides, a rare type of secondary syphilis. *a. telangiectodes* An acniform eruption associated with tuberculosis. *a. Urticata* An eruption beginning as small urticarial wheals and followed by slight scarring. *a. vulgaris* Acne simplex, acne disseminata, simple uncomplicated acne, an eruption of papules and pustules on an inflammatory base; condition occurs primarily during puberty and adolescence due to overactive sebaceous apparatus, probably affected by hormonal activity. (यह त्वचा की स्नेह ग्रन्थियों एवं रोम कूपों का शोथज रोग (सूजन वाली बीमारी) होती है जिसमें त्वचा पर पिटिकाएं अथवा पूयस्फोटिकाएं निकल आती हैं। *a. atrophica* (एक्नी एट्रोफिका) इस प्रकार के मुहासे जिनके निकलने के पश्चात त्वचा पर गड्ढे एवं खुरण्ट के निशान बन जाते हैं। *a. ciliaris* (एक्नी सिलिएरिस) आंखों की पलकों के किनारे पर निकलने वाली कूपो वाले पिटिकाएं तथा पूयस्फोटिकाएं। *a. keratosa* (केरोटोसा) बालों के पुटक से निकलने वाले कांटेदार उभार, जिनमें सूजन भी होती है। *a. Neonatorum* (एक्नी नियोनेटोरम) नवजात शिशु में होने वाली एक दुर्लभ दशा जो विशेषतः पेपयुल्स और कोमिजेन्स के माथे और गाल पर उभरने से दिखती है। *a. Rosacea* (एक्नी रोजेसिया) इराइरिथमेटोसा, रोजासिया, चेहरे और नाक पर होने वाले गुलाबी मुहासे जो नेसोलेबियल सिलवटों और फैली हुई फोलिकल्स के पेपयुल्स, पसटयूलस और फैली हुई रक्त वाहिनियों के साथ सम्बंधित है। *a. Syphilitica* (एक्नी सिफिलिटिका) पस्टयूलर सिफिलाइडस, एक दुर्लभ प्रकार का सेकेन्ड्री सिफिलस। *a. Telangiectodes* (एक्नी-टीलैन्जियेक्टोड्स) टीबी के साथ जुडा एक एक्नीफार्म उभार। *a. Urticate* (एक्नीं-अर्टिकेट) एक छोटी पित्ती (आर्टिकेरियल) स्फोट की तरह शुरू होकर हल्के निशान बन जाने वाला उभार। *a. Vulgaris* (एक्नी-वल्गेरिस) एक्नी सिमप्लेक्स, एक्नी डिस्सेमिनेटा, बिना किसी जटिलता वाले साधारण एक्नी, पेप्यूलस और पसटयूलस का शोथ भरे आधार से फटक जाना। यह अधिकतर यौवनारम्भ एवं किशोरावस्था में सिबेशियस ग्रन्थि का अत्याधिक काम करने से होता है। हार्मोन गतिविधियों से प्रभावित होता है।)

Acnegenic (एक्नेजेनिक) Pertaining to substances thought to be responsible for causing acne vulgaris. (साधारण मुहासे उत्पन्न करने वाली चीज़ें।)

Acnemia (एक्नीमिया) 1. Atrophy of the calf muscles. 2. Congenital absence of legs. (पैरों की पिण्डलियों का क्षय होना 2. जन्म से ही पैरों का न होना।)

Acognosia, acognosy (एकोग्नोसिया, एकोग्नोसी) A knowledge of remedies. (उपचारों का ज्ञान।)

Acology (एकोलॉजी) Therapeutics. (चिकित्सा-शास्त्र, औषधि विज्ञान।)

Acomania (एकोमेनिया) Servile submission to those in authority while being overdomineering at home. (घर पर अत्यधिक हावी होना तथा बाहर वालों के सामने असामान्य रूप से पूर्ण समर्पित रहना।)

Acomia (एकोमिया) Alopecia, baldness (गंजापन, खालित्य।)

Aconative (एकोनेटिव) Without the desire or wish to act. (कार्य करने की इच्छा न होना।)

Aconite (एकोनाइट) The dried root of *Aconitum napellus*, Antipyretic, diuretic, diaphoretic anodyne, cardiac and respiratory depressant, externally analgesic. (एकोनाइटम नेपीलस की सूखी जडों से प्राप्त होने वाली औषधि, जो ज्वरनाशक, मूत्रल, हृदय तथा श्वसन-अवसाद के रूप में प्रयोग होती है।)

Acorea (एकोरिया) Congenital absence of the pupil of the eye. (आंख की पुतली का जन्मजात अभाव।)

Acoria (एकोरिया) Absence of the feeling of satiety after eating. (भोजन खाने के बाद भी संतुष्टि न होना अर्थात क्षुधा शान्त न होना।)

Acoustic (एकोस्टिक) Relating to hearing or the perception of sound. (सुनने अथवा ध्वनि को महसूस करने से सम्बन्धित, ध्वनिक।)

Acoustics (एकोस्टिक्स) The science of sounds and their perception. (ध्वनि का अथवा श्रवण का विज्ञान।)

Acquired (एक्वायर्ड) Denoting a disease predisposition, that is not congenital but has developed after birth. (ऐसा रोग जो वंशानुगत या जन्मजात नहीं होता बल्कि जन्म के पश्चात् उत्पन्न होता है।)

Acrania (एक्रेनिया) Lack of a cranium. (कपाल का आंशिक या पूर्ण रूप से जन्मजात अभाव।)

Acriflavine (एक्रीफ्लेविन) An acridine dye, a mixture of 2,8-diamino-10-methylacridinium chloride and 2,8-diaminoacridine. A brownish red odorless powder soluble in water. A powerful antiseptic. *a. hydrochloride* Acid acriflavine, acid trypaflavine, used as a wound antiseptic. It has been administered intravenously in brucellosis, tularemia, blastomycosis, and trypanosomiasis. (एक एक्रिडिन डाई, एक भूरालाल रंग का गंधरहित पाउडर जो पानी में घुल जाता है। एक असरदार कीटनाशक। *a. hydrochloride* (एक्रीफ्लोविन हाइड्रोक्लोराइड) एसिड एक्रीफ्लेविन, एसिड ट्रायपाफ्लेविन, इसका प्रयोग घाव पर लगाने वाले एंटीसेप्टिक के रूप में होता है। ब्रुसेलोसिस, टुलारेमिया, ब्लास्टोमायकोसिस और ट्रायपेनोसोमियसिस में इसे नसों में भी दिया जाता है।)

Acrimony (एक्रीमोनी) The quality of being intensely irritant; biting or pungent. (अत्यधिक क्षोभक, तीक्ष्ण, काटने वाला होने का गुण।)

Acrisorcin (एक्रीसोरसिन) Antifungal agent available as 0.2% cream. (0.2 प्रतिशत क्रीम की तरह मिलने वाला कवक रोधी कारक।)

Acrocephaly (एक्रोसिफेली) Malformation of the head consisting in a high or pointed cranial vault due to premature closure of the sagittal, coronal and lamboid sutures. (शंकुशीर्षता, सिर का कपालीय वॉल्ट ऊंचा या नुकीला होना जो सैजिटल, कोरोनल तथा लैक्बॉयड स्यूचरस के समय से पूर्ण बंद हो जाने के कारण होता है।)

Acrocyanosis (एक्रोसायनोसिस) A circulatory disorder in which the hands, and less commonly the feet, are persistently cold, blue, and sweaty. Milder forms are closely allied to chillblains. (संचार प्रणाली की एक समस्या जिससे हाथ, कभी कभी पैर, स्थायी रूप से नीले, ठंडे और पसीनेदार होते है। इसके हल्के फार्म को अक्सर चिलब्लेनस के साथ देखा जाता है।)

Acrodynia (एक्रोडाइनिया) 1. Peripheral neuritis of the fingers or toes 2. A condition caused in rats by the deficiency of pyridoxine (B6) characterized by redness and swelling of the tips of the ears and nose leading to necrosis of these parts. (1. हाथ और पांव की अंगुलियों का परिसरीय तंत्रिकाशोथ, 2. चूहों मे पायरिडोक्सिन की कमी से होने वाली एक दशा जिसमें विशेषतः कान और नाक की नोक लाल और सूज जाती है और अंततः परिगलन हो जाते हैं।)

Acromegaly (एक्रोमेगैली) Acromegalia; Marie disease, a trophic disorder marked by progressive enlargement of the head and face, hands and feet and thorax due to excessive secretion of growth hormone by the anterior lobe of the pituitary gland (see Figure). (पीयूष ग्रन्थि के अग्र खण्ड से वृद्धि हार्मोन के अधिक मात्रा में स्रावित होने से सिर व चेहरे का, हाथों-पैरों का और वक्ष का अनावश्यक रूप से बढ़ जाना।)

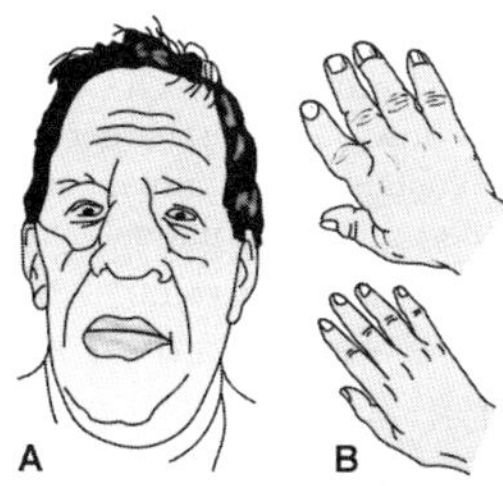

Appearance in acromegaly: (A) Facial appearance; (B) Acromegalic hand (upper) and normal hand (lower)

Acromelalgia (एक्रोमेलल्जिया) A vasomotor neurosis marked by redness, pain and swelling of the fingers and toes, headache and vomiting, probably the same as erythromelalgia. (ऐसी दशा जिसमें वाहिकाविस्फार होने के कारण हाथों-पैरों की त्वचा लाल तथा सूज जाती है गर्म और वेदनायुक्त हो जाती है तथा इसमें उल्टी, सिरदर्द जैसे लक्षण भी होते हैं जैसे इरायेथ्रोमेलल्जिया में पाया जाता है।)

Acromion (एक्रोमियन) Acromial process, the outer end of the spine of the scapula which projects as a broad flattened process overhanging the glenoid fosssa; it articulates with the clavicle and gives attachment to the deltoid and some fibers of the trapezius muscles. (एक्रोमियल प्रोसेस, स्कैपुला हड्डी के कटक का बाहरी हिस्सा जो चौड़ा, चपटा होता है, यह क्लैविकल हड्डी से जुड़कर संधि बनाता है और डेलटोइड तथा ट्रेपिजियस मांसपेशी के कुछ तंतुओं को सहारा देता है।)

Acropachy (एक्रोपैची) Hypertrophic pulmonary osteoarthropathy. (हाथों-पैरों की अंगुलियों का मुद्‌गरण (मुद्‌गर के समान बन जाना) हाइपरट्रोफिक पलमोनरी आस्टियोऑथ्रोपेथी।)

Acropathy (एक्रोपैथी) Simple hereditary clubbing of the digits without associated pulmonary or other progressive disease; often more severe in males, autosomal dominant inheritance. (साधारण अनुवांशिक रोग जिसमें अंगुलियों का जुड़ना बिना किसी फेफड़ों की या अन्य रोग के, अधिकतर पुरूषों में ज्यादा गम्भीर होता है (ऑटोसोमल डोमीनैन्ट इनहेरीटैन्स) प्रभावी वंशागति।)

Acrophobia (एक्रोफोबिया) A morbid dread of elevated places. (ऊंचे स्थानों का अस्वस्थ करने वाला भय।)

Acrosome (एक्रोसोम) The juxtanuclear body at the anterior extremity of a spermatid derived from the Golgi apparatus. (शुक्राणु के सिर के अगले भाग को ढकने वाली टोपी के समान झिल्लीनुमा संरचना जिसमें डिम्ब छेदन के लिए एन्जाइम होते हैं।)

Acrotism (एक्रोटिज्म) Absence or imperceptibility of the pulse; pulselessness. (नाड़ी का अभाव अथवा उसका महसूस न होना।)

Actin (एक्टिन) One of the protein components into which actomyosin can be split. Can exist in a fibrous form (f-actin) or a globular form (G-actin). (पेशी के दो प्रोटीनों में से एक जिससे एक्टोमायोसिन का विभाजन किया जा सकता है। यह फाइब्रस तत्व या ग्लोबुलर फार्म में हो सकता है।)

Actinobacillus (एक्टिनोबेसीलस) A genus of the family Bricellacea, Gram negative nonmotile small rods or coccoid forms characterized by the tendency to form aggregates in tissues or culture which resemble the sulfur granules of actinomycosis. Pathogenic for animals, some species attack man. (ब्रेसीलेसिया परिवार की एक जाति, ग्राम नेगेटिव न चलने वाला छोटे छड़ या गोलाकार फार्म जिसमें विशेषतः ऊतकों में झुंड बनाने की प्रवृत्ति होती है या जो कल्चर में एक्टिनोमायकोसिस के जैसा लगता है। जानवरों के लिए बीमारी फैलाने वाला, कुछ प्रजातियां इंसानों पर भी हमला करती हैं।)

Actinomyces (एक्टिनोमायसिस) Ray fungus so called because it occurs in the form of aggregation of radiating clubshaped rods; a genus of the family *Actinomycetaceae*, containing nonmotile branching filamentous organisms forming a mycelium and fragmenting into elements of irregular sizes. They are mostly anaerobic but some are microaerophilic. A few of the species are pathogenic for man; several cause scab and other potato diseases but the greater number of them are nonpathogenic soil organisms. (इसे रे फंगस भी कहा जाता है क्योंकि यह रेडियेटिंग क्लब के आकार के गुच्छे में पाया जाता है। यह एक्टिनोमायसिटासाएं जाति के परिवार से है, इसमें न चल सकने वाले कई शाखाओं में बटने वाले अनियमित जीव होते हैं। ये ज्यादातर एनएइरोबिक होते हैं, पर कुछ माइक्रोएइरोफिलिक भी होते हैं। इनकी कुछ प्रजातियां, पुरूषों में रोग उत्पन्न करने वाली होती हैं। कई स्कैब और आलू की बीमारियां फैलाती है परंतु अधिकांश मिट्टी में रहने वाली, रोग न फैलाने वाली प्रजातियां हैं।)

Actinomycin (एक्टिनोमायसिन) An antibacterial crystalline substance isolated from Actinomyces (streptomyces) antibioticus. Active against Gram positive bacteria e.g., Bacillus subtilis; slightly active against Gram negative bacteria. It is also fungicidal and toxic to animal tissues. There are three close similar compounds termed A, B and D. (एक जीवाणुरोधी क्रिस्टलीय पदार्थ जिसे एक्टिनोमायसिस ऐंटीबोइटिकस से अलग किया जाता है। यह ग्राम पोजीटिव बैक्टीरिया के विरूद्ध फायदेमंद है। उदाहरण के लिए बैसीलस सबटिलिस। यह ग्राम नेगेटिव के विरूद्ध कम असरदार है। यह कवकनाशी और जीव कोशिकाओं के लिए जहरीला है। यह तीन नजदीकी यौगिकों में मिलता है–ए, बी और सी।)

Actinomycosis (एक्टिनोमायकोसिस) A disease of cattle and swine, sometimes, communicated to man, caused by the ray fungus Actinomyces (Nocardia). It affects the jaw most commonly (lumpy jaw) but it may invade the brain, lungs or gastroenteric tract. It is characterized by the formation of granulomas of sluggish growth which eventually breaks down and discharges a viscid pus containing minute yellowish granules; the constitutional symptoms are of a septic character. (भेड़ और सुअर में होने वाली बीमारी जो कभी कभी मनुष्यों में भी संचारित हो जाती है। यह एक्टिनोमाइसीज इसराइली नामक फंफूद के कारण उत्पन्न होता है। यह अधिकतर जबड़े को प्रभावित करती है, पर कभी-कभी यह दिमाग, फेफडों और पेट में भी हो सकती है। इसमें विशेषतः सुस्त गति से विकास करने वाले ग्रेन्युलोमा बनते हैं जो बाद में फट जाती है और इससे गन्धक के छोटे-छोटे पीले दानों से युक्त मवाद स्रावित होता है। यह सेप्टिक जैसा गुण रखता है।)

Activated partial thromboplastin time (APTT) (एक्टिवेटिड पारशियल थ्रोमबोप्लास्टिन टाइम (एपीटीटी) The time required for a fibrin clot to form after addition of calcium and phopholipids, normally 16–40 seconds. (कैल्शियम और फॉस्फोलिपिड में मिलने के बाद एक फाइब्रिन स्कन्द या थक्के को बनने में लगने वाला समय, यह सामान्यतः 16–40 सैकण्ड होता है।)

Activation (एक्टिवेशन) 1. The act of rendering active. 2. An increase in the energy content of an atom or molecule. 3. Techniques of altering the physiologic environment of the brain by stimulating it by light sound or electricity in order to produce hidden or latent abnormal activity in the electroencephalogram. 4. Stimulation of cell division in an ovum by fertilization or by artificial means. (1. सक्रिय प्रतिपादन के अधिनियम 2. एक परमाणु या अणु की ऊर्जा सामग्री में वृद्धि, 3. हल्की ध्वनि या बिजली के द्वारा दिमाग को उत्तेजित कर उसके शारीरिक वातावरण में बदलाव करने की क्रिया जिससे अव्यक्त या छुपी हुई दिमागी गतिविधि विद्युत मस्तिष्कलेख में प्रतीत हो जाये। एक मादाजननकोशिका में कोशिका विभाजन की उत्तेजना या कृत्रिम साधन से निषेचन।)

Activator (एक्टिवेटर) 1. A substance that renders another substance such as an enzyme active. 2. Internal secretion of the pancreas. 3. An apparatus for impregnating water with radium emanation. 4. A catalyst or accelerator for the polymerization of resins. (एक पदार्थ जो किसी अन्य पदार्थ जैसे ऐनजाइम को सक्रिय करता है, 2. अग्नयाशय के आंतरिक स्राव, 3. पानी को रेडियम विकिरण से संतृप्तिकरण करने वाला उपकरण, 4. रेजिन के पोलिमराइजेशन के लिए प्रयोग किया जाने वाला उत्प्रेरक या त्वरक।)

Active (एक्टिव) 1. Production effect; not passive. 2. More than usually likely to undergo some chemical reaction. *a. transport* The name given to the passage of ions or molecules across a cell membrane not by passive diffusion but by an energy consuming process. Active diffusion can take place against a concentration gradient. (1. उत्पादन प्रभाव, निष्क्रिय नहीं, 2. रासायनिक प्रतिक्रिया होने की आमतौर से ज्यादा संभावना। 3. परिवहन अणुओं के कोशिका झिल्ली से ऊर्जा का प्रयोग करके सक्रिय प्रसार होना, यह एकाग्रता ढाल के विपरीत दिशा में जा सकता है।)

Actomyosin (एक्टोमायोसिन) A protein complex composed of the globulin myosin and actin in the micellae of the muscle fiber. It is the essential contractile substance of muscle. (एक प्रोटीन जो ग्लोबुलिन, मायोसिन और एक्टिन के मांसपेशियों के जाल का संयुक्त रूप होता है। यह मांसपेशियों का एक आवश्यक सिकुड़ा पदार्थ है।)

Acuity (एक्यूटी) Sharpness, clearness, distinctness. *a. visual* Acuteness of vision; (तीव्रता, स्पष्टता अथवा तीक्ष्णता जैसे दृष्टि तीक्ष्णता। *a. visual* (विजुअल) दृष्टि की तीक्ष्णता।)

Acupuncture (एक्युपंक्चर) Puncture made with long fine needles for diagnostic or therapeutic purposes. (लम्बी एवं पतली सुईयों द्वारा किसी रोग निदान के लिए या उपचार विज्ञान कार्य के लिए किया जाने वाला छेदन करना।)

Acute mountain sickness (एक्यूट माउंटेन सिक्नेस) Headache, vomiting, breathlessness, insomnia occurring on ascent to high altitude without proper acclimatization. (उँचे पहाड़ पर चढ़ने पर अगर सरदर्द, उल्टी, सांस न आना, नींद न आना, जैसे लक्षण हों।)

Acute phase reactants (एक्यूट फेज रियेक्टेंट) Proteins released from liver to blood in response to cytokines like 1L-6 and C-reactive protein. (साइटोकाइनस जैसे 1L-6 और सी रिएक्टिव प्रोटीन के प्रभाव के कारण जिगर से खून में निकलने वाले प्रोटीन।)

Acute respiratory distress syndrome (एक्यूट रैस्पिरेटी डिस्ट्रैस सिन्ड्रोम) Respiratory insufficiency due to damage to alveolocapillary membrane. The oxygen lack does not improve with nasal oxygen therapy. (एल्वियोलोकैपीलरी झिल्ली की क्षति से होने वाली श्वास सम्बन्धित अपूर्णता, ऑक्सीजन की कमी, नाक द्वारा ज्यादा ऑक्सीजन देने से भी नहीं सुधरती।)

Acute urethral syndrome (एक्यूट यूरेथ्रल सिन्ड्रोम) Dysuria, urgency, frequency in women in absence of significant bacteriuria. (स्त्रियों में दर्द होना, ज्यादा एवं जल्दी मूत्र आना, जो बैक्टीरियूरिया का मूत्र में अभाव होने के कारण होना है।)

Acyclovir (एसाइक्लोविर) Antiviral agent used in herpes. (हर्पीज में प्रयोग होने वाला एक विषाणुनाशक कारक दवा।)

Adalimumab (एडालिमूमाब) Monoclonal antibody for autoimmune diseases. (स्वक्षम रोगों में प्रयोग होने वाली मोनोक्लोनल एंटीबॉडी।)

Adamantine (एडामैन्टाइन) Exceedingly hard specifically relating to the enamel of the teeth. (अत्याधिक कठोरता जो विशेष रूप से दांतों के इनैमल से सम्बंधित होती है।)

Adamantinoma (एडामैन्टीनोमा) A tumor of jaw, arising from enamel cells. May be benign or of low grade malignancy. SYN – ameloblastoma. (जबड़े या अर्बुद जो इनैमल बनाने वाली कोशिकाओं से उत्पन्न होता है।)

Adams-Stokes syndrome (ऐडम्स-स्टोकस सिन्ड्रोम) Black out due to sudden fall in cerebral circulation commonly after heartblock. (अक्सर हृदय के ब्लाक के बाद, मस्तिष्क में रक्त प्रवाह की कमी होने के कारण बेहोशी हो जाना एवं दौरे पड़ना।)

Adapalene (एडोपलिन) A new tretinoin anti-acne drug. (एक नई ट्रिटिनोइन मुंहासे रोधक औषधि।)

Addict (एडिक्ट) A person who finds it difficult to stop some practice especially the taking of drugs or excessive use of alcohol. (किसी पदार्थ जैसे शराब या औषधियों का अत्याधिक प्रयोग करने वाला व्यक्ति तथा जो इन चीज़ों को छोड़ पाने में असमर्थ हो।)

Addiction (एडिक्शन) Habituation to some practice, withdrawal from which causes symptoms. (किसी वस्तु या पदार्थ की बुरी लत या आदत, जिसे छोड़ने पर कई लक्षण उत्पन्न हो जाते हैं।)

Addison's disease (एडिसन्स डिज़ीज़) A disease due to deficient adrenocortical hormone secretion with asthenia, weight loss, fatigue, dehydration and shock. (एड्रीनल ग्रन्थि के कॉर्टेक्स से उत्पन्न होने वाले हार्मोनों की कमी से होने वाला रोग जिसमें त्वचा की अतिवर्णकता हो जाती है तथा कमज़ोरी हो जाती है और वज़न घटने लगता है।)

Additive (एडिटिव) A substance not essentially part of a material such as food, fuel, etc., but which is deliberately added to fulfill some specific purpose. (एक पदार्थ जो किसी अन्य पदार्थ जैसे भोजन, ऊर्जा आदि के लिए आवश्यक नहीं होता परन्तु उसे किसी विशेष उद्देश्य को पाने के लिए मिलाया जाता है जैसे भोजन के स्वाद, रंग एवं खुशबु को बढ़ाने के लिए उसमें मिलाया जाने वाला पदार्थ।)

Adducent (एडुसेन्ट) To draw toward the median line. (शरीर की मध्य रेखा की ओर खिंचने वाला।)

Adduction (एडक्शन) 1. Movement of a limb toward the central axis of the body or beyond it. 2. A position resulting from such movement (see Figure). (1. किसी अंग का शरीर की मध्य रेखा की ओर गति करना, 2. ऐसी गति से होने वाली स्थिति।)

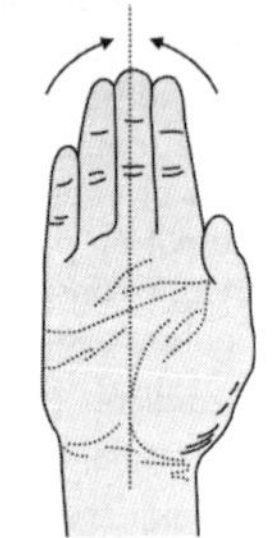

Adduction of fingers

Adductor (एडक्टर) A muscle drawing a part towards the medianline. (एक माँसपेशी जो शरीर की मध्य रेखा अथवा किसी केन्द्र की ओर खींचती है।)

Adefovir (एडिफोविर) Antiviral agent, used in hepatitis B. (हैपेटाइटिस–बी में प्रयोग किया जाने वाला एक विषाणुनाशक कारक।)

Adenase (एडीनेज़) A deaminating enzyme in the liver, pancreas and spleen that converts adenosine into hypoxanthine. (जिगर, अग्न्याशय और तिल्ली में मिलने वाला एक डिएमिनेटिंग एंजाइम जो एडीनोसिन को हाइपोज़ैनथीन में बदलता है।)

Adenine (एडीनाइन) One of the two purines found in both ribonucleic acid and deoxyribonucleic acid. (राइबोन्युक्लिक एसिड और डिऑक्सीराइबोन्युक्लिक एसिड में मिलने वाले दो में से एक प्यूरीन।)

Adenitis (एडीनाइटिस) Inflammation of a lymphnode or of a gland. (लसीका नोड या ग्रन्थि में सूजन।)

Adenoacanthoma (एडीनोएकेंथोमा) A malignant neoplasm consisting chiefly of glandular epithelium (adeno-carcinoma) usually well-differentiated with foci of metaplasia to squamous (or epidermoid) neoplastic cells. (ग्रन्थिल ऊतकों के उत्पन्न होने वाला कैंसर, ग्रन्थिल कार्सिनोमा। यह अधिकतर मैटाप्लेज़िया के शल्कीय नवोत्पादित ऊतकों में होने से होता है।)

Adenoblast (एडीनोब्लास्ट) An embryonic cell destined to proliferate into cells that will enter into the formation of a gland. (ग्रन्थिल ऊतक को उत्पन्न करने वाली भ्रूण कोशिकाएं जो बढ़ने के बाद एक ग्रन्थि बन जाता है।)

Adenocarcinoma (एडीनोकार्सिनोमा) A malignant neoplasm of epithelial cells in glandular or glandlike pattern. (ऐपीथीलियल कोशिकाओं का एक दुर्दम अर्बुद जो ग्रन्थिल (ग्लैण्डुलर) या ग्रंथि जैसे रूप में होता है।)

Adenocyst (एडीनोसिस्ट) A cystic tumor developing from glandular epithelium, adenocystoma. (किसी ग्रन्थि से उत्पन्न होने वाला पुटीय अर्बुद।)

Adenocystoma (एडीनोसिस्टोमा) Adenoma in which the neoplastic glandular epithelium forms cysts or cysts like structures. (ग्रन्थ्यर्बुद जिसमें कैंसर वाली ग्रन्थियों की कोशिकाएं पुटीय अर्बुद या पुट जैसी संरचनाएं बनाती हैं।)

Adenohypophysis (एडीनोहाइपोफाइसिस) Anterior lobe, pars anterior or pars glandularis of the pituitary gland. (पीयूष ग्रन्थि का अग्र खण्ड, पार्स अग्र या पार्स ग्रन्थिल का भाग।)

Adenoid (एडीनॉयड) Patch of tissue that is high up in throat, just behind the nose. They along with tonsil are part of lympatic system (see Figure). (ग्रन्थि जैसा, ग्रन्थिय। लसीका नोड, तिल्ली, गलतुण्डिका, अकेले या समूह में आंतों में, लाल अस्थित मज्जा आदि जगहों पर पाये जाने वाला संयोजी ऊतकों को संकेतित करने वाला। इसमें संयोजी ऊतकों की एक रूपरेखा या रेटीकूलम होता है, जिसके मध्य में उलझी गोल कोशिकाओं के समूह होते हैं।)

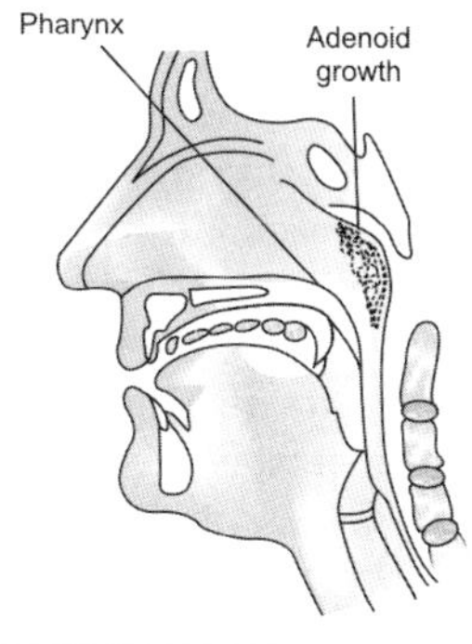

Adenoid growth

Adenoma (एडीनोमा) A neoplasm of glandular epithelium. *a. chromophobe* A tumor of the chromophobe cells of the anterior pituitary body associated with hypopituitarism, the cells do not stain well with acid or basic dyes. *a. eosinophilic* A tumor of the eosinophilic chromophil cells of the anterior pituitary associated with gigantism and acromegaly. *a. islet cell* A benign neoplasm of the pancreas composed of tissue similar in structure to that of the islets of Langerhans. It may contain functioning beta cells and may cause hypoglycemia, sometimes, termed insulinoma or Langerhansian a. *a. racemose* A benign neoplasm composed of epithelial tissue resembling racemose gland. *a. sebaceum* A neoplasm occurring on the face composed of a mass of sebaceous glands and appearing as an aggregation of red yellow and yellow papules; the patients are sometimes mentally retarded with seizure. (किसी ग्रन्थि की उपकला-कोशिकाओं का सुदम अर्बुद, ग्रन्थ्यर्बुद। *a. Chromphobe* (एडीनोमा क्रोमोफोब) पीयूष ग्रन्थि के अग्र खण्ड के

क्रोमाफोन कोशिकाओं का अर्बुद, जो एसिड या बेसिक रंजकों द्वारा आसानी से अभिरंजित नहीं होता। यह हाइपोपिटयूटरिजम के साथ जोड़ा जाता है। *a. eosinophilic* (एडीनोमा इयोसिनोफिलिक) जाइगेन्टिज्म और एक्रोमैगेली से सम्बंधित पीयूष ग्रन्थि के अग्र खण्ड के इयोसिनोफिलिक क्रोमोफिल कोशिकाओं का अर्बुद। *a. Islet cells* (आइलेट सेल) अग्न्याशय का न फैलने वाला अर्बुद जो आइलेटस ऑफ लेंगरहॉस के ऊतकों के जैसे ऊतकों द्वारा बना होता है। इसमें कार्य करने वाली बीटा कोशिकाएं हो सकती हैं जिसके कारण रक्त में शक्कर की मात्रा कम हो सकती है। इसे इन्सुलिनोमा या लेंगरहेनसियन भी कहते हैं। *a. Racemose* (रेसमोस) रेसमोस ग्रन्थि की उपकला कोशिकाओं जैसा ना फैलने वाला अर्बुद। *a. Sebaceum* (सिबेशियम) त्वग्वसीय ग्रन्थियों विशेषकर चेहरे की त्वग्वसीय ग्रन्थियों की अतिवृद्धि। एक अर्बुद जो सिबेशियस् ग्रन्थि के समूह से बनता है और लाल-पीले पेपयूल्स के समूह जैसा लगता है।)

Adenomyosis (एडीनोमायोसिस) The ectopic occurrence or diffuse implantation of adenomatous tissue in muscle (usually smooth muscle) as in benign invasion of myometrium by endometrial tissue. (अंतर्गर्भाशयकला में सुदम वृद्धि का उत्पन्न होना जो बढ़कर गर्भाशय के पेशी अस्तर को प्रभावित करती है।)

Adenomyxoma (एडीनोमिक्सोमा) A benign neoplasm with histologic characteristics of adenoma and myxoma. (एक न फैलने वाला ट्यूमर जो ग्रंथ्यर्बुद और श्लेष्मार्बुद जैसे ऊतक विज्ञान सम्बंधित गुण रखता है।)

Adenosarcoma (एडीनोसारकोमा) A malignant neoplasm of mesodermal tissue with adenomatoid element, sometimes applied to sarcoma originating in connective tissue of a gland. (मीजोडर्मल ऊतकों का फैलने वाला दुर्दम अर्बुद जिसमें एडीनोमेटोइड तत्व होते हैं। कभी-कभी यह किसी ग्रंथि के संयोजक ऊतक में होने वाले सार्कोमा के लिए भी प्रयोग किया जाता है।)

Adenosine (एडीनोसिन) A condensation product of adenine and D-ribose a nucleoside which can be found among the hydrolysis products of all nucleic acids and of the various adenine nucleotides used in PSVT and stress testing. (एडीनाइन और डी-राइबोस न्यूक्लियोसाइड का संक्षेपित उत्पाद जो सभी न्यूक्लिक एसिड और बहुत से पी एस वी टी और तनाव परीक्षण में इस्तेमाल होने वाले एडीनाइन न्यूक्लियोटाइड के हाइड्रोलिसिस उत्पाद में मिलता है।)

Adenosine diphosphate (एडीनोसिन डाइफोस्फेट) A condensation product of adenosine with pyrophosphoric acid, ADP, formed from adenosine triphosphate (ATP) by the hydrolysis of the terminal phosphate group of latter compound. (एडीनोसिन और पायरोफोस्फोरिक एसिड का संक्षेपित उत्पाद, एडीनोसिन ट्राइफोस्फेट के अंतिम फोस्फेट के हाइडरोलिसिस से बनने वाला उत्पाद।)

Adenosis (एडीनोसिस) A more or less generalized glandular disease especially one involving the lymphatic nodes. (एक सामान्यीकृत ग्रन्थिल रोग जो विशेषकर लसीका पर्व से जुड़ा होता है।)

Adenotome (एडीनोटोम) An instrument for the removal of adenoids in the nasopharynx. (नेजोफेरिंक्स में कण्ठशालूको (एडीनॉयडो) को काटकर अलग कर देने वाला यंत्र।)

Adenovirus (एडीनोवाइरस) A group of viruses infecting upper respiratory tract. (विषाणुओं के बड़े समूह का एक वाइरस जिसके द्वारा ऊपरी श्वसन-पथ में संक्रमण होता है।)

Adenylate cyclase (एडीनायलेट साइक्लेस) An enzyme that synthesizes c-AMP. (ATP से c-AMP बनाने वाला एक एंजाइम।)

Adiaphoresis (एडायाफोरेसिस) Absence or deficiency of perspiration. पसीने की कमी अथवा पसीना बिल्कुल न आना।

Adiaphoretic (एडायाफोरेटिक) A drug that causes repression of perspiration. (पसीना रोकने या कम करने वाली एक औषधि।)

Adipocere (एडिपोसीयर) A fatty substance of waxy consistency into which dead animal tissues are sometimes converted when kept from the air under certain favouring conditions of temperature; it is believed to be produced by the conversion into fat of the proteins of the tissues. (मोम जैसी चिकनाहट वाला वसायुक्त पदार्थ जो बिना हवा के, सही तापमान में रखे मृत जानवर के ऊतकों से बना है। इसे कोशिकाओं के प्रोटीन के वसा में बदलने से बना, माना जाता है। मृत जन्तुओं के शरीर के विघटन के दौरान उत्पन्न होने वाला मोम जैसा पदार्थ।)

Adiposis (एडिपोसिस) An excessive local or general accumulation of fat in the body, liposis. *a. dolorosa* Dercum's disease, an affection characterized by a deposit of symmetrical nodular or pendulous masses of fat in various regions of the body attended with more or less pain. *a. tuberosa simplex* Anders disease, an affection resembling A. dolorosa in which the fat occurs in small more or less circumscribed masses on the abdomen or confined to the extremities; these masses are sensitive to the touch and may be spontaneously painful. (अत्यधिक स्थानीय या विस्तृत रूप से वसा का संचित हो जाना, लाइपोसिस *a. Dolorosa* (डोलोरोसा) डरकम रोग, रजोनिवृत्ति के समय शरीर के विभिन्न भागों में पाये जाने वाले वसा की वेदनायुक्त पर्विकाएं *a. Tuberosa simplex* (ट्यूबरोसा सिक्पलैक्स) ऐंडरस रोग, डोलोरोसा जैसा रोग जिसमें वसा छोटे परिगत समूहो में पेट या सिर पर होते हैं। यह छूने पर संवेदनशील और अनायास दर्द वाले होते हैं।)

Adipsia (एडिप्सिया) Absence of thirst. (प्यास न लगना।)

Adjuvant (एडजुवैन्ट) That which aids or assists; denoting a remedy that is added to a prescription to assist or increase the action of the main ingredient; synergist. (सहायता करने वाला, वह पदार्थ जो किसी औषधि के साथ मिलने पर उसके प्रभाव को बूढा देता है)

Adolescence (एडोलेसैन्स) Period of attaining complete growth and maturity. (किशोरावस्था, पूर्व बढ़ना तथा परिपक्वता पाने वाली अवधि। यौवनारम्भ के शुरू होने से परिपक्वता तक का काल जो 11 से 19 वर्ष तक की आयु का होता है।)

Adolescent (एडोलेसेन्ट) Pertaining to the period or state of adolescence. (किशोरावस्था से सम्बन्धित।)

Adrenal (एड्रीनल) Adrenal glands are small triangular paired glands which lie on the superior surface of each kidney. Each adrenal gland consists of two parts : 1. an inner zone medulla which secretes catecholamines like adrenaline and nor-adrenaline 2. An outer part cortex which secretes mineralocorticoids (aldosterone), glucocorticoids (cortisone) and sex steroids (testosterone). The secretions of the cortex play an important role in controlling many body functions including growth, regulation of metabolism, weight changes, neuromuscular activity, gastrointestinal function, maintenance of body fluid balance and reproduction. Catecholamines, on the other hand, are involved in mediating the fright, flight or fight response (see Figure). (प्रत्येक वृक्क या गुर्दे की ऊपरी सतह पर स्थित तक तिकोनी अन्तःस्रावी ग्रंथि। हर एड्रीनल ग्रन्थि के दो भाग होते हैं– 1. भीतरी भाग मेडुला जहां से एड्रीनालीन और नोर-एड्रीनालीन नामक कैटेकोलामीनस निकलते हैं। 2. बाहरी भाग कॉर्टेक्स जहां से मिनरेलोर्कोटिकोइडस (एल्डोस्टिरोन),

ग्लूकोकोटिकोइडस (कोंटिसोन) और सेक्स स्टिेराइडस (टेस्टोस्टिरोन) निकलते हैं। कॉर्टेक्स से निकलने वाले स्राव शरीर के बहुत से महत्वपूर्ण कार्यो को नियंत्रित करते हैं जैसे बढना, उपापचय, वजन का नियंत्रण, न्यूरोमस्कुलर गतिविधियां, पेट और आंतों का कार्य, शरीर में द्रव्य का संतुलन बनाये रखना और प्रजनन। दूसरी ओर कैटेकोलामिन्स शरीर के डर, पलायन या लड़ाई प्रतिक्रिया को नियंत्रित करते हैं।)

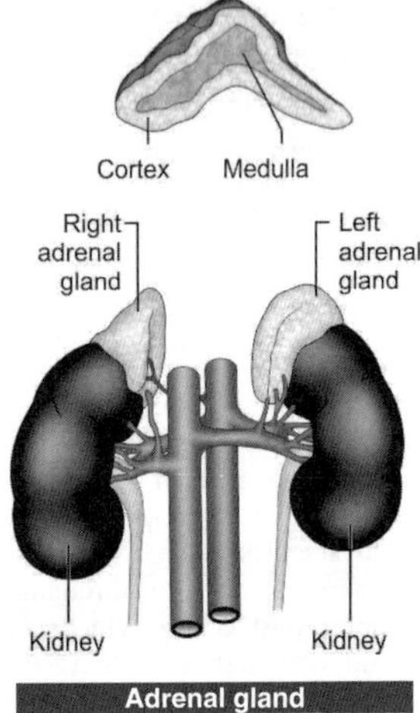

Adrenal gland

Adrenal cortical hyperplasia (एड्रीनल कॉर्टिकल हाइपरप्लेज़िया) Comprises a group of autosomal recessive disorders associated with a deficiency of an enzyme envolved in the synthesis of cortisol, aldosterone or both. The clinical manifestations are thus related to the degree of deficiency of either cortisol or aldosterone. The most common form of congenital adrenal hyperplasia is the deficiency of the enzyme 21-hydroxylase. Salt wasting may be present due to inadequate aldosterone synthesis. The sex of a neonate with congenital adrenal hyperplasia is often unclear because of genital ambiguity. Excessive production of androgens can result in female virilization, clitoromegaly, excessive facial/pubic hair, etc. Deficiency of cortisol results in compensatory hypersecretion of corticotrophins and subsequent adrenal hyperplasia. (यह ऑटोसोमल अप्रभावी विकारों का समूह है, जो कॉर्टिसोल, एल्डोस्टिरोन या दोनों को बनाने के लिए आवश्यक एंजाइम की कमी से होता है। इसकी निदानिक अभिव्यक्तियों कॉर्टिसोल, एलडोस्टिरोन या दोनों की कमी के अनुपात के अनुसार होती है। जन्मजात एड्रीनल हाइपरप्लेज़िया के सबसे सामान्य रूप में एंजाइम हाइड्रोक्सिीलेस की कमी हो जाती है। एल्डोस्टिरोन के अपर्याप्त रूप से बनने के कारण लवण की बरबादी हो सकती है। जन्मजात एड्रीनल हाइपरप्लेज़िया वाले नवजात शिशु का लिंग प्रजनन अंगों की अस्पष्टता के कारण अस्पष्ट रहता है। एण्ड्रोजन के अत्याधिक उत्पाद से महिलाओं में पुरूष द्वितीयक लिंग लक्ष्णों का प्रकट होना, चेहरे और प्रजनन अंगों पर अत्याधिक बालों का प्रकट होना आदि जैसे लक्षण होते हैं। कॉर्टिसोल की कमी से प्रतिपूरक कॉर्टिकोट्रोफीन का ज्यादा स्राव होता है और एड्रीनल हाइपरप्लेजिया हो जाता है।)

Adrenal cortical insufficiency (एड्रीनल कॉर्टिकल इन्सफीसियन्सी) When the adrenal cortex is unable to produce sufficient amounts of adrenal cortical hormones, the condition is termed as adrenal cortex insufficiency. (जब एड्रीनल कॉर्टेक्स पर्याप्त मात्रा में एड्रीनल कॉर्टिकल हार्मोन नहीं बना पाता, उस दशा को एड्रीनल कॉर्टेक्स इन्सफीसियन्सी कहते हैं।)

Adrenal crisis (एड्रीनल क्राइसिस) A condition of shock caused by the deficiency of adreno-cortical hormone. It is a life-threatening condition that occurs when there is on enough cortisol. (एड्रीनल का एड्रीनल ग्रान्थि से कम निकलना या एड्रीनल की मात्रा कम होना।)

Adrenaline (एड्रीनालीन) Trade name for epinephrine. (इपीनेफरिन का दूसरा नाम।)

Adrenalism (एड्रीनालिज्म) A condition resulting from abnormal function of the adrenal (suprarenal) glands, suprarenalism. (एड्रीनल ग्रन्थि की दुष्क्रिया से उत्पन्न एक दशा या रोग।)

Adrenergic (एड्रीनर्जिक) Relating to nerve fibers that liberate adrenaline. (वह तंत्रिका तन्तु जो उत्तेजित होने पर एड्रीनालीन निकालते हैं।)

Adrenochrome (एड्रीनोक्रोम) The red oxidation product of epinephrine was used therapeutically in Germany during the second world war to increase efficiency of diabetic laborers. It is said to produce psychic changes. (इपिनेफ्रीन के लाल ऑक्सीकरण का उत्पाद। द्वितीय विश्व युद्ध के समय, मधुमेह से पीड़ित मजदूरों की कार्य क्षमता बढाने के लिए इसका प्रयोग किया गया था। यह मानसिक बदलाव भी लाता है।)

Adrenocorticotrophin (एड्रीनोकॉर्टिकोट्राफिन) Adrenocorticotrophic hormone. (एड्रीनोकॉर्टिकोट्रॉफिक हार्मोन।)

Adrenogenital syndrome (एड्रीनोजेनाइटल सिन्ड्रोम) A condition caused by excess secretion of androgenic hormones by adrenal gland or excess medications with male hormones. In congenital form, the female baby, due to presence of enlarged clitoris and fused labia may be mistaken as male. (एड्रीनल ग्रंथि या पुरूष हॉर्मोन वाली अत्यधिक औषधियों से ऐड्रोजेनिक हॉर्मोन के अत्याधिक स्राव से उत्पन्न होने वाली एक दशा। एक नवजात स्त्री लिंग शिशु की बढ़ी हुई भगशिश्निका और जुड़े हुए भगोष्ठ या लेबिया के कारण गलती से लड़का समझ लिया जाता है।)

Adrenoleukodystrophy (एड्रीनोल्यूकोडि–स्ट्रॉफी) A hereditary disease with white matter atrophy of brain and atrophy of adrenal glands. (एक अनुवांशिक रोग जिसमें दिमाग के सफेद हिस्से और अधिवृक्क ग्रंथि का दष्पोषण होता है।)

Adrenosterone (एड्रीनोस्टिरोन) An androgen isolated from the adrenal cortex, also known as andrenosterone and as Reichsteins compound G. (एड्रीनल कोर्टेक्स से अलग किया एक एण्ड्रोजन जिसे एड्रोस्टिरोन और रिचस्टीनस कम्पाउंड जी भी कहते हैं।)

Adriamycin (एड्रीयामायसिन) Doxorubicin, an anticancer antibiotic. (डोक्सोरूबिसिन, एक कैंसर विरोधी एंटीबायोटिक।)

Adsorb (एडजार्ब) To attach atoms or molecules to the surface of a substance by means of unsatisfied valence bonds. (एटम या अणुओं का अपरिपूर्ण वैलेंस बोन्ड के कारण सतह पर चिपक जाना।)

Adsorbent (एडजॉरबेन्ट) A substance which adsorbs e.g., ADTE, carbon, clay, magnesia, etc. (वह पदार्थ जो अधिशोषण करता है। उदाहरण के लिए कार्बन, चिकनी मिट्टी, मेगनीशिया आदि।)

Adult (एडल्ट) Fully grown and mature, a fully grown individual. (पूर्णतया विकसित एवं परिपक्व व्यक्ति।)

Adulterant (एडल्टेरेन्ट) Impurity, additive that is considered to have an undesirable effect. (अशुद्धि, योगशील जिसका अवांछित या अप्रिय प्रभाव होता है।)

Adulteration (एडल्टेरेशन) The alteration of any substance by the deliberate addition of a component not ordinarily part of that substance, usually used to imply that the substance is debased as a result. (किसी बनाई गई वस्तु में अशुद्ध एवं सस्ते पदार्थ को मिलाना, इसका मतलब होता है कि पदार्थ अशुद्ध या अनुचित है, मिलावट।)

Advanced cardiac life support (ACLS) (एडवान्सड कार्डियक लाइफ सपोंट) Refer to a set of clinical guidelines for the urgent or emergent treatment of life-threatening cardio-vascular condition that will causes or have caused cardiac arrest, using advanced medical procedures medication and technique. (सदमें, स्तब्धता वाले मरीजों में संयोजक लाइफ उपायों का इस्तेमाल करना जैसे अतालता का नियमित रूप से नियंत्रण, विधुत

स्तब्धता द्वारा हृदय के विकम्पन को रोकना अर्थात् झटके देना और वेन्टीलेटर का प्रयोग करना।)

Adventitious (एडवेन्टीशियस) 1. Coming from without; extrinsic. 2. Accidental. 3. Relating to the adventitia of an artery or an organ. (बाहर की ओर स्थित या बाहर से उत्पन्न वाला, दुर्घटनाजनक, किसी अंग या धमनी का बाह्य अस्तर।)

Adynamia (एडाइनामिया) Weakness, vital debility, asthenia. (कमजोरी, अत्याधिक दुर्बलता, शक्तिहीनता।)

Aerobacter (ऐरोबैक्टर) A genus of the tribe *Escherichia,* family *Enterobacteriacea,* containing rod/shaped Gram negative organisms, found chiefly in the intestine. (एश्केरिकिया समुदाय की एक जाति, परिवार, एनटिरोबेक्टिरिएसिये, छड़ के आकार के ग्राम नेगेटिव जन्तु जो मुख्यतः आंतों में होते है।)

Aerobe (ऐरोब) An organism that can thrive only in presence of oxygen. (वह जीव जो ऑक्सीजन की उपस्थिति में जीवित रहते है एवं वृद्धि करता है। वातापेक्षी।)

Aerocele (ऐरोसील) Refers to a cavity or pouch filled with air or gas. Aeroceles are commonly seen in connection with trachea or larynx resulting in formation of tracheocele and laryngocele respectively. An epidural aerocele is a collection of air between the dura mater and walls of the spinal column. (किसी गुहा या थैली का हवा या गैस से फूल जाना। ऐरोसील अक्सर ट्रेकिया तथा गले के आस-पास होता है जिससे ट्रेकियोसील और लेरेंगोसील बनते हैं। ऐपीड्यूरल ऐरोसील में ड्यूरामेटर और रीढ़ की हड्डी के बीच हवा आ जाती है।)

Aerodynamics (ऐरोडाइनामिक्स) The study of air and other gases in motion, the forces that set them in motion, and the result of such motion. (वायु-गति विज्ञान, हवा और अन्य गतिमान गैंसो का अध्ययन, उन्हें गतिमान करने वाली ताकतों तथा उनकी गति के परिणाम का अध्ययन।)

Aerometer (ऐरोमीटर) An apparatus for determining the density of or for weighing air. (हवा के घनत्व या वजन को नापने के लिए प्रयोग होने वाला एक उपकरण।)

Aerophagia (ऐरोफेजिया) Swallowing of air. (हवा निगलना।)

Aeropholia (ऐरोफोलिया) Abnormal and extreme dread of fresh air or of air in motion. (ताजी हवा या चलने वाली हवा का अत्याधिक और असामान्य अभाव।)

Aeroscope (ऐरोस्कोप) An instrument for the examination of air for visible impurities. (वायु में स्थित दिखाई देने वाले कणों का परीक्षण करने वाला यंत्र।)

Aerosol (ऐरोसोल) Suspension of tiny particles or droplets in air such as virus, bacteria, dust, mite. The particles may be inhaled or absorbed by skin and cause adverse health effects. (ऐरोसोल किसी ठोस या तरल पदार्थ का हवा में मिल जाना।)

Afebrile (एफेब्राइल) Nonfebrile, apyretic. (ज्वर रहित।)

Affect (अफैक्ट) 1. Feeling 2. The result of emotion. (1. भावना 2. मनोभाव का परिणाम।)

Afferent (एफेरेन्ट) Bringing to or into, denoting certain arteries, veins, lymphatics and nerves. (की ओर ले जाने वाला, जो धमनियों, नसों तथा लसिकाओं के सम्बन्ध में प्रयोग किया जाता है।)

Affinity (एफिनिटी) 1. Attraction. 2. In chemistry the force that attracts certain atoms to unite with certain others to form compound 3. The selective staining of a tissue by a dye or the uptake of a dye chemical or other substance selectively by a tissue. (1. आकर्षण 2. रसागन विज्ञान में, वह शक्ति जो कुछ अणुओं को आकर्षित कर उन्हें दूसरों से जोड़कर यौगिक बनाती है। ऊतकों

का किसी डाई से चयनात्मक रूप से रंगना या किसी ऊतक द्वारा किसी रसायनिक डाई का चयनात्मक रूप से सोखना।)

Affusion (एफ्यूजन) The pouring of water upon the body or any of its parts for therapeutic purposes. (शरीर या किसी शारीरिक हिस्से पर चिकित्सकीय कारण से पानी डालना, उड़ेलना या छिड़कना।)

Afibrinogenemia (एफाइब्रिनोजेनीमिया) The absence of a detectable amount of fibrinogen in the blood, a relatively rare cause of hemorrhages. (रक्त में नापे जा सकने वाले स्तर के फाइब्रिनोजन का अभाव, रक्तस्राव की एक दुर्लभ वजह।)

Afterbirth (आफ्टरबर्थ) The placenta and membranes that are extruded after the birth of the fetus and most other mammals. (अपरा एवं झिल्लियां जो बच्चे के जन्म के पश्चात गर्भाश्य से बाहर निकलते हैं।)

Aftercare (ऑफ्टरकेयर) The care and treatment of a patient after operation, or of one convalescing from an acute or serious illness. (ऑपरेशन के बाद रोगी की देखभाल और इलाज, किसी रोगनिवृत्त व्यक्ति की देखभाल करना।)

After discharge (आफ्टर डिस्चार्ज) The prolongation of reflex response after cessation of stimulation. (उत्तेजना के समाप्त हो जाने पर किसी पेशी अथवा तंत्रिका की अनुक्रिया बने रहना।)

After image (आफ्टर इमेज) 1. After vision, spectrum. 2. Ocular spectrum, the image of an object of which the subjective sensation persists after the object has disappeared. It is called positive when its colors are the same as in the original, negative when the complementary colors are perceived (1. दृष्टि के बाद, दृश्याभास, प्रतिबिम्ब 2, किसी वस्तु के गायब हो जाने के बाद उसके होने का एहसास रह जाने के कारण, उसका दिखने वाला प्रतिबिम्ब यदि प्रतिबिम्ब के रंग असली रंग जैसे हैं तो उसे पोजीटिव कहते हैं और यदि पूरक रंग दिखते हैं तो उसे नेगेटिव कहते हैं।)

After pains (आफ्टर पेन्स) Painful cramplike contractions of the uterus occurring after childbirth. (बच्चा पैदा होने के बाद पहले कुछ दिनों के भीतर गर्भाश्य के संकोचों के द्वारा उत्पन्न होने वाली ऐंठन के समान दर्द।)

After potential wave (आफ्टर पोटेंशियल वेव) The small changes in electrical potential in a stimulated nerve which follow the main potential change. They follow the "spike" potential of the oscillographic record and consist of an initial negative deflection followed by a positive deflection in the oscillograph record. (किसी उत्तेजित तंत्रिका में मुख्य उत्तेजना के परिवर्तन के बाद होने वाले विधुत क्षमता के छोटे परिवर्तन। यह ऑसिलोग्राफिक रिकॉर्ड की चोटी की क्षमता का पीछा करते हैं और पहले एक नेगेटिव झुकाव के बाद ऑसिलोग्राफ में पोजीटिव झुकाव दिखाते हैं।)

Agalactia (एगैलेक्टिया) Absence of milk in the breasts after child birth. (बच्चा पैदा होने के बाद दुग्धस्राव न होना, अस्तन्यता।)

Agammaglobulinemia (एगामाग्लोबुलि–नीमिया) A condition characterized by 1. A lack or extremely low levels of gamma globulin in the blood (and lymphoid tissue) (एक दशा जिसमें विशेषतः– 1. रक्त में गामा ग्लोबुलिन की कमी या बहुत कम मात्रा में होना।)

Agamogony (एगैमोगोनी) Asexual reproduction. (अलैंगिक जनन।)

Aganglionosis (एगैंगलियोनोसिस) The state of being without ganglia, absence of ganglion cells from Auerbach plexus in eye, distal colon in congenital hypertrophic dilation of the colon. (गैंग्लिया के बिना होने की दशा, आंत के माएसैनटैरिक और बैक प्लैक्सस से परानुकमी गैंगलियोन कोशिकाओं का जन्मजात् अभाव।)

Agar (अगार) A gelatinous substance prepared from seaweed in Japan and

India, used in constipation to increase the bulk of the feces and in bacteriology as a base for culture media; when unqualified it is usually called agar-agar. (एक जैल जैसा लेसदार चिपचिपा पदार्थ जो जापान और भारत के समुद्र में मिलता है। इसे कब्ज में, मल की मात्रा बढ़ाने के लिए प्रयोग किया जाता है और बैक्टिरीयोलॉजी में, यह कल्चर मीडीयम के रूप में प्रयोग होता है। जब यह अयोग्य होता है तो इसे अगार अगार कहते हैं।)

Agent (एजेंट) (An active force or substance capable of producing an effect.) *a. antifoaming* Chemicals such as ethylalcohol or 2-ethylhexanol administered with oxygen to patients in pulmonary edema to relieve the respiratory obstruction aggravated by the foam of edema fluid. *a. chelating* A compound such as calcium disodium ethylene diamine tetra accetic acid which forms a complex with a metal. The medicinal use of these agents is to render poisonous metal compounds innocuous. The resulting chelate complex is unionizable, stable and nonpoisonous and is excreted in the urine. *a. eaton* A living organism of a coccobacillary type 125 to 150 μ that is grown on living cells and on official media and produces a characteristic cold agglutinin. *a. reducing* Any substance that has the power of initiating a reaction involving the gain of electrons. *a. sclerosing* A compound such as sodium ricinoleate used in the treatment of varicose veins. (एक सक्रिय ताकत या वस्तु जो प्रभाव पैदा करने में सक्षम हो। *A. Antifoaming* (एण्टीफोमिंग) फुस्फुसीय सूजन के रोगियों में सूजन के द्रव्य के झाग के कारण होने वाले श्वास के अवरोध को रोकने के लिए ऑक्सीजन के साथ में दिए जाने वाले रासायनिक तत्वों जैसे इथाइल एल्कोहल या इथाइल इक्सेनोल। *A. Chelating* (चीलेटिंग) कैल्शियमडाइसोडीयम इथायलिन डाइअमाइन टैटरा एसिटिक एसिड जैसा यौगिक जो धातु के साथ संयोजन बना लेता है। चिकित्सा विज्ञान में इनका प्रयोग जहरीले धातु को बेअसर करने के लिए करते हैं। इससे बनने वाला चिलेट संयोजन स्थिर और बिना जहर का होता है तथा मूत्र के साथ बह जाता है। *a. Eaton* (इटोन) कोकोबैसिल्री तरीके का 125 से 150 μ का एक जीवित जीव जिसे जीवित कोशिकाओं पर उगाया जाता है और एक मीडिया पर यह एक खास ठंडा एग्लुटिनिन बनाता है। *a. Reducing* (रिडयूसिंग) कोई भी वस्तु जिसमें किसी प्रक्रिया को शुरू करने की शक्ति हो जिसमें इलेक्ट्रोन्स की बढ़त होती है। *a. Sclerosing* (स्कलिरोसिंग) वेरिकोस शिरा के इलाज में प्रयोग होने वाले सोडियम रिचिनोलियेट जैसे यौगिक।)

Agenusia (एग्यूज़िया) Loss of the sense of taste. (स्वाद की अनुभूति का पूर्ण अथवा आंशिक अभाव।)

Agglutinate (एग्लुटिनेट) Pertaining to a specific activity of antibody in an antigen antibody reaction, as a specific hemagglutin as certain red blood cells (*see* Figure). (एंटीजन-एंटीबॉडी की प्रतिक्रिया में किसी विशेष हिमेग्लुटिन की लाल रक्त कोशिका की विशेष एंटीबॉडी क्रिया।)

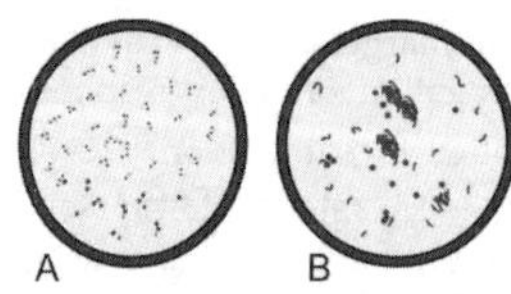

(A) Bacteria in suspension; (B) Agglutinated bacteria

Agglutination (एग्लुटिनेशन) Aggregation into clumps or masses of microorganisms or other cells upon exposure to a specific immune serum or other source of appropriate antibody. (सूक्ष्म जीवाणुओं का समूह या गुच्छों में एकत्रित होना। अन्य कोशिकाओं का किसी विशेष इम्यून सीरम या अन्य एंटीबॉडी के स्रोत्र से मिलाप होने इक्यूमन सीरम या अन्य एंटीबॉडी के स्रोत्र से मिलाप होने पर गुच्छा

बन जाना। कोल्ड एग्लुटिनेशन–लाल रक्त कोशिकाओं का गुच्छों के रूप में एकत्रित होना जो अपने ही सीरम या अन्य कोशिकाओं के सीरम से सम्पर्क होने और खून को शरीर के सामान्य तापमान लगभग 25°C से नीचे लाने पर गुच्छा बन जाते हैं। यह प्रक्रिया ठंडे एग्लुटिनिन के कारण होती है। यह अधिकतर स्कार्लेट ज्वर, स्टैफिलोकॉकल संक्रमण, न्यूमोनिया, एनीमिया और ट्रिपैनोसोमिएसिस जैसे रोगों में पाया जाता है।)

Agglutinin (एग्लुटिनिन) Antibody that causes clumping or agglutination of the bacteria or other cells which either stimulate the formation of the agglutination or contain immunologically, similar reactive material. (रक्त के सीरम में विधमान कोई एण्टीबॉडी या पदार्थ जो अपने एण्टिजन से मिलकर एण्टिजन तत्वों को एक दूसरे से चिपका कर गुच्छों के रूप से बना देता है।)

Agglutinogen (एग्लुटिनोजन) An antigenic substance that stimulates the formation of specific agglutinin. (एक विशेष एग्लुटिनिन के बनने को प्रोत्साहित करने वाला एन्टिजेनिक पदार्थ।)

Aggregate (एग्रीगेट) 1. To unite or come together in mass or cluster. 2. The total of individual units making up a mass or cluster. (गुच्छा बनाना अथवा पिण्ड में एकत्रित होना, अलग-अलग इकाईयों के साथ में जुड़ने से बनने वाला एक समूह या पिण्ड।)

Agitophasia (एजीटोफैजिया) Abnormally rapid speech in which words are imperfectly spoken or dropped out of a sentence. (असामान्य रूप से तेज बोलना जिसमें शब्द ठीक प्रकार से उच्चारण नहीं हो पाते और वे वाक्य से बिखर जाते हैं।)

Aglutition (एग्लुटिशन) Inability to swallow or great difficulty in swallowing, aphagia, dysphagia. (निगलने में अक्षमता या निगलने में अत्याधिक परेशानी, असमर्थता तथा कष्ट होना।)

Agnosia (एग्नोसिया) Lack of sensory ability to recognize objects. *a. auditory* Central auditory inappreciation of sound, ability to perceive sound at the end organ with inability to interpret it centrally. *a. optic* Inability to interpret visual images. *a. tactile* Inability to recognize objects by touch. *a. visual spatial* Disturbance in spatial orientation and in understanding of spatial relations; apractognosia. (चीजों को पहचानने की संवेदी क्षमता का अभाव होना। *Auditory agnosia* (ऑडिटरी एग्नोसिया) ध्वनि, शब्दों या संगीत को पहचानने में असमर्थता, *Optic agnosia* (ऑपटिक एग्नोसिया) देखी हुई वस्तु या चित्र को न पहचान पाना। *Tactile agnosia* (टैक्टाइल) छूकर वस्तुओं को पहचानने में असमर्थता *Visual spatial* (विजुअल स्पेशियल) देखकर स्थान सम्बंधी दूरी और स्थानीय रिश्तों को न समझ पाना।)

Agonal (एगोनल) Relating to the process of dying or the movement of death so called because of the former erroneous notion that dying is a painful process. (मृत्यु की प्रक्रिया से सम्बन्धित या मृत्यु का आवागमन ऐसा पूर्वकाल के मिथ्या विचार के कारण है जिसके अनुसार मृत्यु एक दुखभरी प्रक्रिया है।)

Agonist (एगोनिस्ट) Denoting a muscle in state of contraction with reference to its opposing muscle or antagonist. (एक प्रकार की पेशी जो किसी भाग को संकुचित करती है तथा दूसरी पेशी (एन्टागोनिस्ट) विरूद्ध कार्य करती है।)

A:G ratio (एजी रेशियो) See albumin: globulin ratio. (एल्ब्युमिन, ग्लोबुलिन रेशियो देखें।)

Agrammatism (एग्रेमेटिज्म) Loss, through cerebral disease, of the power to construct a grammatical or intelligible sentence, words are uttered but not in proper sequence, a form of aphasia. (प्रमस्तिष्क का एक रोग जिसके कारण वाक्-केन्द्र के प्रभावित होने से व्याकरण सम्बंधी अथवा बुद्धि के वाक्यों के बोलने में असमर्थता होती है।)

Agranulocytosis (एग्रेनुलोसाइटोसिस) Acute condition characterized by pronounced leukopenia with great reduction in the number of polymorphonuclear leucocytes, infected ulcers likely to develop in the throat, intestinal tract and other mucous membranes as well as in the skin. Termed also sepsis agranulocytica, malignant leukopenia, agranulocytic angina, mucositis necroticans agranulocytica and schultz angina. (एक तीव्र लक्षणों वाली दशा जिसमें विशेषतः रक्त में कणिका कोशिकाओं की संख्या में कमी हो जाती है और पोलिर्मोफोन्यूक्लियर सफेद रक्त कोशिकाऐं बहुत कम हो जाती हैं। इसमें मुख एवं अन्य श्लेष्मिक झिल्लियों में जख्म बन जाते हैं। इसे सेप्सिस एग्रेन्यूलोसायटिक, दुर्दम श्वेतकोशिकाल्पता, एग्रेनुलोसाइटिक, एन्जाइना, म्यूकोसाइटिस नेक्रोटिकेनस एग्रेनुलोसाइटिका और शुल्टज एन्जाइना भी कहते हैं।)

Agraphia (एग्राफिया) Loss of the power of writing due to an inability to phrase thought. Acoustic agraphia is acquired inability to write from dictation. In amnemanic agraphia, letters and words can be written but not connected sentences; in verbal agraphia single letters can be written. Musical agraphia is the loss of power to write musical notation. (विचारों को वाक्यों में बदलने की अक्षमता के कारण लेखन शक्ति का अभाव होना। एकोसटिक एग्राफिया अर्थात् सुनकर लिखने की शक्ति का खो जाना। एमनिमेनिक एग्रेफिया में शब्दों और अक्षरों को लिखा जा सकता। मौखिक एग्रेफिया में अकेले अक्षरों को लिखा जा सकता है। संगीत एग्रेफिया में संगीत के नोटस लिखने की क्षमता खो जाती है।)

AHF (ऐ एच एफ) Antihaemophilic factor (clotting factor VIII). (एन्टिहीमोफिलिक फैक्टर (ब्लड क्लोटिंग फैक्टर VIII) एक रक्त स्कन्दन कारक।)

AHG (ऐ एच जी) Antihaemophilic globulin (clotting factor VIII). (एन्टिहीमोफिलिक ग्लोबुलिन (क्लोटिंग फैक्टर VIII)

AID (ए.आई.डी) Artificial insemination of a woman with donor semen. (दाता वीर्य के साथ किसी महिला का कृत्रिम शुक्रसेचन।)

AIDS (ऐड्स) Acquired immune deficiency syndrome. It is the extreme end of the spectrum of disease caused by human immunodeficiency virus (HIV) infection, and impairs the body's cellular immune system. This may result in infection by organisms of normally no or low pathogenicity (opportunistic infections), principally *Pneumocystis carinii* pneumonia (PCP), or the development of unusual tumours, namely Kaposi's sarcoma (KS). *A. related complex* (ARC) recurrent symptoms such as lymphadenopathy, night sweats, diarrhoea, weight loss, malaise and chest infections. Examination of the blood may show abnormally low platelet and neutrophil counts as well as low lymphocyte counts (see Figure). (एक्वायर्ड डम्यूनो-डिफिसियन्सि सिण्ड्रोम। एच आई वी वायरस से होने वाला एक रोग जो शरीर के सेल्यूलर प्रतिरोधी शक्ति को नष्ट कर देता है। रोगक्षम न्यूनता के कारण विषाणुजनक लैंगिक संसर्ग द्वारा संचारित होने वाला यह संक्रामक रोग जो विशेषकर समलैंगिक पुरूषों में होता है और जिसमें ज्वर होता है, सम्पूर्ण शरीर की ग्रन्थियां फूल जाती हैं तथा वजन घटने लगता है। *A. Related complex* (एड्स रिलेटिड कॉम्लेक्स) इसके लक्षण लसिकाओं का बढ़ना, रात में पसीना आना, दस्त, वजन घटना, कमजोरी तथा छाती में संक्रमण

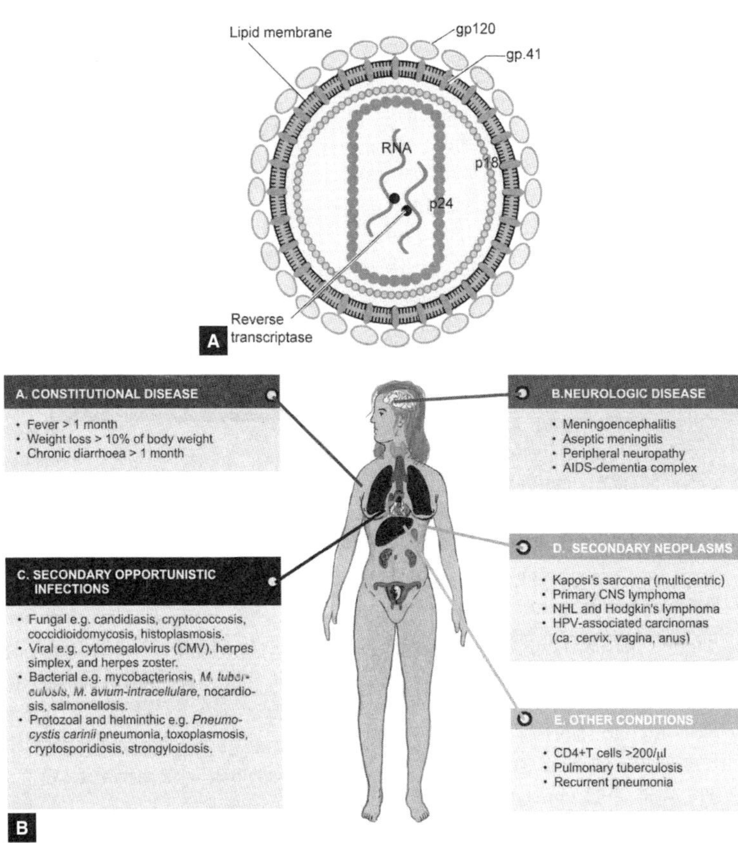

HIV virus

बार-बार होना, रक्त में प्लेटलेट, नयूट्रोफिल, लिम्फोसाइटस का स्तर गिरना, आदि होते हैं)

Air (एयर) A mixture of gases that make up the earth's atmosphere. It consists of: non-active nitrogen 79%; oxygen 21%, which supports life and combustion; traces of neon, argon, hydrogen, etc.; and carbon dioxide 0.03%, except in expired air, when 6% is exhaled as a result of diffusion that has taken place in the lungs. Air has weight and exerts pressure, which aids in syphonage from body cavities. *A. bed* a rubber mattress inflated with air. Complemental *a. additional* air that can be inhaled with inspiratory effort. *a. embolism* An embolism caused by air entering the circulatory system. *a. encephalography* Radiological examination of the brain after the injection of air into the subarachnoid space. *a. hunger* A form of dyspnoea in which there are deep sighing respirations, characteristic of severe haemorrhage or acidosis. *Residual a.* Air remaining in the lungs after deep expiration. *Stationary a.* That retained in the lungs after normal expiration. *Supplemental a.* The extra air forced out of the lungs with expiratory effort. *Tidal a.* That which passes in and out of the lungs in normal respiratory action. (गैंसों का वह मिश्रण जो पृथ्वी के वातावरण को ढकता है। इसमें नाइट्रोजन 79%, ऑक्सीजन 21% जो जीवन और ज्वलन को समर्थन देती है, आंशिक नियोन, आर्गन, हाइड्रोजन आदि होते हैं तथा 0.03% कार्बनडाइऑक्साइड होती है जबकि श्वास से छोडी गई वायु में यह 6% होती है। *Air bed* (एयंर बेड) हवा से भरा रबर का गद्दा *Air complemental* (एयर कॉम्पलिमेंटल) मेहनत से गहरी सांस लेकर भरी जा सकने वाली वायु। *Air embolism* (एयर एम्बोलिज्म) रक्तसंचार तंत्र में वायु के आने से बना एम्बोलिज्म *Air encephalography* (एयर एनसिफैलोग्राफी) सबएरेक्नॉइड जगह में वायु का इन्जेक्शन देने के बाद दिमाग की रेडियोलॉजीकल जांच करना। *Air hunger* (एयर हंगर) सांस फूलने का एक प्रकार जिसमें गहरी मुश्किल सांसे आती है, विंशेषतः यह अधिक रक्तस्राव या एसिडोसिस में होता हैं। *Air residual* (एयर रेसिडुयल) गहरी सांस छोडने के बाद भी फेफडो में रह जाने वाली वायु, *Air stationary* (एयर स्टेश्नरी) सामान्य सांस छोडने के बाद फेफड़ों में रह जाने वालीं वायु। *Air supplemental* (एयर सप्लिमेंटल) पूर्ण सामान्य निःश्वासन के पश्चात् सांस से बाहर निकलने वाली वायु। *Air tidal* (एयर टाइडल) प्रत्येक सामान्य श्वसन के साथ फेफड़ों के भीतर जाने तथा वहां से बाहर आने वाली वायु।)

Airway (ऐयर वे) 1. The passage by which the air enters and leaves the lungs. 2. A mechanical device (tube) used for securing unobstructed respiration during general anaesthesia or on other occasions when the patient is not ventilating or exchanging gases properly. It may be passed through the mouth or nose. The tube prevents a flaccid tongue from resting against the posterior pharyngeal wall and causing obstruction of the airway (see Figure).

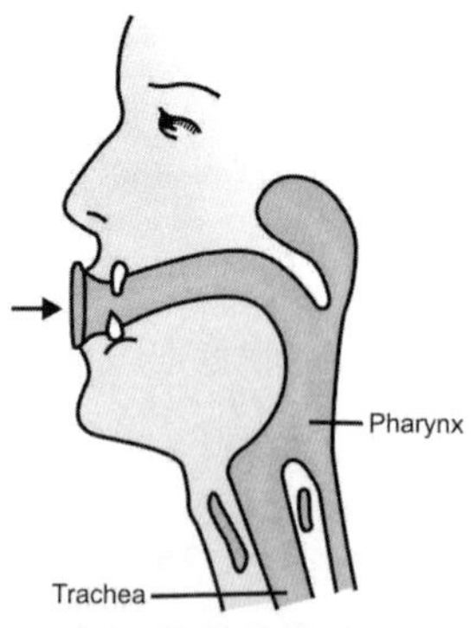

Oropharyngeal airway

(नासा-रन्ध्रों या मुख से फेफड़ों में विधमान अन्तिम सूक्ष्म श्वासनलिकाओं तक का मार्ग जिसके द्वारा वायु फेफडों के भीतर प्रवेश करती है तथा वहाँ से बाहर निकलती है, 2. श्वास मार्ग में अवरोध उत्पन्न होने से रोकने के लिए प्रयोग किया जाने वाला एक उपकरण। इसे जनरल ऐनीस्थिसिया और जब रोगी ठीक से सांस नहीं ले पाता है, तब प्रयोग किया जाता है। इसे नाक या मुंह से डाला जाता है। यह ट्यूब जीभ के पीछे की ओर गिरकर ऐयर वे बंद करने से रोकती है।)

Akathisia (एकेथीसिया) Motor restlessness. (पेशी या प्रेरक में बेचैनी होना।)

Akinesia (एकाइनेसिया) Loss of muscle power. This may be the result of a brain or spinal cord lesion or, temporarily, to anaesthesia. (मांसपेशियों की शक्तिहीनता, गति अनुभूति का अभाव होना। यह मस्तिष्क या सुषम्ना रज्जु की चोट या अस्थाई रूप से संज्ञाहरण के कारण हो सकता है।)

Alalia (एलेलिया) Loss of impairment of the power of speech due to muscle paralysis or a cerebral lesion. (मांसपेशियों का अंगघात या मस्तिष्क क्षति से बोलने की क्षमता का बिगड़ जाना या अभाव होना।)

Alanine aminotransferase (एलानिन अमिनोट्रांस्फरेज) An intracellular enzyme involved in protein and carbohydrate metabolism. Increased enzyme level in blood indicates necrosis of liver, muscle or brain (formerly called SGOT). (कोशिकाओं के भीतर रहने वाला एक एन्जाइम जो प्रोटीन और कार्बोहाइड्रेट के चयापचय में प्रयोग होता है। इसका रक्त में बढ़ा हुआ स्तर जिगर, मांसपेशियों तथा दिमाग का परिगलन होना दर्शाता है।)

Albinism (एल्बीनिज्म) A condition in which there is congenital absence of pigment in the skin, hair and eyes. It may be partial or complete. (एक दशा जिसमें मेलेनिन के बनने में दोष उत्पन्न होने के कारण त्वचा, बालों तथा आंखों में वर्णकयुक्तता का जन्मजात पूर्ण या आंशिक अभाव होता है, अवर्णता।)

Albino (एलबीनो) A person with very little or no pigment in the skin, hair or choroid. A congenital diffuse absence of melanin in the skin and hair. (ऐसा व्यक्ति जिसकी त्वचा, बाल या कोरोइड में बिल्कुल नहीं या कम पिगमेंट होना अर्थात वर्णयुक्तता का अभाव होना। जन्म से ही त्वचा और बालों में मेलेनिन की कमी होना।)

Albright's syndrome (एलब्राइटस सिण्ड्रोम) *F. Albright, American physician, 1900-1969.* Condition in which there is abnormal development of bone, excessive pigmentation of the skin and, in females, precocious sexual development. (ऐसी दशा जिसमें असामान्य हड्डियों का विकास, अत्याधिक त्वचा वर्णकता और महिलाओं में असामान्य लिंग विकास होता है।)

Albumen (एल्ब्युमेन) 1. White of egg, egg albumin ovalbumin 2. Albumin. (1. अंडे का सफेद 2. एल्ब्युमिन।)

Albumin (एल्ब्युमिन) A simple protein widely distributed throughout the tissues and fluids of plants and animals, it is soluble in pure water, precipitable from a solution by mineral acids and coagulable by heat in acid or neutral solution. Varieties of it are found in blood, milk and muscles. *a. native* Protein existing in its natural state in the body, it is soluble in water and not precipitated by diluted acids, the two principal forms are serum albumin and egg albumin. *a. normal human serum* A sterile preparation of serum albumin obtained by obtaining blood plasma proteins from healthy persons. Used as a transfusion material and to treat edema due to hypoproteinemia. (एक साधारण प्रोटीन जो पशुओं और पौधों के ऊतकों और द्रव्यों में फैला होता है, यह शुद्ध पानी में घुलनशील होता है, यह मिनरल एसिड के होने पर अलग कणों में बदल जाता है और गर्मी से एसिड या साधारण द्रव्यों में जम जाता है। रक्त, दूध तथा मांसपेशियों में इसके विभिन्न प्रकार पाए जाते हैं। *A. native* (एल्ब्युमिन नेटिव) प्रोटीन का शरीर में मिलने वाला सामान्य प्रकार। यह पानी में घुल जाता है और हल्के एसिड से अपक्षेपित नहीं होता। इसके दो प्रमुख प्रकार के सीरम एल्ब्युमिन और अंडे में मिलने वाले एल्ब्युमिन होते हैं। *A. normal human serum* (नॉमल ह्यूमन सीरम) एल्ब्युमिन का एक साफ रूप जिसे स्वस्थ व्यक्तियों के रक्त के प्लाजमा से एकत्रित किया जाता है इसे हाइपोप्रोटीनीमिया से होने वाली सूजन ठीक करने के लिए प्रयोग किया जाता है।)

Albumin-globulin ratio (एल्ब्युमिन-ग्लोबुलिन रेशियो) Often abbreviated as A:G ratio. Albumin and globulin are different types of proteins found in the serum. Albumin is mainly synthesized by liver. This protein helps in creating an osmotic force which maintains fluid volume within the vascular space. Globulins, on the other hand, are synthesized in various other parts of the body. Globulins include: gamma globulins (antibodies), beta globulins, alpha-2-globulins and alpha-1-globulins. Optimal range of A:G ratio is 1.7. A:G ratio may get altered in presence of a pathology. (इसको अक्सर

एः जी रेशियो भी कहते हैं। एल्ब्युमिन और ग्लोबुलिन सीरम में पाए जानेवाले दो अलग प्रकार के प्रोटीन हैं। एल्ब्युमिन यकृत में बनता है, यह प्रोटीन एक ऑस्मोटिक दबाव बनाने में मदद करता है, जिससे संवहनी स्थान में द्रव्य मात्रा बनाये रखने में सहायता मिलती है। दूसरी ओर ग्लोबुलिन शरीर के अलग भागों में बनता है और इसमें गामा-ग्लोबुलिन (कीटाणुरोधक), बीटा ग्लोबुलिन, एल्फा–2 ग्लोबुलिन और एल्फा–1 ग्लोबुलिन आते हैं। एः जी रेशियों का सही अनुपात 1:7 होता है। बीमारी में यह रेशियो बदल सकता है।)

Albuminuria (एल्ब्युमिनूरिया) (The presence of protein in urine chiefly albumin (but also globulin) usually indicates disease but sometimes results from a temporary or transient dysfunction.) *a. adolescent* Functional albuminuria occurring at about the time of puberty, it is usually cyclic or orthostatic albuminuria. *a. of athletes* A form of functional albuminuria following excessive muscular exertion. *a. cyclic* A functional form sometimes observed intermittently in cycles of 12 to 36 hours duration chiefly in younger persons, the degree of albuminuria is usually slight. *a. dietetic* The excretion of protein in the urine following the ingestion of certain foods, also termed digestive albuminuria. *a. functional* A collective term designating any albuminuria in which there is no detectable, associated pathologic condition in the kidneys or other tissues; may be observed intermittently during pregnancy or adolescence, in athletes etc. *a. orthostatic* A condition characterized by the appearance of albumin in the urine when the patient is in the erect posture and its disappearance when he is recumbent. (मूत्र में प्रोटीन का होना, अधिकतर एल्ब्युमिन और कभी कभी ग्लोबुलिन। यह अधिकतर किसी रोग की ओर संकेत करता है, पर कभी कभी अस्थायी या बदलते शिथिलता को भी दर्शाता है। *Albu. adolescent* (एडोलेसैन्ट एल्ब्युमिनूरिया) किशोरों के मूत्र में सूक्ष्म मात्राओं में एल्ब्युमिन का पाया जाना। *Albu. of atheletes* (एल्ब्युमिनूरिया ऑफ एथलेट्स) खिलाडियों में अत्यधिक पेशीय श्रम होने के पश्चात् उत्पन्न एल्ब्युमिनूरिया। *Albu. cyclic* (साइकलिक एल्ब्युमिनूरिया) एक कार्यागत रूप जो कभी-कभी 12–36 घंटों के दौरान देखा जाता है। यह अधिकतर युवावस्था में होता है। इसकी मात्रा थोडी होती है। *Albu. dietetic* (डाइटेटिक एल्थ्ब्युमिनूरिया) कुछ भोजन पदार्थो का सेवन करने के पश्चात उत्पन्न होने वाला एल्ब्युमिनूरिया। *Albu-functional* (कार्यात्मक एल्ब्युमिनूरिया) किसी भी ऐसे प्रकार के एल्ब्युमिनूरिया को दिया गया समूहिक नाम, जिसमें गुर्दों और अन्य ऊतकों में कोई बीमारी नहीं होती यह कभी-कभी गर्भावस्था और खिलाड़ियों में देखा जाता है। *Albu. orthostatic* (आर्थोस्टेटिक एल्ब्युमिनूरिया) किसी व्यक्ति के लम्बे समय तक खड़े रहने पर उसके मूत्र में एल्ब्युमिन का पाया जाना तथा लेटने पर गायब हो जाना।)

Albuterol (एलब्युटेरोल) A sympathomimetic drug used in bronchial asthma. (श्वासनलियों में दमें में प्रयोग होने वाली अनुकम्पीअनुकारीसम औषधि।)

Alcaine (एल्केन) Proparacaine, a local anaesthetic. (प्रोपाराकेन, एक स्थानीय संवेदनाहारी।)

Alcohol (एल्कोहल) 1. One of a series of organic chemical compounds in which the hydrogen (H) in a hydrocarbon is replaced by hydroxyl (OH), the hydroxide of a hydrocarbon radical reacting with acids to form esters as a metallic hydroxide reacts to form salt. 2. Any beverage containing ethyl alcohol. 3. Ethanol a liquid containing 92.3 percent by weight corresponding to 94.9 percent by volume of C_7H_5OH. *a. absolute* With a minimum admixture of water at most 1 percent. *a. dehydrogenase* A pyridinoenzyme of the liver catalyzing the dehydrogenation of ethyl alcohol to acetaldehyde. *a. dehydrated* Absolute alcohol; ethyl hydroxide C_2H_5-OH. Containing not more than 1 percent by weight of water. *a. denatured* Methylated spirit, ethyl alcohol that has been made undrinkable by the addition of one ninth of its volume of methyl alcohol and a small quantity of benzine or the pyridine bases. *a. dilute* Eight concentrations are official, 90, 80, 70, 50, 45, 25 and 20 per cent V/V. (1. एक प्रकार का जैविक रसायनिक यौगिक जिसमें हायड्रोकार्बन का हाइड्रोजन, हाइड्रोक्सिल से बदल जाता है। हाइड्रोकार्बन रेडिकल का हाइड्रोक्साइड और लवण बनाता है, 2. कोई भी पेय पदार्थ जिसमें इथाइल एल्कोहॉल होता है, 3. इथेनोल, एक द्रव्य और जिसमें 92.3% वज़न और 94.9% आयतन के अनुसार से C_7H_5OH होता है। Alc. absolute (एब्सोल्यूट एल्कोहॉल) कम से कम पानी मिला हुआ, अधिकतम 1%, *a. dehydrogenase* (डीहाइड्रोजिनेस) जिगर का एक पायरिडिनो एंजाइम जो इथाइल शराब को एसिटेलडिहाईड में डीहाइड्रोजिनेट करता है। *Alc. dehydrated* (डीहाइड्रेटेड) पूर्ण अल्कोहल शराब, जिसमें भार के अनुसार 99 प्रतिशत एल्कोहल होता है तथा एक प्रतिशत से अधिक जल नहीं होता और जिसका सूत्र C_2H_2OH है। *Alc. denatured* (डीनेचर्ड) मिथायलेटिड स्प्रिट, जिसे 1/9 भाग में मिथाइल एल्कोहॉल और थोड़ा बेन्जीन और पायरिडीन बेस मिलाकर अपेय कर दिया है। a. dilute (डाइल्यूट) एल्कोहॉल में आठ मात्राएं मान्य होती है– 90, 80, 70, 50, 45, 25, 20 V/V)

Alcoholism (एल्कोहॉलिज्म) Poisoning with alcohol. (मदात्यय, शराब का जहरीला नशा।)

Alcoholophilia (एल्कोहॉलोफिलिया) The craving for alcohol. (शराब की अत्यधिक लालसा।)

Alcuronium (एल्क्यूरोनियम) A neuromuscular blocking agent; non-depolarizing. (तंत्रिकाओं एवं पेशियों की क्रियाशीलता में अवरोध उत्पन्न करने वाला कारक (न्यूरोमस्कूलर ब्लॉकिंग ऐजेंट), नॉन डीपोलराइजिंग।)

Aldolase (एल्डोलेस) Zymohexase, an enzyme involved in the glycolytic chain catalyzing the splitting of fructose-1, 6-disphosphate to 3-phosphoglyceraldehyde and phosphodihydroxyacetone. (जायमोहेक्सेज, ग्लाइकोलाइटिक कड़ी में जुडा एक एन्जाइम जो फरक्टोस–1, 6–डाइफोस्फेट को 3–फोस्फोग्लिसेरालडिहाइड और फोस्फोडाईहाइड्रोक्सिएसिटोन में बदल देता है।)

Aldose (एल्डोस) A monosaccharide containing the characterizing group of the aldehydes (CHO). (एक मोनोसैकेराइड जिसमें विशेषता एल्डीहाइडस (CHO) का समूह होता है।)

Aldosterone (एल्डोस्टेरोन) A steroid principle of the adrenal cortex which is more potent than deoxycorticosterone in causing sodium retention and potassium loss. It possesses little or no antirheumatic property. Chemically it differs from corticosterone in having an aldehyde group at C-18. (अधिवृक्क-प्रांतस्था से निकलने वाला एक स्टिरोइड जो डीऑक्सीकोर्टिकोस्टैरोन से अधिक शक्तिशाली होता है और सोडियम का आवधारण और पौटेशियम का क्षय करता है। इसमें एंटीरयूमेटिक शक्ति थोड़ी या बिल्कुल नहीं होती है। रसायनिक रूप में यह C–18 पर एक एल्डिहाईड होने से यह कोर्टिकोस्टिरोन अलग है।)

Aldosteronism (एल्डोस्टेरोनिज्म) Excessive production or excretion of aldosterone. Two forms are recognized 1. True or Primary, characterized by persistent hypokalemia (with alkalosis), hypertension, polyuria, exacerbation of muscular weakness and normal or elevated serum sodium 2. So-called secondary form that is characterized by conspicuous edema (in contrast to primary) and is associated with congestive cardiac failure, cirrhosis, nephrosis and so on. (एल्डोस्टेरोन हार्मोन का आवश्यकता से अधिक बनना

या निकलना। इसके दो प्रकार होते हैं 1. वास्तविक और प्राथमिक, यह विशेषतः लगातार पोटैशियम की कमी (एल्कलोसिस) उच्च रक्तचाप, अधिक मूत्र आना, मांसपेशियों की थकान के अत्याधिक बढ़ने के साथ जोड़ा जाता है। इसमें सोडियम का स्तर अत्याधिक या सामान्य रह सकता है। 2. सैकेण्ड्री प्रकार यह विशेषतः सूजन से चिन्हित होता है और इसे अक्सर हृदय पात, सिरोहसिस, नेफ्रोसिस आदि के साथ जोड़ा जाता है।)

Alendronate (एलिनड्रोनेट) Bisphosphonate for osteoporosis. (ऑस्टियोपोरोसिस में दिया जाने वाला बिस्फॉस्फोनेट।)

Aleukia (एल्यूकिया) 1. Absence or extremely decreased number of leukocytes in circulating blood, sometimes also termed aleukemic myelosis. 2. Absence or extremely decreased number of blood platelets. (See also thrombopenia). (1. रक्त में श्वेत रक्त कोशिकाओं की कमी अथवा पूर्ण अभाव, इसे एलियुकिमिक मायलोसिस भी कहते हैं, 2. रक्त प्लेटलेट्स की अत्याधिक कमी या पूर्ण अभाव होना।)

Alexia (एलेक्सिया) Loss of the power to grasp the meaning of written or printed words, sentences. (लिखे हुए शब्द या वाक्य के अर्थ समझ पाने की क्षमता का अभाव होना।)

Alfacalcidol (एल्फाकेल्सिडोल) Active vit D_3. (एक सक्रिय विटामिन डी$_3$)

Alfentanil (एल्फेन्टानिल) Newer more potent opioid analgesic with shorter duration of action. (एक नया ज्यादा असरदार दर्द निवारक जो कम समय तक कार्य करता है।)

Alfuzosin (एल्फ्युज़ोसिन) Alfa-blocker, used in prostatic hypertrophy. (एल्फा ब्लोकर, यह प्रोस्टेटिक के बढ़ने पर प्रयोग होता है।)

Algesia (एल्जेसिया) State of increased sensitivity to pain sometimes provoked by stimuli not normally painful. (दर्द के लिए अत्यधिक संवेदनशीलता होना, ऐसे कारणों से दर्द होना जिनसे सामान्यतः दर्द नहीं होता।)

Algesimeter, Algesiometer (एल्जेसीमीटर, एल्जेसियोमीटर) An instrument for measuring the degree of sensitivity to a painful stimulus. (किसी दर्द के कारक के प्रति संवेदनशीलता मापने के लिए बना एक यंत्र।)

Algesthesia (एल्जेस्थीसिया) The appreciation of pain especially hypersensitivity to painful stimuli, a form of hyperesthesia. (एक प्रकार का हायपरऐस्थिसिया, दर्द का एहसास विशेष रूप से दर्द के कारक के प्रति अत्याधिक संवेदनशीलता।)

Algid (एल्जिड) Chilly cold. (अत्याधिक ठण्डा।)

Algogenesis (एल्गोजेनेसिस) (Greek: algos+ genesis = pain + origin). Algogenesis thus refers to the origin or production of pain. (ग्रीकःएल्गस + जेनेसिस = दर्द उत्पन्न) (दर्द उत्पन्न होना।)

Algogenic (एल्गोजेनिक) Producing pain or lowering the body temperature. (दर्द पैदा करने वाला या शरीर का तापमान कम करने वाला।)

Algolagnia (एल्गोलैग्निया) (*Greek*: algos + lagnia = pain + lust). Sexual tendency in which the person derives sexual gratification either by inflicting pain to the partner or by experiencing the pain, particularly involving the erogenous zone. (ग्रीक : एल्गोस् + लेगनिया = दर्द + वासना) (सेक्स सम्बन्धित प्रवत्ति व्यक्ति अपने पार्टनर को दर्द देकर या स्वय् दर्द का अनुभव करके लैंगिक संतुष्टि प्राप्त करता है, विशेष रूप से किसी गुप्त स्थानों पर।)

Algophily (एल्गोफिली) A desire to suffer from pain because one derives sexual pleasure from it. (दर्द का अनुभव होने पर लैंगिक संसर्ग में अधिक आनन्द आना।)

Algophobia (एल्गोफोबिया) An abnormal and persistent fear of experiencing pain. (दर्द महसूस करने का निरंतर बना रहने वाला असामान्य डर, दर्द का रोगोत्पादक भय।)

Algor (एल्गर) (*Latin*: algor-coolness) Algor mortis is defined as reduction in body temperature following death. (लैटिनः ऐलगर–ठंडक) (एल्गर मोर्टिस–मृत्यु के पश्चात होने वाली शरीर के तापमान की गिरावट होती है।)

Alimentary (एलीमेन्टरी) Relating to food or nutrition. (भोजन या पोषक पदार्थों अथवा पाचक अंगों से सम्बन्धित।)

Aliphatic (एलीफैटिक) 1. Fatty. 2. Denoting the open chain compounds most of which belong to the fatty series. (1. वसीय या तेलीय 2. खुली चेन वाले कम्पाउड जो अधिकतर वसा युक्त श्रंखला में होते हैं।)

Alkalies (एल्कलिज) A strongly basic substance alkaline in reaction and capable of saponifying fats, i.e., sodium hydroxide, potassium hydroxide. (एक तीक्ष्ण या तेज परीय पदार्थ, जो प्रतिक्रिया में क्षारीय होता है। वसा को साबुन में परिवर्तित करने की क्षमता रखता है, जैसे सोडियम हाइड्रोक्साइड, पौटेशियम हाइड्रोक्साइड।)

Alkaloid (एल्कलोएड) A basic substance found in the leaves, barks, seeds and other parts of plants usually constituting the active principle of crude drug. A substance of similar nature is formed in animal tissues. Alkaloids are usually bitter in taste and alkaline in reaction and unite with acids to form salts. (पौधो के विभिन्न भागों जैसे पत्तों, छाल, बीजों आदि में पाया जाने वाला एक क्षरीय पदार्थ, जो अक्सर कच्ची औषधि का कार्यशील आधार बनता है। ऐसा ही एक पदार्थ जानवरों के ऊतकों में मिलता है। एल्कलोएड अधिकतर स्वाद में कड़वे होते हैं और रसायनिक प्रक्रिया में क्षारीय होते हैं, यह एसिड के साथ प्रतिक्रिया करके लवण बनाते हैं।)

Alkalosis (एल्केलोसिस) A normally high alkali reserve (bicarbonate) of blood and other body fluids with a tendency for an increase in pH of the blood although it may remain normal. It may result from persistent vomiting, hyperventilation or excessive ingestion of sodium bicarbonate. (रक्त या शरीर के अन्य स्रावों में एल्कली रिजर्व का सामान्यतः ऊंचा स्तर जिसकी प्रवृत्ति रक्त के सामान्य पी एच को बढाने की होती है। इसके मुख्य कारण लगातार उल्टी होना, अत्याधिक वेंटिलेशन और सोडियम बाइकार्बोनेट का अत्याधिक सेवन हो सकते हैं।)

Alkaptonuria (एल्केप्टोन्यूरिया) Urinary excretion of alkaptone bodies (e.g., homogentisic acid) which causes a dark color if the urine is permitted to stand or is alkalinized; Represents a defect in the metabolism of tyrosine and phenylalanine; sometimes associated with ochronosis. (मूत्र में एल्केप्टोन तत्वों का पाया जाना जिससे यदि मूत्र को रखा जाए या क्षारीय बनाया जाये तो वह गहरे रंग का दिखेगा। यह टायरोसीन और फिनायलएलानिन के पाचन में दोष को दर्शाता है, कभी कभी यह ओक्रोनोसिस से सम्बंधित होता है।)

Alkylating agents (एल्कायेलेटिंग एजेंट) Cell cycle nonspecific anticancer drugs. (कोशिका साइकिल को प्रभावित न करने वाली कैंसर रोधी औषधियां।)

Alkylating agents
Amsacrine
Nitrogen mustard
Cyclophosphamide
Ifosfamide
Melphalan
Chlorambucil
Busulfan
Thiotepa
Carboplatin
Cisplatin

Alkylation (एल्कायेलेशन) The substitution of an aliphatic hydrocarbon radical for a hydrogen atom in a cyclic or ring compound. (एक एलिफेटिक हाइड्रोकार्बन

रेडिकल का किसी रिंग यौगिक में हाइड्रोजन के लिये प्रतिस्थापन।)

Allatoin (एलेन्टॉयन) Ureidohydantoin, glyoxyidiureide, a nitrogenous crystalline substance present in the allantoic fluid, the urine of the fetus and elsewhere. Used externally to promote wound healing. It is the oxidation product of purine metabolism in animals other than man and other primates. (यूरिडोहाइडेनटोइन, ग्लाइऑक्सीडायूराईड, एलेन्टॉइड तरल में उपस्थित एक नाइट्रोजीनस रवेदार पदार्थ। यह भ्रूण के मूत्र तथा अन्य तरलों में भी पाया जाता है। इसका प्रयोग बाहरी हिस्सों पर घाव भरने के लिए किया जाता है। यह मानव तथा अन्य प्राइमेट को छोडकर जानवरों में प्यूरीन चयापचय का ऑक्सीकरण उत्पाद होता है।)

Allele (एलैल) Any one of a series of two or more different genes that may occupy the same position or locus on a specific chromosome. As autosomal chromosomes are paired each autosomal locus is represented twice in normal somatic cells. If the same allele occupies both loci the individual or cell is homozygous for this allele, if the two loci are different the individual or cell is heterozygous for both. (दो या अधिक भिन्न जीनों में से एक जो जोड़ीदार समजात गुणसूत्रों के अनुरूप स्थानों पर स्थित होते हैं जिसके कारण आनुवंशिक लक्षण परिवर्तित हो जाते हैं। ऑटोसोमल क्रोमोसोम जोड़ो में होते हैं, सामान्य शारीरिक कोशिकाओं में ऑटोसोमल लोकस दो बार होता है। यदि एक ही अलील दोनों लोकस पर हो तो उस कोशिका या व्यक्ति को उस अलील के लिए होमोजाइगस कहा जाएगा, यदि दो लोकस लगे हैं तो उस व्यक्ति या कोशिका को उस अलील के लिए हैटरोजाइगस कहा जाएगा।)

Allelism (एलीलिस्म) State of two or more genes that must occupy the same position or locus on a specific chromosome. (दो या अधिक जीन की दशा जिन्हें एक समान स्थान या खास क्रोमोसोम के लोकस पर होना है।)

Allergen (एलर्जेन) A substance (usually protein but may be non-protein material) that stimulates an altered cellular response in the animal or human body thereby resulting in manifestation of allergy as the protein (S) of certain foods, bacteria, pollen and so on. (एक पदार्थ (अधिकतर प्रोटीन) जो मनुष्यों या जानवरों की कोशिकाओं में एक परिवर्तित प्रभाव को उत्तेजित करता है, जो एलर्जी के रूप में दिखता है, जैसे खाने में प्रोटीन, बैक्टीरिया, पराग आदि।)

Allergic (एलर्जिक) Relating to a recognizable condition of allergy or to any response stimulated by an allergen. (किसी एलर्जेन से सम्बंधित, उससे संवेदनशील अथवा किसी एलर्जेन द्वारा उत्पन्न एलर्जी जिसे पहचाना जा सके।)

Allergy (एलर्जी) 1. Any abnormal or altered reaction to an antigen or allergen including greater (hyper) or less sensitivity, the term is now used almost invariably to indicate hypersensitivity of the body cells to a specific substance (antigen, allergen) that results in various types of reaction. The exciting material or antigen may be protein, lipid or carbohydrate in nature. The allergic reaction is basically an antibody reaction and includes anaphylaxis, atopic diseases, serum sickness, contact dermatitis. 2. That branch of medicine which embraces the study, diagnosis and treatment of allergic manifestation. 3. An acquired hypersensitivity to certain drugs and biologic preparations. *a. bacterial* Increased sensitivity to various substance of certain species of bacteria. Usually result from previous infection with a specific organism but under special condition may occasionally develop after injection of antigenic materials not related to antibody in circulating blood. *a. bronchial* Asthma and similar conditions that are allergic in origin. *a. cold* Physical allergy produced by exposure to cold. *a. contact* Cutaneous reaction caused by direct contact with an allergen to which the person is hypersensitive. *a. delayed* Allergic response that is not apparent until several hours or a few days have passed as in hypersensitivity to tuberculin, coccidioidin, and other extracts from microorganism. *a. drug* Unusual sensitivity to a drug or other chemical or to combination products of such compounds with various substances in the body. (किसी भी एण्टीजन या एलर्जन के प्रति असामान्य या परिवर्तित प्रभाव, जिसमें अत्याधिक या कम संवेदनशीलता होती है। आजकल, इस शब्द का प्रयोग शरीर की कोशिकाओं की किसी खास एण्टीजन या एलर्जन के प्रति संवेदनशीलता के संदर्भ में किया जाता है। एण्टीजन या एलर्जी को उत्तेजित करने वाला पदार्थ प्रोटीन, वसा या कार्बोहाइड्रेट हो सकता है। एलर्जिक रिएक्शन मुख्यतः एक एण्टीबॉडी रियेक्शन होता है और इसमें एनाफाइलेक्सिस, एटोपिक रोग, सीरम सिक्नेस, कॉन्टेक्ट डरमेटाइटिस आदि होते हैं, 2. चिकित्सा की वह शाखा जो किसी एलर्जी के लक्षण पहचान और इलाज से सम्बंध रखती हो, 3. किसी दवा या जैविक पदार्थ की ओर अर्जित अतिसंवेदनशीलता। *A. bacterial* (बैक्टीरियल) बैक्टीरिया की कुछ विशेष प्रजातियों के प्रति अतिसंवेदनशीलता अधिकतर यह किसी विशेष ज़ीव के पूर्व संक्रर्मण के कारण होती है, पर कुछ विशेष औषधियों में यह एण्टीबॉडी से गैरसम्बंधित, एण्टीजन तत्त्वों के रक्त में इन्जेक्शन द्वारा प्रवेश से हो सकती है। *A. bronchial* (ब्रोन्कियल) दमा और दमे जैसी एलर्जिक दशाएं। A. cold (कोल्ड) शारीरिक एलर्जी जो ठंड से हुई हो। *A. contact* (कॉन्टैक्ट) एलर्जी पैदा करने वाली वस्तु के साथ त्वचा के छूने से होने वाली अतिसंवेदनशीलता। *A. delayed* (डीलेड एलर्जी) ऐसी एलर्जिक प्रतिक्रिया जो कई घंटे या दिनों तक नहीं दिखती, जैसा ट्यूबरकुलिन, कोकिडिओइडिन और कई सूक्ष्म किटाणुओं द्वारा होता है। A. drug (ड्रग एलर्जी) किसी दवा या रसायन के प्रति अत्याधिक संवेदनशीलता या उनके शरीर में जाकर बनने वाले रसायनों से अतिसंवेदनशीलता।)

Alloarthroplasty (एलोआथ्रोप्लास्टी) Surgical creation of a new joint in the body using materials other than the cells and tissues from human body, e.g. use of hip prosthesis. In other words, it can be defined as surgical construction of an artificial joint. (शल्यक्रिया के द्वारा शरीर की कोशिकाओं और सामान्य पदार्थों के अलावा कृत्रिम चीजों का प्रयोग करके नये जोड़ बनाना, उदाहरण के लिए कुल्हे का प्रोस्थेसिस, शल्यक्रिया द्वारा कृत्रिम जोड बनाना।)

Allocheiria (एलोचिरिया) A sensation or stimulus is perceived at a point on the body which is opposite to the point where the stimulus was actually applied. This is also known as allachesthesia, allesthesia or allochiria. This condition is usually due to the lesions in the central nervous system, particularly, the parietal lobe. (उत्तेजना की संवेदना का उत्तेजित किए गए बिन्दु के ठीक विपरीत बिन्दु पर महसूस होना। इसे एल्लचेस्थिशिया भी कहते हैं, ऐसा अक्सर केंद्रीय तंत्रिका तंत्र खास तौर पर पेराइटल लोब के प्रभावित होने से होता है।)

Allochezia (एलोकीजिया) Either defecation from an opening other than the anus or expulsion of non-faecal matter from the anus. (किसी असामान्य छिद्र से होकर मल का विसर्जित होना या मल द्वार से मल के अलावा किसी चीज का विसर्जित होना।)

Alloeroticism (एलोएरोटिसिज्म) Sexual attraction toward another person, as opposed to autoeroticism. (किसी दूसरे व्यक्ति के प्रति कामुक रूझान होना। ऑटोइरोटिसिज्म का विपरीत।)

Allogamy (एलोगेमी) The fertilization of the ova of one individual by the spermatozoa of another; the opposite of autogamy. (परानिषेचन, एक व्यक्ति के डिब का दूसरे के शुक्राणु के साथ निषेचन, ऑटोगेमी का विपरीत।)

Allograft (एलोग्राफ्ट) Tissue transplanted from one person to another. *Non-viable a.* Skin, taken from a cadaver, which cannot regenerate. *Viable a.* Living tissue transplanted. (एक प्राणी से उपलब्ध ऊतक को दूसरे प्राणी में प्रतिरोपित करना। 1. Non-viable (नॉन-वॉयबल) गैरव्यवहार्यः त्वचा जो एक मृत व्यक्ति से ली जाये, जो दुबारा नहीं बन सकती। 2. Viable (वॉयबिल) व्यवहार्यः जीवित कोशिकाओं का प्रत्यारोपण।)

Allopath (एलोपैथ) One who practices medicine according to the system of allopathy. (चिकित्सा की एलोपैथी शाखा का अभ्यास करने वाला चिकित्सक।)

Allopathy (एलोपैथी) A therapeutic system in which disease is treated by producing a morbid reaction of another kind or in another part by method of substitution. (एक चिकित्सा पद्धति जिसमें रोगी की चिकित्सा एक अलग प्रकार की विकृतिजनक प्रतिक्रिया या प्रतिस्थापन उत्पन्न करते हैं।)

Alloploidy (एलोप्लॉयडी) The condition of a hybrid individual or cell having two or more sets of chromosomes derived from two different ancestral species. (एक दशा जो ऐसे दोगले व्यक्ति से सम्बंधित होती है जिसमें गुणसूत्रों के दो या अधिक सैट दो भिन्न पैतृक जाति से आए हुए होते हैं।)

Allopurinol (एलोप्यूरिनोल) Xanthine oxidase inhibitor, used in gout and hyperuricemia. (गठिया और हाईपरयुरिसीमिया में प्रयोग किया जाने वाला जेन्थिन ऑक्सीडेज संदमक)

Allosome (एलोसोम) One of the chromosomes differing in appearance or behaviour from the ordinary chromosomes or autosomes and sometimes unequally distributed among the germ cell, heterotypical chromosome. (कोई एक क्रोमोसोम जो दिखने या व्यवहार में अन्य साधारण क्रोमोसोमस से अलग हो या ऑटोसोमस और कभी कभी प्रजनन कोशिकाओं में असमान रूप से विभाजित हो, हेटरोटिपिकल क्रोमोसोम।)

Allylestrenol (एलायलैस्ट्रिनोल) Progestational agent. (प्रोजेस्टेरोन हॉर्मोन का प्रभाव रखने वाला एक रासायनिक पदार्थ, प्रोजेस्टेशनल एजेन्ट।)

Alma-Ata declaration (एल्मा-ऐटा डिक्लेरेशन) A declaration made in 1978 in a conference on primary health care at Alma-Ata in USSR for attaining health for all by year the 2000. (1978 में प्राथमिक स्वास्थ्य केयर पर संयुक्त यू एस एस आर के एल्मा ऐटा में हुआ एक सम्मेलन जिसमें साल 2000 तक सबके लिए स्वास्थ्य की घोषणा की गई थी।)

Almetrine (एलमेटरीन) Respiratory stimulant used in COPD. (सी ओ पी डी रोग में प्रयोग किया जाने वाला एक श्वसन उत्तेजक।)

Alopecia (एलोपेशीया) Acomia, baldness. *a. areata* Condition of unknown etiology producing of circumscribed, noninflamed areas of baldness on the scalp, eyebrows and bearded portion of the face (see Figure). (एकोमिया, गंजापन *Alopecia areata* (एरियेटा) अन्जान कारण से होने वाली बिमारी जिसमें स्पष्ट दिखने वाले चकत्तों के रूप में बालों का उखड जाना। ऐसा अधिकतर खोपडी, दाढी, मूंछ, भौहों पर होता है।

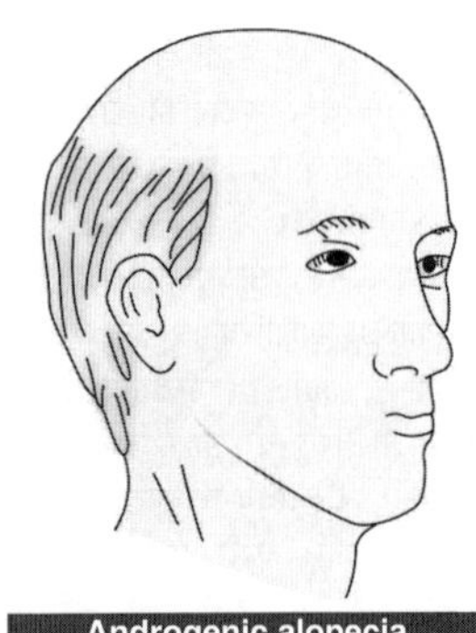

Androgenic alopecia

Alovera (एलोवेरा) Skin texture enhancer and emollient. (त्वचा की बनावट को बढाने तथा चिकना करने वाला।)

Alpha 1 antitrypsin (एल्फा 1 एंटीट्रिपसिन) An inhibitor of trypsin deficient in patients of emphysema. (ट्रिपसिन को रोकने वाला, यह ऐमफायेसीमा के मरीजों में कम होता है।)

Alpha fetoprotein (एल्फा फीटोप्रोटीन) An antigen present in fetus, increased in adults with hepatic cancer. (भ्रूण में पाया जाने वाला एक एंटीजन, यकृत सम्बंधित कैंसर के रोगी में यह बढा होता है।)

Alprazolam (एल्प्राजोलमं) A benzodiazepine, anxiolytic agent. (बैन्जोडायजीपीन, एक चिन्ताहर (एन्जियोलाइटिक) कारक।)

Alprostadil (एल्प्रोस्टाडिल) Prostaglandin used in congenital heart disease esp. PDA. (जन्मजात हृदय रोग में प्रयोग होने वाला एक प्रोस्टाग्लेंडिन, विशेष रूप से पी डी ए में प्रयोग होता है।)

ALP test (ए एल पी टेस्ट) ALP (alkaline phosphatase) is an enzyme found in various body tissues. Various types of this enzyme (also known as isoenzymes) are present in different body structures, e.g. Liver and bone ALP isoenzyme, e.g. Liver and bone Elevated levels of ALP can occur in conditions such as liver disease, biliary disease (jaundice), kidney disease, bone disease, various types of cancers, oesteogenesis imperfecta, etc. (ए एल पी अर्थात् एल्कालाइन फास्फेटेस, यह शरीर की विभिन्न कोशिकाओं में पाया जाने वाला एक एंजाइम है। इसके बहुत सारे प्रकार शरीर के अलग-अलग अंगों में होते हैं, उदाहरण के लिए जिगर और हड्डी में ए एल पी आइसोइन्जाइम। ए एल पी परीक्षण में शरीर में उपस्थित विभिन्न प्रकार के ए एल पी की मात्राओं को जांचा जाता है। ए एल पी का स्तर कुछ रोगों में अधिक बढ़ा हुआ पाया जाता है जैसे यकृत रोग, पीलिया, वृक्क का रोग, हड्डी के रोगों, कुछ कैंसर पित्त सम्बन्धित रोगों तथा ऑस्टियोजेनेसिस इम्परफेक्टा आदि।)

Alternative medicine (आल्टरनेटिव मेडिसिन) Methods other than scientific to diagnose and treat diseases like homeopathy, ayurveda, acupuncture, acupressure, aromatherapy, naturopathy, faith healing, yoga. (यह शब्द ऐलोपैथी के अतिरिक्त अन्य चिकित्सा प्रणालियों जैसे होमियोपैथी, एक्यूपंचर, एक्यूप्रेशर, योग आदि के लिए प्रयोग होता है।)

Altitude sickness (आल्टीट्यूड सिक्नैस) A pathological condition occurring at high altitudes due to presence of a low air pressure. It can result in symptoms such as headache, dyspnoea, fatigue, breathlessness, diziness, anorexia, nausea, abdominal pain, confusion, depression, etc. (एक रोग जो ऑक्सीजन की कमी से उत्पन्न होता है, जिसमें साँस फूलने लगती है, घबराहट तथा सिर दर्द होता है, कभी कभी गम्भीर स्थिति में मृत्यु भी हो सकती है विशेषकर हवाई यात्रा या पहाड़ों पर चढ़ने पर हो सकता है।)

Aluminium (एल्युमिनीयम) A white silvery metal of very light weight. Symbol Al. atomic no. 13, atomic weight 26.97 melting point 660°C is used as a local astringent. (एक सफेद चाँदी जैसी धातु जिसका विशिष्ट गुरूत्व कम होता है उसका चिन्ह Al परमाणु क्रमांक 13, परमाणु भार 26.97 तथा गलनांक 660°C होता है।)

Alveoli (एल्वोलाइ) Pleural of alveolus, tiny sac at the end of bronchioles. Alveoli are where the lungs and blood exchange oxygen and carbon dioxide during inhalation and exhalation. (फेफड़ों की शाखा में अंत में पाये जाने वाले वायुकोष्ठ जहां पर हवा का आदान प्रदान होता है।)

Alveolitis (एल्वियोलाइटिस) Inflammation of alveoli. (वायुकोश शोथ, फुफ्फुस की वायु कोशों का शोथ इसका कारण किसी प्रत्युर्जताजनक का जैसे पराग के श्वसन के साथ वहाँ पहुँच जाना है।) (फेफडों के अन्दर अल्विओली (Alveoli) मे होने वाला संक्रमण।)

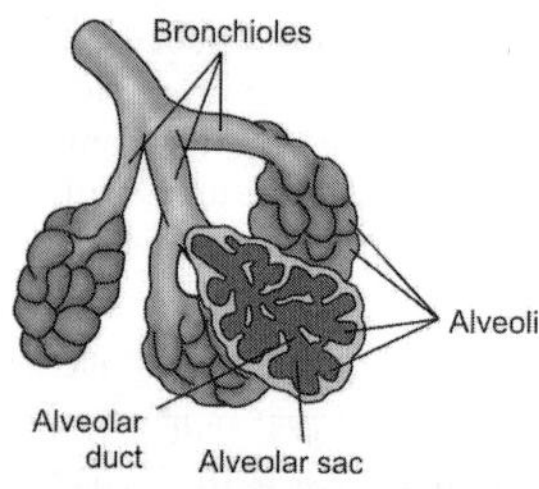

Alveoli pulmonis (pulmonary alveoli), with cross-section showing the alveolar ducts and sacs

Alzheimer's cells (ऐलज़ाइमर सैल्स) *A. Alzheimer, German neurologist, 1864-1915.* 1. Giant astrocytes with large prominent nuclei found in the brain in hepatolenticular degeneration and hepatic comas. 2. Degenerated astrocytes. (असामान्य रूप से बडी हुई तारिका कोशिंका एवं केन्द्रीय तंत्रिका तंत्र जो विशेषकर हिपैटोलैन्टीकुलर, डीजेनेरेशन तथा हिपैटिक कॉमा जैसे रोगों में मस्तिष्क में पाई जाती हैं।)

Alzheimer's disease (ऐलज़ाइमर डिजीज) A progressive disease that destroy memory and other important mental function. (भूलने की बिमारी।)

Amantidine (ऐमंटीडीन) An agent used in Parkinsonism, and influenza. (एक प्रतिवाइरस पदार्थ जिसे पार्किनसोनिज्म रोग में प्रयोग किया जाता है। यह वायरस A2 से उत्पन्न, इंफ्लुएंजा की अवधि को कम कर देता है और श्वसन संबंधित उपद्रव भी कम होते हैं।)

Amaurosis (एमौरोसिस) A total loss of vision. *a. fugax* Temporary blindness in airplane pilots when making a circular manoeuvre with head toward the centre of the circle due to centrifugal force causing cerebral ischemia, flight blindness, blackout. *a. burn's* Post-marital amaurosis; blindness following sexual excess. *a. toxic* Blindness due to optic neuritis excited by tobacco, alcohol, wood alcohol, lead, arsenic, quinine or other poisons. (अन्धापन, पूर्ण या आंशिक अंधता।)

Ambenonium (एम्बेनोनियम) An anti-cholinesterase agent. (एक एंजाइम जो कोलीनेस्टरेस को नष्ट या निष्क्रिय कर देता है, ऐन्टीकोलीनेस्टरेस पदार्थ।)

Amblyacousia (एम्बलीएकाउसिया) Hearing dullness. (कम सुनाई पड़ना; श्रवण मन्दता।)

Amblygeustia (एम्बलीग्यूस्टिया) Temporary or permanent diminution in the sense of taste. (स्थायी या अस्थायी रूप से दोषयुक्त स्वाद।)

Amblyoscope (एम्बलोयोस्कोप) An instrument resembling a stereoscope used in training the fusion sense and habituating an amblyopic eye to bear its share of vision. (एक यंत्र जो मन्द दृष्टिता वाली आँखों की दृष्टि बढाने के लिए प्रयोग किया जाता है।)

Ambroxol (एम्ब्रोजोल) A mucolytic. (ऐसी औषधि जो श्वसन मार्ग से निकलने वाले स्त्राव (cough) को कम करती है।)

Ambu bag (एम्बुबेग) A hand operated, self-re-inflating bag used during resuscitation. It is connected by tubing and non-rebreathing valve to a face mask or endotracheal tube and is used for artificial ventilation. (पुनरूज्जीवन (रीसस्साइटेशन) तथा कृत्रिम वेन्टीलेशन के समय हाथों द्वारा परिचालित एक थैलीनुमा संरचना जिसे फेस मास्क या एण्डोट्रेकियल ट्यूब से जोड़कर रोगी के फेफडों में ऑक्सीजन पहुँचाने के लिए प्रयोग किया जाता है।)

Ambylopia (एम्बलीयोपिया) Partial or complete loss of vision in one eye caused by conditions that affect the normal development of vision, e.g., strabismus. (आँख का कोई स्पष्ट कारण न होनें पर भी धुंधला दिखना।)

Amebiasis (अमीबियेसिस) Infestation with *Entamoeba histolytica* or other pathogenic amoebas. *a. hepatic* Infection of the liver with *Entamoeba histolytica*, may occur with or without antecedent amebic dysentery. (अमीबारूग्णता कॉलम या बड़ी आँत की श्लेष्मिक कला का शोथ जो एण्टअमीबा हिस्टोलाइटिका द्वारा उत्पन्न होता है।)

Amebocyte (अमीबोसाइट) A cell such as a neutrophil leukocyte having the power of ameboid movements. (अमीबा की तरह गति करने वाली कोई भी कोशिका जैसे न्यूट्रोफिल या ल्यूकोसाइट।)

Ameboid (अमीबॉयड) 1. Resembling an ameba in appearance or characteristic 2. Of irregular outline with peripheral projections. (अमीबा की आकृति अथवा इससे मिलता-जुलता।)

Ameboma (अमीबोमा) An amebic granuloma, a nodular tumorlike focus of proliferative inflammation sometimes developing in chronic amebiasis especially in the wall of colon. (मलाशय या वृहद आंत में एन्टअमीबा हिस्टोलिटिका के कारण उत्पन्न ट्यूमर इसके कारण मलावरोध की अवस्था उत्पन्न हो सकती है।)

Ameiosis (अमियोसिस) A cell division resulting in formation of gametes without reduction in chromosome number. (कोशिका विभाजन के परिणाम स्वरूप क्रोमोसोम की संख्या कम हुए बिना गैमेटस का बनना।)

Amelia (एमेलिया) Congenital absence of a limb or limbs. (एक या अधिक भुजाओं जैसे हाथ पैरों की जन्मजात अनुपस्थिति, अंगहीनता।)

Amelioration (अमीलियोरेशन) Improvement, moderation in the intensity of symptoms. (योग लक्षणों की उग्रता में कमी होना, सुधार होना।)

Ameloblastoma (अमीलोब्लास्टोमा) A neoplasm originating from epithelial tissue. Related to the enamel organ. (ऐपिथीलियल कोशिका से उत्पन्न होने वाला एक नवीन असामान्य वृद्धि विशेषकर निचले जबड़े का आर्बुद जो इनैमल से संबंधित होता है।)

Amenorrhea (ऐमेनोरिहया) Absence or abnormal cessation of the menses. (1. Primary amenorrhea by birth; 2. Secondary amenorrhea by any cause, e.g., pregnanacy) (मासिक स्राव की अनुपस्थिति।)

Amentia (एमेन्शिया) 1. Idiocy 2. A form of confusional insanity marked especially by apathy, disorientation and more or less stupor. (मन्दबुद्धिता, जन्म से मस्तिष्क का पूर्णरूप से विकसित न होना, मानसिक विकार।)

Amethocaine (ऐमिथोकेन) A local anaesthetic for mucous membranes. *A. pastille* A lozenge that, when dissolved slowly in the mouth, will aid the passage of a bronchoscope or gastroscope. (श्लेष्मकला के लिए प्रयोग किए जाने वाली स्थानिक संवेदनाहारी औषधि।)

Amethopterin (ऐमिथोप्टैरिन) Methotrexate, a cytotoxic drug. (मीथोट्रेकज़ेट एक कोशिकाविषी औषधि यह कोशिकाओं के लिए विनाशकारी सिद्ध होती है।)

Amifostine (एमीफोस्टीन) Cytoprotective agent in cancer chemotherapy. (कैंसर की रसायन चिकित्सा में प्रयोग किया जाने वाला साइटोप्रोटेक्टिव कारक।)

Amiloride (एमीलोराइड) A potassium sparing diuretic. (एक मंदबल मूत्रक इसके सेवन काल में पोटेशियम मूत्र में उत्सर्जित नहीं होता है। निरन्तर इसे प्रयोग करने से रक्त में पोटेशियम का स्तर बढ़ जाता है।)

Amikacin (एमीकासिन) An aminoglycoside antibiotic. (यह ऐन्टीबॉयोटिक गम्भीर प्रकार के ग्राम ऋणात्मक और जेंटामाईसिन प्रतिरोधी संक्रमण में प्रयोग होता है।)

Aminacrine (एमीनाक्रिन) Antibacterial, antitrichomonad agent used in vaginal preparations. (एक प्रतिजीवाणु,

एन्टिट्राइकोमोनेड कारक जो योनि की चिकित्सा में प्रयुक्त होता है।)

Amino acid (अमीनो एसिड) A chemical compound containing both NH_2 and COOH groups. The end-product of protein digestion. *Essential a.* a. One required for replacement and growth but which cannot be synthesized in the body in sufficient amounts and must be obtained in the diet (see Table). *Nonessential a.* a. One necessary for proper growth but which can be synthesized in the body and is not specifically required in the diet. (ये प्रोटीन पाचन के अन्तिम उत्पाद होते हैं और इनसे शरीर पुनः अपनी प्रोटीन बनाता है।)

Essential amino acids	
1.	Threonine
2.	Lysine
3.	Methionine
4.	Valine
5.	Phenylalanine
6.	Leucine
7.	Tryptophan
8.	Isoleucine
9.	Histidine
10.	Arginine

Amino caproic acid (अमीनोकैपरोइक एसिड) Antifibrinolytic agent used for vascular plugging in haemorrhage. (यह फाइब्रिन के विघटन को रोककर रक्तस्तम्मक का कार्य करता है। यह प्रतिविकम्पनी पदार्थ है।)

Aminoglutethimide (अमीनोग्लूटिथीमाइड) Adrenocortical suppressant used in breast cancer. (एक औषधि जो स्तन कैंसर की चिकित्सा में प्रयोग होती है।)

Aminopterin (एमीनोप्टेरिन) 4-Aminopteroyl-glutamic acid, a folic acid antagonist, yellow crystals, soluble in alkali. Used in treatment of acute leukemia and other neoplastic diseases. (फोलिक अम्ल विरोधी उग्र श्वेतरक्तता तथा अन्य नवोत्पादि रोगों की चिकित्सा में प्रयोग किया जाता है।)

Aminosalicyclic acid (एमीनोसैलिसाइलिक एसिड) p-Aminosalicylic acid, 4-amino-2-hydroxybenzoic acid, small crystals slightly soluble in water. Melting point 150° C. A bacteriostatic agent against tubercle bacilli, used as an adjunct to streptomycin. Abbreviated AS or PAS. (एक प्रतिजीवाणु औषधि जो युक्ष्मा स्तम्मक के रूप में मुख सेवन कराई जाती है।)

Ammonia (अमोनिया) A volatile alkaline gas, NH_3, very soluble in water combining with acids to form a number of salts. (प्राकृतिक रूप में पाया जाने वाला नाइट्रोजन और हाइट्रोजन का एक यौगिक।)

Ammonemia (अमोनीमिया) The presence of ammonia or some of its compounds in the blood, thought to be formed from the decomposition of urea with weak pulse, gastroenteric symptoms and coma. (रक्त में अमोनिया की अधिक मात्रा का पाया जाना।)

Ammonium (अमोनियम) A group of atoms, NH_4 that behaves as a univalent metal in forming ammonical compound; it has never been obtained in a free state. *a. acetate* White, deliquescent, crystals, soluble in water, melting point 112° C. Mild diaphoretic and refrigerant, used in preserving meat. *a. carbonate* A mixture of carbon dioxide and carbonate soluble in water, occurs in white masses with ammonical odor. Cardiac and respiratory stimulant and expectorant. *a. chloride* White crystalline powder soluble in water. Stimulant-expectorant and cholagogue. Used to relieve alkalosis, also promotes lead excretion. *a. nitrate* A white deliquescent crystalline salt, soluble in water. Used in making nitrous oxide gas in freezing mixtures and in fertilizers. *a. salicylate* White crystalline powder soluble in water. Used in rheumatism. (एक प्रकार का क्षारीय उत्पादन परमाणुओं का एक समूह प्राकृत रूप में पाया जाने वाला नाइट्रोजन और हाइड्रोजन का एक यौगिक।)

Amnesia (एम्नेसिया) Loss or impairment of memory, inability to recall past experiences. *a. anterogradea* In reference to events occurring after the trauma or disease that causes the condition. *a. retrograde* In reference to events that occurred before the trauma or disease that caused the condition. *a. visual* Inability to recall to mind the appearance of objects that have been seen or to recognize printed words. (स्मृतिलोपा, याद-दाश्त का पूर्ण रूप से समाप्त हो जाना।)

Amniocentesis (एम्नियोसेन्टेसिस) The withdrawal of fluid from the uterus through the abdominal wall by means of a syringe and needle (see Figure). It is primarily used in the diagnosis of chromosome disorders in the fetus and in cases of hydramnios. (उल्व गुहा में उदर प्राचीर में सुई प्रवेश कराकर तरल का एक नमूना प्राप्त करना जिससे गुणसूत्री, अपसामान्यता अयुक्त मेरूदण्ड चयापचयी विकृति आदि का पता लगाया जाता है, उल्ववेधन)

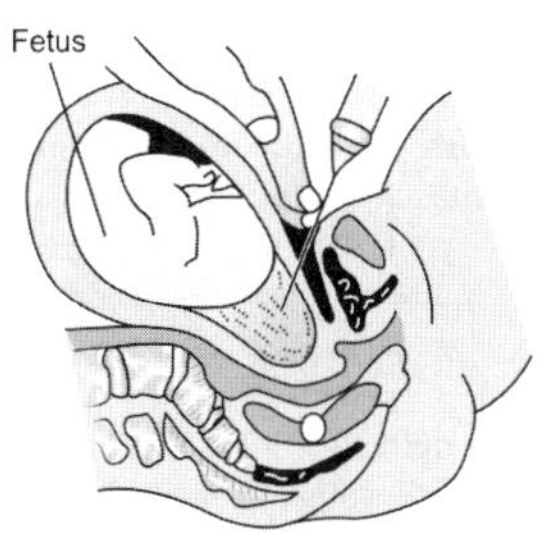

Amniocentesis

Amnion (एम्नियोन) The innermost or the membranes enveloping the embryo in utero. It consists of a layer of splanchnopleure with its ectodermal components toward the embryo and its somatic mesodermal component external (see Figure). (एक पतली पारदर्शक झिल्ली की थैली जिसमें उल्व होता है जो भ्रूण को तैरते हुए सीधे रखती है; उस्व।)

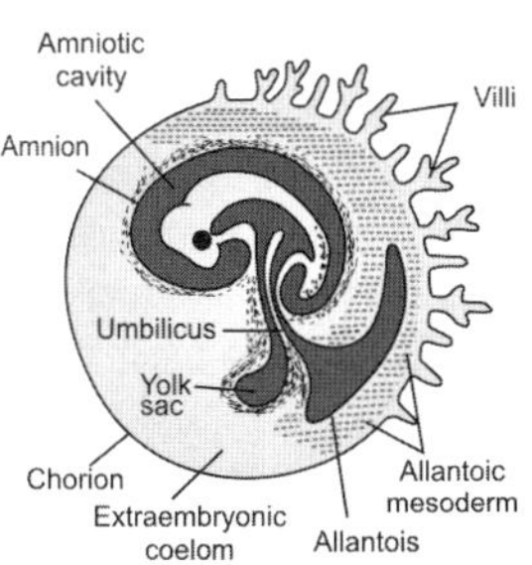

Amnion, chorion, and other embryonic membranes surrounding the embryo

Amobarbital (एमोबार्बिटल) White crystalline powder of a bitter taste slightly soluble in water, melting point 156° C. A central nervous system depressant, has an intermediate duration of action. (सफेद क्रिस्टल सदृश, चूर्ण जिसका हल्का कडवा स्वाद होता है और कोई गन्ध नहीं होती। यह एक केन्द्रिय तत्रिका तन्त्र अवसाद है। जिसकी क्रिया की अवधि मध्यम होती है। गलनांक 156°C होता है)

Amodiaquine hydrochloride (एमोडायो-क्यूआइन हाइड्रोक्लोराइड) Camoquine hydrochloride, as the dihydrochloride hemihydrate, yellow crystals soluble in water. A synthetic antimalarial drug, effective against *Plasmodium vivax* in the erythrocytic phase of malaria, less effective against *P.vivax* falciparum and *P. malaria* infections. Also used in treatment of amebic hepatitis, rheumatoid arthritis. (एक कृत्रिम मलेरिया विरोधी औषधि जो प्लाज्मोडियम वाइवैक्स के विरूद्ध प्रभावकारी सिद्ध होती है, इसे अमीबिक हैपेटाइटिस तथा गठियारूप संधिशोथ की चिकित्सा में प्रयोग किया जाता है।)

Amoeba (अमीबा) A genus of unicellular protozoan organisms of microscopic size existing in nature in large numbers, many living as parasites, some species pathogenic for man. (मिट्टी एवं पानी

में पाया जाने वाला एक कोशिकीय जन्तु एक प्रोटोजुआ आदि काल का एक अकेत कोशिका प्राणी जो अंतग्रहण अवशोषण, श्वसन, उत्सर्जन, संचलन आदि जनन में समर्थ होता है। इसका उपभेद एन्टअमीबा हिस्टोलिटिका मनुष्य में अमीबी पेचिस उत्पन्न करता है।)

Amoebiasis (एमिबिऑसिस) Infection with amoeba, particularly *Entamoeba histolytica*. (अमीबा रूग्णता वृहद आंत में एन्टअमीबा हिस्टोलिटिका का संक्रमण यह एन्टअमीबा व्रण उत्पन्न कर देता है परिणाम स्वरूप परिगलित श्लेष्मलकला और रक्त, मल के रूप में निकलने लगते हैं। इस अवस्था को अमीबी पेचिश कहते हैं।)

Amoebic (अमीबिक) Pertaining to, caused by, or of the nature of an amoeba. *A. abscess* an abscess cavity of the liver resulting from liquefaction necrosis due to entrance of *Entamoeba histolytica* into the portal circulation in amoebiasis; amoebic abscesses may affect the lung, brain and spleen. *A. dysentery* a form of dysentery caused by *Entamoeba histolytica* and spread by contaminated food, water and flies; called also amoebiasis. Amoebic dysentery is mainly a tropical disease by many cases occur in temperate countries. Symptoms are diarrhoea, fatigue and intestinal bleeding. Complications include involvement of the liver, liver abscess and pulmonary abscess. Several drugs are available for treatment, for example, emetine hydrochloride and chloroquine, which may be used singly or in combination. (अमीबा से सम्बन्धित, अमीबा के कारण होने वाला अथवा उसकी आकृति वाला।)

Amoxapine (अमौकसापीन) Tricyclic anti-depressant. (त्रिचक्रीय अवसादरोधी)

Amoxicillin (एमॉक्सीसिलिन) Ampicillin group of antibiotic with better GI. absorption. (एक प्रतिजीवाणु अर्धकृत्रिम रसायनों से निर्मित मौखिक पेन्सलिन, एक्सपीसिलिन की अपेक्षा श्वसनी स्राव में यह शीघ्रता से प्रविष्ट हो जाती है इसलिए चिरकारी श्वसन रोगों में इसको प्राथमिकता दी जाती है।)

Ampere (एम्पीयर) Unit of strength of an electrical current representing a current having a force of one volt and passing through a conductor with a resistance of one ohm. (विधुतधारा की इकाई।)

Amphetamine (ऐम्फीटामाइन) A synthetic mood altering addictive drug used illegaly as a stimulant. It has a stimulant action on central nervous system. (यह एक अनुकम्पनी अनुकारीसम औषधि है जो केन्द्रिय तंत्रिका तंत्र को उत्तेजित करती है। पहले इसे भूख बढ़ाने के लिए प्रयोग किया जाता था, परन्तु आदत पड़ने का अवगुण होने के कारण इसे कम प्रयोग किया जाता है।)

Amphoric (एम्फोरिक) Denoting the sound heard in precussion and auscultation resembling the noise made by blowing across the mouth of a bottle. (प्रणावदी या ध्वनि, घड़े में बोलने की ध्वनि के समान उत्पन्न ध्वनि।)

Amphoteric (एम्फोटेरिक) Having two opposite characteristics especially the capacity of reacting as either acid or base. (अम्ल तथा क्षार की प्रतिक्रियाएँ करने की क्षमता रखने वाला, उभयधर्मी।)

Amphotericin B (ऐम्फोटेरीसिन बी) An antibiotic substance derived from strains of streptomyces nodosus, used for the treatment of deep seated mycotic infections. (एक फंगस रोधी औषधि जो अन्तः शिरा आधान द्वारा फंगस के गम्भीर संक्रमणों में दी जाती है। यह मुह कैंडिडा के संक्रमण को दूर करने के लिए अक्सर प्रयोग में लायी जाती है।)

Ampicillin (एम्पीसीलिन) Semisynthetic broad spectrum penicillin, acid resistant. (एक प्रतिजीवी औषधि जो ई कोलाई प्रोटोज़ोआ और शिजैला के उपभेदों पर अपना घातक प्रभाव डालती है। इस जीवाणु पर बेंजिल पैनसीलिन का प्रभाव नहीं होता है। यह स्टेफलोकोकाई, स्ट्रैप्टोकोकाई

और अन्य ग्राम पोजिटिव जीवाणुओं को भी नष्ट करने की क्षमता रखती है।)

Ampoule (एमप्यूल) An airtight sealed container usually made of glass containing a sterile medicinal solution or powder to be made up in solution, to be used for subcutaneous, intramuscular, or intravenous injection. (औषधि की एक मात्रा वाली काँच की छोटी शीशी जिसमें इन्जैक्शन द्वारा प्रयोग की जाने वाली विसंक्रमित औषधि रहती है।)

Ampulla (एम्प्युला) A saccular dilation of canals, is seen in the semicircular canals of the ear or the lactiferous ducts of the mammary glands. (किसी नली की आकृति-जैसी संरचना का चौड़ा भाग, तुम्बिका।)

Amputations (एम्पुटेशन) 1. The cutting off of a limb or part of a limb, the breast or other projecting part. 2. In dentistry amputation may be of the root of a tooth or of the pulp or even of a nerve root or ganglion e.g., the Gasserian ganglion. (किसी अंग या भुजा को शल्य क्रिया द्वारा शरीर से काट कर अलग कर देना, अंगोच्छेदन।)

Amputee (एम्पूटी) The person who has been amputed (वह व्यक्ति जिसका कोई खराब अंग काटकर निकाल दिया गया हो।)

Amrinone (ऐमरीनोन) Bipyocidine derivative with positive inotropic effect, used in heart failure. (हृदयपात के समय निश्चित पेशीप्रेरक होता है।)

Amyostasia (एमायोस्टेसिया) Tremors of the muscle causing difficulting in standing or in coordination. This condition is commonly seen in the cases of locomoter ataxia. (पेशीयों में कम्पन्न होने के कारण खड़े होने में कठिनाई होना।)

Amygdala (एमाइग्डेला) A nugget-like mass of gray matter in the anterior portion of temporal lobe. (बादाम के सदृश धूसर द्रव्य का पिण्ड जो कर्णपिटी खण्ड के अग्र भाग में पाया जाता है।)

Amylase (ऐमिलेज़) A starch splitting or amyloytic enzyme that causes hydrolytic cleavage of the starch molecule. (कोई भी एंजाइम या पदार्थ जो स्टार्च को शर्करा में परिवर्तित कर दे।)

Amy lnitrate (ऐमाइलनाइट्रेट) A vasodilator used in angina and cyanide poisoning. (उड़नशील तथा शीघ्र कार्य करने वाला वहिका विस्फारक जिसका मुख्तयः प्रयोग एंजाईना की पीड़ा तथा साइनाइड पॉइजनिंग को दूर करने के लिए होता है।)

Amylocaine hydrochloride (ऐमाइलोकेन हाइड्रोक्लोराइड) Benzoyl ethyldimethyl— aminopropanyl hydrochloride, a local anaesthetic. Its action is slightly stronger than that of cocaine less toxic but more irritant. It has been used for spinal anesthesia. Side effects and after effects are frequent. (स्थानीय संवेदनहारी औषधि यह कोकेन से अधिक प्रभावशाली तथा कम विषैली होती है, परन्तु अधिक क्षोम उत्पन्न करती है। इसे सुषम्ना संज्ञाहारी के लिए प्रयोग किया जाता है।)

Amyloid (एमाइलॉयड) A protein (probably combined with chondroitin sulfuric acid) that is microscopically homogeneous hyaline and acidophilic and frequently manifests great affinity for congored; occurs characteristically as pathologic extracellular deposits beneath the endothelium of capillaries or sinusoids in the walls of arterioles and especially in association with reticuloendothelial tissue. (स्टार्च से मिलता हुआ अर्द्धपारदर्शक पदार्थ जो सम्भवतयः एक ग्लाइकोप्रोटीन, होता है और यह बहुत से रोगों में अन्तराकोशिका स्थानों में जमा हो जाता है।)

Amyloidosis (एमाइलॉयडोसिस) Deposits of amyloid in various organ tissues. Four types of conditions are recognized i.e. primary secondary, a localized masses or nodules, and associated with multiple myeloma. *a. primary* A form of amyloidosis not associated with other recognized disease, tends to involve diffusely the mesenchymal tissues in the tongue, lungs, intestinal tract, skin, skeletal muscles, and myocardium, the amyloid in this condition frequently does not manifest the usual affinity for congored and sometimes provokes a foreign body type of inflammatory reaction in the adjacent tissue. *a. secondary* The most frequent form of amyloidosis occurs in association with another chronic disease, e.g., tuberculosis, osteomyelitis, pyelonephritis and so on; organs chiefly involved are the liver, spleen, and kidneys and the adrenal glands less frequently (see Figure). (एक रोग जिसमें एमाइलॉयड ऊतकों एवं अंगों, विशेषकर वृक्क और यकृत में बनता और जमा हो जाता है यह रोग बिना किसी कारण के प्राथमिक भी हो सकता है तथा जीर्ण रोगों जैसे तपदिक, सिफिलिस तथा गठिया रूप सन्धिशोथा के द्वितीयक भी हो सकता है तथा आनुवंशिक भी हो सकता है।)

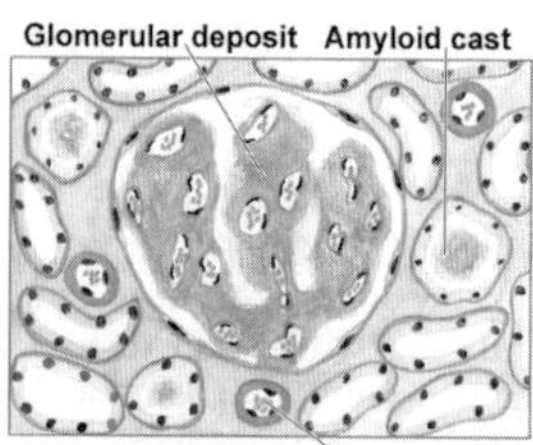

Amyloidosis

Amylopectin (एमाइलोपेक्टिन) A polysaccharide found in the outer layer of the starch granule, characterized by glucose residues arranged in branched chains. (स्टार्च के पिण्ड की बाहरी परत पर पाया जाने वाला पौलीसैकेराइड यह स्टार्च का अघुलनशील घटक होता है।)

Amyotonia (एमायोटोनिया) Loss of muscular tone. Amyotonia congenita is a congenital disease astsociated with absent tone and reflexes in the voluntary muscles. Due to reduced muscular tone, the muscles often remain underdeveloped. (पेशीया अतानता।)

Amyotrophy (एमायोट्राफी) Muscular wasting or atrophy. (पेशीय शोष।)

Amyotrophic lateral sclerosis (एमायोट्रोफक लेटरल स्कलरोसिस) Also known as Lou Gehrig's disease. It is a progressive, neurodegenerative disease associated with degeneration of motor neurons and the nerve cells in the CNS which are responsible for controlling voluntary muscular activity. The disorder results in extreme weakness and atrophy of muscles both in upper and lower limbs. Eventually the patient loses the ability to control and initiate voluntary movements in the entire body except for the eyes. Cognitive function usually remains unimpaired. The disease has no cure. However, recently the FDA (Food and Drug Administration) has approved the use of the drug riluzole (rilutek) for treatment of this condition. (अधिक शीघ्रता से बढ़ने वाला न्यूरोडिजेनेरेटिव रोग जो तन्त्रिका तंत्र के ऊतक के हास से सम्बन्धित होता है। रोगी में अत्यधिक शारीरिक दुर्बलता आ जाती है तथा धीरे-धीरे शरीर के अंगों की गति को नियन्त्रित करने की क्षमता कम हो जाती है।)

Anabolism (एनाबोलिज्म) The process of assimilation of nutritive matter and its conversion into living substances. This includes synthetic processes and requires energy. (उपचय; जीवित शरीर में होने वाली बहुत सी रासायनिक प्रक्रियायें जिनके लिए शक्ति की आवश्यकता होती है, जिससे वे साधारण प्रकार के पदार्थों को जटिल पदार्थों में परिवर्तित कर देती हैं।)

Anaerobe (एनेरोब) A microorganism that can live and thrive in the absence of free oxygen. These organisms are found in body cavities or wounds where the oxygen tension is very low. Examples are the bacilli of tetanus and gas gangrene. *Facultative a.* A microorganism that can live and grow with or without molecular oxygen. *Obligate a.* An organism that can grow only in the complete absence of molecular oxygen.

(वातनिरपेक्षी, बिना ऑक्सीजन में जीवित रहने एवं बढने वाला जीव ये जीव अधिकतर शरीरिंक गुहा तथा घाव में पाये जाते हैं, जहाँ ऑक्सीजन की मात्रा कम होती है।)

Analgesia (एनल्जेसिया) Loss of sensibility to pain. (वेदनाहरण, वेदना असंवेदिता, वेदना की अनुभूति न होना।)

Analgia (एनल्जिया) Freedom from pain. (दर्द का न होना।)

Analogous (एनालोगस) Resembling functionally but having a different origin or structure. (क्रिया में दो सदृश परन्तु उद्रगम या संरचना में विपरीत होना।)

Analogue (एनालोग) One of two organs or parts in different species of animals or plants which differ in structure or development but are similar in function. (दो अंग या विभिन्न जातियों के पशु या पौधों के भाग जो एक सा कार्य करते हैं परन्तु रचना में भिन्न होते हैं, रसायनशास्त्र में दो या इससे अधिक यौगिक जिनकी संरचना समान होती है परन्तु परमाणु भिन्न होते हैं, विशेषकर नाइट्रोजन, कार्बन मोनोआक्साइड आदि।)

Analysis (एनालाइसिस) 1. The breaking up of a chemical compound into its simpler elements, a process by which the composition of a substance is determined. 2. The separation of any compound substance into the parts composing it. 3. Applied in electroencephalography to the estimation or recording of the components of a complex wave form in terms of their frequency and amplitude. *a. gastric* Analysis of the contents of the stomach after the ingestion of a test meal. The gastric contents are aspirated through a specially designed stomach tube, and the free and total acidities, the pH and the peptic activity are determined. They may also be examined for food residue, bile, blood, mucus, etc. (किसी वस्तु का इसके घटकों में प्रथक्करण हो जाना। रसायन विज्ञान में किसी यौगिक या पदार्थ के विभिन्न घटकों का पता लगाने के लिए प्रयोग होता है।)

Anamnesis (एनेम्नेसिस) 1. The act of remembering. 2. The medical history of a patient. (रोगी का चिकित्सीय इतिहास, स्मृति याददाशत।)

Anandria (एननड्रिया) Absence of masculinity. (पुरूषत्व का अभाव।)

Anaphase (एनाफेज) (The stage of mitosis or meiosis in which the chromosomes move from the equatorial plate toward the poles of the cell.) In mitosis a full set of daughter chromosomes (46 in man) moves towards each pole. In the first division of meiosis one member of each homologous pair (23 in man) now consisting of two chromatids united at the centromere, moves towards each pole. In the second division of meiosis the centromere has divided and the two chromatids separate one moving to each pole. (सूत्री या अर्धसूत्री विभाजन में केन्द्रक के विभाजन की तृतीय अवस्था जिसमें गुणसूत्र मध्य पट्टी से कोशिका की कोटि की ओर बढ़ते हैं।)

Anaphrodisiac (एनाफरोडिसीयाक) A drug or a chemical substance which blunts the libido or sexual desire. It is the opposite of aphrodisiac which enhances sexual desire. (अबाजीकर, लैंगिक इच्छा को दबाने वाली कोई औषधि या रसायनिक पदार्थ। यह एफरोडिसियाक का विपरीत होता है जो कामवासना बढ़ाता है।)

Anaphylactoid (ऐनोफिलैक्टॉयड) Resembling anaphylaxis. A shock may result from intravenous injection of: 1. Serum that is pretreated with kaolin or starch 2. Trypsin 3. Organic colloids. 4. Peptone or 5. Several other materials. The pathologic changes in a shock are different from those of true anaphylaxis. (तीव्रग्रहिता से संबधित या इसके सदृश किसी बाध्य प्रोटीन के लिए शरीर का अतिसंवेदनशील होने के कारण अन्तः शिराभ इन्जेक्शन द्वारा उत्पन्न होने वाली तीव्र प्रकार की प्रतिक्रिया या स्तब्धता जो घातक सिद्ध हो सकती है ऐसी अवस्था स्टार्च या

केओलीन वाले सीरम या ट्रिप्सिन या पेप्टोन या कोलॉयड आदि के अन्तः शिराभ इन्जैक्शन के कारण उत्पन्न हो सकती है।)

Anaphylatoxin (ऐनाफिलैटॉक्सि) According to the humoral hypothesis of the mechanism of anaphylaxis, anaphylaxis results from the in vivo combination of specific antibody (anaphylactin) and the specific sensitizing material, when the latter is injected at a shock dose in a sensitized animal.

Anaphylaxis (एनाफाइलैक्सिस) A severe potentially life-threatening allergic reaction. The reaction can occur within second or minutes of exposure to an allergen. It is defined as generalized, rapialy evolving multisystemic allergic reaction. (किसी बाहय प्रोटीन के लिए शरीर का अतिसंवेदनशील होना तथा हिस्टामीन, सिरोटोनिन तथा अन्य वाहिका विस्फारक पदार्थों के युक्त होने से उत्पन्न एलर्जी की या अतिसुग्रहिता प्रतिक्रिया जिसमें रक्तचाप कम हो जाता है सांस फूलती है, बेहोशी हो जाती है और कभी-कभी मृत्यु हो जाती है।)

Anaplasia (एनाप्लेज़िया) 1. A reversion in the case of a cell to a more primitive embryonic type, i.e., to one in which reproductive activity is marked. 2. Loss of structural differentiation. (कोशिकाओं की भिन्नता का समाप्त हो जाना जो अधिकतर कैंसर अर्बुदों की विशिष्टता होती है, अविकसन।)

Anastrozole (एनास्ट्रोजोल) Aromatase inhibitor for breast cancer. (स्तन कैंसर का एरोमेटेज निरोधक।)

Anastomosis (एनैस्टोमोसिस) 1. A natural communication direct or indirect between two blood vessels or tubular structures. 2. An operative union between two hollow or tubular structures (see Figure). (शाखामिलन दो या दो से अधिक धमनियों या शिराओं का किसी शाखा द्वारा आपस में मिलना शल्य चिकित्सा में दो खोखले अंगों, वाहिनियों या तंत्रिकाओं को मिलाना।)

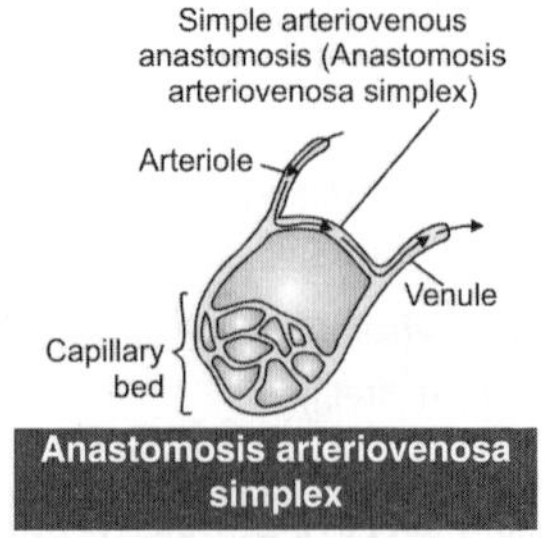

Anastomosis arteriovenosa simplex

Anatomy (एनाटॉमी) 1. The structure of an organism; morpholgy. 2. The science of the morphology or structure of organisms. 3. Dissection. 4. A work describing the form and structure of an organism and its various parts. *a. applied* Anatomical knowledge utilized in the diagnosis of disease and in treatment especially surgical treatment. *a. comparative* 1. Anatomy of the lower animals 2. The comparative study of the human body with those of other animals and observation of analogous and homologous parts. *a. surface* The study of the configuration of the surface of the body especially in its relation to deeper parts. (प्राणियों की शरीर रचना का विज्ञान, व्यच्छेदन द्वारा शरीर की बनावट का अध्ययन करना, आकृति विज्ञान, रूप विज्ञान।)

Anatomist (एनाटॉमिस्ट) A specialist in anatomy (शरीर की रचना विज्ञान के विशेषज्ञ।)

Anaemia (अनीमिया) The condition of having a lower than normal number of red blood cells or quantity of hemoglobin. Anemia diminishes the capacity of the blood to carry oxygen. Patient with anemia may feel tired, fatigue, appear pale, develop palpitations and become short of breath. Main causes of anemia are bleeding, hemolysis, under-production of red bllod cells and underproduction of hemoglobin. (रक्त में लोहित कोशिकाओं की कमी अथवा उनमें हीमोग्लोबिन की अपर्याप्त मात्रा का होना। इसके कारण थकावट, सांस फूलना आदि लक्षण उत्पन्न होते हैं। रक्त की ऑक्सीजन वाहन की क्षमता में कमी आ जाती है।)

Ancylostoma (एन्किलोस्टोमा) A genus of Nematoda, the old world hookworm the members of which are parasitic in the duodenum where they attach themselves to the mucous membrane sucking the blood and causing a state of anemia and mental and physical inertia. The eggs are passed with the feces and the larvae develop in moist soil, they enter the body of man through the skin of the feet and ankles, possibly also in the drinking water and reach maturity in the intestine. *a. caninum* A species with three pairs of ventral teeth in the oral cavity infesting dogs, cause of kennel anemia, it occurs also although rarely in man. *a. duodenale* A reddish worm with two pairs of hooklike teeth on the ventral surface and one rudimentary minor pair. These species and *A. braziliense* (with only one pair of ventral teeth) are found in man, the latter in dogs and cats also (see Figure). (यह कृमिग्रहणी और मध्यांत्र में रहता है और इसके अंडे मल के साथ बाहर आते हैं नम भूमि में इनसे लार्वा निकल आते हैं जो नंगे पैर में घुसकर संक्रमण उत्पन्न करते हैं।)

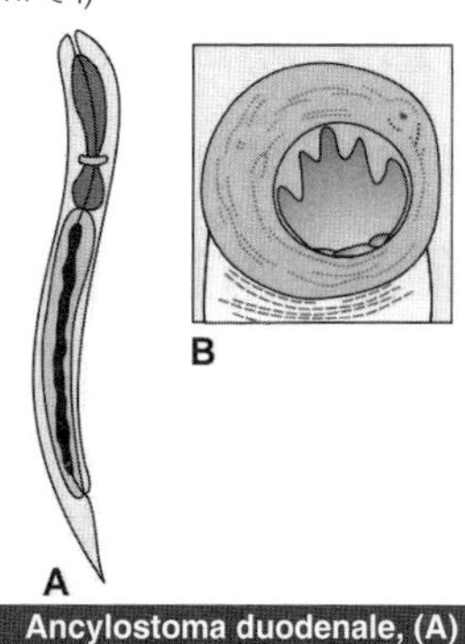

Ancylostoma duodenale, (A) Larval form; (B) mouth of adult, showing two pairs of teeth

Androgen (एण्ड्रोजन) A generic term for an agent usually a hormone, e.g., testosterone or androsterone that stimulates the activity of the accessory sex organs of the male; encourages the development of the male sex characteristics. (वृषणों और ऐड्रिनल कोर्टेक्स से निकलने वाले हार्मोन या कृत्रिम रूप से तैयार किया गया पदार्थ जो पुरुष विशिष्टताओं को उत्पन्न करता है तथा इनके विकास को प्रोत्साहित करता है पुरूषों में इसके द्वारा पुरूषोचित हाव-भाव आ जाते हैं और यदि कोई स्त्री इसका सेवन करे तो उनमें पुरूषों जैसे चिन्ह प्रकट होने लगते हैं।)

Androgynoid (एण्ड्रोगाइनॉयड) A man with hermaphroditic sexual characteristics who is mistaken for a woman, a pseudohermaphrodite. Possession of masculine characteristics by a genetically pure female. (ऐसा पुरूष जो स्त्री से मिलता जुलता हो अथवा जिस पुरूष में नारी की विशिष्टताएं पाई जाती है जिस स्त्री में पुरूषों की विशिष्टताएं पाई जाएं।)

Androgynus (एण्ड्रोगाइनस) Female pseudohermaphrodite. (एक ऐसी स्त्री जिसमें नर एवं नारी दोनों की विशिष्टताएँ पायी जाती हैं।)

Andropathy (एण्ड्रोपैथी) Any disease such as prostatitis peculiar to the male sex. (कोई भी ऐसा रोग जो विशेषकर पुरूषों को ही होता है।)

Androstenedione (एण्ड्रोस्टेनेडीयोन) A testosterone precursor. (पूर्णगामी टेस्टोस्टेरोन)

Anergia (एनर्जिया) Lack of activity. (केन्द्रीय तन्त्रिका तंत्र में रचना सम्बन्धी विक्षति हो जाने के फलस्वरूप उत्पन्न क्रियात्मक सक्रियता की कमी, अक्रिया प्रवृत्ति।)

Anergy (एनर्जी) Impaired ability to react with antigens. (विशिष्ट एन्टिजनों के प्रति प्रतिक्रिया करने की क्षमता में कमी होना, प्रतिक्रियाहीनता।)

Aneroid (एनरॉयड) Equipment that does not utilize liquid medium for measurement of pressure, e.g., aneroid barometer. (तरल से रहित कार्य करने वाला जिसमें कोई पारद (तरल) नहीं होता और रक्तदाब या रक्तचाप को मापने के लिए प्रयोग में लाया जाता है।)

Anesthesia (एनीस्थीसिया) Partial or complete loss of sensation with or without loss of consciousness (depending upon stage of anaesthesia) induced by administration of an anaesthetic agent. *a. caudal* Injection of anaesthetic agent into caudal epidural space. *a. dissociative* A type of anaesthesia characterized by amnesia, analgesia and cataplexy. The patient is dissociated from environment. *a. infiltration* Local anaesthesia produced by injecting the local anaesthetic solution directly into tissue. *a. inhalational* General anesthesia produced by inhalation of vapor or gas anaesthetic like ether, nitrous oxide, halothane, trilene etc. *a. pudendal* The pudendal nerve near the spinous process of ischium is blocked; used in perineal and obstetric surgery. *a. spinal* Anaesthesia produced by injection of anaesthetic agent into subarachnoid space. *a. surgical* Depth of anaesthesia of which relaxation of muscles and loss of sensation and consciousness are adequate for performance of surgery. *a. twilight* State of light anaesthesia. (संवदेनाहरण संज्ञाहरण, संवेदना का आंशिक या पूर्ण से लुप्त हो जाना, जो अधिकतर शल्या क्रिया करने के लिए किसी संवेदनाहारी पदार्थ या औषधि का इन्जैक्शन द्वारा दिया जाता है।)

Anesthesiologist (एनीस्थीसियोलॉजिस्ट) Physician specializing in anaesthesiology. (संवेदनाहरण विज्ञान का विशेषज्ञ।)

Anesthetize (एनीस्थेटाइज) To induce anesthesia. (असंवेदनता उत्पन्न करना।)

Aneuploidy (एन्यूप्लॉयडी) Possession of abnormal number of chromosomes. (गुणसूत्रों का असामान्य संख्या में एकत्रित होना।)

Aneurysm (एन्यूरिज्म) Localized abnormal dilatation of a blood vessel due to congenital weakness or defect in the wall (see Figure). *a. atherosclerotic* Aneurysm due to degeneration of arterial wall by atherosclerosis. *a. berry* Small saccular congenital aneurysm of cerebral vessel. *a. cirsoid* A dilatation of network of vessels, forming a pulsating subcutaneous tumor, usually on the scalp. *a. compound* Aneurysm in which some of the layers of vessel wall are ruptured and others dilated. *a. dissecting* Aneurysm in which following interruption of wall of a blood vessel, blood enters in between the walls separating them for variable distance and often obstructing the vessel lumen. *a. fusiform* Aneurysm in which all the walls of blood vessel dilate more or less equally, forming a tubular swelling. *a. mycotic* Aneurysm due to bacterial infection of vessel wall. *a. saccular* The dilatation does not involve the entire circumference of vessel. (किसी रक्तवाहिनी विशेषकर धमनी या उसकी दीवारों के कमजोर होने, रोग, चोट या जन्मजात दोष के कारण स्थानीय रूप से विस्फारित होने से बनने वाली थैली जैसी एक रचना।)

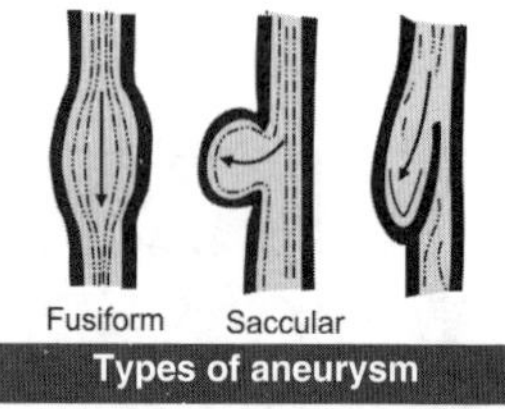

Types of aneurysm

Angel dust (एनजल डस्ट) Phencyclidine, a psychodelic. (फेनसाइक्लिडाइन, एक साइकोडेलिक।)

Angel's trumpet (एनजल्स ट्रमपेट) A flowering shrub producing alkaloids like atropine, hyoscyamine and hyoscine. (क्षुप या झाड़ी जो क्षाराभ (ऐल्केलॉइड) का उत्पादन करते हैं

जैसे एट्रोपिन, हायोस्कायामाइन तथा हायोस्काइन।)

Angel's wing (एनजल्स विंग) Posterior projection of scapula caused by paralysis of serratus anterior.

Anger (एन्गर) The emotion of extreme displeasure to a person, a situation or an object. (अत्यधिक क्रोध आना, गुस्सा किसी व्यक्ति या स्थिति या वस्तु के प्रति अत्यधिक रोष या क्रोध की भावना को प्रकट करना।)

Angiectasia (एन्जिएक्टेसिया) Dilatation of blood and lymph vessel. (किसी रक्त अथवा लसीका वाहिनी का विस्फारण।)

Angina (एन्जाइना) Chest pain or discomfort caused when the heart muscles doesn't get enough oxygen rich blood. There are 3 types of angina: (1) Stable (2) Unstable (3) Variant.

Angina of recent onset, abrupt progression; occurring at rest; is due to superadded coronary thrombosis, a forerunner of impending infarction. *a. variant* Angina occurring at rest in absence of cardiac acceleration (see Figure).

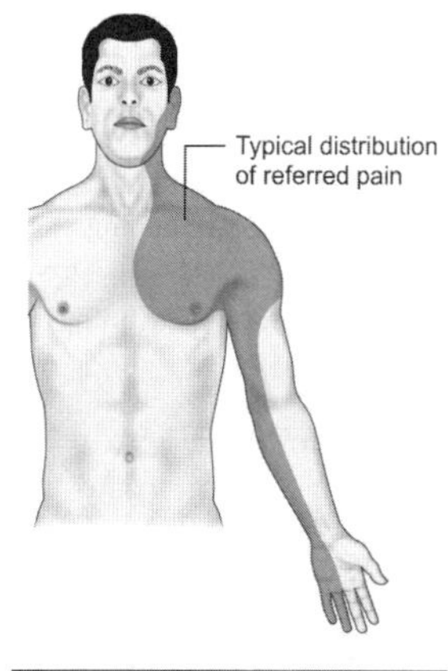

Angina

(हृदय की मांसपेशी में अचानक तीव्र पीड़ा जो उन पेशियों की पूर्ति करने वाली धमनियों के सिकुड़ने और रक्त की कमी होने से उत्पन्न श्वासरोध या संकीर्णन की अनुभूति के कारण होता है।)

Angioblast (एन्जियोब्लास्ट) The mesenchymal cell derivative which ultimately develops into blood vessels. (वाहिनी के बनने में भाग लेने वाली कोशिका; वाहिकाप्रसू।)

Angioblastoma (एन्जियोब्लास्टोमा) Tumor involving blood vessels of brain and meninges. (मस्तिष्क या सुषुम्ना रज्जु के मस्तिष्कावरणों की किसी रक्त वाहिनी विशेष का अबुर्द, वाहिकाप्रसू अर्बुद।)

Angiocardiogram (एन्जियोकार्डियोग्राम) Serial X-rays of heart after-intraventricular injection of radio-opaque dye. (रेडियो अपारदर्शक रंजक के अन्तः शिराम इन्जैक्शन के पश्चात हृदय एवं बडी रक्त वाहिनियों का एक्स-रे चित्र वाहिका हृदचित्र।)

Angiodema (एन्जियोडीमा) An allergic condition characterized by urticaria and edematous areas of skin and mucus membrane or viscera. The reaction is IgE dependent, but is often complement mediated as in hereditary angioedema. (त्वचा, श्रेष्मा झिल्ली या आंत की एक सूक्ष्म एलर्जीजनक सूजन जो विशेषरूप से भोजन एलर्जी से उत्पन्न होती है।)

Angioendothelioma (एंजियोएन्डोथेलियोमा) A tumor with endothelial cells predominance occurring in bone. (अस्थियों में होने वाला अन्तः कला कोशिका का अर्बुद।)

Angiogenesis (एन्जियोजेनेसिस) Development of blood vessels. (भ्रूण में रक्तवाहिनियों का विकास होना।)

Angiogenic factors (एन्जियोजेनिक फैक्टर्स) A group of polypeptides that either stimulate vascular endothelium to proliferate or stimulate macrophages to secrete endothelial growth factors. (पौलीपेप्टाइडों का एक समूह जो रक्त

वाहिनियों की अन्तः कला या भक्षक कोशिका को उत्तेजित करके अन्तःकला की वृद्धि कारक का स्त्राव उत्पन्न करता है।)

Angiography (एन्जियोग्राफी) X-ray of blood vessels after injection of radio-opaque material. *a. cerebral* X-ray picture of cerebral circulation to evaluate stroke, tumor, AV malformation, aneurysm or abnormal vascular pattern. *a. coronary* X-ray of coronary circulation to evaluate ischaemic disease. *a. digital subtraction* A computer aided "subtraction" technique that subtracts images of surrounding tissue from the contrast image to give better resolution and minor details. (अपारदर्शक पदार्थ का इंजेक्शन देकर वाहिनी का एक्स-रे चित्रण करना, वाहिकाचित्रण।)

Angioid streaks (एन्जिऑयड स्ट्रीक्स) Dark wavy anastomosing striae lying beneath the retinal vessels. (दो या अधिक रक्त वाहिनियों को आपस में मिलाती हुई गहरी रेखाएं जो नेत्रपटल वाहिका के नीचे स्थित होती हैं।)

Angiokeratoma (एन्जियोकिरेटोमा) Thickening of epidermis of feet with telangiectases warty growths. (त्वचा का एक रोग जो अधिकतर पैरों और पंजों पर होता है जिसमें वाहिका स्फीतियाँ अथवा अधिमांस वृद्धियाँ उत्पन्न हो जाती हैं।)

Angiolipoma (एन्जियोलाइपोमा) A mixed tumor containing blood vessels and fatty tissue. (वाहिकाबुर्द एवं वसार्बुद से बना अर्बुद।)

Angiolith (एन्जियोलिथ) Calcareous deposits in walls of blood vessels. (किसी रक्तवाहिनी की दीवार में कैल्सियम युक्त पदार्थ का इक्टठा होना।)

Angiology (एन्जियोलॉजी) Science of blood vessels and lymphatics. (रक्ता तथा लसीका वाहिनियों का विज्ञान।)

Angioma (एन्जियोमा) A tumor containing blood vessels (hemangioma) or lymph vessels (lymphangioma), considered to be misplaced fetal tissue undergoing abnormal development. *a. capillary* Congenital superficial hemangioma appearing as irregular red discolouration due to overgrowth of capillaries. *a. cavernous* Elevated dark red tumor consisting of blood filled vascular spaces; involves submucous and subcutaneous tissue and is pulsatile. *a. senile* Hemangioma in elderly due to capillary wall degeneration, producing a compressible mass. *a. serpiginous* A skin disorder characterized by appearance of small, red vascular dots arranged in rings due to proliferation of capillaries. *a. stellate* Hemangioma in which telangiectatic blood vessels radiate from a central point SYN—spider nevus. (एक सुदम अर्बुद जो रक्तवाहिनियों (रक्तवाहिकार्बुद) अथवा लसीका वाहिनियों (लसिकावाहिकार्बुद) से निर्मित होता है।)

Angiomalacia (एन्जियोमैलेशिया) Softening of wall of blood vessels. (रक्तवाहिनियों की दीवारों का मुलायम हो जाना, वाहिका प्राचीर मृदुता।)

Angiomatosis (एन्जियोमेटोसिस) Multiple angiomas. (एक ऐसा रोग जिसमें अनेकवाहिकार्बुद बन जाते हैं वाहिकार्बुदता।)

Angiomyolipoma (एन्जियोमायोलाइपोमा) A benign growth containing vascular, muscular and fatty elements. (एक सुदम अर्बुद जिसमें वाहिकामय, वसीम तथा पेशीय ऊतक होते हैं।)

Angiopathy (एन्जियोपैथी) Any disease of blood or lymph vessel. (रक्त या लसीका वाहिनी का कोई भी रोग।)

Angioplasty (एन्जियोप्लास्टी) Dilatation of obstructed vessel by an angiographic procedure (see Figure). (रक्त

वाहिनियों की प्लास्टिक शल्यक्रिया चिकित्सा, रक्तवाहिका संधान।)

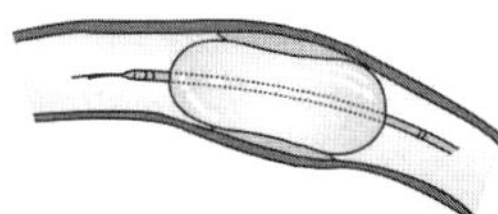

Balloon angioplasty—the expanded balloon pressing against a stenotic site in an artery

Angiotensin (एन्जियोटैन्सिन) A vasopressor substance formed by interaction of renin on a serum globulin called angiotensinogen. *a. I Physiologically* inactive form of angiotensin. *a. II Physiologically* active form of angiotensin; a potent vasopressor and stimulant of aldosterone secretion. (रक्त प्लाज्मा में प्रोटीन पर रेनिन की रासायनिक क्रिया द्वारा उत्पन्न एक निष्क्रिय पदार्थ जो वाहिका संकीर्णन करके रक्त चाप को बढाता है।)

Angiotensinogen (एन्जियोटैन्सिनोजन) A serum globulin fraction formed in the liver; hydrolyzed to angiotensin by renin. (यह एन्जियोटैंसिन का पूर्णगामी होता है यह यकृत में बनता है, रक्त सीरम में युक्त होता है तथा वृक्क से मुक्त हुए रेनिन की क्रिया से एन्जियोटंन्सिन में परिवर्तित हो जाता है।)

Angle (एन्गिल) The space outlined by two diverging lines from a common point or by the meeting of two planes. *a. acromial* Angle formed by junction of lateral and posterior borders of acromion. *a. alpha* Angle formed by intersection of visual line with optic axis. *a. alveolar* Angle between the horizontal plane and a line drawn through the base of nasal spine and the midpoint of alveolus of upper jaw. *a. cardiophrenic* The angle formed by diaphragm and heart outline. *a. carrying* Angle made at the elbow by extending the long axis of forearm and the upper arm. Normally it is around 15° in male and 18° female. *a. costophrenic* Angle formed by lateral end of diaphragm with the rib cage. *a. facial* Angle made by the lines from the nasal spine and external auditory meatus meeting between upper middle incisor teeth. *a. gamma* Angle between line of vision and visual axis. a. of Treitz Sharp curve at duodenojejunal junction. *a. sphenoid* Angle formed at the top of sella turcica by intersection of lines drawn from nasal point and tip of rostrum of sphenoid bone. *a. visual* Angle formed by the line drawn from nodal point of eye to the edges of the object being viewed. (दो रेखाओं के बीच का कोण।)

Angor animi (एन्गार एनीमाइ) The feeling that one is dying as in angina pectoris. (किसी व्यक्ति को महसूस होना की वह मर रहा है जैसे हद्शूल में होता है)

Angstrom unit (ऐंग्सट्राम यूनिट) Unit for measurement of wavelength equal to 10^{-10} meter. (तरंग दैर्ध्य की एक इकाई।)

Angular artery (एन्गुलर आर्टरी) Artery at inner canthus of eye. (नेत्र के भीतरी कोण की धमनी, चेहरे की धमनी।)

Anhedonia (एन्हीडोनिया) Lack of pleasure in normally pleasurable acts. (विषय सुख या आनन्द की अनुभूति का पूर्ण रूप से लोप हो जाना।)

Anhidrosis (एनहाड्रोसिस) Absence of sweat secretion. (पसीना कम आना या बिल्कुल न आना जो स्थायी और अल्पकालिक हो सकता है।)

Anhydrase (एनहाइड्रेस) Enzyme that helps in removal of water from a chemical compound. (एक एन्जाइम जो किसी रासायनिक यौगिक से जल के अलग होने को उत्तेजित करता है।)

Anhydride (एनहाइड्राइड) Compound formed by removal of water from a substance, especially an acid. (किसी पदार्थ से जल के निकल जाने के पश्चात बनने वाला यौगिक।)

Anhydrous (एनहाइड्रस) Lacking water. (सम्पूर्ण रूप से बिना जलवाला, जलरहित।)

Anicteric (एनइक्टैरिक) Without jaundice. (बिना कामला या पीलिया के।)

Aniline (एनीलीन) The simplest aromatic amine, an oily liquid derived from benzene, used for dyes. (एक सुगन्धित एमाइन एक चिकना तरल जो बैन्जीन से उत्पन्न होता है इसे डाई करने के लिए प्रयोग किया जाता हैं।)

Anilism (एनीलिज्म) Chronic aniline poisoning manifesting with vertigo, cardiac conduction defects, muscular weakness. (पुरानी एनीलीन विषाक्तता जिसमें चक्कर आना, पेशीय दुर्बलता, कार्डियक कन्डक्शन दोष जैसे लक्षण पाए जाते हैं।)

Anima (एनीमा) Soul, individual's innerself. (आत्मा)

Animal (एनिमल) A living organism. *a. cold blooded* An animal whose body temperature changes with that of environment. *a. warmblooded* Animals that maintain constant body temperature irrespective of change in environmental temperature. (जीव, प्राणी, पशु, जन्तु)

Animation (एनिमेशन) State of being alive. *a. suspended* State of apparent death. (जीवित होने की अवस्था, प्राण संचारण सजीवता।)

Ankylosis (एन्किलोसिस) Immobility of a joint, due to fibrous tissue growth or bony fusion within joint. *a. dental* Fusion of root cementum with adjacent alveolar bone. (जकड़ाहट; किसी रोग के कारण किसी जोड़ों की गति में रूकावट आना।)

Annular (एन्यूलर) Circular. (अंगूठी की आकृति वाला।)

Annulorrhaphy (एन्यूलोरैह्फी) Closure of hernial ring by suture. (हर्निया के छल्ले को सीकर बन्द करना।)

Annulus (एन्यूलस) A ring-shaped structure. (अंगूठी के आकार की रचना।)

Anococcygeal body (एनोकॉक्सीजियल बाडी) The muscle and fibrous tissue lying in between anus and coccyx; giving attachment to. (पेशी एवं तन्तु ऊतक जो गुदा तथा अनुत्रिक के बीच में स्थित होता है।)

Anococcygeal ligament (एनोकॉक्सीजियल लिगामेन्ट) A band of fibrous tissue joining coccyx to external sphincter ani. (तन्तु ऊतक की पट्टीनुमा संरचना जो अनुत्रिक को बाहय गुदा संवरणी से जोड़ती है।)

Anode (एनोड) The positive pole. (विधुत स्रोत का धनात्मक ध्रुव जिसकी तरफ ऋणात्मक आयन आकर्षित होता है।)

Anodontia (एनोडोन्शिया) Absence of teeth. (कुछ अथवा सभी दाँतों का जन्मजात अभाव।)

Anomaloscope (एनोमैलोस्कोप) Device for detection of color blindness. (वर्णान्धता पता लगाने के लिए प्रयोग में लाने वाला उपकरण।)

Anomaly (एनोमैली) Deviation from normal, irregularity. (अंसगति, जन्मजात या आनुवंशिक त्रुटियों के कारण सामान्य से विचलित होना।)

Anomia (एनोमिया) Inability in naming objects. (वस्तुओं के नाम याद करने में असमर्थता।)

Anopheles (एनोफलीज) A genus of mosquito, vector for plasmodia, the causative agent of malaria. (मच्छरों का एक वर्ग, इस जाति की मादा के काटने पर यह परजीवी मनुष्य में पहुंच कर मलेरिया उत्पन्न कर देता है।)

Anorchism (एनोर्किज्म) Congenital absence of one or both testes. (एक या दोनो शुक्रग्रन्थियों की जन्मजात अनुपस्थिति।)

Anorexia (एनोरेक्सिया) Loss of appetite. *a. nervosa* A psychological malade of young girls who are anorexic for fear of becoming obese. (भूख न लगना।)

Anorexigenic (एनोरेक्सीजेनिक) Causing loss of appetite (अरूचिजनक भूख को खत्म कर देने वाला।)

Anoscope (एनोस्कोप) Speculum for examining anus and lower rectum. (गुदा एवं अमाशय के निचले हिस्से का परीक्षण करने वाला वक्षिक (स्पेकुलम)

Anosmia (एनोस्मिया) Loss of sense of smell. (गन्धज्ञानाभाव; अघ्राणता; गंध की अनुभूति की अनुपस्थिति)

Anovulatory (एनोव्यूलेटरी) Not associated with ovulation. (डिम्बाक्षरणी; जो किसी डिम्ब के उत्पन्न होने और उसके विसर्जित होने से सम्बद्ध नहीं होता है)

Anovulatory cycle (एनोव्यूलेटरी साईकल) Menstrual cycle not preceded by ovulation. (मासिक धर्म चक्र जिसमें डिम्बक्षरण नहीं होता है।)

Anoxemia (एनोक्सीमिया) Insufficient oxygenation of blood. (अऑपसीरपाता, रक्त में ऑक्सीजन का सामान्य स्तर से नीचे होना।)

Anoxia (एनोक्सिया) Reduced oxygenation of tissues from various causes. *a. altitude* Insufficient oxygen content of inspired air in high altitude causing anoxia. *a. anemic* Anoxia due to decreased oxygen carrying capacity of blood. *a. anoxic* Anoxia due to defective pulmonary mechanism of oxygenation, i.e., pulmonary fibrosis, edema, bronchial obstruction, emphysema etc. *a. stagnant* Tissue anoxia due to stagnant peripheral circulation as in cardiac failure, shock. (अनॉक्सिता; ऊतकों में ऑक्सीजन की कमी होना।)

Ansa (एन्सा) Any structure in the form of a loop or arc. *a. cervicalis* A nerve loop in the neck formed by fibres from first three cervical nerves. *a. lenticularis* Fibre tract from globus pallidus to ventral nucleus of thalamus that winds round in internal capsule. *a. peduncularis* Fibre tract from anterior temporal lobe to mediodorsal nucleus of thalamus, extending around internal capsule. *a. sacralis* Nerveloop connecting sympathetic trunk with coccygeal ganglion. (फंदे के आकार जैसा; चाप।)

Ansamycin (एन्सामाइसिन) A rifamycin derivative, used in tuberculosis. (रिफामाइसिन से विकसित औषधि जिसे क्षय रोग के लिए प्रयोग किया जाता है।)

Ansiform (एन्सीफार्म) Shaped like a loop. (फंदे के आकार का।)

Antabuse (एन्टाब्यूस) Disulfiram, used to cause aversion in alcoholics by increasing acetaldehyde concentration. (एल्कोहल एब्यूज डिटैरेन्ट के लिए ट्रेडमार्क।)

Antacid (एन्टेसिड) Agent that neutralizes gastric HCl. (अमाशय की अम्लता को उदासीन करनेवाला पदार्थ या औषधि।)

Antagonism (एन्टागोनिज्म) Mutual opposite or contradictory action. (एक दूसरे के विपरीत कार्य होना, जैसा कि पेशियों, औषधियों अथवा जीवों के बीच होता है; एक ऐसी औषधि जो दूसरी औषधि के प्रभाव को नष्ट कर देती है जैसे नेक्सोलोन, स्वापक वेदनाहर के प्रभाव को खत्म कर देती है।)

Antagonist (एन्टागोनिस्ट) Agent or any other thing that counteracts the action of something else. *a. narcotic* A drug that reverses action of a narcotic hence producing withdrawal symptoms in some (see Figure). (औषधि जो अन्य औषधि के प्रभावों को नष्ट कर देती है वह पेशी जो दूसरी पेशी के कार्य की काट करे।)

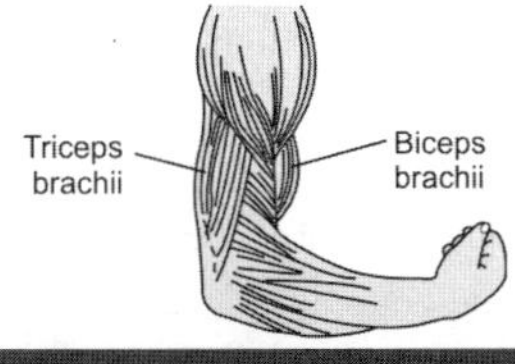

Antagonist—The triceps brachii extends the forearm at the elbow while the biceps brachii and its antagonist—flexes the elbow

Antalgesic (ऐनटजैसिक) SYN—analgesic, i.e., pain reliever. (वेदनाहर औषधि, औषधि जो दर्द में आराम दिलाए; दर्दनाशक।

Antaphrodisiac (एन्टेफरोडिसियाक) Agent that suppresses sexual desire. (लैंगिक इच्छा को दबाने वाला पदार्थ)

Antasthenic (एन्टेस्थेनिक) Invigorating, strengthening, relieving weakness. (कमजोरी को दूर करने वाला; पोष्टिक)

Antazoline (एन्टाजोलीन) An antihistamine used for allergic conjunctivitis. (प्रतिहिस्टामिनिक औषधि इसमें स्थानीय संज्ञाहरण गुण भी होते हैं यह अधिकतर स्थानीय औषधि के रूप में प्रयुक्त होती है।)

Ante (एन्टी) Prefix meaning before. (उपसर्ग जिसको पहले या पूर्व के रूप में प्रयुक्त किया जाता है।)

Antecedent (एन्टीसीडैन्ट) Something coming before; precursor. (पूर्वगामी।)

Antecibum (एन्टीसीबम) Before meals. (नुस्खे लिखने में प्रयोग किया जाता है जो भोजन से पहले को दर्शाता है।)

Antecubital (एन्टीक्यूबिटल) At the bend of elbow. (कोहनी के सामने।)

Ante cubital fossa (एन्टीक्यूबिटल फोसा) Triangular area lying anterior to and below the elbow, bounded medially by pronator teres and laterally by brachioradialis. (त्रिभुजाकार क्षेत्र जो कोहनी के अग्र तथा नीचे स्थित होती है, जो बेलनाकार अवताननक और अग्रबाहु के पार्श्व की पेशी से जुड़ी होती है।)

Anteflexion (एन्टीफ्लैक्शन) Abnormal bending forward, e.g., especially of uterine body at its neck (see Figure). (अग्रकुन्चन; शरीर के किसी अंग या भाग का असामान्य रूप से आगे की ओर झुकना जैसे गर्भाश्य की स्थिति।)

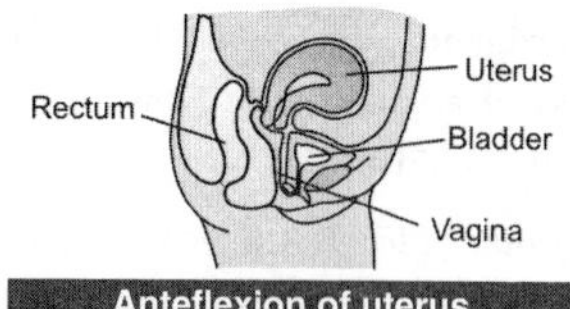

Anteflexion of uterus

Antegrade (एन्टीग्रेड) Moving forward or in the direction of flow. (सामान्य गति की दिशा में जैसा की रक्त प्रवाह या क्रमाकुंचन में।)

Ante-mortem (एन्टीमोर्टन) Before death. (मृत्यु से पूर्व)

Antenatal (एन्टीनेटल) Occurring before birth. (बच्चे के जन्म से पूर्व होने वाला समय, प्रसव से पहले का समय।)

Antenatal diagnosis (एन्टीनेटल डायग्नोसिस) Diagnostic procedures done to determine the health and genetic status of foetus, e.g., ultrasound, amiocentesis, chorionic villi sampling, biophysical profile, non-stress test. (निदान सम्बन्धित किया गया, जिससे जन्मपूर्व भ्रूण की स्वास्थ्य तथा जनन सम्बन्धित स्थिति निर्धारित की जाती है जैसे प्रतिध्वनि (अल्ट्रासाउन्ड), बायोफिजिकल प्रोफाइल, कोरियोनिक विलाई सेम्पिलिंग।)

Antepar (ऐन्टीपार) Piperazine citrate. (पीपराजीन का पेटेन्ट नाम।)

Antepartum (ऐन्टीपार्टम) Before onset of labor. (प्रसव के शुरू होने से पहले का समय।)

Anterior (एन्टीरियर) In anatomy refers to ventral portion of body. (अग्र; सामने स्थित; आगे का भाग।)

Anterior chamber (एन्टीरियर चेम्बर) The front chamber of eye bounded in front by cornea, behind by iris and lens; contains aqueous humor. (नेत्रगोलक का वह भाग जो कार्निया और आइरिस के बीच में स्थित होता है तथा जिसमें नेत्रोद होता है; अग्र-कोष्ठ)

Anterior horn cell (एन्टीरियर हार्न सैल) The nerve cells in anterior horn of spinal cord whose axons form the efferent fibres innervating the muscles. (सुषुम्ना रज्जु के अग्रश्रृंग की तन्त्रिका कोशिका जिसका अक्षतंतु (एक्सोन) अपवाही तन्तु का निर्माण तथा पेशी को उत्तेजित करता है।)

Anterograde (एन्टीरोग्रेड) Moving frontward. (आगे की तरफ गति करने वाला; अग्रगामी।)

Anteroinferior (एन्टीरोइन्फीरियर) In front and below. (सामने एवं नीचे की तरफ स्थित।)

Anterolateral (एन्टीरोलेट्रल) In front and to one side. (सामने एवं एक ओर स्थित; अग्रपार्श्विक)

Anteromedian (एन्टीरोमोडिएन) Infront and towards midline. (सामने एवं मध्यमतल की तरफ स्थित; अग्रमध्यस्थ।)

Anteroposterior (एन्टीरोपोस्टीरियर) Passing from front to rear. (सामने से पीछे की तरफ जाता हुआ; अग्रपश्चस्थ।)

Anterosuperior (एन्टीरोसुपीरियर) In front and above. (सामने एवं ऊपर की तरफ स्थित; अग्र-ऊर्ध्वस्थ।)

Anteversion (एन्टीवर्जन) A tipping forward of an organ as a whole, without bending (see Figure). (अग्रकुन्चन; किसी अंग या भाग का हटकर आगे की ओर हो जाना।)

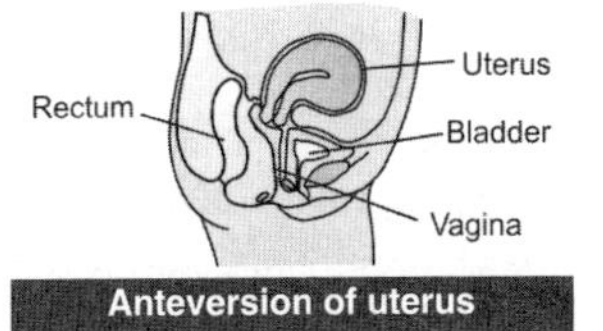

Anteversion of uterus

Anthelmintic (एन्थैलमिन्टिक) Agents against intestinal worms. (कृमिनाशक; आंत्रगत् कृमियों को नष्ट करने वाली औषधि।)

Anthracosis (एन्थ्राकोसिस) SYN __ black lung; accumulation of carbon deposits in lungs due to smoking or coal dust. (फुफ्फुसों में कार्बन एकत्रित हो जाना, विशेषकर कोयले का चूर्ण श्वसन मार्ग से फुफ्फसों में पहुँचना।)

Anthralin (एन्थ्रालिन) A synthetic hydrocarbon used as ointment to treat fungal infections and eczema. (सोरोयसिस नामक रोग में प्रयुक्त होने वाली औषधि।)

Anthrax (एन्थ्रेक्स) Disease caused by bacillus anthracis, a disease primarily of animals. In man it may occur as cutaneus pustule with black eschar, or a pulmonary form (Wool Sorter's disease) with pulmonary edema, necrotizing mediastinal lymph adenitis, pleural effusion, etc. (बेसीलस एन्थ्रेक्स नामक जीवाणु द्वारा उत्पन्न एक विशिष्ट तीव्र संक्रामक रोग।)

Anthropogeny (एन्थ्रोपोजेनी) Origin and development of man. (मनुष्य का उद्गम एवं विकास।)

Anthropology (एन्थ्रोपोलॉजी) The study of man; physical, cultural, linguistic and archaeologic. (मानव विज्ञान।)

Anthropometry (एन्थ्रोपोमीट्री) Science of measuring human body, including craniometry, osteometry, skin fold thickness, height and weight measurement. (मानव शरीर एवं इसके भागों को नापने एवं इसकी जाति, आयु, भार आदि के आधार पर अध्ययन करने वाला विज्ञान; मानव देहमिति।)

Anthropomorphism (एन्थ्रोपोमोरफीज्म) Attributing human qualities to non-humans. (अवतारवाद)

Anthropophilic (एन्थ्रोपोफिलिक) Parasites that prefer human host rather than other animals. (ऐसे जीव जो जन्तुओं की अपेक्षा मनुष्य में रहना अधिक पसन्द करते हैं और मनुष्यों के शरीर में वास करते हैं।)

Anti (एण्टी) Prefix meaning against. (प्रतिकूल या विरूद्ध के रूप में प्रयुक्त उपसर्ग।)

Antiadrenergic (एण्टीएड्रीनर्जिक) Counter-acting or preventing adrenergic actions. (अनुकम्पनी तंत्रिका तंत्र के आवेगों के प्रभाव को कम करना या नष्ट करना।)

Antiagglutinin (एण्टीएग्लूटिनिन) A specific antibody opposing the action of agglutinin. (किसी एग्लूटिनिन की क्रिया का विरोध करने वाला एण्टीबॉडी।)

Antiamebic (एण्टीएमीबिक) A medicine used to treat amebiasis. (अमीबा, विशेषकर एण्टेमीबा हिस्टोलाइटिका, के संक्रमण को रोकने अथवा इसकी चिकित्सा करने के लिए प्रयोग में लायी जाने वाली औषधि।)

Antiandrogen (एण्टीएण्ड्रोजन) Substances antagonizing action of androgen, e.g., ciproterone acetate. (एण्ड्रोजन की क्रिया को कम करने या रोकने वाला कोई पदार्थ।)

Antiarrhythmic (एंटिएरिदयिक) A drug that correct irregular heart beat and slow down heart beats too fast. (तेज हृदय गति को कम करने वाली दवाई।)

Antibiosis (एण्टीबायोसिस) Relationship between two organisms where one is harmful to the other. (दो जीवों की समबद्धता जो एक दूसरे के लिए हानिकारक होते है, प्रतिजीविता।)

Antibiotic (एण्टीबायोटिक) Substances that inhibit or destroy microorganisms; can be bactericidal or bacteriostatic (only inhibit growth). (प्रतिजीवाणु पदार्थ जो विशेषकर जीवाणुओं और फफुंद से प्राप्त किये जाते हैं, जो विभिन्न प्रकार के अन्य जीवाणुओं को मारने या, उनकी वृद्धि को रोकने में सफल होते है तथा इसका प्रयोग मुख द्वारा किया जाता है परन्तु अन्य बाहय प्रयोग में आते हैं, प्रतिजीवी।)

Antibody (एण्टीबॉडी) A protein substance developed on challenge by an antigen. Antibodies may be present due to previous infection, vaccination, transplacental transfer (IgG only) or unknown idiopathic antigenic stimulation. *a. acetylcholine receptor* present in 85% cases of myasthenia gravis. *a.anticardiolipin* present in SLE causing vessel thrombosis. *a. antiglindin* present in celiac disease; non-specific *a. antimicrosomal* directed against a thyroid microsomal antigen in patients of Hashimoto's thyroiditis. *a. anti-mitochondrial* directed against inner mitochondrial antigen seen in primary biliary cirrhosis. *a. antimyosin* (Indium III tagged) binds to irreversibly damaged myocardium; used in infarct avid scintigraphy. *a. antinuclear* antibodies against nuclear antigens present in SLE, rheumatoid arthritis, etc. *a. blocking* Antibody that reacts with other antigens and blocks its effects. *a. cross-reacting* Antibody that reacts with other antigens functionally similar to its specific antigen. *a. anti SSA, anti SSB* antinuclear antibodies present in SLE and Sjogren's syndrome. *a. antithyroglobulin* present in 50–75% cases of Hashimoto's disease. *a. Donath Landsteiner* IgG antibody directed against P blood group antigen, responsible for haemolysis in paroxysmal haemoglobinuria. *a. fluorescent* Antigen antibody reaction made visible by incorporating a fluorescent material into the reaction and their examination under fluorescent microscopy. *a. OKT3* mouse monoclonal antibody against T3 lymphocytes, used to treat transplant rejection. *a. phospholipid* include anticardiolipin antibodies and lupus anticoagulants. *a. Prausnitz Kustner's* IgE antibodies causing cutaneous anaphylaxis. *a. warm* IgG antibody that reacts with antigen at 37°C. (रक्त सीरम में पाया जाने वाला एक प्रोटीन पदार्थ जो किसी विशिष्ट प्रतिजन की प्रतिक्रिया के फलस्वरूप उत्पन्न होता है। एण्टीबॉडियाँ पूर्व में हुए संक्रमण, टीका लगवाने, गर्भाशय में माता से भ्रूण तथा बिना प्रतिजनी उददीपन के दुर्घटनावश उत्पन्न हो सकती है।)

Antibody coated bacteria (एण्टीबॉडी कोटेड बैक्टीरिया) Bacteria coated with antibody present in urine. Analysis of antibody pattern can localize the site of invasion of bacteria in urinary tract. *a. warm*. IgG antibody that reacts with antigen at 37°C. (मूत्र में उपस्थित प्रतिपिण्ड जो बैक्टीरिया से आस्तरित होता है, एण्टीबॉडी के प्रतिरूप का विश्लेषण करने से यूरीनरी ट्रैक्ट में बैक्टीरिया के फैलने को प्रतिबन्धित किया जाता है।)

Antibromic (एन्टीब्रोमिक) Deodorant. (गन्धहर)

Antiburn scar garment (एण्टीबर्न स्कार गारमेन्ट) A garment made of stretchable filaments worn to provide uniform pressure overburn graft sites inorder to reduce scarring during healing. (एक विशेष प्रकार का वस्त्र जो तनन वाले सूत्रों से बना होता है, यह वस्त्र जले हुए स्थान के निरोप पर सामान्य दबाव बनाए रखता है जिससे विरोहण में घाव के चिन्ह न रह जाएं।)

Anticholinergic (एण्टीकोलीनर्जिक) Agents that prevent parasympathetic transmission e.g., belladona, tricyclic antidepressants, thereby causing dryness of mouth, constipation, urinary retention, blurring of vision and tachycardia. (कोलीन धर्मरोधी; कोलीन धर्मोत्तेजक तंत्रिका को कार्य करने से रोकने वाली यह कार्य उपरोक्त तंत्रिका के अग्र से निकले ऐसिटाइल कोलीन को निष्क्रिय करके सम्पादित होता है।)

Anticholinesterase (ऐन्टीकौलीनेस्टेरेस) Substance opposing action of choline sterate which causes breakdown of acetylcholine. (एक एंजाइम जो कोलीनेस्टरेस को नष्ट या निष्क्रिय कर देता है जिसके परिणाम-स्वरूप एसिटिइकोलीन तंत्रिकाग्रों पर एकत्रित हो सकती है और इस प्रकार मांसपेशी में सामान्य संकुचन की क्रिया पुनः स्थापित हो जाती है।)

Anticoagulant (एण्टिकोएगुलैण्ट) Agents that prevent/delay clot formation, e.g., sodium citrate heparin. (वह पदार्थ या औषधि जो रक्त के जमने को रोकता या उसमें विलम्ब करता है जैसे सोडियम सिइट्रेट तथा हैपरिन आदि।)

Anticodon (एन्टिकोडोन) A triple arrangement of bases in tRNA that complements the triplet on corresponding mRNA. (क्षारों की त्रिपक्षीय व्यवस्था।)

Anticonvulsant (एन्टिकन्वलसैंन्ट) Agents that prevent or control seizure. (आक्षेपों को रोकने अथवा दूर करने वाला पदार्थ; आक्षेपरोधी।)

Antidepressant (एन्टिडिप्रेसैन्ट) Agents that prevent, cure or alleviate mental depression. (अवसाद को रोकने अथवा दूर करने वाली औषधियाँ प्रत्यवसादक)

Antidiuretic hormone (एन्टिडाइयूरेटिक हार्मोन) Vasopressin. (मूत्र की मात्रा कम करने वाले हार्मोन।)

Antidiabetic (एंटीडायबेटिक) Pertaining or relieving diabetes (मधुमेह को रोकाने वाली दवा।)

Antidiuretic (एन्टिडायूरेटीक) To decrease the output of urine. (मूत्र की मात्रा को कम करने वाली दवा।)

Antiepileptic (एन्टिएपीलष्टिक) Drug, procedure or other substance used to prevent seizures or convulsions. (मिर्गी या दौरो को रोकने वाली दवा।)

Antidote (एन्टिडोट) Agents that neutralize poisons or their effects. *a. chemical* Antidote that reacts with poison to produce harmless chemical compound, e.g., common salt precipitates silver nitrate to produce silver chloride. *a. mechanical* Antidote that prevents absorption of poison, e.g., charcoal, egg albumin, milk casein and fats (fats contraindicated in camphor, phosphorus poisoning). *a. universal* Two parts of activated charcoal, one part tannic acid, one part magnesium oxide; given orally mixed with water. Charcoal adsorbs, tannic acid precipitates and magnesium oxide neutralizes poisons. This antidote like chemical antidotes should be removed from stomach after some time. (किसी विष के दुष्प्रभाव को निष्क्रिय कर देने वाला पदार्थ प्रतिकारक।)

Antidromic (एन्टिड्रोमिक) Nerve impulse travelling in opposite directions than normal. (तंत्रिका आवेगों को सामान्य से विपरीत दिशा में संचालित करने वाला; प्रतिदिक।)

Antiemetic (एन्टिएमेटिक) Agent that prevents or relieves vomiting and nausea. (उल्टी एवं जी मिचलाने को रोकने एवं आराम पहुंचाने वाला पदार्थ; वमनरोधी)

Antiestrogen (एन्टिइस्ट्रोजेन) Substances that block or modify action of estrogen e.g., clomifene citrate. (ईस्ट्रोजेन के कार्य में रूकावट पैदा करने वाला पदार्थ।)

Antigen (एन्टिजन) Substance that induces antibody production and interacts with it in a specific way. *a. Australia* hepatitis B surface antigen. a. *CA 125* antigen of epithelial ovarian carcinoma. *a. carcinoembryonic* elevated in carcinoma colon, pancreas, stomach, breast, IBD, pancreatitis; primarily used in monitoring response to treatment in colorectal cancer. *a. class I* major histocompatibility antigen found on every cell except RBC. *a. Class II* histocompatibility antigen found principally on B lymphocytes (HLAD, DR, DT, MT). *a. class III* non-histocompatibility antigens. *a. CALLA* occur in lymphoblasts of ALL. *a. Forssman* heterogeneous antigen inducing production of antisheep haemolysis. *a. HbeAg* present in blood during active replication of HBV *a. K* bacterial capsular antigen, e.g. salmonella V1 antigen. *a. Kveim* prepared from sorcoid tissue. (कोई पदार्थ जो अनुकूल परिस्थितियों में प्रतिपिण्ड बनाने के लिए उत्तेजित करे।)

Antigen antibody reaction (एन्टिजन एण्टीबॉडी रिएक्शन) Combination of antigen with specific antibody that may result in agglutination, precipitation, neutralization, complement fixation or increased susceptibility to phagocytosis. (किसी एन्टीजन का एक या अधिक विशिष्ट एन्टीबॉडी के साथ संयोजन।)

Anti-G suit (एन्टि-जी सूट) A garment designed to maintain uniform pressure in lower extremities and abdomen; used by aviators. (एक विशेष प्रकार का वस्त्र जिसका प्रयोग उदर तथा नीचे बाहय अंगों पर सामान्य दबाव बनाये रखने के लिए किया जाता है।)

Antihelix (एन्टिहेलिक्स) Inner curved ridge of external ear parallel to helix. (बाहय कर्ण का घुमावदार कटक जो कर्ण कुण्डलिनी के सामने तथा नीचे स्थित होता है।)

Antihypertensive (एन्टिहाइपरटैन्सिव) Drug or substance used to treat high blood pressure. (उच्च रक्तदाब को कम करने वाली दवा।)

Anti-inflammatory (एन्टिइन्फ्लेमेटरी) Counteracting inflammation. (शोथ को कम करने वाला कारक; शोथरोधी।)

Anti-luetic (एन्टिल्यूइटिक) Agent that cures or relieves syphilis. (सिफिलिस रोग से आराम दिलाने अथवा रोगमुक्ति पहुंचाने वाला कारक; सिफिलिसरोधी)

Antilymphocytic serum (एन्टिलिम्फोसायटिक सीरम) Serum used in certain autoimmune disorders and in transplant patients to reduce chances of rejection. (प्रतिलस कोशिका सीरम जिसे कई स्वक्षम रोगों में तथा प्रतिरोपण के रोगी में अस्वीकृति की संभावना को कम करने के लिए प्रयोग किया जाता है।)

Antimetabolite (एन्टिमेटाबोलाइट) 1. A substance structurally similar to metabolite, opposes or replaces a metabolite 2. a class of antineoplastic drugs used to treat cancer. (चयापचयजरोधी; प्रतिचयापचयच इस प्रकार के पदार्थ कैंसर की चिकित्सा में प्रयुक्त होते हैं।)

Antimetabolites
Cytarabine
5-Fluorouracil
FUDR
Methotrexate
Hydroxyurea
6-Mercaptopurine
6-Thioguanine
5-Azacytidine
Pentostatin
Leustatin
Edatrexate

Antineoplastic (एन्टिन्योप्लास्टिक) Agents that prevent the development, growth and proliferation of malignant cells. (अर्बुदों का विकास कम करने अथवा रोकने वाला पदार्थ या क्रिया।)

Antinuclear antibody (एन्टिन्यूक्लियर एन्टिबॉडी) A group of antibodies that react against normal components of cell nucleus. They are present in SLE, PSS, scleroderma, polymyositis, etc. (किसी कोशिका के केन्द्रक के साथ प्रतिक्रिया करने वाले प्रतिपिण्ड।)

Antiovulatory (एन्टिओब्योलेटरी) Inhibiting or preventing ovulation. (डिम्बोत्सर्जन को रोकने वाला।)

Antioxidants (एन्टिऑक्सीडैन्ट) Agents that prevent or inhibit oxidation, e.g. vit E, AC. (ऑक्सीकरण को कम अथवा रोकने वाला पदार्थ; ऑक्सीकरणरोधी)

Antipathy (एन्टिपैथी) Antagonism, strong aversion. एक-सी वस्तुओं का आपस में विरोध होना तथा उनका एक दूसरे के विपरीत कार्य करना जैसे औषधियां, पेशीयों आदि के बीच होता है।

Antiperistalsis (एन्टिपैरिस्टेल्सिस) Reverse peristalsis. (कुमाकुंचन का उल्टा होना यानि क्रमाकुंचन गतियों का आंत से अमाशय की तरफ दौड़ना सामान्य पुनः सरण क्रिया के विपरीत।)

Antiplasmin (एन्टिप्लाज्मिन) An inhibitor of fibrinolysis; its deficiency causes bleeding. (फाइब्रिनोलयन का निरोधक इसकी कमी रक्तस्राव उत्पन्न करती है।)

Antiplastic (एन्टिप्लास्टिक) Preventing or inhibiting wound healing. (जख्म भरने को रोकने या कम करने वाला।)

Antiprostaglandins (एन्टिप्रोस्टेग्लैण्डिन्स) Agents that interfere with prostaglandin activity; used for treatment of arthritis, dysmenorrhoea. (प्रोस्टेग्लैण्डिन सक्रिया में रूकावट पैदा करने वाली औषधि जिसे सन्धिशोथ एवं कष्टार्तव की चिकित्सा में प्रयोग किया जाता है।)

Antiprostate (एन्टिप्रोस्टेट) Cowper's gland. (कूपर ग्रन्थि की सूजन।)

Antipruritic (एन्टिप्राराइटिक) Preventing or relieving itching. (खुजली रोकने अथवा उसमें आराम दिलाने वाला।)

Antipyretic (एन्टिपाइरेटिक) Agent that reduces fever. (ज्वर कम करने वाली औषधि; ज्वरनाशक।)

Antiseptic (एन्टिसेप्टिक) Agent preventing sepsis by inhibiting growth of micro-organisms. (पूतिता (मवाद) को रोकनेवाला रोगोत्पादक सूक्ष्मजीवों को बढ़ने से रोकने वाला पदार्थ)

Antishock garment (एन्टिशॉक गारमेन्ट) Inflatable garment that compresses lower extremity and abdomen to prevent pooling of blood. Useful in aviation and in treating hypotension. (वायुसंचारक वस्त्र जो निचले बाहय अंगों तथा उदर पर सामान्य दबाव बनाए रखता है जिससे रक्तसंचय की रोकथाम की जा सके। यह वस्त्र हवाई यात्रा तथा अल्परक्तदाब की चिकित्सा में बहुत उपयोगी सिद्ध होता है।)

Antispasmodic (एन्टिस्पाज्मोडिक) Medicine which relives, prevents or lowers incidence of muscle spasms, especially those smooth muscles such as in bowel wall. (ऐठन को रोकने वाली दवा।)

Antisudorific (एन्टिसुडोरिफिक) Agent that inhibits perspiration. (पसीना रोकने वाला कारक।)

Antithrombotic (एन्टिथ्रॉम्बोटिक) Preventing thrombosis or blood coagulation. (रक्त स्कन्दन एवं घनास्त्रता को रोकने वाला।)

Antithrombin III (एन्टिथ्रॉम्बिन) A protein synthesized in liver. Its concentration is lowered in nephrotic syndrome leading to renal veins thrombosis. (यकृत में प्रोटीन के संश्लेषण द्वारा बनना नैफरौटिक सिण्ड्रोम में इसके घटने के कारण वृक्क शिराओं में घनास्त्रता उत्पन्न होती है।)

Antitoxin (एन्टिटॉक्सिन) Antibody capable of neutralizing a toxin. (वह प्रतिपिण्ड जो विष को निष्क्रिय कर दे; प्रतिजीवविष।)

Antitrypsin (एन्टिट्रिप्सिन) A substance that inhibits action of trypsin. *a. alpha I* A low molecular weight glycoprotein whose deficiency is associated with early onset emphysema and neonatal hepatitis. (एक पदार्थ जो ट्रिप्सिन के कार्य में अवरोध उत्पन्न करता है।)

Antitussive (एन्टिटयुसिव) Agent preventing or relieving cough. (खांसी को रोकने एवं आराम दिलाने वाला।)

Antivenin (एन्टिवेनिन) Serum that contains antibodies against animal or insect venom. *a. black widow spider* Horse antivenin against black widow spider. *a. polyvalent* Antisnake venom against common snakes. (एक सीरम जिसमें जन्तु अथवा कृमि के विष के लिए प्रतिजीवविष होता है। यह रोगक्षमीकृत किए गए जन्तुओं के सीरम से तैयार किया जाता है पशु का यह सीरम साँप के काटे हुए रोगी की चिकित्सा में प्रंयुक्त होता है।)

Antivitamin (एन्टिविटामिन) A vitamin antagonist, agents that oppose action of vitamins. (विटामिन के कार्य के विरूद्ध कार्य करने वाला प्रतिविटामिन)

Antrectomy (एन्ट्रक्टॉमी) Excision of walls of an antrum. (जठर निर्गम कोटर का उच्छेदन।)

Antroatticotomy (एन्ट्रोऐटिकोटामी) Operation to open the maxillary sinus and the attic of tympanum. (शल्य क्रिया द्वारा उर्ध्वहनुविवर तथा अधिमध्यकर्ण गुहा को खोलना।)

Antrocele (एन्ट्रोसील) Fluid accumulation causing a cystic swelling of antrum. (उर्ध्वहनु-विवर में मौजूद किसी पुटी में द्रव का एकत्रित हो जाना।)

Antrostomy (एन्ट्रोस्टॉमी) Opening up of antral wall by surgery. (निकास के लिए नासागुहा के ऊर्ध्वहनु-विवर तक बनाया गया कृत्रिम मार्ग या द्वार कोटर छिद्रीकरण)

Antrum (एन्ट्रम) Any nearly closed cavity or chamber especially in a bone (see Figure). गुहा या कोटर विशेषकर अस्थि में।

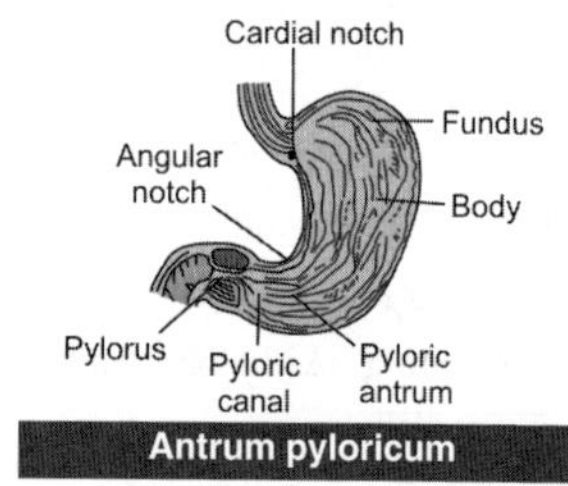

Antrum pyloricum

Anulus (एन्यूलस) A ring shaped structure. *a. fibrosus* The tough outer portion of intervertebral disk (see Figure on the next page). (वृत्ताकार संरचना शरीर की अंगूठी के आकार की सरंचना।)

Anuresis (एन्यूरेसिस) Absence of urination. (मूत्र त्याग का न होना।)

Anus (एनस) The lower external opening of GI tract, lying between the folds of buttocks. (पोषणनाल का पालाशय की ओर का अंतिम छोर जो नितम्बों के बीच स्थित होता है यह संवरणी मांसपेशी की बनी होती है जिसके शिथिल पड़ने पर मल बाहर निकल जाता है।)

Anxiety (एन्जाइटी) A feeling of apprehension, worry, uneasiness. (भय की अनुभूति मानसिक बेचैनी; चिन्ता।)

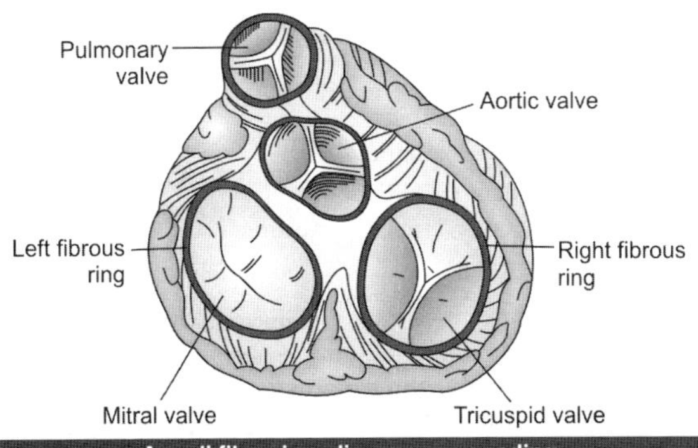

Annuli fibrosi cordis, one surrounding each of the two artrioventricular valves

Anxiety neurosis (एन्जाइटी न्यूरोसिस) A mental disorder with excessive anxiety not restricted to specific situation or objects and is associated with somatic symptoms like palpitation, tremor, dryness of throat, headache. (मानसिक विकार जिसमें काफी चिन्ता होती है; चिन्ता पिक्षिपि)

Anxiolytic (एन्जियोलाइटिक) Agents that diminish or counteract anxiety. (औषधीय अथवा मनोवैज्ञानिक चिकित्सा जिसके द्वारा चिन्ता को दूर अथवा कम किया जाता है।)

Aorta (एओरटा) The main arterial trunk arising from left ventricle and lying to the right and anterior to pulmonary artery. The aortic arch ends at level of fourth thoracic vertebra. The branches of aorta are 1. ascending aorta—two coronary arteries, right and left 2. arch of aorta-right innominate, left subclavian 3. thoracic aorta-bronchial arteries, esophageal arteries, intercostal arteries 4. abdominal aorta-celiac artery, renal arteries, mesenteric arteries (superior and inferior) (see Figure below). (धमनीय प्रणाली का

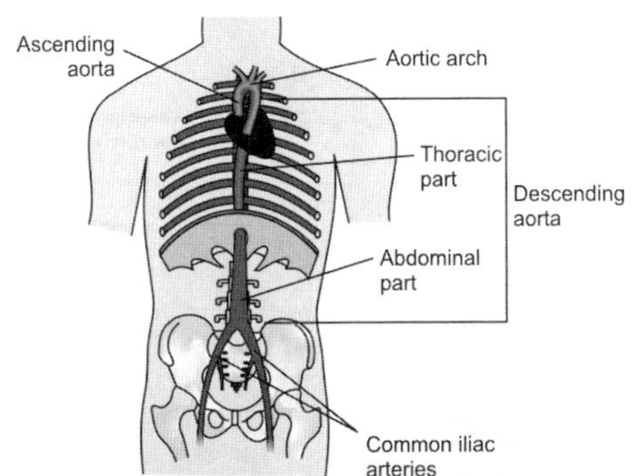

Aorta—arising from the left ventricle. Then ascending, arching and descending through the thorax to the abdomen, where it divides in to the common iliac arteries

मुख्य धड़ जो बांये निलय से निकलता है; महाधमनी)

Aortic bodies (एओर्टिक बाडीज) Chemoreceptors present in wall of aorta to monitor oxygen saturation. (महाधमनी में उपस्थित रसायनग्राही जो ऑक्सजिन संतृप्तिकरण का निरीक्षण करते हैं।)

Aortic regurgitation (एओर्टिक रीगर्गीटेशन) Leakage of blood from aorta into left ventricle during diastole (see Figure). (अनुशिथिलन के समय महाधमनी के रक्त का बहकर बांये निलय मे पहुंचना।)

Aortic stenosis (एओर्टिक स्टीनोसिस) Narrowing of aortic valve. (महाधमनी कपाट का संकीर्ण हो जाना इस विकृति का प्रायः कारण रूमेटी हृदयरोग या जन्मजात द्विकपर्टी कपाट होते हैं। जिसमें कैल्शियम एकत्रित होने लगता है; महाधमनी संकीर्णता।)

Aortic valve (एओर्टिक वाल्व) The valve between left ventricle and ascending aorta, consists of three semilunar cusps that appose during diastole, thus preventing backflow of blood from aorta to left ventricle. (हृदय के बांये निलय एंव महाधमनी के बीच का कपाट महाधमनी कपाट)

Aortitis (एओरटाइटिस) Inflammation of aorta. (अरोटा मे संक्रमण या सूजन होना।)

Aortocoronary bypass (एओरटोकॉरोनरी बाइपास) Surgical procedure to direct blood from root of aorta to coronary vessels by putting a saphenous vein graft or internal mammary arteries; a modality of treatment for coronary obstruction. (शल्यक्रिया द्वारा अवरोध के स्थान के बाद पार्श्वपथ का निर्माण करना जिससे रक्त महाधमनी (Aorta) से कारोनरी धमनी की ओर में बहने लगता है।)

Aortography (एओरटोग्राफी) X-ray of aorta after contrast injection. (किसी अपारदर्शक पदार्थ को इन्जेक्शन द्वारा महाधमनी में लगाकर उसका एक्स-रे लेना।)

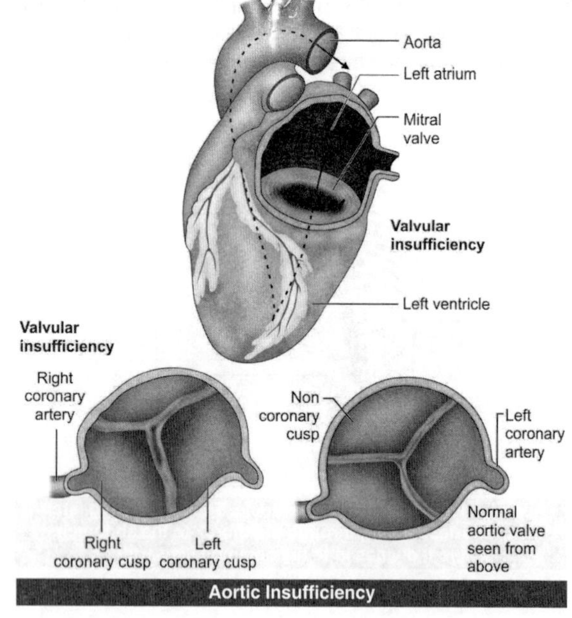

Aortic Insufficiency

Aortolith (एओर्टोलिथ) Calcareous deposits in the aortic wall. (महाधमनी की दीवार में पथरियों का एकत्रित होना।)

Apareunia (एपैरीयूनिया) Inability to accomplish sexual intercourse. (लैंगिक संसर्ग के समय दर्द महसूस करना।)

Apathetic (ऐपथैटिक) Indifferent, disinterested. (किसी बात में रूचि न रखना; भावहीनता)

Apathism (एपैथिज्म) Slowness to react to stimuli (opposite of erethism). (उत्तेजक कारकों के प्रति अनुक्रिया की मन्दता)

Apatite (एपैटाइट) The deceptive stone, a mineral containing calcium and phosphorus ions. (एक अजैविक खनिज जो कैल्शियम तथा फॉस्फेट का बना होता है।)

Aperient (एपीरियन्ट) A very mild laxative. (मृदु विरेचक)

Apert's syndrome (एपर्ट्स सिन्ड्रोम) Congenital disorder with peaked head, webbed fingers and toes. (एक जन्मजात रोग जिसमें सिर चोंच की भांति होता है तथा हाथ पैरों की अंगुलियों के मध्य जाल होता है।)

Aperture (एपरचर) An orifice or opening. (मुख या छिद्र)

Apex (एपैक्स) The pointed end of any cone-shaped structure. (किसी भी कोन आकृति वाली वस्तु का सर्वोच्च या नुकीला भाग जैसे दांत की जड़ का नुकीला भाग।)

Apex beat (एपैक्स बीट) The systolic movement of left ventricular apex against chest wall, felt in 5th intercostal space 1/2" inside midclavicular line. (सामान्य आकार के हृदय में पांचवें वाम पर्शुकान्तराल में मिड कलैविकुलर रेखा में यह ध्वनि सुनाई देती है। इस स्थिति से हृदय के आकार का अनुमान लगाया जा सकता है।)

Apgar score (अपगार स्कोर) A system of assessing infants' physical condition one minute after birth. The heart rhythm, respiration, muscle tone, response to stimuli and skin colour are assigned a score of 0, 1 or 2. Total score is 10. Those with very low score require immediate attention. Apgar score at birth has a prognostic bearing on ultimate neurological development (see Table). (जन्म के एक मिन्ट बाद नवजात शिशु की शारीरिक अवस्था का परिकलन करना अगर स्कोर कम होता है। शिशु का निरीक्षण तथा अधिक ध्यान दिया जाता है।)

Aphakia (एफेकिया) Absence of lens of eye. (आंख में लैंस की अनुपस्थिति; लैंसहीनता।)

Aphasia (एफेजिया) (Impairment of speech; may be motor or sensory) (मस्तिष्क केन्द्रों के आधात अथवा उनके किसी रोग के कारण बोलने, लिखकर या संकेत द्वारा विचारों को अभिव्यक्त करने में अक्षमता।)

Aphemia (एफीमिया) Motor aphasia. (केन्द्रीय तंत्रिका तंत्र में क्षति हो जाने से वाक-शक्ति का नष्ट हो जाना; वाकप्रेरणाघात।)

Aphephobia (एफीफोबिया) Morbid fear of being touched. (छू जाने का विकृत भय; स्पर्शभीती।)

Table: Apgar score

Sign	*Score*		
	0	1	2
Colour	Blue, pale	Body pink, limbs blue	Completely pink
Respiratory effort	Absent	Slow, irregular, weak cry	Strong cry
Heart rate	Absent	Slow, less than 100 bpm	Over 100 bpm
Muscle tone	Limp	Some flexion of limbs	Active movement
Reflex response to flicking foot	Absent	Facial grimace	Cry

Apheresis (एफेरेसिस) Technique of separating blood into its components. (एक कार्य विधि जिसमें रक्त के घटकों जैसे श्वेत रक्त कोशिकाओं तथा प्लेटलेट्स आदि को रक्त से अलग किया जाता है।)

Aphonia (एफोनिया) Peripheral failure of speech production; commonly due to a laryngeal lesion. (अस्वरता, स्वरहानि, आवाज बिल्कुल बन्द हो जाना।)

Aphrasia (एफेजिया) Inability to speak or understand phrases. (बोलने में असमर्थता; वाचाघात; स्वरलोप।)

Aphrodisiac (एफ्रेडिसियाक) Sex stimulant. (कामवासना को बढ़ाने वाली वस्तु।)

Aphthae (एफथीक) Small ulcer on mucus membrane. (मुंह की श्लेष्मल कला पर अथवा जीभ के नीचे पाये जाने वाले छोटे व्रण जिनके चारों ओर ललिमा का मण्डल होता है जो एफ्थस मुखपाक की विशिष्ट पहचान होती है।)

Aphthous (एफथस) Pertains to aphthae, i.e., recurrent stomatitis. (एफथी से सम्बन्धित अथवा उनसे युक्त।)

Apicectomy (एपीसैक्टामी) Excision of apex of petrous part of temporal bone. (दांत की जड़ की शिखा का उच्छेदन)

Apicitis (एपीसाइटिस) Inflammation of tooth/lung apex. (किसी शिखाग्र जैसे किसी फेफड़े के अथवा दन्तमूल के शिखाग्र का शोथ।)

Aplanatic lens (एप्लेनेटिक लैन्स) A lens that corrects spherical aberration. (गोलाकार विपथन को सही करने वाला लैन्स)

Aplasia (एप्लेज़िया) Failure of an organ or tissue to develop normally. (ऊतक का अपूर्ण विकास; अंग की वृद्धि की अनुपस्थिति, अविकसन।)

Aplastic (एप्लास्टिक) Having deficient or arrested development. (अविकसन सम्बन्धी विशेषकर किसी ऊतक का विकास कम होना या रूक जाना।)

Apnea (एप्निया) Temporary cessation of breathing. (क्षण भर के लिए श्वसन क्रिया रूकना यह रक्त में CO_2 के कम तनाव के कारण होता है, जिसके कारण श्वसन केन्द्र को उत्तेजना नहीं मिलती है; अश्वसन)

Apneumatosis Congenital atelectasis. (एन्यूमेटोसिस) (जन्मजात फुफ्फुसपात)

Apneusis (एन्यूसिस) Abnormal respiration with sustained inspiratory effort; caused by pontine lesion. (प्रश्वासदीर्घता जो पोन्टाइन लीजन के कारण होता है।)

Apochromatic lens (एपोक्रोमैटिक लेन्स) Lens that corrects both spherical and chromatic aberration. (ऐसा लैन्स जो गोलाकार एवं वर्णक दोनों विपथनों को सही करता है।)

Apocrine (एपोक्राइन) Secretory cells that contribute part of their protoplasm to the matter secreted. (एक प्रकार की स्वेद ग्रन्थि जो बगल जघन क्षेत्र स्तन ग्रन्थि में पाई जाती है और रोमकूप में खुलती है।)

Apocrine sweat glands (एपोक्राइन स्वीट ग्लैण्डस) Sweat glands of axilla and pubic region that open into hair follicles rather than directly onto surface. (रूपांतरित स्वेद ग्रन्थियाँ जो बगल, जननांगी व मूलाधारी क्षेत्रों में पाई जाती हैं जो रोमकूप में खुलती हैं ये ग्रंथियाँ यौवनारम्भ के बाद शरीर की गंध के लिए उत्तरदायी होती हैं।)

Apoenzyme (एपोएन्जाइम) The protein portion of an enzyme. (कोई भी एन्जाइम का प्रोटीन भाग)

Apoferritin (एपोफेरीटिन) The protein that combines with iron to form ferritin. (एक प्रोटीन जो लोहे से संयुक्त होकर फेरीटिन बनाती है।)

Apolipoprotein (एपोलिपोप्रोटीन) The nonlipid protein portion of lipoprotein named as B100, A1, AII, B and E. (लाइपोप्रोटीन का नॉनलिपिड प्रोटीन वाला भाग)

Apomorphine (ऐपोमॉर्फिन) A grayish white powder; derivative of morphine, used as emetic and cough suppressant. (इंजेक्शन द्वारा दिए जाने पर एक शक्तिशाली वमन लाने वाली औषधि जब जठर क्षोमक असफल हो जाते हैं तब इसका प्रयोग किया जाता है।)

Aponeurosis (एपोन्यूरोसिस) A flat fibrous sheet of connective tissue serving to attach muscle to bone (see Figure). (एक चौड़ी तथा कण्डरा की तरह के ऊतक की एक आच्छद (चादर) जो मांसपेशियों को ढके रहती है और उन्हें एक दूसरे से जोड़ के रखती है। यह उन भागों को भी आच्छादित किए रहती है, जिनको मांसपेशियां गतिमान करती हैं।)

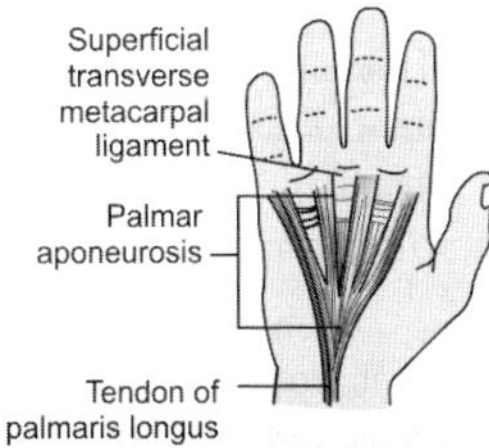

Palmar aponeurosis—A fifth longitudinal band, radiating toward the base of the thumb, is sometimes present

Apophysis (एपोफाइसिस) An outgrowth from bone without as independent center of ossification. (किसी वस्तु के किसी भाग का ऊभार या अभिवृद्धि अधिकतर अस्थियों के संदर्भ में प्रयुक्त होता है; विवर्ध।)

Apophysitis (एपोफाइसाइटिस) Inflammation of apophysis. (किसी विवर्ध का शोथ)

Apoplexy (एपोप्लेक्सी) Bleeding into an organ; sudden loss of consciousness with paralysis due to haemorrhage into brain. (किसी अंग में प्रचुर मात्रा में रक्त परिस्रवण होना मस्तिष्क में रक्तस्राव होने के कारण धमनी में अवरोध उत्पन्न होने से अचानक बेहोशी हो जाने के पश्चात पक्षाघात हो जाना; अपसन्यास।)

Apoptosis (एपोप्टोसिस) A type of cell death in which a series of molecular steps in a cell leads to its death. Also called programmed cell death. (कोशिका मृत्यु का प्रकार जिसमें कोशिका में आणविक चरणों को एक श्रृंखला उसकी मृत्यु की ओर ले जाती है। इसे "प्रोग्राम सेल डेथ" भी कहा जाता है।)

Apparatus (आपरेटस) 1. A mechanical device or appliance used in operations or experiments. 2. A group of structures or organs that work together to perform function, e.g., *a auditory, a biliary, a juxtaglomerular, a lacrimal.* (एक यंत्रिका उपकरण जो शल्य क्रिया या परीक्षण के एक प्रयोग किया जाता है शरीर की संरचनाओं अथवा अंगों का एक वर्ग जो किसी एक ही कार्य को करने के लिए एक साथ कार्य करते हैं।)

Appendectomy (एपेन्डेक्टॉमी) Surgical removal of vermiform appendix. (उण्डुकपुच्छ को काटकर निकाल देना; उण्डुकपुच्छोछेदन)

Appendicitis (एपेन्डीसाइटिस) Inflammation of vermiform appendix. Characterized by pain in right iliac fossa, nausea and vomiting, tenderness and rigidity over right rectus muscle or Mc Burney's point, mild fever, leukocytosis. *a. chronic* follows acute attack with inflammatory adhesions, and formation of a lump. *a. gangrenous* Acute appendicitis involving blood vessels with their occlusion and development of gangrene and its vulnerability for rupture. (उण्डुकपुच्छ का शोथ।)

Appendicolysis (एपेण्डीकोलाइसिस) Operation to free appendix from adhesions. (वर्मीफार्म एपेण्डिक्स को शल्य क्रिया द्वारा आंसजनों को पृथक करना।)

Appendicostomy (एपेण्डिकोस्टॉमी) Operation in which opening is made in vermiform

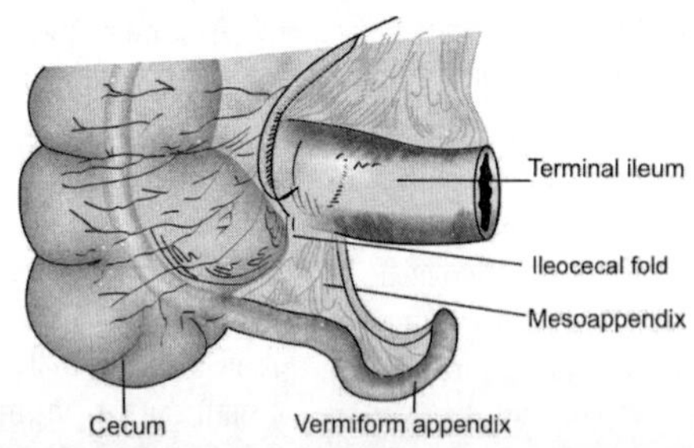

Vermiform appendix and its adjacent structures

appendix to irrigate cecum and colon. (बड़ी आंत को सींचने अथवा उसमें से पानी बहाने के लिए शल्य क्रिया द्वारा वर्मीफार्म एपेण्डिक्स में एक छेद बनाना।)

Appendix (एपेण्डिक्स) An appendage. *a. atrial* Muscular pouch attached to left and right atria; the sites for atrial thrombi. *a. epiploica* Numerous pouches of peritoneum on colon filled with fat (see Figure on the next page). (एक उपांग, पुच्छ, एक मुख्य संरचना से जुड़ा एक अतिरिक्त अथवा सहायक अंग।)

Appestat (एपीस्टेट) Area of brain controlling appetite. (मस्तिष्क का वह क्षेत्र जो भूख को नियन्त्रित करता है।)

Appetite (एपीटाइट) Strong desire for food in constrast to hunger which is a painful condition due to lack of food. *a. perverted* Desire to eat unnatural substances SYN—pica. (भूख, लगना।)

Appetizer (एपीटाइजर) Substance that promotes appetite. (भूख को बढ़ाने वाला पदार्थ या औषधि।)

Applanometer (एप्लेनोमीटर) Device for measuring intraocular pressure. (एक यंत्र जिसे अन्तः नेत्रीय दाब को नापने के लिए प्रयोग किया जाता है।)

Apple Adam's (एपल ऐडम्स) The laryngeal prominence formed by two laminae of thyroid cartilage (स्वरयंत्रज उत्सेध जो थाइरॉयड उपास्थि के दो पटलों से बनता है।)

Apple picker's disease (एपल पिकर्स डिजीज) Respiratory involvement due to fungicides used in apple harvesting. (सेबों की फसल में प्रयोग होने वाले कवक नाशक के कारण होने वाला श्वसन सम्बन्धित रोग।)

Appliance (एप्लायन्स) In dentistry a device used to correct bite such as artificial dentures. (किसी विशेष कार्य को आसान बनाने के लिए प्रयोग में लाया जाने वाला उपकरण या यंत्र जैसे दन्त चिकित्सा में कृत्रिम दन्तावली।)

Applicator (एप्लीकेटर) A rod with cotton swab on end for making local applications. (एक छोटी सी छड़ी जिसके एक सिरे पर रूई लगी होती है इसे शरीर के किसी अंग पर औषधि लगाने के लिए प्रयोग किया जाता है; साधित्र।)

Apposition (एपोजीशन) Being positioned side by side. (एक दूसरे से सटे रहने की अवस्था अथवा एक पदार्थ का एक दूसरे से जुड़ जाना)

Apraxia (एप्रैक्सीया) Inability to perform purposive and learned movements even though there is no motor/sensory loss. *a. amnestic* Patient cannot understand the action asked to perform even though ability to perform the act is intact. *a. constructional* Inability to construct two or three dimensional figures due to lack of ability to integrate perception into kinesthetic images. *a. dressing* Patient's inability to dress due to lack of knowledge about spatial relations of body. *a. ideational* Incorrect use of objects due to inability in perceiving their correct use. *a. motor* Inability to perform an action although the components of it are understood. (वस्तुओं को ठीक प्रकार से प्रयोग न कर पाना; चेष्टा अक्षमता)

Apron (एप्रन) Outergarment for protection of clothing inside. (एक प्रकार का ऊपरी कोट जो कार्य के समय कपड़ों के बचाव के लिए पहना जाता है।)

Aprosody (एप्रोसोडी) Absence of normal variations in pitch, rhythm and stress in the speech. (बोलते समय तीव्रता, सांमजस्य एंव किसी बात पर जोर देने के सामान्य परिवर्तन का अभाव।)

Aprotinin (एप्रोटिनिन) Protease inhibitor used in pancreatitis, carcinoid syndrome and during surgery to reduce blood loss.

Aptitude (एप्टीट्यूड) Inherent ability or skill in learning or performing. (शारीरिक या मानसिक कार्य करने की प्राकृतिक क्षमता अथवा निपुणता।)

Aptyalism (एटायलिज्म) Deficient secretion of saliva. (थूक की कमी अथवा उसका पूर्ण अभाव; मुख-शुष्कता।)

Aqua (एक्वा) Water. *a. aerata* Carbonated water. *a. calcariae* Lime water. *a. fervens* Hot water *a. fontana* Spring water. (जल, पानी उदाहरण हेतु गर्म जल, आस्रुत जल, शुद्ध जल, औषधयुक्तजल, विसंक्रमित जल आदि।)

Aquanant (एक्वानैंट) Persons working under water for carrying research. (व्यक्ति जो पानी के भीतर कार्य करता है विशेषकर अनुसन्धान हेतु)

Aquaphobia (एक्वाफोबिया) Morbid fear of water. (जल का विकृत भय)

Aquapuncture (एक्वापंक्चर) Subcutaneous injection of water to produce counter-irritation. (जल का अवत्वक् इन्जैक्शन)

Aqueduct (एक्वीडक्ट) Canal or channel. *a. cerebral* Canal in midbrain joining third and fourth ventricles. *a. vestibular* Passage from vestibule to petrous part of temporal bone. *a. cochleae* Canal connecting subarachnoid space and the cochlear perilymphatic space. (कुल्या, नलिका)

Aqueous (एक्युअस) Watery (जलीय; जल द्वारा तैयार किया गया।)

Aqueous humr (एक्युअस हयूमर) Transparent liquid produced by ciliary processes and filling the posterior and anterior chambers of eye and finally absorbed into venous system by canals of Schlemm. (नेत्र के अग्र और पश्चकक्ष में भरा हुआ तरल, यह सिलरी विधयों द्वारा बनता है।)

Arabinose (एरेबीनोज) A pentose plant sugar, gum sugar. (पेन्टोस प्लान्ट, गम शुगर, पौधों से उत्पन्न की जाने वाली पाँच-कार्बन वाली शुगर।)

Arachidonic acid (अरेकेडोनिक एसिड) An essential fatty acid, precursor for prostaglandins, thromboxane and leukotrienes. (आवश्यक वसा अम्लों में से एक मनुष्य व पशुओं के यकृत और वसा में थोड़ी मात्रा में पाया जाता है।)

Arachnoid (एरेक्नॉयड) A thin membrane surrounding brain and spinal cord, lying in between dura mater and pia mater; subarachnoid space contains CSF. (ड्यूरामेटर दृढ़तानिका तथा पाया-मेटर (मृदुतानिका) के बीच स्थित एक झिल्लीनुमा संरचना। मकड़ी के जाले के सदृश; जालतानिका)

Arc (आर्क) A structure or projected path having a curved or bow-like outline (see Figure on next page). (एक वक्र रेखा अथवा किसी वृत्त का कोई भाग)

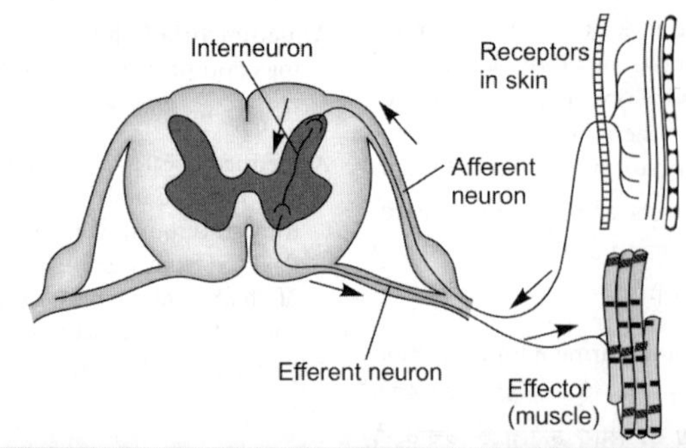

Three-neuron reflex arc

Arch (आर्च) Any anatomic structure with a curved or bow-like outline, e.g., aortic arch. *a. axillary* An anomalous muscular slip across the axilla between pectoralis major and latissimus dorsi. *a. crural* The inguinal ligament extending from anterior superior iliac spine to pubic tubercle. *a. longitudinal* The anteroposterior arch of the foot; the medial portion is formed by calcaneus, talus, navicular, cuneiform and first three metatarsals and the lateral portion by calcaneus, cuboid and 4th and fifth metatarsals. *a. mandibular* The first branchial arch from which upper and lower jawbones and associated structures develop, so also malleus and incus. *a. palmar* The superficial arch is formed by termination of ulnar artery and the deep arch by communicating branch of ulnar and the radial artery. *a. plantar* Arch formed by external plantar artery and deep branch of dorsalis pedis artery. *a. transverse* Transverse arch of foot formed by navicular, cuboid cuneiform and metatarsals. *a. zygomatic* Arch formed by malar and temporal bones (एक घुमावदार अथवा धनुष के आकार की संरचना, मेहराब, चाप)

Archipallium (आर्कीपैलीयम) Olfactory cortex. (घ्राण, प्रान्तस्था)

Architis (आर्काइटिस) Inflammation of anus. (मलाशय शोथ; गुदाशोथ)

Arcuate (आर्कुएट) Shaped like an arc. (मेहराब की आकृति का)

Arcus (आर्कस) **An arch.** *a. juvenalis* Opaquering at the periphery of cornea in young, may be due to hypercholesterolemia, corneal irritation/inflammation. *a. senilis* Opaque white ring at periphery of cornea due to deposit of fat granules or hyaline degeneration. (चाप, मेहराब)

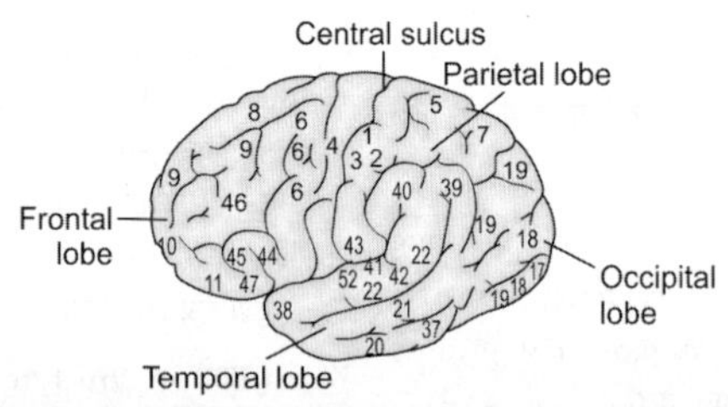

Lateral view of the cerebral hemisphere, which shows some of Brodmann's areas

Ardor (आर्डर) A burning sensation during urination. (जलन जैसे मूत्र त्याग करते हुए जलन महसूस होना।)

Area (एरिया) Well-defined space with defined boundaries. *a. association* Area of cerebral cortex that is neither sensory nor motor but seat of higher mental processes. *a. Brodman's* Division of cerebral cortex into 47 areas inrespective of their different functions. *a. Kiesselbach's* Area in anterior portion of nasal septum, with rich capillaries, a site of frequent bleed. *a. of Rolando* Area in front of fissure of Rolando in anterior central convolution governing motor function of body. *a. silent* Any area of brain whose destruction does not produce detectable motor or sensory loss (see Figure). (शारीरिक विज्ञान में मानवीय शरीर में एक सीमित क्षेत्र जिसकी विशेष बनावट तथा वह विशेष शारीरिक क्रियाओं से नियंत्रित होता है; सीमित स्थल)

Areflexia (एरिफ्लैक्सिया) Absence of reflexes. (प्रतिवर्त क्रियाओं का अभाव)

Areola (एरियोला) 1. A small space or cavity in a tissue. 2. Circular area of different pigmentation, e.g., around nipple. (एक केन्द्रीय भाग के चारों ओर वर्णकित घेरा जैसे वक्ष के चूचुक के चारों ओर का भाग, नाभि के चारों ओर अथवा पुतली के चारों ओर का परितारिका या आइरस का भाग; मंडल)

Arena virus (एरीना वाइरस) A group of viruses that include lymphocytic choriomeningitis viruses and lassa fever viruses; mostly arthropod borne. (विषाणुओं का एक समूह जिसमें लसीका कोशिकाओं का जरायु मस्तिष्कावरण शोथ विषाणु, लासा ज्वर विषाणु उत्पन्न होते हैं।)

Areolar glands (एरियोलर ग्लैण्डस) (Montgomery's glands). Large modified sweat glands beneath the areola secreting a lipoid material that lubricates the nipple. (स्त्री के स्तन में चूचुक को चारों ओर से घेरने वाली ग्रन्थियां)

Areometer (एरियोमीटर) Device for measuring specific gravity of fluids. (तरलों का आपेक्षिक घनत्व नापने का यंत्र।)

Arformoterol (एरिफोमोटेरल) Betagonist for inlation in asthma. (आस्थमा के स्फीतिकरण के लिये बीटाभोनिष्ठ।)

Argentaffinoma (आर्जेन्टाफाइनोमा) An Argentaffin tumor secreting serotonin that may arise in intestinal tract, bile ducts, pancreas, bronchus or ovary. (एक अर्बुद जो आर्जेन्टाफिन कोशिकाओं से बनता है और जठरांत्रपथ, पित्तवाहिनीयों आग्न्याशय, श्वसनी अथवा डिम्बग्रन्थि में विकसित होता है तथा यह कैंसर के समान संलक्षण उत्पन्न कर सकता है।)

Arginine (आरजीनाइन) Amino acid obtained from decomposition of vegetable matter, protamines and proteins. On hydrolysis, it yields urea and ornithine. (अनिवार्य ऐमिनो एसिड में से एक। तीव्र यकृत पात की चिकित्सा में प्रयोग में लाया जाता है।)

Arginosuccinic acid (आर्जिनोंसक्सिनिक एसिड) Formed from citrulline and aspartic acid. (साइट्रलीन तथा एस्पारटिक एसिड से बनने वाला)

Argon (आर्गन) An inert gas occupying 1% of atmosphere. (कम मिलने वाला गैस वायुमण्डल में 0.1% से भी कम मात्रा में पायी जाती है)

Argyll Robertson pupil (अर्जिल रोबर्टसन प्यूपिल) Absence of light reflex with preservation of accommodation reflex as in tabes. (मस्तिष्क का सिफिलस रोग में आंखों की पुतलियों की अस्थिरता का एक रोग जिसमें पुतलियां सामान्य से छोटी हो जाती हैं और वह प्रकाश से प्रतिक्रिया नहीं करती हैं।)

Argyria (आर्जाइरिया) Bluish discolouration of skin and mucus membranes from prolonged administration of silver. (एक रोग जिसमें त्वचना एवं श्लेष्मिक कलाओं का रंग नीला हो जाता है यह रोग लम्बे समय तक रजत लवणों का प्रयोग करते रहने से उत्पन्न होता है।)

Argyrol (आर्जीरोल) Mild silver protein used as an antiseptic for eye, nose, throat and urethral irrigation. (एक प्रकार का रजत प्रोटीन जिसे प्रतिरोधी के रूप में आंख, नाक, कण्ठ तथा मूत्रमार्ग के संसेचन के लिए प्रयोग किया जाता है।)

Argyrophil (आर्जीरोफिल) Cells that bind to silver salts producing brown or black stain. (रजत लवणों से संयुक्त होने की क्षमता रखने वाली कोशिका।)

Aristogenics (ऐरिस्टोजेनिक्स) *SYN-eugenics.* The science dealing with genetic and prenatal influences affecting expression of certain characteristics in offspring. (वह विज्ञान जिसमें सन्तान के लक्षणों पर उत्पत्ति सम्बन्धी एवं प्रसवपूर्ण प्रभावों का अध्ययन किया जाता है।)

Arithmetic mean (एरिथमेटिक मीन) In statistics, the number obtained by addition of all the values listed in a group divided by total humber of values. (आकगणित औसत)

Arm (आर्म) *a. chromosome* the two segments of chromosome, short arm P and long arm Q, joined at centromere (see Figure). (ऊपरी भुजा का कन्धे से लेकर कलाई तक का भाग; बांह)

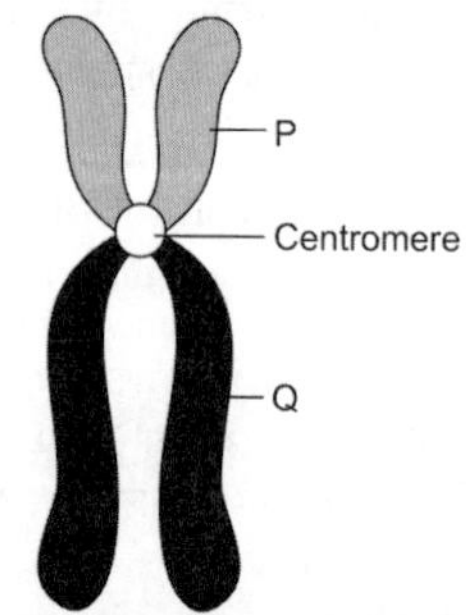

Chromosome arms of the segment

Arm board (आर्म बोर्ड) Board placed under the arm for stabilization during IV administration. (बोर्ड जिसे बांह के नीचे रखकर अन्तः शिराभ को स्थिर किया जाता है।)

Armamentarium (आर्मेमेन्टेरियम) The total utilities at disposal like drugs, instruments, books, supplies. (चिकित्सा की सम्पूर्ण सामग्री जिसमें औषधियां, नैदानिक एवं शल्य क्रिया सम्बन्धी यंत्र तथा पुस्तकें आदि सम्मिलित होती हैं; चिकित्सीय साधन)

Armature 1. A part of an electric generator consisting of a coil of insulated wire. 2. In biology a structure that serves to protect (कुण्डली).

Arnold-Chiari deformity A condition in which the inferior poles of cerebellar hemispheres and medulla protrude through foramen magnum causing hydrocephalus. It is commonly associated with spina bifida and meningomyelocele (ऐसी स्थिति जिसमें सेरिबेलर हेमीस्फेयर और मेडुला, इन्फीयर पोल्स फोरामेन मेग्नम में फैलकर, हाइड्रोसिफेलस उत्पन्न करते हैं।)

Aroma (एरोमा) Pleasant odor. (सुगन्ध; खुशबू)

Aromatic (एरोमेटिक) 1. Having an aggreable odor. 2. Belonging to a series of compounds in which the carbon atoms form a closed ring (as in benzene) in comparison to aliphatic series where carbon atoms form straight or branched chains. (सुगन्धित)

Aromatic ammonia spirit (एरोमेटिक अमोनिया स्प्रिट) Solution of ammonium carbonate in diluted ammonia solution, fragrant oils, alcohol and water. It acts as a reflex stimulant on inhalation. Also acts as an antacid and carminative. (वायुनाषी)

Arousal (एराउजल) 1. Alertness. 2. Sexual excitement. (लैंगिक उत्तेजना, कार्य करने के लिए तैयार रहने की अवस्था; सतर्कता)

Arrectores pilorum (अरैकटोरस पाइलोरम) Involuntary muscle in skin connected to hairfollicle whose contraction due to cold, fright, causes erection of hair and "goose flesh" appearance of skin. (रोमकूप से जुड़ी हुई आंतरिक अनैच्छिक मांसपेशी जिसके संकुचित होने से कूप उधृत हो जाते हैं।)

Arrest (अरैस्ट) Cessation of function. *a. cardiac* Cessation of heart function.

a. epiphyseal Arrest in growth of long bones. *a. pelvic* The foetal presenting part is arrested in its descent in maternal pelvis. *a. respiratory* Stoppage of spontaneous respiration. *a. sinus* The SA node does not initiate the impulse formation, a feature of sick sinus syndrome. (रूक जाना, किसी कार्य या रोग प्रक्रिया का थम जाना।)

Arrhenoblastoma (एरीह्नोब्लास्टोमा) An ovarian tumor secreting male sex hormones, causing virilization in females. (डिम्ब ग्रन्थि का एक ट्यूमर जो पुरूष या स्त्री के हार्मोन को उत्पन्न कर सकता है जिसके फलस्वरूप स्त्रियों में पुरूषों जैसे चिन्ह और पुरूषों में स्त्रियों जैसे हाव भाव व चिन्ह दिखने लगते हैं।)

Arsenic poisoning (आर्सेनिक पॉयजनिंग) Accidental or deliberate ingestion causes acute gastroenteritis with shock, convulsion, paralysis and death. (एक धातु के शरीर पर विषैला प्रभाव पड़ना जिसकें फलस्वरूप अरक्तता तंत्रिका तंत्र के कुछ लक्षण, उत्कलेश, वमन आदि लक्षण उत्पन्न होते हैं।)

Arsphenamine (अरसफीनामीन) A light yellow powder containing about 30% arsenic previously used for treatment of syphilis. SYN—Salvarsan. (हल्का पीला चूर्ण जिसमें 30% आर्सेनिक होता है इसे पहले सिफिलिस की चिकित्सा मे प्रयोग किया जाता था।)

Artemether (आटीमीथर) An antimalarial for resistant falciparum malaria. (एक मलेरियारोधी जो फैल्सीपेरम मलेरिया से बचने एवं सहन करने की क्षमता प्रदान के लिए प्रयोग किया जाता है।)

Arterial line (आर्टीरियल लाइन) A method of haemodynamic monitoring where catheter is put into an artery for recording blood pressure, arterial gas analysis. (एक रक्तसंचारप्रकरण निगरानी प्रणाली जिस में एक धमनी में कैथेटर डालकर उसे एक टयूब के साथ जोड़ा जाता है जिसमें दबाव बना होता है, (प्रेशर ट्यूब) साथ ही एक ट्रांसड्यूसर और इलेक्ट्रॉनिक मॉनीटर जुड़े होते हैं। यह प्रणालीगत रक्तचाप नापता है और रक्त में गैसों की मात्रा जानने के लिए इससे खून निकालना भी आसान हो जाता है।)

Arteriogram (आर्टीरियोग्राम) X-ray of an artery after injection of radio-opaque material. (किसी रेडियो अपारदर्शक पदार्थ का इन्जैक्शन लगाकर किसी धमनी का लिया गया एक्स-रे चित्रण।)

Arteriospasm (आर्टीरियोस्पाज्म) Spasm or contraction of one or more arteries. (किसी धमनी में ऐठन आ जाना।)

Arteriovenous (आर्टीरियोवेनस) Relating to, or connecting the arteries and veins. (धमनियों एवं शिराओं दोनों से सम्बन्धित।)

Arteriole (आर्टीरियोल) A minute artery that leads into capillary. (छोटी धमनी जो किसी धमनी को कोशिका से जोड़ती है।)

Arterioplasty (आर्टीरियोप्लास्टी) Repair or reconstruction of an artery. (किसी धमनी पर संधान शस्त्र कर्म करना।)

Arteriosclerosis (आर्टीरियोस्कलेरोसिस) Thickening and hardening of an artery with loss of elasticity and contractility. Risk factors for arteriosclerosis include ageing, hyperlipidemia, obesity, diabetes mellitus, smoking, etc. (आयु बढने के साथ धमनी में आने वाले परिवर्तन पहले उसकी दिवाल मोटी होने लगती है और फिर कुछ समय बाद वसा सदृश पीला पदार्थ उनकी आंतरिक दिवाल में जमा होने लगता है जिससे उनका लचीलापन समाप्त हो जाता है।)

Arteritis (आर्टीराइटिस) Inflammation of an artery. *a. nodosa* Widespread inflammation of adventitia of small and medium sized arteries with impaired function. *a. temporal* Chronic inflammation of temporal and often occipital and ophthalmic arteries with presence of giant cells and occlusion of vascular lumen. (धमनीशोथ; किसी धमनी के बीच की दिवार में संक्रमण आदि

के कारण शोथ उत्पन्न हो जाना। शोथ के कारण धमनी फूल जाती है और उसमें रक्त जम जाता है।)

Artery (आर्टरी) (From Greek *arteria* meaning windpipe). The ancient Greeks believed that air travelled through them. Arteries carry oxygenated blood from heart to distant body parts: exceptions are pulmonary artery and umbilical artery. *a. end* Artery whose branches do not anastomose with those of other arteries, e.g., arteries of brain and spinal cord. (विभिन्न अंगों व उतकों तक हृदय से रक्त ले जाने वाली वाहिकायें; धमनी)

Artesunate (आर्टीसुनेट) An antimalarial for resistant falciparum malaria. (मलेरियारोधी जो फैल्सीपैरम मलेरिया से बचने तथा सहने की क्षमता प्रदान के लिए प्रयोग किया जाता है।)

Arthralgia (आरथ्रेल्जिया) Joint pain. (जोड़ों का दर्द; सन्धिशूल)

Arthritide (आर्थराइटाइड) A skin eruption caused by arthritis. (गाउट (गठिया) अथवा सन्धिशोथ द्वारा होने वाला त्वचा विस्फोट)

Arthritis (आर्थराइटिस) Inflammation of a joint usually following trauma, due to degeneration, infection (gonococcal, tubercular, brucella, pneumococcal), rheumatic fever, ulcerative colitis, collagen disorders, SLE, rheumatoid arthritis, gout, synovioma, para or periarticular infections, denervation, e.g. tabes dorsalis. (सन्धि शोथ एक या एक से अधिक सन्धियों का शोथ। सन्धियाँ सूज जाती हैं, उनमे बहुत पीड़ा होती है तथा चलने फिरने में कठिनाई महसूस होती है, चिकित्सा कारण के अनुसार की जाती है।)

Arthrocentesis (आथ्रोसेन्टेसिस) Puncture of a joint to drain joint fluid for analysis. (किसी सन्धि अवकाश में संचित तरल का चूषण करने के लिए सुई के द्वारा उसमें वेधन करना।)

Arthrodesis (आथ्रोडेसिस) The surgical immobilization of joint, ankylosis. (शल्यक्रिया द्वारा किसी जोड़ को दृढ़ बनाना; संधि स्थिरीकरण।)

Arthrogram (आथ्रोग्राम) Visualization of interior of a joint after injection of radio-opaque dye into joint space. (जोड़ में किसी रेडियो अपारदर्शन पदार्थ का इन्जैक्शन लगाकर ली गई एक्स-रे फिल्म।)

Arthrogryposis (आर्थोग्राइपोसिस) Fixation of a joint in a flexed position. (संकुचित अवस्था में किसी जोड़ का स्थिर हो जाना।)

Arthrolysis (आर्थोलाइसिस) Restoration of mobility of an ankylosed joint. (किसी संधिग्रहित जोड़ में शल्यक्रिया द्वारा आंसजनों को ढीला करने की क्रिया।)

Arthropathy (आर्थोपैथी) Any joint disease. (संधि का कोई रोग या व्याधि; संधिविकृति)

Arthroplasty (आथ्रोप्लास्टी) Reconstruction or reshaping of a diseased joint, even by replacement of joint components. (शस्त्र कर्म द्वारा संधि बनाना; संधिसंधान।)

Arthroscope (आथ्रोस्कोप) An endoscope for examination of interior of a joint. (संधि गुहा में आंतरिक भाग दर्शाने वाला यंत्र)

Arthroscopy (आर्थोस्कोपी) Visualization of interior of a joint by arthroscope. (संधि के भीतरी भाग को देखने तथा परीक्षण करने की क्रिया।)

Arthrospore (आर्थोस्पोर) A bacterial spore formed by segmentation. (जीवाणुज (बैक्टीरियल) बीजाणु जो खण्डी भवन (विदलन) द्वारा निर्मित होते हैं।)

Arthrotome (आर्थोटोम) Knife for making incision into joint. (किसी जोड़ में चीरा लगाने वाला चाकू।)

Arthus reaction (आर्थस रिएक्शन) An immediate hypersensitivity reaction due to preformed antibody to injected antigen. (एक गंभीर स्थानीय उत्तेजक प्रतिक्रिया जोकि एन्टिबॉडी के कारण प्रतिजन के इंजेक्शन के स्थल पर होती है।)

Articulation (आर्टीकुलेशन) 1. A joint, classified, being synarthrosis (immovable), amphiarthrosis (slightly movable) and diarthrosis (freely movable) 2. Utterance of words and sentences. *a. apophyseal* The joint between superior and inferior articulating process of vertebra. *a. confluent* Speech in which syllables run together. (कंकाल की दो या अधिक हड्डियों के मिलने का स्थान; संधि या जोड़।)

Artifact (आर्टीफैक्ट) Anything artificially produced; as in histology/radiology a feature produced by the technique but not occurring naturally. (भौतिक अथवा रासायनिक प्रक्रिया द्वारा उत्पन्न कोई कृत्रिम पदार्थ, कृतक, ऊत्तक अथवा किसी अंग में अप्राकृतिक परिवर्तन।)

Artificial (आर्टीफिसियल) Not natural, formed by imitation of nature. (कृत्रिम रूप से तैयार की गई वस्तु।)

Artisans cramps (आर्टिसैन्स क्रैम्प) Muscle cramp involving muscles used in prolonged spells of writing, sewing, telegraphing, etc. (लम्बे समय तक एक ही कार्य करने में प्रयोग में आने वाली पेशियों में होने वाली ऐंठन।)

Aryepiglottic (आरीइपिग्लौटिक) Pertaining to arytenoid cartilage and epiglottis. (आरीटीनॉयड उपास्थि एवं उपकंठ से सम्बन्धित)

Asafetida (एसेफैटिडा) A gum resin with strong odor and garlic taste. (हींग)

Asbestos (एस्बेस्टस) Fibrous incombustible form of magnesium and calcium silicate used to make insulating material. (एक खनिज पदार्थ जो कुतापचालक तथा अग्नि से न जलने वाला होता है इसकी बहुत उपयोगिता है और विभिन्न स्थानों पर प्रयुक्त होता है मैग्नीसियम एवं कैल्सियम सिलिकेट का तन्तुमय अज्वलनशीलन रूप।)

Asbestosis (एस्बेस्टोसिस) A form of pneumoconiosis due to inhalation of asbestos dusts, also responsible for pleural mesothelioma. (एस्बेस्ट्स के कणों के सांस के साथ खिंचकर अन्दर पहुंचने से उत्पन्न फुफ्फुसधुलिमयता।)

Ascariasis (एस्केरिएसिस) Infestation with ascaris lumbricoides. (एस्केरिस लम्ब्रीकॉयडस नामक गोलकृतियों के संक्रमण के द्वारा उत्पन्न होने वाला रोग।)

Ascaris lumbricoides (एस्केरिस लम्ब्रीकॉयडस) A species of ascaris inhibiting human intestine, often producing dyspepsia, intestinal obstruction, biliary colic and appendicitis (see Figure). (लम्बे व गोलकृमि)

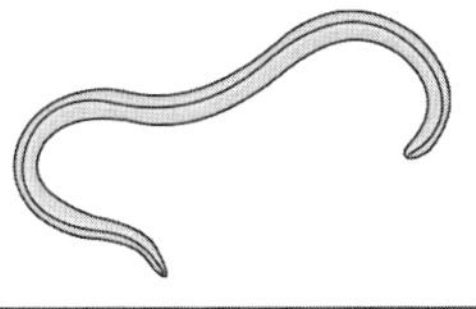

Ascaris lumbricoides

Aschheim-Zondek test (एस्केहीम जोण्डेक टैस्ट) A pregnancy test where patient's urine is injected into female mice to induce ovulation. (पूर्व में प्रयोग में लाया जाने वाला, गर्भावस्था का एक परीक्षण जिसमें रोगिणियों के मूत्र को अवत्वक इन्जैक्शन द्वारा अपरिपक्व मादा चुहियों में पहुंचाया जाता है।)

Aschner's phenomenon (एस्कनर्स फिनोमैनान) Slowing of pulse following carotid sinus massage or pressure on eyeball. (नेत्र गोलक या कैरोटिड साइनस पर दबाव डालने से नाडी का धीमा हो जाना।)

Aschoff's cells (एसकौफ्स सैल्स) Large multinucleated cell with vesicular nucleus and basophilic cytoplasm (see Figure). (यह बड़ी (सैलस) कोशिकाएँ होती हैं जिसमें क्षाररागीय कोशिका द्रव्य और बड़ा बहुनाभिक कोष्ठकी नाभिक होता है। यह कोशिकाएं खासतौर पर एसकैफ नोडियूल में देखी जाती हैं।)

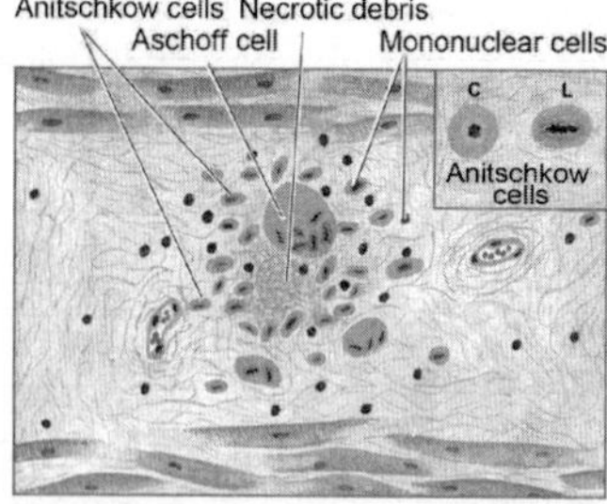

Aschoff body

Aschoff's nodule (एसकौफ्स नोडयूल) Small nodules composed of central fibrinoid necrosis surrounded by giant cells and leukocytes, seen in interstitial tissues of heart in rheumatic myocarditis. (गठिया रोग में ह्रदय पेशी में पाई जाने वाली पर्व; अशोफ पर्व।)

Ascites (एसाइटिस) Accumulation of fluid in peritoneal cavity. *a. chylous* Milky ascites resulting from rupture of thoracic duct. (उदरावण गुहा में तरल द्रव्य का संचय)

Ascorbic acid (एसकौर्बिक एसिड) Vit C. (विटामिन सी यह ताजे फलों और सब्जियों में प्रचुर मात्राा में होता है। यह जल में घुलनशील होता है। अरक्तता में अन्य तत्वों के साथ प्रयुक्त होता है।)

Aseptic (एसेप्टिक) Sterile, free from germs. (पूतिहीन; अपूतिज)

Aseptic technique (एसेप्टिक टेक्नीक) Techniques that prevent contamination of operative wounds. (शल्यक्रिया में प्रयोग की जाने वाली एक विधि ताकि घाव और आपरेशन वाले स्थान में संदूषण होने से रोका जा सके।)

Asparagine (एसपैरागाइन) Amino succinic acid; a nonessential amino acid. (अमीनोसक्सनिक एसिड; यह एक गैर आवश्यक अमीनो एसिड है।)

Aspartame (एसपार्टेम) An artificial sweetner, 180 times sweeter than sugar; synthesized from aspartic acid and phenyl alanine. Unsuitable for cooking as the flavor changes on eating. (एसपार्टिक एसिड और फिनाइलऐलानीन नामक दो अमीनो एसिड से बना एक कृत्रिम।)

Aspartic acid (एस्पार्टिक एसिड) A nonessential amino acid, product of pancreatic digestion. (एक गैर आवश्यक अमीनो एसिड।)

Aspergillin (एस्पर्जीलिन) A pigment produced by *A. niger* which also produces black spores and commonly infects ear canal. (एस्पर्जिलस नाइगर नाम कवक द्वारा उत्पन्न वर्णक)

Aspergillosis (एस्परजिलोसिस) Granulomatous inflammation of skin, lungs, ear canal and mucous membrane by *A. fumigatus*. (ऐस्पर्जिलस जाति के एक फंगस का संक्रमण जो विशेषकर फुफ्फुसों को सक्रंमित करता है।)

Aspermia (एस्पर्मिया) Lack of or failure to ejaculate semen. (वीर्य की कमी होना; अशुक्ता)

Aspersion (एस्पर्सन) Sprinkling of an affected part with water, a form of hydrotherapy. (ऐसी जल चिकित्सा जिसमें दिए हुए तापमान के जल को शरीर पर छिडका जाता है।)

Asphyxia (एस्फिक्सिया) Suffocation caused by lack of oxygen due to failure of breathing, tracheobronchial obstruction, drowning, environmental oxygen lack, edema of the lungs. (दम घुटना, श्वसन क्रिया का रूकना इसके परिणाम स्वरूप फुफ्फुसों की वायु में ऑक्सीजन की मात्रा कम होने लगती है और कार्बन डायऑक्साइड बढने लगती है; श्वासावरोध।)

Asphyxiant (एस्फिक्सिएन्ट) An agent, especially gas-producing asphyxia. (श्वासावरोध उत्पन्न करने वाला।)

Asphyxiate (एस्फिक्सिएट) To cause asphyxia. (श्वासावरोध उत्पन्न करना।)

Aspirate (एस्पिरेट) To draw in or out by suction. (चूषण के द्वारा अन्दर या बाहर की ओर खींचना।)

Aspirator (एस्पिरेटर) Apparatus for evacuating fluid contents of a cavity. (चूषण द्वारा किसी गुहा से किसी तरल अथवा गैसों को निकालने वाला यंत्र।)

Aspirin (एस्पिरिन) Acetyl salicylic acid. (एसिटिलसैलीसिलिक एसिड) NSAID

Assault (एसौल्ट) Violent physical attack on an individual. In legal sense, any procedure on an individual without proper permission. *a. sexual* Sexual intercourse without consent/against will. (आक्रमण करना।)

Assay (एसे) The analysis of a substance or mixture to determine its constituents or the relative proportion of each. (किसी पदार्थ या उसके मिश्रण का उसके घटकों एवं घटकों की मात्राओं का पता लगाने के लिए किया जाने वाला विश्लेषण।)

Assimilate (एसिमिलेट) To absorb digested food. (पचे हुए भोजन का अवशोषण।)

Assimilation (एसिमिलेशन) 1. The processes whereby the products of digestion are absorbed and utilized in the body. 2. In psychology, the absorption of newly perceived information into the existing conscious structure. (अवशोषित भोजन का शरीर की कोशिकाओं में ऑक्सीकरण होना तथा इसका जीवद्रव्य में परिवर्तित होना।)

Association (एसोसिएशन) Relationship; interrelationship of conscious and unconscious; in genetics the occurrence together of two characteristics at a frequency greater than would be predicted by chance. (सहसम्बन्ध; संघ)

Association cortex (एसोसिएशन कोर्टेक्स) Areas other than motor and sensory cortex which serve to integrate brain functions. (दिमाग का कौर्टीकल क्षेत्र जो न तो मोटर है ना ही संवेदी परंतु इसको जानकारी के उच्च प्रसंस्करण में शामिल माना जाता है।)

Astasia (एस्टेज़िया) Inability to stand or sit erect due to motor incoordination. *a. abasia* A form of hysterical ataxia with inability to stand or walk although all leg movements can be performed while sitting or lying down. (प्रेरक असमंजन के कारण सीधे खडे होने या सीधे बैठने में असमर्थता एस्टेसियां एबेसिया में रोगी सामान्य रूप से खडे होने या चलने फिरने में असमर्थ हो जाता है।)

Astemizole (एस्टिमिज़ोल) H1 receptor blocker antiallergic. (एक लम्बे समय तक असर करने वाली एक दवा जो शरीर में हिस्टामिन बनने से रोकती है। इस दवा पर कई देशों में प्रतिबंध लगा दिया है क्योंकि इसके जानलेवा पाश्च प्रभाव देखे गए हैं।)

Astereognosis (एस्टेरीयोग्नोसिस) Inability to recognize objects or forms by touch. (वस्तुओं की आकृति और आकार का ज्ञान न हो पाना या वस्तुओं को छूकर उन्हें पहचानने में असमर्थता होना।)

Asterion (एसटिरिओन) The junction of lambdoid, occipitomastoid and parietomastoid sutures (see Figure). (कपाल पर स्थित एक बिन्दू जहाँ लैमबडाएड, ऑकसिपिटोमैसटॉएड़ और पराइटल सूचर आकर मिलते है।)

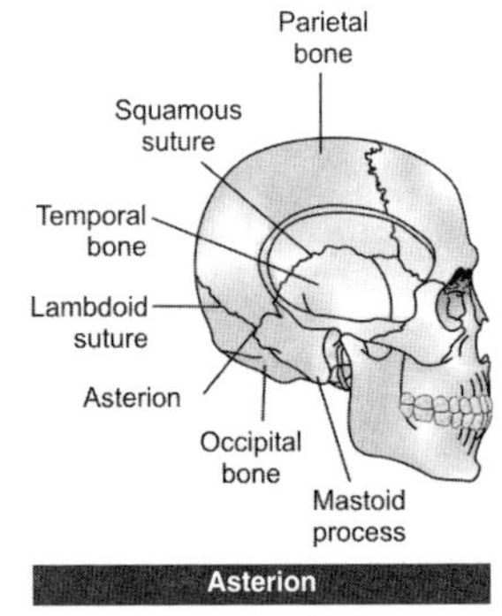

Asterion

Asterixis (एस्टेरिक्सिस) Transient lapses of muscle tone with involuntary jerky movements especially of hands as in hepatic failure. (असामान्य रूप से पेशी कम्पन्न होना जिसमें विशेषकर हाथों में स्वतः झटके आने लगते हैं।)

Asteroid (एस्ट्रॉयड) Star shaped (तारकरूप)

Asthenia (एस्थीनिया) Loss of strength, debility. *a. neurocirculatory* A psychosomatic disorder characterized by mental and physical fatigue, dyspnea, giddiness, etc. (कमजोरी होना; दुर्बलता, शक्ति का न होना।)

Asthma (एस्थमा) Paroxysmal dyspnea and wheezing caused by bronchospasm, bronchial mucosal swelling and retention of viscid sputum. *a. cardiac* Asthma secondary to left ventricular failure. *a. extrinsic* Asthma due to environmental allergens. *a. intrinsic* Asthma where no external cause is identifiable. (श्वासरोग, श्वसनी में उद्वेष्ट उत्पन्न हो जाने के कारण श्वास लेने में कष्ट और हीजिंग की अवस्था तथा सांस फूलने लगती है; दमा।)

Astigmatism (एस्टिगमेटिज्म) A form of ametropia where the curvature of cornea or lens differs in different meridians so that an object is not sharply focused on retina. *a. compound* The horizontal and vertical curvatures are abnormal. *a. simple* Only one meridian is defective. (दृष्टि वैषम्य, स्वच्छ मण्डल की अननुसारी तलों में विषमता होने के कारण प्रकाश की किरणों का दृष्टिपटल के किसी एक बिन्दु पर केन्द्रित न हो पाने के कारण दृष्टि में ह्रासता की अवस्था यह विकृति जन्मजात अथवा बाद में भी उत्पन्न होती है।)

Astraphobia (एस्ट्राफोबिया) Fear of thunder and lightening. (बादलों की गर्जना या तूफान एवं बिजली के चमकने का भय होना।)

Astringent (एस्ट्रीन्जैन्ट) An agent that has constricting or binding effect, i.e., that causes coagulation of proteins and thus contracts organic tissue; thereby checks haemorrhages and secretions. Common examples are salts of lead, iron, zinc, tannic acid. (वे पदार्थ जो अंग के ऊतक या रक्त वाहिनियों को संकुचित करके रक्तस्राव को रोकते है अथवा स्राव की प्रोटीन को जमाकर उसे रोकने वाला जैसे फेरिक क्लोराइड, जिंक आक्साइड आदि स्तम्भक।)

Astrocyte (एस्ट्रोसाइट) Star-shaped neuroglial cell with many branching processes (see Figure) तारे के आकार की तंत्रिका बंध सम्बन्धी एक कोशिका; तारिका कोशिका)

Astrocytoma (एस्ट्रोसाइटोमा) A tumor of astrocytes; classified in order of increasing malignancy as grade I—consisting of fibrillary or protoplasmic astrocytes—Grade II composed of astroblasts Grade III-IV—called glioblastoma multiforme composed of spongioblast, astroblast and astrocyte in varying proportion. (मस्तिष्क एवं सुषुम्ना में एस्ट्रोसाइट कोशिकाओं का बना

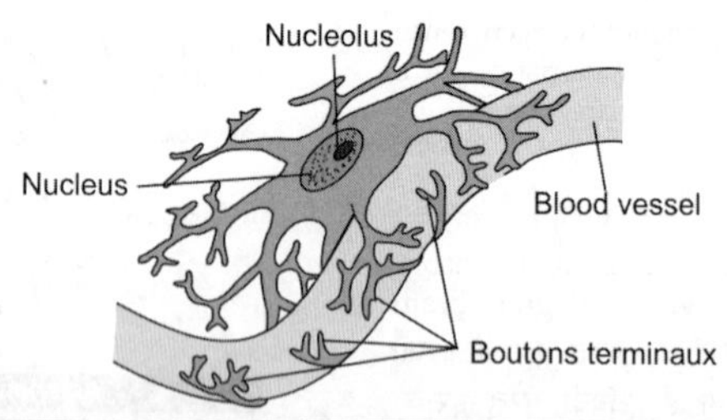

Astrocyte in association with a blood vessel

एक दुर्दम अर्बुद जो धीरे-धीरे बढ़ता है तथा उसकी बढ़ती दुर्दभता के अनुसांर चार श्रेणियों में विभांजित किया जाता है।)

Astrophobia (एस्ट्रोफोबिया) Morbid fear of stars and celestial bodies. (तारों एवं स्वर्गलोक का विकृत भय।)

Asylum (एसाइलम) An institution for mentally ill. (आश्रम; शरण स्थल।)

Asymmetry (एसिमेट्री) Without symmetry. (असमरूपता; असमामीत; दोनो ओर अंगों का एक जैसा न होना।)

Asymptomatic (एसिम्पटोमेटिक) Without any symptoms. (लक्षण रहित; अलक्षणी।)

Asynclitism (एसिनक्लीटिज्म) An oblique presentation of foetal head during labor. (प्रसव में भ्रूण के सिर की तिर्यक प्रस्तुति।)

Asynergia (एसिनर्जिया) Lack of coordination between body parts or muscles that normally act in unison. (शरीर के अंगों व भागों में असमन्वय जो सामान्यतया एक दूसरे से मिलकर कार्य करते हैं।)

Ataraxia (एटारैक्सिया) A state of complete mental relaxation and tranquility. (बिना अवसाद अथवा संज्ञाहीनता के मानसिक शान्ति होने की अवस्था।)

Atavism (एटाविज्म) The appearance of characteristics presumed to be present in some ancestors. (पूर्णजताः एक या दो पीढी के गुजर जाने के बाद किसी गुण अवंगुण का पुनः प्रकट होना।)

Ataxia (एटेक्सिया) Defective muscular control and coordination. *a. alcoholic* Ataxia due to loss of proprioception in chronic alcoholism. *a. Brun's* Ataxia of bilateral frontal lobe lesions with a tendency to stagger and fall backwards. *a. cerebellar* Motor ataxia of cerebellar disease. Often with nystagmus, tremor, scanning speech and dysmetria. *a. Friedreich's* An inherited disease manifesting in childhood or adolescence. There is degeneration of lateral and dorsal columns of spinal cord. Peripheral neuropathy, high arch palate, kyphoscoliosis are often associated. *a. sensory* Ataxia due to loss of proprioceptive impulses. *a. telangiectasia* IgA deficiency state of congenital origin manifesting with cerebellar ataxia, telangiectasia and recurrent sinopulmonary infections. (पेशीय क्रिया की अनियमितता अथवा पेशीय समन्वय का दोषयुक्त होना तथा लड़खड़ाकर चलना; गतिविभ्रम।)

Atelectasis (एटेलेक्टेसिस) Collapsed or airless condition of lungs; the affected lungs are often unexpanded since birth, can be caused by bronchial obstruction, or compression. (बहुत से फुफ्फुसीय वायुकोशों में वायु की अनुपस्थिति जो जन्मजात या बाद में उत्पन्न होती है, जन्म के समय, भ्रूण के फेफडों का पूर्ण अथवा आंशिक रूप से विस्तारित न होना।)

Atenolol (एटीनोलोल) Cardioselective betablocker used in hypertension.

Atherogenesis (एथीरोजेनेसिस) Formation of atheromata in the walls of arteries. (धमनियों की दीवारों में मेदार्बुद (एथीरोमा) का बनना।)

Atheroma (एथीरोमा) Fatty degeneration of arterial wall with cholesterol deposit and smooth muscle hyperplasia. (वसीय व्यपजनन के कारण लिपिड के कठोर पीले चकत्तों का धमनियों की आन्तरिक दीवार में जम जाना जोकि धमनीकला काठिन्य में होता है।)

Atherosclerosis (एथीरोस्कलेरोसिस) A sclerodegenerative disease of arterial wall marked by intimal lipid deposit, fibrous tissue accumulation and smooth muscle cell proliferation (see Figure on the next page). (ऐथीरोमा और धमनी काठिन्य का एक साथ पाया जाना। धमनियों की दीवारों का अन्तः अस्तरों में मोटा एवं कठोर होने के कारण उनकी अवकाशिका तंग हो जाती है।)

Athetosis (एथिटोसिस) Slow irregular twisting involuntary movement of hand and fingers (see Figure). (मस्तिष्क

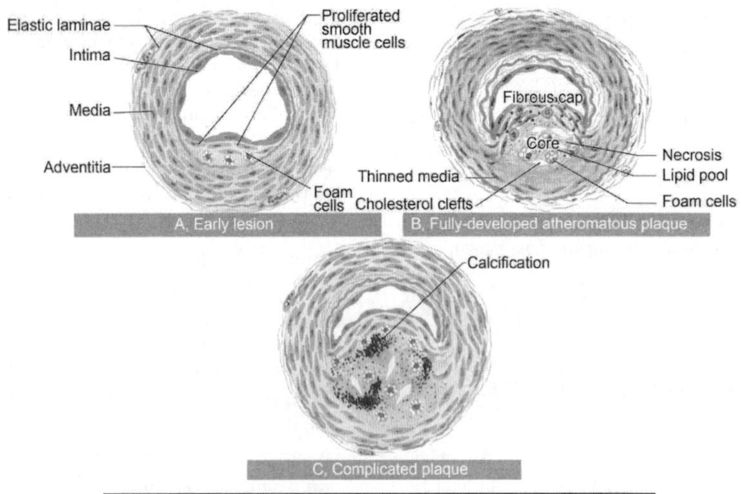

Atherosclerosis

विक्षति एवं टेबीज डॉर्सेलिस नामक रोग के कारण उत्पन्न होने वाली अवस्था जिसमें रोगी हाथ पैरों को बिना उद्देश्य हिलाता है, या ऐंठन होती है, सांप के समान अनैच्छिल गतियां होती है, वलन।)

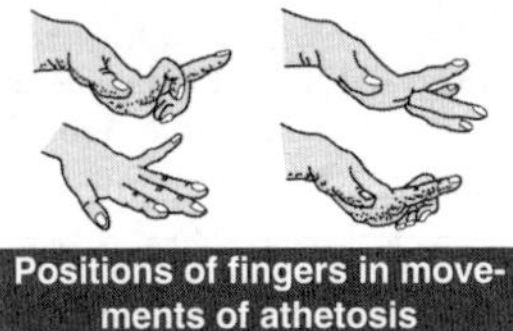

Positions of fingers in movements of athetosis

Athlete's foot (एथलेट्सफुट) Fungus infection of foot particularly in betweeen toes. (पद दद्रु, पैर का कवक संक्रमण।)

Atlantoaxial (एटलेन्टोएक्सियल) Pertaining to first and second cervical vertebrae. (एटलस एवं अक्ष से सम्बन्धित, शीर्षधर-अक्षक।)

Atlas (एटलस) This is the first cervical vertebra of the human spine. (ग्रीवा की प्रथम कशेरूका, मेरूदण्ड का सबसे ऊपरी अथवा शीर्षस्थ खण्ड।)

Atom (एटम) The smallest form of an element consisting of protons, neutrons and electrons. (परमाणु, किसी तत्व का सबसे छोटा कण जो अकेला रह सके अथवा अपने तत्व के अन्य परमाणुओं या किसी अन्य तत्व के परमाणुओं से मिलकर रह सके।)

Atopy (एटोपी) An allergy with a genetic predisposition. Principal forms of atopy are bronchial asthma, urticaria, eczema and rhinitis. (एलर्जी पैदा होने की आनुवंशिक प्रवृत्ति।)

Atorvastatin (एटोरवास्टेटिन) Lipid lowering agent. (वसा जैसे पदार्थ को कम करने वाला कारक।)

Atracurium (एट्रॉक्युरियम) Nondepolarizing muscle relaxant. (एक शिथिलकर औषधि जो हौफमैन प्रतिक्रया द्वारा तुरन्त नष्ट कर दी जाती है।)

Atresia (एट्रेसिया) Congenital absence or closure of any tubular structure. (शरीर के किसी सामान्य छिद्र, वाहिनी या नलिका का जन्मजात अभाव अथवा जन्म से उसका बंद होना; अछिद्रता।)

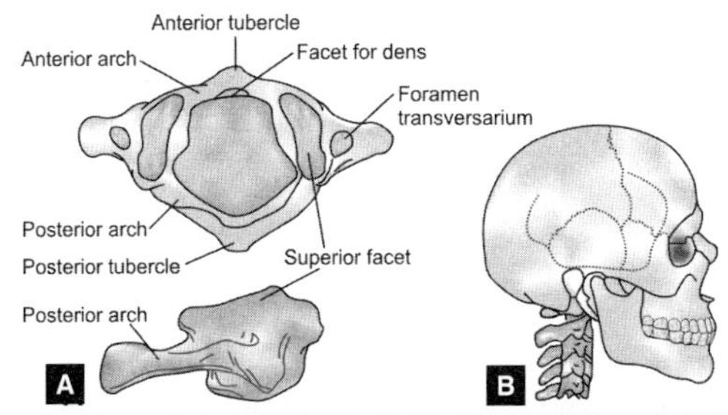

Atlas. (A) (top) superior aspect; (bottom) transverse aspect. Note the absence of the body and spinous process. (B) Position

Atrial fibrillation (एट्रियल फिब्रीलेशन) Randomized irregular arrhythmic atrial contractions giving rise to irregularly irregular pulse. (अलिन्द विकम्पन, अलिन्द का तेजी तथा अनियमित रूप से संकुचित होने के कारण नाड़ी भी अनियमित रूप से कार्य करती है।)

Atrial flutter (एट्रियलफ्लटर) Rapid regular atrial contraction with a varying but regular ventricular response due to fixed or varying A-V block. (अलिन्द स्फुरण, अलिन्दों के शीघ्रगामी एवं नियमित उत्तेजना के परिणाम स्वरूप अलिन्दों में शीघ्रगामी और अनियमित संकुचन होता है।)

Atrial natriuretic factor (एट्रियल नेट्रीयूरेटिक फैक्टर) A hormone secreted by dilated atria that helps in natriuresis. (एक हार्मोन जो रक्तचाप बढ़ जाने पर हृदय के अलिन्दी ऊतक से उत्पन्न होता है। यह मूत्र में सोडियम एवं जल का उत्सर्जन बढ़ाकर रक्तचाप को कम करने का कार्य करता है।)

Atrichosis (एट्रिकोसिस) Congenital absence of hair. (बालों का जन्मजात अभाव।)

Atrioventricular bundle (एट्रियोवेन्ट्रिकुलर बण्डल) The conducting system extending from A-V node till division into left and right bundles. (हृदय-पेशी तन्तुओं की एक पूलिका जो अलिंद निलय पर्व से आरम्भ होकर कुछ दूर पर दो शाखाओं में विभाजित हो जाती है, जो दोनों निलयों को तन्तुओं की आपूर्ति करती है।)

Atrioventricularis communis (एट्रियोवेन्ट्रिकुलर कम्यूनिस) Persistence of the common atrioventricular canal manifesting with atrioventricular septal defects and A-V valve incompetence. (हृदय के अलिन्द एवं निलय जिसमें वंशीय दोष तथा ए–वी वाल्व की अक्षमता विधमान होती है।)

Atrium (एट्रियम) A chamber or cavity in communication with another. *a. of ear* Portion of tympanic cavity lying below the malleolus. (एक कोष्ठ या गुहा जो किसी दूसरे कोष्ठ या अंग से जुडा होता है, जैसे हृदय की ऊपर की दो गुहांओं में से एक।)

Atrophy (एट्रोफी) Decrease in size of tissue or wasting. *a. acute yellow* Extensive necrosis of liver cells with jaundice, haemorrhage and mental obtundation. *a. optic* Degeneration of optic nerve head, primary or secondary (MS, glaucoma, trauma, etc). *a. disuse* Atrophy resulting from lack of use of muscle. *a. peroneal muscular* A hereditary disease involving peroneal nerves with progressive atrophy of peroneal muscles. *a. Sudeck's* Acute atrophy of bone at the site of injury, possibly due to local vasospasm. (शरीर के किसी ऊतक, अंग या भाग के कार्य और आकार में कमी आना; अपक्षय।)

Atrophy (एट्रोफी) Wasting (thinning) or loss of muscular tissue, may be due to disease, poor nutrition, poor circulation or advancing age. (शरीर के

किसी उतक, अंग या भाग का सिकुड जाना या कमजोर होना।)

Atropine sulfate (ऐट्रोपीन सल्फेट) A parasympatholytic agent used for preanesthetic medication to decrease bronchial secretions and in organophosphorus poisoning. (परानुकम्पनी तंत्रिका तन्तुओं के लिए विनाशकारी कारक तथा प्राक्संज्ञाहारी औषधि के रूप में श्वास स्राव को कम करने तथा रासायनिक तत्व की विषक्तिता को कम करने हेतु प्रयोग किया जाता है।)

Atropinization (एट्रोपीनाइजेशन) Administration of atropine till desired effect is obtained. (एट्रोपीन का प्रयोग करना जब तब अपेक्षित प्रभाव नहीं प्राप्त हो जाता।)

Attack (अटैक) The sudden onset of an illness, e.g., heart attack. (आक्रमण, किसी रोग या पीड़ा का अचानक से दौरा पड़ना जैसे दिल का दौरा; दमे का दौरा।)

Attention-deficit disorder (एटेन्शन डैफिसिट डैस्ऑर्डर) A disease of infancy or childhood, mainly boys characterized by inappropriate attention, hyperactivity and impulsivity. (बचपन एवं एक वर्ष से कम शिशुओं को होने वाला एक रोग जो विशेषकर लडकों में पाया जाता है जिसके मुख्य लक्षण अंत्यधिक सक्रियता, संवेगशीलता तथा कार्य में ध्यान न देना आदि होते हैं।)

Attenuate (एटिनुएट) To render thin, weak or less virulent. (पतला, कमजोर या अल्प उग्र बनाना।)

Attic (एटिक) The middle ear cavity above the tympanic membrane. (मध्यकर्ण-गुहा का ऊपरी भाग, अधिममध्य कर्ण।)

Attitude (एटिट्यूड) 1. Behavior towards a person, thing or situation 2. Bodily posture or position assumed, e.g., catatonic posture. (शरीर का आसन व उसकी स्थिति प्रसूति-तंत्र में भ्रूण के शरीर के विविध भागों का एक दूसरे से सम्बन्ध, किसी व्यक्ति या वस्तु के प्रति व्यवहार।)

Audible sound (ऑडिबल साउण्ड) Sound with frequency of 15-15000 Hz. (सुनाई देने वाली ध्वनी जिसकी फ्रीक्वेन्सी 15-15000 Hz होती है।)

Audiologist (ऑडियोलॉजिस्ट) A specialist in the evaluation and rehabilitation of persons with hearing disorder. (श्रवणविज्ञान का विशेषज्ञ)

Audiometry (ऑडियोमीटरी) Testing of hearing by audiometer. (रोगी की सुनने की शक्ति एवं संवदेना का परीक्षण करना; श्रवणभित्ति।)

Audio-oculogyric reflex (ऑडिटो ऑकुलोगाइरिक रिफ्लैक्स) Sudden turning of eyes and head towards direction of loud sound. (किसी भयप्रद ध्वनि की ओर अचानक सिर एवं आंखों का घूम जाना।)

Auditory bulb (ऑडिटरी बल्ब) The membranous labyrinth and cochlea. (अस्थि गहन को अन्दर से आच्छादित करने वाली कला और आन्तरिक कान के अन्दर स्थित एक सर्पिल नलिका, कलागहन तथा कर्ण वर्तः।)

Auditory evoked response (ऑडिटरी ऐवोक्ड रिसपान्स) An objective method of assessing hearing where the hearing stimulus as traverses along its path to auditory cortex produces characteristic electric potentials recorded across the cortex. It is useful in children, in malingerers, and in psychiatric patients. It can pinpoint as to the site of lesion along the auditory pathway. (कम्प्यूटर के प्रयोग से मस्तिष्क के श्रवण की विलंबता उत्तेजनाओं के औसत को जानना। यह खासकर बच्चों के लिए प्रयोग किया जाता है।)

Auditory reflex (ऑडीटरी रिफ्लैक्स) Any reflex produced by stimulation of auditory nerve like blinking of eyes in response to sudden sound. (अचनाक किसी आवाज के होने से आंखों का फड़फड़ाना।)

Auer bodies (ऑवर बॉडीज) Rod-shaped intracytoplasmic structure present in myeloblasts in acute myeloblastic leukemia. (मेरूरज्जूप्रसू में उपस्थिति छड के आकार जैसी अन्तः कोशिका द्रव्य संरचनायें जो रक्त में श्वेत कोशिकाओं की संख्या में अत्यधिक वृद्धि होने पर पाया जाती हैं।)

Auerbach's plexus (ऑवरबैक्स प्लैक्सस) A plexus formed by sympathetic nerve fibers in muscular coats of GI tract. (पेशीय आवरण में अनुकम्पी तंत्रिका तन्तुओं से बनी एक जालिका।)

Augmentin (औग्मैन्टिन) Amoxycillin-clavulanic acid. (औमौक्सिलिन क्लेवुलेनिक एसिड)

Aura (औरा) A subjective sensation preceding an attack of epileptic seizure or migraine; epileptic aura may be psychic in nature or sensory in the form of auditory, visual, olfactory or taste hallucinations. (पूर्वाभास, रोग के आक्रमण से पूर्व एक विशेष प्रकार की चेतावनी या अनुभूति जैसा की मिरगी में होता है।)

Aural speculum (औरल स्पैकुलम) Funnel-shaped piece of plastic that is used to insert into the auditory canal of the ear to look at the ear drum and ear canal. (कान का परिक्षण करने के लिए फनल के आकार का ट्यूब)

Aural syringe (औरल सिरिंज) A long metal based syringe used to wash the ear and used to remove wax from the ear. (कान को अंदर से धोने या मैल को बाहर निकालने वाली सिरिंज)।

Auranofin (औरेनोफिन) Gold preparation for rheumatoid arthritis. (गठियारूप सन्धिशोथ की चिकित्सा के लिए स्वर्ग योग निर्माण।)

Aureomycin (औरियोमाइसिन) Chlortetracycline hydrochloride. (क्लोरटैटरा–साइक्लिन का पेटेन्ट नाम।)

Auricle (ऑरिकल) 1. Left and right atria 2. Pinna of the ear. (बाहयकर्ण का सिर से बाहर रहने वाला भाग, पल्ला या कर्णपाली, अलिन्द का एक उपांग।)

Auricular (ऑरिकल) Pertaining to the auricle of the ear. (कान की कर्णपाली से सम्बन्धित)।

Auriculopalpebral reflex (ऑरिकुलोपेल्पेब्रल रिफ्लैक्स) Closure of eye resulting from tactile or thermal stimulation of external auditory meatus. Synonym: Kisch's reflex. (स्पर्श के कारण आंखों का बंद होना अथवा बाहय कर्णकुहर की ऊष्मा उत्तेजना।)

Auriscope (ऑरिस्कोप) Instrument for examination of ear. (कान के नेत्र परीक्षण के लिए प्रयोग करने वाला यंत्र; कर्ण दर्शी।)

Aurotherapy (औरोथैरेपी) Treatment with gold salts, e.g., rheumatoid arthritis. (स्वर्ण लवणों का प्रयोग करके रोगों की चिकित्सा करना।)

Auscultation (ऑस्कल्टेशन) The technique of listening to sounds produced within body, e.g., passage of air in bronchi, blood in occluded vessels, and A-V malformation, bowel movement, beating of heart, murmurs and adventitious heart sounds, etc. (परिश्रवण, शरीर की विभिन्न ध्वनियों को सुनने की विधि विशेषकर हृदय, फुफ्फुसों व भ्रूण या गर्भ (रक्त) परिसंचरण की ध्वनियों को निदान हेतु सुनना, शरीर पर सीधे कान को रखकर या स्टेथेस्कोप की सहायता से भी की जा सकती है।)

Austin flint murmur (ऑस्टिन फिलन्ट मर्मर) Diastolic mitral regurgitation in an aortic insufficiency mimicking mitral stenosis but without the opening snap or presystolic accentuation.

Australia antigen (ऑस्ट्रेलिया एन्टिजन) Hepatitis B surface antigen, existing in serum as part of Dane particle (40-400 nm) or as free particles and rods (22 nm). (हैपेटाइटिस–बी प्रतिजन जो सीरम में उपस्थित डैंन कण या शलाका का भाग।)

Autacoids (ऑटाकोइड्स) Generic name for histamine and antihistamine like agents in body. (आंतरिक स्राव, शरीर में हिस्टामीन तथा हिस्टामिनिरोधी जैसे पदार्थों का समजीनी नाम।)

Autism (ऑटिज्म) Mental introversion with attention centered around own ego. *a. infantile* A syndrome appearing in childhood with self-absorption, aloneness, inaccessibility, rage reactions and behavioral-language problems; a form of childhood psychosis. (स्वपरायणता, मानसिक अवस्था जिसमें ध्यान अपने पर केन्द्रित होता है।)

Autoagglutinin (ऑटोएग्लुटिनिन) Agglutinins that agglutinate individual's own red blood cells. (स्वप्रति-पिण्डों के कारण शरीर के अपने ही रक्त कणिकाओं का पुंज के रूप में आ जाना। यह अर्जित रक्त संलायी अरक्तता में होता है।

Autoanalyzer (ऑटोएनालाइज़र) Device that analyzes multiple samples automatically. (स्वतः विश्लेषण करने का यन्त्र जो रासायनिक विश्लेषण में प्रयोग किया जाता है।)

Autoantibody (ऑटोएण्टीबॉडी) Antibody acting against the host antigens. (स्वप्रतिपिण्ड, ऐसा प्रतिपिण्ड जो शरीर के सामान्य घटकों से सम्बद्ध हो सके जैसे डीएनए, पार्शिवका कोशिका आदि।)

Autoclave (ऑटोक्लेव) A device used for sterilization by steam pressure. (वस्तुओं का भाप द्वारा निर्जीवाणु करण सम्पादित करने वाला यंत्र।)

Autodigestion (ऑटोडाइजेशन) Digestion of a tissue by tissue's own products, e.g., pancreatic digestion in acute pancreatitis. (स्वपाचन, ऊतकों का स्वयं अपने को पाचन कर लेना।)

Autoerotism (ऑटोएरोटिज्म) Sexual arousal or gratification by using one's own body as in masturbation. (स्वाकामुकता, स्वयं शरीर को देखकर लैंगिक उत्तेजना होना।)

Autograft (ऑटोग्राफ्ट) A graft transferred from one part of body to another. (रोगी के शरीर के किसी अन्य भाग से किया गया ऊतक निरोप जिसे दूसरे किसी भाग पर स्थानान्तरित किया जाता है।)

Autohemolysis (ऑटोहीमोलाइसिस) Hemolysis of one's blood by person's own serum. (किसी व्यक्ति की लाल रक्त कोशिकाओं का उसी के अपने सीरम से अपघटन होना।)

Autohemotherapy (ऑटोहीमोथैरेपी) Injection of patient's own blood. (रोगी के शरीर से रक्त खींचकर इसे इंजेक्शन से उसकी पेशी में डालकर चिकित्सा करना; स्वरक्तोपचार।)

Autoimmunity (ऑटोइम्यूनिटी) Condition in which antibodies are produced against body's own tissues. (ऐसी दशा जिसमें शरीर के अपने ऊतकों के विरूद्ध एण्टीबाडियां उत्पन्न होती हैं जिससे अतिसुग्राहिता प्रतिक्रियायें अथवा स्वक्षम रोग उत्पन्न होते हैं; स्वरोगक्षमता।)

Autoimmune disease (ऑटोइम्यून डिजीज) Diseases in which antibodies are produced against body's own tissues to cause organ damage, e.g., rheumatoid arthritis, SLE, glomerulonephritis, rheumatic carditis, myasthenia gravis. (जब शरीर की रोगक्षम यंत्रकला दोषयुक्त हो जाती है तो वह शरीर के सामान्य अंगों के विरूद्ध एण्टीबॉडीयां उत्पन्न करती है जिससे रिह्यूमेटॉयड सन्धिशोथ, आदि रोग उत्पन्न हो जाते हैं।)

Autoinfection (ऑटोइन्फेक्शन) Infection produced by an agent already present within the body. (शरीर से निकलने वाले चयापचयी पदार्थों की अधिकता अथवा उनके विषैले होने पर शरीर को हानि पहुंचाना। इस प्रकार के पदार्थ मृत ऊतक अथवा संक्रमित ऊतक से भी निकलकर विषाक्तता उत्पन्न कर सकते हैं।)

Autoinfusion (ऑटोइनफ्यूजन) Forcing blood from extremities to body core by applying tight bandages. (रक्त-चाप बढ़ाने के लिए पट्टी या किसी दाब यंत्र का प्रयोग करके रक्त को भुजाओं से प्राणाधार अंगों में धकेलना।)

Autoinoculation (ऑटोइनोकुलेशन) Inoculation of a person by organisms obtained from the same individual . (किसी व्यक्ति के शरीर से प्राप्त जीवों का उसी के शरीर में टीका लगाना।)

Autologous blood transfusion (ऑटोलोगस ब्लड ट्रान्सफ्यूजन) Use of patient's own blood for transfusion, the blood being collected prior to operation or during operation from wound site; thus avoiding dangers of mismatch and transfusion associated infections like HBV, AIDS. (रक्ताधान के लिए रोगी के ही रक्त का प्रयोग करना जिससे विभिन्न संक्रमणों जैसे हिपैटाइटिस या एड्स से बचाव किया जा सकता है। रक्त शल्य क्रिया से पहले या उसके दौरान घाव से निकाल लिया जाता है।)

Automatism (ऑटोमेटिज्म) Behavior without conscious volition or knowledge, the individual appearing normal but amnesic for the events. (स्वचलता, शरीर में स्वतः क्रियाओं का होना जिनका व्यक्ति को पता नहीं चलता जैसे रोमकों का हिलना जुलना।)

Autonomic nervous system (ऑटोनोमिक नर्वस सिस्टम) The part of nervous system controlling involuntary functions like heart beat, glandular secretions, bowel and bladder contraction and other smooth muscle function. It is divided into parasympathetic or craniosacral system and sympathetic or thoracolumbar system (see Figure). स्वसंचालित तंत्रिका तंत्र, यह परानुकम्पनी और अनुकम्पी दो भागों में विभक्त होते है।

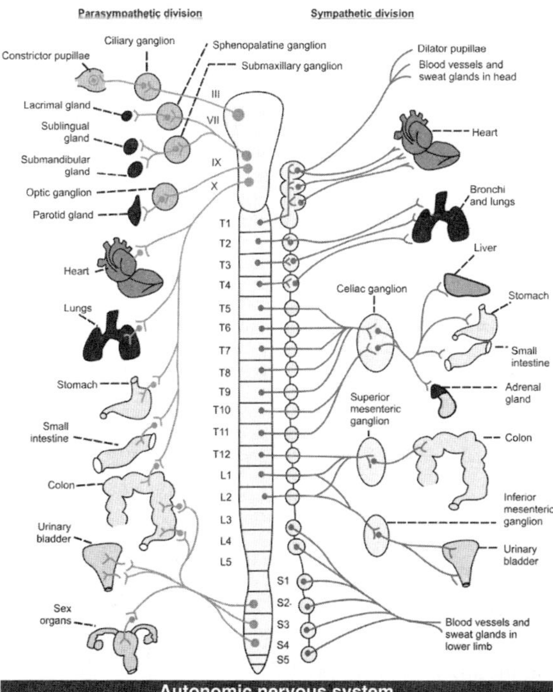

Autonomic nervous system

ये उन तंत्रिका कोशिकाओं के बने होते हैं जो इच्छानुसार नियंत्रित नहीं किए जा सकते।

Autopsy (ऑटोप्सी) Postmortem examination to ascertain cause of death. (शव परीक्षा, निदान के लिए मृत शरीर का परीक्षण।)

Autoregulation (ऑटोरेग्यूलेशन) A phenomena where the involved tissue regulates events such as blood flow into/through it according to its requirement. e.g., as in brain. (स्व-नियंत्रिण की क्रिया।)

Autosomes (ऑटोसोम्स) Any of the chromosomes other than sex chromosomes. (अलिंग गुणसूत्र, लिंग गुणसूत्र के अतिरिक्त गुणसूत्र।)

Autosplenectomy (ऑटोस्प्लीनेक्टॉमी) Multiple infarcts of spleen that cause it to shrink as in sickle cell anaemia. (तन्तुमयता एवं सिकुड़न की वजह से प्लीहा (तिल्ली) का लगभग पूर्णरूप से अन्तर्धान होना।

Autotrophic (ऑटोट्रॉफिक) Self-nourishing, e.g., green plants and bacteria forming protein and carbohydrate from inorganic salts and bicarbonates. (स्वपोषी, अपना पोषण स्वयं करने वाला जैसे हरे पेड-पौधे एवं जीवाणु जो अपना भोजन जैसे प्रोटीन कार्बोहाइड्रेट स्वयं अकार्बनिक लवणों एवं कार्बन डाइऑक्साइड से तैयार करते हैं।)

A-V block (ए-वी ब्लाक) A block in atrioventricular node whereby impulses arising from atria cannot reach ventricles or are delayed; divided into first degree (prolonged PR), second degree (mobitz type I and II) and third degree (A-V block). (ऐसा हृदरोध जिसमें आवेग अलिन्द-निलयी पर्व पर रूक जाते हैं।)

Avascular (एवैस्कुलर) Having poor blood supply. (रक्तवाहिनियों से रहित अथवा रक्तहीन जैसे उपास्थि।)

Aversion therapy (एवर्जन थैरेपी) A form of behavior therapy where unpleasant and undesired (e.g., alcohol) stimuli are presented to patient simultaneously so that patient associates the undesired stimulus with the unpleasant one and thus discontinues the undesired stimulus. (एक प्रकार की बिहेवियर थिरैपी जिससे रोगी के व्यवहार जैसे बुरी चीजों की आदत को छुड़ाया जाता है तथा रोगी का व्यवहार बदलकर उसके मानसिक विकार की चिकित्सा की जाती है।)

Avidin (एवीडिन) A protein of egg white inhibiting biotin. (एक प्रकार की प्रोटीन जिसकी बाओटिन से बहुत बंधुता होती है जिसके कारण बाओटिन के अवशोषण में बांधा पहुंचती है। कच्चे अंडे की सफेदी में मिलती है।

Avulsion (एवल्ज़न) A tearing away forcibly of a part or structure. (शरीर के किसी भाग या रचना को चीर देना, अपदारण।)

Axanthopsia (एक्जेन्थोप्सिया) Yellow blindness. (पतिवर्णान्धता।)

Axial line (एक्सियल लाइन) A line running in the main axis of body. The axial line of hand runs through second digit. (शरीर अथवा इसके किसी भाग के मुख्य अक्ष से गुजरने वाली रेखा जैसे हाथ की अक्षीय रेखा, बीच की अगुंली से होकर गुजरती है।)

Axilla (एक्जिला) Armpit. (बगल)।

Axis (एक्सिस) 1. A line running through the center of the body. 2. The second

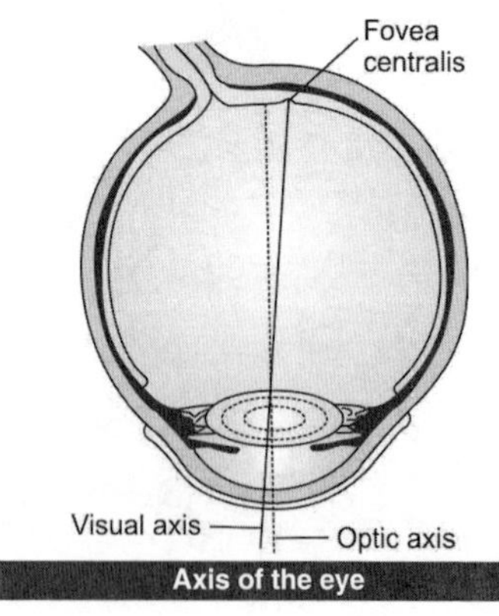

Axis of the eye

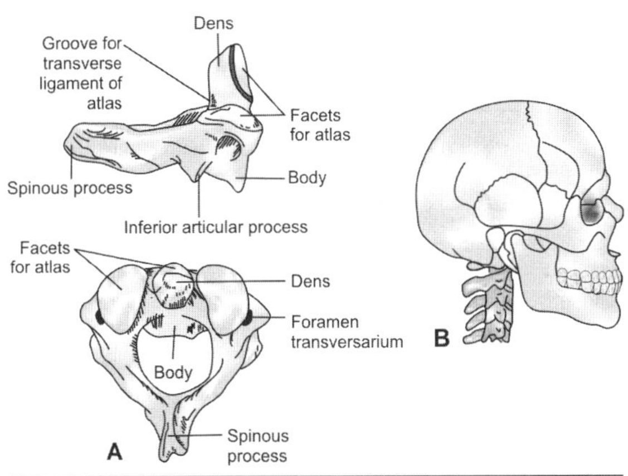

Axis. (A) (top) transverse aspect; (bottom) superior aspect. (B) Position

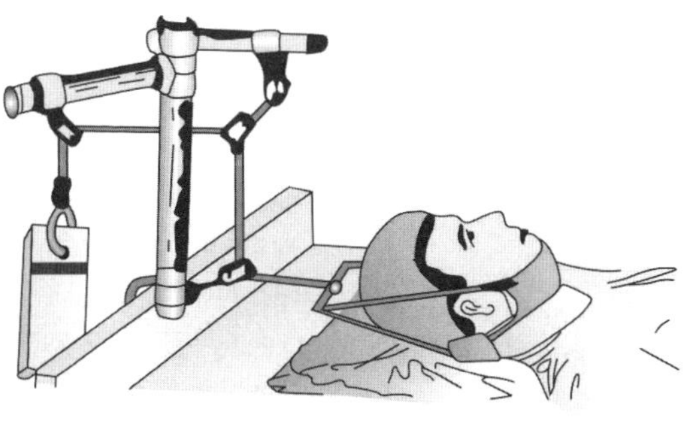

Axial traction

cervical vertebra bearing the odontoid process about which atlas rotates. *a. cardiac* A graphic representation of the main conduction vector of the heart. Normal axis is 0 to + 90°. *a. visual* The line passing from object through center of cornea and lens to the fovea (see Figures). (शरीर के केन्द्र से गुजरने वाली काल्पनिक रेखा, दूसरी ग्रैव कशेरूकी।)

Axis deviation (एक्सिस डेवियेशन) Deviation of cardiac axis, like left axis deviation –10° to –90°, right axis deviation + 91 to –90°. (हृद् एक्सिस का विचलित होना जैसे बांये एक्सिस का विचलन –10° से 90° और दायें एक्सिस का विचलन +90° से –90°।)

Axis traction (एक्सिस ट्रेक्शन) Traction made on the fetus in the direction of long axis of birth canal (see Figure on the above). (प्रसव नली के लम्ब अक्ष की ओर भ्रूण को खींचना।)

Axon (एक्सोन) A process of nerve cell conducting impulse away from the cell body. (तंत्रिका-कोशिका से निकलने वाला एक प्रवर्ध जो कोशिकामय से आवेगों को दूर रखता है; अक्षतन्तु।)

Axoneme (एक्सोनेम) Axial thread of a chromosome. (गुणसूत्र का अक्षीय धागा।)

Axonometer (एक्सोनोमीटर) Device for determining axis of astigmatism. (दृष्टिवैषम्य के अक्ष का पता लगाने वाला यंत्र।)

Axonotmesis (एक्ज़ोनोटमेसिस) Nerve injury disrupting nerve impulse transmission but without severing the nerve. (किसी तंत्रिका के अक्षतन्तु को क्षति पहुंचने पर परिसरीय व्यपजनन। अक्षतन्तुओं के पुनर्जनन पर उपलब्धि अवलम्बित होती है इस प्रकार की विक्षति चोट, आघात या अत्यधिक दबाव से उत्पन्न होती है।)

Avidin (एवीडिन) A glycoprotein that binds to biotin, preventing its absorption. (कार्बोहाइड्रेट एवं प्रोटीन से निर्मित एक यौगिक (ग्लाइकोप्रोटीन) जो बायोटिन के साथ जुड़कर अवशोषण से मुक्त हो जाता है।)

Azapropazone (एजाप्रोपाजोन) A pyrazolon, aspirin like agent, potent uricosuric. (पीड़ाहर औषधि जो आमवातज अवस्थाओं में प्रयुक्त होती है।)

Azaserine (एजासेराइन) Glutamine antagonist, potent inhibitor of purine nucleotide biosynthesis. (शाक् मिश्रण (गलूटामीन) विरोधी।)

Azatidine (एजाटीडाइन) An antiallergic agent. (एलर्जी मे दी जाने वाली दवाई)।

Azathioprine (एज़ाथायोपरीन) An immunosuppressant. (प्रतिरक्षा कम करने वाली दवाई।)

Azelastine (एज़ैलस्टीन) Topical vasoconstrictor for nasal allergy. (नासिका एलर्जी का स्थानीय वाहिका संकीर्णक)।

Azithromycin (एजीथोमाइसिन) Antibiotic of macrolide group better than erythromycin. (मैक्रोलाइड वर्ग का प्रतिजीवाणु जो इरिथ्रोमाइसिन से उत्तम होता है।)

Azoospermia (एजूस्पर्मिया) Complete absence of sperms in the semen. (वीर्य में शुक्राणुओं की अनुपस्थिति; अशुक्राणुता।)

Azotemia (एजोटीमिया) Increased blood urea. (खून में नाइट्रोजन यौगिकों, खासतौर पर यूरिया की मात्रा, अधिक होना।)

Azotobacter (एजोटोबैक्टर) Gram-negative, rod-shaped, nonpathogenic bacteria that fix atmospheric nitrogen. (वायुमण्डल की नाइट्रोजन के स्थिरीकरण करने वाले जीवाणु।)

Aztreonam (एज़ट्रीयोनम) An antibiotic for Gram-negative sepsis. (एक प्रतिजीवाणु जो ग्राम ऋणपूतिता के लिए प्रयोग होता है।)

Azygos (एजाइगेस) Occurring singly, not in pairs. (अयुग्म, जो अकेला हो।)

Azygos vein (एजाइगॅस वेन) The thoracic continuation of ascending lumbar vein through aortic hiatus in diaphragm entering superior vena cava at the level of D4 vertebra. (उदर व वक्ष की तीन अयुग्म शिरायें जो निम्न महाशिरा में अपना रक्त छोड़ती हैं।)

B

Babcock sentence test (बैबकॉक सैन्टेन्स टैस्ट) This is a test for dementia. This test aims at testing the patient's memory by asking him to repeat a complicated sentence. (यह मनोभ्रंश के लिए एक परीक्षण होता है। इस रासायनिक प्रतिक्रिया का उद्‌देश्य रोगी से जटिल वाक्य की पुनरावृत्ति से उसकी स्मरणशक्ति परीक्षण करना है।)

Babesia (बाबेसिया) A genus of the order Haemosporidia found in the cattle, sheep, horse, dogs and other vertebrate animals, transmitted by tick. (यह हीमोस्पोरीडिया वंर्ग का जीव है जो जानवरों जैसे कुत्ते, भेड, धोड़े तथा अन्य पृष्ठवंशी जानवरों में पायी जाती है इसका रक्त चूसक परजीवी (टिक) द्वारा संचारण होता है।)

Babesia microti (बाबेसिया माइक्रोटी) Principally manifesting with fever, chills and hemoglobinuria. (यह प्रमुखता ज्वर, शीतकम्पन तथा मूत्र में हीमोग्लोबिन की उपस्थिति के साथ प्रकट होता है।)

Babesiosis (बाबेसिओसिस) A disease caused by intraerythrocytic protozoan parasite. (इन्ट्राएरिथ्रोसाइटिक प्रोटोजुआ पैरासाइट (लाल रक्त कोशिकाओं को प्रभावित करने वाला एककोशिकीय परजीवी) द्वारा उत्पन्न होने वाला रोग।)

Babinski's reflex (बेबिन्स्की चिन्ह) Dorsiflexion of great toe and fanning out of other toes on stimulation of lateral part of sole of foot is called positive Babinski's reflex; commonly results from pyramidal tract interruption; also positive in infants below 6 months (before myelination). (पाव के तलवे के किसी कठोर चीज से टकराने पर बड़ी ऊंगली के नीचे की ओर झुकने के बजाय उसमें ऊपर की ओर बढना। यह चिन्ह ऊर्ध्व प्रेरक तंत्रिका-कोशिंका।) (Upper motor neurons) के रूग्ण होने अथवा उनको क्षति पहुंचने का द्योतक है)

Bacampacillin (बैकम्पासिलीन) A long-acting ampicillin given in twice daily dose. (एक्पीसीलिन एक प्रतिजीवी जिसकी खुराक दिन में दो बार दी जाती है।)

Bacillemia (बेसीलीमिया) Presence of bacilli in blood. (रक्त में बेसिली (दण्डाणुओ) का उपस्थित होना।)

Bacillus (बेसिलस) Any rod-shaped microorganism (*see* Figure). (जीवाणुओं का एक वंश जिसमें वायुजीवी, दंड या बेलनाकार की आकृति वाली कोशिका के बने जीवाणु सम्मिलित किये गये हैं।)

Bacillus Calmette-Guerin (बेसीलस कालमेटे ग्युरिन) A strain of *Mycobacterium bovis*

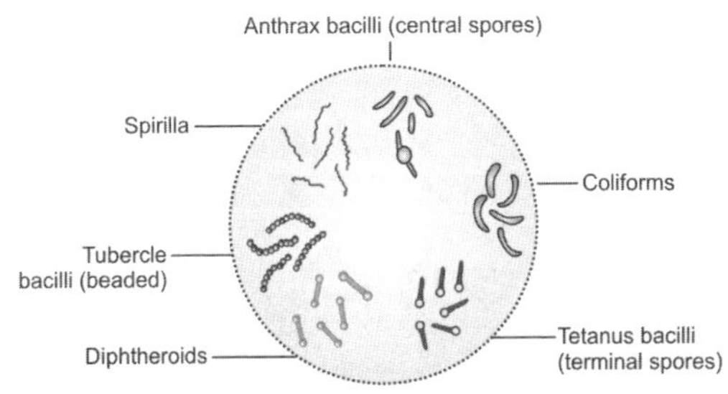

Bacilli

made avirulant by serial cultivation on bile glycerol potato medium, used in BCG vaccine for prevention of human tuberculosis. (माइकोबैक्टीरियम बोवाइस का एक स्ट्रेन है जो बाइल ग्लिसरोल पोटैटो माध्यम में क्रमानुसार खेतीकर असंक्रामक बनाया जाता है। बी.सी.जी. का टीका, मनुष्यों में टी.बी. या क्षय रोग के प्रतिरक्षीकरण के लिए प्रयुक्त होने वाला एक वैक्सीन है।)

Bacitracin (बेसीट्रेसिन) Topically used antibacterial agent. (एक एंटिबायोटिक जिसका मुख्यतः बाह्य औषधि के रूप में प्रयोग होता है। इससे अतिसुग्राहिता की कोई प्रतिक्रिया नहीं होती।)

Backache (बैकेक) Any pain in back; due to muscle spasm, disease of disk, ligaments, vertebral body, nerve roots, and meninges. (पीठ या कमर का दर्द, जो मांसपेशी संकुचन, चक्रिका या स्नायु या मस्तिष्कावरण सम्बन्धित रोग के कारण होता है।)

Back rest (बैक रेस्ट) Comfort device that supports the back in bed. (आरामदायक वस्तु जो बिस्तर पर बैठने में सहरा देती है।)

Bactericidal (बैक्टीरियोजेनिक) A substance which destroys or kills the bacteria (जीवाणुओं को नष्ट करने या मारने वाला।)

Baclofen (बैकलोफीन) GABA inhibitor used to reduce muscle spasticity. (मांस-पेशी की संस्तम्भता को कम करने वाला संदमक।)

Bacteria (बैक्टीरिया) Any microorganism of the class Schizomycetes; can be spherical or ovoid (cocci); rod-shaped (bacilli) or spiral (*see* Figure). (सुक्ष्मजीवों का समूह ये सूक्ष्मजीव बहुत ही छोटे-छोटे होते हैं। ये एक कोशिका के बने होते हैं। यह कोशिकाये गोल, सीधी या मुंड़ी हुयी दण्ड के समान हो सकती हैं। इनमे जीव द्रव्यक क्रेन्द्रक, दीवार, आदि होते हैं।)

Bacteriocin (बैक्टीरियोसिन) Protein produced by certain bacteria which is lethal to other bacteria. (कुछ जीवाणुओं, द्वारा पैदा प्रोटीन जिससे निकट सम्बन्धित जीवाणु मर जाते हैं।)

Bacteriogenic (बैक्टीरियोजेनिक) Caused by the bacteria (जीवाणुओं द्वारा उत्पन्न।)

Bacteriocinogen (बैक्टीरियोसाइनोजेन) A plasmid that produces bacteriocin. (किसी कोशिका में केन्द्रक से बाहर स्थित उत्पत्ति सम्बन्धी तत्व जिससे बैक्टीरियोसिन उत्पन्न होता है।)

Bacteriology (बैक्टीरियो्लौजी) Science that deals with bacteria and their relation to medicine, industry and agriculture. (जीवाणु का वैज्ञानिक अध्ययन।)

Bacteriostatic (बैक्टीरियोस्टैटिक) Agent which inhibits or prevents the growth of bacteria. (एक ऐसा साधन जो जीवाणुओं की वुद्धि को रोक देता है।)

Bacterioclasis (बैक्टीरियोक्लेसिस) Fragmentation of bacteria. (जीवाणु के टुकड़े-टुकड़े हो जाना।)

Bacteriophage (बैक्टीरियोफेज) A virus that infects bacteria. (जीवाणुयोजी ऐसा विषाणु जो जीवाणुओं का भक्षण करता है।)

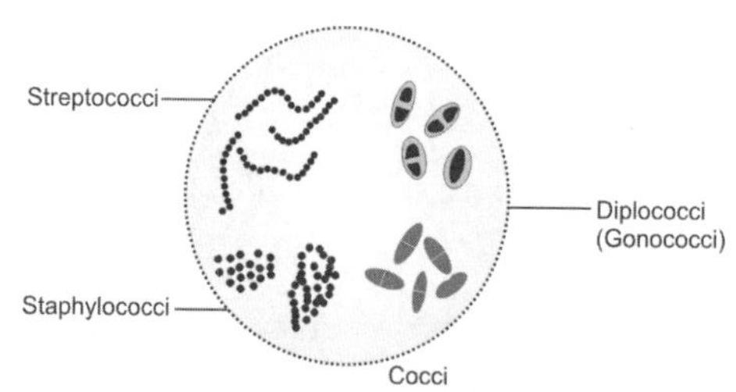

Bacteria

Bacteriuria (बैक्टीरियूरिया) Presence of bacteria in urine, significant if concentration exceeds 10^5/mL. (जीवाणुमेह, मूत्र में जीवाणुओं की उपस्थिति होना।)

Bacteroides (बैक्टीरॉयड) A genus of non-spore forming Gram negative, anaerobic bacteria, frequently found in necrotic tissue. (जीवाणु का वंश विशेषकर वातनिरपेक्षी जीवाणु, ग्राम निगेटिव जो अधिकतर परिगलित ऊतक में पाया जाता है।)

Bagasosis (बैगासोसिस) Hypersensitive pneumonitis due to inhalation of bagasse dust, the moldy fibrous waste of sugarcane. (गन्ने से शुगर निकालने के पश्चात बचे हुए भाग से उडी धूल को सांस के साथ अन्दर खींचकर फेफड़ो में पहुंचने से उत्पन्न रोग जैसे अतिसुग्राही फुफ्फुसशोथ।)

Brainbridge reflex (ब्रेनब्रिज रिफलैक्स) An increase in the heart rate caused by an increase in right atrial pressure. (दांये अलिन्दों के शीघ्रगामी एवं नियमित उत्तेजन के परिणामस्वरूप हृदयगति का बढ़ जाना।)

Baker's cyst (बेकर्स सिस्ट) Synovial cyst in popliteal fossa. (एक श्लेष्क पुटी जो जानुपृष्ठीय खात में बनती है।)

Balanitis (बैलेनाइटिस) Inflammation of the glans penis and mucous membrane beneath it. (शिश्नमुण्ड का शोथ।)

Balantidiasis (बैलेनटाइडियेसिस) Infestation with *B. coli.* (बैलेनटीडियम कोलाई नामक एक कोशिकीय जन्तु द्वारा उत्पन्न संक्रमण।)

Balanoplasty (बैलेनोप्लेस्टी) Plastic surgery repair of glans penis. (सुघटय शल्यचिकित्सा (प्लास्टिक सर्जरी) द्वारा शिश्नमुण्ड की मरम्मत करना।)

Balanoposthitis (बेलेनोपोस्थाइटिस) Inflammation of glans and prepuce. (शिश्नमुण्ड एवं शिश्नमुण्डच्छद या शिश्नमुण्ड के ऊपर स्थित आवरण, दोनों का शोथ।)

Balance's sign (बेलेन्सस साइन) This is a sign indicative of ruptured spleen. In this sign there is presence of a dull percussion note in both the flanks. The dullness on the left side is due to the presence of coagulated blood, whereas that on the right side is due to the fluid blood. Dullness on the left flank remains constant. However, with the change of position to the right side, the haemorrhagic fluid moves to the right flank resulting in dullness. (यह चिन्ह प्लीहा में विदर का संकेत करता है। इस चिन्ह में अननुनादी परिताडन की उपस्थिति दोनों फ्लैंकों में होती है। बांयें ओर अननुनाद जमे हुए रक्त की उपस्थिति के कारण होता है तथा दायें ओर रक्त के तरल रूप में होने के कारण बायें तरफ की अननुनाद स्थिर रहती है।)

Balanus (बैलेनस) This is the glans of the penis or clitoris. (शिश्न या भगशिश्नि का मुण्ड।)

Ballottment (बैलोटमैन्ट) Palpatory technique for examining floating objects, e.g., foetus in uterus, hydronephrotic kidney. (प्रतिलोठन, शरीर में किसी तैरती वस्तु का पता लगाने वाली परीक्षण विधि जो सामान्यतः गर्भावस्था का पता लगाने में प्रयोग की जाती है।)

Balneology (बालनियोलोजी) Science of baths and bathing. (नहाने या स्नान से सम्बन्धित विज्ञान।)

Balser's fatty necrosis (बेलर्सेस फैटी नेक्रोसिस) Gangrenous pancreatitis with fatty necrosis of pancreas and often of bone marrow. (गैंग्रीन अग्न्याशयशोथ सहित अगन्याशय अथवा बोन मैरो का वसीय परिगलन।)

Bamboo spine (बैम्बु स्पाइन) Spinal column in radiograph resembling bamboo stalk as in ankylosing spondylitis. (एन्कोलाइजिंग स्पाण्डीलाइटिस रोग में रीढ़ की हड्डी या मेरूदण्ड के एक्स-रे में यह बांस के डण्डे के समान दिखाई देती है।)

Bandage (बैण्डेज) A piece of gauze to be wrapped around a body part as

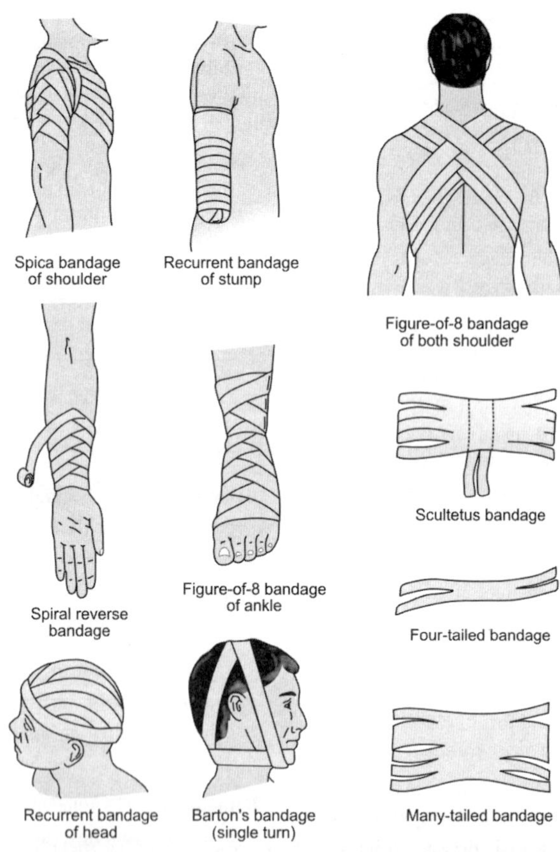

Different types of bandages

dressing. *b. barton* Double figure of eight bandage for the lower jaw. *b. butterfly* Adhesive bandage used to hold wound edges together. *b. buttocks* T or double T bandage or open triangle bandage for buttocks. *b. cravat* Triangular bandage folded to form a band around any injured bony part, e.g., knee, elbow, hand, wrist, head, clavicle. *b. figure of eight* Bandage in which turns cross each other like the figure 8 used to fix and elevate the shoulders in fracture clavicle, to fix splints for the foot or hand. *b. spica* Bandage in which a number of figure of 8 turns are applied, each a little higher or lower with some overlapping. Used for breasts, shoulders, great toe, etc. *b. suspensory* used for support of breast and scrotum (see Figure above). (पट्टी विभिन्न आकृति और आकार का साफ कपड़ा जो शरीर की चोट पर बांधा जा सकता है, जिससे चोट पर रखा औषधि युक्त गॉज अपने स्थान पर रहे।)

Bandl's ring (बैनड्ल्स रिंग) Ring-like thickening at the junction of upper and lower uterine segments. (गर्भाशय के ऊर्ध्व एवं निम्न खण्ड के संगम पर विधमान छल्ले के समान मोटाई एवं दन्तुरण।)

Banti's syndrome (बन्टीस सिन्ड्रोम) A combination of anaemia, cirrhosis and splenic enlargement. (ऐसा संलक्षण जिसमें रक्ताल्पता, प्लीहा वृद्धि, रक्त-स्राव तथा अन्त में सिरोह्सिस लीवर हो जाता है।)

Barber's itch (बारबर्स इच) Folliculitis of face mostly by *Staph. aureus*. (पुरूषों में दाढ़ी के क्षेत्र में रोमकूपशोथ, दाढ़ी या दाद अब बहुत कम मिलता है क्योकि स्वस्थवृन्त के प्रति जागरूकता तथा एंटीबायोटिक उपलब्ध है।)

Barbotage (बार्बोटेज) Repeated injection and withdrawal as in withdrawal of CSF and injection of drugs into SA space. (सुषुम्ना संवेदनाहरण का प्रसार करने की विधि। इसमें स्थानीय संवेदनाहरण औषधि चूषित किये गए प्रमस्तिष्कमेय तरल में मिलाकर अवजालतानिका अवकाश में इंजेक्शन द्वारा प्रविष्ट करा दी जाती है।)

Baresthesia (बेरीस्थीसिया) Pressure sense. (भार अथवा दबाव का ज्ञान होना।)

Baritosis (बेरीटोसिस) Barium dust induced pneumoconiosis. (बेरियम धूलि के सांस के साथ खिंचकर अन्दर पहुंचने से उत्पन्न फुफ्फुसधूलिमयता।)

Barium (बेरियम) An alkaline metallic compound used as barium sulphate for upper GI studies, colon and GI tract. (क्षारीय वर्ग का एक यौगिक धातु जिसे बेरियम सल्फेट के रूप में एक्स-रे लेने के लिए प्रयोग किया जाता है। पोषण नाल का एक्स-रे लेते समय इसको कैथेटर द्वारा गुदा मार्ग से प्रविष्ट करा कर अथवा मुख द्वारा पिलाकर चित्र लिया जाता है।)

Barlow's disease (बारलोज डिजीज) Vit. C deficiency state. (विटामिन सी की कम से शिशुओं को होने वाला एक रोग।)

Barognosis (बेरोग्नोसिस) The ability to estimate weight. (भार को जानने की क्षमता भार का अन्दाजा होना।)

Baroreflex (बैरोरिफ्लैक्स) Reflex mediated by pressure changes within great vessels through stimulation of mechanoreceptors. (वक्ष एवं ग्रैव क्षेत्र में स्थित रक्त वाहिनियों एवं ह्रदय तथा इसकी बडी वाहिनियों में स्थित तंत्रिकाओं की उनमें विंधमान रक्त के दाब से उत्पन्न यांत्रिक परिवर्तनों के प्रति सुगाहित अनुक्रिया।)

Barotrauma (बैरोट्रॉमा) Trauma due to changes in atmospheric pressure. (दाब अभिघातः वायुमंडल या जल का दाब कम होने से उत्पन्न अभिधातु जैसे कान के परदे फट जाना।)

Barr body (बैरबॉडी) Sex chromatin mass seen within the nuclei of normal female somatic cells, representing inactivated X-chromosome. (सैक्स क्रोमैटिन पिण्ड सामान्य स्त्री कायिक कोशिकाओं के केन्द्रकों के भीतर दिखाई देता है, तथा यह निष्क्रिय हुए एक्स गुणसूत्र को प्रदर्शित करता है।)

Barrel chest (बैरल चेस्ट) Rounded chest due to air trapping as in emphysema. In normal chest, AP diameter is more than transverse, hence elliptical shape. (गोलाकार या ढोलाकार वक्ष जो वायु के संचित हो जाने के कारण होता है जैसे एम्फाइजिमा में वायु द्वारा ऊतकों का वैकृत फुलाक पाया जाता है।)

Bartholin abscess (बर्थोलिन ऐप्सस) Abscess in the Bartholin gland. (बर्थोलिन ग्रंथि में पस का होना।)

Bartholin's duct (बार्थोलिन्स डक्ट) Duct of sublingual salivary gland that runs parallel with Wharton's duct and opens with it. (अवजिहवी लार ग्रन्थि वाहिनी जो अव अधोहनुज लार ग्रन्थि की वाहिनी के समानान्तर दौड़ती है और साथ ही खुलती है।)

Bartholin's gland (बार्थोलिन्स ग्लैण्ड) A compound mucus gland lying in lateral wall of vestibule of vagina, at the junction upper and middle one third. (स्त्रियों की योनि के बाह्य छिद्र के दोनों ओर स्थित दो छोटी ग्रंथियाँ इनकी वाहिनियां योनिच्छद के पास खुलती हैं।)

Bartonellosis (बारटोनेलोसिस) Infection due to bartonella bacilliformis (oroya fever) characterised by fever and haemolysis; transmitted by females and flies and treated with chloramphenicol. (संक्रमण जो बारटोनेला बेसीलीफार्मीस के कारण होता है जिसमें रक्त अपघटन तथा ज्वर हो जाता है। यह स्त्रियों तथा मक्खी द्वारा संचारित होता है। इसका उपचार, क्लोरेमफेनिकोल द्वारा किया जाता है।)

Bartter's syndrome (बारर्टस सिण्ड्रोम) Hyperplasia of Juxtaglomerular cells with hypokalemia, hyperaldosteronism but without a rise in blood pressure. (स्तवकासन्न कोशिकाओं का अतिविकसन तथा अल्पपोटेशियमरक्तता किन्तु रक्तदाब नहीं बढ़ता है।)

Basal body temperature chart (बेसल बॉडी टेम्प्रेचर चार्ट) Daily temperature charting to predict ovulation. (प्रतिदिन तापमान चार्ट जससे डिम्बक्षरण का अनुमान लगाया जाता है।)

Basal ganglia (बेसल गैंगलिया) Four masses of gray matter (caudate, lentiform, amygdaloid and claustrum) lying deep in cerebral hemispheres. (आधारी गंडिका प्रमास्तिष्क के आधार की भूरी कोशिकायें जो ऐच्छिक मांसपेशियों की गति को नियमित करती हैं। इन कोशिकाओं का अपजनन होने के कारण पारकिन्सन रोग उत्पन्न होता है।)

Basal metabolic rate (बेसल मैटाबोलिक रेट) (BMR) Normal value is 40 kcal/m^2/hour, a test of thyroid function. (सामान्य चयापचयी दर 40 kcal/m^2 प्रतिघंटो होता है थाइरॉयड का परीक्षण; आधारित चयापचय दर)

Base (बेस) Any substance that accepts hydrogen ion; strong bases feel slippery and are corrosives. (1. किसी भी वस्तु का सबसे निचला भाग, 2. मिक्श्चर का या किसी यौगिक का मुख्य पदार्थ।)

Base pair (बेस पेयर) In double stranded helical DNA the connecting chemicals, i.e., base pairs adenine-thymine, guanine-cytosine bind the strands. (Please provide hindi text)

Basin (बेसिन) Circular vessel with sloping or curved sides used typically for holding water for washing (गोलाकार चिलमची जसमें चिकित्सा के दौरान किसे तरल पदार्थ को रखा जाता है।)

Basion (बेसियोन) Mid-point of anterior border of foramen magnum. (महारन्ध्र की अग्रज सीमा का मध्य-बिन्दु।)

Basiphobia (बेसिफोबिया) Fear of walking. (चलने से डरना।)

Basisphenoid (बेसीस्फेनॉयड) An embryonic bone that becomes the lower portion of sphenoid. (स्फेनॉयड हड्डी का आधार।)

Bassini's operation (बैसीनीस ऑपेरशन) Surgical repair of inguinal hernia. (शल्यक्रिया द्वारा इनगुइनल हर्निया की मरम्मत करना।)

Battered child syndrome (बैटर्ड चाइल्ड सिण्ड्रोम) Physical injuries inflicted upon children. (किसी बच्चे को शारीरिक क्षति पहुंचाना जिससे सूजन हो जाती है या जख्म बन जाता है तथा उस भाग में अक्षमता भी हो सकती है।)

Battery (बैटरी) Unlawful touching of a patient without consent, justification; battery occurs ifs a surgical or medical procedure is done without prior consent. (यदि रोगी की चिकित्सा प्रक्रिया उसकी अनुमति के बिना की जाए तो उसे गैर कानूनी माना जाता है। यह अवस्था तब उत्पन्न होती है जब रोगी की शल्यक्रियात्मक या चिकित्सा प्रक्रिया उसकी अनुमति के बिना की गई है।)

Battery sign (बैटरी साइन) Swelling behind the ear in fracture base of skull (खोपडी के फैक्चर होने पर कान के पीछे होने वाली सूजन).

Baxter's formula (बैक्सटर्स फार्मूला) This is a commonly used formula to calculate the fluid requirements, particularly in case of burn victims. According to this formula, 4 ml of ringer lactate solution is administered per kilogram body weight percent of body surface area burnt. (यह सूत्र अधिकतर दाहक्षत पीड़ित रोगी के लिए तरल की आवश्यकता को परिकलन करने के लिए सामान्यतः से प्रयोग किया जाता है।)

Bazin's disease (बेजिन ड़िजीज) Erythema induratum. (स्त्रियों में पाया जाने वाला चिरकारी स्वभाव का बार-बार होने वाला रोग।)

B cells (बी सैल्स) Bone marrow derived lymphocytes, which when stimulated by antigen, transform to antibody producing plasma cells. (बोन मैरो से प्राप्त लसीकाकोशिका, जब एन्टिजन से उत्तेजित होते हैं, तो वह एण्टीबॉडी में परिवर्तित हो जाते है और प्लाज्मा कोशिकाओं को उत्पन्न करते हैं।)

BCG vaccine (बी.सी.जी. वैक्सीन) Bacille Calmette-Guérin, indicated for vaccination of tuberculin negative children. (बैसीले कालमेंटे ग्युरिन, माइको-बैक्टीरियम ट्यूबरकुलोसिस नामक क्षय रोग के प्रतिरक्षीकरण के लिए प्रयुक्त होने वाली वैक्सीन)

Beaker (बीकर) Wide mouthed glass vessel. (एक चौड़े मुंह का पतले कांच का पात्र जिसमें द्रव को उड़ेलने के लिए एक चोंच होती हैं।)

Beau's line (बॉज लाइन्स) White lines on finger nails. (हाथ की अंगुलियों के नाखूनों पर आर-पार पाई जाने वाली सफेद रेखाएं जो अधिकतर चोट लगने के कारण हो जाती हैं।)

Beclomethasome (बेक्लोमेथासोन) Synthetic corticosteroid. (प्रतिश्वास, कोर्टीको स्टीरॉयड औषधि जोकि इन्हेलर के द्वारा प्रयोग की जाती है।)

Becquerel (बैक्विंरेल) (BQ) A measure of radioactivity of radionuclides equal to 3.7 × 10^{10} curies. (रेडियो न्यूक्लाइडस की विघटनशीलता की माप।)

Bedlam (बैडलैम) Asylum for insane. (विक्षिप्त या मानसिक रूप से ग्रस्त व्यक्ति के लिए शरणस्थल)

Bed pan (बेड पैन) Shallow vessel used by the bedridden person for urination or defecation. (मरीज को बिस्तर पर मल-मूत्र त्याग के लिए प्रयोग में लाया जाने वाला पात्र।)

Bedsore (बेडसोर) Pressure sore, i.e., ischaemic necrosis of tissue esp. over bony prominences. (दबावण या बिस्तर व्रण।)

Bedsore (बेडसोर) Sore or damage to an area of the skin caused by constant pressure on the area for a long time. (अधिक समय/दिनों तक बिस्तर पर लेटे रहने से शरीर के दबाब स्थान पर होने वाला घाव।)

Behcet's syndrome (बेसैट्स सिण्ड्रोम) A symptoms complex of recurrent orogenital ulceration, uveitis and joint pains, 5 times more frequent in males. (एक जीर्ण पुनरावर्तक रोग जिसमें मुख में एवं जननांगों पर जख्म बन जाते हैं तथा परितारिकाशोथ, असितपटलशोथ एवं सन्धिशोथ हो जाता है। यह अधिकतर पुरूषों में पाया जाता है।)

Belching (बेल्चिंग) Expulsion of stomach gas through mouth and nose. (डकार लेने की क्रिया आमाशय से गैस का उठना।)

Bell's palsy (बैल्स पाल्सी) Sudden unilateral lower motor facial palsy due to swelling/ischemia of the nerve in bony canal. (सातवीं क्रोनियल नर्व शोफ के कारण चेहरे के एक तरफ अचानक होने वाला पक्षाघात।)

Bellini's tubule (बेलीनीज ट्यूब्यूल) The straight connecting tubule of the kidney. (वृक्क की सीधी संयोजक नलिका।)

Bence-Jones protein (बैनस-जोनस प्रोटीन) A low molecular weight protein that disappears when urine is boiled to above 60°C but reappears once urine is cooled, commonly seen in multiple myeloma. (दुर्दम मज्जा अर्बुदता के कुछ रोगीयों के मूत्र में प्रोटीन पिण्डो का उत्सर्जित होना। 50°–60°C गरम करने पर वे अवपेक्षित हो जाती हैं। उबलने तक गरम करने पर पुनः घुल जाती हैं और ठण्डा होने पर फिर से अवपेक्षित हो जाती हैं।)

Benedict's solution (बेनेडिक्ट्स सल्यूशन) A solution of copper sulfate, sodium citrate and sodium carbonate, used for testing presence of reducing sugars in urine. (घोल जो मूत्र में शुगर की विधमानता का पता लगाने के लिए प्रयोग किया जाता है।)

Benedict's test (बेनेडिक्ट्स टैस्ट) 8 drops of urine added to 5 ml. of Benedict's sol. and boiled to see for green, yellow, red precipitate. (मूत्र में शुगर की विद्यमान मात्रा का पता लगाने के लिए किया जाने वाला परीक्षण।)

Benedipine (बेनेडिपाइन) A calcium channel β-blocker for hypertension (हाइपरटैन्शन के लिए प्रयुक्त होने वाली औषधि जो कैल्सियम आयनों के पेशी कोशिकाओं में अन्तः प्रवेश को धीमा करके अपनी क्रिया करती है।)

Benign (बैनाइन) Not recurrent, nor progressive. (जो दुर्दमन हो, बार-बार न होने वाला एवं जिसके ठीक होने की सम्भावना हो।)

Benign prostatic hypertrophy (बेनाइन प्रोस्टेटिक हाइपरट्रॉफी) (BPH). Prostatic enlargement in elderly due to hyperplasia causing obstruction of prostatic urethra. (प्रोस्टेट ग्रन्थि का बढ़ना जो कोशिकाओं की संख्या में अधिक वृद्धि होने के कारण होता है जिससे पुरूषों के मूत्रमार्ग के पुरः स्थग्रन्थिक भाग में अवरोध उत्पन्न हो जाता है।)

Benoxinate HCl (बैनोक्सीनेट HCl) Topically used ophthalmic local anaesthetic. (नेत्रों के लिए प्रयुक्त होने वाला स्थानीय संज्ञाहारी।)

Benserazide (बैन्सेराजाइड) Inhibitor of amino acid decarboxylase, used in parkinsonism. (अमीनो एसिड डीकॉर्बोक्सीलेज का अवरोधी जिसे पार्किनसोनिज्म में प्रयोग किया जाता हैं।)

Bentonite (बैन्टोनाइट) Hydrated alumino silicate, used as a suspending agent. (जलयोजित एल्युमिनोसिलिकेट जिसे निलम्बित कारक के रूप में प्रयोग किया जाता है।)

Benzapril (बैन्जाप्रिल) An ACE inhibition for hypertension. (हाइपरटैन्शन के लिए ए सी ई संदमन।)

Benzafibrate (बैन्जाइफाइब्रेट) Lipid lowering agent. (लाइपिड को कम करने वाला कारक।)

Benzalkonium chloride (बैन्जालकोनियम क्लोराइड) An antimicrobial preservative, used as detergent and germicide. (एक किटाणु नाशक जिसे शोधक तथा रोगाणुनाशक के रूप में प्रयोग किया जाता है।)

Benzene (बेन्जीन) A volatile liquid used in synthesis of dyes and drugs. (कोल तार से प्राप्त होने वाला रंगहीन व ज्वलनशील तरल। इसके सम्पर्क में अधिक समय तक आने पर अरक्तता, श्वेतकोशिकाल्पता) Leucopenia या परप्यूरा (Purpura) उत्पन्न हो जाते हैं।)

Benzidine (बैन्जीडीन) Used for test of occult blood in stool (to a solution of benzidine in glacial acetic acid is added 3% H_2O_2 and the stool sample. Appearance of blue colour indicates presence of blood). (एक यौगिक जो मल में रक्त के सूक्ष्मांशों का पता लगाने के लिए प्रयोग में लाया जाता है।)

Benznidazole (बैन्जनीडाजोल) A nitroimidazole for Chaga's disease. (नाइट्रोइमिडेजोल कैगास रोग के लिये)

Benzobromarone (बैन्जोब्रोमारोन) Uricosuric agent used in gout. (यूरिकोसूरिक कारक जो गाउट में प्रयुक्त होता है।)

Benzocaine (बैन्जोकेन) Topical anaesthetic. (एक संज्ञाहारी औषधि जो त्वचा व श्लेष्मल कला के लिए प्रयोग की जाती है। यह 10% की शक्ति में पाउडर व मरहम के रूप में प्रयुक्त होती है। कभी-कभी आमाशय के कैंसर में भी प्रयुक्त होती है।)

Benzodiazepine (बैन्जोडायजीपाइन) Psychotropic agents with potent hypnotic and anti-anxiety effects. (शामक औषधियों का एक समूह जिसकी औषधियों में लगभग एक जैसे गुण होते हैं।)

Benzoic acid (बैंजोइक एसिड) Antifungal agent. (एक कीटाणु नाशक तथा कवकरोधी औषधि जिसका प्रयोग कवक संक्रमणों तथा खाद्य-पदार्थों को सुरक्षित रखने के प्रयोग में किया जाता है।)

Benzoin (बेंजाइन) A plant resin used as inhalant, or protective coating for ulcers. (राल, वृक्षों से प्राप्त एक पदार्थ जिसे निःश्वसनी के रूप में तथा कफोत्सारक में प्रयोग किया जाता है।)

Benzoyl peroxide (बेंजोल पेरोक्साइड) Keratolytic agent (for acne). (चर्म विशल्कक कारक जो मुहासों के लिए प्रयोग होता है।)

Benzthiazide (बेंजथिएजाइड) Diuretic of thiazide group. (थियानाईड समूह की मूत्रल औषधि।)

Benztropine mesylate (बेंजट्रोपिन मेसीलेट) Antiparasympathomimetic agent for treatment of parkinsonism.

Benzyl benzoate (बेन्जाइल बेनजोऐट) Scabicide. (एक सुगंधित तरल, जिसमें स्कैबीनाशी (Scabicidal) गुण होते हैं, स्कैबीज की चिकित्सा में प्रयुक्त होती है।)

Bephenium hydroxynaphthoate (बेफेनियम हाइड्रोक्सीनेफ्थोऐट) Anthelmintic for hookworm and mixed infestation. (एक कृमि-नाशक औषधि जो अंकुश कृमियों और गोल कृमियों की लाभदायक औषधि इसे भोजन से एक घंटा पूर्व खाली पेट लिया जाता हैं।)

Beraud's valve (बैरॉडस वाल्व) A fold of mucous membrane at the mouth of lacrimal duct in the lid.

Beri-beri (बेरी-बेरी) A disease due to thiamine deficiency vitamin B characterized by cardiac failure (wet type) or fatigue, neuritis, poor memory, anorexia (dry type). (विटामिन बी की कमी से उत्पन्न होने वाला रोग।)

Berylliosis (बेरीलियोसिस) Beryllium induced pulmonary fibrosis. (एक औधोगिक रोग जो बेरीलियम नामक पदार्थ से होता है, विशेष रूप से फेफड़ों की विषाक्तता।)

Bestiality (बेस्टियालिटी) Sexual intercourse with animals. (पशु सम्भोग।)

Beta-adrenergic receptors (बीटा एडीनर्जिक रिसेप्टर्स) Specific receptors in blood vessels, heart, bronchi intestine, etc. for action of adrenaline and noradrenaline. (स्वचालित तंत्रिका तंत्र के मार्ग में कोई ऐसा स्थान जहां पर उस समय जब कि एड्रीनर्जिक पदार्थ जैसे एड्रीनालीन एवं नारएड्रीनालीन मुक्त होते हैं, संदमी, अनुक्रियायें उत्पन्न होती हैं।)

Beta adrenergic receptor blockers (बीटा एड्रिनर्जिक रिसेप्टर्स ब्लॉकर्स) Drugs that block both Beta$_1$ and Beta$_2$ receptors. (ऐसी औषधि जो बीटा एड्रिनलीन धर्मोत्तेजी रिसेप्टर्स (Beta adrenergic receptor) उद्दीपन को रोके और फलस्वरूप हृदय की क्रिया को कम करे।)

Betadine (बीटाडीन) Povidone-iodine. (पोवीडोन आयोडीन का व्यापारिक नाम)

Betahistine (बीटाहिस्टीन) Drug used for vertigo. (एक औषधि जिसे भ्रमि (वर्टिगो) के लिए प्रयोग किया जाता है।)

Betaine (बीटाआइन) An alkaloid from beet, used orally as a source of HCl. (एक एल्केलॉयड जो बीट से प्राप्त होता है तथा मुख द्वारा ग्रहण किया जाता है।)

Betalactamase (बीटालेक्टामेज़) An enzyme produced by certain bacteria that inactivates antibiotics. (किसी जीवाणु द्वारा उत्पन्न एक एन्जाइम जो प्रतिजीवियों को निष्क्रिय बनाता है।)

Beta methasone (बीटामीथासोन) Synthetic glucocorticoid. (कृत्रिम रूप से तैयार की हुई कोर्टीकोस्टीरॉयड औषधि जो कम मात्रा में भी प्रभावकारी है।)

Betatron (बीटाट्रोन) Electron accelerator that produces high energy electrons or X-rays. (ऐसा उपकरण जो उच्च शक्ति के इलेक्ट्रोन या एक्स-रे उत्पन्न करता है।)

Bethanicol (बीथेनीकॉल) Choline ester used for relief of urinary retention. (कार्बेकौल से मिलता यौगिक परन्तु उससे कम विषाक्त। मूत्र अवधारण, गम्भीर पेशी दुर्बलता में प्रयुक्त।)

Betz cells (बेट्ज सैल्स) Giant pyramidal cells in the motor cortex whose axons form pyramidal tract.

Bevacizumab (बीवेसीजुमेब) Monoclonal antibody for colon cancer. (कोलन कैंसर का प्रतिपिण्ड जो एक कोशिका से उत्पन्न होता है।)

Bezoar (बेजोआर) A hard mass of entangled material found in stomach or intestine, hair ball (trichobezoar), hair and vegetable fiber (trichophytobezoar). (आंत में पाया जाने वाला बालों तथा सब्जी का गेंद आकार का सख्त पिण्ड।)

Biblio mania (बिबलियोमैनिया) Obsession with collection of books. (पुस्तकों को एकत्र करने की धुन।)

Biceps (बाइसेस) A muscle with two heads. *b. brachii* Flexor of elbow and supinater. *b. femoris* Muscle on posterior lateral side of thigh, flexor of knee and rotates it outwards. (द्विशीर्षपेशी अथवा दो किनारे वाली पेशी, जैसी ऊपरी बांह में बाइसेप्स ब्रेकाई पेशी।)

BCNU (बीसीएनयू) Carmustine, an antineoplastic agent. (कार्मस्टाइन, एक कारक जो अर्बुदों के विकास को कम अथवा रोकता है। (एन्टिन्योप्लास्टिक))

Biconcave (बाइकौन्केव) Concave on each-side (see Figure A below). (द्विनतोदर दोनो तलों से खोखल विशेषकर एक प्रकार का लैन्स।)

Biconvex (बाइकौन्वेक्स) Convex on both. sides (see Figure B below). (द्विउन्नोतदर, दोनो तलों से उभरा हुआ खासकर एक प्रकार का लैन्स।)

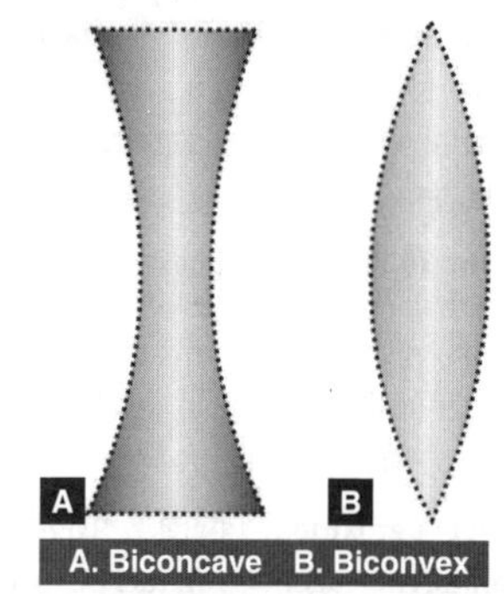

A. Biconcave B. Biconvex

Bicornis (बाइकौर्निस) Uterus with two horns due to incomplete union of mullerian ducts. (दो सींग वाला, द्विशृंगी।)

Bicuspid (बाइकस्पिड) Having two cusps or leaflets mitral, often aortic. (दो उभारों वाला द्विकपर्दी (हृदय कपाटिका)

Bicuspid tooth (बाइकस्पिड टूथ) Permanent premolars are bicuspid. (द्विमूल (दन्त)

Bicycle ergometer (बाइसाइकिल एर्गोमीटर) Stationary bicycle used for cardiac exercise, i.e., MUGA testing/intraoperative exercise test. (एक स्थिर साइकिल जिसे कार्डियक परिश्रम के लिए प्रयोग किया जाता है अधिकतर इन्ट्राऑपरेटिव एक्सरसाइज टेस्ट में।)

Bifid (बाइफिड) Cleft or split into two parts. (कट कर दो भागों में बंटा हुआ अथवा जिसमें दरार पड़ गई हो।)

Bifocal (बाइफोकल) Eye glasses with lenses for distant and near vision. (चश्में का लैन्स जिसमें एक दूर की तरफ एक पास की वस्तु दिखाई दे।)

Bifonazole (बाइफोनाजोल) An imidazole with antifungal activity. (इमिडेजोल जो कवकों को समाप्त करने अथवा इनकी वृद्धि को कम करने का कार्य भी करता है।)

Bigemini (बाइजेमिनी) Group of two beats separated by a long pause. Commonly due to regular extrasystoles, (e.g., digitalis toxicity).

Bile (बाइल) A thick viscid fluid with bitter taste secreted by liver. The bile when secreted in liver is straw coloured but down below is yellow-brown or green in colour (see Figure). (यकृत या जिगर से स्रावित होने वाला गाढ़ा चिपचिपा कड़वे स्वाद वाला तरल पदार्थ जो पित्ताशय में इकटठा हो जाता है। पित्त जब यकृत से स्रावित होता है तो वह पीले-भूर या हरे रंग का होता है।)

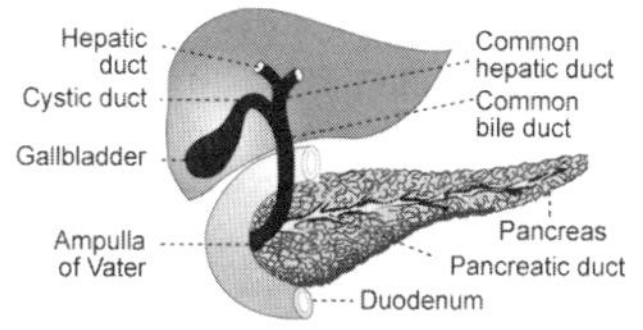

Biliary system

Bile acids (बाइल एसिड्स) Cholic, taurocholic and glycocholic acids that exist as salts in bile and are helpful for intestinal fat absorption (micelle formation). (बाइल अथवा पित्त में स्थित कोलिक एसिड, ग्लाइकोकोलिक एवं टौरोकोलिक एसिड नामक मुख्य जटिल अम्ल जो पित्त में लवण के रूप में मौजूद रहते हैं।)

Bile pigment (बाइल पिगमेन्ट्स) Bilirubin and biliverdin, imparting brown colour to urine and faeces and give positive reaction in van den Bergh's test. (बिलीवर्डिन तथा बिलीरूबिन नाम के दो पित्त वर्णक जो खून के हीमोग्लोबिन से बनते हैं, इन्हीं की वजह से मल कत्थई रंग का होता है।)

Bilicyanin (बीलीसायनीन) A blue or purple pigment, an oxidation product of biliverdin. (एक नीला या जामुनी वर्णक, जो बिलीवर्डिन का ऑक्सीकरण उत्पाद होता है।)

Biligenesis (बाइलीजेनेसिस) Formation of bile. (पित्त का उत्पादन।)

Bilirubin (बिलीरूबिन) Bile pigment; yellow to orange coloured, can be direct acting when conjugated to glucuronic acid or indirect acting when unconjugated. (एक पीले या नारंगी रंग का वर्णक जो हीमोग्लोबिन में मौजूद उन पदार्थों से बनता है जो लाल रक्त कोशिकाओं के नष्ट हो जाने से मुक्त होते हैं।)

Biliverdin (बिलीवर्डिन) Greenish pigment, formed by oxidation of bilirubin. (हरित पित्त वर्णक, पित्त का एक हरा वर्णक जो बिलीरूबिन के ऑक्सीकरण से तैयार होता है।)

Biling's ovulation method (बिलिंग्स ओवुलेशन मेथड) A method for estimating the time of ovulation in a woman on the basis of analysis of the colour and consistency of the cervical mucous during various phases of menstrual cycle. This method is often adopted as a method for natural family planning. At the time of ovulation, the cervical mucus becomes thick and tenacious which fractures easily on stretching.

Billroth's operation (बिलोरोथस ऑपरेशन) BI: Excision of pylorus and gastroduodenal anastomosis BII: Partial gastrectomy followed by side to side gastrojejunal anastomosis.

Bimanual (बाइमैनुअल) Examination by both hands. (दोनों हाथों से परीक्षण विशेषकर दोनों हाथों से किये जाने वाला स्त्री

रोग विज्ञान में आन्तरिक जननांग परिक्षण की एक विधि।)

Bimodal (बाइमोडल) Means a graphic presentation with two peaks (दोशीर्षी का ग्राफिक चित्रण।)

Bioassay (बायोएसे) Determination of strength of a drug in live animal/humans. (भेषजगुराविज्ञान में किसी औषधि या पदार्थ'' के जीवित वस्तु पर होने वाले प्रभाव की एक प्रमाणिक योग के प्रभाव से तुलना करके उसकी शक्ति का पता लगाना।)

Bioavailability (बायोएवेलेबीलिटी) The rate and extent to which an active drug or metabolite enters the general circulation to be available at the acting site. (किसी औषधि या पदार्थ की उसकी क्रिया करने वाले स्थान पर उपलब्धि का मापदण्ड।)

Biochemistry (बायोकैमिस्ट्री) Chemistry of living things. (जीवरसायन; जीवित वस्तुओं एवं क्रियाओं का रसायनशास्त्र।)

Biodynamics (बायोडाइनामिक्स) The science of force or energy of living matter. (जीवशक्ति विज्ञान।)

Biofeedback (बायोफीडबैक) A training programme aimed at controlling in function of autonomic nervous system. (एक प्रशिक्षण प्रोग्राम जिसका उद्देश्य व्यक्ति को उसके स्वायत्त (स्वसंचालित) तंत्रिका-तंत्र को नियंत्रित करने के लिए प्रशिक्षित किया जाता है।)

Biogenic amines (बायोजैनिक एमाइन्स) Chemical compounds important in neuro-transmission, e.g., dopamine, norepinephrine, serotonin and histamine. (ऐसे रासायनिक पदार्थ जो न्यूरोट्रान्समिशन में बहुत महत्वपूर्ण होता है तथा मस्तिष्क एवं रक्तवाहिनियों के कार्यों को बदल देते हैं, जैसे डोपामीन, सिरोटोनिन, हिस्टामीन आदि।)

Biokinetics (बायोकाइनेटिक्स) Study of growth changes and movements in developing organisms. (जीवित प्राणियों में होने वाले वृद्धि परिवर्तनों एवं उनकी गतियों का अध्ययन; जीव-गति विज्ञान।)

Biometry (बायोमीट्री) Computation of life expectancy, application of statistics to biological science. (1. जीवन अवधि का पता लगाना, जीवमापनशास्त्र 2. जीव विज्ञान सम्बन्धी तथ्यों का पता लगाने के लिए सांख्यिकी का प्रयोग।)

Biophysics (बयोफिजिक्स) Application of physical laws to biological processes and function. (जीव भौतिकी; जीव विज्ञान सम्बन्धी कार्य तथा विधि के लिए भौतिक विज्ञान के सिद्धान्तों एवं उसकी विधियों का प्रयोग।)

Biopsy (बायोप्सी) Removal of tissue for examination *b. aspiration–tissue* removed by needle and syringe; *b. brush-tissue* removal by use of brush; *b. cone* removal of cone shaped tissue *b. punch* tissue removal by a hollow punch. (जीवित शरीर के ऊतक का एक छोटा सा टुकड़ा निकालकर रोग निदान की पुष्टि के लिए माइक्रोस्कोप मे उसका परीक्षण।)

Biostatistics (बायोस्टेटिस्टिक्स) Application of statistical processes and methods to the analysis of biological data e.g., morbidity rate, mortality rate, etc. (सांख्यिकीय प्रक्रिया तथा विधियों का उपयोग करके जीव सांख्यिकी आंकड़ों का विश्लेषण जैसे मोर्बिडिटी रेट, मोर्टालिटी रेट आदि।)

Biot's breathing (बियोटज ब्रीदिंग) Short breaths in succession followed by long apnea as seen in raised intracranial pressure. (ऐसी श्वसन क्रिया जिसमें कई छोटे छोटे सांस लेने के पश्चात लम्बे समय के लिए सांस रूक जाता है जैसा बढ़े हुए अन्तः कपालीय दाब में पाया जाता है।)

Biotin (बायोटिन) Otherwise known vit. B; deficiency manifests with poor mental and physical development, alopecia, impaired immunity, etc. (विटामिन बी कॉम्प्लेक्स का एक घटक, इसको विटामिन-एच और को-एंजाइम-आर भी कहते हैं, सम्भवतः आंतों में इसका निर्माण होता है,

मनुष्यों में इसकी हीनता से त्वक शोथ की उत्पत्ति हो सकती है।)

Biparietal (बाइपैराइटल) Distance between both parietal eminences important for foetal descent and delivery. (दोनों पैराइटल हड्डियों के बीच की दूरी जो प्रसव तथा भ्रूण अवरोहण के लिए महत्वपूर्ण होती है।)

Bipolar (बाइपोलर) In bipolar disease patient has alternating mania and depression. (1. दोनों ध्रुवों से सम्बन्धित, 2. बाइपोलर रोग में रोगी को पयार्यक्रम से उन्माद एवं अवसाद होता है।)

Birefringence (बाइरैफ्रिन्जैन्स) It is also known as double refraction. It is the decomposition of a ray of light into two rays: ordinary ray and the extraordinary ray due to the polarization of light. (इसे द्विअपर्वतन (Double refraction) भी कहते हैं, ध्रुवीकरण के कारण प्रकाश की किसी किरण का दो किरणों में विभाजित हो जाना।)

Birenberg bow (बाइरेनबर्ग बो) This is an effective intrauterine contraceptive device. (एक प्रभावकारी उपकरण जो गर्भधारण को रोकने के लिए लम्बे समय तक गर्भाशय में रखा जाता है (इन्ट्रायूटेराइन कॉन्ट्रासेप्टिव डेवाइस IUCD)

Birth mark (बर्थ मार्क) Nevus, pigmentation or vascular tumor. (तिल, जन्म से शरीर पर निशान या तिल।)

Birth canal (बर्थ केनाल) Channel formed by the cervix, vagina and vulva through which the fetus passes during the birth (महिला के शरीर से बच्चा निकलने वाला रस्ता।)

Birth Rate (बर्थ रेट) Number of live birth rate per one thousand population per year in a country. (जन्मदर)

Bisacodyl (बीसाकोडील) A laxative that acts directly on the rectum. Given as tablets or in the form of suppositories. (एक मृदुविरेचक जो मुंह के द्वारा सेवन किये जाने पर आंतों द्वारा अवशोषित नहीं होता परन्तु आंतों के सम्पर्क में आने पर उनमें पुरःसरण क्रिया उत्पन्न करता है।)

Bisacromial (बीसाक्रोमीयल) Pertains to two acromial processes. (अंसकूटी, प्रवर्ध सम्बन्धित।)

Bisexual (बाईसैक्सुअल) 1. Having gonads of both sexes. 2. Hermaphrodite. 3. Having both active and passive sexual interests or characteristics. 4. Capable of the function of both sexes. 5. Both heterosexual and homosexual. 6. An individual who is both heterosexual and homosexual. 7. Of, relating to or involving both sexes as in bisexual reproduction. (द्विलिंगी, उभयलिंगी, पुरूष एवं स्त्री दोनों लिंगों की विशिष्टताओं से युक्त 2. एक व्यक्ति जो स्त्री और पुरूष की ओर आकर्षित हो।

Bismuth (बिस्मथ) Silvery metallic element whose salts are astringent, protective, soothing and antidiarrhoeal. (कसकुट कांसा, सफेद या चांदी जैसी धातु का तत्व जिसकी साल्ट एस्ट्रिन्जैन्ट, रक्षाकारी, आरामदायक तथा एन्टिडाइरिहल होते हैं।)

Bisoprolol (बिसोप्रोलॉल) Betablocker. (यह अनुकम्पी अनुकारीसस औषधि जो रक्तचाप को कम करती है।)

Bite (बाइट) In dentistry it denotes the angle and manner at which upper and lower teeth meet when jaw is closed. *b. closed* lower incisors lie behind upper incisors. *b. open* gap existing between upper and lower incisors. *b. over* upper incisors overlap lower ones. *b. under* lower incisors pass in front of upper ones. (1. दांतों से काटना, जख्म जोकि किसी जीव जन्तु के काटने या डंक मारने पर हो जाता है 2. दन्त चिकित्सा में ऊपर एवं नीचे के दांतों के मिलने का कोण तथा तरीका जब हनु बंद किया जाता है।)

Bitewing radiograph (बिटेविंग रेडियोग्राफ) X-ray showing crown and upper third of root of upper and lower teeth. (ऐसा एक्स-रे जो दांतों के शिखर तथा ऊपर तथा

नीचे के दांतों के ऊपरी तीसरे मूल को प्रदर्शित करता है।)

Bitot's spots (बीटोट्स स्पोट्स) Triangular, shiny, gray spots on conjunctiva seen in vit A deficiency. (विटामिन ए की कमी से नेत्रश्लेष्मला में स्थित चमकीले भूरे रंग के धब्बे।)

Bjerrum's screen (बजेरमस स्क्रीन) Used for mapping the field of visions esp. central and paracentral scotomas. (इसे दृष्टि-क्षेत्र के स्थानीकरण के लिए प्रयोग किया जाता है अधिकतर केन्द्रीय तथा पराकेन्द्रीय स्कोटोमास के लिए प्रयुक्त होता है।)

Black eye (ब्लैक आई) Bruising, discoloration and swelling of eyelids following trauma. (चोट पहुंचने के कारण आंख की पलकों एवं उसके चारों ओर के ऊतकों का कालापन।)

Blackhead (ब्लैक हेड) A plug of dried sebum in a sebaceous gland (Acne). (कील, मुहांसों को दबाने पर जो काले रंग का कील निकलता है।)

Black measles (ब्लैक मीजल्स) Also called haemorrhagic measles implying a severe hemorrhagic measle eruption. (इसे हीमोरेहजिक मीजल्स भी कहते हैं। यह एक तीव्र प्रकार का खसरा रोग है जिसमें त्वचा में रक्त का निःसरण होने के कारण दाने काले होते हैं।)

Blackout (ब्लैक आउट) Sudden loss of consciousness. (मस्तिष्क की रक्त आपूर्ति कम हो जाने के कारण, अचानक से रोगी कुछ देर के लिए बेहोश हो जाता है।)

Black water fever (ब्लैक वाटर फीवर) Haemoglobinuria following *P. falciparum* induced hemolysis. (मलेरिया ज्वर जिसमें काला मूत्र विसर्जित होता है। जीर्ण फेल्सिपेरम मलेरिया संक्रमण के पश्चात मूत्र में हीमोग्लोबिन का पाया जाना।)

Black widow (ब्लैक वीडो) A species of poisonous spider: Latrodectus mactans, whose bite causes severe abdominal cramps. (विषैली मकड़ी की एक जाति जिसके काटने से उदर में तीव्र वेदनायुक्त पेशीय संकुंचन होता है।)

Bladder (ब्लैडर) Receptacle to hold secretions. (urinary bladder, gallbladder). *b. autonomous* Bladder with loss of both efferent and afferent limbs of reflex arc, constant dribbling with large amount of residual urine. *b. exstrophy* Congenital eversion of bladder. *b. neurogenic* Any bladder dysfunction due to interruption of its innervation. *b. worm* Larval form of tape worm with a rounded cyst or bladder into which scolex is invaginated. (मूत्राशय। मनुष्य के शरीर में झिल्ली की थैली। जिसमें स्राव भरा होता है।)

Bladder retractor (ब्लेडर रिट्रक्टर) Right angled retractor introduced into abdomen after opening the peritoneum to retract urinary bladder, in vaginal operations. (योनि के द्वारा होने वाले आपरेशन में मूत्र की थेली को रोकने वाला यंत्र।)

Blalock-Taussig operation (ब्लैलॉक-टॉजीग ऑपरेशन) *A. Blalock, American surgeon, 1899-1964; HB Taussig, American paediatrician, 1898-1986.* Operation in which the subclavian artery is anastomosed to the pulmonary artery. Performed in Fallot's Tetralogy. (ब्लेलोक अमेरिकन सर्जन (1899–1964) एच.बी.टी., अमेरिकन पीडियाट्रिसियन (1898–1986) शल्यकर्म जिसमें अवजत्रुकी धमनी और फुफ्फुसीय धमनी को आपस में मिला दिया जाता है। इसे फैलटस टैट्रालोजी में किया जाता है।)

Blanch (ब्लैन्च) To lose colour. In blanching test, the nail is pressed quickly and then released. When circulation is good, colour returns within 5 seconds. (एकदम पीला पड़ जाना। ब्लैनचिंग परीक्षण में नाखुन को तेंजी से दबाकर फिर छोड़ देते हैं। यदि परिसंचरण ठीक है तो नाखुन का रंग पांच सैकण्ड में वापस आ जाता है।)

Bland diet (ब्लैण्ड डाइट) Diet without irritant foods e.g., milk, cream, prepared cereals, eggs, lean meat, fish, cheese, custard, cookie, etc. (मिर्च मसालों तथा अधिक घी व तेल बिना भोजन।)

Bland diet (ब्लैंड डाइट) Diet without spices, oil and not gastric irritant. (बिना मिर्च मसाले वाला खाना।)

Blandin's glands (ब्लैण्डीन ग्लैण्डस) Glands on each side of frenulum of tongue. (जिह्वा के निचले पार्श्व को मुख गुहा के फर्श से जोड़ने वाला लघुबन्ध (फ्रेनुलम ऑफ टंग) के दोनों तरफ ग्रन्थियां)

Blastocyst (ब्लास्टोसिस्ट) A stage of mammalian embryo next to morula and consists of outer trophoblast to which is attached an inner cell mass. The enclosed cavity is blastocele (see Figure). (स्तन पान कराने वाले प्राणी का मोरूला अवस्था के बाद का भ्रूण जिसमें ट्रोफोब्लास्ट की बाह्य परत होती है जो भीतर के कोशिका पिण्ड से संलग्न रहती है तथा इनसे धिरी गुहा ब्लास्टोसील होती है।)

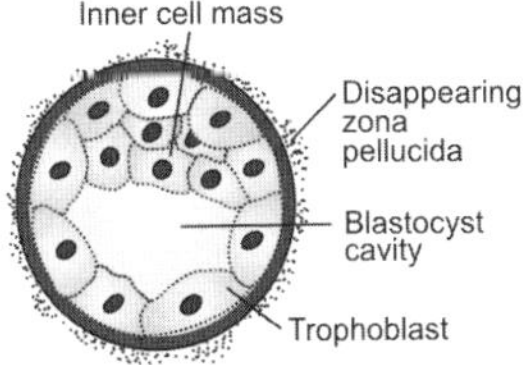

Early blastocyst

Blastoma (ब्लास्टोमा) Neoplasm composed of immature undifferentiated cells. (अपरिपक्व या भ्रूणीय कोशिकायें जो किसी अंग अथवा ऊतक से उत्पन्न होती हैं।)

Blastomere (ब्लास्टोमीयर) One of the cells resulting from cleavage of a fertilized ovum. (निषेचित अण्ड के खण्डीभवन से उत्पन्न कोशिकाओं में से एक।)

Blastomyces (ब्लास्टोमाइसीज़) A genus of yeast like budding fungi pathogenic to man. (यीस्ट सहश, रोग उत्पन्न करने वाले जीवाणुओं का एक वर्ग।)

Bleaching powder (ब्लीचिंग पाउडर) Calcium hypochlorite or chlorinated lime. (ब्लीचिंग पाउडर, विरंजक चूर्ण कैल्सियम हाइपोक्लोराइट या क्लोरीनेटेड लाइम।)

Bleb (ब्लेब) Blister (छाला या फाफोला)

Bleeding (ब्लीडिगं) Escape of blood from an injured blood vessels (रक्तस्राव।)

Bleeding time (ब्लीडिंग टाइम) Time required for blood to stop flowing from a pin prick. Normal range 1–3 minutes (Dukes) or 1–9 minutes (Ivy). (सुई चुबने पर रक्तस्राव के रूकने में लगने वाला समय सामान्य समय 1 से 3 मिनट होता है।)

Blennorrhagia (ब्लेनोरेहजिया) A discharge from mucous membranes. (सुजाक श्लेष्मिक झिल्लियों से अत्यधिक मात्रा में निकलने वाला कोई स्राव।)

Bleomycin (ब्लीओमाइसिन) Anti-tumor agent used for carcinoma of skin, lungs, head and neck. (एक एंटीबायोटिक, एक एन्टिट्यूमर कारक जिसे त्वचा, फेफड़ों, शीर्ष, गर्दन के कैंसर की चिकित्सा में प्रयोग किया जाता है।)

Blepharitis (ब्लेफेराइटिस) Inflammation of lid margins including hair follicles and the glands. (पलकों के किनारों एवं रोमकूप तथा ग्रन्थियों का शोथ।)

Blepharoconjunctivitis (ब्लेफेरोकन्जंक्टीवा-इटिस) This is the inflammation of both the conjunctiva and eyelids. (आंखों की पलकों एवं नेत्रश्लेष्मला का शोथ।)

Blepharodiastasis (ब्लेफेरोडायास्टेसिस) Excessive separation of eyelids. (आंख की पलकों का बहुत ज्यादा एक दूसरे से अलग से हो जाने के कारण, आंख बहुत चौड़ी एवं खुली हुई दिखाई पड़ती है।)

Blepharospasm (ब्लेफेरोस्पाज्म) Twitching or spasm of orbicularis oculi muscle. (आंखों की पलकों की पेशी में ऐंठन उत्पन्न होना।)

Blindness (ब्लाइन्डनैस) Amaurosis (अन्धापन; दृष्टिहीनता।)

Blindspot (ब्लाइन्ड स्पॉट) Physiological scotoma situated 15° to outside of visual fixation point, corresponding to optic disc. (रेटीना का वह स्थान जहां से ऑप्टिक तंत्रिका बाहर को निकलती है। इस स्थान पर प्रकाश का कोई प्रभाव नहीं पड़ता।)

Blister (ब्लिस्टर) Collection of fluid within epidermis. (फफोला, छाला, किसी तरल जैसे सीरम या रक्त का एगपिडर्मेस और डर्मिस को बीच में आकर पृथक कर देना।)

Blood brain barrier (ब्लड ब्रेन बैरियर) A barrier membrane, i.e. endothelium and basement membrane, that prevent entry of damaging substances into CNS. (परिसंचरण करते रक्त तथा मस्तिष्क के बीच स्थित एक झिल्ली जो मस्तिष्क के ऊतकों तथा प्रमस्तिष्कमेरू तरल में क्षति पहुंचाने वाले पदार्थो को पहुंचने से रोकती है।)

Blood group (ब्लड ग्रुप) A genetically determined system of antigens located on surface of RBC. AB, and O system is the commonly accepted one. There are 30 Rh antigens too (see Figure on next page). (मानव रक्त का विभाजन चार वर्गो में किया गया है। लाल रक्त कोशिकाओं की सतह पर एन्टिजन होते हैं तथा रक्त के प्लाज्मा में एण्टीबॉडी होती हैं। खून चढ़ाने से पहले रोगी एवं दाता के रक्त वर्गों का पता लगाना आवश्यक है।)

Blood pressure (ब्लड प्रेशर) Pressure exerted by moving blood on the vessel wall. A value beyond 140/90 mmHg in those below 50 years and 160/95 mmHg in those above 60 years is abnormal. (रक्त चाप या रक्त दबाव रक्त द्वारा रक्तवाहिनियों की दीवारों पर पडने वाला दबाव, यह आयु, लिंग, ऊंचाई, शारीरिक विकास एवं मानसिक स्थिति के अनुसार घटता बढ़ता रहता है। यदि 50 साल से कम व्यक्ति का ब्लउ प्रेशर 140/90 mmHg से ज्यादा तथा 60 साल से ज्यादा के व्यक्ति का ब्लड प्रेशर 160/95 mmHg से ज्यादा हो तो वह असामान्य होता है।)

BP diastolic (डायस्टोलिक ब्लड प्रेशर) BP in between heart beats; depends upon elasticity of arteries and peripheral vascular resistance. (अनुशिथिलन रक्त दाब, जब महाधमनी और फुप्फुसी कपाटिकायें बंद होती हैं और हृदय शिथिलन की अवस्था में होता हैं। इस रक्त दाब को अनुशिथिलन दाब कहते हैं।)

Blumenbach's sign (ब्लमेनबेचस साइन) Sign indicative of peritonitis, pain is experienced while pressure is relieved, on the abdomen by examining hand. (एक चिन्ह या लक्षण जो पर्युदर्याशोथ (पैरीटोनाइटिस) का संकेत देता है। जब परीक्षण करने वाले हाथों द्वारा उदर पर दाब कम किया जाता है, तो रोगी को दर्द का अनुभव होता है।)

Blurring (ब्लांरिग) Dim or unclear vision (धुंधलापन।)

Boa's point (बोआज पाइन्ट) A tender spot left of 12th dorsal vertebra, in patients with gastric ulcer. (आमाशयिक व्रण के रोगी में 12वीं पृष्ठीय कशेरूका के बायीं ओर पाया जाने वाला एक स्पर्शासहय चकत्ता।)

Bochdalek's ganglion (बॉचडेलेकस गैंग्लियान) Ganglion of plexuses of dental nerve in the maxilla above the canine tooth. (कैनाइन दांत के ऊपर जबड़े की हडडी में दांतों की तंत्रिका के जाल की गण्डिका।)

Body ketone (बॉडी कीटोन) They are acetone, acetoacitic acid and betahydroxy butyric acid. *b. amygdaloid* Almond shaped gray matter in the lateral wall and roof of third ventricle of brain concerned with memory. *b. Aschoff* Microscopic areas of central fibrinoid degeneration with sorrounding chronic inflammatory cell infiltration seen in rheumatic fever. *b. carotid* Flat structure at bifurcation of common carotid, containing

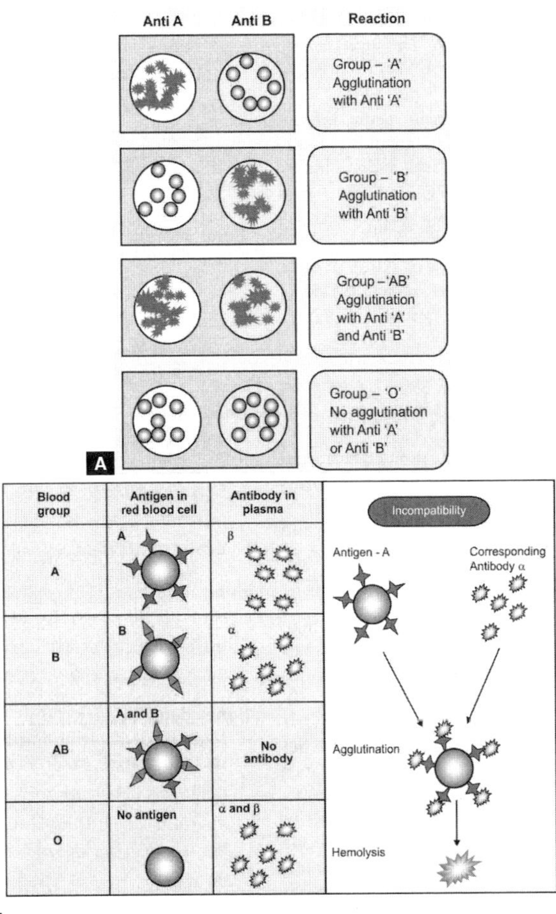

Blood group

baroreceptors. *b. Donovan* chlamydia granulomatis, causative organism of granuloma inguinale. *b. Negri* Inclusion bodies in nerve cells of CNS in patients of rabies. (यह एसिटोन, एसिटोएसिटीक एसिड तथा बीटाहाइड्रोक्सी न्यूटीरिन एसिड होते हैं। ये पदार्थ वसा के दोषपूर्ण चयापचय के कारण मधुमेह के रोग से पीड़ित व्यक्तियों के रक्त में बढ़ जाते हैं।)

Body mass index (बॉडी मास इण्डैक्स) Body weight in kg divided by height in meters squared (W/H_2), an index for estimating obesity. (मोटापे का आकलन करने के लिए एक सूचक जिसे किलोग्रामों में शरीर के भार को शरीर की ऊंचाई को मीटर में मापकर ऊंचाई के वर्ग से विभाजित करके उपलब्ध किया जाता है।)

Body rocking (बॉडी रोकिंग) Rhythmic purposeless body movements. (तालबद्ध तथा अनावश्यक शरीर का हिलना।)

Boeck's sarcoid (बोयकस सार्कोइड) Older name for sarcoidosis. (सार्काइडोसिस का पुराना नाम)

Boil (बॉयल) A furuncle, acute inflammation of subcutaneous tissue including glands and hair follicles. (बालतोड़, रोमकूपशोथ, फोड़ा अथवा अवत्वक, ऊतक का तीव्र शोथ।)

Bolus (बोलस) Single dose of a drug or other substance given over a short period of time (कम समय में दी जाने वाली औषिधि।)

Bombesin (बोम्बेसिन) A neuropeptide present in gut and brain. (आंत तथा मस्तिष्क में उपस्थित न्यूरोपेप्टाइड।)

Bone (बोन) Bone can be defined as a rigid hard connective tissue which forms part of the endoskeleton of the vertebrates. The bones help in supporting and protecting various organs in the body. The inner part of the bone is known as bone marrow which is the site for haematopoiesis. In an adult human being there are 206 bones. The bones can be of two types: compact (cortical) and cancellous (spongy) bone. Compact bone can be called as dense bone which is responsible for giving smooth, white and solid appearance to the bone. This type of bone accounts for about 80% of total bone mass in an adult skeleton. Cancellous bone comprises a trabecular meshwork found in the interior of the bone. It accounts for the remaining 20% of the total bone mass. Depending on their shape and size, bones can be classified into five categories: long bones, short bones, flat bones, irregular bones and sesamoid bones. Each long bone is composed of three parts: epiphysis, metaphysis and diaphysis (see Figure). (अस्थिया हड्डी, दृढ एवं कठोर संयोजी ऊतक जिससे कंकाल का निर्माण होता है और जो मुख्यतयाः कैल्सियम के लवणों से बना होता हैं। हडिड्यां शरीर को आकृति प्रदान करती हैं तथा उसे सहारा देती हैं।)

Bone alveolar (बोन एल्वियोलर) Bone of maxilla and mandible supporting the teeth. *b. sesamoid* Bone found embedded in tendons and joint capsule. (जबड़े की ऊपरी हडडी (मैक्जिला) एवं नीचे की हडडी (मैन्डीबिल) जो दांतों को थामे रखती है।)

Bone age (बोन ऐज) Estimation of biological age based on development of ossification centers of wrist and long bones. (भुजाओं की लम्बी हडिड्यों के अस्थिभवन केन्द्रों के विकास का एक्स-रे परीक्षण द्वारा जैविक आयु को ज्ञात करना।)

Bone cutter (बोन कटर) Surgical instruments used to cut or remove bones, e.g. in crush injuries. (शल्ययंत्र जो हड्डी काटने के कम आता है।)

Bone densitometry (बोन डेन्सिटोमीटरी) Method of determining bone density by radiographic or ultrasonic means for diagnosis of osteoporosis. (अस्थिसुषिरता के निदान हेतु रेडियोग्राफी या अल्ट्रॉसोनिक साधन द्वारा अस्थि के घनत्व का पता लगाने की विधि।)

Bone graft (बोन ग्राफ्ट) Surgical procedure that uses transplanted bone to repair and rebuild diseases or damaged bones. (किसी जानवर की हड्डी जो रोगी की खराब हड्डी वाले स्थान पर लगाई जाती है।)

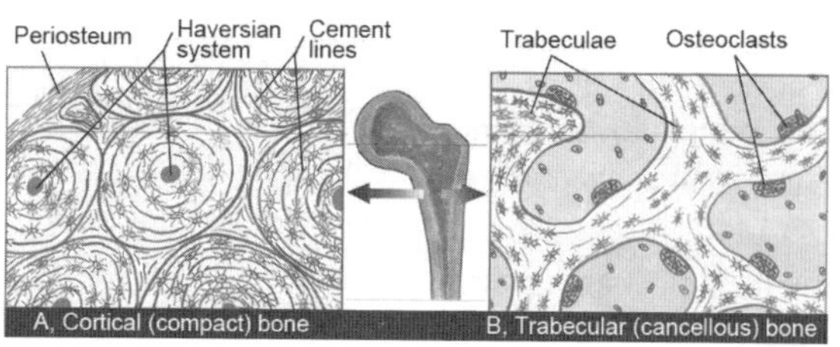

Bone marrow (बोन मैरो) Bone marrow is highly vascular, pulpy, network of reticular tissue found in the hollow interior of bones. The major function of the bone marrow in adult bones is haematopoiesis or production of new blood cells. (अस्थि गुहाओं में भरा एक मुलायम कार्बनिक पदार्थ)

Bone marrow aspiration (बोन मैरो एस्पाइरेशन) Bone marrow aspiration or bone marrow biopsy is a medical procedure in order to obtain the bone marrow sample for the purpose of pathological examination. Bone marrow aspiration is used for the diagnosis of numerous haematological conditions including leukaemia, multiple myeloma, anaemia, haematological malignancies, etc. The common sites for bone marrow aspiration include the sternum and posterior iliac crest.

Bone marrow transplantation autologous (बोन मैरो ट्रान्सप्लान्टेशन ऑटोलोगस) Cryopreservation of patient marrow and its reinfusion for marrow hypoplasia following cancer chemotherapy.

Bone marrow transplantation (बोन मैरो ट्रान्सप्लान्टेशन) Used in treatment of aplastic anaemia thalassemia, immune deficiency, sickle cell disease. (इसे अधिकतर अविकासी रक्ताल्पता थैलासीमिया, रोगक्षमता की कमी, दात्रलोहितकोशिका रोग की चिकित्सा के लिए प्रयोग किया जाता है।)

Bonnevie-Ullrich syndrome (बोनेवी-अल्रिच सिन्ड्रोम) This is another name for Turner's syndrome. The individuals suffering from this syndrome have only one X Chromosome and no second sex chromosome (either X or Y). The phenotype of such individuals is female due to absence of Y chromosome. The individuals may show the following features: Growth retardation, webbed neck, infertility, short stature, development delay, learning disabilities, lymphedema, etc. The external genitalia is of female type. Though uterus and fallopian tubes are present, both ovaries and testis are absent.

Booster (बूस्टर) Supplementary dose of immunizing agent designed to increase the effectiveness of one or more previously administered doses. (पूरक खुराक जो पूर्व में दिए गए इंजैक्शनों की प्रतिरोधक क्षमता बढ़ती है)

Borax (बोरेक्स) Sodium borate, used as water softener, and weak antiseptic. (बोरिक एसिड की तरह एक मृदु प्रकार का कीटाणुनाशक।)

Borborygmus (बोरबोरिग्मस) A gurgling, splashing sound heard in abdomen caused by passage of gas. (आत्र कूजन, आंतों में गैस के घूमने से उत्पन्न होने वाली ध्वनि।)

Boric acid (बोरिक एसिड) An odourless white crystalline powder used as a mild antiseptic solution especially for eyes, mouth and bladder. (एक गन्धहीन सफेद स्फट-चूर्ण, मृदु प्रकार का जीवाणुनाशक जोकि अधिकतर रूप से कानों तथा नेत्रों में डालने के काम आता है।)

Bornholm's disease (बोर्नहोमस ड़िजीज) Pleurodynia caused by coxsackie B. virus. (कोक्सेकी-बी (Coxsackie-B) वायरस से उत्पन्न होने वाला एक रोग प्लूरोडाइनिया जिसमें उदर तथा वक्ष कीक मांसपेशियों में भंयकर पीड़ा होती है, श्वसन कष्ट भी होता है। ज्वर भी अधिक रहता है। यह रोग एक से दो सप्ताह तक रहता है।)

Botulin (बोटुलिन) The neurotoxin responsible for botulism. (नाडियों पर प्रभाव करने वाला विष जिससे तींव्र भोजन विषाक्ता हो जाती है।)

Botulism (बोटुलिज्म) A severe form of food poisoning due to botulinous toxins A, B, C, D, E, F and G. (नाड़ी प्रभावकारी विष बोटुलिनस से उत्पन्न अत्यन्त तीव्र प्रकार की भोजन विषाक्तता।)

Bougie (बूगी) A slender flexible instrument for dilating tubular organs, e.g., urethra (see Figure). (शलाका, किसी पदार्थ या धातु का बना हुआ गोलाकार यंत्र,

यह विभिन्न आकार में आता है और यह मूत्रमार्ग निकोचन को विस्फारित करने में प्रयुक्त होता है।)

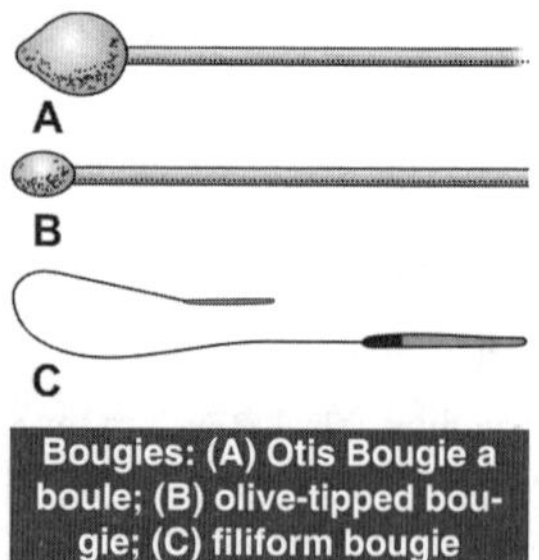

Bougies: (A) Otis Bougie a boule; (B) olive-tipped bougie; (C) filiform bougie

Boutonniere deformity (बूटोनियेर डिफोर्मिटी) Proximal IP joint flexion and DIP hyperextension, characteristic of rheumatoid deformity.

Bovine (बोवाइन) Relating to cows and cattle. (जानवरों से उत्पन्न होने वाले रोग।)

Bowel (बाब) Intestine (आंत।)

Bowel movement (बाबल मूवमेंट) Excretion of fecal matter (मल त्याग का निकलना/ आँतो में हवा का घूमना।)

Bowleg (बोलैग) Outward bending of lower limbs (genu varum, due to rickets). (धनुर्जंघा; टांगों का घुटने के पास बाहर की ओर मुड जाना।)

Bowman's capsule (बोमेन्स कैप्सूल) A bilayered membrane closely applied to glomerulus. Functioning as a filter for formation of urine. (मैलपीघियन कार्पुसल जो छानने के यंत्र की भांति कार्य करता है।)

Bowman's membrane (बोमैन्स मेम्ब्रेन) Thin homogeneous membrane separating corneal epithelium from corneal substance. (एक समांग झिल्ली जो स्वच्छ-मण्डल (कार्निया) की उपकला को स्वच्छमण डल के पदार्थ से पृथक करती है।)

Boyle's law (बॉयल्स लॉ) The law states that at a constant temperature, the volume of gas varies inversely with pressure. (एक नियम जिसके अनुसार एक स्थिर तापमान पर किसी गैस का आयतन दबाव की विपरीत स्थिति में घटता बढ़ता है।)

Brachium pontis (ब्रेकियम पोन्टिस) Middle cerebellar peduncle. (मध्य सेरीबेलर वृन्त (पेडन्किल)

Brachycheilia (ब्रेकीकीलिया) Abnormally short lips. (होठों का बहुत ज्यादा छोटा होना।)

Brachydactylia (ब्रेकीडेक्टाइलिया) Abnormally short fingers and toes.

Brachytherapy (ब्रेकीथिरैपी) Radioactive material implant (radium, cesium, iridium or gold) at the malignancy site. (रेडिएशन चिकित्सा पद्धति में रेडियोसक्रीय पदार्थ जैसे रेडियम, आईरिडियम आदि को शरीर के दुर्दम स्थान में आरोपित करना।)

Bradford frame (ब्रेडफोर्ड फ्रेम) This is a rectangular metallic frame having canvas or webbing straps used for immobilizing the spine and pelvis. It is often used to support individuals with diseases or fractures of the spine, hip or pelvis. This device is named after its inventor, an American orthopaedic surgeon Edward H Bradford. (स्ट्रेचर की तरह का पलंग)

Bradycardia (ब्रेडीकार्डिया) Sinus rhythm, <60/minute in adult, 100/minute in a child and 120/minute in fetus. (हृदय की धड़कन कम हो जाना जिसमें नाड़ी की दर व्यस्क व्यक्ति में 60 प्रति मिनट से कम हो जाए, बच्चों में 100 प्रति मिनट तथा भ्रूण में 120 प्रति मिनट से कम हो जाती है; हृदमन्दता।)

Bradyarrhythmia (ब्रेडीअरीद्मिया) Slow and irregular heart rate. (हृदय गति कम होने के साथ हृदय की धड़कनों का अनियमित हो जाना।)

Bradykinesia (ब्रेडीकाइनेसिया) Slowness of movement (parkinsonism). (असामान्य रूप से धीमी गति का हेाना।)

Bradyphrasia (ब्रेडीफ्रेज़िया) Slowness of speech. (बहुत धीमे बोलना, जैसा किसी मानसिक रोग में दिखाई पड़ता है।)

Braille (ब्रेली) Raised dots system for education of blind. (एक ऐसा साधन जिसमें उठे हुए शब्द होते हैं जो केवल अंगुलियों द्वारा छूकर ही पहचाने जा सकते है अतः इनका प्रयोग अन्धे व्यक्तियों द्वारा पढ़ने के लिए किया जाता है।)

Brain (ब्रेन) Composed of neurones and neuroglia, average weight 1350-1400 gm of which 2% in spinal cord and 85% is cerebrum, divided into 1. diencephalon (thalamus, hypothalamus, epithalamus) 2. mesencephalon (tegmentum, crura cerebri, medulla) 3. metencephalon (cerebellum, pons) and 4. telencephalon (cerebral cortex) (see Figure). (कपाल के भीतर स्थित केन्द्रीय तंत्रिका तंत्र का एक भाग जो एक बड़ा और कोमल पिण्ड होता है तथा अग्रमस्तिष्क, मध्यमस्तिष्क एवं पश्चमस्तिष्क से मिलकर बना होता है।)

Brain death (ब्रेन डैथ) Isoelectric EEG for at least 30 minutes with no change in response to sound and pain stimuli; absent respiration and all reflexes, (barbiturate, diazepam, methaqualone can produce short periods of isoelectric EEG). (मस्तिष्क कार्य का रूक जाना। यदि 30 मिनट तक EEG परीक्षण में मस्तिष्क की प्रतिक्रिया में ध्वनि तथा दर्द के प्रति कोई परिवर्तन नहीं होता तो उसे ब्रेन डैथ कहते हैं।)

Bran (ब्रान) Outer layer or husk of grains/ cereals composed of undigestible cellulose, adding bulk to stool. अनाजों के जैसे गेहूँ छिलका जिसमें तन्तु और विटामिन बी कॉम्प्लेक्स होते हैं।

Branchial arches (ब्रान्चियल आर्चेज़) Five pairs of arched structure that form lateral and ventral walls of pharynx of the embryo from which structures of face and neck are formed. (आधग्रसनी चापे, चापाकार रचना के पांच जोड़े जो भ्रूण के गलकोष के पार्श्वीय तथा अग्र प्राचीर को आकार देते हैं जिससे चेहरे और गर्दन की आकृति की रचना होती है।)

Branchial clefts (ब्रान्कियल क्लैफ्टस) Openings between branchial arches. (आद्यग्रसनी चापों के बीच का छिद्र।)

Brandt Andrews maneuver (ब्रेन्डट एण्ड्रीव्ज मैनीयूवर) Expulsion of placenta from uterus during third stage of labour by gentle traction on cord by one hand, the other hand pressing uterus backwards and upwards. (प्रसव का तृतीय अवस्था में अपरा को गर्भाशयों से बाह्र निकालने के लिए प्रयोग में लायी जाने वाली एक तकनीक जिसमें एक हाथ से नाभि नाल को धीरे धीरे खींचा जाता है और दूसरे हाथ से गर्भाशय की अगली सतह को पीछे की ओर दबाया जाता है।)

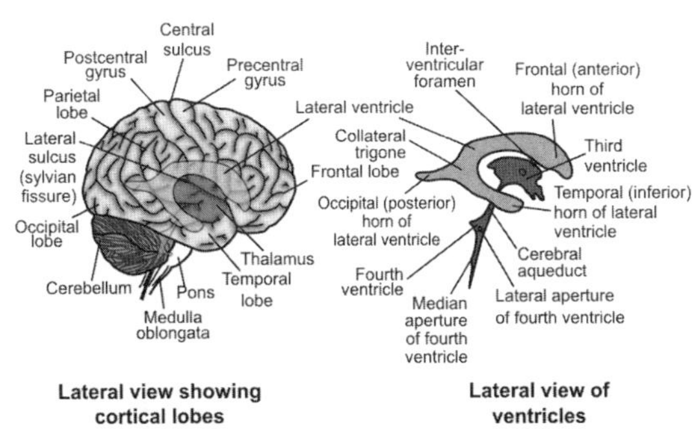

Brain—Lateral views showing cortical lobes and ventricles

Braxton Hicks sign (ब्रेकसटन हिक्स साइन) Painless intermittent uterine contractions occurring after 3rd month of pregnancy. (वेदना-रहित गर्भाशय संकोच जो 10 से 20 मिनट के अन्तराल पर होते हैं। ये गर्भावस्था के तीसरे महीने के बाद शुरू होते हैं।)

Break bone fever (ब्रेकबोन फीवर) Dengue fever (group B arbovirus). (डेंगू ऐसा रोग जो एकदम हो जाता है, जिसमें सिर में दर्द, बुखार तथा पेशियों एंव जोड़ों में विशेषकर पीठ में दर्द होता है।)

Breast cancer (ब्रैस्ट कैंसर) Malignant neoplasm of breast, leading cause of death in women. Breast self-examination is useful for early detection. (स्तन का दुर्दम अर्बुद, जो स्त्रियों की मृत्यु का मुख्य कारण होता है। स्तनों की नियमित स्वयं जांच करने से इसका जल्दी अनुसंधान हो सकता है और तुरन्त चिकित्सा आरम्भ हो सकती है।)

Breast pump (ब्रेस्ट पम्प) A device for extracting and collecting milk from the breast during the lactation. (स्तनपान में सहायता करने वाला यंत्र।)

Breathing (ब्रीदिंग) Act of inhaling and exhaling air. *b. bronchial* Prolonged highpitched expiration with often a tubular quality. वायु के खिंचकर अन्दर फेफडों में आने एवं बाहर निकलने की क्रिया; सांस।)

Breech presentation (ब्रीच प्रेजेन्टेशन) Foetal buttocks present at pelvic inlet (see Figure below). गर्भ में शिशु की स्थिति बतलाना, जिसमें गर्भाशय ग्रीवा के विस्फारित होने पर नितम्ब दिखाई पडते हैं।)

Bregma (ब्रेग्मा) That point on skull where coronal and sagittal sutures join (see Figure on next page). ब्रेह्मबिन्दु, खोपडी की सतह पर कोरोनल एवं सैजाइटल सविनों के संगम पर स्थित बिन्दु।

Breisky's disease (ब्रेसकीस डिज़ीज) Kraurosis vulvae. (क्रौरोसिस वल्वी (अधिकतर वृद्ध स्त्रियों में पायी जाने वाली नारी बाह्य जननांगो की शोषी दशा जिसमें बाह्य जननांग शुष्क एवं सिकुड जाते हैं।)

Brennerman's ulcers (ब्रेनमौन्स अल्सरर्स) This can be described as meatitis, meatal ulceration and meatal stenosis of the urinary meatus in circumscribed males. Circumcision results in removal of foreskin which makes the meatus prone to infection, thereby resulting in the development of ulceration. (मूत्रीय छिद्र का संकुचन तथा कुहरीय व्रणोत्पति जो बहुत ही सीमित पुरूषों में पाया जाता है। लिंग के अग्रच्छद को शल्य क्रिया द्वारा काटकर अलग कर देने पर मूत्रीय छिद्र में संक्रमण की संभावना उत्पन्न हो जाती है, जिसके कारण वृणोत्पत्ति की वृद्धि हो जाती है।)

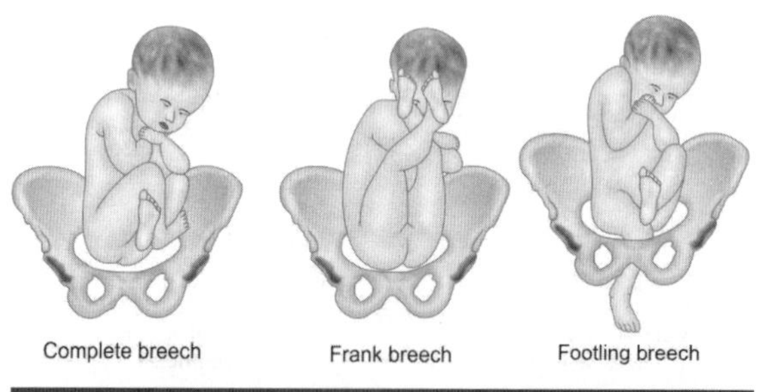

Breech presentation

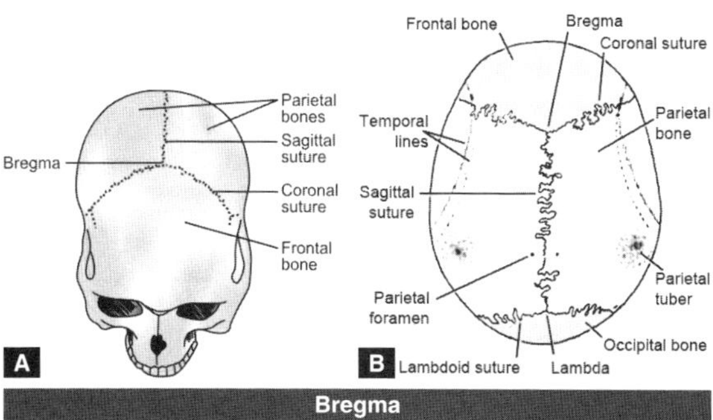

Bregma

Brenner's tumor (ब्रेनर्स ट्यूमर) Benign fibroepithelioma of ovary. (डिम्बग्रन्थि का एक सुदम तन्तु उपकलार्बुद।)

Bretylium (ब्रेटीलियम) Antiarrhythmic agent. (एण्टीएरीहदमिक कारक हृदअतालताओं पर नियंत्रण करने वाली अथवा उन्हें रोकने वाला कारक या श्रम।)

Bright's disease (ब्राइटस डि़जीज) Bright's disease was a term used to describe different forms of kidney disease in accordance with the older classification system of renal diseases. This usually referred to the inflammation of kidneys, what is now commonly known as nephritis. (वृक्कों का शोध, अपूय शोथज अथवा व्यपजननीय व वृक्क का रोग जिसमें शोफ, उच्च रक्त-चाप, प्रोटीनमेह एवं रक्तमेह विशिष्ट लक्षण होते हैं।)

Brimonidine (ब्रीमोनीडीन) Anti-glaucoma eye drop. (ग्लोकोमा विरोधी नेत्र ड्राप।)

Briquet's syndrome (ब्रीक्विटस सिन्ड्रोम) A personality disorder with alcoholism and somatization disorder. (व्यक्तित्व विकार जिसमें रोगी शराब के नशे में रहता है तथा उसके मानसिक विकार शारीरिक लक्षणों में परिवर्तित हो जाते हैं।)

Brittle diabetes (ब्रिटल डायाबिटीज) Changing and unpredictable response to insulin leading to ketosis, particularly in childhood diabetes. (इन्सुलिन के प्रति रोगी की अननुमेय तथा परिवर्तनशील प्रतिक्रिया जिसके कारण कीटोसिस की अवस्था उत्पन्न हो जाती है अर्थात शरीर में कीटोन कण जाम हो जाते हैं। यह अधिकतर बाल्यकाल डायाबिटीज में होता है।)

Broca's area (ब्रोकास एरिया) Posterior end of left inferior frontal gyrus which contains motor speech area controlling movements of lips, tongue and vocal cord. (बांये इन्फीरियर फ्रन्टल गाइरस के पश्चज सिरे पर स्थित प्रेरक वाक् क्षेत्र जो जीभ, होंठ तथा स्वर रज्जुओं की गतियों को नियंत्रित करता है।)

Brodie's abscess (ब्रोडीज एब्सेस) Subacute osteomyelitis usually due to tuberculosis or *Staph. aureus* infection. (अस्थि में चिरकारी वृद्वि जो सामान्यता यक्ष्मा के कारण होती है।)

Brodmann's area (ब्रोडमेनस ऐरिया) Division of cerebral cortex into 47 areas, now classified according to their function. (प्रमस्तिष्क कॉर्टेक्स का 47 भागों में विभाजन, अब उनके कार्य के अनुसार वर्गीकरण किया जाता है।)

Bromhexime (ब्रोमहेक्सीन) Mucolytic agent. (श्लेष्मसंलायी औषधि जिसका प्रयोग मुख द्वारा किया जाता है। यह चिपचिपे बलगम को पिघलाकर सुगमता से निकलने में सहायक होता है।)

Bromocryptine mesylate (ब्रोमोक्रिप्टाइन निसाइलेट) A dopaminergic ergot deriva-

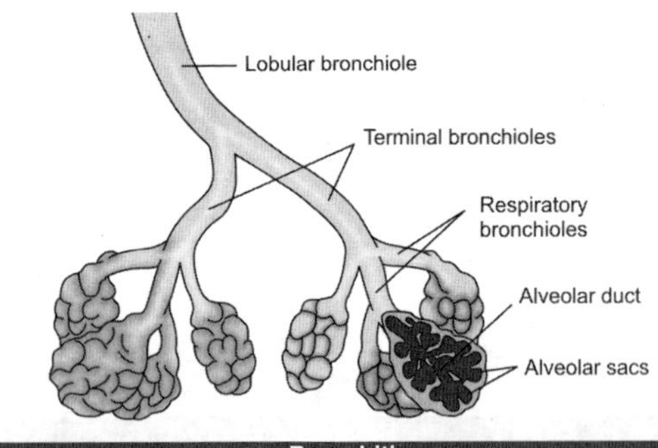

Bronchitis

tive that is used in hyper-prolactinemia. (डोपोमाइनर्जिक एर्गोट प्रत्सुत्तेजक जिसका प्रयोग रक्त में प्रोलैक्टिन हार्मोन के बढ़ जाने पर किया जाता है।)

Bronchiectasis (ब्रोन्कियक्टेसिस) Chronic irreversible and permanent dilatation of bronchi, may be congenital or acquired. (श्वासनलिकाओं का विस्फारण, एक या एक से ज्यादा श्वासनलियों का जीर्ण विस्फारण तथा साथ में द्वितीयक संक्रमण होना अधिक मात्रा में बलगम निकलता है।)

Bronchiocele (ब्रोन्कियोसील) Circumscribed dilatation of bronchus. (कोई श्वासनली का गोल विस्फारण।)

Bronchiole (ब्रोन्कियोल) Respiratory bronchiole is the last division of bronchial tree and continues as alveolar duct into alveolus. Terminal bronchiole is next to last subdivision of a bronchiole. (श्वासनलियों की छोटी-छोटी प्रतिशाखायें)

Bronchiolitis (ब्रोन्कियोलाइटिस) Inflammation of bronchioles, commonly in small children. (श्वासनिकाओं की सूजन।)

Bronchitis (ब्रोंकाडटिस) Inflammation of the lungs (श्वासनलियों की श्लेष्मा झिल्ली में होने वाली सुजन या संक्रमण।)

Bronchitis (ब्रोन्काइटिस) Inflammation of mucous membrane of bronchi (see Figure). (श्वासनलियों की श्लेष्मिक कला की सूजन; खांसी।)

Bronchoconstriction (ब्रोन्कोकॉन्सट्रिशन) Constriction or narrowing of the bronchial air passages. (श्वासनलियों को सिकुड़ना।)

Bronchodilatation (ब्रोन्कोडाईलेटेशन) Causing dilatation of the bronchus. (श्वासनलियों को चौड़ा करने वाली दवा।)

Bronchospam (ब्रोन्कोस्पाज्मा) Sudden constriction or tightening of the muscles of the airway. (श्वासनलियों फेफड़ो में होने वाली रुकाव जो अवरोध पैदा करतीं है।)

Bronchogram (ब्रोन्कोग्राम) Radio-opaque material opacification of bronchi. (फेफड़ो एवं श्वासनलियों की एक्स-रे फिल्म।)

Broncholith (ब्रोन्कोलिथ) A calculus in the bronchus. (श्वासनली में पथरी होना।)

Bronchophony (ब्रोन्कोफोनी) The voice as heard over normal bronchus by use of stethoscope. (किसी सामान्य श्वासनली के ऊपर आने से सुनी जाने वाली आवाज।)

Bronchopneumonia (ब्रोन्कोन्यूमोनिया) Inflammation of terminal bronchioles and alveoli. (श्वसनी फुप्फुस शोथ।)

Bronchoscope (ब्रोन्कोस्कोप) An endoscope for visualization of tracheobronchial tree, biopsy and foreign body removal (see Figure on the next page). (एक यंत्र जिससे श्वास प्रणाली एवं श्वासनलियों को आंखों से देखने के लिए प्रयोग किया जाता है।)

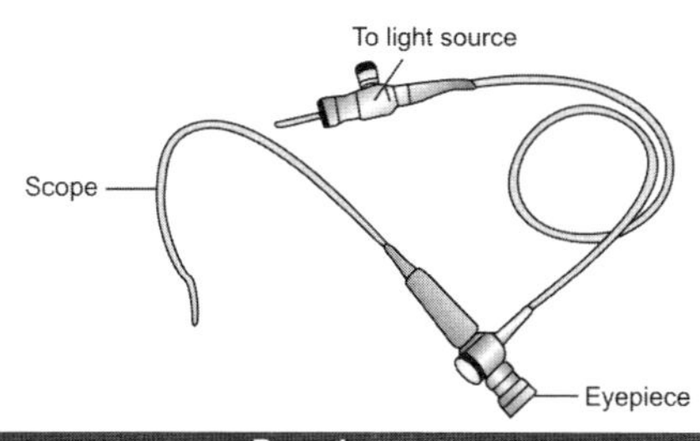

Bronchoscope

Bronchoscopy (ब्रोन्कोस्कोपी) Examination of bronchial tree by a bronchoscope. (ब्रोन्कोस्कोप द्वारा श्वास प्रणाल एवं श्वासनलियों का नेत्र परीक्षण।)

Bronchovesicular (ब्रोन्कोवैसिकुलर) Sounds intermediate between bronchial and alveolar sounds. (श्वास नलियों एवं वायुकोषों के बीच की आवाज।)

Bronchus (ब्रोन्कस) The hollow tubes formed by division of trachea at the level of D_4. (श्वास प्रणाल की दो बड़ी शाखाओं में से एक।)

Brooke's formula (ब्रॉक्स फॉर्मूला) This is one of the most commonly used formulae for calculating the amount of fluid to be administered within the first twenty-four hours following burns injury in a patient with burns involving more than 50% of the surface area. It calls for administration of Ringer's lactate solution at the rate of 2 ml /kg/% burn. (दाहक्षत पीड़ित रोगी जिसका शरीर का 50% से ज्यादा क्षेत्र जल गया हो, उसके लिए पहले 24 घंटों में तरल नियंत्रित करने के लिए, इस सूत्र को तरल की मात्रा का परिकलन करने के लिए सामान्यतः से प्रयोग किया जाता है।

Brown Sequard syndrome (ब्राउन सिक्वार्ड सिन्ड्रोम) Hemisection of spinal cord with loss of pain and temperature on opposite side, motor paralysis on the same side with loss of position and vibratory sense.

Brucellosis (ब्रूसीलोसिस) Infection caused by Brucella organism (*B. abortus, suis* and *melitensis*). (ब्रूसेला के एक उपभेद द्वारा उत्पन्न हुआ मनुष्य में एक संक्रमण इसमें रोगी को ज्वर व मानसिक अवसाद के पुनरावर्ती आक्रमण होते रहते हैं और यह अवस्था कई मास तक चलती रह सकती है।)

Bruch's membrane (ब्रूक्स मेम्ब्रेन) The membrane lying between choroid membrane and the pigmented epithelium of retina. (एक झिल्ली जो नेत्रपटल की रंजितपटल कला तथा रंजकित उपकला के बीच में स्थित होता है।)

Bruck's disease (ब्रूक्स डिज़ीज) A combination of muscle atrophy and skeletal disorder like multiple fracture, ankylosis. (पेशी शोष तथा कंकाल विकार होना जैसे बहुत अस्थिभंग, एन्किलोसिस आदि।)

Bruise (ब्रुईज) Injury with effusion of blood into subcutaneous tissue and skin discolouration with intact skin. (ऐसी चोट जिसमें खाल फटती नहीं बल्कि त्वचा के नीचे स्थित ऊतकों में विधमान रक्तवाहिनियों के फट जाने पर रक्तस्राव होने से त्वचा का रंग बिगड़ जाता है।)

Bruit (ब्रुईट) An adventitious sound of arterial or venous obstruction narrowing. (परीक्षण द्वारा सुनी जाने वाली एक स्वाभाविक या अस्वाभाविक ध्वनि)

Brunner's glands (ब्रूनर्स ग्लैण्डस) Compound glands of duodenum and upper jejunum secreting mucus. (छोटी आंत के प्रथम भाग (डयोडिनम) तथा दूसरो भाग की ग्रन्थियां जो श्लेष्मा स्राव उत्पन्न करती हैं।)

Brush border (ब्रश बार्डर) Hollow microvilli in the renal tubules and intestinal epithelium. (वृक्क नलिका तथा आंत उपकला में उपस्थित खोखले माइक्रोविलाइ।)

Brushfield spots (ब्रशफील्ड स्पॉटस) Gray or pale yellow spots present at the periphery of iris in Down's syndrome. (डौन्स सिण्ड्रोम में उपतारा के बाह्य सतह पर उपस्थित स्लेटी या हल्के पीले धब्बे।)

Bruxism (ब्रुक्सिज्म) Grinding of teeth particularly during sleep. (दांतों का पीसना या कट-कटाना, मुख्यतः सोने के समय।)

Bryant's traction (ब्रियान्ट्स ट्रैक्शन) Traction applied to lower leg vertically in treating femur fracture in children. (फीमर हड्डी के अस्थि-भंग में पैर के निचले भाग पर लम्बवत लगाने वाला खिंचाव।)

Buck's traction (बक्स ट्रैक्शन) Traction of lower extremity applied in line with long axis of the leg. (पैर में उसके लम्ब अक्ष की रेखा में लगाया गया खिंचाव, बल एडहीसिव टेप पर लगाया जाता है जो त्वचा पर चिपका होता है।)

Buclizine (बक्लीजीन) Antihistamine used for motion sickness. (हिस्टामीन के प्रभावों को निष्फल करने वाली औषधि जिसे गति रूग्णता के समय प्रयोग किया जाता है।)

Buccal cavity (बक्कल कैविटी) The mouth, oral cavity. (मुख के अंदर का भाग।)

Budesonide (बडेसोनाइड) A corticosteroid used as bronchial spray in asthma. (कॉर्टिकोस्टैरॉयड जिसे दमा में श्वासनलियों के स्प्रे में प्रयोग किया जाता है।)

Buerger's disease (बरजर्स डिजीज़) Thromboangitis obliterans, a vasospastic disease, often nicotine induced, responding to sympathectomy, revascularization and vasodilators. (ऐसा रोग जिसमें रोगी के चलने पर पैर में दर्द होता है जो रक्त आपूर्ति में कमी के कारण होता है।)

Buffalo hump (बुफैलो हम्प) Excess fat deposition in cervical and upper thoracic region due to cortisone excess. (पीठ में हंसली की हडडी के नीचे वसा या चर्बी का जमा हो जाना।)

Buffer (बफर) A substance that maintains hydrogen ion concentration in blood. Principal blood buffers are: bicarbonates, carbonates, carbonic acid, dibasic phosphates, Hb and plasma proteins. (ऐसा पदार्थ जिसमें थोड़ी मात्रा में कोई अम्ल या क्षार मिला देने पर उसमें कोई परिवर्तन नहीं होता है जैसे रक्त में हीमोग्लोबिन।)

Buffy coat (बफी कोट) A light coloured layer containing white cells that forms when blood is centrifused or is allowed to stand in a test tube. (जब रक्त को अपकेन्द्रित्र करते हैं तो हल्के रंग की परत आ जाती है जिसमें श्वेतरक्त कोशिका उपस्थित होती है।)

Bufotenine (बुफोटेनीन) A hallucinogen from plant, N-methylation product of - 5HT. (विभ्रम उत्पन्न करने वाला कारक जो पौधो से प्राप्त हेाता है।)

Bulb (बल्ब) Any rounded or globular structure; bulbar paralysis paralysis due to disease of medulla oblongata. (कोई गोल या गोलाकार रचना जैसे नेत्र गोलक)

Bulbitis (बल्बाइटिस) Inflammation of urethra in its bulbous portion, e.g., posterior portion of corpus spongiosum found between the two crura of penis. (मूत्रमार्ग के गोलाकार भाग में सूजन।)

Bulbocavernosus reflex (बल्बोकैवरनोसस रिफ्लैक्स) Contraction of bulbocavernosus muscle on percussing of dorsum of penis. (शिश्न के पृष्ट पर परिताड़न करने पर बल्बोकैवरनोसस पेशी का संकुचित हो जाना।)

Bulbomimic reflex (बल्बोमाइमिक रिफ्लैक्स) Contraction of facial muscles following pressure on eyeball. (नेत्र-गोलक के

ऊपर दबाव डालने पर चेहरे की पेशियों का सिकुड़ना।)

Bulbourethral glands (बल्बोयूरेथ्रल ग्लैण्डस) Cowper's glands: Two small glands about the size of a pea, one on each side of prostate gland secreting a viscid fluid adding to semen. (कूपर ग्रन्थियां दो छोटी ग्रन्थियों जिनमें से प्रत्येक एक प्रोस्टेट ग्रन्थि के दोनों ओर स्थित होती है।)

Bulimia (बुलिमिया) Excessive and insatiable appetite. Bouts of overeating followed by vomiting in young girls. (अत्याधिक भूख लगना।)

Bulla (बुल्ला) A large blister or skin vesicle filled with fluid. (छाला या फफोला जिसमें तरल भरा होता है।)

Bullaquine (बुल्लाक्वीन) An antimalarial. (मलेरिया विरोधी।)

Bumetanide (बुमेटानाइड) A diuretic. (वह औषधि जो मूत्र अधिक लाती है; मूत्रल)

Bunion (बुनियन) Inflammation and thickening of the bursa of the joint of great toe often with lateral displacement of the toe (see Figure). (पैर के अंगूठे के जोड़ की श्लेष्पुटी की सूजन।)

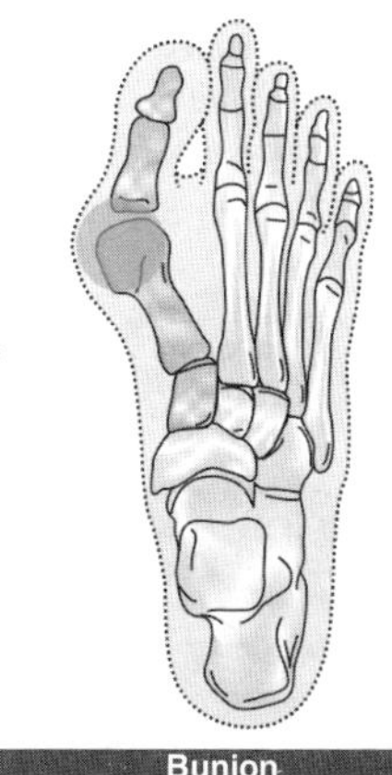

Bunion

Buphthalmos (बुफ्थैलमस) Infantile glaucoma with uniform enlargement of eye esp. cornea. (जन्मजात ग्लोकोमा शिशु में ग्लोकोमा रोग जिसमें आंख बड़ी हो जाती है।)

Bupre-hnorphine (बूप्रेनॉरफाइन) Semisynthetic morphine analog, very potent analgesic. (पीड़ाहर औषधि जो मौर्फीन की अपेक्षा देर तक कार्य करती है।)

Burkitt's lymphoma (बरकिट्स लिम्फोमा) Undifferentiated lymphoblastic lymphoma involving sites other than lymph nodes and RE system, with strong association with EB virus infection. (एक दुर्दम लिम्फोमा जो ज्यादातर हनु में उत्पन्न होता है तथा अन्य स्थानों पर भी हो सकता है।)

Burn (बर्न) An injury to tissues caused by: (a) physical agents, the sun, excess heat or cold, friction, nuclear radiation; (b) chemical agents, acids or caustic alkalis; (c) electrical current. Burns are described as being partial thickness (involving only the epidermis) or full thickness (involving the dermis and underlying structures). Clinically, emphasis is placed on the percentage of the body affected by the burn. The treatment of shock and prevention of infection and malnutrition need special attention. (क्षत जो रासायनिक पदार्थ, ताप, अग्नि इत्यादि के सम्पर्क में आने से उत्पन्न होता है। इसका विभाजन गहराई व क्षेत्र के अनुसार किया जाता है।)

Burnett's syndrome (बर्नेटस सिन्ड्रोम) Milk-alkali syndrome. (मिल्क एल्कली सिण्ड्रोम)

Burning foot syndrome (बर्निग फूट सिन्ड्रोम) Burning in the sole of feet due to vitamin deficiency and chronic renal failure. (पैर के तलुवे में जलन महसूस होना, ये कुछ विटामिनों की कमी के कारण होता हैं।)

Burr or bur (बर) A device that rotates at high speed, used by dentist or surgeon to make holes in cranium (see Figure).

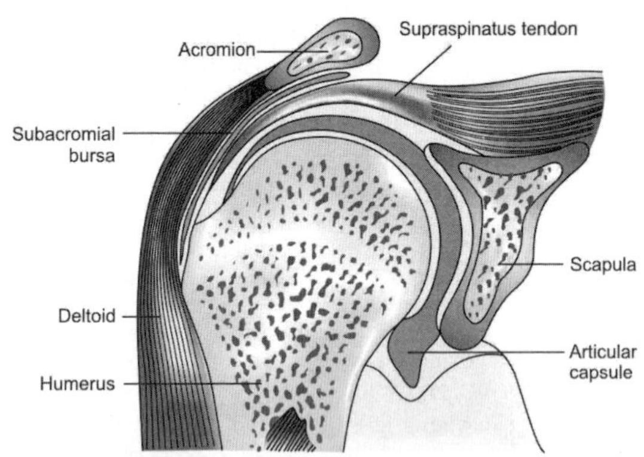

Bursa subacromialis (subacromial bursa), lying between the acromion and supraspinatus tendon and extending between the deltoid and greater tubercle

(एक यंत्र जो बहुत ही तीव्र गति से घूमता है, इसे दन्त चिकित्सक या शल्यचिकित्सक दांतों या हडडी को काटने के लिए प्रयोग करते हैं।)

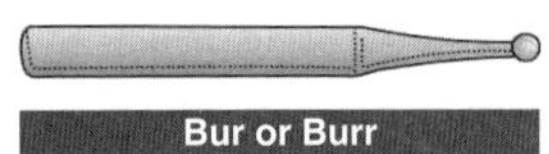

Bur or Burr

Bursa (बर्सा) A pad-like cavity in the vicinity of joint lined with synovial membrane, acting to reduce friction between tendon and bone (see Figure above). (एक थैली अथवा गुहा जो श्लेष्क तरल से भरी होती है जो रचनाओं की विशेषकर जोडो की रचनाओं की आपस की रगड को कम करता है; श्लेषपुटी।)

Bursitis (बर्साइटिस) Inflammation of a bursa. (श्लेषपुटीशोथ बर्सा का विशेषकर कंधे और घुटने के जोड़ के बर्सा का शोथ।)

Bursolith (बर्सोलिथ) Calculus formed in bursa. (किसी श्लेषपुटी में बनने वाली पथरी।)

Burton's line (बर्टन्स लाइन) A blue line along the margin of the gum visible in chronic lead poisoning. (लेड़ या सीसे की जीर्ण विषाक्तता में मसूड़ों के किनारे पर दिखाई देने वाली नीली रेखा।)

Buspiron (बस्पीरान) Antianxiety agent. (अधीरता व चिन्ताविरोधी कारक।)

Busulphan (बुसल्फेन) A cytotoxic drug that depresses the bone marrow and may be used to treat myeloid leukaemia. (कोशिकाविषी औषधि जिसे मज्जाभ अधिश्वेतकोशिका रक्तता की चिकित्सा में प्रयोग किया जाता है।)

Butenafine (बुटेनाफीन) An antifungal. (कवकों को समाप्त करने वाला तथा इनकी वृद्धि को कम करने वाला पदार्थ।)

Butorphanol (ब्यूटोरफैनोल) Morphine conzener, acts like pentazocine

Butterfly rash (बटरफ्लाइ रैश) Skin rash on both cheeks joined by an extension across the bridge of nose (see Figure). (चेहरे की त्वचा पर चकत्ता होना जो तितली के समान दिखाई देता है।)

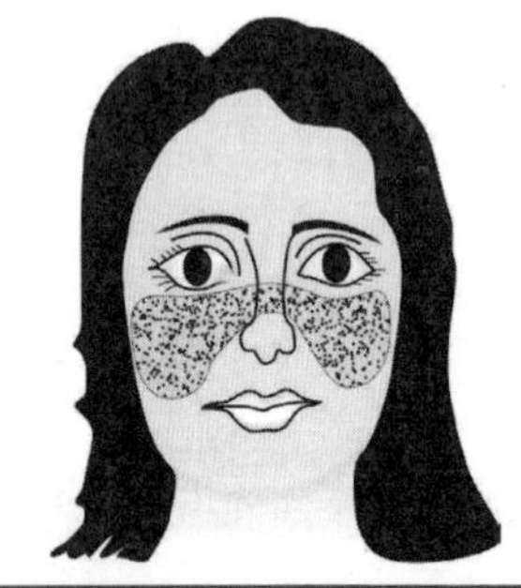

Butterfly rash

Butoxamine (बुटोक्सामीन) $Beta_2$ adrenergic antagonist. (बीटा एड्रीनर्जिक प्रतिपक्षी (अवरोधक)

Butyric acid (ब्यूटीरिक एसिड्) A fatty acid used in disinfectants, emulsifying agent. (वसीय अम्ल जिसे विसंक्रामक (डिसइन्फैक्टेन्ट) में प्रयोग किया जाता है।)

Butyrophenone (ब्यूटीरोफीनॉन) A class of chemicals of which haloperidol is a member, antipsychotic agents. (एक कारक जो मनोविकार के प्रति प्रभावकारी होता है।)

Byler's disease (बाईलर्स डिज़ीज) Inherited disease with cirrhosis and mental retardation in children. (वंशागत से संचारित रोग जिसमें बच्चों में सिरोह्सिस तथा बुद्धि ह्रास जैसे रोग हो जाते है।

Byssinosis (बाइसीनोसिस) Pneumonoconiosis of cotton and textile workers (रूई, कपड़ो के फाइवर सांस के साथ श्वास मार्ग मे पहुच जाते हैं जिसके कारण फेफड़ो में बीमारी हो जाती है।)

C

Cabergoline (कैबरगोलीन) Dopamine receptor agonist used in hyperprolactinemia. (डोपामीन ग्राही प्रचालक जिसे हाइपर प्रोलैक्टीनीमिया में प्रयोग किया जाता है।)

Cachet (कैशेट) Used for administering medicines with a bitter taste. (एक खाने वाला कैप्सूल जिसमें खराब स्वाद वाली औषधि की एक खुराक बन्द होती है, यह कैप्सूल चावल के कागज से तैयार किया जाता है।)

Cachexia (कैचेक्सिया) A state of ill-health, malnutrition, wasting. (शक्तिहीन एवं कमजोर, शारीरिक रूप से अस्वस्थ होना।)

Cacogenesis (कैकोजिनेसिस) Abnormal development or growth. (कोई भी असामान्य विकास या वृद्धि।)

Cacogeusia (कैकोग्यूसिया) Unpleasant taste in the mouth. (मूंह का खराब स्वाद होना।)

Cacosmia (कैकोस्मिया) Unpleasant odor (olfactory hallucination). (बुरी गन्ध)

Cadaver (कैडावर) Dead body, corpse cardaverine-malodorous substance, cadaverous; resembling corpse. (मानव का मृत शरीर जो परिरक्षित होता है विच्छेदन हेतु, पीला पड़ा हुआ शरीर जो मृत शरीर के समान प्रतीत होता है।)

Cadence (कैडेन्स) Rhythmic movements. (तालबद्ध गति।)

Caldwell-Luc operation (कैडवेल ल्यूक ऑपरेशन) Also known as maxillary antrostomy, this procedure involves opening the maxillary sinus by giving an incision in the buccal cavity over the canine teeth. This procedure helps in the drainage of this sinus. (इसे मैक्ज़िलरी एन्ट्रोस्टॉमी भी कहते हैं। इसे कार्यविधि में मुख में चीरा लगाकर, रदनक दांतों के ऊपर, ऊर्ध्ववहनु के विवर को खोला जाता है। यह कार्यविधि विवर को निकालने के लिए सहायक होती है।)

Caesarean section (सीजेरियन सैक्शन) Surgical delivery of a baby through a cut (incision) made in mother's abdomen and uterus (पेट और गर्भाशय पर चीरा लगाकर भ्रूण को बाहर निकलना।)

Cafe-au-lait spots (कैफ-ऑ-लैट स्पॉटस) Spots of patchy pigmentation of skin, usually light brown in color-characteristic of neurofibromatosis. (त्वचा की वर्णकता के धब्बे जो अधिकतर हल्के भूरे रंग के होते हैं और जिनमें तंत्रिकातन्तु-अर्बुदता के अभिलक्षण होते हैं।)

Caffeine (कैफीन) An alkaloid of tea, coffee. CNS stimulant, analgesic. (चाय एवं कॉफी में पाए जाने वाला एक एल्केलॉयड जो केन्द्रिय तंत्रिका तंत्र का उत्तेजक) है। इसका मुख्य प्रयोग पीडाहर औषधियों में किया जाता है।)

Caffey's disease (केफेस डिजीज) This disease is also known as infantile cortical hyperostosis and is characterized by subperiosteal new bone formation over many bones. The bones most commonly involved include mandible, clavicle and shafts of long bones. There could be appearance of fever. (इस रोग को इन्फैन्टाइल कॉर्टिकल हाइपर ऑस्टोसिस भी कहते है, जिसमें कई अस्थियों के ऊपर, अस्थ्यावरण के नीचे नई अस्थि बन जाती हैं। इसमें ज्वर भी हो सकता है। इसमें सामान्य रूप से अधोहनु जत्रुक तथा किसी लम्बी हडडी की काण्ड जैसी अस्थियां संक्रमित होती हैं।)

Caisson disease (केसन डिजीज) Acute neurological emergency in divers due to release of nitrogen bubbles that impinge the blood vessels of spinal cord and brain and result in severe neuro deficit. (जल की निचे शरीर आंशिक रूप से नाइट्रोजन से संतृप्त जाता है।)

Caisson's disease (केसन डिजीज) A condition that develops in divers when air pressure is rapidly reduced while ascent to the surface. Symptoms are due to bubbling out of dissolved nitrogen. (ऐसा रोग जो एकदम से वायुमण्डलीय दबाव के कम हो जाने के कारण हो। रक्त में घुली नाइट्रोजन के बुलबुले बन जाने के कारण लक्षण उत्पन्न होते हैं।)

Calabar (कैलाबर) A parasitic infection mainly seen in Africa, characterized by presence of lumps in the subcutaneous tissue, particularly anterior chamber of eyes. (एक परजीवीय संक्रमण जो अधिकतर अफ्रीका में पाया जाता है। जिसमें अवत्वक् ऊतक में अर्बुद उपस्थित होता है। विशेषकर नेत्रों के अग्र कोष्ठ में।)

Calamine (कैलामाइन) A pink powder containing zinc oxide and little ferric oxide, used as protective, astringent. (हल्के गुलाबी रंग के फैरिक ऑक्साईड को जिंक कार्बोनेट में मिलाकर यह बनाया जाता है। इसका प्रयोग त्वचा पर लगाने वाली क्रीम व लोशन में मत-स्तम्भक के प्रभाव के लिए किया जाता है।)

Calcaneus (कैलकैनीयस) The heel bone articulating with talus and cuboid. (एड़ी की हडडी जो एस्ट्रागेलस याा टैलस तथा क्यूबॉयड हडडी से जुड़ी होती है।)

Calciferol (कैल्सिफैरोल) Vit D_2, ergocalciferol. (विटामिन डी2, शरीर कैल्शियम का उपयोग कर सके इसके लिए यह आवश्यक है।)

Calcitonin (कैल्सिटोनिन) Calcium lowering hormone, used in hypercalcemia, Paget's disease secreted by D cells thyroid. मनुष्य में थाइरॉयड ग्रन्थि से उत्पन्न होने वाला एक हार्मोन जो कैल्सियम के चयापचय के लिए जरूरी है।)

Calcitriol (कैल्सिट्रीऑल) A sterol of vit D activity, very potent. (विटामिन-डी सक्रियता का स्टैराल, जो बहुत शक्तिशाली होता है।)

Calcium channel blockers (कैल्सियम चैनेल ब्लॉकर्स) A group of drugs that act by slowing the influx of calcium ions into muscle cells resulting in decreased arterial resistance and decreased myocardial O_2 demand. (औषधियों का एक समूह जो कैल्सियम आयनों के पेशी कोशिकाओं में अन्तः प्रवेश को धीमा करके अपनी क्रिया करता है, जिससे धमनी प्रतिरोध घट जाता है तथा हद्पेशिज O_2 की आवश्यकता घट जाती है।)

Calcium dobesilate (कैल्सियम डोबेसीलेट) Endothelium stabilizer for haemorrhoid. (अन्तःकला में स्थिरता लाने वाला साधन जिसे बवासीर के लिए प्रयोग किया जताा है।)

Calculus (कैलकुलस) Any abnormal concretion in the body. (खनिज पदार्थों के एकत्रित होने से बने पत्थर सदृश वस्तु जो गुर्दे, मूत्रनली, मूत्राशय या मूत्रमार्ग में असामान्य रूप बन जाते हैं; अश्मरी अथवा पत्थरी।)

Calculus (कैलकुलस) An abnormal concretion in the body usually formed of mineral salts and found in the gall-bladder, kidney or urinary bladder. (पथरी।)

Calf (काफ) Fleshy muscular back part of leg formed by gastrocnemius and soleus. (पैर का घुटने के नीचे तथा पीछे का मांसल भाग।)

Calf (काफ) Pleural calves, back part of the body below the knee. (पैर में घुटने के नीचे तथा पीछे का भाग।)

Calibration (कैलीब्रेशन) Medical-process of adjusting the accuracy of medical display in line with regulatory standards (नली के मुख का आंतरिक ब्यास मापने की क्रिया।)

Caliper (कैलिपर) Instrument for measuring external or internal, diameter, having two things for measuring the diameter of solid organs (दो अंगो के ब्यास को नापने वाला यंत्र।)

Caliper (कैलीपर) A two-pronged instrument that may be used to exert traction on a part. *Walking* c. An appliance fitted to a boot or shoe to give support to the lower limb. It may be used when the muscles are paralysed or in the repair stage of fractures. (दो नोकों वाला यन्त्र, जो संकर्षण उत्पन करने के लिये प्रयोग किया जाता है।)

Calisthenics (कैलिसथेनिक्स) An exercise programme to bring suppleness and gracefulness of body combined with music. (एक व्यायाम प्रोग्राम जिसमें संगीत के साथ व्यायाम कराते हैं जिससे शरीर में लचीलापन तथा चारूता (लालियमयता) जैसे गुण लाए जा सके।)

Callosity (कैलॉसिटी) Localized hypertrophy/thickening of skin at friction/ pressure points. (किण दबाव या रगड से किसी स्थान की त्वचा का कठोर एवं मोटा हो जाना। हाथों अथवा पैरों पर यह अधिकतर दिखाई पड़ती है।)

Callus (कैलस) See callosity. (किण या घट्टा, किसी टूटी हडडी के सिरों के मध्य बनने वाला अस्थिल पदार्थ जो विरोहण की क्रिया में अन्त में अस्थि से विस्थापित हो जाता है)

Calmodulin (कामोडलिन) Intracellular proteins that combine with calcium and activate a variety of cellular responses. (अन्तः कोशिकी प्रोटीन जो कैल्सियम के साथ मिलकर, कई कोशिकाओं की अनुक्रिया को सक्रिय करता है।)

Caloric test (कैलोरिक टेस्ट) A test for vestibulo-ocular reflex. In involves irrigating cold or warm water into the external auditory canal. In a patient with intact cerebrum, the irrigation of cool water causes the eyes to turn towards the ipsilateral ear with horizontal nystagmus in the contralateral ear. Warm water, on the other hand, causes the eyes to turn towards the contralateral ear with horizontal nystagmus in the ipsilateral ear. In patients with absent vestibulo-ocular reflex, the nystagmus component of the test would be absent with both hot and cold water. (प्रधाणी एवं नेत्र प्रेरक तंत्रिकाओं के प्रतिवर्त क्रिया का परीक्षण, इसमें गरम या ठंडे पानी को बाह्य श्रवण गुहा में सींचते हैं।)

Calorie (कैलोरी) A unit of heat. Used to denote physiological values of various food substances, estimated according to the amount of heat they produce on being oxidized in the body. See Oxidization. A calorie (or kilocalorie) represents the heat required in raising 1 kg (1000 g) of water by 1°C. A small calorie equals the heat produced in raising 1 g of water by 1°C. In the SI system the calorie is replaced by the joule (1 cal = 4.18 kJ). (ऊष्मा की इकाई। इसे विभिन्न खाद्य पदार्थो की शरीर क्रियात्मक मूल्य को द्योतित करने के लिए प्रयोग किया जाता है। एक किलो जल को 1 प्रतिशत से तक गरम करने के लिए जितनी ऊष्मा की आवश्यकता होती है। उस ऊष्मा की मात्रा को एक किलो कैलोरी कहते है। विज्ञान में आजकल शक्ति व ऊर्जा की ईकाई के लिए कैलारी के स्थान पर जूल का प्रयोग होने लगा है। जूल कैलोरी का लगभग होता है।)

Calvaria (कैलवेरिया) The dome-like superior portion of cranium (see Figure). (कपाल का ऊपरी गुम्बद के आकार का हिस्सा जो फ्रन्टल, पैराइटल तथा ऑक्सीपिटल) हडिड्यों के ऊपरी भागों से मिलकर बना होता है।

Calve-Perthes disease (काव परथीस डिजीज) Aseptic necrosis of femoral head epiphysis. (जांघ की हडडी के अग्र अधिवर्ध में अपूतित परिगलन जो संक्रमण रहित होता है।)

Calyx (कैलिक्स) Any cup-like organ or cavity. (प्यालेनुमा अंग अथवा गुहा, आलवाल)

Canal (कैनाल) Channel, passage way. *c. femoral* The medial division of femoral sheath, containing some lymphatic vessel and a lymph node. *c. inguinal* 1½" long oblique passage extending from internal inguinal ring to external inguinal ring transmitting

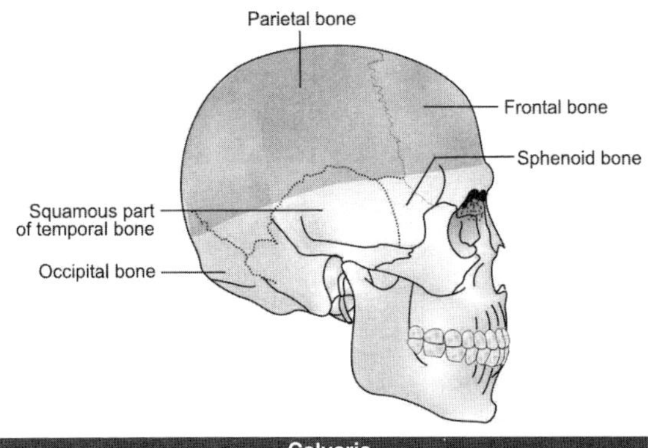

Calvaria

spermatic cord, and ilioinguinal nerve in male and round ligament of uterus and ilioinguinal nerve in female. (एक संकरी नली या मार्ग। Femoral canal (फिमोरल कैनाल) फिमोरल आवरण का मध्यवर्ती विभाजन जिसमें कुछ लसीका वाहिनी तथा लसीका पर्व होते हैं। *Inguinal canal* (इन्गुआइनल कैनाल्स) आभ्यान्तर से बाह्य उदरीय वृत्ताकार मुख तक का एक तिरछा मार्ग, वंक्षण नाल।)

Canaliculus (कैनालीकुलस) Small channel or canal. (एक छोटी वाहिका या नली; सूक्ष्मनलिका।)

Cancerous (कैन्सरस) Pertaining to a malignant growth (असामान्य से सेल की बृद्धि)

Cancer (कैंसर) Malignant tumor which is invasive and metastasizes to new sites by lymph/blood (see Table). (एक दुर्दम अर्बुद जो अधिक तेजी के साथ बढ़ता है।)

Cancrum (कैंक्रुम) A rapidly spreading ulcer. (शीघ्रता से फैलने वाला जख्म या घाव।)

Candida (कैन्डिडा) A genus of yeast like fungi that develop a pseudomycelium and reproduce by budding (see Figure). (यीष्ट की तरह एक कवक या फफूंदी जो सामान्यतया मुख, त्वचा तथा योनि में रहता है, इससे अन्य रोग उत्पन्न हो सकते हैं।)

Candidiasis (कैन्डिडिएसिस) Infection of skin and mucous membrane by *Candida*. (यह कैंडिडा वंश के किसी फंगस से त्वचा, मुख तथा योनि में उत्पन्न होता है।)

Cane sugar (कैन शुगर) Sucrose. (सुक्रोज, ईख की चीनी।)

Table: Early warning signs of cancer

- Any lump or thickening, especially in the breast, lip or tongue.
- Any irregular or unexplained bleeding. Blood in the urine or bowel movements. Blood or bloody discharge from the nipple or any body opening. Unexplained vaginal bleeding or discharge, or any bleeding, after the menopause.
- A sore that does not heat, particularly around the mouth, tongue or lips, or anywhere on the skin.
- Noticeable changes in the colour or size of a wart, mole or birthmark.
- Loss of appetite or continual indigestion.
- Persistent hoarseness, cough or difficulty in swallowing.
- Persistent change in normal elimination (bowel habits).

Special note: Pain is not usually an early warning sign of cancer.

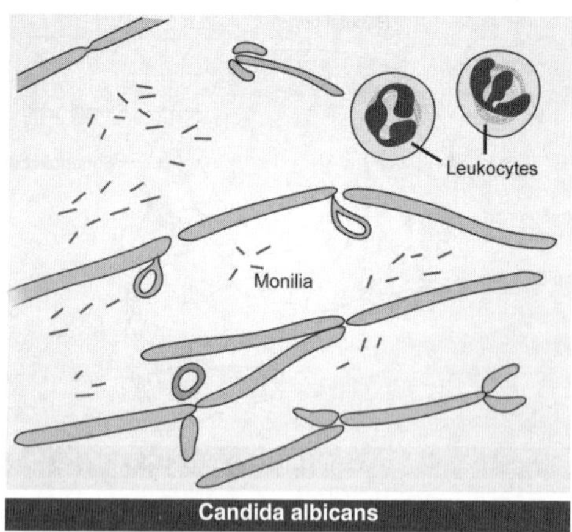

Candida albicans

Canker (कैन्कर) Ulceration of mouth and lips. (मुंह तथा होठों पर जखम बनना।)

Cannabis (कैनेबिस) Dried flowering tops of the cannabis sativa. (भांग के पौधे का सुखे फूलों का ऊपरी भाग।)

Cannibalism (कैनबिज्म) Eating of human flesh (kuru) (मानव का मांस खाना)

Cannula (कैन्यूला) A small tube with a trocar for insertion into a vein, artery or another cavity. (नसों में डालने वाली नली किसके द्वारा रक्त में दबा, ग्लूकोज आदि को दिया जाता है।)

Cannon waves (कैनन वेव्स) These refer to the large 'a' waves present on jugular venous pulse. These waves usually result when the right atrium has to contract against an increased resistance, e.g. tricuspid atresia or stenosis or right atrial myxoma.

Cantharidin (कैन्थारिडीन) Keratolytic for removal of warts. (चर्मविशल्कक जिसे मस्से को हटाने के लिए प्रयोग किया जाता है।)

Canthoplasty (कैन्थोप्लास्टी) Enlargement of palpebral fissure by division of external canthus. (किसी नेत्र कोण की प्लास्टिक सर्जरी करना, बाह्य नेत्रकोण के विभाजन से आंखों की पलकों के बीच के खुले स्थान का बढ़ जाना।)

Cap (कैप) Protective covering. *c. enamel* cap-like structure of enamel organ developed during third month of fetal development. *c. phrygian* the cholecystographic appearance of gallbladder showing kinking between body and fundus. *c. of zinn* a prominence of pulmonary arc representing dilated pulmonary artery in PA view in patent ductus arteriosus. (रक्षात्मक आवरण।)

Capacity (कैपेसिटी) a. Volume or potential volume of material. b. power or ability to hold, retain or contain. *c. diffusion* the ability of alveolocapillary membrane to transfer gas. *c. forced* vital volume of gas that can be expelled with maximum effort. *c. functional residual* volume of gas in the lungs after quiet expiration. *c. iron binding* capacity of serum transferrin to bind iron. *c. total lung* volume of air in the lungs at the end of maximal inspiration. *c. vital* volume of gas that can be expelled after full inspiration (see Figure). (आयतन या किसी पदार्थ का संभाव्य आयतन, 2. किसी कार्य को करने की क्षमता, या किसी पात्र की किसी वस्तु को अपने अन्दर समाने के लिए ली गई उसकी माप।)

Caplan's syndrome (कैपलेनस् सिण्ड्रोम) Rheumatoid arthritis with progressive massive lung fibrosis in

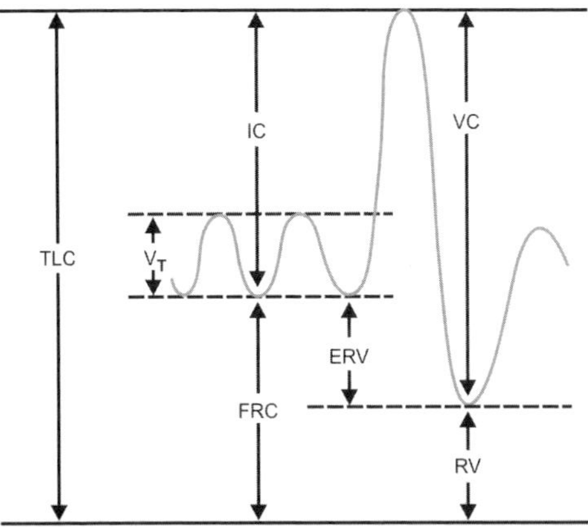

Subdivisions of total lung capacity: TLC, total lung capacity; VT, tidal volume; IC, inspiratory capacity; FRC, functional residual capacity; ERV, expiratory reserve volume; VC, vital capacity; RV, residual volume

pneumoconiosis. (फुफ्फुसधूलि के साथ फेफड़ों में तन्तुमयता का अत्यधिक बढ़ना।)

Capreomycin (कैप्रियोमाइसिन) A second line tuberculostatic drug. (यक्ष्मारोधी औषधि।)

Capsid (कैप्सिड) Protein covering around the central core of virus particle protecting the virus particle from destructive enzymes. (विषाणु कण के केन्द्रिय भाग के चारों ओर प्रोटीन आवरण जो विषाणु कण की विनाशकारी एंजाइम से सुरक्षा करते हैं।)

Capsofungin (केप्सोफंगिन) Potent antifungal. (एक शक्तिशाली कवकरोधी औषधि।)

Capsule (कैप्सूल) Gelatin enclosure for drug delivery. *c. articular* A two-layered covering for sinovial joints. The inner layer is sinovial and outer layer is fibrous. *c. Glisson* Outer fibrous capsule covering liver and portal vessels. *c. Tenon* The thin fibrous sac enveloping the eyeball. (एक कड़वी औषधियां का धारक जिलेटिन का बना एक घुलनशील पात्र जिसमें औषधि की एक मात्रा भरी होती है।) *Articular capsule* (आर्टिकुलर कैप्सूल) (साइनोवियल जोड़ का दो परतों वाला कैप्सूल जिसकी अन्दर वाली परत साइनोवियल तथा बाह्य परत तन्तु ऊतक की बनी होती है।)

Captopril (कैप्टोप्रिल) Angiotensin converting enzyme inhibitor, blocking conversion of angiotensin I to angiotensin II. A vasodilator useful for hypertension and congestive failure. (एन्जियोटैन्सिन के परिवर्तन में अवरोध उत्पन्न करने वाला एन्जाइम, यह एन्जियोटैन्सिन I को एन्जियोटैन्सिन II में परिवर्तित होने में अवरोध उत्पन्न करता है एक वाहिकाविस्फारक जो उच्च रक्त-चाप तथा रक्तधिक्य पात के लिए उपयोगी होता है।)

Caput succedaneum (कैपट सक्सेडेनियम) Swelling on presenting part of foetal head during labour. (बच्चे के जन्म लेते समय उसकी खोपड़ी में तथा उसके नीचे उत्पन्न हुई सूजन।)

Caramel (कैरेमल) Flavoring and colouring agent made by heating sugar or glucose, destroying the sweet taste in the process. (एक स्वाद तथा रंग कारक के जो चीनी को गर्म करके बनाया जाता है। इस प्रक्रिया में चीनी का मीठा स्वाद नष्ट हो जाता है।)

Carbachol (कार्बाकॉल) Cholinergic drug for producing miosis, also used for emptying bladder. (तारा संकोचन को उत्पन्न करने वाली कोलिनर्जिक औषधि यह मूत्राशय को खाली करने के लिए भी प्रयोग की जाती है।)

Carbamate (कार्बामेट) Ester of carbonic acid—the insecticides and parasiticides that act by inhibiting choline esterase. e.g. Aldicarb, Aminocarb, Carbaril, Carbofuran, Dimetilan, Methomyl, Propoxur. (कार्बनिक अम्ल का यौगिक कीटनाशक तथा परजीवीनाशक जो कोलीन ईस्टरेज को रोकने का कार्य करती है जैसे एल्डीकार्ब, अमीनोकार्ब, कार्बारिल, कार्बोफुरन आदि।)

Carbamazepine (कार्बामाजिपाइन) Antiepilepsy drug used for temporal lobe epilepsy and trigeminal neuralgia. (एक आक्षेपरोधी औषधि जो साथ ही साथ पीड़ाहर भी होती है। इसे शंखास्थिक खण्ड मिर्गी तथा आनन तंत्रिकाशूल के लिए प्रयोग किया जाता है।)

Carbasone (कार्बासोन) Contains 28% arsenic, antiamoebic agent. (अमीबारोधी कारक जिसमें 28 प्रतिशत आर्सेनिक होता है।)

Carbenicillin (कार्बेनिसिलिन) Broad spectrum antibiotic, penicillin derivative. (बहुत से सूक्ष्मजीवों के प्रति प्रभावकारी एण्टिबायोटिक, जो पेनिसिलीन द्वारा प्राप्त की जाती है।)

Carbenoxolone (कार्बेनोक्सोलॉन) Oleandane derivative used in peptic ulcer. (यह मुलैठी से प्राप्त पदार्थ है जो आमाशय के व्रण पर प्रभावकारी सिद्ध हुआ है और वह शीघ्र भरने लगता है।)

Carbidopa (कार्बीडोपा) Dopa decarboxylase inhibitor, used in combination with levodopa for parkinsonism. (डोपा डिकार्बोक्सीलेज अवरोधक, जिसे पार्किनसनिज्म में लीवोडोपा के साथ मिलकर प्रयोग किया जाता है।)

Carbimazole (कार्बीमाज़ोल) Antithyroid drug. (अवुट विषाक्तता की यह प्रधान औषधि है तथा प्रत्यवटु औषधि के रूप में कार्य करती है।)

Carbocisteine (कार्बोसिस्टीन) Beta lactamase inhibitor. (बीटा लेक्टामेस नामक एन्जाइम उत्पन्न करने वाले सूक्ष्मजीवों का निरोधक, बीटा लेक्टामेस इनहिबिटर।

Carbohydrate (कार्बोहाइड्रेट) Chemical substances containing carbon, oxygen and hydrogen, e.g., sugar, glycogen, starches, dextrin and celluloses. Sucrose is glucose + fructose; maltose is 2 D glucose; lactose is glucose + galactose. (कार्बन, हाइड्रोजन एवं ऑक्सीजन का एक यौगिक जैसे स्टार्च, डैक्सट्रिन तथा सैल्यूलोज, चीनी, ग्लाइकोजन। इसका निर्माण प्रकाश संश्लेषण (Photosynthesis) की क्रिया से होता है।) सुक्रोज = ग्लूकोज + फ्रक्टोज, मॉल्टोज = ग्लूकोज, लेक्टोज = ग्लूकोज + गेलेक्टोज एसिड सहित कार्बोक्सील समूह।)

Carbon (कार्बन) 14C is radiocative isotope of carbon with halflife of 5600 years. Used in archeology dating and as tracer element in metabolic studies. (14C कार्बन का विकिरणशील आइसोटोप होता है जिसकी 5600 साल अर्द्धआयु है। इससे पुरातत्व विज्ञान में तथा चयापचयी विज्ञान में अनुज्ञापक तत्व के रूप में प्रयोग किया जाता था।)

Carbon-dioxide (कार्बनडाइऑक्साइड) Final metabolic product of carbon compounds present in food. CO_2 combining power is a test of buffer capacity of blood. Solid CO_2 (–80°C) used for removal of naevi, telangiectasis, warts, haemorrhoids, etc. (यह भोजन में विधमान कार्बन योगिकों की अंतिम चयापचयी उत्पाद है। फुफ्फुसों से निकलने वाली एक गैस होती है, जो चयापचय की क्रिया के फलस्वरूप उत्पन्न होती है, CO_2 को मिलाकर प्राप्त शक्ति द्वारा रक्त की अम्लता या क्षारता के परिवर्तन की क्षमता का परीक्षण होता है।)

Carbon monoxide (कार्बन मानोक्साईड) Present in automobile exhaust fumes, displaces O_2 from haemoglobin, hence diminishing O_2 transport. (यह एक विषैली गैस है जो किसी गाड़ी में पेट्रोल के जलने पर उत्पन्न होती है। यह हीमोग्लोबिन के साथ मिलकर एक यौगिक बनाती है, जिसके कारण हीमोग्लोबिन ऑक्सीजन को ऊतकों तक नहीं पहुंचा पाता है जिसके कारण अल्प आक्सीयता की अवस्था उत्पन्न हो जाती है।)

Carbon tetrachloride (कार्बन टैट्राक्लोराइड) A colourless toxic anesthetic liquid, previously used for ankylostomiasis but toxic to liver and kidney. (यह एक रंगहीन, विषैली, संज्ञाहरणशील तरल होता है, जिसे पहले एन्किलोस्टोमिएसिस के लिए प्रयोग किया जाता था परन्तु यह यकृत तथा वृक्क के लिए विषैला होता है।)

Carboplatin (कार्बोप्लेटिन) Antineoplastic agent. (अर्बुदों के विकास को कम करने अथवा उसे रोकने वाला कारक।)

Carboxyhemoglobin (कार्बोक्सीहीमोग्लोबिन) Compound formed by CO and Hb. (कार्बन मोनोऑक्साइड एवं हीमोग्लोबिन का मिश्रण इसके कारण ऊतकों को ऑक्सीजन की कमी हो जाती है।)

Carboxylase (कार्बोक्सीलेस) An enzyme that catalyzes the removal of carboxyl group (COOH) from amino acids in the presence of Vit. B1 acting as a coenzyme. (एक एन्जाइम जो अमीनो एसिड से कार्बोक्सील समूह के निराकरण को हटाने की गति को बढ़ाता है। यह विटामिन B1 की उपस्थिति में होता है जो कोएन्जाइम के रूप में कार्य करता है।)

Carboxylation (कार्बोक्सीलेशन) Replacement of hydrogen by a carboxyl (COOH) molecule. (हाइड्रोजन का कार्बोक्सील (COOH) अणु द्वारा विनिमय।

Carboxylic acid (कार्बोक्सीलिक एसिड) Organic acid with COOH group. (ऑर्गेनिक कार्बोक्सिलिक (COOH) समूह युक्त आर्गेनिक एसिड।)

Carbuncle (कार्बंकल) Spreading inflammation of deeper skin. (तीव्र शोथ जो रोम कूपों में एक साथ उत्पन्न होता है और गहरी त्वचा में शोथ फैल जाता है।)

Carbutamide (कार्बुटामाइड) An oral hypoglycemic agent. (अल्पग्लूकोजरक्तता को उत्पन्न करने वाला कारक जो मुख द्वारा ग्रहण किया जाता है।)

Carcinoma (कार्सिनोमा) A malignant new growth made up of epithelial cells tending to infiltrate adjoining tissues and to give rise to metastases. (कर्क रोग–रोग का वर्ग जिसमे कोशिकाओं का समूह अनियंत्रित बृद्धि करने लगता है।)

Carcinoembryonic antigen A class of antigen in fetus and expressed by colonic tumors. CEA level returns to normal after complete removal of colonic tumor. (कार्सिनोएम्ब्रियोनिक एन्टिजन) भ्रूण में एन्टिजन का एक वर्ण तथा कोलोनिक अर्बुदों से अभिव्यक्त होता है। इसकी मात्रा, कोलोनिक अबुदों से अभिव्यक्त होता है। इसकी मात्रा, कोलोनिक ट्यूमर के संपूर्ण रूप से हटने के बाद, सामान्य पर लौट आती है।

Carcinogen (कार्सिनोजेन) Carcinoma inducing chemicals, e.g., benzpyrines. (कोई रासायनिक पदार्थ अथवा वस्तु जो कैंसर को पैदा करता है जैसे बेनजपाइराइन्स।)

Carcinoid (कार्सीनॉयड) Tumor of Argentaffin cells in the GI tract, bronchi, ovary, secreting serotonin. (जठरान्त्रीय पथ, श्वासनलियों या डिम्बाशय में रजत रागी कोशिकाओं से उत्पन्न होने वाला एक अर्बुद जिससे सिरोटोनिन उत्पन्न होता है।)

Carcinoid syndrome (कार्सीनॉयड सिण्ड्रोम) Syndrome due to metastatic carcinoid tumors secreting serotonin, bradykinin, histamine and prostaglandin. Symptoms are diarrhoea, flushing, hypotension and heart valve lesions. (स्थलान्तरणीय कार्सीनॉयड अर्बुदों द्वारा उत्पन्न सिण्डोम जिसमें सिरोटोनिन

ब्रेडीकिनीन, हिस्टामीन तथा प्रोस्टेग्लैण्डिन उत्पन्न होता है। इसके लक्षण चेहरे एवं गर्दन का लाल हो जाना, कभी-कभी पेट में दर्द होकर दस्त हो जाना, अल्प रक्त दाब, एवं हृदय के कपाटों में विक्षतियां होना है।)

Carcinoma (कार्सीनोमा) Malignant growth of epithelial tissue; *basal cell c.* is from basal layer of skin, rarely metastasizes (rodent ulcer). *epidermoid c.* tumor on the surface either wartlike or infiltrating. *Medullary c.* Carcinoma that is soft because of predominance of cells and paucity of fibrosis. *Squamous cell c.* Cancer from squamous epithelium with rolled out everted edges. *Scirrhous c.* A form of cylindrical carcinoma with a firm, hard structure. *Cylindrical c.* Carcinoma of glands usually entodermal origin. (कैंसर, इपिथीलियल या उपकला ऊतक मे पैदा होने वाला एक दुर्दम अर्बुद, यह शरीर के किसी भी अंग अथवा हिस्से में हो सकता है।)

Carcinophilia (कार्सिनोफीलिया) Having affinity for cancer cells. (कैंसर कोशिकाओं के लिए आकर्षण।)

Cardia (कार्डिया) Upper part of the stomach (आमाशय के ऊपर का भाग।)

Cardarelli's sign (कार्डारेलीस साइन) Pulsating movement of trachea with aortic aneurysm. (श्वास प्रणाल की धड़कने या क्रमबद्ध स्पन्दन वाली गति तथा महाधमनिक एन्यूरिज्म)

Cardiac (कार्डियक) Related to heart (हृदय सम्बन्धी।)

Cardiac arrest (कार्डियक एरैस्ट) Sudden stoppage of the cardiac (heart) activity so the victim becomes unresponsive with on normal breathing and on signs of circulation. (हृदय के कार्यो का अचानक से रुक जाना व्यक्ति एक बेहोश हो जाता है श्वासनली गति लुप्त हो जाता है।)

Cardiac cirrhosis (कार्डियक सीरोसिस) Cirrhosis of liver secondary to a cardiac cause. Commonly constructive pericarditis. (रक्ताधिक्यज हृदपात के कारण यकृत मे उत्पन्न हुए रक्ताधिक्य से उत्पन्न यकृत सिरोहसिस यह अधिकतर हृदयावरणशोथ होता है।)

Cardiac cycle (कार्डियक साइकिल) The period from beginning of one heart beat to beginning of next beat. It comprises atrial systole 0.1 second, ventricular systole 0.3 second and ventricular relaxation of 0.5 seconds. (हृदय को एक धड़कन शुरू होने से लेकर दूसरी धड़कन शुरू होने तक का काल जिसमें अलिन्द (एटियल) सिस्टोल 0.5 सेकण्ड होता है।)

Cardiac failure (कार्डियक फेल्योर) Condition resulting from inability of heart to pump sufficient blood to meet the body needs. (हृदपात शरीर की आवश्यकताओं की पूर्ति के लिए हृदय की पर्याप्त मात्रा में रक्त को पम्प करने की अक्षमता से उत्पन्न होने वाली अवस्था; हृदपात।)

Cardiac output (कार्डियक आउटपुट) Blood ejected from left/right ventricle per minute, usually 3 lit/m^2. (रक्त की वह मात्रा जो प्रति मिनट दांये या बांये निलय से मुक्त होती है।)

Cardiac plexus (कार्डियक प्लैक्सस) Branches of vagus and sympathetic trunk encircling base of heart. (हृदय के आधार पर स्थिति तंत्रिकाओं का जाल जो वेगस तंत्रिकाओं की शाखाओं एवं अनुकम्पी तंत्रिकाओं से मिलकर बना होता है।)

Cardiac reflex (कार्डियक रिफ्लैक्स) Slowing of heart rate from stimulation of sensory nerve endings in the walls of carotid sinus from a rise in arterial blood pressure. (Marey's law). (किसी उद्दीपन की अनुक्रिया में हृदय गति में हुआ परिवर्तन, कैरोटिड साइनस की दीवार में स्थित संवेदी तंत्रिका के सिरों के बढे हुए धमनीय रक्तचाप के उद्दीपन से प्रतिवर्तीय हृदय गति का धीमा हो जाना।)

Cardiac reserve (कार्डियक रिजर्व) The capacity of heart to increase cardiac output and raise blood pressure to meet body requirements. (शरीर की आवश्यकताओं की पूर्ति के लिए हृदय की रक्त की निकासी एवं रक्तचाप को बढ़ाने की क्षमता।)

Cardiectasis (कार्डिएक्टेसिस) Dilatation of heart. (हृदय का चौड़ा होना।)

Cardinal (कार्डिनल) Important or of primary importance. (बहुत महत्वपूर्ण।)

Cardiocele (कार्डियोसील) Herniation of heart through an opening in diaphragm or chest wall. (हृदय के मध्यपट को डायाफ्राम में स्थित छिद्र या वक्ष की दीवार से होकर बहिःसरण होना।)

Cardiocentesis (कार्डियोसेन्टेसिस) Puncture of heart. (शल्यक्रिया से हृदय में छोटा सा छेद करना।)

Cardiodynia (कार्डियोडाइनिया) Pain in the region of heart. (हृदय के क्षेत्र में दर्द होना; हृदय-शूल।)

Cardioesophageal reflex Reflux of gastric contents into esophagus. (कार्डियोइसोफेजियल रिफ्लेक्स) आमाशय के पदार्थों का ग्रासनली में वापिस लौट आना।)

Cardiogenesis (कार्डियोजेनेसिस) Formation and growth of embryonic heart. (भ्रूण में हृदय का विकास होना।)

Cardio-angiography (कार्डियोएन्जियोग्राफी) Procedure using X-ray imaging to see heart's blood vessels. (एक्स-रे के द्वारा हृदय की जांच।)

Cardiogenic (कार्डियोजेनिक) In relation to heart itself. (हृदय से उत्पन्न।)

Cardiogram (कार्डियोग्राम) Recording of electrical activity of heart. (हृदय की विधुत क्रियाशीलता का अभिलेखन करना।)

Cardiograph (कार्डियोग्राफ) Machine that picks up electrical activity of heart. (हृदय की विद्युत क्रियाशीलता का अभिलेखन करने वाली मशीन)

Cardiolipin (कार्डियोलाइपिन) An extract of beef heart used for test of syphilis. (गोमांस के हृदय से प्राप्त, जिसे सिफिलिस के परीक्षण के लिए प्रयोग किया जाता है।)

Cardiomegaly (कार्डियोमेगली) Enlargement of heart. (हृदय का बढ़ना)

Cardiomyopathy (कार्डियोमायोपैथी) Primary disease of heart muscle. (हृदय पेशी का कोई भी रोग।)

Cardiomyopexy (कार्डियोमायोपैक्सी) Stitching of pectoral muscle to cardiac muscle in order to augment vascular supply to heart muscle. (हृदय पेशी की रक्त आपूर्ति में सुधार लाने हेतु पैक्टोरल (वक्षीय) पेशी को हृदय पेशी पर स्थिर कर देने के लिए लगाया जाने वाला टांका।)

Cardiomyoplasty (कार्डियोमायोप्लास्टी) Reinforcement of cardiac muscle contractility by transfer of lattismus dorsi to surround the heart and to contract synchronously with cardiac muscle. (हृदय पेशी की सिकुड़ने की क्षमता को पुनः स्थापन करने के लिए लेटिसमस डोर्सी का स्थानांतरण करके हृदय को घेरना जिससे वह हृदय पेशी के साथ समान गति में संकुचित हो सके।)

Cardiomyotomy (कार्डियोमायोटॉमी) Surgical therapy of achalasia in which the mucous surrounding cardio- esophageal junction is cut but the mucus membrane is left intact. (अभिहृद जठर या जठरागम अशिथिलता के लिए किया जाने वाला ऑपरेशन जिसमें जठरागम ग्रासनलीय संगम को चारों ओर से घेरने वाली पेशियों को काट दिया जाता है, जबकि नीचे स्थित श्लेष्मिक कला को साबुत ही छोड़ दिया जाता है।)

Cardioplegia (कार्डियोप्लेजिया) Deliberate arrest of cardiac function by use of hypothermia, potassium, etc. (हृदय क्रिया का अचानक रूक जाना, मायोकार्डियम का सिकुड़ना, हृदय का पक्षाघात जो अल्पतता, पोटेसीयम आदि के प्रयोग से होता है।)

Cardiopulmonary (कार्डियोपल्मोनरी) Pertaining of heart and lungs (हर्दय एवं फेफड़ो से सम्बंन्धित।)

Cardiopulmonary resuscitation (कार्डियो-पल्मोनरी रिससाइटेशन) Emergency medical care to a person whose heart and lung function is going to stop or has recently stopped. Artificial respiration and cardiac massage are the two principal components of CPR (see Figure). (रोगी जिसके हृदय तथा फेफड़े कार्य करना बंद कर रहे हों या हाल ही में रूक गये हों मृत्यु होने पर उसे आपातस्थिति में औषधीय चिकित्सा प्रदान करना। इसके दो प्रमुख घटक कृत्रिक श्वसन तथा हृदीय मर्दन द्वारा पुनः जीवन प्राप्त करने का प्रयास किया जाता है।)

Cardiorrhexis (कार्डियोहेक्सिस) Rupture of heart. (हृदय का फटना।)

Cardio-vascular (कार्डियोवैस्कुलर) Refers of heart and blood vessels (vascular) (हृदय एव रक्त वाहिनियों से सम्बंधित।)

Cardioverter (कार्डियोवर्टर) Defibrillator that delivers electric shockwaves for treating cardiac arrhythmia/ ventricular standstill. (वैद्युत उपकरण जो हृदय को विधुत शॉक पहुंचा कर हृदय अतालता को प्राकृत साइनस अनुक्रम में बदल देता है।)

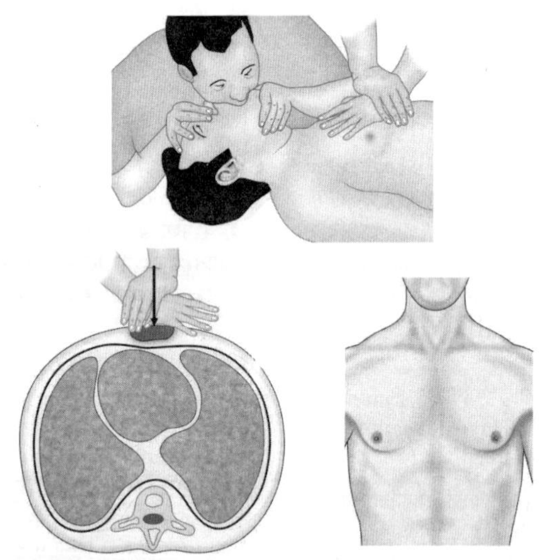

Cardiopulmonary resuscitation

Table: Black's classification of dental caries

Class	*Dental caries*
Class I	Cavities occurring in pit and fissure defects in occlusal surfaces of bicuspids and molars, lingual surfaces of upper incisors, and facial and lingual grooves sometimes found on occlusal surfaces of molar teeth.
Class II	Cavities in proximal surfaces of bicuspid and molars.
Class III	Cavities in proximal surfaces of incisors and cuspids not requiring removal of incisal angle.
Class IV	Cavities in gingival third of labial, lingual, or buccal surfaces.
Class VI (Not a true Black classification)	Cavities in incisal edges and smooth surfaces of teeth above the height of contour.

Caries (कैरीज) The decay or death of bone which becomes soft discoloured and porous (see Table). (हडडी या दांतों का क्षय हो जाना या गल जाना जो बहुत अधिक कोमल, छिद्रपूर्ण हो गई हो तथा उसका रंग बिगड़ जाता है।)

Cariogenic (कैरियोजेनिक) Conducive to dental caries formation. (कोई भी पदार्थ या वस्तु जो दन्त क्षरण का कारण होता है।)

Carisoprodol (कैरिसोप्रोडोल) A muscle relaxant, acting through CNS. (एक पेशीय शिथिलकर, यह केन्द्रीय तंत्रिका तंत्र के द्वारा कार्य करती है।)

Carminative (कार्मीनेटिव) Agent that helps to get rid of gas in intestine. (वह वस्तु जिसके द्वारा पाचन नली से वायु निकलती है।)

Carmustine (कार्मस्टाइन) Antineoplastic agent. (अर्बुदों के विकास को कम करने या रोकने वाला कारक।)

Carnal (कार्नाल) Related to desires or appetite of flesh. (मांस की भूख या इच्छा से सम्बन्धित।)

Carnitine (कार्निटीन) A chemical important in metabolism of palmitic and stearic acid. Used therapeutically in treatment of myopathy due to carnitine deficiency. (एक रसायन जो पामिटिक तथा स्टीयेरिक एसिड के चयापचय के लिए महत्वपूर्ण होता है। कार्निटाइन की कमी के कारण, इसे उपचारिक रूप से मायोपैथी की चिकित्सा के लिए प्रयोग किया जाता है।)

Carnivorous (कार्निवोरस) Flesh eating. (मांसाहारी।)

Carotene (कैरोटीन) Yellow crystalline pigments of plant and animal tissue, converted to vit A in liver. (एक पीला वर्णक जो पीली सब्जियों जैसे गाजर एवं कुछ जन्तुओं में पाया जाता है और यकृत में यह विटामिन ए में परिवर्तित हो जाता है।)

Carotenemia (कैरोटीनीमिया) A benign condition with high blood carotene level causing yellow colouration of skin but not of conjunctiva. (एक सुदम अवस्था जिसमें रक्त में कैरोटीन की अत्यधिक विधमानता जिससे त्वचा पीली पडने लगती है, परन्तु नेत्रश्लेष्मकला की स्थिति नहीं।)

Carotid body (कैरोटिड बॉडी) A pressure and hypoxia sensitive flat structure present at carotid bifurcation. (रक्त दाब तथा अल्पऑक्सीयता के प्रति संवेदनशील चपटी रचना जो शरीर के दोनों ओर कोरोटिड साइनस के पास स्थित होती है।)

Carotid sinus (कैरोटिड साइनस) A dilated area at the bifurcation of common carotid, richly supplied with sensory nerve endings, responding to changes in concentration of O_2 and blood pressure. (कॉमन कैरोटिड का चौड़ा भाग जो इसके विभाजन के स्थान पर स्थित होता है तथा जिसमें संवेदी तंत्रिका सिरे स्थित रहते हैं। यह रक्तदाब तथा ऑक्सीजन के सान्द्रता के परिवर्तनों के प्रति अनुकूल होता है।)

Carotid siphon (कैरोटिड साइफन) The S-shaped terminal portion of internal carotid artery. (आन्तरिक कैरोटिड धमनी का 'S' के आकार वाला अन्तिम भाग।)

Carotidynia (कैरोटिडाइनिया) Pain elicited by pressures on common carotid artery. The S-shaped terminal portion of internal carotid artery. (कॉमन कैरोटिड धमनी का अनुसरण करते हुए दबाने पर दर्द होना।)

Carotinase (कैरोटिनेज) Enzyme that converts carotine into vit A. (एक एन्जाइम जो कैरोटिन को विटामिन–ए में परिवर्तित कर देता है।)

Carpal tunnel (कार्पल ट्नेल) The canal beneath flexor retinaculum of wrist in which flexor tendons and median nerve pass. (कलाई के फ्लैक्सर रेटिनाकुलम में

स्थित एक नली जिसमें से फ्लेक्सर टेन्डन व मीडियन नर्व गुजरती है।)

Carpal tunnel syndrome (कार्पल ट्नल सिण्ड्रोम) Pain, tenderness and weakness of muscles of thumb caused by pressure on median nerve in carpal tunnel. (कार्पल ट्नेल में मध्यम तंत्रिका पर दबाव पड़ने के कारण हाथ के अंगूठे में दर्द एवं दुर्बलता होना।)

Carphology (कार्फोलोजी) Involuntary picking at bed clothes, muttering, etc. the signs of impending end. (तेज ज्वर या लम्बी बीमारी के कारण अनैच्छिक रूप से बिस्तर के कपड़ों को नोचना या फाड़ना, बदबुदाना आदि। यंह आसन्न अंत का संकेत होता है।)

Carpopedal spasm (कार्पोपेडल स्पाज्म) Spasms of hand and feet seen in tetany and hyperventilation (see Figure). (हाथ और पैरों में उद्वेष्ट जो विशेषकर अपतानिका नामक रोग तथा अतिसंवातन में देखा जाता है।)

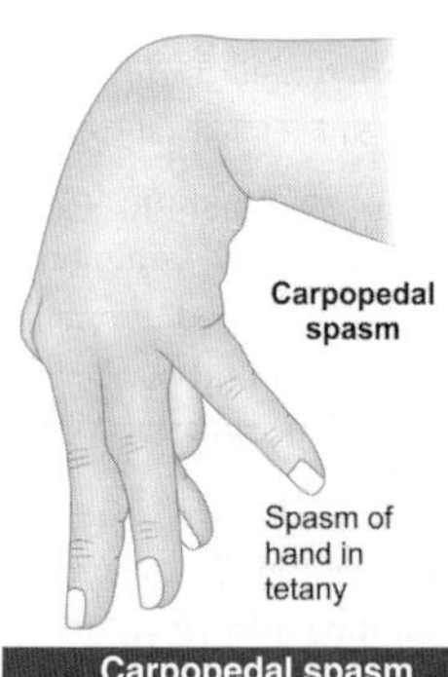

Carpopedal spasm

Carpus (कार्पस) Wrist (see Figure). (बांह तथा हाथ के बीच का जोड़ जो आठ कार्पल हड्डियों से मिलकर बनता है, कलाई।)

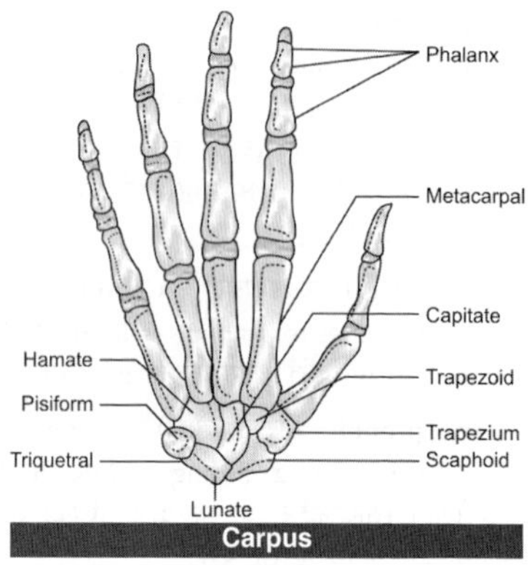

Carpus

Carrier (केरियर) A person who harbors a pathogenic organism without any sign or symptom of disease but is capable of spreading the organism to others. (वाहक, वह व्यक्ति जो रोग के चिन्हों एव लक्षणों की अनुपस्थिति में रोग उत्पन्न करने वाली सूक्ष्मजीवों को अपने शरीर में आश्रय देता है, और जिसमें दूसरे लोगों में सूक्ष्मजीवों को फैलाने की क्षमता होती है, इस प्रकार वह संक्रमण के वाहक के रूप में कार्य करता है।)

Cartilage (कार्टिलेज) A type of dense connective tissue capable of withstanding high pressure and tension. Cartilage is avascular and is without nerve supply. *c. hyaline* Bluish-white glassy translucent cartilage, e.g., semilunar cartilage of knee, thyroid cartilage. (एक प्रकार का घना संयोजी ऊतक जो उच्च रक्त दाब तथ तनाव सहने की क्षमता रखता है। कार्टिलेज रक्तवाहिनियों तथा तंत्रिका रहित होता है।) *Hyaline cartiliage* (हायलीन उपास्थि) (यह नीली सफेद, कांच के समान तथा अर्द्धपारदर्शक उपास्थि होती है, जैसे सेमीलुनर कार्टिलेज, थाईरॉयड कार्टिलेज।)

Caruncle (कारन्क्ल) Small fleshy growth. (मासांकुर, नेत्र के अन्दर कोने पर पाई जाने वाली एक छोटी मांसलवृद्धि)

Carvedilol (कार्वीडिलोल) Beta-blocker. (बीटा ब्लॉकर; ये अनुकम्पी अनुकारीसम औषधियों के प्रभावों की अवरोधक है और रक्त चाप को कम करती है।)

Cascara (केसकारा) A laxative prescribed from the bark of the Californian buckthorn. It may be prepared as an elixir or tablets. (एक विरेचक छाल को शुष्क सार के रूप में टेब्लेटस में प्रयोग किया जाता है जो चिरकारी प्रकार के कब्ज में उपयोग किया जाता है।)

Casein (केसीन) The principal protein in milk derived from casinogen. (केसिनोजेन से प्राप्त दूध का मुख्य प्रोटीन।)

Casoni's test (कैसोनीस टेस्ट) Appearance of wheal surrounded by erythematous zone following intradermal injection of sterile hydatid fluid. The test is false positive in 40% cases in diagnosis of *Echinococcus granulosus*. (स्फोट (ह्वील) का प्रकट होना जो त्वक्रक्तिमा क्षेत्र से घिरा होता है जिसमें अन्तस्त्वचीय स्टेराइल हाइडेटिव द्रव का इन्जैक्शन लगाया जाता है। इकिनोकोकस ग्रेन्यूलोसस के निदान में 40 प्रतिशत केस के परीक्षण का परिणाम गलती से पोजीटिव होता है।)

Cast (कास्ट) 1. A solid mold of a part, usually applied for immobilization of fracture, dislocation and severe injuries. 2. In dentistry a positive copy of tissues of jaw over which denture base is to be made. 3. Pliable or fibrous matter which mould to the shape of the part in which they accumulate. According to source they can be classified as bronchial, intestinal, nasal, esophageal, renal, vaginal, etc. According to constituents, casts can be bloody, fatty, hyaline, granular, waxy, etc. (1. किसी हडडी के भाग का प्लास्टर ऑफ पेरिस से बना ठोस सांचा जो हडडियों के अस्थि भंग अथवा संधि स्थान च्युति आदि में अचलीकरण के लिए लगाया जाता है 2. दन्त चिकित्सा में, जबड़े के ऊतकों का एक साकारात्मक रूप जिसके ऊपर दन्त-पंक्ति के आधारों को बनाया जा सकता है, 3 किसी वस्तु का साकारात्मक रूप, आसानी से मुड़ जाने तथा तन्तुओं में युक्त पदार्थ जो किसी भी खोखले अंग के आकार में ढल जाता हैं। यह श्वांसनलिका, आन्त्रिक, नासिका, ग्रासनलीय, वृक्कीय, योनि आदि हो सकते हैं। धटक के अनुसार, कास्ट रक्तीय, वसीय, काचाभ, कणिकीय मोमीय आदि होते हैं।

Castellani's paint (कास्टेलानीस पेन्ट) Composed of phenol, resorcinol, used as a disinfectant for skin and as an antifungal. (यह फिनोल तथा रीसोर्सिनोल से बना, जिसे त्वचा के विसंक्रामक के रूप में प्रयोग किया जाता है तथा कवकों को समाप्त करने के लिए भी प्रयोग किया जाता है।)

Castle factor (केसल फैक्टर) Also known as Castle's intrinsic factor, it is a small mucoprotein secreted by the gastric parietal cells. This factor is required to facilitate adequate absorption of vitamin B12 by the stomach. Deficiency of this factor can result in pernicious anaemia. (इसे केशल्स इन्ट्रिजिक फैक्टर भी कहते हैं। आमाशय की पाचक ग्रंथियों के किनारे स्थित बड़ी कोशिकाओं से स्रवित होने वाला एक छोटा ग्यूकोप्रोटीन जो विटामिन बी 12 के आमाशय द्वारा अवशोषण के लिए आवश्यक होता है। इस फैक्टर की कमी से प्रणाशी रक्ताल्पता की अवस्था उत्पन्न हो सकती है।)

Castor oil (कैस्टर ऑयल) Obtained from the plant *Ricinus communis*, hydrolyzed in intestine to ricinoleic acid that acts as laxative. (रिसीनीस कम्यूनिस नामक पौधे से प्राप्त होता है। आंत में इसका रिसीनोलिक एसिड सहित जलापघन करने से यह मृदु विरेचक के रूप में कार्य करता है।)

Castrate (कैस्ट्रेट) To remove or inactivate ovaries or testes. (पुरूषों में वृषणों अथवा स्त्रियों में डिम्बग्रन्थियों को निकाल लेना।)

Casualty (कैजुअल्टी) Accident/injury/death. (कोई दुर्घटना जिसमें चोट लग जाये या मृत्यु हो जाए।)

Catabolism (कैटाबोलिज्म) Breakdown of complex substances into simpler substances with consumption of energy; opposite of anabolism. (अपचय,

जटिल यौगिकों को भोजन के रूप में खाने से रासायनिक प्रक्रियाओं द्वारा उनका विघटन साधारण पदार्थों में कर दिया जाता है। उपचय का विपरीत।)

Catagen (कैटाजेन) Intermediate phase of hair growth lying between anagen (growing) and telogen (Resting phase). (बालों की वृद्धि का मध्यवर्ती चरण जो एनाजेन (बढ़ने) तथा टीलोजेन (विश्राम चरण) के बीच में पड़ता है।)

Catalase (कैटालेस) An enzyme that helps in breakdown of hydrogen peroxide into water and oxygen. (एक एंजाइम जो हाइड्रोजन विभाजित करने में सहायता करता है।)

Catalepsy (कैटालैप्सी) A trance-like state with diminished responsiveness but often intact perception. (निस्पन्दवात, रोगी की तरफ से जवाब कम मिलने की स्थिति, जो मनोवैज्ञानिक रोग में उत्पन्न हो जाती है रोगी अचेत अवस्था में होता है।)

Catalysis (कैटालाइसिस) Enhancement of a chemical reaction by a catalyst. (किसी उत्प्रेरक से किसी रासायनिक प्रतिक्रिया की गति में तेजी होना, उत्प्रेरण)

Catalyst (कैटालिस्ट) A substance that speeds up chemical reaction without itself being permanently altered, e.g., HCl catalyzes hydrolysis of sucrose. (ऐसा पदार्थ जो प्रतिक्रिया में स्वयं प्रभावित हुए बिना, किसी भी रासायनिक प्रतिक्रिया की गति को तेज कर देता है, उत्प्रेरक।)

Catamenia (कैटामीनिया) Menstruation. (गर्भाशय से रक्त का मासिक स्राव, मासिक धर्म।)

Cataphasia (कैटाफेज़िया) Involuntary repitition of same word. (एक वाणी दोष जिसमें निरन्तर एक शब्द या वाक्य को दुहराया जाता है।)

Cataphoria (कैटाफोरिया) Tendency of visual axes to incline below the horizontal plane. (दृष्टि अक्षरेखा की क्षितिज के सामानान्तर तल से नीचे की ओर झुकने की प्रवृत्ति।)

Cataphylaxis (कैटाफाइलैक्सिस) The process of carrying antibodies and leukocytes to the site of an infection. (किसी संक्रमण के स्थान पर श्वेत रक्त कोशिकाओं एवं एण्टीबॉडियों के पहुंचने की प्रक्रिया।)

Cataplexy (कैटाप्लैक्सी) The brief sudden loss of muscle control brought on by strong emotion, i.e., excitement, anger. (अल्पकालिक तथा अचानक से मांसपेशियों पर नियंत्रण न रहना जो बहुत तीव्र मनोभाव जैसे उत्साहमयी प्रसन्नता, क्रोध आदि के कारण होता है।)

Catapres (कैटाप्रेस) Clonidine, an anti-hypertensive agent. (क्लोनिडाइन का व्यापारिक नाम एक कारक जो उच्च रक्त दाब की रोकथाम तथा नियंत्रण बनाए रखता है।)

Cataract (कैट्रेक्ट) Opacity of lens nucleus, capsule or both. *Immature stage*. Lens swollen, anterior chamber shallow *Mature stage*. Lens shrinks, no iris shadow on transillumination, cataract can be polar, lamellar, nuclear, cortical, congenital, traumatic, diabetic but senility is the single most common cause. (नेत्र के लैन्स अथवा इसके सम्पुट (कैप्सूल) या दोनों की अपार दर्शकता, मोतियाबिंद *Immature stage* (इमैच्योर स्टेज) लैन्स सूजन तथा लैन्स की अपूर्ण अपारदर्शकता *Mature stage* (मैच्योर स्टेज) लैन्स सिकुड़ना तथा लैन्स की पूर्ण अपरादर्शकता, कैट्रेक्ट पोलर, लैमीलर, केन्द्रकीय, कॉर्टिकल, जन्मजाता, अभिघातज, मधुमेह सम्बन्धित हो सकता है परन्तु वृद्धावस्था इसका मुख्य कारण है।

Catarrh (कैटेरह) Inflammation of mucous membranes esp. of head and throat. (श्लेष्मिक कला का शोथ विशेषकर सिर एवं गले की श्लेष्मिक कला का शोथ)

Catatonia (कैटाटोनिया) A phase of schizophrenia in which patient is unresponsive and tends to assume fixed posture. (एक प्रकार का साइजोफ्रेनिया नामक मनुष्य रोग, जिसमें रोगी एक ही स्थिर स्थिति में रहने लगता है, वह हिलने डुलने अथवा बातचीत नहीं कर पाता।)

Catecholamine (केटेकोलामीन्न) Biologically active amines like epinephrine and norepinephrine derived from amino acid tyrosine. (मानव शरीर में निकलने वाले ऐमीन विभाग का कोई भी एक पदार्थ जैसे एड्रीनेलिन, नार इपिनेफ्रीन जो अमीनो एसिड टायरोसीन द्वारा प्राप्त होता है।)

Catgut (कैटगट) Suture made-up of sheep's intestine. Chromium trioxide treatment enhances strength of the suture. (एक अवशोषित होने वाला टांका जोकि भेड की आंत से तैयार किया जाता है, आंतरिक अंगों को बांधने के लिए प्रयोग किया जाता है। क्रोमियम ट्राइऑक्साइड की चिकित्सा से इसकी सामर्थ्यता बढ़ जाती है।)

Catharsis (कैथार्सिस) Purgation. (दस्त हो जाना, विरेचन।)

Cathartic (कैथार्टिक) Agent causing purgation. (दस्त लाने वाला; विरेचक।)

Catheter (कैथीटर) A hollow tube for evacuation and injection of fluids. Arterial and venous catheters for recording of pressure, pacing catheter for atrial/ventricular pacing; self-retaining bladder catheter; Tenckoff peritoneal catheter for peritoneal dialysis. (एक खोखली नली जो तरल को शरीर से निकालने तथा डालने के लिए प्रयोग की जाती है। आर्टीरियल तथ वेन्स कैथीटर दाब पर नियंत्रण रखने के लिए पेसिंग कैथीटर जो अलिन्द तथा निलयी की गति की दर को स्थापित करता है; मूत्राशय कैथीटर।)

Catheterisation (कैथीटेराइजेशन) Insertion of a catheter into a body canal (as in or into bladder, trachea or heart) (कैथेटर का शरीर की किसी नली अथवा गुहा में डालना।)

Cathexis (कैथेक्सिस) The emotional or mental energy used in concentrating on an object or idea. (मानसिक अथवा मनोवेगी शक्ति को विचार अथवा वस्तु पर केन्द्रित करना।)

Cathode (कैथोड) Negative electrode, opposite of anode. (ऋणात्मक विधुदग्र जो धनाग्र या एनोड अथवा धनात्मक ध्रुव क उल्टा होता है एवं इलैक्ट्रॉन निकलते हैं, ऋणाग्र।)

Cation (कैटायन) An ion with positive charge that travels onto cathode. (धनात्मक वैद्युत आवेश से युक्त एक आयन जो कैथोड की और जाता है।)

Catscan (कैट स्कैन) Computerized axial tomography: computerized X-ray picture of any body part. (कम्प्यूटराइजड एक्सियल टोमोग्राफीः कम्प्यूटर युक्त एक्स-रे उपकरण जिसके द्वारा शरीर के किसी अंग की गहराई तक का एक्स-रे चित्र लिया जाता है।)

Cat scratch fever (कैट स्क्रैच फीवर) Febrile disease with lymphadenopathy transmitted by cats. (बिल्ली के पंजो की रगड़ से उत्पन्न होने वाला एक वायरस ज्वर, लसीकापर्व विकृति घटना के एक सप्ताह बाद रोगी को ज्वर होता है और ग्रंथियां सूज जाती हैं।)

Cauda (कौडा) Tail or tail like structure. Terminal portion of spinal cord—cauda equina. Inferior portion of epididymis—cauda epididymidis (see Figure). (पूंछ या पूंछ की तरह बना होना।) *Cauda equina* (कौडा इक्वाईना) (मेरू-रज्जु अथवा सुषुक्ना रज्जु पुच्छ।) *Cauda epididymidis* (कोडा इपिडीडिमाइडिस) (अधिवृषण का निचला भाग।)

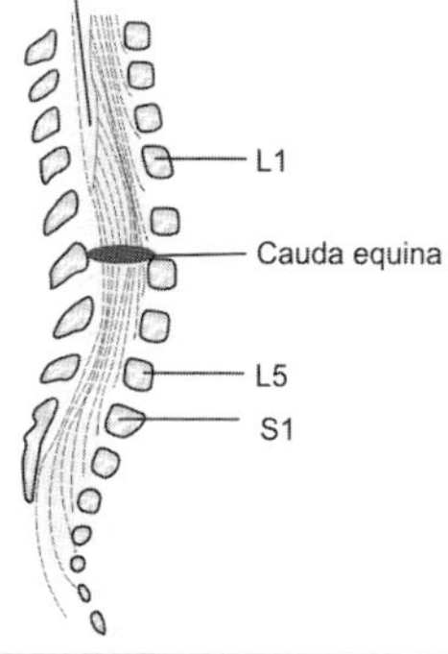

Cauda equina—descending from the conus medullaris of the spinal cord

Caudate (कौडेट) Possessing a tail. (पूंछवाला।)

Causalgia (कौजल्जिया) Intense burning pain accompanied by trophic skin changes, due to injury to sympathetic innervation. (परिसरीय तंत्रिकाओं में आघात पहुंचने के कारण त्वचीय पोषणज परिवर्तन के साथ अधिक तेज जलन एवं दर्द होना।)

Caustic (कॉस्टिक) An agent particularly an alkali that destroys living tissue. (पदार्थ जो जलाकर जीवित ऊतकों को नष्ट कर दे, जैसे की कोई क्षार।)

Cauterization (कॉटेराइजेशन) Destruction of tissue by caustic, electric current, freezing; etc. (कॉस्टिक, विधुत धारा, अत्याधिक ठंड द्वारा ऊतक को नष्ट करना; दहनकर्म।)

Cautery (कॉटरी) The means of destroying tissue. (ऊतक को खत्म करने में प्रयोग किया कोई साधन।)

Cavalry bone (कैवलरी बोन) Sesamoid bone in adductor longus of thigh in riders. (घोडे पर सवारी करने वाले व्यक्ति की जांघ की अभिवर्तनी लौंगस में सीसामॉयड बोन।)

Cavernitis (केवर्नाइटिस) Inflammation of corpus cavernosum of penis. (लिंग के खाली ऊतक कार्पस केवर्नोसम का शोथ, शिश्न गह्वरशोथ।)

Cavernoma (केवरनोमा) Cavernous haemangioma. (खाली स्थानों से युक्त हीमैन्जियोमा।)

Cavernous (कैवरनस) Containing a hollow space. (खाली स्थानों से युक्त।)

Cavitis (कैवाइटिस) Inflammation of vena-cava. (किसी महाशिरा का शोथ।)

Cavity (कैविटी) A hollow space in a viscus or tooth. (गुहा, किसी शारीरिक अंग में स्थित एक खोखला स्थान अथवा क्षरण द्वारा दांत में बनाया गया छेद।)

Cavity preparation (कैविटी प्रीप्रेशन) Artificial cavity prepared in teeth for tooth restoration e.g., root canal treatment. (दांत को पुनः स्थापित करने के लिए दांतों में बनाया गया छिद्र उदाहरण के लिए मूल गुहा चिकित्सा।)

Cecectomy (सीकेक्टॉमी) Surgical removal of cecum. (सीकम काटकर निकाल देना।)

Cecopexy (सीकोपैक्सी) Surgical fixation of cecum to abdominal wall. (शल्यक्रिया के द्वारा सीकम को उदरभित्ति से जोडना।)

Cecum (सीकम) The first portion of large intestine, 6 cm in length, 7.5 cm in width, with appendix arising at its lower end. (बड़ी आंत का पहला चौड़ा भाग जो इलियम के आखरी छोर पर विधमान होता है, जिससे एपैण्डिक्स निकलती है। यह लम्बाई में 6 सेमी. तथा चौड़ाई में 7.5 सेमी होता है।)

Cefadroxyl (सीफाड्रोक्सील) Long-acting oral cephalosporin. (देर तक कार्य करने वाली मौखिक सिफैलोस्पोरीन।)

Cefadinir (सीफाडाइनीर) Oral cephalosporin. (मौखिक सिफैलोस्पोरीन।)

Cefotaxime (सीफोटैक्सीम) A third generation cephalosporin antibiotic having a broad spectrum of activity, used to treat intra-abdominal infections, bone and joint infections, gonorrhoea, and other infections due to susceptible organisms, including penicillinase-producing strains (see Table). (सिफैलोस्पोरीन प्रतिजीवी की तीसरी पीढी जिसमें सक्रियता की विस्तृत श्रृंखला होती है। इसे अंतः उदरीय संक्रमण अस्थि तथा सन्धि संक्रमण, सूजाक तथा अन्य संक्रमण जो क्षतिग्रस्त जीवों के कारण होते हैं, जिसमें पेनीसिलिनेज उत्पादित तनाव जैसे संक्रमण की चिकित्सा के लिए प्रयोग किया जाता है।)

Cefoxitin (सीफोक्साइटिन) A semisynthetic cephalosporing antibiotic, especially effective against Gram-negative organisms, with strong resistance to degradation by β-lactamase. (एक अर्द्ध-कृत्रिम सिफैलोस्पोरिंग प्रतिजीवी, जो विशेष रूप से ग्राम निगेटिव जीवों के विरूद्ध

प्रभावकारी होती है तथा लैक्टेमेज द्वारा अधःपतन के प्रति तीव्र प्रतिरोधी होता है।)

Cefpodoxime (सिफपोडोक्सीम) Oral third generation cephalosporin. (मौखिक सिफैलोस्पोरीन की तीसरी पीढ़ी)

Celiac (सिलियक) Refering to the abdominal cavity (उदर गुहा से सम्बंधित।)

Celiac disease (सिलियक डिज़ीज) Intestinal malabsorption syndrome mostly gluten induced. (आन्त्रिक अपावशोषण संलक्षण जो अधिकतर ग्लूटेन द्वारा उत्पादित होता है।)

Celiac plexus (सिलियक प्लैक्सस) Sympathetic plexus near origin of celiac artery. (अनुकंपी जालिका जो सिलियक धमनी के उद्गम के निकट होती है।)

Celiopathy (सिलियोपैथी) Any disease of the abdomen. (उदर का कोई रोग।)

Cell (सेल) The basic structural unit of all plants and animals containing protoplasm and nucleus. c. *Alzheimer's* giant astrocytes with large prominent nuclei found in hepatic coma and hepatolenticular degeneration. c. *antigen presenting* group of dendritic cells that process antigen and present them to lymphocytes. c. *APUD* amine precursor uptake and decarboxylation cells, that include melanocytes, chromaffin cells, and cells in thyroid, parathyroid, hypothalamus, adrenals secreting epinephrine, serotonin somatostatin, dopamine etc. c. *argentaffin* Epithelium of digestive tract containing granules that stain with silver. c. *basket* found in cerebellar cortex whose axon gives off brushes of fibrils. 1. Branching basal cell of salivary gland 2. Certain cells of cerebellar cortex. c. *beta* Insulin secreting cells of pancreas (islets of Langerhans). c. *Betz* Large pyramidal cells of motor cortex. c. *chief* Parathormone secreting cells, pepsin secreting gastric cells, chromophobe cells of pituitary. c. *columnar* Cells with height breadth. c. *cuboid* Cell with height equal to width and depth. c. *Downey's* atypical lymphocytes of three types invariably present in infectious mononucleosis. c. *endothelial* Flat cells outlining blood vessels, peritoneum and pleura-pericardium. c. *Fanana's* type of neuroglial cell found in cerebellar cortex. c. *gitter* polymorphonuclear leukocytes with granules showing Brownian movement; their presence in urine may indicate pyelonephritis. c. *Hela* Cells cultured from patients of carcinoma of cervix. c. *Kupffer* Fixed phagocytic cells in sinusoids of liver. c. *Langerhan's* stellate dendritic cells found in epidermis and are antigen presenting cells. c. *Leydig* Interstitial cells of testes. c. *Littoral* Macrophages in sinuses of lymphatic tissue. c. *mast* Cells containing heparin and histamine. c. *Merkel* specialized cell at epithelial dermal junction acting as touch receptors. c. *Mikulicz's* cells in rhinoscleroma that contain the bacillus. c. *Mott* abnormal plasma cells containing Mott/Russel bodies in multiple myeloma. c. *Natural* killer A line of B lymphocytes that kill the virus infected and tumor cells. c. *Neuroglia* Supporting cells in CNS and retina. c. *Niemann-Pick* A foamy lipid filled cell present in spleen and bone marrow in Nieman and Pick's disease. c. *Owl's eye* degenerated renal epithelial cell. c. *Paneth's epithelial* cells seen in crypts of Lielberkuhn. c. *Parafollicular* lie along thyroid follicles and secrete calcitonin. c. *plasma* antibody secreting cells of B lymphocyte lineage. c. *Purkinje* Cells of cerebral cortex whose axon extend to brainstem nuclei, cerebellum or anterior horn cells of spinal cord.

c. *Roji* cells from cultured lymphoblast cell line of Burkitt's lymphoma, used for detection of immune complexes. c. *Reed* Sternberg giant histiocyte, multinucleated seen in Hodgkin's lymphoma. c. *Schwann* large nucleated cell whose cell membrane wraps around myelinated neurone thus augmenting conduction. c. *Sertoli's* supporting cells in seminiferous tubules. c. *Sezary* abnormal mononuclear cell in cutaneous T-cell lymphoma. c. *stem* a precursor or progenitor cell. *c. target* thin RBC with dark center and a peripheral ring of haemoglobin seen in thalassemia, liver disease. *c. Vero* a cell line derived from African green monkey kidney cells used in isolation of viruses. *C. Warthin Finkeldey's* multinucleated giant cells in intranuclear inclusions seen in measles (see Figure). (कोशिका; यह शरीर की सूक्ष्मतम रचना है, जिसे केवल सूक्ष्मदर्शक यंत्र की सहायता से देखा जा सकता है।)

Cell kinetics (सैल काइनेटिक्स) The study of growth and division of cells. (कोशिकाओं की वृद्धि तथा विभाजन का अध्ययन करना।)

Cell membrane (सैल मेम्ब्रेन) The envelop surrounding cell, composed of carbohydrate, lipid and protein. (कोशिका को चारों तरफ से बन्द करने वाली झिल्ली जो प्रोटीन, लाइपिड तथा कार्बोहाइड्रेट से बनी होती है)

Cell organelle (सेल ऑर्गानेल) Structures in the cytoplasm like mitochondria, Golgi complex, endoplasmic reticulum, ribosomes, etc. (किसी कोशिका के साइटोप्लाज्म में विधमान कोई भी रचना जैसे गोल्गी बाडीज, माइटोकॉड्रिया इत्यादि।)

Cellophane (सैलोफैन) Thin transparent waterproof sheet of cellulose acetate, used as dialysis membrane. (सेल्यूलोज एसीटेट की एक पतली पारदर्शी जलरूद्ध सतह, जिसे अपोहन कला के रूप में प्रयोग किया जाता है।)

Cellular immunity (सैल्यूलर इम्यूनिटी) T-cell mediated immune reaction, basis of organ transplant rejection, lepromin test and BCG vaccination. (टी–कोशिका से उत्पन्न होने वाली एंटीबॉडियों से विकसित होने वाली रोग क्षमता, अंग प्रतिरोपण की अस्वीकृति का आधार, लैप्रोमिन परीक्षण तथा बी सी जी वैक्सीनेशन)

Cellulitis (सेल्यूलाइटिस) Inflammation of cellular or connective tissue. (कोशिकीय तथा संयोजी ऊतक का एक विस्तृत शोथ जोकि विशेष रूप से त्वचा के नीचे के ऊतक में होता है।)

Celsius scale (सेल्सियस स्केल) Temperature scale where boiling point of water is 100° and melting point of ice is 0°. (तापमान स्केल (थर्मामीटर) जिस पर पानी के उबलने का बिन्दु 100°C तक पानी बर्फ के गलने का बिन्दु 0°C पर होता है।)

Cement (सीमेन्ट) Material that makes one substance bind to another. (एक पदार्थ जो दो वस्तुओं को जोड़ता है।)

Cementitis (सीमेन्टाइटिस) Inflammation of dental cementum. (दन्त सीमेन्टम का शोथ।)

Cementoblast (सीमेन्टोब्लॉस्ट) Cells lining the developing tooth depositing cementum. (कोशिकाएं जो विकासशील दन्त के मूलों पर सीमेन्ट की परत आवरण बनाती हैं।)

Table: Major groups of cephalosporin

First generation	*Second generation*	*Third generation*	*Fourth generation*
Cephalothin	Cefamandole	Cefotaxime	Cefepime
Cephapirin	Cefuroxime	Ceftizoxime	
Cefazolin	Cefonicid	Ceftriaxone	
	Ceforanide	Ceftazidime	
Cephalexin	Cefaclor	Cefoperazone	
Cephadrine	Cefoxitin	Moxolactam	
Cefadroxil	Cefotetan	Cefixime	
		Ceftibutane	

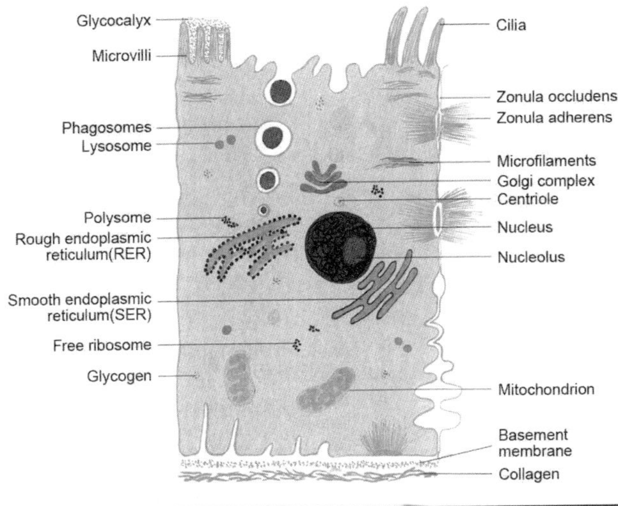

Epithelial cell

Cementoclast (सीमेन्टोक्लॉस्ट) Multinucleated large cells that remove cementum (i.e., odontoclasts). (एक बड़ी बहुकेन्द्रकीय कोशिका जिसका सम्बन्ध सीमेन्ट्स को अलग कर देने से होता है।)

Cementoma (सीमेन्टोमा) A benign fibrous connective tissue growth usually at root of tooth containing small masses of cementum. (एक सुदम संयोजी तन्तु ऊतक की वृद्धि, जो अधिकतर दांत के मूल पर स्थित होती है जिसमें सीमेन्टम के छोटे छोटे पुंज होते हैं।)

Cementum (सीमेन्टम) Thin layer of calcified tissue formed by cementoblast covering the root of tooth (see Figure). (सीमैन्टोब्लॉस्ट द्वारा निर्मित कैल्सीकृत ऊतक की एक पतली परत जो दांत की मूल एवं ग्रीवा के डैन्टिन को आच्छादित करती है।)

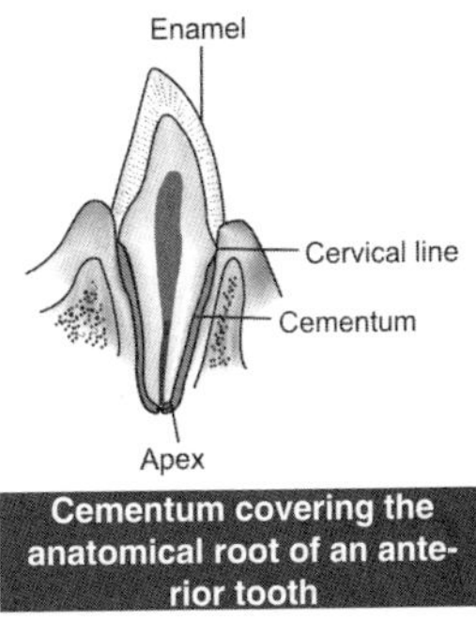

Cementum covering the anatomical root of an anterior tooth

Center (सेन्टर) A group of nerve cells in CNS subserving special function. *c. apneustic* Center in brainstem regulating breathing. *c. auditory* Center for hearing in the anterior part of transverse temporal gyri. *c. autonomic* Center controlling autonomic functions located in hypothalamus, brainstem and spinal cord. *c. cardioaccelerator* and *c. cardioinhibitory* Both present in medulla oblongata, innervating the heart through sympathetic and parasympathetic fibers. *c. Broca's* Center in inferior frontal gyrus (area) controlling speech. *c. ciliospinal* Center in spinal cord giving rise to sympathetic fibers dilating the pupil. *c. defecation* Two centers located in medulla oblongata and in S_2-S_4 segments of spinal cord. *c. deglutition* Center in medulla oblongata on the floor of fourth ventricle that controls swallowing. *c. heat regulating* A heat loss and a heat production center located in medulla. *c. micturition* Located in S2-S4, medulla and hypothalamus controlling micturition. *c. pneumotaxic* Center in pons that rhythmically inhibits inspiration. *c. respiratory* The inspiratory, expiratory and pneumotaxic centers in medulla oblongata controlling the respiratory movements. *c. satiety* An area in ventromedial thalamus that modulates eating behavior. (केन्द्रीय तंत्रिका तंत्र में स्थित तंत्रिका कोशिकाओं का समूह जो किसी विशिष्ट कार्य को नियंत्रित करता है।)

Central Nervous System (सेंट्रल नर्वस सिस्टम) Part of the nervous system which includes brain, spinal cord and their nerves (तंत्रिका तंत्र।)

Centigram (सेन्टीग्राम) Hundredth of gram, 10 mg. (ग्राम का सौंवां हिस्सा)

Centiliter (सेन्टीलीटर) Hundredth of liter, 10 mL. (लीटर का सौंवां हिस्सा)

Centimeter (सेन्टीमीटर) Hundredth of meter, 10 mm. (मीटर का सौंवां हिस्सा)

Central core disease (सेन्ट्रल कोर डिजीज) A form of benign familial polymyopathy characterized by hypotonia, and nonprogressive muscle weakness. (एक प्रकार की सुदमीय परिवार की पेशी को प्रभावित करने वाला रोग जिसमें अल्पतनाव तथा पेशीय दुर्बलता जैसे संलक्षण होते हैं।)

Central line (सेन्ट्रल लाइन) A venous access device to give fluids and to monitor venous pressure in vena cava and atrial chamber. (शिरापरक प्रवेश यंत्र जिसे द्रव को प्रविष्ट कराने के लिए प्रयोग किया जाता है तथ इसमें महाशिरा एवं एट्रियल कोष्ठ में शिरापरक दाब पर नियंत्रण रखा जाता है।)

Central venous pressure (सेन्ट्रल विनस प्रेशर) Pressure in superior vena cava and right atrium, normally 5–10 cm of H_2O. (ऊर्ध्व महाशिरा तथा दायाँ अलिन्द के भीतर रक्त का दाब)

Centrifugal (सैन्ट्रीफ्यूगल) Force directed outwards from center of rotation. (केन्द्रापसारी, केन्द्र से दूर जाने की प्रवृत्ति।)

Centrifuge (सेन्ट्रीफ्यूज) A machine that spins test tubes at high speed, causing heavy particles to settle down to the bottom. RBCs settle down at bottom, and WBCs form a thin layer between RBC and plasma. (एक मशीन जिसमें परखनलियों को रखकर बहुत तीव्र गति से घुमाते है जिससे नलियों के द्रव में मौजूद भारी पदार्थ नीचे बैठ जाता है तथा हल्का पदार्थ ऊपर आ जाता है। उपकेन्द्रित्र।)

Centrilobular (सेन्ट्रीलोबुलर) Concerning the center of a lobule. (किसी खण्डक के केन्द्र से सम्बन्धित।)

Centriole (सेन्ट्रियोल) A minute organelle consisting of a hollowed cylinder closed at one end and open at the other. During mitosis, the centrioles migrate to opposite poles of the cell to which spindle fibers are attached. (कोशिका के तारक काय में पाई जाने वाली सूक्ष्म कणिका जिसमें एक खोखला सिलिंडर होता है जो एक ओर से बंद तथा दूसरी ओर से खुला होता है। सूत्री विभाजन के समय, सेन्ट्रियोल कोशिका के दूसरी ओर चले जाते हैं जहां तर्क तन्तु जुड़े होते हैं।)

Centripetal (सेन्ट्रीपीटल) Directed towards the axis, i.e., center. (केन्द्राभिमुखी, केन्द्र की तरफ गति करने की प्रवृत्ति।)

Centromere (सेन्ट्रोमीयर) The constricted central portion of chromosome that divides chromosome into two. (किसी गुणसूत्र का स्पष्ट संकुचित भाग जो गुणसूत्र को दो भांगों में बांट देता है।)

Cephalexin (सिफैलैक्सिन) Analog of antibiotic cephalosporin. (यह एक एंटीबायोटिक सिफैलोस्पोरीन का समधर्मी)

Cephalgia (सिफैलैजिमा) Headache, pain in the body. (सिर में दर्द, शिरोवेदना, शरीर में पीड़ा होना।)

Cephalhematoma (सिफैलहीमैटोमा) Subcutaneous swelling containing blood found on the head of a newborn baby disappearing within 2–3 months. (त्वचा के नीचे स्थित रक्तयुक्त सूजन जो अधिकतर बच्चे के जन्म के कुछ दिनों बाद सिर पर बन जाती है। सूजन दो अथवा तीन माह में लुप्त हो जाती है।)

Cephalic index (सिफैलिक इण्ड्रेक्स) Maximal length of head divided by maximal breadth × 100. (सिर की अधिकतम चौड़ाई को 100 से गुणित करके उसकी अधिकतम लम्बाई से विभाजित करके उपलब्ध किया जाता है।)

Cephalometry (सिफैलोमीट्री) Measurement of the head using various bony points used to assess growth and in determining orthodontic or prosthetic treatment. (शीर्षमापन, शीर्ष (सिर) का नाप लेना, जिससे वृद्धि का ज्ञान होता है तथा विषमदन्त और कृत्रिमअंग की चिकित्सा निर्धारित करने के लिए प्रयोग किया जाता है।)

Cephaloridine (सीफेलोरिडाइन) An analogue of the antibiotic cephalosporin. (सिफेलोस्पेरिन से प्राप्त अर्धकृत्रिम एंटीबायोटिक पोनिसिलिन रोधी व सुग्राही दोनों प्रकार के स्टेफिलोकोकस आंरियस के लिए एक प्रभावशाली जीवाणु-नाशक औषधि।)

Cephalotomy (सिफैलोटॉमी) Perforating the foetal head to facilitate delivery. (प्रसव में असानी के लिए मृत भ्रूण का सिर काटना।

Cerclage (सरक्लेज) Encircling of a part with a ring or loop as in incompetent cervix. (किसी भाग को किसी छल्ले या फन्दे से चारों ओर से लपेटना जैसे अक्षम गर्दन में होता है।)

Cerebellum (सेरीबेलम) Largest portion of rhombencephalon lying dorsal to pons and medulla oblongata; involved in coordination of fine movements, maintenance of posture, equilibrium, muscle tone, etc. (मस्तिष्क का वह भाग जो प्रमस्तिष्क के पीछे एवं नीचे स्थित होता है। ऐच्छिक मांसपेशियों में समन्वय स्थापित करना इसका प्रमुख कार्य है।)

Cerebral haemorrhage (सेरिब्रल हेमोरेज) Haemorrhage in the cerebrum due to rupture of the blood vessels. (मस्तिष्क की रक्त वाहिनियों के फट जाने से उसमे से निकलने वाला रक्त।)

Cerebrospinal fluid (सेरीब्रोस्पाइनल) A watery fluid that is continuously produced and flows in the ventricles within the brain and spinal cord and protect it from injury. (मस्तिष्क एव रीढ़ की हड्डीओं में स्थीत पानी जैसे साफ रंगहीन तरल पदार्थ जो घर्षण से बचता है।)

Cerebrospinal puncture (सेरीब्रोस्पाइनल पंचर) Procedure in which a thin needle called a spinal needle is put into a lower part of the spinal cord to collect cerebrospinal fluid to give medicines (मस्तिष्क मेरु द्रव को निडिल की सहायता से निकलना या मस्तिष्क मेरु में दबा देना।)

Cerebromalacia (सेरीब्रोमैलेसिया) Softening of cerebrum. (सेरीब्रम का असामान्य रूप से मुलायम होना।)

Cerebroside (सेरीब्रोसाइड) A lipid constituent of nerve tissue. (एक वसीय पदार्थ जो नाड़ी ऊतकों में उपस्थित रहता है।)

Cerebrospinal fever (सेरीब्रोस्पाइनल फीवर) Inflammation of brain and meninges. (मस्तिष्क तथा मेरूरज्जू को ढकने वाली झिल्ली के अन्दर होने वाला संक्रमण (शोध) के कारण उत्पन्न बुखार।)

Cerebrospinal fluid (सेरीब्रोस्पाइनल फ्लूड) The cushioning fluid formed in the choroid plexuses of the lateral and third ventricle. Normal amount 100–140 mL, specific gravity 1003–1008 (see Figure). (मस्तिष्कमेरू द्रव, पार्श्विक तथा तीसरे निलय की रंजितपटल जलिकाओं में दाब को रोकने वाला द्रव। इसकी सामान्य मात्रा 100–140 mL तथा विशिष्ट गुरूत्व 1003–1008 होता है।)

Cerebrovascular accident (सेरीब्रोवैस्कूलर एक्सीडेंट) Ischemic or haemorrhagic cerebral events due to embolism, thrombosis, vasculitis, aneurysm, A.V. malformation, etc. (अस्थानिक अरक्तता या रक्तस्रावी प्रमस्तिष्कीय घटना जो अन्तः शल्यता, घनास्रता या लसीका वाहिनी शोथ, एन्यूरिज्म, अलिन्द निलयी विकृति आदि के कारण होती है।)

Cerebrum (सेरीब्रम) Consists of two hemispheres united by two commissures; corpus callosum, anterior and posterior hippocampal commissures (see Figure). (मस्तिष्क का सबसे बडा भाग जिसमें दो गोलार्द्ध होते हैं जो दो संयोजिकाओं द्वारा जुडे होते हैं। दो प्रमस्तिष्कीय गोलार्द्धों को जोड़ने वाली संयोजिका।)

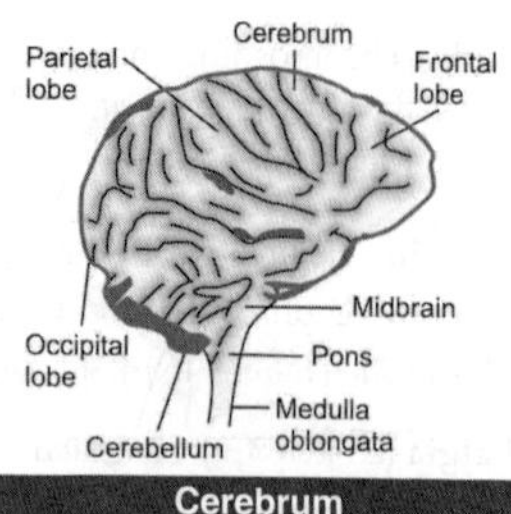

Cerebrum

Ceruloplasmin (सेरूलोप्लाज्मिन) Copper transporting glycoprotein in blood. (रक्त में ग्लाइकोप्रोटीन पहुंचाने वाला कॉपर।)

Cerumen (सेरूमेन) The wax like, soft brown secretion in external auditory canal. (कान का मैल कर्णगूथ, बाह्य कर्ण नली में मोम जैसा पाया जाने वाला मुलायम तथा भूरे रंग का पदार्थ।)

Ceruminosis (सेरूमिनोसिस) Excessive secretion of cerumen. (कान में ज्यादा मैल का बनना, अतिकर्णगूंथता।)

Cervical (सर्वाइकल) Pertaining to the neck (गर्दन से सम्बंधित।)

Cervical dilators (सर्वाइकल) Used in the dilatation of the cervix (गर्भाशय ग्रीवा को बड़ा करने वाला यंत्र।)

Cervicitis (सर्विसाइटिस) Inflammation of the cervix. (ग्रीवा का संक्रमण।)

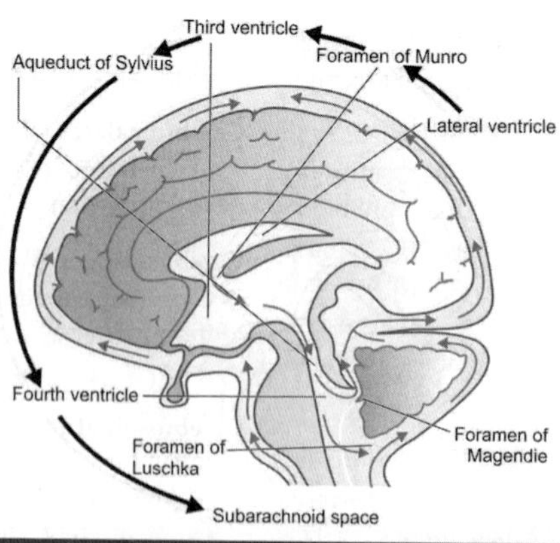

Circulation of CSF

Cervical plexus (सर्वाइकल प्लैक्सस) The plexus formed by joining of anterior rami of first 4 cervical nerves, communicating with sympathetic ganglia. (प्रथम चार सर्वाइकल नसों के एन्टीरियर रैमाइ के जुड़ने से बना प्लेक्सस, जो सिम्पैथेटिक गैन्गलिड के साथ संचार करता है।)

Cervical spondylosis (सवाईकल स्पोंडिलोसिस) Osteoarthritis of cervical vertebra with osteophytic growths often causing nerve root compression. (गर्दन की कशेरूकाओं का व्यपजननीय संधिशोथ साथ ही अस्थि उद्धर्ध होता है जिसके कारण तंत्रिका मूल दब जाती है।)

Cervical vertebra (सवाईकल वर्टीब्रा) First seven bones of spinal column. (कशेरूका-दण्ड की पहली सात अस्थियाँ)

Cervicitis (सर्विसाइटिस) Inflammation of uterine cervix. (गर्भाशयग्रीवा शोथ/संक्रमण।)

Cervicodynia (सर्वाकोडाइनिया) Pain in the neck, cervical neuralgia. (गर्दन में दर्द, गर्दन तंत्रिकाशूल)

Cervicoplasty (सवाईकोप्लास्टी) Plastic surgery of the uterine cervix (ग्रीवा कि प्लास्टिक सर्जरी करना।)

Cervix (सर्विक्स) The neck or part of an organ resembling neck. *c. uteri* The lower tubular part of uterus, 1" long protruding into vaginal valt. (गर्दन या किसी अंग का सिकुड़ा भाग, *c. uteri* (सर्विक्स यूटेराइ) गर्भाशय का निचला नलिकाकार भाग।)

Cesarean section (सिजेरियन सैक्शन) Delivery of foetus by giving incision on uterus, either extraperitoneal or intraperitoneal. Commonly done in cephalopelvic disproportion, breech presentation and foetal distress. (उदरीय भित्ति के चीरे के द्वारा गर्भाशय में चीरा लगाकर भ्रूण को बाहर निकालना, उदरावरणीय गुहा के अन्दर या बाहर यह अधिकतर उस समय किया जाता है जब भ्रूण का सिर माता की श्रोणि से बड़ा होता या श्रोणि छोटी होती है, नितम्ब प्रस्तुति (ब्रीच प्रेजेन्टेशन) या जब भ्रूण को गर्भ में कष्ट होता है।)

Cesium (सिज़ियम) ^{137}Cs a radioactive isotope of metal cesium is used for radiation of cancer tissue. (^{137}Cs धातु सिजियम का विकिरणशील आइसोटोप जिसे कैंसर ऊतक के विकिरण के लिए प्रयोग किया जाता है।)

Cetirizine (सेटिरीजीन) H_1 receptor blocker antiallergic. (H_1 ग्राही अवरोधक तथा एलर्जी रोकने वाला।)

Chaddock's reflex (चाडोक्स रिफ्लैक्स) 1. Extension of great toe when outer edge of dorsum of foot is stroked. 2. Flexion of wrist and fanning of fingers when tendon of palmaris longus is pressed; positive in corticospinal tract lesions. (जब पैर के तलवे के बाह्य किनारे पर घात, जब हथेली की लम्बी पेशियों के कण्डरा को दबाया जाता है, जब कलाई का आकुंचन तथा अंगुलियां हिलने लगती हैं।)

Chadwick's sign (चाडविक्स साइन) Also known as Jacquemier's sign, this is a sign of pregnancy. This sign is associated with bluish discolouration of cervix, vagina and vulva due to venous congestion. (इसे जैकीमीयर्स साइन भी कहते हैं। यह गर्भावस्था का एक चिन्ह है यह चिन्ह गर्भाशयग्रीवा, योनि तथा भग के विवर्णता से नीला पड़ने से सम्बन्धित होता हैं।)

Chafing (चेफिंग) Erythema, maceration and fissuring of skin due to friction of clothing in axilla, groin, between digits. (कपड़ों की रगड़न से उत्पन्न त्वचा में फटन होना या दरारें पड़ जाती हैं, जो अधिकतर बगल में, जांघ या अंगुलियों के बीच होता है।)

Chaga's disease (चेगास डिजीज) African trypanosomiasis. (अफ्रीका का निद्रा रोग जो ट्रिपेनोसोमा द्वारा उत्पन्न होता है।)

Chalasia (कैलेसिया) Relaxation of sphincters. (छिद्रों का खुल जाना।)

Chalazion (कैलेजियोन) Distention of a Meibomian gland of eyelid with hard secretions, resembling tumor. (आंख की पलक के किनारे छोटा कठोर सिस्ट जो मीबोमियन ग्रंथियों के स्राव के भरने से बनता है।)

Chalicosis (कैल्कोसिस) Pneumonoconiosis associated with inhalation of dust produced during stone cutting. (पत्थर को काटने से उत्पन्न बारीक कणों के सांस के साथ अंदर खिंच जाने से उत्पन्न फुफ्फुस-धूलिमयता।)

Challenge (चैलेंज) In immunology, administration of specific antigen to an individual known to be sensitive to that antigen in order to produce an immune response. (रोगक्षमताविज्ञान में, रोगक्षम अनुक्रिया को उत्पन्न करने के लिए, किसी व्यक्ति को कोई विशिष्ट एन्टिजन देना यह जानते हुए कि वह उस एन्टिजन के प्रति संवेदनशील है।)

Chamber (चैम्बर) Closed space or compartment. *c. anterior, posterior* Anterior and posterior chambers of eye containing aqueous humor, lying between cornea and iris, iris and lens respectively. *c. Boyden* Chamber used to measure chemotaxis. *c. hyperbaric* Closed chamber with high internal air pressure, e.g., hyperbaric oxygen chambers for treatment of frost bite, gangrene decompression sickness. *c. pulp* The chamber within crown of tooth containing nerve endings and blood vessels (see Figure). (कोई भी बन्द स्थान।)

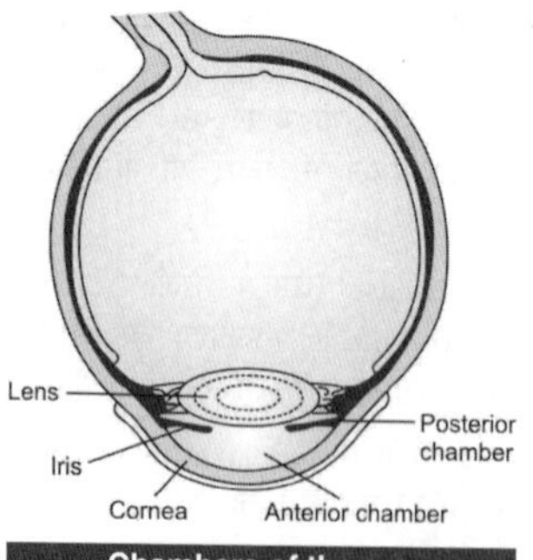

Chambers of the eye

Chancre (शैंकर) Hard painless syphilitic primary ulcer on exposed part with slough leather base. (सिफिलिस रोग में संक्रमण के प्रवेश स्थल पर बना एक कठोर एवं पीड़ाहीन प्राथमिक व्रण।)

Chancroid (शैंकरॉयड) Non-syphilitic venereal ulcer due to *Haemophilus ducreyi*. (हीमोफीलस डूक्रे नामक जीवाणु के संक्रमण के फलस्वरूप होने वाला सिफिलिसस के अतिरिक्त संक्रामक रतिज व्रण। इसमें भग पर कई पीड़ायुक्त व्रण निकलते हैं तथा गिल्टी भी होती हैं।)

Charcoal (चारकोल) Activated charcoal used for adsorption of gas and poisonous alkaloids in GI tract. (कोयला; क्रियाशील कोयले को गैस के अविशोषण तथा विषैली एल्कालॉयड के लिए प्रयोग किया जाता है।)

Charcot's joint (चारकोट्स ज्वाइंट) Denervated degenerating joint in syringomyelia, tabes dorsalis or spinal cord injury with hypermobility. (मेरू-रज्जु अपजनन, सिरिंगोमायलिया तथा परिसरीय तंत्रिका शोथ में एक प्रकार की रोगग्रस्त संधि जिसमें मन्द वेदना होती है एवं अस्थियों के नष्ट हो जाने के पश्चात संधि में असामान्य गति होने लगती है।)

Charcot-Leyden crystal (चार्कोट लेडेन क्रिस्टल) Colourless, hexagonal, double pointed and often needle like crystals found in sputum of asthmatic patients and in faeces of patients of intestinal amoebiasis. (ये लम्बे, रंगहीन, षट्-भुजाकार, दोनों ओर नुकीले, सुई के आकार के रवे होते हैं जो श्वास, दमा एवं खांसी के रोगी की बलगम में तथा आन्त्रिक अमीबारूग्णता के रोगी के मल में पाये जाते हैं।)

Charcot-Marie tooth disease (चार्कोट मेरिट्रूथ-डिज़ीज) A form of hereditary progressive neuromuscular atrophy usually developing in childhood, commonly males. (SYN-peroneal muscular atrophy). (एक प्रकार का आनुंवशिक बढ़ने वाला तंत्रिका पेशीय शोष,

अधिकतर बचपन में वृद्धि होती है तथा यह विशेष रूप से पुरूषों में पाया जाता है।)

Charcot's triad (चार्कोटस ट्रॉयड) Combination of nystagmus, intention tremor, and scanning speech; frequently associated with multiple sclerosis. (अक्षिदोलन कम्पपन तथा सविराम उच्चारण का संयोजन, अधिकतर यह मल्टीपल स्कलेरोसिस से संबद्ध होता है।)

Charle's law (चार्ल्स लॉ) At constant pressure, a given amount of gas will expand in direct proportion to absolute temperature. (स्थिर दबाव पर किसी गैस का आयतन, परम तापमान के समानुपात में घटना बढ़ता है।)

Charting (चार्टिंग) The process of making a tabulated record of the progress of patient during hospital stay in relation to temperature, blood pressure, intake, etc. (हस्तपाल में रहकर इलाज कराने के दौरान रोगी की हालत में सुधार के सारणीबद्ध अभिलेख तैयार करने की क्रिया जिसमें तापमान, रक्तदाब, खाद्य, पेय आदि की ग्रहण की गई मात्रा आदि के बारे में लिखा जाता है।)

Chediak-Higashi syndrome (चेडियॉक-हिगैषी सिन्ड्रोम) AR disease in which neutrophils contain peroxidase positive inclusion bodies. Partial albinism, photophobia and pale optic fundi are the clinical features. Children usually die between 5 - 10 years of age due to lymphoma like disease.

Cheilitis (चिलाइटिस) Inflammation of lips. (होंठ की सूजन)

Cheilosis (चिलोसिस) Red lips, with fissured angles of mouth commonly due to riboflavin deficiency. (ओष्ठविदरता, मुंह का दोनों किनारों पर फट जाना एंव विदरों की उत्पत्ति होना जो रिबोफ्लेविन की कमी से होता है।)

Chelation (चिलेशन) The process of chelating; meaning to hold ionic metallic compounds preventing their absorption or action at target sites, e.g. calcium disodium edetate.

Chemabrasion (कीमाब्रेज़न) Use of chemicals to destroy superficial layers of skin to treat scars, tattoos, abnormal pigmentation. (त्वचा की ऊपरी परतों को नष्ट करने के लिए किसी रसायन का प्रयोग जो अधिकतर व्रणचिन्ह अतिवर्णकता आदि की चिकित्सा में किया जाता है।)

Chemical warfare (कैमिकल वारफेयर) Warfare with toxic-chemical/biological agents. The chemicals used are nerve gases/disease producing organisms. (विष उत्पन्न करने वाले रासायनिक या जैविक पदार्थों के साथ युद्ध, इसमें प्रयोग की जाने वाली रासायनिक तंत्रिका गैस, उत्पन्न करने वाले जीव होते हैं।)

Chemiluminescence (कैमीलूमीनेसेन्स) Light produced by chemical reactions without production of heat, e.g. light production during bacterial killing by neutrophils, fire flies. (रासायनिक प्रतिक्रिया के फलस्वरूप उत्पन्न होने वाला प्रकाश जिसमें गर्मी पैदा नहीं होती जैसे कुछ जीवाणुओं, जुगनुओं द्वारा उत्पन्न प्रकाश।)

Chemotherapy (कीमोथिरैपी) Chemotherapy (also called chemo) is a type of cancer treatment that uses drugs to kill cancer cells. Chemotherapy works by stopping or slowing the growth of cancer cells, which grow and divide quickly. (कीमोथेरैपी एक उपचार है जो कैंसर के cell की बुद्धि को रोकने एंव मारने का काम करता है)

Chemodectoma (कीमोडेक्टोमा) Tumor of chemoreceptor system, e.g. paraganglioma. (रसायनग्राही संस्थान का अर्बुद उदाहरण के लिए परागण्डिकार्बुद।)

Chemoprophylaxis (कीमोप्रोफाइलैक्सिस) Use of drugs to prevent occurrence of disease. (किसी औषधि अथवा रासायनिक साधन द्वारा किसी रोग की रोकथाम करना।)

Chemoreceptor (कीमोरिसेप्टर) A sense organ or sensory nerve ending that is stimulated by and reacts to certain chemical stimuli; usually located outside CNS, e.g., carotid and aortic bodies, taste buds olfactory cells of nose. (रसायनग्राही एक संवेदन अंग अथवा संवेदी तंत्रिका का सिरा जो रासायनिक पदार्थों की उत्तेजना के प्रति संवेदनशील होता है। केन्द्रीय तंत्रिका तंत्र के बाहर स्थित होता है, उदाहरण के लिए कैरोटिड तथा एओर्टिक बॉड़िज, नाक की घ्रण कोशिकाएं।)

Chemosis (कीमोसिस) Edema of conjunctiva. (नेत्रश्लेष्मलाशोफ, कॉर्निया के चारों ओर नेत्रश्लेष्मला का शोफ।)

Chemotaxis (कीमोटैक्सिस) Movement of cells in response to a chemical stimulus or message, e.g. movement of neutrophils to site of injury. (किसी रासायनिक उद्दीपन की अनुक्रिया में कोशिकाओं का गति करना, जैसे किसी चोट के स्थान पर उदासीनरोगियों का पहुंच जाना।)

Chemotherapeutic index (कीमोथिरैप्यूटिक इन्डैक्स) The ratio of the toxicity of the drug, expressed as maximum tolerated dose/kg body weight to the minimal curative dose/kg of body weight. (किसी औषधि की विषक्तता का अनुपात।)

Chemotropism (कीमोट्रॉपिज्म) Ability of impulse to progress or turn in certain direction in response to certain stimuli. (किसी उद्दीपन की अनुक्रिया में धड़कन के बढ़ने की या किसी दूसरी दिशा में घूंम जाने की क्षमता।)

Chenodeoxycholic acid (कीनोडीऑक्सीकोलिक एसिड) Used for dissolution of gallstones. (यह पित्त में पाया जाता है। इसका प्रयोग मुख द्वारा, पित्ताशय की अश्मरी को घोलने के लिए किया जाता है।)

Cherry red spots (चेरी रेड स्पॉटस) Red spot in retina of Tay-Sachs disease. (दृष्टिपटल में लाल धब्बे होना।)

Chest (चेस्ट) The body part accommodating heart and lungs. *c. emphysematous* Short and round thorax with AP diameter equal to transverse diameter, horizontal ribs (barrel chest). *c. flail* Paradoxical chest movement due to multiple rib fracture. *c. flat* Chest deformity with short AP diameter, long thorax, oblique ribs and prominent scapula. *c. pigeon* Prominent sternum with prominent sternal ends of the ribs. (शरीर का अंग जिसमें हृदय और फेफड़े होते हैं, वक्ष, छाती या सीना।) Emphysematous chest (एम्फाइज़ेमेटस चेस्ट) (गोल एवं छोटी छाती, जिसका अग्र पश्चज व्यास, अनुप्रस्थ व्यास के बराबर होता है तथा पसलियां क्षैतिज हो जाती हैं। इसे ढोले आकृति की छाती की कहते हैं। *Flat* (फ्लैट चेस्ट) छाती चपटी व लम्बी होती है, इसका अग्र पश्चज व्यास छोटा होता है, पसलियां मुड़ जाती हैं, स्कैपुला हडडी स्पष्ट दिखाई देती है। Pigeon (पीजिओन) ऐसी छाती जिसके पार्श्व चपटे होते हैं तथा स्टर्नम उठी हुई होती है जिसमें छाती कबूतर के समान लगती है।)

Chest thump (चैस्ट थम्प) A punch or blow to the centre of the sternum with the fist or a mechanical device. (हृदय की गति अचानक से रुक जाने पर जोर से छाती पर मारना या थपथपाना।)

Chest thump (चैस्ट थम्प) A sharp blow to chest in precordial area in order to revert a VT or restore normal rhythm in cardiac arrest. (दिल का कार्य एकदम से बन्द हो जाने पर रोगी की सामान्य हृदयगति को पूर्वावस्था में लाने के प्रयास में उसकी छाती पर पुरोहृद क्षेत्र में जोर से मुक्का मारना अथवा थपथपाना।)

Cheyne-Stokes respiration (चाइन स्टोक्स रैस्पीरेशन) Breathing pattern in which period of apnea is followed by gradually increasing depth and frequency of respiration. Common in diencephalic and frontal lobe dysfunction. (एक विशेष प्रकार की श्वसन प्रकृति जिसमें कुछ देर की अश्वसन की अवस्था आने के पश्चात धीरे धीरे सांस तेज हो जाती है और फिर धीमी हो जाती है। यह डाइएनसिफैलिक तथा अग्र खण्ड दुष्क्रिया में सामान्य होता है।)

Chiari-Frommel syndrome (चियारी फ्रोमेल सिण्ड्रोम) Persistent amenorrhoea and lactation following childbirth due to hyperprolactinemia. (बच्चा पैदा होने के बाद से लगातार दुग्धश्रवण एवं अनार्तन होने की स्थिति जो रक्त में प्रोलैक्टिन हार्मोन की बढ़ जाने के कारण होता है।)

Chiasm (चियाज्म) A crossing or decussation. *c. optic* An incomplete crossing of the optic fiber (see Figure). (एक दूसरे को काटना अथवा व्यत्यासिका (Optic) (ऑप्टिक कियाज्मा) दृष्टि तंत्रिकाओं के तन्तुओं का एक दूसरे को काटना।)

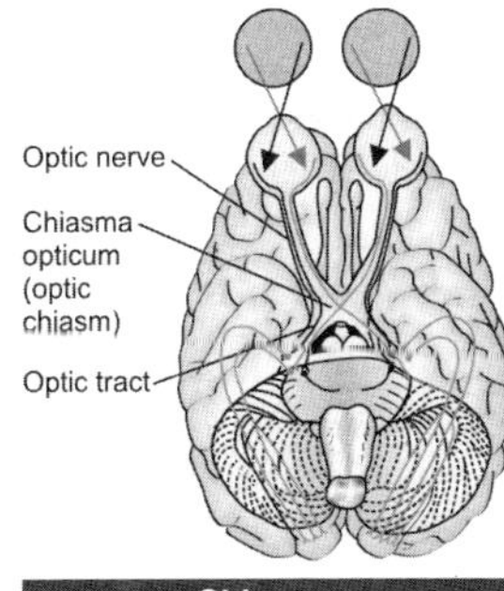

Chiasma

Chikungunya (चिकनगुनिया) An arboviral infection with fever, joint pain and rash. (एक विषाणुज शाखाओं में फैल जाता है जिसमें ज्वर, जोडों में पीड़ा तथा विस्फोट हो जाते हैं।)

Chilblain (चिलब्लेन) A form of cold injury characterized by local erythema, itching and often blistering. (एक प्रकार की ठंड से क्षति होना जिसमें स्थानीय त्वक्रक्तिमा, खुजली तथा कभी-कभी जलस्फोट भी बन जाते हैं।)

Child abuse (चाइल्ड एब्यूज़) Emotional, physical and sexual injury to a child. (किसी बच्चे को मनोवेगी शारीरिक या लैंगिक क्षति पहुंचाना।)

Chill (चिल) Shivering with sensation of coldness and pallor of skin. (ठण्ड लगने के साथ कंपकपी चढ़ना तथा त्वचा का पीला पड़ना।)

Chimpanzee (चिमपेंजी) An intelligent ape native to parts of Africa. (अफ्रीका में पाया जाने वाला एक चतुर बंदर।)

Chinese Restaurant syndrome (चाइनीज रेस्टोरेन्ट सिण्ड्रोम) Headache, perspiration and chest pain after eating monosodium glutamate. (मोनोसोडियम ग्लूटामेट को खाने के बाद, सिर दर्द, पसीना आना, सीने में दर्द होना जैसे लक्षण होते हैं।)

Chiropodist (कीरोपोडिस्ट) Podiatrist (पाद चिकित्सक पैरों के रोगों इलाज करने वाला चिकित्सक।)

Chiropractic (कीरोप्रैक्टिक) A system of health care which emphasizes on good relationship between organs for proper functioning.

Chi-square (χ^2) A statistical test to determine the similarity of the number of occurrences being investigated to the expected occurrences.

Chlamydia (क्लेमाइडिया) A genus of micro organisms causing ornithosis, lymphogranuloma venereum, trachoma and genital infection (सूक्ष्म जीवों का एक वंश जो मनुष्य और पक्षियों में रोग उत्पन्न कर सकता है। संभोग द्वारा भी यह रोग एक व्यक्ति से दूसरे में पहुंच सकता है। पक्षियों में इसका संक्रमण मनुष्य तक पहुंच सकता है। इसके कारण ऑर्नीथोसिस, रतिज लसीकाणिकागुल्म, रोहे तथा जननांगी संक्रमण होते हैं।)

Chloasma (क्लोआज़्मा) Skin pigmentation (localized) following trauma, idiopathic or pregnancy. (त्वचा की पीली ब्राउन या काली वर्णकयुक्तता जो चकत्तों के रूप में होती है, जो चोट लगने के कारण, अज्ञातहेतुक या गर्भावस्था के कारण होती है।)

Chloral hydrate (क्लोरल हाइड्रेट) Colourless, caustic, hypnotic agent. (अनिद्रा की अवस्था में प्रयुक्त होने वाली शीघ्र कार्यकर निद्राकर औषधि जो रंगहीन तथा ज्वलनकारी होती है।)

Chlorambucil (क्लोरामबुसिल) Cytotoxic agent used to treat CLL, Hodgkin's disease, etc. (कोशिका के लिए विनाशकारी कारक जिसे सी.एल.एल, हॉजकिन्स डिज़ीज आदि की चिकित्सा के लिए प्रयोग किया जाता है।)

Chloramphenicol (क्लोरैमफेनीकोल) Antibiotic isolated from *Streptomyces venezuelae*, specific for treatment of enteric fever. (टायफॉयड और पैरा-टायफॉयड की मुख्य औषधि विस्तृत क्षेत्र की प्रमुख एंटीबायोटिक।)

Chlorbutanol (क्लोरब्यूटेनॉल) Antiseptic and local anaesthetic used in dentistry and as a preservative. (प्रतिरोधी तथा स्थानीय संज्ञाहारी जिसे दन्तचिकित्सा में तथा परिरक्षक के रूप में प्रयोग किया जाता है।)

Chlordane (क्लोरडैन) An insecticide. (एक कीटनाशक।)

Chlordantin (क्लोरडैण्शन) Topical antifungal agent. (कवकों को समाप्त या उनकी वृद्धि कम करने वाला स्थानीय कारक।)

Chlordiazepoxide (क्लोरडायाजीपौक्साइड) A benzodiazepine, used to treat anxiety, alcohol withdrawal syndrome, etc. (बैन्जोडायजीपीन मांसपेशियों को शिथिल करने वाली तथा चिंता और तनाव से मुक्ति दिलाने वाली, शराब की लत छुड़ाने वाली औषधि, यह मुख अथवा इंजेक्शन द्वारा दी जाती है।)

Chloremia (क्लोरीमिया) Increased chloride concentration in blood. (रक्त में क्लोराइड के सान्द्रण अधिक होना।)

Chlorhexidine (क्लोरहेक्ज़ीडाइन) Topical anti- infective agent. (जीवाणुनाशक घोल जो बहुत से जीवाणुओं को नष्ट कर सकता है, स्थानीय किटाणु नाशक औषधि।)

Chlorinated lime (क्लोरीनेटेड लाइम) Calcium hypochlorite and calcium chloride, used as bleaching agents and antiseptic. (कैल्शियम हाइपो क्लोराइट का मिश्रण जो एन्टिसेप्टिक व विंरजक रूप में प्रयुप्त होता है।)

Chlorite (क्लोराइट) A salt of chlorous acid, used as disinfectant and bleaching agent. (क्लोरस अम्ल का एक लवण जो संक्रमण नाशक एवं विरंजक के रूप में प्रयोग किया जाता है।)

Chlormezanone (क्लोरमीजानॉन) Antianxiety sedative agent. (चिंता कम करने वाला प्रशामक कारक।)

Chloroguanide (क्लोरोग्वानाइड) Antimalarial agent. (मलेरिया को रोकने अथवा उसमें आराम पहुंचाने वाला कारक।)

Chloroma (क्लोरोमा) Sarcoma of periosteum of cranial bones (green cancer). (कपाल अस्थियों की पर्यस्थिकला का हरा सार्कोमा, हरा कैंसर।)

Chlorophane (क्लोरोफेन) Green-yellow pigment in retina. (दृष्टिपटल में स्थित एक हरा पीला वर्णक।)

Chlorophenothane (क्लोरोफीनोथेन) An insecticide known as DDT. (एक कीटनाशक डीडीटी पाउडर।)

Chlorphene (क्लोरफिन) A phenol, disinfectant. (फिनोल, जीवाणुओं को नष्ट करके संक्रमण रोकने वाला; विसंक्रामक।)

Chlorpheniramine (क्लोरफेनिरामाइन) An antihistamine agent. (एक हिस्टामिन रोधी औषधि जो एलर्जी रोगों में मुख इंजेक्शन द्वारा दी जाती है।)

Chlorphenoxamine (क्लोफिनोक्सामीन) Drug for parkinsonism. (पार्किन्सनता के लिए प्रयोग की जाने वाली औषधि।)

Chlorpromazine (क्लोरप्रोमेजाइन) Tranquiliser used in psychosis. (यह अनेक गुणों वाली औषधि है। यह निद्राकर औषधियों, पीड़ानाशक तथा संज्ञाहरण औषधियों के प्रभाव को बढ़ाती है।)

Chlorpropamide (क्लोरप्रोपेमाइड) Oral hypoglycemic agent of sulfonyl urea group. (सलफोनिल यूरिया समूह का मोखिक हाइपोग्लाइसेनिक एजेंट।)

Chlorprothixene (क्लोरप्रोथीजीन) Antidepressant. (अवसाद को रोकने या उसमें आराम पहुंचाने वाला।)

Chlortetracycline (क्लोरटेट्रासाइक्लिन) Bacteriostatic antibiotic of tetracycline group. (टेट्रासाइक्लिन समूह का एक

प्रतिजीवी जो जीवाणुओं की वृद्धि या बहुगुणन को रोकता है।)

Chlorthalidone (क्लोरथेलीडोन) Diuretic. (एक दिन छोडकर दिया जाने वाला मुखी मूत्रल (Oral diuretic) इसका प्रभाव 48 घंटे तक रहता है।)

Chlorthiazide (क्लोरथिएजाइड) A diuretic. (एक मूत्रल पदार्थ)

Chlorzoxazone (क्लोरजोक्साजोन) Muscle relaxant. (पेशीय शिथिलकर)

Choana (कोआना) Funnel-shaped opening esp. on the posterior nares. (पश्चनासा द्वार कीपाकार छिद्र विशेषकर पश्च नासाद्धार पर स्थित)

Choking (चोकिंग) Obstruction within respiratory passage or constriction in the neck obstructing breathing and circulation to brain. (श्वास मार्ग में अवरोध उत्पन्न हो जाना जिससे सांस लेने में तथा मस्तिष्क में रक्त परिसंचरण में बाधा उत्पन्न हो जाती है।)

Cholangiectasis (कोलेन्जिएक्टेसिस) Dilatation of bile ducts. (किसी पित्त वाहिनी का चौडा होना।)

Cholangiography (कोलेन्जियोग्राफी) Radiography of biliary system. (पित्त वाहिनियों का एक्स-रे परीक्षण)

Cholangioma (कोलन्जियोमा) Tumor of bile ducts. (पैत्तिक नलियों का अर्बुद।)

Cholangitis (कोलन्जाइटिस) Inflammation of the bile ducts. (किसी पित्त नली का शोथ।)

Cholecystectomy (कोलीसिस्टेक्टॉमी) Excision of gallbladder. (ऑपरेशन द्वारा पित्ताशय को काटकर निकाल देना।)

Cholecystitis (कोलीसिस्टाइटिस) Inflammation of gallbladder manifesting with fever, chills, upper abdominal pain and mild jaundice; nearly always caused by gallstones. (पित्ताशय का शोथ जो तीव्र या जीर्ण हो सकता है जिसमें ज्वर, शीतकम्प, ऊपरी उदर पीड़ा तथा हल्के पीलिया जैसे लक्षण होते हैं।)

Cholecystokinin (कोलीसिस्टोकाइनिन) Hormone secreted by duodenum that stimulates gallbladder contraction and pancreatic secretion. (ग्रहणी या ड्योडिनम द्वारा रक्त स्रवित होने वाला एक हॉर्मोन जो पित्ताशय के संकुचन एवं अग्न्याशयिक एन्जाइम के भ्रमण को उद्दीप्त करता है।)

Cholelithiasis (कोलीलिथिएसिस) Stone formation within gallbladder. (पित्ताशय में पित्ताश्भरियों या अश्मरियों का पाया जाना।)

Cholemia (कोलीमिया) Hyperbilirubinemia. (रक्त में पित्त अथवा पित्त वर्णकों का पाया जाना; पित्तरक्तता।)

Cholera (कॉलरा) Profuse watery diarrhoea and vomiting with dehydration caused by *Vibrio cholerae*. (एक तीव्र संक्रामक रोग जो वाइब्रो कॉलरी नामक जीवाणु द्वारा उत्पन्न होता है जिसमें अत्याधिक मात्रा में पानी जैसे दस्त होते है, उल्टी होती है तथा निर्जलीकरण (डीहायड्रेशन) की दशा उत्पन्न हो सकती है)

Choleriform (कॉलेरीफॉम) Resembling cholera. (कॉलरा या हैजे से मिलता जुलता।)

Cholesteatoma (कोलीस्टिएटोमा) An epithelial pocket filled with keratin debris. (उपकला की थैली जो किरेटिन के अवशेष से भरी होती है।)

Cholesterol (कोलेस्ट्रॉल) A monohydric alcohol, principal constituent of gallstones and constituent of cell membrane, percursor of hormones. (एक हाइड्रोजन परमाणु युक्त एल्कोहॉल, यह बहुत सी पित्ताश्मरियों का मुख्य अवयव होता है और कोशिका झिल्ली का घटक।)

Cholesterosis (कोलेस्ट्रोसिस) Cholesterol deposition in tissues. (ऊतकों में कोलेस्ट्रॉल का असामान्य रूप में जमा होना।)

Cholestyramine (कोलेस्टाइरामाइन) An ion exchange resin to treat itching of hyperbilirubinemia.

Cholic acid (कोलिक एसिड) A bile acid. (एक पित्त अम्ल।)

Choline (कोलीन) An amine, constituent of lecithin and other phospholipids; involved in protein metabolism. (जीवों के ऊतकों में पाया जाने वाला रासायनिक पदार्थ, बी-कॉम्पलैक्स का एक घटक है तथा इसे वृद्धि कारक भी समझा जाता है। दूध, मक्खन, पनीर आदि इसके प्रमुख स्रोत हैं।)

Cholinergic (कोलीनर्जिक) Nerve endings that liberate acetylcholine. (तंत्रिकाओं के सिरे जिनसे ऐसिटाइल कोलीन मुक्त होता है।)

Cholinergic fibers (कोलीनर्जिक फाइबर्स) They include all preganglionic fibers, all post-ganglionic parasympathetic fibers, postganglionic sympathetic fibers to sweat glands and, efferent fibers to skeletal muscle.

Cholinesterase (कोलीनेस्टेरेज़) Enzyme that catalyzes the hydrolysis of choline esters, i.e. acetylcholinesterase breaks down acetylcholine into acetic acid and choline. (एक एंजाइम जो तंत्रिकाग्रों पर एसिटिलकोलीन को कोलीन तथा एसिटिक एसिड में परिवर्तित करता है।)

Choluria (कोलूरिया) Presence of bile salts and/or pigments in the urine and is usually indicative of jaundice. (पित्तमेह, पित्त लवणों का मूत्र में होना पित्त वर्णकों की उपस्थित के कारण मूत्र का रंग बदलना जो अधिकतर पीलिया की ओर संकेत करता है।)

Chondrin (कॉण्ड्रिन) Gelatin-like material obtained by boiling of cartilage (the basic substance of cartilage). (उपास्थि को उबालने पर प्राप्त होने वाला चिपचिपा पदार्थ (उपास्थि का आधारिक पदार्थ।)

Chondritis (कॉण्ड्राइटिस) Inflammation of cartilage. (उपास्थि का शोथ।)

Chondrodysplasia (कॉण्ड्रोडिस्प्लेसिया) Multiple exostoses of epiphysis esp. of long bones, metacarpals, and phalanges.

Chondrogen (कॉण्डोजेन) Basal substance of cartilage and corneal tissue, which changes to chondrin on boiling.

Chordroitin (कॉण्ड्रोयटिन) Substance present in connective tissue, including cornea and cartilage.

Chondroma (कॉण्ड्रोमा) A painless, slow growing tumor of cartilage. (उपास्थि का एक वेदना बिना, धीरे-धीरे बढ़ने वाला सुदम्य अर्बुद।)

Chondromalacia (कॉण्ड्रोमेलेसिया) Softenings of articular cartilage, usually involving patella. (असामान्य रूप से जोड़ की उपास्थि का मुलायम पड़ जाना, जिसमें अधिकतर जानुका (पटेला) सम्मलित होता है।)

Chondrosarcoma (कॉण्ड्रोसार्कोमा) Cartilaginous sarcoma. (उपास्थि का एक दुर्दम अर्बुद।)

Chorda (कॉर्डा) A cord or tendon. *c. tympani* Branch of facial nerve whose efferent fibers innervate submandibular and sublingual glands and afferent fibers convey taste sensation from anterior two thirds of tongue. (रज्जु या कण्डरा)

Chordae tendineae (कॉर्डीटेन्डीनिआइ) Tendinous cords connecting free edges of A-V valves to papillary muscles.

Chordee (कोर्डी) A condition associated with downwards (ventral) or upwards (dorsal) curvature of the head of penis. The condition is most commonly associated with hypospadias. Chordee develops due to the presence of fibrous tissue between the glans and urethral opening. (एक अवस्था जिसमें लिंग का उत्थान होने पर वह नीचे या ऊपर की ओर मुड़ जाता है जो जन्म से दोष होता है, यह दशा अधिकतर अधोमूत्रमार्गता से सम्बन्धित होती है।)

Chorditis (कॉर्डाइटिस) Inflammation of vocal/spermatic cord. (स्वर रज्जुओं अथवा वृषण रज्जुओं का शोथ।)

Chordoma (कॉर्डोमा) A tumor along vertebral column composed of embryonic nerve tissue.

Chorea (कोरिया) A movement disorder due to extrapyramidal damage characterized by quasipurposive, involuntary, nonrepetitive limb movements, e.g., Sydenham's (rheumatic) chorea, chorea gravidarum, Huntington's chorea. (लास्य, एक विकार जिसमें शरीर में तेजी से झटके लगने की अनियंत्रित गतियां जो शंक्वाकार क्षति के कारण होती है जैसे साइडेनहेक्स कोरिया, कोरिया ग्रेविडेरियम, हनटिंगटनस कोरिया।)

Choreoathetosis (कोरियोएथीटोसिस) Jerky bizarre involuntary muscle contraction, usually more proximal than distal. (झटके के साथ होने वाला असामान्य तथा अनैच्छिक पेशी संकुचन।)

Chorioadenoma (कोरिगोएडीनोमा) Adenoma of chorion, the outer membrane enclosing the foetus. (जरायु का ग्रन्थ्यर्बुद, बाह्य झिल्ली जो भ्रूण को चारों ओर से घेरती है)

Chorioamnionitis (कोरियोएमनियोनाइटिस) Inflammation of membranes covering foetus,i.e., amnion and chorion. (भ्रूण को ढकने वाली झिल्लियों का शोथ जैसे उल्व तथा जरायु।)

Choriocarcinoma (कोरियोकार्सिनोमा) Malignant neoplasm of chorion usually following hydatid mole, abortion or often normal pregnancy. (जरायुकैंसर, गर्भाशयकर्कट, जरायु का दुर्दम अर्बुद जिसके पश्चात अधिकतर बहुत सी पुट्टियां बन जाती हैं, गर्भपात या प्रायः सामान्य गर्भावस्था होती है।)

Choriomeningitis (कोरियोमैनिन्जाइटिस) Inflammation of meninges. *c. lymphocytic* is of viral origin. (मस्तिष्कावरणशोथ।)

Chorion (कोरियोन) An extraembryonic membrane that covers outerwall of blastocyst from which develop chorionic villi. (भ्रण की बाहरी झिल्ली जो बीजपुटी के बाह्य प्राचीर को ढकती है जिससे जरायु अंकुर विकसित होता है; जरायु।)

Chorionic villus sampling (कोरियोनिक वाइलस सैम्पलिग) The procedure of obtaining samples of chorionic villi for prenatal evaluation of foetus.

Chorioretinitis (कोरियोरेटिनाइटिस) Inflammation of choroid and retina. (रंजितपटल एवं दृष्टिपटल की सूजन।)

Choroid (कोरॉयड) Dark brown vascular layer of eye in between sclera and retina (see Figure). (आंख का गहरा भूरा रक्तधर स्तर जो स्कलेरा तथा रेटिना के बीच रहता हैं।)

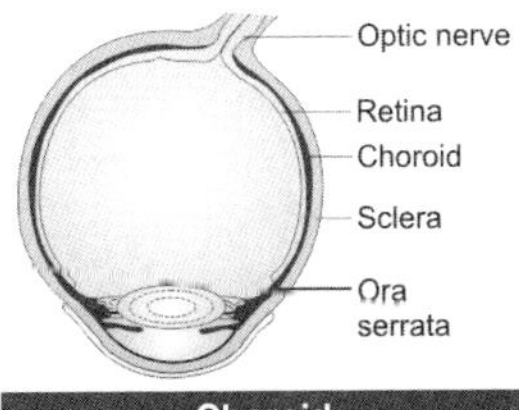

Choroid

Choroideremia (कोरॉयडीरेमिया) X-linked choroid degeneration manifesting as nightblindness progressing to absolute blindness. (कोरॉयड का ह्रास जिसमें रतौंधी धीरे-धीरे बड़ कर पूर्ण अन्धता हो जाती है।)

Choroiditis (कोरॉयडाइटिस) Inflammation of the choroid. (कोरॉयड की सूजन।)

Christian-Weber disease (किश्चियन-वेबर डिजीज) Nodular, nonsuppurating panniculitis with fever.

Christmas factor (क्रिस्मस फैक्टर) A thromboplastin activator present in plasma.

Chromaffin cells (क्रोमाफिन सेल्स) Pigment cells of adrenal medulla and paraganglia containing granules that stain with chromium salts. (एड्रीनल मेडुला तथा पैरागैंगलिया की रंजक कोशिकाएं जिसमें ग्रेन्यूल होते हैं जो क्रोमियम लवणों से अभिरंजित होते हैं।)

Chromatin (क्रोमैटिन) It is a DNA structure present in the cell nucleus. Males are chromatin negative and females are chromatin positive (inactivated X-chromosome). (किसी कोशिका के केन्द्रक में स्थित अधिक गाढा अभिरंजित होने वाला पदार्थ जिसमें जींनी पदार्थ मौजूद होता है। क्रोमैटिन निगेटिव लडके के लिए तथा क्रोमैटिन पाजीटिव लडके के लिए प्रयुक्त होता है।)

Chromatography (क्रोमैटोग्राफी) A method of separating two or more chemical compounds in a solution by passing across the surface of an absorbent paper. (किसी घोल में से दो या अधिक रासायनिक यौगिकों को अलग करने की विधि जब उसे किसी पाउडर के रूप में बने अवशोषक अथवा एक अवशोषक कागज के द्वारा छाना जाता है।)

Chromatophore (क्रोमैटोफोर) A pigment bearing cell. (एक वर्णक से युक्त कोशिका)

Chromatoptometry (क्रोमैटोप्टोमीट्री) Measurement of color perception. (वर्ण बोध को मापना।)

Chromoblasts (क्रोमोब्लास्ट) An embryonic cell that becomes a pigment cell. (एक भ्रूणीय कोशिका जो वर्णक कोशिका बन जाती हैं।)

Chromolysis (क्रोमोलाइसिस) Dissolution of chromophil substance (Nissle bodies) in neurons in certain pathological conditions. (कुछ विकृत अवस्थाओं में तंत्रिका कोशिकाओं में क्रोमोफिल पदार्थ (नीजल्स कायो) का अवखण्डित हो जाना।)

Chromomycosis (क्रोमामाइकोसिस) Fungal infection of skin marked by warty plaques. (त्वचा का एक जीर्ण कवक संक्रमण जिसमें अधिमांश चक्ते हो जाते हैं।)

Chromophil (क्रोमोफिल) Easily staining cell of anterior pituitary which is usually secretory. (आसानी से अभिरंजित होने वाली अग्र पीयूष की कोशिका का ऊतक जो अधिकतर स्रावी होती है)

Chromosome (क्रोमोसोम) The structures containing DNA that store genetic information. There are 22 pairs of autosomes and one pair of sex chromosome in every cell. (कोशिका के केन्द्रक में स्थित धागे के समान एक रचना जो आनुवंशिक विशिष्टताओं को संतान में संचारित करती है। प्रत्येक कोशिका में अलिंगसूत्र के 22 जोड़े तथा लिंग क्रोमोसोम का एक जोड़ा होता है।)

Chronic fatigue syndrome (क्रोनिक फैटीग सिण्ड्रोम) It can be described as a debilitating disorder or disorders of uncertain causation. Symptoms usually include muscle and joint pain, cognitive difficulties and severe mental or physical exhaustion in a previously healthy and active person. It is also sometimes known as myalgic encephalomyelitis.

Chronic granulomatous disease (क्रोनिक ग्रैनुलोगेटस डिजीज) A disease of children characterized by inability of neutrophils to kill ingested organisms.

Chronic obstructive lung disease (क्रोनिक ऑब्सट्रक्टिव लंग्स डिजीज) Included in this group are chronic asthma and bronchitis with dyspnoea, poor FEV1, and maximum breathing capacity.

Chronological (क्रोनोलॉजिकल) Description of an event in natural sequence according to time. (समय के अनुरूप स्वाभाविक क्रम में उत्पन्न होने वाला।)

Chvostek's sign (साइन) Spasm of facial muscle by tapping over area of facial nerve, a sign of tetany. (आनन तंत्रिका का टैपिंग करने पर मुख का अत्यधिक स्फुरण, टिटैनी का प्रमुख चिंह।)

Chyle (काइल) The protein and fat rich fluid of lymphatic channels drained to left subclavian vein via thoracic duct. (लसीका वाहिनियों का प्रोटीन तथा वसा युक्त तरल जो वक्ष-वाहिनी से होता हुआ बाईं अवजक्षुक शिरा तथा सबक्लेवियन शिरा में जाता है।)

Chylemia (काइलीमिया) Chyle in peripheral circulation. (रक्त में वसालसीका का होना या पाया जाना।)

Chylomicron (काइलोमाइक्रोन) Small particles of fat rich in triglycerides. (भोजन की वसा के पाचन के पश्चात् रक्त में पाये जाने वाले छोटे लघु वसा कण।)

Chyluria (काइलूरिया) Presence of chyle or fat globules in urine. (मूत्र में काइल या वसा के पिण्ड का पाया जाना जिसके कारण मूत्र सफेद हो जाता है।)

Chymopapain (काइमोपापेन) An enzyme related to papain. (एक एंजाइम जो पैपेन से सम्बंधित होता है।)

Chymotrypsin (काइमोट्रिप्सिन) A proteolytic enzyme present in the intestine that hydrolyses proteins to peptones. (आंत में उपस्थित एक एंजाइम जो जल-अपघटन द्वारा प्रोटीनों को पेप्टोन में परिवर्तित करता है।)

Cicatrix (साइकाट्रिक्स) Scar left by a healed wound. (व्रणचिंह, खुरण्ट जख्म के भरने के उपरान्त बना तन्तु ऊतक।)

Cicatrization (साइकाट्राइजेशन) Healing by scar formation. (व्रणचिंह अथवा खुरण्ट के बनने से कोई जख्म का भरना।)

Ciclesonide (साइक्लिसोनाइड) Topical steroid for rhinitis. (स्थानीय स्टैरॉयड जो नासाशोथ के लिए प्रयोग किया जाता है।)

Ciclopirox (साइक्लोपाइरोक्स) Locally applied antifungal agent. (कवकों को समाप्त करने या उनकी वृद्धि रोकने वाली तथा स्थानीय रूप से प्रयोग किया जाने वाला कारक।)

Cilia (सिलिया) Hair-like processes projecting from epithelial cells of bronchi propelling up mucus and foreign particles. *c. immotile syndrome* A group of inherited conditions characterized by immotility of cilia of respiratory mucosa and sperms. SYN-Kartagener's syndrome. (रोम सदृश्य (कुछ उपकला कोशिकाओं के प्रक्षेपण) (किसी कोशिका की सतह से निकलने वाले बालों के समान सूक्ष्म प्रवर्ध जो पस या धूल के कणों को बाहर की ओर धकेलें।)

Ciliary ganglion (सिलियरी गैंगलियन) The ganglion in orbital fossa receiving preganglionic fibers from Edinger-Westphal nucleus and giving rise to 6 short ciliary nerves that innervate ciliary muscles, sphincters of iris and smooth muscles of blood vessels.

Ciliary muscles (सिलियरी मसल्स) Smooth muscles of ciliary body, by contraction loosen suspensory ligament of lens allowing lens to become more spherical for accomplishing near vision. (आंख की सिलियरी बॉडी के एक भाग को बनाने वाली चिकनी पेशी।)

Ciliary process (सिलियरी प्रोसेस) About 70 folds arranged meridionally so as to form a circle, secrete nourishing fluid for cornea, lens and vitreous.

Ciliary reflex (सिलियरी रिफ्लेक्स) Normal contraction of pupil during process of accommodation.

Ciliospinal center (सिलियोस्पाइनल सैन्टर) Center in spinal cord that controls dilatation of pupil.

Ciliospinal reflex (सिलियोस्पाइनल रिफ्लैक्स) Dilatation of pupil following stimulation of the skin of the neck.

Cilostazol (सिलोस्टेजॉल) A vasodilator. (वाहिकाविस्फारक)

Cimetidine (सिमेटिडीन) H_2 receptor antagonist inhibiting gastric acid secretion. (आमशयिक अम्ल की मात्रा को कम करने वाली औषधि पेप्टिक व्रण की चिकित्सा के लिए उपयोगी होती है। प्रतिदिन एक बार लेने से अम्ल के सृवण को नियंत्रित रखती है।)

Cinchona (सिन्कोना) Dried bark of cinchona tree containing quinine, cinchonine. (सिन्कोना वृक्ष की सूखी छाल जो कुनीन का स्रोत है; सिन्कोनीन)

Cinchophen (सिनकोफेन) Old agent for gout frequently producing fatal hepatitis.

Cineangiocardiography (साइनेएन्जियो-कार्डियोग्राफी) Graphic record of heart and blood flow dynamics after constrast injection. (जल वाहिका हृदचित्रण, कॉन्ट्रास्ट इन्जैक्शन के बाद हृदय एवं रक्त के बहाव का चित्रांकन।)

Cingulotomy (सिन्गुलोटॉमी) Excision of anterior half of cingulate gyrus for control of intractable pain.

Cingulum (सिनगुलम) A band of association fibers in the cingulate gyrus extending from anterior perforated substance to hippocampal gyrus. (मेखला, कमरबंध)

Cinnarazine (सिनेराजीन) Drug used for vertigo. (एक प्रतिहिंस्टामिनिक औषधि जिसे वरटीगो के लिए प्रयोग किया जाता है।)

Cinoxacin (सिनोक्सएसीन) A quinolone, antibacterial agent.

Ciprofloxacin (सिप्रोफ्लोक्सएसीन) A quinolone with broad spectrum antibacterial activity.

Circadian (सर्केडियन) Pertains to events that occur approximately at 24 hours interval. (लगभग 24 घण्टे के अन्तराल पर उत्पन्न होने वाला।)

Circle of Willis (सर्किल ऑफ विलिस) The anastomosis at base of brain where posterior cerebral and middle cerebral vessels meet (see Figure).

Circulatory failure (सर्कुलेटरी फेल्योर) Inadequate cardiac pump action to meet oxygen demand of body tissues. Peripheral circulatory failure means pooling of blood in expanded vascular space consequent to vasodilatation resulting in decreased venous return to heart. (परिसंचरणपात।)

Circumcision (सर्कमसीजन) Removal of extra preputial skin covering glans penis. (लिंग के अग्रच्छद अथवा शिश्नमुण्डच्छद के सिरे को शल्य क्रिया द्वारा काटकर अलग कर देने की क्रिया।)

Circumduction (सर्कमडक्शन) Circular movement performed by the limb, the joint performing the movement is at the apex of the cone. (किसी भुजा अथवा आंख को चक्राकाररूप में घुमाना।)

Circumflex (सर्कमफ्लैक्स) Winding around. (चारों तरफ घुमने वाला।)

Circumvalate papillae (सर्कमवैलेट प्रैपिला) V-shaped row of papillae at base of tongue (see Figure).

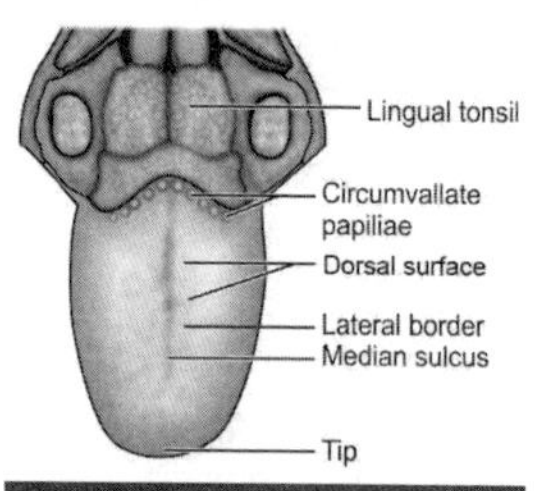

Circumvalate papillae

Cirrhosis (सिरोह्सिस) Chronic liver disease characterized by bridging

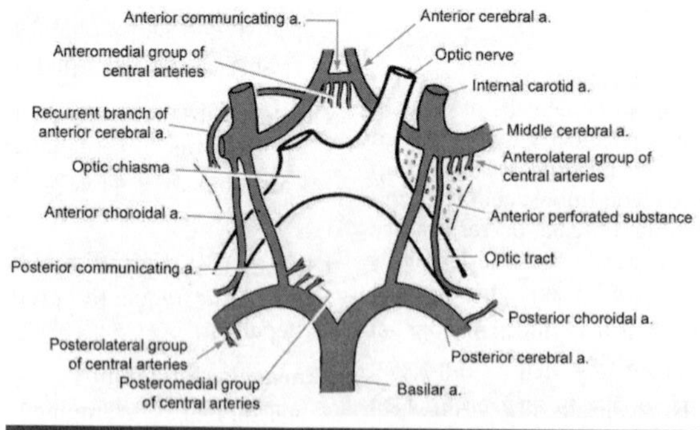

Circle of Willis

fibrosis, hepatic cell degeneration and regeneration and evidence of portal hypertension. *c. alcoholic* 20% of chronic alcoholics develop cirrhosis. *c. biliary* Cirrhosis following chronic bile stasis. *c. cardiac* Chronic heart failure leading to passive congestion of liver ending in cirrhosis. *c. infantile* Childhood cirrhosis due to protein malnutrition. *c. macronodular* Cirrhosis characterized by broad bands of fibrous tissue and large irregular regenerating nodules, e.g. post-necrotic/post hepatic cirrhosis. (तन्तु-ऊतक के बन जाने के कारण यकृत का बढ़ जाना एवं कठोर हो जाना, *Alcoholic* (एल्कोहॉलिक सिरोहसिस) सिरोहसिस जो 20 प्रतिशत पुरानी शराब पीने से होता है। *Biliary* (बिलियरी) बहुत दिनों तक बाइल के ठहरे रहने से उत्पन्न सिरोहसिस, *Cardiac* (कार्डियक) रक्तधिक्यज हृदपात के कारण यकृत में उत्पन्न हुए होने वाला सिरोह्सिस।) *Infantile* (इन्फैन्टाइल) प्राटीन की कमी के कारण बचपन में सिरोहस्सि का कम होना।)

Cisapride (सिसाप्राइड) Agent to improve GI motility.

Cisplatin (सिस्प्लेटिन) Antineoplastic agent for treatment of ovarian and testicular tumors. (अर्बुदों के विकास को कम करने तथा उसे रोकने वाला कारक जिसे अर्बुदयुक्त डिम्बग्रन्थि तथा शुक्रग्रन्थि की चिकित्सा के लिए प्रयोग किया जाता है।)

Cisterna (सिस्टर्ना) A reservoir or cavity. (कुंड या गुहा शरीर में किसी तरल के लिए रिक्त स्थान।)

Cisvestitism (सिस्वेस्टीटिज्म) Wearing of clothes contrary to one's profession. (अपने व्यवसाय के विपरीत कपडे पहनना।)

Citalopram (साइटेलोप्राम) An anti-depressant. (अवसाद को रोकने तथा उसमें आराम पहुंचाने वाली औषधि।)

Citric acid (साइट्रिक एसिड) A tribasic acid present in juice of citrous fruits. (नीम्बू तथा अन्य सिाइटरस फलों के रस में यह पोटेशियम साइट्रेट के रूप में मूत्र की मात्रा बढाने के लिए प्रयोग किया जाता है।)

Citric acid cycle (साइट्रिक एसिड साइकिल) (Kreb's cycle) The cycle involving oxidative metabolism of pyruvic acid to CO_2, and H_2O, releasing energy (36 ATP).

Citrovorum factor (साइट्रोवोरम फैक्टर) Folinic acid used with dihydrofolate reductase inhibitors.

Citrulline (साइट्रूलीन) Amino acid formed from ornithine, present in water melons. (आर्निथीन से बनने वाला एक अमीनो एसिड जो तरबूजों में पाया जाता है।)

Clark's rule (क्लार्क्स रूल) A formula for calculating pediatric dose, i.e. weight of the child in lb. × adult dose/150. (बच्चों की औषधि मात्रा की गणना करने का तरीका जिसमें बच्चे के पौंड में लिये गये वजन को युवा व्यक्ति की मात्रा से गुणा करते हैं एवं गुणनफल को 150 से विभाजित करके बच्चे की औषधि मात्रा निकल आती है।)

Clamp (क्लैम्प) An instrument used to compress, join or hold in a place a bodily structure. (शल्य क्रिया सम्बन्धी तंत्र जो किसी अंग, रचना वहिनी को पकड़ने जोड़ने अथवा उसे सहारा देने वाला।)

Clasmatocyte (क्लैस्मेटोसाइट) A large wandering uninucleated cell with many branches, a fixed macrophage of loose connective tissue. (एक बडी भक्षक कोशिका, जिसकी कई शाखाएं होती हैं, एक स्थिर वृहत्भक्षककोशिका जो ढीले एवं जुड़े ऊतक से निर्मित होता है।)

Claude's syndrome (क्लोउडे सिन्ड्रोम) Third cranial nerve palsy, contralateral ataxia and tremor, caused by lesion around red nucleus.

Claudication (क्लौडीकेशन) Pain in calf muscle during walking due to inadequate blood supply. (लंगड़ापन, पैरो में रक्त प्रवाह की कमी के कारण लंगडेपन की अवस्था उत्पन्न हो जाती है।)

Claustrophilia (क्लौस्ट्रोफीलिया) Dread of being in an open space, a morbid desire to remain within with windows shut. (खुले स्थान पर रहने से बहुत भय लगना

एवं एक बंद कमरे या स्थान पर रहने की असामान्य रूप से इच्छा होना।)

Claspknife rigidity (क्लास्प नाइफ रिजिडिटी) Passive flexion of the joint causes increased resistance of the extensors. This gives way abruptly if flexon is continued, a sign of pyramidal tract lesion.

Claustrophobia (क्लौस्ट्रोफोबिया) Fear of closed space. (बन्द कमरे अथवा बंद स्थानों में रहने से अत्यधिक डर लगना।)

Clavulanic acid (क्लेवुलेनिक एसिड) Beta lactamase inhibitor. (बीटा लेक्टामेस को कम करने या रोकने वाला।)

Clavicle (कलैविकल) Collar bone (हँसुली।)

Clawfoot (क्लाफूट) Excessively high longitudinal arch of foot with dorsal contracture of toes. (नखरपाद, पांव की एक विकृति जिसमें तलुवा ऊंचे मेहराब की आकृति का हो जाता है तथा अंगुलियां प्रपद अंगुल्यस्थिक सन्धियों पर अत्यधिक प्रसारित हो जाती हैं।)

Clawhand (क्लाहैण्ड) A hand characterized by hyperextension of proximal phallanges and extreme flexion of middle and distal phallanges (see Figure). (नखरहस्त, हाथ की एक विकृति जिसमें अंगुलियों की समीपस्थ अंगुल्यस्थियों का अधिक प्रसारण तथा मध्यम एवं दूरस्थ अंगुल्यस्थियों का अत्यधिक आकुंचन हो जाता है।)

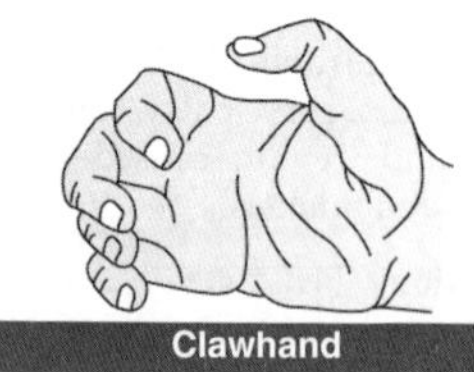

Clawhand

Clean catch method (क्लीन कैंच मेथड) Contamination free urine specimen collection. (संदूषण रहित मूत्र के निर्दश का संग्रह।)

Cleavage (क्लीवेज) Splitting a complex molecule into two or more simple ones. (एक जटिल अणु को दो या अधिक भागों में विभाजित करना, विभाजन अधिकतर निषेचित डिम्ब का कोशिकाविभाजन।

Cleft (क्लैफ्ट) A fissure or elongated opening. *c. alveolar* An anomaly resulting from lack of fusion between median nasal process and the maxillary process, commonly associated with cleft lip and cleft palate. *c. bronchial* An opening between branchial arches of an embryo (see Figure). (एक फटन या लम्बा छिद्र)

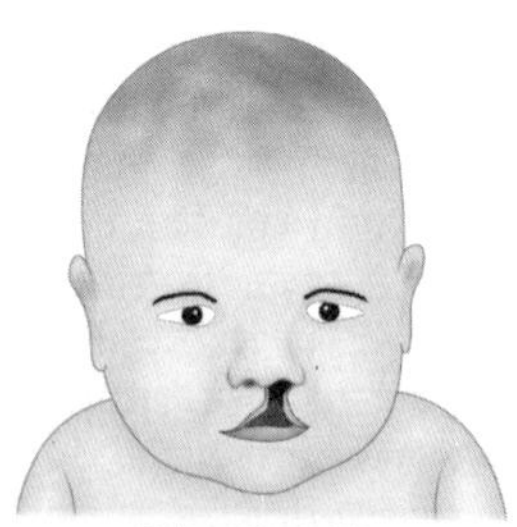

Baby with cleft lip

Cleft lips

Cleft foot (क्लैफ्ट फूट) A bipartite foot resulting from failure of a digit and its corresponding metatarsal to develop.

Clemastine (क्लैमास्टीन) Antihistaminic agent. (हिस्टामीन के प्रभावों को निष्फल करने वाला कारक।)

Clenching (क्लैंचिंग) With the teeth in contact, forcible repeated contraction of jaw muscles. (दांत पीसने वाला, जब ऊपर और नीचे के संपर्क में आते हैं और व्यक्ति बार बार बलपूर्वक जबड़े की पेशी को संकुचित करता है।)

Cleptomania (क्लैप्टोमैनिया) Impulsive stealing in which motive is not related to value of stolen object. (आवेगपूर्ण रूप से चोरी करना जिसमें व्यक्ति का इरादा चुराई गई वस्तु के मूल्य से सम्बन्धित नहीं होता है।)

Clidinium bromide (क्लिन्डीनियम ब्रोमाइड) Parasympathetic inhibitor used for treatment of peptic ulcer.

Climacteric (क्लाइमेक्ट्रिक) Menopause or end of woman's reproductive ability. Male climacteric points to lessening male sexual activity. (रजोनिवृत्ति, स्त्री में मासिक स्राव बंद होना (आयु के कारण) इसी प्रकार पुरूष में लैंगिक सक्रियता का ह्रास (पुरूष जनन निकृत्ति काल)

Climax (क्लाइमैक्स) Sexual orgasm, period of greatest intensity. (1. कामोत्तेजना की चरमसीमा पर पहुंचा जाना, 2. अत्यधिक तीव्रता का काल जैसे की किसी रोग के अत्यधिक उग्र रूप धारण करने का समय।)

Clindamycin hydrochloride (क्लिंडामा-इसिन हाइड्रोक्लोराइड) An antibiotic against gram-positive cocci, implicated to produce pseudomembranous colitis due to resistant claustridium dificile.

Clinocephaly (क्लीनोसिफैली) Congenital flatness or saddle-shape of the top of the head caused by bilateral premature closure of the sphenoparietal sutures. (सिर के शिखर का जन्मजात चपटा होना या कटोरी की तरह अन्दर को धंसा होना, जो स्फैनोपैराइटल सीवन के द्विपार्श्वीय समय से पूर्व बंद होने के कारण होता है।)

Clinoid processes (क्लीनॉयड) Three pairs of prominences on upper surface of sphenoid bone.

Clinoquinol (क्लीनोक्विनॉल) Iodochlor hydroxyquine, antiamoebic agent. (अमीबा के संक्रमण को रोकने अथवा उसकी चिकित्सा करने के लिए प्रयोग में लाई जाने वाली औषधि।)

Clithrophobia (क्लाइथ्रोफोबिया) Morbid fear of being locked in. (ताले में बंद होने का रोगोत्पादक भय।)

Clitoridectomy (क्लाइटोरीडेक्टॉमी) This refers to partial or total removal of the clitoris. This has been defined by the WHO as type I female genital multilation (Type I FGM). (भगशिश्निका अथवा क्लाइटोरिस को काटकर निकाल देना। यह डब्लू एच ओ द्वारा टाइप 1 फिमेल जननांगी मयूटिलेशन माना गया है।)

Clitoridotomy (क्लाइटोरीडोटॉमी) This refers to removal or splitting of the clitoralhood. This is also a type of female genital mutilation. (भगशिश्निका को चीर देना।)

Clitoris (क्लाइटोरिस) Small erectile body beneath anterior labial commissure of female, homologous to penis of male. (स्त्री जननांगों में एक छोटी, लम्बोतरी तथा तनकर खड़ी होने वाली रचना जो पुरूष के लिंग के तुल्य होती है; भगशिश्निका।)

Clitoris crises (क्लाइटोरिस क्राइसिस) Involuntary orgasm in female in tabes dorsalis. (टेबीज डॉर्सैलिस रोग के कारण स्त्री में अचानक पैदा होने वाली उत्तेजना।)

Clitorism (क्लाइटोरिज्म) Recurring painful erection of clitoris, akin to priapism in male. (क्लाइटोरिस का निरन्त वेदनायुक्त उत्थान जो पुरूष के अविरत शिश्नोत्थान के समान होता है।)

Clivulus (क्लाइव्यूलस) A surface that slopes as in sphenoid bone. (एक सतह जो ढाल के समान होती है जैसे स्फैनॉयड हड्डी।)

Clobazam (क्लोबाजेम) A benzidiazepine. (एक बैन्जीडायजीपाइन)

Clofazimine (क्लोफाजीमाइन) Antileprotic agent that stains skin. (कुष्ठ रोग विरोधी कारक।)

Clobetasol (क्लोबेटासॉल) A locally applied steroid. (स्थानीय रूप से लगाया जाने वाला स्टैरॉयड।)

Clofibrate (क्लोफीब्रेट) Lipid lowering agent, may be carcinogenic and causes gallstones. (वसा अन्तः शल्यता को रोकने वाली औषधि यह कैन्सर रोग भी पैदा कर सकती है तथा इसके कारण पित्ताश्मरी भी हो सकती है।)

Clomiphine (क्लोमीफीन) A nonsteroidal agent to stimulate ovulation in females and spermatogenesis in males. (एक कृत्रिम यौगिक जो डिम्ब क्षरण को प्रेरित करता है तथा पुरूषों में शुक्राणुजनन को

उत्तेजित करता है। इसलिए यह वन्ध्यता (Infertility) में प्रयोग में लाया जाता है।)

Clonazepam (क्लोनाजेयेम) Anticonvulsant for myoclonic seizure. (आक्षेपों को रोकने वाला कारक जिसे पेशीय स्फूरण सीजर के लिए प्रयोग किया जाता है।)

Clonidine (क्लोनीडाइन) Antihypertensive agent, also used for migraine prophylaxis. (उच्च रक्तदाब पर नियंत्रण रखने वाला कारक माइग्रेन निरोध के लिए कम मात्रा में इसका प्रयोग किया जाता है।)

Clonic spasm (क्लोनिक स्पाज्म) Spasm marked by repeated muscular contraction followed by relaxation. (ऐंठन जिसमें पेशी में कठोरता होती है और फिर शिथिलता आ जाती है।)

Clonorchiasis (क्लोनोरक्विअसिस) Liver fluke caused by chlonorchis sinensis which infects bile duct of man. Infection contacted by eating uncooked fresh water fish containing larvae. Treatment is with praziquantel.

Clonus (क्लोनस) Alternate contraction and relaxation of muscles, sign of upper motor lesion. (जल्दी जल्दी अनैच्छिक रूप से पेशियों का बारी-बारी से संकुचित होना एवं शिथिल पड़ना।)

Clopidogrel (क्लोपिडोग्रल) Antiplatelet agent. (प्लेटलेट्स के लिए विनाशकारी कारक।)

Clostridium (क्लॉस्ट्राइडियम) Anaerobic spore forming rods common in soil and G-I tract of animal and man. *C. botulinum* Produces botulism. *c. difficile* Causes pseudomembranous colitis. *C. histolyticum* Proteolytic, isolated from gas gangrene. *c. perfringens* Causes gas gangrene (*C. welchii*) *c. tetani* Produces tetanus. (वातनिरपेक्षी बीजाणु जिसमें छड़ समान जीवाणु उत्पादित होते हैं। मिट्टी, मनुष्य तथा धरेलू पशुओं की आंत में अधिकतर पाए जाते हैं। *c. botulinum* (बोटूलिनम) इससे विषाक्तता हो जाती है, *C. difficile* (डिफीसाइल) इससे कूट कला बृहदान्त्रशोथ होता है। *C. perfringens* (परफ्रिन्जैन्स) यह गैस गैन्गरीन उत्पन्न करता है। *C. tetani* (टिटैनाई) टेटनस उत्पन्न करने वाला जीवाणु।

Clot (क्लॉट) Blood clot a coagulum in the bloodstream formed of an aggregation of blood factors, primarily platelets, and fibrin with entrapment of cellular elements. (खून का थक्का।)

Clotrimazole (क्लॉट्रीमेजोल) Antifungal agent for treatment of vulvovaginal candidiasis. (कवकों का विरोधी कारक जो वल्वोवैजीनल कैन्डिडिएसिस की चिकित्सा में प्रयोग होता है।)

Cloxacillin (क्लॉक्सासिलिन) Betalactamase resistant penicillin. (बीटा लेक्टामेस प्रतिरोधी पेनीसिलीन।)

Clozapine (क्लॉजापीन) Diabenzodiazepine group of antipsychotic agent. (मनोविकार के प्रति प्रभावकारी कारक का डायाबैन्जोडायजीपाइन समूह।)

Clubbing (क्लबिंग) Bulbous enlargement of finger and toes tips with exaggerated lateral and longitudinal curvatures. Most commonly found in infective endocarditis, suppurative lung disease, cyanotic heart disease and often congenital (see Figure below). (हाथ एवं पैर की अंगुलियों के नाखून लम्बाई तथा पार्श्वो में मुड़ जाते हैं। यह अधिकतर संक्रमी अन्तर्हृद्कलाशोथ, पूयज फेफड़े रोग, श्यावता हृदय रोग तथा जन्मजात में पाया जाता है।)

Clumping (क्लम्पिंग) Thick grouping of microorganisms in a culture when specific immune serum is added. (सम्वर्धन में सूक्ष्म जीवों का घना समूह जब विशेष रोगक्षम सीरम मिलाया जाता है।)

Cluster headache (कलस्टर हेडऐक) Nocturnal headache, 2–3 hours after falling asleep, continuing for months associated with watering from eyes. (रात्रि मे होने वाला सरदर्द, जो नींद आने के 2–3 घण्टे बाद होता है, यह रोग महीनों तक चलता है तथा आँखों से पानी भी आता है।)

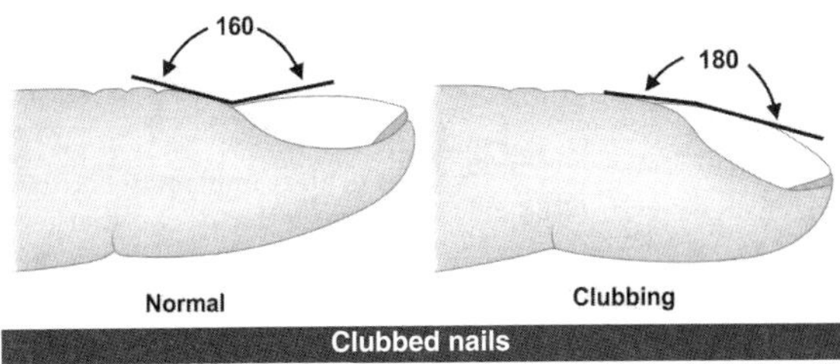

Clubbed nails

Clutton's joint (क्लटन्स ज्वाइंट) Hydroarthrosis of knee joint often associated with interstitial keratitis, seen in congenital syphilis. (जन्मजात सिफिलिस में पाए जाने वाली, जानु संधि की सममितिक सूजन जो अधिकतर अंतराली से सम्बन्धित होता है।)

Coagulation (कोएगुलेशन) The process by which the blood clots to form solid masses or clots. (खून का थका।)

Coagulation (कोएगुलेशन) The process of clotting, dependent upon availability of prothrombin, calcium, fibrinogen and thromboplastin. Prothrombin is converted to thrombin by the action of thromboplastin in the presence of calcium ions. Thrombin then converts soluble fibrinogen to insoluble fibrin mesh work on which RBCs are entangled. Thromboplastin is produced from injured vessel wall or by activated platelets (see Figure below). (स्कन्दन अथवा जमने की क्रिया या थक्के का बनना जैस रक्त के स्कन्दन में होता है। रक्त का जमना प्रोथॉम्बिन, कैल्सियम, फ्राइब्रिनोजन तथा थ्रॉम्बोप्लॉस्टिन की उपस्थिति पर निर्भर करता है। कैल्सियम आयनों की उपस्थिति में थ्रॉम्बोप्लास्टिन की क्रिया से प्रोथ्रॉम्बिन, थ्रॉम्बिन में बदल जाता है। फिर थ्रॉम्बिन प्लाज्मा की घुलनशील फाइब्रिनोजन पर'' क्रिया करके उसे अघुलनशील फाइब्रिन में बदल देता है जो तन्तुओं का एक जाल बना देता है जिसमें लाल रक्त कोशिकाएं फंस जाती हैं और इस प्रकार थक्का बन जाता है।)

Coarctation (कोआर्कटेशन) A stricture, compression of walls. (निकोचन या संकुचन, किसी वाहिका या मार्ग का सिकुड़ जाना।)

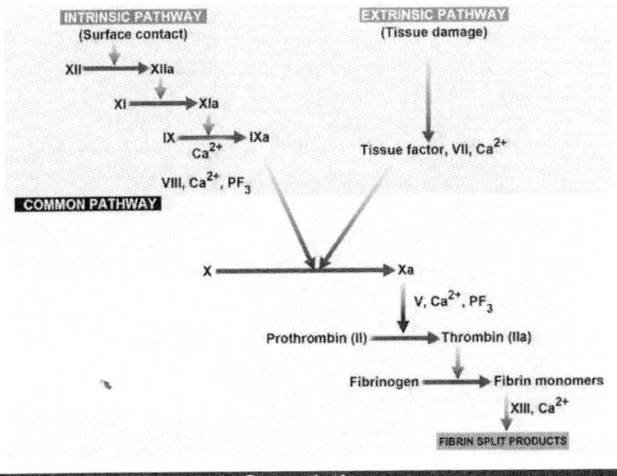

Coagulation

Coat's disease (कोटस) Development of large white masses in blood vessels of retina.

Cobalt 60 (कोबाल्ट 60) Radioactive isotope for treating malignancies. (रेडियोएक्टिव समस्यानिक जिसका उपयोग दुर्दमता के निदान में होता है।)

Cocaine (कोकेन) CNS stimulant in toxic doses causes CNS depression, cardiac arrhythmia, and respiratory depression. (कोका नामक पौधे से प्राप्त होने वाली एक शक्तिशाली स्थानीय संज्ञाहर, केन्द्रीय तंत्रिका तंत्र उत्तेजक, इसकी विषालुता उत्पन्न करने वाली मात्रा के कारण केन्द्रीय तंत्रिका तंत्र का अवसाद, हृदय अतालता तथा श्वसन अवसाद उत्पन्न होते हैं।)

Coccidioidomycosis (काक्सीडिऑइडोमायकोसिस) A coccidioidal granuloma. (एक कोक्सीडिओइडल ग्रैनुलोमा।)

Coccygeal body (कॉक्सीजियल बॉडी) Small arteriovenous anastomosis at the level of coccyx.

Cochlea (कॉक्लिया) A winding cone-shaped tube resembling a snail shell, winding two and three quarter turns about a central bony axis, organ responsible for hearing (see Figure below). (एक घुमावदार नली घोंघा की सीपी के द्वारा दिखने वाली जिससे अन्तःकर्ण का एक भाग बनता है जो सुनने के लिए जरूरी है, कर्णावर्त।)

Cochlear implant (कॉक्लियर इम्पलान्ट) An electronic device that receives sounds and transmits the resulting electric signals to implanted electrodes in cochlea so that the sound is perceived. *SYN*—Cochlear prosthesis.

Cochlear nerve (कॉक्लियर नर्व) 8th cranial nerve supplying cochlea with nucleus at pons and medulla.

Cochleo-palpebral reflex (कोक्लियो-पलपेबरल रिफ्लेक्स) Contraction of orbicularis oculi from sudden noise near the ear.

Cocktail (कॉकटेल) Any beverage or product containing several ingredients. (कोई पेय पदार्थ या भोज्य पदार्थ जिसमें विभिन्न पदार्थों का मिश्रण होता है।)

Codeine (कोडिन) Derivative of opium used as analgesic-hypnotic. (अफीम का एक क्षाराभ इसमें मृदु प्रकार का पीड़ाहर गुण होता है और अक्सर इसे एस्प्रित के साथ मिलाकर प्रयोग किया जाता है।)

Cod liver oil (कॉडलीवर ऑयल) Oil extracted from liver of fish rich in vitamin A and D (तेल जो मछली के यकृत में पाया जाता है जिसे रोगी में विटामिन ए

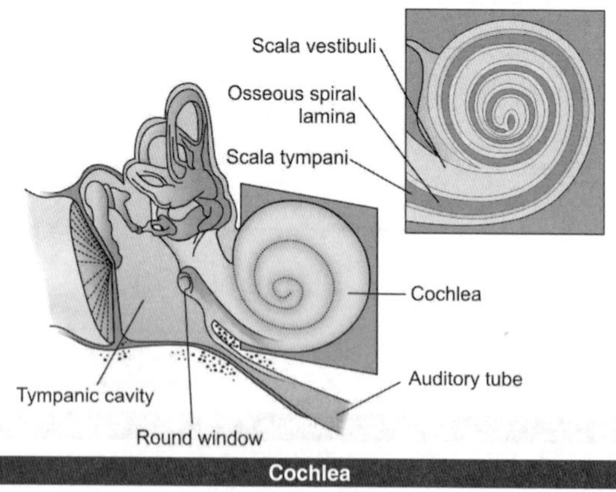

Cochlea

और डी की कमी होने पर प्रयोग करवाया जाता है। यह व्रणों को भरने में सहायक होता है।)

Coenzyme (कोएन्जाइम) A diffusible heat-stable enzyme which when combines with apoenzyme forms active complete enzyme, e.g. riboflavin, coenzyme I and II. (एक एन्जाइम सक्रियकारक।)

Coenzyme A (कोएन्जाइम ए) A precursor for biosynthesis of fatty acids and sterols.

Cogan's syndrome (कोगैन्स सिण्ड्रोम) Interstitial keratitis associated with tinnitus, vertigo and usually deafness. (अन्तरालीय स्वच्छपटल शोथ (कार्निया की एक प्रकार की सूजन) जिससे कानों में झनझनाहट सुनाई देती है, चक्कर आते हैं तथा कानों में कम सुनाई देता है।)

Cognition (कोगनीशन) Awareness with perception, reasoning, judgement, memory, etc. (किसी बात या वस्तु का बोध होने के साथ उसके बारे में प्रत्यक्षण रूप से, तर्कपूर्ण आधार, निर्णयक्षमता, स्मरणशक्ति आदि द्वारा ज्ञान होना।)

Cogwheel (कोगहवील) Combination of tremor and rigidity as in extrapyramidal disease, i.e., Parkinson's disease.

Coherent (कोहीरैन्ट) Sticking together, adhesiveness. (आपस में चिपकने वाले जैसे शरीर के भाग; संसक्त।)

Cohort (कोहोर्ट) The component of population born during a period and traced through life. (आबादी का एक भाग जिसका जन्म एक विशेष काल के दौरान हुआ हो और जिससे जीवन में इसकी विशिष्टताओं का पता लगाया जा सके।)

Cohort study (कोहार्ट स्टडी) In epidemiology, a method of investigation is a cohort, q.v.; is followed prospectively or retrospectively.

Coin test (कॉइन टेस्ट) A test for pneumothorax, a coin placed on chest is struck with another coin. A metallic ringing sound is heard at a distant site of the chest in pneumothorax.

Coitus (कॉयटस) Sexual intercourse between male and female. (स्त्री और पुरूष के बीच लैंगिक संसर्ग।)

Colchicine (कोल्चीसाइन) Antigout medicine, may produce GI side effects. (गाउट विरोधी औषधि, जिससे GI पर अनुषंगी प्रभाव पड़ सकता है।)

Cold agglutinin (कोल्ड एग्लुटिनिन) The agglutinin RBCs at 4°C, commonly seen in viral and mycoplasma infections.

Cold common (कोल्ड कॉमन) SYN __ nasal catarrh, acute catarrhal inflammation of mucous membrane of nasal cavity, sinuses and pharynx caused by rhinovirus. (तीव्र कैटेरहल, श्लेष्मिक कला का शोथ विशेषकर नासिका गुहा, विवर तथा ग्रसनी जो राइनोवाइरस के कारण होता है।)

Cold pack (कोल्ड पैक) Wrapping patient in cold water soaked clothing to reduce fever, for relief of pain and diminution of swelling in bruise. (ज्वर को कम करने के लिए, दर्द में आराम लाने के लिए तथा चोट की सूजन को कम करने के लिए भीगे कपड़ों में रोगी के किसी भाग को या उसके पूरे शरीर को लपेट देना।)

Colestipol (कोलेस्टीपोल) Ion exchange resin akin to cholestyramine

Colic (कोलिक) Spasmodic pain originating from any hollow viscus. *c. biliary* Gallstone in bile duct/cystic duct causing pain. *c. intestinal* Abdominal pain due to worms, infection, spasm of intestines. *c. renal* Passage of stone, clot along ureters with pain in loin radiating to groin, genitalia and inner aspect of thigh. *c. uterine* Dysmenorrhoeic pain due to retained clots. (किसी खोखले अंग में ऐंठन के साथ दर्द होना (बिलियरी कोलिका) पित्ताश्मरियों के किसी पित्तवाहिनी में से होकर गुजरने के कारण उत्पन्न पीड़ा। *Intestinal colic* (इन्टैस्टाइनल कोलिक) बड़ी आंत में ऐंठन, कीड़े तथ संक्रमण के कारण पेट में दर्द होना। *Renal colic* (रीनल कोलिका) पथरी या घनास्र के कारण कटि प्रदेश में होने वाली पीडा

जो नीचे उरूसन्धि, जननांग तथा जांच के अंदरूनी भाग में पहुंचती है।)

Colistin (कोलीसटिन) Polymyxin, an antibiotic effective against many organisms including Pseudomonas. (पोलोमिक्सिन बहुत से ग्राम निगैटिव जीवाणुओं जैसे स्यूडोमोनास पर सक्रिय एंटीबॉयोटिक।)

Colitis (कोलाइटिस) Inflammation of colon. *c. ulcerative* Inflammation involving rectum with skip lesions, cobble stone appearance, friable mucosa and bloody offensive diarrhea. (बृहदान्त्रशोथ, यह तीव्र तथा चिरकारी प्रकार की होती है। इसमें रक्त व श्लेष्मा युक्त दस्त होते हैं। *Ulcerative colitis* (अल्सेरेटिव कोलाइटिस) बृहदान्त्रशोथ जिसमें मलाशय विक्षति तथा मलाशय रक्तस्राव होता है तथा श्लेष्मा निकलते हैं।)

Collagen (कोलेजन) Fibrous insoluble protein of skin, bone, ligaments and cartilages. (त्वचा, अस्थि, स्नायु तथा उपास्थि का तन्तुमय अघुलनशील प्रोटीन।)

Collagen vascular diseases (कोलेजन वैस्कुलर डिजीज) A group of diseases of blood vessels of unknown etiology manifesting with joint pain, skin rash, muscle ache and bleeding manifestations. Included in this group are SLE, rheumatoid arthritis, systemic sclerosis, etc. (रक्तवाहिनियों के रोगों का एक समूह जिसका कारण अज्ञात होता है और जिसमें जोड़ में दर्द, त्वचा पित्तिका तथा पेशी दर्द तथा रक्तस्राव होता है। इस समूह में गठियारूप सन्धिशोथ, सार्वदैहिक काठिन्य आदि सम्मलित होते हैं।

Collagenase (कोलेजनेज़) Enzyme responsible for breakdown of collagen. (एंजाइम जो कोलेजन के नष्ट या घुल जाने के लिए जिम्मेदार होता है।

Collapse (कोलेप्स) 1. An abnormal retraction of the walls of an organ 2. A sudden exhaustion, prostration or weakness due to poor circulation. (1. असामान्य रूप से किसी अंग की दीवारों का भीतर की ओर धंस जाना के कारण, 2 रक्त परिसंचरण कम होने पर अत्यधिक अवसाद एवं दुर्बलता हो जाना।)

Collapse therapy (कोलैप्स थिरैपी) Unilateral pneumothorax induced to promote healing/stop bleeding of Koch's lesion. (पार्श्विक वातवक्ष को उत्प्रेरित करके कॉक्स विक्षति के रक्तस्राव को रोकना या विरोहण करना।)

Collapsing pulse (कोलैप्सिंग पल्स) Pulse of aortic regurgitation. (महाधमनिक प्रत्यावहन की नाड़ी।)

Colles' fascia (कौलेस फैसिआ) Inner layer of superficial fascia of perineum. (मूलाधर की उपरिस्थ प्रावरणी की अंदरूनी परत।)

Colles' fracture (कौलेस फ्रेक्चर) Transverse fracture of distal end of radius with displacement of lower fragment backwards, upwards and laterally (see Figure). (कॉलीस अस्थि भग, रेडियस हडडी के दूरस्थ सिरे का कलाई से ठीक ऊपर अनुप्रस्थ अस्थि भंग जिससे हाथ पीछे एवं बाहर तथा ऊपर की ओर विस्थाप्ति हो जाता है।

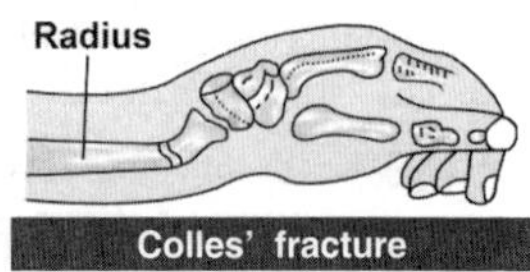

Colles' fracture

Collecting tubule (क्लेक्टिंग ट्यूब्यूल) Small ducts in renal medulla that receive urine from several renal tubules. These ducts form papillary ducts of Bellini that open into renal papillae. (छोटी छोटी वाहिनियां जो वृक्कीय नलिकाओं से मूत्र प्राप्त करती हैं। यह वाहिनियां बेलीनीज की पैपिलरी वाहिनियां बनाती हैं जो वृक्क अंकुरक में खुलती हैं।)

Colloid (कोलॉयड) A glue-like substance; the homogeneous gelatinous substance seen in thyroid gland containing thyroid hormones. (एक गोंद जैसा पदार्थ, एक समांग चिपचिपा पदार्थ जो थाइरॉयड ग्रन्थि में दिखता है जिसमें थाइरॉयड हॉर्मोन होते हैं।

Coloboma (कोलोबोमा) A cleft or fissure in iris or ciliary body of eye. (आंख की पुतली या सिलियरी बॉडी में एक दरार या फटन होना।)

Colon (कोलन) The large intestine, from the caecum to the rectum (see Figure below). *Ascending c.* That part arising to the right of the abdomen to in front of the liver. *Descending c.* That part running down from in front of the spleen to the sigmoid colon. *Giant c.* Megacolon. *Irritable c.* [see Irritable (Bowel syndrome)]. *Pelvic c., sigmoid c.* That part lying in the pelvis and connecting the descending colon with the rectum. *Transverse c.* That part lying across the upper abdomen connecting the ascending and descending portions. (आंत्र का अन्धान्त्र या उन्डुक से शुरू होकर मलाशय तक का भाग; बृहदांत्र।)

Colon irritable (कोलन इरीटेबिल) Motility disorder of colon manifesting with abdominal pain, frequent small ribbon like stools, usually triggered by anxiety. (कोलन का स्वतः गतिशीलता विकार जिसमें उदरीय पीड़ा, बार-बार छोटे फीते के समान मल अधिकतर घबराहट के कारण आदि संलक्षण होते हैं।)

Colonic irrigation (कोलोनिक इर्रिगेशन) Flushing out of colon prior to surgery of colon, colonoscopy. (कोलन में किसी तरह की अधिक मात्रा का इन्जैक्शन लगाना। जो शल्य क्रिया से पूर्व कोलन को साफ करने के लिए किया जाता है।)

Colonoscopy (कोलोनोस्कोपि) Medical procedure where a long, flexible, tubular instrument called the colonoscope is used to view the entire inner lining of the colon (large intestine) and the rectum. (कोलोनोस्कोपि द्वारा कोलन की जांच करना।)

Colonoscope (कोलोनोस्कोप) A fibreoptic instrument, passed through the anus, for examining the interior of the colon. (सम्पूर्ण कोलन की जांच करने के लिए प्रयोग किया जाने वाला फाइब्रोप्टिक यंत्र जिसे गुदा से डाला जाता है।)

Coloproctectomy (कोलोप्रोक्टैक्टॉमी) Surgical removal of colon and rectum. (शल्यक्रिया द्वारा कोलन तथा रेक्टम या मलाशय को काटकर निकाल देना।)

Color blindness (कलर ब्लाइण्डनेस) Defective perception of color; color blindness in which all colors are perceived as gray is called monochromasia. (वर्णान्धता रंग-बोध की अक्षमता वर्णान्धता जिसमें सारे रंग स्लेटी लगते हैं उसे मोनोक्रोमेसिया कहते हैं।)

Colorimeter (कोलरीमीटर) Instrument for measuring intensity of colour. (एक यंत्र जो किसी पदार्थ के रंग के गाढ़ेपन को मापने में प्रयोग किया जाता है।)

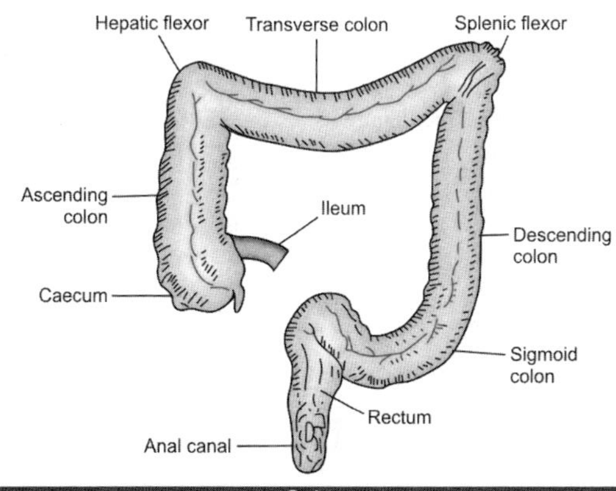

Colon

Colostomy (कोलोस्टॉमी) Incision of the colon. (शल्य-क्रिया द्वारा कोलन का उपचार।)

Colostomy (कोलोस्टॉमी) Opening up of colon to exterior through abdominal wall (see Figure). (कोलन तथा उदर की सतह के बीच एक छिद्र बनाना। उदर पर बना छिद्र कृत्रिम गुदा का कार्य करता है।)

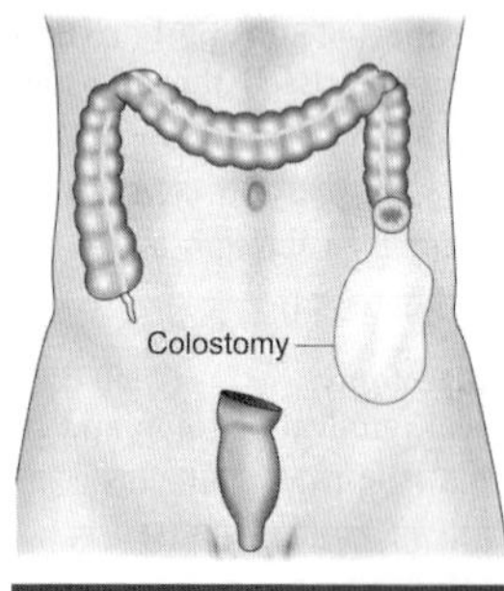

Colostomy

Colostrum (कोलस्ट्रम) Breast fluid secreted during first 2–3 days after delivery, rich in protein, calories and antibodies. (बच्चे के जन्म के तीन दिनों तक स्तनों से निकलने वाला पतला पीला तरल पदार्थ जोकि शिशु के लिए बहुत लाभदायक होता हे। धीरे-धीरे वास्तविक दुग्ध आरम्भ हो जाता है।)

Colpectomy (कोल्पेक्टॉमी) Surgical removal of vagina. (योनि को काटकर निकालना।)

Colpocele (कोल्पोसील) A hernia into the vagina. (योनि मे हर्निया होना।)

Colpocystitis (कोल्पोसिस्टाइटिस) Inflammation of the bladder and vagina. (योनि एवं मूत्राशय का शोथ।)

Colpoperineoplasty (कोल्पोपैरीनियोप्लास्टी) Plastic repair of the vagina and perineum. (प्लास्टिक सर्जरी दवारा योनि एवं मूलाधार को ठीक करना।)

Colpoperineorrhaphy (कोल्पोपैरीनियोरेह्फी) Surgical repair of the ruptured vagina and perineum. (फटी हुई योनि एवं मूलाधार को शल्य क्रिया द्वारा टांके लगाकर सीना।)

Colpopexy (कोल्पोपैक्सी) Suture of a prolapsed vagina to the abdominal wall. (एक ढीली तथा हटी हुई योनि को उदर भित्ति से टांके लगाकर सिलना।)

Colpoplasty (कोल्पोप्लास्टी) Also called vaginoplasty. It is the plastic surgery of the vagina. (योनि की प्लास्टिक सर्जरी करना।)

Colpoptosis (कोल्पोप्टोसिस) This is a condition associated with the prolapse of vagina. (एक अवस्था जो योनि भ्रंश से जुड़ी होती है।)

Colporrhaphy (कोल्पोरैह्फी) Repair of the vagina. *Anterior c.* Repair for cystocele. *Posterior c.* Repair for rectocele. (योनि को तंग बनाने के लिए योनि भित्ति को सीना। *Anterior* योनि में मूत्राशय का बहिःसरण की मरम्मत करना।)

Colporrhexis (कोल्पोरेह्क्सिस) A tearing or laceration of the vaginal vault. (योनि-भित्तियों का फट जाना।)

Colposcopy (कोल्पोस्कोपी) Examination of vagina and vaginal portion of cervix by colposcope, usually to select sites of abnormal epithelium for biopsy in patient with abnormal papsmear. (कोल्पोस्कोप नामक यंत्र का प्रयोग करके योनि एवं गर्भाशयग्रीवा का परीक्षण करना, अधिकतर रोगी की बायोप्सी के लिए असामान्य उपकला की कुछ चुनिंदा जगह या भाग के लिए प्रयोग किया जाता है।)

Colpostenosis (कोल्पोस्टेनोसिस) Narrowing of vagina. (योनि का तंग होना।)

Colpotomy (कोल्पोटॉमी) Also known as vaginotomy. This is a surgical procedure involving making an incision over the vagina. Anterior colpotomy is performed either to vsualize the pelvic structures or to perform surgery on the fallopian tubes or ovaries. posterior colpotomy is usually performed to drain an abscess in the pouch of Douglas. (इसे योनि छेदन (वैजाइनोटॉमी) भी कहते हैं। इसमें शल्य क्रिया द्वारा योनि में चीरा लगाया जाता है।)

Colpoxerosis (कोल्पोजिरोसिस) A condition characterized by unusual dryness of the vaginal mucous membrane. (एक अवस्था जिसमें योनि की श्लेष्मकला असामान्य रूप से सूख जाती है।)

Column (कॉलम) A cylindrical supporting structure. (बेलनाकार सहारा देने वाली एक रचना जैसे रीढ़ की हड्डी।)

Coma (कॉमा) A state from which patient cannot be aroused by painful stimuli and he does not respond to inner needs. (एक गम्भीर बेहोशी की अवस्था जिससे रोगी को शक्तिशाली बाह्य उत्तेजनाओं के द्वारा भी नहीं उठाया जा सकता है तथा वह अंदरूनी जरूरतों के प्रति कोई प्रतिक्रिया नहीं देता है।)

Coma vigil (कॉमा विजिल) Coma with open eyes and vacant look as in severe systemic infections. (ऐसी गहन मूर्च्छा जिसमें रोगी की आंखे खुली होती हैं तथा चेहरा भावहीन होता है। ऐसा तीव्र दैहिक संक्रमण में होता है।)

Comedo (कॉमेडो) Blackhead, discoloured dried sebum plugging an excretory duct of the skin, e.g., acne involving face, back and neck in adolescents. (त्वक कील मुहासों का लक्षण)

Comma bacillus (कॉमा बेसीलस) Vibrio comma, organism of cholera. (वाइब्रियो कॉमा, कॉलरा उत्पन्न करने वाला जीव।)

Comma tract of Schultze (कॉमा ट्रैक्ट ऑफ शुल्जे) The fasciculus interfascicularis, a tract of descending fibers located between the fasciculus cuneatus and fasciculus gracilis in the posterior funiculus of spinal cord.

Commensal (कॉमन्सेल) Organisms that live in an intimate non-parasitic relationship. (वे जीव जो अन्य प्राणी पर या उसके भीतर अपरजीवी सम्बन्ध से रहते हैं।)

Comminuted fracture (कमीन्यूटेड फ्रैक्चर) A fracture where the bone is splintered or crushed. (अस्थि भंग जिसमें अस्थि चूर चूर हो जाती है।)

Comminution (कमीन्यूशन) Reducing a solid body to varying sizes by grating, pulverizing, slicing, etc. (किसी ठोस पदार्थ या पिण्ड के कूटकर घिसकर या काटकर छोटे छोटे टुकडे करना।)

Commissure (कमीश्योंर) A transverse band of nerve fibers passing over the midline in the CNS. *c. anterior cerebral* Band of white fibers that passes across lamina terminalis connecting the two cerebral hemispheres. *c. posterior* Commisure just above the midbrain containing fibers that connect the superior colliculi. (संयोजिका; तंत्रिका तन्तुओं की एक अनुप्रस्थ बंधनी जो केन्द्रीय तंत्रिका तंत्र की मध्य रेखा से गुजरती है।)

Commissurotomy (कमीशुरोटॉमी) Surgical incision of any commisure. Commonly refers to mitral commissurotomy in mitral stenosis. (छिद्र को चौड़ा करने के लिए संयोजिका में शल्य क्रिया द्वारा चीरा लगाना।)

Common bile duct (कॉमन बइला डक्ट) The duct that carries bile from the gallbladder and liver into the duodenum (upper part of the small intestine). (वह वहिनो जो पित्ताषय की सिसिटक नली, तथा हिपैटीक नलियों से बाइल को ड्योडिनम तक ले जाती है।)

Communicable disease (कम्यूनिकेबल डिजीज) A disease that may be transmitted directly or indirectly from one person to another. (रोग जो परोक्ष या अपरोक्ष रूप से एक व्यक्ति से दूसरे व्यक्ति में पहुंच सकता है।)

Compatibility (कमपैटीबिलिटी) Able to be safely mixed, as in the case of blood for transfusion or drugs for simultaneous administration. (अनुकूलता।)

Compatibility (कॉम्पैटीबिलिटी) Ability of two individuals or groups to live together without strife or tension. (संयोज्यता, बिना दुष्परिणाम निकले दो पदार्थों का आपस में मिलने की क्षमता दो अलग अलग व्यक्ति या समूह की एक साथ रहने की क्षमता बिना किसी विवाद या मानसिक तनाव के।)

Complement (कॉमप्लीमैन्ट) A series of enzymatic proteins in normal serum that once activated augment immune mechanisms by leukocyte chemotaxis, and bacterial opsonization. (पूरक, सहायक। एक सामान्य घटक या एन्जाइमेटिक प्रोटीन जो रोग क्षमता क्रियाविधियों में बहुत महत्वपूर्ण भूमिका निभाता है।)

Complement fixation (कॉमप्लीमैन्ट फिक्सेशन) Some antigen antibody reactions fix complement for completion of reaction. This process is the basis of Wasserman reaction for syphilis.

Compliance (कॉमप्लायन्स) The property of altering size and shape in response to application of force, weight or release from such force, e.g. pulmonary compliance a measure of the force required to expand the lungs. Children have higher pulmonary compliance in comparison to adults. (बिना फटे बल, भार अथवा दबाव की अनुक्रिया में परिणाम तथा आकृति में परिवर्तन हो जाने का गुण।)

Compound astigmation (कम्पाउण्ड एस्टिग्मेटिज्म) Myopia/hypermetropia of differing diopters in both longitudinal and vertical axes. (लम्बवत् एवं समतल दोनों रेखाओं की निकट दृष्टि।)

Compound fracture (कम्पाउण्ड फ्रैक्चर) Fracture with communication to exterior by breach in the skin. (इस प्रकार के अस्थिभंग में अस्थि टूटकर क्षत से बाहर आ जाती है और वह वायु के सम्पर्क में आ जाती है।)

Compulsion (कम्पलसन) Repetitive stereotyped act performed to relieve fear connected with obsession; dictated by patient's subconscious mind against his wishes and if not performed causes uneasiness.

Compulsion neurosis (कम्पल्सन न्यूरोसिस) Obsession that compels one to perform an absurd act. (विक्षिप्त अवस्था जो किसी को मूर्खतापूर्ण कार्य करने के लिए विवश करती है।)

Compulsive ideas (कम्पल्सिव आइडिया) An idea that continues to haunt against one's will. (एक विचार जो किसी व्यक्ति की इच्छा के विरूद्ध उसे लगातार दिमाग पर छाए रहता है।)

Computer (कम्प्यूटर) An electronic device for storing and retrieving numerical or textural information. (एक इलैक्ट्रॉनिक मशीन जो संख्यात्मक या लिखित रूप से जानकारी संचित करने तथा पुनः प्राप्त करने के लिए प्रयोग की जाती है।)

Computer-assisted design (कम्प्यूटर एस्सिटिड ड़िजाइन) Computer use to assist in designing objects, e.g. reshape body parts in plastic surgery, artificial hip implant, crown preparation. (कंप्यूटर की सहायता से किसी वस्तु की रूपरेखा का निर्माण करना, उदाहरण के लिए प्लास्टिक सर्जरी में शरीरिक रचनाओं को दोबारा आकृति देना, कृत्रिम नितम्ब रोपना, कृत्रिम क्राउन (दंत शिखर) विरचना।)

Concanavalin A (कॉनकैनावेलिन ए) A lectin that stimulates proliferation of T lymphocyte but not B lymphocytes. (लैक्टिन जो टी लसीकाकोशिका को वृद्धि करने के लिए उत्तेजित करता है। परन्तु बी लसीकाकोशिका को नहीं करता।)

Conceive (कन्सीव) To become pregnant, to form an idea, to form a mental image. (गर्भवती होना, कोई विचार बनाना, मानसिक चित्रण बनाना।)

Concretion (कंक्रीशन) A solid mass, usually composed of inorganic material, formed in a cavity or tissue of the body; a calculus. (पथरी।)

Concentration (कान्सन्ट्रेशन) Strength of a substance in solution, fixation of mind on one subject with exclusion of all other thoughts. (किसी विलयन में किसी द्रव या पदार्थ की शक्ति, मस्तिष्क से अन्य सभी विचारों का त्याग करके मस्तिष्क का किसी एक ही वस्तु पर स्थिर हो जाना।)

Conception (कन्सैप्शन) Union of male spermatozoa with ovum. (गर्भाधान, जब पुरूष शुक्राणु का स्त्री के डिम्ब से संयोजन होता है।)

Concha (कौन्का) The outer ear or pinna; the turbinate inside nasal cavity. (बाह्यकर्ण या कर्णपाली, नासिका गुहा में एक उल्टे शंकु के आकार की संरचना।)

Conchotomy (कौन्कोटॉमी) Surgical incision of nasal concha. (किसी नासा युत्तिका में चीरा लगाना।)

Concoction (कौन्कोक्शन) Mixture of two medicinal substance aided by heating. (गर्म करके दो औषधिक पदार्थों को मिलाना।)

Concomitant (कॉनकमीटैन्ट) Occurring at the same time. (उसी समय होने वाला)

Concussion cerebral (कन्यूजन सेरीब्रल) Transient loss of consciousness from external cranial trauma. (सिर पर चोट लगने अथवा गिर जाने से कुछ समय के लिए अथवा लम्बे समय तक बेहोशी हो जाना।)

Conditioning (कण्डीशनिंग) Improving physical capability by an exercise programme. *c. operant* Learning of a particular action or type of behavior that is followed by reward. (व्यायाम द्वारा किसी व्यक्ति की शारीरिक क्षमता को बढाना *operant* किसी क्रिया या किसी व्यवहार को सीखने पर रोगी को पुरस्कार देना जो उसे प्रोत्साहित करता है।)

Conditioned reflex (कंडिशन्ड रेफलैक्स) Reflex which is acquired as the result of experience. (रेफलैक्स।)

Conduction (कन्डक्शन) The transfer of electron, heat, ions or sound wave through a conducting medium or the process whereby a state of excitation is transmitted. (शक्ति का संचारण जैसे ऊष्मा या ध्वनि का संचारण होना।)

Condyle (कौन्डाइल) A rounded protruberance at the end of a bone forming an articulation (see Figure). (किसी हड्डी के सिरे पर स्थित एक गोल ऊभार जिससे जोड़ बनता है।)

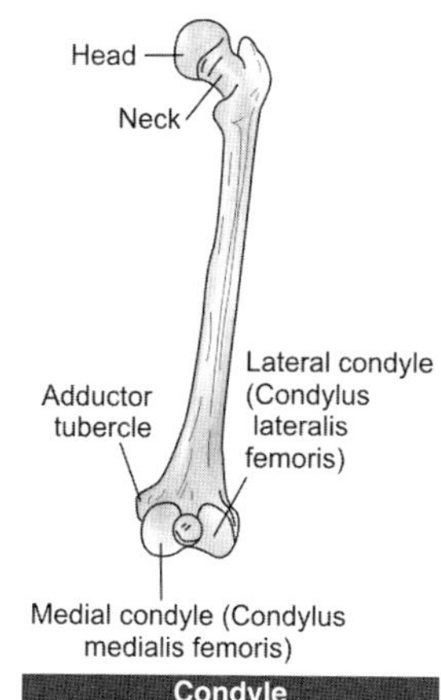

Condyle

Condyloma (कौन्डाइलोमा) A wart-like growth in the skin around anus/ external genitalia. *c. acuminata* Usually venereal, caused by virus. *c. latum* A mucous patch on the vulva or anus characteristic of syphilis. (अंकुरकार्बुद; त्वचा की एक कोमल मांसल वृद्धि जो अक्सर पुरुषों में शिश्नमुंडच्छद या गुदा पर होती है और स्त्रियों में भग और योनि प्रघात पर होता है') *acuminata* (एक्यूमिनेटम) (रतिज रोग जो विषाणुओ के कारण होता है, *c. latum* (लेटम) सिफिलिस रोग में बाह्य जननांगों पर तथा गुदा के आस-पास की त्वचा पर उत्पन्न चपटी वृद्धि।)

Confabulation (कन्फेबुलेशन) A form of memory loss in which the patient fills his memory gaps with inappropriate words. (एक प्रकार की स्मृतिहीनता जिसमें रोगी अपनी स्मृति अन्तराल में अनुचित शब्दों का प्रयोग करता है।)

Confluent (कोनफ्लुएन्ट) Running together, merging together. (एक साथ विलीन होने, जुड़ने वाला।)

Confusion (कनफ्यूजन) Disorientation in respect to time, place or person. (एक मानसिक अवस्था जिसमें कोई व्यक्ति किसी स्थान, समय अथवा व्यक्ति की वास्तविकता से बिल्कुल अनभिज्ञ रहता है; भ्रम या भ्रान्ति।)

Congener (कोन्जीनर) Two or more muscles with same function, or two substances with similar origin, function or structure. (दो या अधिक पेशियां जो एक समान कार्य करती हैं, या दो पदार्थ जो एक समान कार्य करते या संरचना में एक समान होते हैं।)

Congestion (कन्जैशन) The presence of excessive amount of blood or tissue fluid in an organ or tissue. *c. active* Congestion arising out of increased blood flow or vasodilatation. *c. passive* Vascular congestion due to impaired pumping action by heart. *c. pulmonary* Pulmonary vascular congestion due to increased LA pressure (MS) or LVF. (शरीर के किसी अंग या ऊतक में रक्त का अधिक होना, रक्ताधिक्य। *Active congestion* (एक्टिव) रक्त प्रवाह के अधिक होने या रक्त वाहिनियों के विस्फारित होने से उत्पन्न रक्तधिक्य *c. Passive* (पैसिव) रक्तधिक्य जो हृदपेशी अपर्याप्तता के कारण होता है। *c. Pulmonary* (पल्मोनरी) फुफ्फुसीय रक्ताधिक्य जो हृदय रोग संक्रमण तथा आधात के कारण उत्पन्न होता है।

Congenital (कंजेनाइटल) Existing at birth, referring to certain or mental or physical traits, anomalies, malformations, diseases, and like findings, which may be hereditary. (जन्मजात विक्रति।)

Coniology (कोनियोलॉजी) The study of dust and its effects. (धूलि तथा उसके प्रभावों का अध्ययन।)

Coniotomy (कोनियोटॉमी) Cricothyrotomy. (क्रिकॉयड एवं थाइरॉयड कार्टिलेज का विभाजन करना।)

Conization (कोनाइजेशन) Excision of a cone of tissue as in chronic cervicitis. (ऊतक के एक शंकु को पृथक करना जैसे जीर्ण गर्भाशयग्रीवाशोथ में होता है।)

Conjugate (कन्जुगेट) Paired or joined. *c. deviation* Deviation of both eyes to either side. *c. diagonal* Distance measured from center of sacral promontory to the back of symphysis pubis. True conjugate is 1.5 to 2 cm less than diagonal conjugate. *c. true* It is anterior-posterior diameter of pelvic inlet; the distance between the midline superior point of the sacrum and the upper margin of symphysis pubis. (जोडीदार अथवा जुड़ा हुआ)

Conjugate deviation (कन्जुगेट डेविएशन) Diverting of both eyes to either side (दोनों आंखों का अलग-अलग तरफ विचलित होना।)

Conjugation (कन्जुगेशन) A coupling together. In biology, the union of two unicellular organisms accompanied by an interchange of nuclear material. (संयुग्मन अथवा आपस में जुडना दो एक कोशिकीय जीवों का मिलना जिंससे उनके केन्द्रकीय पदार्थों का एक दूसरे में आना जाना हो जाता है।)

Conjunctiva (कन्जन्कटिवा) Mucous membrane that lines eyelids and is reflected onto eyeball. (श्लेष्मिक कला जो पलकों को आस्तरित करती है तथा नेत्रगांलक को ढके होती है।)

Connective tissue (कनेक्टिव टिशू) A material made up of fibers forming a framework and support structure for body tissues and organs. (वह ऊतक जो दूसरे ऊतकों को जोड़ने एव सहारा देता है।)

Conjunctivitis (कन्जन्कटीवाइटिस) Inflammation of conjunctiva. *c. actinic* Conjunctivitis from exposure to actinic (ultraviolet rays). *c. angular* Conjunctivitis involving angles of eyes, due to Morax Axenfield bacillus. *c. catarrhal* Conjunctivitis with mucoid discharge due to foreign body, allergy, heat, cold etc., *c. epidemic haemorrhagic* Viral infection of eye with swollen eyelids, and subconjunctival haemorrhage. *c. inclusion* Purulent inflammation of conjunctiva due to *Chlamydia trachomatis*. *c. phlyctenular* Nodules around limbus, particularly in allergy to Koch's bacillus. *c. vernal Allergic spring conjunctivitis*. (नेत्रश्लेष्मलाशोथ; नेत्र श्लेष्मला में शोथ की उत्पत्ति *Actinic conju*. परानीललोहित

किरणों से प्रदर्शित होने के कारण उत्पन्न नेत्रश्लेष्मलाशोथ, *Catarrhal* (कैटेरहल) बाह्य पदार्थों, एलर्जी, गर्मी, ठण्ड आदि के कारण क्षोभण से उत्पन्न नेत्रश्लेष्मलाशोथ।)

Conn's syndrome (कॉन सिण्ड्रोम) Primary hyperaldosteronism with muscle weakness, polyuria, hypertension, hypokalemia and alkalosis. (हइपरेल्डोस्टेरोनिज्म जिसमें पेशीय दुर्बलता, बहुमूत्रता, उच्च रक्तचाप, अल्पपोटेशियमरक्ता तथा क्षारमयता जैसे लक्षण होते हैं।)

Consanguinity (कौन्सेन्ग्यूइनिटी) Blood relationship, i.e, being descended from a common ancestor. (रक्त का सम्बन्ध जैसे एक ही पूर्वज के वंशज।)

Consciousness (कॉनशसनैस) A state of awareness, i.e., orientation in time, place and person. Stupor is a state from which only intense stimulus can arouse the patient. Normal motor reflex. In coma patient does not perceive the environment and intense stimuli produce only rudimentary response if any at all. (सचेत अवस्था मस्तिष्क की संवेदी उद्धीपनों के प्रति अनुक्रिया करने की क्षमता।)

Consensual (कनसेन्सुअल) Reflex stimulation of another or opposite part. (एक पार्श्व का विपरीत पार्श्व की उत्तेजना से प्रतिवर्त उद्धीपन।)

Consensual light reflex (कनसेन्सुल लाइट रिफ्लैक्स) Contraction of opposite pupil from focussing of light on one side. (एक आंख को अधिक तीव्र प्रकाश में अनावरण करने पर दूसरी आंख की पुतली का संकुचित होना।)

Consent (कन्सैन्ट) Granting permission by patient for a procedure. *c. implied* Consent presumed in certain circumstances, i.e., when patient sits on a dental chair thereby implying examination. *c. informed* The understanding between the person and institution conducting an experimental medical investigation involving human subjects. (रोगी द्वारा किसी चिकित्सा के लिए अनुमति मिलना *Implied consent* कुछ स्थितियों में रोगी की अनुमति संभवतः मानी जाती है जैसे जब रोगी दन्त चिकित्सा वाली कुर्सी पर बैठता है तो दांत की जांच के लिए उसकी स्वीकृति है *Informed c.* रोगी तथा संस्थान जो मानव विषय पर प्रयोगशील मेडिकल अनुसंधान कर रही हो, उनके बीच सहमति होना।)

Consolidation (कॉन्सोलीडेशन) The act of becoming solid, especially solidification of lung due to pathological engorgement of the tissue as occurring in pneumonia. (घनीकरण, ठोस बनने की क्रिया जिसे विशेष रूप से फेफड़ों के घनीकरण के लिए प्रयोग किया जाता है जो ऊतक के रक्ताधिक्य के कारण विशेषकर न्यूमोनिया में होता है।)

Constipation (कौन्सटीपेशन) Infrequent defecation with passage of unduly hard and dry fecal material, sluggish action of bowels. *c. obstructive* Obstructive coloic/intestinal lesion causing constipation. *c. atonic* Constipation due to weakness of muscles of colon and rectum. *c. spastic* Constipation due to excessive tonicity of intestinal wall. (मल विर्सजन कभी कभी होना इस स्थित में सूखा एवं सख्त मल निकलता है, कब्ज होना, इसके कई कारण जैसे भोजन प्र्याप्त मात्रा में न खाना, पानी कम पीना इत्यादि।)

Consummation (कनसुमेशन) The completion of marriage by the first act of sexual intercourse. (यौन क्रिया करके विवाह को पूर्ण बनाना।)

Contact (कौन्टैक्ट) Mutual touching or apposition of two persons/objects or one who has recently been exposed to contagious disease. (दो शरीरों या वस्तुओं का एक दूसरे से परस्पर स्पर्श करना या पास-पास आकर मिलना, वह व्यक्ति हो हाल ही में किसी संक्रामक रोग से अनावृत्त हो चुका हो, उसके सम्पर्क में आना या उसे स्पर्श करना।)

Contact dermatitis (कौन्टैक्ट डर्माटाइटिस) Dermatitis due to an irritating or sensitizing chemical. (किसी क्षोभक या सुग्राही पदार्थ के कारण उत्पन्न त्वकशोथ।)

Contact lens (कौन्टैक्ट लैन्स) Device, either rigid or flexible that rests on cornea to improve refractive error. (एक लैन्स जो आंख के लैन्स की अपर्वतन शक्ति को परिवर्तित करने के लिए कॉर्निया पर फिट हो जाता है।)

Contagious (कोन्टेजियस) Communicable; transmitted readily from one person to another either directly or indirectly. (सांसर्गिक; एक व्यक्ति से दूसरे व्यक्ति में प्रत्यक्ष या अप्रत्यक्ष से किसी रोग का संचारित होना।)

Contagium (कौन्टेजियम) The agent causing infection or contagion. (संक्रमण उत्पन्न करने वाला कारक।)

Contamination (कौन्टामिनेशन) 1. Introduction of disease germs, or infectious materials into normally sterile objects. 2. Radiation in or on a place where it is not wanted. (रोग उत्पन्न करने वाला जीवों या संक्रामक पदार्थ का निर्जीवाणुक वस्तुओं में प्रवेश करना, किसी स्थान पर विकिरण होना जहां आवश्यकता न हो।)

Continent (कौन्टीनेन्ट) Capable of controlling urination and defecation or sexual indulgence. (कामेच्छा न रखने वाला, मल-मूत्र त्याग पर नियंत्रण करने की क्षमता होना।)

Continine (कौन्टीनाइन) Principal metabolite of nicotine excreted in urine. (निकोटीन का मुख्य चयापचयक जो मूत्र में उत्सर्जित होता है।)

Contortion (कौन्टोरशन) A twisting into an unusual shape. (एक असाधारण आकृति में ऐंठ जाना।)

Contour (कॉनटूर) Surface configuration of a part. (किसी भाग की बाह्य रूपरेखा।)

Contraception (कॉन्ट्रासेप्शन) Prevention of conception. (गर्भनिरोध, गर्भाधान को रोकना।)

Contraceptive (कॉन्ट्रासेप्टिव) Any process, device or method that prevents contraception. They include spermicides, estrogen-progesterone pills, and physical barriers like IUD. (कोई भी औषधि, क्रिया अथवा विधि जिससे गर्भाधान रूप जाता है, गर्भनिरोधक। जैसे शुक्राणुनाशक, एस्ट्रोजन-प्रोजेस्टेरोन गोली तथा शारीरिक निरोधक जैसे आई.यू.डी।)

Contract (कॉन्ट्रैक्ट) To contract a disease/ infection, to shorten or reduce in size. (किसी संक्रमण या रोग को ग्रहण करना; परिणाम में छोटा करना या घटाना।)

Contraction isometric (कॉन्ट्रैक्शन आइसोमैट्रिक) Muscular exercise where muscle does not change its length. (पेशीय संकुचन जिसमें पेशी की लम्बाई में परिवर्तन नहीं होता।)

Contraction isotonic (कॉन्ट्रैक्शन आइसोटोनिक) Muscular contraction in which the muscle maintains constant tension by changing its length during contraction. (पेशीय संकुचन जिसमें पेशी, संकुचन के समय अपनी लम्बाई में परिवर्तन करके संकुचन बल को एक सा बनाये रखती है।)

Contracture (कॉन्ट्रैक्चर) Permanent contraction of a muscle due to paralysis/spasm/ ischemia. *c. Dupuytrens* Contraction of palmar fascia leading to deformity of fingers. *c. Volkmann's* Atrophy of forearm muscles with pronation and flexion of the hand resulting from constricting cast/bandage on brachial artery (see Figure on next page). (ऐंठन या पक्षाघात या अस्थानिक अरक्तता के कारण किसी पेशी का स्थायी रूप से संकुचित हो जाना। *Dupuytren's contracture* (ड्यूपुइट्रैन्स कॉन्ट्रैक्चर) हथेली के प्रावरणी का संकुचन जिससे अंगुलियां की विरूपता होती है, *Volkmann's contracture* (वोल्कमैन्स कॉन्ट्रैक्चर) अग्रबाहु की पेशियों के साथ हाथ का आकुंचन तथा अवतानन जो ब्रेकियल

धमनी पर कसी हुई मरहम पट्टी के कारण होता है।)

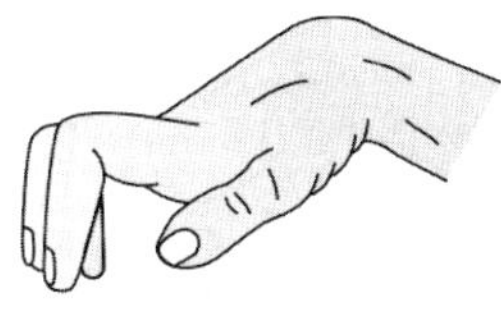

Volkmann's contracture

Contraindication (कॉन्ट्राइन्डिकेशन) Inadvisable form of therapy. (कोई लक्षण, रोग अथवा अवस्था में किसी औषधीय चिकित्सा अथवा शल्य चिकित्सा प्रयोग में नहीं लाने का निर्देश या सलाह।)

Contralateral (कॉन्ट्रालेट्रल) Opposite side of body. (शरीर के विपरीत पार्श्व में स्थित; प्रतिपक्षी।)

Contrast (कॉन्ट्रास्ट) In radiology, radio-paque material to provide a contrast in density between tissue or organ being X-rayed. (अन्तर या भेद; विकिरण विज्ञान में जिस ऊतक या अंग का एक्स-रे चित्रण किया गया है, रेडियोपेक पदार्थ द्वारा उसके घनत्वों के बीच अंतर निकालना।)

Contrecoup injury (कॉन्ट्रिकूप इन्जरी) Injury to one part of brain with lesion on opposite side, e.g., Blow to the back of head causing injury to frontal lobes as they are forced against anterior portion of cranial valt. (चोट लगने वाले स्थान के विपरीत स्थान पर मस्तिष्क में होने वाली क्षति या चोट, उदाहरण के लिए सिर के पिछले भाग पर आघात पहुंचने के कारण माथे की अस्थि खण्ड पर क्षति पहुंचती है।)

Contusion (कॉन्टयूजन) A bruise, injury with subcutaneous hemorrhage but intact skin. (नील पड़ना, चोट लगने पर त्वचा फटती नहीं परन्तु अवत्वचीय रक्तस्राव के कारण काली पड़ने लगती है, दर्द महूसस होता है एवं सूजन आ जाती है।)

Conus (कोनस) Shaped like a cone. *c. arteriosus* The portion of right ventricle giving rise to pulmonary arteries. *c. medullaris* Lower conical portion of spinal cord. (शंकु के आकार का। *Conus medullaris* सुषुम्ना रज्जु का निचला शंक्वाकार भाग *Conus arteriosus* दायें निलय का भाग जिससे फुफ्फुसीय धमनियाँ निकलती हैं।)

Convalescence (कौन्वेलेसेन्स) The period of recovery after an illness/operation. (किसी रोग अथवा ऑपरेशन के बाद पूर्णतया स्वास्थ होने में लगने वाला समय।)

Convection (कनवैक्शन) Heat transfer through liquids or gases. (द्रवों या गैसों द्वारा ऊष्मा का स्थानांतरण।)

Convergence (कन्वरजैन्स) The moving of two or more objects at the same point. (दो अथवा दो से अधिक वस्तुओं का एक ही बिन्दु की ओर गतिशील होना।)

Conversion reaction (कन्वरज़न रिएक्शन) Hysterical neuroses denoting a psychological conflict translated into physical ailment. (हिस्टीरिकल विक्षिप्ति जो मनोवैज्ञानिक संघर्ष के शारीरिक रोग में परिवर्तित होने का द्योतक होता है।)

Convolution (कॉन्वोल्यूशन) A turn, fold or coil of anything that is convoluted. In anatomy, a gyrus, one of the many folds on the surface of cerebral hemispheres that are separated by grooves, (sulci or fissures). (संवलन; किसी अंग की परत की ऐंठन अथवा चक्कर जो संवलित हो गया है, प्रमस्तिष्क गोलार्द्ध के तल पर स्थित एक कर्णक यष गाइरस जो एक परिखा द्वारा दूसरे से पृथक रहता है।)

Convulsion (कन्वल्जन) Paroxysms of involuntary muscle contraction and relaxation. (अनैच्छिक पेशीय संकुचन एवं शिथिलन अथवा दौरा पड़ना।)

Cooley's anemia (कुलीज अनीमिया) Thalassemia major, an inherited disorder of hemoglobin synthesis. (थैलासीमिया मेजर, एक हीमोग्लोबिन संश्लेषण का एक आनुवंशिक विकार।)

Coombs' test (कुअम्बस टेस्ट) A test for detection of antiglobulins in blood, helpful in diagnosis of autoimmune hemolytic anemia. (प्रतिपिण्डों का पता लगाने वाला अति सूक्ष्मग्राही परीक्षण। यह परीक्षण स्वक्षम रक्तसंलायी रक्ताल्पता के निदान में सहायक होता है।)

Coordination (कोऑर्डिनेशन) Working together of various muscles for performing certain movements. (सांमजस्य, शरीर के परस्पर सम्बन्धित अंगों का एक साथ कार्य करना।)

Copolymer (कोपोलीमर) A polymer composed of two different kinds of monomers. (एक बहुलक जो दो भिन्न प्रकार के मोनोमर से बनता है।)

Copper sulfate (कॉपर सल्फेट) Deep blue crystals/granules, used as algicide/ astringent. (गाढ़े नीले क्रिस्टल्स या कणिकाएं, जिसे काई हटाने वाले कारक तथा स्रावरोधक के रूप में प्रयोग किया जाता है।)

Coprolalia (क्रोप्रोलेलिया) The use of vulgar, obscene language as in schizophrenia and Gilles dela Tourette syndrome. (अश्लील शब्दों को बोलना विशेषकर मल से सम्बन्धित शब्द बोलना।)

Coprolith (कोप्रोलिथ) Hard feces. (आंत में कठोर मलाश्मरी।)

Coprophilia (कोप्रोफिलिया) Unusual preoccupation with feces, a perversion in adults. (मल में असामान्य रूचि होना, पूर्ण विकसित व्यक्ति में विपर्यास होना।)

Coproporphyrin (कोप्रोपैरफॉइरिन) Excessive coproporphyrin excretion in feces, as in inherited porphyrias. (आंतों में बनी तथा मूत्र एवं मल में पायी जाने वाली पैरफॉइरिन।)

Coproporphyria (कोप्रोपोरफाइरिया) A porphyrin present in urine and feces. (मल में अत्यधिक मात्रा में कोप्रोपोरफाइरीन उत्सर्जित होना जैसे वंशागत पोर्फाइरीनता में पाया जाता है।)

Copula (कोप्यूला) Any connecting part. (जोड़ने वाली कोई संरचना।)

Copulation (कोपुलेशन) Sexual intercourse. (सम्भोग, लैगिंक संसर्ग)

Coracoid (कोराकॉयड) Resembling in shape a crow's beak. (कौवे की चोंच के आकार के समान।)

Coracoid process (कोराकॉयड प्रोसेज) Process on anterior upper surface of scapula. (स्कन्धफलक या स्कैपुला अस्थि की अग्रज ऊर्ध्व सतह पर विधमान एक प्रवर्ध।)

Cord (कॉर्ड) A string-like structure. *c. spermatic* The channel for sperms to pass from testes to seminal vesicle. *c. spinal* Extension of CNS, into the *spinal canal* upto upper border of first lumbar vertebra. *c. umbilical* Cord that connects fetal circulatory system to the placenta, consists of two umbilical arteries and one umbilical vein. (एक लम्बी, बेलनाकार तथा बारीक, संरचना, रज्जु। *Spermatic cord* (स्पर्मेटिक कॉर्ड) एक कॉर्ड जिसके द्वारा शुक्राणु शुक्रग्रन्थि से होकर शुक्राशय में पहुंचता है। *Spinal cord* (स्पाइनल कॉर्ड) केन्द्रीय नाडी संस्थान का वह भा जो सुषुम्ना नाल से कंटिकशेरूका के ऊपरी भाग तक होता है। *Umbilical cord* (अम्बिलाइकल कॉर्ड) वह रज्जु जो भ्रूण परिसंचरण तंत्र को अपरा से जोड़ती है।)

Cordotomy (कॉर्डेक्टॉमी) Resectional of lateral spinothalamic tracts in the cord to relieve intractable pain. (दर्द दूर करने के लिए शल्यक्रिया द्वारा रज्जु के पार्श्िक स्पाइनोथैलेंगिक टैक्ट का उच्छेदन करना।

Cori cycle (कोरीसाइकिल) In carbohydrate metabolism, the breakdown of muscle glycogen with formation of lactic acid which is converted to glycogen in liver. Liver glycogen is released as glucose which is taken up by muscles being then reconverted to muscle glycogen.

Corn (कोर्न) Hardening or thickening of skin that has a conical shape extending into dermis causing pain. (रगड़ अथवा दबाव से उत्पन्न मोटी, सख्त त्वचा जो पीडाकर एवं शंकु आकृति वाली वृद्धि होती है; घट्टा)

Cornea (कॉर्निया) The clear, transparent anterior portion of eye covering 1/6 the surface of globe functioning as an important refractive medium. It is composed of 5 layers: epithelium, Browman's membrane, substantia propria, Descemet's membrane and layer of endothelium (see Figure). (साफ पारदर्शक अग्र भाग जिससे नेत्र गोलक का लगभग 1/6 भाग बनता है और परिधि पर श्वेतपटल या स्कलेरा में विलीन हो जाता है। यह पांच परतों से बनता है; स्वच्छमण्डल।)

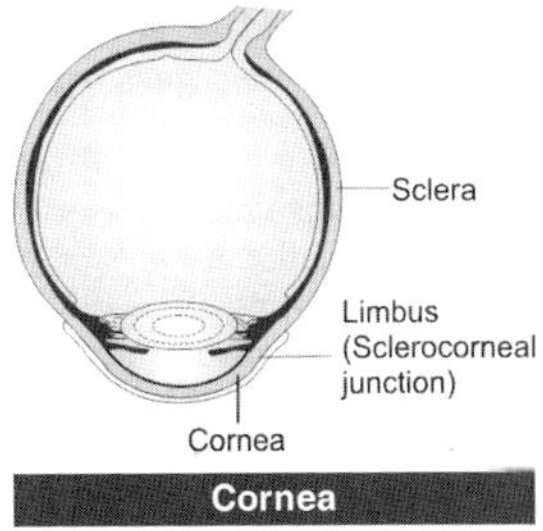

Cornea

Corneal reflex (कॉर्नियल रिफ्लैक्स) Closure of eyelid on touching the cornea: Afferent limb by trigeminal and efferent by facial nerves. (कार्निया को छूने पर आंखों की पलकों का बन्द हो जाना।)

Coronal plane (कोरोनल प्लेन) Plane dividing the body into anterior and posterior portions. (शरीर के आगे एंव पीछे के भागो में विभाजित करने वाला तल)

Coronal suture (कोरोनल सूचर) The transverse suture in the skull separating the frontal bone from the parietal bones. (शिशु को खोपड़ी में पैराइटल एव फ्रंटल हडियो को जोड़ने वाली सींध।)

Corneal transplant (कॉर्नियल ट्रान्सप्लान्ट) Either partial thickness or full thickness transfer of cornea from a healthy cadaver, donor to treat corneal opacity obstructing vision. (स्वच्छमण्ल की पूर्णता या आधी सघनता का किसी स्वस्थ मृत शरीर से स्थानातंरण करना। यह नेत्रपटलीय अपारदर्शिता के अवरोधक के उपचार के लिए किया जाता है)

Corneoblepharon (कॉर्नियोब्लेफेरोन) Adhesion of eyelid to cornea. (आंख की पलक का कॉर्निया के साथ चिपक जाना।)

Cornification (कॉर्निफिकेशन) The process by which squamous epithelial cells are converted into hard horny material, e.g., horns, hairs, nails, feathers, etc. (क्रिया जिससे शल्कीय उपकला-कोशिकाएं कठोर श्रृंगी पदार्थ में परिवर्तित होती हैं।)

Cornu (कॉर्नू) Any projection like a horn. (सींग के समान कोई भी प्रक्षेपण या ऊभार।)

Corona (कोरोना) Any structure resembling a crown. (एक संरचना जो क्राउन के सामान लगती है।)

Corona radiata (कोरोना रेडिएटा) Ascending and descending fibers of internal capsule that above corpus collosum extend in all directions to reach cerebral cortex. (आंतरिक सम्पुट के बढते तथा घटते हुए तन्तु जो प्रमस्तिष्क-कॉर्टेक्स तक पहुचने के लिए, कॉपर्स कोलोसम के ऊपर सभी दिशाओं में बढते हैं।)

Coronal plane (कोरोनल प्लेन) Plane dividing into front and back portions. (शरीर को आगे तथा पीछे के भागों में विभाजित करने वाला तल।)

Coronary angiography (कॉरोनरी एन्जियोग्राफी) Opacification of coronary arteries by injection of iohexol or urograffin or any such contrast agent. (कॉरोनरी धमनियों को अपारदर्शक बनाने के लिए आयोहैक्सोल या यूरोग्रेफिन या किसी मिलते हुए कारक का इन्जैक्शन लगाना।)

Coronary arteries (कॉरोनरी आरट्रीज) A pair of arteries, left and right arising from left and right coronary sinuses supplying blood to myocardium. The left artery is usually dominant. (एक जोडी धमनियां जो दांयें एवं बांऐं कॉरोनरी साइनस से निकलती हैं तथा हृदय की मायोकार्डियम को रक्त पहुंचाती हैं।)

Coronary bypass (कॉरोनरी बाइपास) Surgically established shunt between root of aorta and involved coronary distal to block or diverting internal mammary to augment myocardial blood flow. (शल्य क्रिया द्वारा अवरोध के स्थान के बाद पार्श्व पथ का निर्माण करना

जिससे रक्त महाधमनी से कॉरोनरी धमनी की एक आँख में बहने लगता है।)

Coronary care unit (कॉरोनरी केयर यूनिट) A specially equipped unit in a hospital providing intensive care to patients of coronary artery disease, i.e., myocardial infarction, unstable angina, etc. (अस्पताल का एक विभाग जो गम्भीर कॉरोनरी थ्रॉम्बोसिस से पीड़ित रोगियों की गहन परिचर्या एवं चिकित्सीय देखभाल के लिए विशेष आधुनिक मशीनों से परिपूर्ण होता है।)

Coronary plexus (कॉरोनरी प्लैक्सस) A plexus of autonomic nerve fibers supplying the heart. (स्वायत्त तंत्रिका तन्तुओं का एक जाल जो हृदय तक उपलब्धि कराता है।)

Coronary sinus (कॉरोनरी साइनस) The channel carrying venous drainage of heart into right atrium. (वह प्रणाली जिसमें अधिकांश हृद् शिरायें अपना रक्त पहुंचाती हैं और जो दक्षिण अलिंद में खुलता है।)

Coronavirus (कॉरोनावाइरस) The virus particle surrounded by a crown, e.g., common cold virus, e.g. COVID-19 injection. (वायरसों का एक नया वर्ग जो क्राउन से घिरा होता है तथा जुकाम उत्पन्न करता है।)

Coronoid fossa (कोरोनॉयड फोसा) An oval depression on anterior surface of distal end of humerus articulating with coronoid process of ulna. (अन्तः प्रकोष्ठिका का कोरानॉयड प्रवर्ध तथा प्रगण्डिका जोड के दूरस्थ छोर के अग्र सतह पर स्थित एक अण्डाकार खात।)

Corpse (कोरप्स) A dead body; cadaver. (शव; मानव का मृत शरीर।)

Corpulent (कार्पुलैन्ट) Obese. (मोटा व्यक्ति।)

Cor pulmonale (कोर पल्मोनेल) Right heart failure secondary to pulmonary pathology. (फुफ्फुसीय धमनी चाप बढ़ जाने से हृदय के दांये निलय का बढ़ जाना।)

Corpus (कॉर्पस) The principal part of any organ or body. *c. callosum* The commissure joining two cerebral hemispheres. *c. cavernosum* Erectile tissue of penis, clitoris, bulb of vestibule etc. *c. luteum* The yellow body left on the surface of the ovary and formed from the remains of the Graafian follicle after the discharge of the ovum. If it retrogresses, menstruation occurs, but it persists for several months if pregnancy supervenes. *c. striatum* The structures in cerebral hemispheres consisting of caudate and lentiform nuclei. (किसी अंग का सबसे मुख्य भाग।)

Corpuscle (कॉर्पुसल) Any small rounded body, an encapsulated sensory nerve ending, blood cell. *c. malpighian* A renal corpuscle consisting of a glomerulus and Bowman's capsule. *c. Meissner's* An encapsulated touch receptor in the epidermis of skin esp of palm, hand and feet. *c. pacinian* A large ovoid sensory end organ consisting of concentric layers of connective tissue surrounding nerve ending acting as receptor of proprioception and deep pressure. (कणिका, एक छोटा गोल पिण्ड, सम्पुटक संवेदी तंत्रिका, रक्त कोशिका, Malpighian corpuscle (मैल्पीघियन कॉर्पुसल) गुर्दे में स्थित कोशिका गुच्छ तथा इसे बन्द करने वाला सम्पुट; बोमैन्स सम्पुट।)

Corrigan's pulse (कोरीगन्स पल्स) A full bounding pulse of aortic insufficiency. (महाधमनिक अपर्याप्ता की पूर्ण रूप से संबद्ध नाड़ी।)

Corrosive poisoning (कोरोसिव पॉयजनिंग) Poisoning by strong alkalies, acid, antiseptics, e.g., hydroxides of sodium, ammonium, potassium. (तीव्र क्षारों, एसिड, प्रतिरोधी द्वारा विषाक्तता, उदाहरण के लिए सोडियम, अमेनियम तथा पोटेशियम के हाइड्रोक्साइडस ।)

Corrugator (कोरूगेटर) The muscle of eye drawing eyebrow medially and inferiorly, arising from frontal bone and inserted on the skin of medial half of eyebrows. (आंख की पेशी भौंह को मध्यवर्ती तथा निचली ओर खींचती है जो ललाटस्थि से निकलती है और भौंह की

मध्यवर्ती त्वचा में निवेश करती है; संकोचक पेशी।)

Cortex (कॉर्टेक्स) Outer layer of an organ like kidney, adrenal, ovary, lymphnode, thymus, cerebrum and cerebellum. (किसी अंग का बाहरी स्तर जैसे गुर्दे, एड्रीनल ग्रन्थि, अण्डाशय, लसीका पर्व, थाइमस, प्रमस्तिष्क तथा अनुमस्तिष्क में पाया जाता है।)

Corticoid (कॉर्टिकॉयड) Steroid hormone secreted by adrenal cortex. (एड्रीनल कॉर्टेक्स द्वारा स्रावित स्टरॉयड हार्मोन।)

Corticosterone (कॉर्टिकोस्टेरोन) Hormone of adrenal cortex influencing carbohydrate metabolism, Na+ and K+ homeostasis. (एड्रीनल कॉर्टेक्स का एक हार्मोन जो कार्बोहाइड्रेट पौटेशियम तथा सोडियम चयापचय को प्रभावित करता है।)

Corticotropin (कॉर्टिकोट्रॉफिन) (ACTH) The anterior pituitary hormone that stimulates adrenals to secrete glucocorticoids. (पीयूष ग्रन्थि के अग्र खण्ड से स्रावित होने वाला हार्मोन जो एड्रीनल को ग्लूकोकार्टिकॉयड स्रावित करने के लिए उद्दीप्त करता है।)

Corticotropin releasing factor (कॉर्टिकोट्रॉफिन रिलीजींग फैक्टर) The hypothalamic factor regulating secretion of corticotrophin. (अधश्चेतकी कारक जो कॉर्टिकोट्रॉफिन के स्राव को नियंत्रित करता है।)

Cortisone (कॉर्टिसोन) Adrenal hormone, largely inactive till converted to active cortisol. Influences metabolism of fat, carbohydrate, protein, N+ and K+ (एड्रीनल ग्रन्थि के कॉर्टेक्स से पृथक होने वाला एक प्रमुख हार्मोन, शरीर में प्रयोग में लाने से पहले इसे कोर्टीसोल में परिवर्तित करा जाता है') 'यह वसा, कार्बोहाइडेट, प्रोटीन N+ and K के चयापचय को प्रभावित करता है।)

Corynebacterium (कोरीनेबैक्टीरियम) Gram-positive nonmotile drumstick- shaped rod, causing diphtheria. (जीवाणुओं का एक वंश जो ग्राम पौजीटिव, दण्डाकार और लम्बे होते हैं जिसके कारण रोहिणी (डिफ्थीरिया) होता है।)

Coryza (कोरइजा) Term describes the inflammation of the mucous membrane in the nasal cavity which results to nasal congestion, loss of smell. (खाँसी या जुकाम।)

Coryza (कोराइजा) Acute nasal catarrh with profuse watery secretion. (प्रतिश्याय; नाक की श्लेष्मिक कला का तीव्र शोथ एवं नाक से अत्यधिक पानी का बहना।)

Cosmetic (कॉस्मेटिक) Agents or methods of improving physical appearance (appearance promoters). (1. सुन्दर बनाने वाला पदार्थ तथा खुबसूरती बढाने वाले जैसे क्रीम या पाउडर।)

Cosmetic surgery (कॉस्मेटिक सर्जरी) Commonly known as plastic surgery done to improve appearance, i.e., correction of ugly burns and scars, elephantiasis, localized obesity, pendulous breast, facial wrinkles. (बुरे दिखने वाले व्रण चिन्हों या जलने के निशान को दूर करने के लिए तथा नैन नक्श को और तीखा बनाने एवं सुन्दरता को बनाये रखने के लिए तथा श्लीपद स्थानीय मोटापा, ढीले स्तन तथा झुरियों को ठीक करने के लिये की जाने वाली प्लास्टिक सर्जरी।)

Cosmic (कॉसमिक) Universe. (ब्रह्मांड, अंतरिक्ष।)

Costen's syndrome (कॉस्टेनस सिण्ड्रोम) Temporomandibular arthritis. (अधोहनुज सन्धिशोथ।)

Cotton wool spots (कॉटन) Soft wooly exudates in retina in hypertension and uremia, probably superficial infarcts.

Couching (काऊचिंग) Forcible downward displacement of lens caused to improve vision in cataract patients. (मोतियोबिन्द की एक पुरानी चिकित्सा जिसमें दृष्टि सुधारने के लिए लैन्स को बलपूर्वक रूप से नीचे की ओर विस्थापित किया जाता है।)

Cough (कफ) Forceful expiratory effort with closed glottis, to expectorate mucous and foreign body. (कफ, खांसी)

Counselling (काउनसलिंग) Providing of advice and guideline to a patient by health professional. (रोग या किसी समस्या के विषय में स्वास्थ्य चिकित्सक द्वारा रोगी को दी गई औपचारिक सलाह तथा निर्णय करने में सहायता करना।)

Counter Geiger (काउन्टर जेजर) Device for detection and counting of ionizing radiation. (एक यंत्र जिससे आयनन विकिरण का अनुसन्धान तथा गिनती करी जाती है।)

Counter-current exchanger (काउन्टर करेन्ट एक्सचेंजर) The exchange of chemicals between two counter-current streams separated by a membrane. (दो प्रति धाराएं जो एक कला द्वारा अलग होती है, के बीच रासायनिक पदार्थो की अदला बदली होना।)

Counter-immuno electrophoresis (काउन्टरइक्यूनो इलैक्ट्रोफोरेसिस) A process in which antigen and antibodies are placed in separate wells and an electric current is passed through diffusion medium. Antigens migrate to anode and antibodies to cathode. If the antigen and antibody correspond to each other, they upon meeting in the diffusion medium will precipitate and will form a precipitin band or line. (वह प्रतिक्रिया जिसमें एन्टिजन एवं एण्टीबॉडिया को अलग अलग कुण्डों में रखा जाता है तथा विसरण माध्यम में एक वैघुत धारा प्रवाहित की जाती है। एन्टिजन एनोड की ओर तथा एण्टीबाडियां कैथोड की ओर गति करते हैं। यदि एन्टिजन और एण्टीबाडी विसरण माध्यम मे मिलते हैं तो वह अवक्षेपित हो जाते हैं और एक प्रैसीपिटिन रेखा बन जाती है।)

Counterincision (काउन्टरइन्सीजन) A second incision made to facilitate drainage or to reduce tension on the stitches. (निकासी को बढ़ाने अथवा जख्म के किनारों पर दबाव को कम करने के लिए एक दूसरा चीरा लगाना।)

Counterirritant (काउन्टरइरीटैन्ट) An agent applied locally to produce mild inflammatory reaction to relieve pain of adjacent or deeper structure. (गहराई में स्थित संरचनाओं से उत्पन्न पीड़ा को दबाने के लिए, स्थानीय रूप से प्रयोग किया जाने वाला कारक जिसकी प्रतिक्रिया से हल्का शोथज या प्रतिक्षोभण उत्पन्न किया जाता है।)

Counter shock (काउन्टर शॉक) An electric shock applied to heart to correct arrhythmia. (हृदय की आवर्तिता में होने वाली गड़बड़ी को ठीक करने के लिए हृदय में विधुत धारा का प्रयोग करना।)

Countertraction (काउन्टर ट्रैक्शन) Application of a force in a direction opposite to the force of traction, usually in fracture reduction. (एक खिंचाव के विरूद्ध लगा दूसरा खिंचाव जिसे अस्थि भंग के घटाने के लिए लगाया जाता है।)

Couple (कपल) To join together, to have sexual union. (आपस में मिलना, लैंगिक संसर्ग सम्पादित करना।)

Courvoisier's law (कॉरवोसिर्यस लॉ) Sudden obstruction of bile duct by gallstone does not cause enlargement of gallbladder as opposed to gradual obstruction as in malignancy of pancreas/ampulla of Vater which consistently causes marked enlargement of gallbladder. (पित्ताश्मरी द्वारा पित्तवाहिनी में अचानक अवरोध उत्पन्न होने से पित्ताशय नहीं बढता इसके विपरीत जब अग्न्याशय की दुर्दमता में क्रमिक रूकावट होती है तो पित्ताशय बढ़ जाता है।)

Couvelaire uterus (कॉविलीयर यूट्रस) Extravasation of blood into uterine musculature often demanding hysterectomy. (रक्त के गर्भाशय में व्यवस्थित पेशियों में मुक्त होने की क्रिया जिसके कारण अधिकतर गर्भाशयोच्छेदन करना पड़ता है।)

Covalent (कोवेलेंट) Sharing of electrons between two atoms. (इलैक्ट्रॉन को दो परमाणुओं में बांटना।)

Cowden's disease (कूडेन्स डिजीज) Multiple hamartomas. (बहुत से सुदम अर्बुदों (हैमार्टोमाओं) का पाया जाना।)

Cowling's rule (कोलिंग्स रूल) Age of child on next birth day divided by 24 to give pediatric dose. (अगले जन्मदिन पर बच्चे की उम्र को 24 से विभाजित करके बालरोग के लिए औषधि की आवश्यक मात्रा देना।)

Cowper's gland (कूपर्स ग्लैण्ड्स) A pair of compound tubular mucous glands beneath the bulb of male urethra, akin to Bartholin glands in female. (शिश्नमूल ग्रन्थियां, पुरूषों के मूत्रमार्ग के शिश्नकन्द में खुलने वाली दो गुच्छित ग्रंथियाँ, यह अपने श्लेष्मिक स्राव को अपनी नलिका द्वारा मूत्रमार्ग में उड़ेलता है। स्त्रियों में यह बार्थोलिन ग्लैण्ड के सदृश होता हैं।)

Coxalgia (कोक्सैल्जिया) Pain in the hip. (कूल्हे में दर्द होना।)

Coxiella burnetti (कोक्सीला बर्निटी) Causative organism of Q fever. (क्यू फीवर को उत्पन्न करने वाला जीव।)

Coxsackie virus (कोक्सेक वाइरस) A member of picorna virus causing herpangina, aseptic meningitis, pleurodynia, epidemic conjunctivitis, myocarditis. (पिकोर्नावाइरस कुल का एक विषाणु जिसके कारण मुखी परिसर्प (हर्पेन्जाइना), निर्जीवाणुक मस्तिष्कावरण शोथ, पार्श्व-वेदना, जानपदिक नेत्रश्लेष्मला शोथ, हृदपेशी शोथ जैसे रोग उत्पन्न होते हैं।)

Crab louse (क्रेब लाऊस) Louse infecting pubic regions (phthirus pubis) (जघन शैल में पायी जाने वाली जू।)

Cracked pot sound (क्रेक्ड पॉट साउण्ड) Percussion note resembling cracked pot as in pulmonary cavity, hydro-cephalus. (फेफड़ों की परिताड़न ध्वनि जो किसी टूटे हुए बंर्तन की ध्वनि के समाने होती है जैसी फुफ्फुसीय गुहा में होती है।)

Cramp (क्रैम्प) Spasmodic painful contraction of a muscle. (एक पीड़ा युक्त ऐंठन के साथ मांसपेशियों का सकुंचन।)

Cramp (क्रैम्प) A sudden, brief, unintended (involuntary), and usually painful contraction of a muscle or group of muscles. (ऐंठन के साथ दर्द।)

Cranioclast (क्रेनियोक्लास्ट) Instrument for crushing foetal skull to facilitate delivery of large dead foetus. (एक बड़े मृत भ्रूण के प्रसव को आसान बनाने के लिए भ्रूण के सिर को कुचलने वाला यंत्र।)

Craniocleidodysostosis (क्रेनियोक्लाइडो–डाइसोस्टोसिस) A congenital condition that involves defective ossification of bones of face, head, and clavicle. (एक जन्मजात रोग जिसमें सिर एवं चेहरे की तथा क्लैविक्ल हड्डियों का दोषयुक्त अस्थिभवन होता है।)

Craniometry (क्रेनियोमीट्री) Measurement of skull bones. (कपाल की अस्थियां का नाप लेना।)

Craniostenosis (क्रेनियोस्टेनोसिस) Contracted skull due to premature closure of cranial sutures. (कपाल का संकुचित हो जाना, कपाल संकीर्णता कपाल की सीवनों का समय से पूर्व बंद होने से कपाल का संकुचित हो जाना।)

Craniostosis (क्रेनियोस्टोसिस) Congenital ossification of cranial sutures. (कपाल की सींवनों का जन्म से अस्थिभवन।)

Craniotabes (क्रेनियोटेब्स) Abnormal softening of skull bones. (कपाल की अस्थियों पतला एवं कमजोर पडना।)

Cranium (क्रेनियम) The skull can be divided into two parts: 1. Cranium– The bony framework which supports the brain. 2. Mandible—The bony framework which supports the jaw and the lower part of the face. The cranium is composed of 8 bones namely: Two parietal bones, one frontal bone, two temporal bones, one occipital bone, sphenoid and ethmoid. (कपाल का वह भाग जिसके अन्दर मस्तिष्क सुरक्षित रहता है।)

Cravat bandage (क्रेवट बैण्डेज) Triangular bandage folded to form a band around the injured part. (एक त्रिकोणी पट्टी जो एक बैण्ड के रूप में चोट लगे भाग पर लगायी जाती है।)

Crazy bone (क्रेजीबोन) Name for medial epicondyle of humerus, as slight trauma to it causes pain and tingling in fingers due to stimulation of ulnar nerve. *c. reactive protein* Acute phase reactant, a serum globulin whose concentration is increased in acute infections like rheumatic fever. (प्रमण्डिका पर मध्यवर्ती अधिस्थूलक का एक नाम जैसे इसको हल्की सी चोट लगने पर अंगुलियों में पीड़ा तथा झुनझुनाहट होने लगती है जो अन्तः प्रकोष्ठिक तंत्रिका के उत्तेजित होने के कारण होता है।)

Creatine (क्रिस्टाइन) Methylglycocyamine, a colourless substance excreted in urine. Combines with phosphate to form creatine phosphate. (मिथाइलग्लाइकोसायामीन, एक रंगहीन पदार्थ जो मूत्र में उत्सर्जित होता है। यह फॉस्फेट के साथ मिलकर क्रिस्टाइन फॉस्फेट बनाता है।)

Creatine kinase (क्रिएटाइन काइनेज) Enzyme present in skeletal and cardiac muscles that acts in breakdown of ATP to ADP. Serum level is increased in myocardial infarction, skeletal muscle injury, and muscle dystrophy. (एंजाइम जो कंकाल तथा हृदयपेशियों में उपस्थित होता है, जो ATP से ADP के बंद होने पर कार्य करता है। हृदयपेशी रोधगलन, कंकाल पेशी अभिघात तथा पेशी अपविकास में सीरम की मात्रा बढ़ जाती है।)

Creatinine (क्रिएटिनीन) Formed from creatine. (क्रिस्टाइन चयापचय का अन्तिम उत्पाद जो पेशी तथा रक्त में पाया जाता है।)

Crede's method (क्रिड्स मैथड) Expulsion of placenta by putting downward pressure on the uterus through anterior abdominal wall and squeezing uterus but inversion is a danger. (गर्भाशय पर नीचे भित्ति से तथा गर्भाशय को कसकर दबाकर अपरा का निष्कासन करना, परन्तु व्युत्क्रमण खतरनाक सिद्ध हो सकता है।)

Cremaster (क्रिमेस्टर) A fascia like muscle suspending and enveloping testicles and spermatic cord. (प्रावरणी या बन्धन जैसी पेशी जो शुक्रग्रन्थियों एवं वृषण रज्जु को लटकाये एवं इन्हें ढके रहती है।)

Cremasteric reflex (क्रेमास्टेरिक रिफ्लैक्स) Retraction of testes on stimulation of innerside of thigh, a superficial reflex mediated via L1, L2 segment. (जांघ के अंदरूनी तरफ उत्तेजित करने पर शुक्रग्रन्थि का ऊपर को खिंच जाना।)

Crepitation (क्रेपीटेशन) Crackling sound heard 1. in lungs in pneumonia, 2. movement of fractured bones, 3. in soft tissues in anaerobic gasforming infections and 4. in subcutaneous emphysema. (टूटने जैसी आवाज जो स्टेथोस्कोप या आले के द्वारा फेफड़ों के कुछ रोगों में सुनी जाती है, टूटी हुई हड्डी के किनारों के आपस में रगड़ने से उत्पन्न शुष्क टूटने जैसी आवाज, वातनिरपेक्षीय गैस संक्रमण में कोमल ऊतकों से उत्पन्न होने वाली आवाज, अवत्वचीय वातस्फीति में सुनाई देने वाली आवाज।)

Crescent (क्रिसेन्ट) Shaped like sickle e.g., menisci of knee joint, choroid atrophy in myopics (myopic crescent). (हंसिये के आकार का जैसे घुटने के जोड़ की हंसियाकार तन्तुपास्थि तथा निकट दृष्टिता में रंजितपटल का अपक्षय होना।)

Cresol (क्रीसोल) Coal tar derivative disinfectant containing 5% phenol. (कोलतार से प्राप्त होने वाला एक अत्याधिक शक्तिशाली कीटाणुनाशक रासायनिक तरल पदार्थ, जिसमें 5 प्रतिशत फिनोल होता है।)

Cresomania (क्रीसोमैनिया) Hallucination of possession of great wealth. (बहुत धनवान होने का विभ्रम होना।)

Crest (क्रैस्ट) Ridge or elongated prominence, e.g., Alveolar crest that surrounds teeth whose resorption can be delayed by flurbiprofen. (एक कटक (मेंड), प्रक्षेपण (उभार) अथवा लम्बवत् उत्सेघ (ऊंचाई) विशेषकर किसी हड्डी पर स्थित,

जैसे एल्वियोलर क्रैस्ट जो दांतो को घेरता है। जिनके अवशोषण में फ्लरबिप्रोफेन द्वारा विलंब किया जा सकता है।)

CREST syndrome (क्रैस्ट सिण्ड्रोम) Calcinosis, Raynaud's phenomenon, esophageal dismotility, sclerodactily and telangiectasia, a variant of systemic sclerosis. (ऊतकों में असामान्य रूप से कैल्सियम लवणों का जमा होना, रेनॉड्स रोग, ग्रासनलीय अगतिशीलता, हाथों एवं पैरों की अंगुलियों की त्वचा का कठोर हो जाना तथा वाहिकास्फीति जैसे लक्षण पाये जाते हैं।)

Cretin (क्रेटिन) Hypothyroidism in babies manifesting as rough skin, mental subnormality, potbelly, coarse features, hypoactivity and delayed dentition. (शिशुओं में अवटु-अल्पक्रियता होना जिसमें रूखी त्वचा, मानसिक असमान्यता, वसामय उदर, सक्रियता तथा दन्तोद्भवन देर से होना जैसे लक्षण होते हैं।)

Creutzfeldt-Jakob disease (क्रेटजफेल्ट जैकॉब डिजीज) *HG Creutzfeldt, German physician*, 1885-1964. *A. Jakob, German physician*, 1884-1931. A rapidly progressive disease of the nervous system affecting middle-aged and elderly people; caused by a 'slow' virus. Transmission between humans is very unusual, although the disease has been reported in young people treated with human pituitary extract for short stature - now no longer used. (तंत्रिका तंत्र का तीव्रता से बढ़ने वाला रोग जो अधिकतर मध्य वय तथा वृद्ध लोगों को होता है। यह मंदगति वाले विषाणुओं के कारण होता है। इसका मनुष्यों के बीच संचारण असमान्य होता है।)

Crevice (क्रेवाइस) A small fissure or crack, e.g. Gingival crevice: a fissure produced by the marginal gingiva with tooth surface. (एक छोटी दरार या फटन उदाहरण के लिए जिन्जाइवल क्रेवाइस, एक दरार जो किनारे के मसूड़ों के कारण होती है।)

Crib (क्रिब) A small bed with high legs and sides for infants and babies. (शिशु अथवा छोटे बच्चे के लिए लम्बी टांगों एवं ऊंचे पार्श्वों वाला एक छोटा सा पलंग।)

Cribriform (क्रिबीफोर्म) Sieve like, e.g., 1. Cribriform plate, the thin perforated medial portion of ethmoid bone perforated by olfactory nerve fibers. 2. Cribriform fascia, the part of deep fascia of thigh covering fossa ovalis. (चलनी के समान छेद वाला।)

Cricoid (क्रिकॉयड) Shaped like a signet ring, e.g. cricoid cartilage; the lowermost cartilage of larynx, the broad portion being posterior and anterior portion forming the arch. (अंगूठी की आकृति का, उदाहरण के लिए क्रिकॉयड कार्टिलेज स्वरयंत्र की सबसे नीचली उपास्थि, मेहराब जो पश्च तथा अग्र भाग से बनता है।)

Cri-du-chat syndrome (क्राई डू चैट सिन्ड्रोम) A chromosomal deletion disorder characterized by cry like a cat, microcephaly, mental retardation, dwarfism and laryngeal defect. (यह गुणसूत्री अपमार्जन विकार तथा एक आनुवंशिक जन्मजात रोग जिसमें शिशु का रोना बिल्ली के रोने से मिलता है, लघुशिरस्कता, बुद्धिह्रास, बोनापन तथा स्वरयंत्रज विकार जैसे लक्षण पाए जाते हैं।)

Crisis (क्राइसिस) Critical period, e.g., 1. Addisonian crisis. (acute adrenal failure) 2. Sickle cell crisis (acute bone/abdominal pain of sickle cell anemia due to thrombotic infarcts) 3. Thyroid crisis: Fever, delirium and extreme tachycardia of sudden deterioration of hyperthyroidism. 4. Sudden fall in temperature in pneumonia. (संकटावस्था चरमोत्क्रर्ष। उदाहरा 1 एडिसोनियन क्राइसिस (एड्रीनल का निष्क्रिय होना), 2. सिकिल सैल क्राइसिस दात्रलोहितकोशिका रक्ताल्पता की तीव्र अस्थि, उदर पीडा जो घनासी रोधगलितांश के कारण होती है, 3. थाईरॉयड क्राइसिस अचानक अवटु विषाक्तता के लक्षणों की उग्रता में वृद्धि होना। साथ ही ज्वर तथा प्रलाप होती हैं, 4 न्यूमोनिया में अचानक तापमान गिर जाना।)

Crista (क्राइस्टा) A crest or ridge, e.g. 1. Crysta ampularis, the localized thickening of membrane lining the ampulla of semicircular canals. 2. Crista supraventricularis of heart. (शिखा या खुरखुरा किनारा, क्रायस्टा एग्प्यूलेरिस, झिल्ली का स्थानीय रूप से घना होना जो पश्च एवं निम्न नलिकाओं के तुम्बिका का अस्तर होती है, हृदय के विलय के ऊपर की शिखा।)

Crocodile tear (क्रोकोडाइल टीयर) Production of tear during mastication in patients with facial palsy due to abnormal regeneration, so named because crocodiles are believed to weep after eating their victims. (आननघात के रोगी का चर्वण के समय आंसू का उत्पादन होना। यह असामान्य पुनर्जनन के कारण होता है। ऐसा इसलिए कहते हैं क्योंकि मगरमच्छ अपने शिकार को खाने के बाद स्वयं रोता है।)

Crohn's disease (क्रोहन्स डिजीज) Regional enteritis, a granulomatous inflammation involving all the three coats of small intestine and often colon. (क्षेत्रीय आंतों की सूजन, कणिकागुल्मीय का शोथ जिसमें छोटी आंत के तीनों आवरा तथा कोलन शामिल होते हैं।)

Cromolyn sodium (क्रोमोलीन सोडियम) Disodium chromoglycate, useful in bronchial asthma, mast cell stabilizer. (डाइसोडियम क्रोमोग्लाकेट, यह श्वसनिका दमा तथा मास्ट कोशिकाएं स्टेबिलाइजर में सहायक होती हैं।)

Cross fertilization (क्रॉस फर्टिलाइजेशन) Fusion of male and female gametes from different persons. (विभिन्न जातियों के व्यक्तियों के नर एवं मादा युग्मकों का संयोग।)

Crossmatching (क्रॉस मैचिंग) A test for compatibility in blood transfusion where donor red cells are matched with recipient plasma and vice versa. (खून चढ़ाने से पहले इसकी संयोज्यता अथवा अनुकूलता को सुनिश्चित करने के लिए किया जाने वाला परीक्षण।)

Cross over (क्रॉस ओवर) Reciprocal exchange of genetic material between chromosomes. (गुणसूत्रों के बीच आनुवंशिकी पदार्थ जो परस्पर बदलने योग्य होता है।)

Crotamiton (क्रोटामिटन) A scabicide used as 2% ointment. (स्कैबीज में प्रभावशाली औषधि विशेषकर शिशुओं के लिए यह कुण्ड को रोकती है तथा सूक्ष्मकीट को मारती है। इसे 2 प्रतिशत मरहम के रूप में प्रयोग किया जाता है।)

Croup (क्रूप) Laryngitis marked by barking cough, stridor, and respiratory difficulty usually due to formation of diphtheritic membrane. (कंठशोथ, एलर्जी या ऐंठन स्वरयंत्र के अवरोध के कारण होने वाली अविरास खांसी, ऊंची श्वसनीय ध्वनि, श्वसन लेने में कष्ट होता है।)

Crouzon's disease (क्रूजन डिजीज) Congenital disease characterised by hypertelorism (wide spaced eyes) craniofacial dysostosis, exophthalmos, optic atrophy and divergent squint. (एक जन्मजात् विकार जिसमें दीर्घ अंगान्तरता (आंखों के बीच फासला हो जाना) सिर एवं चेहरे का दोषयुक्त अस्थिभवन, नेत्रोत्सेध, दृष्टि-चक्रिका का अपक्षय तथा तिर्यक् दृष्टि (टेढ़ा देखना)

Crowning (क्राऊनिंग) Showing of fetal head in vulva during parturition. (प्रसव की वह अवस्था जिसमें बच्चे के शिरोवल्क का अधिकतम भाग भग पर आ जाता है।)

Cruicate (क्रूसीयेट) Cross shaped as in cruciate ligament of knee. (क्रास के आकार का जैसे जानु सन्धि में स्वास्तिक स्नायु।)

Crura (क्रूरा) Divergent bands resembling legs. e.g., crura of diaphragm, connecting to spinal column; crura cerebri; cerebral peduncles. (टांगों से मिलते-जुलते लम्बे पिण्ड जैसे डायाफ्राम का क्रूरा, जो कशेरूका दण्ड से जुड़ा होता है, क्रूरा सेरीब्री, सेरीबल पेडन्किल।)

Crush syndrome (क्रश सिण्ड्रोम) Renal failure following crush injury with myoglobinuria. (अभिघातज यूरीमिया, वृक्क पात के पश्चात् मायोग्लोबिनमेह के साथ कुचलने वाला अभिघात होना।)

Crutch (क्रच) A device of wood or metal fitting the armpit; used for supporting body weight. *C. axillary* has long rigid vertical structure, a short padded horizontal bar fitting under axilla. *c. conadian* triceps crutch. *C. forearm* the top is at level of forearm with a hand bar as well as cuff. *c. Lofstrand* a form of forearm crutch. *c. triceps* two uprights extending halfway between elbow and shoulder, with a cross piece for the hand and a curved upper part (see Figure). (एक लंगड़े कमजोर अथवा चोट खाए हुए व्यक्ति की चलने में मदद करने वाला लकड़ी या धातु का बना उपकरण, बैसाखी, जो बगल में दबाकर चलने के लिए प्रयोग की जाती है। यह शरीर के वजन को संभालने के लिए प्रयोग की जाती है।)

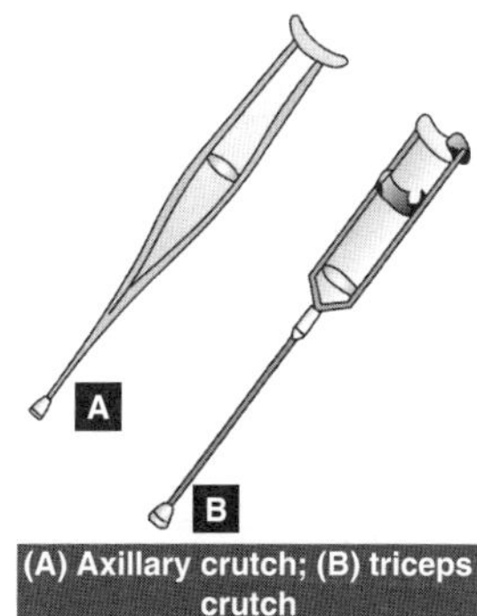

(A) Axillary crutch; (B) triceps crutch

Crutch paralysis (क्रच पैरालाइसिस) Crutch induced paralysis of brachial plexus/ radial nerve. (एक या दोनों बाहों की पेशियों का पक्षाघात।)

Cryocautery (क्राइयोकॉटरी) Cold application for therapeutic objective. (चिकित्सीय उददेश्य से पर्याप्त रूप से ठंडा करने का एक यंत्र।)

Cryoextraction (क्राइयो एक्सट्रेक्शन) Use of liquid nitrogen/carbon dioxide probe to anterior lens aiding in its extraction. (नाइट्रोजन या कार्बन डाइऑक्साइड द्रव को प्रयोग करना जो अग्र लैन्स को निकालने में सहायक होता है।)

Cryoglobulin (क्राइयोग्लोबुलिन) An abnormal globulin that precipitates when cooled but dissolves on heating, found in multiple myeloma, leukemia and mycoplasma pneumonia. (एक असामान्य प्रोटीन ग्लोबुलिन जो ठण्ड में जम जाती है परन्तु गर्म करने पर घुल जाती है। यह बहु दुर्दम मज्जार्बुद, श्वेतरक्तता, माइकोप्लाज्मा न्यूमोनिया में पाया जाता है।)

Cryoprecipitate (क्राइयोप्रेसीपिटेट) Precipitation of immune complexes in patients with autoimmune diseases when their serum is stored in cold. (जब स्वक्षम रोगों वाले रोगियों का सीरम ठण्ड में रखा जाता है, तब उनके एन्टिजन एवं एण्टीबॉडी के समष्टि का अवक्षेपण होता है।

Cryopreservation (क्रायोप्रीजर्वेशन) Preservation of biological material, e.g., sperm, organs, tissue, plasma in subzero temperature. (शरीर से पृथक किये गये ऊतकों, अंगों, तरलों-रक्त या वीर्य आदि को बहुत ही कम तापमान पर परिरक्षित करना।)

Cryosurgery (क्राइयोसर्जरी) Tissue destruction by application of cold probe (–20°C or below) as to control pain, bleeding, e.g., haemorrhoidectomy, tonsillectomy, conization of cervix, thalamotomy. (अत्यधिक ठण्ड पहुंचाकर किसी ऊतक को नष्ट करना, जिससे रक्तस्राव, दर्द को नियंत्रित किया जाता है जैसे अर्शोच्छेदना, गलतुण्डिका उच्छेदन, सर्विक्स को पृथक करना, चेतक के किसी भाग को नष्ट करना।)

Crypt (क्रिप्ट) Small cavity, i.e. anal crypts lying behind junction of anal skin and rectal mucosa, tonsillar crypts on tonsils surrounded by lymphnodules. (गुहा; एक छोटी गुहा विशेषकर गुदा गुहा जो गुदा की त्वचा तथा मलाशयी श्लेष्मकला के जोड के पीछे स्थित होती है, गलतुण्डिकीय

गुहा जो गलतुण्डिका पर स्थित तथा लसीका पर्विकाओं से घिरी होती है।)

Cryptorchidism (क्रिप्टोर्चिडिज़्म) Failure of one or both of the testes to descend into the scrotum (एक या दो शुक्र ग्रंथि स्क्रोटम में नहीं आती है।)

Cryptitis (क्रिप्टाइटिस) Inflammation of anal crypts. (किसी गुदा गुहा का शोथ।)

Cryptocoeosis (क्रप्टोकॉकोसिस) SYN __ torulosis: Systemic fungal infection involving skin, brain, lungs caused by cryptococcus neoformans. (क्रिप्टोकॉकस नियोफार्मेन्स द्वारा उत्पन्न कवक संक्रमण से उत्पन्न रोग जिसमें त्वचा, फेफड़े, मस्तिष्क ग्रस्त हो सकते हैं।)

Cryptogenic (क्रिप्टोजेनिक) Of unknown or indeterminate origin. (अज्ञात या अनिश्चित कारण का।)

Cryptomenorrhea (क्रिप्टोमेनोरिहिया) Monthly subjective symptoms of menstruation without vaginal bleed usually due to unperforated hymen. (रक्तस्राव हुए बिना ही मासिक धर्म के लक्षणों का उत्पन्न होना। गर्भाशय से मासिक रक्तस्राव तो होता है, लेकिन योनिच्छद में छिद्र न होने के कारण रक्त बाहर को नहीं आ पाता।)

Cryptosporidiasis (क्रिप्टोस्पोरिडीआसि) Acute diarrhoea caused by protozoa cryptosporidium usually in immunocompromised. (तीव्र अतिसार जो प्रोटोजुआ क्रिप्टोस्पोरीडियम के कारण इम्यूनोकम्प्रोमाइज्ड में होता है।)

Crystal (क्रिस्टल) Small particles with definite pattern and angles, e.g., apatite crystals of calcium phosphate with other elements; Charcot-Leyden crystals found in sputum of patients with asthma wherein there is eosinophilia. (एक नियमित कोणीय ठोस पदार्थ जिसके बाह्य तल एक दूसरे से एक निश्चित कोण बनाये हुए होते हैं; रवों स्फटिक।)

Crystalluria (क्रिस्टलुरिया) Crystals found in the urine when performing a urine test. (मूत्र में खनिज लवण पाया जाना।)

Crystallography (क्रिस्टैलोग्राफी) Study of crystals, pertains to study of renal and biliary calculi. (क्रिस्टलों का अध्ययन जो गुर्दे की पथरियों का पता लगाने के लिए किया जाता है।)

Crystalluria (क्रस्टेलूरिया) Appearance of crystals in urine, commonly after administration of sulfa drugs. *c. terminal* The alpha carboxyl group of last amino acid. (मूत्र में क्रिस्टल (रवों) का मिलना, जो अधिकतर सल्फा ड्रगस के संचालन के बाद पाया जाता है। *Crystalluria terminal* (टर्मिनल) अंतिम अमीनो एसिड का अल्फा कार्बोक्सिल समूह।)

Chemoreceptor trigger zone-CTZ (कीमोरिसेप्टर ट्राइगर जोन) The area of medulla oblongata whose stimulation causes vomiting. (मेडुला ऑब्लांगेटा का एक स्थान या क्षेत्र जिसे उत्तेजित करने से उल्टी आ जाती है।)

Cubital fossa (क्यूबिल फोसा) The hollow anterior to elbow bounded medially by pronator teres and laterally by brachioradialis. (प्रकोष्ठीय खात; अग्रबाहु में विधमान एक खोखला स्थान जो मध्य में प्रोनेटर टेरीज तथा पार्श्व में ब्रेकियोरेडियालिस नामक पेशी से बंधा होता है।)

Cubitus (क्यूबिटस) Forearm *c. valgus lateral* deviation of forearms beyond 16-18°. *c. varus* medial deviation of forearm (see Figure). (कोहनी, अग्रबाहु, *Cubitus valgus* (क्यूट्सि वैल्गस) बांह की एक विकृति जिसमें अग्रबाहु बाहर की ओर घूम जाती है। *Cubitus varus* (क्यूबिटस वेरस) बांह की एक विकृति जिसमें अग्रबाहु बाहर की ओर घूम जाती है।)

Cuff (कफ) Glove, structure encircling a part. (एक रचना जो किसी भाग या वस्तु के चारों ओर घेरा बनाती है।)

Cul-de-sac (कल-डे-सैक) A blind pouch or cavity. (एक अंध कोष्ठ, डगलस कोष्ठ।)

Culdocentesis (कल्डोसेन्टेसिस) Perforation of posterior upper vaginal wall for draining rectouterine pouch for diagnostic/therapeutic purposes. (योनि

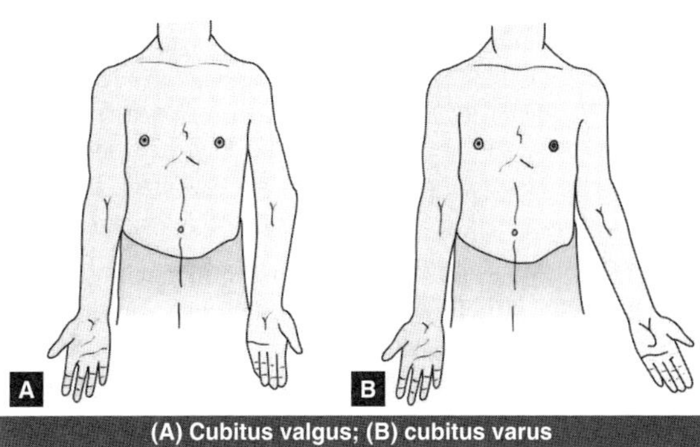

(A) Cubitus valgus; (B) cubitus varus

भित्ति के पार डगलस कोष्ट में छिद्र करना। मलाशय योनि कोष्ठ में छिद्र करना।)

Culdoscopy (कल्डोस्कोपी) Examination of pelvic cavity by passing endoscope into posterior vaginal fornix. (एक एण्डोस्कोप को स्त्री की श्रोणि-गुहा में प्रविष्ट करके उसके अन्तरांगों का नेत्रों द्वारा परीक्षण करना।)

Culex (क्यूलेक्स) Mosquito responsibe for filariasis. (एक प्रकार का मच्छर जो फाइलेरिएसिस रोग उत्पन्न करने वाले जीवों का वाहन होता है।)

Culicide (क्यूलीसाइड) Agents that destroy gnats and mosquitoes. (वह साधन जिससे पिस्सू तथा मच्छर नष्ट हो जाते हैं।)

Cullen's sign (क्यूलेन्स साइन) Bluish discoloration of periumbilical skin due to intraperitoneal hemorrhage, usually following pancreatitis, tubal pregnancy rupture. (अस्थानिक गर्भावस्था या तीव्र अग्न्याशयशोथ के फट जाने से उत्पन्न पैरीटोनियम के भीतर के रक्तस्राव से नाभि के चारों ओर की त्वचा का नीला पड़ जाना।)

Culmen (कलमैन) Top or submit of a thing. (किसी वस्तु का शिखर।)

Cult (कल्ट) People following an ideal or principle. (लोग जो किसी को आदर्श या सिद्धांत को मानते हैं।)

Culture (कल्चर) Propagation of micro-organisms or living tissue in special media. (उचित परिस्थितियों में जीवों अथवा जीवित ऊतकों की कोशिकाओं के विशेष माध्यमों में जो उनकी वृद्धि करने में सहायक होते हैं।)

Cumulus (क्यूमुलस) Small elevation. (एक छोटा सा उभार।)

Cupid's bow (क्यूपिडस बो) The normal bow shape of upper lip. (एक सामान्य धनुष की आकृति वाल ऊपरी होंठ।)

Cupola (क्यूपोला) The dome at the apex of cochlea; the dome of pleura. covering apex of lung. (कर्णावर्त के शिखर पर स्थित मेहराब, फुफ्फुसावरणी का मेहराब जो फेफडे के शिखर को ढकता है।)

Cuprous (क्यूप्रोस) Monovalent copper Cu+; Cupric is Cu++. (एक ही वैलेन्सी वाला कॉपर (Cu+); क्यूपरिक (Cu++)

Curarization (कूरेराइजेशन) Anticonvulsant medication, by administration of agents negating effects of acetylcholine, i.e., suxamethonium. (आक्षेपों को रोकने या नियंत्रित करने वाली औषधि, पेशी शिथिलन के लिए कूरेरी का प्रयोग करना।)

Curet (क्यूरेट) A spoon-shaped scraping instrument used in dentistry, gynaecology and orthopedics. (चम्मच के आकार का एक यंत्र, जिसमें अकर्तक और कर्तक कोर होते हैं जो गुहा से बाह्य पदार्थ निकलने व रोगग्रस्त तल को साफ करने में सहायक होता है। इसे दन्तचिकित्सा, स्त्रीरोगविज्ञान तथा विक्लांग विज्ञान में प्रयोग किया जाता है।)

Curie (क्यूरी) Unit of radiation equivalent to 101° × 3.7 disintegration per second. (विकिरण को मापने की इकाई 1 क्यूरी = 3.7 × 10^{10} विघटन / से.)

Curling ulcer (कर्लिन्स अल्सर) Peptic ulcer following severe stress, i.e., burn injury. (एक तीव्र पैप्टिक अल्सर जो सामान्यतः किसी तीव्र दाब जैसे गम्भीर रूप से जल जाने के बाद उत्पन्न होता है।)

Current (करेन्ट) A flow, usually of electrical impulse. *c. alternating* Currrent that periodically flows in opposite directions. *c. direct* Unidirectionally flow of current. (तरल; वायु अथवा विद्युत की एक धारा या प्रवाह।)

Curative (क्यूरेटिव) Relating to or used in the cure of diseases (रोगनिवारक।)

Curettage (क्यूरेटज) Removal of tissue with a curette form the wall of a cavity or another surface. (गर्भाशय की खुरचन।)

Curriculum (करिकलम) Course of study. (पाठ्यक्रम का पाठ्यविवरण।)

Curschmann's spirals (कूर्शमैन्स स्पाइरल्स) Coiled spirals in sputum of asthmatic patients. (कभी-कभी दमें से पीड़ित व्यक्तियों के बलग में पाए जाने वाले इओसिनोफिलों को चारो ओर से घेरे हुए श्लेष्मा के कुण्डलित तन्तु।)

Curvilinear (कर्वीलीनियर) Concerning or pertaining to a curved line. (किसी वक्र रेखा से सम्बन्धित।)

Cushing's disease (कुशिग्स डिज़ीज) Hypersecretion of ACTH with hypercortisolism manifesting with truncal obesity, hyperglycemia, hypokalemia purplish striae and osteoporosis. (अधिकतर स्त्रियों में यह रोग पाया जाता है जिसमें अतिग्लूकोजरक्तता, शर्करामेह, स्थूलता, अतिरक्तदाब आदि लक्षण पाये जाते हैं। इसके कारण पिट्यूटरी ग्रंथि में ट्यूमर उत्पन्न हो जाता है। जिसके फलस्वरूप कोर्टीकोट्रोफिन तथा कोर्टीसोल अधिक मात्रा में श्रावित होता है।)

Cushing's syndrome (कुशिंगस सिन्ड्रोम) Symptoms arising out of hypercortisolism. (इस संलक्षण में एड्रिनल कोर्टेक्स में ग्रन्थ्यर्बुद या कार्सीनोमा उत्पन्न हो जाता है, जिसके फलस्वरूप कोर्टीकोस्टीरॉयड्स का प्लाज्मा में स्तर बढ़ जाता है।)

Cusp (कस्प) Points on crown of tooth, leaf like portions constituting heart valves. (दंत शिखर, दांत के चबाने वाले पटल पर स्थित उभार, दन्ताग्र, कपर्दिका।)

Cutis (क्यूटिस) The skin. (त्वचा।)

Cutaneous (क्यूटेनियस) Pertaining to the skin. (त्वचा सम्बन्धी / त्वचीय।)

Cutdown (कटडाउन) Incision of a superficial blood vessel (as a vein) to facilitate insertion of a catheter (as for administration of fluids) (शिरा के ऊपर चीरा लगाकर एक छोटा छिद्र।)

Cyanemia (सायनीमिया) Blue colour of blood. (रक्त का नीला पड़ जाना।)

Cyanhemoglobin (साइनहीमोग्लोबिन) Cyanide haemoglobin compound where blood appears cherry red as in cyanide poisoning. (साइनाइडू हीमोग्लोबिन यौगिक जिसमें रक्त गहरे लाल रंग का दिखाई देता है जैसा साइनाइड विषाक्तता मे पाया जाता है।)

Cyanocobalamin (साइनोकोबेलेमिन) Vit B12. (विटामिन बी 12 जो यकृत, मछली, मांस और अण्डों में पाया जाता है।)

Cyanosis (साइनोसिस) Bluish discolouration of skin due to raised (±4 g%) of reduced hemoglobin in blood. *c. central Occurring* by admixture of venous and arterial blood in heart/lungs, e.g.: pulmonary A-V fistula, fallot tetralogy and TGV *c. peripheral* Local cyanosis over cold parts due to increased oxygen extraction e.g. CHF *c. differential* Cyanosis of feet but not arms in Eisenmenger syndrome in patent ductus arteriosus. (रक्त में ऑक्सीजन तथा हीमोग्लोबिन की कमी तथा कार्बन डाइऑक्साइड की अधिकता होने से त्वचा, नाखून के नीचे का नीला पड़ जाना, श्यावता।)

Cyclamate (साइक्लेमेट) Artificial sweetner 30 times more sweet than sugar. (साइक्लेमिक अम्ल के लवण जो चीनी से तीस गुना अधिक मीठे होते हैं। कुछ दिन से इसके प्रयोग पर प्रतिबन्ध लगा दिया गया है क्योंकि सन्देह है ये कैंसर जनक होते हैं।)

Cyclandelate (साइक्लेनडीलेट) Vasodilator. (वाहिका विस्फारक विशेषकर प्रमस्तिष्क वाहिकाओं की विकृतियों में प्रयुक्त होता है।)

Cyclazocin (साइक्लाजोसिन) Used in opioid addiction. (इसे अफीम की लत छुड़ाने के लिए प्रयोग किया जाता है।)

Cyclic AMP (साइक्लिक एएमपी) Adenosine 3′5′ cyclic monophosphate, an intra-cellular messenger of end organ stimulation.

Cyclitis (साइक्लाइटिस) Inflammation of ciliary body. (रोमक पिण्ड शोथ या सूजन।)

Cyclizine (साइक्लिजाइन) Antihistamine for motion sickness. (एक प्रतिहिस्टामिनिक औषधि जिसे गति रूग्णता के लिए प्रयोग किया जाता है।)

Cyclodialysis (साइक्लोडायालाइसिस) Drainage operation for treatment of glaucoma in which communication is established between supra-arachnoid space and angle of anterior chamber. (रोमक पिण्ड विलयन; ग्लोकोमा में आंख के अग्र कोष्ठ एवं अधिरंजित पटली अवकाश के बीच सम्बन्ध स्थापित करना।)

Cyclo-oxygenase (साइक्लो-ऑक्सीजीनेस) Enzyme converting arachidonic acid to prostaglandin. (एक एंजाइम जो एराचीडोनिक अम्ल को प्रोस्टाग्लैण्डिन में परिवर्तित करता है।)

Cyclophosphamide (साइक्लो-फॉस्फेमाइड) Antineoplastic and immunosuppressant. (अर्बुदों के विकास को कम या रोकने वाला तथा रोगक्षम अनुक्रिया को कम करने वाला।)

Cycloplegia (साइक्लोप्लेजिया) Paralysis of ciliary muscles leading to dilatation of pupils. (सिलियरी पेशी का पक्षाघात जिससे पुतली विस्तारित हो जाती है। आंख की रोमक मांसपेशियों का घात।)

Cyclopropane (साइक्लोप्रोपैन) Gaseous anaesthetic agent. (गैसीय संवेदनाहारी कारक)

Cycloserine (साइक्लोसरीन) Broad spectrum antibiotic used in tuberculosis. (एक प्रतिबिम्ब प्रतिजीवी जो बहुत से सूक्ष्मजीवों को नष्ट करने की क्षमता रखती है। इसे तीव्र प्रकार के यक्ष्मा रोग में प्रयोग किया जाता है।)

Cyclosporine (साइक्लोस्पोरीन) Immune suppressant used in transplant patients. (रोगक्षम में रूकावट पैदा करने वाला जिसे प्रतिरोपित रोगियों के लिए प्रयोग किया जाता है।)

Cyclothymia (साइक्लोथाइमिया) The alteration of mood seen in manic depressive psychosis. (चित्तवित्त को हताशा से अल्पोन्माद में परिवर्तित करने की मनोवृत्ति।)

Cyclotron (साइक्लोट्रॉन) A particle accelerator in which the particle is rotated between the ends of a magnet, gaining speed with each rotation.

Cyesis (साइसिस) Pregnancy. *Pseudo c.* Signs and symptoms suggestive of pregnancy arising when no fertilization has taken place. 'Phantom pregnancy'. (सगर्भता गर्भावस्था। *Pseudo cyesis* (स्यूडो साइसिस) मिथ्या गर्भावस्था, ऐसे लक्षण जो गर्भावस्था की ओर संकेत करते हैं परन्तु जब गर्भाधान न हुआ हो।)

Cylindroma (सिलिण्ड्रोमा) Malignant tumor containing a collection of cells forming cylinders. (एक दुर्दम अर्बुद जिसमें कोशिकाओं के एकत्रित होने से खोखली नली सी बन जाती है।)

Cyproheptadine (साइप्रोहैरटाडीन) Anti-serotonin drug used in allergy and dumping syndrome. (एन्टिसेरोटोनीन औषधि जिसे एलर्जी तथा डम्पिंग सिण्ड्रोम में प्रयोग किया जाता है।)

Cyproterone (साइप्रोटेरॉन) An antiandrogen used to treat male hypersexuality and prostatic carcinoma. (प्रतिऐन्ड्रोजेन अत्यधिक काम वासना को कम करने वाली।)

Cyst (सिस्ट) A closed sac or pouch with a definite wall containing fluid, semisolid material. *c. alveolar* Cyst at tooth apex, air containing cyst in lungs due to ruptured alveoli. *c. colloid* Cyst with gelatinous contents. *c. dentigerous* A fluid filled cyst around crown of an unerupted tooth. c. dermoid Cyst containing epidermal elements like hair, nail, teeth. *c. Gartner* Cyst developing from a vestigeal mesonephric duct (Gartner's duct) in female. *c. Meibomian* Cyst of meibomian gland of eyelid, usually post-inflammatory. *c. nabothian* Retention cyst of nabothian glands of cervix. *c. pilonidal* Midline cyst over sacrum lined with stratified squamous epithelium. *c. porencephalic* Anomalous cystic cavity in cortex communicating with ventricular system. (एक बंद गुहा या थैली या कला प्राचीर का कोश जिसमें तरल या अर्द्धठोस पदार्थ भरा होता है। *Alveolar c* (एल्वियोलर सिस्ट) फुफ्फुसीय वायुकोशों के विस्फारित होने एवं इनके फटने से बनने वाली वायु पुटियां, *Dentigerous cyst* (डेन्टीजेरस सिस्ट) द्रव भरा सिस्ट जो दांत के शिखर पर हो जाता है। *Dermoid cyst* (डर्मायड सिस्ट) ऐसी पुटी जिसमें बाह्यत्वचीय तत्व जैसे बाल, नाखुन, दांत आदि होते हैं। *Meibomian cyst* (मीबोमियन सिस्ट) आंख की पलक की मोबोमियन ग्रन्थि की पुटी।)

Cystadenoma (सिस्टेडिनोमा) An adenoma containing cyst, may be serous when filled with clear fluid or pseudomucinous when contains thick viscid fluid. (पुटी ग्रंथि अर्बुद। यह स्त्रियों के स्तनों में अधिकतर पाया जाता है।)

Cystathionine (सिस्टेथियोनाइन) An intermediate compound in the metabolism of methionine to cystine. (मीथीयोनीन से सिस्टीन के चयापचय में एक मध्य स्तर का यौगिक। जब इसमें साफ द्रव भरा होता है तब यह सीरमी होता है परन्तु जब इसमें गाढा चिपचिपा द्रव होता है तब यह कूटश्लेष्मरस होता है।)

Cysticercosis (सिस्टिसिरकोसिस) Formation of cysts by encapsulation of larvae of tapeworm (*T. solium*). (सिस्टीसर्कस का संक्रमण मनुष्य के अवत्वक ऊतक, मांसपेशियों और मस्तिष्क में सिस्टीसर्कस पहुंचकर पुटी की अवस्था ग्रहण कर लेता है। जिससे मिरगी उत्पन्न होती है।)

Cystic fibrosis (सिस्टिक फाइब्रोसिस) Inherited disease of exocrine gland affecting respiratory tract, pancreas and intestine characterized by dry viscid mucus, respiratory infection, pancreatic insufficiency, increased sodium content of sweat SYN__ mucoviscidosis. (बहिःस्रावी ग्रन्थि का वंशागत रोग जो श्वसनीय मार्ग, अग्न्याशय तथा आंत को प्रभावित करता है। इसमें सूखा चिपचिपा श्लेष्मा, श्वसनीय संक्रमण, अग्न्याशय अपर्याप्त तथा पसीने में सोडियम की मात्रा बढ़ जाती है।)

Cystisis (सिस्टाइसिस) Inflammation of the urinary bladder. (मूत्राशयशोथ।)

Cystocele (सिस्टोसील) A prolapse of the bladder into the vagina (see Figure). (योनि में मूत्राशय का बहिःसरण होना। मूत्राशय हार्निया।)

Cystectomy (सिस्टेक्टमी) A surgical procedure to remove the urinary bladder (मूत्राशय को अथवा इसके किसी भाग को काट कर अलग करना।)

Cystogram (सिस्टोग्राम) X-ray of the urinary bladder (मूत्राशय का एक्स-रे।)

Cystoplasty (सिस्टोप्लास्टी) Repair of the urinary bladder (शल्य-क्रिया द्वारा मूत्राशय की मरम्मत करना।)

Cystoscope (सिस्टोस्कोफ) Instrument for visualizing the interior of the urinary bladder and the ureter. (मूत्राशय की जाँच करने वाला यंत्र।)

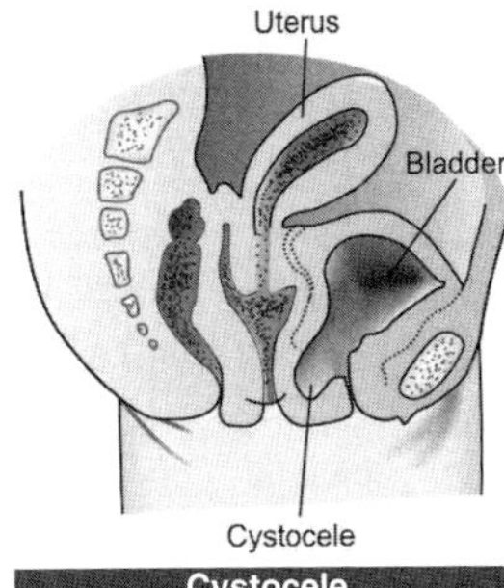

Cystocele

Cystotomy (सिस्टोटॉमी) Incision of the urinary bladder for removal of calculi, etc. *Suprapubic c.* Incision above the pubes. (मूत्राशय या पित्ताशय में पथरियों को निकालने के लिए छेदन करना।)

Cystoscopy (सिस्टोस्कोपी) A procedure that uses a tube to examine the bladder and the ureter. (मूत्रपथ का निरीक्षण करने की विधि।)

Cytotoxin (साईटोटॉक्सिन) Toxin or antibody which is toxic to the cell of an organ (सेल में टॉक्सिन।)

Cyturia (साइटूरिया) The presence of cells in unusual numbers in the urine. (मूत्र में किसी भी प्रकार की कोशिकाओं का पाया जाना।)

Cytarabine (साइटाराबाइन) Compound of cytosine and D ribose. (साइटोसीन तथ डी राइबोस का यौगिक।)

Cytochrome (साइटोक्रोम) A pigment important for cellular respiration. (एक रंजक जो कोशिकीय श्वसन के लिए महत्वपूर्ण होता है।)

Cytochrome oxidase (साइटोक्रोम ऑक्सीडेस) Enzyme responsible for electron transfer from cytochromes to oxygen thus activating oxygen to combine with hydrogen to form water. (एक एंजाइम जो इलैक्ट्रॉन के स्थानांतरण साइटोक्रोम से ऑक्सीजन तक, के लिए जिम्मेदार होता है। यह ऑक्सीजन को हाइड्रोजन के साथ मिलकर पानी बनाने के लिए सक्रिय करता है।)

Cytochrome P450 (साइटोक्रोम पी 450) A protein similar to Hb in the microsomes of liver cells, catalyzing metabolism of steroid hormones and detoxification of many chemicals. (एक प्रोटीन जो हीमोग्लोबिन के समान होता है जो यकृत कोशिकाओं के राइनोसोमो में होता है, स्टेरॉयड हार्मोन के चयापचय को उत्प्रेरित करता है तथा कई रसायनिक पदार्थों का निर्विषीकरण करता है।)

Cytogenesis (साइटोजेनेसिस) Origin and developments of cell. (कोशिकाओं के उद्गम तथा विकास होना।)

Cytomegalic inclusion disease (साइटोमैगालिक इन्क्लूजन डिजीज) A viral disease that often affects fetus in utero and immunocompromised (AIDS victims) with hepatosplenomegaly, microcephaly, mental retardation. (एक विषाणुज विकार जो अधिकतर गर्भाशय में स्थित भ्रूण, ऐड्स रोगी, यकृत एवं प्लीहा की वृद्धि, लघुशिरस्क (छोटे सिर वाला) बुद्धि ह्रास रोगी पर दुष्प्रभाव डालता है।

Cytosine (साइटोसाइन) One of the pyrimidine bases found in Deoxyribonucleic acid. *C. arabinoside* an antimetabolite used in the treatment of acute leukaemia. Cytarabine (पाइरीमीडीन क्षारों में से एक जो डीऑक्सीराइबोन्यूक्लिक अम्ल में पाया जाता है।)

D

D (डी) Symbol for Dioptre. (डायप्टर को इंगित करने वाला चिन्ह।)

Dacarbazine (डैकार्बाजीन) An alkylating agent used in treatment of malignant melanoma, Hodgkin's disease. (एल्किल निवेशक कारक जिसे दुर्दम मेलेनिन कोशिकार्बुद, हॉजकिन्स डिजीज की चिकित्सा में प्रयोग किया जाता है।)

Dacryocystitis (डैक्रीयोसिस्टाइटिस) Inflammation of lacrymal gland. (किसी अश्रु ग्रन्थि की सूजन।)

Dacryostenosis (डैक्रीयोस्टेनोसिस) Narrowing of lacrimal duct. (किसी अश्रु नली का सिकुड़ जाना या तंग होना।)

Dactinomycin (डैक्टीनोमाइसिन) Antitumor antibiotic. (अर्बुदों के विकसित होने में बाधा उत्पन्न करने वाली प्रतिजीवी।)

Dactylitis (डैक्टाइलाइटिस) Chronic inflammation of phallanges and metatarsals. (हाथ अथवा पैर की किसी अंगुली में सूजन होना।)

Dalteparin (डाल्टेपेरिन) A factor Xa inhibitor, anticoagulant. (स्कन्दनरोधी, रक्त के जमने को रोकने वाली औषधि।)

Dalton's law (डाल्टन्स लॉ) In a mixture of gases total pressure is equal to sum of partial pressure of each gas. (डाल्टन के नियम के अनुसार गैसों के किसी मिश्रण में कुल दाब प्रत्येक गैस के आंशिक दाब के योग के बराबर होता है।)

Danazol (डैनेजोल) A progesterone used in endometriosis and fibroadenosis of breast. (प्रोजेस्टेरोन जिसे अन्तर्गर्भाशय अस्थानता तथा स्तन के ग्रन्थ्यर्बुद में प्रयोग किया जाता है।)

Dance, Saint Vitus (डान्स, सेन्ट वाइटस) SYN—chorea, i.e., involuntary quasipurposive nonrepetitive jerky movements. (कोरिया, शरीर में तीव्रता के साथ झटके लगने की अनियंत्रित गतियां)

Dandruff (डैन्ड्रफ) Seborrhoea, exfoliation of epidermis of scalp with white greasy, dry scales. (त्वग्वेसास्राव (सीबोहिरया) सफेद, सूखा, शल्कीय पदार्थ जो सामान्य तौर पर खोपडी की इपीडर्मिस (बाह्य त्वचा) से झडता है।)

Dandy-Walker syndrome (डैन्डी वाक्र सिण्ड्रोम) Congenital hydrocephalus due to blockage of foramen of Luschka and Magendie. (जन्मजात जलशीर्ष जो Luschka तथा Magendie के रन्ध्र में अवरोध होने के कारण होता हैं।)

Dane particle (डैन पार्टिक्लि) 42 nm sphere of hepatitis B virus. (हिपैटाइटिस बी विषाणु का 42 nm गोलाकार पिण्ड।)

Dantrolene (डैण्ट्रोलीन) A muscle relaxant. (एक पेशीय शिथिलकर एक उद्वेष्टहर औषधि जो अग्र संस्तंभता, बहुसृत काठिन्य, सुषक्ना क्षत आदि में उपयोगी सिद्ध होती है।)

Dapsone (डैप्सोन) Diaminodiphenyl sulphone, a bacteriostatic antileprotic agent. (जीवाणुओं की वृद्धि को रोकने वाला तथा कुष्ठ रोग की प्रमुख औषधि।)

Daraprim (डाराप्रिम) Pyrimethamine, used in malaria. (पाइरीमेथामाइन का पेटेंट नाम, यह मलेरिया में प्रयोग होती है।)

Dariers disease (डेरियरस डिजीज) (Keratosis follicularis) a congenital disorder characterized by verrucous papular growths that coalesce into plaques of various sizes on scalp, face, neck and trunk. (एक जन्मजात् विकार जिसमें अधिमांशी पिटिकाओं की वृद्धि होती है तथा कपाल, चेहरे, गर्दन तथा धड़ पर विभिन्न आकार के चकत्ते हो जाते हैं।)

Dark room (डार्क रूम) Light tight room for processing X-ray films. (एक विशेष कमरा

जो प्रकाश रहित होता है, जिसमें एक्स-रे फिल्म बनाने की प्रक्रिया की जाती है।)

Dartos (डार्टोस) The subcutaneous muscle of scrotum. (वृषण की त्वचा के नीचे स्थित पेशीय संकुचनशील ऊतक।)

Datura (धतुरा) The plant, source of scopalamine and hyosciamine, the anticholinergic agents. (एक पौधा, जो स्कोपालीमीन तथा हायोसिमाइन से उद्‌गम होता है, आवेगों के परिसंचरण में अवरोध उत्पन्न करने वाला।)

Daunorubicin (डॉनोरूबिसिन) Anthracycline antineoplastic antibiotic used for leukemia and malignancies. (अर्बुदों को रोकने वाला प्रतिजीवी यह दुर्दमता तथा तीव्र श्वेतरक्तता की एंटीबायोटिक है। यह हृदय की मांसपेशी तथा अस्थि-मज्जा को हानि पहुंचा सकती है।)

Dawn phenomenon (डॉन फीनोमेनन) A phenomenon in diabetes mellitus with morning hyperglycemia due to growth hormone release. (डायाबिटीज मैलाइटस का एक लक्षण जिसमें सुबह के समय अतिग्लूकोजरक्तता होती है जो वृद्धि हॉर्मोन के स्राव के कारण होती है।)

DDT (डीडीटी) Dichlordiphenyl trichlorethane (chlorphenothane) an insecticide used in mosquito control. (डाइक्लोरो-डाइफिनाइलट्राइक्लोरोइथेन, एक शक्तिशाली कीटाणुनाशक जिसे मच्छरों को नष्ट करने के लिए प्रयोग किया जाता है।)

Deafness (डीफनैस) Complete or partial loss of ability to hear d. *conduction* Resulting from obstruction to sound waves reaching the normal cochlea, e.g., otosclerosis, wax, eustachian catarrh. *d. perceptive* Deafness due to lesions of cochlea or cochlear nerve/ nucleus. (सुनने का आंशिक या सम्पूर्ण ह्रास होना, बधिरता, बहरापन।)

Deamination (डीएमीनेशन) Removal of NH_2 radicals from amino compounds. The process being oxidative or hydrolytic. (अमोनिया यौगिकों से NH_2 (मूलक) या रेडिकल का अलग हो जाना। इसकी प्रक्रिया ऑक्सीडेटिव या हाइड्रालाइटिक होती है।)

Death (डैथ) Permanent cessation of all vital functions including that of brain, heart, lung. (मृत्यु; शरीर की आवश्यक क्रियाओं जैसे हृदय, फुफ्फुस व मस्तिष्क कार्यों का रूक जाना।)

Death certificate (डेथ सर्टिफिकेट) Legal, official document signed by a licensed Medical Practitioner or other designated authority, that includes cause of death, deceased name, gender, age, place of residence, date of death; other important information, e.g., birth date, birth place may be included; the immediate cause of death is recorded on the first line of the certificate, followed by the condition(s) giving rise to this, with the underlying cause (रजिस्टर्ड मेडिकल प्रैक्टिश्नर द्वारा किसी व्यक्ति की मृत्यु का दिया जाने वाला प्रमाण।)

Death rate (डैथ रेट) Number of deaths per 1000 population in a given time. (किसी जगह में प्रति 1000 आबादी में एक निर्दिष्ट समय में होने वाली मृत्यु की संख्या।)

Death rattle (डैथ रेटल) Rattle sound produced by passage of air through accumulated mucous in the bronchi in terminal patients due to want of cough reflex. (मृत्यु के समय व्यक्ति के गले से आवाज का सुनाई देना जो गले में श्लेष्मा संचित हो जाने से उत्पन्न होती है, कण्ठ की मृत्युकालीन घर्घराहट।)

Debridement (डेबराइडमैन्ट) Removal of foreign material along with devitalized tissue. (किसी जख्म से बाह्य या सक्रमित पदार्थ एवं क्षत या मृतक ऊतक को अलग करना।)

Debrisoquin (डेबरिसोक्विन-क्षत शोधन) Antihypertensive agent. (रक्तदाब वर्धक पदार्थ)

Decadron (डेकाड्रोन) Dexamethasone, a long acting corticosteroid. (डैक्सामीथासोन का व्यापारिक नाम एक लम्बे समय तक कार्य करने वाली कॉर्टिकोस्टैरॉयड।)

Decadurabolin (डेकाड्यूराबॉलिन) Nandrolone decanoate, an anabolic steroid. (उपचय को प्रोत्साहित करने वाला स्टैरॉयड, एक पेटेन्ट कृत्रिम एंड्रोजन जो कैंसर कोशिकाओं द्वारा ईस्ट्रोजन को ग्रहण करने को रोकता है।)

Decameter (डेकामीटर) A measure of 10 meters. (10 मीटर।)

Decapitation (डीकैपिटेशन) Beheading. (सिर को शरीर से अलग कर देना।)

Decarboxylase (डीकोर्बोक्सीलेस) Enzyme catalyzing release of carbon dioxide from compounds like amino acids. (एन्जाइम जो यौगिक जैसे अमीनो एसिड से कार्बन डाइऑक्साइड की मुक्ति को उत्प्रेरित करता है।)

Deceleration (डेसीलेरेशन) Decrease in velocity. (शीघ्रता में कमी आना।)

Decibel (डेसीबल) The unit expressing degree of intensity or loudness of sound. (ध्वनि की तीव्रता की इकाई।)

Decidua (डेसिडुआ) Endometrium of uterus during pregnancy with outer compact layer and inner spongy layer. *d. basalis* That unites with chorion to form placenta. *d. capsularis* That surrounds chorionic sac. (गर्भावस्था में गर्भाशय की अन्तर्गर्भाशयकला, जिसमें बाहरी छोटी परत तथा अंदरूनी नरम परत होती है।)

Deciduoma (डेसिडयोमा) Uterine tumor containing decidual tissue, when malignant termed choriocarcinoma. (गर्भशय का एक ट्यूमर जिसमें पतनिका कोशिकाएं होती हैं। जब यह दुर्दम होता है तो उसे कोरियोकार्सिनोमा कहते हैं।)

Deciduous teeth (डेसिडुअस टीथ) Primary dentition of 20 teeth that erupt between 6 months and 3 years. (दूध के दांत अथवा अस्थाई दांत, जिसमें 20 दांत होते हैं जो 6 माह की आयु से 3 साल तक के बीच में निकलते हैं।)

Deciliter (डेसीलीटर) 100 ml or 10 centi liter. (एक लीटर का दसवां भाग 100 मिलीलीटर।)

Decimeter (डेसीमेटर) 10 cm or 1/10 of meter. (एक मीटर का दसवां भाग।)

Decision analysis (डिसिजन एनालिसिस) A logically consistent approach to the common clinical problem of needing to make a decision when its consequences cannot be foretold with certainty. The biological variation, inconsistent drug response and poor clinical outcome data on many drug/therapeutic procedures make decision analysis a charter so that patient can be foretold in advance all about the possible outcome of treatment and he can choose the one he thinks best.

Decision making (डेसीजन मेकिंग) The process of using all the informations available about a patient and arriving at a decision concerning therapeutic plan. (रोगी के बारे में उपलब्ध जानकारी का प्रयोग करके उपचार विज्ञान के अनुसार किसी निर्णय पर आ पहुंचने की प्रक्रिया।)

Declaration of Geneva (डिकलेरेशन ऑफ जेनेवा) The declaration adopted in 1948 by world medical association at Geneva which reads as "At the time of being admitted as a member of medical profession I solemnly pledge my life to the service of humanity (वर्ल्ड मेडिकल असोसीएशन द्वारा 1948 में जेनेवा में अपनाया गया डेक्लेरेशन।)

Declaration of Hawaii (डेक्लेरेशन ऑफ हॉवाई) The guidelines laid down by General Assembly of world psychiatric association for psychiatrists in 1976 at Hawaii. (जनरल एसेम्बली साइकियाट्रिक एसोसिएशन द्वारा बनाए गए नियम जो हवाई में सन् 1976 में मनोरोगचिकित्सक के लिए बनाए गए थे।)

Decline (डिक्लाइन) Progressively decrease. (कम होना।)

Decoction (डिकोक्शन) A liquid medicinal preparation made by boiling vegetable substances with water. (वनस्पति पदार्थों की पानी में उबालकर बनाई गई तरल औषधि; क्वाथ; काढा।)

Decompensation (डिकम्पनसेशन) Failure of heart to maintain adequate circulation to meet oxygen demand of tissues. (ऊतको के लिए ऑक्सीजन का पर्याप्त परिसंचरण बनाये रखने के लिए हृदय की अक्षमता जैसे सांस फूलने; क्षति-आपूर्ति।)

Decomposition (डिकम्पोजीशन) Decay, putrefaction. (सड़ना गलना किसी यौगिक या जटिल पदार्थ का उसके भागों में विघटन होना।)

Decompression illness (डिक्म्प्रेशन इलनैस) Illness arising from rapid reduction of surrounding pressure as in sea divers suddenly coming to surface. Symptoms are due to release of dissolved nitrogen. (विसम्पीड़न, एक ऐसा रोग जिसमें वायुमण्डलीय दबाव एकदम से कम हो जाता है, जैसे समुद्र के गोताखोर अचानक से ऊपरी सतह पर आते हैं। यह लक्षण रक्त एवं ऊतकों में घुली नाइट्रोजन की उपस्थिति के कारण होता है।)

Decongestant (डीकन्जैस्टैन्ट) Reducing congestion or swelling. (वह पदार्थ रक्ताधिक्य अथवा शोथ को कम करता या समाप्त करता हो।)

Decorticate posture (डीकोर्टिकेट पोस्चर) The typical posture like flexed arms, clenched fists and extended legs in a comatose patient with lesion above upper brainstem. (गहन मूर्च्छा से पीडित रोगी जिसे ऊपरी ब्रेन स्टेम में विक्षति पंहुची हो, की एक विशेष शरीर की स्थिति या आसन जिसमें बांह मुड़ी होती है, मुटठी कसकर बंद होती है तथा पैर फैले होते हैं।)

Decortication (डीकोर्टिकेशन) Removal of surface layer of an organ, e.g., removal of pleura, renal capsule. (किसी अंग की बाहरी परत को निकाल देना जैसे फुफ्फुसावरण को निकालना या वृक्क सम्पुट को हटाना।)

Decrudescence (डेक्रूडिसेन्स) Decrease in the severity of symptoms of a disease. (किसी रोग के लक्षणों की गम्भीरता में कमी होना।)

Decubitus ulcer (डेक्यूबिट्स अल्सर) Skin ulceration due to prolonged pressure, commonly over bony prominences. (शरीर के किसी भाग पर लगातार पड़ने वाले दबाव से उत्पन्न जख्म। लम्बे समय तक बीमारी के कारण बिस्तर पर पड़े रहने से पीठ पर होने वाले घाव।)

Decussation (डेकूजेशन) A crossing of structures in the form of X. (दो रचनाओं का अंग्रेजी के अक्षर एक्स के रूप में क्रॉस करना; व्यत्यास।)

Dedifferentiation (डीडिफ्रैन्शियेशन) 1. The return of parts to a homogeneous state, 2. Process by which mature differentiated cells or tissues at sites of origin of immature elements of the same type, as in some cancers. (भागों का एक संमाग अवस्था में वापस आना।)

Deduction (डिडक्शन) Reasoning from general to particular. (ज्ञात तथ्यों के आधार पर प्राप्त निष्कर्ष, निष्कर्ष निकालने की क्षमता।)

Deep reflex (डीप रिफ्लैक्स) Reflexes influenced by higher cortical centers, e.g., ankle, knee, supination, biceps jerks. (त्वचा के नीचे स्थित रचनाओं तथा कॉर्टिकल केन्द्रों जैसे टखना, घुटना उत्तानक, बाइसेप्स प्रतिक्षेप आदि द्वारा प्रभावित होकर उत्पन्न होने वाला प्रतिवर्त।)

Defecation (डीफीकेशन) Bowel evacuation. (मल-त्याग; मलविसर्जन)

Defecation syncope (डेफीकेशन सिन्कोप) Syncope occurring during or immediately after defecation. (मल-त्याग के समय या उसके पश्चात तुरन्त होने वाली मूर्च्छा या चेतना का अभाव होना।)

Defeminization (डीफिमीनाइजेशन) Loss of female sexual characteristics. (नारी लैंगिक विशिष्टताओं का कम होना।)

Defense (डिफैन्स) Resistance to disease. (रोग के प्रति प्रतिरोधकता।)

Deferens (डिफैरेन्स) Carrying away. (दूर ले जाने वाला जैसे किसी केन्द्र से दूर ले जाने वाला, प्रवाही।)

Deferrocamine (डिफैरोक्सामाइन) Iron chelating agent used in thalassaemia major, haemosiderosis.

Deferiprone (डिफेरीप्रोन) Iron chelating agent.

Defibrillation (डीफिब्रिलेशन) Stoppage of fibrillation of heart by drugs or electrical current. (हृदय के विकम्पन को औषधियों या भौतिक साधन का प्रयोग करके रोकना।)

Definition (डेफिनिशन) The precise. (परिभाषा, स्पष्ट या विशिष्ट)

Definitive (डेफिनिटिव) Clear and final without ambiguity. (स्पष्ट या निर्णायक अस्पष्टता से रहित।)

Deformity (डिफोर्मिटी) An alteration in the natural form or alignment of an organ. *d. Akerlund* X-ray deformity of duodenal cap in duodenal ulcer. *d. boutonnière* flexion of PIP joint and hyperextension of DIP. *d. Madclung* radial deviation of hand due to overgrowth of distal ulna or shortening of radius. *d. Springel's* congenital elevation of scapula. *d. swan-neck* hyperextension of PIP joint and flexion of DIP joint (see Figures). (पूर्व में सामान्य रूप से बने किसी भाग या अंग की आकृत्ति में होने वाला परिवर्तन; विरूपता।)

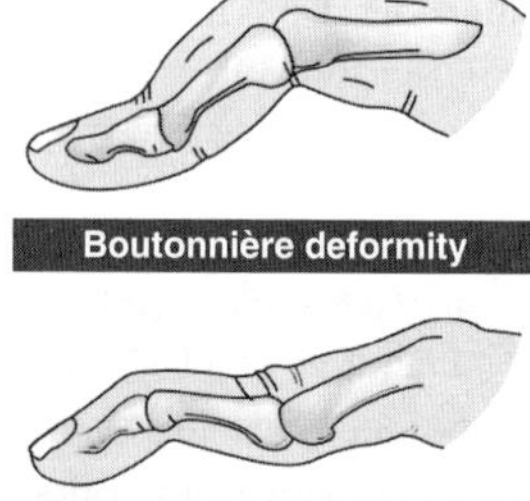

Boutonnière deformity

Swan-neck deformity

Degeneration (डिजनेरेशन) Deterioration in organ structure or function. *d. fatty* Deposition of abnormal amounts of fat replacing normal cells. *d. calcareous* Deposition of calcium salts. *d. cystic* Degeneration with cyst formation. *d. hyaline* The degenerated tissues assume a homogeneous and glossy appearance. *d. hydropic* Appearance of water droplets in cytoplasm. *d. pigmentary* Degenerated cells change their colour. *d. spongy* Familial demyelination of deep cerebral cortex. *d. subacute combined* Degeneration of lateral and posterior columns of spinal cord as in Vit.B12 deficiency. (व्यप्जनन किसी ऊतक या अंग का क्षय होना।)

Dehydration (डीहाइड्रेशन) Excessive fluid loss or inadequate fluid intake resulting in haemoconcentration and renal failure. (निर्जलीकरण, तरल का अत्याधिक कम होना या तरल की अर्पयाप्त मात्रा ग्रहण करना, ऐसी अवस्था अत्यन्त रक्त स्त्राव, वमन, मल, अत्यधिक पसीना आने या मूत्र की अधिक मात्रा में निकलने के कारण होती है। इससे रक्तसान्द्रण तथा वृक्क निपात हो सकता है।)

Dehydrocholic acid (डीहाइड्रोकोलिक एसिड) A bile salt that stimulates production of bile from the liver. (एक पित्त लवण जो यकृत से पित्त के उत्पादन को उत्तेजित करता है।)

Dehydrocholesterol (डीहाइड्रोकोलेस्ट्रॉल) Precursor of vit. D. (विटामिन डी का पूर्वगामी।)

Dehydrocorticosterone (डीहाइड्रोकोर्टिको-स्टैरॉन) Adrenal corticosteroid. (एड्रीनल कॉर्टिकोस्टैरॉयड।)

Dehydroepiandrosterone (डीहाइड्रोइपि–एनड्रोस्टैरॉन) A-17 ketosteroid with androgenic activity. (ए-17 कीटोस्टेरॉयड जो नर-हॉर्मोन सक्रियता सहित होते हैं।)

Deiters' cells (डीर्टस सेल्स) Supporting cells in organ of Corti. (कॉर्टी के अंग में सहायक कोशिकाएं।)

Deiter's nucleus (डीटरस न्यूक्लिअस) Cell collection behind auditory nerve nucleus. (आठवीं कपालीय तंत्रिका केन्द्रक के पीछे कोशिका का संग्रह।)

Deja entendu (डीजा एन्टेनड) The illusion or experience of hearing a thing which he has previously heard. (एक भ्रम या अनुभव जिसमें व्यक्ति को लगता है कि उसने किसी बात को पहले ही सुना हुआ है।)

Deja vu (डीजा वू) The illusion or experience of seeing something which, as if, has seen/experienced previously (unreasonable familiarity with person/ surrounding). (एक भ्रम या अनुभव जिसमें व्यक्ति को लगता है कि उसने किसी वस्तु को पहले से देखा हुआ है या किसी स्थान पर पहले रहने की अनुभूति होती है।)

Deladelaphus (डीलेडीलाफस) Twins fused above thorax, but separated below. (यमन जो वक्ष के ऊपर जुड़े होते हैं परन्तु नीचे से अलग होते हैं।)

Deleterious (डेलीटीरियस) Harmful. (घातक, हानिकारक।)

Deletion (डिलीशन) The loss of genetic material from one chromosome. (निकल जाना, किसी गुणसूत्र से जीनी पदार्थ का निकल जाना।)

Delivery (डिलीवरी) The act of giving birth: the expulsion or extraction of a fetus and its membranes. (बच्चे का अपरा तथा झिल्लियों के साथ माँ के पेट से बहार निकलना प्रसव।)

Delinquent (डेलिन्कुएन्ट) One with antisocial/criminal behavior. (वह व्यक्ति खासकर नाबालिग जिसका व्यवहार असामाजिक गैरकानूनी या आपराधिकीय व्यवहार होता है; बालापचारी।)

Delirium (डिलीरियम) A state of mental confusion in which patient is disoriented for time and place with illusions and hallucinations. This may occur during fever, after head injury, drug intoxication, etc. *d. of persecution* Delirium in which patient feels persecuted by others. *d. tremens* Delirium in patients of chronic alcoholism following abstinence or illness. Usually benign but convulsion is a danger. (प्रलाप, मस्तिष्क भ्रम की असामान्य अवस्था जिसमें रोगी कुछ भी बोलता है। इसमें रोगी को समय तथा स्थान के लिए भ्रम तथा मतिभ्रम (मिथ्या बोध) होता है। यह अवस्था ज्वर, मानसिक क्षति के पश्चात, औषधीय विषाक्तता आदि के कारण हो सकती है।)

Delivery (डिलीवरी) Childbirth. (प्रसव, बच्चे का अपरा और झिल्लियों के साथ मां के पेट से जन्म होना।)

Deltoid ligament (डैल्टॉयड लिगामेन्ट) Internal lateral ligament of knee joint. (जानु सन्धि का अंदरूनी पार्श्वीय स्नायु।)

Deltoid muscle (डैल्टॉयड मसल) The prominent muscle covering shoulder—attached to deltoid ridge of humerus. (एक महत्वपूर्ण पेशी जो कन्धे को ढकती है—जो प्रगण्डिका के त्रिकोणीय कटक से जुड़ी होती है।)

Delusion (डेल्यूजन) A false belief inconsistent to one's knowledge and experience, and with evidence to contrary. *d. nihilistic* Victim believes that everything has ceased to exist. *d. grandeur* Victim feels himself wealthy, rich and extraordinary and behaves so. *d. persecution* Patient feels that every body around him is against him and may persecute him. *d. reference* Delusion that causes the victim to read a meaning not intended in the acts or words of others. *d. systematized* Logical correlation with false reasoning and deduction. *d. unsystematized* Delusion without any correlation between ideas and surroundings. (ज्ञान तथा अनुभव का मिथ्या विश्वास जो संभावित रूप से असत्य होता है। *Nihilistic delusion* (निहीलिस्टिक) रोगी समझता है कि हर चीज रूकने या समाप्त हो गई है। *Grandeur delusion* (ग्रेन्डीयूर) बहुत धनवान अथवा अद्‌भुत होने का मिथ्या विश्वास। *Persecution delusion* (परसेक्यूशन) ऐसा मिथ्या विश्वास जिसमें रोगी यह महसूस करता है कि उसके चारों ओर प्रत्येक व्यक्ति उसके खिलाफ है।)

Demeclocycline (डिमेक्लोसाइक्लीन) An antibiotic of tetracycline group. (टैट्रा साइक्लाइन समूह का प्रतिजीवी।)

Dementia (डिमेन्शिया) Global impairment of intellectual function (cognition) interfering with social and occupational activities. *d. Alzheimer* dementia of gradual onset, and slow progression with delusion, delirium, depressed mood, behavioral disturbance; not due to atherosclerosis or systemic disease occurs in age below 65 (persenile). *d. subcortical* dementia due to involvement of subcortical brain structures, basal ganglia, thalamus. (मनोभ्रशः मस्तिष्क की एक अनुत्क्रमणीय व्याधि जिसमें बुद्धि के कार्य (अभिज्ञान) का पूर्ण क्षतिग्रस्त होता है। जिससे सामाजिक तथा व्यवसायिक क्रियाओं में बाधा उत्पन्न हो जाती है।)

Demerol (डिमेरोल) Meperidine hydrochloride, opium derivative. (अफीम से उत्पन्न होने वाला मेपेरीडाइन हाइड्रोक्लोराइड।)

Demilune (डेमील्यून) A crescent-shaped group of serous cells forming a caplike structure over a mucous alveolus, commonly present in submandibular gland. (एक अर्द्धचन्द्राकार सीरमी कोशिकाओं का समूह जो कपालिका के समान श्लेष्मिक एल्वियोलस के ऊपर बनने वाली संरचना। यह अधिकतर अवअधोहनुज ग्रन्थि में उपस्थित होती है।)

Demineralization (डीमिनेरेलाइजेशन) Loss of minerals: calcium and phosphorus from bone. (खनिज लवणों जैसे कैल्सियम, फॉसफोरस की हानि होना विशेषकर हड्डियों से।)

Demography (डीमोग्राफी) Statistical and quantitative study of characteristics of human population like size, growth, density, sex, age, etc. (ज्ञानपद विज्ञान; मानव आबादी के अभिलक्षणो का सांख्यिकीय अध्ययन जैसे आबादी, उसमें वृद्धि, घनत्व, लिंग, आयु आदि।)

Demorphinization (डीमॉर्फीनाइजेशन) Gradual decrease in the dose of morphine in morphine addicts. (मॉर्फीन लेने के आदी व्यक्ति के द्वारा मार्फीन की ली जाने वाली मात्रा को धीरे धीरे कम कर देना।)

Demulcent (डीमलसेन्ट) Soothening agent acting on mucous membrane like honey, glycerin, olive oil. *de Musset's sign* Head nodding with each cardiac contraction in severe aortic incompetence. (शामक, शरीर या त्वचा को शान्त या मुलायम करने वाला जैसे शहद, ग्लिसरीन, ओलीव ऑयल।)

Demutization (डीम्यूटाइजेशन) Overcoming mutism by teaching the patient to speak or use sign language. (रोगी को बोलना या संकेत भाषा का प्रयोग सिखाकर, मूकता (गूंगापन) पर नियंत्रण पाना।)

Demyelination (डीमाइलीनेशन) Destruction of myelin sheath. (माइलिन आवरण को नष्ट करना।)

Denaturation (डिनेचुरेशन) Addition of substances to ethyl alcohol to make it toxic and unfit for human consumption. (किसी पदार्थ के सामान्य स्वभाव में बदलाव आना जैसे एल्कोहॉल में किसी पदार्थ को मिलाकर उसे विषैला या पीने के लिए अयोग्य बना देना।)

Denaturation (डिनेचुरेशन) Change in the normal nature of a substance, for example by the addition of methanol to alcohol to render it unfit for drinking, or the change in the physical properties of a substance, such as a protein or nucleic acid, caused by heat or certain chemicals that alter tertiary structure. (विकृतीकरण।)

Denatured protein (डीनेचर्ड प्रोटीन) A protein that has lost some of its physical and chemical properties by treatment. (एक प्रोटीन जिसके भौतिक तथा रसायनिक गुण, उपचार के द्वारा नष्ट हो जाते हैं।)

Dendrite (डेण्ड्राइट) A branched protoplasmic process of a neuron that conducts impulses to cell body (see Figure). (पार्श्वतन्तु; तंत्रिका कोशिका से निकलने वाला सूत्र जो अन्य तंत्रिकाकोशिकाओं के साथ जाल के समान रचना बनाता है।)

Denervation (डीनर्वेशन) Depriving a structure or organ from its nerve supply. (किसी संरचना या अंग की तंत्रिका आपूर्ति या अभाव।)

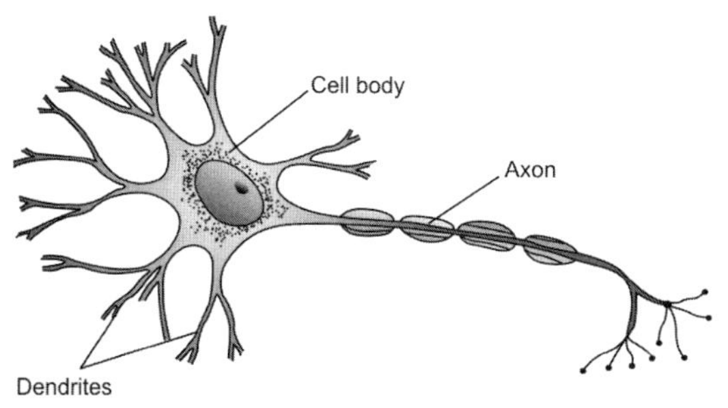

Dendrites in a multipolar neurons

Dengue (डेन्गू) A group B arbovirus disease caused by bite of *Aedes aegypti,* mosquitoes, characterized by fever, myalgia, lymphadenopathy and often purpuric spots. (हड्डी तोड़ बुखार, मच्छरों द्वारा फैलाने वाला रोग जिसमें ज्वर, पेशियों में दर्द, लसीकापर्व विकृति तथा रक्तचित्तिता धब्बे जैसे लक्षण होते हैं।)

Densimeter (डेन्सिमीटरं) An instrument for measuring optical density of a radiograph. (घनत्व मापक यंत्र।)

Densitometry (डेन्सिटोमीटरी) Determining the amount of ionizing radiation to which a patient is being exposed. (किसी पदार्थ के घनत्व का पता लगाना।)

Dental arch (डैन्टल आर्च) The arch formed by cutting and chewing surfaces of teeth. (दांतों की काटने एवं चबाने वाली सतहों से बनने वाला चाप।)

Dental consonant (डैन्टल कौन्सोनैन्ट) A consonant pronounced with the tongue at or near the front upper teeth. (अग्र ऊपरी दन्तों पर या उसके निकट जिह्वा द्वारा व्यंजन का उच्चारण करना।)

Dental disk (डैन्टल डिस्क) The disk with abrasive powder for cutting or polishing teeth. (एक चक्रिका जिसमें घर्षणकारी पाउडर होता है जिससे दांतो को काटकर सही किया जाता है तथा चमकाया जाता है।)

Dental formula (डैन्टल फॉर्मूला) A brief method of expressing the dentition of mammals. (एक छोटी सी विधि जिससे स्तनपायी जानवरों के दन्तोद्भवन को अभिव्यक्त किया जाता है।)

Dental plaque (डैन्टल प्लेक) A gummy mass of microorganisms and minerals that grows on the crown and causes dissolution of enamel and tooth substance. (मुख को स्वच्छ न रखने के कारण दांतों पर जमने वाली मैल या मुखीय सूक्ष्मजीव जो दन्त शिखर पर बढ़ते हैं और इसके कारण दन्तवल्क तथा दन्त पदार्थ नष्ट हो जाते हैं।)

Dental pulp (डेन्टल पल्प) The embryonic connective tissue rich in vessels and nerves occupying the central space within the tooth and its roots. (रक्त कोशिकाओं एवं तंत्रिकाओं के जाल सहित संयोजी ऊतक जो दांत तथा इसकी जडों के अन्दर केन्द्रीय स्थान में स्थित रहते हैं।)

Dental scalants (डैन्टल स्केलेन्टस) Application of plastic films to the chewing surfaces of teeth to seal the pits and grooves where food and bacteria can be trapped. (दांतों के चबाने वाली परतों पर एक प्लास्टिक फिल्म लगाना जिससे गर्त तथा खातिका को बंद किया जाता है, जहां भोजन तथा बैक्टीरिया को एकत्रित किया जा सके या पकड़ा जा सके।)

Denticle (डैन्टीकिल) A small tooth like projection, a calcified structure within pulp of tooth. (एक छोटे दांत के समान प्रवर्ध दंत-भज्जा में कैल्सीकरण हुई संरचना।)

Dentifrice (डैन्टीफ्राइस) A powder or other substance used for cleaning the teeth. (दांतों की सफाई करने वाला कोई पदार्थ या पाउडर।)

Dentin (डैन्ट्नि) The calcified hard part of tooth surrounding the pulp chamber, covered by enamel in the crown and by cementum in the root area. (दांत का मुख्य पदार्थ जो भज्जा गुहा को चारों ओर से घेरे होता है तथ किरीट पर दन्तवल्क से एवं जड़ों पर सिमेन्टम से ढका होता है; दन्तधातु।)

Dentinogenesis (डैन्टिनोजेनेसिस) Formation of dentin in development of a tooth. (दन्त विकास में दन्तधातु का बनना।)

Dentition (डैन्टिशन) The type, number and arrangement of teeth in the dental arch (see chart). (दंतोद्भेदन; दाँतों की किस्म एवं संख्या प्रत्येक मनुष्य के प्राथमिक दाँतों की संख्या 20 होती है तथा व्यस्कों के स्थायी दांतो द्वितीय दांतों की संख्या 32 होती है।)

Dentulous (डैन्टुलस) Having one's natural teeth. (प्राकृत दांतों वाला।)

Denture (डैन्चर) Artificial teeth substituting natural teeth. (कृत्रिम दंतावली, वृद्ध अवस्था में दांतों के गिरने के बाद लगाये जाने वाले कृत्रिम दांत, यह एक दांत या दांतों का पूर्ण सैट हो सकता है।)

Deodorant (डियोडोरैन्ट) An agent that masks or absorbs fowl odour. (कोई पदार्थ जो दुर्गन्ध को दूर करे; दुर्गन्धहर।)

Deontology (डीओन्टोलॉजी) Study of professional obligations and commitments. (चिकित्सीय आचार संहिता तथा प्रतिबद्धता का अध्ययन करना।)

Deoxycholic acid (डीऑक्सीकोलिक एसिड) $C_{24}H_{40}O_4$, a bile acid. ($C_{24}H_{40}O_4$ एक पित्त अम्ल)

Deoxycorticosterone (डीऑक्सीकॉर्टिकोस्टरॉन) A renal hormone with mineralcorticoid activity. (वृक्क का हॉर्मोन जो खनिज कोर्टिकॉयड सक्रियता सहित होता है।)

Deoxycoformycin (डीऑक्सीकॉफोर्माइसिन) Antileukemic agent. (श्वेतरक्तता की वृद्धि को रोकने वाला कारक।)

Deoxyribonuclease (डीऑक्सीराइबोन्यूक्एिज) Enzyme causing hydrolysis of DNA.

Chart: Eruption of deciduous (milk) teeth

Upper	*Eruption*	*Lower*	*Eruption*
Central incisor	5–7 Mths	Second molar	20–30 Mths
Lateral incisor	7–10 Mths	First molar	10–16 Mths
(Cuspid) Canine	16–20 Mths	(Cuspid) Canine	16–20 Mths
First molar	10–16 Mths	Lateral incisor	8–11 Mths
Second molar	20–30 Mths	Central incisor	6–8 Mths

Eruption of permanent teeth

Upper	*Completed by*	*Lower*	*Completed by*
Central incisor	9–10 yrs	Third molar	18–25 yrs
Lateral incisor	10–11 yrs	Second molar	13–16 yrs
(Cuspid) Canine	12–15 yrs	Second premolar (Bicuspid)	13–14 yrs
First premolar (Bicuspid)	12–13 yrs	First premolar (Bicuspid)	12–15 yrs
Second premolar (Bicuspid)	12–14 yrs	First molar	6–7 yrs
First molar	6–7 yrs	(Cuspid) canine	10–13 yrs
Second molar	14–16 yrs	Lateral incisor	9–10 yrs
Third molar	18–25 yrs	Central incisor	8–9 yrs

(एक एंजाइम जिसके कारण डीएनए का जलापघटन होता है।)

Deoxyribonucleic acid (DNA) (डीऑक्सी-राइबोन्यूक्लिक एसिड) A protein consisting of deoxyribose, phosphoric acid, two purine bases (adenine and guanine) and two pyrimidines (thymine and cytosine), principally present in cell nucleus; principal protein of genes and chromosomes (see Figure). (ये क्रोमोसोमों में पाये जाने वाले जटिल अणु हैं वंशानुगत विशेषताएं इनके माध्यम से संतानों में पहुंचती हैं। एक प्रोटीन जिसमें डीऑक्सीराइबोस, फॉस्फोरिक एसिड, दो प्यूरीन बेसिस तथा दो पाइरीमिडीनस, यह मुख्य रूप से कोशिका केन्द्रक में उपस्थित होता है।)

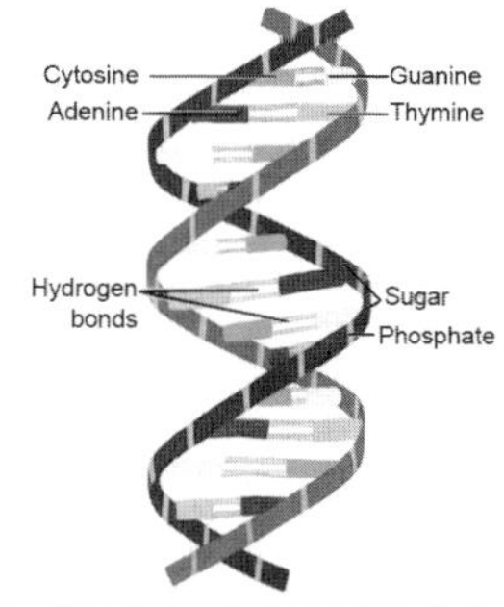

Deoxyribonucleic acid (DNA)

Deoxyribose (डीऑक्सीराइबोस) A phosphoric ester of a pentose sugar. (पेन्टोस शुगर का एक फॉस्फोरिक ईस्टर।)

Dependence (डिपैन्डैन्स) Psychic craving for a drug that may or may not be accompanied by physiological dependence. (किसी औषधि के प्रति मानसिक लालसा होना, जो शरीर क्रियात्मक निर्भरता के साथ ली जाए या नहीं ली जाए।)

Depersonalization disorder (डीपर्सोने-लाइजेशन डिसऑर्डर) The belief that one's own reality is lost or altered. (किसी व्यक्ति का यह विश्वास करना कि उसकी वास्तविकता नष्ट हो चुकी है या बदल गई है।)

Depilation (डेपिलेशन) The process of hair removal. (बालों को हटाने की क्रिया।)

Depletion (डेप्लीशन) Removal of substances like water, electrolyte, blood from the body. (शरीर से रक्त, तरल आदि पदार्थों का बाहर निकलना।)

Depolarization (डीपोलेराइजेशन) Electrical change in excitable cell in which inside of cell becomes positive. (किसी सेल में ऐसा परिवर्तन जिसमें सेल का आन्तरिक भाग धनात्मक हो जाता है।)

Depolymerization (डीपोलीमैराइजेशन) The breakdown of polymers into monomers. (पोलीमरों का उनके मोनोमरों में टूट जाना।)

Depo-medrol (डिपोमेटड्रोल) Methyl prednisone acetate. (मेथिलप्रेडनिसोन एसीटेट।)

Depot (डिपोट) Storage, e.g., fat depot. (संग्रहण उदाहरण के लिए वसा का संचित होना।)

Depressant (डिप्रेसैन्ट) Agent that depresses body function or nerve cell activity. (शरीर के किसी कार्य या तंत्रिका कोशिका क्रिया को कम करने वाला पदार्थ; अवसादक।)

Depression (डिप्रेशन) 1. Altered mood with loss of interest in pleasurable activities, feeling of worthless, excessive guilt, self-reproach, suicidal ideation. 2. lowering of a part, 3. Decrease in the activity of a vital organ. *d. bipolar* Depression with alternating periods of elation and grief. *d. endogenous* Depression without apparent cause. *d. reactive* depression Following adverse life situations. *de. Quervain's disease* Tenosynovitis involving tendon sheaths of abductor pollicis longus and extensor pollicis brevis. (मानसिक अवसाद जिसमें व्यक्ति का मूड बदल जाता है, मनोरंजक क्रियाओं में अरूचि होना, बेकार होने की भावना होना, अत्याधिक दोष-भावना, आत्मघातक चिन्तन जैसे लक्षण होते हैं। अंग का नीचे होना। प्राणभूत अंग की क्रिया होना। अवसाद, *Bipolar* (बाइपोलर)। अवसाद जिसमें व्यक्ति कभी खुश और कभी दुखी हो जाता है।

Endogenous d. (एण्डोजीनस) बिना किसी प्रत्यक्ष कारण के मानसिक अवसाद। *Reactive d.* (रिएक्टिव)। किसी जीवन की परिस्थिति या अधिक हानि के कारण होने वाला अवसाद।

Dercum's disease (डेरकम्स डिजीज) SYN—Adiposis dolorosa. Painful areas of fat accumulation in menopausal women. (एडिपोसिस डोलोरोसा, रजोनिवृत्ति की अवस्था से गुजरती हुई स्त्री में वेदनाशील क्षेत्र जहां वसा संचित होती है।)

Dereism (डेरेइज्म) In psychiatry, activity and thought based on fantasy and wishes rather than logic or reason. (मनोरोगविज्ञान में एक ऐसी अवस्था जिसमें किसी व्यक्ति के कार्य एवं विचार स्वप्न-लोक पर आधारित होते हैं तथा इसकी इच्छाएं तर्कयुक्त होने की जगह कल्पनाओं से घिरी होती हैं।)

Derivative (डेरिवेटिव) Derived from another. (एक रासायनिक पदार्थ जो मौलिक नहीं होता बल्कि अन्य पदार्थ से उत्पन्न होता है।)

Dermatitis (डर्मटाइटिस) Inflammation of skin, may be allergic, actinic, infective, exfoliative, etc. characterized by redness, itching, etc. *d. atopic* Dermatitis of unknown etiology, usually familial mostly self-limited in children, often with lichenification. *d. contact* Secondary to contact with such agents like deodorants and perfumes, usually in hypersensitive skin. *d. exfoliative* Constitutional symptoms, desquamation and extensive involvement. Pigmentation is frequent. *d. herpetiformis* Chronic inflammatory disease with vesicular, bulbous or pustular eruptions with linkage to HLA-B_8 and gluten. Responds to oral dapsone. *d. seborrheic* Rounded irregular or circinate lesions on scalp, eyebrows, nasolabial folds with greasy, shiny yellow or yellow gray scales. (त्वक्शोथ, त्वचा की सूजन।)

Dermatologist (डर्मेटोलॉजिस्ट) The branch of medicine concerned with the diagnosis, treatment, and prevention of diseases of the skin. (चर्म-रोग-विशेषज्ञ।)

Dermatoglyphics (डर्मेटोग्लाइफिक्स) Study of lines of hand and feet for drawing inference about one's susceptibility to disease. (अंगुलि चिन्ह विधा। चर्म रेखाशास्त्र। अंगुलियों, हथेलियों तथ तलवों की रेखाओं का अध्ययन जिनके द्वारा परिवर्धन असंगति का ज्ञान होता है।)

Dermatome (डर्मेटोम) 1. Area of skin innervated by one segment of spinal cord, 2. Instrument to cut thin section of skin as in skin grafting (see Figure). (1. त्वचा के एक क्षेत्र का तंत्रिका उद्दीपन जो सुषुम्ना रज्जु के एक खण्ड द्वारा होता है, 2. त्वचा निरोपण के लिए त्वचा के पतले पतले टुकड़े काटने वाला यंत्र, त्वचाजन, त्वचाकायांश।)

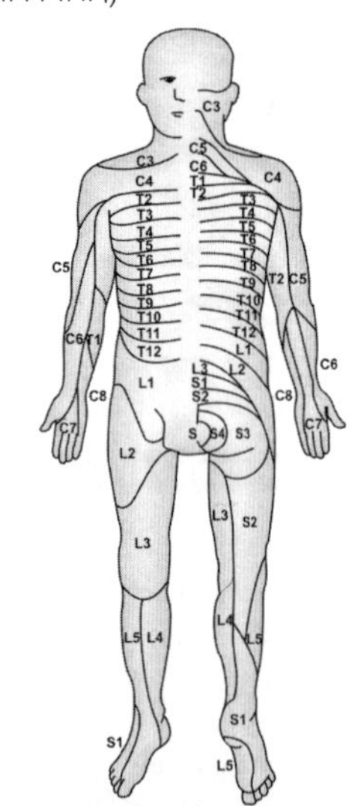

Anterior and posterior views of the dermatomes

Dermatomyositis (डर्मेटोमायोसाइटिस) A connective tissue disorder characterized by skin edema, dermatitis and inflammation/dysfunction of voluntary and involuntary muscles. (संयोजी ऊतक विकार जिसमें त्वक् पेशी शोथ, त्वचा एवं पेशियों की सूजन, ऐच्छिक

तथा अनैच्छिक पेशियों का शोथ या दुष्क्रिया होते हैं।)

Dermatophobia (डर्मेटोफोबिया) Excessive fear about skin disease. (किसी चर्म रोग के होने का अत्यन्त भय।)

Dermatophyte (डर्मेटोफाइट) A fungus that grows in skin or its appendage, e.g., epidermophyton, trichophyton and microsporum. (एक कवक परजीवी जो त्वचा पर बढ़ता है।)

Dermatophytosis (डर्मेटोफाइटोसिस) Fungus infection of skin of hand and feet. (हाथों पैरों की त्वचा विशेषकर पैरों की अंगुलियों के बीच में होने वाला कवक संक्रमण।)

Dermatosis (डर्मेटोसिस) Any disease of skin; inflammation may not be there. (त्वचा का कोई भी रोग जिसमें शोथ का लक्षण होना जरूरी नहीं है।)

Dermis (डर्मिस) The true skin below epidermis, containing nerve fibers and blood vessels. (बाह्यत्वचा के नीचे स्थित वास्तविक त्वचा जिसमें तंत्रिका तन्तु एवं रक्त वाहिनियां होती हैं।)

Dermoid (डर्मायड) Resembling the skin. (त्वचा से सम्बंधित अथवा उसके समान।)

Dermoid cyst (डर्मायड सिस्ट) A non-malignant cystic tumor containing ectodermal elements like skin, hair and teeth. (डिम्बग्रन्थि अथवा फेफडों में होने वाला एक सुदम पुटीय अर्बुद जिसमें बाल, दांत, त्वचा आदि के तत्व होते है; त्वगपुटी।)

Dermonosology (डर्मोनोसोलॉजी) The science of classification of skin disease. (त्वचा रोगों के वर्गीकरण का विज्ञान।)

Dermotropic (डर्मोट्रोपिक) Acting especially on the skin. (विशेष रूप से त्वचा पर असर करने वाला।)

Dermodidymus (डर्मोडीडाइमस) A malformed foetus with two heads and neck but a single body and normal limbs. (एक कुरचनात्मक भ्रूण जिसके दो शीर्ष तथा ग्रीवा होती हैं, परन्तु एक शरीर तथा सामान्य भुजाएं होती हैं।)

Desalination (डीसैलाइनेशन) Removal of salt, e.g., removal of salt from sea water to make the water drinkable. (किसी पदार्थ से लवणों को अलग करना उदाहरण के लिए समुद्र के पानी से लवणों को हटाकर उसे पीने योग्य बनाना।)

Desaturation (डीसैचुरेशन) A process whereby a saturated organic compound is converted into an unsaturated one. (वह क्रिया जिसके द्वारा कोई संतृप्त कार्बनिक यौगिक असंतृप्त कार्बनिक यौगिक में बदल जाता है; विसंतृप्तीकरण।)

Descemet's membrane (डेस्सीमेट्स मेम्ब्रेन) Membrane between endothelial layer of cornea and substantia propria. (स्वच्छमण्डल की अंतः कला-परत तथा मुख्य अस्तर के बीच स्थित तक पतली झिल्ली।)

Desensitization (डिसेंसीटाईजेशन) The process of reducing sensitivity. Treatment that attempts to eliminate allergic reactions, as of hay fever or bronchial asthma. (विसंवेदनीकरण।)

Desensitization (डिसेन्सीटाइजेशन) Prevention of anaphylaxis usually by administering repeated small doses of the agent causing anaphylaxis/allergy. (विसुग्राहीकारण, तीव्रग्राहिता को रोकना जो अधिकतर सुग्राहीकारक पदार्थ अर्थात एलर्जन को धीरे धीरे बढ़ाने वाले पदार्थ को सूक्ष्म मात्रा में बार-बार दिया जाता है।)

Desert fever (डेजर्ट फीवर) Coccidioidomycosis. (कोक्सीडिओइडोमाइकोसिस।)

Desferrioxamine (डेसेफरिआक्सामाइन) Iron chelating agent.

Desiccant (डैसिकैन्ट) Agent causing dryness. (खुश्की लाने वला कारक।)

Desipramine (डैसिप्रामीन) Antidepressant (tricyclic group). (अवसाद दूर करने वाली औषधि।)

Deslanoside (डैस्लैनोसाइड) Cardiac glycoside similar to lanatoside C (एक प्राकृत कार्डियक ग्लाईकोसाइड जो लेनाटोसाइड सी के समान होता है।)

Desmitis (डेस्माइटिस) Inflammation of a ligament. (किसी स्नायु की सूजन।)

Desmocyte (डैस्मोसाइट) A supporting tissue cell. (तन्तुप्रसू; सहारा देने वाली ऊतक कोशिका।)

Desmoid (डेस्मॉयड) Resembling a tendon. (कण्डरा के समान।)

Desmoplasia (डेस्मोप्लेसिया) An abnormal tendency to form fibrous tissue or adhesive bands. (तन्तुमय ऊतकों का अधिक बनना एवं असमान्य रूप से उनका विकास होना।)

Desmopressin (डेस्मोप्रेसिन) Synthetic vasopressin analogue. (कृत्रिम वाहिकादाबवर्ध (रक्तवहानलियों की सिकुड़न तथा रक्तदाब बढाने वाला) समधर्मी)

Desonide (डेसोनाइड) A locally acting steroid. (स्थानीय रूप से कार्य करने वाला स्टैरॉयड।

Desquamation (डैसक्वेमेशन) Shedding of the epidermis. (बाह्यत्वचा का पपड़ी के रूप में अलग होना या झड़ना; विशल्कन।)

Destructive (डैस्ट्रक्टिव) Causing ruin, opposite to constructive. (नष्ट करने वाला, उपयोगी कार्य का विपरीत।)

Detachment (डिटेचमैन्ट) Becoming separate. (वियोजन, अलग होने की स्थिति।)

Detail (डिटेल) In radiology, the sharpness with which an image is presented on a radiograph. (रेडियोलॉजी में, विकिरण चित्र पर प्रतिबिम्ब को जिस स्पष्टता या निश्चित रूप से प्रदर्शित किया जाता है।)

Detector (डिटैक्टर) An instrument for determining the presence of something. *d. lie* A polygraph, an instrument for determining minor physical changes assumed to occur understress of lying or any other emotion. (किसी वस्तु की विधमानता का पता लगाने वाला उपकरण उदाहरण के लिए झूठ बोलने का पता लगाने वाला उपकरण, जिसे लाइ डिटैक्टर कहते हैं।)

Detergent (डिटर्जेन्ट) Cleansing agents, either anionic or cationic. (अपमार्जम, शोधक। किसी प्रकार की मैल या चिकनाई हटाने में प्रयोग किये जाने वाला जीवाणुनाशक गुणों वाला पदार्थ।)

Deterioration (डीटीरियोरेशन) Retrogression. (प्रतिगमन रोगी की शारीरिक एवं मानसिक क्रियाओं का लगातार कम होते जाना, अवनति।)

Determinant (डिटरमिनेन्ट) That which determines the character of anything. (वह कारक जिससे किसी भी वस्तु के गुणों का पता चलता है।)

Determination (डिटरमिनेशन) Establishing the nature or precise identity of a substance, organism or event. (किसी पदार्थ या जीव या घटना की सही सही प्रकृति को निश्चित करना।)

Detonation (डिटोनेशन) A violent noise caused by an explosive. (विस्फोट से होने वाली हिंसात्मक आवाज।)

Detoxify (डिटॉक्सीफाई) To remove toxic quality of a substance. To treat toxic overdose of a drug/alcohol. (किसी पदार्थ के विषैले गुण को अलग करना, किसी भी औषधि की विषैली अधिक मात्रा का सेवन करने पर उसकी चिकित्सा करना।)

Detrition (डेट्रीशन) Wearing away of a part usually due to friction as that of teeth. (शरीर के किसी भाग का जैसे दांतों का रगड़ से क्षय होना।)

Detritus (डेट्राइटस) Degenerative matter produced by disintegration. (ऊतक के विखण्डन या विघटन के कारण से उत्पन्न हुआ व्यर्थ पदार्थ, अपरद, कंकड़।)

Detrusor (डेट्रूसर) External muscular coat of urinary bladder (मूत्राशय की बाह्य मांसपेशी)

Detumescence (डीटुमिसेन्स) Subsidence of swelling, esp. of erectile tissue like penis and clitoris. (विफुल्लता, शोथ का कम होना, विशेषकर जननांगों जैसे शिश्न एवं भगशिश्निका के उच्छायी ऊतकों का ढीला पड़ जाना।)

Deuteranopia (डयूटिरेनोप्या) Green colour blindness. (वर्णान्धता जिसमें हरे रंग का बोध नहीं होता; हरित वर्णान्धता।)

Deuterium (ड्यूटिरियम) Heavy hydrogen with two atoms. (ठोस हाइड्रोजन जिसके दो परमाणु होते हैं।)

Developer (डेवेलपर) In radiology, the solution used to make the latent image visible on the radiograph. (रेडियोलॉजी में प्रच्छत्र प्रतिबिम्ब को विकिरणचित्र पर स्पष्ट रूप से देखने के लए प्रयोग किया जाने वाला घोल।)

Developmental milestones (डेवलपमैन्टल माइलस्टोन्स) Development of skills like crawling, sitting, laughing, walking in infants and children (see Table). (भ्रूण तथा बच्चों की कौशलताओं का विकास जैसे हाथों तथा घुटने के बल रेंगना, बैठना, हंसना, चलना आदि।)

Deviant behavior (डेविएन्ट बिहेवियर) Actions considered abnormal. (कार्य या क्रियाएं जो असामान्य मानी जाती हैं।)

Deviation (डेविएशन) Departure from normal. *d. conjugate* Deviation of face and eyes to same side. *d. standard* In statistics, the measure of variability from the central tendency of any frequency curve. It is the square root of variance. (विचलन; सामान्य से हटकर होना। *Conjugate deviation* (डेविएशन) चेहरे तथा आंखों का एक ओर विचलित होना।)

Device intrauterine contraceptive (डीवाइस इन्ट्रायूटेराइन कॉन्ट्रासैप्टिव) Devices placed in uterus to prevent contraception, e.g., copper T. (निषेचित अण्ड के आरोपण को रोकने के लिए अर्थात गर्भधारण न करने के लिए गर्भाशय में रखा जाने वाले साधन।)

Devitalization (डीवाइटलाइजेशन) Loss of vitality; esp. anesthetizing the pulp of a tooth. (प्राणशक्ति का नष्ट हो जाना अथवा जीवन समाप्त होना विशेषकर दन्त मज्जा का संज्ञाहरण करना।)

Devolution (डीवोल्यूशन) Degradation, or destructive process. (प्रतिविकास; अवनति अधःपतन या विनाशकारी प्रक्रिया।)

Dexamethasone (डैक्सांमीथासॉन) Synthetic glucocorticoid. (कृत्रिम ग्लूकोकॉर्टिकॉयड, शोथ को कम करने में बहुत शक्तिशाली तथा कभी कभी प्रमस्तिष्क शोफ को रोकने के लिए प्रभावों में आती है।)

Dexchlorpheniramine (डैक्सक्लोरफिनी–रामीन) Antihistaminic (polaramine). (हिस्टामीन के प्रभावों को निष्फल करने वाला कारक (पोलैरामीन)।)

Dexterity (डैक्सटेरिटी) Motor skill (प्रेरक कौशलता।)

Dextrality (डैक्सट्रालिटी) Right handedness. (दांये हाथ से कार्य करना या लिखना।)

Dextran (डैक्सट्रान) A plasma volume expander, a polysaccharide fermented from sucrose. (रक्त प्लाज्मा का स्थानापन्न। रक्तस्राव, स्तब्धता आदि की अवस्था में

Table: Developmental milestones

Age	*Ideal body wt.*	*Height*	*Body surface*	*% adult dose*
Newborn	3.4 kg	50 cm	0.23 m	12.5%
1 month	4.2 kg	55 cm	0.26 m	14.5%
3 months	5.6 kg	59 cm	0.32 m	18%
6 months	7.7 kg	67 cm	0.4 m	22%
1 year	10 kg	76 cm	0.47 m	25%
3 years	14 kg	94 cm	0.62 m	33%
5 years	18 kg	108 cm	0.73 m	40%
7 years	23 kg	120 cm	0.88 m	50%
12 years	37 kg	148 cm	1.25 cm	75%

6 प्रतिशत या 10 प्रतिशत के धोल के रूप में प्रयोग होती है। सुक्रोज से खमीरयुक्त पौलीसैकेराइड।)

Dextrase (डैक्सट्रेज) Enzyme splitting dextrose into lactic acid. (एंजाइम जो डैक्सट्रोज को लैक्टिक एसिड में खंडित करता है।)

Dextriferron (डैक्सट्रिफेरोन) Ferric hydroxide used in treating iron deficiency. (फेरिक हाइड्रोक्साइड जिसे आयरन दोष की चिकित्सा में प्रयोग किया जाता है।)

Dextrin (डैक्सट्रिन) $(C_6H_{10}O_5)_{11}$, a carbohydrate produced during digestion of starch. (स्टार्च के पाचन के समय उत्पादित कार्बोहाइड्रेट।)

Dextroamphetamine (डैक्सट्रोएम्फेटामीन) An isomer of amphetamine, a CNS stimulant. (एक्फेटामीन का समायवी; केन्द्रीय तंत्रिका तंत्र का उत्तेजक।)

Dextrocardia (डैक्सट्रोकार्डिया) Heart positioned in right side of thoracic cavity (see Figure). (हृदय का शरीर के दाईं ओर स्थित रहना; दक्षिण हृद्यता।)

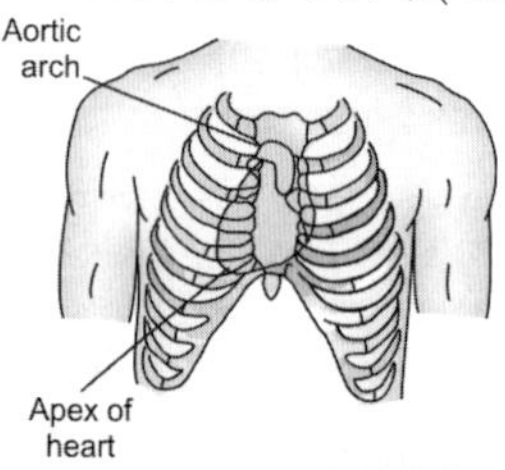

Dextrocardia

Dextrocardiogram (डैक्सट्रोकार्डियोग्राम) Electrocardiogram representing right ventricular forces. (इलैक्ट्रोकार्डियोग्राम का वह भाग जो दायें वेन्ट्रिकल से उत्पन्न होता है।)

Dextroduction (डैक्सट्रोडक्शन) Movement of visual axis to right. (दृष्टि-अक्ष का दाईं-ओर को गति करना।)

Dextromethorphan (डैक्सट्रोमीथोरफेन) A cough suppressant. (खांसी की शामक औषधि।)

Dextrophobia (डैक्सट्रोफोबिया) Abnormal aversion to objects on right side of body. (शरीर के दायीं ओर विधमान वस्तुओं का रोगोत्पादक भय या उससे घृणा करना।)

Dextroposition (डैक्सट्रोपोजीशन) Displaced to right. (दाईं ओर को विस्थापन।)

Dextropropoxyphene (डैक्सट्रोप्रोपॉक्सीफीन) Analgesic with high addiction potency. (मौर्फीन के स्थान पर प्रयुक्त होने वाली पीड़ाहर औषधि, वेदनाहर जिसमें अत्यधिक व्यसन क्षमता होती है।)

Dextrose (डैक्सट्रोज) $C_6H_{12}O_6$ (SYN-glucose), a simple monosachharide sugar. (एक घुलनशील कार्बोहायड्रेट जो निज्रलीकरण स्तन्धता, या ऑप्रेशन के बाद अन्तः शिरा मार्ग से रोगी को देते है, ग्लूकोज।)

Dextrothyroxine (डैक्सट्रोथाइरॉक्सिन) A thyroxine like drug used to treat type-II hyperlipoproteinemia. (थाइरॉक्सिन जैसी औषधि जिसे हाइपरलाइपो-प्रोटीनीमिया (रक्त में अधिक लाइपोप्रोटीन का मिलना) टाइप-**II** की चिकित्सा में प्रयोग किया जाता है।)

Dhobi's Itch (घोबी इंच) Itching, redness and inflammation of the skin, especially in the groin region, suffered more often in the tropics and typically caused by certain types of ringworm infection (caused by the fungus) (योनि के आसपास कीं खुजली।)

Diabetes (डायबिटीज) A general term for diseases causing excessive urination. *d. brittle* Patient's glucose tolerance variable especially in type I diabetes mellitus. *d. bronze* (hemochromatosis) iron storage disease with hepatomegaly, darkening of skin, pancreatic endocrine deficiency often with cardiac dysfunction. *d. insipidus* Polyuria and polydipsia due to inadequate antidiuretic hormone secretion by posterior pituitary. *d. mellitus* A disorder of carbohydrate metabolism due to either insulin deficiency, insulin resistance or insulin antibodies characterized by hyperglycemia and glycosuria.

d. nutritional Diabetes in malnourished with pancreatic calcification. (ऐसा रोग जिसमें अत्यधिक मूत्र विसर्जित होना एक विशिष्ट लक्षण होता है। इंसुलिन की कम मात्रा बनने या उसकी अनुपस्थिति से यह रोग होता है। इसमें रक्त शर्करा का स्तर बढ़ जाता है। मधुमेह के रोगी को खान पान पर अधिक ध्यान देना पड़ता है। जिससें शर्करा का स्तर सामान्य से अधिक न बढ़े।)

Diabetic tabes (डायबिटिक टेबस) Diabetic neuropathy with neuritic leg pain and loss of knee jerk. (मधुमेह में तंत्रिकाओं का रोग जिसमें तंत्रिकाशोथज, पैर दर्द तथा जानु प्रतिक्षेप की हानि होती है।)

Diabinese (डायबिनीज) Chlorpropamide, an oral sulphonyl urea. (क्लोरप्रोपेमाइड का व्यापारिक नाम, एक मौखिक सल्फोनिल यूरिया।)

Diacele (डायासीन) Third ventricle of brain. (मस्तिष्क का तृतीय निलय।)

Diacetic acid (डायासिटिक एसिड) Acetoacetic acid, a ketone found in urine in diabetic ketoacidosis. (एसीटोएसीटिक एसिड; शरीर में वसा के ऑक्सीकरण के मध्य यह बनता है। कुछ चयापचय विकृतियों जैसे मधुमेह कीटोएसिडोसिस में इसकी रक्त में मात्रा बढ़ जाती है तथा मूत्र में उत्सर्गित होने लगता हे।)

Diacerin (डायसिरिन) Anti-inflammatory pain-killer. (शोथ को कम करने वाला कारक; पीड़ाहर।)

Diacetyl morphine (डायाएसिटिल मॉर्फीन) Heroin, strong addictive potential. (एक मादक या नशीला पदार्थ; तीव्र आसक्त अस्तित्व।)

Diadochokinesia (डायडोकोकाइनीसिया) Ability to make antagonistic movements like pronation and supination in quick succession. (विरोधी गतियां करने की क्षमता जैसे हाथों की अवतानन (हथेली नीचे की ओर) तथा उत्थानन (हथेली ऊपर की ओर) जल्दी जल्दी गति करना।)

Diagnose (डायग्नोस) The identification of an illness or the nature of the disease (किसी रोग को पहचानना).

Clinical diagnosis (क्लीनिकल डायग्नोसिस) The process of identifying a disease, condition, or injury based on the signs and symptoms of a patient and the patient's previous medical history and physical exam. (चिन्हो एवं लछणों के आधार पर किसी रोग का निदान करना।)

Diagnosis (डायग्नोसिस) The term used to denote the name of disease or diseased process using scientific and skillful methods. *d. antenatal* Diagnostic procedures to determine the health of the fetus, e.g., amniocentesis, biochemical profile (L:S ratio, estriol assay), amnioscopy, nonstress test, ultrasound, chorionic villous biopsy. *d. differential* Comparison of diseases having some what similar presentation. (रोगी का इतिहास जानकर, उसमें मौजूद चिन्हों एवं लक्षणों, प्रयोगशाला की जांचों के परिणामों जैसे एक्स-रे एवं इलैक्ट्रोकार्डियोग्राम आदि के द्वारा किसी रोग की प्रकृति को निश्चित करना या निदान करना।)

Dialysate (डायलीसेट) The dialysis fluid used to remove or deliver compounds or electrolytes that the failing kidney cannot excrete or retain in proper concentration. (अपोहन में प्रयोग में आने वाले तरल पदार्थ।)

Dialysis (डायलेसिस) The process of diffusing blood across a semipermeable membrane to remove toxic materials. *d. continuous ambulatory peritoneal* Patient is put on continuous peritoneal dialysis by an implanted peritoneal catheter and attached disposable dialysate bags; a substitute to chronic haemodialysis. *d. dementia* Neurologic disturbances like speech difficulties, dementia, seizure, myoclonus, etc. after chronic dialysis, probably related to increased aluminium concentration in brain. *d. disequilibrium* The symptoms of nausea, vomiting, drowsiness, headache and seizures that appear shortly after starting hemo/peritoneal

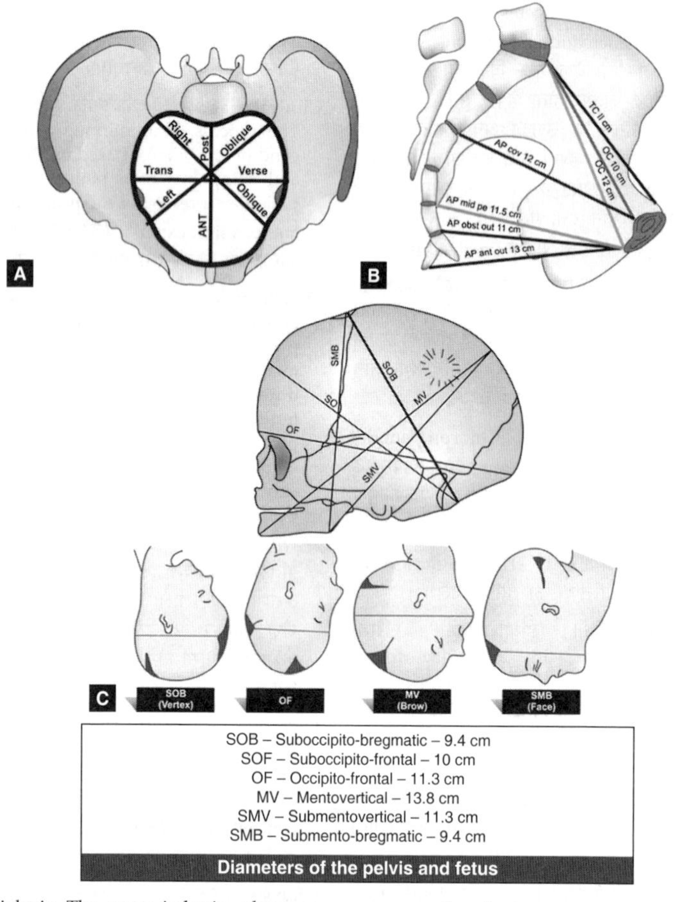

SOB – Suboccipito-bregmatic – 9.4 cm
SOF – Suboccipito-frontal – 10 cm
OF – Occipito-frontal – 11.3 cm
MV – Mentovertical – 13.8 cm
SMV – Submentovertical – 11.3 cm
SMB – Submento-bregmatic – 9.4 cm

Diameters of the pelvis and fetus

dialysis. The cause is brain edema as urea in brain remains relatively higher in comparison to serum. *d. haemo* The patient's blood and dialysate are passed in opposite directions across a semipermeable membrane (a coil, plate) in a dialysis machine. More effective than peritoneal dialysis. *d. peritoneal* Dialysis in which the lining endothelium of peritoneal cavity is used as dialysis membrane. 2 liters of dialysis fluid are introduced into peritoneal sac in 20 minutes, is retained for 20 minutes and is then drained off in 20 minutes (one cycle), 8 cycles in a day. (अपोहन या विलगन सुषिर कला के माध्यम से विभिन्न विसरणशील वाले पदार्थों को घोल से पृथक करना।)

Diameter (डायमीटर) Distance from one point to another diagonally opposite point on the perimeter of a sphere. *d. antero-posterior of pelvic inlet* Distance between posterior surface of symphysis pubis to sacral promontory usually 11 cm in adult female. *d. antero-posterior of pelvic outlet* Distance between tip of coccyx and lower edge of symphysis pubis. *d. biparietal* Transverse diameter between parietal eminences of both sides (about 9.25 cm). *d. bitemporal* Distance between two temporal bones (about 8 cm) *d. bitrochanteric* Distance between highest point of two trochanters (useful for breech delivery) *d. bizygomatic* Distance between most prominent points of zygomatic arches. *d. cervicobregmatic* Distance between anterior frontal and junction of neck with floor of mouth. *d. diagonal conjugate* Distance from the upper part of symphysis pubis to the most distant part of brim of pelvis. *d. external conjugate* Antero-posterior diameter of pelvic inlet measured externally, i.e., distance from the skin over the upper part of symphysis pubis to the skin over a point corresponding to the sacral promontory. *d. mento bregmatic* Distance from chin to the middle of anterior fontanel. *d. occipitofrontal* Distance from posterior fontanel to the root of nose. *d. occipitomental* Greatest distance between the most prominent portion of the occiput and point of chin (13.5 cm). *d. of fetal skull* In full term fetus, the various diameters are: suboccipitobregmatic: 9.5 cm, cervicobregmatic 9.5 cm, frontomental: 8.1 cm, occipitomental: 12.7 cm. occipitofrontal: 11.4 cm, biparietal: 9.5 cm. bitemporal: 8.1 cm (see Figure). (किसी वृत्त के केन्द्र से होकर गुजरने वाली सीधी रेखा की लम्बाई जो परिधि के विपरीत बिन्दुओं को मिलाती है; व्यास।)

Diamox (डायॉमाक्स) Acetazolamide, a carbonic anhydrase inhibitor. (एसीटाजोलामाईड का व्यापारिक नाम।)

Diapedesis (डायपेडेसिस) Passage of blood cells esp. leukocytes by amoeboid movement through the intact wall of capillary (see Figure). (कोशिकापारण; रक्तवाहिकाओं से कोशिकाओं का निकलकर ऊतकों में पहुंचना।)

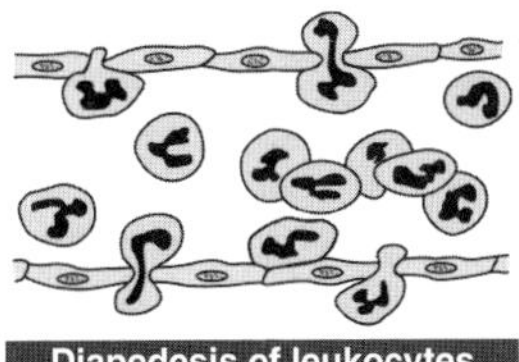

Diapedesis of leukocytes

Diaphane (डायाफेन) A very small electric light utilized in transillumination. (एक सूक्ष्म विधुत प्रकाश जिसका उपयोग प्रदीप्त मे किया जाता है।)

Diaper (डाइपर) Under cloth of the infants which is folded and it absorbs material between the legs and wear around the waist of the infant. (बच्चों को गीला होने से रोकने वाली पेन्ट)

Diaphanography (डायाफैनोग्राफी) Trans-illumination of breast. (पारप्रदीपन के द्धारा शरीर के किसी भाग का, विशेष रूप से स्तन के कैंसर के लिए परीक्षण करना।)

Diaphanometer (डायोफैनोमीटर) A device for estimation of the amount of solids in a fluid by its transparency. (किसी तरल की पारदर्शिता के द्वारा उसमें विधमान ठोस पदार्थो की मात्रा आकलन करने वाला उपकरण।)

Diaphanoscope (डायाफैनोस्कोप) Device for transillumination of body cavities. (शरीर की किसी गुहा का पार-प्रदीपन करने वाला यंत्र; पारप्रदीपक।

Diaphoresis (डायाफोरिसस) Profuse sweating. (अत्यधिक पसीना आना; स्वेदलता।)

Diaphoretic (डायाफोरेटिक) Agents that increase sweating/perspiration. (1. अधिक पसीना आने से सम्बन्धित, 2. पसीना लाने वाली)

Diaphragm (डायाफ्राम) The musculo-membranous wall separating abdomen from thoracic cavity. It contracts with each inspiration permitting descent of base of lung. The attachment is to 6th rib anteriorly and 11-12th ribs posteriorly. Diaphragmatic contraction aids in defaecation, parturition and urination by increasing intra-abdominal pressure. It becomes spasmodic in hiccough and sneezing. Contribution of both diaphragms to respiratory inflow is 40% and nerve supply is by phrenic nerves. *d. pelvic* Formed by levator ani and coccygeus muscles pierced in midline by vagina, urethra and rectum. *d. urogenital* Urogenital trigone or triangular ligament that lies between ischiopubic rami. It lies superficial to the pelvic diaphragm and in the male surrounds the membranous urethra; in females it surrounds vagina.

d. contraceptive A rubber or plastic cup that fits on to the cervix to prevent entry of sperms into uterus. *d. of microscope* The apparatus controlling illumination in the instrument. (1. वक्ष गुहा और उदर गुहा के बीच में मांसपेशीय विभाजन, मध्यप, 2. विभाजन करने वाली कोई भी झिल्ली अथवा संरचना, 3. एक रबड अथवा प्लास्टिक की कपालिका जो गर्भ-निरोधक के रूप में गर्भाशयग्रीवा के ऊपर स्थापित की जाती है।)

Diaphysis (डायाफाइसिस) The middle part of long bone (see Figure). (किसी लम्बी अस्थि का काण्ड; अस्थिवर्ध।)

Diapophysis (डायापोफाइसिस) An upper articular surface of transverse process of vertebra. (किसी कशेरूका का ऊपरी अनुप्रस्थ प्रवर्ध)

Diarrhea (डायरिया) Frequent passage of unformed watery stool due to inflammation, irritation, retention, emotion, etc. *d. traveler's* Diarrhea in travellers due to *E. coli.* (अतिसार या दस्त आना। मल पतला एवं बार बार विसर्जित होता है।)

Diascope (डायास्कोप) A glass plate held against the skin for examining superficial lesions. Erythematous lesions blanch but not haemorrhagic lesions. (त्वचा की ऊपरी विक्षितियों का निरीक्षण करने के लिए कांच अथवा साफ प्लास्टिक की एक प्लेट।)

Diastage (डायस्टेज) The enzyme converting starch to sugar.

Diastasis (डायास्टेसिस) The last part of diastole, of 0.2 second duration and is immediately followed by atrial contraction. (विस्थिति बिना अस्थिभग्न के आपस में जुड़ी हुई हड्डियों का अलग होना।)

Diastole (डायस्टोल) That period of cardiac cycle (usually of 0.5 sec) during which the heart dilates, ventricles fill with blood. (अनुशिथिलन; हृद् चक्र शिथिलन या श्रांति की अवधि।)

Diastolic pressure (डायस्टोलिक प्रेशर) The period of least pressure in the arterial vascular system. (अनुशिथिलन काल में रक्त के द्वारा रक्तवाहिनियों की पार्श्वीय दीवारों पर पड़ने वाला न्यूनतम दबाव।)

Diathermy (डायाथर्मी) The therapeutic use of a high frequency current to generate heat within some part of body. *d. short wave* Employs wavelengths of 3-30 meters. *d. surgical* Diathermy of high frequency for electrocoagulation or cauterization. (किसी ऊतक में से होकर विधुत धारा भेजना जिससे ऊष्मा उत्पन्न होती है।)

Diathrosis (डायाथ्रोसिस) A hinge joint (कब्जा।)

Diatom (डाइएटम) One group of uni-cellular microscopic algae seen in

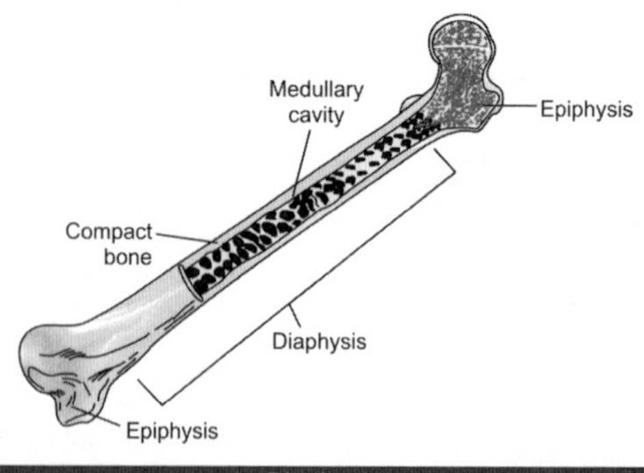

Diaphysis

lungs of patients with antemortem drowning.

Diatrizoate meglumine (डाइएट्रिजोएट मेग्ल्यूमाइन) Radioopaque dye for arterial use (gastrograffin).

Diatrizoate sodium (डाइएट्रिजोएट सोडियम) Radio-opaque dye for visualisation of bladder, urinary tract, reproductive system.

Diaxon (डायक्सोन) A neuron having two axons. (दो अक्षतन्तु वाली एक तंत्रिका कोशिका)

Diazepam (डायजीपेम) Antianxiety benzdiazepine useful in treatment of cocaine poisoning, status epilepticus, convulsion and a variety of anxiety disorders valium. (एक शामक तथा प्रशान्तक औषधि। यह मांसपेशी शिथिलकर के गुणों से भी परिपूर्ण होती है।)

Diazo reaction (डाइएजोरिएक्शन) A deep red colour in urine produced by action of ammonia and p-diazobenzene sulfuric acid on aromatic substances of urine.

Diazoxide (डायजोक्साइड) Drug used IV to treat hypertensive crisis and hypoglycemia. (इंसुलिन बनाने वाली कोशिकाओं की क्रिया कम करनेवाली औषधि। यह अल्पग्लूकोजरक्तता में उपयोगी होती है।)

Dibasic (डाइबेसिक) Substance with two atoms of hydrogen in each molecule replaceable by a base. (एक अणु में हाइड्रोजन के दो परमाणुओं का होना जो किसी बेस द्वारा पुनःस्थापित) हो सकते हैं।)

Dibenzyline (डाइबेन्जाइलीन) Trade name for phenoxybenzamine.

Dibucaine hydrochloride (डाइब्यूकेन हाइड्रोक्लोराइड) Local anaesthetic similar to cocaine.

Dicalcium phosphate (डाईकैल्शियम फास्फेट) Dibasic calcium phosphate, used for calcium supplement.

Dichloramine (डाइक्लोरामाइन) A germicide, disinfectant containing chlorine.

Dichlorphenamide (डाइक्लोरफिनाइड) Carbonic anhydrase inhibitor used for glaucoma.

Dichotomy (डाइकोटॉमी) Dividing into two parts. (दो भागों में बांटना या विभाजित) करना।)

Dichromation (डाइक्रोमेशन) Ability to distinguish only two primary colours, i.e., red and green. (केवल दो प्राइमरी रंगों जैसे लाल और हरे का बोध कर पाने की क्षमता।)

Dick test (डिक टेस्ट) A skin test for susceptibility to scarlet fever similar to shick test for diphtheria.

Diclofenac (डिक्लोफिनॉक) Analgesic anti-inflammatory agent.

Dicloxacillin sodium (डाइक्लोक्सएसिलीन सोडियम) A semisynthetic penicillin for treatment of penicillinase resistant staphylococci.

Dicophane (डाइकोफैन) DDT. (डीडीटी, एक प्रसिद्ध किटाणुनाशक जो सिर की जूऐं तथा शरीर के अन्य परजीवियों को नष्ट करने में उपयोगी सिद्ध होता है।)

Dicrotic (डाइक्रोटिक) Relates to a double pulse. (द्विनाड़ी स्पन्द से सम्बन्धित अथवा द्विस्पन्द वाला।)

Dicrotic notch (डाइक्रोटिक नॉच) The notch on descending limb of pulse wave. (किसी नाड़ी रेखांकन में अवरोही भुजा पर स्थित एक दांत।)

Dicrotic wave (डाइक्रोटिक वेव) The positive wave following dicrotic notch.

Dicumarol (डायकूमैरोल) An anticoagulant that increases prothrombin time.

Dicyclomine (डाइसाइक्लोमीन) An anticholinergic agent. (एट्रोपीन सदृश उद्वेष्टहर औषधि।)

Didactic (डाइडैक्टिक) Pertains to teaching by lectures or texts as opposed to clinical or bedside teaching. (क्लिनीकल या बेडसाइड शिक्षा के बजाय लेक्चर या विषय से सम्बन्धित अध्यापन।)

Didelphic (डाइडेल्फिक) Pertains to double uterus. (वह स्त्री जिसके दो गर्भाशय होते हैं।)

Didymitis (डीडाइमाइटिस) Inflammation of testicle. (किसी शुक्रग्रन्थि का शोथ।)

Didymodynia (डीडाइमोडाइनिया) Pain in the testicle. (किसी शुक्रग्रन्थि में दर्द होना।)

Dieldrin (डाइएलड्रीन) A chlorinated hydrocarbon used as insecticide. (एक क्लोरीनेटेड हाइड्रोकार्बन जिसे कीटनाशक में प्रयोग किया जाता है।)

Diencephalon (डाइएनसिफैलॉन) The portion of brain encompassing epithalamus, thalamus, metathalamus and hypothalamus. (मस्तिष्क का एक भाग जिसमें अधिचेतक, चेतक, पश्चचेतक तथा अधःश्चेतक होते हैं।)

Dienestrol (डाइएनेस्ट्रॉल) Synthetic estrogen. (कृत्रिम ईस्ट्रोजन।)

Dientamoeba fragilis (डाइएन्टामोइबा फ्रैगिलिस) Parasitic ameba inhabiting small instestine and causing diarrhoea.

Die (डाई) End of life, expire (जीवन का समाप्त होना।)

Diet (डाइट) Food substances normally consumed in the course of living. *d. balanced* Diet adequate in energy providing all tissue building materials, vitamins and proteins. *Bland* d. One that is free from any irritating or stimulating foods. *Elemental d.* One consisting of a well-balanced, residue-free mixture of all essential and non-essential amino acids, combined with simple sugars, electrolytes, trace elements and vitamins. *Elimination* d. One for diagnosis of food allergy, based on omission of foods that might cause symptoms in the patient. *High-calorie d.* One that furnishes more calories than needed to maintain weight, often more than 3500-4000 kcal/day. *High-fibre d.* One relatively high in dietary fibre, which decreases bowel transit time and relieves constipation. *High-protein d.* One containing large amounts of protein, consisting largely of meats, fish, milk, legumes and nuts. *Hospital d.* a routine diet plan, provided in a hospital, that includes general, soft and liquid diets and modifications of them to suit the needs of specific patients. *Ketogenic d.* One containing large amounts of fat (see also ketogenic (diet). *Liquid d.* A diet limited to liquids or to foods that can be changed to a liquid state (see also liquid (diet)). *Low-calorie d.* one containing fewer calories than needed to maintain weight, e.g. less than 1200 kcal/day for an adult. *Low-fat d.* One containing limited amounts of fat. *Low-residue d.* One with a minimum of cellulose and fibre and restriction of the connective tissue found in certain cuts of meat. It is prescribed for irritations of the intestinal tract, after surgery of the large intestine, in partial intestinal obstruction, or when limited bowel movements are desirable, as in colostomy patients. Called also low-fibre diet. (सामान्य जीवन में किसी मनुष्य द्वारा प्रतिदिन नियमित रूप से ग्रहण किए जाने वाले ठोस एवं द्रव खाद्य पदार्थ अथवा किसी रोग विशेष जैसे मधुमेह एवं पैप्टिक अल्सर आदि में निर्धारित किया जाने वाला भोजन; आहार।)

Dietetics (डाईटैटिक्स) The science or art of applying the principles of nutrition to feeding individual people or in groups. (आहार विज्ञान, जो रोगो के भोजन नियंत्रित करना जानता है।)

Dietetics (डाइटैटिक्स) The science of applying the principles of nutrition to the feeding of individuals or groups. (स्वस्थ एवं रोगी व्यक्तियों के नियमित आहार में पोषण के सिद्धान्तों का उल्लेख करने वाला विज्ञान; आहार विज्ञान।)

Diethazine hydrochloride (डाइएथाजीन हाइड्रोक्लोराइड) Anticholinergic used in treatment of Parkinsonism. (आवेगों के परिसंचरण में अवरोध उत्पन्न करने वाला कारक जिसे पार्किनसोनिज्म की चिकित्सा में प्रयोग किया जाता है।)

Diethylcarbamazine (डाईइथाइलकार्बामेजाइन) Antifilarial agent (फाइलेरिया नाशक विशेषकर कम आयु के कृमियों पर)

प्रभावकारी। यह गोलकमियों को भी मारने में लाभदायक होता है।)

Diethylpropion (डाइएथिलप्रोपिओन) An adrenergic drug with actions similar to amphetamine.

Diethylstilbestrol (डाइएथाइलस्टिलबेस्ट्रोल) Synthetic estrogen. (हार्मोन का एक योग जोकि रजोनिवृत्तिकाल के लक्षणों, मासिक धर्म विकृतियों, स्त्रियों के जनन अंगों के शोथ तथा वक्ष के कैंसर की चिकित्सा में प्रयुक्त होता है।)

Diethyltoluamide (डाईएथाइलटोलुएमाइड) Insect repellant. (कीटों को भगाने वाला कारक।)

Diethyltryptamine (डाईएथाइलट्रिप्टामीन) Hallucinogenic agent. (विभ्रम उत्पन्न करने वाला कारक।)

Dietition (डाइटीशियन) A person experienced in field of nutrition and dietetic advice. (पोषण विज्ञान का विशेषज्ञ व्यक्ति जो स्वस्थ एवं रोगी व्यक्ति के आहार के पोषक तत्वों तथा उनके प्रयोग के सिद्धान्तों को नियंत्रित करने में निपुण हो।)

Dietl's crisis (डाइटिल्स क्राइसिस) Renal colic from partial obstruction of ureter. (मूत्रनली में आंशिक रूप से अवरोध उत्पन्न हो जाने के कारण गुर्दे के स्थान पर तेज दर्द होता है।)

Dieulafoy's triad (डाईयूलाफोयस ट्रायस) Tenderness, muscular rigidity and skin hyperesthesia at Mc Burney's point in acute appendicitis.

Differential blood count (डिफ्रेन्शियल ब्लड काउन्ट) Determination of number of each variety of leukocytes in one micro-litre of blood. (एक माइक्रो लि. रक्त की विभिन्न प्रकार की श्वेत कणिकाओं का अनुपात ज्ञात करना।)

Diffraction (डिफ्रेक्शन) The deflection that occurs when light rays are passed through crystals, prisms or other deflecting media. (जब प्रकाश की किरणें किसी किस्टल प्रिज्म या ऐसे माध्यम से गुजरती हैं, जो उन्हें परिवर्तित कर दें, इसे डिफ्रेक्शन कहते हैं।)

Diffusion (डिफ्यूजन) A process by which various gases intermingle as a result of incessant motion of their molecule i.e., there is always a tendency of molecule or substances (gas, liquid, solid) to move from a region of high concentration to a low concentration. (1. परासरण 2. वह क्रिया जिसके द्वारा बहुत सी गैसें एक दूसरे में घुसकर घुल-मिल जाती हैं। किसी पदार्थ के अणुओं की अधिक सान्द्रता से कम सान्द्रता की ओर गति करने की प्रवृत्ति।)

Diflunisal (डिफ्लूनिसल) A salicylic acid derivative that, like aspirin, has analgesic and anti-inflammatory properties, but fewer side-effects than aspirin, does not affect bleeding time or function and has a long half-life that permits twice daily dosage. (सैलीसिलिक एसिड से प्राप्त एक शोथ एवं पीडाहर औषधि।)

Digestion (डाइजेस्शन) The process by which food is broken down by enzymatic action into absorbable forms. (वह प्रक्रिया जिसके द्वारा पाचन नली में विधमान भोज्य पदार्थ को पाचकरस क्रिया द्वारा तरल पदार्थों में परिवर्तित करके अवशोषित करता है।)

Digital radiography (डिजिटल रेडियोग्राफी) Radiography using computerized imaging instead of conventional film or screen imaging. (कम्पयूटर के माध्यम से की गयी रेडियोग्राफी।)

Digital reflex (डिजिटल रिफलैक्स) Sudden flexion of terminal phalanx when nail is suddenly tapped.

Digitalis (डिजिटलिस) Cardiotonic glycoside that increases myocardial contraction and refractory period of A-V node. (फॉक्सग्लव की पत्तियां। यह शक्तिशाली हृद् टॉनिक है और रक्ताधिक्य हृदय निपात के प्रयोग में लाया जाता है।)

Digitoxin (डिजिटॉक्सिन) Cardiotonic glycoside.

Dihydroergotamine (डाइहाइड्रोएर्गोटेमीन) Vasoconstrictor used in migraine. (रक्तवाहिका संकीर्णक, अर्गोटेमीन से प्राप्त और माईग्रेन की चिकित्सा में उपयोगी।)

Dihydrosphingosine (डाइहाइड्रोस्फिगों-साइन) An amino alcohol present in sphingolipids.

Dihydroaluminium aminoacetate (डाइहाइड्रोएल्युमिनियम अमिनोएसिटेट) An antacid. (अम्लनाशक, आमाशय की अम्लता को उदासीन करने वाला पदार्थ।)

Dihydrotachysterol (डाइहाइड्रोटेचिस्टैरॉल) A sterol obtained by irradiation of ergosterol and functions as Vit D. (रक्त में कैल्शियम का स्तर बढाने के काम में आती है विशेषकर परावटु अपतानिका में।)

Dihydroxycholecalciferol (डाइहाइड्रोक्सी-कोलेकाल्सिफेरोल) Sterols with hormonal properties akin to vit D e.g., calcitriol. (हार्मोनी गुणों से युक्त विटामिन डी की भॉति स्टेरोल, जैसे कैल्सीट्रिओल।)

Diiodohydroquin (डाइआइजेहाइड्रोकुइन) Iodoquinol.

Diktyoma (डिक्टाइओमा) Tumor of ciliary epithelium.

Dilantin (डिलैन्टिन) A derivative of glyceryl urea (diphenyl hydantoin sodium) used as antiepileptic, best for clonic/toxic clonic seizure. (सिलियरी एपिथेलियम का दुर्दम)

Dilatation (डाइलेटेशन) Expansion of a vessel or an orifice. (किसी वाहिनी या छिद्र का विस्तारित हो जाना।)

Dilation and curettage (डाइलेशन एण्ड क्यूरेटेज) Cervical canal dilatation and scraping of uterine cavity. (विस्फाटक द्वारा गर्भाशय ग्रीवा को फैलाना तथा गर्भाशय की भीतरी दीवार का आखुरण करना।)

Dilation and evacuation (डाइलेशन एण्ड एवाकुएशन) Cervical canal dilatation and evacuation of product of conception by suction/forcep. (गर्भावस्था के द्वितीय त्रिमास के दौरान गर्भाशय ग्रीवा को विस्फारित करना और गर्भाशय का आखुरण करके तथा चिमटियों का प्रयोग करके गर्भधारण के उत्पादों को निकाल देना।)

Dilators (डाइलेटर्स) Instruments used to dilate canals, cavities or openings (see Figure). (नलिकाओं, छिद्रों अथवा गुहाओं को चौड़ा करने वाला यंत्र; विस्फारक।)

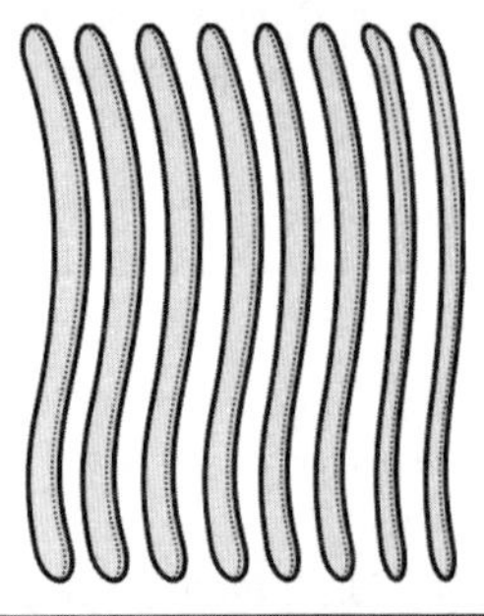

Hegar uterine dilators

Diltiazem (डिल्टिआजेम) Calcium channel blocker, useful for ischaemic heart disease.

Dilution (डाईल्यूसन) The process by which the a solution is diluted or reducing the concentration of solute in the solution. (वह क्रिया जिसके द्वारा कोई घोल मात्रा को हल्का किया जाता है।)

Dimenhydrinate (डाइमेनहाइड्रिनेट) A drug for control of dizziness, vomiting and nausea. (एक शक्तिशाली वमनरोधी औषधि। इसका उपयोग विशेषकर गर्भावस्था की वमन तथा गति अस्वस्थता में होता है।)

Dimercaprol (डाइमरकैप्रॉल) Used as an antidote for gold, arsenic, mercury etc. injected IM mixed with benzyl benzoate and alcohol. (संखिया और स्वर्ण की विषाक्तता में प्रयुक्त होने वाला प्रतिकारक।)

Dimethicone (डाइमेथिकोन) A silicone oil used to protect the skin against water soluble irritants (पानी में घुलनशील उत्तेजक पदार्थों से त्वचा की रक्षा के लिये उपयोगी एक सिलिकॉन ऑयल।)

Dimethindene maleate (डाइमेथिन्डीन मेलिऐट) Antihistamine. (हिस्टामीन के प्रभावों को निष्फल करने वाला।)

Dimethisterone (डाइमेथीस्टैरॉन) Progesterone compound. (प्रोजेस्टेरोन यौगिक।)

Dimethylphthalate (डाइमेथिल्फथेलेट) An insect repellant. (कीटों को भगाने वाला कारक।)

Dimethyl sulfoxide (डाइमेथिल सल्फोक्साइड) A solvent used to facilitate absorption of medicines through the skin. (त्वचा द्वारा दवाइयों के अवशोषण में सहायता करने वाला द्रव प्रदार्थ।)

Dimethyltryptamine (डाइमेथिल ट्रिपटामाइन) An agent with properties similar to hallucinogens like LSD.

Dimple sign (डिम्पल साइन) A sign used to differentiate dermatofibroma from malignant nodular melanoma. Upon application of lateral pressure, the dermatofibroma will dimple or become indented, but melanoma protrudes above plane of skin.

Dinoprost tromethamine (डिनोप्रोस्ट ट्रोमेथामाइन) A drug causing uterine contraction hence used to induce abortion. (गर्भापात में प्रयुक्त एक औषधी जो गर्भाशय के संकुचन को बढ़ाती है तथा गर्भपात करने में सहायता करती है।)

Dioctyl calcium, sodium/potassium/ sulfosuccinate (डायोक्टिल कैल्सियम, A stool softener. (सोडियम/पोटेसियम/ सल्फोसक्सिनेट) मल को नरम बनाने वाला कारक।)

Diopter (डायोप्टर) Refractory power of lens with focal length at l meter. (किसी लैन्स की विकार स्थानिक फोकस दूरी के प्रति मीटर पर अपवर्तन शक्ति की माप की इकाई।)

Diosmin (डायोस्मिन) Antithrombotic, anticoagulant. (घनास्रता या रक्त स्कन्दन को रोकने वाला कारक, रक्त को जमने से रोकने या उसमें विलम्ब करने वाला कारक।)

Dioxybenzone (डाइओक्सीबेंजोन) Chemical for protecting skin from sun. (त्वचा की सूर्य की किरणों से रक्षा करने वाला रासायनिक पद्वार्थ।)

Dipeptidase (डाइपेप्टाइडेस) An enzyme that catalyzes the hydrolysis of dipeptides to amino acids.

Diphemanil methyl sulfate (डाइफेमेनिल मिथाइल सल्फेट) An anticholinergic agent used for treatment of peptic ulcer. (आवेगों के परिसंचरण में अवरोध उत्पन्न करने वाला कारक जिसे पाचक व्रण की चिकित्सा के लिए प्रयोग किया जाता है।)

Diphenhydramine hydrochloride (डाइफेनहाइड्रामीन हाइड्रोक्लोराइड) Antihistamine, (Benadryl). (हिस्टामीन के प्रभावों को निष्फल करने वाला कारक; बैनेड्रिल।)

Diphenoxylate (डाइफेनोक्सीलेट) Antidiarrheal agent smooth muscle relaxant (Lomotil). (तीव्र और चिरकारी अतिसार तथा जठर आंत्रशोथ में प्रयोग में लायी जाती है तथा पेशीय शिथिलकर।)

Diphenyl hydantoin sodium (डाइफेनाइल हाइडैनटोइन सोडियम) Anti-convulsant. (आक्षेपों को रोकने अथवा उनमें आराम पहुंचाने वाला कारक।)

Diphenyl praline (डाइफेनाइल पाइरालाइन) An antihistamine. (हिस्टामीन के प्रभावों को निष्फल करने वाली औषधि।)

Diphonia (डाइफोनिया) Simultaneous production of two voice tones. 2–3 diphosphoglycerate An organic phosphate that affect affinity of haemoglobin for RBC and is depleted in stored blood. (बोलने में एक साथ दो भिन्न स्वर ध्वनियों का उत्पन्न होना।)

Diphtheria (डिफ्थीरिया) Acute infectious disease, characterized by fever, sore throat, cervical lymphadenopathy and formation of gray pseudomembrane at the site of infection, i.e. tonsil, pharynx larynx nose etc. Causative agent is club shaped bacillus, *Corynebacterium diphtheriae*. (यह एक तीव्र संक्रामक रोग है जिसमें ज्वर, कण्ठदाह, ग्रीवा लसीकापर्क विकृति संक्रमण के स्थान पर एक भूरी

झिल्ली बन जाती है। यह रोग गले, स्वर यंत्र या नाक आदि को प्रभावित करता है। इस रोग का मुख्य कारक है क्लब आकृति वाला बेसीलस, कॉर्नीबैक्टीरियम डिफ्थीरीया नामक जीवाणु।)

Diphtheroid (डिफ्थेरॉयड) Resembling diphtheria or diphtheria bacillus. (डिफ्थीरिया अथवा इसको उत्पन्न करने वाले जीव–बेसीलस डिफ्थीरीया से मिलता जुलता।)

Diphyllobothrium (डाइफाइलोबोथरियम) Genus of tape worm, D-latum is fish tapeworm infesting humans, causing B12 deficiency.

Diplegia (डिप्लेजिया) Paralysis of legs and hands of one side. (शरीर के दोनों ओर स्थित एक से अंगों का पक्षाघात; द्वि-पार्श्वघात।)

Diploe (डिप्लोइ) Spongy tissue between the two layers of compact bone. (सघन हड्डी की दो परतों के बीच स्थित स्पंजी ऊतक।)

Diploid (डिप्लॉयड) Having two sets of chromosomes. (गुणसूत्रों के दो समूहों वाला; द्विगुणित।)

Diplomyelia (डिप्लोमायीलिया) Doubling of spinal cord due to a length-wise fissure, often seen in patients of spina bifida. (सुषुम्ना रज्जु का लम्बाई में फटना या दरार पडना जिससे वह दुगनी प्रतीत होती है। ऐसा स्पाइना बाइफिडा के रोगी में देखा जाता है।)

Diplopia (डिप्लोपिया) Double vision. *d. binocular* Double vision occurring when both eyes are used due to diseases of cranial nerves, cerebrum. *d. monocular* Double vision with one eye open (hysterics). *d. uncrossed* SYN __ homonymous diplopia; each image appears on the same side as the eye that sees the image. *d. crossed* Images are on the side opposite to the eye that sees the image. *d. vertical* Diplopia with one of the two images higher than other. (द्वि- दृष्टिता; दृष्टि की विकृति जिसमें एक वस्तु दो दिखाई पडती हैं। *Binocular diplopia* (बाइनोकुलर डिप्लोपिया) किसी एक वस्तु का दोनों आंखों में से प्रत्येक के द्वारा एक अलग प्रतिबिम्ब का बोध होता है। *Monocular diplopia* (मोनोकुलर डिप्लोपिया) एक आंख के द्वारा उत्पन्न द्वि-दृष्टिता। *Uncrossed* (अनक्रॉस्ड) होमोनिमस; ऐसी द्वि-दृष्टिता जिसमें दांय हाथ की ओर का प्रतिबिम्ब दाईं ओर तथा बांयें हाथ की ओर का प्रतिबिम्ब बायीं ओर प्रकट होता है। *Crossed* (क्रॉस्ड) ऐसी द्वि-दृष्टिता जिसमें दांये हाथ की ओर का प्रतिबिंम्ब दाई ओर बांयें हाथ की ओर एक प्रतिबिम्ब बांयीं ओर प्रकट होता है। *Vertical* (वर्टिकल) ऐसी द्वि-दृष्टिता जिसमें एक ही लम्बवत् तल में एक प्रतिबिम्ब दूसरे के ऊपर प्रकट होता है।)

Dipole (डाइपोल) Two equal and opposite charges separated by a distance. (दो समान मात्रा के विपरित प्रकृति के आवेश जो एक दूसरे से कुछ दूरी पर हैं।)

Dipsomania (डिप्सोमैनिया) A morbid craving for alcohol. (शराब के लिए पागलपन, हर वक्त शराब की इच्छा होना, मद्योन्माद।)

Dipstick (डिपस्टिक) A chemical impregnated paper strip used for analysis of chemical constituents in urine. (एक रासायन युक्त पेपर का टुकडा जिसका उपयोग मूत्र के रासायनिक अवयवों के विश्लेषण में किया जाता है।)

Direct current (डाइरेक्ट करेन्ट) An electric current flowing continuously in one direction only. (ऐसी विधुत धारा जो लगातार एक ही दिशा मे बहती है।)

Direct light reflex (डाइरेक्ट लाइट रिफ्लैक्स) Contraction of pupil on focussing a light beam on it. (पुतली के ऊपर रोशनी डालने से तुरन्त ही इसका सिकुड़ जाना।)

Dirofilaria (डाइरोफाइलेरिया) A genus of microfilaria. (सूक्ष्म फाइलेरिया का वर्ग।)

Disaccharidase (डाइसक्कराइडेस) arbohydrate composed of two monosaccharides, e.g., sucrose. (कार्बोहाइड्रेट जो दो मोनोसेकराइड से बना होता है।)

Discharge (डिस्चार्ज)

1. The flow of fluid or secretion from part of the body, such as from the nose, vagina, penis, rectum. (किसी स्त्राव का बहाना जैसे पस, मल मूत्र आदि)

2. The passing of an action potential, such as through a nerve or muscle fiber.

3. The release of a patient from a course of care from the hospital or from the health care institute. (अस्पताल से छुट्टी मिलना)

Discitis (डिस्साइटिस) Inflammation of intervertebral disk. (कशेरूका बिम्ब अथवा चक्रिका का शोथ।)

Disconnection syndrome (डिस्कनेक्शन सिन्ड्रोम) Disturbances of visual and language functions due to section of corpus callosum or occlusion of anterior cerebral artery, manifesting as inability to match an object held in one hand with that in the other when eyes are closed.

Discordance (डिस्कोर्डेन्स) In genetics, the expression of a trait in only one of the twin pairs. (आनुवंशिकी में, किसी दिए हुए विशेषक का जुडवां बच्चों में से केवल एक में पाया जाना।)

Discrete (डिस्क्रीट) Separate, distinct. (पृथक; अलग-अलग।)

Discrimination (डिस्क्रीमिनेशन) The process of distinguishing or differentiating. *d. tonal* Ability to distinguish one tone from the other, a function dependent upon integrity of transverse fibers of the basilar membrane in organ of Corti. *d. two point* Ability to localize two points of pressure when applied to skin as separate sensations. (भिन्नता करने की क्रिया।)

Disdiadochokinesia (डिसडायाडोकोकाइनेसिया) Inability to make quick alternating movements like pronation and supination common to cerebellar disease. (शीघ्र एकान्तर गतियों को करने की अयोग्यता जैसे हाथ को उल्टा व सीधा करना, जो एक सेरिबेलर बिमारी है।)

Disease (डिजीज) Literally the lack of ease, or illness/suffering. *d. autoimmune* A state of immune aberration where body produces antibodies against healthy host tissues as in some cases of glomerulonephritis, haemolytic anaemia, rheumatoid arthritis, myasthenia gravis, thyrotoxicosis, SLE, scleroderma, etc. *d. heavy chain* Diseases in which heavy chain production of immunoglobulins is in excess. IgA chain excess manifests with abdominal lymphoma and malabsorption, IgM with repeated bacterial infections, lymphadenopathy and IgD chain with picture similar to multiple myeloma. *d. hereditary* Where disease is transmitted from parent to offspring. *d. motor neurone.* There is degeneration of anterior horn cells of spinal cord, cranial nerve nuclei in the brain stem, and pyramidal tracts, e.g., progressive muscular atrophy, amyotropic lateral sclerosis. *d. psychosomatic* Psychological factors contribute to initiation or exacerbation of the disease, e.g., asthma, tension headache, neurodermatitis, peptic ulcer, etc. (तनावमुक्त महसूस न करना, बीमारी या रोग, *Autoimmune disease* (ऑटोइम्यून डिज़ीज) ऐसा रोग जिसमें शरीर की रोगक्षम यंत्रकलाओं का संस्थान दोषयुक्त हो जाता है और शरीर के सामान्य भागों के प्रति इतनी अधिक एण्टीबॉडियां उत्पन्न करता है कि ऊतकों को क्षति पहुंचती है, यह कुछ रोगों में पाया जाता है जैसे स्तवकवृक्कशोथ, रक्तसंलायी रक्ताल्पता, आमवाताभ सन्धिशोथ आदि। *Hereditary disease* (हियरीडिटरी डिजीज) ऐसा रोग जो माता–पिता से बच्चों में संचारित होने वाले आनुवंशिक कारकों द्वारा उत्पन्न होता है। *Pshychosomatic disease* (साइकोसोमेटिक डिजीज) मानसिक कारणों से उत्पन्न होने वाले रोग जैसे दमा, तनाव के कारण सिर दर्द, तंत्रिकात्वक्शोथ, उदर व्रण आदि।)

Disengagement (डिसएन्गेजमैन्ट) The emergence of foetal head from within the maternal pelvis. (भ्रूण के सिर का मां की श्रोणि के भीतर से एकदम बाहर को निकल आना।)

Disinfectant (डिसइन्फैक्टेन्ट) A substance that prevents infection by killing pathogenic organisms. (निःसंक्रामक; वह रासायनिक पदार्थ जो विकृतिजनक जीवाणुओं को मारकर संक्रमण को रोकता है।)

Disinfection (डिसइनफैक्शन) The process of making rooms/linens/organs germ free. The common methods of disinfection are by autoclaving, boiling in water, ethylene oxide/formaldehyde gas, alcohol, iodine, phenols etc. (विसंक्रमण, कमरों, चादरों, अंगों को सूक्ष्मजीव से मुक्त करने की क्रिया। विसंक्रमण की सामान्य विधि-वाष्पीय दाब में निर्जीवाणुकरण (ऑटोक्लेव) जल में या एल्कोहल, ऑयोडीन, फिनोल आदि में वाष्पीकरण करने की क्रिया।)

Disinfestation (डिसइन्फैस्टेशन) The process of killing infesting insects/parasites. (रोग उत्पन्न करने वाले जन्तु एवं कीटाणुओं को मारने की क्रिया; पीड़कजन्तु नाशन।)

Disintegration (डिसइन्टिग्रेशन) The falling apart of constituents of a substance. (किसी पदार्थ का उसके अवयवों में विघटित हो जाना; अवखण्डन।)

Disk (डिस्क) A circular or rounded flat plate. *d. articular pad* of fibrocartilage in synovial joints. *d. Bowman's disk* like plates that make up striated muscle fibers. *d. intercalated* dense bands running between myocardial cells both transversely and longitudinally (see Figure). (एक चपटी, वृत्ताकार, तश्तरीनुमा संरचना।)

Dislocation (डिस्लोकेशन) Displacement of any part. *d. Monteggia* Dislocation of the hip in which the head of femur lies near anterosuperior spine of ileum. *d. Nelaton's* Dislocation of ankle in which talus is forced up between the end of the tibia and fibula (see Figure). (शरीर के किसी आग का विस्थापित हो जाना। *Monteggia* (मोनटेजिया) नितम्ब का विस्थापन होना जिसमें फीमर का शीर्ष, इलियम के अग्र ऊर्ध्व मेरूदण्ड के पास स्थित होता है। *Nelaton's* (नीलेटनस) टखने का विस्थापन होना जिसमें घुटिकास्थि टिबिया तथा फिबुला के अंतिम सिरे के बीच बल से ऊपर की ओर हो जाता है।)

Dismutase superoxide (डिसम्यूटेस सूपरऑक्साइड) An enzyme that destroys superoxide (O_2^-) formed by flavoenzymes. The enzyme protects aerobic bacteria from superoxide being present in them. Now being used for myocardial protection soon after infarction. (ऐसा एन्जाइम जो सुपरऑक्साइड (O_2^-), जो फ्लेवोएन्जाइम से बनता है, को नष्ट करता है।)

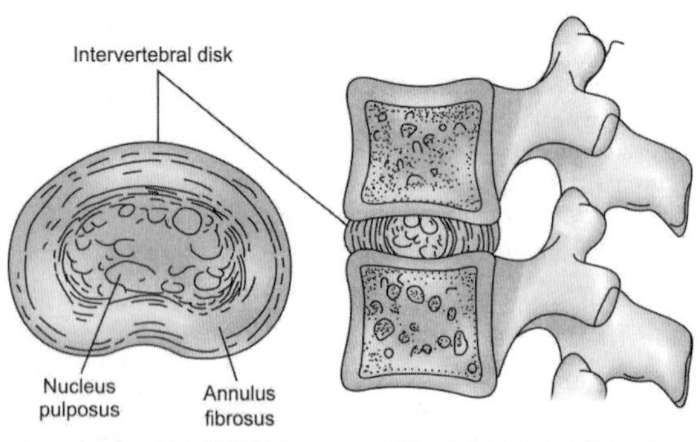

Disk

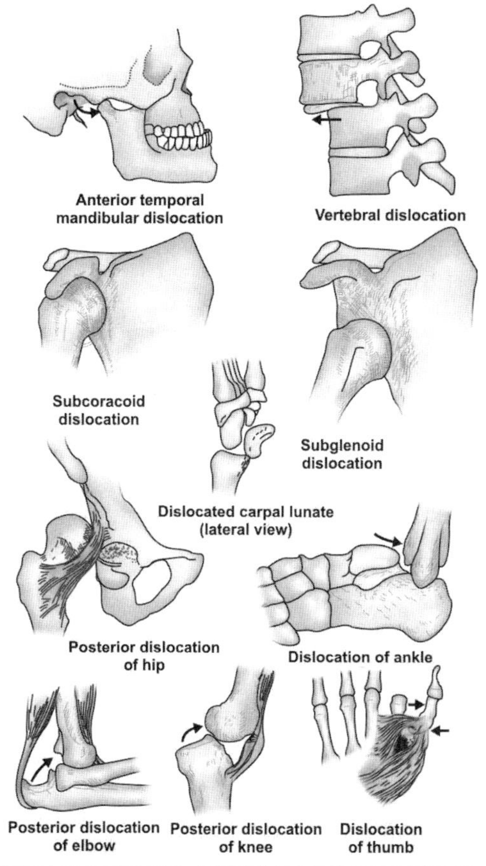

Various types of dislocation

Disodium edetate (डाइसोडियम एसीटेट) A chelating agent used to treat hypercalcemia. (कैलिशयम की अधिकता का इलाज करने के लिये उपयुक्त चिलेटिंग घटक।)

Disopyramide phosphate (डिसॉपाइरामाइड फॉस्फेट) Antiarrhythmic agent of class II. (हृद-अतालताओं पर नियंत्रण करने वाला अथवा उन्हें रोकने वाला वर्ग–II का कारक।)

Disorientation (डिसओरियन्टेशन) Inability to be aware of time, place and person. (मानसिक संभ्रम की अवस्था जिसमें रोगी समय एवं स्थान का पता नहीं लगा पाता अथवा किसी व्यक्ति को नहीं पहचान पाता; स्थिति भ्रान्ति।)

Dispense (डिस्पैंस) Distribute or provide medicines or services to an individual or number of people, e.g., dispense medicines by the pharmacist. (नुस्खा तैयार करना एव इसे रोगी को देना।)

Dispensary (डिस्पैन्सरी) Place for dispensation of drugs. (औषधि वितरण एवं चिकित्सा करने का स्थान; औषधालय।)

Disperate (डिस्परेट) Suspension of finely divided particles in liquid. (द्रव में सूक्ष्म रूप से विभाजित कणों का विसर्जित होना।)

Dispersion (डिस्पर्जन) Dissipation or disappearance of colloid in a fluid. (छितराने की क्रिया, परिक्षेपण द्रव से कोलॉयड का लुप्त हो जाना।)

Dispersonalization (डिस्पर्सोनेलाइजेशन) Mental state in which individual denies presence of some of his body parts or personality. (एक मानसिक रोग जिसमें रोगी अपने व्यक्तित्व अथवा शरीर के भागों के अस्तित्व को स्वीकार नहीं करता।)

Displacement (डिसप्लेसमैन्ट) Removal from normal place. In psychiatry, transference of emotion from the original idea with which it was associated to a different idea.

Disposition (डिस्पोजीशन) Individua's aptitude, behavior as sum total of such evident characteristics. (किसी व्यक्ति के स्वभाव की प्रकृत विशेषताओं का पूर्ण योग जैसे व्यक्तिगत अभिक्षमता, व्यवहार आदि।)

Disproportion (डिस्प्रोपोर्शन) A part being different in size from that considered to be normal. (किसी वस्तु का उसके सामान्य समझे जाने वाले परिमाण से भिन्न परिमाण होना।)

Dissect (डिस्सैक्ट) To split, to go into detail, to separate various parts of cadaver. (टुकड़े करना, किसी बात की तह तक जाना, शव के भागों को काटना या पृथक करना।)

Dissection (डिस्सैक्शन) The cutting of parts for purpose of separation and study. (विच्छेदन; ऊतकों को अलग करने के लिए काटना।)

Disseminated (डिस्सेमिनेटेड) Scattered or widely distributed. (काफी बड़े क्षेत्र में बिखरे हुए या फैले हुये, जिसे विशेषकर रोग उत्पन्न करने वाले जीवों के लिए प्रयोग किया जाता है।)

Disseminated intravascular coagulation (डिसेमिनेटेड इन्ट्रावस्कुला कोएमुलेशन) A coagulation disorder with bleeding tendency due to consumption of clotting factors and platelets due to thrombin generation in blood stream (see Figure).

Dissipation (डिसीपेशन) Dispersion of matter. (किसी पदार्थ का छितराव।)

Dissociation (डिसोसिएशन) Separation of complex compounds into simpler ones. (वियोजन, किसी जटिल यौगिक का साधारण अणुओं में अलग अलग हो जाना।)

Dissociation AV (डिसोसिएशन एवी) Atria and ventricles beat independently as sinus node impulse does not reach the ventricle. *d. of personality* Split in consciousness resulting in two different phases of personality, neither being aware of words, acts or feelings of others.

Dissolution (डिसोल्यूशन) Breaking up the integrity of anatomical entity. (शारीरिक परिपूर्णता की सम्पूर्णता का टूटना।)

Dissolve (डिस्सोल्व) Dispersion of a solid within a liquid. (किसी ठोस पदार्थ को किसी द्रव में मिश्रित करना, घोलना।)

Dissonance (डिस्सोनैन्स) Disagreement. (विसंगति।)

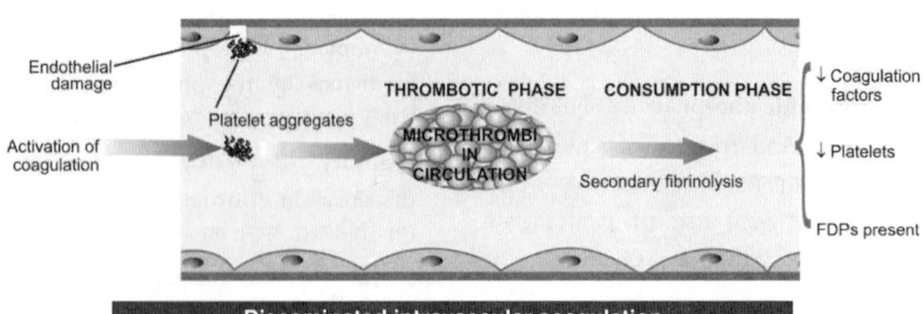

Disseminated intravascular coagulation

Distal (डिस्टल) Farthest from the center, from a medial line. (मध्य रेखा या केन्द्र से दूर; दूरस्थ।)

Distance (डिस्टैन्स) Space between two objects. *d. focal* Distance from the optical center of lens to focal point. (दो वस्तुओं के बीच का स्थान। *Focal distance* (फोकल डिस्टैन्स) लैंस के दृष्टिपरक केन्द्र से फोकल बिन्दु के बीच की दूरी।)

Distend (डिस्टैण्ड) To stretch; to inflate. (फैलाना या फुलाना।)

Distensibility (डिस्टैन्सीबिलिटी) The property of being stretchable. (फूलने या खींचकर लम्बा करने योग्य होने का गुण।)

Distichiasis (डिस्टीचियेसिस) Maldirection of eyelashes, commonly directed inwards. (आंखों की पलकों की दशा विकृति जिसमें आंखों की पलक भीतर की ओर हो जाती है।)

Distillate (डिस्टीलेट) Substance obtained by distillation. (आसवन से प्राप्त किया गया पदार्थ।)

Distillation (डिटीलेशन) Condensation of vapor that has been obtained from a liquid heated to volatilization point. (किसी पदार्थ को शुद्ध करने के लिए गर्म करके वाष्पीकरण करना एवं वाष्प को संधनित करने की क्रिया।)

Distome (डिस्टोम) A fluke with two suckers. (दो मुख वाला पर्णकृमि।)

Distomiasis (डिस्टोमिएसिस) Infestation with flukes. (पर्णकृमि से ग्रस्त।)

Distortion (डिस्टोर्शन) Change from regular to irregular/altered shape. (ऐसी विकृति जिसमें किसी भाग या संरचना की सामान्य आकृति में परिवर्तन हो जाता है।)

Distractibility (डिस्ट्रैक्टीबिलिटी) Inability to focus one's attention or mental wandering. (ध्यानान्तरण, ध्यान बंट जाना, एकाग्रता भंग होना।)

Distraction (डिस्ट्रैक्शन) State of mental confusion. (ध्यान बंटना, मानसिक भ्रम की अवस्था।)

Distraught (डिस्ट्रॉट) The mental state of being deeply troubled, having conflicting thoughts. (गहरी चिंता में डूबे रहने की मानसिक अवस्था। विचारों मे परस्पर विरोध रहना।)

Distress (डिस्ट्रेस) Physical or mental agony. (शारीरिक अथवा मानसिक कष्ट।)

Distribution (डिस्ट्रिब्यूशन) The layout pattern, or spreading/supply of nerve, blood vessels, etc. (वाहिनियों और तंत्रिकाओं में रुधिर का संचालन।)

Districhiasis (डिस्ट्रीचिएसिस) Two hairs growing from the same hair follicle. (एक रोम कूप से दो बालों का निकलना।)

Disulfiram (डिसल्फिरेम) Drug used to create aversion from alcohol. (गंधक का एक यौगिक जो एल्कोहॉल की उपस्थिति में वमन और उत्कलेश उत्पन्न करता है। यह औषधि एल्कोहॉल के लिए विरूचि उत्पन्न करती है।)

Diuresis (डायूरेसिस) Passage of large amounts of urine. (मूत्र अधिक मात्रा में होना।)

Diuretic (डायूरेटिक) An agent that increases formation of urine. (वह पदार्थ अथवा औषधि जिससे मूत्र की मात्रा बढ़ती है; मूत्रल।)

Diurnal (डाइअर्नल) Daily. (प्रतिदिन या दैनिक।)

Divalent (डाइवैलेन्ट) A molecule with two electric charges. (एक अणु जिसकी दो विद्युत शक्तियाँ होती हैं।)

Divalproex (डाइवनप्रोएक्स) Antiepileptic. (मिर्गी रोग का मुकाबला करने के लिए कोई औषधि, क्रिया या आहार।)

Divergence (डाइवर्जेन्स) Separation from a common center. (किसी सामान्य केन्द्र से दूर जाना।)

Diverticulum (डाइवर्टिकुलम) A pouch or sac in the wall of a hollow organ. *d. false* Diverticulum without muscular coats in the wall of the pouch. *d. Meckel's* Diverticulum due to persistence of omphalomesenteric duct. *d. of colon* Most are asymptomatic and cause symptom when inflammed. *d. of jejunum and duodenum* Diverticulum commonly located near entrance of common bile duct and pancreatic duct into duodenum. Jejunal diverticula are usually symptomatic and cause severe bleeding. *d. Zenker:* See Zenker's diverticulum (see Figure). (विपुटी, किसी खोखले अंग से या नलिका की प्राचीर से कोष्ठ या कोश का निकले रहना।)

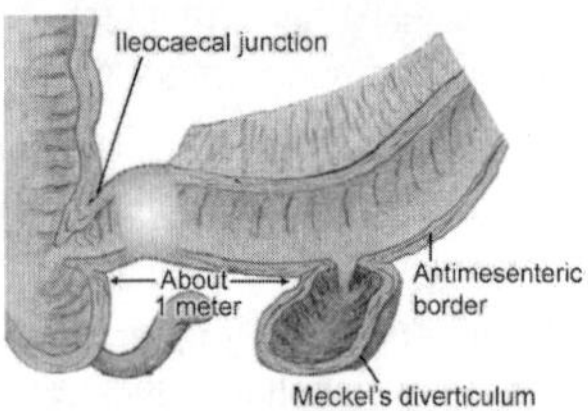

Meckel's diverticulum

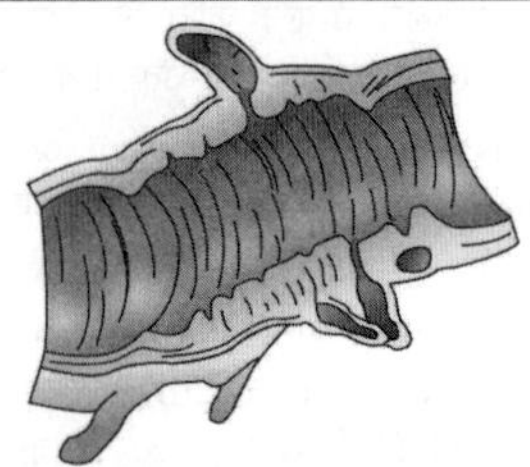
Colonic diverticulum

Diving reflex (डाइविंग रिफलेक्स) Emersion in cold water or sprinkling of cold water on body causes parasympathetic stimulation with reduced cardiac output and increasing A-V block. Hence used to treat paroxysmal supraventricular tachycardia.

Division (डिविजन) Separation into parts. (दो या अधिक भागों में विभाजित करना।)

Divulsion (डाइवल्जन) Forcibly pulling apart. (ताकत लगाकर दूर को खींचना।)

Dizygotic twins (डाइजाइगोटिक ट्विंस) Twins who are products of two ova. (एक ही समय में गर्भित होने वाले दो अलग अलग डिम्बों से विकसित होने वाले यमल।)

Dizziness (डिजीनैस) A sensation of unsteadiness or whirling. (चक्कर आना।)

DNA probe (डी एन ए प्रोब) A method of identifying defective genes and genetic constitution of a cell through employment of recombinant DNA technology. (डी ऑक्सीराइबोन्यूक्लिक एसिड का संक्षिप्त रूप।)

Dobutamine (डोयूटामाइन) A betadrenergic agonist, used in hypotension. (एक बीटा एड्रिनर्जिक एगोनिष्ट जिसका उपयोग निम्न रक्तचाप में होता है।)

Doctor (डाक्टर) To teach, A person qualified to practice medicine. *d. bare foot* A practitioner of traditional or native medicine in China who have not attended any medical school. (1. बड़ी डिग्री को प्राप्त करने वाला जैसे डाक्टर ऑफ मेडिसिन (एमडी) 2. एक व्यक्ति जो मेडीसिन (चिकित्सा) में प्रैक्टिस करने के योग्य होता है।)

Doctrine (डॉक्ट्राइन) The system of principles taught or advocated. (सिद्धांतों की शिक्षा पद्धति।)

Docusate sodium (डाकुसेट सोडियम) A stool softner. (मल को ढीला करने वाला कारक।)

Dohle bodies (डोहली बाडीज) Inclusions in neutrophils as seen in burn, trauma, infection and neoplastic diseases. (सूक्ष्मकण जो जल जाने पर गम्भीर संक्रमणों में चोट लग जाने पर, गर्भावस्था में तथा अर्बुद के रोगों में ब्यूट्रोफिलो में पाए जाते हैं।)

Dolicocephalic (डोलिकोसिफेलिक) Having a skull with long anteroposterior diameter. (लम्बे सिर वाला जो अग्र एवं पश्च व्यास में लम्बा हो।)

Dolicomorphic (डोलिकोमॉर्फिक) A long and slender body (ectomorph). (ऐसा व्यक्ति जिसका शरीर लम्बा तथा दुबला-पतला हो।)

Doll's head maneuver (डोलस हेड मैन्यूवर) A test to know brainstem damage in comatose patients. Normally eyes more together to the opposite side of head rotation.

Dolophine hydrochloride (डोलोफिन हाइड्रोक्लोराइड) Methadone. (मीथाडोन।)

Dolor (डोलर) Pain, principal component of inflammation. Others are rubor (redness), tumor (swelling), color (heat) and loss of function. (वेदना; शोथ के चार चिन्हों में से एक मुख्य घटक। दूसरे रूबोर (लाली होना), अर्बुद (सूजन), कलर तथा कार्य का अभाव होना।)

Dolorimeter (डोलोरीमीटर) Device for measurement of degree of pain. (वेदना या दर्द के अंश को डोल में मापने वाला उपकरण।)

Domiciliary (डोमीसिलियरी) Carried on in a house. (निवास स्थान से सम्बंधित।)

Dominance (डोमीनैन्स) 1. Genetic quality through which one gene of pair of allele expresses, while the other is suppressed. 2. Preferred hand or side of body. 3. In psychiatry the tendency to control others.

Domperidone (डोमपेरीडॉन) Antiemetic increases gastric motility, useful in dyspepsia. (एक वमनरोधी औषधि। यह आमाशयिक गतिशीलता को बढ़ाता है और यह अग्निमांधा (डिस्पैप्सिया) में उपयोग होता है।)

Donath-Landsteiner phenomenon (डोनथलैडस्टीनर फेनॉमेनान्) A test for paroxysmal cold haemoglobinuria where cold haemolysin combines to RBCs at 5°C and upon warming these red cells haemolyze.

Donnan's equilibrium (डोनन एक्यूलिब्रियम) An equilibrium is established between two solutions separated by a semipermeable membrane so that the sum of anions and cations on one side is equal to that on other side.

Donor (डोन्र) One who donates blood, tissue or an organ for use in another person. *d. universal* One with blood group O which is compatible with blood of all other persons, though this is not universally true as there are many other blood antigens besides A, B, and O. (वह प्राणी जो रक्त, वीर्य या अपना अंग किसी अन्य व्यक्ति के जीवन की रक्षा हेतु प्रदान करता है। *Universal donor* (यूनीवर्सल डोनर) O रक्त वर्ग का व्यक्ति जिसके रक्त को बिना किसी खतरे के ABO रक्त वर्गों में से किसी भी रक्त वर्ग के व्यक्ति को चढ़ाया जा सकता है।)

Donovan body (डोनोवान बॉडी) Organism of granuloma inguinale, i.e., *Chlamydia trachomatis.* (ग्रेन्यूलोमा इन्वाइनेल का जीव।)

Dopa (डोपा) 3:4 dihydroxy phenylalanine, produced by oxidation of tyrosine by tyrosinase. (एक रासायनिक पदार्थ जो टाइरोसीन के टाइरोसाइनेस में ऑक्सीकृत होने से बनता है।)

Dopamine hydrochloride (डोपामीन हाइड्रोक्लोराइड) A vasopressor catecholamine and neurotransmitter, also implicated in some forms of psychosis and abnormal movement disorder. (वाहिकादाबवर्धी कैटेकोलामीन तथा तंत्रिका संचारक, यह मनोविक्षिप्ति के कुछ रूपों तथा असामान्य गति विकृति में प्रयुक्त होता है।)

Doping (डोपिंग) In sports medicine, use of drugs to improve sports performance; commonly androgenic anabolic steroids. (किसी औषधि या अन्य पदार्थ का विशेषकर खिलाडियों के कार्य में सुधार लाने के लिए प्रयोग करना। सामान्यतः से प्रयोग होने वाले एण्ड्रोजैनिक एनाबोलिक स्टैरॉयड।)

Doppler (डॉपलर) A method to measure blood flow in arteries and veins. (एक विधि जिससे धमनियों तथा शिराओं में रक्त प्रवाह को नापा जाता है।)

Doraphobia (डोराफोबिया) Aversion to touching the hair or fur of animals. (बालों अथवा जानवरों के रोये छूने से घष्णा होना।)

Dorello's canal (डोर्लोस कैनाल) A bony canal in the tip of temporal bone enclosing abducens nerve. (हड्डी के समान नलिका जो शंखास्थि के ऊपरी

किनारे पर स्थित तथा अपकर्षिणी तंत्रिका को घरती है।)

Dorsal (डौर्सल) Pertains to back, opposite of ventral. (पीठ या कमर से सम्बन्धित, अभ्युदर तल के विपरीत।)

Dorsal nerves (डौर्सल नर्वज) Branches of spinal nerves that pass dorsally to innervate structures near to vertebral column. (मेरू तंत्रिकाओं की शाखाएं जो तंत्रिकाप्रेरक संरचनाओं के पीछे से तथा कशेरूका दण्ड के निकट से गुजरती है।)

Dorsal slit (डौर्सल स्लीट) A surgical method of making the foreskin of penis easily retractable. The foreskin is cut in dorsal midline but not far enough to extend to mucous membrane next to glans. (शल्यक्रिया विधि द्वारा शिश्नमुण्डच्छद को आसानी से आकुंचित करने के लिए उसे डोर्सल की मध्यरेखा तक काटना परन्तु इतना ज्यादा नहीं कि उसे श्लेष्मकला तक विस्तृत करें।)

Dorsiflexion (डौर्सीफ्लैक्शन) Bending a part towards posterior aspect of body (see Figure). (शरीर के किसी भाग का अपने जोड़ पर घूमकर शरीर के पृष्ठ तल की ओर मुड़ जाना।)

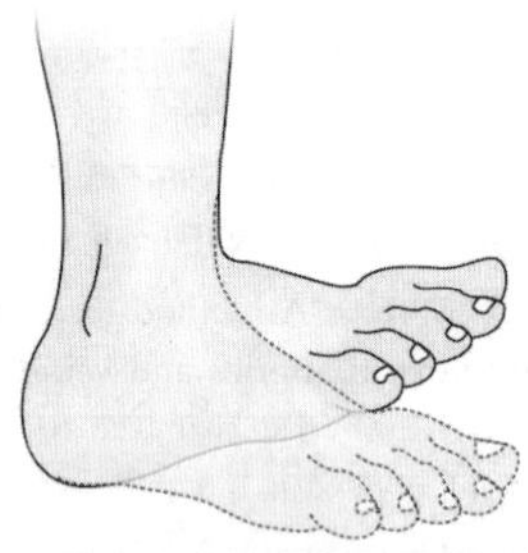

Dorsiflexion of foot

Dosage (डोसेज) Pertains to quantity, frequency and number of doses of a drug/radiation. (किसी रोगी के लिए किसी औषधि अथवा विकिरण की मात्रा, बारम्बारता तथा मात्राओं की संख्या निश्चित करना तथा उसका नियमन करना।)

Dose (डोज) Amount of medicine/radiation to be given at one time. *d. absorbed* Dose of ionizing radiation imparted to a tissue or target. *d. cumulative* Total dose of radiation resulting from repeated exposures. *d. maximum permissible* The maximum amount of radiation exposure permitted to the person whose occupation requires working with radioactive agents. *d. therapeutic* Dose required to produce therapeutic effect. (किसी औषधि अथवा विकिरण की एक समय में दी जाने वाली मात्रा। *Maximum dose* (मैक्जिमम डोज) अधिकतम मात्रा जो देने के लिए सुरक्षित होती है। *Therapeutic dose* (थीराप्यूटिक डोज) वांछित प्रभाव को उत्पन्न करने के लिए आवश्यक मात्रा।)

Dose calculation for children (डोसकैल्कुलेशन फार चिल्ड्रन) Young's formula

$$\frac{\text{Age in years}}{\text{Age} + 12} \times \text{adult dose or}$$

Body surface area of child/1.7 × adult dose. (आयु सालों के अनुसार / आयु + 12 x परिपक्व व्यक्ति के अनुसार औषधि की मात्रा या बच्चे का शारीरिक सतह क्षेत्र / 1.7* परिपक्व व्यक्ति की औषधिक मात्रा)

Dose response curve (डोज रैस्पोन्सकर्व) A graph showing the degree of effect of a drug in relation to its doses. (एक ग्राफ जो किसी औषधि की मात्रा के सम्बन्ध में उसके प्रभाव की डिग्री प्रदर्शित करता है।)

Dosimeter (डोसीमीटर) Device for measuring radiation. (एक्स-रे की निकासी को मापने वाला उपकरण।)

Dothiepin (डोथीपिन) Antidepressant. (अवसादरोधी, प्रत्यवसादक।)

Double blind technique (डबल ब्लाइन्ड टैक्नीक) A method of scientific investigation in which neither the subject nor the investigator knows what treatment the subject is receiving. The code is only broken at the end of completion of treatment. (वैज्ञानिक अन्वेषण की एक विधि जिसमें अन्वेषणकर्ता को न ही विषय

और ही यह ज्ञात होता है कि रोगी को क्या चिकित्सा दी जा रही है। कोड को चिकित्सा पूर्ण होने के पश्चात अंत में खोला जाता है।

Double contrast examination (डबल कॉन्ट्रास्ट एग्जामिनेशन) Radiographic examination in which both a radio-opaque and a radiolucent contrast medium are used simultaneously to visualize internal anatomy. (एक्स-रे द्वारा परिक्षण जिसमें दोनों रेडियो अपारदर्शक (अभेद्य) तथा अर्द्धपारदर्शक कॉन्ट्रास्ट मीडियम को एक साथ प्रयोग करके अंदरूनी शरीर रचना का अध्ययन किया जाता है।)

Double personality (डबल पर्सनेलिटी) Dual personality seen in hysteria and schizophrenia. (जब एक व्यक्ति दो व्यक्तित्व दर्शाता है। दोहरा व्यक्तित्व जो हिस्टीरिया तथा विखंडित मनसिकता में देखा जाता है।)

Douce (डूश) A stream of water or air poured directly onto the body surface or into a body cavity, for cleansing or medical purposes. (योनि को पानी या अन्य किसी तरल पदार्थों के मिश्रण से साफ या घोना।)

Douche (डूश) A current of vapour or - stream of hot/cold water directed against a part. *d. vaginal* Douche of vagina is used for deodorant, antiseptic, stimulating or haemostatic purposes. Douching in healthy women is not warranted as it may alter vaginal pH and flora predisposing to vaginitis. (औषधि युक्त या किसी तरह की ठण्डे या गर्म पानी की धार या वाष्प की धारा को शरीर के किसी स्थान पर छोड़ना।) *Vaginal douche* (वैजाइनल डूश) योनि का डूश जो प्रतिरोधक, उत्तेजित या रक्तस्तम्भक के लिए प्रयोग किया जाता है। योनिक में संक्रमण होने पर डूश को प्रयोग करके योनि को विसंक्रमित किया जाता है।)

Douglas fold (डगलस फोल्ड) The arcuate line of the sheath of rectus muscle. (सरल पेशी के आवरण की मेहराब की आकृति की रेखा।)

Douglas pouch (डगलस पौच) Peritoneal space lying between uterus and front of rectum. (मलाशय के आगे तथा गर्भाशय के पीछे स्थित पेरीटोनियम स्थान पर थैली।)

Down's syndrome (डौन्स सिण्ड्रोम) Congenital anomaly due to trisomy 21 manifesting with mental retardation, skeletal anomalies and light yellow spots at periphery of iris (see Figure). (एक जन्मजात् संलक्षण जिसमें मस्तिष्क बहुत अविकसित होता है अर्थात् बुद्धि ह्रास, कंकालीय संगति तथा उपतारा के उपान्त पर हल्के पीले धब्बे हो जाते हैं। यह 21वें त्रिगुणसूत्रता होने से उत्पन्न होता है।)

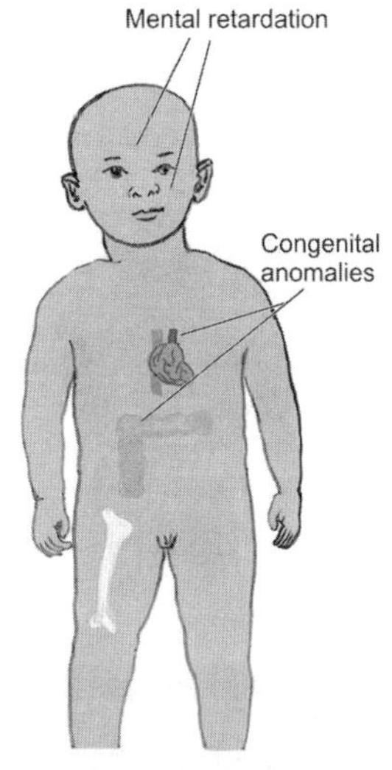

Down's syndrome

Doxapram (डौक्साप्रैम) Respiratory stimulant. (श्वास उत्तेजक।)

Doxepin (डोक्सेपिन) Tricyclic-antidepressant. (अवसाद हर त्रिचक्रीय औषधि जिसका प्रभाव कुछ दिनों या हफ्तों के बाद लक्षित होता है।)

Doxorubicin (डोक्सोरूबिसिन) Anthracycline antitumor antibiotic. (एक कोशिका विषी तथा अर्बुदों को रोकने वाली एंटीबॉयोटिक जो

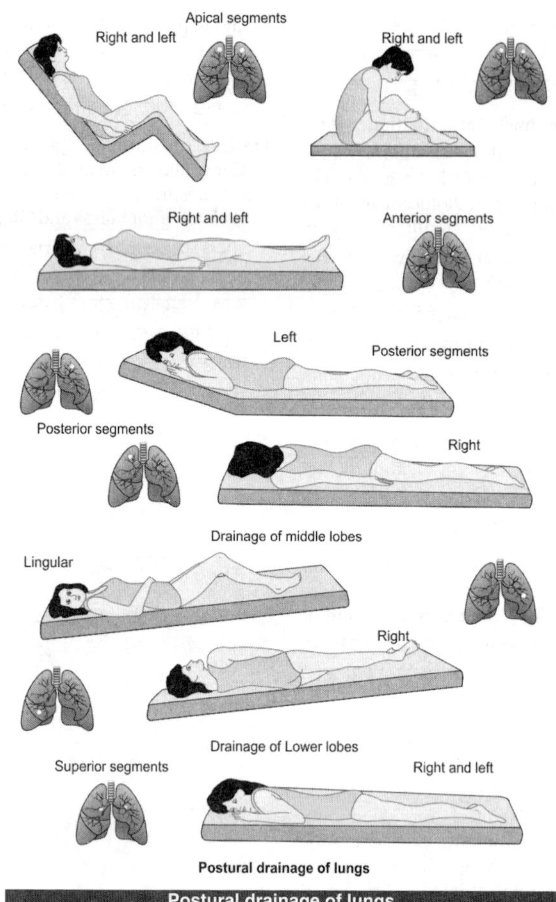

Postural drainage of lungs

Postural drainage of lungs

विशेषकर बाल्यकाल की दुर्दमता में प्रयुक्त होती है।)

Doxycycline (डोक्सीसाइक्लीन) Broad spectrum tetracycline used in b.i.d dose. (शीघ्र शोषित होने वाला परन्तु देर से उत्सर्जित होने वाला टेट्रासाइक्लिन।)

Doxylamine (डोक्सीलैमीन) A sedative. (एक शामक।)

Dracontiasis (डेकोन्टिएसिस) SYN—Dracunculiasis, i.e., infestation with *d. medinesis.* (ड्रैकन्कुलस मैडिनैन्सिस का पर्याक्रमण। यह रोग भारत तथा अफ्रीका में अधिकतर पाया जाता है।)

Drain (ड्रेन) To draw off a fluid, exit or tube for discharge of body fluid. (किसी द्रव को खींचना, किसी निरर्थक पदार्थ को बाहर निकालने की नली या बाहर जाने का मार्ग।)

Drainage (ड्रेनेज) The free flow of fluid from a wound/cavity. *d. closed* Drainage without access of air into drained site via the tube. *d. negative pressure* Drainage where negative pressure is maintained within the tube, e.g., pneumothorax drainage. *d. open* Drainage without exclusion of air. *d. postural* Drainage of sinuses and bronchi by gravity (see Figure on the previous page). (किसी जख्म या गुहा से किसी तरल या द्रव का निकलना। *Closed* (क्लॉस्टड) निकासी के स्थान पर वायु प्रवेश के बिना निकासी होना। *Negative pressure* (नेगेटिव प्रेशर) किसी ट्यूब में ऋणात्मक दबाव उत्पन्न करके निकासी करना। *Postural* (पोस्चुरल ड्रेनेज) गुरूत्वाकर्षण द्वारा विवरों एवं श्वासनलियों की निकासी होना।)

Dramamine (ड्रेमेमीन) Diphenhydramine, an agent for vertigo. (डाइफैनहाइड्रामीन, भूमि या चक्कर के लिए एक कारक।)

Dramatism (ड्रेमेटिज्म) Dramatic behavior and lofty speech as in lunatics. (मानसिक गडबडियों में दिखाई देने वाला नाटकीय व्यवहार एवं जोर से बोलना।)

Drastic (ड्रास्टिक) Acting strongly. (बहुत तेजी से असर करने वाला।)

Drought (ड्रौट) A liquid medicinal dose to be gulped at once; drink. (1. पेय, 2. तरल औषधि की एक मात्रा जो सम्पूर्ण तुरन्त ले ली जाती है; घूंट)

Draw sheet (ड्रा शीट) The rubber cloth spread on the bed to protect the mattress and linen from drainage and soilage. (रोगी के नीचे बिस्तर पर बिछा देने वाली रबड़ की चादर जो रोगी के स्त्रावों आदि से बिस्तर तथा चादर की रक्षा करने के लिए प्रयोग करते हैं।)

Drawer sign (ड्रॉर साइन) Sign of cruciate ligament rupture of knee. (यह घुटने में स्वास्तिक स्नायु फटन का चिन्ह होता है।)

Drepanocyte (ड्रीपेनोसाइट) Resembling sickle cell. (अर्द्धचन्द्राकार कोशिका।)

Dressing (ड्रेसिंग) Protective or supportive covering for injured part. *d. occlusive* Dressing that seals the wound completely thus preventing infection and also preventing moisture from the wound escaping through the dressing. *d. pressure* Dressing that applies pressure on the wound, e.g., following skin grafting. (जख्म को औषधिक पदार्थ द्वारा ढकना, उसकी रक्षा करना, व्रणोपचार, मरहम पट्टी करना। *Occlusive dressing* (ऑक्लूजिव ड्रेसिंग) ऐसी ड्रेंसिग जो बाहर से संक्रमण एवं वायु को रोकने तथा व्रण से नमी को निकलने से रोकने के लिए वर्ण को पूर्णतया सील कर देती है *pressure* (प्रेसर ड्रेसिंग) जख्म पर दबाव लगाने के लिए की जाने वाली ड्रेसिंग जैसे त्वचा निरोपण के बाद।)

Drift (ड्रिफ्ट) Movement due to an external force, in an aimless fashion. (किसी बाह्य बल के कारण होने वाली गति जो अक्सर उद्देश्यहीन होती है।)

Drill (ड्रिल) (SYN-burr) Device for rotating sharp cutting instrument e.g., cavity preparation in dentistry. (किसी हड्डी या अन्य कठोर पदार्थ में छेद करना, उदाहरण के लिए दन्त चिकित्सा में दन्त में छिद्र बनाना।)

Drip (ड्रिप) Infusion of a liquid drop by drop. *d. post-nasal* Post-nasal discharge as in chronic sinusitis. (किसी तरल औषधि को धीरे-धीरे बूंद-बूंद करके शरीर में प्रवेश कराना।)

Dromostanolone (ड्रोमॉस्टेनोलॉन) An antineoplastic agent. (अर्बुदों के विकास को कम करने या उसे रोकने वाला कारक।)

Dromotropic (ड्रोमोट्रॉपिक) Fibers in cardiac nerves influencing conduction. (किसी तंत्रिका तन्तु की चालकता पर असर डालने वाला।)

Dronabinol (ड्रोनेबिनोल) Synthetic tetrahydrocanabinol, a psychoactive substance. (कृत्रिम टैट्राहाइड्रोकैनेबिनोल, मस्तिष्क या व्यवहार को प्रभावित करने वाला पदार्थ।)

Droperidol (ड्रोपेरीडोल) A neuroleptic, sedative and tranquilizer. (तंत्रिका तंत्र पर क्रिया करने वाली औषधि, मनोवियोजी औषधि, शामक तथा प्रशान्तक।)

Droplet infection (ड्रॉपलेट इन्फैक्शन) Infected particles coming as spray from patient's mouth and nose. (सूक्ष्म संक्रमित कणों के द्वारा जैसे छीकने के द्वारा नाक से अथवा थूकने के द्वारा मुख से संक्रमण का फैलना।)

Dropsy (ड्रॉप्सी) Generalized edema. (ऊतकों में तरल पदार्थ का एकत्रित या संचित हो जाना। जिससे शोष उत्पन्न हो जाता है।)

Drotaverine (ड्रॉटावेरीन) Antispasmodic. (ऐंठन को रोकने या कम करने वाला।)

Drowning (ड्राउनिंग) Asphyxiation due to immersion in liquid. (किसी तरल में डूब जाने के कारण फेफड़ों के तरल पदार्थ से भर जाने के परिणामस्वरूप श्वासावरोध एवं मृत्यु हो जाना।)

Drowsiness (ड्रॉजीनेस) The state of almost falling asleep. (उनींदापन या निद्रालुता।)

Drug abuse (ड्रग एब्यूज) Self-administered drug overuse. (किसी औषधि का स्वयं ही अधिक प्रयोग करना अथवा गलत प्रयोग करना।)

Drug addiction (ड्रग एडिक्शन) A condition caused by excessive or continued use of habit forming drugs. (एक दशा जिसमें किसी औषधि को अत्यधिक मात्रा में लेने या निरन्तर लम्बे समय तक प्रयोग करने से उसकी लत लग जाना।)

Drug dependence (ड्रग डिपेन्डेन्स) A psychic and often physical dependence upon a drug. (एक अवस्था जिसमें रोगी किसी औषधि को निरन्तर लेते रहने से उस पर निर्भर हो जाता है।)

Drug fever (ड्रग फीवर) Fever caused by drugs. (किसी औषधि के कारण होने वाला ज्वर।)

Drug interaction (ड्रग इन्ट्रैक्शन) Interaction between drugs taken concurrently. (दो या दो से अधिक औषधियों को एक साथ लेने पर उनसे उत्पन्न विरोधी अथवा घातक प्रभाव।)

Drug rash (ड्रग रैश) Rash produced in some individuals by intake or application of drugs. (कुछ औषधियों को खाने या लगाने के कारण उत्पन्न होने वाला विस्फोट।)

Drug reaction (ड्रग रिएक्शन) Adverse and undesired reactions to a substance. (किसी पदार्थ के कारण अवांछनीय या अनचाही प्रतिक्रिया होना।

Drug receptors (ड्रग रिसेप्टर्स) The protein molecules on cell surface that bind to a particular drug and then activate a series of reactions through which the drug produces the desired pharmacological effect. (कोशिका की सतह पर प्रोटीन अणु जो किसी विशेष औषधि के साथ मिलकर कई प्रतिक्रियाओं को सक्रिय बनाता है जिससे औषधि भेषजगुणविज्ञान के अनुसार अपना प्रभाव उत्पन्न करती है।)

Drunkenness (ड्रन्केननैस) Alcoholic intoxication with blood ethyl alcohol level exceeding 0.3-0.4%. (मद्यप्ता; शराब के नशे में धुत रहने की स्थिति, जिसमें रक्त में एल्कोहॉल की मात्रा 0.3–0.4 प्रतिशत से ज्यादा होती है।)

Drusen (ड्रूसैन) Small hyaline, globular pathological growths formed on Descemet's membrane. (दृष्टिपटल एवं दृष्टि-चक्रिका में दिखाई देने वाली छोटी-छोटी चमकीली रचनायें।)

Duazomycin (डुआजोमाइसिन) Glutamine antagonist, anticancer drug. (ग्लूटामीन तथा कैंसर विरोधी औषधि।)

Dubin Johnson syndrome (डुबिन-जॉनसन सिण्ड्रोम) Inherited defect of bile metabolism with conjugated hyperbilirubinemia. (पित्त चयापचय की आनुवंशिक विकृति जिसके साथ अतिबिलिरूबिनरक्तता भी होती है।)

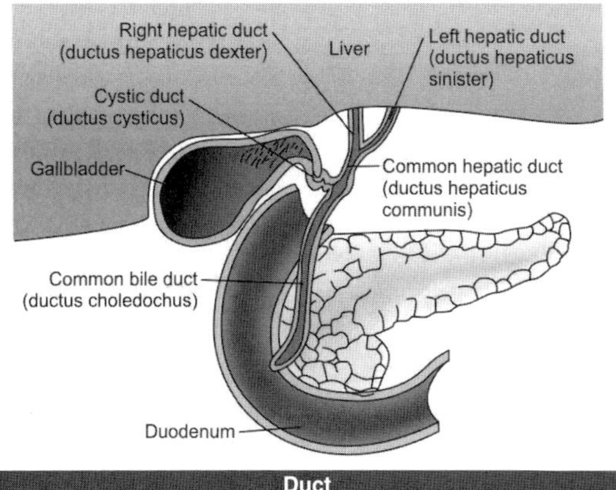

Duct

Ducrey's bacillus (डूक्रेज बेसिलस) Small rod-shaped organism found in pairs, causative agent of soft sore. (छोटे दण्डाकार जीवाणु जो जोड़ों में पाये जाते हैं और जिनमें कोमल शैंकर उत्पन्न होते हैं।)

Duct (डकट) A narrow tubular vessel or channel to convey secretions from gland. *d. alveolar* A branch of respiratory bronchiole that leads to alveolar sacs of lungs. *d. commonbile* Duct formed by joining of hepatic duct with cystic duct and draining to duodenum at ampulla of vater. *d. endolymphaticus* Duct connecting endolymphatic sac with the utricle and saccule. *d. Gartner* A remnant of wolfian duct extending from parovarium through the broad ligament into vagina. *d. lacrymal* Two ducts, superior and inferior draining tear from eye into lacrymal sac. *d. mesonephric* Duct in embryo connecting mesonephros with the cloaca. In the male, it develops into reproductive ducts. *d. Mullerian* Ducts in the embryo that form the uterus, vagina and fallopian tubes. *d. Right* lymphatic Duct draining lymph from right side of body above diaphragm into right innominate vein. *d's of Skene's* Two slender ducts of Skene's glands that open on either side of female urethral orifice. *d. thoracic* The left lymphatic duct that drains the lymph from body below diaphragm and the left thorax into left innominate vein (see Figure). (किसी ग्रंथि से स्रावों अथवा उत्सर्जनों को ले जाने वाली एक नलिकाकार संरचना। या ट्यूब या नली वाहिनी नली; वाहिनिका।)

Ductus arteriosus (डक्टस आर्टीरियोसस) The channel communicating ascending aorta to left pulmonary artery in the fetus. (धमनी वाहिनी। वाम फुफ्फुसीय धमनी को महाधमनी से जोड़ने वाली रक्तवाहिका, जिससे गर्भस्थ शिशु के फुफ्फुसा में रक्त नहीं पहुंचता है।)

Ductus venosus (डक्टस वेनोसस) The duct through which the umbilical vein drains into inferior vena cava in fetus. (एक नलिका जिससे नाभि रज्जू की शिरा, भ्रूण की निम्न महाशिरा तक पहुंचती है।)

Duffy system (डफी सिस्टम) A blood grouping system. (रक्त समुच्चय संस्थान।)

Duloxetine (डुलोक्सेटाइन) Antidepressant. (अवसादरोधक औषधि।)

Dumping syndrome (डम्पिंग सिण्ड्रोम) Dumping of stomach contents into the intestine manifesting with weakness and sweating soon after food in patients of gastrojejunostomy. (एक संलक्षण जिसमें खाना खाने के पश्चात पसीना आता है तथा कमजोरी आ जाती है जो अमाशय को काटकर निकाल देने के फलस्वरूप उसके भीतर स्थित पदार्थों

के एकदम से छोटी आंत में पहुंच जाने के कारण होता है।)

Duodenal bulb (डुओडिनल बल्ब) First part of duodenum beyond pylorus. (ग्रहणी या ड्योडिनम का जठर-निर्गम या पाइलोरस से ठीक आगे का भाग।)

Dupuytren's contracture (ड्यूपुइट्रेन्स कॉन्ट्रैक्चर) Contracture of palmar fascia causing flexion deformity of ring and fifth fingers. (हाथ की छोटी अंगुली एवं अंगूठी वाली अंगुली का स्थायी रूप से हथेली की ओर मुड़ जाना, जो हथेली की प्रावरणी में निकोचन होने के कारण होता है।)

Durameter (ड्यूरामेटर) The outer membrane covering the brain and spinal cord. (मस्तिष्क एवं सुषुम्ना रज्जु को ढकने वाली सबसे बाहर की झिल्लीनुमा परत।)

Duritis (ड्यूराइटिस) SYN—pachymeningitis, inflammation of dura. (ड्यूरामेटर की सूजन।)

Duroziez murmur (डयूरोजीज मर्मर) Systolic and diastolic murmur heard over an artery when pressure is applied just distal to stethoscope. (आला से थोड़ी दूरस्थ पर दाब डालने पर, धमनी के ऊपर की ओर सुनाई देने वाली प्रकुंचनीय तथा अनुशिथिलन मन्दध्वनि।)

Dust (डस्ट) Minute fine particles of earth. *d. ear* Fine calcareous bodies found in gelatinous substance of otolith membrane of ear. *d. house* Matters included in house dust are mites, hairs, pollen, and smoke particles. (किसी पदार्थ का बारीक चूर्ण। *Ear dust* (इयर डस्ट) कर्ण के कर्णाश्मरी कला के चिपचिपे पदार्थ में पाए जाने वाले चूने के समान पिण्ड। *house dust* (हाउस डस्ट) घर में पाई जाने वाली डस्ट में कुटकियां, बाल, पराग तथा धूयें के कण।)

Dutasteride (ड्यूटास्टेराइड) Antiandrogen for prostatic hypertrophy. (एण्ड्रोजन की क्रिया को रोकने या कम करने वाला पदार्थ जिसे वृद्धावस्था में प्रोस्टेट ग्रन्थि के बढने पर प्रयोग किया जाता है।)

Dwarf (ड्वार्फ) An abnormally short or undersized person. *d. achondroplastic* Normal trunk, small extremities, large head and prominent buttocks. (एक असामान्य रूप से छोटा अथवा परिणाम में न्यून व्यक्ति, वामन या बौना। *Achondroplastic dwarf* (एकॉण्ड्रोप्लास्टिक ड्वार्फ) बौना व्यक्ति जिसका धड़ सामान्य होता है परन्तु भुजाएं छोटी होती है, सिर बड़ा होता है और नितम्ब निकले हुए होते है।)

Dyclonine hydrochlorides (डायक्लोनाइन हाइड्रोक्लोराइडस) A topical anaesthetic. (एक स्थानिक संवेदनाहारी।)

Dye (डाई) Any colored or colouring agent, employed for staining slides for histopathological examination or manufacturing test reagents. (रंजक द्रव्य, रंगीन बनाने वाला कारक।)

Dynamic (डाइनामिक) Pertains to vital force or inherent power; opposite of static. (प्राणभूत शक्ति, गतिक, गतिशील, वस्तुओं के बलों का वैज्ञानिक अध्ययन, स्थिर का विपरीत।)

Dynamograph (डाइनैमोग्राफ) Device for recording muscular strength. (पेशीय बल का अभिलेखन करने वाला उपकरण।)

Dyne (डाइन) Force needed for imparting acceleration of 1 cm. per second to a 1 gm mass. (बल की दशमलव मापन (मैट्रिक) विधि की इकाई, एक ग्राम वजन को एक सेंकण्ड में एक से0मी0 तक सरकाने में लगने वाले बल की मात्रा।)

Dynorphins (डायनॉरफीन्स) An endogenous opioid peptide. (अन्तर्जात ओपिऑयड पेप्टाइड।)

Dysacusis (डिसएकुसिस) Difficulty in hearing, discomfort caused by loud noise. (सुनने में कठिनाई होना, तेज आवाजों को सुनने से होने वाला कष्ट।)

Dysarthria (डिसार्थरिया) Difficulty in articulation or speech. (कठिन एवं दोषयुक्त बोली; दुरूच्चारण।)

Dysautonomia (डिसॉटोनोमिया) A hereditary disease involving autonomic nervous system characterized by motor inco-ordination, fluctuating blood pressure, mental retardation, etc. (एक आनुवंशिक रोग जिसमें स्वायत्त तंत्रिका तंत्र असामान्य रूप से कार्य करती है तथा गति में समन्वय का अभाव, रक्त-दाब का घटना बढ़ना, बुद्धि ह्रास आदि लक्षण पाए जाते हैं।)

Dysbasia (डिसबेसिया) Difficulty in walking. (चलने में कठिनाई होना।)

Dyscalculia (डिस्केल्कुलिया) Inability to solve mathematical problems. (मस्तिष्क के रोग, अथवा उसके आघात के कारण गणित के प्रश्नों को हल करने में असमर्थता।)

Dysdiadochokinesia (डिस्डायाडोकोकाइ–नीज़िया) Inability to perform quick alternating movements. (जल्दी जल्दी क्रम से एक के बाद दूसरी गति करने में असमर्थता।)

Dysentery (डिसेन्ट्री) Inflammation of mucosal lining of GI tract with passage of blood, pus and mucus in stool. The causative agent may be chemical irritants, bacteria, protozoa, viruses or parasitic worms. *Amoebic d.* common in tropical countries; caused by protozoon *Entamoeba histolytica*. Spread is decreased if placed with high standards of hygiene and sanitation. A notifiable disease in the UK. Called also amoebiasis. *Bacillary d.* The most common and acute form of the disease, caused by bacteria of the genus *Shigella*. (ऐसा रोग जिसमें आंत की विशेषकर कॉलन की सूजन हो जाती है जिसके साथ पेट में दर्द, बार बार मल त्याग होता है; पेचीश।)

Dyspepsia (डिस्पैप्सिया) Dyspepsia, commonly known as indigestion, refers to discomfort, burning sensation or pain or that occurs in the upper abdomen, often after eating or drinking. It is not a disease but a symptom. (पाचन क्रिया में अवरोध उत्पन हो जाना।)

Dysesthesia (डिसेस्थीसिया) Abnormal sensation on the skin with tingling, numbness, burning etc. (1. त्वचा पर पिन एवं सुईयों के चुभने जैसी संवेदनाओं की अनुभूति होना, 2. किसी भी प्रकार के संवेद विशेषकर स्पर्श संवेद में बाधा उत्पन्न हो जाना अर्थात छूने का पता न चलना।)

Dysgammaglobulinemia (डिस्गामाग्लो–बुलिनीमिया) Disproportion in the concentration of gammaglobulins in blood. (रक्त में इम्यूनोग्लोबुलिनों की उत्पत्ति में विक्षोभ उत्पन्न होता है जो जन्मजात अथवा उपार्जित हो सकता है।)

Dysgenesis (डिस्जेनेसिस) Defective development. (कुविकास; अपजनन, भ्रूण की बनावट में विकृति उत्पन्न होना।)

Dysgerminoma (डिस्टर्मीनोमा) Malignant neoplasm of ovary. (डिम्बग्रन्थि का दुर्दम ट्यूमर।)

Dysgeusia (डिस्गीयूसिया) Impairment or perversion of gustatory sense so that normal taste is interpreted as being unpleasant. (स्वाद की अनुभूति में अवरोध उत्पन्न हो जाना।)

Dysgraphia (डिस्ग्रेफिया) Difficulty in writing. (ठीक तरह से न लिख पाना या लिखते समय हाथ कॉपना जो ज्यादातर मस्तिष्क में क्षति पहुंचने के कारण होता है।)

Dyshidrosis (डिसहाइड्रोसिस) Disorder of sweating; recurrent vesicular eruption on the limbs with intense itching (pompholyx). (त्वचा में स्थित स्वेद ग्रन्थियों का कोई विकार; दुस्वेदलता।)

Dyskeratosis (डिस्केराटोसिस) Altered keratinization of epithelial cells of epidermis, characteristic of many skin disorders. (बाह्य त्वचा की उपकला कोशिकाओं के केरेटिनीकरण में कोई परिवर्तन होना, जो बहुत से त्वचा रोगों का एक लक्षण होता है।)

Dyskinesia (डिस्काइनीसिया) Defect in voluntary movement. *d. tardive* Slow rhythmical, involuntary stereotyped movements especially with use of psychotropic drugs. (ऐच्छिक गति की शक्ति में अवरोध उत्पन्न हो जाना, अपप्रवाह, अपगति।)

Dyskinesia tardive (डिस्काइनीसिया टार्डिव) (पेशियों की धीरे धीरे तालबद्ध एनैच्छिक गतियां जो विशेषकर मस्तिष्क पर प्रभाव डालने वाली औषधियों के प्रयोग के कारण होती है।)

Dyslexia (डिस्लैक्सिया) Inability to interpret written language even though vision is normal. (केन्द्रीय तंत्रिका तंत्र में कोई दोष उत्पन्न हो जाने के कारण लिखी हुई भाषा की व्याख्या करने में असमर्थता जबकि रोगी की दृष्टि सामान्य होती है।)

Dyslogia (डिस्लोगिया) This refers to difficulty in expression of ideas or impairment of the ability to reason or think logically. This is usually due to a lesion of central nervous system. (मानसिक विकारों तथा केन्द्रीय तंत्रिका-तंत्र की विक्षति के कारण विचारों को अभिव्यक्त करने में कठिनाई होना तथा तर्कपूर्ण आधार या युक्तिसंगत रीति से सोचने की क्षमता का अभाव होना।)

Dysmaturity (डिस्मेच्युरिटी) SYN – small-for-date infants, intrauterine growth retardation; infant's weight is less for his length or age. (गर्भाशय के अन्दर ही ह्रास के लक्षण या आयु की तुलना में छोटा होना।)

Dysmyelia (डिस्मेलिया) This refers to a group of disorders associated with congenital malformation of the upper and lower extremities. These disorders are usually characterized by hypoplasia or partial and total aplasia of the tubular bones of the extremities or complete loss of an extremity. (विकारों का एक समूह जो ऊपरी तथा निचली दूरस्थ या भुजाओं में होने वाली जन्मजात् विकृति। इन विकारों में अधिकतर अल्प वृद्धि, बाह्य अंगों के ट्यूबलर अस्थियों का आंशिक या पूर्ण रूप से विकसित न होना या भुजा का पूर्ण रूप से अभाव होना।)

Dysmenorrhea (डिस्मेनोरिहया) Painful menstruation. *d. congestive* Caused by pelvic congestion. *d. membranous* Passage of uterine casts causing pain. *d. spasmodic* Spasmodic uterine contractions causing pain. (मासिक स्त्राव के समय दर्द होना, कष्टार्तव। *Congestive d.* (कन्जेस्टिव डिस्मेनोरिहया) गर्भाशय में रक्ताधिक्य होने के कारण होता है। *Membranous* – गर्भाशय–निर्मोक के निकलने से होने वाली पीडा। *Spasmodic* (स्पाज्मोडिक) गर्भाशय के ऐंठनयुक्त संकुचनों के कारण होने वाली पीड़ा।)

Dysmetria (डिस्मैट्रिया) Rapid jerky movement as patient is unable to control range and strength of muscular contraction, as seen in cerebellar disease. (रोगी द्वारा पेशीय संकुचन की रफ्तार एवं बल को नियंत्रित करने में अक्षमता के कारण द्रुत एवं झटके वाली गति होना जैसा अनुमस्तिष्क विकार में देखा जाता है।)

Dysmorphia (डिस्मोर्फिया) Dysmorphia refers to a deformity or an abnormality in shape. (आकार में असामान्यता या विरूपता।)

Dysostosis (डिसोस्टोसिस) Defect in ossification. (दोषयुक्त अस्थिभवन।)

Dysoxia (डिसऑक्सीय) Inability of mitochondria to utilize oxygen properly. (सूत्रकणिकाओं द्वारा ऑक्सीजन को पूर्णता से उपयोग करने की अक्षमता।)

Dyspareunia (डिसपैरीयूनिया) Painful sexual intercourse. (संभोग के समय स्त्री को योनि में कष्ट महसूस होना।)

Dyspneic (डिसनिक) Person who is suffering from dyspnoea. (वह व्यक्ति जिसको साँस लेने में परेशानी हो।)

Dyspepsia (डिस्पैप्सिया) Imperfect digestion with abdominal bloating, heart burn, flatulence, anorexia nausea etc. can be gastric, hepatic, biliary, alcoholic in origin. (पाचन क्रिया में अवरोध उत्पन्न हो जाना जिसमें पेट में वायु बनती है, डकारें आती हैं, जी मिचलाता है, हृदय में जलन, उल्टी होती है और भूख नहीं लगती है। यह आमाशयिक, यकृत सम्बन्धित, पित्ताशयिक, एल्कोहॉलिक हो सकती है।)

Dysphagia (डिस्फेजिया) Difficulty in deglutition, can be due to spasm of pharyngoesophageal musculature, stricture, neoplasm, paralysis. (निगलने में कष्ट होना, निगरण कष्ट। यह ग्रसनी एवं ग्रासनली व्यवस्थापन के संकुचन, निकोचन, अर्बुद, पक्षाघात आदि के कारण हो सकता है।)

Dysphasia (डिस्फेजिया) Impairment of speech both articulation and comprehension. (मस्तिष्क में क्षति होने के कारण बोलने में बाधा उत्पनन होना। उच्चारण तथा अभिबोध दोनों में हानि होना।)

Dysphonia (डिस्फोनिया) Difficulty in speaking but comprehension is normal; hoarseness. (बोलने में कठिनाई होना; स्वर भंग।)

Dysphoria (डिस्फोरिया) Excessive depression feeling without apparent cause. (बिना कारण अत्याधिक उदासीनता एवं बेचैनी रहना।

Dysplasia (डिसप्लेरिया) Abnormal tissue growth/differentiation. *d. ectodermal* Absence of sweat glands, hair follicles and abnormality of nail, teeth, and mental development. *d. monostotic* Replacement of bone by fibrous tissue. *d. polyostotic fibrous* Replacement of bone by vascular fibrous tissue with bone deformity and fracture. (ऊतकों के विकास में असामान्यता; दुर्विकसन।)

Dyspnea (डिस्पनिया) Labored or difficulty in breathing either due to vigorous physical activity, anemia, cardiac or pulmonary disease. (श्वास कष्ट, कृच्छश्वसन, सांस फूलना या सांस लेने में कष्ट होना जो अधिकतर जोश के साथ कोई शारीरिक क्रिया, रक्ताल्पता, हृदय या फुफ्फुसीय विकार के कारण होता है।)

Dyspraxia (डिस्प्रेक्सिया) A disturbance in the programming, control and execution of volitional movements. (स्वतंत्र रूप से गति करने में दर्द अथवा कठिनाई होना। मांसपेशियों पर से ऐच्छिक नियंत्रण का अभाव हो जाता है।)

Dyssynergia (डिस्सीनर्जिया) Difficulty in proper muscular co-ordination. (पेशियों में सामंजस्य स्थापित होने में विफलता; अपसहक्रिया।)

Dystaxia (डिस्टैक्सिया) Difficulty in controlling voluntary movements. (ऐच्छिक गतियों को नियंत्रण करने में कठिनाई उत्पन्न होना।)

Dystocia (डिस्टोसिया) Difficult labor, can be due to abnormal passage (small outlet), passenger (large foetus) or power (uterine inco-ordination). (कष्टदायक प्रसव, प्रसव कठिनाई एवं धीमी गति से होना। यह असामान्य रूपा से छोटी श्रोणि के कारण या भ्रूण के बड़े होने या गर्भाशय शक्ति में असमन्वयता के कारण हो सकता है।)

Dystonia (डिस्टोनिया) Increased muscle tone. *d. musculum deformans* Progressive disorder of childhood with distorted twisting body movements. (विकृत पेशीय तान।)

Dystopia (डिस्टोपिया) Displacement of any organ. (कुस्थिति, किसी अंग का विस्थापन हो जाना; दुःस्थानता।)

Dystrophy (डिस्ट्रॉफी) Defective muscle power, nutrition and metabolism. *d. Landouzy-Dejerine* Childhood progressive muscular dystrophy involving muscles of shoulder girdle, face characterized by myopathic facies, inability to raise arms above head, inability to whistle. *d progressive muscular* Familial disease with atrophy of muscles, occurring at early childhood. *d pseudohypertrophic muscular* Affected muscles are bulky but weak at the beginning but ultimately become atrophic. (दुष्पोषण; दोषयुक्त पोषण अथवा चयापचय से उत्पन्न होने वाला कोई भी विकार; अपविकास।)

Dysuria (डिस्यूरिया) Painful micturition either due to concentrated acid urine, urinary crystals/concretions, urinary infections, pelvic pathology and prolapse uterus (मूत्रकृच्छ, मूत्र विसर्जन में दर्द एवं कठिनाई होना।)

E

Eales' disease (इएलस डिजीज) Retinal vein thrombophlebitis with recurrent hemorrhages into retina and vitreous. (दृष्टिपटलीय शिरा घनास्त्र शिराशोथ सहित दृष्टिपटल तथा नेत्राकाचाभ में रक्तस्राव की पुनरावर्ती होती है।)

Ear (इयर) The organ of hearing and of equilibrium (see Figures). It consists of three parts: (a) *the external e.*, made-up of the expanded portion, or pinna, and the auditory canal, separated from the middle ear by the drum, or tympanum; (b) *the middle e.*, an irregular cavity containing three small bones (incus, malleus and stapes) that link the tympanic membrane to the internal ear; it also communicates with the pharyngotympanic tube and the mastoid cells; (c) *the internal e.*, which consists of a bony and a membranous labyrinth (the cochlea and semicircular canals). (बाह्य कर्ण। कर्णपाली एवं बाह्य श्रवणीय नली।) *External ear* (एक्सटर्नल इयर) Calcareous concretions in the membranous labyrinth. (बाह्य कर्ण, कर्णपाली एवं बाह्य श्रवणीय नली। *Middle ear* (मिडिल इयर) मध्य कर्ण, *Internal ear* (इनटरनल इयर) आन्तरिक कर्ण।)

Ear dust (इयर डस्ट) Calcareous concretions in the membranous labyrinth (कला गहन में चूने में समान पथरी।)

Ear plug (इयर प्लग) Device for plugging the external auditory canal, thereby preventing access of sound to internal ear. (कान में ध्वनि के प्रवेश को रोकने वाला एक यंत्र जो बाह्य श्रवणीय नली में अवरोध उत्पन्न करता है।)

Earwax (इयरवैक्स) Sticky honey coloured cerumen secreted by glands at outer one-third of ear canal mixed with dust. (कर्णगूथ, कान की मैल जो चिपचिपी तथा शहद के समान रंग वाली, ग्रन्थियों द्वारा स्रावित बाह्य कर्ण गुहा की एक तिहाई भाग पर होती है।)

Eaton agent (एटोन एजेन्ट) *Mycoplasma pneumoniae*. (माइकोप्लाज्मा फुफ्फुसशोथ जो श्वसनीय संस्थान के संक्रमण उत्पन्न करता है।)

Ebastine (एबेस्टीन) Antiallergic agent. (एलर्जी रोकने वाला कारक।

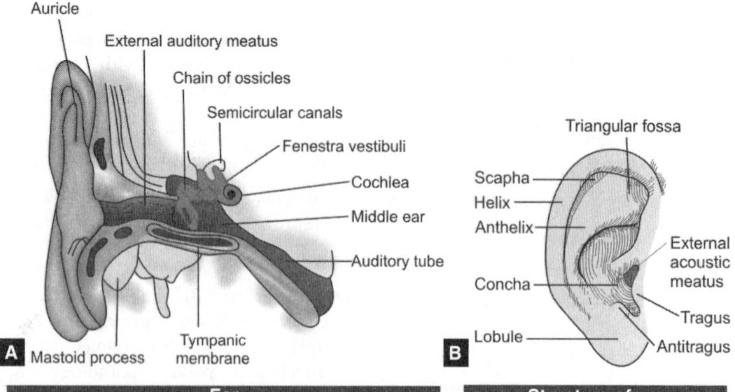

Ear

Structure of ear

Ebola virus disease (एबोला वाइरस डिजीज) A central African viral haemorrhagic fever with acute onset and characteristic morbilliform rash. The incubation period is 2–21 days. It has no known source, although it is probably a zoonosis. Person-to-person spread in hospitals and laboratories by accidental inoculation of blood and tissue fluids has occurred. (केन्द्रीय अफ्रीकन वायरस जन्य रक्त स्त्रावी ज्वर जो तीव्र होता है तथा इसमें खसरा के समान विस्फोट हो जाते है। इसकी उद्‌भवन अवधि 2 से 21 दिन होती है। इस रोग का उद्‌गम अज्ञात होता है। यह अधिकतर पशुजन्य रोग होता है। अस्पताल में एक व्यक्ति से दूसरे व्यक्ति में फैलता है।)

Ebstein's anomaly (एबस्टीन एनोमली) Downward displacement of septal leaflet of tricuspid valve with gross tricuspid regurgitation (see Figure below).

Ecchondroma (इकॉण्ड्रोमा) Cartilaginous tumor. (उपास्थि का अर्बुद)

Eccrine sweat glands (एक्राइन स्वीट ग्लैन्डस) Sweat glands of skin with density of over 400 per sq. cm. on the palms and about 80 per sq. cm. on thigh. (त्वचा की स्वेद ग्रन्थियां जिनका घनत्व हथेली पर 400 per sq. cm से ऊपर तथा़ जांघ पर 80 per sq. cm होता है।

Eccyclomastopathy (एक्साइक्लोमैस्टोपैथी) Lesion of breast made-up of connective tissue and epithelial cells. (स्तन की विक्षति जिसमें स्तन में संयोजी ऊतक एवं उपकला कोशिकाओं का एक पिण्ड बन जाता है।)

Echeosis (इकयोसिस) Mental disturbance caused by noise. (शोर से उत्पन्न होने वाली मानसिक अशान्ति।)

Echinococcosis (इकिनोकोकोसिस) Infestation with *T. echinococcus.* (इकिनोकोकस फीताकृमि का संक्रमण।)

Echinococcus (इकिनोकोकस) A genus of tape worm. Consisting of scolex and three or four proglottids. *e. granulosus* A species of tape worms infesting carnivores causing hydatid cyst in liver or lungs. (फीताकृमियों का एक वंश। ये छोटे प्रकार के फीताकृमि होते हैं। जिनमें एक शीर्ष एवं तीन या चार देह खण्ड होते हैं।)

Echinocyte (इकिनोसाइट) Abnormal erythrocyte with multiple spiny projections from surface. (एक असामान्य लाल रक्त कोशिका। जिसकी सतह से बहुत से व्यवस्थित कंटकीय प्रक्षेपण निकले होते हैं।)

Echinostoma (इकिनोस्टोमा) A genus of fluke found in aquatic birds. (पर्णकृमिक का एक वंश जो जल के निकट रहने वाले पक्षियों में पाया जाता है।)

Echo (इको) A reverberating sound produced when sound waves are reflected back to their source. (प्रतिध्वनि, गूंज, ध्वनि का गूंज के रूप में लौटना।)

Echocardiography (इकोकार्डियोग्राफी) The technique of imaging the cardiac structures non-invasively through passage of ultrasound. (अल्ट्रासाउण्ड का प्रयोग करके हृदय की आन्तरिक रचनाओं और उसकी गति का अध्ययन करना।)

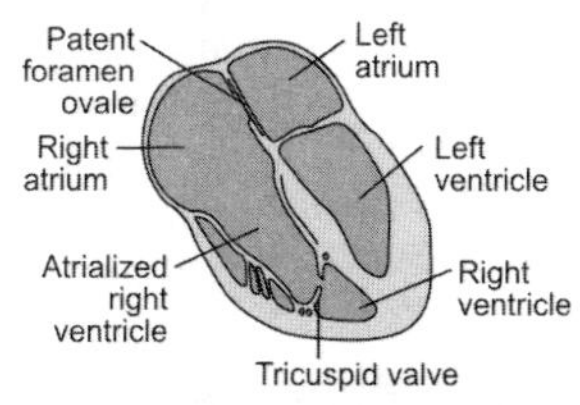

Ebstein's anomaly

Echoencephalogram (इकोएन्सीफैलोग्राम) Recording of midline shift of brain structures by ultrasound waves. (अल्ट्रा-साउण्ड तरंगों द्वारा उत्पन्न मस्तिष्क संरचनाओं की मध्य रेखा भाग का रिकार्ड, प्रतिध्वनि मस्तिष्क लेखन।)

Echokinesia (इकोकाइनेसिया) Involuntary repetition of another's gestures. (किसी दूसरे व्यक्ति के हाव-भावों की अनैच्छिक रूप से बार-बार दोहराना।)

Echopraxia (इकोप्रेक्सिया) Imitation of actions of others. (किसी दूसरे की क्रिया की नकल करना।)

ECHO virus (इको वाइरस) Enterocytopathogenic human orphan virus causing viral meningitis, enteritis, pleurodynia, myocarditis, etc. (एण्टैरोसाइटोपैथोजेनिक मनुष्य विषाणु जिसके कारण विषाणुज मस्तिष्कावरण-शोथ, छोटी आंत की सूजन, पार्श्व-वेदना, हृदपेशी-शोथ आदि विकृति उत्पन्न होती है।)

Eclampsia (एक्लैम्पसिया) Coma and convulsion occurring after 28th week of pregnancy and in immediate postpartum. (गर्भावस्था के 28वें सप्ताह तथा प्रसव के पश्चात पहले सप्ताह के अन्त के बीच में बेहोशी हो जाना एवं आक्षेप आना (दौरे पड़ना); गर्भाक्षेपक।)

Eclecticism (एकलैक्टिसिज्म) An old system of medicine where treatment is dependent upon individual signs and symptoms rather than the disease as a whole. (चिकित्सा की एक प्राचीन पद्धति जिसमें मुख्यतयः वानस्पतिक औषधियों द्वारा रोगों की अपेक्षा व्यक्तिगत चिन्हों एवं लक्षणों की चिकित्सा की जाती है।)

Econazole (इकोनेजोल) A topical antifungal agent. (कवकों को समाप्त करने या उनकी वृद्धि रोकने वाला स्थानीय कारक।)

Economo's disease (इकोनॉमोस डिज़ीज) Encephalitis lethargica. (सुस्ती या आलस्य से ग्रस्त मस्तिष्कशोथ।)

Ectasia (एक्टेसिया) Dilatation of any tubular structure. (किसी नलिकाकार रचना का विस्फारण।)

Ecthyma (इक्थाइमा) A shallow skin lesion with crusting, often followed by pigmentation and scarring. (त्वचा का एक संक्रमण जिसमें उपस्थित विक्षतियां होती हैं तथा पपड़ी बनने लगती है तथा उसके बाद वर्णकयुक्तता एवं क्षत-चिन्ह भी बन सकते हैं।)

Ectocervix (एक्टोसर्विक्स) The portion of cervical canal outlined by squamous epithelium. (गर्भाशयग्रीवा का योनि में स्थित रहने वाला भाग।)

Ectoderm (एक्टोडर्म) The outer layer of cells in developing embryo giving rise to skin, teeth, nervous system, organs of special sense, pituitary, pineal and suprarenal glands. (विकसित होते हुए भ्रूण की कोशिकीय अस्तरों में से बाह्य, परत जिससे बाह्य त्वचा, त्वचा की ग्रन्थियां, नाखून, बाल, दांत तंत्रिका-तंत्र, कान एवं आंख आदि विकसित होते हैं; बहिर्जनस्तर।)

Ectomorph (एक्टोमार्फ) Linear slender body build with poor musculature. (एक्टोमार्फी दर्शाने वाला व्यक्ति जिसका शरीर बहुत दुर्बल हो तथा पेशियों का व्यवस्थापन बहुत कमजोर होता है।)

Ectoparasite (एक्टोपैरासाइट) Parasite living on outer surface of body e.g., lice, fleas, ticks. (शरीर के बाहर की ओर रहने वाला परिजीवी जैसे जूँ अथवा किलनी आदि; बाह्य परजीवी।)

Ectopia (एक्टोपिया) Malposition or displacement. *e. cordis* Malposition of heart with the organ lying outside the thorax. *e. lentis* Displacement of lens in the eye. *e. vesicae* Displacement of bladder e.g., extrophy. (किसी अंग अथवा संरचना की विशेषकर जन्म से ही कुस्थिति विस्थापन, अस्थानता।) *E.cordis* (कोर्डिस) (हृदय का वक्षीय गुहा से बाहर की ओर जन्मजात विस्थापन।) *E.lentis* (लेनटिस) आंख में लैन्स का विस्थापन *Visicae* (विसिकाई) मूत्राशय का विस्थापन।

Ectopic (एक्टोपिक) In an abnormal position e.g., ectopic heart beat. (एक असामान्य स्थिति में होना उदाहरण के लिए एक्टोपिक हृदय की धड़कन।)

Ectopic pregnancy (एक्टोपिक प्रिग्नैन्सी) Implantation of fertilized ovum outside the uterine cavity; can be abdominal, tubal, or ovarian with liability for rupture and hemorrhage (see Figure). (निषेचित (गर्भित) डिम्ब का गर्भाशय के बाहर, सामान्यतया डिम्बवाहिनी में आरोपित हो जाना। अस्थानिक गर्भावस्था।)

Ectopic rhythm (एक्टोपिक रिद्म) Any abnormal or irregular cardiac rhythm. (कोई भी असामान्य अथवा अनियमित हृदय ताल।)

Ectoplasm (एक्टोप्लाज्म) The outer most layer of cell protoplasm. (किसी कोशिका जीवद्रव्य की सबसे बाहरी परत।)

Ectostosis (एक्टोस्टोसिस) Formation of bone beneath periosteum. (पर्यस्थिकला या पैरीऑस्टियम के नीचे हड्डी का बनना।)

Ectothrix (एक्टोथ्रिक्स) Fungus growing on hair shafts. (ऐसा कवक जैसे माइक्रोस्पोरम जो बालों के कॉण्डों के ऊपर आरथ्रोस्पोरों को पैदा करता है।)

Ectotrichophyton (एक्टोट्रिकोफाइटोन) Fungi causing hair and skin infection. (कवकों जिनके कारण बालों तथा त्वचा में संक्रमण होता है।)

Ectozoon (एक्टोजून) Parasite living on another animal. (परजीवी जो दूसरे जानवर पर रहते हैं।)

Ectromelia (एक्ट्रोमीलिया) Hypoplasia of long bones of limbs. (भुजाओं की लम्बी हड्डियों का जन्मजात अल्प विकसन अथवा अविकसन; सहज अंगलोप।)

Ectropion (एक्ट्रोपियोन) Eversion of eyelid margin (see Figure on the next page). (शरीर के किसी भाग का बाहर की ओर मुड़ना विशेषकर नीचे की पलक का बाहर को उल्ट जाना।)

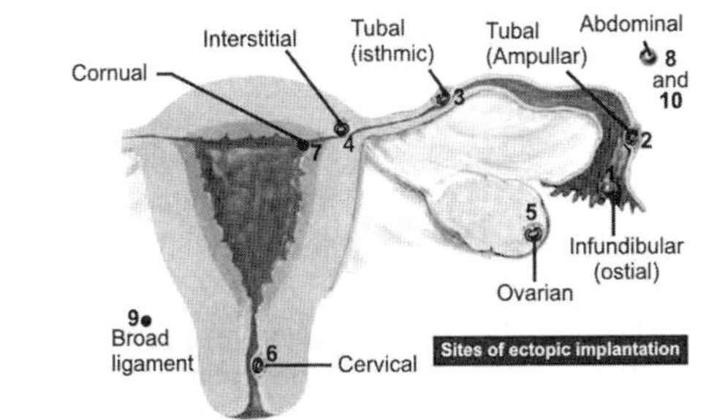

Sites of ectopic implantation

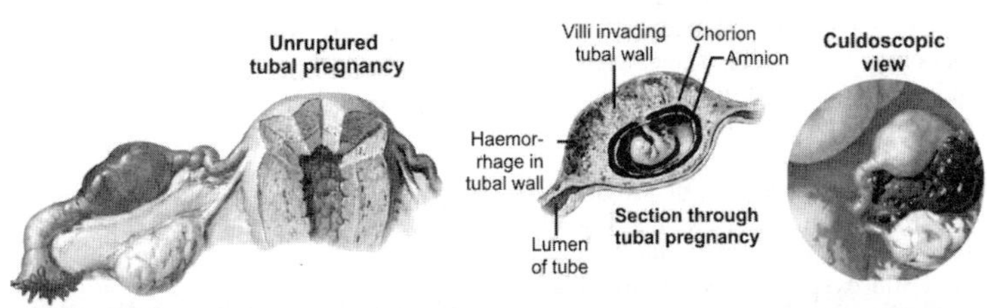

Ectopic pregnancy

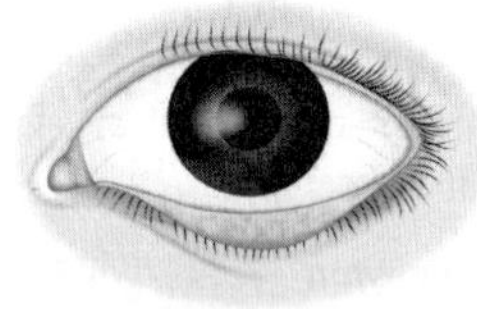

Ectropion

Eczema (एक्जिमा) Acute or chronic cutaneous lesion with erythema, papule, vesicles and crusts leading to itching, lichenification and pigmentation; mostly atopic or allergic. *e. marginatum* Eczema caused by ringworms. *e. numular* Coin or oval shaped eczema lesions. *e. pustular* Follicular or impetiginous form of eczema. *e. seborrheic* Eczema with seborrhea. *e. vaccinatum* Generalized vaccinial lesion or local lesions elsewhere in persons with eczema who receive vaccination. (त्वचा की तीव्र या जीर्ण विक्षति जिसमें त्वकरक्ति, छोटी छोटी पिटिकाएं निकल आती है एवं जलस्फोट बन जाते हैं तथा सूख कर पपड़ी का बनना जिसमें खुजली होती है। त्वचा का कठोर हो जाना तथा वर्णकता हो जाती है, यह अधिकतर एटोपिक या एलर्जिक होते है।

Edema (एडीमा) Excessive tissue accumulation water, either localized or generalized, can be due to poor venous drainage, lymphatic obstruction, increased venous pressure (CHF), hypoalbuminemia, or increased water retention. *e. angioneurotic* Local edema due to hypersensitivity to drugs food, physical agents (cold) or idiopathic. *e. brain* Brain swelling due to water accumulation as following injury, toxemia or infection. *e. cardiac* Dependent edema of congestive heart failure. *e. high altitude* Pulmonary edema of mountaineers related to low partial pressure of oxygen. *e. larynx* Usually of allergic origin but life threatening. *e. of glottis* Usually follows infection with cough, hoarseness and dyspnea. *e. nonpitting* Myxomatous tissue accumulation appearing as edema without any dimple on pressure, e.g., myxedema. *e. pulmonary* Increased fluid accumulation in lungs following left heart failure, toxic gas inhalation, or ARDS. (एक स्थानीय अथवा सार्वदैहिक उत्सेध (सूजन) जिसमें शरीर के अंतराकोशिका अवकाशों में अत्यधिक तरल संचित हो जाता है।)

Edge (ऐज) A margin or border. (किनारा या छोर।)

Edrophonium chloride (एड्रोफोनियम क्लोराइड) A cholinergic drug (anticholinesterase). (कोलीनर्जिक औषधि, एक पदार्थ जो गम्भीर पेशी दुर्बलता के रोगियों के समस्त लक्षणों में आराम पहुंचाता है।)

Edrophonium test (एड्रोफोनियम टेस्ट) A test for myasthenia gravis. A positive test demonstrates brief improvement in the muscle strength. (गभीर पेशी दुर्बलता का परीक्षण जिसमें रोगियों को अन्तःपेशी मार्ग से एड्रोफोनियम क्लोराइड की छोटी सी मात्रा समस्त लक्षणों में आराम पहुंचाती है। इससे रोग का निदान सुनिश्चित हो जाता है। लक्षणों में सुधार अस्थायी होता है।)

Efavirenz (इफेवाइरेनज) Anti-HIV agent. (HIV के विरूद्ध कार्य करने वाला कारक।)

Effacement (इफेस्मैन्ट) Dilatation of cervix and stretching of birth passage (see Figure on the next page). (प्रसव के दौरान भ्रूण का मार्ग बनाने के लिए गर्भाशयग्रीवा का विस्फारित हो जाना।)

Effect (इफैक्ट) Result of an action or force. *e. cumulative* Drug effect on repeated administration of a drug. (किसी कार्य या शक्ति का परिणाम या प्रभाव। *Cumulative* (क्यूमुलेटिव) संचयी प्रभाव–किसी औषधि का प्रभाव जिसका केवल उस औषधि की कई खुराकें देने के पश्चात् ही स्पष्टतः पता चलता है।)

Effector (इफैक्टर) One of the nerve endings having the efferent process and in a gland or muscle cell. Also applied for effector organs (muscle and glands). (प्रेरक, निष्पादी, किसी मांसपेशी, ग्रंथि या अंग में प्रेरक तंत्रिका का अंतिम सिरा।)

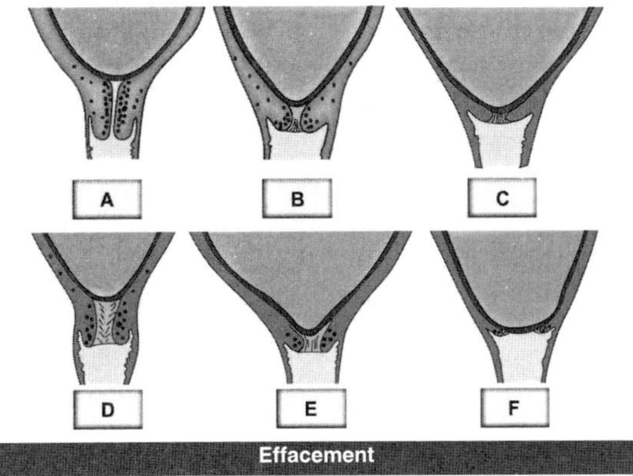

Effacement

Effeminate (इफ्फेमिनेट) A male having physical characteristic or mannerism of a female. (किसी पुरूष में स्त्री के शारीरिक लक्षणों का उपस्थित होना है।)

Efferent (इफैरेन्ट) Carrying away from a central organ. (किसी केन्द्रीय अंग से दूर ले जाने वाला जैसे अपवाही तंत्रिकाएं।)

Efferent nerve (इफैरेन्ट नर्व) Nerves that carry impulses away from the nerve cell (motor nerve). (अपवाही तंत्रिकाएं, तंत्रिकाएं जो तंत्रिका कोशिका से आवेगों को दूर ले जाती हैं।)

Effervescence (इफरवेसैन्स) Formation of bubbles of gas rising to surface of fluids. (किसी द्रव की सतह पर गैस के बुलबुले बनना।)

Effluent (एफ्लुएन्ट) Fluid discharged from sewage treatment or industrial plant. (नालियों तथा कारखानों से तरल का बहना, बहिष्प्रवाही।)

Effusion (इफ्यूजन) Escape of fluid/air into a cavity, e.g., hydropneumothorax, chylothorax, pleural effusion. (शरीर की किसी गुहा या भाग में किसी द्रव या तरल का मुक्त होना जैसे फुफ्फुसावरणी गुहा में पस का मुक्त होना।)

Ego (इगो) 1. In psychoanalysis, the three divisions are id, ego and superego. The ego possesses consciousness and memory and serves to mediate between the primitive instinctual or animal drives (the id), internal social prohibitions (super ego) and reality. 2. Selfishness or self love. (अहम्, अहंकार, घमंड।)

Egoism (इगोइज्म) An inflated estimate of one's value or effectiveness. (दूसरों का नुकसान कराकर अपने फायदे को खोजना, अपने को अत्यन्त महत्वपूर्ण व्यक्ति समझना।)

Egophony (इगोफोनी) A nasal sound like bleating of a goat, present on lung tissue above effusion. (निःसरणयुक्त फुफ्फुसावरण शोथ में व्यक्ति के फेफड़ों से परिश्रवण करने पर बकरी के मिमियाने जैसी एक असामान्य नासा ध्वनि का सुनाई देना।)

Ehlers-Danlos syndrome (एलर्स डानलॉस सिण्ड्रोम) An inherited disorder of elastic connective tissue characterized by fragile hyperelastic skin, hyper mobile joints. (प्रत्यास्थ संयोजी ऊतक का एक वंशागत विकार जिसमें त्वचा दुर्बल तथा अतिप्रत्यास्थता हो जाती है तथा जोड़ों की गतिशीलता बढ़ जाती है।)

Eicosanoids (इकोसेनॉयडस) Metabolites of arachidonic acid metabolism like prostaglandins, thromboxane and leukotrienes. (एराकिडोनिक अम्ल (वसा अम्ल) चयापचय का चयापचयक जैसे प्रोस्टेग्लैण्डिनस, थॉम्बोक्सेन तथा ल्यूकोट्राइऐनस।)

Eisenmenger's complex (इसिनमैनजर्स कॉमप्लैक्स) In a case of congenital heart disease with left to right shunt (ASD, VSD, PDA, etc.) when the pulmonary vascular resistance equals or exceeds systemic resistance it is called Eisenmenger complex. (जन्मजात् हृदय रोग सहित बांये से दांये पार्श्वपथ की एक स्थिति जिसमें फुफ्फुसीय रक्तधर प्रतिरोध, सार्वदैहिक प्रतिरोध के बराबर या उससे अधिक होता है।)

Ejaculation (इजाकुलेशन) Ejection of seminal fluid from male urethra. *e. retrograde* Lax internal sphincter due to autonomic dysfunction in diabetics or following prostatectomy, the ejaculation occurs retrogradely to bladder. (जोर से अचानक बाहर को निकल जाना विशेषकर उत्थित शिश्न से एकाएक वीर्य का निकलना। स्खलन। *Retrograde* (रीट्रोग्रेड) ऐसा स्खलन जिसमें वीर्य मूत्रमार्ग से होकर बाहर निकलने की जगह मूत्राशय में विसर्जित होता है जैसे मधुमेह में या अक्सर पुरः स्थोच्छेदन के बाद होता है।)

Ejaculatory duct (इजेकुलेटरी डक्ट) The terminal portion of seminal duct formed by the union of the ductus deferens and excretory duct of the seminal vesicle. (वीर्य को मूत्र-मार्ग में पहुंचाने वाली नली।)

Ejection fraction (इजैक्शन फ्रैक्शन) The percentage of blood ejected from LV into aorta with each cardiac contraction. (प्रंकुचन के दौरान वेन्ट्रिकल द्वारा फेंके गये रक्त की प्रतिशतता जो 60% से 70% तक होती है।)

Elastase (इलास्टेज) Proteolytic pancreatic enzyme. (प्रोटीनों के जलअपघटन में शीघ्रता लाने वाला अग्न्याशयिक एंजाइम।)

Elastic (एलास्टिक) Stretchable. (फैलने एवं अपने प्रारम्भिक परिणाम में वापिस लौटने के गुण वाला; प्रत्यास्थ।)

Elastic bandage (इलास्टिक बैन्डेज) Bandage that can be stretched to exert continuous pressure. (ऐसी पट्टी जिसमें फैलने की क्षमता होती है अर्थात् जो लचीली होती है तथा यह लगातार दाब डालती है।)

Elastic cartilage (इलास्टिक कार्टिलेज) Yellow cartilage of epiglottis, pharynx, external ear, auditory tubes. (पीली उपास्थि जैसे गले तथा कण्ठच्छदनों तथा बाह्य कर्णों की उपास्थि।)

Elastic stocking (इलास्टिक स्टॉकिंग) Stocking applied to aid in return of blood from the extremity to heart. (e.g., in varicosity). (रक्त को दूरस्थ भाग से वापस हृदय में जाने से रोकने के लिए प्रयोग किया जाने वाला स्टॉकिंग।)

Elastic tissue (इलास्टिक टिशू) Connective tissue supplied with elastic fibers as in tunica media of vessels. (संयोजी ऊतक जिसे लचीले तन्तु मिलते हैं जैसे वाहिनी की पेशीय अस्तर में होता है।)

Elastin (इलास्टिन) The protein of elastic tissue. (लचीले ऊतक का प्रोटीन।)

Elastometry (इलास्टोमीट्री) The measurement of elasticity of tissues. (ऊतकों की प्रत्यास्थता को मापना।)

Elbow (एल्बो) Joint between arm and forearm, consisting of humeroulnar, humeroradial and proximal radioulnar articulations. *e. tennis* Tendinitis of lateral forearm muscles near their origin from lateral epicondyle of humerus (lateral epicondylitis). (ऊपरी बाहु एवं अग्रबाहु के बीच का जोड़। कोहनी, जिसमें ह्यूमेरोअल्नर, ह्यूमेरोरेडियल तथा निकटस्थ बाजू की हडडी का जोड़ होता है।)

Elective therapy (इलैक्टिव थिरैपी) A planned convenient therapy/operation. (थिरैपी या शल्य क्रिया जो रोगी की सुविधानुसार व्यवस्थित की जाती है।)

Electra complex (इलैक्ट्रा कॉमप्लैक्स) In psychoanalysis, a group of symptoms due to suppressed sexual love of daughter for father. (मनोविश्लेषण में, संलक्षणों का एक समूह जो एक पुत्री का अपने पिता के लिए छिपे हुए लौंगिक प्रेम के कारण उत्पन्न होता है।)

Electric shock (इलैक्ट्रिक शॉक) Tissue injury from passage of electricity. (विद्युत-स्तब्धता, विद्युत स्पर्श से बेहोशी हो जाना तथा ऊतकों को क्षति पहुंचना।)

Electricity (इलैक्ट्रिसिटी) A form of kinetic energy having magnetic, chemical, mechanical and thermal effects; formed from interaction of positive and negative charges. (विद्युत-शक्ति, गतिज ऊर्जा का एक रूप जिसमें चुम्बकीय, रासयानिक, भौतिक तथा तापीय प्रभाव होता है। यह पॉजीटिव तथा निगेटिव चार्ज के अन्योन्य से बनती है।)

Electroanalgesia (इलैक्ट्रोएनलजेसिया) Pain relief by use of low intensity electric currents. (विद्युत का प्रयोग करके दर्द में आराम पहुंचाना।)

Electrocardiogram (इलैक्ट्रोकार्डियोग्राम) Record of electric activity of heart (see Figure). (विद्युत यंत्र द्वारा किया गया हृदय आवेगों का अनुरेखण या कागज पर रिकार्ड करना; विद्युत्हृद्लेख।)

Electrocardiograph (इलैक्ट्रोकार्डियोग्राफी) The machine used to record electrocardiogram. (विद्युत हृद्लेखी यंत्र। भुजाओं तथा वक्ष पर विद्युदग्र रखकर हृदय की विद्युतीय क्रिया नापने वाला यंत्र।)

Electrocautery (इलैक्ट्रोकॉटरी) Cauterization by an arc heated by electric current. (एक होल्डर में फिट हुए प्लेटिनम के तार को विद्युत धारा से गर्म करके ऊतकों का दहन करना।)

Electrocoagulation (इलैक्ट्रोकोएगुलेशन) Coagulation of tissue by means of a high-frequency current. (विद्युत धारा द्वारा ऊतक को जमा देना। विद्युत आतंचन।)

Electroconvulsive therapy (इलैक्ट्रो-कन्वल्सिव थिरैपी) The use of shock to produce convulsion, indicated for acute psychosis and depression with suicidal tendency. (इलैक्ट्रोकनवल्सिव थिरैपी) विद्युत द्वारा आक्षेप (दौरे) उत्पन्न करके किसी विशिष्ट मानसिक रोग की चिकित्सा करना।

Electrocution (इलैक्ट्रोक्यूशन) Death by electric current. (विद्युत-धारा द्वारा जीवन समाप्त हो जाना।)

Electrode (इलैक्ट्रोड) A medium intervening between an electric conductor and the object to which the current is to be applied. (विद्युत उपकरण का एक भाग जिसमें पैड या प्लेट के रूप में चालक रोगी के शरीर पर लगाया जाता है जिससे होकर विद्युत धारा शरीर मे प्रभावित की जाती है, विद्युत् चालक।)

Electrodesiccation (इलैक्ट्रोडेसीकेशन) Drying of cells or tissues by means of high frequency electric spark used

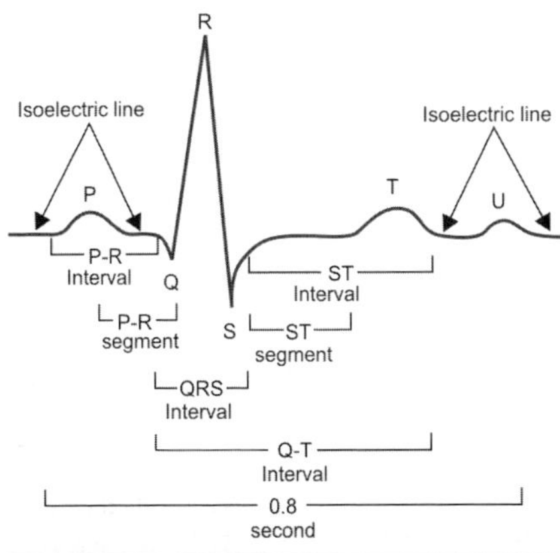

Normal electrocardiogram

for achieving hemostasis following bleeding from small capillaries and veins during surgery. (विद्युत शुष्कन; विद्युत-धारा द्वारा निर्जलीकरण उत्पन्न करके ऊतक को समाप्त करना।)

Electrodialysis (इलैक्ट्रोडायालाइसिस) A method of separating electrolytes from colloids by passing current through the solution. (किसी विलयन में जिसमें इलैक्ट्रोलाइट एवं कोलाइड दोनों होते हैं, विद्युत्-धारा प्रवाहित करके इलैक्ट्रोलाइटों को कोलाइडों से पृथक करने की एक विधि।)

Electrodynamometer (इलैक्ट्रोडाइनैमोमीटर) Instrument used to measure strength of current. (किसी विद्युत धारा की शक्ति मापने का यंत्र।)

Electroejaculation (इलैक्ट्रोइजाकुलेशन) Production of ejaculation by electrical stimulation from a probe placed in rectum, e.g. in paraplegics for artificial insemination. (विद्युतीय उत्तेजना द्वारा वीर्यस्खलनता का उत्पादन जो मलाशय में एषणी (प्रोब) लगाकर प्राप्त होता है, उदाहरण के लिए अधरांगाघात में कृत्रिम शुक्रसेचन।)

Electroencephalogram (इलैक्ट्रोएन्सीफैलो–ग्राफ) Recording of electrical activity of brain through surface electrodes. (विद्युत्मस्तिकष्कलेख, मस्तिष्क की विद्युतीय सक्रियता का लेख।)

Electroencephalogram (इलैक्ट्रोएन्सीफैलो-ग्राम) The machine recording EEG. (मस्तिष्क की विद्युत सक्रियता का अभिलेख करने वाला एक यंत्र।)

Electrogoniometer (इलैक्ट्रोगोनियोमीटर) Electrical device for measuring angles of joints and their range of motion. (सन्धियों के कोणों एवं उनके गति करने के फैलाव को मापने वाला एक विद्युत उपकरण।)

Electrology (इलैक्ट्रोलॉजी) The branch of science dealing with properties of electricity. (विद्युत की विशेषताओं से सम्बन्धित विज्ञान की शाखा।)

Electrolysis (इलैक्ट्रोलाइसिस) Dissolution of tissue by electric current e.g., destruction of hair follicle. (किसी पदार्थ में विद्युत् धारा प्रवाहित करके रोगों को स्थायी रूप से हटाना, जैसे मस्से या तिल को नष्ट करना, रोम कूप को नष्ट करना।)

Electrolyte (इलैक्ट्रोलाइट) 1. A solution which conducts electricity. 2. Ionised salts in blood, tissue fluids and cells. (1. वह पदार्थ जो विलयन में विद्युत चालन के सक्षम होता है, 2. रक्त, ऊतक तरलों तथा कोशिकाओं में आयानाइजड लवण की उपस्थिति।)

Electrometer (इलैक्ट्रोमीटर) An instrument for measuring differences in electric potential. (विद्युत विभवान्तरों या शक्ति के अन्तरों को मापने वाला उपकरण।)

Electromotive force (EMF) (इलैक्ट्रोमोटिव फोर्स–ईएमएफ) The difference in potential that causes the flow of electricity. It is measured in volts. (विद्युत को एक स्थान से दूसरे स्थान तक प्रवाहित करने वाली शक्ति जिससे एक विद्युत धारा उत्पनन होती है। इसे वोल्ट में नापते है।)

Electromyography (इलैक्ट्रोमायोग्राफी) Preparation, study and interpretation of electromyograms. (किसी कंकालीय पेशी का विद्युत् पेशीलेख लेकर उसका अध्ययन करना, विद्युतपेशीलेखन।)

Eectromyogram (इलैक्ट्रोमायोग्राम) A graphic record of the contraction of muscle on electric stimulation. (किसी पेशी के विद्युत् द्वारा उत्तेजित होने पर उसके संकुचन का रेखांकित लेख-प्रमाण; विद्युत-पेशीलेख।)

Electron (इलैक्ट्रान) The negatively charged particle of an atom. (किसी परमाणु की नाभि के चारों ओर गोलाई में स्थित ऋणात्मक पूरित कण।)

Electronics (इलैक्ट्रोनिक्स) The science of all systems involving use of electric devices, e.g., communication, data control and processing. (विद्युत उपकरणों का विज्ञान, उदाहरण के लिए संचार, डेटा नियंत्रण तथा संसाधित करना।)

Electronystagmography (इलैक्ट्रोनिस्टेग्मो-ग्राफी) A method of recording nystagmus from electrical activity of extraocular muscles. (बाह्य नेत्र-पेशियों की विद्युत सक्रियता का पता लगाकर नेत्रगोलक की गतियों का अभिलेखन करने की एक विधि।

Electro-oculogram (इलैक्ट्रो-ऑकुलोग्राम) Recording of electric currents produced by eye movements. (नेत्र गतियों द्वारा उत्पन्न विद्युत धाराओं का अभिलेख।)

Electrophoresis (इलैक्ट्रोफोरेसिस) The movement of charged colloidal particles as a result of changes in electric potential. (किसी द्रव में निलम्बित आवेशित कणों का एक विद्युत क्षेत्र में किसी माध्यम पर किसी विद्युत ध्रुव (ऐनोड या कैथोड) की ओर गति करना जिसका किसी पदार्थ को अलग करने तथा उसके शुद्धिकरण के लिए प्रयोग किया जाता है। विद्युतकणसंचलन।)

Electrophysiology (इलैक्ट्रोफिजियोलॉजी) Branch of physiology dealing with relationships of body functions to electrical phenomena. (शरीर क्रिया विज्ञान की एक शाखा जिसमें जीवित ऊतकों में होने वाले विद्युत परिवर्तनों का अध्ययन किया जाता है; विघुत शरीर क्रिया विज्ञान।)

Electroretinogram (इलैक्ट्रोरेटिनोग्राम) (ERG) A record of action currents of retina produced by visual or light stimuli. (प्रकाश उद्दीपन द्वारा क्रियाशील दृष्टिपटल में उत्पन्न विद्युत सक्रियता या ग्राफिक रिकार्ड (लेख-प्रमाण)

Element (एलीमेन्ट) A substance that cannot be further broken down to substances different from it, e.g. carbon, sodium, calcium, etc. (एक पदार्थ जो साधारण रासायनिक प्रक्रियाओं द्वारा उन पदार्थों में विघटित नहीं हो सकता जो उससे भिन्न हों, उदाहरण के लिए कार्बन, सोडियम, कैल्सियम आदि।)

Elephantiasis (एलीफैन्टियेसिस) Hypertrophy of skin and subcutaneous tissue due to lymphatic stasis e.g., in filariasis that involves scrotum, penis, legs, breasts and hands (see Figure). (फाइलेरिया संक्रमण के कारण लसीका वाहिनियों में अवरोध उत्पन्न हो जाने से शाखाओं तथा वृषण या अण्डकोश में सूजन होना, श्लीपद।)

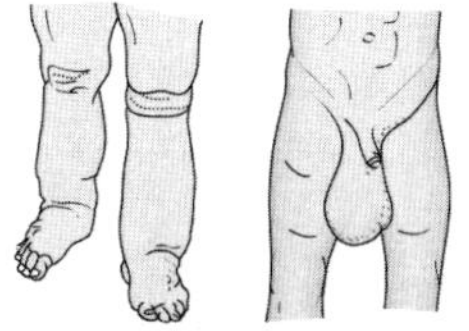

Elephantiasis of the legs and of the scrotum

Elevator (एलिवेटर) Surgical instruments used to raise depressed fractures (e.g., skull), extracting teeth. (ऊतकों को ऊपर उठाने वाला यंत्र जैसे दबी हुई हड्डी अथवा दन्त मूलों को ऊपर उठाने वाला यंत्र।)

Eliminate (एलिमिनेट) To expel, to get rid of body waste product. (बाहर निकाल देना। शरीर से उच्छिष्ट पदार्थों का बाहर निकलना।)

Elimination diet (एलिमिनेशन डाइट) A diet regime used to determine which foods cause allergic response. Offending food then is discovered when one by one food is gradually introduced into diet. (एक अहार विधान जिसे खाद्य पदार्थ के कारण होने वाली एलर्जिक प्रतिक्रिया को जानने के लिए प्रयोग किया जाता है। खाद्य पदार्थ को आहार मे एक-एक करके दिया जाता है, इससे एलर्जी उत्पन्न करने वाले खाद्य पदार्थ को ज्ञात किया जाता है।)

Elixir (एलिक्जिर) Sweetened hydro-alcoholic liquid. (किसी औषधि का एक मीठा, सुगन्धित तरल जिसमें कुछ एल्कोहॉल भी मिला होता है इसे औषधियों के साथ मिलाकर पीने वाली औषधियां तैयार करते हैं।)

Ellipsoid (एलीप्सॉयड) Spindle shaped. (तर्कुरूप, आगे पीछे से पतला तथा बीच में मोटा।)

Elliptocyte (एलिप्टोसाइट) Oval shaped red blood cell. Normally, 15% of human RBCs are oval and bird and reptiles have normally all RBCs in elliptocytic form. (अण्डाकार लाल रक्त कोशिका। सामान्यता, मनुष्य की 15 प्रतिशत लाल रक्त कोशिकाएं अण्डाकार होती हैं तथा पक्षियों तथा सरीसृप की सामान्य रूप सारी कोशिकाएं अण्डाकार होती हैं।)

Elliptocytosis (एलिप्टोसाइटोसिस) Benign hereditary disease, causing haemolytic anaemia. (दीर्घवृत्तकोशिका, एक सुदम आनुवंशिक रोग जिसके कारण रक्तसंलायी रक्ताल्पता होती है। यह रक्त मे अण्डाकार लाल रक्त कोशिकाओं के बढ़ जाने के कारण होता है।)

Ellis-Van Creveld syndrome (एलिस-वेन क्रिविल्ड सिण्ड्रोम) Congenital syndrome consisting of polydactyly, chondrodysplasia and congenital heart defects (ASD). (आनुवंशिक संलक्षण जिसमें सामान्य से अधिक अंगुलियां, उपास्थिदुष्पोषण तथा आनुवंशिक हृदय विकार होते हैं।)

Emaciation (एमेसिएशन) To become excessively lean. (अत्यधिक दुबला होने की दशा, शरीर के ऊतकों का बहुत क्षीण होना।)

Emasculation (इमैस्कुलेशन) Castration; excision of entire male genitalia. (1 बन्ध्यकरण, पुरूष जननांगो को शल्यक्रिया द्वारा काटकर निकालना।)

Embalming (एम्बेल्मिंग) Use of antiseptics and preservatives to prevent premature biodegradation of dead body. (मृत शरीर को सड़ने से बचाने के लिए उसके भीतर एवं बाहर प्रतिरोधी तथा रक्षक पदार्थों का प्रयोग करना।)

Embarrass (एम्ब्रेस) To interfere with or compromise function. (अवरोध उत्पन्न करना।)

Embden-Meyerhof pathway (एम्बडेन मीयर ऑफ पाथवे) Anaerobic metabolism of glucose to lactic acid in humans. (मनुष्यों में ग्लूकोज का वातनिरपेक्षी चयापचय से दुग्धक्षार तक का मार्ग।)

Embolectomy (एम्बोलेक्टॉमी) Removal of embolus from a vessel, e.g., in stroke, pulmonary embolism. (किसी रक्तवाहिनी से शल्यक्रिया द्वारा अन्तःशल्य को निकाल देना।)

Embolism (एम्बोलिज्म) Obstruction to blood flow by mass of red blood cells and fibrin mesh. Atrial fibrillation and pelvic-leg vein thrombosis predispose to embolism. (किसी रक्त वाहिनी में रक्त के थक्के वायु के बुंद-बुंदे अथवा किसी ठोस वस्तु के फंसने के कारण अवरोध उत्पन्न हो जाना, अन्तःशल्यता।)

Embolus (एम्बोलस) A mass of undissolved matter in blood vessel, may be clot, fat, air bubble, clumps of bacteria, amniotic fluid. (रक्तवाहिनी में विधमान अघुलनशील पदार्थ का एक पिण्ड, यह ठोस पदार्थ, वसा, वायु का बुलबुला, बैक्टीरिया का पिण्ड या उल्वद्रव भी हो सकता है।)

Embramine (एम्ब्रामाइन) Antiallergic agent. (एलर्जी रोकने व उसमें आराम दिलाने वाला कारक।)

Embryo (एम्ब्रियो) 2nd through 8th weeks of fetal development (see Figure on the next page). (गर्भावस्था के प्रथम मासों में विकसित होता हुआ निषेचित डिम्ब।)

Embryogeny (एम्ब्रियोजेनी) The growth and development of an embryo. (भ्रूण की वृद्धि एवं विकास।)

Embryology (एम्ब्रियोलॉजी) The science that deals with origin and development of an organism. (व्यक्ति के भ्रूणीय अवस्था में होने वाले विकास तथा भ्रूण में आने वाले समस्त परिवर्तनों से सम्बन्धित विज्ञान; भ्रूण विज्ञान।)

Emergency cardiac care (इमर्जेन्सी कार्डियक केयर) Care necessary to deal with an acute cardiopulmonary event like infarction, arrhythmia, pulmonary embolism. (तीव्र हृदफुफ्फुसीय घटना से निपटने के लिए आवश्यक देखभाल जैसे रोधगलन, अतालता, फुफ्फुस धमनी में होता है।)

Emesis (एमेसिस) Vomiting, due to gastric, CNS, systemic or metabolic factors. (उल्टी होना, वमन जो गैस के कारण या केन्द्रीय तंत्रिका तंत्र के कारण होती है।)

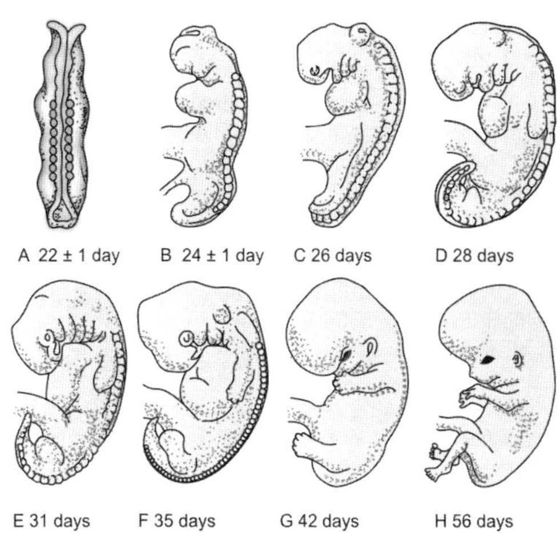

Human embryo at various stages of development. The relative size has been distorted to emphasize correspondence of parts

Emetic (एमेटिक) Agent producing vomiting, e.g., apomorphine. (उल्टी लाने वाला पदार्थ)

Emetine (एमेटाइन) Ipecac derivative, used for extraintestinal amebiasis. (इपिकाकुआन्हा का मुख्य क्षाराम। अमीबी पेचिश में अन्य अमीबी नाशक पदार्थों के साथ प्रयुक्त होता है।)

Emigration (इमिग्रेशन) Passage of WBC through walls of capillaries. (शोथ की प्रक्रिया में श्वेत रक्त कोशिकाओं का सूक्ष्म रक्तवाहिनियों की दीवारों से होकर गुजरना। *Eminence* (इमिनैन्स) उत्सेध, प्रक्षेप या उभार विशेषकर किसी हड्डी से सम्बन्धित।)

Emissary (एमिसरी) An outlet. (निकास।)

Emission (एमिसन) Discharge. *e. nocturnal* Involuntary discharge of semen during sleep. (उत्सर्जन या विसर्जन जैसे रात्रिकालीन विसर्जन सोते समय विशेषकर अनैच्छिक रूप से वीर्य का विसर्जन होना।)

Emmetropia (इमेट्रोपिया) When the eyes are at rest parallel rays are focussed exactly on retina; i.e., normal refraction. (सामान्य दृष्टि, अपवर्तन में नेत्र की सामान्य दशा जिसमें जब नेत्र विश्राम में होता है, तो समानान्तर किरणें ठीक रेटिना पर केन्द्रीभूत होती हैं।)

Emmetropic (इमेट्रोपिक) Normal vision. (सामान्य दृष्टि से सम्बन्धित।)

Emolient (इमोलियेन्ट) An agent that smoothens and softens the skin when applied. (ऐसा पदार्थ जो त्वचा या श्लेष्मिक कला को कोमल बनाता है।)

Emotion (इमोशन) A mental state or feeling such as fear, hate, grief, joy with some change in cardio-respiratory function. (एक मानसिक अवस्था अथवा अनुभूति जैसे भय, घृणा, प्रेम, क्रोध, दुःख अथवा आन्नद जिसमें शरीर क्रियात्मक परिवर्तन जैसे हृदय गति, श्वसनीय सक्रियता तथा पेशी में परिवर्तन हो जाते हैं एवं व्यवहार बदल जाता है; आवेश।)

Empathy (एम्पैथी) Objective awareness of and insight into the feelings, emotions and behavior of another person and their meaning and significance. (दूसरे की भावनाओं को पहचानना एवं उसमें लीन हो जाना।)

Emphysema (एम्फाइजिमा) 1. Pathological distension of tissues by air/gas. 2. Chronic pulmonary disease with dilatation of airspaces beyond terminal bronchioles (see Figure). (1. ऊतकों में गैस अथवा वायु द्वारा वैकृत फुलाव, 2. जीर्ण फुफ्फुसीय विकार सहित वायु कोषो/छिद्रों का विस्तारित हो जाना।)

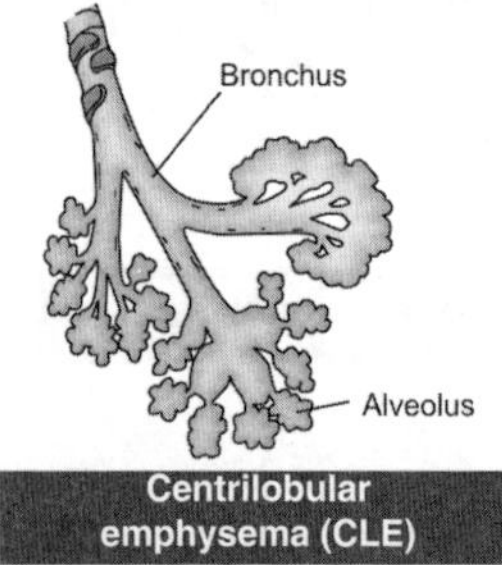

Centrilobular emphysema (CLE)

Empirical (एम्पीरिकल) Based on experience rather than scientific principle. (अनुभव पर आधारित परन्तु जिसको वैज्ञानिक तौर पर सिद्ध न किया जा सके।)

Emprosthotonus (एम्प्रोस्थोटोनस) A form of spasm in which body is flexed forward opposite to opisthotonus. (ऐसी ऐंठन जिसमें शरीर आगे की ओर झुक जाता है।)

Empyesis (एम्पाइसिस) Any pustular skin lesion. (पूयमय त्वचा विक्षति।)

Empyocele (एम्पायोसील) Suppurating hydrocele. (जलवृषण या हाइड्रोसील में पस पड़ जाना।)

Emulsification (इमल्सीफिकेशन) Breaking down of large fat globules into smaller ones by bile acid that lower surface tension. (इमल्सन बनाने की क्रिया अर्थात् वसा के बड़े कणों को एक रूप से वितरित छोटे कणों में तोड़ देना)

Emulsion (इमल्सन) A mixture of two liquids not mutually soluble. (ऐसा द्रव जिसमें किसी तैलीय पदार्थ के बारीक कण अवलम्बित होते हैं; पायस।)

Enalapril (एनलाप्रिल) Converting enzyme inhibitor, used in heart failure, hypertension. (एंजाइम निरोधक को परिवर्तित करने वाला, जिसे हृदयपात, उच्चरक्तदाब में प्रयोग किया जाता है।)

Enamel (इनामैल) Hard dense glistening white substance forming a covering on crown of teeth. (दन्तवल्क; शरीर में स्थित सबसे कठोर, ठोस तथा सफेद पदार्थ जो दांत के शिखर पर चढा होता है।

Enamel organ (इनामेल ऑर्गन) A cup shaped structure that forms on the dental lamina of an embryo. (प्याले के आकार की रचना जो भ्रूण के दन्त आवरण पर बनता है।)

Enantiopathy (एनैनटियोपैथी) Treatment of one disease by using another disease that produces symptoms antagonistic to former. (एक रोग की चिकित्सा कोई दूसरा रोग उत्पन्न करके करना।)

Enanthem (एननथेम) Eruption on mucous membrane. (श्लेष्मि कला पर विस्फोट।)

Encapsulation (एनकैप्सूलेशन) The process of formation of a capsule around a structure. (परिसम्पुटन, किसी संरचना के चारों ओर सम्पुट या आवरण के बनने की प्रक्रिया जैसे कैप्सूल के अंदर बंद जगह।)

Encephalalgia (एनसिफैलेल्जिया) Deep seated headache. (सिर में बहुत तेज दर्द होना।)

Encephalitis (एनसिफैलाइटिस) Inflammation of brain parenchyma, manifesting with changes in level of consciousness, increased intracranial pressure, sensory motor dysfunction. (मस्तिष्क में शोथ; मस्तिष्कशोथ।)

Encephalocele (एनसिफैलोसील) Protrusion of brain substance through a cranial defect (see Figure). (कपाल में स्थित या दरार में मस्तिष्क के पदार्थ का बाहर निकलना।)

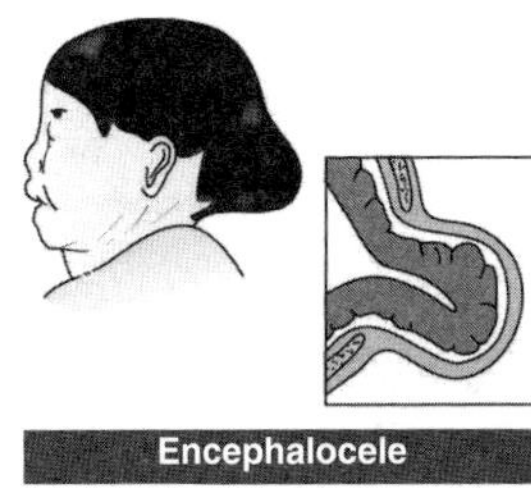

Encephalocele

Encephalogram (एनसिफैलोग्राम) (air) X-ray of brain with air injected into ventricular system. (मस्तिष्क की एक्स-रे फिल्म जिसमें निलयी संस्थान में वायु को इन्जेक्शन द्वारा प्रविष्ट कराया जाता है।)

Encephalomalacia (एनसिफैलोमैलेसिया) Softening of brain. (मस्तिष्क का मुलायम हो जाना।)

Encephalomeningocele (एनसिफैलोमैनिन्जोसील) Protrusion of membrane and brain parenchyma through cranial defect. (मस्तिष्क पदार्थ का कपाल में स्थित किसी दरार से होकर बाहर निकल आना, मसितष्क तानिका हर्निया।)

Encephalomyelitis (एनसिफैलोमायलाइटिस) Inflammation of brain and spinal cord. *e. acute* disseminated That following acute exanthema but fewer symptoms. (मस्तिष्क एवं सुषुम्ना रज्जु का शोथ।)

Encephalopathy (एनिसिफैलोपैथी) Any dysfunction of brain. (मस्तिष्क का कोई भी रोग। मस्तिष्क विकृति।)

Enchondroma (एनकॉण्ड्रोमा) A benign cartilaginous tumor occurring within a bone and expanding the diaphysis. (एक सुदम उपास्थि अर्बुद, अन्तरूपास्थ्य र्बुद, जो हड्डी में होता है तथा अस्थिवर्ध को बढ़ाता है।)

Encopresis (एनकोप्रेसिस) Condition associated with constipation and passage of watery colonic content across the hard fecal mass, mimicking diarrhoea. (कब्ज होने की दशा जिसमें आंत के जलीय पदार्थ कठोर मल पिण्डों के पार्श्व से होकर मलाशय से होकर बाहर निकल जाते हैं। इसे कभी कभी दस्त आना समझा जाता है।)

Endarterectomy (एण्डाआर्टेरेक्टॉमी) Surgical removal of lining endothelium of an artery. (किसी धमनी के सबसे भीतर के अस्तर को शल्यक्रिया द्वारा काटकर अलग कर देना।)

Endarteritis (एण्डार्टीराइटिस) Inflammation of intima of an artery resulting from syphilis, trauma, infective thrombi. (किसी धमनी के अन्तः स्तर (ट्यूनिका इन्टिमा) का शोथ।)

Endemic (एन्डेमिक) A disease occurring repeatedly in a particular population conferring some immunity and hence low mortality. (किसी विशेष क्षेत्र में उत्पन्न होने वाला कोई रोग जिसकी मृत्यु दर कम होती है, स्थानिक।)

Endocarditis (एण्डोकार्डाइटिस) Inflammation of endothelial lining of heart chambers and heart valves; may be due to invasion of microorganisms or abnormal immunologic response. *e. verrucous* Nonbacterial endocarditis associated with wasting diseases, e.g., SLE. SYN — Libman - Sack. *e. subacute bacterial* Caused by streptococcus *viridans* group. *e. ulcerative* Rapidly destructive acute bacterial endocarditis. (अर्न्तहद्कलाशोथ ह्रदय के आन्तरिक अस्तर का शोथ, यह जीवाणुओं के संक्रमण के फलस्वरूप उत्पन्न होता है।)

Endocervicitis (एण्डोसर्विसाइटिस) Inflammation of mucus lining of endocervix. (अन्तगर्भाशय ग्रीवाशोथ। गर्भाशय ग्रीवा को आच्छादित करने वाली श्लेष्म कला का शोथ।)

Endocrine glands (एण्डोक्राइन ग्लैण्ड) Glands secreting directly into bloodstream. (अन्तःस्रावी ग्रन्थियां, ग्रन्थियां जो सीधे रक्त धारा में आंतरिक स्राव उत्पन्न करती हैं। हमारे शरीर में अनेक अन्तः स्रावी ग्रंथियां हैं, जैसे पिट्यूटरी, थायरॉयड, एड्रीनल, डिम्ब ग्रंथियां आदि जिनसे निकलने

वाले हार्मोन हमारे लिए बहुत आवश्यक होते हैं तथा विभिन्न प्रकार की क्रियायें सम्पादित करते हैं।)

Endocytosis (एण्डोसाइटोसिस) A method of ingestion of a foreign substance by a cell. (किसी कोशिका की अपनी भित्ति के अन्तर्वेशन द्वारा बाह्य पदार्थ का भक्षण करने का तरीका।)

Endodontics (एण्डोडोन्टिक्स) A branch of dentistry concerned with diagnosis, treatment and prevention of diseases of dental pulp and its surrounding tissue. (दन्त चिकित्सा की एक शाखा जिसका सम्बन्ध दन्त मज्जा, दन्त मूल तथा आस-पास के चारों ओर के ऊतकों के रोगों के कारणों, निदान, रोकथाम एवं चिकित्सा से होता है।)

Endogenous (एण्डोजीनस) Produced or arising from within a cell or organism. (अन्तर्जात,किसी कोशिका के अन्दर ही बनने वाला या किसी जीव से उत्पन्न होने वाला।)

Endolymph (एण्डोलिम्फ) Pale transparent fluid within the labyrinth of ear. (कान के कला गहन में स्थित पीला पारदर्शक, अन्तः कर्णोदक।)

Endometer (एण्डोमीटर) Electronic device used to determine the length of tooth root canal. (किसी दन्त मूल की नलिका की लम्बाई बताने वाला इलैक्ट्रोनिक उपकरण।)

Endometriosis (एण्डोमीट्रियोसिस) Proliferation of endometrium at ecopic sites, i.e. sites other than ulterine cavity (see Figure). (अन्तर्गर्भाशयकला या एण्डोमीट्रियम ऊतक का गर्भाशय गुहा से बाहर उत्पन्न होना।)

Endometritis (एण्डोमीट्राइटिस) Inflammation of endometrium. *e. dissecans* Endometritis accompanied by development of ulcers and shedding of mucous membrane. (अन्तर्गर्भाशयकला शोथ।) *Dissecans endometritis* (डिस्सेकेन्स एण्डोमीट्राइटिस) (एण्डोमीट्रियम की सूजन जिसमें जख्म बन जाते हैं तथा श्लेष्मिक कला झड़ने लगती है।)

Endomorph (एण्डोमॉर्फ) Body build characterized by predominance of tissues derived from endoderm. (एक व्यक्ति जिसके शारीरिक गठन में अन्तर्जनस्तर ऊतकों की प्रधानता होती है।)

Endomysium (एण्डोमाइसियम) A thin layer of connective tissue surrounds each striated muscle fiber. (प्रत्येक रेखित पेशी तन्तु को चारों ओर से घेरने वाली और तन्तुओं को आपस में बांधने वाली संयोजी ऊतक की एक पतली परत।)

Endoneurium (एण्डोन्यूरियम) A delicate connective tissue sheath that surrounds nerve fibers. (किसी परिसरीय तंत्रिका तंतु संयोजी ऊतक को घेरने वाला मुलायम आन्तरिक अन्तस्तंत्रिकाकला।)

Endonuclease (एण्डोन्यूक्लिएज) Enzyme that clears ends of polynucleotides.

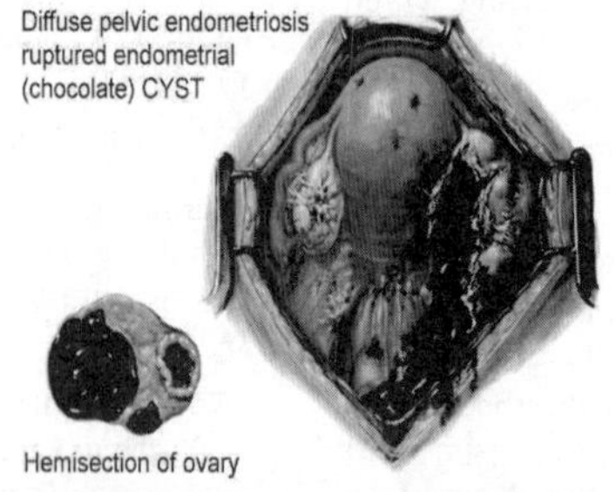

Endometriosis

(एंजाइम जो पोलीन्यूक्लियोटाइडस के छोर को साफ करता है।)

Endopelvic fascia (एण्डोपैल्विक फेशिया) The downward continuation of the parietal peritoneum of abdomen that supports pelvic viscera. (उदर के पार्श्विक उदरावरण का नीचे की ओर अविराम जो श्रोणिकीय अन्तरांग को सहारा देता है।)

Endopeptidase (एण्डापेप्टिडेस) Proteolytic enzyme that cleaves peptides. (प्रोटीयो लाइटिक एंजाइम जो पेप्टाइडस का विदलन करते हैं।)

Endophthalmitis (एण्डोफ्थैल्माइटिस) Inflammation within substance of eye. (नेत्र के भीतर संक्रमण जो जीवाणुओं द्वारा उत्पन्न होता है।)

Endorgan (एण्डऑर्गन) The expanded end of a nerve fiber in a peripheral tissue. (किसी संवेदी तंत्रिका तन्तु का अन्तिम चौड़ा भाग।)

Endorphins (एण्डोर्फिन्स) Polypeptides produced in the brain tissue that bind to opioid receptors and block them, thereby producing analgesia. The most important is beta endorphin. (मस्तिष्क ऊतक में उत्पादित होने वाले पोलीपेप्टाइडस जो ओपिऑयड ग्राही से जुड़कर अवरोध उत्पन्न करता है तथा वेदना असंवेदिता उत्पन्न करता है।)

Endosalpingitis (एण्डोसैल्पिन्जाइटिस) Inflammation of lining of fallopian tubes. (डिम्बवाहिनियों को आस्तरित करने वाली श्लेष्मिक झिल्ली का शोथ।)

Endoscope (एण्डोस्कोप) A device containing optical system for observing or conducting surgery in hollow structures like abdomen, pelvis. (एक यंत्र जिसमें दृष्टि तंत्र होता है जिससे शरीर की गुहाओं या अंगों के भीतर परीक्षण करते है या किसी खोखले अंग जैसे उदर श्रोणि की शल्य-क्रिया का संचारण करने के लिए प्रयोग होता है। गुहांतदर्शी, शरीर की गुहाओं या अंगों के भीतर परीक्षण करने वाला यंत्र तथा इस यंत्र से जीवोति परीक्षा (Biopsy) की जा सकती है।)

Endoscopy (एण्डोस्कोपी) Visual examination of interior structures of the body with the help of the Medical device known as endoscope. (एण्डोस्कोपी का प्रयोग करने शरीर के अंदरुनी अंगो को देखा जाता है।)

Endosome (एण्डोसोम) The vacuole formed when material is absorbed in the cell by process of endocytosis. The vacuole fuses with lysosome. (जब एण्डोसाइटोसिस की प्रक्रिया द्वारा कोशिका में पदार्थ अवशोषित होता है तब बनने वाली रिक्तिका। यह रिक्तिका लाइसोजोम के साथ संयोजित हो जाती है।)

Endosteitis (एण्डोस्टाइटिस) Inflammation of the endosteum of medullary cavity. (मज्जा गुहा के एण्डोस्टीयम या अन्तस्थि का शोथ।)

Endothelioma (एण्डोथीलियोमा) Malignant tumor of endothelial cells lining any cavity, blood vessel lumen. (रक्तवाहिनियों को आस्तरित करने वाली अन्तःकला कोशिका दुर्दम अर्बुद।)

Endotheliosis (एण्डोथीलियोसिस) Increased growth of endothelial cells. (अन्तःकला कोशिकाओं की वृद्धि।)

Endothrix (एण्डोथ्रिक्स) Fungus growth within hair. (रोम काण्ड के भीतर बढ़ने वाला कोई भी कवक।)

Endotoxemia (एण्डोटॉक्सिमिया) Toxemia due to presence of endotoxin in blood. (रक्त में अन्तर्जीवविषों की उपस्थिति से उत्पन्न होने वाली विषरक्तता।)

Endotoxin (एण्डोटॉक्सिन) Bacterial toxin released after death of bacteria. (विष जो जीवाणु के शरीर के भीतर रहता है और जीवाणु के नष्ट होने पर ही उन्मुक्त होता है।)

Endotracheal tube (एण्डोट्रेकियल ट्यूब) Tube that provides an airway through trachea while preventing aspiration by its inflated cuff. (यह एक रबड़ की नली होती है, जिसे चिकित्सक द्वारा मौखिक

मार्ग से श्वास प्रणाल में निवेशित किया जाता है और कफ को वायु से फुलाया जाता है।)

Endplate (एण्डप्लेट) The terminal end of nerve fibre to a muscle. (किसी तंत्रिका तंतु का किसी पेशी कोशिका पर समाप्त होने वाला अन्तिम चपटा भाग।)

End product (एण्ड प्रोडक्ट) The final product of a chemical/metabolic process. (रासायनिक या चयापचयी प्रतिक्रिया के अन्त में बचा हुआ अन्तिम पदार्थ।)

End stage (ऐंड स्टेज) The last phase in the course of a progressive disease. (अंतिम चरण।)

Enema (एनीमा) Stimulation of bowel activity by introduction of soothing, cleansing and chemical agents into rectum. Drugs can be given as enema, e.g., steroids in ulcerative colitis, paraldehyde. *e. double contrast* Enema of barium and air for colonography. *e. retention* e.g., saline or steroids for purpose of nutrition/medication. (मलाशय में किसी रासायनिक कारकों को प्रविष्ट कराना, जिससे मल प्रक्रिया को उत्तेजित करके मलाशय की सफाई तथा उसमें आराम पहुंचाया जाता है। एनीमा के लिए औषधियां भी दी जा सकती हैं।)

Energy (एनर्जी) The capacity of a system in doing work. (शक्ति। कार्य करने की क्षमता।)

Energy expenditure basal (एनर्जी एक्सपेन्डीचर बेसल)

(BEE) Harris Benedict equation.
For women 6.55 + (9.6 × W) + (1.8 × H) - (4.7 × A)
For men 66 + (13.7 × w) + (5 × H) - (6.8 × A).
Where A = Age in years H = Height in cm and W = Weight in kg.
Energy expenditure is increased by 13% over basal needs for each °C rise in temperature than normal. Stress, burn, trauma increase the need of calories to the extent of 40-100%.

Enflurane (एनफ्लूरेन) Anaesthetic agent (Volatile). (संवेदनाहारी कारक (वाष्पप्रवण)

Engagement (एन्गेजमैंट) In obstetric descent of presenting part into true pelvic cavity, i.e. the part is immobile. (भ्रूण के उर्ध्व सिर का तंग श्रोणि मार्ग में प्रवेश कर जाना।)

Engorgement (एनगोर्जमैंट) Vascular congestion. (अतिरक्तता। रक्तवाहिनियों का रक्ताधिक्य। द्रवों से फुलाव।)

Enkephalins (एन्केफेलिन्स) Polypeptides produced in brain that bind to opioid receptors to produce analgesia.

Enolase (एनोलेस) An enzyme present in muscle tissue that converts phosphoglyceric acid to phosphopyruvic acid.

Enophthalmos (एनोफ्थैलमोस) Recession of eyeball into orbit. (नेत्रगोलक का असाधारण रूप से नेत्रगुहा के भीतर धंस जाना।)

Enoxaparin (एनॉक्सपेरिन) Factor Xa inhibitor, anticoagulant. (फैक्टर Xa निरोधक, स्कन्दनरोधी।)

Enriched (एनरिच्ड) Addition of something extra. (अलग से किसी वस्तु को मिलाना।)

Entameba (एन्टेमीबा) A genus of parasitic ameba found in human digestive tract, e.g., *E. coli, E. gingivalis, E. histolytica E. undulans.* (मानव की आंत में पाये जाने वाले प्रोटोजोआ परजीवियों का एक वंश। इसकी तीन जातियां मनुष्य में परजीवी के रूप में रहती हैं एन्टेमीबा कोली तथा जिन्जीवेलिस हानि रहित है परन्तु एन्टेमीबा हिस्टोलाइटिका रोग जनक है जो पेचिश उत्पन्न करता है।)

Enteral tube feeding (एन्टेरल ट्यूब फीडिंग) Feeding patient with a tube passed into stomach. (रोगी को नलिका से भोजन कराना जो खाद्य पदार्थ को पेट तक ले जाती है।)

Enteric coated (एन्ट्रिक कोटेड) Tablet or capsule coated with special coating that only dissolves in intestine. (किसी विशेष यौगिक या आवरण की तह चढ़ी हुई गोली अथवा कैप्सूल जो सिर्फ आंत में घुलती है।)

Enteritis (एण्ट्राइटिस) Inflammation of intestine. (आंतों विशेषकर छोटी आंत में शोथ की उत्पत्ति।)

Enterobacteriaceae (एन्टेरोबैक्टेरिसिआइ) Gram -ve nonspore bearing rods which include *Shigella, Salmonella, Klebsiella, Yersinia, Proteus, Escherichia.*

Enterobiasis (एन्टीरोबिएसिस) Infestation with pinworms. (सूचीकृमि या सूत्रकृमियों (एन्टीरोबियस वर्मिकुलेरिस) द्वारा उत्पन्न संक्रमण।)

Enterococcus (एण्टीरोकोकस) Any species of *Streptococcus* inhabiting human intestine. (मानव आंत में रहने वाले स्ट्रैप्टोकोकस की कोई भी जाति।)

Enterocolitis (एण्टेरोकोलाइटिस) Inflammation of intestine and colon. *e. necrotizing* Unknown necrotizing fatal disease of newborn. (छोटी आंत एंव कोलन का शोथ *e. necrotizing* (नेक्रोटाइजिंग) नवजात शिशु का अज्ञात परिगलकारी प्राणनाशक रोग)

Enterocolostomy (एन्टीरोकोलोस्टॉमी) Surgical joining of small intestine to colon. (शल्यक्रिया द्वारा छोटी आंत को कोलन से जोड़ना।)

Enterocystoplasty (एन्टीरोसिस्टोप्लास्टी) Use of a portion of small intestine to enlarge the bladder. (आंत के किसी भाग का प्रयोग करके प्लास्टिक सर्जरी द्वारा मूत्राशय को बढ़ाना।)

Enteroenterostomy (एन्टीरोएन्टेरोस्टॉमी) Establishing communication between two intestinal segments that are not continuous. (आंत के दो खण्डों में जो लगातार नहीं होते, शल्यक्रिया द्वारा सम्बन्ध स्थापित करना।)

Enterogastrone (एन्टीरोगैस्ट्रोन) (ग्रहणी का A hormone secreted by intestinal mucosa that decreases gastric emptying. Fat stimulates its secretion. (एक हॉर्मोन जो आमाशय की गतिशीलता एवं उसके स्राव को कम करता है। वसा इसके स्राव को उत्तेजित करता है।)

Enterolith (एन्टीरोलिथ) Concretions in intestine. (आंत में पथरी।)

Enteromyosis (एन्टीरोमाइयासिस) Disease caused by maggots (larva of flies) in the intestine. (आंतों में मेगट (मक्खियों के लार्वा) की विधमानता से होने वाला रोग।)

Enteron (एन्ट्रोन) The elementary canal. (पाचन नली।)

Enteropathogen (एन्टीरोपैथोजन) Microorganism that causes intestinal infection. (आंत के रोग को उत्पन्न करने वाला कोई भी सूक्ष्मजीव।)

Enteropeptidase (एन्टीरोपेप्टिडेस) Enzyme of duodenal mucosa that helps conversion of trypsinogen to trypsin. (आंत्र रस में पाया जाने वाला एंजाइम। यह निष्क्रिय ट्रिप्सीनोजॅन को सक्रिय ट्रिप्सिन में परिवर्तित कर देता है।)

Enteropexy (एन्टीरोपैक्सी) Fixation of intestine to abdominal wall. (शल्यक्रिया द्वारा आंत को उदर-भित्ति से स्थिर कर देना।)

Enterovirus (एन्टीरोवाइरस) A class of picornavirus, that includes polio, coxsackie and Echo viruses.

Enterozoon (एन्टीरोजून) Any intestinal parasite. (आंत में मौजूद कोई जन्तु परजीवी।)

Enthesis (एन्थेसिस) The use of metallic or other inert substances to substitute or replace lost tissue.

Enthesitis (एन्थेसाइटिस) Inflammation at site of attachment of a tendon to bone.

Entoderm (एन्टोडर्म) Innermost primary germ layer giving rise to epithelium of digestive tract, and associated glands, the respiratory tract, bladder, vagina and urethra. (किसी भ्रूण के तीन प्रारम्भिक जनन स्तरों में से सबसे भीतर का जनन स्तर जिससे ग्रसनी का श्वसनीय पथ, पाचक पथ, मूत्राशय एवं योनि एवं मूत्रमार्ग की उपकला विकसित होती है।)

Entomology (एन्टोमोलॉजी) Study of insects and their relationship to disease. (जीव विज्ञान जो कीड़ो के अध्ययन से सम्बन्धित होता है।

Entoptic phenomena (एन्टोप्टिक फीनोमेनन) Visual phenomena like seeing floating bodies, circles of light, black spots, transient flashes of light.

Entropion (एन्ट्रोपियोन) Inward turning of an edge, e.g., margin of eyelid. *e. cicatricial* Inversion resulting from scar tissue (e.g., trachoma) *e. spastic* Inversion resulting from spasm of orbicularis oculi. (किसी छोर का अन्दर की ओर मुड़ जाना, अन्तर्वर्त्मता, उदाहरण के लिए पलक का अन्दर की ओर अन्तर्वर्तन जिससे पलकों के बाल नेत्र गोलक से रगड खाते हैं।)

Enucleate (एन्यूक्लिएट) To remove eyeball, to remove a part of mass or entire mass. (किसी अंग अथवा अर्बुद को पूर्ण रूप से निकालना जैसे नेत्र गोलक को नेत्र गुहा से बाहर निकाल देना।)

Enuresis (एन्यूरेसिस) Involuntary passage of urine in bed after the age of 5 years, often a familial tendency. (असंयत मूत्रता, पांच साल की आयु के पश्चात मूत्र को रोक न पाना विशेषकर रात्रि में मूत्र का बिस्तर पर ही निकल जाना।)

Envenomation (एनवीनोमेशन) Introduction of poisonous venum into body by bite or sting. (काटने से अथवा डंक मारने से विष का शरीर में प्रवेश करना।)

Enzootic (एनजूटिक) Endemic disease confined to animals. (एक स्थानिक रोग जो केवल जानवरों तक ही सीमित रहता है।)

Enzyme (एन्जाइम) Complex proteins catabolizing reactions but without being changed themselves; can be synthesizing, coagulating, branching, debranching, digestive, fermenting, glycolytic, lipolytic, mucolytic. *e. mucolytic* Enzyme that depolymerizes mucus by splitting mucoproteins, e.g., mucinase, hyaluronidase. *e. respiratory* Enzymes acting within cells catalyze oxidative reactions with release of energy (ATP), e.g., cytochromes, flavoproteins. (एक जटिल प्रोटीन जो अपनी उत्प्रेरण क्रिया द्वारा रासायनिक प्रतिक्रिया को करने में सक्षम होता है, अपने में परिवर्तन लाए बिना।)

Enzyme-linked immunosorbent assay (ELISA) (एन्जाइमलिंक्ड इम्यूनोसोर्बेन्ट एसे) A test to detect antigen or antibody, hormones. (एड्स (AIDS) नामक रोग के प्रतिपिण्डों की उपस्थिति मालूम करने की विधि।)

Eosin (इओसिन) Synthetic rose colored dye used for staining tissues/body fluids for microscopic examination. (ऊतक विज्ञान एवं सूक्ष्मदर्शीय परीक्षण के लिए ऊतकों या शरीर के तरलों को अभिरंजित करने के लिए कृत्रिम गुलाबी रंग का रंजक।)

Eosinophil (इओसिनोफिल) Granular leukocyte staining with acid stain eosin. (इयोसिन से रंजित होने वाली कणिकीय श्वेत रक्त कोशिका।)

Eosinophilia (इओसिनोफीलिया) Increased blood eosinophil count beyond 6–8% or 300/cmm. (रक्त में बहुत ज्यादा संख्या में इओसिनोफिलों का पाया जाना जो 6–8 प्रतिशत या 300/cmm से ज्यादा होता है।)

Ependyma (इपेन्डाइमा) Membrane lining the cerebral ventricles and central canal of spinal cord. (प्रमस्तिष्क विलयों एवं सुषुम्ना रज्जु की केन्द्रीय नली को आस्तरित करने वाली झिल्ली, आन्तरीय कला।)

Ependymitis (इपेन्डाइमाइटिस) Inflammation of ependyma. (आन्तरीयकला-शोथ।)

Ependymoma (इपेन्डाइमोमा) A tumor of ependymal elements. (आन्तरीयकला तत्वों से उत्पन्न होने वाला एक ट्यूमर।)

Ephebiatrics (इफीबियाट्रिक्स) Adolescent medicine. (युवावस्था के रोगों की औषधि।)

Ephebology (इफीबोलॉजी) Study of puberty and its changes. (यौवनारम्भ एवं इसके परिवर्तनों का अध्ययन।)

Ephedrine (इफीड्रिन) Sympathomimetic agent used locally as decongestant and systemically for bronchodilation and raising blood pressure. (अनुकम्पी-अनुकारी कारक जो दमे और श्वसनी उद्धेष्ट में प्रयोग में आने वाली प्रसिद्ध औषधि। यह श्वसानियों को विस्फरित करके श्वास कष्ट को दूर करती है तथा रक्तदाब को बढ़ाती है।)

Epiandrosterone (इपिएण्ड्रोस्टेरोन) Androgenic hormone normally present in urine. (सामान्य मूत्र में कम मात्राओं में निकलने वाला एक हॉर्मोन।)

Epiblast (इपिब्लास्ट) SYN: Ectoderm; outer layer of cells of blastoderm. (इक्टोडर्मा; बहिर्जनस्तर, बीजजनस्तर के कोशिकाओं की बाह्य सतह।)

Epiblepharon (इपिब्लेफेरोन) A fold of skin passing across either lids so that eyelashes are pressed against eye. (त्वचा की एक क्षैतिज परत जो आंख की ऊपरी अथवा निचली पलक के किनारे के आर पार गुजरती है। जिससे पलक के बाल भीतर की ओर आंख के विरूद्ध दब जाते हैं।)

Epicanthus (इपिकैन्थस) A vertical fold of skin extending from root of nose to the median end of eyebrow covering inner canthus and caruncle (see Figure). (त्वचा की एक लम्बरूप परत जो नाक के दोनों ओर होती है तथा भीतरी नेत्रकोण एवं मांसाकुंर को ढके होती है।)

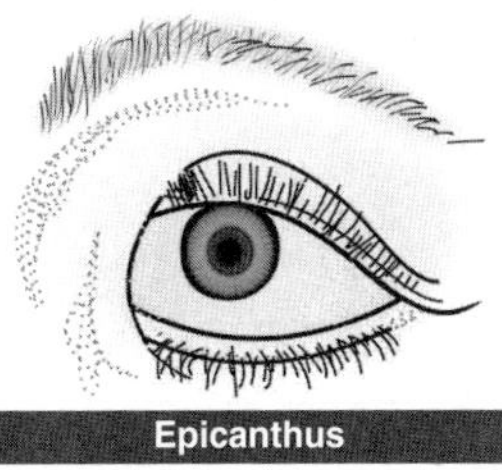

Epicanthus

Epichordal (इपिकोर्डल) Dorsal to notochord. (भ्रूण का प्रारम्भिक मेरूदण्ड के पीठ की ओर मौजूद होना।)

Epichorion (इपिकोरियोन) The portion of decidua of placenta that covers the ovum. (अपरा की पतनिका जो डिम्ब को ढके रखती है।)

Epicondyle (इपिकॉण्डाइल) Bone element above the condyle, i.e. articular surface of bone. (अधिस्थूलक; स्थूलक के ऊपर स्थित अस्थि तत्व, जैसे अस्थि की संधायक सतह।)

Epicyte (एपिसाइट) An epithelial cell. (कोशिका कला।)

Epidemic (इपिडेमिक) Appearance of a disease in a high proportion not expected for a community in a geographical area. (ऐसा रोग जो शीघ्रता से फैलता है तो एक साथ एक ही क्षेत्र के बहुत से व्यक्तियों को हो जाता है; जानपदिक।)

Epidemiology (एपिडीमियोलॉजी) Science concerned with study and analysis of interrelationship of factors that determine disease frequency. (जानपदिक रोगविज्ञान, जानपदिक रोगों का वैज्ञानिक अध्ययन।)

Epidemiologist (एपिडोमियोलॉजिस्ट) An investigator who studies the occurrence, prevalence of the disease and other health related conditions in a specific population. (जनपादिक विज्ञानी।)

Epidermis (इपिडर्मिस) Outer layer of skin, avascular, consists of 4 layers from inwards to outwards, i.e., stratum germinatum, stratum granulosum, stratum luciderm and stratum corneum. (त्वचा की रक्तवाहिनियों से राहित बाह्य परत जिसमें अन्दर से बाहर तक की ओर चार परतें होती हैं जैसे स्ट्रेटटम जर्मिनेटम, स्ट्रेटम ग्रेन्यूलोसम, स्ट्रेटम ल्यूसिडर्म, स्ट्रेटम कॉर्नियम।

Epidermization (इपिडर्मिजेशन) Conversion of deeper germinative layers of cells into outer layers of epidermis. (कोशिका की गहरी अंकुरक परत का बाह्यत्वचा की बाह्य परत में परिवर्तन होना; त्वचा निरोपण।

Epididymis (इपिडीडिमिस) A small long convoluted organ lying behind testes and containing the ducts of testes. It ends in spermatic duct. (अधिवृषण, वृषण

के पीछे स्थित एक छोटा तथा लम्बा संवलित अंग जिसमें वृषण की वाहिनियां होती हैं। ये शुक्रनलिका में जाकर समाप्त होती हैं; अधिवृषण।)

Epididymitis (इपिडीडिमाइटिस) Inflammation of epididymis, usually as a complication of gonorrhoea, syphilis, tuberculosis, mumps, filariasis, etc. (अधिवृषण का शोथ जो अधिकतर मोनोरिह्या, सिफिलिस, क्षय रोग, कर्णपूर्वग्रन्थि शोथ, नारू-रोग आदि की जटिलता के कारण होता है।)

Epididymography (इपिडीडिमोग्राफी) Radiographic examination of epididymis after introduction of contrast. (किसी भेदक माध्यम को प्रविष्ट करने के पश्चात् अधिवृषण का एक्स-रे परीक्षण करना।)

Epididymo-orchitis (इपिडीडिमोआर्काइटिस) Inflammation of epididymis and testes. (अधिवृषण एवं शुक्रग्रन्थि दोनों की सूजन।)

Epidural (इपिड्यूरल) Outside dura. (आधे दृढतानिका या ड्यूरा के बाहर विद्यमान।)

Epigastric reflex (इपिगैस्ट्रिक रिफ्लैक्स) Contraction of upper portion of rectus abdominis when skin of epigastric region is scratched. (अधिजठरीय प्रवेश की त्वचा को खरोंचने पर रैक्टस एब्डोमिनिस पेशी के ऊपरी भाग में संकुचन होना।)

Epigastrium (इपिगैस्ट्रियम) Region over pit of the stomach. (उदर का वह भाग जो आमाशय के ठीक ऊपर होता है; अधिजठर।)

Epiglottis (इपिग्लोटिस) Leaf-shaped flat membrane covering entrance of larynx during swallowing (see Figure). (जिहवा के पीछे उपास्थि का पतला पत्ती के समान प्रालम्ब जो निगलते समय स्वर यंत्र के द्वार को ढक लेती है; कण्ठच्छद।)

Epiglottitis (इपिग्लोटाइटिस) Inflammation of epiglottis, usually bacterial, often threatens airway obstruction if treatment is delayed. (कण्ठच्छद का शोथ जो अधिकतर जीवाणुज होता है, यदि इसकी चिकित्सा में देर करते हैं तो इसके कारण एयरवे अवरूद्धता की आशंका होती है।)

Epilate (एपिलेट) To extract hair by the roots. (रोमो को जड़ से पृथक करना।)

Epilation (इपिलेशन) Extraction of hair. (रोमोच्छेदन; बालों की जड़ों को निकालना या नष्ट करना। यह क्रिया विद्युत अपघटन या संदंश अथवा विद्युत स्कंदन द्वारा सम्पादित की जाती है।)

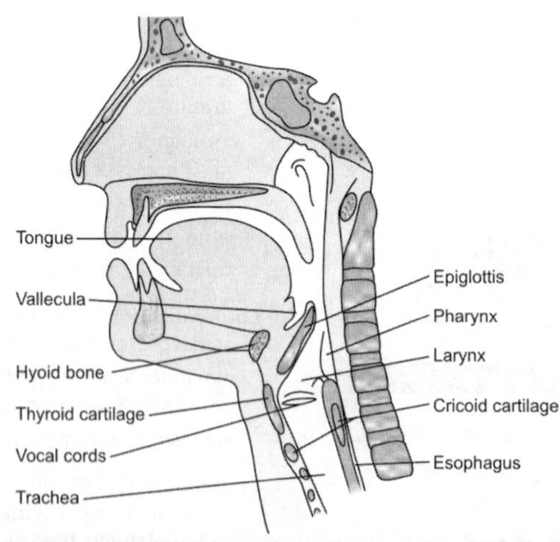

Epiglottis in a sagittal secretion of the head and neck

Epilemma (एपिलेमा) Neurilemma of small branches of nerve filament. (तंत्रिका तन्तु की छोटी शाखाओं का तंत्रिकाच्छद।)

Epilepsy (एपिलेप्सी) Recurrent, paroxysmal electrical dysfunction of brain characterized by altered consciousness and motor/sensory phenomena. *Focal or Jacksonian e.* A symptom of a cerebral lesion. The convulsive movements are often localized and close observation of the onset and course of the attack may greatly assist diagnosis. *Temporal lobe e.* Characterized by hallucination of sight, hearing, taste and smell, paroxysmal disorders of memory and automatism. Caused by temporal or parietal lobe disease. (अपस्भार, मिर्गी, मस्तिष्क की विद्युतीय क्रियाओं के विकृत होने के फलस्वरूप अनेक अवस्थाएं उत्पन्न होती हैं, अपस्मार में बारम्बार दौरे पढते हैं तथा कभी-कभी रोगी बेहोशी की अवस्था में पहुंच जाता है।)

Epileptic (एपिलेप्टिक) Concerning epilepsy. (अपस्मार से सम्बन्धित।)

Epileptiform (इपिलेप्टीफोर्म) Mimicking epilepsy. (अपस्मार के समान।)

Epiloia (इपीलोइया) A syndrome of mental retardation, convulsion, hypertrophic sclerosis of brain, adenoma sebaceum, tumors of kidneys. (बुद्धि-ह्रास; आक्षेप, मस्तिष्क की विवृद्धिग्रस्त कठोरता, वृक्कों का अर्बुद जैसे संलक्षण का उपस्थित होना।

Epimorphosis (इपिमोर्फोसिस) Regeneration of a part of organism by growth from cut surface. (किसी जीव के किसी भाग की कटी हुई सतह पर वृद्धि होने से उस भाग का पुनर्जनन होना।)

Epimysium (इपिमाइसियम) Outermost sheath of connective tissue surrounding a skeletal muscle. (कंकाल पेशी के चारों ओर से घिरे रहने वाला संयोजी ऊतक का सबसे बाह्य आवरण।)

Epinephrine (इपिनेफ्रीन) Hormone of adrenal medulla, synthesized from phenylalanine having ionotropic, bronchodilator and sympathomimetic effects. (एड्रीनालीन। एड्रीनल मेडुला से स्रावित होने वाला एक हार्मोन जो शरीर को शत्रु विशेषकर कीटाणु से लड़ने के लिए तैयार करता है।)

Epinephritis (इपिनेफ्राइटिस) Inflammation of adrenal gland. (अधिवृक्क अथवा एड्रनिल ग्रन्थि की सूजन।)

Epinephroma (इपिनेफ्रोमा) Lipomatoid tumor of kidney. (वृक्क या गुर्दे का वसार्बुद के समान अर्बुद।)

Epineurium (इपिन्यूरियम) Connective tissue sheath of a nerve. (किसी तंत्रिका का संयोजी ऊतक का आच्छद।)

Epiphora (इपिफोरा) Abnormal overflow of tears either due to excess secretion or blockage of lacrimal duct. (अश्रुपरिवाह; आंसुओं की वैकृत अवस्था जिसमें अत्यधिक मात्रा में अश्रु बहते हैं जो अश्रुओं के अत्याधिक मात्रा में उत्पन्न होने या अश्रु-वाहिनी में अवरोध उत्पन्न होने के कारण होता है।)

Epiphylaxis (इपिफाइलैक्सिस) Increase in defensive power of body. (शरीर की रक्षक शक्तियों की वृद्धि।

Epiphysiolysis (इपिफाइजियोलाइसिस) Separation of an epiphysis. (किसी अधिवर्ध का अलग हो जाना।)

Epiphysis (इपिफाइसिस) An ossification center separated from parent bone by a cartilage in infants and children; an indicator for assessment of bone age. (बढ़ती हुई हड्डी का सिरा बच्चों तथा शिशु में उपास्थि द्वारा अस्थिभवन केन्द्र का पैरेन्ट अस्थि से वियुक्त करना, अस्थि-आयु के अभिमत का संकेतक।)

Epiphysitis (इपिफाइसाइटिस) Inflammation of an epiphysis especially that of knee, hip, shoulder in infants. (किसी अधिवर्ध का शोथ विशेषकर जो शिशुओं में कंधे, नितम्ब तथा घुटने पर होता है।)

Epiplocele (इपिप्लोसील) Hernia containing omentum. (अधिवर्धशोथ हर्निया जिसमें वपा या औमेन्टम होता है।)

Epiploic (इपिप्लोइक) Pertains to omentum. (वपा से सम्बन्धित।)

Epipygus (इपिपाइगस) A developmental anomaly where accessory limb is attached to the buttocks. (एक परिवर्धनकारी असंगति जिसमें नितम्बों से जुड़ी रहने वाली एक अतिरिक्त भुजा होती है।)

Epirubicin (इपिरूबिसिन) Antitumor antibiotic. (अर्बुदरोधी प्रतिजीवी।)

Episcleral (इपिस्क्लेरल) Overlying sclera of eye. (अधिश्वेतपटल संबधित, आंख के श्वेत पटल के ऊपर स्थित।)

Episiotomy (इपिसियोटॉमी) Incision of perineum to facilitate delivery and avoid laceration (see Figure below). (प्रसव को आसान बनाने के लिए मूलाधार का छेदन करना जब योनि का छिद्र पर्याप्त विस्फारित नहीं हो पाता है।)

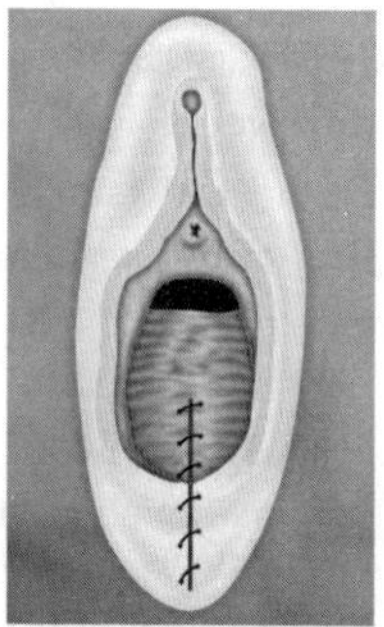

Median episiotomy closed by continuous sutures

Episiotomy

Epispadius (इपिस्पेडियस) Congenital opening of urethra on dorsal aspect of penis or clitoris (see Figure). (मूत्रमार्ग का जन्मजात छिद्र जो शिश्न या भगशिश्निका के पृष्ठ पर अवस्थित होता है।)

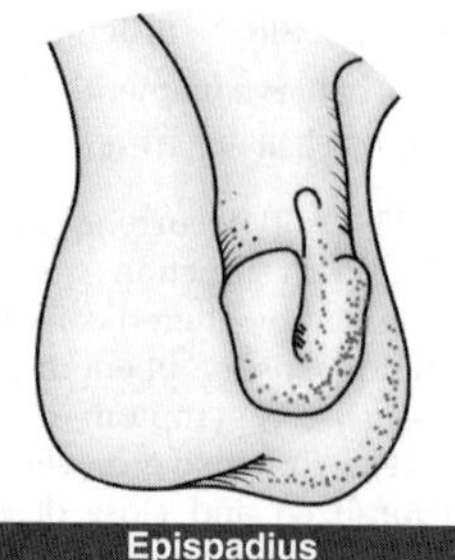

Epispadius

Episplenitis (एपिस्प्लीनाइटिस) Inflammation of splenic capsule. (प्लीहा के सम्पुट का शोथ।)

Epistasis (इपिस्टेसिस) Suppression of any discharge. (किसी भी स्राव का रूक जाना।)

Epistaxis (एपिस्टैक्सिस) Bleeding from Kiesselbach's area of nose. (नकसीर; नाक से खून का बहना।)

Epitendon (इपिटैंडन) The connective tissue holding a tendon within its sheath.

Epithelial cells (इपीथिलियल सैल्स) Cells irregular in shape, having a single nucleus. (कोशिकाएं जो अनियमित आकार वाली तथा जिनमें एक ही केन्द्रक होता है।)

Epithelial tissue (इपीथिलियल टिशू) Those tissues covering outer surface of body and lining the internal passages or cavities. The cells lie in close proximity of each other with little intercellular substance.

Epithelioid (इपीथीलियॉड) Resembling epithelium. (उपकलाभ; उपकला से मिलता जुलता।)

Epithelioma (इपीथीलियोमा) Malignant tumor arising from epithelium. e.g., skin or mucous membrane. *e. adamantinum* Tumor of jaw arising from enamel organ usually of low grade malignancy, may be cystic. (दुर्दम उपकला अर्बुद। त्वचा, ग्रसनी या बाह्य

जननांगों की परिवर्ती उपकला से उत्पन्न होने वाली दुर्दम वृद्धि।)

Epoprostinol (इपोप्रोस्टिनोल) PGI_2.

Epsilon-aminocaproic acid (इपसीलॉन अमीनोकैपरोइक एसिड) Synthetic substance, antifibrinolytic, used to check bleeding. (कृत्रिम पदार्थ; फाइब्रिनोलाइसिन विघटन के विरूद्ध कार्य करने वाला पदार्थ जिसे रक्तस्राव के लिए प्रयोग किया जाता है।)

Epsom salt (एप्सम साल्ट) = $MgSO_4$ a, cathartic. (एक प्रभावशाली मृदु विरेचक जो खाली पेट दिया जाता है।)

Epulis (इपुलिस) A fibrous sarcomatous tumor of lower jaw. (निचले जबडे का एक तन्तुमय सार्कोमा अर्बुद।)

Eradication (इरेडीकेशन) Complete elimination of disease. (रोग का पूर्ण रूप से समाप्त होना।)

Erben's reflex (एरबेन्स रिफ्लैक्स) Slowing of pulse when head and trunk are forcibly bent forward. (सिर एवं धड़ को बलपूर्वक आगे की ओर मोड़ने पर नाड़ी गति का मन्द हो जाना।)

Erb's paralysis (एर्ब्स पैरालाइसिस) Paralysis of muscles supplied by C_5 and C_6. (पांचवी एवं छठी मेरूदण्डीय तंत्रिकाओं के ग्रैव मूलों के ग्रस्त हो जाने से अगघात होना जिसमें कन्धे ओर बाहु की मांसपेशियां प्रभावित होती हैं।)

Erectile tissue (इरेक्टाइल टिशु) Spongy vascular tissue which when filled with blood becomes erect and rigid, e.g., penis, clitoris, nipple. (वाहिकामय ऊतक जो उद्दीपन के समय रक्त से भर जाने पर कठोर हो जाता है अर्थात् तन जाना है या सख्त हो जाता है जैसे भगशिश्निका, शिश्न अथवा चूचुक।)

Erection (इरेक्शन) Swelling, hardness and stiffness of penis on sexual arousal/ physical handling. (उच्छायी में रक्ताधिक्य होने पर जो अवस्था उत्पन्न होती है जैसे पुरूषों के शिश्न तथा स्त्री की भगशिश्निका में लैंगिक उत्तेजना के कारण होता है।)

Erector spinae reflex (इरेक्टर स्पिनाई रिफ्लेक्स) Irrigation of skin of back causes hardening due to contraction of erector spinae.

Erethism (एरीथिज्म) Excessive excitation or irritation. (अत्यधिक क्षोभ्यता या उत्तेजना।)

Erg (एर्ग) In physics, the amount of work done when a force of 1 dyne acts through a distance 1 cm. (इलैक्ट्रोरेटिनोग्राम का संक्षेप। क्रियाशील दृष्टिपटल में उत्पन्न विद्युत धारा का ग्राफिक रिकॉर्ड।)

Ergasthenia (एर्गेस्थीनिया) Weakness due to overwork. (अत्यधिक कार्य करने से कमजोरी हो जाना।)

Ergocalciferol (एर्गोफैल्सीफेरोल) Vit D_2. (विटाामिन D_2)

Ergocristine (एर्गोक्रिस्टाइन) An ergot alkaloid.

Ergograph (एर्गोग्राफ) An apparatus for recording contractions of muscles and measuring the amount of work done. (पेशियों के संकुचनों का अभिलेखन करने एवं पेशीय क्रिया में हुए कार्य को मापने वाला एक यंत्र।)

Ergometer (एर्गोमीटर) An apparatus for measuring amount of work performed. (किसी व्यक्ति द्वारा किये गये कार्य की मात्रा को नापने वाला यंत्र।)

Ergonomics (एर्गोनोमिक्स) The science concerned with how to fit a job to man's anatomical, physiological and psychological characteristics in a way that will enhance human efficiency and well-being. (वह विज्ञान जो मनुष्य की शारीरिक, शरीर क्रियात्मक एवं मनोवैज्ञानिक अवस्थाओं के अनुसार बताता है कि किस प्रकार के व्यवसाय को स्थापित किया जाए जिससे व्यवसाय अच्छी तरह से सम्पन्न

हो और मानवशक्ति का उचित उपयोग हो सके।)

Ergonovine maleate (एर्गोनिवाइन मैलिएट) An ergot derivative used in treatment of migraine. It also stimulates contraction of uterus.

Ergosterol (अर्गोस्टैरोल) The sterol of plant and animal tissue that can be converted to Vitamin D_2 on irradiation. (एक प्रोविटामि जो मनुष्य के अवत्वक वसा में उपस्थित होता है। पौधों तथा जानवरों के ऊतकों का स्टैराल जो सूर्य की किरण पडने पर यह विटामिन डी-2 में परिवर्तित हो जाता है।)

Ergotamine tartarate (एर्गोटिमाइन) Ergot alkaloid used to treat migraine or to enhance uterine contraction.

Ergotism (एर्गोटिज्म) Ergot poisoning. (एर्गट की जीर्ण विषाक्तता जिसके कारण गैग्रीन पैर और हाथों की अंगुलियों पर उत्पन्न हो जाती है।)

Erode (एरोड) To wear away. (घिसकर कम हो जाना।)

Erosion (इरोजन) Destruction of surface layer. *e. dental* Enamel loss. *e. cervix* Alteration of the epithelium, squamous cells replacing columnar cells following low grade infection. (किसी सतह की परत का नष्ट होना।) *e. dental* (डेन्टल) इनामेल का क्षय हो जाना। *e. cervix* (सर्विक्स) गर्भाशय ग्रीवा के योनि में स्थित भाग की शल्की उपकला के संक्रमण के द्वारा उत्पन्न क्षोभ के कारण नाश हो जाता है।

Erotism (इरोटीज्म) Sexual desire. *e. auto* Self-gratification of sexual instincts by manual stimulation of erogenous areas like penis, clitoris. (लैगिंक इच्छा कामुकता Auto erotism (ऑटो इरोटीज्म) हस्तमैथुन से उत्पन्न कामुकता।)

Erotology (इरोटोलॉजी) The study of love and its manifestations. (प्रेम तथा उसकी अभिव्यक्तियों का अध्ययन।)

Erotomania (इरोटोमैनिया) Pathological exaggeration of sexual behavior. (कामोन्माद।)

Erotophobia (इरोटोफोबिया) Aversion to sexual love or its manifestations. (यौन प्रेम या उसकी अभिव्यक्तियों का रोगोत्पादक भय।)

Erratic (ऐराटिक) Fluctuating, unpredictable. (उत्केन्द्रक)

Error (ऐरर) Mistake, miscalculation. (गलती, दोष या त्रृटि।)

Eructation (एरक्टेशन) Belching, bringing out gas from stomach. (मुख द्वारा आमाशय से वायु का बाहर निकलना, डकार।)

Eruption (इरप्शन) Appearance of a lesion such as redness or spotting on the skin or mucous membrane. *e. creeping* A skin lesion characterized by a tortuous elevated red line that progresses at one end while fading at the other usually caused by migration of larva of Ankylostomas. *e. drug* Drug ingestion causing skin eruption. (1. त्वचा विस्फोट अथवा त्वचा या श्लेष्मकला पर दाने या लालिमा होना जो कुछ रोगों जैसे खसरा में, कुछ औषधियों का सेवन करने पर हो जाता है।)

Erysipelas (इरिसिपेलास) Spreading inflammation of skin and subcutaneous tissue accompanied by systemic disturbance. (विसर्प, स्ट्रैप्टोकोकस पायोजीनस के संक्रमण द्वारा उत्पन्न त्वचा एवं अवत्वक ऊतकों में प्रसारित होने वाला रोग जिसमें त्वचा शोथ एवं ज्वर हो जाता है एवं अन्य सार्वदैहिक लक्षण पैदा हो जाते है।)

Erysipeloid (इरिसिपेलॉयड) An infective dermatitis resembling erysipelas. (विसर्प से मिलती जुलती, त्वचा की अवस्था। यह कसाईयों, मछली विक्रेताओं और खाना बनाने वालों में अधिकतर पाया जाता है।)

Erythema (इरीदीमा) Diffuse macular redness of skin. *e. induratum* Chronic vasculitis of skin occurring in young adult females; often breaking down with formation of atrophic scar. *e. multiforme* A macular erruption with dark red papules or tubercles that appear as rings, disc shaped patches, figured arrangements. *e. marginatum* A form of erythema multiforme with central fading area but elevated edges. *e. nodosum* Red and painful nodules on legs, often caused by drugs, toxins. (रक्त कोशिकाओं का रक्ताधिक्य होने की वजह से त्वचा का असामान्य रूप से लाल हो जाना; त्वग्रक्तिमा ।)

Erythrasma (इरीथ्राज्मा) Red brown eruption in patches in axillae and groin caused by *Corynebacterium minitissimum*. (त्वचा की बडी तहों जैसे बगल एवं जांघ में लाली सहित भूरे रंग के चकत्ते हो जाना।

Erythrityl tetranitrate (इरीथ्रीटाइल टेट्रानिट्रेट) Anti-anginal agent. (कण्ठदाह रोधी कारक ।)

Erythroblast (इरिथ्रोब्लास्ट) Nucleated red blood cell, may be pronormoblast, basophilic normoblast, polychromatic normoblast, orthochromatic normoblast (see Figure below). (किसी भी प्रकार की केन्द्रकयुक्त लाल रक्त कोशिका, लोहित कोशिका प्र.सू. ।)

Erythroblastosis fetalis (इरिथ्रोब्लास्टोसिस फीटालिस) Hemolytic disease of newborn usually due to Rh incompatibility or ABO mismatching. (नवजात शिशु की रक्तसंलायी व्याधि। जिन महिलाओं में ऐसे शिशु उत्पन्न होने की सम्भावना होती है, उनमें इक्यूनोग्लोब्यूलिन के इंजेक्शनों द्वारा रोगक्षमीकरण उत्पन्न किया जाता है ।)

Erythrocyanosis (इरिथ्रोसायनोसिस) Red or bluish discolorations of skin with swelling, burning and iteching. (सूजन जलन और खुजली के साथ त्वचा का लाल या नीला पड़ना ।)

Erythrocyte (इरिथ्रोसाइट) The non-nucleated bi-concave disc of 7.7 micron. Matured red blood cell containing hemoglobin, involved in oxygen transport. *e. crenated* RBC with serrated or crenated edge. (एक परिपक्व तथा केन्द्रक रहित लाल रक्त कोशिका अथवा कणिका जिसमें हिमोग्लोबिन होता है। *Crenated* (क्रिनेटेड) दांतेदार लाल रक्त कोशिका ।)

Erythrocythemia (इरिथ्रोसाइथीमिया) Increased red cell mass. (रक्त में लाल रक्त कोशिकाओं की संख्या बढ जाना ।)

Erythrocytopenia (इरिथ्रोसाइटोपीनिया) Decrease in number of red cells. (रक्त में लाल रक्त कोशिकाओं की संख्या कम हो जाना ।)

Erythrocytosis (इरिथ्रोसाइटोसिस) Increase in red cell mass. (लोहितकोशिकाबहुलता; लाल रक्त कोशिका पुंज का बढ़ना ।)

Erythrodema (इरिथ्रोडेमा) An infantile disease characterized by itchy lesions of hands and feet, and polyarthritis. (एक शैशवकालीन रोग जिसमें हाथ तथा पैरों में खुजली वाले घाव हो जाते हैं तथा बहुसन्धिशोथ हो जाता है ।)

Erythroderma (इरिथ्रोडर्मा) Abnormal redness of skin. (रक्तिम त्वक् का

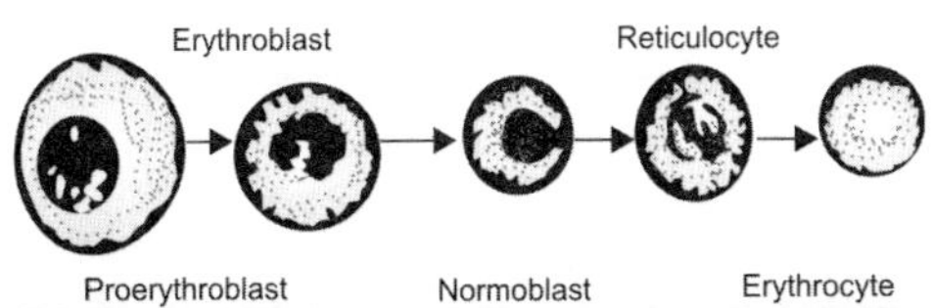

Erythrocytoid development in bone marrow

आसामान्य रूप से अधिक लालिमा युक्त होना।)

Erythrodontia (इरिथ्रोडोन्शिया) Reddish-brown staining of teeth. (दांतों की लाल ब्राउन वर्णकता।)

Erythroid (इरिथ्रॉयड) Concerning red blood cells. (लाल रक्त कोशिकाओं से संबंध।)

Erythroleukemia (इरिथ्रोल्यूकीमिया) A variant of acute myeloid leukemia with anaemia, bizarre red cell morphology, erythroid hyperplasia in bone marrow. (दोनों ही प्रकार के लाल एवं श्वेत रक्त कोशिकाओं को बनाने वाले ऊतकों का एक दुर्दम ट्यूमर।)

Erythromelia (इरिथ्रोमेलिया) Painless erythema of extensor surface of arm. (बांह की प्रसारक सतह की पीड़ाहीन त्वक्रक्तिमा।)

Erythromelalgia (इरिथ्रोमेलेल्जिया) Burning and throbbing in feet that come and go. (वाहिकाविस्फारण के कारण भुजाओं विशेषकर पैरों में लाली के साथ त्वचा का तापमान बढ़ जाना एवं जलन के साथ पीड़ा होना। यह दर्द आती जाती रहती है।)

Erythromycin (इरिथ्रोमाइसिन) Antibiotic from *Streptomyces erythraeus* effective for many gm + ve and few Gram –ve organisms. (एक एंटीबायोटिक जो गुण धर्म में पेनिसिलिन के समान होती है। जब सूक्ष्म जीव अन्य एंटीबायोटिकों के लिए प्रतिरोधी होते हैं तब इसे प्रयोग किया जाता है।)

Erythropoietin (इरिथ्रोपॉयीटिन) An alfaglobulin secreted by kidney that stimulates erythropoicsis. (रक्त में ऑक्सीजन की मात्रा घटने पर वृक्कों द्वारा निर्मित एक हार्मोन जो अस्थि मज्जा को अधिक लाल रक्त कोशिकाओं को निर्मित करने के लिए प्रेरित करता है।)

Erythropsin (इरिथ्रोप्सिन) Pigment in external portion of rods of retina. (रेटिना की छड़ों के बाह्य हिस्से में स्थित वर्णक।)

Erythrosine (इरिथ्रोसीन) Sodium A dye (2%) used as dental disclosing agent. (सोडियम ए रंजक 2 प्रतिशत जो दंत प्रकटीकरण कारक के रूप में प्रयोग किया जाता है।)

Esculent (एस्कुलेन्ट) Suitable for use as food. (खाने में प्रयोग करने के योग्य या खाने के योग्य।)

Esophagoenterostomy (इसोफेगोएन्ट्रौस्टॉमी) Making communication between esophagus and intestine following resection of stomach as in gastric malignancy. (अमाशय को शल्यक्रिया

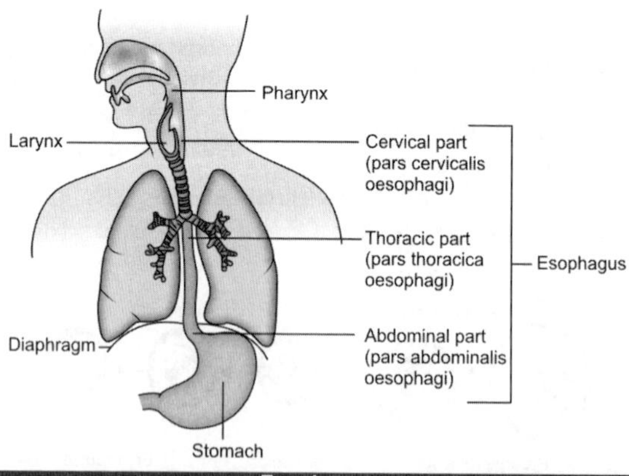

Esophagus

दवारा काटकर निकाल देने के उपरान्त ग्रासनली एवं आंत में सम्बन्ध स्थापित करना जैसा आमाशयिक दुर्दमता में होता है।)

Esophagomyotomy (इसोफेगोमायोटॉमी) Incision of muscular coat of esophagus as in achalasia cardia. (ग्रासनली के पेशीय अस्तर में शल्यक्रिया द्वारा चीरा लगाना।)

Esophagoplication (इसोफेगोप्लीकेशन) Reduction of dilatation of esophagus by taking tucks in its walls. (ग्रासनली की दीवारों को भीतर की ओर मोड़कर इसके विस्फारण को कम करना।)

Esophagotomy (इसोफेगोटॉमी) Surgical incision into the esophagus as in achalasia cardia. (शल्यक्रिया द्वारा ग्रासनली में चीरा लगाना।)

Esophagus (इसोफेगस) The musculo-membranous tube extending from pharynx to stomach (see Figure). (ग्रसनी से अमाशय तक फैला एक पेशीकलामय नाल; ग्रासनली।)

Esophoria (इसोफोरिया) Amount of inward turning of eye, SYN-esotropia. (दृष्टि अक्ष का अन्दर की तरफ घूम जाना; नेत्र अभिमध्यविचलन।

ESP (इ एस पी) Extrasensory perception. (पांच संवेदों पर निर्भर न रहने वाली अनुभूति।)

ESR—Erythrocyte sedimentation rate (इ एस आर–इरिथ्रोसाइट सेडीमेन्टेशन रेट) Electron spin resonance, a newer medical technique for imaging, e.g., NMR studies. (लोहितकोशिका अवसादन दर, प्रतिबिम्ब बनाने की नई मेडिकल विधि [रक्त परीक्षण का एक पैरामीटर जो शरीर में सूजन या संक्रमण को दिखाता है]।)

ESRD (ई एस आर डी) End-stage renal disease (किडनी रोग की अन्तिम स्टेज।)

Essence (एसेन्स) Alcoholic solution of volatile oil. (वाष्पप्रवण ऑयल का मद्यसारीय घोल; किसी औषधि का निकाला गया सत या सार।)

Essential (एसेन्शियल) Indispensable. (अपरिहार्य परन्तु भोजन में इसकी पूर्ति की जाती है जैसे एसेन्शियल फैटी एसिड्स।)

EST (इ एस टी) Elctroshock therapy. (एक प्रकार की चिकित्सा (थिरैपी) जिसमें विद्युत धारा द्वारा स्तब्धता उत्पन्न करके उपचार किया जाता है।)

Ester (ईस्टर) Compound formed by organic acid with alcohol. (किसी कार्बनिक अम्ल के किसी एल्कोहॉल के साथ संयुक्त होने से बना एक यौगिक जिससे पानी निकल जाता है।)

Esterase (ईस्टरेज) Enzyme catalyzing hydrolysis of esters. (एंजाइम जो ईस्टर के जलापघटन को उत्प्रेरित करता है।)

Esthesia (एस्थीसिया) Perception, feeling, sensation. (संवेदना, अनुभूति अथवा संवेदना को प्रभावित करने वाला कोई रोग।

Esthesiometer (एस्थीसियोमीटर) Device for measuring tactile sensibility. (स्पर्श ज्ञानमापी, स्पर्श सम्वेदनशीलता को नापने वाला यंत्र।)

Estradiol (ईस्ट्राडियोल) $C_{18}H_{24}O_2$. Steroid hormone of ovary with estrogenic properties. (डिम्बग्रन्थि द्वारा उत्पन्न स्टैरॉयड जिसमें ईस्ट्रोजन के गुण होते हैं।)

Estriol (ईस्ट्रयोल) $C_{18}H_{24}O_3$ Metabolic product of estrone and estradiol. (ईस्ट्रोन तथा ईस्ट्राडियोल का चयापचयी उत्पाद।)

Estrogen (ईस्ट्रोजन) Substance having estrogenic activity, i.e. development of female sex characteristics, cyclic changes in endometrium and vaginal epithelium, breast changes. (एक पदार्थ जिसमें ईस्ट्रोजन उत्पन्न करने वाली सक्रियता होती है जैसे नारी लिंग विशिष्टताओं का विकसित होना, अन्तर्गर्भाशयकला तथा योनि उपकला मे चक्रक परिवर्तन तथा स्तन परिवर्तन होता है।)

Estrone (ईस्ट्रोन) $C_{18}H_{22}O_2$. Natural estrogenic hormone less active than estradiol but more active than estriol. (ईस्ट्रोजन उत्पन्न करने वाला प्राकृतिक

हार्मोन जो ईस्ट्राडियोल से कम सक्रिय परन्तु ईस्ट्रियोल से ज्यादा सक्रिय होता है।)

Estrus (ईस्ट्रस) The cyclic period of sexual activity in mammals; during estrus animal is said to be 'in heat'. (स्तनपायी जीवों में नियत कालिक चक्रकों वाली लैंगिक सक्रियता; कामोन्माद के समय, जानवरों को "इन हीट" में कहा जाता है।)

Etanercept (इटेनरसेप्ट) TNFα receptor antagonist, used in rheumatoid arthrtitis. (ग्राही विरोधी, जिसे गठियारूप सन्धिशोथ में प्रयोग किया जाता है।)

Etching (ईचिंग) Application of corrosives material to a glass/metal to create a pattern or design. (शीशे या किसी धातु पर संक्षारक पदार्थ लगाकर उसके पश्चात् उस पर कोई पैटर्न या खाका बनाना।)

Ethambutol (ईथेमबुटॉल) Antitubercular bacteriostatic agent. (एक कृत्रिम यक्ष्मारोधी औषधि।)

Ethamsylate (ईथेमसाइलेट) Procoagulant agent. (रक्त के जमने को बढ़ावा देने वाला कारक।)

Ethanol (ईथेनॉल) Ethyl alcohol. (इथाइल एल्कोहॉल, मदिरा और स्प्रिट का एक घटक।)

Ethaverine hydrochloride (ईथेवरीन हाइड्रोक्लोराइड) Mild coronary artery dilator. (हल्का परिहद् धमनी विस्फारक।)

Ethchlorvynol (ईथक्लोविनॉल) Hypnotic agent. (निद्राकारी कारक।)

Ethics (इथिक्स) Moral principles or standards governing conduct. (आचार संहिता, आचरण को नियंत्रित करने वाले नैतिक सिद्धांत या स्तर।

Ethinamate (इथिनामेट) Mild sedative - hypnotic agent. (हल्का शामक निद्राकारी कारक।)

Ethinyl estradiol (इथिनाइल ईस्ट्राडियोल) An estrogenic hormone. (एक शक्तिशाली ईस्ट्रोजन उत्पन्न करने वाला हार्मोन जो मुख द्वारा दिये जाने पर भी प्रभावकारी होता है।)

Ethionamide (इथियोनामाइड) Bacteriostatic second line antitubercular drug. (जीवाणुरोधन तथा क्षयनाशक औषधि।)

Ethionine (इथियोनीन) Progestational agent used in contraceptive. (गर्भपूर्व कारक जिसे गर्भनिरोधक में प्रयोग किया जाता है।)

Ethoheptazine (इथोहेप्टाजीन) Analgesic agent. (वेदनाहर कारक।)

Ethmoiditis (इथमॉयडाइटिस) Inflammation of ethmoidal air cells causing pain in between eyes, headache and nasal discharge. (इथमायड हड्डी अथवा इथमॉयड विवरों का शोथ जिसके कारण आंखों के बीच में दर्द, सिर दर्द तथा नासा स्राव होता है।)

Ethomoid bone (इथोमॉयड बोन) Sieve like spongy bone forming roof of nasal fossa and partly floor of anterior cranial fossa containing ethmoidal air cells. (यह नासिक्य खात की छत एवं अग्रज कपालीय खात कास आंशिक तल बनाने वाली एक चलनी जैसी स्पंजी अस्थि होती है, जिसमें इथोमॉयड की वायु कोशिकाएं होती हैं।)

Ethnic (एथनिक) Groups of people with one cultural system. (किसी विशेष जाति या धर्म के लोगों का समूह।)

Ethnology (इथनोलॉजी) Comparative study of cultures using ethnographic data. (मानव जाति विज्ञान।)

Ethopropazine (इथोप्रोपाजीन) Anticholinergic used in parkinsonism. (एक उद्वेष्टहर औषधि जो मुख्यतः पारकिन्सनता की कठोरता को दूर करने के लिए उपयोग की जाती है। इसके कई अनुषंगी-प्रभाव होते हैं।)

Ethosuximide (इथोसक्सिमाइड) Anticonvulsant, principally used for absence seizure. (एक आक्षेपरोधी जो मुख्य रूप से एबसेन्स सीजर में उपयोगी होता है।)

Ethotoin (इथोटोइन) Sparingly used anticonvulsant. (आक्षेपरोधी जिसे किफायत से प्रयोग किया जाता है।)

Ethyl cellulose (इथाइल सेल्यूलोज) Ether of cellulose, used for drug preparation. (कोशिकारस (सेलूलोज) का एक निश्चेतनाकारी पदार्थ, जिसे औषधि बनाने के लिए प्रयोग किया जाता है।)

Ethyl chloride (इथाइल क्लोराइड) C_2H_5Cl. Volatile liquid used for topical anaesthesia. (एक उडनशील सार्वदैहिक स्थानीय संज्ञाहार जो छोटे शस्त्र कर्मो में प्रयोग किया जाता है। यह त्वचा पर लगाने पर उसको बहुत ठंडा कर देता है यह मोच में बहुत लाभदायक सिद्ध होता है।)

Ethylene glycol (इथालीन ग्लाइकॉल) Antifreeze, poisonous. (हिमांक रोधक, विषैला।)

Ethylenediamine (एथिलीनडायामीन) Solvent for theophyline. (थियोफाइलाइन के लिए विलायक।)

Ethylenediamine tetra-acetic acid (EDTA) A chelating agent.

Ethylene oxide (इथालीन ऑक्साइड) C_2H_4O a fumigant. Also used for sterilizing articles that cannot withstand heat. (एक धुआंकारी पदार्थ। इसे उन वस्तुओं के बन्ध्यीकरण के लिए प्रयोग किया जाता है जो ताप नहीं सहन कर पाती है।)

Ethylmorphine (इथायलमॉर्फीन) Used as cough suppressant. (इसे कफ या खांसी को रोकने वाले कारक के रूप में प्रयोग किया जाता है।)

Ethylnorepinephrine (इथायलनॉर-एपाइनफ्रीन) Adrenergic drug used in asthma. (एड्रीनालीन औषधि जिसे दमे में प्रयोग किया जाता है।)

Etidronate (इटिड्रोनेट) Drug used in Paget's disease. (औषधि जिसे पेजेट्स डिजीज में प्रयोग किया जाता है।)

Etofamide (इटोफेमाइड) An intraluminal amoebicide. (किसी नलिकाकार संरचना में स्थित अमीबा को नष्ट करने वाला कारक।)

Etoposide (इटोपोसाइड) Podophylotoxin for malignant diseases. (पोडोफाइलोटाक्सिन, जिसे दुर्दम रोगों के लिए प्रयोग किया जाता हैं।)

Etopride (इटोप्राइड) GI prokinetic agent.

Etoricoxib (इटोरीकोक्सीब) Anti-inflammatory, analgesic. (शोथ को कम करने वाला कारक; वेदनाहार।)

Etretinate (इट्रिटीनेट) Retinoid used for acne. (रेटिनॉयड जिसे त्वचा के मुहासों के लिए प्रयोग किया जाता है।)

Eucalyptus oil (यूक्लिपटस ऑयल) Oil distilled from eucalyptus leaves, used as an expectorant. (यूक्लिपटस की पत्तियों से प्राप्त ऑयल, इसमें मृदु प्रकार के जीवाणुनाशक गुण पाये जाते हैं। इसे नासा बिन्दु के रूप में कभी-कभी प्रयोग किया जाता है।)

Eucapnia (यूकेप्निया) Normal CO_2 concentration in blood. (रक्त में कार्बन डाइऑक्साइड की सामान्य मात्रा मिलना।)

Eudiometer (यूडियोमीटर) Instrument for testing purity of air and making analysis of gases. (वह यंत्र जिससे वायु की शुद्धता की जांच तथा गैसों का विश्लेषण किया जाता है।)

Eugenics (यूजेनिक्स) The science dealing with genetic and prenatal influences that affect the expression of certain characteristic in offsprings. (वह विज्ञान जिसमें सन्तान के लक्षणों पर उत्पत्ति सम्बन्धी एवं प्रसवपूर्व प्रभावों का अध्ययन किया जाता है; सुजनन-विज्ञान।)

Eugenol (यूजेनॉल) A topical analgesic used in dentistry. Used with zinc oxide to make temporary filling. (एक स्थानीय पीड़ाहर जिसे दन्तचिकित्सा विज्ञान में प्रयोग किया जाता है। इसे जिंक ऑक्साइड के

साथ अस्थायी पूर्ण बनाने के लिए प्रयोग किया जाता है।)

Eunuch (यूनक) Castrated male; male without secondary sexual characteristics. (एक बन्ध्यकृत पुरूष; द्वितीयक लैंगिक लक्षणों से रहित पुरूष; नपुंसक।)

Eunuchoidism (यून्यूकॉयडिज्म) Deficient male sexual characteristics (शुक्रग्रन्थियों अथवा पुरूष हार्मोनों की उत्पत्ति में कमी होना।)

Euphoria (यूफोरिया) Exaggerated feeling of well-being. (शारीरिक एवं मानसिक उत्तम स्वास्थ्य होने की अवस्था; सुखाभास।)

Euploidy (यूप्लॉयडी) In genetics, a state of having complete sets of chromosomes. (आनुवंशिकी में गुणसूत्रों के पूरे सैटों से युक्त होने की स्थिति।)

Eustachian tube (यूस्टेचियन ट्यूब) 4 cm long mucus lined tube extending from middle ear to pharynx. (मध्यकर्ण गुहा से लेकर ग्रसनी तक फैली 4 सेंटीमीटर लम्बी श्रवण नली।)

Eustachian valve (यूस्टेचियन वाल्व) Valve at the entrance of inferior vena cava. (निम्नमहाशिरा के द्वार पर स्थित कपाट।)

Euthanasia (यूथेनेसिया) Mercy killing; dying easily, quietly and painlessly; ending one's life with an incurable disease. (आसानी से होने वाली या बिना किसी कष्ट से हुई मृत्यु, किसी असाध्य रोग के कारण अपने जीवन को समाप्त करना।)

Euthenics (यूथेनिक्स) The science of improvement of population through modification of environment. (वह विज्ञान जिसमें वातावरण को नियमित करके किसी आबादी में होने वाले सुधारों का अध्ययन किया जाता है।)

Euthyroid (यूथाइरॉयड) Normal thyroid function. (सामान्य रूप से कार्य करने वाली थाइरॉयड ग्रन्थि।)

Evacuate (इवैक्यूएट) To discharge especially bladder and bowel; to transfer patient from one site to another. (खाली करना, विशेषकर दस्त करना, रोगी को एक स्थान से दूसरे स्थान पर स्थानान्तरण करना।)

Evaluation (इवैल्यूएशन) Assessment. (खोज या जांच; मूल्यांकन।)

Evanescent (इवेनेसेन्ट) Not permanent, brief duration. (अल्पकालिक, अस्थायी शीघ्र गुजरने वाला।)

Evans blue (इवेनस ब्लू) A dye used IV as diagnostic agent. (एक रंजक जिसे वैदानिक कारक के रूप में प्रयोग किया जाता है।)

Evaporation (इवापोरेशन) Change from liquid to gaseous state. (द्रव अवस्था से वाष्प में बदलना; वाष्पन।)

Evenomation (इवीनोमेशन) Removal of venom from biting site. (सांप अथवा किसी कीड़े के काटने से पीड़ित व्यक्ति से जहर निकालना।)

Eventration (इवेन्ट्रेशन) Removal of contents of abdominal cavity, partial protrusion of abdominal contents through an opening in the abdominal wall. (आशय निष्कासन, उदरीय अंगों को अलग-अलग कर देना, उदरीय भित्ति में स्थित छिद्र से होकर आंतों का बाहर निकल आना; आशय निष्कासन।)

Eversion (इवर्जन) Turning outwards (see Figure). (बाहर की ओर मुड़ जाना या पलट जाना; बहिर्वर्तन।)

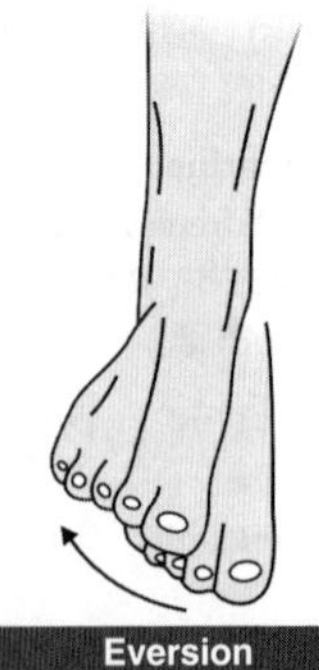

Eversion

Evisceration (इविसिरेशन) Removal of viscera. (आंतरिक अंगों को बाहर निकालना, आशय निष्कासन।)

Evoked response (इवोक्ड रिस्पान्स) Study of function of sense organs even though patient is unconscious by giving sensory stimuli and recording the electric response along the propagation pathway to brain.

Ewing's tumor (एविंगस ट्यूमर) Diffuse endothelioma causing a fusiform swelling of long bone. (विसरित अन्तःकला अर्बुद जिसके कारण लम्बी अस्थि में तुर्करूपा सूजन हो जाती है।)

Exacerbation (एक्सेसर्बेशन) Aggravation of symptoms. (रोग के लक्षणों की तीव्रता में वृद्धि होना।)

Exanthem (एक्जेन्थेम) Eruption of skin rash. (त्वचा का कोई भी विस्फोट तथा सूजन।)

Excavator (एक्सकेवेटर) 1. An instrument for hollowing out something. 2. A scoop for surgical use. *e. dental* a hard cutting instrument for removal of carious dentia (see Figure). (1. ऊतक अथवा हडडी को खोखला या अलग करने वाला चम्मच के आकार का एक यंत्र। 2. एक चम्मच के आकार का यंत्र जिसे शल्य क्रिया में प्रयोग किया जाता है।) *e. dental* (डेन्टल) दन्त चिकित्सा में प्रयोग किया जाने वाला यंत्र जो कठोर पदार्थ को काटने के लिए प्रयोग करते हैं।)

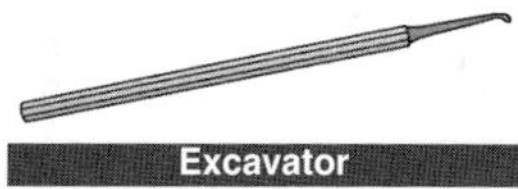

Excavator

Exchange transfusion (एक्सचेंज ट्रान्सफ्यूजन) Transfusion and withdrawal of small amounts of blood until blood volume is entirely replaced; used in autoimmune haemolytic anaemia, hyperbilirubinemia. (पूरे रक्त को बार-बार थोड़ी मात्रा में निकालना तथा उसके स्थान पर नया रक्त चढ़ाना।)

Excipient (एक्सीपिएन्ट) The vehicle for the drug. (किसी औषधि के साथ मिलाने वाला निष्क्रिय पदार्थ जो उसे औषधि को उचित कठोरता एवं आकार प्रदान करता है।)

Excise (एक्साइज) Removal by surgery. (शल्यक्रिया द्वारा काटकर बाहर कर देना या पृथक कर देना।)

Excitability (एक्साइटेबिलिटी) Property of muscle or nerve fiber to contract or produce action potential on stimulation respectively. (उत्तेज्यता; सरलता से उत्तेजित होने की अवस्था, उद्दीपक का पेशी या तंत्रिका तंतु पर तुरन्त प्रभाव लक्षित होना।)

Excitation wave (एक्साइटेशन वेव) The wave of irritability originating in sinoatrial node and moving across atria and conduction system to ventricular muscles. (क्षोभशीलता की तरंग जो शिरानाल-अलिन्द पर्व से निकल कर अलिन्दों एवं संचारण तंत्र से निलयी पेशियों तक गुजरती है।)

Excoriation (एक्सकोरियेशन) Abrasion of epidermis by chemicals, burns, irritation. (रसायनिक पदार्थ जलने या क्षोभण के कारण त्वचा का छिलना।)

Exenteration (एक्सेन्टेरेशन) Evisceration. (आशय निष्कासन; इविसिरेशन, किसी गुहा से उसमें स्थित अंग को बाहर निकालना जैसे नेत्र कोटर से नेत्र गोलक को निकालना।)

Exercise (एक्सरसाइज) Performed activity of muscles. *e. isometric* Active contraction of muscle without shortening of muscle length. *e. isotonic* Active muscle contraction where muscle length is decreased. *e. static* Alternate contraction and relaxation of muscle without movement of joint. *e. isokinetic* dynamic exercise performed at a constant angular velocity, the torque and tension remaining constant. *e. Frenkel's* movements performed by ataxic patients for improving coordination. *e. Kegel's* exercises to strengthen pubococcygeal muscles to prevent stress incontinece. *e. William's* flexion back exercises. (स्वास्थ्य सुधारने अथवा शारीरिक विरूपात को ठीक करने के

लिए शारीरिक श्रम करना अथवा पेशियों को क्रियाशील बनाना।)

Excerise electrocardiogram (एक्सरसाइज इलैक्टोकार्डियोग्राम स्ट्रैस) SYN—Stress test. (दबाव परीक्षण।)

Exercise tolerance test (एक्सरसाइज टोलेरैन्स टेस्ट) A test to determine the efficiency of cardiorespiratory system, e.g., treadmill testing. (हृदय एवं श्वसनीय संस्थान की क्षमता को ज्ञात करने के लिए किया जाने वाला परीक्षण।)

Exflagellation (एक्सफ्लेजीलेशन) The formation of microgametes (flagellated bodies) from microgametocytes. Occurs in plasmodia in the stomach of mosquito. (मच्छर के आमशय में मलेरिया परिजीवी प्लाज्मोडियम में किसी लघु युग्मकजनक से कशाभ रूप लघुयुग्मकों का बनना।)

Exfoliation (एक्सफोलिएशन) The shedding of cells. (कोशिकाओं का झड़ना। मृत ऊतक का परतों के रूप में गिरना या झडना; पपड़ियां उतरना; अपशल्कन।)

Exhalation (एक्सहेलेशन) The process of breathing out. (सांस बाहर निकालने की क्रिया, अपश्वसन; उच्छवसन।)

Exhaustion (एक्सहॉशन) Fatigue. *e. heat* A state of salt and water deficit on constant exposure to high temperature. (अत्यधिक थकान होना।) *heat exhaustion* (हीट एक्सहॉशन) (उच्च तापमान से लगातार अरक्षित होने पर लवण तथा जल के अभाव की स्थिति।)

Exhibitionism (एक्सहिबिशनिज्म) Tendency to attract attention to oneself by any means. (प्रदर्शनीयता; किसी का ध्यान आकर्षित करने के लिए कुछ दिखाना।)

Exhumation (एक्सहयूमेशन) Removal of a dead body from grave. (दफनाने के उपरान्त कब्र से मृत शरीर को बाहर निकालना।)

Exner's nerve (एक्सनर्स नर्व) Nerve from pharyngeal plexus to cricothyroid membrane. (ग्रसनी जालिका से क्रिकोथाइरॉयड कला तक जाने वाली तंत्रिका।)

Exocrine (एक्सोक्राइन) Secretion of a gland to exterior/lumen. (वाहिकाओं द्वारा बाहर की ओर स्रावित करने वाली ग्रंथि, बहिःस्रावी।)

Exodontology (एक्सोडोन्टोलॉजी) Branch of dentistry dealing with dental extraction. (दन्त चिकित्सक की वह शाखा जिसका सम्बन्ध दांत निकालने से होता है।)

Exoerythrocytic (एक्सोइरिथ्रोसाइटिक) Occurring outside RBC. (लाल रक्त कोशिका के बाहर पैदा होने वाला।)

Exomphalos (एक्सोम्फैलोस) Umbilical hernia. (नाभि-हर्निया।)

Exophoria (एक्सोफोरिया) Tendency of visual axes to diverge outwards. (दृष्टि अक्ष का बाहर की ओर झुक जाना; दृष्टि अक्ष बहिर्विचलन।)

Exophthalmos (एक्जोफ्थैल्मोस) Abnormal excessive protrusion of eyeballs due to thyrotoxicosis, retro orbital tumors, aneurysm, secondary to leukemic deposit (see Figure). (नेत्रोत्सेध, नेत्रगोलक का नेत्र गुहा से असामान्य रूप से बाहर आ जाना।)

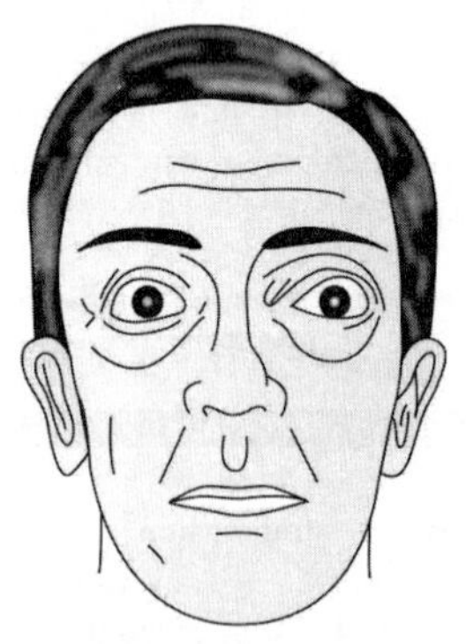

Exophthalmos

Exoplasm (एक्सोप्लाज्म) Outer protoplasm of a cell. (किसी कोशिका के जीव-द्रव्य का बाह्य भाग।)

Exostosis (एक्सोस्टोसिस) Outgrowth from bone surface. (अस्थ्यर्बुद। हडडी का एक सुदर्म अर्बुद या बाह्य वृद्धि।)

Exotic (एक्जोटिक) Not native. (जन्म या निवास स्थान से सम्बन्धित न होना; विदेशागत।)

Exotoxin (एक्सोटॉक्सिन) Toxins produced by microorganism to surrounding medium. (किसी जीवाणु की कोशिकाओं से उत्पन्न जीवविष जो उसके चारों ओर में उत्सर्जित होता है; बहिर्जीव विष।)

Exotropia (एक्सोट्रोपिया) Divergent squint. (ऐसी तिर्यक् दृष्टि (टेढ़ा मेढ़ा दिखाई देना) जिसमें नेत्र के दृष्टि अक्ष एक दूसरे से दूर हट जाते हैं; नेत्र बहिर्विचलन।)

Expectoration (एक्सपैक्टोरेशन) The act of expulsing sputum. (बलगम या कफ के बाहर निकलने की क्रिया।)

Expiration (एक्सपिरेशन) Breathing out of inhaled air. It may be active or passive. (फेफडों से वायु को बाहर निकाले की क्रिया, निःश्वसन या सांस निकालना। यह सक्रिय या निष्क्रिय होती है।)

Explode (एक्सप्लोड) To burst. (फट जाना।)

Exponent (एक्सपोनेन्ट) The mathematical method of indicating the power. (शक्ति को संकेत करने की गणितीय विधि।)

Exposure (एक्सपोजर) The amount of radiation delivered/received. (विकिरण की मात्रा जो वितरित या प्राप्त की गई हो।)

Exsanguination (एक्ससैनग्वीनेशन) Excessive blood loss to the point of death. (आंतरिक अथवा बाहरी रक्तस्राव के कारण होने वाली रक्त की अत्यधिक हानि; रक्तापनयन।)

Extrophy (एक्सट्रॉफी) Congenital turning inside out of an organ. (किसी अंग का जन्म से भीतर से बाहर की ओर निकल आना।)

Extension (एक्सटेंशन) Movement by which both ends of a part are pulled apart. (प्रसार या फैलाव, किसी संयुक्त भाग के दोनों किनारे खिंचकर एक दूसरे से दूर करना।)

Extinction (एक्सटिंक्शन) The process of extinguishing or putting out. (बुझाने या बाहर कर देने की क्रिया।)

Extirpation (एक्सटरपेशन) Excision of a part. (किसी अंग अथवा ऊतक को पूर्णतया काटकर पृथक कर देना, जड़ सहित निकाल देना।)

Extorsion (एक्सटार्जन) Rotation of a part outward. (किसी अंग या भाग का बाहर की ओर घूम जाना।)

Extracapsular (एक्सट्राकैप्सुलर) Outside the joint capsule. (किसी संयोजी कैप्सूल के बाहर स्थित।)

Extracorporeal (एक्सट्राकार्पोरियल) Outside the body. (शरीर के बाहर)

Extracorporeal membrane oxygenator (ECMO) (एक्सट्राकोइर्पोरियल मेमब्रेन ऑक्सीजेनेटर) A device for oxygenation of blood used for patients of acute respiratory failure. (एक यंत्र जिसे तीव्र श्वासपात के रोगियों के रक्त के ऑक्सीकरण के लिए प्रयोग किया जाता है।)

Extracorporeal shockwave lithotripsy (ECSWL) (एक्सट्राकोरियल शाकवेव लिथोट्रिप्सी) Shockwave dissolution of renal and gallstones. (एक यंत्र जिसकी सहायता से वृक्कों की अश्मरियों को नष्ट किया जा सकता है तथा फिर ऑपरेशन की आवश्यकता नहीं रहती।)

Extract (एक्सट्रैक्ट) To pull out forcibly e.g., teeth; Active principle of a drug obtained by distillation or chemical process. It can be alcoholic, aqueous. (बाहर को खींचना अथवा बलपूर्वक निकालने तथा अलग करने की क्रिया, किसी औषधि का अर्क खींचने की क्रिया या रासायनिक क्रियाओं द्वारा प्राप्त सक्रिय तत्व जो एल्कोहॉलिक या जलीय होता है।)

Extradural (एक्सट्राडयूरल) Outside dura mater. (दृढ़तानिका से बाहर।)

Extramural (एक्सट्राम्यूरल) Outside the wall of an organ or vessel. (किसी अंग या वाहिका की दीवार के बाहर स्थित अथवा पैदा होने वाला।)

Extraocular eye muscles (एक्सट्राऑक्यूलर आई मसल्स) Muscles attached to the capsule of eye controlling its movements. (आंख के कैप्सूल से जुड़ी हुइ पेशियां जो उसकी गति को नियंत्रित करती हैं।)

Extrapyramidal (एक्सट्रापाइरामिडल) Outside the pyramidal tracts of CNS. (केन्द्रीय तंत्रिका तंत्र के पिरामिदी पथ के बाहर।)

Extrapyramidal syndrome (एक्सट्रा पिरामिडल सिन्ड्रोम) Syndrome arising out of disease or degeneration of basal ganglia and their connections manifesting with tremor, rigidity, in coordination. (एक्सट्रापाइरामिडल सिण्ड्रोम) किसी रोग या बेसल गैंगलिया के ह्रास होने तथा उसके कम्पन दृढ़ता के संयोजन से उत्पन्न संलक्षण।)

Extrasensory perception (एक्सट्रासैन्सरी परसेप्शन) Perception of external events by other than the five senses. (पांच संवेदों के अतिरिक्त बाह्य घटना या स्थिति का बोध।)

Extrasystole (एक्सट्रासिस्टोल) Premature contraction of heart muscle by a stimulus originating in the conduction system or musculature. It can be atrial, junctional, nodal or ventricular. *e. atrial* Normal QRS complex with altered P waves. *e. ventricular* Wide bizarre QRS without P waves. (अतिरिक्त प्रकुंचन; हृदय पेशी का उद्दीपन द्वारा अपरिपक्व संकुचन होना। यह एट्रियल, जन्कशनल या वैन्ट्रिकुलर होता है।) *Atrial* (एट्रियल एक्सट्रासिस्टोल) (इसमें आवेग अलिन्द में शिरानाल-अलिन्द पर्व के अतिरिक्त किसी अन्य स्थान से उत्पन्न होता है। *Ventricular* (वैन्ट्रिकुलर) निलय से आवेग के उठने के कारण हृदय का अपरिपक्व संकुचन।)

Extravasation (एक्सट्रावेसेशन) Fluid escaping from vessel. (वाहिनियों से मुक्त होने वाला तरल।)

Extremity (एक्सट्रीमिटी) The terminal part of anything, an arm or leg. (किसी भी वस्तु का दूरस्थ या अन्तिम भाग, हाथ तथा टांग।)

Extroversion (एक्सट्रोवर्जन) Eversion, turning inside out. (अन्दर का भाग बाहर की ओर मुड जाना; बहिर्मुखता।)

Extrovert (एक्ट्रोवर्ट) Opposite of introvert. One who is interested mainly in external objects and actions. (वह मनुष्य जो बाहरी वस्तुओं एवं कार्यों में रूचि रखे; बहिर्मुखी।)

Extrusion (एक्सट्रूजन) In dentistry, position of a tooth when pushed forward from line of occlusion. (दन्त चिकित्सा में, किसी दांत को अन्तर्रोध रेखा से काफी आगे को धकेल दिया जाना।)

Extubation (एक्सट्यूबेशन) Removal of tube, e.g., laryngeal. (किसी भी नली को निकाल देना।)

Exuberant (एक्सूबीरेन्ट) Excessive growth of tissue, joyful, happy. (ऊतक की अत्यधिक वृद्धि, प्रसन्न या आनंदित।)

Exudate (एक्सूडेट) A protein rich fluid, high in cell count can be pus, catarrhal, haemorrhagic, fibrinous. (शोथ के परिणामस्वरूप रक्तवाहिनियों से मुक्त होकर ऊतकों में जमा हुआ तरल जिसमें प्रोटीन, कोशिकाओं का मलबा तथा अन्य ठोस पदार्थ होते हैं। यह पस, कैटेरहल (नजला जुकाम का द्रव) रक्तस्रावी, फाइब्रिनस हो सकता है।)

Exude (एक्सूड) To pass out slowly through the tissues. (ऊतकों से होकर धीरे-धीरे गुजरना।)

Eye (आई) Organ of vision consisting of outer layer (cornea and sclera), middle layer (choroid, ciliary body and iris) and inner retina. *e. aphakic* Eye without lens. *e. black* Ecchymosis of tissue surrounding eye. *e. dominant* Eye which one preferentially uses as in seeing through mono-ocular microscope, while using a gun (see Figure on next page). (दृष्टि अंग जिसमें बाह्य परत

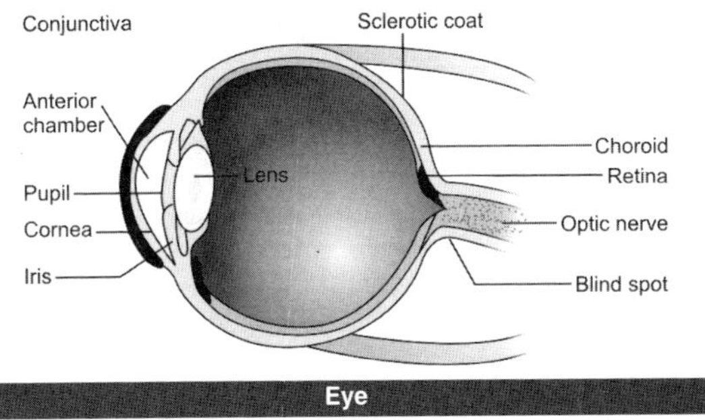

Eye

(स्वच्छमण्डल) तथा श्वेतपटल), मध्यपरत (रंजितपटल, रोमक पिण्ड तथा उपतारा) था अंदरूनी परत (दृष्टिपटल) होती है। *Aphakic eye* (एफेकिक आई) लैन्स के बिना आंख (जिसमें से लैन्स निकाल दिया गया हो।) *Black eye* (ब्लैक आई) आंख के चारों ओर के ऊतकों में चोट लग जाने के कारण नील पड़ जाना। *Dominant eye* (डोमीनेन्ट आई) दोनों आंखों में से एक जिसका प्रयोग रोगी अधिक करता है जैसे बन्दूक से निशाना लगाने या एकनेत्री सूक्ष्मदर्शी का प्रयोग करने के लिए।)

Eye bank (आई बैंक) An organization that collects corneas and stores them for transplantation. (किसी व्यक्ति की मृत्यु के उपरान्त निकाली गई आंखों के स्वच्छमण्डल या कॉर्निया को परिरक्षित किया जाता है।)

Eye bank (आई बैंक) A place where corneas of donor's removed eyes are preserved for subsequent keratoplasty. (एक ऐसा स्थान जहां पर मरने के बाद डोनेट की गई आँखों को रखा जरा है।)

Eyelids (आईलिड) Movable protective folds closing the anterior surface of eyeball; the upper is the larger and more movable, raised by contraction of levator palpebrae superioris. (आंखों की पलक; नेत्रच्छद।)

Eyelid retractor (आईलिड रेट्रक्टर) Instrument used for retaining primarily the upper eyelid and eyelashes for examination of the eye. It may be used to pull down the lower lid as well. (नेत्र का परिक्षण करने के समय आँख की पलको को खोल कर रखने वाला यंत्र।)

Eye muscle imbalance (आई मसल इम्बैलेन्स) Incoordinate action of extraocular muscles causing esophoria or exophoria. (एक्सट्राऑपगुलर पेशियों की असमन्वय क्रिया जिसके कारण नेत्र अभिमध्यविचलन (इसोफोरिया) या दृष्टि-अक्ष बहिर्विचलन (एक्सोफोरिया) हो जाता है।)

Eye cup (आईकफ) A small cup which fit to the socket of the eye, used for applying a liquid medicine or wash to the eye. (एक छोटा कप जिस्मे एक औशधियुक्त घोल होता है जो आँख को धोने के लिए उस पर फिट किया जाता है।)

Eye strain (आई स्ट्रेन) Tiredness of eye due to errors of refraction, overuse, debility, anaemia. (अत्यधिक प्रयोग करने से या दोषयुक्त दृष्टि होने से उत्पन्न होने वाली आंखों की थकान।)

Eye wash (आई वाश) A suitable liquid used for washing the eyes, e.g., normal saline. (आँख को धोने वाला एक तरल पदार्थ)।

Eye sight (आई साइट) Vision, person's ability to see. (द्रष्टि।)

Ezetimibe (एजेटिमाइब) A lipid lowering agent (लिपिड को कम करने वाला घटक।)

F

Fabrication (फैब्रीकेशन) Deliberately false statement told as if it were true, present in Korsakoff's syndrome. (इस प्रकार झूठ बोलना कि वह सही प्रतीत होता है जैसे कोर्साकोफ्स सिण्ड्रोम मे होता है।)

Fabry's disease (फैब्रिस डिज़ीज) An inherited disorder of metabolism with accumulations of glycolipid in tissues. (उपापचय का एक आनुवंशिक विकास जिसके साथ ऊतकों में ग्लाइकोलिपिड संचित हो जाता है।)

Face (फेस) Anterior part of head from forehead to chin, composed of 14 bones. (माथे से लेकर ठुड्डी तक का भाग, जो 14 अस्थियों से बनता है; चेहरा; आनन।)

Facet (फेसेट) A small smooth area on a bone or hard surface. (फलक; अस्थि या कठोर सतह की छोटी, चिकनी व चपटी सतह।)

Facetectomy (फैस्टेक्टॉमी) Excision of articular facet of vertebra. (किसी कशेरू का के सन्धायक फलक को शल्यक्रिया द्वारा काट कर अलग कर देना।)

Facial center (फेशियल सेन्टर) Brain center responsible for facial movements. (चेहरे की गति के लिए जिम्मेदार मस्तिष्क का केन्द्र।)

Facial nerve (फेशियल नर्व) Seventh cranial nerve supplying facial muscles, platysma, submandibular and sublingual glands, and carrying taste sensations from anterior two thirds of tongue. (सातवीं कपालीय तन्त्रिका जो आनन पेशियों, प्लेटिज्मा पेशी, अवअधोहनुज एवं अवजिह्वी लार ग्रन्थियों की आपूर्ति करती है तथा जिह्वा के अग्रज दो तिहाई भाग से संवेदनाओं का वाहन करती है।)

Facial reflex (फेशियल रिफ्लैक्स) Contraction of facial muscles following pressure on eyeball. (नेत्रगोलक के ऊपर दबाव पड़ने पर चेहरे की पेशीयों का संकुचित होना।)

Facial spasm (फेशियल स्पाज्म) Involuntary contraction of muscles supplied by facial nerve. (चेहरे की ओर अथवा आँख के चारों ओर के स्थान में आनन-तन्त्रिका द्वारा परिपूरित आनन-पेशियों में ऐंठन हो जाना।)

Facies (फेशीज) The expression or appearance of face (*see* Figure). *f. adenoid* Dull lethargic appearance with open mouth due to chronic mouth breathing. *f. aortica* Seen in aortic insufficiency; with bluish sclera, sunken cheeks and sallow face. *f. hepatica* Shunken eyes, yellow conjunctiva. *f. hippocratic* Face of long continued illness with hollow cheeks, sunken eyes, lead complexion and relaxed lips. *f. leonine* Lion like face of lepromatous leprosy with thick inelastic skin, depressed bridge of nose and leprosy nodules. *f. masklike* Expressionless face with little or no animation/blinking as seen in parkinsonism. *f. mitralis* Face of mitral insufficiency with dilated capillaries, pink and often cyanotic cheeks. *f. myopathic* Facies due to muscular atrophy and relaxation, lids drop and lips protrude. (भावाकृति या मुख की आकृति।) Adenoid facies (एडिनॉयड पेशीज) मुँह खुला हुआ, भावहीन चेहरा जो जीर्ण मौखिक श्वसन के कारण होता है। *Aortica facies* (एओरर्टिका फैशीज) यह महाधमनिक अपर्याप्तता में दिखाई देता है, जिसमें गाल अन्दर को धँस जातें है तथा चेहरा भूरे रंग का हो जाना।) *F. hepatica* (फेशीज हिपेटिका) आँखो का अन्दर को धँस जाना, नेत्र-श्लेष्मलाओं का पीला पड़ जाना। *F. hippocratic* (फेशीज हिप्पोक्रेटिका) लम्बे समय से चले आ रहे रोग वाले रोगी के गाल खोखले हो जाते हैं, आँखें अन्दर धँस जाती हैं तथा होंठ शिथिल हो जाते हैं। *F. leonine* (फैशीज लियोनाइन) कुछ प्रकार के रोगों में दिखाई देने वाली शेर के समान मुखाकृति। *F. masklike* (फेशीज मास्कलाइक) भावहीन चेहरा जिसमें थोड़ी-थोड़ी देर में आँखें खुलती

एवं बंद होती है जैसे पार्किनसनिजम में देखा जाता हैं। *F. mitralis* (फेशीज माइट्रालिस) चेहरा जिसमें गाल श्याव हो जाते है तथा उन पर रक्त कोशिकाएँ दिखाई देती हैं जैसे कि माइट्रल अपर्याप्तता में देखा जाता है।)

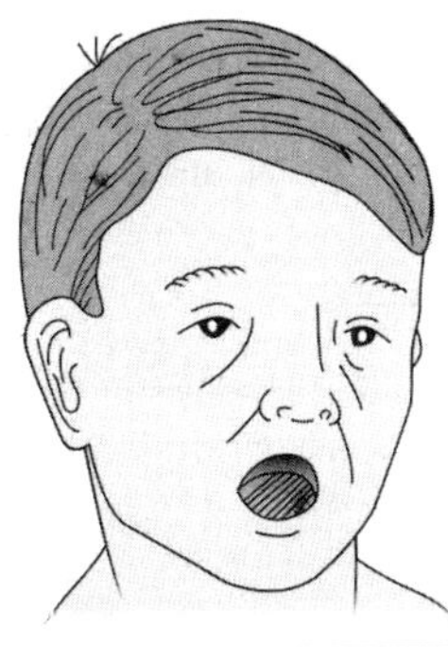

Adenoid face

Facilitation (फैसीलिटेशन) Hastening of an action. (किसी क्रिया में शीघ्रता लाना अथवा उसमें मदद करना।)

Factitious (फैक्टीशस) False, not natural, artificial. (कृत्रिम या बनावटी, प्राकृतिक नहीं।)

Factitious disorder (फैक्टीशस डिसॉर्डर) Disease not genuine, produced voluntarily for gain, etc. Munchhausen syndrome. (ऐसे रोग जो वास्तविक नहीं होते बल्कि केवल अस्पताल में ठहरने के लिए जिन्हें कृत्रिम रूप से पैदा किया जाता है।)

Factor (फैक्टर) 1. Any of several substances necessary to produce a result. 2. A coefficient or conversion factor 3. One of two or more quantities that multiplied together form a product. *f. B. lymphocyte* growth/differentiation factors derived form activated T-cells that stimulate B-cells to differentiate into antibody secreting plasma cells. *f. C3 nephritic* an autoantibody that binds the C3 causing alternative pathway activation. *f. colony stimulating* a group of glycoprotein lymphokine growth factors produced by monocytes, tissue macrophages and activated lymphocytes that induce stem cell differentiation into granulocyte and monocyte cell colonies. *f. decay accelerating* CD55, a protein that protects cell membranes from attack by autologous complement. *f. endothelium derived relaxant* nitric oxide, a vasodilator. *f eosinophil* chemotactic released by basophils and mast cells in immediate hypersensitivity reactions. *f. epidermal* growth a factor essential in embryogenesis and wound healing. *f. granulocyte* colony stimulating factor secreted by endothelial cells, fibroblasts, and macrophages that stimulates production of neutrophils form precursor cells. *f. insulin* like growth include somato- medin C and A that mediate cell growth and replication. *f. myocardial* depressant a peptide produced in shock which has negative inotropic effect on heart. *f. nerve growth* factor that stimulates growth of sensory and sympathetic nerves. *f. osteoclast* activating a lymphokine that stimulates bone resorption. *f. platelet* activating factors (phospholipid) secreted by basophils, mast cells, macrophages and neutrophils that cause bronchoconstriction, platelet aggregation. *f. rheumatoid* IgM antibodies directed against IgG in rheumatoid arthritis (80% cases). *f. transforming growth* TFG a stimulates endothelial cell growth and TGF-beta stimulates growth of haematopoitic tissues and wound healing. *f. tumor necrosis* a macrophage secreted lymphokine that can cause necrosis of tumour cells; can induce shock when bacterial *endotoxin* cause its release. *f. von Willebrand* a glycoprotein synthesized by endothelial cells and megakaryocytes promoting platelet adhesion to damaged vascular surfaces. (1. कोई भी वस्तु जो किसी परिणाम को प्राप्त करने में सहायक होती है; कारक। 2. रूपान्तरण कारक 3. दो या अधिक मात्रा में से एक जो एक साथ मिलकर एक पदार्थ को बनाते हैं।)

Facultative (फैकल्टेटिव) In biology and bacteriology, having the ability to live under certain conditions. Thus, a bacteria can be facultative with respect to O_2 and be able to live with or without O_2. (जीवविज्ञान तथा जीवाणु विज्ञान में, किन्हीं विशेष परिस्थितियों में रहने की क्षमता रखने वाले जैसे जीवाणु जो ऑक्सीजन की उपस्थिति तथा अनुपस्थिति में भी जीवित रहते हैं।)

Faculty (फैकल्टी) A normal mental attribute or sense; teaching staff. (एक सामान्य मानसिक ज्ञान या बोध।)

Faget's sign (फैगेट्स साइन) A slower pulse than expected for the rise in temperature, a feature of enteric fever and viral infections. (बढ़े हुए तापमान की अपेक्षा नाड़ी गति का धीमा होना; आंत्रिक ज्वर तथा विषाणुओं के संक्रमणों का भाग।)

Fahrenheit (फॉहरेनहाइट) A temperature scale with freezing point of water at 32° and boiling point at 212° point. (थर्मामीटर का पैमाना जिसमें पानी के जमने का बिदु 32° और उबलने का बिदु 212° होता है।)

Failure (फैल्योर) Loss of function of an organ. *f. heart* Poor pump function secondary to myocardial anoxia, necrosis, abnormal pre/after load or electrical disturbance. *f. renal* Loss of kidney function with uremia due to infection, diabetes, hypertension, glomerulonephritis etc. *f. respiratory* Inability of lungs to oxygenate the blood and expel carbon dioxide, occurring due to disease of diaphragms/intercostal muscles or lung parenchyma (ARDS, COPD). *f. hepatic* Liver failure with cholemia due to cirrhosis, acute hepatic necrosis, etc. (किसी अंग का ठीक प्रकार से कार्य करने में असमर्थता जैसे हृदयपात।) *F. heart* (फैल्योर हार्ट) (हृदयपात में हृदय रक्त को ठीक प्रकार से पम्प करने में असमर्थ हो जाता है। *F. renal* (फैल्योर रीनल) वृक्क पात में वृक्क या गुर्दे उत्सर्गी पदार्थों को ठीक प्रकार से उत्सर्जित करने में असमर्थ हो जाते है। *F. respiratory* (फैल्योर रेस्पिरेट्री) श्वसन पात में फैफड़े वायु को अपने अन्दर खींचने एवं कार्बन डाऑक्साइड को बाहर निकालने के कार्य को ठीक प्रकार से करने में असमर्थ हो जाते हैं। *F. hepatic* (फैल्योर हिपैटिक) यकृत पात के साथ पित्तरक्तता जो सिरोसिस, तीव्र हिपैटिक परिगलन के कारण होता है।)

Faint (फेंट) Sudden and temporary loss of consciousness, syncope, occurs because of lack of oxygen reaching to the brain. (मूच्छित या बेहोशी।)

Faint syncope (फेन्ट साइनकोप) About to lose consciousness. (मूर्च्छा। मस्तिष्क में रक्त आपूर्ति कम हो जाने से उत्पन्न अस्थाई संज्ञाहीनता।)

Faith healing (फेथ हीलिंग) Healing through divine power, without medical aid. (आयुर्विज्ञानीय सहायता के बिना, दिव्य शक्तियों द्वारा विरोहण करना।)

Falciform (फैल्सीफार्म) Sickle-shaped. (हँसियाकार।)

Falciform ligament (फैल्सीफार्म लिगामेन्ट) Triangular ligament attached to sides of sacrum and coccyx by its base. (त्रिकोण आकार का स्नायु जिसका निचला भाग त्रिकास्थि तथा गुदास्थि के किनारों से जुड़ा होता है।)

Falciform ligament of liver (फैल्सीफार्म लीगामेन्ट ऑफ लीवर) Sickle shaped reflection of peritoneum attaching liver to diaphragm and separating right lobe from left lobe (*see* Figure on the next page). (पर्युदर्या की हँसियाकार परावर्तन जो यकृत को मध्यच्छद से जोड़ती है तथा दायें खण्ड को बायें खण्ड से विभाजित करती है।)

Falciform process (फैल्सीफार्म प्रोसेस) That portion of falciform ligament along the inner margin of ramus of ischium. (नितम्बास्थि की प्रशाखा के अंदरूनी सीमा के साथ होने वाला हँसियाकार स्नायु का भाग।)

Fallopian tube (फैलोपियन ट्यूब) The 4½" long tube joining peritoneal cavity near the ovary to lateral side of fundus of uterus. It serves to convey ovum from ovary to uterus. It has three parts; the infundibulum, isthmus and ampulla. (गर्भाशय के ऊपरी भाग के प्रत्येक ओर से निकलकर पार्श्व में फैलने तथा पैरीटोनियिम गुहा में डिम्बग्रन्थि के पास समाप्त होने वाली 41/2 इंच लम्बी नली जिससे होकर

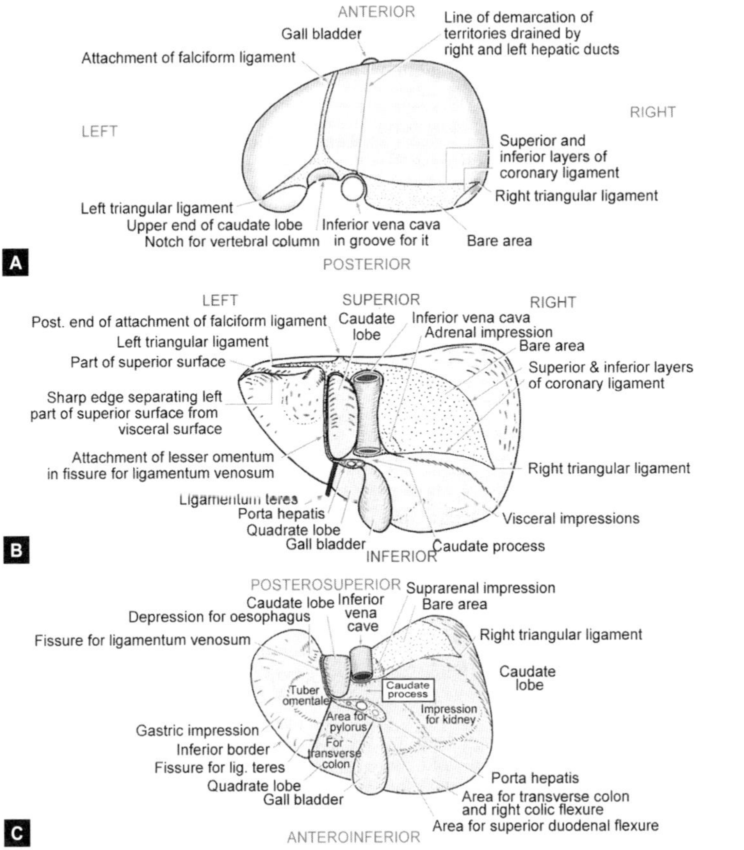

ANTERIOR
Gall bladder
Attachment of falciform ligament
Line of demarcation of territories drained by right and left hepatic ducts
RIGHT
LEFT
Superior and inferior layers of coronary ligament
Right triangular ligament
Left triangular ligament
Upper end of caudate lobe
Notch for vertebral column
Inferior vena cava in groove for it
Bare area
A
POSTERIOR
LEFT
SUPERIOR
RIGHT
Post. end of attachment of falciform ligament
Caudate lobe
Inferior vena cava
Adrenal impression
Left triangular ligament
Bare area
Part of superior surface
Superior & inferior layers of coronary ligament
Sharp edge separating left part of superior surface from visceral surface
Attachment of lesser omentum in fissure for ligamentum venosum
Right triangular ligament
Ligamentum teres
Porta hepatis
Quadrate lobe
Visceral impressions
Gall bladder
Caudate process
B
INFERIOR
POSTEROSUPERIOR
Suprarenal impression
Caudate lobe
Inferior vena cave
Bare area
Depression for oesophagus
Fissure for ligamentum venosum
Right triangular ligament
Caudate lobe
Tuber omentale
Caudate process
Area for pylorus
Impression for kidney
Gastric impression
Inferior border
For transverse colon
Fissure for lig. teres
Porta hepatis
Quadrate lobe
Gall bladder
Area for transverse colon and right colic flexure
Area for superior duodenal flexure
C
ANTEROINFERIOR

Falciform ligament of the liver

डिम्ब, डिम्बग्रन्थि से निकल कर गर्भाशय में पहुँचता है एवं शुक्राण गर्भाशय से डिम्बग्रन्थि की ओर जाते हैं। इसके तीन भाग होते है। इन्फण्डीबुलम, इस्थमस तथा एम्पुला। डिम्ब-वाहिनी।)

Fallot's tetralogy (फैलट्स टैट्रालोजी) Congenital cyanotic heart disease characterized by overriding of aorta, infundibular stenosis, right ventricular hypertrophy and a ventricular septal defect (*see* Figure). (एक जन्मजात साइनोटिक हृदय रोग जिसमें महाधमनी का अन्तरानिलयी पट से होकर दायें निलय में पहुँच जाना कीपविषयक संकुचन, दायें निलयक की अतिवृद्धि तथा अन्तरानिलयी पटीय दोष होता है।)

Aortic displacement
SVC
PV
LA
Pulmonary stenosis
PT
AO
RA
VSD
RV
LV
IVC
RV hypertrophy

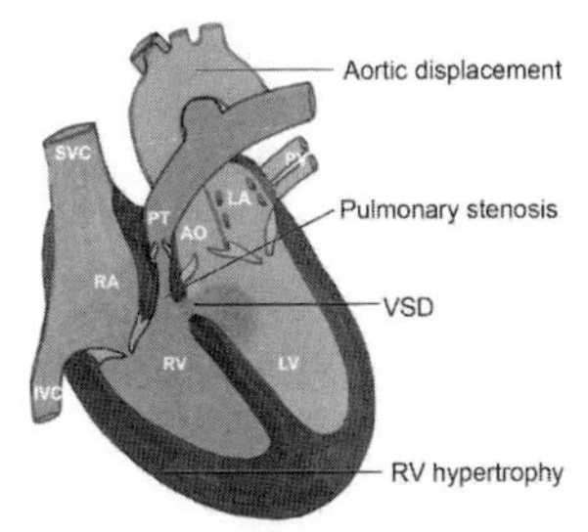

Tetralogy of Fallot

Fallout (फालआउट) Settling of radioactive fission products from atmosphere after nuclear explosion. (किसी केन्द्रकी विस्फोट के पश्चात् वायु में विकिरणशील विखण्डन उत्पादों के मुक्त होने पर इस प्रकार के प्रदार्थों का वायुमण्डल से पृथ्वी की सतर पर बैठना; अवपात।)

False-positive (फाल्स-पॉजिटिव) A test indicating that the disease is present when in fact it is not. (एक परीक्षण जिससे पता चलता है कि जिस रोग की जाँच की गई है वह विद्यमान है जबकि वास्तव में वह नहीं होता।)

False-negative (फाल्स-निगेटिव) A test indicating that the disease is not present when actually it is present. (एक परीक्षण जिससे पता चलता है कि जिस रोग की जाँच की गई है वह विद्यमान नहीं है, जबकि वास्तव में वह होता है।)

False ribs (फाल्स रिब्स) The lower five pairs of ribs that do not unite directly with the sternum. (पसलियों के निचलें पाँच जोड़े जो सीधे उरोस्थि से नहीं जुड़े होते।)

Falx (फॉक्स) Any sickle-shaped structure. *f. cerebelli* A vertical fold of dura partitioning the two halves of cerebellum. *f. cerebri* A fold of dura mater lying in longitudinal fissure, separating the two cerebral hemispheres. *f. inguinalis* The conjoint tendon that forms the origin of transverse abdominis and internal oblique muscles. (कोई भी हँसियाकार रचना।) *Falx cerebelli* (फॉक्स सेरीबेलाइ) (अनुमस्तिष्कीय गोलार्द्धों को लम्बरूप में पृथक करने वाली ड्यूरा मेटर की एक तह।) *Falx cerebri* (फॉक्स सेरीब्री) ड्यूरा मेटर की एक तह जो अनुदैर्ध्य दरार पर स्थित होती हैं यह दोनों प्रमस्तिष्कीय गोलार्धों को अलग करता है।)

Famciclovir (फैमसाइक्लोविर) Antiviral agent for herpes. (हर्पीज के लिए विषाणुज रोधी कारक।)

Familial (फैमिलियल) Disease occurring more frequently in a family than would be expected by chance. (पारिवारिक: विशेषण; परिवार से सम्बंधित, जैसे कोई एक रोग जिससे एक ही परिवार के कई सदस्य पीड़ित हो।)

Familial Mediterranean fever (फैमिलियल मेडिटेरेनियन फीवर) Inherited autosomal recessive disorder in persons of Irish or Italian descent manifesting with periodic fever, chest/abdominal pain and a propensity for amyloidosis. (आइरिश या इटैलियन वंश के लोगों में पाया जाने वाला आनुवंशिक अलिंग गुणसूत्री प्रभावहीन विकार जिसमें कालिक ज्वर, छाती या उदर में पीड़ा तथा एमाइ-लाइडोसिस के लिए अनुचित होता है।

Familial periodic paralysis (फैमिलियल पिरियाडिक पैरालाइसिस) Paralysis occurring at awakening with hypokalemia or even normokalemia. (अल्पपोटेशियमरक्तता या नोर्मोकेलीमिया वाले रोगी का जगने पर होने वाला अंगघात।)

Family (फैमिली) 1. A group of individuals descending from a common ancestor. 2. A group of people living in a household who share common attachments, such as mutual caring, emotional bonds, common goal, etc. 3. In biology, the division between an order and genus. (1. एक ही पूर्वज से अवरोहित व्यक्तियों का एक समूह; परिवार कुटुम्ब। 2. कुछ लोगों का समूह जो एक घर में साथ मिलकर रहते हैं, जो पारस्परिक देखभाल, भावनााओं के बंधन, सार्वजनिक लक्ष्य से एक दूसरे से जुड़े होते हैं। 3. जीवाविज्ञानी वर्गीकरण में, एक गण एवं वंश के बीच का विभाग।)

Family planning (फैमिली प्लानिंग) Planning and spacing of childbirth according to wishes of the couple rather than to chance. (परिवार नियोजन; बच्चों का जन्म संयोगवश होने की बजाय पति पत्नी द्वारा अपनी इच्छानुसार उनके जन्म के बीच अन्तर रखने की योजना बनाना। परिवार को सीमित रखने के लिए गर्भनिरोधक का प्रयोग।)

Famotidine (फैमोटिडाइन) H_2 receptor blocker, used for peptic ulcer disease.

(H_2 ग्राही विरोधक, जिसे पेप्टिक व्रण रोग के लिए प्रयोग किया जाता है।)

Fanconi syndrome (फैनकोनी सिण्ड्रोम) Rickets with aminoaciduria, hypoplastic anaemia, growth failure. (अस्थिवक्रता के साथ एमिनो-अम्लमेह, अल्पविकसित रक्ताल्पता; वृद्धि रुक जाना।)

Fang (फैंग) A sharp pointed tooth. (एक तेज नुकीला दाँत या किसी दाँत की जड़।)

Fantasy (फैन्टेसी) The mechanism of creating in one's mind. (कल्पना; अपने मस्तिष्क में रचनात्मक निर्माण की क्रिया या विधि।)

Farad (फैराड) A unit of electrical capacity. The capacity of a condenser that charged with 1 coulomb, gives a difference of potential of 1 volt. (विद्युत-क्षमता की एक इकाई।)

Faradism (फैराडिज्म) Therapeutic use of an interrupted current to stimulate muscles and nerves. (तन्त्रिकाओं एवं पेशियों के रोगों की चिकित्सा में उन्हें उत्तेजित करने के लिए बीच-बीच में की हुई विद्युत-धारा का प्रयोग करना।)

Farmer's lung (फार्मस लंग) Hypersensitive alveolitis on exposure to moldy hay. (सूखी घास, भूसे या अनाज से उत्पन्न धूल के सांस के साथ अन्दर खींच लेने से उत्पन्न किसानों में देखा जाने वाला एलर्जीजन्य वायुकोष्ठिकाशोथ है जिसमें सूखी खाँसी होती है छाती पर कसाव बना रहता है तथा श्रम करने पर सांस फूलने लगती है।)

Farsightedness (फारसाइटेडनैस) An error of refraction in which parallel rays are focussed at a point behind retina, so that near objects are not seen clearly. (दूर की वस्तुओं को साफ-साफ देखने की क्षमता परन्तु पास की वस्तुएँ दिखाई न देना; दूरदृष्टिता।)

Fascia (फेशिया) Fibrous membrane covering, supporting or separating muscles, uniting skin with underlying tissue. *f. Buck's* Facial covering of penis derived from Colle's fascia. *f. Cloquet's* Femoral fascia. *f. cribriform* Fascia of thigh covering saphenous opening. *f. pelvic* It maintains strength of pelvic floor. *f. Scarpa's* The deep layer of superficial fascia of abdomen. *f. transversalis* Fascia located between the perineum and transversalis muscle. (तन्तुमय कला जो त्वचा के नीचे स्थित होती है तथा त्वचा को नीचे के ऊतकों से जोड़ती है या पेशियों एवं शरीर के बहुत से अंगों को ढकती है, सहारा देती है तथा उन्हें अलग-अलग किए रहती है; प्रावरणी; बन्धन।)

Fascicle (फैशिकल) A fasciculus. (एक छोटी पूलिका अथवा गुच्छा विशेषकर तन्त्रिका अथवा पेशी तन्तुओं की पूलिका।)

Fasciculation (फैशीकुलेशन) Involuntary contraction or twitching of muscle fibers. (पेशियों का त्वचा के नीचे दिखाई देने वाला एक छोटा स्थानीय अनैच्छिक संकुचन अथवा स्फुरण।)

Fasciculus (फैशीकुलस) A small bundle especially of muscle or nerve fibers. *f. cuneatus* Triangular shaped bundle of nerve fibers in the dorsal column carrying sense of proprioception and deep touch. *Syn*—column of Burdach. *f. gracilis* It lies medial to *f. cuneatus* *SYN*—Column of Goll. (एक छोटी पूलिका अथवा गुच्छा विशेषकर तन्त्रिका अथवा पेशी तन्तुओं की पूलिका।)

Fasciectomy (फैशिएक्टॉमी) Excision of a portion of fascia. (प्रावरणी के किसी टुकड़े को काट कर निकाल देना।)

Fasciolopsis buski (फैशियोलोप्सिस-बसकाइ) A fluke infesting intestinal tract of certain mammals including man. (पर्णकृमि जो कुछ स्तनपायी प्राणियों जैसे जानवरों एव मनुष्यों के आंत्रिक पथ में बीमारी फैलाते हैं।)

Fascitis (फैशियाइटिस) Inflammation of fascia. (किसी प्रावरणी की सूजन।)

Fastigium (फास्टीजियम) The highest point. The most posterior portion of fourth ventricle in brain. (उच्चतम बिन्दु जैसे ज्वरावस्था; मस्तिष्क में चतुर्थ निलय का सबसे पश्च भाग।)

Fasting (फास्टिंग) Accepting no food. (उपवास करना, भोजन न लेना।)

Fat (फैट) Adipose tissue of body serving as energy reserve, providing fat soluble vitamins. (शरीर का वसामय ऊतक जो शक्ति का एक भण्डार होता है तथा वसा घुलनशील विटामिनों की आपूर्ति करता है।)

Fatal (फैटल) Lethal, pertaining to or causing death. (प्राणनाशक।)

Fatigue (फैटिग) Feeling of tiredness resulting from continuing activity. (क्लान्ति; थकान; लगातार कार्य करने के कारण होने वाली थकान की अनुभूति।)

Fatty acids (फैटी एसिड्स) Omega-3 Unsaturated fatty acids present in fish and certain vegetables, not synthesized in body. They reduce platelet adhesiveness and lower serum triglyceride; hence used in coronary artery disease prevention. (ओमेगा-3 एक असंतृप्त वसीय अम्ल जो मछली तथा कुछ सब्जियों में उपस्थित होता है। तथा शरीर में संश्लेषित नहीं होता है। यह बिम्बाणु आश्लेषता को कम तथा सीरम ट्राइग्लिसराइड को घटाता है इसलिए इसे परिहद-धमनी रोग के निरोधन में प्रयोग किया जाता है।)

Fatty change (फैटी चेन्ज) Abnormal accumulation of fat within the cell. (कोशिका के अंदर, वसा का असामान्य रूप में संचित होना।)

Fauces (फोसेस) The constricted opening leading from mouth to the pharynx bounded by soft palate, base of the tongue and palatine arches. (गले एवं ग्रसनी के बीच का संकीर्ण पथ जो मृदु तालु, जिहवा के नीचे तथा तालु-चाप से घिरा होता है।)

Faucial reflex (फोसियल रिफ्लैक्स) Sensation of vomiting resulting from irritation of fauces. (गलतोरणिका के क्षोभण के परिणामस्बरुप उल्टी होने की अनुभूति होना।)

Favism (फैविज्म) Hereditary hypersensitivity to a kind of bean, vicia faba characterized by fever, hemolytic anemia, vomiting; common to patients of G-6-PD deficiency. (एक प्रकार के बीन के प्रति आनुवंशिक अतिसंवेदनशीलता, विसीया फैबा जिसमें ज्वर, रक्तलाइ रक्ताल्पता, वमन होता है। यह G-6-PD की कमी वाले रोगियों में अधिकतर पाया जाता है।)

Favus (फैवस) Fungal infection of skin characterized by yellowish crusts over hair follicle with itching and musty odor. (एक प्रकार का दाद, त्वचा का एक संक्रमण छत्ते के समान पिण्ड बन जाते हैं जिनमें खुजली होती है तथा सीलनभरी गंध होती है।)

Fc fragment (एफ सी फ्रैगमैन्ट) A part of antibody. (प्रतिपिण्ड का एक भाग।)

Fc receptor (एफ सी रिसेप्टर) A receptor on phagocyte that binds to Fc fragment of IgG and IgE. (भक्षककोशिका का ग्राही जो IgG तथा IgE के Fc खण्ड को बाँधता है।)

Fear (फीयर) Emotional reaction to external or internal threat, a feature of depression. (खतरे की सम्भावना से उत्पन्न तनाव; बाहा या आन्तरिक कष्ट या संकठ के प्रति भावनात्मक प्रतिक्रिया; अवसाद का एक लक्षण।)

Febrile convulsion (फैबराइल कन्वल्सन) Convulsion precipitated by fever. (उच्च तापमान वाले ज्वर के कारण उत्पन्न होने वाले आक्षेप।)

Fecalith (फिकालिथ्) Stone formed of faeces in the intestine due to hardening of the faeces. (आंत में मल पदार्थ से बना कठोर तत्व्।)

Feces (फीसीज़) Excreta, stool. (मल, विष्ठा, पाखाना।)

Feculent (फेक्यूलेन्ट) Fertilization, impregnation. (तलछट से युक्त।)

Fecundation (फीकन्डेशन) Fertilization, impregnation (निषेचन अथवा गर्भाधान।)

Fecundity (फीकन्डिटी) Fertility, ability to produce children. (सन्तान उत्पन्न करने की क्षमता, प्रजनन शक्ति।)

Feedback (फीडबैक) Return to original place, can be positive or negative. (अपने असली या मूल स्थान पर वापस आना, फीडबैक धनात्मक एवं ऋणात्मक हो सकता है।)

Feeder (फीडर) A device permitting independent eating by severe neurologically disabled person. *f. artificial* Tube feeding, the tube passed through esophagus or rectum. (भोजन कराने वाला तीव्र तंत्रिका विकलांग रोगी को स्वय खाने के लिए सहायता देने वाला उपकरण। *F.artificial* (फीडर आर्टिफिशियल) (टयूब द्वारा खाना खिलाना, यह टयूब ग्रासनली या मलाशय से गुजरती है।)

Feeding (फीडिंग) The act or process of eating or giving the food, e.g., breast-feeding, artificial feeding, intravenous feeding, tube feeding. (भोजन करना या खाना खिलाना।)

Feeling (फीलिंग) The conscious phase of nervous activity. Emotions are centrally stimulated feelings. (शारीरिक एवं मानसिक अनुभूति; स्नायु सक्रियता की जागृतावस्था।)

Fehling's solution (फैहलिंग्स सल्यूशन) A solution for testing urine sugar; prepared by dissolving 34.66 g of copper sulfate in 500 mL. of water to make solution A and 173 g. potassium iodide and 50 g of sodium hydroxide in 500 mL. of water to make solution B. When urine containing sugar is boiled after addition of both the solutions, a red precipitate of cuprous oxide is formed. (एक क्षारीय ताँबे से युक्त घोल जो मूत्र में शुगर की विद्यमानता का पता लगाने एवं उसकी प्रतिशतता को निश्चित करने के लिये प्रयोग में लाया जाता है।)

Felbamate (फैल्बेमैट) A newer antiepileptic agent. (एक नया अपस्माररोधी कारक।)

Felodipine (फैलोडिपीन) A calcium channel blocker used in hypertension. (कैल्सियम चैनल विरोधक जिसे उच्चरक्तदाब में प्रयोग किया जाता है।)

Felon (फैलोन) Abscess of soft tissue in terminal portion of finger. (किसी अंगुलि के दूरस्थ अंगुल्यस्थि की मज्जा का संक्रमण या फोड़ा।)

Felty syndrome (फैल्टी सिण्ड्रोम) Rheumatoid arthritis associated with splenomegaly, neutropenia, anemia and often thrombocytopenia. (गठियाप सन्धिशोथ जो प्लीहा अतिवृद्धि, उदासीन रोगी कोशिकाल्पता, रक्ताल्पता तथा बिम्बाणु-अल्पता से सम्बन्धित होता है।)

Female (फिमेल) Woman, sex that produces ova. (ऐसे लिंग का व्यक्ति जो अण्डे देता है अथवा बच्चे को जन्म देता है, नारी, स्त्री, स्त्री जाति।)

Feminism (फैमिनिज्म) Male developing secondary sexual characteristic of female. (पुरुष में स्त्री के द्वितीयक लैंगिक लक्षणों का विकसित होना।)

Feminization testicular (फैमिनाइजेशन टेस्टीकुलर) An apparent female with genetic characteristic of male due to tissue resistance to androgenic hormones secreted by testes. (एक प्रत्यक्ष स्त्री जिसमें पुरुषों वाली जनन विशेषताएँ होती हैं, जो शुक्रग्रन्थि द्वारा स्रावित एण्ड्रोजैनिक हॉर्मोनों के प्रति ऊतक प्रतिरोध के कारण होता है।)

Femoral artery (फिमोरल आर्टरी) A branch of external iliac artery. (बाह्य इलियक धमनी की एक शाखा।)

Femur (फीमर) The longest and largest bone of the body extending from pelvis to knee (*see* Figure). (शरीर की सबसे लम्बी व मजबूत अस्थि जो श्रोणि से जांघ तक विस्तृत होती है।)

Fenestra (फेनेस्ट्रा) An aperture frequently closed by membrane. (खिड़की की तरह छिद्र जो अधिकतर एक झिल्ली से ढका होता है; गवाक्ष।)

Fenfluramine (फेनफ्लूरेमाइन) An adrenergic agent. (एक एड्रीनालीन धर्मोत्तेजक कारक।)

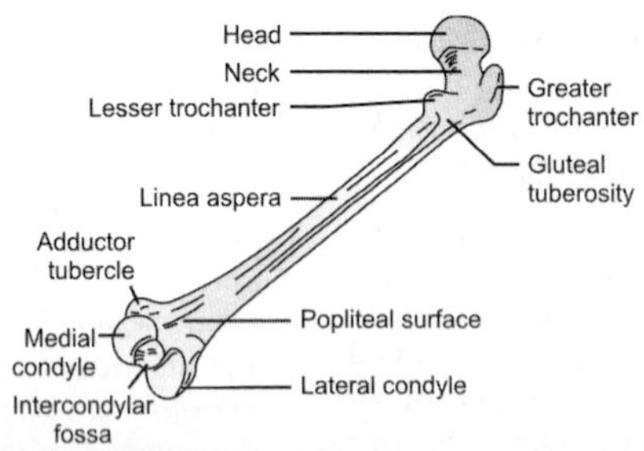

Posterior view of the femur

Fenofibrate (फेनोफाइब्रेट) Lipid-lowering agent. (लिपिड कम करने वाला कारक।)

Fenoprofen calcium (फेनोप्रोफेन कैल्सियम) Nonsteroidal anti-inflammatory agent. (स्टैरॉयडल रहित शोध-रोधी कारक।)

Fenoterol (फेनोटेरॉल) Beta-adrenergic agonist used in bronchial asthma. (बीटा-एड्रीनर्जिक प्रचालक जिसे श्वास दमा में प्रयोग किया जाता है।)

Fenoverine (फेनोवेरीन) Antispasmodic agent. (आक्षेपहर कारक।)

Fentanyl citrate (फेन्टेनल साइट्रेट) Synthetic potent analgesic. (कृत्रिम एवं शक्तिशाली पीड़ाहर।)

Ferment (फर्मेन्ट) To decompose. (नष्ट करना; खमीरण उत्पन्न करने वाला कोई पदार्थ, किण्व, खमीर।)

Fern (फर्न) A flowerless plant, whose extracts are used as anthelmintic. (फूल-रहित पौधा जिसके निष्कर्ष को कृमिनाशक के रुप में प्रयोग किया जाता है।)

Fern pattern (फर्न पैटर्न) Palm leaf (arborization) pattern of cervical mucus when allowed to dry on a glass slide; dependent on salt concentration in mucus which is further dependent upon amount of estrogen in the mucus. This test is only positive in midcycle. If positive in late cycle, indicates lack of progesterone. (गर्दन श्लेष्मा का पाम् की पत्तियों की प्रतिकृति बनना जब उसे एक शीशे की पट्टिका पर सूखने दिया जाता है जो आगे श्लेष्मा में लवण सान्द्रता पर निर्भर करता है जो आगे शलेष्मा मे इस्ट्रोजन की मात्रा पर निर्भर करता है। यह परीक्षण सिर्फ मिडसाइकिल में ही धनात्मक होता है, यदि यह लेट साइकिल में धनात्मक होता है तो यह प्रोजेस्टेरोन की कमी की ओर संकेत करता है।)

Ferric (फेरिक) Trivalent iron, oxidized form. (ट्राइवैलेन्ट लोहा; ऑक्सीजन संयुक्त रुप।)

Ferritin (फेरीटिन) Iron-phosphorus protein complex containing about 23% iron, the principal tissue storage form of iron. (लोहे का वह आकार जिसमें वह शरीर के मुख्य ऊतकों में जमा होता है; ऑयन फॉस्फोरस प्रोटीन सम्मिश्र जिसमें 23% लोहा होता है।)

Ferrokinetics (फेरोकाइनेटिक्स) Study of absorption, utilization, storage and excretion of iron. (लोहे के अवशोषण, उपयोग, संचय एवं उत्सर्जन का अध्ययन।)

Ferroprotein (फेरोप्रोटीन) Important oxygen transferring enzyme. (एंजाइम जो महत्वपूर्ण ऑक्सीजन का स्थानान्तरण करता है।)

Ferrous (फेरस) Bivalent iron. (द्विसंयोजक लोहा।)

Ferrule (फेरुले) A bond or ring of metal applied to the end of the root or crown of tooth in order to strengthen it. (मजबूती के लिए दाँत के मूल के अन्त पर लगाया जाने वाला धातु के एक छल्ला।)

Fertilization (फर्टीलाइजेशन) Union of ovum with spermatozoa or union of male and female gametes in plants (*see* Figure). (स्त्री के किसी डिम्ब का पुरुष के शुक्राणु के साथ संयोग या पौधों में नर तथा मादा युग्मक का संयोजन; गर्भाधान।)

Fervescence (फर्वसेन्स) Increase of fever. (ज्वर का बढ़ना।)

Festinant (फेस्टीनेन्ट) Increase in speed, accelerating. (गति का बढ़ना।)

Fetal alcohol syndrome (FAS) (फीटल एल्कोहॉल सिण्ड्रोम) Birth defects and mental retardation in babies born to alcoholic mothers who continued alcohol ingestion during first trimester. (गर्भावस्था में माँ के मधपान करने के कारण गर्भस्थ शिशु की वृद्धि में ह्रास आना और शिशु में विकृतियाँ तथा मृत जन्म की अवस्था उत्पन्न होना।)

Fetal circulation (फीटल सर्कुलेशन) Oxygenated blood from placenta passes via umbilical vein and ductus venosus to inferior vena cava bypassing liver and thence to right atrium and then via foramen ovale to left atrium, left ventricle and aorta. Some blood from right atrium also enters right ventricle and pulmonary artery to be shunted to aorta via ductus

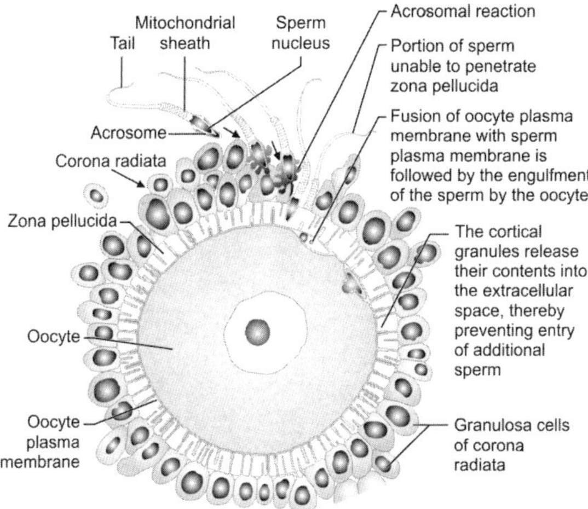

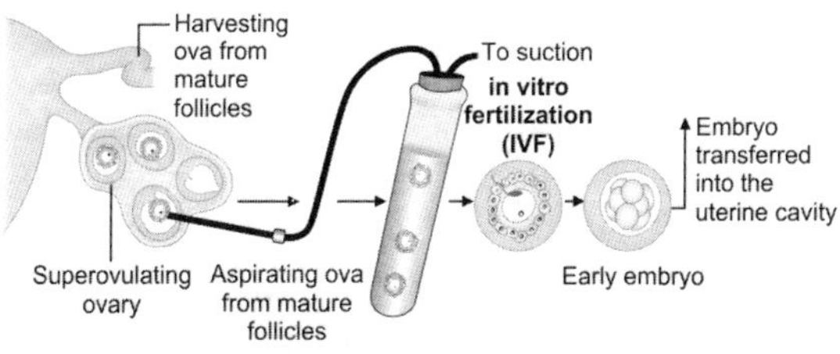

Fertilization

arteriosus. Blood to placental villi is returned via the two umbilical arteries which are continuation of hypogastric arteries (*see* Figure). (अपरा, नाभिरज्जु और भ्रूण में रक्त परिसंचरण; अपरा से ऑक्सीकरण रक्त जो नाभि शिरा तथा शिरा वाहिनी से होते हुए निम्नमहाशिरा जो यकृत के उपमार्ग से गुजरते हुए, दाँये अलिन्द तथा अण्डाकार रन्ध्र से होते हुए बाएं अलिन्द, बाएं निलय तथा महाधमनी तक पहुँचता है। कुछ रक्त दायें अलिन्द से दायें निलय तथा फुफ्फुसीय धमनी में प्रवेश करता है रक्त दोनों नाभि धमनियों से गुजरते हुए, जो अधोजठरीय धमनियों में जाता है, तथा गर्भनालीय अंकुरों तक पहुँचता है।)

Feticide (फेटीसाइड) Killing of the fetus. (भ्रूण का नष्ट होना या उसे मार देना।)

Fetish (फेटिश) An object thought to have magical supernatural power. (विशेष जादुई एवं दिव्य शक्ति वाली वस्तु या शरीर का कोई अंग।)

Fetoprotein (फीटोप्रोटीन) A fetal antigen often present in adults. Amniotic fluid fetoprotein level can indicate about fetal wellbeing and maturity. Level is increased in defects of neuroaxis. Increased level in adults indicates hepatoma. (भ्रूण में स्थित एक एन्टिजन जो कभी-कभी युवाओं में भी उपस्थित होता है। उल्वोदक फीटोप्रोटीन स्तर से भ्रूण की कुशलता तथा प्रौढ़ता की ओर संकेत होता है।)

Fetoscope (फीटोस्कोप) A flexible optical device of fiberoptic material used for direct visualization of fetus *in utero.* (गर्भाशय में स्थित भ्रूण को सीधे आँख से देखने के लिए प्रयोग में लाया जाने वाला एक लचीला दृष्टिपरक उपकरण जो अक्षितन्तुतन्त्र पदार्थ से बना होता है।)

Fetotoxic (फीटोटॉक्सिक) Materials toxic to developing fetus, e.g., alcohol sedatives, tetracycline, tobacco. (कोई भी वस्तु जो भ्रूण के लिये विषाक्त होती है; जैसे मार्फीन, शामक औषधियाँ, तम्बाकू, धूम्रपान, स्कन्दनरोधी औषधियाँ एवं अधिक मात्राओं में विटामिन K आदि।)

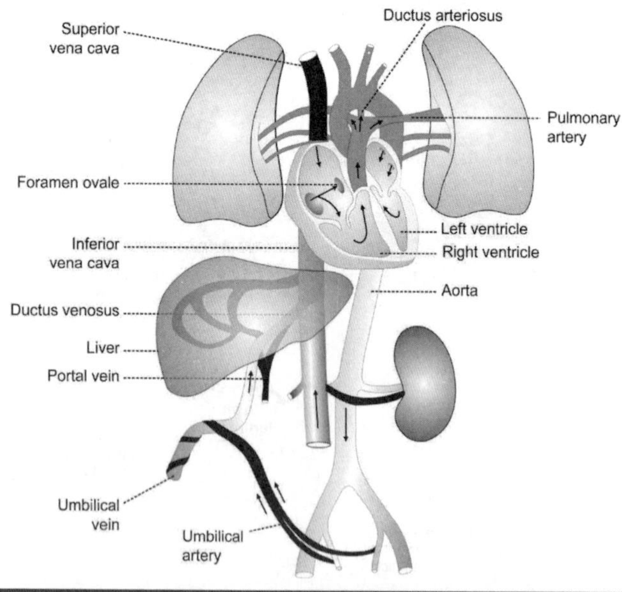

Fetal circulation

Fetus (फीटस) Child *in utero* from third month to birth. *f. amorphus* Shapeless fetus, barely recognizable as fetus. *f. calcified* Fetus dyeing *in utero* with calcification. *f. in fetu* A small imperfect fetus is contained within body of another fetus (e.g., desmoid). *f. mummified* A dead fetus that has assumed mummified form. *f. papyraceus* In twin pregnancy, the dead fetus is pressed flat by living fetus. (गर्भाधान के पश्चात् तीसरे महीने से लेकर जन्म तक गर्भाशय में विकसित होता हुआ बच्चा।)

FEV1 (एफईवी1) Forced expiratory volume in 1 second. After full inspiration patient exhales as hard and as fast as possible into spirometer and the amount of air exhaled in 1 second is recorded. FEV1 is reduced in obstructive lung disease. (एक सेकड में बलपूर्वक निःश्वासी आयतन। पूर्ण अन्तः श्वसन के पश्चात्, रोगी जोर से तथा जल्दी से स्पाइरोमीटर में निकलता है। वायु की मात्रा जो एक सेकड में निकाली गई है उसे रिकॉर्ड किया जाता है। FEVI अवरोधक फेफड़े विकारों में कम हो जाता है।)

Fever (फीवर) Elevation of body temperature above 37°C (98.6°F). Rectal temperature is 0.5-1°F higher than oral temperature. Body calorie expenditure is increased by 12% for each 0°C of fever. *f. continuous* Fever with diurnal variation of below 2°F as in enteric, typhus. *f. drug* Almost any drug can cause fever as a side effect. f. of unknown origin (FUO) Fever above 38°C on several occasions continuing for more than 3 weeks but without a diagnosis even with 1 week of hospital investigation. Common causes are neoplasms, collagen vascular diseases, pulmonary embolism, drug fever. *f. periodic* Inherited disease of unknown etiology manifesting with joint pain, abdominal pain, pleurisy etc, *f. blister* Herpes simplex (type I) eruption of lips. (शरीर का तापमान सामान्य तापमान (98.6°F या 37°C) से बढ़ जाना ज्वर, बुखार। मलाशयी तापमान मौखिक तापमान से 0.5–1°F ऊपर होता है। प्रत्येक 0°C के लिए शारीरिक कैलोरी व्यय 12% से बढ़ जाता है।) *F. continuous* (कन्टीन्युअस फीवर) (ऐसा ज्वर जिसमें दैनिक तापमान में बहुत ही कम परिवर्तन होता है जैस आंत्रिक, टाइफस।) *F.drug* (ड्रग फीवर) किसी औषधि के देने से उत्पन्न होने वाला ज्वर। *F. of unknown origin* (फीवर ऑफ अननोन ओरिजन) कम से कम तीन सप्ताह से हो रहा सतत् ज्वर जो 38°C से ऊपर होता है तथा एक सप्ताह तक अस्पताल में जाँच होने के पश्चात् रोग निदान निश्चित न हो पाया हो। नियोप्लाज्म, कोलेजन वाहिकीय रोग, फुफ्फसीय अन्तः शल्यता, औषधि-फीवर इसके समान्य कारण होते है। *Periodic Fever* (पीरियोडिक फीवर) अज्ञात कारणों का वंशागत रोग जिसमें जोड़ों का दर्द, पेट दर्द आदि होते हैं।)

Fexofenadine (फेक्सोफैनेड़ीन) H_1 receptor blocker, antiallergic. (H_1 ग्राही रोधक; प्रत्यूर्जतानाशक।)

Fibre (फाइबर) Thread like element, can be nerve fibre, muscle fibre or a cellular product like collagen fibre, elastic fibre, reticulin fibre. *f. afferent* Fibre carrying impulses towards nerve cell. *f. dietary* Undigestible elements of food, i.e., cellulose, hemicellulose, lignin, pectin that add bulk to stool. Foods rich in fiber include whole grain, fruits, leafy vegetables, and their skin. High fiber intake prevents constipation, prevents diverticulosis, lowers cholesterol and sugar and possibly prevents colon cancer. *f. efferent* Nerve fiber carrying information away from nerve cell. *f. medullated* Nerve fiber whose axis cylinder is covered by myelin sheath. (धागे जैसा तत्त्व जैसे कोई तन्त्रिका तन्तु या पेशी तन्तु या कोशिकीय उत्पाद जैसे कोलेजन तन्तु, प्रत्यास्थ तन्तु, रेटिकुलिन तन्तु।)

Fibril (फाइब्रिल) A small fiber, often the component of a cell or a fiber; can be myofibril or neurofibril. (एक छोटा तन्तु अथवा सूत्र, अधिकतर कोशिका या तन्तु का घटक। यह पेशी तन्तुक या तन्त्रिकातन्तुक भी हो सकता है।

Fibrillation (फिब्रिलेशन) Spontaneous contraction of individual muscle fibers. *f. atrial* Rapid, irregular and incomplete contraction of atria. *f. ventricular* Similar to above, with ineffectual contraction of ventricles. May result from mechanical injury to heart, coronary artery disease, drugs, electrocution, electrolyte imbalance, etc. Life-threatening unless immediately treated. (एक व्यक्तिगत पेशीय तन्तुओं का स्वतः संकुचन। *F.atrial* (फिब्रिलेशन एट्रियल) अलिन्द-हृद्रयपेशी में बहुत तीव्र एवं अपूर्ण संकुचन होना। *F.ventricular* (फिब्रिलेशन वैन्दीकुलर) बहुत तीव्र, पूर्णतया असमांजित निलय हृदपेशी तन्तुओं के संकुचन के परिणाम स्वप निलय की बहुत शीघ्रगामी, अनियमित एवं असमंजित गतियों का होना।)

Fibrin (फाइब्रिन) Whitish filamentous protein formed by action of thrombin on fibrinogen. Fibrin entangles RBC and platelets to produce the clotting. *f. foam* A sponge like substance prepared from human fibrin used as hemostatic in surgery. (एक श्वेत, सूत्री (धागेनुमा), अघुलनशील प्रोटीन जो फाइब्रिनोजन से उस पर थ्रॉम्बिन की क्रिया से बनता है जो रक्त को जमाने के लिए आवश्यक होती है।)

Fibrinogen (फाइब्रिनोजन) A coagulation protein of plasma that is precursor of fibrin. (रक्त प्लाविका (प्लाज्मा) का जमा हुआ एक प्रोटीन जो फाइब्रिन का पूर्वगामी होती है यह फाइनिब्रन एवं रक्त को जमाने के लिए आवश्यक होती है।)

Fibrinogenolysis (फाइब्रिनोजीनोलाइसिस) Dissolution of fibrin. (रक्त में फाइब्रिन का विघटन अथवा प्रविलयन (घुल जाना)।)

Fibrinogenopenia (फाइब्रिनोजीनोपीनिया) Reduction in blood fibrinogen. (रक्त में फाइब्रिनोजन की कमी जो अधिकतर यकृत विकार के कारण होती है।)

Fibrinoid (फाइब्रिनॉयड) Resembling fibrin. (फाइब्रिन जैसा या सादृश्य।)

Fibrinoid change (फाइब्रिनॉयड चेन्ज) Change in connective tissue with immunologic injury, the tissue becoming homogeneous, swollen and band like. (संयोजी ऊतक में परिवर्तन के साथ रोगक्षमता वाली क्षति; ऊतक संमाग तथा सूज जाते हैं।)

Fibrinokinase (फाइब्रिनोकाइनेज) Enzyme of animal tissue that activates plasminogen. (जानवर ऊतक का एक एंजाइम जो प्लाज्मिनोजन को सक्रिय बनाता है।)

Fibrinolysin (फाइब्रिनोलाइसिन) *SYN*– Plasmin that dissolves fibrin. (रक्त में पाया जाने वाला प्लाज्मिन (एंजाइम) जो फाईब्रिन को घोल देता है।)

Fibrinolysis (फाइब्रिनोलाइसिस) The process of dissolution of fibrin by plasmin. (प्लाज्मिन द्वारा फाइब्रिन को घुल जाने की क्रिया।)

Fibrinopeptide (फाइब्रिनोपेप्टाइड) The substance removed from fibrinogen during blood coagulation; fibrin degradation product. (थ्रॉम्बिन की क्रिया द्वारा रक्त के जमने की क्रिया में फाइब्रिनोजन से अलग हुआ पदार्थ।)

Fibrinosis (फाइब्रिनोसिस) Excess fibrin in blood. (रक्त में फाइब्रिन का अधिक पाया जाना।)

Fibroadenoma (फाइब्रोएडीनोमा) Adenoma with fibrous tissue stroma. (ग्रन्थर्बुद जिसमें तन्‌ तु ऊतक पंजर होते हैं।)

Fibroangioma (फाइब्रोएन्जियोगा) A fibrous tissue angioma. (किसी तन्तु–ऊतक का वाहिकार्बुद।)

Fibrocartilage (फाइब्रोकार्टिलेज) A type of cartilage in which the matrix contains thick bundles of white or cartilaginous fibers. Found in the intervertebral disks. (एक प्रकार की उपास्थि जिसके आधात्री या आधारक में सफेद या कोलेजनी तन्तुओं की मोटी पूलिकाएँ पाई जाती हैं जैसा अंतराकशेरुका चक्र में दिखाई देती है; तन्तूपास्थि।)

Fibrocyst (फाइब्रोसिस्ट) A fibrous tumor having undergone cystic degeneration. (एक तन्तुमय-अर्बुद जिसमें पुटीय हास हो जाता है; तन्तुपुटी।)

Fibrocystic disease of breast (फाइब्रो-सिस्टिक डिजीज ऑफ ब्रैस्ट) Painful lump in breast, the pain and size fluctuating with menstrual cycle; 50% of women in reproductive age have this problem and carry a 2–5% greater risk of developing breast cancer. (स्तन में पीड़ायुक्त अर्बुद, उसका दर्द तथा माप जो ऋतुस्त्राव चक्र के साथ बढ़ता-घटता रहता है, अधिकतर 50 प्रतिशत स्त्रियों को जननीय आयु में यह समस्या हो जाती है तथा स्तन कैंसर की उत्पति का भय 2–5 प्रतिशत तक बढ़ जाता है।)

Fibrocystic disease of pancreas (फाइब्रोसिस्टिक डिजीज ऑफ पैन्क्रियाज) Cystic fibrosis. (मूत्राशयी तन्तुमयता।)

Fibroid (फाइब्रॉयट) Fibromyoma of uterus which may grow inwards or outwards to become subperitoneal (*see* Figure). (गर्भाशय का तन्तुपेशीअर्बुद जो अन्दर या बाहर की ओर बढ़कर अवपर्युदर्यीय बन जाता है।)

Fibroma (फाइब्रोमा) Encapsulated, irregular, firm slow growing connective tissue tumor. Can arise within muscle, breast, uterus (causes menorrhagia) (*see* Figure). (संयोजी ऊतक का बना एक सुदम, परिसम्पुटक, अनियमित धीरे-धीरे बढ़ने वाला अर्बुद जैसे गर्भाशय-तान्तव तथा स्तन का तन्तु अर्बुद।)

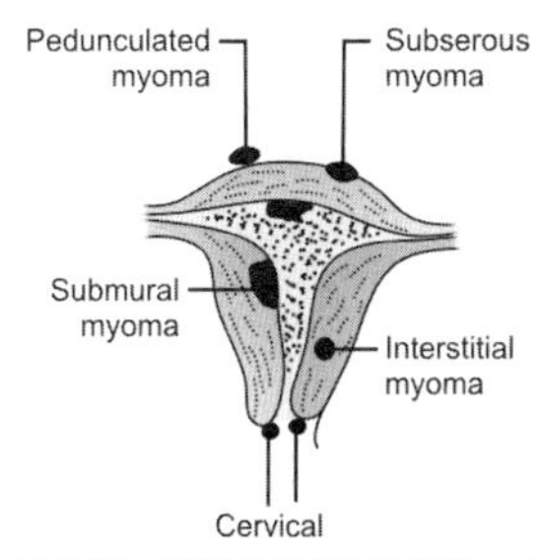

Fibromyomata of uterus

Fibromatosis (फाइब्रोमेटोसिस) Simultaneous development of multiple fibromas. *f. gingivae* An inherited condition in which there is hypertrophy of gums prior to eruption of teeth. (एक ही समय में बहुत से तन्तुअर्बुदों का उत्पन्न होना; तन्तु-अर्बुदता।)

Fibromyositis (फाइब्रोमायोसाइटिस) Inflammation of muscle and surrounding connective tissue, a nonspecific illness characterized by pain, tenderness, stiffness of joint capsule. (पेशीय तथा संयोजी ऊतक की सूजन; अनिश्चित बीमारी जिसमें जोड़ सम्पुटिका में पीड़ा, संवेदनशीलता तथा ऐंठन हो जाती है।)

Fibromyxoma (फाइब्रोमिक्सोमा) A fibroma that has undergone partial myxomatous degeneration. (तन्तु अर्बुद जो

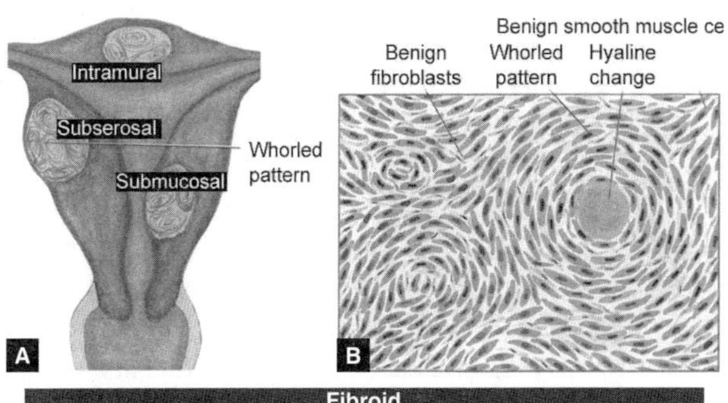

Fibroid

आंशिक श्लेष्मार्बुद अपजनन से गुजर चुका हो।)

Fibromyxosarcoma (फाइब्रोमिक्सोसार्कोमा) A sarcoma containing fibrous and myxoid tissue or sarcoma that has undergone mucoid degeneration. (तन्तुमय एवं श्लेष्माभ ऊतक वाला सार्कोमा या सर्कोमा जो श्लेष्माभ अपजनन से गुजर चुका हो।)

Fibronectin (फाइब्रोनेक्टिन) A group of proteins whose presence in cervical secretion may act as marker for preterm labor. (प्रोटीनों का एक वर्ग जिसकी ग्रैव स्राव में उपस्थित कालपूर्व प्रसव के लिए मार्कर के रुप में कार्य करती है।)

Fibropapilloma (फाइब्रोपेपिलोमा) Mixed fibroma and papilloma seen in bladder. (एक मिश्रित तन्तु अर्बुद जिसमें तन्तु अर्बुद एवं अंकुरकार्बुद होते हैं जो कभी-कभी मूत्राशय में पाया जाता है।)

Fibrosarcoma (फाइब्रोसार्कॉमा) A spindle celled sarcoma containing abundant connective tissue. (एक तर्कु कोशिकीय सार्कोमा जिसमें अनेक तन्तु संयोजी ऊतक होते हैं; तन्तुसार्कोमा।)

Fibrosis (फाइब्रोसिस) Abnormal fibrous tissue formation. *f. diffuse interstitial pulmonary* *SYN*—Hamman rich syndrome, causing respiratory distress of newborn. *f. of lungs* Formation of scar tissue in lungs following pneumonia, lung abscess, tuberculosis. *f. retroperitoneal* Of unknown etiology, causes obstruction of ureter and great vessels. (असामान्य रुप से तन्तुमय ऊतक का बनना: तन्तुमयता) *F.diffuse interstitial pulmonary* (डिफ्यूज इन्टरस्टीशियल पल्मोनरी फाइब्रोसिस) हैमेम रिंच सिण्ड्रोम, जो नवजात शिशु में श्वासीय कष्ट उत्पन्न करता है। *F.of lungs* (फाइब्रोसिस ऑफ लंगस) फुफ्फुसशोथ, फुस्फस-विद्रधि, यक्षमा के पश्चात् फेफड़ों में व्रणचिन्ह ऊतक का बनना। *F. retroperitoneal* (रेट्रोपैरीटोनियल फाइब्रोसिस) अज्ञात कारणों से, यह मूत्रनली तथा बड़ी वाहिनी में अवरोध उत्पन्न करता है।)

Fibula (फिब्यूला) The outer and smaller bone of leg, often sacrificed in bone grafting (*see* Figure below). (टांग की सबसे बाहा तथा छोटी अस्थि, जो अधिकतर अस्थि निरोपण में क्षत हो जाती है।)

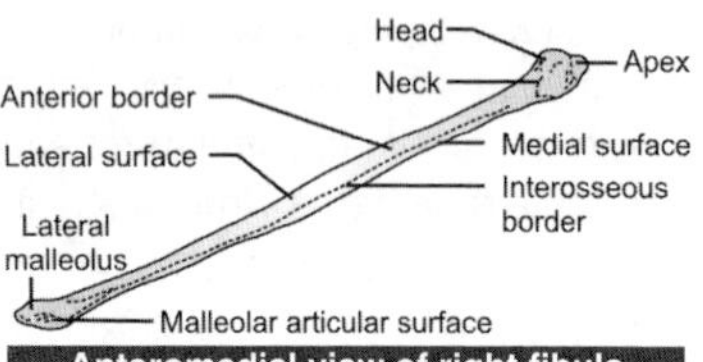

Anteromedial view of right fibula

Fick method (फिक मैथड़) A method to determine cardiac output. (ह्रदय उत्पादन को ज्ञात करने की एक विधि।)

Field (फील्ड) A specific area in relation to an object. (किसी वस्तु से सम्बन्धित विशिष्ट क्षेत्र जैसे श्रवण क्षेत्र।)

Fifth cranial nerve (फिफ्थ क्रेनियल नर्व) Trigeminal nerve, a mixed nerve with its sensory-motor nuclei in Pons-medulla. (त्रिधारीय तन्त्रिका, पोन्स प्रान्तस्था में एक मिश्रित तन्त्रिका के साथ उसके संवेदी-प्रेरक केन्द्रकों का पाया जाना।)

Fifth disease (फिफ्थ डिजीज) Parvovirus infection with rash mimcking rubella. (रुबे पैरोवाइरस संक्रमण के साथ विस्फोट जो रुबेला के समान लगते हैं।)

FIGLU excretion test (एफआईजीएलयू एक्सक्रीशन टेस्ट) Test for folic acid deficiency. When histidine is administered to patient with folic acid deficiency formiminoglutamic acid excretion in urine is increased. (फॉलिक एसिड की कमी के लिए परीक्षण जब फॉलिक एसिड की कमी वाले रोगी में हिस्टिडीन को दिया जाता है, तब मूत्र में फोर्मिमीनोग्लूटेमिक अम्ल का स्राव बढ़ जाता है।)

Filament (फिलामेन्ट) Thread-like coil of Tungsten found in X-ray tube. (बारीक धागे के समान रचना; एक्स-रे नली में पाए जाने वाले धागे जो टंगस्टिन के कॉयल के समान होते हैं।)

Filaria (फाइलेरिया) A long filiform nematode found in lymphatics, serous cavities and connective tissue, e.g., *W. bancrofti.* (लसीकापरक, रक्तोदकीय गुहाओं तथा संयोजी ऊतक में पाये जाने वाले लम्बे धागे के समान गोलकृमि।)

Filariasis (फाइलेरियसिस) A chronic disease due to filaria species (फाइलेरिया प्रजाति के कारण एक लम्बी बिमारी।)

Filiform (फिलीफोर्म) Hair-like, filamentous. (तंतुप; बारीक धागे या बाल के समान रचनाओं से बना हुआ।)

Film (फिल्म) A thin membrane/covering; photographic film usually cellulose coated with a light sensitive emulsion. *f. bitewing* Technique used for taking film of several teeth at the same time (एक पतली कला था आवरण; सेल्यूलोज की प्रकाश-सुग्राही पायस या इमल्सन से आवृत एक फोटोग्राफिक परत।) *Filariasis bitewing* (फाइलेरिएसिस बिटेविंग) अनेक दाँतो का एक ही समय में फिल्म लेने के लिए प्रयोग की जाने वाली एक विधि।)

Film badge (फिल्म बैज) A badge containing a film to calculate the total exposure of an individual to X-rays. (एक बैज जिसमें एक पतली परत अर्थात् फिल्म होती है जिसे किसी व्यक्ति को एक्स-रे की किरणाों के प्रति सम्पूर्ण अनावरण को मापने के लिए प्रयोग किया जाता है।)

Filter (फिल्टर) Device for filtering light, liquid, radiation, etc. *f. Berkefeld* A diatomaceous earth filter designed to remove bacteria from solutions passed through it (excepting viruses). *f. infrared* Filter that permits only passage of infrared waves of certain wavelengths. *f. optical* Device that only permits a portion of the visible light spectrum. The filter absorbs the unwanted wavelength. *f. umbrella* Filter placed in blood vessels in order to prevent passage of emboli, e.g., inferior vena cava umbrella filter placement to reduce pulmonary embolism in patients of pelvic or deep leg vein thrombosis. *f. Wood's* A glass screen allowing passage of ultraviolet rays and absorbing rays of visual light, useful for diagnosis of fungus infection of hair. (द्रवों, प्रकाश किरणों अथवा विकिरणों को छानने का एक उपकरण) Berkefeld filter (बर्कफेल्ड फिल्टर) इस प्रकार का निस्यन्दक या फिल्टर एक विशेष प्रकार की मिट्टी का बना होता है। इसके द्वारा छनने वाले विलयनों से यह जीवाणुओं को पृथक कर देता है।

Filtrate (फिल्ट्रेट) The fluid that has been passed through a filter. *f. glomerular* The protein free plasma filtered while passage of blood through glomeruli. (निस्यंदक से होकर गुजरने वाला द्रव।)

Filum (फाइलम) A thread like structure. *f. coronaria* A fibrous band extending from the base of the median cusp of tricuspid valve to the aortic annulus. *f. terminale* A long slender filament at the terminal end of cord terminating in coccyx. (एक धागे के समान संरचना।) *Filum coronaria* (फाइलम कोरोनेरिया) (तन्तुमय पट्टी जो दाये अलिन्द-निलय कपाट के मध्यस्थ शीर्ष के आधार से महाधमनिक वलय तक विस्तृत होती है।) *Filum terminal* (फाइलम टर्मिनल) रज्जु के अंतिम छोर पर स्थित एक लम्बे पतले तन्तु।)

Fimbriate (फिम्ब्रियेट) Having finger-like projections (*see* Figure). (अँगुली के समान प्रक्षेपण या उभार वाला।)

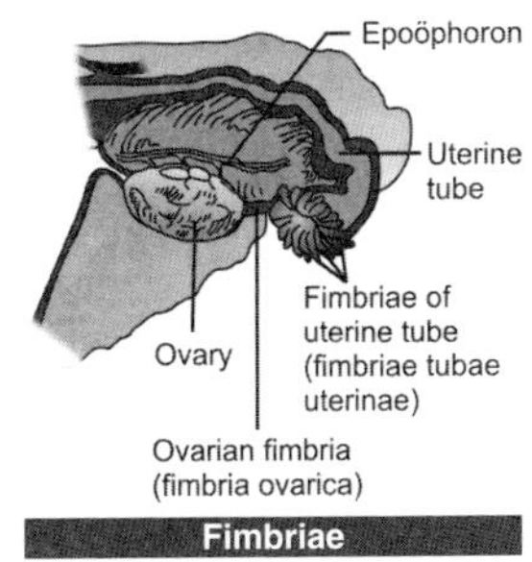

Fimbriae

Finasteride (फाइनेस्टेराइड) Antiandrogen used for prostatic hypertrophy. (एण्टीएण्ड्रोजन जिसे वृद्धावस्था में प्रोस्टेट

ग्रन्थि बढ़ जाने पर उसे कम करने के लिए प्रयोग किया जाता है।)

Fine motor skills (फाइन मोटर स्किल्स) Skills pertaining to synergy of small muscles of hand. (निपुणता जो हाथ की छोटी पेशियों की सहकारिता से सम्बन्धित होती है।)

Finger (फिंगर) One of the five digits of hand. *f. clubbed* Enlarged terminal phalanx of the finger. Present in cyanotic heart disease, pulmonary suppuration and malignancy, bacterial endocarditis. *f. hammer* Permanent flexion of terminal phalanx due to damage of extensor tendons. *Finger f. mallet* partial permanent flexion of terminal phalanx from rupture of extensor tendon. *f. trigger* momentary arrest of finger flexion/extension followed by snapping into place due to stenosing tenovaginitis or nodule on flexor tendon. (अंगुलि; हाथ की अँगुलियों में से एक।) *F. clubbed* (फिंगर क्लब्ड) ऐसी अँगुली जिसकी अन्तिम अंगुल्यस्थि बड़ी होती हैं। *F.hammer* (फिंगर हैमर) ऐसी अँगुली जिसमें प्रसार कण्डरा के क्षतिग्रस्त होने के कारण अन्तिम अंगुल्यस्थि स्थायी प से आकुंचित हो जाती है। *F.mallet* (फिंगर मैलेट) ऐसी अँगुली जिसमें प्रसार कण्डरा के क्षतिग्रस्त होने के कारण अन्तिम अंगुल्यस्थि आंशिक स्थायी रुप से आंकुचित हो जाती है।)

Fingerprint (फिंगर प्रिन्ट) An imprint made by the cutaneous ridges of fingers, used for the purpose of identification. (किसी अँगुली के अन्तिम मांसल भाग के त्वचीय कटकों (उभरी रेखाओं) की छाप, जो व्यक्ति की पहचान करने में उपयोग किया जाए।)

First aid (फर्स्ट ऐड) Emergency assistance to injured/sick individuals prior to physician's care or transportation to hospital. Common situations necessitating first aid are foreign body, coma, convulsion, burn, poisoning, etc. (डाक्टर के आने से पहले अथवा अस्पताल पहुँचने से पहले क्षतिग्रस्त रोगी व्यक्ति को दी जाने वाली आपात कालीन सहायता एवं चिकित्सा।)

First cranial nerve (फर्स्ट क्रेनियल नर्व) Nerve carrying smell sensation from olfactory mucosa. (तन्त्रिका जो गन्ध श्लेष्मकला से गन्ध संवेदना की वाहक होती है।)

First degree AV block (फर्स्ट डिग्री एवी ब्लॉक) Partial block of conduction in A-V node characterized by prolonged P-R interval. When occurring independently does not need treatment but if with anterior myocardial infarction or bundle branch block, it may progress to complete heart block and hence needs permanent pacemaker. (अलिन्द निलयी पर्व में संचार का आंशिक रुप से अवरोध होना जिसमें लम्बी अवधि पी, आर अन्तराल होते हैं। यदि वह स्वतंत्र रुप से घटित होता है तो इसे चिकित्सा की आवश्यकता नहीं होती परन्तु अगर यह अग्र ह्रदरोधगलन या पूलिका शाखा अवरोध के साथ होता है, तो यह सम्पूर्ण ह्रदय अवरोध में गति कर सकता है और स्थायी रुप से पेसमेकर की जरुरत पड़ सकती है।)

Fish skin disease (फिशस्किन डिजीज) A disease of skin characterized by increase of the horny layer and deficiency of the skin secretion. (मत्स्यचर्मता, मछली की त्वचा जैसी सूखी, पपड़ीदार एवं श्रृंगी चर्म; त्वचा का एक रोग जिसमें त्वचीय स्त्राव की कमी तथा श्रृंगी परत बढ़ जाती है।)

Fission (फिशन) Splitting into two or more parts; a method of asexual reproduction in bacteria, protozoa and other lower forms of life. (चिरकर या फटकर दो या अधिक भागों में विभाजन की क्रिया। जीवाणुओं, एक कोशिकीय जन्तुओं या छोटे जन्तुओं में पाई जाने वाली अलैंगिक जनन की एक विधि।)

Fissiparous (फिशिपेरस) Reproducing by fission. (विखण्डन द्वारा सन्तानोत्पत्ति करने वाला।)

Fissure (फिशर) A groove or natural division, cleft or slit, break in enamel of tooth, crack like sore, deep furrow in an organ like brain, liver, spinal cord. *f. anal* Linear painful ulcer at anal margin. *f. auricular* Fissure of petrous part of temporal bone. *f. Broca* Fissure encircling the third left frontal convolution of the brain. *f. inferior orbital* Fissure at the apex of orbit, through which pass the infraorbital blood vessels and maxillary branch of trigeminal nerve. *f. of Rolando* Fissure separating frontal and parietal lobes. *f. of Sylvius* Fissure separating frontal and parietal lobes from temporal lobe. *f. transverse* 1. Fissure between cerebrum and cerebellum of brain. Fissure on the lower surface of liver serving as the hilum for entrance of hepatic vessels and exit of ducts. (खातिका या प्राकृतिक विभाजन, विदर या दरार, दाँत के दन्तवल्क में दरार या किसी अंग जैसे मस्तिष्क, यकृत, सुषुम्ना रज्जु में गहरी नली होना। *Anal fissure* (एनल फिशर) गुदा के किनारे लाइन में बना जख्म जिसमें दर्द होता है। *F. auricular* (औरीकुलर फिशर) शंखास्थि का अश्माभ भाग में दरार। *F. broca* (ब्रोका फिशर) मस्तिष्क के तीसरे बाये ललाटीय संवलन को घेरता हुआ विदर। *F of Rolando* (फिशर ऑफ रॉलैण्डो) दरार जो अग्र तथा पार्शिवक खण्ड को विभाजित करती है। *F of Sylvius* (फिशर ऑफ सिलीवयस) दरार जो शंख खण्ड से अग्र तथा पार्शिवक खण्ड को विभाजित करती है। *F. transverse* (ट्रान्सवर्म फिशर) मस्तिष्क के प्रमस्तिष्क एवं अनुमस्तिष्क के बीच स्थित दरार।)

Fistula (फिश्ट्यूला) An abnormal free passage from cavity/or inner organ to exterior/another organ. *f. arteriovenous* Direct communication between artery and vein. *f. horseshoe* Perianal fistula in which the tract goes round the rectum and communicates with skin at one or more point. *f. thyroglossal* A midline fistula about thyroid that connects the persistent embryonic thyroglossal duct to exterior. (नालव्रण; दो आन्तरिक अंगों के बीच स्थित एक अस्वाभाविक मार्ग स्थापित हो जाना अथवा किसी आन्तरिक अंग से शरीर के बाह्य की ओर जाने वाला मार्ग जो जन्मजात या चोट लगने से उत्पन्न हो सकता है।) *F. arteriovenous* (फिश्ट्यूला आर्टीरियोवेनेस) किसी धमनी एवं शिरा के बीच स्थित पथ।)

Fistula director (फिश्चुला डाइरैक्टर) It is a small and fine instrument made up of flexible material used to find the location of the fistula. (एक छोटा सा पतला यंत्र जो फिशचुला का स्थान पता लगाने के लिए प्रयोग किया जाता है)

Fistulotome (फिश्चुलाटोम) Apparatus for operating the fistula. (फिश्चुला का आपरेशन करने वाला यंत्र।)

Fistulectomy (फिश्चुलेक्टॉमी) Surgical process of opening and removing a fistula. (फिश्चुला को शल्यक्रिया द्वारा काट कर अलग कर देना।)

Fixation point (फिक्सेशन पाइन्ट) The fovea or the point on the retina where the visual axes meet for clearest vision. *f. external* external pin fixation, the pins connected to metal bar for maintaining alignment of open fracture. *f. internal* open reduction and fixation by plate, nail, screw or wire. *f. complement* the consumption of complement when reacting with immune complexes containing complement fixing antibodies. *f. nitrogen* traping of atmospheric nitrogen as nitrate or amino group by bacteria of genus *Rhizobium*. *f. ossicular* chain fixation of one or more auditory ossicles. (नेत्रपटल पर केन्द्र गर्तिका या बिन्दु जहाँ दृष्टि-अक्ष मिलते हैं जिससे साफ नजर आता है।)

Flaccid (फ्लैसिड) Paralysis with loss of muscle tone, reduction or loss of tendon reflexes, atrophy of muscles, usually due to lesion of lower motor neurone. (शिथिल (ढीला-ढाला), पिलपिला, पेशीय तान की कमी सहित पक्षाघात होना। कण्डरा-प्रतिवर्त की कमी या अभाव, पेशी-शोष जो अधिकतर निचले प्रेरक तन्त्रिकोशिका की विक्षति के कारण होता है।)

Flagellate (फ्लैजिलेट) A protozoon with one or more flagella. (एक या अधिक कशामों से युक्त प्रजीवाणु; कशाभी।)

Flagellation (फ्लैजिलेशन) Whipping, massage by strokes, a form of sexual aberration in which sexual urge is brought about by being whipped or whipping the partner. (मारना या थपथपा कर मालिश या मर्दन की एक विधि। कोड़ों से मार कर या मार खाकर लैंगिक सुख या आनंद प्राप्त करना।)

Flagellin (फ्लैजेलिन) Protein of flagella, resembling myosin (कशाभों का प्रोटीन जो मायोसिन के समान प्रतीत होता है।)

Flagellum (फ्लैजिलम) A hairlike motile process on a protozoon. (कशाभ; किसी जीवाणु अथवा एक कोशिकीय जन्तु की बाह्य सतह से उत्पन्न होने वाला बाल के समान बारीक उपांग जो गति उत्पन्न करने में समर्थ हो।)

Flail chest (फ्लेल चैस्ट) A condition arising from fracture of a number of ribs, or ribs at many points, resulting in the flail rib segment moving in paradoxically with inspiration and out with expiration. (पसलियों में कई अस्थि भंग हो जाने से उत्पन्न शिथिल वक्ष की एक दशा।)

Flail joint (फ्लेल ज्वाइंट) Joint with excessive mobility due to paralysis of acting muscles. (किसी सन्धि को नियंत्रित करने वाली पेशियों के पक्षाघात से होने वाली शिथिल सन्धि।)

Flange (फ्लैन्ज) In dentistry, the part of an artificial denture that extends from embedded teeth to the border of denture. (निकला (उभरा) हुआ किनारा; दन्तचिकित्सा में नकली दन्तावली का भाग जो अन्तः स्थापित दाँतों से दन्तावली के किनारे तक विस्तृत होता है।)

Flank (फ्लैंक) The part of body between ribs and upper border of ilium. (पसलियों एवं इलियम अस्थि के ऊपरी किनारे के बीच स्थित शरीर का पार्श्वीय भाग।)

Flap (फ्लैप) A mass of partially detached tissue used in plastic surgery. *f. pedicle* Flap made by suturing the edges to form a tube. Then one end of the tube is severed and sutured to another site. By use of this jump flap technique, such a flap may be moved in several stages, a great distance. *f. periodontal* Gingival flap removed or repositioned to eliminate periodontal pockets or to correct mucogingival defects. (प्लास्टिक सर्जरी में निरोपण के लिये शरीर के किसी भाग से अलग किया गया ऊतक विशेषकर त्वचा का एक टुकड़ा।) *F.pedicle* (पेडीकिल फ्लैप) (प्रालम्ब जो किनारो को सिल कर बनाया जाता है जिससे नलिका बनती है। नलिका के एक छोर को दूसरे स्थान से सिल दिया जाता है।) *F.periodontal* (पैरीयोडोन्टल फ्लैप) मसूड़े प्रालम्ब को हटाना या पुनः स्थापित करना जिससे परिदन्तीय पॉकेट को हटाया जाता है या श्लेष्मामसूड़ों के विकारों को ठीक किया जाता है।)

Flare (फ्लेयर) A spreading area of redness that surrounds a line made by drawing a pointed instrument across the skin. It is due to dilatation of blood vessels. (वाहिका प्रेरक प्रतिक्रिया या रक्त वहिका के विस्फारण के कारण त्वचा पर किसी नुकीले यन्त्र से खींच कर बनाई रेखा के चारों और फैली हुई लाली।)

Flashbacks (फ्लेशबैक्स) The return of imagery and hallucinations after the immediate effect of hallucinogens is worn off. (विभ्रम के समाप्त होने के तुरन्त प्रमाव के बाद कल्पना तथा विभ्रम का बार बार ध्यान आना।)

Flash point (फ्लैश पाइन्ट) The temperature at which substance will burst into flames spontaneously. (वह तापमान जिस पर कोई पदार्थ एकदम से स्वतः जल जाता है और लपटें निकलने लगती हैं।)

Flat foot (फ्लैटफूट) Abnormal flatness of sole and loss of arch on innerside of foot. (पढ़तल की असमान समतलता तथा अंदरुनी पद चाप चपटा हो जाता है; सपाट-पाद।)

Flatness (फ्लैटनैस) Resonance heard on percussion over solid organs or when there is fluid in the thoracic cavity. (कठोर अंगो पर परिताड़न होने या जब वक्ष गुहा में तरल होने पर सुनाई देने वाला अनुकम्पन।)

Flatulence (फ्लेटूलैन्स) Excessive formation or passage of gas from GI tract. (अमाशय एवं आँत में अत्यधिक गैस भर जाने के कारण उसका फूलना; आध्मान।)

Flatus (फ्लैटस) Expulsion of gas from anus. Average person excretes 400–1200 cc of gas everyday, containing hydrogen, methane, skatoles, indoles, carbon dioxide, small amounts of oxygen and nitrogen. Flatulogenic foods are milk, legumes, fried items. (पाचन नली तथा आंत्र में स्थित गैस; गुदा से होकर निकलने वाली गैस। सामान्य व्यक्ति 400-1200 CC गैस प्रतिदिन त्याग करता है जिसमें हाइड्रोजन, मिथेन, स्केटोल, इण्डोल, कार्बन डाइऑक्साइड, छोटी मात्रा में ऑक्सीजन तथा नाइट्रोजन होती है। गैस बनाने वाले खाद्य पदार्थ दूध, मटर, सेम तथा तले हुए पदार्थ होते हैं।)

Flatus tube (फ्लेटस-ट्यूब) A rectal tube which is pushed to facilitate expulsion of gas. (रबड़ की एक मलाशयी नली जिसका आध्मान (गैस से पेट फूल जाना) के गम्भीर मामलों में गैस के आसानी से बाहर निकलने के लिए प्रयोग किया जाता है; आंत्रवायु नली।)

Flavi virus (फ्लेवी वाइरस) Previously called group B arbo virus responsible for yellow fever, dengue fever and encephalitis. (इसे पहले ग्रुप B अर्बो वाइरस कहा जाता था जो पीले-ज्वर, डेन्गु-ज्वर तथा मस्तिष्कशोथ के लिए जिम्मेदार होता है।)

Flavin (फ्लेविन) One of a group of natural water soluble pigments occurring in milk, yeast, bacteria and some plants. (जल में घुलनशील पीत वर्णकों के किसी वर्ग में से कोई एक जो दूध, यीस्ट, जीवाणु तथा कुछ पौधों में पाय जाता है।)

Flavism (फ्लेविज्म) Having a yellow tinge. (हल्का पीलपन लिये होना।)

Flavobacterium (फ्लेवोबैक्टीरियम) A group of bacteria producing orange-yellow pigments in culture. Flavobacterium meningosepticum causes virulent meningitis in prematures. (जीवाणुओं का एक वर्ग जो पीत वर्णकों को सम्वर्धन में उत्पादित करता है। फ्लेवोबैक्टीरियम मैनिन्जोसेप्टिकम से कालपूर्वकों में संक्रामक मस्तिष्कावरणशोथ हो जाता है।)

Flavoprotein (फ्लेवोप्रोटीन) A group of conjugated proteins that constitute yellow enzyme for cellular respiration. (कोशिकीय श्वसन में आवश्यक पीने एन्जाइमों का निमार्ण करने वाली संयुग्म प्रोटीन का एक वर्ग।)

Flavor (फ्लेवर) The quality that affects the sense of taste. (सुगन्ध; भोजन तथा औषधि का स्वाद अच्छा करने के लिए उसमें मिलाया जाने वाला एक पदार्थ।)

Flavoxate (फ्लेवोक्सेट) Urinary antispasmodic. (मूत्र सम्बन्धित ऐंठन को रोकने या कम करने वाला।)

Flaxedil (फ्लेक्सेडिल) Gallamine triethiodide. (गैलेमीन ट्राइथियोडाइड।)

Flea (फ्ली) Wingless blood sucking insects that have legs adapted for jumping. Xenopsella species transmit plague from rats to humans. Fleas may transmit tularemia, endemic typhus and brucellosis. *f. chigger* Sand flea. (पिस्सू; एक छोटा, पंख रहित, कूदने वाला तथा रक्त चूषक कीट। जीनोफ्शेला जाति चूहों से मनुष्यों में प्लेग संचारित करती है। पिस्सू द्वारा टुलेरीमिया स्थानिक टाइफस तथा ब्रूसीलोसिस संचारित होते हैं।)

Flecainide acetate (फ्लेकैनाइड एसीटेट) Antiarrhythmic agent. (हद-अतालताओं पर नियंत्रण करने वाली अथवा उन्हें रोकने वाला कारक।)

Fleece of stilling (फ्लीस ऑफ स्टीलिंग) Meshwork of white fibers that surrounds the dentate nucleus of cerebellum. (सफेद तन्तुओं का जाल जो अनुमस्तिष्क के दाँतेदार केन्द्रक को घेरता है।)

Fleming Alexander (फ्लेमिंग ऐलेक्जेन्डर) Scottish physician who in 1945 was awarded Nobel prize for discovering penicillin. (स्कॉटिश चिकित्सक जिसे सन् 1945 मे पेनीसिलीन को खोज करने के लिए नोबल पुरस्कार से सम्मानित किया गया था।)

Flesh (फ्लेश) Soft tissues of animal body, esp. the muscles. (मांस; गोश्त; जानवरों के शरीर के कोमल ऊतक विशेषकर पेशियाँ।

Fletcher factor (फ्लेचर फैक्टर) A blood clotting factor, pre- Kallikrein. (रक्त के स्कन्दन या थक्का बनाने वाला घटक।)

Flexibility (फ्लैक्सीबिलिटी) Adaptability, quality of being bent without breaking. (बिना टूटे हुए मुड़ जाने की क्षमता; लचीलापन।)

Flexion (फ्लैकसन) The act of bending forward. (आंकुचन; आगे की ओर मुड़ने या झुकने की प्रक्रिया।)

Flexor (फ्लैक्सर) Muscle that bends a part in proximal direction. *f. left colic* Bend in colon where transverse colon continues as descending colon *SYN* — splenic flexure. *f. right colic* Bend in colon where ascending colon becomes the transverse colon *SYN* — hepatic flexure. (आंकुचनी; ऐसी माँसपेशी जो सिकुड़ने पर किसी भाग को समीपस्थ दिशा में झुकाये।) *F.left colic* (लेफ्ट कोलिक फ्लैक्सर) कोलन का मुड़ना जिसमें अनुप्रस्थ बृहदान्त्र नीचे जाने वाले कोलन के समान रहता है। *F.right colic* (राइट कोलिक फ्लैक्सर) कोलन का यकृत के नीचे स्थित दाँया मोड़ अथवा आरोही एवं अनुप्रस्थ कोलन का संगम।)

Flicker (फ्लिकर) The visual sensation of alternating intervals of brightness caused by rhythmically interrupting light stimuli. (चमकीलेपन के परिवर्तित अन्तरालों की दृष्टिपरक संवेदना जो तालबद्ध प्रकाश उद्दीपन के खण्डन के कारण होती है।)

Flight of ideas (फ्लाइट ऑफ आइडियाज) Continuous but fragmentary stream of talk may be seen in acute mania. (बातों को लगातार परन्तु टुकड़ों में उच्चारित करना। यह तीव्र उन्माद में देखा जाता है।)

Floaters (फ्लोटर्स) Translucent specks of various sizes and shapes that float across the visual field; usually small bits of protein or cells (नेत्र के सामने विभिन्न माप एंव आकारों के अर्द्धपारदर्शक पिण्डों या धब्बों का तैरना जो अधिकतर प्रोटीन या कोशिकाओं के छोटे-छोटे टुकड़े होते हैं।)

Flocculation (फ्लोकुलेशन) The gathering together of fine dispersed particles in a solution into larger visible particles. (किसी घोल में छितरे बारीक कणों का आपस में एकत्रित होकर एक बड़े पुंज के रुप में बन जाना जो अक्सर नग्न नेत्रों से दिखाई दे जाते हैं; ऊर्णन।)

Flocculus (फ्लोकुलस) 1. A small tuft of wool like fibers. 2. Lobes of cerebellum behind the middle cerebral peduncle. (1. तन्तुमय पदार्थ जैसे ऊन का एक छोटा गुच्छा, ऊर्णपीण्डिका 2. प्रत्येक प्रमस्तिष्कीय गोलार्द्ध के नीचे, बीच के वृन्तक के पीछे, मध्यम विदर के दोनो ओर स्थित एक-एक छोटा खण्ड।)

Floppy-valve syndrome (फ्लॉपी-वाल्व सिण्ड्रोम) Mitral valve prolapse. (द्वि-कपर्दी कपाट की स्थानच्युति।

Floss (फ्लॉस) To use dental floss or tape to remove plaque or calculus. (दन्त फ्लॉस का प्रयोग करके फ्लेग या दंताश्मरी को हटाना।)

Flour (फ्लोर) Ground wheat powder. (बारीक पिसा हुआ गेहूँ का आटा।)

Flowmeter (फ्लोमीटर) Device for measuring flow of gas or liquid, i.e. flow of anesthetic gases. (तरल अथवा गैसों के बहाव की गति को मापने वाला यंत्र।)

Flow state (फ्लोस्टेट) An altered state of consciousness in which the mind functions at its peak, time may seem to be distorted and a sense of happiness seems to pervade that period. (चेतना

की परिवर्तित स्थिति या दशा जिसमें मन की कार्यशीलता अपने उच्चकोटि पर होती है, उस समय खुशी की संवेदना व्याप्त हो जाती है।)

Floxuridine (फ्लोक्सुयूरिडीन) An antimetabolite used in cancer treatment. (कैंसर की चिकित्सा में प्रयोग किया जाने वाला एक चयापचयरोधी।)

Fluconazole (फ्लूकोनेजोल) Benzimidazole antifungal for candidiasis, cryptococcosis. (कैन्डिडिएसिस तथा क्रिप्टोकॉकोसिस के लिए बैन्जीमिडेजोल कवकरोधक।)

Fluctuation (फ्लकचुएशन) A wavy impulse felt in palpation and produced by vibration of body fluid. (घटना-बढ़ना, अस्थिरता, परिवर्तन; शारीरिक तरल के कम्पन से उत्पन्न होने वाली तथा परिस्पर्शन में होने वाले लहराते आवेग।)

Flucytosine (फ्लूसाइटोसीन) Antifungal agent. (कवकरोधी कारक।)

Fludrocortisone (फ्लूडोकार्टिसोन) Synthetic corticosteroid with high mineral retaining property. (उच्च खनिज वाले गुणों सहित कृत्रिम कॉर्टिकोस्टैरॉयड।)

Flufenamic acid (फ्लूफेनामिक एसिड) Nonsteroidal anti-inflammatory agent. (स्टैरॉयडल रहित शोथरोधी कारक।)

Flufenazine enathate (फ्लूफेनेजीन एनेथेट) A phenothiazine type antipsychotic drug. (फीनोथियाजीन प्रकार की मनोविक्षिप्त रोधी औषधि।)

Fluid amniotic (फ्लयूड एम्नियोटिक) Clear yellowish fluid of specific gravity 1.006 composed of albumin, urea, water mixed with lanugo, epidermal cells, vernix caseosa, and meconium. (गर्भावस्था में भ्रूण की झिल्लियों के भीतर स्थित एक साफ पीला तरल जो 1:006 विशिष्ट गुत्व का होता है। यह तरल एल्ब्युमिन, यूरिया, पानी तथा भ्रूणरोम का मिश्रण होता है और बाहात्वचा कोशिकाओं, भ्रूण स्नेह तथा जातविष्ठा से बना होता है।)

Fluid cerebrospinal (फ्लयूड सेरीब्रोस्पाइनल) Fluid found in central canal of spinal cord, in the ventricles of brain and in the subarachnoid space. (मस्तिष्क के निलयों, मस्तिष्क के चारों ओर स्थित अवजालतानिका-अवकाश तथा सुषुम्ना रज्जु की केन्द्रीय नली में पाया जाने वाला तरल।)

Fluid balance (फ्लयूड बैलेन्स) Regulation of water homeostasis in body. (षरीर में जल समस्थिति का नियम।)

Fluid synovial (फ्लयूड साइनोवियल) Fluid contained within synovial cavities, bursae and tendon sheaths. (श्लेषक-गुहाओं, श्लेषपुटी तथा कण्डरा आवरण में स्थित तरल।)

Fluke (फ्लयूक) A parasite belonging to class trematoda. *f. blood* Schistostoma hematobium, *S. mansoni, S. japonicum* belong to this group inhabiting mesenteric and pelvic veins. *f. hepatica Fasciola hepatica,* chlorosis sinensis. *f. intestinal Fasciolopsis buski. f. lung Paragonimus westermani.* (टेमेटोडा वर्ग का एक चपटा तथा चौड़ा परजीवी कृमि; पर्णकृमि।) *F. blood* (फ्लयूक ब्लड) (शिस्टोसोमा हीमैटोबियम; शिस्टोसोमा मैन्सोनी शिस्टोसोमा जेपोनिकम इम वर्ग के सदस्य होते हैं जो आन्त्रयोजनीय तथा श्रोणि शिराओं में निवास करते हैं। *F. hepatica* (हिपैटिका फ्लयूक) फेशियोला हिपेटिका क्लोरोसिस साइनेसिस। *F. intestinal* (इन्टैस्टीनल फ्लयूक) फेशियोलोपसिस बस्की। *F. lung* (लंग फ्लयूक) पैरागौनिमस वैस्टरमेनी।

Flumethasone (फ्लूमेथेजोन) Synthetic corticosteroid. (कृत्रिम कॉर्टिकोस्टैरॉयड।)

Fluocinolone acetonide (फ्लूऑसिनोलॉन एसीटोनाइड) Synthetic corticosteroid. (कृत्रिम कॉर्टिकोस्टैरॉयड।)

Flunarizine (फ्लूनेरिजीन) Calcium channel blocker for migraine. (माइग्रेन के लिए कैल्सियम चैनल विरोधक।)

Fluorescein sodium (फ्लूयोरेसिन सोडियम) A red crystalline powder, used for corneal staining and angiography. (एक लाल स्फटाभ पाउडर जिसे एन्जियोग्राफी

तथा स्वच्छमण्डलीय के अभिरंजन के लिए प्रयोग किया जाता है।)

Fluorescence (फ्लूयोरेसैन्स) Property of certain substances to emit light when exposed to ultraviolet radiation. (किसी पदार्थ का किसी प्रकार के प्रकाश विकिरण जैसे अल्ट्रावायलेट किरणों के प्रति अनावृत होने पर प्रकाश फेंकने का गुण; प्रतिदीप्ति।)

Fluorescent (फ्लूयोरेसैन्ट) Luminous when exposed to other light rays. (अन्य प्रकाश किरणों के प्रति अनावृत होने पर प्रकाश फेंकने अथवा चमकने वाला; प्रतिदीप्त।)

Fluorescent antibody (फ्लूयोरेसैन्ट एण्टीबॉडी) A body tagged with fluorescent material, for diagnosis of various kinds of infections. (एक काय या शरीर जिसमें प्रतिदीप्त पदार्थ होते हैं जिन्हें कई प्रकार के सक्रमणों के निदान के लिए प्रयोग किया जाता है।)

Fluorescent treponemal antibody absorption test (FTAABST) (फ्लूयोरेसैन्ट ट्रेपोनीमल एण्टीबॉडी एब्जॉर्प्शन टेस्ट) Test for syphilis using fluorescent antibody. (प्रतिदीप्त प्रतिपिण्ड का प्रयोग करके, सिफिलिस का परीक्षण करना।)

Fluoridation (फ्लूयोरिडेशन) Addition of fluorides to water to prevent dental caries in the concentration of 1 mg/1000 mL of water drinking to assure daily fluoride intake of 0.25 to 0.5 mg. (दन्त-क्षरण (दाँत में कीड़ा लगने) को रोकने के लिए जल आपूर्ति में फ्लूयोराइड को मिलाना।)

Fluoroapatite (फ्लूयोरोएपैटाइट) A compound formed when the enamel of teeth is treated with appropriate concentration of fluoride to form hydroxyapatite which is less acid soluble, hence resistant to caries. (जब दाँतों के दन्तवल्क की फ्लोराइड की उचित सान्द्रता द्वारा चिकित्सा करने पर बनने वाला यौगिक जिससे हाइड्रोक्सी बनता है जो अम्ल घुलनशील होता है।)

Fluorometer (फ्लूयोरोमीटर) Device for determining amount of radiation produced by X-rays. (एक्स-रे द्वारा उत्पन्न विकिरण की मात्रा को मापने वाला एक यंत्र।)

Fluoroscope (फ्लूयोरोस्कोप) A radiological tool consisting of a fluorescent screen by means of which the shadows of objects interposed between the tube and screen are made visible. (एक ऐसा उपकरण जिसमें एक प्रतिदीप्त परदा एवं एक एक्स-रे ट्यूब होती है, जो एक्स-रे प्रतिबिम्बों के प्रतिदीप्त परदे पर पड़ने से शरीर की गहराई में स्थित संरचनाओं को देखने के काम आता है; प्रतिदीप्तिदर्शी।)

Fluoroscopy (फ्लूयोरोस्कोपी) Patient examination by fluoroscope. (प्रतिदीप्तिदर्शी द्वारा रोगी का परीक्षण करना।)

Fluorosis (फ्लूयोरोसिस) Chronic fluorine poisoning causing mottling of tooth enamel, and hyperluscency of bone. (फ्लूयोरीन की जीर्ण विषाक्ता जिसमें अस्थि काठिन्य एवं अस्थि मृदुता दोनों साथ होते हैं एवं दाँतो का दन्तवल्क (इनेमल) चितकबरा हो जाता है।)

Fluorouracil (फ्लयूओरयूरेसिल) Antimetabolite, anticancer agent. (कैन्सर के कुछ प्रकारों की चिकित्सा में काम आने वाला कारक; एक चयापचयरोधी।)

Fluoxetine (फ्लूयोक्सेटिन) 5HT antagonist, antidepressant. (अवसादरोधी।)

Fluoxymesterone (फ्लूयोक्सीमीस्टेरॉन) An anabolic and androgenic hormone. (उपचय बढ़ाने वाला तथा नर-हॉर्मोन।)

Flupenthixol (फ्लूपेन्थिक्सोल) Antipsychotic agent. (मनोविक्षिप्त रोधी कारक।)

Flurandrenolide (फ्लूरेन्ड्रेनोलाइड) A corticosteroid. (कॉर्टिकोस्टेरॉयड।)

Flurazepam (फ्लूरेजिपेम) Sedative - hypnotic agent. (शामक निद्रा लाने वाला कारक।)

Flurbiprofen (फ्लूरबिप्रोफेन) Propionic acid derivative NSAID. (एक शोथ-हर औषधि प्रोपियोनिक अम्ल।)

Flurogestone (फ्लूरोजेस्टॉन) A progestational drug. (गर्भपूर्व लिए जाने वाली औषधि।)

Fluroxene (फ्लूरोक्सीन) An anesthetic agent administered by inhalation. (अभिश्वसन द्वारा दिया जाने वाला संज्ञाहारी कारक।)

Flush (फ्लश) 1. Sudden redness of skin. 2. Irrigation of cavity with water. *f. hot* Flush accompanied with sensations of heat, common in menopausal syndrome and neuroses. (1. त्वचा का अचानक लाल हो जाना। 2. किसी गुहा को पानी से सींचना।) *Hot flush* (हौट फ्लश) (त्वचा लाल होने के साथ गर्मी महसूस होती है जैसा विक्षिप्ति या रजोनिवृत्ति काल में सामान्तयः हो जाता है, सम्प्रवाहः तमतमाना।)

Flutamide (फ्लूटेमाइड) Antiandrogen used for BPH. (एण्ड्रोजन की क्रिया को कम करने या रोकने वाला कोई भी कारक।)

Fluticasone (फ्लूटीकेसॉन) Steroid inhaler for asthma. (दमा के लिए स्टैरॉयड श्वसित्र।)

Flutter (फ्लटर) A tremulous movement. *f. atrial* Rapid atrial contraction (200-400/ min.) but with a regular heart beat due to 12/13 AV block. *f. diaphragmatic* Rapid diaphragmatic contraction. *f. mediastinum* Abnormal side to side motion of diaphragm. (तीव्र गति विशेषकर हृदय की गति;) *F.atrial* (फ्लटर एट्रियल) तीव्र एट्रियल सकुंचन जिसमें एट्रियम (अलिन्द) के प्रति मिनट 200 से 400 तक संकुचन हो जाते हैं तथा वैन्ट्रिकुलर फ्लटर जिसमें निलयों के प्रति मिनट 250 या इससे अधिक संकुचन होते हैं। *F.diaphragmatic* (डायाफ्रेग्मेटिक) तीव्र मध्यपटीय संकुचन। *F.mediastinum* (मीडियास्टाइनम) मध्यपट का असमान्य एक तरफ से दूसरी तरफ गति करना।

Fluvoxamine (फ्लूवोक्सेमीन) SSRI anti-depressant. (अवसाद रोधी।)

Flux (फ्लक्स) An excessive flow or discharge from an organ or cavity of body. (शरीर के किसी अंग अथवा किसी गुहा से अत्यधिक प्रवाह अथाव स्राव होना।)

Foam (फोम) Production of gas bubble interspersed with fluid. (फेन, झाग; तरल से छितरने वाले गैस बुलबुले का उत्पादन।)

Foam solubility test (फोम सॉल्युबिलिटी टेस्ट) Procedure for determining the presence or absence of surfactant active material in amniotic fluid. Surfactant deficit is diagnostic of respiratory distress syndrome. (गर्भोदक (एम्नियोटिका फल्यूड) में पृष्ठसक्रियकारक पदार्थ की उपस्थिति या अनुपस्थिति को पता करने की विधि।)

Focus (फोकस) The point of convergence of light rays or waves of sounds. (केन्द्र; वह बिन्दु जिस पर प्रकाश किरणें अथवा ध्वनि तरगें मिलती हैं।)

Fog (फौग) Water droplets in air. (वायु में पानी की नन्हीं बूँद।)

Fogging (फौगिंग) 1. A method of testing vision used particularly in testing astigmatism and in postcycloplegic examination. 2. Unwanted density on the radiographic film resulting from exposure to secondary radiation, light, chemicals, heat, etc. (1. दृष्टि वैषम्य में अपवर्ती त्रुटि का पता लगाने की एक विधि। 2. विकिरणचित्र फिल्म पर अवांछित घनत्व जो अनुषंगी विकिरण, प्रकाश, रसायनों, ऊष्मा आदि से अनावरित होने के कारण होता है।)

Foil (फॉयल) A thin pliable sheet of metal. Gold foils are used in dental restoration work. (किसी धातु की बहुत ही पतली एवं लचीली चादर, पत्रक; सोने के फॉयल को दन्त के पुनः प्रत्यावर्तन कार्य के लिए प्रयोग करना।)

Fold (फोल्ड) A doubling back. *f. aryepiglottic* The ridge like lateral walls of the entrance to larynx. *f. gastric* Gastric mucosal folds; mostly longitudinal. *f. rectum* Transverse mucosal folds of rectum, *SYN*—valves of Houston. (पुटक, परत या तह।) *F.aryepiglottic* (फोल्ड आरीइपिग्लोटिस) (स्वरयंत्र के द्वार पर स्थित कटक जैसी पार्श्वीय दीवार। *F.gastric* (फोल्ड गैस्ट्रिक) जठरीय श्लेष्मकला तह जो अधिकतर अनुदैर्ध्य होती है। *F.rectum* (फोल्ड रैक्टम) मलाशय की अनुप्रस्थ श्लेष्मकला वाली परतें।)

Foliaceous (फोलिएससिस) Resembling leaf. (किसी पत्री से सम्बन्धित अथवा उससे मिलता-जुलता।)

Folic acid (फोलिक एसिड) $C_{19}H_{19}N_7O_6$, chemically pteroyl glutamic acid, found in green plant tissue, liver and yeast. Deficiency causes megaloblastic anemia. (विटामिन बी कॉम्पलेक्स का एक घटक जो हरे पौधों के ऊतक, खमीर और यकृत में बहुलता से मिलता है। यह क्षुद्र आंत्र से अवशोषित होता है। इसकी कमी से महालोहितकोशिकाप्रसु रक्ताल्पता हो जाती है।)

Folinic acid (फोलिनिक एसिड) The active form of folic acid. (फोलिक एसिड का सक्रिय रुप।)

Foley catheter (फोलीकैथेटर) A fine, thin and flexible tube specially used to drain urine from the urinary bladder. It passes through the urethra. (मूत्राशय में डालने वाली नली जिससे मूत्र को बाहर निकाला जाता है)

Follicle (फॉलिकिल) A small secretory sac or cavity. *f. aggregated* SYN—Peyer's patch. An aggregation of solitary nodules or group of lymph nodules at the junction of ileum with colon at the anti-mesenteric border. *f. graafian* Developing primary oocyte in the cortex of ovary. *f. hair* An invagination of the epidermis from which hair develops. *f. lymphatic* The densely packed collection of lymphocytes and lymphoblasts that make up cortex of a lymph node. *f. Nabothian* Dilated cyst of glands of uterine cervix. *f. ovarian* A spherical structure in the cortex of ovary consisting of an oocyte and surrounding follicular cells. *f. primordial* Follicle of ovary with ovum enclosed in a single layer of cells. *f. of thyroid* Spherical structure lined with a single layer of cuboidal epithelium secreting thyroid hormones. (एक छोटा स्त्रावी कोश या छोटी गुहा अथवा ग्रन्थि, कूप, पुटक।) *F.aggregated* (एग्रीगेटेड फॉलिकिल) एकाकी पर्विकाओं या लसीका पर्विकाओं का एक समूह जो मुख्य रुप से छोटी आँत के इलियम के कोलन के साथ के संगम के पास पाया जाता है। *F.graafian* (फॉलिकिल ग्रेफियन) डिम्बग्रन्थि का एक परिपक्व जलस्फोटीय पुटक। *F.hair* (हेयर फॉलिकिल) बाह्यत्वचा का एक नलिकाकार अन्तर्वेशन जो बाल को बन्द किए रहता है एवं जिससे बाल में वृद्धि होती है। *F.lymphatic* (लिम्फेटिक) लसीका कोशिकाओं तथा लसीका कोशिकाप्रसू का घना संग्रह जो लसीका पर्व के बाह्यस्तर बनाता है। *F.Nabothian* (फॉलिकिल नेबोथियन) गर्भाशयग्रीवा की श्लेष्मकला में स्थित ग्रन्थियों का पुटीय विस्फारण। *F.ovarian* (फॉलिकिल ओवेरियन) डिम्बग्रन्थि के कॉर्टेक्स में स्थित डिम्ब को घेरे रहने वाली एक गोलाकार संरचना।)

Folliculitis (फॉलिकुलाइटिस) Inflammation or infection of the hair follicle or follicles. (बालतोड़)।

Follicle-stimulating hormone (FSH) (फॉलिकिल स्टिमुलेटिंग हार्मोन) Hormone of anterior pituitary stimulating spermatogenesis in male and maturation of graafian follicle in female. (अग्र पीयूष ग्रन्थि से उत्पन्न होने वाला एक हार्मोन जो स्त्रियों में डिम्ब ग्रंथियों और पुरुषों में वृषणों को उत्तेजित करता है जिससे डिम्ब और शुक्राणुओं की उत्पत्ति होती है।)

Follicular tonsillitis (फॉलिकुलर टॉन्सिलाइटिस) Inflammation of follicles on surface of tonsils which become filled with pus. (टॉन्सिल की सतह पर स्थित पुटकों का शोथ जो पस से भर जाते हैं।)

Folliculitis barbae (फॉलिकुलाइटिस बारबेए) Ringworm of beard. (दाढ़ी का दाद।)

Folliculoma (फॉलिकुलोमा) A tumor of ovary originating in graafian follicle in which cells resemble the cells of stratum granulosum. (डिम्ब-पुटकार्बुद जिसमें कोशिकाएँ परिडिम्ब-अस्तर की कोशिकाओं के समान प्रतीत होती हैं।)

Folliculosis (फॉलिकुलोसिस) Presence of an abnormal quantity of lymph follicles. (लसीका पुटकों का अत्यधिक विकसित होना। या असमान्य संख्या में उपस्थिति।)

Follow-up (फॉलो-अप) The continued care or monitoring of a patient after the initial visit or examination. (परीक्षण या प्रारम्भिक जाँच के बाद रोगी की लगातार देख-भाल या नियंत्रण करना।)

Fomentation (फोमेन्टेशन) A hot, wet application for the relief of pain or inflammation. (दर्द या सूजन को कम करने के लिए गर्म, भीगे हुए फलालेन आदि का अनुप्रयोग, सिकाई, सेंक।)

Fomes (**fomite**) (फोम्स) Any substance that adheres to and transmits infectious material. (कोई भी पदार्थ जो रोगोत्पादक जीवों को आश्रय देते हैं और उन्हें संचारित करते हैं।)

Fontana's spaces (फोन्टानेस स्पेसेस) Spaces between the processes of ligamentum pectinatum of iris, conveying aqueous humor. (उपतारा के स्नायु पैक्टीनेटम के बीच के अवकाश जो जलीय द्रव्य को संवाहित करता है।)

Fontanel (फोन्टानेल) Unossified space lying between cranial bones of the skull. *f. anterior* Lying at the junction of coronal, frontal and sagittal sutures. *f. posterior* Lying at the junction of sagittal and lambdoid sutures (*see* Figure).

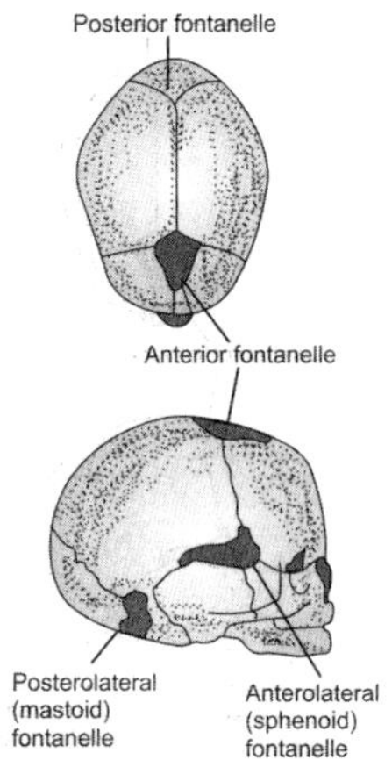

The fontanelles

(कपाल-अस्थियों के बीच स्थित अवकाश करोटि अन्तराल या कलान्तराल।) *Fontanel anterior* (फोन्टानेल एन्टीरियर) (किरीटी, ललाटीय एवं अग्रपश्चय सीवनों के संगम पर स्थित कलान्तराल।) *Fontanel posterior* (फोन्टानेल पोस्टीरियर) अग्रपश्चज एवं लेमडाभ सीवनों के संगम पर स्थित कलान्तराल।)

Food additives (फूड एडीटिव्ज) Substances other than basic food stuffs that are present in food during production, processing, storage or packaging. (उत्पादन, प्रक्रिया, संग्रहण या पैकेजिंग के दौरान प्रयोग किया जाने वाला पदार्थ जो भोजन के अन्य खाद्य पदार्थों से हटकर होता है, तथा भोजन की गन्ध, उसका स्वाद एवं अन्य गुण बढ़ाने वाले भोजन में उपस्थित होता है।)

Food adulterants (फूड एडल्टेरेन्ट) Substances making food impure or toxic like toxic organisms, pesticide residues, poisonous substance or substances added to increase weight or bulk of food. (भोजन पदार्थ को अशुद्ध और सस्ता बनाने के लिए उसमें मिलाया जाने वाला पदार्थ।)

Food allergies (फूड एलर्जिस) Allergic reaction resulting from ingestion of food to which one has become sensitized. Common offenders are milk, egg, shellfish, chocolate, oranges. (भोजन या किसी खाद्य पदार्थ से होने वाली एलर्जिक प्रतिक्रिया जिससे वह व्यक्ति सुग्राहीकृत होता है दूध, अण्डा, शैलफिश, चाक्लेट, संतरे आदि सामान्य विषयक होते हैं।)

Food and drug administration (FDA) (फूड एण्ड ड्रग एडमिनिस्ट्रेशन) In USA, an official regulatory body for food, drugs, cosmetics, and medical devices, a part of Department of Health and Human Services. (अमेरिका में, स्वास्थ्य तथा मानव सेवा के विभाग का एक भाग, जो भोजन, औषधि, सौंदर्यवर्धक तथा चिकित्सा यंत्रों के लिए एक अधिकारिक नियंत्रण दल होता है।

Foodball (फूड बॉल) Gastric stone made up of fruit and vegetable skins, seeds and fibers. *SYN* – phytobezoar. (निगले हुए भोजन का, विशेष रुप से सब्जियों एवं फलों का अमाशय में बनने वाला एक गोलाकार पिण्ड या जठरीय पथरी। यह फल और सब्जियों के छिलकों, बीजों तथा तन्तुओं से बना होता है।)

Food chain (फूड चेन) Sequential transfer of food energy from green plants to herbivorous animals and then to man through animal flesh. Interruption of this chain can result in ecological disaster. (एक कड़ी जिसमें भोजन ऊर्जा का हरे पौधों से शाकाहारी जानवरों और फिर मनुष्यों में जानवरों के मांस द्वारा आनुक्रमिक स्थानान्तरण होना। इस कड़ी में अवरोधन से पारिस्थितिक विनाश हो सकता है।)

Food poisoning (फूड पाँइजनिंग) Illness resulting from ingestion of foods containing poisonous substances, e.g., mushroom poisoning, insecticides contaminating food, milk from cows that have eaten some poisonous plants, ingestion of putrefied or decomposed food. (विषैले पदार्थ से युक्त भोजन को ग्रहण करने से उत्पन्न दशा। यह रासायनिक विष, जीवाणु विष या जीवित जीवाणु अथवा कवक के कारण हो सकता है जैसे मशरुम विषाक्तता, कीटाणुनाशक जो पदार्थों को दूषित करते हैं या गाय द्वारा दूध जिसने विषैले पौधा खाया हो या गले-सड़े भोजन खाने के कारण।)

Food requirement (फूड रिक्वायरमैन्ट) Requirement of calorie and protein depending upon age, muscular work and environment. Average active healthy (70 kg) man requires 2700 cal/day and average healthy woman 2000 cal/day. Persons in sedentary work require less calories. Protein requirement of adult is 1 gm/kg of their ideal weight. Pregnancy and lactation demand 15-25% extra calories. In growing children protein requirement is 2-3 gm/kg/day. (कैलोरी तथा प्रोटीन की आवश्यकता जो आयु, पेशीय कार्य तथा वातावरण पर निर्भर करता है। औसत सक्रिय स्वस्थ पुरुष (70 kg) को 2700 कैलोरी प्रतिदिन की आवश्यकता होती है तथा एक स्वस्थ नारी को प्रतिदिन 2000 कैलोरी की आवश्यकता होती है। व्यक्ति जो निष्क्रिय कार्य करता है उसे कम कैलोरी चाहिए होती है। एक विकसित व्यक्ति को अपने आदर्श वजन के 1 g/kg प्रोटीन की आवश्यकता होती है।)

Foot (फूट) Terminal portion of lower extremity. *f arches* Four arches internal longitudinal, outer longitudinal, and two transverse arches. *f. athlete's* Fungus infection of interdigital spaces. *f. cleft* A condition where cleft extends between the digits to the metatarsal region, usually due to a missing digit. *f. flat* The inner longitudinal and anterior transverse metatarsal arches are depressed and flat; very often asymptomatic. *f. immersion* Resulting from prolonged immersion of foot in cold water or exposure of foot to extreme cold swampy atmosphere resulting in impaired circulation and anesthesia. *f. madura* Bone hypertrophy and degeneration, frequently followed by suppuration and gangrene, causative agents are—mycetomas. *f. splay* Flat wide foot. (पद; टाँग का अन्तिम भाग जिस पर कोई व्यक्ति खड़ा होता एवं चलता हैं। अधो शाखा का गुल्फ से नीचे का भाग। *F.arches* (आर्कस) चार आर्कस होते है–आन्तरिक अनुदैर्ध्य, बाहा अनुदैर्ध्य तथा दो अनुप्रस्थ चाप। *F.athlete's* (फूट एथलेट्स) पाँव की त्वचा का जीर्ण कवक संक्रमण। *F.cleft* (क्लैफ्ट फूट) एक दशा जिसमें विदर अंगुलि से प्रपदिकीय क्षेत्र तक विस्तृत होता हैं। *F.flat* (फ्लैट फूट) आन्तरिक अनुदैर्ध्य तथा अग्र अनुप्रस्थ प्रपदिकीय चाप चपटे होते हैं। *F.immersion* (फूट इमर्सन) यह लम्बे समय तक पाँव को ठंडे पानी में डुबाएँ रखने या अत्यधिक ठंडे वातावरण में असामान्य परिसंचरण तथा संज्ञाहरण के कारण होता है।)

Foot and mouth disease (फूड एण्ड माउथ डिजीज़) A viral disease of cattle and horses. (भेड़ तथा मवेशियों का विषाणुज (वाइरल) रोग।)

Foot board (फूड बोर्ड) A device that helps to prevent foot drop. (पाद पात को रोकने के लिए रोगी के बिस्तर के अन्त में लम्बरुप रखा जाने वाला एक बोर्ड।)

Foot candle (फूट कैन्डल) An amount of light equivalent to one lumen per square foot. (प्रति वर्ग फूट 1 ल्यूमैन के तुल्य प्रकाश की मात्रा।)

Foot drop (फूट ड्राप) Plantar flexion of foot due to paralysis of muscles in anterior compartment of leg (lateral popliteal palsy). (टांग के निचले भाग की अग्रज पेशियों की कमजोरी अथवा अनेक पक्षाघात से पाद का पदतलीय आकुंचन जो रोगी में विशेषकर इन व्यक्ति में जो बेहोशी की हालत में लम्बे समय तक बिस्तर पर लेटा रहा हो; पादपात।)

Foot plate (फूट प्लेट) The flat part of stapes, the bone of middle ear. (मध्य कर्ण में स्थित स्टेपीस हड्डी का चपटा भाग।)

Foot print (फूट प्रिन्ट) An impression of foot used for identification of infants. (पाँव की छाप, विशेषकर स्याही लगाकार की गई छाप जो शिशुओं को पहिचानने में काम आती है।)

Forage (फोरेज) Creating a channel through enlarged prostate by use of an electric cautery. (विद्युत-दहन द्वारा बढ़े हुए प्रॉस्टेट ग्रन्थि में से होकर एक नलिका बनाना।)

Foramen (फोरामैन) A passage; opening; an orifice; a communication between two cavities. *f. apical* Opening at the end of root canal transmitting blood, lymph and nerve supply to dental pulp. *f. condyloid* Opening above the condyle of occipital bone for passage of hypoglossal nerve. *f. epiploic* Opening connecting the peritoneal cavity to lesser sac *SYN*__ foramen of Winslow. *f. internal auditory* The opening in the petrous portion of sphenoid bone through which 7th and 8th cranial nerves pass. *f. intervertebral* Opening between adjacent articulated vertebrae for passage of nerves. *f. jugular* Opening at base of skull permitting passage of sigmoid and inferior petrosal sinus and 9th, 10th, and 11th cranial nerves (*see* Figure). *f. magnum* Opening in the occipital bone through which passes the spinal cord. *f. of Monro* Communication between third and lateral ventricles of brain. *f. optic* Opening in the lesser wing of sphenoid bone permitting passage of optic nerve and ophthalmic artery. *f. ovale* Opening between the two atria in fetal heart which often continues into adulthood. *f. rotundum* Opening in greater wing of sphenoid in which maxillary branch of trigeminal nerve passes. (एक द्वार, छिद्र अथवा सूराख जो अधिकतर वहिनियों या तन्त्रिकाओं के मार्ग के लिए किसी हड्डी में बना सूराख; किसी अंग की दो गुहाओं के बीच स्थित संयोजन्; रन्ध्र।)

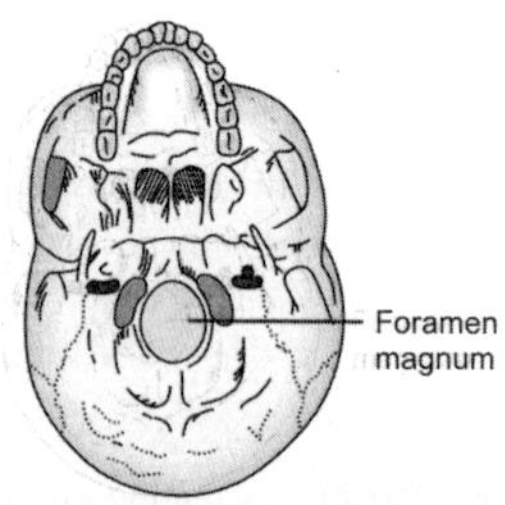

Inferior view of the base of the skull, showing the foramen magnum

Forbe's disease (फोर्बस डिज़ीज) Type III glycogen storage disease. (टाइप III ग्लाइकोजन संग्रहण रोग।)

Force (फोर्स) A push or pull exerted upon an object, measured in newtons. 1 newton is equivalent to 0.225 pound force. *f. electromotive* Energy that causes flow of electricity in a conductor. (बल, शक्ति, ताकत, जोर। किसी वस्तु को बलपूर्वक खींचना या धकेलना। इसे न्यूटन में मापा जाता है। एक न्यूटन 0.225 पौण्ड बल के बराबर होता है।)

Forceps (फौर्सेप्स) Pincers for holding/ extracting. *f. alligator* Toothed forceps with a double clamp. *f. artery* Forceps for holding ends of an artery in order to perform ligation. *f. clamp* Any forcep with automatic lock. *f. dental* Forceps of varying shapes for grasping teeth during extraction. *f. obstetrics* Forceps used to extract the fetal head from pelvis. *f. towel/tissue* Forceps for clipping towels to operation site or grasping delicate tissue (*see* Figure). (जिसका कुछ पकड़ने या निकालने के लिए प्रयोग की जाने वाली चिमटी या संदश।) *Forceps alligator* (फोर्सैप्स एंलिगेटर) (दांतो वाला संदश जिसके दो क्लैम्प होते है।) *Forceps artery* (फौर्सैप्स आर्टरी) धमनी को दबाने एवं पकड़ने के काम आने वाला संदश या फोरसैप्स या चिमटी। *Forceps clamp* (फौरसैंप्स क्लैम्प) ऐसी फोरसैप्स जिसमें स्वचालित ताला होता है। *F.dental* (फोरसैप्स डैन्टल) दाँतों को निकालने के काम आने वाली फोरसैप्स। *F.obstetrics* (फोरसैप्स ऑब्सटेट्रिक्स) श्रोणि से भ्रूण के सिर को बाहर निकालने के लिए प्रयोग में लायी जाने वाली चिमटी। *F.towell tissue* (फोरसैप्स टॉवल टिशू) ऑपरेशन किए जाने वाले जख्म के स्थान पर तौलियों को कसकर पकड़ने वाली फोरसैप्स या नाजुक ऊतकों को पकड़ने के लिए छोटे-छोटे दाँतों वाला फोरसैप्स।

Fordyce's disease (फोर्डाइसिस डिजीज) Enlarged ectopic sebaceous glands in mucosa of mouth and genitals. (मुख के श्लेष्मकला तथा जननांगों में बड़ी हुई अस्थानिक सिबेशियस ग्रन्थियाँ।)

Fordyce-Fox disease (फोर्डाइसिस फोक्स डिजीज़) A disease similar to prickly heat in which itchy follicular papules are present in axilla, areola of breast,

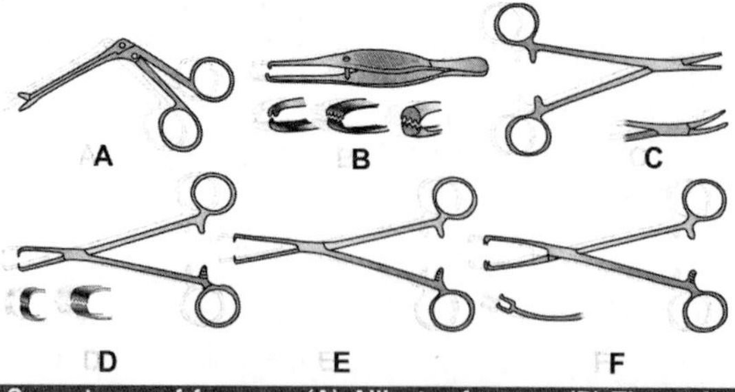

Some types of forceps—(A) Alligator forceps, (B) Tissue forceps, (C) Halsted mosquito forceps (straight and curved), (D) Allis forceps, (E) Schroeder tenaculum forceps, (F) Schroeder vulsellroum forceps (with side view of blade)

labia, etc. (एक रोग जो अंघौरी के समान होता है जिसमें बगल, स्तन के वृन्त, ओष्ठ आदि में खुजली, पुटकीय फुंसियाँ हो जाते हैं।)

Forensic (फोरेन्सिक) Pertains to legal. (कानूनी कार्यवाहियों से सम्बन्धित अथवा उनमें प्रयोग किया जाने वाला; न्याय सम्बन्धी।)

Forensic dentistry (फोरेन्सिक डैन्टिस्ट्री) Application of science of dentistry for the purposes of law, e.g., establishing identity. (कानूनी कार्यवाही के लिए दन्त चिकित्सा विज्ञान का प्रयोग करना।)

Forensic medicine (फोरेन्सिक मेडीसिन) Medicine in relation to law, legal aspects of medical ethics and standards. (कानून से सम्बन्धित चिकित्सा शास्त्र जिसका सामान्यतः शव परीक्षा की कार्यविधियों में मृत्यु के समय एवं उसके कारण का पता लगाने अथवा स्वस्थ मस्तिष्क का निर्धारण करने में प्रयोग किया जाता है; न्याय सम्बन्धी चिकित्साशास्त्र।)

Foreskin (फोरस्किन) Prepuce; loose skin covering end of penis/clitoris. (शिश्नमुण्डच्छद; अग्रच्छद; शिश्न मुंड को ढकने वाली त्वचा।)

Forewaters (फोरवाटर्स) Mucus discharge from vagina during pregnancy. (गर्भाशय-ग्रन्थियों से उत्पन्न होने वाला एक पतला श्लेष्मा स्राव जो गर्भावस्था में योनि से बाहर निकलता है।)

Fork tuning (फोर्क ट्यूनिंग) An elongated instrument that bifurcates at one end, used for testing hearing, bone conduction and vibration. (एक लम्बा-पतला यंत्र जो एक छोर पर विभाजित होता है, इसे सुनने की क्षमता का परीक्षण तथा अस्थि संचार तथा कम्पन का परीक्षण करने के लिए प्रयोग होता है।)

Formaldehyde (फोर्मेल्डीहाइड) A colorless pungent irritant gas formed by oxidation of methyl alcohol, used as disinfectant, preservative in histology and for sterilizing feces, urine, sputum. (रंगहीन, तीक्ष्ण क्षोभक गैस जो मिथाइल एल्कोहॉल के ऑक्सीकरण से बनती है। इसे निसंक्रामक, ऊतक विज्ञान में परीरक्षक, तथा मूत्र, मल तथा कफ को निर्जीवाणुक करने के लिए प्रयोग किया जाता है।)

Formalin (फॉर्मेलीन) Aqueous solution of 37% formaldehyde. (फार्मेल्डीहाइड का एक 37% जलीय विलयन होता है। इसे परिरक्षक के रुप में प्रयोग में लाया जाता है परन्तु इससे कैंसर हो सकता है।)

Formation (फॉर्मेशन) A structure, shape or figure. *f. reticular* Found in medulla oblongata between the pyramids and floor of the fourth ventricle, supposed to be the activating or arousal system for consciousness. (आकार या रुप प्रदान करने की क्रिया या किसी का विकास; एक संरचना।)

Forme fruste (फोर्म फ्रस्ते) An aborted or incomplete form of disease arrested before running its course. (एक अपूर्ण रोग जिसे उसकी अवधि पूर्ण होने से पूर्व अवरुद्ध कर दिया गया हो।)

Formestane (फोर्मेस्टेन) Antiestrogen. (ईस्ट्रोजन विरोधी।)

Formic acid (फोर्मिक एसिड) A clear pungent acid obtained from oxidation of formaldehyde or wood alcohol, responsible for pain and swelling following stings and bites. (फार्मेल्डीहाइड या वुड ऍल्कोहॉल के ऑक्सीकरण से प्राप्त साफ तीक्ष्ण अम्ल, जो हिलाने या काटने पर होने वाले दर्द एवं सूजन के लिए जिम्मेदार होता है।)

Formication (फोर्मिकेशन) Sensation of insects creeping upon the body. (ऐसी अनुभूति होना जैसा छोटे छोटे कीड़े शरीर पर रेंग रहे हों, पिपीलिकासरणानुभूति।)

Formiminoglutamic acid (FIGLU) (फोर्मिमिनोग्लूटेमिक एसिड) A chemical intermediate in the metabolism of histidine to glutamic acid. In folic acid deficiency states FIGLU excretion is increased in urine. (ग्लूटेमिक अम्ल से हिस्टीडीन के उपापचय में एक रासायनिक मध्यवर्ती। फोलिक अम्ल की कमी होने की

अवस्था में, फोर्मिमिनो ग्लूटेमिक अम्ल का उत्सर्जन मूत्र में बढ़ जाता है।)

Formoterol (फोर्मोटेरॉल) Inhaled steroid. (अभिश्वासित किया जाने वाला स्टैरॉयड।)

Fornication (फोर्निकेशन) Sexual intercourse between unmarried partners. (दो अविवाहित सहयोगियों के बीच लैंगिक संसर्ग।)

Fornix (फोर्निक्स) Anything of arched or vault like shape. *f. conjunctivae* Loose fold connecting palpebral and bulbar conjunctivae. *f. uteri* Anterior and posterior spaces into which upper vagina is divided. (एक मेहराब की शक्ल की संरचना या ऐसी संरचना द्वारा बने गुम्बद के समान अवकाश, तोरणिका चापिका।) *Fornix conjunctivae* (फोर्निक्स कन्जक्टाइवी) (नेत्रच्छदीय एवं कन्दी नेत्र श्लेष्मालाओं को जोड़ने वाली श्लेष्मिक झिल्ली की एक ढीली तह।) *Fornix uteri* (फोर्निक्स यूटेराइ) गर्भाशय ग्रीवा के योनि में उभर कर आने से बनने वाले अग्र एवं पश्च अवकाश।)

Forskolin (फॉस्कोलिन) Cardiac stimulant for congestive failure. (रक्त संलयी पात के लिए हृदय उत्तेजक।)

Fortification spectrum (फोर्टीफिकेशन स्पैक्ट्रम) Appearance of dark patch with zigzag outline in the visual field causing temporary blindness in that portion of eye. (आँखों के सामने काला धब्बा दिखाई देना जिसके चारो ओर टेढ़ी-टेढ़ी लाइने होती हैं और जिससे आँख के उस भाग में अस्थायी अन्धता हो जाती है।)

Fosinopril (फोसिनोप्रिल) ALE inhibitor. (ALE संदमक।)

Fossa (फोसा) A shallow depression. (एक खोखला अथवा हल्का दबा हुआ भाग; खात।)

Fourchette (फूर्शे) Transverse band of mucous membrane at the posterior commissure of vagina. (भंगाजलि। लघु भगोष्ठों के पश्च सिरों को जोड़नें वाला कला का भाग।)

Fourth cranial nerve (फोर्थ क्रेनियल नर्व) Trochlear nerve emerging from dorsal surface of midbrain, supplying superior oblique. (मध्यमस्तिष्क के पृष्ठस्थ सतह से निकलने वाली चक्रकीय तन्त्रिका, जो ऊर्ध्व तिर्यक आपूर्ति करती है।)

Fovea (फोविया) A pit or cup-like depression. e.g., fovea centralis of eye (*see* Figure). (गर्तिका; एक छोटा प्यालेनुमा गड्ढा जैसे फोविया सेन्ट्रालिस रेटिनी अर्थात् दृष्टिपटल (रेटिना) के पीत बिन्दु (मैकुला ल्यूटिया) के केन्द्र में स्थित एक छोटा सा गर्त।)

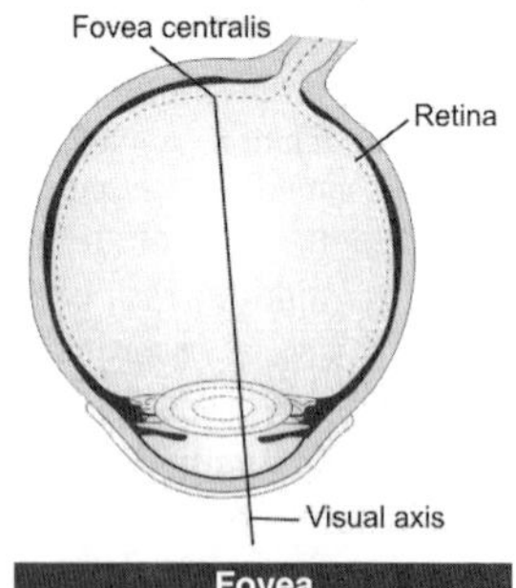

Fovea

Fowler's position (फाउलर्स पोजीशन) Semisitting position with angulation of upper portion of body at 45°–60°; knees may or may not be bent. (आधे बैठने की स्थिति के साथ शरीर के ऊपरी भाग का मुड़े जाना; घुटने मुड़े या न मुड़े होना।)

Foxglove (फोक्सग्लव) Common name for plant digitalis purpurea. (पौधे-नागफनी का रस) डिजिटैलिस रक्तचित्तिता का सामान्य नाम।)

Fraction of inspired oxygen (FiO_2) The concentraction of O_2 in the inspired air. (फ्रैक्शन ऑफ इन्सपायर्ड ऑक्सीजन) श्वसन की वायु में ऑक्सीजन की सान्द्रता।)

Fractional testmeal (फ्रैक्शनल टेस्टमील) Fractional examination of stomach contents for free and total hydrochloric acid. (सम्पूर्ण हाइड्रोक्लोरिक अम्ल के लिए अमाशय के कुछ भाग का परीक्षण।)

Fracture (फ्रैक्चर) Dissolution in continuity of bone (*see* Figure). *f. avulsion* Tearing of a piece of bone away from the main bone by force of muscular

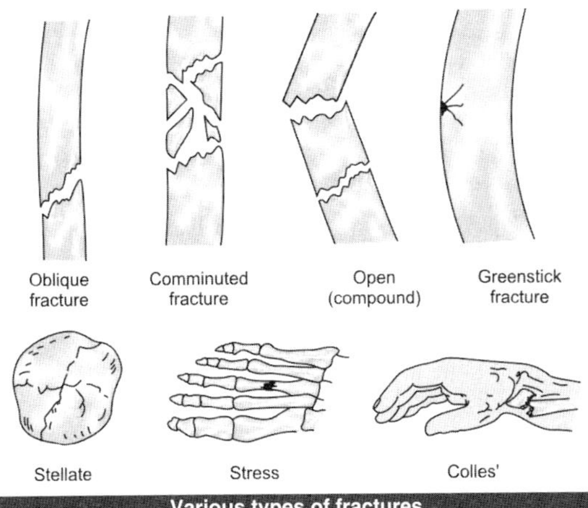

Various types of fractures

contraction. *f. comminuted* Fracture where bone is broken into many pieces. *f. compound* Fracture where bone fragment protrudes through skin or there is communication between fracture site and exterior. *f. compression* Fracture of vertebra by pressure along long axis of the vertebral column. *f. epiphyseal* Separation of epiphysis from bone, occurs only in young patients. *f. fissured* A narrow split in the bone, the split not extending to other side of bone. *f. green stick* Fracture when one cortex fractures, the other being intact. *f. hairline* A thin narrow incomplete fracture line not extending through the entire bone. *f. impacted* Fracture where one end is wedged into the interior of other. *f. pathologic* Fracture of a weakened bone produced by a force, that would not have fractured a healthy bone. *f. pingpong* Depressed fracture of skull resembling indentation made on pingpong ball by compression. *f. Pott's* Fracture of lower end of fibula with outward displacement of the ankle and foot. (किसी हड्डी का टूटना अस्थिभंग।) *F.avulsion* (फ्रैक्चर एवल्सन) पेशीय संकुचनों के जोर से स्नायु का कण्डरा के जुड़े रहने वाले स्थान से हड्डी के एक छोटे टुकड़े का अलग हो जाना। *F.comminuted* (फ्रैक्चर कमीन्यूटेड) ऐसा अस्थिभंग जिसमें हड्डी के टुकड़े-टुकड़े हो जाते है; विखण्डित अस्थिभग। *F.compound* (फ्रैक्चर कम्पाउण्ड) किसी हड्डी के टूटने के साथ बाह्य व्रण का बनना या त्वचा से होकर हड्डी के टुकड़ों का बाहर निकलना। *F.compression* (फ्रैक्चर कम्प्रैसन) दबाव से उत्पन्न होने वाला अस्थिभंग जैसे कशेका-दण्ड के लम्ब अक्ष में लगने वाले दबाव से किसी कशेका का अस्थिभंग हो जाना। *F.fissured* (फ्रैक्चर फिशर्ड) एक दरार जो हड्डी के दूसरी ओर तक नही पहुँचती है; दरार अस्थि-भंग। *F.greenstick* (फ्रैक्चर ग्रीनस्टिक) ऐसा अस्थि-भग जिसमें हड्डी का कुछ भाग टूट जाता है एवं कुछ मुड़ जाता है जिससे यह टूटी हुई हड्डी टहनी के समान प्रतीत होती है। *F.hairline* (फ्रैक्चर हेयरलाइन) एक छोटा अस्थिभंग जिसमें हड्डी के दो खण्डों के बीच एक बहुत ही पतली बाल रेखा होती है। *F.impacted* (फ्रैक्चर इम्पैक्टेड) ऐसा अस्थिभंग जिसमें हड्डी का एक टुकड़ा दूसरे में धंस जाता है। *F. pathologic* (फ्रैक्चर पैथोलॉजिक) कुछ रोगों द्वारा उत्पन्न होने वाली हड्डी की कमजोरी से होने वाला अस्थिभंग। *f.ping-pong* (फ्रैक्चर पिंग-पौंग) खोपड़ी का एक अवनत अस्थिभंग जो ऐसे खाँचे से मिलता-जुलता है जैसे किसी पिंग-पौंग बाल में अँगुलियों से कसकर दबाने से उत्पन्न किया गया हो।)

Fragile-X-syndrome (फ्रेजाइल-एक्स सिण्ड्रोम) Mutation in X-chromosome manifesting with mental retardation and greatly enlarged testicles after puberty. (एक्स-गुणसूत्र में उत्परिवर्तन जिसमें मानसिक वृद्धि ह्रास तथा यौवनारम्भ के बाद शुक्रग्रन्थि अत्याधिक बढ़ जाती है।)

Fragilitas (फ्रेजिलिटास) Brittleness as of the hair. (बालों के जैसी भंगुरता; भुरभुरापन।)

Fragility (फ्रेजिलिटी) State of brittleness. *f. erythrocyte* Rupture of RBC in various strengths of salt solution. Normal blood starts hemolyzing at about 0.44% and complete at 0.35%. (भंगुरता या टूट जाने के लिए तत्परता।) *F.erythrocyte* (एरिथ्रोसाइट) लवण घोल के विभिन्न शक्तियों में लाल रक्त कोशिकाओं का विदर होना।)

Frambesia (फ्रेमबेसिया) Infectious disease caused by a spirochete. (चक्रकीट द्वारा होने वाला संक्रामक रोग।)

Frambesioma (फ्रेमबेसियोमा) Primary lesion of yaws in the form of a protruding nodule. (न्युपदंश की प्राथमिक विक्षति जो बहिःसरित पर्विका के रुप में होती है।)

Franceschetti's syndrome (फ्रेनसिजचैटीस सिण्ड्रोम) Mandibulofacial dysostosis *SYN*—Treacher-Collin's syndrome. (मैण्डीबुलोफेसीयल डाइसोस्टोसिस।)

Francisella tularensis (फ्रेन्सीशेला टूलेरेनसिस) Non-motile, encapsulated, Gram-negative organism causing plague. (अगतिशील, परिसम्पुटक, ग्राम-ऋण जीव जिसके कारण प्लेग होता है।)

Fratricide (फ्रेट्रिसाइड) Murder of one's brother or sister. (किसी के भाई या बहन की हत्या।)

Freckle (फ्रेकिल) Small brownish or yellowish pigmentation of skin. (धूप में अनावृत होने के फलस्वरुप मेंलेनिन के इकट्ठा हो जाने से त्वचा पर बनने वाला ब्राउन या पीलापन लिये हुये एक धब्बा।)

Freiberg's infarction (फ्रेबर्गस इन्फार्कशन) Osteochondritis of head of second metatarsal bone. (दूसरी प्रपदिकीय अस्थि के सिरे का अस्थ्युपायिस्थशोथ।)

Fremitus (फ्रेमिटस) Vibrating tremors esp. those felt through the chest wall by palpation or auscultation. (कम्पन जिसका ज्ञान परिस्पर्शन अथवा परिश्रवण द्वारा होता है; स्पृश्यकम्प।)

French scale (फ्रेन्च स्केल) A system indicating outer catheter diameters. Each unit of scale is equivalent to 1/3 mm. (एक प्रणाली जो बाह्य मूत्रशलाका व्यासों की ओर संकेत करती है। माप का प्रति यूनिट 1/3 mm के बराबर होती है।)

Frenkel exercise (फ्रन्केल एक्सरसाइज) This exercise involves teaching patient muscle and joint sensation in order to restore the lost co-ordination. Especially useful in cases of tabes dorsalis and other ataxic conditions. (टेबीज डॉर्सेलिस के लिए विशेष व्यायाम। इस व्यायाम में रोगी को पेशी तथा जोड़ संवेदना के बारे में सिखाया जाता है, जो खोए हुए समन्वय को पुनः स्थापित करने में सहायता करता है। यह विशेषकर चलनविभ्रम के रोग तथा अन्त गतिविभ्रमी स्थितियों में लाभदायक होता है।)

Frenotomy (फ्रीनोटॉमी) Cutting of the frenum esp. of tongue. (फ्रीनस विशेषकर जिहवा-बद्धता को काट कर निकाल देना।)

Frenulum linguae (फ्रेनुलम लिंग्वा) A fold of mucous membrane that extends from floor of mouth to the inferior surface of tongue along midline. (श्लेष्मा कला की परत या तह जो मुख की निचली सतह से जिह्वा की अंदरुनी सतह तक, मिडलाइन के साथ विस्तृत होता है।)

Frenzy (फ्रेन्जी) A state of violent mental agitation or excitement. *f. response* In electrodiagnostic study of spinal reflexes, the time required for a stimulus applied to a motor nerve to travel in the opposite direction up the nerve to the spinal cord and return. (तीव्र मानसिक उद्वेग वाली दशा।)

Fretum (फ्रेटम) A constriction. (संकुचन।)

Frenulum (फ्रेनुलम बंघ) Fold of mucous membrane passing from a rather fixed part to a movable part to limit movement of the part. (बंघ)।

Freud sigmund (फ्रेयूड सिग्मण्ड) Austrian neurologist and psychoanalyst. (विक्षिप्त का कारण बताने वाला मनोविश्लेषण का प्रतिपादन करने वाला ऑस्ट्रेलिया मनोवैज्ञानिक तथा तंत्रिकाविज्ञानी।)

Freudian (फ्रेयूडियन) Freud's theories of unconscious or repressed libido on past experiences or desires as the cause of various neuroses, and cure for which is the restoration of such conditions to consciousness through psychoanalysis. (फ्रेयूड का सिद्धांत जिसमें अचेत या पिछले अनुभवों से दमित कामोत्तेजना या विभिन्न विक्षिप्ति के कारण उत्पन्न होने वाली तीव्र चाह। मनोविश्लेषण द्वारा इस स्थिति से चेतना की ओर प्रत्यावर्तन करना।)

Friable (फ्रायेबल) Easily breakable. (आसानी से टूटने अथवा पाउडर या चूर्ण के रुप में बन जाने वाला; भुरभुरा।)

Friction (फ्रिक्शन) Rubbing, massage. (रगड़, घर्षण।)

Friction rub (फ्रिक्शन रब) The sound produced by friction of two dry surfaces. (दो सूखी सतहों के रगड़ने से उत्पन्न सुनाई देने वाली ध्वनि।)

Friedlander's bacillus (फ्राइडलैन्डर्स बेसीलस) *Klebsiella pneumoniae* causing pneumonia, sinusitis. (क्लेबसिला न्यूमोनिया जिसके कारण फुफ्फुसशोघ, शिरानालशोथ होता है।)

Friedrich's ataxia (फ्राइडरिचस एटेक्सिया) An inherited disease involving degeneration of dorso-lateral columns of spinal cord, kyphoscoliosis and muscular weakness of lower limbs. (आनुवंशिक रोग जिसमें मेरु-रज्जु के पृष्ठपार्श्विक खण्डों का अपजनन, पृष्ठपार्श्व कुब्जता तथा निचले अंग में पेशीय कमजोरी आ जाती है।)

Fright (फ्राइट) Extreme sudden fear. (अचानक अत्यधिक भय लगना।)

Frigid (फ्रिजिड) Cold, irresponsive to emotions or lack of sexual desire in women. (ठण्डा; वह स्त्री जिसको उत्तेजित करने पर भी काम वासना जाग्रत नहीं होती।)

Frigidity (फ्रिजिडिटी) Partial or complete inhibition of sexual excitement. (1. ठण्डक 2. किसी स्त्री को उत्तेजित करने पर भी उसमें लैंगिक इच्छा का जाग्रत न होना।)

Frogbelly (फ्रोग बैली) Flaccid atonic abdomen of children with rickets. (सूखा रोग या बालस्थिविकार से पीड़ित बच्चों में लटकता हुआ पेट।)

Frog face (फ्रोग फ्रेस) Facies of chronic sinusitis. (नाक के भीतर के रोग या जीर्ण वायु विवरण शोथ के कारण होने वाला चपटा चेहरा।)

Frohlich's syndrome (फ्रोहलिक्स सिण्ड्रोम) Obesity, hypogonadism, due to hypothalamic disturbance. (अधश्चेतक या पीयूष ग्रन्थि में क्षति पहुँचने से बच्चों में उत्पन्न होने वाला एक रोग जिसमें बच्चे बौने रह जाते हैं उनमें मोटापा आ जाता है और उनका लौंगिक विकास नहीं होता।)

Froin's syndrome (फ्रोइन्स सिण्ड्रोम) High CSF protein content that rapidly coagulates and is yellow caused by spinal canal obstruction. (उच्च CSF प्रोटीन मात्रा जो जल्दी-जल्दी जगती है तथा पीली होती है जो मेरु नलिका के विरोध के कारण होता है।)

Fromet's sign (फ्रोमेटस साइन) Flexion of distal phalanx of thumb when a sheet of paper is held between thumb and index finger, a feature of ulnar nerve palsy. (पेपर को अंगूठे तथा पहली अँगुली के बीच पकड़ने पर अंगूठे के दूरस्थ का आकुंचन होना। यह अन्तः प्रकोष्ठिक तन्त्रिका पक्षाद्यात का एक महत्त्वपूर्ण भाग होता है।)

Frontal lobe (फ्रन्टल लोब) 4 main convolutions in front of central sulcus of cerebrum. (प्रमस्तिष्क के केन्द्रीय परिखा के सामने चार मुख्य संवलन।)

Frontal plane (फ्रन्टल प्लेन) Plane parallel with the long axis of body and at right angles to the median sagittal plane. (तल जो शरीर के लम्बे अक्ष के समानांतर होता है तथा मध्यस्थ शराभ तल से समकोण पर होता है।)

Frontal sinus (फ्रन्टल साइनस) A pair of hollow asymmetrical spaces in the frontal bone above the orbits, filled with air and lined by mucous membrane. (ललाट विवर; नेत्रगुहा के ऊपर ललाटास्थि में खोखले असममितिक अवकाशों का एक जोड़ा जिसमें वायु भरी होती है तथा श्लेष्मा कला से घिरे होते हैं।)

Front tap reflex (फ्रन्ट टैप रिफ्लैक्स) Contraction of gastrocnemius muscles when stretched muscles of extended leg are percussed. (टांग की तनन पेशियों को परिताड़ित करने पर उपरिस्थ पिण्डिका पेशियों का संकुचन होना।)

Frost uremic (फ्रोस्टयूरीमिक) Deposit of urea crystals on skin in uremia patient. (यूरीमिया के रोगी में त्वचा पर यूरिया क्रिस्टल का जमना।)

Frostbite (फ्रोस्टबाइट) Freezing and death of a body part due to cold exposure. (अत्यधिक ठण्ड के कारण शारीरिक त्वचा या अंगो का जमना तथा परिगलन होना या उन्हें क्षति पहुँचना।)

Frottage (फ्रोटेज) Orgasm produced by pressing against somebody, massage technique using rubbing. (विपरीत लिंग के व्यक्ति को दबाने अथवा उसे रगड़ने पर लैंगिक इच्छा का जाग्रत होना। रगड़कर मालिश करने की प्रविधि।)

Frozen section (फ्रोजन सैक्शन) A technique of examining and reporting on pathological tissue cut from a patient while on surgical table, thus deciding future course of action in the theatre itself. (किसी जमे हुए ऊतक नमूने से एक पतला टुकड़ा काटना और उसे परीक्षण करने की विधि।)

Fructokinase (फ्रक्टोकाइनेज) Enzyme that transfers high energy phosphate from a donor to fructose. (एक एंजाइम जो दाता से फ्रक्टोस में उच्च शक्ति फॉस्फेट स्थानान्तरित करता है।)

Fructose (फ्रक्टोस) $C_6H_{12}O_6$, fruit sugar, monosaccharide akin to glucose. (फलशर्करा। यह बहुत से मीठे फलो में मिलता है। साधारण शर्करा की अपेक्षा यह अधिक मीठी होती है। मधुमेह के रोगियों के लिए लाभदायक है।)

Fructose intolerance (फ्रक्टोस इन्ट्रॉलरेन्स) Inability to metabolize fructose in absence of enzyme aldolase thus producing nausea, vomiting, sweating, tremor, hypoglycemia on fructose consumption. (एंजाइम एल्डोलेस के अभाव से, फलशर्करा को चयापचयी क्रिया द्वारा परिवर्तित करने में अक्षमता जिससे फलशर्करा को खाने पर मतली, वमन, स्वेद, कम्पन, अल्पग्लूकोजरक्तता उत्पन्न होती है।)

Frustration (फ्रस्ट्रेशन) Disappointment. (इच्छित वस्तु के प्राप्त न होने अथवा लैंगिक तृप्ति न होने पर बढ़ा हुआ मनोवेगी तनाव।)

Fucose (फ्यूकोज) A mucopolysaccharide present in blood group substances and in human milk. (रक्त वर्ग के पदार्थों तथा मनुष्यों के दूध में उपस्थित म्यूकोपोलीसैकेराइड।)

Fucosidosis (फ्यूकोसाइडोसिस) Hereditary disease with thick skin, heart disease, hyperhydrosis and poor neural growth resulting from improper metabolism of fucose. (आनुवंशिक विकार जिसमें मोटी, त्वचा, हृदय रोग, अतिस्वेदलता हो जाता है तथा तंत्रिका वृद्धि कम होती है; जो फ्यूकोज में अनुचित उपापचय के कारण होता है।)

Fugitive (फ्यूजिटिव) Inconstant symptoms, transient, wandering. (अस्थायी लक्षण अथवा अल्पकालिक; भ्रमण करने वाला।)

Fugue (फ्यूग) A dissociative disorder in which a person acts in normal manner but has complete amnesia for that period of action. (हिस्टीरिया विक्षिप्त में एक पृथककारी विकार जिसमें व्यक्ति सामान्य

रुप से कार्य करता है परन्तु जब ठीक हो जाता है तो उसे पिछली घटनाओं की याद नहीं रहती, एक चेतना-विकार।)

Fulguration (फल्गूरेशन) Destruction of tissue by high frequency electric sparks. (विद्युत दहन उच्च बारम्बारता विद्युत द्वारा ऊतकों का नष्ट होना।)

Full term (फुल टर्म) In obstetric child born between 38-41 weeks of gestation. (परिपक्व; गर्भावस्था के 38 सप्ताह पूर्ण होने के पश्चात् जन्म लेने वाला शिशु; पूर्णकालिक।)

Fulminant (फल्मीनेन्ट) Coming like flashes of pain, as in tabes dorsalis. Synofulgurant. (स्फूर्जक; अचानक प्रकट होने एवं शीघ्रता से समाप्त होने वाला, जैसे कोई तेज दर्द होता है या चलन विभ्रम में होता है।)

Fumaric acid (फ्यूमेरिक एसिड) One of the organic acids in the citric acid cycle. (साइट्रिक अम्ल चक्र में ऑर्गेनिक अम्लों में से एक।)

Fumigation (फ्यूमिगेशन) Use of poisonous gases for destroying living organisms like insects, rats, mice, etc; root disinfection. (विषैली गैसों अथवा धुएँ से जीवित जीवाणु को नष्ट करना जैसे कीड़े, चूहे आदि।)

Functional disease (फन्कशनल डिजीज) Emotional response to physical disease, taking the form of conversion or hysterical response. (शरीर के किसी अंग अथवा भाग के कार्य या रचना में कोई परिवर्तन हुये बिना, गड़बड़ियाँ पैदा हो जाने से उत्पन्न होने वाला रोग।)

Fundoplication (फण्डोप्लीकेशन) Surgical reduction in size of opening into fundus of stomach, used in treating reflux esophagitis. (शल्य-क्रिया द्वारा आमाशय के फण्डस में खुलने वाले छिद्र के परिमाण को कम करना जिसे ग्रासनली में होने वाले प्रतिवाह की चिकित्सा में किया जाता है।)

Fundoscopy (फण्डोस्कोपी) Visual examination of fundus of eye. (दृष्टिपटलदर्शी द्वारा नेत्र बुघ्न का परीक्षण करना।)

Fundus (फण्डस) The portion of an organ most remote from its opening (*see* Figure). (किसी खोखली संरचना का आधारी भाग, वह भाग जो द्वार से दूर हो।)

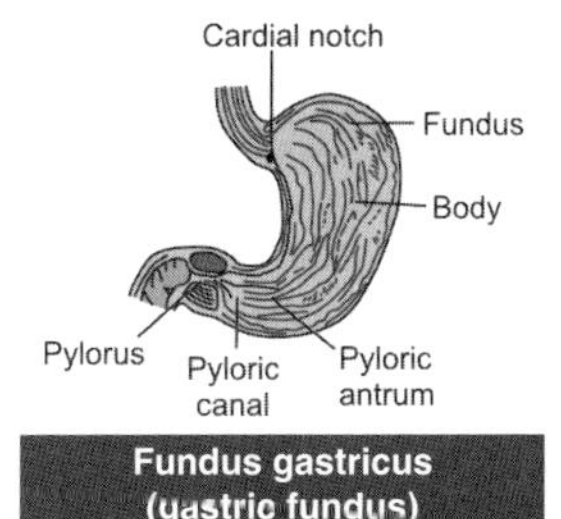

Fundus gastricus (gastric fundus)

Fungal septicemia (फंगल सेप्टिसीमिया) Potentially life-threatening invasion of the bloodstream from a disease producing fungi. (रक्त में रोगोत्पादक कवको का पाया जाना।)

Fungus (फन्गास) Plant like organism including yeasts and molds but without chlorophyll, hence of having parasitic or saprophytic existence. (कार्बनिक पदार्थ पर जीवित रहने वाला एक वानस्पतिक कोशिकीय जीव जिसमें पर्णहरित या क्लोरोफिल नहीं होता तथा एक दृढ़ कोशिकीय भित्ति होती है जैसे फफूँदी, खमीर या यीस्ट तथा छत्रक आदि।)

Fungiform papillae (फन्गीफोर्म पैपिली) Small rounded eminences on the tongue. (जिहवा पर छोटे गोल उत्सेध।)

Funicular process (फ्यूनिकुलर प्रोसेस) That part of tunica vaginalis covering spermatic cord. (अण्डधर कंचुक का वह भाग जो वृषण-रज्जु को ढके होता है।)

Funiculitis (फ्यूनिकुलाइटिस) Inflammation of spermatic cord. (वृषण-रज्जु का शोथ।)

Funiculopexy (फ्यूनिकुलोपैक्सी) Suturing the spermatic cord to tissues in cases of undescended testes. (अनवतीर्ण शुक्रग्रन्थियों के मामले में वृषण-रज्जु की ऊतकों के साथ सिलाई कर देना।)

Funiculus (फ्यूनिकुलस) Any small structure resembling cord. (रज्जु अथवा रज्जु के समान कोई छोटी रचना।)

Funnel (फनल) Conical wide mouthed device for pouring through it with a tubular end. (कीप।)

Funnel chest (फनल चैस्ट) Sternal depression resembling funnel. (एक जन्मजात् विकृति जिसमें उरोस्थि कटंक की ओर दबी हुई हो। कीप के समान स्टर्नल खोखला भाग।)

Funny bone (फनी बोन) Medial epicondyle of humerus. (ह्यूमेरस हड्डी की मध्यवर्ती अधिस्थूलक।)

Fur fur (फरफर) Dandruff scales. (रुसी की परतें।)

Furgemia (फर्जीमिया) Presence of fungi in blood. (रक्त में कवकों की उपस्थिति।)

Furor (फ्यूरर) Extreme violent outbursts of anger. (बहुत अधिक गुस्सा आने का आक्रमण होना।)

Furosemide (फ्यूरोसिमाइड) Loop diuretic, kaliuretic. (मूत्रल छल्ला।)

Furrow (फर्रो) A groove. (खातिका, खाँच की सिकुड़न।)

Furuncle (फ्यूरन्कल) A boil. (फोड़ा, बालतोड़, पनसिका।)

Furunculoid (फ्यूरन्कुलॉयड) Resembling boil. (फुन्सी के समान।)

Furunculosis (फ्यूरन्कुलोसिस) Condition resulting from boil. (फुन्सी रोग; पनसिकाओं या फुन्सियों के निकलने से उत्पन्न दशा।)

Fuscin (फुसिन) A dark brown pigment present in pigment epithelium of retina. (दृष्टिपटल-उपकला में मिलने वाला ब्राउन रंग का एक वर्णक।)

Fusiform (फ्यूजीफोर्म) Spindle-shaped, i.e., tapering at both ends. (तर्कुप दोनों सिरों पर पतला होता हुआ।)

Fusion (फ्यूज़न) Meeting and joining together (*see* Figure). (जुड़ने या मिलने की क्रिया; संयोजन।)

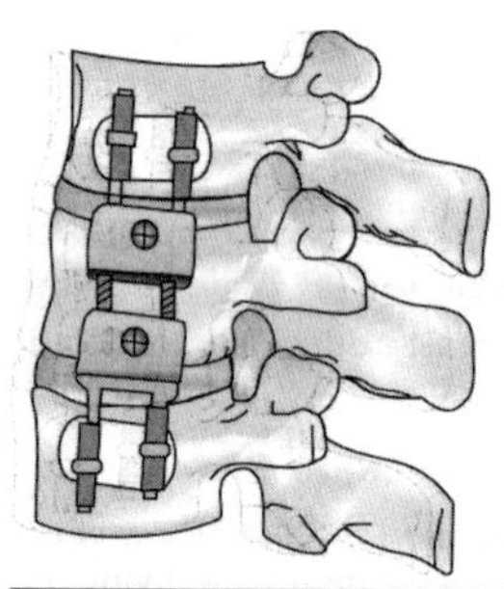

Spinal fusion

Fusobacterium (फ्यूसोबैक्टीरियम) A genus of nonspore forming, nonmotile, non-encapsulated Gram-negative rods causing gingivitis, and seen in necrotic lesions. *f. waves* Flutter waves in atrial fibrillation (बीजाणु रहित, गतिहीन, परिसम्पुटन रहित ग्राम निगेटिव छड़ का एक वंश जिसके कारण मसूड़ाशोथ होता है तथा यह परिगलन विक्षति में पाए जाते हैं।)

G

GABA (जीएबीए) Gamma-aminobutyric acid a, neurotransmitter. (गामा एमिनोब्यूटाइरिक अम्ल का संक्षिप्त रुप न्यूरोट्रान्समिटर।)

Gabapentin (गैबेपेन्टीन) An antiepileptic agent. (अपस्माररोधी कारक।)

Gadolinium (गेडोलीनियम) A rare element used as NMR contrast agent. (एक विरल तत्त्व जिसे NMR कॉन्ट्रास्ट कारक के रुप में प्रयोग किया जाता है।)

Gag (गैग) An instrument placed between the teeth to keep the mouth open. (ऑपरेशन के समय रोगी का मुँह खुला रखने के लिए दाँतों के बीच में रखा जाने वाला एक यंत्र; मुखरोधिनी।)

Gag reflex (गैग रिफ्लैक्स) Gagging and vomiting resulting from irritation of fauces. (गलतोरणिका के क्षोभण से औकाई आना एवं उल्टी होना।)

Gait (गेट) Manner of walking. *g. ataxic* Staggering unsteady gait, e.g., alcoholics. *g. cerebellar* Staggering broad based gait. *g. double step* Gait in which alternate steps are of a different length or at a different rate. *g. equine* High stepping gait of peroneal nerve palsy. *g. festinating* Walking on toes as if pushed from behind. Starts slowly and then accelerates till he holds on to something that stops him e.g., parkinsonism. *g. hemiplegic* The paralyzed limb abducts and makes a circle to come to front to touch the ground. *g. scissor* Gait in which legs cross while walking, e.g. cerebral palsy. *g. slapping* High stepping ataxic gait due to loss of proprioception as in tabes dorsalis. *g. Waddling* Walk resembling that of a duck as in muscular dystrophy. (चलने का ढंग, चाल।) *G.ataxic* (गेट एटेक्सिक) लड़खडाते हुए चलना एवं गिरने को तैयार रहना जैसा कि अक्सर उस व्यक्ति में देखा जाता है जिसने शराब अधिक पी ली हो, असांमजस्य-पूर्ण चाल। *G.cerebellar* (गेट सेरीबेलर) अनुमस्तिष्क के रोग में दिखाई देने वाली लड़खड़ाती चाल। *G.double* (गेट डबल स्टैप) एक चाल जिसमें हर दूसरा कदम लम्बाई या दर में अलग-अलग होता है। *G.equine* (गेट इक्वाइन) ऐसी चाल जिसमें रोगी ऊँचे-ऊँचे कदम रखकर चलता है। *G.festinating* (गेट फेस्टीनेटिंग) ऐसी चाल जिसमें रोगी केवल पाँव की अँगुलियों पर चलता है जैसे कोई पीछे से धकेल रहा हो वह पहले धीरे-धीरे चलता है और तब तक तीव्रता से चलता रहता है जब तक रुकने के लिए वह कोई वस्तु न पकड़ ले। *G.hemiplegic* (गेट हेमीप्लीजिक) चाल जिसमें रोगी अपना पक्षाघात से ग्रस्त टांग को शरीर के मध्य-तल से दूर ले जाकर और झुलाते हुए घेरा-सा बनाकर पाँव को सामान्य टांग के पाँव के सामने लाकर पटक देता है। *G.scissor* (गेट सीजर) ऐसी जिसमें चलते समय टाँगे एक दूसरे को पार कर जाती है। *G.waddling* (गेट वाडलिंग) ऐसी चाल जिसमें पाँव एक दूसरे से दूर हो जाते हैं और चाल बत्तख की चाल जैसी लगती है।)

Galactan (गैलेक्टन) A complex carbohydrate that forms galactose on hydrolysis. (एक जटिल कार्बोहाइड्रेट जिसके जल अपघटन द्वारा गैलेक्टोज बनता है।)

Galactase (गैलेक्टेज) A proteolytic ferment of milk. (दूध का शीघ्र जल अपघटन करने वाला खमीर।)

Galactocele (गैलेक्टोसील) A tumor caused by occlusion of a milk duct; hydrocele containing milk like fluid. (1. स्तन्यपुती; दूध के इकट्ठा होने अथवा दूध के सदृश तरल से बना एक अर्बुद; 2. ऐसा जलवृषण या हाइड्रोसील जिसमें दूधिया तरल भरा होता है।)

Galactogogue (गैलेक्टोगॉज) Agent promoting secretion of milk. (दूध के स्राव को बढ़ाने वाला कारक।)

Galactokinase (गैलेक्टोकाइनेज) Enzyme transferring high energy phosphate groups from a donor to D-Galactose. (एक एन्जाइम जो दाता से डी-गैलेक्टोज को उच्च शक्ति फॉस्फेट वर्गों में स्थानान्तरंण करता है।)

Galactometer (गैलेक्टोमीटर) Device for measuring specific gravity of milk. (दूध के आपेक्षिक घनत्व को मापने का यंत्र।)

Galactorrhoea (गैलेक्टोरिहया) Excessive flow of milk, continuation of lactation even without childbirth. (बच्चे को दूध पिलाना छुड़ाने के पश्चात् होने वाला अत्यधिक दुग्ध प्रवाह, अतिस्तन्यस्रावण; शिशु के जन्म के बिना ही दुग्ध स्रावण होना।)

Galactose (गैलेक्टोज) $C_6H_{12}O_6$ a monosaccharide, isomer of glucose converted to glycogen in liver. ($C_6H_{12}O_6$ एक मोनोसैकेराइड, यकृत में आइसोगर के ग्लूकोज का ग्लाइकोजन में परिवर्तित होना।)

Galactosemia (गैलेक्टोसीमिया) An autosomal recessive inborn error of metabolism characterized by inability to convert galactose to glucose due to absence of enzyme galactose-1 phosphate uridyl transferase. Symptoms are diarrhoea and vomiting with failure to thrive afterbirth. Infant, urine contains high galactose. Intrauterine diagnosis possible from amniocentesis. (जन्म से होने वाले चयापचयी दोष के रुप में नवजात शिशु के रक्त में गैलेक्टोज का पाया जाना। एन्जाइम गैलेक्टोज 1. फॉस्फेट यूरिडिल ट्रान्सफिरेस के जन्मजात अभाव में, जो गैलेक्टोज को ग्लूकोज में परिवर्तित करता है।)

Galactosuria (गैलेक्टोसूरिया) Excretion of galactose in urine. (मूत्र में गैलेक्टोज का पाया जाना; गैलेक्टोजमेह।)

Galeazzi's sign (गैलियाजीस साइन) A clinical test for determining presence of congenital hip dislocation in infants and toddlers; with the child lying supine, knees and hips flexed to 90°; dislocation is evidenced if one knee is higher than other. (भ्रूण तथा शिशुओं में जन्मजात नितम्ब संधिच्युति की उपस्थिति को जानने के लिए किया जाने वाला नैदानिक परीक्षण। अगर एक जानु दूसरे से ऊँची होती है तो संधिच्युति का पता चलता है।)

Galen's veins (गैलेन्स वेनस) These veins run through the telachorodiae formed by the joining of the terminal and choroid veins. They form venacerebra magna, that empties into straight sinus. (यह शिराएँ टेलिकोरॉडिया से गुजरती हैं जो अन्तस्थ तथा कारोइड शिराओं के जुड़ने से बनती है। यह वेना सेरीब्रा मैग्ना बनाती है जो सीधे विवर में खाली होती है।)

Gallamine triethiodide (गैलामीन ट्राइएथियोडाइड) A drug that inhibits transmission of nerve impulses across myoneural junction of voluntary muscles. Trade name Flaxedil. (एक औषधि जो तन्त्रिका आवेगों के संचारण को ऐच्छिक पेशियों के पेशीतंत्रिकापरक कार्य का संदमन करती है।)

Gallbladder (गाल ब्लैडर) Pear-shaped sac on under surface of right lobe of liver holding bile and discharging it into common bile duct through cystic duct during digestion (see Figure). (यकृत के दाँयें खण्ड की निचली सतह पर स्थित नाशपाती के आकार की एक थैली जो यकृत से आने वाले पित्त को तब तक थामे रहती है जब तक वह सिस्टिक नली द्वारा ड्योडिनम में नही पहुँच जाता, पित्ताशय।)

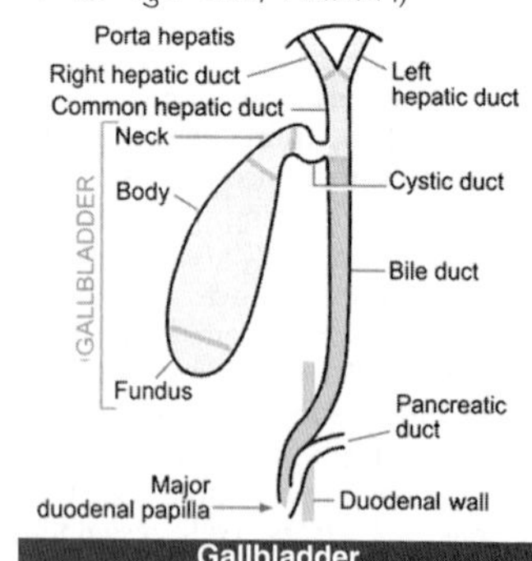

Gallbladder

Gallium (गेलियम) Radionucleide of gallium used in bone scan. (गैलियम का रेडियोन्यूक्लियाइड जिसे अस्थि स्कैन में प्रयोग किया जाता है।)

Gallon (गैलन) Measure of liquid equivalent to 4.55 liters. (तरल माप की एक इकाई जो 4.55 लीटर के बराबर होती है; गैलन।)

Gallop rhythm (गैलप रिद्दम) An abnormal heart rhythm, tachycardia of 100 or more beats per minute marked by the occurrence of three distinct sounds in each heartbeat which resembles the sound of a galloping horse. (दिल की धड़कन का तेज होना)।

Gallbladder scoop and hook (गेल ब्लैडर स्कूप हूक) It is a long, fine and malleable instrument with scoop on one end and hook on the other end used to remove gallstone and biliary concretions. (एक उपकरण जिससे पित्ताशय की थैली की पथरी को निकला जाता है।)

Gallstone (गालस्टोन) Concretion formed in the gallbladder or common bile duct, commonest being cholesterol stone. Excess of cholesterol or decreased bile acid concentration in bile help to precipitate cholesterol leading to stone formation. (पित्ताशय अथवा पित वाहिनी में बनने वाली पथरी, जिसमें कैलेस्ट्रॉल पथरी सबसे सामान्य होती है। अत्यधिक कैलेस्ट्रॉल या पित्त में पित्त अम्ल सान्द्रता के घटने से कैलेस्ट्रॉल प्रक्षेपित होता है जिससे पथरी बन जाती है।)

Galvanic current (गैल्वेनिक करन्ट) Direct electric current from battery. (किसी बैटरी द्वारा उत्पन्न सीधी विद्युत-धारा।)

Galvanometer (गैल्वोनोमीटर) An instrument for measurement of current. (विद्युत धारा नापने वाला एक यन्त्र; धारामापी।)

Galvanoscope (गैल्वेनोस्कोप) An instrument that shows presence and direction of galvanic current. (किसी गैल्वनी-धार की विद्यमानता एवं दिशा को दर्शाने वाला एक यंत्र; धारादर्शी।)

Gamete (गैमेट) A mature male or female reproductive cell. (एक परिपक्व पुरुष अथवा स्त्री जनन कोशिका अर्थात् शुक्राणु या डिम्ब युग्मक।)

Gamete intrafallopian transfer (GIFT) (गैमेट इन्ट्राफैलोपियन ट्रान्सफर) The process involves obtaining ova through laparoscope and mating it with sperms and then placing in fallopian tube for completion of fertilization and transfer to uterus. (प्रक्रिया जिसमें लैपरोस्कोप द्वारा डिम्ब को प्राप्त करके, उसे शुक्राणु के साथ मिलन कराकर, उसको डिम्बवाही नली मे रखना जिसमें उसका पूर्ण रुप से गर्भाधान होता है तथा उसे गर्भाशय में स्थानान्तरित कर दिया जाता है।)

Gametes (गैमेटस) The sexually differentiated form of protozoa that when enters mosquito reproduces into sporozoites. (प्रजीवाणुक का लैंगिक भिन्न रुप जो मच्छरों में प्रवेश करके मलेरिया-परजीवी में जनित होता है।)

Gametocide (गैमेटोसाइड) Agents that destroy malaria gametocytes. (युग्मकों का युग्मक कोशिकाओं, विशेषकर मलेरिया की, को नष्ट करने वाला कारक; युग्मकनाशी।)

Gametogenesis (गैमेटोजेनेसिस) Development of gametes. (पुरुष एवं स्त्री जनन कोशिकाओं (युग्मकों) का विकसित होना, युग्मन जनन।)

Gamma benzene hexachloride (गामा बैन्जीन हैक्सेक्लोराइड) Scabicidal agent and insecticide. (सिर की जूँओं को मारने के लिए प्रयोग में आने वाली एक औषधि। यह स्केबीज में भी बहुत लाभकारी है अर्थात् स्केबीसाइडल कारक।)

Gamma globulin (गामा ग्लोबुलिन) Immunoglobulin fraction in plasma containing IgG, IgA, IgD and IgE. (प्लाज्मा प्रोटीनों में इम्यूनाग्लोबुलिन प्रभाज जिनमें IgG, IgA, IgD, तथा IgE होते हैं।)

Gamma knife surgery (गामा नाइफ सर्जरी) A modality of treatment of brain tumor, where radiation beam is focused on tumor tissue with stereotoxic precison. (मस्तिष्क के अर्बुद की चिकित्सा की रुपात्मकता जिसमें विकिरण बीम अर्बुद ऊतक पर केन्द्रित होता है।)

Gamma rays (गामा रेज़) Electromagnetic waves of extremely short wavelength emitted by radioactive substances having high tissue penetration. (रेडियो सक्रिय पदार्थों से निकलने वाली बहुत ही छोटी तंरगदैर्ध्य की विद्युत चुम्बकीय तंरगें जो एल्फा अथवा बीटा किरणों से अधिक भेद्य शक्ति की होती हैं; गामा रश्मियाँ।)

Gammopathy (गामोपैथी) Diseases with high gammaglobulin, e.g., multiple myeloma. (ऐसा रोग जिसमें रक्त के सीरम में इम्यूनोग्लोबुलिन बढ़ जाता है जैसे माइलोमा में होता है।)

Gamna's disease (गाम्नास डिजीज) This is a form of chronic splenomegaly characterised by thickening of the splenic capsule and presence of multiple, small, dense, rustlike densities containing iron. These bodies are known as Gamna-Gandy bodies. (एक प्रकार की जीर्ण प्लीहा अतिवृद्धि जिसमें प्लीहज कैप्सूल घने हो जाते हैं, तथा बहुत छोटी और घनी, जंग जैसा घनत्व जिसमें ऑयरन होता है। ये पिण्ड-गामना गैंडी बोडीज कहलाते हैं।)

Gamophobia (गैमोफोबिया) Neurotic fear of marriage. (शादी का विक्षिप्त रोगोत्पादक भय।)

Gangliocyte (गैंग्लियोसाइट) A ganglion cell. (एक गण्डिका कोशिका।)

Ganglioma (गैंग्लियोमा) Tumor of lymphatic gland. (लसीका ग्रन्थि का टयूमर, लसीका ग्रन्त्यर्बुद।)

Ganglion (गेग्लियान) 1. A mass of nervous tissue composed principally of nerve cell bodies lying outside brain and spinal cord. 2. Cystic tumor developing in a tendon or aponeuroses. *g. cardiac* Tiny ganglion towards which converge the fibers of superficial cardiac plexus, lying on the right side of the ligamentum arteriosum. *g. carotid* Ganglion formed by filamentous threads from the carotid plexus beneath the carotid artery. *g. celiac* One pair of paravertebral or collateral ganglia located near the origin of celiac artery. *g. dorsal root* Ganglia located in dorsal nerve root containing cell bodies of sensory nerves. *g. geniculate* Ganglion on the pars intermedia, the sensory root of facial nerve. *g. jugular* Ganglion located on the root of vagus nerve lying in upper portion of jugular foramen. *g. otic* A small ganglion located in zygomatic fossa below the foramen ovale. *g. sphenopalatine* Ganglion associated with the great superficial petrosal nerve and maxillary nerve, transmitting both sympathetic and parasympathetic fibers to nasal mucosa, palate, pharynx and orbit. *g. spiral* A long coiled ganglion in the cochlea of ear containing bipolar cells whose peripheral processes terminate in organ of corti. The central processes form the cochlear nerve to terminate in medulla. *g. vestibular* A bipolar ganglion located in the vestibular branch of 8th cranial nerve at the base of internal acoustic meatus. Its incoming fibers arise from macules of utricles and saccules and cristae of ampullae of semicircular canals (see Figure). (1. तन्त्रिका-ऊतक, मुख्यता तन्त्रिका-कोशिका कार्यों का एक पिण्ड जो केन्द्रीय तन्त्रिका-यन्त्र से बाहर स्थित रहता है जैसे मेरुदण्डीय गण्डिकाएँ या स्पाइनल गैंग्लियान जो मेदण्डकीय तन्त्रिकाओं के अभिपृष्ठ मूलों के विवर्धन होते हैं; गण्डिका; 2. किसी कण्डराकला अथवा कण्डरा पर बनने वाला एक प्रकार का पुटीय अर्बुद जैसा कि कभी-कभी मणिबन्ध (कलाई) के पृष्ठ पर बन जाता है; कण्डरापुटी; गुच्छिका।)

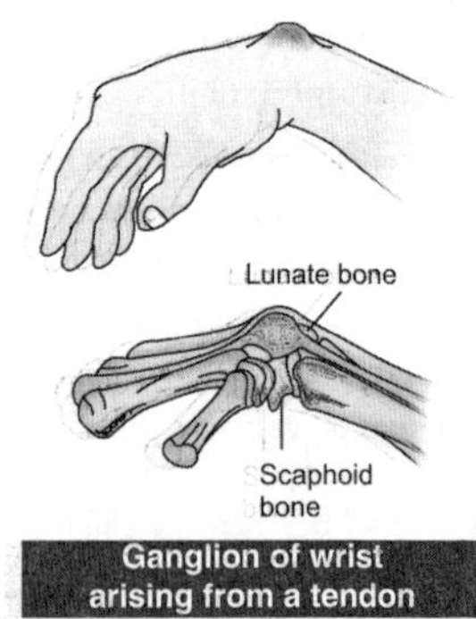

Ganglion of wrist arising from a tendon

Ganglioneuroma (गैंग्लियोन्यूरोमा) A nerve cell tumor containing ganglion cells. (एक सुदम अर्बुद जो तन्त्रिका तन्तुओं एंव

परिपक्व गण्डिका; कोशिकाओं का बना होता है; गण्डिका; तन्त्रिकार्बुद।)

Ganglionic blockade (गैंग्लियोनिक ब्लाकेड) Blockage of neurotransmission in autonomic ganglia by drugs that occupy receptor sites for acetylcholine or stabilize post-synaptic membrane against action of acetylcholine liberated in presynaptic nerve endings. (स्वायत्त तन्त्रिका तन्त्र की गण्डिकाओं में उद्दीपनों के संचारण में अवरोध उत्पन्न करने वाली औषधि।)

Ganglioside (गैंग्लियोसाइड) A particular class of glycosphingolipid present in nerve tissue and in the spleen. (ग्लाइकोस्फिंगों लाइपिड का एक विशेष वर्ग जो तन्त्रिका ऊत्तक तथा प्लीहा में उपस्थित होता है।)

Gangrene (गैंग्रीन) Necrosis or death of tissue, usually due to deficient blood supply. *g. dry* Aseptic gangrene due to cessation of blood supply, the veins remaining patent. *g. diabetic* Infected gangrene in diabetics. *g. traumatic* Gangrene following extensive injury severing blood supply (see Figure below). (शरीर के किसी भाग के ऊतक का परिगलन (गल जाना) अथवा उसकी मृत्यु हो जाना जो अधिकतर अपर्याप्त रक्त-प्रवाह के कारण उत्पन्न होती है; कोथ।) *Dry gangrene* (ड्राइ गैंग्रीन) (ऐसा कोथ जिसमें मृत भाग में रक्त कम हो जाता है तथा यह अपूतित होता है अर्थात् इसमें पस नहीं पड़ता।) *Diabetic gangrene* (डायबेटिक गैंग्रीन) मधुमेह रोग में होने वाला आर्द्र कोथ। *Traumatic gangrene* (ट्रोमेटिक गैंग्रीन) अधिक चोट लग जाने के फलस्वरुप उत्पन्न गैंग्रीन।).

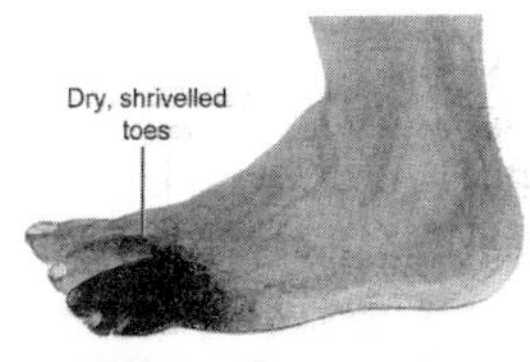

Gangrene

Ganser's syndrome (गैंजर्स सिण्ड्रोम) A factitious disorder in which individual mimics symptoms of psychosis. (एक कृत्रिम विकार जिसमें व्यक्ति मनोविक्षिप्ति के संलक्षणों की नकल करता है।)

Gardnerella vaginalis (गाडनरेला वैजाइनलिस) A bacteria causing vaginitis. (जीवाणु जिसके कारण योनिशोथ होता है।)

Gardner's syndrome (गाडनर्स सिण्ड्रोम) Familial polyposis of colon, an autosomal dominant condition with propensity for development of carcinoma. (वृहदान्त्र (कोलन) का परिवारिक बहुपूर्वगकता, एक अलिंगसूत्री प्रमुख स्थिति जिसमें कैंसर के विकास की प्रवृति होती है।)

Gargle (गरगल) To rinse the mouth and throat by holding a solution in the open mouth and then expelling out. (मुंह का कुल्ला करना।)

Gargoylism (गार्गोइलिज्म) A congenital condition characterized by dwarfism, kyphosis, and skeletal abnormalities with mental retardation. (जन्मजात् स्थिति जिसमें बौनापन, कुब्जता तथा कंकालीय विकृति तथा बुद्धि हास होता है।)

Garlic (गार्लिक) An edible strongly flavoured bulb containing chemical allicin, possessing antithrombotic properties. (लहसुन; एक आहार योग्य तीव्र स्वाद वाला बल्ब समान पदार्थ जिसमें रसायन एलिसिन होता है तथा घनास्त्री विरोधी गुण होते हैं।)

Garment (गार्मेन्ट) (pneumatic-antishock) an inflatable garment used to combat shock, stabilize fracture, promote haemostasis, increase peripheral vascular resistance (see Figure). (एक हवा से भर जाने वाला वस्त्र जो स्तब्धता के विरुद्ध कार्य करता है, अस्थिभंग के स्थिरीकरण, रक्तस्तम्भन में सहायता करता, परिसरीय वाहिकीय प्रतिरोध को बढ़ाता है।)

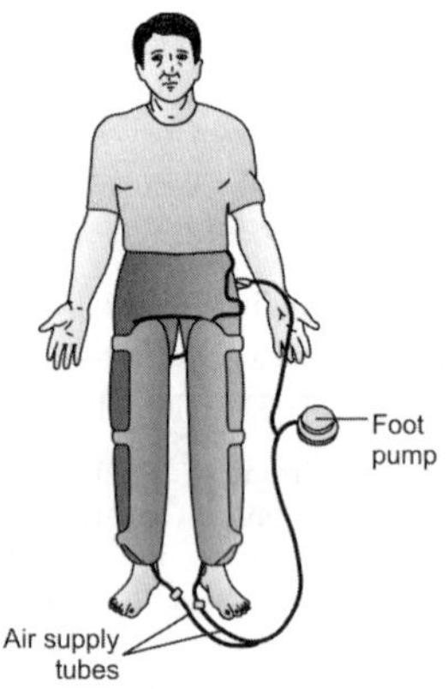

Pneumatic antishock garment

Garre's disease (गैरीस डिजीज) Chronic sclerosing osteomyelitis. (जीर्ण काठिन्यकर अस्थि मज्जाशोथ।)

Gartner's bacillus (गार्टनर्स बैसीलस) It is another name for the bacillus, *Salmonella enteritidis* which is responsible for causing gastroenteritis in man and other animals. (जीवाणु का दूसरा नाम। साल्मोनेला एन्ट्राइटीडिस मनुष्यों तथा दूसरे जानवरों में जठरांत्रशोथ होने के लिए जिम्मेदार होता है।)

Gartner's duct (गार्टनर्स डक्ट) A vestigial structure representing the persistent mesonephric duct. (अवशेषी संरचना जो लगातार मध्यवृक्कीय वाहिनी का प्रतिनिधि होती है।)

Gas mustard (गैस मस्टर्ड) Dichlorethyl sulfide, a poisonous gas used in warfare. (डाक्लोरेथाइल सल्फाइड, एक विषैली गैस जिसे जंग (युद्ध) में प्रयोग किया जाता है।)

Gasoline (गैसोलीन) A distillation product of petroleum often containing toxic additives like tetraethyl lead or tricresyl phosphate. (पैट्रोलियम का संचित उत्पाद जिसमें अधिकतर विषैले योगशील पदार्थ जैसे टेट्राइथायल लैड या ट्राइक्रेस्यिल फॉस्फेट होते हैं।)

Gastrectomy (गैस्ट्रेक्टॉमी) Surgical removal of a part or total stomach. (जठर का कोई भाग या सम्पूर्ण जठर को शल्य कर्म द्वारा निकाल देना।)

Gastric analysis (गैस्ट्रिक एनालाइसिस) Analysis of gastric contents to determine quality of secretion, amount of free and combined hydrochloric acid, absence or presence of blood, bile acid, etc. The test is particularly helpful in cases of Zollinger-Ellison syndrome and gastric malignancy. (गैसीय पदार्थों का विश्लेषण जिससे स्त्राव की मात्रा, स्वतंत्र तथा संयोजित हाइड्रोक्लोरिक अम्ल की मात्रा, रक्त की उपस्थिति या अनुपस्थिति, पित्ताम्ल आदि को ज्ञात किया जाता है। यह परीक्षण जोलिंगर-एलिसन सिण्ड्रोम तथा आमाशयिक दुर्दमता के रोगों में लाभदायक होता है।)

Gastric digestion (गैस्ट्रिक डाइजेशन) Pepsin secreted in stomach hydrolyzes proteins to proteoses and peptones. HCl is essential for activity of pepsin. It also dissolves collagen, splits nucleo-proteins, hydrolyzes disaccharides and kills bacteria. Gastric lipase reduces fat to fatty acids and glycerol. (अमाशय में स्त्रावित पेप्सिन जो प्रोटीनों का जलापघटन करके प्रोटीयोसिस तथा पेप्टोन्स बनाता है। हाइड्रोक्लोराइड, पेप्सिन की प्रक्रिया के लिए आवश्यक होती है। यह कोलेजन को विलय करता, न्यूक्लियोप्रोटीन को विभाजित, डाइसैकेराइड को जलापघटित तथा जीवाणुओं को मारता है।)

Gastric glands (गैस्ट्रिक ग्लैंडस) Tubular glands lying in gastric mucosa that contains peptic cells secreting pepsinogen, oxyntic cells secreting HCl and mucus cell lying at the neck of gland secreting cytoprotective gastric mucin. (अमाशयी श्लेष्मकला में स्थित नलिकीय ग्रन्थियाँ जिसमें पेप्टिक कोशिकाएँ होती हैं जो पेप्सिनोजन स्रावित करती हैं, अम्लस्रावी कोशिकाएँ जो हाइड्रोक्लोरिक स्रावित करती हैं तथा ग्रन्थि के ग्रीवा पर स्थित श्लेष्मा कोशिका जो साइटोप्रोटेक्टिव आमाशयी श्लेष्मरस स्रावित करती हैं।)

Gastric inhibitory polypeptide (GIP) (गैस्ट्रिक इनहिबिटरी पॉलीपेप्टाइड) A polypeptide in the cells of duodenum and jejunum which inhibits secretion of gastric juice. (पाचनान्त्र (डयोडीनम) तथा मध्यान्त्र (जेजुनम) की कोशिकाओं में पॉलिपेप्टिाइड जो जठर रस के स्राव का संदमन करता हैं।)

Gastric juice (गैस्ट्रिक जूस) Digestive juice of gastric glands containing HCl, pepsin, mucin, small amount of inorganic salts, intrinsic factor. pH is 0.9 to 1.5, total acidity being equivalent to 30 mL of 1/10 N HCl. (आमाशय में स्थित जठर-ग्रन्थियों का स्राव जो एक पतला, रंगहीन द्रव होता है जिसमें पेप्सिन, हाइड्रोक्लोरिक अम्ल, म्यूसिन, सूक्ष्म मात्राओं में अकार्बनिक लवण एवं रक्ताल्पतारोधी तत्त्व के अंतरस्थ कारक होते हैं; जठर-रस।)

Gastric lavage (गैस्ट्रिक लैवज) Emptying out of stomach contents to relieve hiccup; before anesthesia for fear of aspiration and in intestinal obstruction, removal of ingested poisons. (अमाशय की धुलाई करना अर्थात अमाशय के अन्दर के पदार्थों को बाहर निकालना जिससे हिचकी में आराम लाया जा सके। अन्तग्रहण विष को हटाना।)

Gastric ulcer (गैस्ट्रिक अल्सर) Ulcer in the stomach. (अमाशय में स्थित व्रण (जख्म)। भोजन करते करते रोगी को दर्द होने लगता है और कभी-कभी बहुत तीव्र होता है। उपद्रवों के होने पर आपात स्थिति उत्पन्न हो सकती है।)

Gastrin (गैस्ट्रिन) A group of hormones secreted by antral mucosa that circulating via blood stimulate gastric HCl secretion. Gastrins also affect secretory activity of pancreas, small intestine. (आमाशय के जठरनिर्गम-क्षेत्र की श्लेष्मिक कला की कुछ कोशिकाओं द्वारा स्रावित होने वाला हार्मोनों का एक समूह जो जठर अम्ल एवं पेप्सिन के स्त्राव को तथा अग्न्याशयी-एन्जाइमों के स्रावित होने को उत्तेजित करता है तथा पित्ताशय को संकुचित करता है।)

Gastrinoma (गैस्ट्रिनोमा) Tumor of gastrin secreting cells causing Zollinger-Ellison syndrome. (गैस्ट्रिन स्रावित करने वाला अग्न्याशय का बीटा रहित आइलेट कोशिका का एक अर्बुद जो जोलिंगर-इलिसन संलक्षण से सम्बद्ध होता है।)

Gastritis (गैस्ट्राइटिस) Inflammation of stomach characterized by epigastric pain, vomiting and dyspepsia. Gastric mucosa may be atrophic or hypertrophic. Dietary indiscretion, excessive indulgence in alcohol, campylobacter are responsible. *g. acute* Manifesting with fever, epigastric pain, vomiting with red angry hyperemic mucosa. *g. hypertrophic* SYN—Menetrier's disease; gastric folds are hypertrophic. (अमाशयशोथ या जठरशोथ जिसमें अधिजठरीय दर्द, वमन तथा अग्निमांघ होता है। आमाशयिक श्लेष्मकला शोषग्रस्त या विवृद्धिग्रस्त हो सकती है। आहारिक विवेकहीनता, एल्कोहल में अत्यधिक संलिप्तता तथा कैम्पाइलोबैक्टर इसके लिए जिम्मेदार होते हैं।) *g. acute* (गैस्ट्राइटिस एक्यूट) इसमें ज्वर, अधिजठरीय पीड़ा, वमन तथा लाल तीव्र अतिरक्तता श्लेष्मकला होती है। *g. hypertrophic* (गैस्ट्राइटिस हाइपरट्रॉफिक) अमाशयशोथ जिसमें अतः संचरण तथा ग्रन्थियों की अतिवृद्धि हो जाती है।)

Gastroelitis (गैस्ट्रोइलियाइटिस) Inflammation of the stomach and ileum. (आमाशय एवं इलियम का संक्रमण/शोध।)

Gastrocnemius (गैस्ट्रोक्नेमियस) Larger superficial muscle in the back of lower leg that helps to plantarflex the foot and flex the knee upon the thigh. (पिंडली की दो शीर्ष वाली माँसपेशी। निचले पैरे के पीछे एक बड़ी उपरिस्थ पेशी जो पांव के पदतलीय को मोड़ने में सहायता तथा जांघ पर घुटने को मोड़ने में सहायता करती है।)

Gastrocolic reflex (गैस्ट्रोकोलिक रिफ्लैक्स) Peristaltic waves in colon induced by entrance of food into stomach. (खाली

अमाशय में भोजन पहुँचते ही संवेदी उद्दीपन जिससे बृहदान्त्र या कोलन में तीव्र पुरः सरण तरंगे उत्पन्न होने लगती हैं।)

Gastroduodenoscopy (गैस्ट्रोड्योडीनोस्कोपी) Visual examination of stomach and duodenum by endoscope. (गुहान्तदर्शी या एण्डोस्कोप का प्रयोग करके अमाशय एवं ग्रहणी का दृष्टि परीक्षण करना।)

Gastroenteritis (गैस्ट्रोएन्ट्राइटिस) Inflammation of stomach and intestinal tract manifesting with epigastric pain, vomiting, fever and dysentery. (अमाशय एवं आन्त्र का शोथ, कभी-कभी आहार दोष इसका कारण होता है परन्तु अधिकतर सूक्ष्मजीव ही उत्तरदायी होता है। इस शोथ के कारण अधिजठरीय पीड़ा, वमन, ज्वर तथा रक्तातिसार होता है; जठरान्त्रशोथ।)

Gastroenterology (गैस्ट्रोएन्ट्रोलॉजी) The branch of medical science dealing with diseases of digestive tract and related structures like esophagus, liver, gallbladder and pancreas. (जठरान्त्ररोगविज्ञान; विज्ञान की एक शाखा जिसमें अमाशय, आहार नाल तथा सभी सम्बद्ध अंगों की संरचना और उनमें उत्पन्न रोगों का विस्तृत अध्ययन किया जाता है।)

Gastroepiploic (गैस्ट्रोइपिप्लोइक) Pertains to stomach and greater omentum. (अमाशय एवं वृहत वपा से सम्बन्धित।)

Gastroesophageal reflux (गैस्ट्रोइसोफेजियल रिफ्लैक्स) Reflux of acid contents of stomach into lower esophagus due to obesity, hiatus hernia, anticholinergic use, pregnancy, etc. (अमाशय के अम्ल पदार्थों का निचले ग्रासनली में प्रतिवाह होना जो स्थूलता, विदर, हर्निया, कोलीनधर्मरोधी प्रयोग, गर्भावस्था आदि के कारण होता है।)

Gastrografin (गैस्ट्रोग्राफिन) Diatrizoate meglumine used for radiological examination of G.I. tract. (जठरांत्रपरक पथ के विकिरण परीक्षण के लिए प्रयोग होने वाला डायट्राइजोऐट मैग्लूमाइन।)

Gastroileal reflex (गैस्ट्रोइलियक रिफ्लैक्स) Physiologic relaxation of ileocecal valve resulting from food in stomach. (भोजन के अमाशय में पहुँचने पर शेषअन्धान्त्र-कपाट का खुल जाना।)

Gastrointestinal decompression (गैस्ट्रोइन्टेस्टाइनल डीकम्प्रेशन) Removal of gas and fluids from GI tract through Ryle's tube. (गैस तथा तरलों को राइल्स ट्यूब द्वारा जठरांत्रपरक पथ से निकालना।)

Gastrojejunostomy (गैस्ट्रोजेजुनॉस्टॉमी) Surgical anastomosis between stomach and jejunum. (आमाशय एवं मध्यान्त्र के बीच में शल्य कर्म द्वारा सम्मिलन स्थापित करना; जठर-मध्यान्त्र सम्मिलन।)

Gastrolysis (गैस्ट्रोलाइसिस) Surgical breaking of adhesions between the stomach and adjoining structures. (अमाशय को गतिमान बनाने के लिए शल्य-क्रिया द्वारा आमाशय एवं उसके साथ लगी संरचाओं के बीच के आश्लेषों को तोड़ना।)

Gastroptosis (गैस्ट्रोप्टोसिस) Downward displacement of stomach. (अमाशय का नीचे की ओर विस्थापन, जठर भ्रंश।)

Gastrostomy (गैस्ट्रोस्टॉमी) Surgical creation of a stoma in stomach for purpose of introducing food into stomach as in gastroesophageal malignancy. (अमाशय में शल्यक्रिया द्वारा एक कृत्रिम छिद्र बनाना, जिससे भोजन को अमाशय में पँहुचा दिया जाता है जैस गैस्ट्रोइसोफेगियल दुर्दमता में होता है।)

Gate theory (गैट थ्योरी) The hypothesis that painful stimuli can be prevented from reaching higher centers for recognition by stimulation of sensory nerves, a key mechanism explaining acupuncture analgesia. (एक अनुमान जिसके अनुसार पीड़ायुक्त उद्दीपन की संवेदी तंत्रिका के उत्तेजना द्वारा निरोधन किया जाता है। एक्यूपंचर संवेदनाहरण को स्पष्ट करने का एक सहायक प्रक्रिया।)

Gatifloxacin (गैटीफ्लोक्सएसिन) A quinolone antibiotic is given once daily. (क्विनोलॉन प्रतिजीवी जिसे प्रतिदिन एक बार दिया जाता है।)

Gaucher cells (गौशर्स सेल्स) Large reticuloendothelial cells with eccentric nucleus seen in Gaucher's disease. (बड़ी जलीय अन्तःकला कोशिकाओं के साथ परिसरीय केन्द्रक जो गॉशर्स डिजीज में पाया जाता है।)

Gaucher's disease (गौशर्स डिजीज) A disease due to glycosphingolipid accumulation in RE cells with splenomegaly, bone lesions, skin pigmentation, etc. (RE कोशिकाओं में ग्लाइकोस्फिन्गोलाइपिड संचय के कारण होने वाला रोग, जिसमें साथ ही प्लीहा अतिवद्धि, अस्थि विक्षतियों, त्वचा वर्णकता आदि हो जाते हैं।)

Gault's reflex (गौल्ट्स रिफ्लैक्स) Blinking of eye following a loud noise close to ear, a test helpful in people malingering deafness. (कान के पास तेज आवाज होने से आँख का झपकना जो बहरापन का बहाना करने वाले लोगों के लिए एक अच्छा परीक्षण है।)

Gauss sign (गौस साइन) Unusual mobility of uterus in early pregnancy. (प्रारंभिक गर्भावस्था में गर्भाशय की असामान्य गतिशीलता।)

Gauze (गाँज) Loosely woven cotton. (मरहम पट्टी के काम आने वाला बारीक, ढीला बुना हुआ कपड़ा; जाली।)

Gay's glands (गेज ग्लैंडस) Large sebaceous circum anal glands. (बड़ी वसामय सर्कम गुदा ग्रन्थियाँ।)

Geiger counter (गीगर काउन्टर) Instrument for detecting ionizing radiation. (आयनों में पृथक विकिरण को ज्ञात करने वाला उपकरण।)

Geiger reflex (गीगर रिफ्लैक्स) Contraction of muscles of lower abdomen on stimulation of inner aspect of thigh in females. It corresponds to cremasteric reflex. (स्त्रियों में जांघ के अंदरुनी सतह के उद्दीपन करने पर निचले उदर की पेशियों का संकुचित होना।)

Gel (जेल) Jelly-like semisolid state. (अर्धघन के समान कोलाइड जिसमें पानी अधिक होता है; जैली।)

Gelasmus (जीलसमस) Spasmodic laughter of insane. (पागलों की उद्वेष्टकर हँसी।)

Gelatin (जिलेटिन) A protein derivative of collagen, used in X-ray films to suspend silver halide crystals, used in capsule making. (एक प्रोटीन जो जन्तुओं की त्वचा एवं हड्डियों आदि के संयोजी ऊतकों में स्थित कोलेजन को उबालने के द्वारा उपलब्ध होती है एक्स-रे फिल्म में कैप्सूलों आदि के बनाने में काम आती है; श्लेषा।)

Gelatinase (जिलेटिनेस) An enzyme present in bacteria, molds, and yeasts that liquefies gelatin. (जीवाणुओं, कवकच्छद (फफूँदी) तथा यीस्ट या खमीर में पाया जाने वाला एक एंजाइम जो डिलेटिन को तरल बना देता है।)

Gelatinous (जिलेटिनस) Having consistency of gelatin. (जिलेटिन से युक्त अथवा चटनी के समान, लेसदार, चिपचिपा।)

Gelfoam (जेलफोम) Absorbable gelatin foam, a hemostatic. (अवशोषित श्लेषा झाग; रक्त स्तम्भक।)

Gemcitabine (जेमसिटेबीन) Anticancer agent. (कैंसर विरोधी कारक।)

Gemfibrozil (जेमफाइब्रोजिल) Lipid lowering agent (mainly triglycerides). (लाइपिड घटाने वाले कारक।)

Gemifloxacin (जेमिफ्लोक्सेसिन) Quinolone antibiotic given once daily. (क्विनोलोन प्रतिजीवी जो एक बार रोज दी जाती है।)

Gemination (जेमिनेशन) Development of two teeth or two crowns within a single root. (जोड़ों में विकसित होना; दो दाँतों या दो शिखरों का एक ही जड़ में विकसित होना।)

Gemistocyte (जेमिस्टोसाइट) Swollen astrocyte with eccentric nucleus seen adjacent to areas of infarct/edema. (केन्द्रीय तन्त्रिका तन्त्र में, एक गोल या अण्डाकार तारिका कोशिका जिसमें प्रचुर मात्रा में कोशिकाद्रव्य होता है जिसमें एक उत्केन्द्रिक केन्द्रक होता है, इसे शोफ या रोधगलितांश के पास देखा जाता है।)

Gemmation (जेमेशन) Cell reproduction by budding. (कलिकोत्पादन द्वारा कोशिका विभाजन।)

Gender (जैन्डर) Sex of an individual. (किसी व्यक्ति का लिंग।)

Gene (जीन) Basic unit of heredity lying in chromosomes. Their mutation gives rise to new characters. *g. allelic* Pairs of genes located at same site on chromosome pair. *g. dominant* Gene that expresses without assistance from its allele. *g. histocompatible* Gene that controls the specificity of antigenic expression by tissues. *g. recessive* Gene that expresses its effect only when present in both chromosomes. (किसी विशिष्ट क्रोमोसोम में किसी विशिष्ट स्थान पर विशिष्ट ईकाई। जीन ही किसी प्राणी के गुण अवगुणों के लिए उत्तरदायी माने जाते हैं। ये एक रासायनिक पदार्थ DNA के बने होते हैं और इसके माध्यम से ही विशिष्ट विशेषक माता-पिता से संतानों में पहुँचते हैं। *Allelic gene* (एलीलिक जीन) गुणसूत्रों के जोड़ों पर एक से स्थान पर स्थित जोड़ों में जीन। *g.dominant* (जीन डोमिनैन्ट) ऐसा जीन जो अपने एलील की सहायता के बिना ही अपना प्रभाव दिखाता है। *g.histocompatible* (जीन हिस्टोकम्पेटिबल) जीन जो ऊतकों द्वारा प्रतिजनी अभिव्यंजना की विशिष्टता को नियंत्रित करता है। *g.recessive* (जीन रीसीसिव) वह जीन जो तभी कोई प्रभाव उत्पन्न करता है जब वह दोनों क्रोमोसोमों में विद्यमान हो।)

Gene amplification (जीन एम्पलीफिकेशन) The duplication of regions of DNA to form multiple copies of a specific portion of the original region. (डीएनए के क्षेत्रों का द्विगुणीकरण जिससे मौलिक क्षेत्रों के विशिष्ट भाग के अंसख्य अनुकरण बन जाते हैं।)

Gene map (जीन मैप) A map of the human genome, i.e., a map of each chromosome. Man has 100000 genes that determine the amino acid structure of proteins. (मनुष्य जीनोम का एक मानचित्र या नक्शा जैसे प्रत्येक गुणसूत्र का नक्शा। मनुष्य के एक लाख जीनी होते हैं जो प्रोटीनों के एमीनों अम्ल संरचना को ज्ञात कराते हैं।)

General (जनरल) Referring to the whole body. (सम्पूर्ण शरीर से सम्बंधित।)

General adaptation syndrome (जनरल अडॉप्टेशन सिन्ड्रोम) Organism's nonspecific response to stress occurring in 3 stages 1. Alarm reaction with pituitary adrenal hyperactivity to face the stress by fight or flight 2. Stage of adaptation when the physical symptoms diminish and 3. Stage of exhaustion when body can no longer respond to stress but manifests with stress related emotional disturbances, cardiovascular problems, etc.

Generation (जेनेरेशन) 1. The act of forming a new organism 2. Period of time between birth of parents and birth of their children. (1. सन्तानोत्पति की क्रिया, जनन। 2. पीढ़ी माता-पिता के जन्म तथा बच्चे के जन्म के बीच का समय।)

Generator pulse (जेनेरेटर पल्स) Device producing stimuli intermittently, e.g., cardiac pacemaker. (सविरामी उद्दीपन को उत्पादित करने वाला यंत्र उदाहरण के लिए हृदय गतिप्रेरक।)

Generic (जेनेरिक) Distinctive, general. (सामान्य; स्पष्ट।)

Genesiology (जेनेसियोलॉजी) The science of reproduction. (जनन विद्या।)

Genesis (जेनेसिस) Act of reproducing, generation, origin of anything. (1. जनन क्रिया। 2. किसी भी वस्तु का उद्गम

अथवा प्रारम्भ होना या उत्पन्न होना जैसे कैन्सर के बनने का आरम्भ हो जाना।)

Gene splicing (जीन स्पलाइसिंग) In genetic molecular bilogy, the substitution of a portion of a DNA is spliced into the DNA of another gene. (जनन आण्विक जीवविज्ञान में, डीएनए के एक भाग को दूसरे जीन के डीएनए में प्रतिस्थापित करना।)

Gene therapy (जीन थिरैपी) Inserting a normal gene into an organism in order to correct a genetic defect. (किसी जनन सम्बन्धित विकृत्ति को सही करने के लिए किसी जीव में एक सामान्य जीन को प्रविष्ट करना।)

Genetic code (जेनेटिक कोड) The information system in living cells that determines the amino acid sequence in polypeptides. (जीवित कोशिकाओं में सूचना तंत्र जो पोलीपेप्टाइडों में अमीनों एसिड के क्रम को ज्ञात कराता है।)

Genetic counseling (जेनेटिक काउंसलिंग) Guidance relating to genetic disorders given by a specialized healthcare professional (genetic counselor) to an individual or a group of people (family). (माँ बाप को वच्चो की आनुवंशिक रोग की परामर्श देना।)

Genetic engineering (जेनेटिक इंजीनियरिंग) The synthesis, modification or repair of genetic DNA by synthetic means. (कृत्रिम उपायों द्वारा जीनी सामग्री DNA का संश्लेषण, उसमें परिवर्तन, उसकी मरम्मत अथवा उसका पुनः स्थापन करना।)

Genetics (जेनेटिक्स) The study of heredity and its variation. (आनुवंशिकता का विज्ञान।)

Gene transfer (जीन ट्रान्सफर) Transfer of gene from one person to another for repair of inherited defect in the recipient. (आदाता में आनुवंशिक विकृति को विरोहण करने के लिए जीन को एक व्यक्ति से दूसरे व्यक्ति में स्थानान्तरण करना।)

Geneva Convention (जेनेवा कनवैन्शन) 1864 declaration in Geneva that the sick and wounded victims of war including persons involved in their care like doctors, nurses, ambulance drivers, stretcher bearers are neutral and would not therefore be target of military action. (जेनेवा में 1804 गें हुई घोषणा जिसके अनुसार जंग के घायल या बीमार व्यक्ति तथा पीड़ित व्यक्ति की सेवा करने वाले लोग जैसे डाक्टर, नर्स आदि सैनिक क्रिया के लक्ष्य नहीं होंगे।)

Genioplasty (जेनियोप्लास्टी) Plastic surgery of cheek or chin. (ठुड्डी अथवा गाल की प्लासटिक सर्जरी द्वारा मरम्मत करना।)

Genitalia (जेनाइटेलिया) Reproductive organs. *g. ambiguous* External genitalia do not clearly conform to that of male

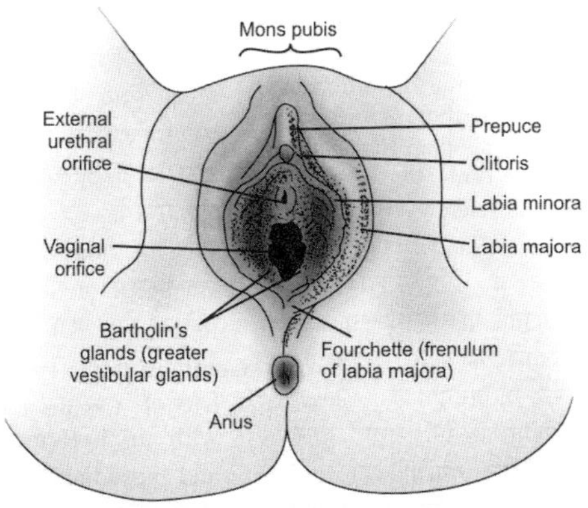

Female external genitalia

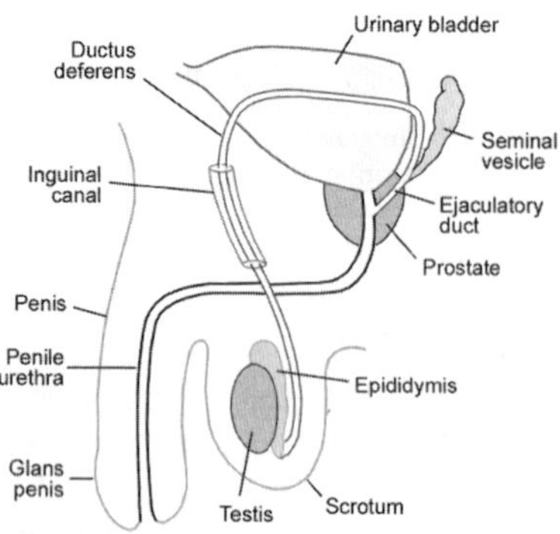

Male genitourinary system

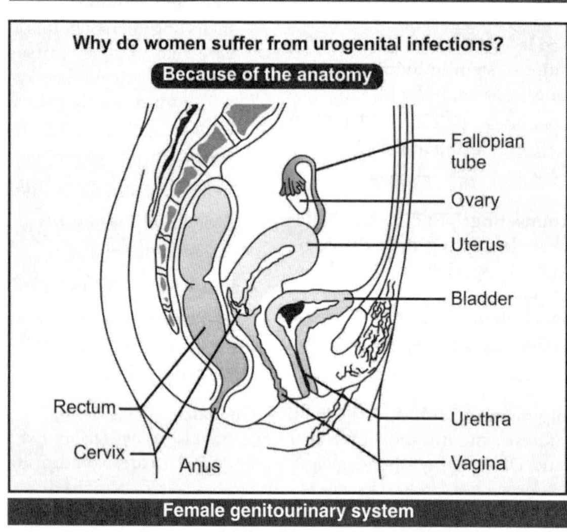

Female genitourinary system

or female. (see Figure) *g. female* Labia majora/minora, clitoris, fourchet, vestibular gland, Bartholin's gland, vagina, uterus, two fallopian tubes and two ovaries. *g. male* Penis, two seminal vesicles, two ductus deferens, two testes, two bulbourethral glands. (जननांग, जननेन्द्रिय; प्रजनन के लिए बाह्य अंग। *g.ambiguous* (जेनाइटेलिया एम्बीगुअस) बाह्य जननांग जिसे देखकर यह ज्ञात न होना कि वह पुरुष के या स्त्री के जननांग हैं। *g.female* (फिमेल जेनाइटेलिया) इसमें जघन शैल, बृहद भगोष्ठ, लघु भगोष्ठ, भगशिश्निका, योनि प्रघाण, बार्थोलिन ग्रन्थियां, योनिच्छद एवं बाह्य मूत्र मार्ग छिद्र होता है। आन्तरिक जननांगों में दो डिम्ब ग्रन्थियाँ, दो डिम्ब वाहिनियाँ, एक गर्भाशय एवं एक योनि होती है। *g.male* (मेल जेनाइटेलिया) पुरुष जननांग में दो शुक्रग्रन्थियाँ, शुक्र वाहिनियों सहित दो वृष्ण रज्जु, दो शुक्राशय, दो स्खलनीय वाहिनियाँ, एक पुरःस्थ या प्रोस्टेट ग्रन्थि तथा दो कूपर ग्रन्थियाँ होती हैं।)

Genitourinary system (जेनाइटोयूरीनरी सिस्टम) Organs and parts concerned with urine formation and excretion and reproductive organs (see Figure). (वह तन्त्र जो मूत्र निर्माण एवं उसके

उत्सर्जन सम्बन्धी अंगों तथा जाननांगी से मिलकर बनता है।)

Genius (जीनियस) An individual with exceptional mental or creative capability. (विशेष बुद्धि वाला अथवा अपूर्व बुद्धि का मनुष्य।)

Genome (जीनोम) A complete set of chromosomes. (गुणसूत्रों या क्रोमोसोमों, के अगुणित सैट में आनुवंशिक कारकों का पूरा सैट।)

Gentamicin (जैंटेमाइसिन) An antibiotic from fungi of genus micromonospora. (माइक्रोमोनोस्पोरा वंश के कवकों द्वारा प्राप्त प्रतिजीवी।)

Gentian (जैंशियन) Dried rhizome roots of plant Gentian lutea. *g. violet* A dye derived from coaltar. Widely used as a stain in histology, cytology and bacteriology. Also is anti-infective and antifungal. (जैंशियन पौधे की सूखी प्रकन्द जड़ें।) *G.violet* (जैंशियन वायालेट) कोलतार से प्राप्त एक रंजक, जिसे अधिकतर ऊतक विज्ञान, कोशिका विज्ञान तथा जीवाणुविज्ञान में अधिरंजक के रुप में प्रयोग किया जाता है।)

Genu (जीनू) The knee. *g. valgum* Knock knee, a condition in which knees are close to each other and ankles are wide apart (> 5 cm). *g. varum* Bowleg, curving out of the legs. *g. recurvatum* Hyper-extension at the knee joint (see Figure). (घुटना, जानु।) *G.valgum* (जीनू वैल्गम) इस अवस्था में घुटने एक दूसरे के बहुत निकट होते है तथा टखने दूर-दूर स्थित रहते हैं। *G.varum* (जीनू वेरम) इस अवस्थ में टाँगे बाहर की ओर मुड़ जाती हैं। *G.recurvatum* (जीनू रीकर्वेटम) घुटने पर अत्यधिक प्रसार।)

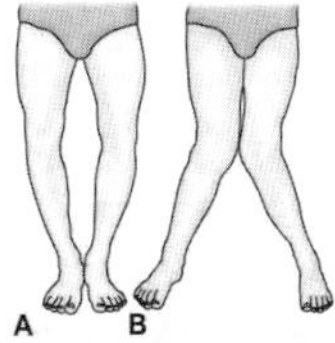

(A) Genu varum;
(B) Genu valgum

Genus (जीनस) In biology, taxonomic division between species and family. (जीवविज्ञान में जाति एवं कुल के बीच का विभाजन, वंश।)

Geographic tongue (जियोग्राफिक टंग) Numerous denuded areas on dorsal surface conforming to geographical pattern. (जिहवा पर सतह के उखड़ने से बने चकत्ते जो नक्शों के समान प्रतीत होते हैं; भौगोलिल जिहवा।)

Gerdy's fibers (जर्डीस फाइबेर्स) Superficial transverse ligament of palm. (हथेली की उपरिस्थ अनुप्रस्थ स्नायु।)

Geriatrics (जेरीयाट्रिक्स) The study of various aspects of aging including physiology, pathology, economic and social problems. (वृद्धावस्था अथवा जराचिकित्सा से सम्बन्धित विज्ञान जिसमें वृद्धावस्था से सम्बन्धित शरीर क्रियाविज्ञान, विकृतिविज्ञान, आर्थिक तथा सामाजिक परेशानियों, सभी के बारे में ज्ञाता होता है।)

Gerlach's valve (जर्लेचस वाल्व) Inconstant valve at the opening of appendix into the cecum. (सकिम में उपांत्र के द्वार पर स्थित अस्थिर कपाट।)

Germ (जर्म) An organism that causes disease. (एक सूक्ष्म जीव जो रोग उत्पन्न करने में सक्षम हो; रोगाणु।)

German measles (जर्मन मीजल्स) Contagious disease cause by a virus, Rubella. It causes mild fever with rashes. (रुबेला वायरस से होने वाला रोग।)

Genetic counseling (जेनेटिक काउन्सलिंग) The application of knowledge of genetics in providing advice to parents to have offsprings free of hereditary disease. (ऐसे माँ-बाप को परामर्ष देने में आनुवांषिकी के ज्ञान का प्रयोग करना जो अपने बच्चों में आनुवंषिक रोग हो जाने की संभावना से चिन्तित होते हैं।)

Germicidal (जर्मिसाइडल) Agent destructive to germs. (रोगोत्पादक सूक्ष्मजीवों को मारने वाला कारक; रोगाणुनाशक।)

Germinal center (जर्मिनल सेन्टर) A light area of lymphocytopoietic cells that occupies the center of lymphatic nodules, of spleen, tonsils and lymph nodes. (लिम्फोसाइटोपॉयटिक कोशिकाओं का हल्का क्षेत्र जो लसीका वाहिनी पर्विका, प्लीहा, गलतुण्डिका तथा लसीका पर्व के केन्द्र को घेरता है।)

Germinal epithelium (जर्मिनल इपिथीलियम) The epithelium that covers the surface of the genital ridge of an embryo. (भ्रूण के जननांगी कटक की सतह को ढकने वाली उपकला।)

Germination (जर्मिनेशन) Development of impregnated ovum into an embryo or sprouting of spore. (1. शर्मित डिम्ब अथवा अण्डाणु का भ्रूण में विकसित होना। 2. किसी पौधे के बीजों का उगना, अंकुरण।)

Germinoma (जर्मिनोमा) Neoplasm arising from germ cells of testes or ovary. (शुक्रग्रन्थि अथवा डिम्बग्रन्थि में स्थित जनन कोशिकाओं का एक ट्यूमर।)

Geroderma (जीरोडर्मा) Appearance of senility brought about by premature loss of hair, wrinkling of skin, general body atrophy. (बालों के समय से पहले झड़ जाना, त्वचा में झुर्रियाँ पड़ने एवं सार्वदैहिक शोष के उत्पन्न हो जाने के फलस्वरुप वृद्धावस्था या बुढ़ापे का प्रकट होना।)

Gerotophilia (जीरोटोफीलिया) Fondness or love for old. (वृद्ध के लिए प्यार या चाहत।)

Gerota's capsule (जीरोटास कैप्सूल) The perirenal fascia. (परिवृक्कीय प्रावरणी।)

Gestation (जेस्टेशन) Time span from conception to birth, usually 259-287 days. *g. ectopic* Fetus develops outside the uterus. *g. interstitial* Tubal gestation in which ovum develops in a portion of fallopian tube. *g. secondary* Gestation in which the ovum becomes dislodged from the original seat of implantation and continues to develop at new site (see Figure). (डिम्ब अथवा अण्डाणु के गर्भाधान के समय से लेकर बच्चे के जन्म लेने तक का समय जो अधिकतर 259–287 दिनों का होता है; सगर्भता। *G. ectopic* (जेस्टेशन एक्टोपिक) भ्रूण गर्भाशय से बाहर विकसित होता है। *G. interstitial* (जेस्टेशन इन्टरस्टीशियल) डिम्बवाहिनीय सगर्भता जिसमें डिम्ब का विकास डिम्ब वाहिनी के एक भाग में होता है। *G. secondary* (जेस्टेशन सेकेण्डरी) ऐसी सगर्भता जिसमें डिम्ब अपने आरोपण के प्रारम्भिक स्थान से अलग होकर नये स्थान पर विकसित होता है।)

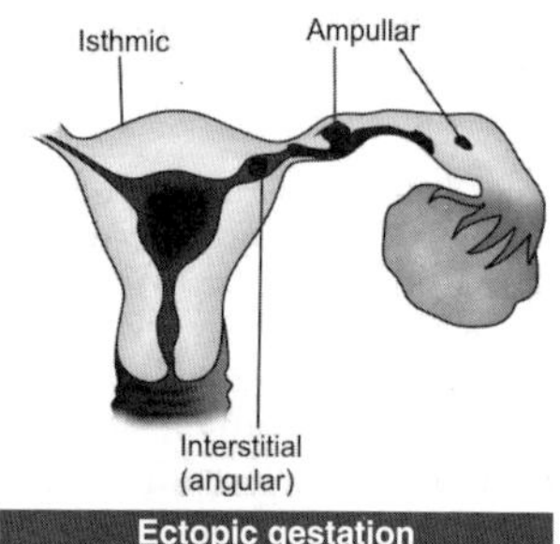

Ectopic gestation

Gestation assessment (जेस्टेशन ऐसेस्मेंट) Assessment of fetal age and maturity by ultrasound. (अल्ट्रासाउण्ड द्वारा भ्रूण की आयु तथा वृद्धि का पता करना।)

Gesture (गैस्चर) A body movement that assists in expression of thoughts (body language). (किसी विचार, राय या मनोभाव को अभिव्यक्त करने वाली कोई भी चेष्टा; संकेत या इशारा।)

Ghon's focus (घोन्स फोकस) Sharply defined peripheral lesion in X-ray chest with hilar lymphadenitis, a feature of primary Koch's. (एक्स-रे वक्ष में तीव्र रुप से व्यक्त परिसरीय विक्षति के साथ हाइलर लसीकापर्वशोथ। प्राथमिक कॉक्स का एक विशिष्ट भाग।)

Giant cell (जाइन्ट सैल) A large cell with several nuclei. (एक वृहत् कोशिका जिसमें कई केन्द्रक होते हैं जो कई कोशिकाओं के बने प्रतीत होते हैं परन्तु उनकी कोई स्पष्ट बाह्रय रेखा नहीं होती।)

Giant cell tumor (जाइन्ट सैल टयूमर) 1. A connective tissue tumor of bone marrow 2. Tumor of tendon sheath 3. Epulis 4. Chondroblastoma. (1. बोन मैरो का संयोजी ऊतक अर्बुद। 2. कण्डरा आवरण का अर्बुद। 3. पुप्पुट। 4. उपास्थप्रसू अर्बुद।)

Giardia (जियार्डिया) A flagellated protozoa inhabiting intestinal mucosa (see Figure). (एककोशिकीय जन्तुओं का एक वंश जिनमें कशाभ होते हैं; मनुष्य की छोटी आँत में रहते हैं तथा इसकी श्लेष्मिक झिल्ली से लगे रहते हैं जिससे यह अपना पोषण अवशोषित करते हैं।)

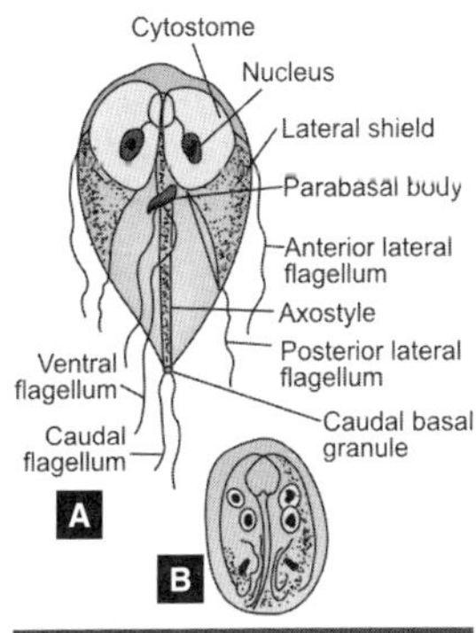

Giardia lamblia: (A) trophozoite, (B) cyst

Giardiasis (जियार्डिएसिस) Infestation with *Giardia lamblia*. (जियार्डिया लैम्बलिया के संक्रमण से उत्पन्न रोग जिसमें वसीय मल के दस्त होते हैं तथा पेट फूल जाता है।)

Gibbus (गिब्बस) Humped back, commonly due to compression fracture, collapse. (कूबड़ी; पीठ, जो अधिकतर सम्पीड़न अस्थिभंग या निपातावस्था के कारण होती है।)

Gibson's murmur (गिब्सन्स मर्मर) Murmur of patent ductus arteriosus. (पेटेन्ट धमनी वाहिनी की मर्मर।)

Giddiness (गिडीनैस) Light-headed sensation. (चक्कर आना।)

Giemsa's stain (जिएमसास स्टैन) A stain for staining blood smears for differential count and detection of parasitic microorganisms. (रक्त आलेप को अभिरंजित करने के लिए अभिरंजक, जिसे परजीवीय सूक्ष्मजीव के निरुपण के लिए प्रयोग किया जाता है।)

Gigantism (जाइगन्टिज्म) Excessive physical development due to increased growth hormone secretion, late fusion of bones (eunuchoid gigantism) (कोशिकाओं, ऊतकों, अंगों शरीर के भागों अथवा सम्पूर्ण शरीर में अपसामान्य अत्यधिक वृद्धि होना; महाकायता।)

Gilbert's syndrome (गिलबर्टस सिण्ड्रोम) Hereditary deficiency of glucuronyl transferase with unconjugated hyperbilirubinemia. (ग्लूकुरोनल स्थानान्तरण की वशागत कमी के साथ असंयुग्मी अतिबिलिरुबिनता।)

Gilles dla Tourett's syndrome (ग्लिस्डे ला टोरेटस सिण्ड्रोम) A neurological disorder manifesting with muscular incoordination, ticks and barks. (एक तंत्रिका सम्बन्धित विकृति जिसमें पेशीय असमन्वय तथा किलनी तथा छाल हो जाते हैं।)

Gimbernant's ligament (जिम्बरनेन्टस लिगामैन्ट) The lateral portion of inguinal ligament forming medial portion of femoral ring. (वंक्षण स्नायु का पश्च भाग जो ऊरु-मुद्रिका का मध्यवर्ती भाग बनाता है।)

Gingiva (जिन्जाइवा) The tissue surrounding the neck of tooth in maxilla and mandible. Gingiva has free edge surrounding anatomic crown of tooth, a labial surface and lingual surface (see Figure). (मसूड़ा; ऊर्ध्वहनु तथा अधोहनु में दाँत के ग्रीवा को घेरता हुआ ऊतक। यह दाँत के शिखर, लोबियल सतह तथा जिह्वापरक सतह को घेरता है।)

Gingivectomy (जिन्जीवेक्टॉमी) Excision of gingiva in periodontal disease. (मसूड़े के रोगग्रस्त भाग को शल्य क्रिया द्वारा

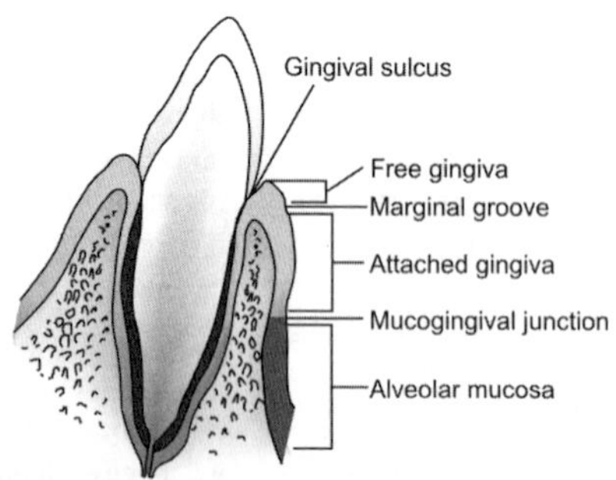

Gingiva of an incisor, in cross-section

काट कर अलग कर देना, मसूड़ोच्छेदन, दंतमांसोच्छेदन।)

Gingivitis (जिन्जीवाइटिस) Inflammation of gums characterized by redness, swelling and tendency to bleed. *g. necrotizing ulcerative* Ulcerative and necrotic gingivostomatitis, usually by fusiform organisms. (मसूड़ाशोथ जिसमें मसूड़े लाल हो जाते हैं, सूजन आ जाती है तथा रक्त आने लगता है।) *G.necrotizing* ulcerative (जिन्जीवाइटिस नेक्रोटाइजिंग अल्सेरेटिव) व्रणयुक्त तथा मसूड़ों की श्लेष्मिक कला के शोथ का परिगलन जो अधिकतर तुर्कप जीवों द्वारा होता है।)

Giralde's organ (गिरेल्डस ऑर्गन) A remnant of Wolffian body at posterior side of testicle. (शुक्रग्रन्थि के पश्चीय तरफ, बूलफीयन बॉडी के टुकड़े।)

Girdle (गर्डिल) Structure that resembles a circular belt or band. *g. pelvic* Composed of the ileosacral and femoral articulation. *g. shoulder* Two clavicles, scapulae and humeral articulation. (कीटबन्ध, मेखला; अण्डाकार अस्थि संरचना जैसे स्कन्ध।)

Girdle symptoms (गर्डिल सिम्पटम) Feeling of constriction in the chest, as in tabes dorsalis, or cord compression. (छाती पर खिंचाव महसूस होना जैसा कि कशेरुकाओं का निपात हो जाने के परिणामस्वरुप सुषुम्ना रज्जु के संकुचित हो जाने पर पॉट्स रोग में देखा जाता है।)

Gitalin (गिटालिन) A cardiac glycoside. (हृदय ग्लाइकोसाइड।)

Gitter cell (गिटर सैल) A honey combed cell packed with lipid granules. (कोशिका जो लाइपिड कणों से घिरी होती है।)

Glabella (ग्लेबेला) That portion of frontal bone lying between the superciliary arches just above root of nose. (नाक के ऊपर एवं आँखों की भौहों के बीच ललाट-अस्थि पर स्थित चिकना स्थान, स्थपनी; भ्रूमध्य।)

Glacial (ग्लेसियल) Resembling ice. (बर्फ के समान।)

Gland (ग्लैण्ड) A secretory organ. *g. acinous* Glands with secreting units in shape of sacs each possessing a narrow lumen. *g. apocrine* Glands in which the secreting cells lose some of their cytoplasmic contents in the form of secretion, e.g., some sweat glands, mammary gland. *g. Bartholin* Numerous glands that open into the vestibule of vagina akin to bulbourethral glands of male. *gs. ceruminous* Glands in external auditory canal, secreting cerumen. *gs. Ebner's* Serous glands of tongue located in the region of valate papillae whose ducts open into the furrows surrounding the papillae. *g. mammary* A compound alveolar gland secreting milk. It has 15-20 lactiferrous ducts each one discharging milk through a separate orifice on the surface of the nipple. The dilatation of these ducts form the milk

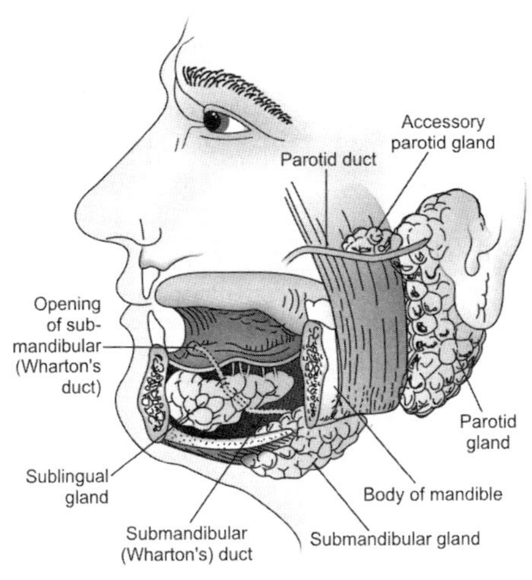

Salivary glands

reservoir during lactation. *g. mixed* 1. Glands having both exocrine and endocrine function, e.g., pancreas 2. Salivary glands secreting mucus and serous secretions. *g. pineal* Tiny conical body lying between two superior quadrigeminal bodies, connected with thalamus. *g. parathyroid* 4 in number of size 6 mm × 4 mm lying at the lower edge of thyroid gland secreting parathormone. *g. prostate* Gland surrounding neck of bladder and upper urethra, consists of a median lobe and two lateral lobes, weighing about 20 gm. Secretes thin opalescent slightly alkaline fluid that forms part of semen. *g. salivary* consists of parotid, submandibular and sublingual glands. *g. sebaceous* A simple or branched alveolar gland secreting sebum, the ducts opening into hair follicle. *gs. of Skene* Two glands at the margin of female urethra, opening into lower urethra on either side. *g. thyroid* A ductless gland located in the base of neck; below consists of two lateral lobes connected by isthmus. Histologically consists of large number of closed vesicles called follicles lined with tall columnar cells synthesizing T_3 and T_4. *gs. Tyson's* Tiny sebaceous glands in the inner surface of perpuce and on the glans penis. *g. Zuckerkandl's* Accessory thyroid gland between genioglosus muscles (see Figure). (एक कोशिकीय अथवा बहुकोशिकीय कोमल पिण्ड या कोई अंग जो किसी तरल को स्रावित करता है।) *Apocrine g* (एपोक्राइन ग्लैण्ड) ऐसी ग्रन्थि जिससे मुक्त हुए स्राव में स्रावित करने वाली कोशिकाओं के कुछ भाग विद्यमान रहते हैं। *Ceruminous gland* (सेरुमिनस ग्लैण्ड) बाह्य श्रवण-नली में स्थित ग्रन्थियाँ जिनसे कर्ण गूथ उत्सर्जित होता है। *Mammary gland* (मैमेरी ग्लैण्ड) स्त्री में पाई जाने वाली दो दुग्धस्रावी ग्रन्थियाँ। प्रत्येक ग्रन्थि में 15 से 20 दुग्धजन वाहिनयाँ होती है जिनमें से प्रत्येक एक पृथक छिद्र द्वारा चूचुक की सतर पर दूध छोड़ती है; स्तन-ग्रन्थियाँ। *Mixed gland* (मिक्सड ग्लैण्ड) ऐसी ग्रन्थि जो अन्तः स्रावी एवं बहिःस्रावी एवं बहिःस्रावी दोनों कार्य करती हैं जैसे अग्न्याशय। *Pineal gland* (पीनियल ग्लैण्ड) एक छोटा शंखाकार पिण्ड जो दो उच्च चतुष्टय पिण्डों के बीच स्थित होता है तथा थैलेमय से जुड़ा होता है। *Parathyroid gland* (पैराथाइरॉयड ग्लैण्ड) थाइरॉयड ग्रन्थि के पश्चज तल पर स्थित चार छोटी ग्रन्थियाँ जो 6 mm × 4 mm माप की होती हैं तथा पैराथार्मोन स्रावित करती हैं। *Prostate gland*

(प्रोस्टेट ग्लैण्ड) एक ग्रन्थि जो ग्रीवा तथा ऊपरी मूत्रमार्ग की ग्रीवा को घेरती है। इसमें मध्यस्थ खण्ड तथा दो पार्श्वीय खण्ड होते हैं जो लगभग 20 gm वजन के होते हैं। यह पतला, ओपेलेसैन्ट, हल्का क्षारीय तरल स्रावित करता है जिससे वीर्य का एक भाग बनता है।) *Salivary gland* (सैलाइवरी ग्लैण्ड) इसमें पैरोटिड, सबलिंगुअल एवं सबमैण्डिबुलर लार-ग्रन्थियाँ होती हैं। *Sebaceous gland* (सिबेसियस ग्लैण्ड) त्वग्वसा को स्रावित करने वाली त्वचा की ग्रन्थियाँ; त्वक्सीय या त्वग्वसीय ग्रन्थियाँ। *Thyroid gland* (थाइरॉयड ग्लैण्ड) एक नलिका विहीन ग्रन्थि जो गर्दन के निचली ओर स्थित होती हैं जिसमें दो पार्श्वीय खण्ड होते है जो इस्थमस से जुड़े होते हैं; अवटु ग्रन्थि।)

Glander (ग्लैण्डर) Contagious disease of horses caused by *Pseudomonas mallei*, transmitted often to man. (घोड़ों का एक सांसर्गिक रोग जो स्यूडोमोनस मैलाई द्वारा मनुष्य में संचारित होता है; ग्लैण्डर्स रोग।)

Glans (ग्लैन्स) The head of the clitoris/penis. (भग शिश्निका और शिश्न का मुण्ड।)

Glanzmann's thrombasthenia (ग्लैंजमैन्स थ्रोमबेस्थेनिया) Congenital abnormality of platelets with easy bruising, prolonged bleeding time and poor clot retraction. (बिम्बाणुओं की जन्मजात् विकृति के साथ आसानी से नील, अत्यधिक रक्तस्त्राव समय तथा कम स्कन्द आकुंचन।)

Glasgow coma scale (ग्लेसगो कोमा स्केल) A scale for evaluating and quantitating the degree of coma by determining the best motor response, verbal and eye opening to standard stimuli. A score of 9 or greater excludes diagnosis of coma. It also has prognostic significance in head injury patients. (माप जिसके द्व ारा कॉमा की वर्गस्थिति का मूल्यांकन तथा मात्रमूलक किया जाता है जो मानक उत्तेजक के प्रति श्रेष्ठ प्रेरक अनुक्रिया, शब्दिक तथा आँख के खुलने द्वारा ज्ञात होता है।

Glass photochromatic (ग्लास फोटोक्रोमेटिक) The glass becoming dark on exposure to light and regaining transparency on being away from light. *g. bifocal* Glasses in which the refractory power of lower portion of glass is for near vision and the upper portion for distant vision. (शीशे को प्रकाश की ओर प्रदर्शित करने पर शीशा भूरा या काला हो जाता है और प्रकाश से दूर होने पर पुनः पारदर्शी हो जाता है।)

Glaucoma (ग्लोकोमा) Raised intraocular pressure which can end in blindness. Narrowing of filtration angle, and sclerosis of canal of Schlemm, ocular diseases are responsible. (एक नेत्र रोग जिसमें आँख के अन्दर का दबाब बढ़ जाता है जिससे दृष्टि-नाड़ी का शोष हो जाता है तथा दृष्टि मन्द या दृष्टिहीन हो जाती है।)

Gleet (ग्लीट) Chronic gonococcal urethritis marked by a transparent mucous discharge. (जीर्ण मूत्रमार्ग शोथ में मूत्रमार्ग से निकलने वाला श्लेष्मिक या सपूय स्राव।)

Glenoid cavity (ग्लीनॉयड कैविटी) The socket in scapula that receives head of humerus. (स्कैपुला हड्डी में स्थित गर्त जिसमें हयूमेरस हड्डी का सिर फिट होता है; असंगत गुहा।)

Glenoid fossa (ग्लीनॉयड फोसा) The fossa of temporal bone that receives the condyle or capitulum of the mandible. (टैम्पोरल हड्डी का खात जिसमें मैण्डिबल का स्थूलक या कॉण्डाइल फिट होता है; असंगर्त खात।)

Glia (ग्लाया) Neuroglia; the connective tissue of the brain and spinal cord. (तन्त्रिका-बंधं; मस्तिष्क तथा मेरुरज्जु के संयोजी ऊतक।)

Gliadin (ग्लायाडिन) A water insoluble protein present in the gluten of wheat. (गेहूँ में उपस्थित प्रोटीन जो पानी में अघुलनशील होता है।)

Glibenclamide (ग्लिाबेनक्लेमाइड) An oral hypoglycaemic agent of the sulphonylurea group used in the treatment of diabetes mellitus. (मधुमेह की चिकित्सा में प्रयोग होने वाला एक मौखिक

हाइपोग्लाइसीमिक कारक जो सल्फोनिल यूरिया वर्ग का होता है।)

Glioblastoma (ग्लायोब्लास्टोमा) A malignant tumor of neurological cells. (तन्त्रिकाबंध कोशिका का एक दुर्दम टयूमर।)

Glioma (ग्लियोमा) A sarcoma of neurological origin. (तन्त्रिकाबंध का सर्कोमा अर्बुद; तन्त्रिकाबंधार्बुद।)

Gliomatosis (ग्लियोमेटोसिस) Formation of glioma. (तन्त्रिकाबंधर्बुद का बनना, तन्त्रिकाबंधर्बुदता।)

Glipizide (ग्लिपीजाइड) Sulphonyl urea compound for diabetes. (मधुमेह रोगी की एक औषधि जिसके मुख द्वारा लिया जाता है सल्फोनाइलूरिया वर्ग की औषधियों में से एक।)

Globulin (ग्लोबुलिन) Simple protein present in blood. *g. antihemophilic* A clotting component of plasma, deficient in hemophiliacs. *g. gamma* That fraction of globulin responsible for body immunity. *g. antilymphocyte* Globulin from a person who has become immunized to lymphocytes; used as immunosuppressants. (एक साधारण प्रोटीन जो रक्त में उपस्थित होता है।) *G.antihemophilic* (एन्टीहीमोफिलिक) (प्लाज़्मा में विद्यमान प्रोटीन जो रक्त के सामान्य रुप से जमने के लिए आवश्यक होती है। हीमोफीलिया से पीड़ित रोगी में इसकी कमी होती है। *G.gamma* (ग्लोबुलिन गामा) ग्लोबुलिन का एक अंश जो शारीरिक रोगक्षमता के लिए जिम्मेदार होता है।)

Globus hystericus (ग्लोबस हिष्टीरीकस) Sensation of lump in throat in hysterics. (हिष्टीरिया में रोगी गले में एक गोला या जैसे गले में कुछ अटक रहा है महसूस करता है।)

Glomangioma (ग्लोमैन्जियोमा) A benign tumor developing from an arteriovenous glomus of skin. (त्वचा में धमनी-शिरावाहिकागुच्छ से उत्पन्न होने वाला एक सुदम अर्बुद; वहिकागुच्छार्बुद।)

Glomerular disease (ग्लोमेरुलर डिजीज) A group of disorders mostly autoimmune but some secondary (systemic disease, infectious disease, metabolic disease, hypertension, poison, etc.) that involve the glomerulus manifesting with proteinuria, hematuria and hypertension. (विकारों का एक वर्ग अधिकतर स्वरोगक्षमता परन्तु कुछ अनुषंगी जो कोशिकागुच्छ से सम्बन्धित होता है जिसमें प्रोटीनमेह होते हैं।)

Glomeruli (ग्लोमेरुलाई) Cluster of capillary vessels enveloped in Bowman's capsule in cortex of kidney. (वृक्क के बोमैन कैप्सूल अथवा ग्लोमेरुलर कैप्सूल में स्थित रक्त कोशिकाओं का एक गुच्छा जो कैप्सूल से मिलकर वृक्कीय कणिका बनाता है; कोशिकागुच्छ।)

Glomerulonephritis (ग्लोमेरुलोनेफ्राइटिस) A form of nephritis where lesions are confined primarily to glomeruli. (वृक्कशोथ के साथ वृक्कीय कोशिकागुच्छों एवं वृक्कीय महिलाओं का शोथ तथा उनका हास स्तवक वृक्कशोथ।)

Glomerulopathy (ग्लोमेरुलोपैथी) Any disease of glomeruli. (वृक्क के कोशिकागुच्छ का कोई भी रोग।)

Glomerulosclerosis (ग्लोमेरुलोस्क-लेरोसिस) Fibrosis of glomeruli. (स्तवक काठिन्य, वृक्कीय कोशिका गुच्छों की तन्तुमयता। अधिकतर यह शोथ का परिणाम होता है।)

Glomoid (ग्लोमॉयड) Similar appearance to glomeruli. (कोशिकागुच्छों के समान रुप वाहिकागुच्छ कैरोटिकम।

Glomus (ग्लोमस) A small round mass made-up of tiny blood vessels and found in stroma containing many nerve fibers. (एक छोटा, गोल पिण्ड जो छोटी रक्त वहिनियों से बना होता है तथा स्ट्रोमा में पाया जाता है तथा जिसमें बहुत से तन्त्रिका तन्तु होते हैं।)

Glossina (ग्लोसाइना) Tsetse flies that transmit trypanosomes, agents of trypanosomiasis. (टीसेट्सी मक्खियाँ

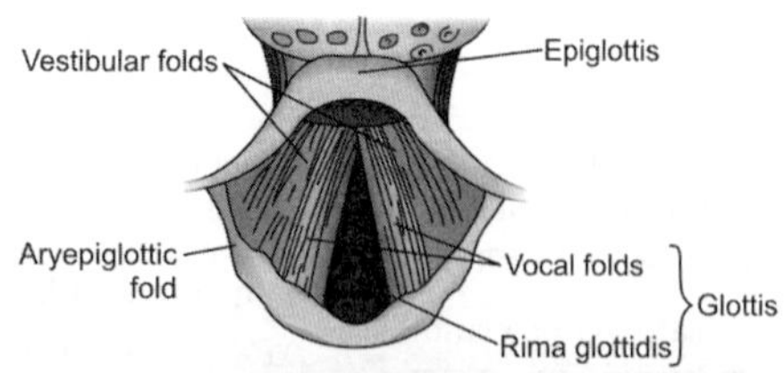

Glottis, comprising the vocal folds (cords) and rima glottidis, seen in a laryngoscopic view of the larynx. The trachea is visible through the rima glottidis

जो ट्रिपेनोसोमों संचारित करती हैं; यह ट्रिपेनोसोमिएसिस का कारक होती हैं।)

Glossitis (ग्लोसाइटिस) Inflammation of tongue; can be acute, painful or chronic, due to infection or avitaminosis (B complex group). (जिह्वाशोथ जो तीव्र एवं वेदनायुक्त होता है अथवा विटामिन बी कॉमप्लैक्स की कमी होने के कारण होता है।)

Glossodynamometer (ग्लोसोडाइनैमोमीटर) Device for measuring contractile power of tongue muscles. (जिह्वा की पेशियों की संकुचन-शक्ति को नापने वाला यंत्र।)

Glossograph (ग्लोसोग्राफ) An instrument for measuring tongue's movement during speech. (बोलते समय जिह्वा की गतियों का अभिलेख करने वाला यंत्र।)

Glossopharyngeal nerve (ग्लोसोफेरिन्जीयल नर्व) Ninth cranial nerve carrying taste sensation from posterior third of tongue and distributed to pharynx, meninges, parotids and ears. (नौवीं कपालीय तन्त्रिका जो जिह्वा के पिछले एक तिहाई भाग से स्वाद की संवेदना को ग्रसनी (गले), मस्तिष्कावरणों, पैरेटिड ग्रन्थियों एवं कानों को ले जाती हैं।)

Glossoplasty (ग्लोसोप्लास्टी) Surgical repair of the tongue, plastic surgery. (प्लास्टिक सर्जिकल के द्वारा जीभ का मरम्मत करना।)

Glossoplegia (ग्लोसोप्लेजिया) Paralysis of the tongue. (जीभ का संतुलन खोना)।

Glottis (ग्लॉटिस) Larynx with the two vocal cords and the intervening space, the rime glottidis (see Figure). (स्वरयन्त्र का ध्वनि उत्पन्न करने वाला उपकरण; कण्ठद्वार जिसमें दो स्वर रज्जु होते हैं तथा उनके बीच में खाली जगह होती है।)

Glucagon (ग्लूकेगोन) Polypeptide hormone secreted by alfa cells of pancreas that raises blood sugar and relaxes smooth muscles of GI tract. (एक पॉलीपेप्टाइड हार्मोन जो, रक्त में ग्लूकोज की सान्द्रता को बढ़ा देता है और अग्न्याशय की एल्फा कोशिकाओं से स्रावित होने वाला एक हार्मोन।)

Glucagonoma (ग्लूकोगोनोमा) A malignant tumor of alpha cells of pancreas. (लैंगरहैन्स के द्वीप समूहों की एल्फा कोशिकाओं का एक दुदर्म ट्यूमर।)

Glucocerebroside (ग्लूकोसेरीब्रोसाइड) A cerebroside with glucose in the molecule, present in tissues in patients of Gaucher's disease. (अणु में सेरीब्रोसाइड के साथ ग्लूकोज जो गौशर्स डिजीज के रोगियों के ऊतकों में उपस्थित होता है।)

Glucocorticoid (ग्लूकोकार्टिकायड) A class of adrenal hormones that are released in response to stress and affect carbohydrate and protein metabolism. (एड्रीनल हार्मोनों का एक वर्ग जो तनाव के परिणामस्वरुप मुफ्त होता है, तथा कार्बेहाइड्रेट व प्रोटीन के चयापचय को प्रभावित करता है।)

Glucogenesis (ग्लूकोजेनेसिस) Formation of glucose from glycogen. (ग्लाइकोजन से ग्लूकोज का बनना।)

Glucokinase (ग्लूकोकाइनेज) An enzyme in liver that converts glucose to glucose 6 phosphate. (यकृत में एक एंजाइम जो ग्लूकोज को ग्लूकोज 6 फॉस्फेट में परिवर्तित करता है।)

Gluconeogenesis (ग्लूकोनियोजेनेसिस) Formation of glycogen from noncarbohydrate sources like amino or fatty acids. (यकृत द्वारा कार्बोहाइड्रेट रहित स्रोतों जैसे अमीनों या वसीय अम्लों से ग्लाइकोजन बनाना।)

Glucosamine (ग्लूकोसेमीन) An aminosaccharide present in chitin and mucus. (अमीनों सैकराइड जो चीटिन तथा श्लेष्मा में उपस्थित होता है।)

Glucose (ग्लूकोज) Called D-glucose, the primary fuel of human body; in tissue either converted to glycogen, or fat or is oxidized to CO_2 and H_2O (see Figure). (डैक्सट्रोज; इस आकार में ही कार्बोहाइड्रेट आँतों से अवशोषित होकर रक्त को पहुँचता है। शरीर की शक्ति के लिए मुख्य स्रोत होता है। यह ऊतकों में ग्लाइकोजन या वसा में परिवर्तित होता है या कार्बन डाइऑक्साइड तथा हाइड्रोजन ऑक्साइड में ऑक्सीकृत हो जाता है।)

Glucose-6-phosphate dehydrogenase (ग्लूकोज-6-फॉस्फेट डीहाइड्रोजिनेज) An essential enzyme for pentose-phosphate pathway of glucose metabolism that generates reduced glutathione. (ग्लूकोज उपापचय के पेन्टोज-फॉस्फेट मार्ग के लिए एक आवश्यक एंजाइम जो घटे हुए ग्लूटाथायोन उत्पादित करता है।)

Glucose tolerance test (ग्लूकोज टोलेरैन्स टैस्ट) A test performed by giving 1.5 g/kg wt of glucose to a patient orally in empty stomach and then examining blood samples every ½ hr for 2 hours. The test helps to assess ability of patient to metabolize glucose and is of primary importance in diagnosis of prediabetic states and hyperinsulinemia. (व्यक्ति को कुछ समय निराहार रहकर, मुख द्वारा नपी हुई ग्लूकोज की मात्रा दी जाती है। उसके पश्चात् कुछ अन्तराल या 2 घंटों के लिए आधे-आधे घंटे पर रक्त और मूत्र में इनकी मात्रा नापी जाती है। सामान्य स्तर से अधिक मात्रा मधुमेह का घोतक होती है।)

Glucoside (ग्लूकोसाइड) A glycoside that upon hydrolysis yields glucose and

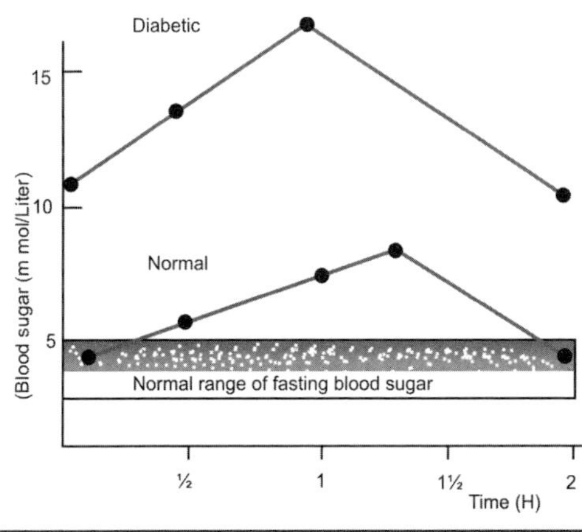

Glucose tolerance test

additional products. e.g., digitalin, present in digitalis. (एक ग्लाइकोसाइड जो जल अपघटन करने पर ग्लूकोज तथा अन्य अतिरिक्त पदार्थों को उपलब्ध कराता है।)

Glucosuria (ग्लूकोसूरिया) Abnormal amount of sugar in urine. (मूत्र में ग्लूकोज या शर्करा का असमान्य मात्रा में पाया जाना।)

Glucuronic acid (ग्लूकोरोनिक एसिड) An acid that possesses detoxifying action. (अम्ल जिसमें निर्विषीकरण क्रिया होती है।)

Glucuronide (ग्लूकोरोमाइड) Combination of glucuronic acid with phenol, alcohol, etc. (ग्लूकोरोनिक अम्ल का फिनोल एल्कोहॉल आदि से संयोजन।)

Glue ear (ग्लू इयर) The accumulation of sticky material in the middle ear resulting in impaired hearing, most common in young school children. (मध्यकर्ण में गोद के सामान पदार्थ का एकत्रित होना जिसके कारण कर्ण पटह उभर जाती है और सुनने में बाधा पड़ती है।)

Glue sniffing (ग्लू स्नीफिंग) Solvent abuse (विलायक दुरुपयोग।)

Glutamic acid (ग्लूटेमिक एसिड) An amino acid formed during hydrolysis of proteins. It is the only amino acid metabolized by brain. (अमीनो एसिड जो प्रोटीनों के जलापघटन के दौरान बनता है। यह एक अकेला अमीनो एसिड है जो मस्तिष्क द्वारा चयापचयज होता है।)

Glutamic-pyruvic transaminase (ग्लूटेमिक पाइरुविक ट्रान्सएमिनेज) An enzyme found in the liver. Measurement of serum levels (SGPT) is used in the study and diagnosis of liver diseases. (यकृत में पाया जाने वाला एक एंजाइम। यकृत के रोगों के निदान तथा अध्ययन में प्रयोग होने वाले सीरम स्तर की मात्रा।)

Glutaminase (ग्लूटेमिनेज) An enzyme that catalyzes the breakdown of glutamine into glutamic acid and ammonia. (एक एंजाइम जो कैंसर की चिकित्सा में प्रयुक्त होता है। यह ग्लूटामिन को ग्लूटामिक अम्ल तथा अमोनिया में उत्प्रेरित करता है।)

Glutamine (ग्लूटेमीन) The monoamide of aminoglutaric acid, essential for hydrolysis of proteins. (अमीनोग्लूटेरिक अम्ल का मोनाएमाइड जो प्रोटीनों के जलअपघटन के लिए आवश्यक होता है।)

Glutaraldehyde (ग्लूटेरेल्डिहाइड) A sterilizing agent effective against all microorganisms. (एक बन्ध्यीकरण कारक जो सारे सूक्ष्मजीवों के विरुद्ध प्रभावकारी होता है।)

Glutathione (ग्लूटेथियोन) A tripeptide of glutamic acid, cystine and glycine, important for cellular respiration. (ग्लूटामिन अम्ल, सिस्टीन तथा ग्लिसीन का ट्राइपेप्टाइड, जो कोशिकीय श्वसन के लिए आवश्यक होता है।)

Gluten (ग्लूटेन) Vegetable albumin, a protein obtained from wheat and other grain. (गेहूँ तथा अन्य अनाजों में पाई जाने वाली एक प्रोटीन।)

Gluten free diet (ग्लूटेन फ्री डाइट) Elimination of gluten from the diet by exclusion of all products prepared from wheat, rye, barley and oats. (भोजन में से ग्लूटेन को हटा देना विशेषकर भोजन जो गेहूँ, राई, जौ, तथा जई से बना होता है।)

Gluten induced enteropathy (ग्लूटेन इन्डयूजड एन्टीरोपैथी) Adult celiac disease manifesting with malabsorption and diarrhea. (विकसित उदरीय रोग जिसमें अपावशोषण तथा अतिसार होता है।)

Gluburide (ग्लूब्यूराइड) Sulphonyl urea compound for diabetes mellitus. (मधुमेह के लिए सल्फोनिल यूरिया यौगिक।)

Glybenclamide (ग्लाइबेनक्लैमाइड) Sulphonyl urea for NIDDM. (NIDDM के लिए सल्फोनिल यूरिया।)

Glyceride (ग्लिसराइड) An ester of glycerin compounded with an acid. (ग्लिसरीन तथा अम्ल मिश्रण का ईस्टर।)

Glycerin (ग्लिसरीन) $C_3H_8O_3$. A trihydric alcohol present in chemical combination in all fats used extensively as a solvent, preservative and emolient. (एक ट्राइहाइड्रिक एल्कोहॉल जो सभी वसाओं के रासायनिक संयोजन में उपस्थित होता है। जिसका उपयोग औषधियों के विलायक के रुप में, परिक्षक तथा मृदुकारी के रुप में किया जाता है।)

Glycerine suppository (ग्लिसरीन सपोजीटरी) A solid form (Gelatin) of laxative which is introduced into the rectum that can quickly relieve the discomfort and pain caused by temporary constipation and causes defecation. (मलाश्य में दिया जाने वाला एनीमा।)

Glyceryl (ग्लिसेरिल) The trivalent radical of glycerol. *g. monostearate* An emulsifying agent used in preparing creams and ointments. *g. trinitrate* Nitroglycerin, agent used in angina pectoris. (ग्लिसरॉल का ट्राइवैलेन्ट मूलक। *G. monostearate* (मोनोस्टीयेरेट) एक पायसीकरण कारक जिसे क्रीम तथा मरहमों को तैयार करने में प्रयोग किया जाता है। *G.trinitrate* (ट्राइनाइट्रेट) हृदशूल में प्रयोग किया जाने वाला कारक।)

Glycocholic acid (ग्लाइकोकोलिक एसिड) Bile acid present in bile, a conjugate of cholic acid and glycine. (पित्त में उपस्थित पित्ताम्ल, कोलिक अम्ल तथा ग्लिसीन की संयुजता।)

Glycogen (ग्लाइकोजन) Polysaccharide; the storage form of carbohydrate in the body (liver and muscle). (ग्लाइकोजन वह रुप है जिसमें कार्बोहाइड्रेट पाचन एवं अवशोषण के पश्चात् भविष्य में शुगर में परिवर्तित होने एवं यकृति तथा पेशियों में जमा जो जाता है।)

Glycogenase (ग्लाइकोजीनेस) An enzyme in the liver that hydrolyzes glycogen to glucose. (ग्लाइकोजन का ग्लूकोज में जलअपघटन करने वाला यकृत में एक एन्जाइम।)

Glycogenesis (ग्लाइकोजेनेसिस) Formation of glycogen from glucose. (ग्लूकोज से ग्लाइकोजन का बनना।)

Glycogenolysis (ग्लाइकोजीनोलाइसिस) Conversion of glycogen to glucose. (शरीर के ऊतकों में ग्लाइकोजन का ग्लूकोज में परिवर्तित होना।)

Glycogen storage disease (ग्लाइकोजन स्टोरेज डिजीज) Inherited disease with abnormal storage of glycogen in the liver. *gsd type I (von Gierke's disease)* Glucose-6-phosphatase deficiency. *gsd type II* - Lysosomal alfa glucosidase deficiency *gsd type III* - Deficiency of debranching enzymes. *gsd type IV* - (Anderson's disease) brancher enzyme deficiency with hepatic failure. *gsd type V* - (McArdle's disease) Muscle phosphorylase deficiency. *gsd type VI* - Deficiency of liver phosphorylase with growth retardation, hepatomegaly, acidosis and hypoglycemia. *gsd type VII* - Deficiency of muscle phosphofructokinase with weakness and cramping. (एक वंशागत रोग जिसमें असामान्य रुप से यकृत में ग्लाइकोजन संचित हो जाता है। gsd type I (टाइप–I) ग्लूकोज–6–फॉस्फेटेज की कमी। gsd type II (टाइप–II) लाइसोसॉमल अल्फा ग्लूकोसाइडेज की कमी gsd type III (टाइप III) डिब्रेचिंग एंजाइमों की कमी।)

Glycolipid (ग्लाइकोलिपिड) Lipid with carbohydrate and nitrogen, but no phosphoric acid; Found in myelin sheath of nerves. (लिपिड के साथ कार्बोहाइड्रेट तथा नाइट्रोजन होना परन्तु फॉस्फोरिक अम्ल न होना। यह तन्त्रिकाओं के माइलिन आवरण में पाया जाता है।)

Glyconeogenesis (ग्लाइकोनियोजेनेसिस) SYN–gluconeogenesis (कार्बोहाइड्रेट की कमी होने पर प्रोटीन या वसा या अमीनो अम्लों से ग्लाइकोजन बनना; ग्लूको-नियोजेनेसिस।)

Glycophorin (ग्लाइकोफोरिन) Glycoprotein that spans the bilipid layer of erythrocyte membrane, functioning as a channel for passage of anions in and out of red cells. (लाल रक्त कोशिकाओं की कोशिका कला की मोटाई से होकर निकलने वाला एक प्रोटीन।)

Glycopyrrolate (ग्लाइकोपाइरोलेट) An anticholinergic drug used in preanesthetic medication to reduce GI and bronchial secretions. (एक कोलीन-धर्मरोधी औषधि जिसे संज्ञाहारी औषधि से पहले प्रयोग किया जाता है जिससे जठरांत्रपरक तथा श्वासनलिका स्राव को कम किया जाता है।)

Glycoside (ग्लाइकोसाइड) A plant product which on hydrolysis yields sugar and additional products. (एक वानस्पतिक से प्राप्त पदार्थ जिसका जलअपघटन होने पर शर्करा एवं कुछ अतिरिक्त उत्पाद उत्पन्न होते हैं।)

Glycosphingolipids (ग्लाइकोस्फिगोलाइ-पिडस) Carbohydrate containing fatty acid derivatives of ceramide, e.g., cerebrosides, gangliosides and ceramide oligosaccharides. Abnormal accumulation of them in nervous tissue due to deficiency of metabolizing enzymes leads to death. (कार्बोहाइड्रेट जिसमें सेरामाइड के वसीय अम्ल के प्रत्युत्तेजक होते हैं जैसे सेरीब्रोसाइड, गैंगलियोसाइड आदि जिनका चयापचयी एंजाइम की कमी के कारण, स्नायु ऊतक में असमान्य संग्रहण होने से मृत्यु हो सकती है।)

Glycosuria (ग्लाइकोसूरिया) Presence of glucose in the urine resulting from insulin deficiency, reduced renal threshold, excessive glycogenolysis or adrenopituitary disorders. (मूत्र में ग्लूकोज का पाया जाना जो इन्सुलिन की कमी, वृक्क प्रभाव सीमा के घटने, शर्कराजनापघटन के बढ़ने या अधिवृक्क पीयूषिका विकारों के कारण होता है।)

Glymidine (ग्लाइमिडीन) A drug of the sulphonylurea group used in the treatment of diabetes mellitus. (मधुमेह की चिकित्सा में प्रयोग होने वाली सल्फोनिल यूरिया वर्ग की औषधि।)

Gnat (ग्नैट) Insects smaller than mosquitoes that include black flies, sandflies and midgets. (डाँस; कीट जो मच्छरों से भी छोटे होते है जिसमें काली मक्खी, बालु-मक्षिका तथा आद्यमध्यान्त्र होते हैं।)

Gnathion (नैथियोन) Lowest point on the median line of mandible. (ठुड्डी के बीच का एंव सबसे नीचे का बिन्दु।)

Gnathostoma (नैथोस्टोमा) A genus of nematodes that inhabit alimentary tract of domestic animals and occasionally infest man. (सूत्रकृमि (निमैटोड) का एक वंश जो पालतु जानवरों के पोषण पथ में रहते हैं तथा कभी-कभी मनुष्य को रोगसंक्रमित करते हैं।)

Goblet cells (गोब्लेट सैल्स) A unicellular gland seen in intestinal and respiratory tract, that secretes mucus by rupture of cell wall. (एककोशिकीय ग्रन्थि जिसे आँत तथा श्वसन मार्गों में देखा जाता है, जो कोशिका प्राचीर के बिदर होने पर श्लेष्मा स्रावित करता है।)

Goiter (ग्वॉयटर) An enlargement of thyroid gland. *g. adenomatous* Thyroid enlargement due to adenoma. *g. colloid* Thyromegaly with great increase in follicular contents. *g. cystic* Cystic thyromegaly; cyst formation being due to degeneration within an adenoma. *g. diffuse* Diffuse increase in thyroid tissue in contrast to its nodular form as in adenomatous goiter. *g. endemic* Thyromegaly due to iodine deficiency in water in some geographical areas. (see Figure) *g. exophthalmic* Grave's disease where antithyroid receptor antibodies play the dominant role with increased TSH and stimulation of thyroid. *g. lingual* Hypertrophied aberrant thyroid tissue forming a mass on dorsum of tongue posteriorly. *g. toxic* Goiter with excessive production of thyroxine and triiodothyronine. (अवटु ग्रन्थि या थाइरॉयड ग्रन्थि के बाद जाने से गर्दन के सामने उत्पन्न होने वाली सूजन जो भोजन

में आयोडीन की कमी से, थाइरॉयड ग्रीन्थ के शोथ से, अर्बुद से या थाइरॉयड ग्रन्थि की कार्यअल्पता अथवा अतिकार्य से उत्पन्न होती है। गलगण्ड, घेंघा।) *Goiter adenomatous* (ग्वॉयटर एडेनोमेटस ग्रन्थि-अर्बुद के कारण थाइरॉयड का बढ़ जाना। *G.colloid* (ग्वॉयटरकोलायड) थाइरोमेगैली के साथ पुटकीय पदार्थों में अत्यधिक वृद्धि होना। *G. cystic* (सिस्टिक ग्वॉयटर) बढ़ी हुई थाइरॉयड ग्रन्थि जिसमें एक या एक से अधिक पुटियाँ बन जाती है। *G.diffuse* (डिफ्यूज ग्वॉयटर) ऐसा गलमण्ड जिसमें थाइरॉयड ग्रन्थि का ऊतक गाँठों के रुप में होने की अपेक्षा सभी ओर को फैला होता है। *Endemic goiter* (एण्डेमिक ग्वॉयटर) किसी एक निश्चित भौगोलिक प्रदेश में होने वाला गलगण्ड, विशेषकर जहाँ पर भोजन एवं जल में आयोडीन की कमी होती है। *Exophthalmic goiter* (एग्जोफ्थैल्मिक ग्वॉयटर) ऐसा घेंघा या गलगण्ड जिसमें आँख बाहर को निकल आती है। *Lingual g.* (लिंगुअल ग्लैण्ड) अवटु-जिह्वा-वाहिनी के ऊपरी सिरे का बढ़ जाना जिससे जिह्वा के पृष्ट के पश्च भाग पर एक अर्बुद बन जाता है।)

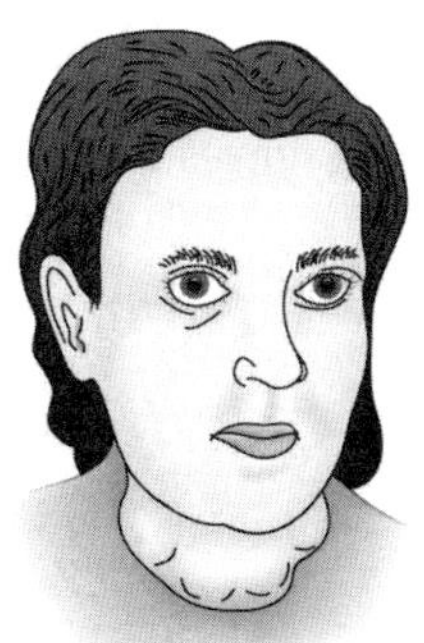

Exophthalmic goiter

Gold (गोल्ड) Yellow metal used as alloy (mixed with copper, silver, platinum for dental use (crown, inlays, orthodontics); sodium thiomalate and thioglucose used in rheumatoid arthritis. (एक पीली धातु जिसे मिश्रधातु के रुप में दन्त प्रयोग में लाया जाता है जैसे दन्त शिखर ऊतक दोष में भरने हेतु, विषदन्तविज्ञान आदि। गाठियाप सन्धिशोथ में यह सोडियम थियो मैलेट के रुप में प्रयोग होता है।)

Gold standard (गोल्ड स्टैण्डर्ड) A standard with which other tests or procedures are compared. (एक मानक जिससे दूसरे परीक्षणों तथा विधियों की तुलना की जाती है।)

Golgi apparatus (गॉल्गी ऑप्रेटस) A lamellar membranous structure near the nucleus. In secretory cells it functions to concentrate and package the secretory products. (लगभग सभी कोशिकाओं के केन्द्रक के पास पायी जाने वाली एक सूक्ष्म नलिकाकार झिल्लीनुमा रचना। कोशिका स्रावी उत्पाद इन लघुकोशों में इकट्ठा हो जाता है अतः ये स्रावी कोशिकाओं में अधिक पायी जाती है।)

Golgi cells (गॉल्गी सैल्स) Multipolar nerve cells in the cerebral cortex and posterior bones of spinal cord. (प्रमस्तिष्क-प्रान्तस्था तथा मेरु-रज्जु के पश्च अस्थियों में बहु-ध्रुवों वाली तन्त्रिका कोशिकाएँ।) *Golgi corpuscle* (गॉल्गी कार्पुसिल) (कण्डराओं तथा कण्डराकला में पाया जाने वाला संवेदी तन्त्रिका छोर या ग्राही।)

Goll's tract (गॉल्स ट्रैक्ट) SYN-fasciculus gracilis, posterior white column of spinal cord. (मेरु-रज्जु का पश्च सफेद भाग।)

Gonad (गोनॉड) A generic term referring to male and female sex glands (testes and ovary). (स्त्रीलिंग ग्रन्थियाँ अथवा डिम्ब ग्रन्थियाँ जिनसे जनन कोशिकाएँ डिम्ब तथा पुरुष लिंग ग्रन्थियाँ या शुक्रग्रन्थियाँ जिनसे जनन कोशिकाएँ शुक्राणु उत्पन्न होते हैं; जननग्रन्थि।)

Gonadal dysgenesis (गोनाडल डिस्जेनेसिस) Congenital disorder with failure of ovaries to respond to pituitary gonadotropin stimulation resulting in amenorrhea, failure of sexual maturation and short stature. Webbing of neck, cubitus valgus may be present. Genetic pattern is 45 XO (SYN—Turners' syndrome). (एक जन्मजात् विकार जिसमें स्त्री में डिम्बग्रन्थियों के पीयूष ग्रन्थि हार्मोन (गोनाडोट्रॉपिन) के उद्दीपन

के प्रति प्रतिक्रिया करने में निष्फल हो जाने के कारण अनार्तव (मासिक घर्मन होना) हो जाता है लैंगिक अपरिपक्वता होती है तथा शरीर छोटा हो जाता है।)

Gonadotropic (गोनाडोट्रॉफिक) Relates to stimulation of gonads. (जननग्रन्थिपोषक; जननग्रन्थियों को उत्तेजित करने वाला।)

Gonadotropin (गोनाडोट्रॉपिन) *g.s. anterior pituitary* Secreted by anterior pituitary as FSH and LH, called interstitial cell stimulating hormone in male (ICSH) *g. chorionic* Produced by chorionic villi of placenta. (एक जननग्रन्थि उद्दीपक हार्मोन; जननग्रन्थिपोषी।) *Anterior pituitary gonadotropins* (एन्टीरियर पिट्यूटरी गोनाडोट्रॉपिन्स) (अग्र पीयूष ग्रन्थि से उत्पन्न होने वाले दो हार्मोन-पुटक उद्दीपक एवं ल्यूटिनीकारी हार्मोन जो पुरुषों में हॉर्मोन उत्तेजित करते हैं। *Chorionic gonadotropins* (कोरियोनिक गोनाडोट्रॉपिन्स) अपरा के जरायुज अंकुरों से उत्पन्न होने वाले गोनाडोट्रॉपिन या जननग्रन्थिपोषी।

Gonadotropin releasing hormone (गोनाडोट्रॉपिन रिलीजिंग हार्मोन) Produced in hypothalamus, it acts on pituitary to cause release of gonadotropic hormones. (अघश्चेतक या हाइपोथैलेमस से उत्पन्न होने वाला एक हार्मोन जो पीयूष ग्रन्थि पर क्रिया करके जननग्रन्थिप्रेरक अथवा गोनाडोट्रॉपिक हार्मोनों की मुक्ति करता है।)

Goniometer (गोनियोमीटर) Apparatus to measure joint movement and angles. (किसी जोड़ की गतियों एवं इसके कोणों को मापने वाला एक यंत्र; कोणमापी।)

Gonioscope (गोनियोस्कोप) Device for inspecting the angle of anterior chamber of eye and determining ocular mobility and rotations. (नेत्र के अग्रज कक्ष के कोण का निरीक्षण करने तथा नेत्र स्वतः गतिशीलता एवं घूर्णन (चक्कर) का पता लगाने के लिए प्रयोग में आने वाला एक यन्त्र; नेत्रकोणदर्शी।)

Goniotomy (गोनियोटॉमी) Incision at angle of anterior chamber to promote free flow of aqueous into canals of Schlemm. (नेत्र कोण छेदन; नेत्रोद या एक्वुअस ह्यूमर का नेत्र की स्कलेम की नलिका में स्वतन्त्र रुप से बहने में उत्पन्न अवरोध को शल्य-क्रिया द्वारा दूर करना।)

Gonococcus (गोनोकॉकस) *Neisseria gonorrhae*, causative organism of gonorrhea. (नाइसीरिया गोनारीह जाति का गोनोरिह्या या सूजाक उत्पन्न करने वाला जीवाणु।)

Gonorrhea (गोनोरिह्या) Contagious inflammation of genital mucous membrane manifesting with burning micturition, painful induration of penis in males, vaginitis and cervicitis in females. Can cause salpingo oophoritis ending in tubal blockage and sterility in female and chronic prostatitis in male. Can spread to blood to involve principally the joints. (जननांगी श्लेष्मकला का संक्रामक शोथ जिसके कारण पुरुषों में मूत्र-त्याग में जलन, शिश्न की पीड़ायुक्त दृढ़ता तथा स्त्रियों में योनिशोथ तथा गर्भाशय ग्रीवाशोथ होता है। यह पुरुषों में जीर्ण शिश्नग्रन्थि शोथ तथा स्त्रियों में डिम्बवाहिनीय अवरोध तथा बांझपन का कारण बनता है। यह रक्त तक फैल जाता है और जोड़ों को मुख्यता प्रभावित करता है।)

Goodell's sign (गुडेल्स साइन) Softening of the cervix during pregnancy (see Figure). (गर्भावस्था में गर्भाशय ग्रीवा का मुलायम हो जाना।)

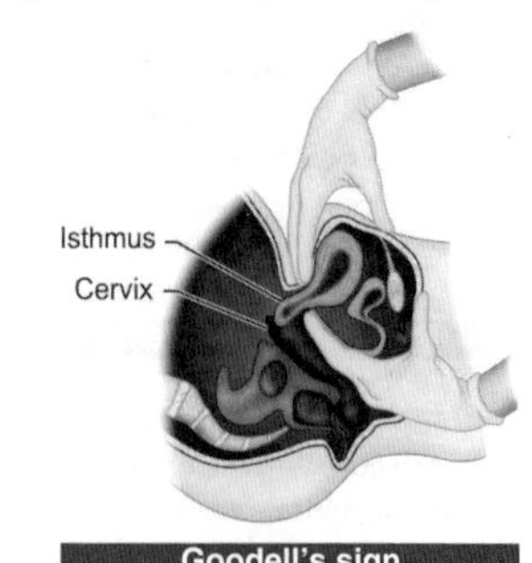

Goodell's sign

Goodpasture's syndrome (गुडपैस्चर्स सिण्ड्रोम) IgA nephropathy with hemoptysis and hemosiderosis. (IgA वृक्कविकृति के साथ रक्तनिष्ठीवन तथा होमोसाइडेरिनता होना।)

Good Samaritan law (गुड सैमेरीटन लॉ) Legal stipulation for protection of those who give first aid in emergency situation. (आपतस्थिति में प्राथमिक चिकित्सा देने वालों की सुरक्षा के लिए कानूनी अनुबंध।)

Goose flesh (गूज फ्लेश) Transient roughness of skin with contraction of arrector pili muscles, as a reaction to cold or shock. (त्वचा का अस्थायी सूखापन तथा रोम कूपों से जुड़ी छोटी माँसपेशियों का संकुचन जिसके फलस्वप बाल खड़े हो जाते हैं। यह भय या शीत के प्रतिक्रिया स्वरुप होता है।)

Gordon's reflex (गोर्डन्स रिफ्लैक्स) Extension of great toe on pressure to calf muscles, a sign of pyramidal tract disease. (पैर की पिण्डली में गहराई में स्थित आंकुचनी पेशियों पर दबाव डालने पर पैर के अंगूठे का प्रसारित हो जाना।)

Gorget (गौर्गेट) An instrument grooved to protect soft tissues from injury as pointed instrument is inserted in a body cavity. (एक चौड़ी नालीदार रचना से युक्त यन्त्र जो चाकू के बिन्दु के आघात से कोमल ऊतकों की रक्षा करने के लिए प्रयोग में लाया जाता है।)

Goserelin (गोसैरेलिन) Gn RH analog. (GnRH अनुधर्मी।)

Gossypol (गोसीपॉल) A toxic chemical of cotton seed. (रुई के बीज का विषैला रसायन।)

Gouge (गौज) Instrument for cutting away hard tissue of bone. (अस्थि के कठोर ऊतक को काटने एवं अलग करने के लिए प्रयोग में लाया जाने वाला एक खोखला यंत्र।)

Goundou (गाउनडू) Bilateral hyperostosis of nasal bones. (नासापरक अस्थियों को द्वि-पार्श्वीय अतिअध्यास्थिता।)

Gout (गाउट) Hereditary metabolic disease of uric acid metabolism with hyperuricemia and arthropathy. *g. tophaceous* Gout marked by development of tophi (deposits of sodium urate) in the joints, external ear and about the finger nails. (यूरिक एसिड उपापचय के वंशागत चयापचयी रोग, के साथ अतिमेहयाम्लता तथा सन्धिरोग।) *G.tophaceous* (गाउट– टोफेसियस) (गाउट जिसमें जोड़ों में, बाह्य कर्ण में तथा हाथ की अँगुलियों के नाखूनों के आस-पास सोडियम यूरेट के जमाव अर्थात् टोफस बन जाते हैं।)

Gower's sign (गोवर्स साइन) Clinical sign of muscular dystrophy in childhood. Affected children use their arms to push themselves erect by moving their hands up their thighs. (बचपन में पेशीय कुपोषण के नैदानिक संलक्षण। इससे पीड़ित बच्चे अपनी बाहों का प्रयोग करके अपने आप को जाघों तक खड़ा करते हैं।)

Gower's tract (गोवर्स ट्रेक्ट) Spinocerebellar tract. (मेरु-अनुमस्तिष्कीय पथ।)

Graafian follicle (ग्रोफियन फॉलिकल) A mature follicle of ovary which on rupture discharges the ovum. Within the ruptured graafian follicle, the corpus luteum develops that secrets estrogen and progesterone to help in implantation of fertilized ovum (see Figure). (डिम्बग्रन्थि का एक परिपक्व पुटक जो विदर होने पर डिम्ब स्रावित करता है। विदरित डिम्ब कूप में, पीत-पिण्ड विकसित होता है जो ईस्ट्रोजन तथा प्रोजेस्टेरोन स्रावित करता है, जिससे निषेचित डिम्ब में आरोपण में सहायता मिलती है।)

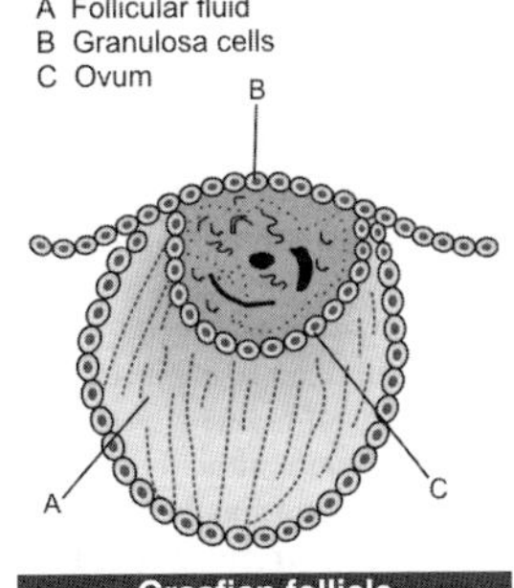

Graafian follicle

Gracile (ग्रेसाइल) Slender, thin-built. (दुर्बल, पतला, नाजुक।)

Gracile nucleus (ग्रेसाइल-न्यूक्लियस) Nucleus in medulla oblongata where fasciculus gracilis ends. (मेरु-मज्जा में न्यूक्लियस जहाँ तनुपेशी पुलिका समाप्त होती है।)

Gracilis (ग्रेसीलिस) A long slender muscle on the medial aspect of thigh. (जांघ के मध्य सतह पर लम्बी पतली दुर्बल पेशी।)

Gradenigo's syndrome (ग्रेडेनिगोस सिण्ड्रोम) Suppurative otitis media with abducens nerve palsy. (पूतिवर्धक मध्यकण शिोथ के साथ अपवर्तनी तन्त्रिका पक्षाघात।)

Gradient (ग्रेडिएन्ट) A slope or grade. (एक आनुपातिक उतार-चढ़ाव, प्रवणता, क्रमिकता।)

Graefe's sign (ग्रेफेज साइन) Failure of the upper eyelids to follow a downward movement of the eyeball, a feature of Grave's disease. (रोगी के ऊपर से नीचे की ओर देखने पर नेत्रगोलक के नीचे की ओर घूम जाने पर आँख की ऊपरी पलक में गति न होना जो नेत्रोत्सेध या ग्रेव्ज डिजीज में देखा जाता है।)

Graft (ग्राफ्ट) Transplanted tissue in a part of body for repair of a defect. *g. allogeneic* Graft from genetically non-identical donor of the same species as the recipient. (allograft) *g. cadaver* Grafting tissue taken from cadaver like cornea, bone, heart, lungs, kidney, etc., soon after molecular death. *g. fascicular* Nerve graft with each bundle of nerve stitched separately. *g. full thickness* Graft of entire layer of skin without the subcutaneous fat. *g. homologous* The donor is of same species as the recipient. *g. isologous* Graft in which the donor and recipient are genetically identical, i.e., identical twins. *g. lamellar* Very thin corneal graft used to replace superficial opaque corneal layer. *g. pedicle* A skin graft that is left attached at one end until the free end has begun to receive blood supply from grafted site. *g. sieve* Graft in which a section of skin is removed except for small regularly spaced areas that grow to cover the donor site. *g. Thiersch's* Graft in which only epidermis and small amount of dermis is used. (कोई भी ऊतक अथवा अंग जिसका किसी प्राणी में आरोपण अथवा प्रतिरोपण करने की क्रिया।) *G.allogeneic* (ग्राफ्ट एलोजीनिक) ऐसा ग्राफ्ट जिसका दाता आनुवंशिक रुप से भिन्न परन्तु उसी जाति का होता है जिसका प्राप्तकर्ता होता है। *G.cadaver* (ग्राफ्ट कैडेवर) मृत्यु के तुरन्त बाद शव से प्राप्त निरोप ऊतक जैसे त्वचा, नेत्रपटल, अस्थि, हृदय, फेफड़े, वृक्क आदि। *G.fascicular* (ग्राफ्ट फेशिकुलर) तंत्रिका-निरोप जिसमें प्रत्येक तंत्रिका पूलिका को अलग-अलग टांका लगाया जाता है। *G.full thickness* (ग्राफ्ट फुल थिकनैस) त्वचा की पूरी मोटाई से बना निरोप जिसमें अवत्वचीय वसा नहीं होती। *Graft homologous* (होमोलोगस ग्राफ्ट) ऐसा ग्राफ्ट जिसका दाता उसी जाती का होता है जिसका प्राप्तकर्ता होता है। *G.hlamellar* (ग्राफ्ट लैमेलर) अपारदर्शक कॉर्निया की उपरिस्थ परतों के पुनः स्थापन के लिए साफ कॉर्निया के दाता से ली जाने वाली कार्निया की बहुत पतली परत।)

Grafting (ग्राफ्रटींग) The process of transplanting or implanting a tissue or an organ. (किसी स्वस्थ ऊतक या अंग का आरोपण या प्रतिरोपण करना।)

Graham's law (ग्राहम्स लॉ) The rate of diffusion of a gas is inversely proportional to the square root of its density. (एक नियम जिससे पता चलता है कि किसी गैस का विसरण उसके घनत्व के वर्गमूल के विपरीतानुपाती होता है।)

Gram (ग्राम) A unit of weight (mass) of metric system equal to 1000 mg. (मैट्रिक प्रणाली में भार की एक इकाई जो लगभग 1000 mg या एक घन सेन्टीमीटर या एक मिलीमीटर के जल के भार के बराबर होता है।)

Gram's method (ग्राम्स मैथड) A method for staining bacteria, a heat fixed blood film is stained with gentian violet, rinsed off and then iodine solution is put and rinsed off and decolorized in 90% ethyl alcohol or acetone. Then the slide is counterstained with carbolfuschsin or safranin. Gram-positive organisms retain violet stain while Gram-negative organisms become red. (जीवाणुओं की पहचान के लिए उन्हें अभिरंजित करने की एक विधि; ग्राम विधि।)

Grandiose (ग्रैण्डियोज) In psychiatry, unrealistic and exaggerated concept of self worth, importance, ability, power and wealth. (मनोरोग चिकित्सा में, किसी व्यक्ति के अपने को अधिक धनवान, महत्त्वपूर्ण एवं योग्य समझने से सम्बन्धित।)

Granisetron (ग्रैनिसेट्रोन) Antiemetic. (वमनरोधक।)

Granular (ग्रेनुलर) Of the nature of granules, rough. (कणिकाओं या दानों से बना हुआ अथवा दानेदार, कणीय; कणिकीय।)

Granular cast (ग्रेनुलर कास्ट) Coarse or fine granules or casts, sometimes yellowish, soluble in acetic acid; seen in inflammatory and degenerative nephropathies (chronic renal failure). (खुरदरी या बारीक कणिका जो कभी-कभी पीली तथा एसिटिक एसिड में घुलनशील होती है। इसे शोथ या अपजननात्मक वृक्कविकृतियों में देखा जाता है।)

Granulation (ग्रेनुलेशन) Formation of granules, often by outgrowth of capillaries *g. arachnoidal* Villus like projections of subarachnoid layer of the meninges that project into the superior sagittal sinus and other venous sinuses of brain. Though these CSF is absorbed into venous systems. (कणिकाओं का बनना जो अधिकतर कोशिकाओं की अतिवृद्धि से बनते हैं।)

Granule (ग्रेन्यूल) A minute mass in a cell that has an outline but no apparent structure. (किसी कोशिका में स्थित एक सूक्ष्म रचना जिसकी कोई निश्चित आकृति नहीं होती जैसे न्यट्रोफिल श्वेत रक्त कोशिकाओं में पाई जाती है, कर्णिका, कण, दाना।)

Granulocyte (ग्रेनुलोसाइट) A granular leukocyte, i.e. neutrophil, eosinophil and basophil. (एक कणिकीय श्वेत रक्त कोशिका जैसे इओसिनोफिल या बेसोफिल आदि; कणिका कोशिका।)

Granulocyte colony stimulating factor (G-CSF) (ग्रेनुलोसाइट कोलोनी स्टिमुलेटिंग फेक्टर) A naturally occurring glycoprotein cytokine that stimulates production of neutrophils. It is helpful in cancer chemotherapy and bone marrow transplant. (एक प्राकृतिक रुप से होने वाला ग्लाइकोप्रोटीन साइटोकाइन जो न्यूट्रोफिल्स के उत्पादन को उत्तेजित करता है।)

Granulocyte-Macrophage colony stimulating factor (GMCSF) (ग्रेनुलोसाइट मैक्रोफेज-कोलोनी स्टिुमलेटिंग फेक्टर) Like G-CSF, this factor stimulates production of macrophages and monocytes in addition to neutrophils. (यह कारक न्यूरोफिल के अतिरिक्त, बृहत् भक्षक कोशिकाओं, तथा एक केन्द्रक श्वेत कोशिकाओं के उत्पादन को उत्तेजित करता है।)

Granulocytopenia (ग्रेनुलोसाइटोपीनिया) Reduction in blood granulocyte count. (रक्त में कर्णिकीय श्वेत रक्त कोशिकाओं का आसामन्य रुप से घट जाना; कणिकाकोशिकाल्पता।)

Granuloma (ग्रेन्यूलोमा) A granular tumor or growth of lymphoid and epithelioid cell. It occurs in various infectious diseases like leprosy, yaws, syphilis, etc. *g. dental* Granuloma developing at root of a tooth, secondary to pulp infection. It contains chronic inflammatory cells, debris and bacteria. *g. eosinophilic* A form of xanthomatosis with eosinophilia and cystic degeneration of bone. *g. inguinale* Granulomatous ulcerative disease caused by Donovania granulomatis, a Gram –ve cocobacillus. *g. Wegener's* A rare disease of unknown etiology characterized by widespread granulomatous lesions of the bronchi, necrotising arteriolitis, and glomerulonephritis. (कणिका टयूमर; कणिकागुल्म, कणांकुर ऊतक का बना अर्बुद या लसीकाभ तथा उपकला कोशिका की

वृद्धि। यह विभिन्न संक्रामक रोगों में होता है जैसे कोढ़, फफोले, उपदंश आदि।) *Dental granuloma* (डैन्टल ग्रेन्यूलोमा) किसी दाँत की जड़ पर उत्पन्न होने वाला कणिकागुल्म। इसमें जीर्ण शोथज कोशिकाएँ, डेब्रिस तथा जीवाणु होते हैं। *Eosinophilic granuloma* (इओसिनोफिलिक ग्रेन्यूलोमा) एक प्रकार का पीतार्बुदता या जैन्थोमेटोसिस जिसमें इओसिनोफीलिया हो जाता है तथा हड्डी पर पुटियाँ बन जाती हैं।)

Granulomatosis (ग्रैन्यूलोमेटोसिस) The development of multiple granulomas. (बहुत से कणिकागुल्मों का बनना; कणिकागुल्मता।)

Granulopoiesis (ग्रेन्यूलोपॉयसिस) Formation of blood granulocytes. (कणिका; श्वेत रक्त कोशिकाओं का निर्माण होना।)

Granulosa cell tumor (ग्रेन्युलोसा सेल ट्यूमर) Tumor of ovary secreting estrogens, hence feminizing in nature. (डिम्बाशय का अर्बुद जो ईस्ट्रोजन स्रावित करता है, इसलिए यह प्राकृतिक रुप से नारीपरक होता है।)

Graphesthesia (ग्रेफेस्थीसिया) The ability by which outlines, numbers, words, symbols, traced or written upon skin are recognized. (छूकर त्वचा पर अनुरेखित अथवा लिखित रेखाओं, चिह्नों, संख्याओं या शब्दों को पहचानने की क्षमता।)

Grasp (ग्रैस्प) To hold. (पकड़ना।)

Grattage (ग्रेटेज) Removal of morbid growth by rubbing with a brush. (रोग उत्पन्न करने वाली अतिवृद्धि को ब्रुश से रगड़ कर अथवा खुरच कर अलग कर देना।)

Gravel (ग्रेविल) Coarse sand; concretions in kidneys, made-up of calcium, oxalate, phosphate, uric acid. (बहुत छोटी-छोटी पथरियाँ जो कणों के रुप में बनती हैं जो यदि मूत्राशय में उपस्थित होती है तो वह मूत्र के साथ निकल जाती हैं।)

Grave's disease (ग्रेव्ज डिजीज) Exophthalmic goiter (see Figure). (यह रोग अवटु ग्रंथि के थॉइरौक्सीन नामक हार्मोन के अधिक बनने के कारण उत्पन्न होता है। इसके फलस्वरुप चिन्ता स्वेदलता, अधिक क्षुधा भार घटना, हाथ काँपना, आँखों का बाहर को निकलना जैसे लक्षण पाए जाते हैं।)

Gravid (ग्रेविड) Pregnant. (गर्भवती सगर्भ; निषेचित डिम्ब या भ्रूण धारण करने वाली।)

Gravitation (ग्रेवीटेशन) Force that draws every particle of matter. (पृथ्वी से दूर स्थित वस्तुओं के लिए पृथ्वी द्वारा उत्पन्न आकर्षण की शक्ति या बल; गुरुत्व।)

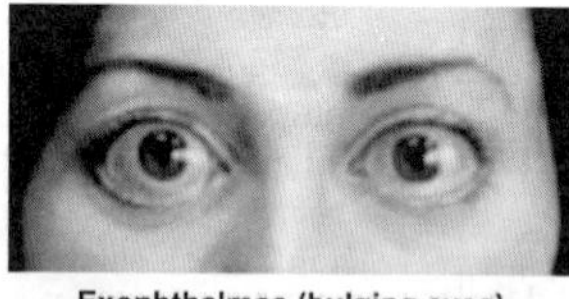

Exophthalmos (bulging eyes)

Graves' disease is a common cause of hyperthyroidism, an over-production of thyroid hormone, which causes enlargement of the thyroid and other symptoms such as exophthalmos, heart intolerance and anxiety

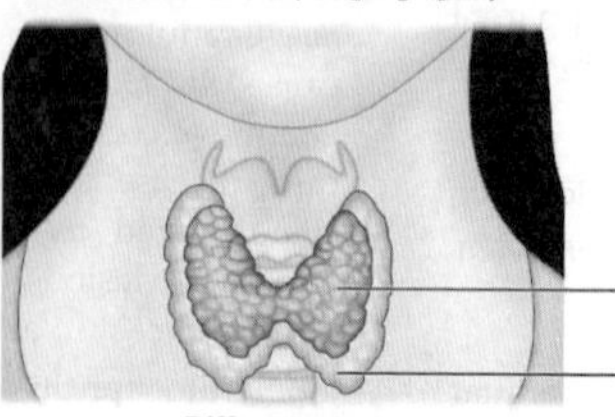

Diffuse goiter

Graves' disease

Gravity (ग्रेविटी) Property of possessing weight. The force of earth's gravitational attraction. *g. specific* Weight of a substance compared with an equal volume of water. (1. भार युक्त अथवा वजनदार होने का गुण। 2. पृथ्वी से दूर स्थित वस्तुओं पर लगने वाली पृथ्वी द्वारा उत्पन्न आकर्षण की शक्ति या बल; गुत्व।)

Gray (ग्रे) Colour between extremes of black and white. (गहरे काले और सफेद के बीच का रंग।)

Gray matter (ग्रे मैटर) Nervous tissue lying peripherally in brain and somewhat centrally in spinal cord where myelinated fibers do not predominate. (मस्तिष्क का बाह्य एवं सुषुम्ना रज्जु का भीतरी धूसर द्रव्य।)

Gray syndrome of the newborn (ग्रे सिण्ड्रोम ऑफ न्यूबोर्न) Ashen gray colour, vomiting, cyanosis and flaccidity of newborn when treated with chloramphenicol. (जब नवजात् शिशु की क्लोरेमफेनिकॉल से चिकित्सा करने पर शिशु का स्लेटी रंग, वमन, श्यावता तथा शिथिलता होना।)

Grinder's disease (ग्राइन्डर्स डिजीज) Chronic lung disease due to dust inhalation (SYN-pneumoconiosis). (धूल को सांस के साथ खिंचकर अन्दर जाने से पैदा जीर्ण फुफ्फुस रोग।)

Gripes (ग्राइप्स) Spasmodic bowel pain, intestinal colic. (आँतों में रुक-रुक कर उठने वाले बहुत तेज दर्द; आंत्रिक पीड़ा।)

Griseofulvin (ग्राइसोफुल्विन) An antifungal antibiotic given orally. (मौखिक कवक नाशी औषधि, दाद में उपयोगी।)

Grits (ग्रिटस) Coarsely ground corn. (मिट्टी, धूल या बालू के छोटे-छोटे कण, कंकड़ी।)

Groin (ग्रोइन) Inguinal region, area between thigh and trunk. (पेट और जांघ के बीच का स्थल; उरुसन्धि।)

Grommet (ग्रोमेट) Ventilation tube placed across the tympanic membrane for equalization of pressure in treatment of retracted tympanic membrane secondary to eustachian block/catarrh. (आकुंचित मध्यकर्णिक कला की चिकित्सा में दाब को बराबर करने के लिए वेन्टीलेशन नलिका को मध्यकर्णिका कला के दूसरी ओर स्थित करना।)

Groove (ग्रूव) Long narrow channel. (एक तंग, लम्बा खोखला स्थान अथवा गड्ढ़ा या खतिका।)

Ground itch (ग्राउण्ड इच) Skin inflammation in foot due to invasion by larva of hookworm. (पैर के तलुवे में होने वाली खुजली जो एक प्रकार के अंकुश कृमि के लार्वा के मनुष्य के तलुवे में घुसने से उत्पन्न होती है।)

Ground substance (ग्राउण्ड सब्सटैन्स) The material that occupies the intercellular spaces in fibrous connective tissue, cartilage or bone. (पदार्थ जो तन्तुमय संयोजी ऊतक में अन्तराकोशिकी अवकाशों को भरता है।)

Grouping (गुपिंग) Classification of individual traits according to shared characteristics. *g. blood* Classification of blood of different individuals according to agglutinating and hemolyzing properties. (एक समान गुणों के अनुसार विशिष्ट विशेषक का वर्गीकरण।) *Grouping blood* (ग्रुपिंग ब्लड) संश्लेषण तथा रक्त अपघटन गुणों के अनुसार विभिन्न विशेषक के रक्त का वर्गीकरण।

Group therapy (ग्रुप थिरैपी) A form of simultaneous psychotherapy involving many patients by psychotherapist. (मनोरोगचिकित्सक द्वारा कई रोगियों की एक साथ मनोरोग चिकित्सा करना।)

Growing pain (ग्रोइंग-पेन) Pain in the musculoskeletal system in growing children. (बढ़ते बच्चों के पेशीकंकालीय तन्त्र में पीड़ा होना।)

Growth (ग्रोथ) The progressive increase in size or development both physical/mental in a living thing. (किसी जीवित वस्तु का माप में बढ़ना या शारीरिक एवं बुद्धि का विकसित होना।)

Growth hormone (ग्रोथ हार्मोन) Anterior pituitary secretion that regulates human growth; SYN—somatotropin. (अग्र पीयूषिका स्राव जो मनुष्य की वृद्धि को नियंत्रित करता है।)

Guaiacol (गायेकॉल) O-methoxyphenol used as antiseptic, germicidel, intestinal antiseptic and expectorant. (ओ-मिथोक्सीफिनोल, जो प्रतिरोधी, रोगाणुनाशक, आंत्रिक प्रतिरोधी तथा कफोत्सारक के रुप में कार्य करता है।)

Guanabenz (गुवानाबैन्ज) A vasodilator. (वहिकाविस्फारक।)

Guanadrel (गानेड्रेल) Adrenergic blocking agent. (एड्रीनर्जिक विरोधी कारक।)

Guanase (ग्वानेज) Enzyme that converts guanine into xanthine. (एंजाइम जो ग्वानाइन को जेन्थीन में परिवर्तित करता है।)

Guanethidine (ग्वानेथिडिन) A sympatholytic drug used in hypertension. (अनुकम्पी-रोधीसम औषधि जिसे उच्च रक्तदाब में प्रयोग किया जाता है।)

Guanidine (ग्वानिडीन) A protein product. (एक प्रोटीन उत्पाद।)

Guanine (ग्वानाइन) $C_5H_5N_5O$. An organic compound of animal and vegetable nucleic acids. Uric acid is its metabolic end product. ($C_5H_5N_5O$, जानवर तथा सब्जी के न्यूक्लिक अम्लों का एक ऑर्गेनिक यौगिक। यूरिक अमल इसका चयापचयी अंत उत्पाद होता है।)

Guanosine (ग्वानोसीन) A nucleoside formed from guanine and ribosome. It is a major constituent of RNA and DNA. (एक न्यूक्लियोसाइड, जो ग्वानाइन तथा राइबोसोम से बना होता है। यह RNA तथा DNA का मुख्य घटक होता है।)

Gubernaculum (गुबरनेकुलम) A structure that guides, a cord like structure linking two structures. *g. dentis* A connective tissue band connecting unerupted tooth with overlying gum. *g. testis* A fibrous band extending from caudal end of fetal testis through the inguinal canal to scrotal sac; playing no role in descent of testis. (एक मार्ग निर्देशन करने वाली रचना। दो रचनाओं को जोड़ने वाली रज्जु के समान रचना।) *G.dentis* (जीडैन्टिस) संयोजी ऊतक बन्ध जो अविकसित दाँत को उसके ऊपरी मसूड़ें से जोड़ता है। *G.testis* (जी टेस्टिस) तन्तुमय बन्ध जो भ्रूणीय शुक्रग्रन्थि के पुच्छ छोर से वंक्षणीय नलिका द्वारा वृषणकोश तक विस्तृत होता है।)

Gudden's law (गडेन्स लॉ) In division of a nerve, degeneration in the proximal portion is towards nerve cell. (तन्त्रिका के विभाजन में, समीपस्थ भाग में व्यपजनन जो तन्त्रिका कोशिका की तरफ होता है।)

Gugulipid (गुगेलाइपिड) Lipid lowering agent. (लाइपिड घटाने वाला कारक।)

Guidewire (गाइडवायर) Wire helpful in positioning and manipulating an intravenous or intra-arterial catheter. (एक तार जो किसी अन्तः शिराभ या अन्तः धमनिक मूत्रशलाका (कैथीटर) के स्थापन के लिए सहायक होता है।)

Guillain-Barre syndrome (गाइलेन-बैरे सिण्ड्रोम) Polyneuritis with flaccid muscular palsy following an infectious disease. (एक संक्रमक रोग के परिणास्वप होने वाला बहुतंत्रिकाशोथ तथा शिथिल पेशीय पक्षाघात।)

Guillotine (गिलोटीन) Instrument for excising tonsils and laryngeal growth. (टॉन्सिल या काकलक (यूबुला) को काटकर अलग कर देने वाला एक यन्त्र।)

Guilt (गिल्ट) Feeling grief for doings what is thought to be wrong. (गलत काम करने के परिणाम-स्वरुप उत्पन्न शोक की भावना।)

Guinea pig (ग्वाइनिया पिग) A small rodent used in laboratory research. (परीक्षण के उद्देश्यों से प्रयोगशाला में काम आने वाला एक छोटा जन्तु।)

Guinea worm (ग्वाइनिया वार्म) Dracunculus medinensis. (नारुरोग परजीवी, एक परजीवी संक्रमित जो पीने के पानी से मनुष्य में पहुँचता है।)

Gum (गम) The fleshy tissue covering the alveolar process of jaw. (एक मांसल पदार्थ जो दाँतों की ग्रीवाओं को चारों ओर से घेरे होता है तथा मैक्जिला एवं मैन्डीबिल के दन्तउलूखल प्रवर्धों को ढके होता है; मसूड़ा।)

Gumma (गम्मा) Encapsulated granulomatous tumor with central necrosis, characteristic of tertiary syphilis seen in skin, liver, testis, brain and bone. (ऊतकों का एक कणिकागुल्मीय अर्बुद जो अधिकतर यकृत में बनता है परन्तु अन्य अंगों जैसे मस्तिष्क, हृदय, शुक्रग्रन्थि, हड्डी तथा त्वचा में भी बन सकता है। सिफिलिस रोग की तृतीयावस्था का एक विशिष्ट लक्षण है।)

Gunshot wound (गनशॉट वाउण्ड) Penetrating, puncturing and perforating wound occurs due to a bullet or a firearm. (बन्दूक की गोली वाला घाव)

Gurgling sounds (गार्गलिंग साउण्ड) Sound heard from the large cavities, produced by air passing through the secretions, in a cavity. (किसी गुहा में तरल से होकर गुजरने वाली वायु से उत्पन्न ध्वनि।)

Gustatory (गस्टेटरी) Pertains to sensation of taste. (स्वाद के ज्ञान से सम्बन्धित।)

Gustometry (गस्टोमीट्री) Measurement of sense of acuteness of taste. (स्वाद ज्ञान की तीव्रता को मापना।)

Gut (गट) The bowel or intestine. (आँत।)

Gutta-percha (गट्टा पर्चा) Purified dried latex of certain trees, used in dentistry for root canal treatment. (कुछ पौधो के दूध का सूखा या जमाकर प्राप्त होने वाला एक प्रकार का भूरापन लिए हुए लचीला पदार्थ जिसे दन्त चिकित्सा में दन्त मूल गुहा की चिकित्सा के लिए प्रयोग किया जाता है।)

Guttering (गटरिंग) Groove in bone. (किसी अस्थि में खातिका के समान भाग या खाँचे को काँटने वाला।)

Guyon's sign (गीयोन्ज साइन) Ballottement of kidney. (वृक्क का प्रतिलोठन।)

Gymnophobia (जिम्नोफोबिया) Abnormal aversion to seeing a naked body. (नग्न शरीर को देखने का रोगोत्मक भय या असामान्य विमुखता।)

Gynandroid (गाइनैन्ड्रॉउड) Individual having hermaphroditic sexual characteristics to be mistaken for a person of opposite sex. (एक व्यक्ति जिसमें उभयलिंगी अथवा स्त्री कूट-उभयलिंगी लैंगिक गुण होते हैं जिसे अक्सर दूसरा लिंग समझ लिया जाता है।)

Gynecoid (गाइनीकॉयड) Resembling female. (स्त्री के समान।)

Gynecology (गाइनीकोलॉजी) The study of disease of female reproductive organs including breast. (वह विज्ञान जो स्तनों सहित स्त्री जननांगी रोगों, एवं अंगों से सम्बंधित हो; स्त्री रोगविज्ञान।)

Gynecomastia (गाइनीकोमैष्टिया) Abnormally large mammary tissue in male (> 2.5 cm in dm) often secreting milk. (पुरुष में स्तन-ग्रन्थियों का अत्यधिक बढ़ जाना जिसमें कभी-कभी दूध भी आता है; पुस्तनवृद्धि।)

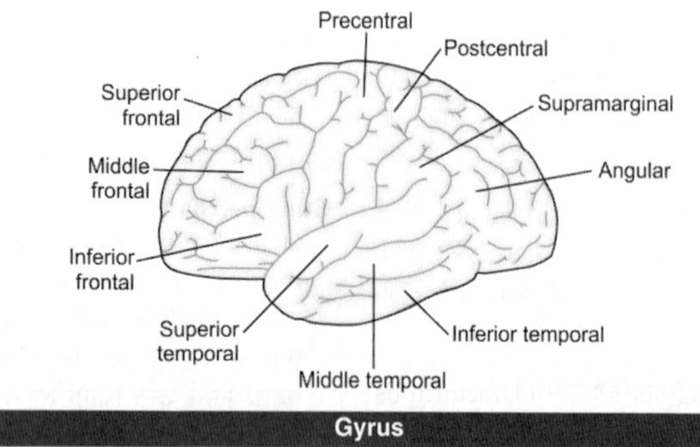

Gyrus

Gypsum (जिप्सम) Hydrated calcium sulfate, used for plaster, dental casting. (जलयोजित कैल्शियम सल्फेट जिसे प्लास्टर के लिए प्रयोग किया जाता है; दन्त निर्मोक।)

Gyrus (गाइरस) Convolution of the cerebral hemispheres (see Figure). (कर्णक; प्रमस्तिष्कीय-कॉटेक्स के बहुत से संवलनों या लहरिकाओं में से एक।)

H

Habenula (हैबेनुला) A whip-like structure; A stalk attached to pineal body of brain; a narrow band-like structure. (1. लघुबंध अथवा चाबुक के समान रचना। 2. मस्तिष्क की पीनियल ग्रन्थि से जुड़ा रहने वाला एक डंठल। 3. जख्म पर बाँधने वाली पट्टी, पट्टिका।)

Habenular commissure (हैबेनुलर कमीशर) A transverse band of fibers connecting the two habenular areas. (तन्तुओं की एक अनुप्रस्थ पट्टी जो दो वृन्तक क्षेत्रों को जोड़ती है।)

Habenular trigone (हैबेनुलर ट्राइगोन) A depressed triangular area located on the lateral aspect of the posterior third ventricle. (एक दबा हुआ त्रिभुजाकार क्षेत्र जो पश्च तृतीय निलय के पार्श्वीय अवस्थिति पर स्थित होता है।)

Habilitation (हैबिलीटेशन) The process of education and training persons with disability both physical and mental to improve their ability to function in society. (शरीरिक व मानसिक रुप से वैकल्प व्यक्तियों की शिक्षा तथा प्रशिक्षण की क्रिया जिससे वह अपने कार्य करने की क्षमता मे सुधार ला सके।)

Habit (हैबिट) A motor pattern following frequent repetition or an involuntary act that comes as a reflex action *h. spasm* Involuntary spasmodic muscle contraction; SYN-tic (आदत; स्वभाव; मादक पेय पदार्थो जैसे औषधियों, शराब आदि का सेवन करने का व्यसन। वह परिवर्त क्रिया जिसमें बार-बार दोहराने या अनैच्छिक कार्य करने की विशिष्टता होती है।) *Habit spasm* (हैबिट स्पाज़्म) (अनैच्छिक उद्वेष्टकारी पेशी संकुचन।)

Habituation (हैबिचुएशन) Act of becoming accustomed to anything from frequent use. (किसी वस्तु के प्रति अभ्यस्तता जो उसके बारम्बार प्रयोग से होती है।)

Habitus (हैबिटस) A physical appearance that indicates a tendency to certain diseases or positioning of internal organs in certain planes. (शारीरिक स्वरुप जो किसी विशिष्ट रोग के उत्पन्न होने की प्रवृत्ति का संकेत करता है या कुछ कोमल तलों में किसी अंदरुनी अंगों का स्थित होना।)

Hacking cough (हैकिंग कफ) Recurrent non-productive cough. (रुक-रुक कर उठने वाली खाँसी।)

Haemagogus (हीमोगोगस) A genus of mosquitoes which serves as a vector for yellow fever. (मच्छरों का एक वंश जो पीले ज्वर के लिए रोगवाहक के रुप में कार्य करता है।)

Halsted's operation (हालस्टेड्स ऑपरेशन) An operation for inguinal hernia; operation for breast cancer. (वंक्षण हर्निया में किया जाने वाला ऑपरेशन; स्तन कैंसर में शल्य क्रिया द्वारा स्तन को पूर्णता काट कर अलग करना।)

Halsted's suture (हालस्टेड्स स्यूचर) Interrupted suture for intestinal wounds. (आँत के घावों में थोड़ी-थोड़ी दूर पर लगे टांके।)

Hailey-Hailey disease (हैले-हैले डिजीज) Benign familial pemphigus. (सुदस्म पारिवारिक फफोले।)

Hageman factor (हैग्मैन फैक्टर) Blood coagulation factor, helps in kinin synthesis. (रक्त रकन्दन कारक; काइनिन सिन्थोसिस में सहायक होता है।)

Hair (हेयर) A thin keratinized and cornified structure arising from hair follicle. The shaft of hair has 3 layers, the outer cortex containing the pigment melanin. Hair of eyebrow has life of 3-5 months and that of head 2-5 years with continuous turnover (*see* Figure on the next page). (केरेटिन के बने धागे के

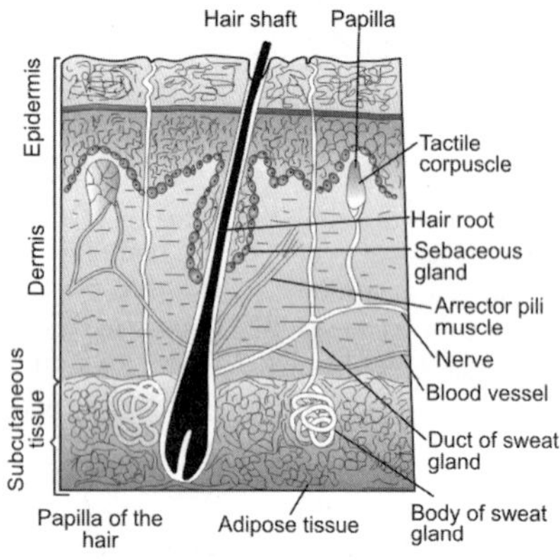

Structure of a hair

समान उपांग जो त्वचा में दबे हुए अंकुरक से उत्पन्न होता हैं। बाल के काण्ड की तीन परते होती है, बाह्य प्रान्तस्था जिसमें मेलेनिन रंजक होता है। आईब्रो के बाल का जीवन 3–5 महीने तथा सिर के बाल 2–5 साल होता है जो लगातार परिवर्तन के साथ होता है।)

Hair analysis (हेयर एनालिसिस) Investigation for chemical composition of hair to exclude toxic chemical intoxication, state of nutrition and monitoring course of certain diseases. (बालों के रासायनिक घटकों की जाँच जिससे विषैले रासायनिक विषणता को हटाया जाता है। किसी रोग के पोषण तथा मापक क्रिया के विकास की दशा।)

Hair bulb (हेयर बल्ब) The lower expanded portion of a hair (रोग मूल के नीचे का चौड़ा भाग।)

Hair follicle (हेयर फॉलिकिल) An invagination of the epidermis that forms a cylindrical depression extending into subepidermal layer. Sebaceous glands and arrectores pili muscles are attached to these hair follicles. (यह बाह्य त्वचा का एक बेलनाकार अन्तर्वेशन होता है जो त्वचा को बेधता हुआ संयोजी ऊतक तक पहुँचता है और रोम मूल को थामे रहता है। तेलीय तरल को स्रावित करने वाली त्वग्वसीय ग्रन्थियाँ तथा बाल को खड़ा करने वाली पेशी या एरैक्टर पिलाई इससे संलग्न रहती है; रोमपुटक; रोमकूप।)

Hair papilla (हेयर पैपिला) A projection of dermis extending into hair bulb at the bottom of hair follicle. It contains capillaries through which hair receives its nourishment. (त्वचा का एक उभार जो रोम कूप की तली पर रोम कन्द तक फैला होता है जिसमें रक्त कोशिकाएँ होती हैं जिनके द्वारा रोम अपना पोषण ग्रहण करता है; रोम अंकुरक।)

Hair transplantation (हेयर ट्रान्सप्लान्टेशन) Technique of transferring skin containing hair follicles from one place to another; done to treat alopecia. (त्वचा स्थानान्तरण की विधि जिसमें रोमकूपों को एक स्थान से दूसरे स्थान पर स्थानान्तरित करते हैं। यह एलोपीसिया की चिकित्सा के लिए किया जाता है।)

Hair tongue (हेयर टंग) Tongue covered with hair like papilla with threads of aspergillus or candida. (जिह्वा जो बालों से ढकी होती है जैसे अंकुरक (पैपिला) के साथ एस्पर्जिलस या कैन्डिडा के धागे।)

Halazone (हेलेजोन) A chloramine water disinfectant. (क्लोरामिन पानी का रोगाणुनाशक।)

Halcinonide (हेल्सिनोनाइड) A corticosteroid. (कॉर्टिकोस्टैरॉयड।)

Half-life (हॉफ लाइफ) 1. Time required for radioactive substance to reduce to one-half its energy due to metabolism or excretion. 2. Time required for radioactive nuclei undergoing decay to lose half their radioactivity 3. Time taken by body to inactivate half of the administered drug/chemical (biological half-life). (1. विकिरणशील पदार्थ का उनकी शक्ति आधी करने में लगने वाला समय। 2. किसी विकिरणशील या रेडियोएक्टिव पदार्थ के आधे केन्द्रकों का विकिरण सक्रिय (रेडियोएक्टिव) गलन से अपनी सक्रियता खोने में लगने वाला समय। 3. किसी जीवित शरीर या अंग का उसके द्वारा ग्रहण पदार्थ की आधी मात्रा को चयापचगित करने अथवा उसे निष्क्रिय करने में लगने वाला समय।)

Halfway house (हॉफवे हाउस) A facility to house mental patients who do not need hospitalization but who are not ready for independent living. (मानसिक रोगों के रोगियों, औषधियों के व्यवसनी तथा शराबियों आदि के लिए एक निवास स्थान जिन्हें इलाज के लिए अस्पताल में भर्ती होने की आवश्यकता नहीं होती बल्कि बीच की श्रेणी की देखभाल की आवश्यकता होती है जब तक वह ठीक होकर वापस अपने समाज में न जा सके।)

Halibut liver oil (हैलिबट लीवर ऑयल) An oil obtained from liver of halibut fish rich in vit A and vit D. (हैलिबट मछली के यकृत से प्राप्त तेल जो विटामिन ए और डी से बहुलता पूर्ण होता है।)

Halide (हैलाइड) Compound containing a halogen, i.e., bromine, chlorine, fluorine or iodine. (एक यौगिक जिसमें हैलाइन होता है जैसे ब्रोमाइन, क्लोराइन, फ्लोराइन या आयोडाइन।)

Halitosis (हैलिटोसिस) Bad breath, offensive breath. (दुर्गन्धित प्रश्वसन; साँस में बदबू होना।

Hallervorden-Spatz disease (हैलरवोरडन–स्पेटज डिजीज) An inherited progressive degenerative disease beginning in childhood manifesting with rigidity, athetotic movements and mental retardation. (एक आनुवंशिक प्रगामी अपजननात्मक रोग जो बचपन में ही प्रारम्भ हो जाता है जिसमें ऐठन, वलनग्रस्त गतियाँ तथा मानसिक अवरुद्धता उत्पन्न होती है।)

Hallucination (हैलुसिनेशन) A sense of false perception. *h. auditory* Imaginary perceptions of sounds, usually voices. *h. gustatory* Sense of tasting. *h. hypnagogic* Pre-sleep phenomena having the same practical significance as a dream but experienced while consciousness persists. *h. olfactory* Hallucination involving smell. *h. tactile* False sensation of insects creeping under skin. *h. visual* Sensation of seeing objects that are not real. (एक रोग जिसमें रोगी को ध्वनि, गन्ध एवं दृष्टि का भ्रम हो जाता है परन्तु वास्तविकता से उसका कोई सम्बन्ध नहीं होता, विभ्रम असत्य बोध।) *Auditory hallucination* (ऑडिटरी हैलुसिनेशन) (ध्वनियों का मिथ्या बोध होना।) *Gustatory h* (गस्टेटरी) किसी वस्तु के स्वाद का पता चलना जो वास्तव में नहीं होती।) *Hypnagogic h* (हिप्नेगोगिक) (सोने से पहले जागने की अवस्था में गिरने, डूबने आदि की अनुभूति होना जो वास्तव में सोते समय स्वप्न में दिखाई देने वाली बातें होती हैं। *Olfactory h* (ऑलफैक्टरी) गन्ध का मिथ्या बोध। *Tactile h* (टैक्टाइल) किसी वस्तु से स्पर्श किए जाने का मिथ्या बोध। *Visual h* (विजुअल) ऐसी वस्तुओं को देख्ने की अनुभूति होना जो वास्तव में विधमान नहीं होती।)

Hallucinogen (हैलुसिनोजन) Drugs that produce hallucination e.g., LSD. (विभ्रम उत्पन्न करने वाला कारक (औषधियाँ, शराब आदि) विभ्रमजनक।)

Hallucinosis (हैलुसिनोसिस) The state of having hallucinations. (विभ्रम से ग्रस्त होने की अवस्था विभ्रमता।)

Hallux (हैलक्स) The great toe. *h. rigidus* Painful restricted mobility of great toe. *h. valgus* Displacement of great toe toward other toes. *h. varus*

Displacement of great toe away from other toes (*see* Figure). (पैर का अँगूठा, पादांगुष्ठ।) *Hallux valgus* (हैलक्स वेल्गस) (अन्य अँगुलियों की ओर को विस्थापित पैर का अँगूठा।) *Hallux varus* (हैलक्स वेरस) अन्य अँगुलियों से दूर को विस्थापित होने वाला पैर का अँगूठा।)

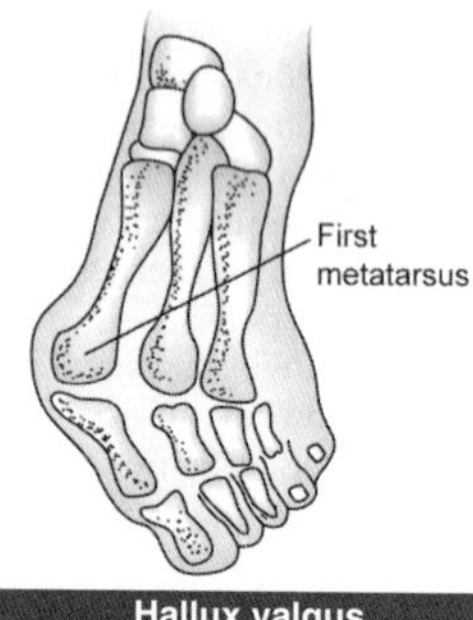

Hallux valgus

Halo (हैलो) 1. A circle of light surrounding a shining body. 2. A ring surrounding the macula. *h. glaucomatous* Visual perception of rainbow like colors due to glaucoma induced edema of cornea. (1. किसी चमकती हुई वस्तु के चारों ओर बनने वाला प्रकाश का एक वृत्त, ज्योति मण्डल, प्रभामण्डल, परिवेश। 2. दृष्टिपटलदर्शी द्वारा नेत्र परीक्षण करने पर पीत बिन्दु के चारों ओर दिखाई देने वाला घेरा।)

Halofantrine (हैलोफेनट्राइन) Antimalarial agent. (मलेरिया-रोधी कारक।)

Halogen (हैलोजन) A substance forming salt like chlorine, iodine, bromine and fluorine which combine with metals to form salt and with hydrogen to form acid. (एक अधातुज तत्व जो हाइड्रोजन से संयुक्त होकर अम्ल तथा धातु से मिलकर लवण बनाता है जैसे आयोडीन, फ्लूओरीन, क्लोरीन, ब्रोमीन आदि।)

Haloperidol (हैलोपैरिडोल) Antipsychotic agent used in schizophrenia (मनोविकार के प्रति प्रभावकारी कारक जिसे साइजोफ्रेनिया में प्रयोग किया जाता है।)

Haloprogin (हैलोप्रोजिन) Halogenated phenolic ether, fungicidal. (हैलोजनीकरण वाला फिनोलिक ईथर, कवकनाशक।)

Halothane (हैलोथेन) Fluorinated hydrocarbon used as general anesthetic. (फ्लूयोरिनेटिड हाइड्रोकार्बन जिसे सामान्य संज्ञाहरण के रुप में प्रयोग किया जाता है।)

Hamartoma (हैमार्टोमा) Disorganized self-limited, benign growth of normal tissue; when occurring in blood vessels called haemangioma; common to lungs and kidneys. (प्रभावित भाग में सामन्य रुप से स्थित परिपक्व कोशिकाओं एवं ऊतकों की एक अतिवृद्धि से उत्पन्न होने वाला एक सुदम अर्बुद।)

Hamate bone (हैमेट बोन) The medial bone in the distal row of carpal bones of wrist. (कलाई की कार्पल अस्थि की दूरस्थ लाइन में स्थित मध्यवर्ती अस्थि।)

Hammer finger (हैमर फिंगर) Flexion deformity of the distal joint of a finger, caused by avulsion of extensor tendon. (हाथ की अँगुली की दूरस्थ सन्धि की एक विकृति जिसमें वह आंकुचित हो जाती है जिससे वह हथौड़े के समान प्रतीत होती है।)

Hammer (हैमर) An instrument with rubber cap to tap muscle, tendon or nerve to initiate reflex response. (रबड़ के ढक्कन वाला एक उपकरण जिसे पेशी, कण्डरा या तन्त्रिका पर वेधन करने के लिए प्रयोग किया जाता है जिससे परावर्तित प्रतिक्रिया को आरंभ करते हैं।)

Hamstrings (हैम्सट्रिंग) The group of three muscles on the posterior aspect of thigh comprised of semimembranous, semitendinosus and biceps femoris that flex the leg, extend and adduct the thigh. (तीन पेशियों का एक वर्ग जो जांघ के पश्च तल पर स्थित होता है जिसमें सेमीमेम्ब्रेनस, सेमीटैन्डीनोसिस तथा बाइसेप्स रिफ्लैक्स होते है जो पैर को मोड़ने, जांघ को फैलाने तथा अभिवर्तित करने के लिए प्रयोग होती है।)

Hamtest (हैम टैस्ट) Test for diagnosis of paroxysmal nocturnal hemoglobinuria. The red cells lyse in acidic medium. (प्रवेगी निशाकालीन हीमोग्लोबिनमेह के निदान के लिए परीक्षण। अम्लीय माध्यम में लाल कोशिकाओं का अवखण्डन।)

Hand (हैण्ड) That part of body attached to forearm at the wrist consisting of 8 carpal bones, 5 metacarpals and 14 phallanges. (ऊपरी भुजा का वह भाग जो मणिबन्ध पर अग्रबाहु से जुड़ा होता है जिसमें अपनी 8 छोटी-छोटी मणिबन्ध-अस्थियों सहित कलाई, अपनी 5 लम्बी अस्थियों सहित हथेली अथवा हाथ का शरीर तथा 14 अँगुल्यस्थियों सहित 5 अँगुलियाँ होती हैं; हाथ।)

Hand-foot-mouth disease (हैण्ड-फूट-माउथ-डिजीज) Highly infectious coxsackie virus causing painful ulcerative and vesicular lesions of hand and feet. (अत्यधिक संक्रामक कोक्ससैकी विषाणु जिससे हाथों तथा पैरों में पीड़ायुक्त व्रणीय तथा कोष्ठकी विक्षतियाँ हो जाती हैं।)

Handicap (हैण्डीकैप) Mental or physical impairment preventing or interfering with normal physical and mental activities. (शारीरिक अथवा मानसिक दोष के कारण जब व्यक्ति अपने समान्य जीवन की शारीरिक एवं मानसिक क्रियाओं को समान्य रुप से नहीं कर पाता है।)

Hand-Schuller Christian disease (हैण्ड-शुलर क्रिसचन डिजीज) A lipid storage disease manifesting with histiocytic granuloma in skull, skin and viscera often with exophthalmos and diabetes insipidus. (एक वसाभ (लाइपिड) संग्रहण रोग जिसमें खोपड़ी की त्वचा तथा अन्तरांग में हिस्टियोसाइटिक कणिकागुल्म होते है जो अधिकतर नेत्रोत्सेध तथा मधुमेह के साथ होता है।)

Hangman's fracture (हैंगमैनस फ्रेक्चर) Fracture dislocation of upper cervical spine due to judicial hanging. (ऊपरी मेदण्ड ग्रीवा का अस्थिभंग तथा विस्थापित होना जो अधिकतर लटकने के कारण होता है।)

Hang nail (हैंगनेल) Partly detached piece of skin at root or lateral edge of finger or toe nail. (किसी अँगुली के नाखून की जड़ अथवा नखवलि से त्वचा का आंशिक प से अलग हुआ एक टुकड़ा।)

Hangover (हैंग ओवर) Headache, depression, fatigue and irritability present sometimes after consumption of alcohol or CNS depressant. (शराब पीने या केन्द्रीय तन्त्रिका यन्त्र का कोई अवसादक ग्रहण करने के कुछ समय पश्चात् कभी कभी सिर में दर्द होना, उदासी छा जाना, थकान होना तथा चिड़चिड़ापन होना।)

Hansen bacillus (हैन्सेन्स बेसिलस) Lepra bacillus (लैपरा बैसिलस; कुष्ठ रोग को उत्पन्न करने वाला जीवाणु माइकोबैक्टीरियम लैपरी जिसकी हैनसन ने खोज की थी।)

Hansen's disease (हैन्सेन्सडिजीज) Synonym for leprory (लेप्रोसी का पर्यायवाची)

Haploid (हैप्लॉयड) Presence of half the number of chromosomes (i.e., 23) as found in ovum and sperm. (गुणसूत्रों की आधी संख्या की उपस्थित (23 गुणसूत्रों) की उपस्थिति जैसा डिम्ब तथा शुक्राणु में पाया जाता है; अगुणित।)

Hapten (हैप्टेन) That portion of an antigen determining its immunological specificity. (प्रतिजन का वह भाग जो उसकी रोगक्षमता विशिष्टता को निर्धारित करता है।)

Haptephobia (हैप्टेफोबिया) Aversion to being touched by another person. (किसी दूसरे व्यक्ति द्वारा छुए जाने से घृणा होना।)

Haptoglobin (हैप्टोग्लोबिन) Mucoprotein accepting hemoglobin in plasma on release in hemolytic conditions. Hence haptoglobin is decreased in hemolytic disorders and increased in certain inflammatory conditions. (म्यूकोप्रोटीन जो हीमोलाइटिक स्थितियों में मुक्त होने पर प्लाज्मा में हीमोग्लोबिन को स्वीकृत करता है। इसलिए हीमोलाइटिक विकारों में हैप्टोग्लोबिन कम हो जाता है तथा कुछ शोथयुक्त स्थितियों में बढ़ जाता है।)

Hardness (हार्डनैस) Water with less cleansing action due to presence of soluble salts of calcium and magnesium. These compounds precipitate with soap. (दृढ़ता, कठोरता; जल का खनित पदार्थों विशेषकर जो कैल्सियम एवं मैग्नीसियम लवणों से युक्त होने के कारण होता है; यह यौगिक साबुन के साथ प्रक्षेपित होते हैं।)

Hard chancre (हार्ड शैकर) A hard painless ulcer seen on the Genital organ in a case of first stage of syphilis. (सिफिलिस रोग की प्रथम अवस्था में जननांगो पर बनने वाला एक क्योर दर्द मुक्त व्रण।)

Harelip (हेयर लिप) A cleft in the upper lip due to faulty fusion of median nasal process and the lateral maxillary processes. (ऊपरी होंठ का जन्म-जात दोष जिसमें होंठ के किनारे से नासाद्वार तक विदर होता है। अक्सर तालु में भी यह दोष पाया जाता है।)

Harelip suture (हेयरलिप) A twisted figure of eight suture used in surgical correction of harelip. (आठ टांकों की एक घूमी हुई आकृति वाली संरचना जिसे खण्डोष्ठ को ठीक करने की शल्यक्रिया में प्रयोग किया जाता है।)

Harlequin fetus (हार्लेक्विन फीटस) Newborn with skin features of ichthyosis with deep red fissures. (एक नवजात शिशु जिसकी त्वचा मोटी एवं काँटेदार होती है जो गहरे लाल विदरों द्वारा कई क्षेत्रों में बँटी होती है।)

Harpoon (हार्पून) A device with a hook on the end for obtaining small pieces of tissue. (एक उपकरण जिसके सिरे पर एक हुक होता है जो ऊतक के छोटे टुकड़े जिससे पेशी की जाँच की जाती है, और प्राप्त करने के लिए कार्य मे लाया जाता है।)

Harris Benedict equation (हैरीस-बैनेडिक्ट इक्वेशन) Equation for calculating basal body energy expenditure. (आधारिक शरीर शक्ति की मात्रा को परिकलन करने के लिए समीकरण।)

Hartman's solution (हार्टमैन्स सोल्यूशन) A solution of 0.6 gram NaCl, 0.03 gram KCl, 0.02 gram $CaCl_2$ and 0.31 gram sodium lactate in 100 ml of water used for fluid and electrolyte replacement. (0.6 ग्राम सोडियम क्लोराइड) 0.03 ग्राम पोटेशियम क्लोराइड, 0.02 ग्राम कैल्सियम क्लोराइड तथा 0.3 ग्राम सोडियम लैक्टेट को 100 मि.लि पानी में घोलकर बनाया गया एक निर्जीवाणुक घोल जो निर्जलीकरण की चिकित्सा में इन्जैक्शन द्वारा प्रयोग में लाया जाता है।)

Hartnup disease (हार्टनप डिजीज) A disorder of tryptophan metabolism manifesting with pellagra. (ट्रिप्टोफेन उपापचय का विकार जिसमें साथ ही वल्कचर्म होता है।)

Harvey William (हार्वे, विलीयम) British physician who described circulation of blood. (ब्रिटीश चिकित्सक जिसने रक्त के परिसंचरण का वर्णन किया था।)

Hashimoto's struma (हशीमोटोस स्ट्रूमा) Hashimoto's thyroiditis. (हशीमोटोस अक्टुशोथ।)

Hasish (हशीश) An extract from flower, stalk and leaves of cannabis sativa, smoked or chewed for its euphoric effect. (एक विशुद्ध सत्व जिन्हें स्त्री हैम्प पौधे, कैनेबिस सैटाइवा के फूलों, पत्तियों एवं टहनियों से तैयार किया जाता है। इस मादकता के प्रभाव के लिए धूम्रपान किया जाता है, या चबाया जाता है।)

Hassal's corpuscle (हशलस कॉर्पुसल) Spherical bodies with central area of degeneration with surrounding flattened cells, seen in thymus gland. (गोलाकार पिण्ड के साथ केन्द्रीय क्षेत्र का अपजनन तथा चपटी कोशिकाएँ, जो थाइमस ग्रन्थि में दिखाई देते हैं।)

Haunch (हौन्च) The hips and buttocks. (कुल्हे एवं नितम्ब।)

Haustra (हौस्ट्रा) The sacculated pouches of colon, formed because the longitudinal bands are shorter than the gut. (बड़ी आँत या कोलन के लघुकोशों वाले कोष्ठ जो अनुदैर्ध्य बन्धों के आँत से छोटे होने के कारण बन जाते हैं; आवलियाँ।)

Haversian canal (हैवर्शियन कैनाल्स) Minute vascular canals in bone transmitting nutrient vessels. (अस्थि ऊतक में पाई जाने वाली छोटी-छोटी रक्तधर नलिकाएँ जो पोषक वाहिनियों को संचारित करती हैं; हैवर्शियन नलिकाएँ।)

Haversian gland (हैवर्शियिन ग्लैंड) Minute projections from the surface of synovial tissue into the joint space. (जोड़ स्थान में श्लेषक ऊतक के सतह पर होने वाले सूक्ष्म उत्सेध।)

Haversian system (हैवर्शियन सिस्टम) Architectural unit of bone consisting of haversian canals, with alternate layers of intercellular matrix surrounding it in concentric cylinders. (अस्थि की निर्माण यूनिट जिसमें हैवर्शियन कैनाल्स होते हैं और साथ ही अन्तराकोशिकी आधात्री की प्रत्यावर्ती परतें एककेन्द्रिक बेलनाकार रुप में घिरी होती हैं।)

Hay fever (हे फीवर) Allergic rhinitis usually caused by airborne pollens, fungal spores. (प्रत्यूर्जित नासाशोथ जो अधिकतर वायुवाहित रेणु, बीजाणु के कारण होता है।)

Head (हैड) 1. The part of animal body containing brain and organs for vision, hearing, smell and taste. 2. Proximal end of bone. (1. सिर, शीर्ष; जानवर तथा मनुष्यों के शरीर का वह भाग जिसमें मस्तिष्क एवं विशेष इन्द्रिय-ज्ञान के अंग स्थित रहते हैं जैसे आँखें, कान, नाक तथा मुख होते हैं। 2. अस्थि का समीपस्थ सिर।)

Headache (हैडेक) Acute or chronic pain over the skull not confined to any nerve distribution. *h. cluster* Headache occurring in cluster usually in male soon after falling asleep; akin to migraine. *h. exertional* Headache of short duration, appearing after strenuous physical activity, relieved by rest. *h. histamine* Headache resulting from ingestion of histamine containing foods. *h. post-lumbar puncture* Leakage of CSF after lumbar puncture leading to CSF hypotension and headache. *h. tension* Contraction of musculo-tendinous structures of scalp giving rise to a band line compressing around head in situations producing mental strain. (सिर दर्द जो तीव्र अथवा जीर्ण हो सकता है और पूरे सिर में, माथे में, शंख प्रदेश में, पश्चकपाल के क्षेत्र में हो सकता है।)

Healing (हीलिंग) Restoration to normal mental or physical state (शारीरिक अथवा मानसिक सामान्य अवस्था की पुनः प्राप्ति।)

Health (हैल्थ) A state of complete mental, physical and social wellbeing, not being mere absence of disease or infirmity. (शारीरिक, मानसिक, एवं सामाजिक रुप से अच्छा महसूस करने वाली दशा; स्वास्थ्य।)

Health certificate (हैल्थ सर्टीफिकेट) An official statement signed by a physician attesting to state of health. (चिकित्सक द्वारा हस्ताक्षर किया गया आधिकारिक वक्तव्य जो रोगी के स्वास्थ्य की दशा को प्रमाणित करता है।)

Health education (हैल्थ एजुकेशन) Educational program aimed for improving and maintaining good health. (स्वास्थ्य को सुधारने तथा बनाए रखने के लिए शैक्षिक कार्यक्रम एंव निर्देश।)

Health hazard (हैल्थ हेजार्ड) Any substance, condition or circumstances not conducive to good health. (कोई पदार्थ या दशा या स्थितियाँ जो अच्छे स्वास्थ्य के लिए अच्छे नहीं होते हैं।)

Hearing aid (हीयरिंग ऐड) An apparatus amplifying sound, worn by persons with impaired hearing. (बहरे व्यक्तियों द्वारा सुनने के लिए प्रयोग में आने वाला एक उपकरण जो आवाज को बढ़ा देता है।)

Heart (हार्ट) A hollow muscular 4-chambered contractile pump in the chest cavity, the principal organ of circulating system (*see* Figure on the next page). (एक तन्तुमय कोश में बन्द मध्यस्थानिका के बीच में स्थित एक खोखला, माँस-पेशीय संकुचनशील अंग जो रक्त को पम्प करके शरीर के विभिन्न भागों में पहुँचाता है; हृदय, दिल।)

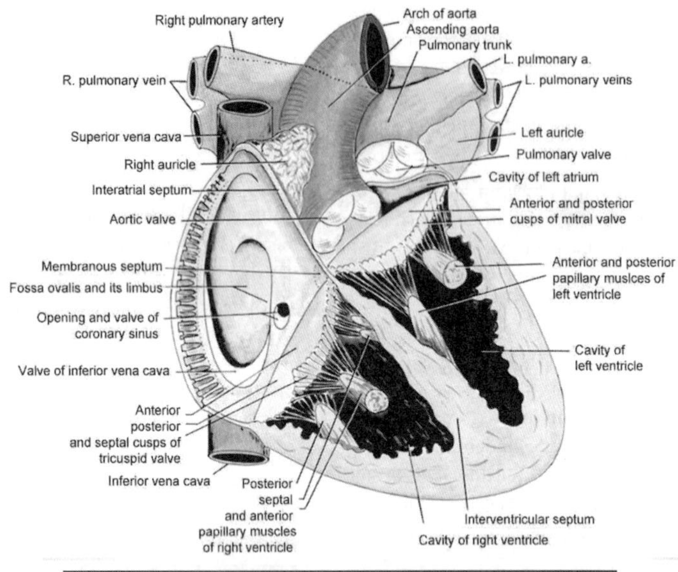

Heart

Heartburn (हार्टबर्न) Indigestion marked by a burning sensation in the esophagus, often with regurgitation of acid fluid. Pyrosis. (अपाचन जिसमें उरोस्थि के नीचे ग्रासनली में जलन महसूस होना, जिसमें साथ ही अम्ल द्रव का प्रत्यवहन होता है, हृददाह।)

Heart lung machine (हार्ट-लंग मशीन) A machine that takes over functions of heart and lung during open cardiac surgery (*see* Figure below). (हृदय शल्यकर्म के समय हृदय एवं फेफड़ों के कार्यों को कायम रखने के लिए एक उपकरण।)

Hearing aid (हीयरिंग ऐड) An instrument to help in hearing by amplifying the sounds, used for persons with mild, moderate and severe hearing loss. (बहरे व्यक्तियों द्वारा सुनने की लिए प्रयोग में लाया जाने वाला एक उपकरण जो आवाज को बढ़ा देता है।)

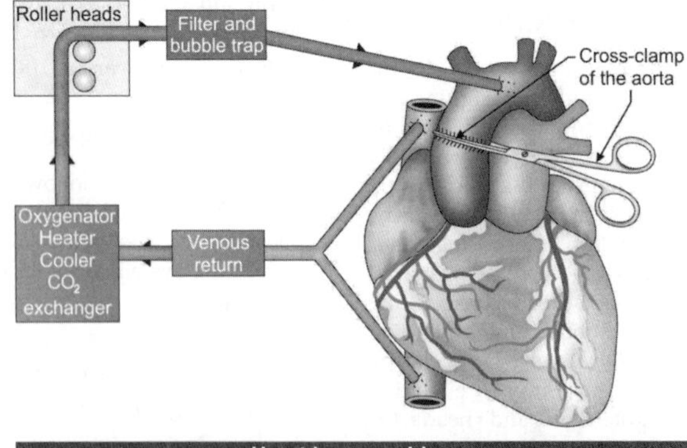

Heart lung machine

Heat (हीट) Warmth. A form of energy, which may cause an increase in temperature or a change of state, e.g. the conversion of water into steam. *H. exhaustion* A rapid pulse, anorexia, dizziness, cramps in arms, legs or abdomen and sometimes followed by sudden collapse, caused by loss of body fluids and salts under very hot conditions. *Prickly h.* Miliaria; heat rash. Acute itching caused by blocking of the ducts of the sweat glands following profuse sweating. *H. stroke* A severe life-threatening condition resulting from prolonged exposure to heat. (*See* Sunstroke). (गर्मी; ऊष्मा; एक प्रकार की शक्ति जो तापमान को बढ़ाती है या स्थिति में परिवर्तन लाती है उदाहरण के लिए पानी का भाप मं परिवर्तन।)

Heart exhaustion (Heat exhaution) A condition characterised by dehydration, headache, vomiting, nausea, dizziness caused by exposure to high temperatures and the body is unable to regulate the heat. (गर्मी की कारण सिर में दर्द, चक्कर आना, जी मिचलाना, कमजोरी की लक्षण मिलते है और शरीर तापमान अधिक हो जाता है।)

Hebephrenia (हेबेफ्रेनिया) A form of schizophrenia characterized by thought disorder and emotional incongruity. Delusions and hallucinations are common. (एक प्रकार का जीर्ण विखण्डित मानस्कता रोग जिसमें विचारों की विकृति तथा भावावेगी असंगति हो जाती है। इसमें विभ्रम तथा दृष्टिभ्रम भी होते हैं।)

Heberden's nodes (हैबरडैन्स नोड्स) *W. Heberden, British physician, 1710-1801.* Bony or cartilaginous outgrowths causing deformity of the terminal finger joints in osteoarthritis. (ब्रिटिश चिकित्सक हैबर डैन्स (1710–1801) अस्थि संधिशोध में हाथ की अँगुलियों की अन्तिम अंगुल्यस्थियों की बढ़ी हुई गुलिकाएँ।)

Hebetude (हेबेट्यूड) Emotional dullness. A common symptom in dementia and schizophrenia. (भावावेगी सुस्ती छाई रहना। यह विक्षिप्ति तथा विखण्डित मनस्कता का एक सामान्य लक्षण होता है।)

Hedonism (हीडोनिज्म) Excessive devotion to pleasure. (व्यक्ति की विचारधारा जिसमें आनन्द ही उसके जीवन का मुख्य उद्देश्य होता है।)

Hegar's dilators (हैगर्स डाइलेटर) *A. Hegar, German gynaecologist, 1830-1914.* A series of graduate dilators used to dilate the uterine cervix. (हैगर्स, जर्मन गाइनीकोलॉजिस्ट अंशाकित विस्फारक का एक अनुक्रम जिसे गर्भाशयग्रीवा को विस्फारित करने के लिए प्रयोग किया जाता है।)

Heimlich maneuver (हिमलिक मैनीयूवर) *HJ Heimlich, American physician, b. 1920.* A technique for removing foreign matter from the trachea of a choking person. Wrap the arms around the person and allow his or her torso to hang forward. Make a fist with one hand and grasp it with the other, then with both hands against the victim's abdomen (above the navel and below the rib cage), forcefully press into the abdomen with a sharp upward thrust. The manoeuvre may be repeated several times if necessary to clear the air passages. If unconscious or prone, turn the victim onto back, kneel astride the torso and with both hands use the manoeuvre as described. (हिमलिक, अमेरिकन चिकित्सक ने 1920 में रोगी के श्वास प्रणाल अथवा ग्रसनी (गले) से किसी ब्राहय वस्तु को निकालने की तकनीक को बताया था। रोगी को अपनी बाहों में पकड़ कर, उसके धड़ आगे की ओर झुकाते हैं। उसके पेट पर अपनी मुट्ठी से दबाव डाला जाता है। इस क्रिया को कई बार दोहराया जाता है जिससे वायु मार्ग साफ हो जाता है।)

Heliotherapy (हीलियोथिरैपी) Treatment of disease by exposure of the body to sunlight. (सूर्य के प्रकाश द्वारा रोगों का इलाज करना; सूर्यरश्मिचिकित्सा।)

Helium (हीलियम) *Symbol* He. An inert gas sometimes used in conjunction with oxygen to facilitate respiration in obstructional types of dyspnoea and for decompressing deep-sea divers. (एक निष्क्रिय गैस। यह वायुमण्डल में बहुत सूक्ष्म मात्रा में होती है। कभी-कभी इसे दमें के रोगी को ऑक्सीजन के साथ मिलाकर देते हैं जिससे यह प्रश्वसन में सहायता करती है।)

Helix (हैलिक्स) 1. A spiral twist. Used to describe the configuration of certain molecules, e.g. deoxyribonucleic acid (DNA). 2. The outer rim of the auricle of the ear. (1. एक चक्करदार घुमाव जिसे कुछ अणुनों के विन्यास में प्रयोग किया जाता है जैसे डी एन ए। 2. कर्णपाली के बहिकर्ण का बाह्य विदर।)

Helminthiasis (हैल्मिन्थिएसिस) An infestation with worms. (आंतों में कृमियों का आक्रमण।)

Hemangioma (हीमैन्जियोमा) Common benign tumor of blood vessel; hemangioblastoma occurs in cerebellum, retina and spinal cord; hemangioendothelioma is malignant, hemangio- pericytoma can be benign or malignant usually occurring in kidney, lower extremity or retroperitoneum. *h. cavernous* composed of large dilated blood vessels usually not present at birth. *h. capillary* the most common type, contain closely packed blood vessels, often present at birth. *h.strawberry* firm red dome shaped. (विस्फारित रक्त वाहिनियों से बना एक सुदम ट्यूमर। हीमैन्जियोब्लास्टोमा अनुमस्तिष्क, नेत्रपटल तथा मेरु-रज्जु में होता है। हीमैन्जियोएण्डोथीलियोमा दुर्दम होता है। हीमैन्जियोपैरीसाइटोमा सुदम या दुर्दम हो सकता है, जो अधिकतर वृक्क, निचले बाह्यअंग या प्रत्यकपर्युदर्यिक में होता है। *H.cavernous* (कैवरनस) यह बड़े विस्फारित रक्त वहिनियों से बना होता है जो अधिकतर जन्म के समय उपस्थित नहीं होता। *H.capillary* (कैपलिरी) एक बहुत ही सामान्य प्रकार का हीमैन्जियोमा जिसमें पास-पास रक्त वाहिनियाँ जो अधिकतर जन्म के समय ही उपस्थित होती हैं।)

Hemarthrosis (हीमार्थ्रोसिस) Bleeding into a joint. (किसी जोड़ में खून का रिसाव होना, रक्त सन्धि।)

Hematin (हीमैटिन) Formed from oxidation of free heme of hemoglobin. (हीमोग्लोबिन के हीम के उपचयन से बना हुआ; रक्त-रजक।)

Hematochezia (हीमैटोकेजिया) Passage of bloody stool. (रक्त से युक्त मल का विसर्जित होना।)

Hematocrit (हीमैटोक्राइट) Red blood cells volume in blood. (रक्त में लाल रक्त कोशिकाओं की आयतन; लोहितकोशिकामापी।)

Hematoidin (हीमैटॉयडिन) A yellow-brown or red pigment formed from hemoglobin under reduced oxygen tension. (हीमोग्लोबिन से बनने वाला एक पीला-भूरा या लाल रंजक पदार्थ, बिलीवर्डिन।)

Hematoma (हीमैटोमा) Localized collection of blood. *h. epidural* blood collected in epidural space due to tear of middle meningeal artery. *h. subdural* blood collected in subdural space due to tearing of venous sinuses; can be acute or chronic. (रक्तार्बुद, रक्तगुल्म। रक्त का स्थानीय पिण्ड। *H.epidural* (इपिड्यूरल) अधिदृढ़तानिक स्थान में रक्त एकत्रित होना जो मध्य तानिकीय धमनी के विदीर्ण के कारण होता है। *H.subdural* (सबड्यूरल) अवदृढ़तानिकी स्थान में रक्त एकत्रित होना जो शिरापरक विवर के विदार के कारण होता है। यह तीव्र या जीर्ण हो सकता है।)

Hematology (हीमैटोलार्जी) Science of the blood and diagnosis, treatment, and prevention of diseases of the blood and bone marrow and vascular systems. (रक्त एव रक्त वाले ऊतकों था उनके रोगो का विज्ञानं।)

Hematologist (हीमैटोलॉजिस्ट) Specialist in hematology. (रक्त विज्ञानं विशेषज्ञ।)

Hematometra (हीमैटोमीट्रा) Accumulation of blood in uterus. (गर्भाशय में आर्तव रक्त का संचित होना, रक्त गर्भाशय।)

Hematuria (हीमैचरिया) Passage of blood in urine. (मूत्र में रक्त का स्रावित होना।)

Heme (हीम) A protoporphyrin with 4 pyrrole groups that bind to oxygen for its carriage to tissues. (प्रोटोपोर्फाइरिन के साथ चार पायरोल वर्ग जो ऑक्सीजन से जुड़कर उसे ऊतकों तक पहुँचाते हैं।)

Hemianesthesia (हेमीएनीस्थीसिया) Anaesthesia (loss of sensation) of one-half of body due to lesion in internal capsule (पक्षसंवेदना या शरीर के एक ओर असंवेदनता जो अन्दरुनी सम्पुट में विक्षति के कारण होता है।)

Hemianopia (हेमीएनोपिया) Partial blindness, in which the patient can see only half of the normal field of vision. It arises from disorders of the optic tract and of the occipital lobe. (अर्द्धदृष्टिता; एक या दोनों आँखों से वस्तु आधी दिखाई देना। यह अवस्था नैत्रिक मार्ग तथा पश्चकपालखण्ड के विकार के कारण होती है।)

Hemiballismus (हेमीबेलिस्मस) Involuntary chorea-like movements on one side of the body only. (शरीर के एक ओर पर अनैच्छिक लास्य जैसी गतियाँ होना।)

Hemiplegia (हेमीप्लीजिया) Paralysis of one-half of body *h. capsular* Lesions of internal capsule producing hemiplegia (शरीर के आधे भाग का पक्षाघात; अर्द्धांग-अंगघात।)

Hemisacralization (हेमीसेक्रालाइजेशन) Abnormal development of one half of fifth lumbar vertebra fusing with the sacrum. (आधे पाँचवें कटि-कशेरुका का असामान्य विकास होना जिससे यह सैक्रम से जुड़ जाता है।)

Hemispasm (हेमीस्पाज्म) Spasm of one side of body or face. (शरीर अथवा चेहरे के केवल एक ओर ऐंठन होना; पक्षाकर्ष।)

Hemisphere (हेमीस्फीयर) Either half of the cerebrum or cerebellum. *h. dominant* Cerebral hemisphere controlling speech usually the left in 90% right handed persons and 15% of left handed persons. (किसी गोलाकार रचना का आधा भाग जैसे प्रमस्तिष्कीय-गोलार्द्ध या अनुमस्तिष्क गोलार्द्ध।) *H.dominant* (डेमिनेन्ट हेमीस्फीयर) (प्रमस्तिष्क गोलार्द्ध जो उच्चारण को नियंत्रित करता है, अधिकतर 90% दायें हाथ वाले व्यक्तियों तथा 15% बायें हाथ वाले व्यक्तियों में बाईं ओर को नियंत्रित करता है।)

Hemithorax (हेमीथोरैक्स) One-half of the chest. (छाती का आधा भाग।)

Hemivertebra (हेमीवर्टीब्रा) Congenital absence or failure of development of half of vertebra. (किसी कशेरुका के एक पार्श्वीय अर्द्ध भाग का जन्मजात अभाव या उसका अपूर्ण विकास।)

Hemoagglutination (हेमोएग्लुटिनेशन) Clumping of RBC. (लाल रक्त कोशिकाओं का गुच्छों के रुप में इकट्ठा हो जाना।)

Hemoagglutinin (हीमोएग्लुटिनिन) An agglutinin that clumps RBC. (लाल रक्त कोशिकाओं को गुच्छों में करने वाली समूहिका।)

Hemobilia (हीमोबीलिया) Blood in bile duct. (पित्त अथवा पित्त वाहिनियों में रक्त का मिलना।)

Hemochromatosis (हीमोक्रोमेटोसिस) A congenital disorder of iron metabolism leading to excess iron accumulation in liver, pancreas, and heart. *SYN*—bronze diabetes. (लोह चयापचय का एक जन्मजात विकार इसमें ऊतकों में अधिक लोहा एकत्रित हो जाता है, साथ ही यकृत (जिगर) बढ़ जाता है तथा त्वचा में काँसे के रंग की वर्णकता हो जाती है।)

Hemoconcentration (हीमोकन्सन्ट्रेशन) A relative or an absolute increase in RBC mass; can be secondary to fluid loss. (रक्त के तरल भाग के घट जाने के कारण लाल रक्त कोशकाओं का अपेक्षाकृत संख्या में बढ़ जाना, रक्त सान्द्रण।)

Hemocyanin (हीमोसायनिन) An oxygen carrying blue pigment in the plasma of arthropods and molluscs. (एन्थ्रोपोड

तथा मोलस्कस के प्लाज्मा में नीला रंजक ले जाने वाला ऑक्सीजन।)

Hemocytoblast (हीमोसाइटोब्लास्ट) The primitive reticuloendothelial stem cell of bone marrow differentiating into various blood components. (अस्थि मज्जा में पाई जाने वाल भ्रूण कोशिका जिससे सभी रक्त कोशिकाओं का बनना समझा जाता है।)

Hemocytogenesis (हीमोसाइटोजेनेसिस) Formation of blood cells. (रक्त कोशिकाओं का बनना।)

Hemocytology (हीमोसाइटोलॉजी) Study of structure and function of blood cells. (विज्ञान जिसमें रक्त कोशिकाओं की संरचना एवं उनके कार्यों का अध्ययन किया जाता है।)

Hemodialysis (हीमोडायालाइसिस) A method of removing poisonous substances, urea, creatinine, etc. from plasma by passing the patient's blood across semipermeable membranes. *SYN*—hemoperfusion. (प्लाज्मा से विषैले पदार्थों, यूरिया, क्रिएटिनाइन आदि को हटाने की एक विधि जिसमें रोगी का रक्त अर्धपारगम्य कलाओं से गुजरता है।)

Hemodialyzer (हीमोडायालाइजर) Device used in performing hemodialysis. (रक्त अपोहन के लिए प्रयोग में लाया जाने वाला एक यंत्र।)

Hemodilution (हीमोडाइल्यूशन) Reduction in relative concentration of RBC due to plasma volume expansion. (लाल रक्त कोशिकाओं से सम्बंधित सान्द्रता का कम होना जो प्लाज्मा आयतन से विस्तृत होने के कारण होता है।)

Hemodynamics (हीमोडायनामिक्स) Study of blood circulation. (रक्त की गतियों एवं रक्त के शरीर से होकर परिसंचरण करने में लगने वाले बलों का अध्ययन।)

Hemoflagellate (हीमोफ्लैजीलेट) Any flagellate protozoan of the blood, e.g., trypanosoma leishmania. (परिजीवी की भांति रक्त में रहने वाला कोई भी कशायी एककोशिकीय जन्तु। ये सामान्यतः लीशमैनिया एवं ट्रिपेनोसोमा वंश के होते हैं।)

Hemofuscin (हीमोफुशिन) A brown pigment derived from hemoglobins. (हीमोग्लोबिन से उत्पन्न ब्राउन वर्णक जिससे मूत्र का रंग थोड़ा लाल हो जाता है।)

Hemoglobin (हीमोग्लोबिन) The iron containing protoporphyrin IX, responsible for carriage of oxygen from lungs to tissues. *h. fetal* Fetal hemoglobin contains 2 alfa and 2 gamma chains in globin unit, constitutes the total Hb in fetus and is replaced by adult Hb after birth. Normal concentration in adults is 2%, level is increased in thalassemia minor. *HbS* The hemoglobin of sickle cell anemia which polymerizes on exposure to hypoxic conditions, causes hemolysis and organ dysfunction due to vascular occlusion. *HbM* The iron in HbM is in ferric form and is not able to combine with oxygen (hence called methemoglobin). There is diffuse cyanosis. *Hb AIC* Glycosylated Hb where glucose is attached to terminal amino acid of betaglobin chain. Normal level is < 6%. Value above 6% indicates poor blood sugar control. (आयन जिसमें प्रोटोर्पोफाइरिन होता है, जो फेफड़ों से ऊतकों तक ऑक्सीजन पहुँचाने के लिए जिम्मेदार होता है। *H.fetal* (फीटल) फीटल हीमोग्लोबिन के ग्लोबिन यूनिट में दो एल्फा तथा दो गामा कड़ियाँ होती हैं जो भ्रूण में सम्पूर्ण हीमोग्लोबिन का घटक होता हैं तथा यह जन्म के पश्चात् युवा हीमोग्लोबिन से बदल जाता है।)

Hemoglobinemia (हीमोग्लोबिनीमिया) Presence of free hemoglobin in plasma. (रक्त के प्लाज्मा में हीमोग्लोबिन का पाया जाना, हीमोग्लोबिन रक्तता।)

Hemoglobinometer (हीमोग्लोबिनोमीटर) Apparatus for estimating blood Hb. (रक्त में हीमोग्लोबिन की मात्रा का पता लगाने वाला एक यन्त्र, हीमोग्लोबिनमापी।)

Hemoglobinuria (हीमोग्लोबिनूरिया) Presence of hemoglobin in urine.

(हीमोग्लोबिन का मूत्र में पाया जाना, हीमोग्लोबिनमेह।)

Hemogram (हीमोग्राम) Differential blood count. (विभेदक रक्त गणना का एक लिखित अभिलेख अथवा रेखाचित्र।)

Hemolysin (हीमोलाइसिन) Agents destroying blood corpuscles. (रक्त कणिकाओं को नष्ट करने वाला कारक।)

Hemolysis (हीमोलाइसिस) Destruction of RBC. (लाल रक्त कोशिकाओं का नष्ट होना और हीमोग्लोबिन का प्लाज्मा में मुक्त होना, रक्त संलयन, रक्त अपघटन।)

Hemolytic anemia (हीमोलाइटिक ऐनिमिया) Anemia resulting from haemolysis of red blood cells. (लाल रक्त कोशिकाओं के अपघटन से होने वाली रक्ताल्पता।)

Hemolytic disease of newborn (हीमोलाइटिक डिजीज ऑफ न्यूबोर्न) ABO or Rh incompatibility resulting in haemolysis, anemia, jaundice, edema and hepatic enlargement. (रक्त अपघटन, रक्ताल्पता, पीलिया, शोफ तथा यकृत के बढ़ने के कारण होने वाला ए बी औ (ABO) आर आर एच (RRH) की असंयोज्यता।)

Hemolytic uremic syndrome (हीमोलाइटिक यूरेमिक सिण्ड्रोम) Characterized by microangiopathic hemolytic anemia, acute nephropathy and thrombocytopenia in children usually preceded by upper respiratory illness or Gi upset. (इसमें सूक्ष्मवाहिकाविकृति रक्तलाइ रक्ताल्पता, तीव्र वृक्क विकृति होती है तथा बच्चों में विम्बाणु-अल्पता जो अधिकतर ऊपरी श्वसन अस्वस्थता या जठरांत्रपरक विकार के पश्चात् होती है।)

Hemoperfusion (हीमोपरफ्यूज़न) Perfusion of blood through substances, such as activated charcoal or ion exchange resins, to remove toxic material. The blood is not separated from the chemical or solution by semipermeable dialysis membrane unlike hemodialysis. (रक्त से विषैले पदार्थ को अलग करने के लिए रक्त को अधिशोषी पदार्थों से होकर गुजारना जैसे सक्रियित चारकोल या ऑयन परिवर्तित रेजिन। रक्त अर्धपारगम्य विलगन कला, हीमोडायालाइसिस के अतिरिक्त, रासायनिक या घोल से विभाजित नहीं होता है।)

Hemopericardium (हीमोपैरीकार्डियम) Accumulation of blood in the pericardial sac. (हृदयावरण-कोश में रक्त का संचित हो जाना, रक्त हृदयावरण।)

Hemoperitoneum (हीमोपैरीटोनियम) Accumulation of blood in peritoneal cavity. (पैरीटोनियम-गुआ में रक्त का संचित हो जाना, रक्तपर्युदर्या।)

Hemopexin (हीमोपैक्सिन) A glycoprotein of beta-globulin that binds to hemin but not hemoglobin. (बीटा-ग्लोब्यूलिन का ग्लाइकोप्रोटीन जो हेमीन से जुड़ता है परन्तु हीमोग्लोबिन से नहीं जुड़ता है।)

Hemophilia (हीमोफीलिया) A sex-linked hereditary disorder of coagulation with prolonged clotting time, repeated hemarthrosis and bleeding from nose or after trivial trauma. There is deficiency of factor VIII. (एक लिंग सम्बन्धित आनुवंशिक रक्तस्रावी रोग जिसमें किसी रक्त स्कन्दन कारक की कमी होने से रक्त जमने में निष्फल हो जाता है और असामान्य रक्त स्राव होने लगता है तथा जोड़ों में सूजन हो जाती है।)

Hemophilus (हीमोफिलस) A genus of bacteria, Gram –ve, nonmotile, requiring blood factors X or V for their growth. (हीमोफीलिया ग्राम ऋण अगतिशील जीवाणुओं का एक वंश जिन्हें अपनी वृद्धि के लिए रक्त घटक X या V की आवश्यकता होती है।)

Hemopneumopericardium (हीमोन्यू–मोपैरीकार्डियम) Blood and air in pericardial cavity due to the injury to trachea or mediastinum. (हृदयावरण-गुआ में रक्त एवं वायु का पाया जाना जो श्वासप्रणाल या मध्यस्थानिका की क्षति के कारण हो जाता है।)

Hemopneumothorax (हीमोन्यूमोथौरेक्स) Blood and air in pleural cavity. (फुफ्फुसावरण गुहा में रक्त एवं वायु का पाया जाना, रक्त-वातवक्ष।)

Hemopoiesis (हीमोपॉयसिस) Formation of blood cells (*see* Figure below). (रक्त कोशिकाओं का बनना।)

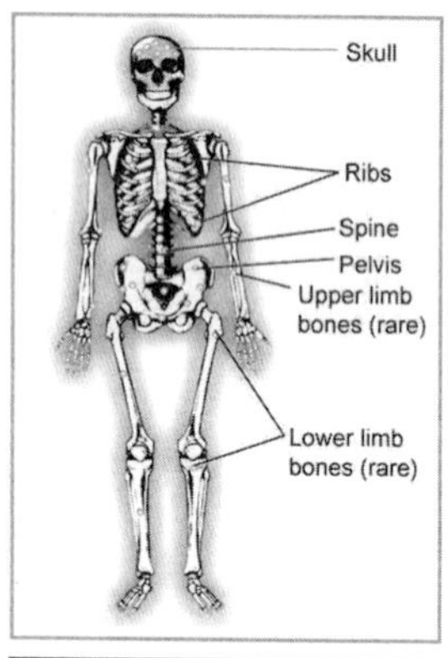

Hemopoiesis

Hemoptysis (हीमोप्टाइसिस) Expectoration of blood or coughing up of blood. (मुँह से खून आना, अथवा खून मिले हुए बलगम का आना; रक्तनिष्ठीवन।)

Hemorrhage (हीमोरेह्ज) Bleeding, either external or internal. *h. antepartum* Bleeding after 28 weeks of gestation and before onset of labor. *h. accidental* Retroplacental bleeding. *h. postpartum* Bleeding in excess of 500 mL. after childbirth. (रक्त स्राव जो बाह्य या आन्तरिक हो सकता है।) *H.antepartum* (एन्टीपार्टम) प्रसव से पूर्व होने वाला या 28 हफ्तों के गर्भ के बाद होने वाला रक्तस्राव। *H.accidental* (ऐक्सीडैन्टल) अपरा के अलग होने के पश्चात् रक्त स्राव। *H.postpartum* (पोस्टपार्टम हीमोरेह्ज) बच्चे के जन्म के पश्चात् गर्भाशय से होने वाला अत्यधिक रक्त स्राव जो 500 ml से ज्यादा होता है; प्रसवोत्तर रक्तस्राव।)

Hemorrhagic disease of newborn (हीमोरेह्जिक डिजीज ऑफ न्यूबोर्न) Bleeding from nose, umbilical stump in newborn due to inadequate prothrombin synthesis (premature fetal liver/ poor bacterial flora). (नवजात् शिशु में नाक तथा नाभि स्थूणक से रक्तस्राव होना जो अपर्याप्त प्रोथ्रोम्बिन संश्लेषण के कारण होता है।)

Hemorrhagic fevers (हीमोरेह्जिक फीवर) A group of diseases due to arthropod-borne viruses like yellow fever, Kyasanur Forest disease. (रोगों का एक वर्ग जो एन्थ्रोपोड से वहित-विषाणुओं के कारण होता है जैसे पीला ज्वर, क्यासानुर फॉरेस्ट डिजीज आदि।)

Hemorrhoid (हीमोराह्यड) Dilated, tortuous veins in the anorectal region. *h. external* Dilated vein or veins at the junction of anal mucosa with the anal skin. *h. prolapse* Prolapse of internal hemorrhoids through the anus. *h. strangulated* Painful prolapsed hemorrhoids with cessation in their blood supply by pressure from anal sphincter. (गुदा-मलाशय-क्षेत्र में विस्फारित एवं ऐंठी हुई अर्श शिराओं का एक पिण्ड, अर्श, बवासीर। *H. external* (एक्सटर्नल हीमोरॉह्यड) गुदा-श्लेष्मिक कला एवं गुदा-त्वचा के संगम पर स्थित अर्श। *H.prolapsed* (प्रोलैप्सड हीमोरॉह्यड) गुदा से होकर निकला हुआ एक आन्तरिक अर्श। *H. strangulated* (स्ट्रेन्गुलेटेड हीमोरॉह्यड) एक भ्रंश हुआ (गुदा से बाहर निकला हुआ) आन्तरिक अर्श जिसकी गुदा-संकोचिनी के संकुचन से रक्त आपूर्ति की जाती है।

Hemorrhoidectomy (हीमोरॉह्यडेक्टॉमी) Removal of hemorrhoids by surgery, ligation or cryo, etc. (अर्शों को शल्यक्रिया द्वारा काट कर अलग कर देना; अर्शोच्छेदन।)

Hemosalpinx (हीमोसैल्पिंक्स) Bleeding into fallopian tube. (डिम्ब वाहिनियों में रक्त संचित हो जाना।)

Hemosiderin (हीमोसाइडेरिन) Iron containing pigment derived from hemoglobin liberated from disintegrated RBC. (लाल रक्त कोशिकाओं के टूटने से निकलने वाले हीमोग्लोबिन से पैदा होने वाला एक लोह-युक्त वर्णक।)

Hemosiderosis (हीमोसाइडेरोसिस) Deposition of iron in reticuloendothelial cells of liver principally after multiple blood transfusion as in hemoglobinopathy and hemolytic diseases. (आयन का यकृत के जलीय अन्तःकला कोशिकाओं में जमा होना जो मुख्यतयः हीमोग्लोबिन विकृति तथा रक्तसंलायी रोगों में असंख्य रक्ताधान के बाद होता है।

Hemostasis (हीमोस्टेसिस) Arrest of bleeding. (रक्त स्राव या रक्त परिसंचरण का रुकना; रक्त-स्तम्भन।)

Hemostat (हेमोस्टेट) An instrument which is used for preventing the flow of blood by constricting or compressing the blood vessels. (रक्त प्रवाह को रोकने वाली औषधि या यंत्र।)

Hemothorax (हीमोथोरेक्स) Blood in the pleural cavity, either due to trauma, tumor of lungs and pleura, connective tissue disease, etc. (फुफ्फुसावरणी गुहा में रक्त का एकत्रित हो जाना, जो अभिघात, फेफड़ों या फुफ्फुसावरज के ट्यूमर या संयोजित ऊतक रोग आदि के कारण होता है।)

Henderson Hasselbalch equation (हेन्डरसन हैसलबैल्च इक्वेशन) An equation for expression of pH. (pH के अभिव्यंजन के लिए एक समीकरण।)

Henoch-Schonlein purpura (हैनॉच-स्कोलिन परप्यूरा) Allergic purpura with erythema, urticaria accompanied by gastrointestinal and joint symptoms. (प्रत्यूर्जतेजक चित्रिता के साथ त्वक्रक्तिमा तथा छपाकी होना जो जठरांत्रपरक तथा जोड़ संलक्षणों के साथ होता है।)

Henry's law (हैनरीज लॉ) The weight of a gas dissolved by a given volume of liquid at a constant temperature is directly proportional to the pressure. (एक नियम जो बताता है कि किसी दिए हुए आयतन के द्रव द्वारा एक स्थित तापमान पर घोली गई किसी गैस का भार दाब के समानुपाती होता है।)

Heparin (हिपैरिन) A polysaccharide produced by mast cells of liver and basophils, inhibits conversion of prothrombin to thrombin. (यकृत तथा बेसोफिल के मास्ट कोशिकाओं द्वारा उत्पादित पोलीसैक्राइड के यह प्रोथ्रॉम्बिन को थ्रॉम्बिन में परिवर्तन को संदमक करता है।)

Hepatic coma (हिपैटिक कॉमा) Impaired CNS function due to liver dysfunction. Coma results from increased serum ammonia, false neurotransmitters and middle molecules, the toxic products of protein metabolism. Common precipitating factors are high protein diet, bleeding into GI tract (varices), infections, electrolyte imbalance, diuretics and drugs. Mousy odor, flapping tremor and EEG changes are characteristic. (यकृत की निष्फलता के कारण मूर्च्छित तथा केन्द्रीय तन्त्रिका तन्त्र का असामान्य रुप से कार्य करना। सीरम एमोनिया के बढ़ने, कृत्रिम न्यूरोट्रान्समीटर तथा प्रोटीन उपापचय के विषैले उत्पादों से कोमा की स्थिति उत्पन्न हो जाती है। उच्च प्रोटीन आहार, जठरांत्र पथ में रक्त स्राव, संक्रमण, मूत्रल तथा औषधियाँ इसके सामान्य अवक्षेपण कारक होते हैं।)

Hepatic duct (हिपैटिक डक्ट) The bile channel from liver that joins with cystic duct to form common bile duct. (यकृत से पित्त या बाइल को ग्रहण करने वाली वाहिनी जो सिस्टिक वाहिनी से मिलकर सामान्य पित्त वाहिनी को निर्मित करती है; यकृत नली।)

Hepatic veins (हिपैटिक वेन्स) The three veins draining right and left lobes of liver into inferior vena cava. (यकृत के दाये एवं बायें खण्डों को निम्नमहाशिरा में निकासित करने वाली शिराएँ।)

Hepatitis (हिपैटाइटिस) Inflammation of liver; causative agents include viruses (Hepatitis A, B, C, delta agent), bacteria, alcohol, drugs and autoimmune diseases. Common symptoms and signs are nausea, vomiting, jaundice, fever and hepatomegaly. *h. A* Average incubation period 4 weeks, acute onset, transmitted by feco oral route. Rarely leads to chronic liver diseases. *h. B* Average incubation period 60 days, slow onset, usually progresses to chronic active hepatitis, spread is by blood and blood product and sexual contact. *h. C.* Previously designated non A, non B, acute onset, usually spreads through blood and blood products, mild course. *h. delta* Onset may be acute, usually occurs in those having hepatitis B. Usually self limited. *h. amebic* The liver dysfunction is due to a nonspecific reaction to amebic colitis, not true invasion of ameba into liver. Right subcostal pain, tender hepatomegaly, fever and leukocytosis are present. *h. alcoholic* History of excessive indulgence in alcohol, with tender hepatomegaly, icterus and marked elevation of SGOT and SGPT. *h. fulminant* Rapidly progressive hepatitis with deepening jaundice, liver cell failure and coma. (संक्रामक पदार्थों या जीवविषों से उत्पन्न यकृत शोथ। यह विषाणुओं (हिपैटाइटिस ए, बी, सी, डेल्टा एजेन्ट) जीवाणु, सुरासार, औषधियों तथा स्वक्षम रोगो आदि कारकों के कारण होता है। इसके सामान्य संलक्षण तथा चिन्ह–मतली, वमन, पीलिया, ज्वर तथा यकृतवृद्धि होते हैं। *Hepatitis A* (हिपैटाइटिस ए) इसकी सामान्य अवधि चार हफ्ते होती है। इसका तीव्र आरभ होता है तथा यह मौखिक मार्ग द्वारा संचारित होता है। यह कभी-कभी जीर्ण यकृत रोगों को उत्पन्न करता है। *Hepatitis B* (हिपैटाइटिस बी) इसकी सामान्य अवधि साठ दिन होती है तथा धीरे-धीरे आरंभ होता है। यह अधिकतर रक्त तथा रक्त पदार्थों तथा लैंगिक सम्बन्धों से फैलता है। *Hepatitis C* (हिपैटाइटिस सी) यह तीव्रता से आरंभ होता है। यह रक्त तथा रक्त पदार्थों से फैलता है।)

Hepatitis associated antigen (हिपैटाइटिस एसोसिएटेड एन्टिजन) It was originally applied to hepatitis B surface antigen or Australia antigen. Now other antigens like core antigen (Hbc), 'e' antigen are also identified for diagnosis of hepatitis B infection. (यह मूल रुप से हिपैटाइटिस-बी सतह प्रतिजन या ऑस्ट्रेलिया प्रतिजन के लिए प्रयुक्त होता है। अब, दूसरे प्रतिजन जैसे कोर प्रतिजन (Hbc), 'इ' प्रतिजन भी हिपैटाइटिस बी संक्रमण के रोग निदान के लिए माना जाता है।)

Hepatitis B immunoglobulin (हिपैटाइटिस बी इम्यूनोग्लोबुलिन) Derived from blood plasma of human donors who have high titers of antibodies against hepatitis B. (हिपैटाइटिस-बी के संक्रमण के प्रतिरक्षीकरण के लिए प्रयुक्त प्रदार्थ। मनुष्य दाता जिनमें हिपैटाइटिस-बी के विरुद्ध प्रतिपिण्डों के उच्च अनुमापनांक होते हैं उनके रक्त प्लाज्मा से वह प्राप्त होता है।)

Hepatitis B vaccine (हिपैटाइटिस बी वैक्सीन) A recombinant vaccine with hepatitis B surface antigen given as 20 μg. Dose-3 doses, to persons at high-risk. (उच्च खतरे वाले रोगी को दी जाने वाली एक पुनः संयोगी वैक्सीन जिसमें हिपैटाइटिस-बी सतह एन्टिजन 20 μg मात्रा को तीन बार दिया जाता है।)

Hepatoblastoma (हिपैटोब्लास्टोमा) Malignant teratoma of liver. (यकृत का एक दुर्दम टेरोटोमा जो शिशुओं एवं छोटे बच्चों को हो जाता है।

Hepatogenic (हिपैटोजेनिक) Having its origin in the liver. (यकृत में उत्पन्न होने वाला।)

Hepatogenous (हिपैटोजीनस) Originating in the liver. (यकृत में उत्पन्न होने वाला।)

Hepatojugular reflex (हिपैटोजुगुलर रिफ्लैक्स) Pressure on the liver or right upper abdomen causes a rise in jugular venous pressure in patients of congestive heart failure. (दाईं ओर के हृदपात से ग्रस्त व्यक्ति में यकृत पर दबाव डालने पर ग्रैव शिरा दाब बढ़ जाना।)

Hepatolenticular degeneration (हिपैटोलैन्टीकुलर डीजेनेरेशन) An autosomal recessive trait with copper deposition in liver, cornea, kidney and brain due to decrease in plasma copper binding protein, the ceruloplasmin. (यकृत, नेत्रपटल, वृक्क तथा मस्तिष्क में अलिंगसूत्री प्रभावहीन विशेषक के साथ कोपर एकत्रित होना जो प्लाज्मा कोपर को बाँधने वाले प्रोटीन के घटने के कारण होता है।)

Hepatology (हिपैटोलॉजी) Study of liver. (यकृत एवं उससे सम्बंधित रोगों का वैज्ञानिक अध्ययन।)

Hepatoma (हिपैटोमा) A primary malignant tumor of liver. (यकृत का एक प्राथमिक दुर्दम ट्यूमर।)

Hepatomegaly (हिपैटोमेगैली) An enlargement of liver; may be upward or downward. Commonly due to alcohol, hepatitis, amebiasis, congestive failure, infectious fevers, etc. (यकृत का बढ़ना, यकृतवृद्धि जो ऊपर या नीचे की ओर हो सकता है। यह अधिकतर एल्कोहल, यकृत शोथ, अमीबिकता, रक्तसंलयी पात, संक्रामक ज्वरों आदि के कारण होता है।)

Hepatocarcinoma (हैपैटोकार्सिनोमा) Cancer of the liver, most common type of liver cancer, more common in chronic alcoholics, hepatitis-B infection. (यकृत का कैंसर)।

Hepatocholangitis (हैपैटोकोलान्जाइटिस) Inflammation of the liver and the bile ducts. (यकृत एव पित्त का संक्रमण या शोध)।

Hepatolithiasis (हैपैटोलिथिएसिस) Presence of gall stones in the biliary duct of the liver. It is treated by surgical removal of the stone. (यकृत में पथरियों का पाया जाना।)

Hepatologist (हिपैटोलॉजिस्ट) Expert or specialist in liver disease. (यकृत रोग का विशेषज्ञ।)

Hepatoportal (हिपैटोपोर्टल) Circulatory system that returns blood from the digestive tract and spleen to the liver. (यकृत की प्रतिहार तंत्र (पोर्टल सिस्टम) से सम्बंधित।)

Hepatosplenomegaly (हिपैटोस्प्लेनोमेगौली) Condition where liver and spleen both have swelling beyond their normal size and dimension. (यकृत एवं प्लीहा की वृध्दि।)

Hepatorenal syndrome (हिपैटोरिनल सिण्ड्रोम) Kidney dysfunction with uremia secondary to acute or chronic hepatic catastrophe. (वृक्क दुष्क्रियता के साथ यूरीमिया जो तीव्र या जीर्ण यकृत कष्ट से अनुषंगी होता है।)

Hepatosis (हिपैटोसिस) Non-inflammatory disease of liver. (शोथहीन यकृत का कोई भी रोग।)

Hepatosplenomegaly (हिपैटोस्प्लीनोमेगैली) Enlargement of both liver and spleen; commonly due to enteric fever, malaria, kala-azar, leukemia and lymphoproliferative disorders, cirrhosis, portal hypertension, etc. (यकृत एवं प्लीहा दोनों की वृद्धि, जो अधिकतर आंत्रिक ज्वर, मलेरिया, काला-अजर, श्वेतरक्तता तथा लसीका ऊतक की वृद्धि, सिरोसिस, प्रतिहारी अतिरक्तदाब आदि के कारण होता है।)

Herb (हर्ब) A plant with soft stem containing little wood, usually seasonal. (कोमल तने वाला एक छोटा पौधा जिसमें लकड़ी नहीं होती और घरेलु उपचार हेतु अथवा सुगन्ध के रुप में प्रयोग में आता है।)

Hereditary (हरेडीटेरी) Genetic characteristic transmitted from parent to offspring. (आनुवंशिक; जनन सम्बन्धित विशेषताएँ जो एक पीढ़ी से दूसरी पीढ़ी में संचारित होती हैं।)

Heredofamilial (हीयरीडोफेमीलियल) Any disease recurring in family members due to inherited defect or other familial factors. (वंशागत दोष होने से कुछ परिवारों में उत्पन्न होने वाला (रोग); अनुवंशपरिवारगत।)

Hering-Breuer reflex (हेरिंग ब्रेयूर रिफ्लैक्स) Reflex inhibition of inspiration resulting from stimulation of lung receptors following lung inflation. (अन्तः-श्वसन का परिवर्त निरोध जो फेफड़ों के ग्राही के उद्दीपन से होता है जिसके पश्चात् फेफ़डों का शोथ हो जाता है।)

Hering's nerve (हेरिंगस नर्व) Afferent nerve fibers from carotid sinus passing to brain via glossopharyngeal nerve. A rise in blood pressure stimulates these nerves to reflexly diminish heart rate. (ग्रीवापरक विवर से अन्तर्गामी तन्त्रिका तन्तुएँ जो जिह्वाग्रसनी तंत्रिका से होते हुए, मस्तिष्क तक पहुँचतीं हैं। दाब के बढ़ने से यह तन्त्रिकाएँ उत्तेजित होती हैं जो परावर्तित क्रिया में हृदय की दर को कम कर देती हैं।)

Heritage (हरीटेज) The genetic and other characteristics transmitted from parents to offsprings. (माता एवं पिता से बच्चों में संचारित होने वाले जनन तथा अन्य विशेषताएँ।)

Hermaphrodite (हर्माफ्रोडाइट) One possessing genital and sexual characteristic of both male and female. The clitoris is usually enlarged to resemble penis of male. (दोनों लिंगों (पुरुष तथा स्त्री) की जननांगी तथा लैगिंक विशिष्टताओं से युक्त प्राणी। इन प्राणियों का भगशिश्निका अधिकतर बढ़ने पर पुरुषों के शिश्न के समान लगती है।)

Hermaphroditism (हर्माफ्रोडाइटिज्म) Existence of ovarian and testicular tissue in the same individual. (वह स्थित जिसमें एक ही प्राणी में शुक्रग्रन्थि एवं डिम्बग्रन्थि दोनों के ऊतक मौजूद रहते हैं। उभयलिंगता।)

Hernia (हर्निया) Protrusion of an organ or part of it through a defect in the wall surrounding it. *h. complete* One in which the organ along with its sac has passed completely through the opening. *h. epigastric* Hernia of intestine through an opening in the midline above umbilicus. *h. fascial* Protrusion of muscular tissue through its covering fascia. *h. femoral* Hernia through femoral ring. *h. hiatal* Hernia of fundus of stomach through the esophageal hiatus of diaphragm. *h. incarcerated* Hernia with complete obstruction of herniating bowel segment. *h. inguinal* Herniation of abdominal content (intestine or omentum) through inguinal rings. *h. direct inguinal* The hernial sac protrudes through the external inguinal ring in the region of Hesselbach's triangle. *h. indirect inguinal* The hernial sac protrudes through internal inguinal ring and descends along inguinal canal to protrude in external inguinal ring. *h. labial* Protrusion of a loop of bowel into the labium majus. *h. mesocolic* Herniation between the layers of mesocolon. *h. obturator* Hernia through obturator foramen. *h. retroperitoneal* Hernia into peritoneal sac extending behind the peritoneum into the iliac fossa. *h. Ritcher's* A portion of the wall of the intestinal loop protrudes, the lumen remaining patent. *h. sliding* The herniating organ slides in and out of hernial sac. *h. strangulated* Irreducible hernia where there is complete cut-off blood supply to herniating organ with threatening gangrene. *h. tonsillar* Protrusion of cerebellar tonsils through the foramen magnum, causing often compression of medulla oblongata. *h. transtentorial* Herniation of uncus and part of temporal lobe through tentorium cerebelli (*see* Figure on next page). (किसी अंग या उसके भाग का पास के किसी अंग या संरचना में अपसामान्य रुप से बहिःसरण अर्थात् अंग या उसके भाग का अपनी गुहा की दीवार से बाहर निकल कर दूसरे अंग से बहिःसरण। यह दोनों अंगों के बीच में स्थित किसी द्वार के माध्यम से होता है।) *Complete hernia* (कम्प्लीट हर्निया) ऐसा हर्निया जिसमें कोश एवं उसकी अन्तर्वस्तुएँ पूर्णरुप से हर्निया छिद्र से होकर बाहर निकल जाती है। *Epigastric hernia* (इपीगैस्ट्रिक हर्निया) नाभि के ऊपर उदरमध्य रेखा से होकर उदरीय अन्त-वस्तुओं का बहिःसरण होना। *Femoral hernia* (फिमोरल हर्निया) फिमोरल छिद्र से होकर आँतों का उतर आना। *Incarcerated hernia* (इन्कार्सिरेटेड हर्निया) आँतों को पूर्णप से अवरुद्ध करने वाला हर्निया। *Inguinal hernia* (इन्गुवाइनल हर्निया) वंक्षण वलय से उदरीय अंगों के हर्निया का विकसित होना। *Mesocolon hernia* (मीसोकोलन हर्निया) बृहदांत्रयोजनी की परतों के बीच हर्निया का विकसित होना। *Obturator hernia* (ओबच्यूरेटर हर्निया) गवाक्ष रन्ध्र द्वारा हर्निया। *Retroperitoneal hernia* (रीट्रोपैरीटोनियल हर्निया) उदरावरणीय कोश में हर्निया जो श्रोणिफलकीय खात में उदरावरण के पीछे विस्तृत होता है। *Sliding hernia* (स्लाइडिंग हर्निया) विकसित अंग का

हर्निया कोश से अंदर और बाहर की ओर खिसकना। *Strangulated hernia* (स्ट्रेन्गुलेटेड हर्निया) हर्निया जो इतना अधिक संकुचित हो जाता है कि उसकी रक्त आपूर्ति रुक जाती है अतः कोथ या गैंग्रीन उत्पन्न हो जाता है जिसे केवल शल्यक्रिया द्वारा ही ठीक किया जा सकता है।)

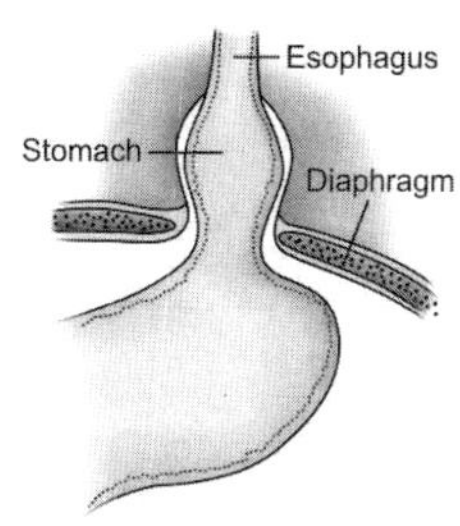

Sliding hiatal hernia

Hernial sac (हर्नियल सैक) The pouch of peritoneum pushed before the hernia and into which it descends. (पैरीटोनियम का एक कोष्ट जिसमें हर्निया होता है।)

Herniated disc (हर्निएटेड डिस्क) Rupture of nucleus pulposus through annulus fibrosus to protrude into spinal canal. (केन्द्रक पल्पोसस का तन्तु वलय द्वारा विदर होना जिससे वह मेरु-नलिका में बहिः सरित होता है।)

Herniorrhaphy (हर्नियोरैह्फी) Surgical repair of hernia. (शल्य क्रिया के द्वारा हर्निया की मरम्मत करना, हर्निया सीवनी।)

Herniotomy (हर्नियोटॉमी) Surgical correction of irreducible/strangulated hernia by incision over constricting ring. (हर्निया दूर करने के लिए किया जाने वाला ऑपरेशन, जिसमें बहिःसरण किये गए अंग को अपने उचित स्थान पर पहुँचा दिया जाता है और हर्निया का कोश निकाल दिया जाता है।)

Heroin (हेरोइन) An extract of morphine with strong analgesic and addictive potential. Acute intoxication produces euphoria, respiratory depression, hypotension and hypothermia. (मोर्फीन का व्युत्पन्न जिसका तीव्र पीड़ाहर तथा आसक्ति प्रभाव होता है। इससे तीव्र विषण्णता होती है जिससे सुखाभास, श्वास, अवसाद, अल्परक्तदाब, तथा अल्पताप उत्पन्न होता है।)

Herpangina (हर्पैन्जाइना) A coxsackie virus infection with fever, sore throat, and increased salivation. The throat is covered with vesicles. (एक संक्रामक रोग जिसमें गले एवं मुख के पिछले भाग में जलस्फोट घाव बनते हैं जिनके फटने पर जख्म हो जाते हैं, परिसर्प वेदना।)

Herpes (हर्पीज) Vesiculated eruptions caused by herpes virus. *h. simplex* Thin walled vesicles occurring at mucocutaneous junctions (lips, vagina) or over oral mucous membrane. *h. simplex encephalitis* caused by herpes simplex virus 'B', predominantly involving temporal lobes and is hemorrhagic. *h. zoster* caused by varicella zoster virus with inflammation of posterior root ganglia of cranial or spinal nerves. Painful vesicular eruptions, usually unilateral, distributed over few spinal segments or forehead and eye (trigeminal nerve) are characteristic. (हर्पीज विषाणुओं द्वारा होने वाले जलस्फोटक विस्फोट।) *Herpes simplex* (हर्पीज सिम्प्लैक्स) श्लेष्मिक कला एवं त्वचा के संगम या मौखिक श्लेष्मिक झिल्ली पर होने वाली पतली-पतली दीवारों वाले जलस्फोट। *H.simplex encephalitis* (सिम्प्लैक्स एनसिफैलाइटिस हर्पीज) हर्पीज सिमप्लैक्स विषाणु 'बी' द्वारा होने वाला, जिसमें मुख्यता शंख खण्ड होते हैं तथा यह रक्तस्रावी होता है। *H.zoster* (हर्पीज जोस्टर) हर्पीज वैरीसेला-जोस्टर वाइरस द्वारा उत्पन्न हर्पीज। कपालीय या मेरु तन्त्रिका के पश्च मूलों की गण्डिकाओं का शोथ। इसमें पीड़ायुक्त जलस्फोट हो जाते हैं।)

Herring bodies (हेरिंग बॉडीज) Neurosecretory granules in the terminal nerve endings of hypothalamus and hypophyseal tract. (अधः श्चेतक तथा पीयूषिका पथ की अन्तिम तन्त्रिका छोर में तंत्रिका स्राव कणों की उपस्थिति।)

Hertz (हर्ट्ज) A unit of frequency equivalent to one cycle per second. (बारम्बारता की एक इकाई जो प्रति सेकेण्ड एक चक्र के बराबर है इसका संकेत Hz है।)

Hesperidin (हैस्पेरीडिन) A chemical present in orange and lemon peel that is hemostatic by strengthening the capillaries. (खट्टे फलों जैसे संतरे, नीबू आदि के छिलके में मिलने वाला एक रासायनिक पदार्थ जो कोशिकाओं के सशक्त होने से हीमोस्टेटिक होता है।)

Hesselbach's hernia (हैसेलबेच्स हर्निया) Hernia passing through cribriform fascia. (हर्निया जो चालनीरुप प्रावरणी से गुजरता है।)

Hesselbach's triangle (हैसेलबेच्स ट्राइएन्गल) Triangular space bounded by Poupart's ligament below outer border of rectus sheath and epigastric artery. (त्रिभुजाकार स्थान जो पॉपार्टस स्नायु द्वारा घिरा होता है। रैक्टस आवरण तथा अधिजठरीय धमनी का बाह्य किनारा।)

Heterogeneous (हेट्रोजीनियस) Composed of different kinds of substances. (भिन्न प्रकार के प्रदार्थों से बना हुआ, विषमांग, विजातीय।)

Heterogenesis (हेट्रोजेनेसिस) Production of offsprings that have different characteristics in alternate generations. (हर तीसरी पीढ़ी में भिन्न लक्षणों से युक्त सन्तान का उत्पन्न होना।)

Heterogeusia (हेट्रोज्यूसिया) Perception of an inappropriate quality of taste when food is chewed. (खाने को मुख में रखते या चबाते समय एक असामान्य स्वाद का अनुभव होना।)

Heterograft (हेट्रोग्राफ्ट) Graft from another individual. (एक जाति के जन्तु का दूसरी जाति के जन्तु से स्थानान्तरित निरोप।)

Heterolalia (हेट्रोलेलिया) The use of meaningless words. (कुछ विशेष बात करने के बजाय अर्थहीन शब्दों को प्रयोग करना।)

Heterologous (हेट्रोलोगस) 1. Composed of tissue not normal to the part. 2. A tissue, cell or blood obtained from a different individual/species. (1. उस ऊतक से बना हुआ जो सामान्यतया; शरीर के उस भाग में नही पाया जाता; विषमधर्मी। 2. भिन्न प्राणी अथवा जाति से प्राप्त कोशिकाएँ ऊतक अथवा रक्त।)

Heterometropia (हेट्रोमीट्रोपिया) Two eyes with different refraction. (ऐसी दशा जिसमें दोनों नेत्रों में अपवर्तन भिन्न होता है।)

Heterophil (हेट्रोफिल) An antibody reacting with other than specific antigen. (विशिष्ट एण्टिजन के अलावा अन्य एण्टिजन से प्रतिक्रिया करने वाली एण्टीबॉडी से सम्बन्धित।)

Heterosomia (हेट्रोसोस्मिया) Perception of inappropriate smell. (किसी गन्ध का सही प्रकार से ज्ञान न होना।)

Heterophonia (हेट्रोफोनिया) Change of voice occurring esp. at puberty. (आवाज में परिवर्तन होना जो विशेषकर यौवनारम्भ के समय होता है।)

Heterophoria (हेट्रोफोरिया) Tendency of the eyes to deviate from their normal position for visual alignment due to imbalance or insufficiency of ocular muscles. (आँखों का अपनी सामान्य स्थिति से घूम जाने वाली प्रवृत्ति, नेत्रविचलन प्रवृत्ति।)

Heterosexual (हेट्रोसैक्सुअल) One whose sexual orientation is to members of opposite sex. (वह व्यक्ति जो विपरीत लिंग के व्यक्ति की ओर आकर्षित होता है; इतरलैंगिक।)

Heterotopia (हेट्रोटोपिया) Development of normal tissue at an abnormal location or displacement of an organ from its normal location. (सामान्य ऊतक का किसी असामान्य जगह पर विकसित होना या किसी भी अंग या भाग का अपने सामान्य स्थान से विस्थापित होना।)

Heterotrichosis (हेट्रोट्राइकोसिस) Growth of different kinds or colors of hairs on the scalp or body. (शरीर पर विभिन्न प्रकार या रंगों के बालों का निकलना।)

Heterotroph (हेट्रोट्रॉफ) An organism like man who requires complex organic food for growth and development. (मनुष्य के समान प्राणी जिसे अपनी वृद्धि तथा विकास हेतु जटिल कार्बनिक भोजन की आवश्यकता होती है।)

Heterozygote (हेट्रोजाइगोट) An individual with different alleles for a given characteristic. (किसी निर्दिष्ट लक्षण के लिए विभिन्न एलीलों से युक्त जीव, विषमयुग्मज।)

Heubner's disease (हियूबनर्स डिज़ीज़) Syphilitic end arteritis in brain. (प्रमस्तिष्क में उपदंशग्रस्त छोर वाला धमनीशोथ।)

Hexachlorophene (हैक्साक्लोरोफिन) Polychlorinated phenol, antiseptic disinfectant. (पोलीक्लोरीनयुक्त फिनोल, प्रतिरोधी रोगाणुनाशक।)

Hexokinase (हैक्सोकाइनेज़) An enzyme catalyzing phosphorylation of glucose; present in muscle tissue and yeast. (एक एंजाइम जो ग्लूकोज के फॉस्फोरिलेशन को उत्प्रेरित करता है; पेशी ऊतक तथा यीस्ट में उपस्थित।)

Hexose (हैक्सोज़) Any monosaccharide of formula $C_6H_{12}O_6$. (फार्मूला $C_6H_{12}O_6$ का कोई मोनोसैकेराइड।)

Hexylresorcinol (हैक्सीलरैसोर्सिनॉल) Anthelmintic agent. (कृमिनाशक कारक।)

Hiatus (हायटस) An opening. *h. semelunaris* Groove in the external wall of middle meatus of nose into which frontal sinus, maxillary sinus and anterior ethmoidal cells drain. (एक द्वार छिद्र दरार।) Hiatus semelunaris (हायटस सीमेल्यूनेरिस) नाक की मध्य छिद्र की बाह्य प्राचीर में खातिका जिसमें ललाट विवर, ऊर्ध्वहनु विवर तथा अग्र झर्झरिकास्थि कोशिकाएँ निकासित होती हैं।)

Hibernation (हाइबर्नेशन) Condition of remaining asleep and immobile for the winter, especially in animals. (स्थिर तथा सोने की अवस्था जिसमें कुछ जन्तु सर्दी का समय बिताते हैं, शीतनिष्क्रियता, सुषुप्तावस्था।)

Hibernoma (हाइबरनोमा) A rare multilobular encapsulated tumor containing fetal fat tissue closely resembling fat stored in the foot pads of hibernating animals. (एक विरल बहुखण्डकीय परिसम्पुटक अर्बुद जिसमें भ्रुणीय वसा ऊतक होते हैं जो हायबरनेट करने वाले जानवरों के भोजन उपधान में जमी वसा के समान प्रतीत होता है।)

Hiccough (हिक्कफ) Intermittent spasmodic contraction of diaphragm with closure of glottis, causing a short sharp inspiratory cough. (हिक्का श्वसन अंगों की अनैच्छिक तीव्र प्रश्वसन ध्वनि जिसमें कण्ठद्वार की ऐंठन होने तथा मध्यच्छद की ऐठन की वजह से उसके नीचे हो जाने से थोड़ी देर के लिए तेज ध्वनि निकलती है; हिचकी या हिक्का।)

Hick's sign (हिक्स साइन) Intermittent painless uterine contraction occurring after third month of pregnancy. (गर्भावस्था के तीसरे महीने के बाद से प्रत्येक 10 से 20 मिनट पर गर्भाशय में वेदना रहित संकोच होने लगते हैं और ये ही बच्चे के जन्म से पूर्व प्रसव संकोचों में परिवर्तित हो जाते हैं।)

Hidradenoma (हाइड्रेडीनोमा) Adenoma of sweat glands. (स्वेद ग्रन्थियों का ग्रन्थ्यर्बुद।)

Hierarchy (हायरार्की) In order of importance. (व्यक्तियों या वस्तुओं के महत्व अथवा मूल्य के सन्दर्भ में उनका वर्गीकरण करना।)

High blood pressure (हाई ब्लड प्रेशर) Blood pressure above the normal range for age. Usually 140/90 mmHg if below 50 years and above 160/90 if above 60 years. (आयु के अनुसार, रक्त दाब का सामान्य सीमा से ऊपर होना। यह अधिकतर 50 साल से नीचे की आयु के लिए 140/90 mm Hg तथा 60 साल से ऊपर व्यक्ति में 160/90 mm Hg के ऊपर होता है।)

High residue diet (हाई-रेजीड्यू डाइट) High fiber/cellulose diet (above 30 gm/day) beneficial for colorectal diseases, diabetes and obesity. (उच्च तन्तु या

सेल्यूलोज आहार (जो 30 ग्राम से ऊपर प्रतिदिन होता है।) (यह वृहदान्त्र तथा मलाशय रोगों, महुमेह तथा स्थूलता के लिए लाभदायक होता है।)

Hilton's law (हिल्टन्स लॉ) A nerve supplying a muscle also supplies the joint that muscle moves and the skin overlying the insertion of that muscle. (एक नियम जो बताता है कि किसी तन्त्रिका के धड़ से शाखाएँ निकाल कर न केवल किसी विशेष पेशी में जाती हैं बल्कि उस पेशी के द्वारा गति करने वाली सन्धि तथा पेशी के निवेशन के ऊपर स्थित त्वचा में भी जाती हैं।)

Hilton's line (हिल्टन्स लाइन) A white line at the junction of skin of the perineum and anal mucosa. (मूलाधार की त्वचा तथा गुदा की श्लेष्मिक झिल्ली के संगम पर स्थित एक सफेद रेखा।)

Hilton's sac (हिल्टन्स सेक) A pit along the external portion of false vocal cord. (कृत्रिम स्वर-रज्जु के बाह्य भाग के साथ एक विवर।)

Hilum (हाइलम) (*SYN* — hilus) 1. The root of lungs at the level of 4th and 5th dorsal vertebra. 2. Depression or recess at exit or entrance of a duct into a gland or nerves and vessels into an organ. (1. चौथे तथा पाँचवें अभिपृष्ठ कशेरुकाओं के स्तर पर फेफड़ों की मूल। 2. किसी अंग पर उसमें किसी वाहिनी, रक्त वाहिनियों तथा तन्त्रिकाओं के प्रवेश करने या उसमें से उनके निकलने वाले स्थान पर बना एक गड्ढा।)

Hind gut (हाइन्डगट) The caudal portion of endodermal tube giving rise to ileum, colon and rectum. (भ्रूण की वह रचना जिससे पोषण-नली का शेषान्त्र से मलाशय तक का हिस्सा विकसित होता है, पश्चान्त्र।)

Hind water (हाइन्ड वाटर) Amniotic fluid that comes out after the baby's head during the time of Delivery (child birth) (गर्भाशय में भूण की प्रस्तुतिकरण वाले भाग की फीछे वाला उल्वद्रव।).

Hinge joint (हिंज ज्वांइट) A joint permitting only flexion and extension in a single axis. (वह सन्धि जिसमें एक ही अक्ष पर आकुंचन एवं प्रसार होता है।)

Hip (हिप) Upper part of thigh formed by femur, ilium, ischium and pubis. (शरीर के प्रत्येक ओर श्रोणिगत एवं उरु अस्थियों से मिलकर बना जांघ का ऊपरी भाग; कूल्हा; नितम्ब।)

Hip joint (हिप ज्वांइट) The ball and socket articulation between head of femur and acetabulum. (उरु अस्थि के सिर के श्रोणि-अस्थि की उलूखल गुहा में फिट होने से बनी एक उलूखल सन्धि; नितम्ब-सन्धि।)

Hippocampal commissure (हीप्पोकैम्पल कमीश्योर) A thin sheet of fibers passing transversely under posterior portion of corpus callosum. (तन्तुओं की एक पतली परत जो महासंयोजिका के पश्च भाग के नीचे अनुप्रस्थ रुप से गुजरती है।)

Hippocampal formation (हीप्पोकैम्पल फॉर्मेशन) Olfactory structures including hippocampus, dentate gyrus, supracallosal gyrus, diagonal band of Broca and hippocampal commisure. (घ्राण संरचनाएँ जिनमें हिप्पोकैम्पस, दन्तुर कर्णक, तथा हीप्पोकैम्पल संयोजिका होते हैं।

Hippocampus major (हीप्पोकैम्पस मेजर) Elevation of floor of inferior horn of lateral ventricle. (पार्श्वीय निलय के निचले श्रृंगी तल का उभार।)

Hippocampus minor (हीप्पोकैम्पस माइनर) Small elevation on the medial wall of lateral ventricle formed by end of calcarine fissure. (मस्तिष्क के पार्श्वीय निलय के अधोवर्ती श्रृंग की पेंदी का एक उभार जो कैल्केराइन विदर के छोर से बनता है।)

Hippocrates (हिप्पोक्रेट्स) Greek physician who first established the scientific basis of medical practice; hence known as father of medicine. (प्रसिद्ध ग्रीक चिकित्सक व दार्शनिक जिसने अपने जन्म स्थान कौस में वैज्ञानिक आधार की चिकित्सा का स्कूल खोला था। इन्हें फादर ऑफ मेडिसन अक्सर कहा जाता है।)

Hippocractic facies (हिप्पौक्रेटिक फेसीज़) The appearance of face at the time of impending death. (लम्बी बीमारी अथवा हैजे के कारण हुई मृत्यु वाले व्यक्ति की मुखाकृति।)

Hippocratic oath (हिप्पौक्रेटिक ओथ) The oath Hippocrates exacted from his students which reads like "I will follow that system of regimen which, according to my ability and judgment, I consider for the benefit of my patients, and abstain from whatever is deleterious and mischievous. I will give no deadly medicine to anyone if asked nor suggest any such counsel, and in like manner I will not give to a woman a pessary for abortion. With purity and holiness I will pass my life and practise my art, into whatever houses I enter, I will go into them for the benefit of the sick, and I will abstain from every voluntary act of mischief and corruption, and further from seduction of females or males, of free men and slaves. Whatever in connection with my professional practice, or not in connection with it, I see or hear in the life of men, which ought not to be spoken of abroad, I will not divulge, as reckoning that all such should be kept secret.

"While I continue to keep this oath unviolated, may it be granted to me to enjoy life and the practice of this art, respected by all men in all times. But should I trespass and violate this Oath, may the reverse be my lot".

Hippuric acid (हिप्पूरिक एसिड) Endogenous acid formed in the human body from combination of benzoic acid and glycine and excreted by kidneys. (मनुष्य के शरीर में बनने वाला एण्डोजीनस अम्ल जो बैन्जोयिक अम्ल तथा ग्लाइसिन तथा वृक्कों के उत्सर्जन के संयोजन से बनता है।)

Hippus (हिप्पस) Rhythmical and rapid dilatation and contraction of pupil. (पुतली के बढ़े हुए क्रमबद्ध संकुचन एवं विस्फारण अथवा उपतारा या आइरिस के कम्पन्न; तारा कम्पन्न।)

Hirschberg's reflex (हिस्चबर्ग्स रिफ्लैक्स) Adduction of foot when sole at base of great toe is stimulated. (पैर के अँगूठे के नीचे तलुवे पर चुभोने से पंजे का शरीर के मध्यतल की ओर घूम जाना।)

Hirschsprung's disease (ह्रिरस्चस्प्रुन्स डिजीज) A dynamic megacolon due to failure of development of myenteric plexus in the rectosigmoid area of colon. (एक गतिशील महाबृहदान्त्र जो आँत के मलाशय अवग्रहांत्रज क्षेत्र में आंत्रपेशी-अस्तर जाल के विकास की असफलता के कारण होता है।)

Hirsutism (हिर्सूटिज्म) Excessive hair growth in women. (अतिरोमता; स्त्रियों में बालों का अत्याधिक वृद्धि होना।)

Hirudicide (हिरुडीसाइड) Any substance that destroys leeches. (जोकों को नष्ट करने वाला कोई पदार्थ; साधन।)

His bundle (हिज़ बण्डल) Atrioventricular bundle arising in AV node and ending in the ventricles. (एट्रियोवेन्ट्रिकुलर बण्डल; हृदय पेशी तन्तुओं की एक पूलिका जो अलिन्द निलय पर्व से आरम्भ होती है तथा निलयों में समाप्त होती है।

Histamine (हिस्टामीन) A derivative of histidine that is secreted by mast cells and is responsible for triple response. (हिस्टाडीन का प्रत्युत्तेजक जो मास्ट कोशिकाओं द्वारा स्रावित तथा त्रिगुण अनुक्रिया के लिए जिम्मेदार होता है।)

Histamine blocking agents (हिस्टामीन ब्लॉकिंग एजेन्टस) H_1 receptor blocking agents are antiallergic and H_2 receptor blockers reduce gastric acid production. (H_1 ग्राही विरोधी कारक जो प्रत्यूर्जतानाशक होते हैं तथा H_2 ग्राही विरोधी कारक जठरीय अम्ल के उत्पादन को कम करते हैं।)

Histamine headache (हिस्टामीन हैडेक) Headache after taking histamine containing foods. (हिस्टामीन युक्त भोजन लेने के बाद होने वाला सिर दर्द।)

Histidine (हिस्टीडीन) An amino acid obtained by hydrolysis from tissue proteins. (ऊतक प्रोटीनों के जल अपघटन से प्राप्त एक अमीनो एसिड।)

Histiocyte (हिस्टियोसाइट) A phagocytic cell with ameboid activity, present in most connective tissues. (एक भक्षक कोशिका

के साथ अमीबागतिक क्रिया, जो अधिकतर संयोजी ऊतकों में उपस्थित होती है।)

Histiocytosis (हिस्टियोसाइटोसिस) Abnormal presence of histiocytes in the blood. (हिस्टियोसाइट का असामान्य संख्या में रक्त में पाया जाना।)

Histiocystosis-X (हिस्टियोसाइस्टोसिस-एक्स) A granulomatous destructive disease. (कणिकागुल्मीय विनाशकारी रोग।)

Histochemistry (हिस्टोकैमिस्ट्री) Light and electron microscopy and special chemical tests and stains done to study chemistry of cells and tissues. (रसायन विज्ञान जो कोशिकाओं एवं ऊतकों से संम्बन्धित हो। इसमें प्रकाश एवं विद्युदणु सूक्ष्मदर्शन तथा विशेष रासायनिक परीक्षण तथा अभिरंजन किए जाते हैं।)

Histocompatibility (हिस्टोकम्पैटीबिलिटी) The ability of cells to survive without any immunological influence or interference; important in blood transfusion and tissue transplantation. (रक्त आधान तथा प्रतिरोपण में दाता की कोशिकाओं का प्रापक के रक्त द्वारा स्वीकार कर लेने का गुण अर्थात् प्राप्तकर्त्ता के रक्त द्वारा दाता की कोशिकाएँ नष्ट नहीं होतीं, वे जीवित रहती हैं।)

Histocompatibility antigens (हिस्टो–कम्पैटीबिलिटी एन्टिजन्स) A number of antigens expressed by all nucleated cells which are controlled by genes located in major histocompatibility gene complex (mhc) in chromosome 6. (एक से अधिक केन्द्रकों को धारण करने वाली कोशिकाओं द्वारा अभिव्यक्त असंख्य एन्टिजन् जो जीन द्वारा नियंत्रित होते हैं तथा क्रोमोसोम 6 में मुख्यतयः हिस्टोकम्पैटीबिलिटी जीन कमप्लैक्स में स्थित होते हैं।)

Histogenesis (हिस्टोजेनेसिस) Origin and development of tissue. (ऊतकों का उद्‌गम तथा विकसित होना।)

Histoid (हिस्टॉयड) Resembling one of the tissues. (शरीर के किसी एक ऊतक से मिलता हुआ।)

Histology (हिस्टोलॉजी) Study of microscopic structure of cells and tissues. (ऊतक विज्ञान। ऊतकों की सूक्ष्म रचनाओं को माइक्रोस्कोप की सहायता से अध्ययन करना।)

Histone (हिस्टोन) A class of simple proteins present in cell chromatin. (साधारण प्रोटीनों का एक वर्ग जो कोशिका वर्ण में उपस्थित होता है।)

Histonomy (हिस्टोनामी) The law governing development and structure of tissues. (ऊतकों की संरचना एवं विकास का एक नियम।)

Histotoxic (हिस्टोटॉक्सिक) Toxic or poisonous to the tissues. (किसी ऊतक की लिए विषैला।)

Histoplasmosis (हिस्टोप्लाज्मोसिस) A systemic fungal infection with histoplasma capsulatum, manifesting as fever, anemia, splenomegaly, leukopenia and pulmonary infiltrations. (हिस्टोप्लाज्मा कैप्सूलेशन नामक कवक के स्पोर के अभिश्वसन से उत्पन्न संक्रमण जिसमें ज्वर, रक्ताल्पता खांसी और ग्रंथिविकृति हो जाती है।)

Histotomy (हिस्टोटॉमी) Cutting of thin sections of tissue for microscopic study. (हिस्टोटोम द्वारा किसी ऊतक को सूक्ष्मदर्शी जाँच के लिए बहुत ही पतली परत में काटना।)

Histozyme (हिस्टोजाइम) A renal enzyme that converts hippuric acid into benzoic acid and glycine. (एक वृक्क एंजाइम जो हिप्यूरिक अम्ल को बैन्जोयिक अम्ल तथा ग्लाइसिन में परिवर्तित करता है।)

Histrionic (हिस्ट्रियोनिक) Theatrical, dramatic. (अचानक उत्पन्न होने वाला।)

Hives (हाइव्ज) Eruption of itchy wheals due to allergy; local or systemic. (शीत पित्त; एक एलर्जिक रोग जिसमें उभरे हुए, अनेक कुछ गोलाकार कण्डू त्वचा पर एकाएक उत्पन्न हो जाते हैं। कुछ दिनों के पश्चात् एकाएक बिना कोई चिन्ह छोड़े अदृश्य हो जाते है।)

Hoarseness (हौर्सनैस) A rough quality of voice due to simple chronic laryngitis, vocal cord palsy, or infiltration of vocal cords. (आवाज की कर्कशता जो किसी जीर्ण स्वरयंत्रशोथ, स्वर-रज्जु पक्षाघात या स्वर-रज्जु के परिस्राव के कारण होती है।)

Hobnail liver (होबनेल लीवर) Liver with an irregular surface, usually cirrhosis. (सिरोसिस में पाया जाने वाला कठोर एवं असामान्य सतह वाला यकृत।)

Hodgkin's disease (हॉजकिन्स डिजीज) A lymphoproliferative disease with painless lymphadenopathy, hepatosplenomegaly, and often relapsing fever. Reed-Sternberg's giant cells in lymph node biopsy are characteristic. (लसीकाभ ऊतक वृद्धि रोग के साथ पीड़ा रहित लसीकापर्व विकृति, यकृतप्लीहातिवृद्धि तथा बार बार ज्वर होना। इसका अभिलक्षण लसीकापर्व में रीड स्टर्नबर्गस की अत्याधिक वृद्ध कोशिकाएँ होती हैं।)

Hoffman's sign (होफमेनस साइन) Flicking the terminal phalanx of finger causes reflex flexion of other fingers of same hand in pyramidal damage. (अँगुली के अन्तिम हड्डी का कँपकपाना, जिसमें शंक्वाकार क्षति के कारण, उसी हाथ की दूसरी उँगलियों का परिवर्त आकुंचन हो जाता है।)

Holistic medicine (होलिस्टिक मेडीसन) Comprehensive and total care of a patient, taking into account his physical, mental, social, economic and spiritual needs. (रोगी के शारीरिक, मानसिक, सामाजिक, आर्थिक तथा आध्यात्मिक जरुरतों को ध्यान में रखते हुए, उसकी विस्तृत तथा पूर्ण देख-भाल करना।)

Holodiastolic (होलोडायस्टॉलिक) Covering entire diastole, i.e., closure of aortic valve to closure of mitral valve. (सम्पूर्ण डायस्टोल से सम्बन्धित जैसे महाधमनिक-कपाट के समाप्ति से द्विक्पर्दी-कपाट के समाप्ति तक।)

Holoendemic (होलोएण्डेमिक) A disease affecting almost all population in a given area. In malaria epidemiology, spleen index rate of ≥ 5% in children under 10 implies the disease to be holoendemic. (किसी क्षेत्र के सभी व्यक्तियों में फैलने वाला रोग। मलेरिया जानपदिक रोगविज्ञान में, 10 साल से नीचे के बच्चों में यदि प्लीहा अंक दर 5% से ज्यादा होती है तो वह होलोएण्डेमिक रोग का संकेत होता हैं।)

Holography (होलोग्राफी) A method of producing 3 dimensional pictures. The picture obtained is called hologram. (तीन परिमापों या आयामों में किसी वस्तु का फिल्म पर प्रतिबिम्ब प्राप्त करने की विधि। फोटो जो प्राप्त होती है उसे होलोग्राम कहते हैं।)

Holoprosencephaly (होलोप्रोसेन्सिफैली) Deficiency in forebrain with CSF accumulation due to trisomy of 13, 14, 15, or 18 chromosomes. (अग्रमस्तिष्क के एक खण्ड में अभाव जो 13, 14, 15, या 18 अतिरिक्त गुणसूत्र के त्रिविभाजन के कारण होता है।)

Holorachischisis (होलोरेचिसकाइसिस) Complete spina bifida. (सम्पूर्ण सुषुम्ना या मेंरुदण्ड में जन्मजात फटन।)

Holosystolic (होलोसिस्टोलिक) Related to entire period of systole. (सिस्टोल या प्रकुंचन के सम्पूर्ण काल से सम्बन्धित।)

Holter monitor (होल्टर मॉनीटर) An ECG recording system capable of recording ECG for 24 hours, particularly useful for recording arrhythmias, and silent ischemia. (इलैक्ट्रोकार्डियोग्राम (ई.सी.जी) को रिकॉर्ड करने वाला तन्त्र जो ई.सी.जी को 24 घंटो तक रिकार्ड करने में सक्षम होता है। यह अतालता को रिकार्ड करने तथा शांत स्थानिक अरक्तता के लिए बहुत लाभदायक होता है।)

Homan's sign (होमैन्स साइन) Pain in the calf on passive dorsiflexion of great toe, an evidence of deep vein thrombosis. (पाद के निष्क्रिय अभिपृष्ट आंकुचन से पिण्डली की माँसपेशियों में पीड़ा होना। यह चिन्ह आरभमाण या पूर्वस्थापित टाँग की शिरा घनास्त्रता का घोतक होता है।)

Homatropine (हामेट्रोपीन) Anti-muscarinic agent used to dilate pupil. (मस्कारिनिक विरोधी कारक जिसे पुतली को विस्फारित करने के लिए प्रयोग किया जाता है।)

Homeopathy (होमियोपैथी) A system of medicine developed by Hahnemann based on the theory "like cures likely", i.e., large doses of a drug that produces symptoms of disease in healthy people will cure the same symptoms in small doses. (आधारित चिकित्सा पद्धति की कोई औषधि जो बड़ी मात्रा में स्वस्थ मनुष्य में किसी रोग के लक्षण उत्पन्न करती है, वही थोड़ी मात्रा में प्रयोग में लाने पर उन्हीं लक्षणों को शांत करती है।)

Homeostasis (होमियोस्टेसिस) State of equilibrium of internal environment of the body. (शरीर के अंदरुनी परिस्थितियों के सन्तुलन की दशा।)

Homicide (होमीसाइड) Murder. (किसी व्यक्ति की हत्या करना।)

Homoblastic (होमोब्लास्टिक) Developing from a single type of tissue. (एक ही प्रकार के ऊतक से पैदा होने वाला।)

Homocystine (होमोसिस्टीन) A homologue of cystine formed during catabolism of methionine. (सिस्टीन का समधर्मी जो मिथ्योनीन के अपचय के समय बनता है।)

Homocystinuria (होमोसिसटिन्यूरिया) An inherited metabolic disease due to absence of an enzyme essential in the metabolism of homocystine. Clinical features include marfanoid features, mental retardation, subluxation of lens, etc. (एक आनुवंशिक चयापचयी रोग जो होमोसिस्टीन के उपापचय के लिए परमावश्यक एंजाइम के अभाव के कारण होता है। इसके नैदानिक लक्षण मार्फानोयड लक्षणों, बुद्धि-हास, लेंस का अपूर्णसन्धि भ्रंश आदि होते हैं।)

Homogeneous (होमोजीनियस) Uniform in structure, composition or nature. (संरचना, बनावट तथा प्राकृतिक रुप से एक जैसा; संमाग; सजातीय।)

Homogenesis (होमोजेनेसिस) Reproduction by same process in succeeding generations. (प्रत्येक पीढ़ी में एक ही क्रिया द्वारा उत्पत्ति।)

H_1 and H_2 receptor blockers (एच1 एण्ड एच 2 रिसेप्टर ब्लॉकरस) Agents that block H_1 and H_2 receptors e.g., terphenadrine and ranitidine respectively. (कारक जो H_1 तथा H_2 ग्राही का विरोध करते हैं उदाहरण के लिए क्रमानुसार टर्फेनेड्रीन तथा रेनिटीडीन।)

Homologue (होमोलोग) Similar in position, origin and structure. (स्थिति, रचना एवं उद्‌गम में एक समान, समजात, समधर्मी, समारुप।)

Homonymous (होमोनिमस) In ophthalmology pertains to corresponding vertical halves of visual field. (नेत्ररोगविज्ञान में, एक प्रसार की द्विदृष्टिता जिसमें दृष्टि-क्षेत्र लम्बरुप अर्धसमान अर्थात् दाईं आँख से दाईं ओर का प्रतिबिम्ब तथा बाईं आँख से बाईं ओर का प्रतिबिम्ब दिखाई देता है।)

Hookworm (हुकवर्म) An intestinal blood-sucking nematode ancylostoma duodenale and *Necator americanus*. (अंकुश कृमि; मनुष्य की कृमि ग्रहणी तथा मध्यांत्र में रहने वाला परजीवी एन्किलोस्टोमा ड्योडीनेल जो अंकुश कृमि रोग उत्पन्न करता है इसके अंडे मल के साथ बाहर निकलते हैं तथा नम भूमि में इनसे लार्वा निकल आते हैं और नंगे पैर में घुसकर संक्रमण पैदा कर देते हैं।)

Hormone (हॉर्मोन) A chemical substance produced in body subserving specific function *h. adrenocorticotropic* (ACTH) 39 amino acid peptides secreted by adrenal cortex. *h. follicle stimulating* (FSH) secreted by anterior pituitary causing growth and maturation of ovarian follicle. *h. gonadotropin releasing* (GnRH) hypothalamic hormone causing FSH, LH release. *h. growth* secreted by anterior pituitary affecting metabolism and thus control of skeletal and visceral growth. *h. luteinizing* (LH) anterior pituitary hormone causing ovulation and secretion of progesterone. *h. melanocyte stimulating* secreted by anterior pituitary causing skin pigmentation *h. parathyroid* secreted by parathyroid glands promoting release of calcium from bone by stimulation of osteoclasts and increases gut calcium absorption. (शरीर में उत्पन्न होने वाला एक रासायनिक पदार्थ जो एंडोक्राइन, ग्रंथियों तथा नलिका विहिन ग्रंथियों से निकल कर रक्त में मिल शरीर के अन्य अंगों या ऊतकों की क्रिया को विनयमित करता है तथा अन्य हॉर्मोन के स्त्राव को बढ़ाता है।)

Horn (हॉर्न) Cutaneous outgrowth composed chiefly of keratin. *horn anterior* Gray substance in anterior portion of spinal cord *SYN*-ventral horn. *horn dorsal* Posterior projection of gray matter in spinal cord. *horn of Ammon* Hippocampus. (त्वचा की कठोर, श्रृंगी अतिवृद्धि जो मुख्यता केरेटिन से बनी होती है।) *Horn anterior* (हॉर्न एन्टीरियर) (मेरु रज्जु में भूरे पदार्थ का पश्च प्रक्षेपण।) Horn of ammon (हॉर्न ऑफ एमोन) हीप्पौकम्पस।)

Hordeolum (होर्डियोलम) Red, painful inflammation on the margin of the eyelid. It is an infection of the gland of eyelid. (आँख की पलको की किनारे ललिमा वाला संक्रमण।)

Horner's syndrome (हॉरनर्स सिण्ड्रोम) Myosis, ptosis, enophthalmos and loss of sweating over affected side of face due to paralysis of cervical sympathetic trunk. (मेरु रज्जु के अग्र भाग में भूरे पदार्थ।) *Horn dorsal* (हॉर्न डोर्सल) ग्रीवा संवेदी प्रकाण्ड के पक्षाघात के कारण अक्षिपेशीसंकोच, पलकों का पक्षाघात, अन्तर्गताक्षि तथा चेहरे के प्रभावित ओर पर पसीना नहीं आता।)

Horse power (हॉर्स पावर) A unit of power equals to 33.000 foot pounds per minute or 745.7 watts. (शक्ति की एक इकाई जो 745.7 वाट के बराबर या 550 फूट पौण्ड प्रति सेकण्ड होती है।)

Horse-shoe shaped kidney (हॉर्स-शू शेप्ड किडनी) A congenital renal abnormality in which both the kidneys are united at their lower poles. (एक जन्मजात वृक्क विकृति जिसमें दोनो वृक्क अपने निचले छोर पर मिल जाते हैं।)

Hospice (हॉसपिस) Palliative and supportive care services for terminally ill. (ऐसी संस्था जिसमें व्यवसायिक व्यक्तियों एवं स्वयंसेवकों द्वारा मरणासन्न व्यक्तियों एवं उनके परिवारों को शारीरिक, मनोवैज्ञानिक, सामाजिक तथा आध्यात्मिक सेवा दी जाती है।)

Hospital (हॉस्पिटल) Institution for treatment of sick and injured. (अस्पताल, एक संस्था जहाँ रोगों का इलाज किया जाता है।)

Hospitalization (हॉस्पिटलाइजेशन) Admission of a patient into hospital. (इलाज करने के लिए रोगी व्यक्ति को अस्पताल में रखना।)

Host (होस्ट) 1. The organism which nourishes the parasite. 2. The individual receiving the graft in transplantation program. *Host definitive* The final host in which parasite has sexual maturity and sexual union for reproduction. *Host intermediate* Host in which parasite undergoes sexual development. (1. वह जीवधारी जिससे कोई परजीवी अपना पोषण ग्रहण करता है, पोषढ़। 2. ऊतक प्रतिरोपण में निरोप प्राप्त करने वाला व्यक्ति।)

Hostility (होस्टीलिटी) Manifestations of anger, animosity or antagonism directed towards oneself or others. It may be a symptom of depression. (अपने प्रति या दूसरों के प्रति गुस्सा, शत्रुता या विद्वता का प्रकटीकरण। यह अवसाद का लक्षण होता है।)

Hotline (हौटलाइन) A continuously functioning telephone connection. (लगातार कार्य करने वाला टेलीफोन कनेक्शन।)

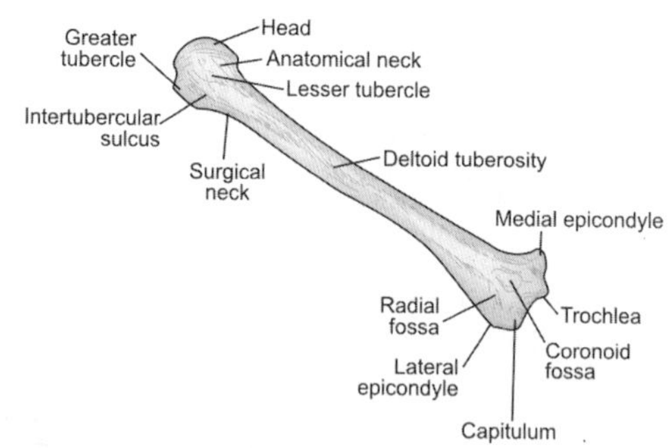

Anterior view of the right humerus

Hot Flashes (हौट फ्लेशेज) Sudden feeling of warmth or hot generally on the upper body. See more in face, neck or chest. Common in women having perimenopause. (त्वचा का गर्म या लाल होना जो की मेनोपार्ज की लक्षण है।)

Hot water bag (हौट वॉटर बैग) A rubber or plastic bag for application of dry heat or keeping moist applications warm. (रबड़ या प्लास्टिक की थैली जिसे सूखा ताप देने के लिए या नम्र सतह को गर्म रखने के लिए प्रयोग किया जाता हैं।

Hour glass contraction (हॉवरग्लास कॉन्ट्रैक्शन) Excessive contraction of an organ at its center resembling hourglass e.g., in malignancy of stomach or gastric ulcer. (किसी अंग के मध्य में अत्यधिक एवं अनियमित वर्तुल संकीर्णन अर्थात् सिकुड़ जाना जैसे अमाशय की दुर्दमता या उदर व्रण।)

House maid's knee (हाऊस मेड्स नी) Patellar bursitis in house maid due to prolonged kneeling. (घुटने टेक कर प्रार्थना करने पर आघात पहुँचने से पोटला हड्डी के सामने उत्पन्न सूजन से युक्त घुटना।)

House physician (हाऊस फिजीशियन) An intern or resident responsible for patient care under direction of a senior staff. (ऐसा कार्याचिकित्सक जो किसी अस्पताल के वरिष्ठ कार्याचिकित्सक के निदेशन में रोगियों की चिकित्सा एवं उनकी देख भाल करता है।

Houston's valves (हाउस्टन्स वाल्वस) Crescent shaped folds of mucous membrane in the rectum. (मलाशय में श्लेष्मकला के अर्धचन्द्र आकार के पुटक।)

Howell-Jolly bodies (हॉवैल-जाली बाडीज) Spherical granules in the erythrocytes seen in asplenia, thalassemia, leukemia, etc. (लाल रक्त कोशिकाओं में दिखाई देने वाले गोलाकार कण जो थैलासीमिया तथा ल्यूकीमिया में पाये जाते हैं।)

Howship's lacunae (हॉशिप लैक्यूनी) Grooves or pits occupied by osteoclasts during bone resorption. (किसी अस्थि में उस स्थान पर पाये जाने वाले छोटे-छोटे गड्ढे, गर्त या नलियाँ जहाँ पर अस्थि अवशेषी-कोशिकाओं द्वारा अस्थि पुनः अवशोषित हो गयी होती हैं।)

Hubbard tank (हबार्ड टैन्क) Tank of suitable size and shape for active and passive underwater exercises. (उचित माप तथा आकार की टंकी जिसे सक्रिय एवं निष्क्रिय अंतर्जलीय व्यायाम के लिए प्रयोग किया जाता है।)

Huguier's canal (हयूगुइयरस कैनाल) Canal in the base of skull through which chorda tympani nerve exits from brain (नलिका जो खोपड़ी के आधार में स्थित होती है जिससे कर्णपटहतंत्रिका मस्तिष्क से निकलती है।

Huhner's test (हूइनर टैस्ट) Aspiration of vagina within an hour of coitus to test for sperm motility in investigation of infertility. (पुरुषों में बन्ध्यता एक परीक्षण जिसमें किसी भी गर्भनिरोधक उपकरण का प्रयोग न होते हुए शुक्राणुओं की स्वतः गतिशीलता की जांच करने हेतु सम्भोग के एक घण्टे के भीतर योनि से चूषण किया जाता है।)

Hum (हम) Soft continuous sound. (एक मृदु निरन्तर होने वाली ध्वनि।)

Human immunodeficiency virus (HIV) (ह्यूमन इम्यूनोडैफीशियन्सी वाइरस-एच आई वी) (See AIDS). (यह ऐड्स के वायरस के लिए प्रयुक्त किया जाता है।)

Human insulin (ह्यूमन इन्सुलिन) Insulin prepared by recombinant DNA technology using *E. coli.* (जो डी.एन.ए (डीऑक्सीराइबो-न्यूक्लिक एसिड) के साथ बृहदांत्र-दण्डाणु के संयोग से बनती है।)

Human placental lactogen (ह्यमून प्लेसेन्टल लैक्टोजन) Placental secretion that helps to prepare the breast for milk secretion. (अपरा स्राव जो दूध स्राव के लिए स्तनों को तैयार करने में सहायता करता है।)

Humerus (ह्यूमरस) Bone of upper arm that articulates with scapula above and radius, ulna below (*see* Figure). (ऊपरी बाँह की अस्थि जो ऊपरी स्कैपुला अस्थि तथा नीचे रेडियस तथा अल्ना से जुड़ती है।)

Humidity (ह्यमिडीटी) Moisture in the atmosphere. (वायुमण्डल या जलवायु में उपस्थित आर्द्रता या नमी की मात्रा।)

Humor (ह्यूमर) Any fluid or semifluid substance in the body. *h. aqueous* The secretion of ciliary body occupying anterior and posterior chambers of eye. It is absorbed to venous system through canal of Schlemm. *h. vitreous* The transparent jelly Like substance occupying the space between lens and retina. (शरीर में स्थित कोई भी तरल अथवा अर्द्ध तरल पदार्थ जैसे एक्वीयस ह्यमूयर जो आँख के अग्र एवं पश्च कोष्ठों में स्थित एक साफ, पानी जैसा तरल होता है एवं विट्रियस ह्यूमर जो लैन्स तथा रेटिना के बीच के स्थान में स्थित एक अर्द्ध तरल एवं पारदर्शक पदार्थ होता है; देहद्रव।)

Humpback (हम्पबैक) Curvature of spine or kyphosis. (कुब्जता; मेरुदण्ड का आगे की ओर झुक जाना।)

Hunchback (हन्चबैक) Kyphosis with prominent rounded deformity of back. (कुब्जता से ग्रस्त व्यक्ति जिसकी कमर गोल हो जाती है।)

Hunger (हन्गर) A desire to eat with dull pain in epigastrium. Appetite in contrast is pleasant sensation of seeking food to eat to enjoy it. (भोजन को खाने की तीव्र इच्छा; भूख; बुभुक्षा। इस संदर्भ में क्षुधा (एपीटाइट), खाने एवं उसका स्वाद लेने के लिए भोजन ग्रहण करने का आनंददायक संवदेन होता है।)

Hunter's canal (हन्टर्स कैनाल) Adductor canal. (अभिवर्तक नलिका।)

Hunter's disease (हन्टर्स डिजीज) Mucopoly-saccharidosis II. (म्यूकोपोली-सैकराइडोसिस–II।)

Hunterian chancre (हन्टेरियन शैंकर) Indurated syphilitic chancre. (कठोर उपदंशग्रस्त घाव।)

Huntington chorea (हनटिन्गटन्स कोरिया) Inherited disease of CNS manifesting with chorea, progressive dementia. (केन्द्रीय तन्त्रिका तन्त्र का वंशागत रोग जिसमें लास्य, प्रगामी उन्माद आदि होता है।)

Hurler's syndrome (हर्लरल सिण्ड्रोम) A form of mucopolysaccharidosis with skeletal abnormality, cloudy cornea, and often mental deficiency. (एक प्रकार का म्यूकोपोली सैक्रीडोसिस जिसमें कंकालीय अनियमितता, धूमिल नेत्रपटल तथा कभी-कभी बुद्धि की कमी हो जाती है।)

Hürthle cells (हर्टल सैल्स) Eosinophilic staining cells of thyroid gland. (अवटुग्रन्थि की कोशिकाएँ जो इयोसिनोफिलिक को अभिरंजित करती हैं।)

Hutchinson Sir (हचिन्सन सर) British surgeon. (ब्रिटीश सर्जन।)

H's pupil (हचिनसन्स प्यूपिल) Widely dilated pupil in CNS disease. (केन्द्रीय तन्त्रिका-तन्त्र की सिफिलिस में अधिक विस्फारित पुतली।)

H's teeth (हचिनसन्स टीथ) A feature of congenital syphilis in which the lateral incisors are peg shaped and the central incisors are notched. (जन्मजात् सिफिलिस रोग से काटने वाले किनारों पर बने खाँचों से युक्त स्थायी केन्द्रीय ऊर्ध्व कृन्तक दाँत।)

H's triad (हचिनसन्स ट्रायड) In congenital syphilis this diagnostic triad consists of deafness, interstitial keratitis and Hutchinson's teeth. (जन्मजात उपदंश में, इस नैदानिक त्रिक में बधिरता, अन्तरालीय स्वच्छपटलशोथ हचिनसन्स टीथ हो जाता है।)

Hyaline (हायलीन) It refers to any alteration within cell or in the extracellular space, which gives a homogeneous, glassy, pink appearance in histologic sections stained with hematoxylin and eosin. (कोशिका या कोशिका के बाह्य क्षेत्र में परिवर्तन जो हीमैटोक्सीलिन तथा इओसिन से अभिरंजित ऊतकजनक क्षेत्रों में समांग, कांचाभ तथा गुलाबी रुप लाता है।)

Hyaline (हायलीन) Bluish-white glassy translucent cartilage, e.g. semilunar cartilage of knee, thyroid cartilage. (नीला-सफेद काँच के समान एवं अर्द्ध पारदर्शक उपस्थि उदाहरण के लिए घुटने की अर्धचन्द्राकार उपास्थि, अवटु-उपास्थि।)

Hyaline cartilage (हायलोन कार्टिलेज) Smooth, pearly true cartilage covering articular surface of bone. (हड्डियों के जोड़ बनाने वाली सतहों को ढकने वाली काँच के समान, चिकनी एवं अर्द्धपारदर्शक एक उपस्थि जो वास्तविक उपास्थि होती है; काचाभ उपास्थि।)

Hyaline casts (हायलीन कास्ट्स) Pale, transparent casts with homogeneous rounded ends seen in urine in nephropathy. (वृक्काविकृति में मूत्र में मिलने वाला पीला, काँच जैसे पारदर्शक निर्मोक जिसके समांग गोलाकार छोर होते हैं।)

Hyaline membrane disease (हायलीन मेम्ब्रेन डिजीज) A respiratory disease of newborn with poor gas transfer. (नवजात शिशु का एक श्वास सम्बन्धित रोग जिसमें गैस स्थानान्तरण बहुत कम होता है।)

Hyalinization (हायलाइनाइजेशन) The development of an albuminoid mass in a cell or tissue. (किसी ऊतक या कोशिका में अन्नसाराभ पिण्ड का विकसित होना।)

Hyalinosis (हायलाइनोसिस) Waxy or hyaline degeneration. (हायलाइन का ह्रास।)

Hyalitis (हायलाइटिस) Inflammation of vitreous humor; can be asteroid, punctate and suppurative. (नेत्र-कचाभ द्रव या विटियस ह्यूमर की सूजन जो ताराकाभ, बिन्दुकित, तथा पूतिवर्धक हो सकती है।)

Hyalogen (हायलोजन) A protein substance in vitreous humor and cartilage. (कार्टिलेज एवं विट्रियस ह्यमूर में पाया जाने वाला एक प्रोटीन पदार्थ।)

Hyaloid artery (हायलॉयड आर्टरी) A fetal artery supplying nutrition to the lens. It disappears after birth. (एक भ्रूणीय धमनी जो लेंस के पोषण की आपूर्ति करती है। यह जन्म के पश्चात् लुप्त हो जाती है।)

Hyaloid canal (हायलॉयड कैनाल) Lymph channel in vitreous extending from optic disk to posterior capsule of lens; contains hyaloid artery in fetus. (काचाभ में लसीका चैनल जो नैत्रिक चक्र से लेंस के पश्च सम्पुट तक विस्तृत होता है भ्रूण में, इसमें हायलॉयड धमनी होती है।)

Hyaloid membrane (हायलॉयड मेम्ब्रेन) Membrane that envelops the vitreous humor. (एक झिल्ली जो विट्रियस ह्यूमर को ढकती है।)

Hyaluronic acid (हायल्यूरोनिक एसिड) An acid mucopolysaccharide forming the ground substance of connective tissue; functioning as a binding and protective agent. (एक अम्ल म्यूकोपोलीसैकराइड जो संयोजी ऊतक का आधार पदार्थ बनता है। यह बंधनकारी तथा रक्षात्मक कारक के रुप में कार्य करता है।)

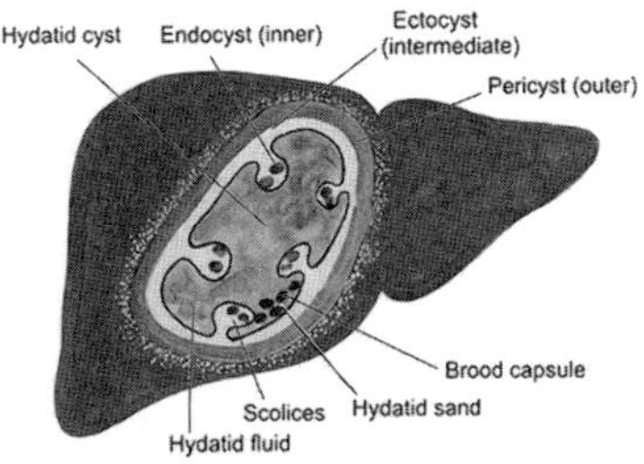

Hydatid disease

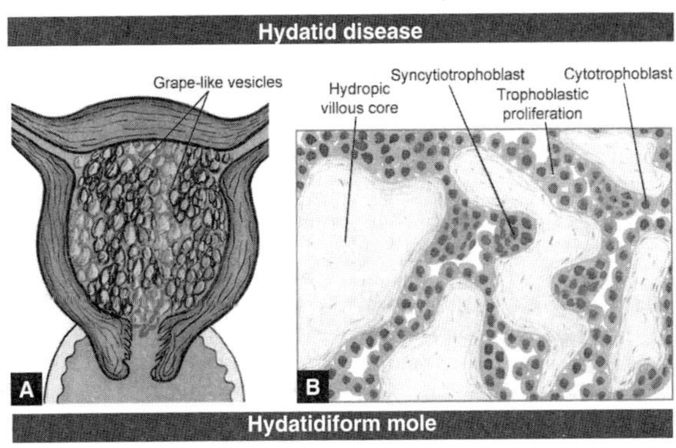

Hydatidiform mole

Hyaluronidase (हायल्यूरोनिडेज) An enzyme that depolymerizes hyaluronic acid, thereby increases permeability of connective tissues. (एक एंजाइम जो हायल्यूरोनिक एसिड का निर्बहुलकीकरण करता है जिससे संयोजी ऊतकों की अन्तर्गम्यता बढ़ती है।)

Hybrid (हाइब्रिड) The offspring of parent that are of different species. (विभिन्न जाति के माता और पिता की सन्तान; संकर।)

Hybridization (हाइब्रीडाइजेंशन) Production of hybrids by cross-matching. (संकरों का पैदा होना।)

Hybridoma (हाइब्रीडोमा) It is the cell produced by fusion of an antibody producing cell and a multiple myeloma cell. The hybrid cell thus formed can be a source of continuous monoclonal antibodies. (किसी एण्टिजन-उत्पादक कोश्किा एवं किसी बहु दुर्दम-मज्जार्बुद कोशिका के संयोजन से उत्पन्न होने वाली कोशिका।)

Hydantoin (हाइडेनटोयिन) A colorless base, glycolyl urea. (रंगहीन आधार, ग्लाइकोनिट यूरिया।)

Hydatid (हाइडेटिड) A cyst formed in internal organs, commonly lungs or liver by developing larva of *E. granulosus*. (अंदनी अंगों अधिकतर फेफड़ों या यकृत में बनने वाली पुटी जो ग्रेनुलोसस के विकसित लार्वा के द्वारा बनती है।)

Hydatid disease (डाइडेटिज डिजीज) The disease produced by the cysts of larval stage of echinococcus (*see* Figure below). (इकिनोकोकस के लार्वा चरण की पुटियों द्वारा होने वाला रोग।)

Hydatidiform mole (हाइडोटिडीफॉर्म मोल) Degenerative process of chorionic villi with formation of multiple cysts within uterus (*see* Figures below). (जरायु-अकुंरों को ह्रास क्रिया के साथ गर्भाशय में बहुत पुटियों का बनना।)

Hydatid of Morgagni (हाइडेटिड ऑफ मोगैर्गनी) Cyst like remnant of Mullerian duct that is attached to fallopian tube. (मुलेरियन वाहिनी के बचे टुकड़े जैसी पुंटी जो डिम्बवाही नलिका से जुड़ी होती है।)

Hydradenitis (हाइड्रेडीनाइटिस) Inflammation of sweat glands. (किसी स्वेद ग्रन्थि की सूजन।)

Hydradenoma (हाइड्रेडीनोमा) Tumor of sweat gland. (किसी स्वेद ग्रन्थि का ट्यूमर।)

Hydragogue (हाइड्रेगॉग) Drug promoting watery evacuation of bowel-like sodium sulphate or magnesium sulphate. (एक विरेचक जो पतले पानी जैसे दस्त लाकर आँतों को खाली करता है।)

Hydralazine (हाइड्रेलेजीन) Antihypertensive acting through vasomotor center in CNS. (उच्चरक्त दाबरोधक जो केन्द्रीय तन्त्रिका तन्त्र में वहिकाप्रेरक केन्द्र द्वारा कार्य करता है।)

Hydramnios (हाइड्रेम्नियोज) An excess of liquor amnii around the developing fetus. (उल्व गुहा में बढ़ते हुए भ्रूण के चारों ओर उल्व तरल का अधिक हो जाना।)

Hydranencephaly (हाइड्रेनेन्सिफैली) Hydrocephalus due to congenital absence of cerebral hemispheres. (अन्तरिक जलशीर्ष जो प्रमस्तिष्कीय गोलार्धों के जन्मजात अभाव के कारण होता है।)

Hydrarthrosis (हाइड्रर्थ्रोसिस) Serous effusion into a joint cavity. (किसी सन्धि गुहा में रिसे हुए पानी जैसे तरल का एकत्रित होना।)

Hydraulics (हाइड्रौलिक्स) The science of fluids. (तरलों का विज्ञान।)

Hydriatrics (हाइड्रियाट्रिक्स) Application of water for treatment *SYN* – hydrotherapy. (जल द्वारा रोगों का इलाज करने से सम्बन्धित।)

Hydrocarbon (हाइड्रोकार्बन) Compound made of only hydrogen and carbon. (सिर्फ हाइड्रोजन तथा कार्बन से बना एक यौगिक।)

Hydrocele (हाइड्रोसील) Fluid accumulation in tunica vaginalis testes or in any sac like cavity (*see* Figure). *h. cervical* Hydrocele of neck resulting from accumulation of fluid in persistent cervical duct or cleft. *h. congenital* Hydrocele present since birth resulting in failure of tunica vaginalis to close. *h. encysted* Hydrocele in the processus vaginalis with closure of its abdominal and scrotal ends. (जल वृषण; वृषणों की अण्डधर कंचुक में सीरमी तरल एकत्रित होने के कारण उत्सेध।)

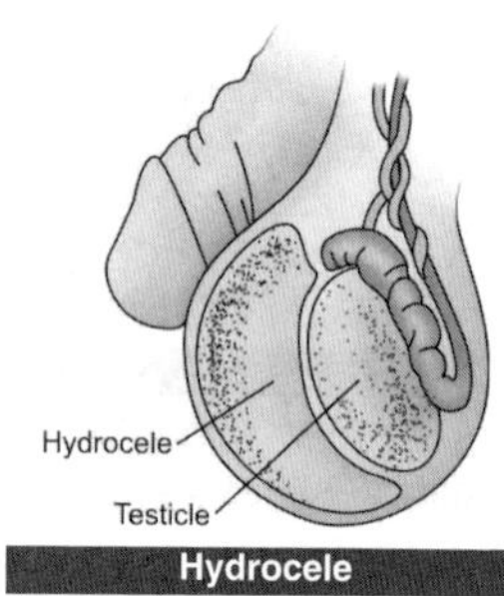

Hydrocele

Hydrocephalus (हाइड्रोसिफैलस) Increased content of CSF within the ventricles resulting from decreased absorption of CSF, its increased production or blockage to its circulation resulting from developmental anomalies, infection, injury or tumor. *h. communicating* Hydrocephalus in which normal communication between 4th ventricle and subarachnoid space is maintained. *h. normal pressure* Hydro-cephalus with normal CSF pressure and without demonstrable block, to CSF circulation. (जलशीर्ष; प्रमस्तिष्क-मेरु तरल की मात्रा बढ़ जाना। यह तरल के परिसंचरण में बाधा उपस्थित होने के कारण होता है। विकसित असंगति, संक्रमण, अभिघात, अर्बुद के कारण प्रमस्तिष्क मेंरु तरल में परिसंचरण में बाधा या अत्यधिक उत्पादन उत्पन्न होता है।) *H.communicating* (कम्युनिकेटिंग हाइड्रोसिफैलस) (ऐसा

जलशीर्ष जिसमें चौथे प्रमस्तिष्क-निलय एवं अवजालतानिका-अवकाश के बीच सामान्य सम्बन्ध स्थापित रहता है। *H. normal pressure* (नॉमर्ल प्रेशर हाइड्रासिफैलस) जलशीर्ष जिसमें प्रमस्तिष्क मेरु द्रव का दबाव सामान्य रहता है।)

Hydrochloric acid (हाइड्रोक्लोरिक एसिड) Produced by oxyntic cells of gastric glands, serves to convert pepsinogen into pepsin, dissolves and disintegrates nucleoproteins, precipitates caseinogen, hydrolyzes sucrose, inhibits bacterial multiplication, etc. (यह पाचक ग्रन्थियों अम्लस्रावी कोशिकाओं द्वारा उत्पादित होता है। यह पेप्सिनोजन को पेप्सिन में परिवर्तत करने में उपयोगी, न्यूक्लियोप्रोटीन को घोलने तथा विघटन, केसिनोजेन के अवक्षेपण आदि के रुप में कार्य करता है।)

Hydrochlorothiazide (हाइड्रोक्लोरोथिया–जाइड) Diuretic. (मूत्रल।)

Hydrocodone (हाइड्रोकॉडोन) Opioid alkaloid, analgesic and hypnotic. (ओपियोइड एल्कालॉयड, वेदनाहर तथा निद्राकर।)

Hydrocolpos (हाइड्रोकोल्पोस) Retention cyst of vagina. (योनि में जलीय तरल का एकत्रित हो जाना।)

Hydrocortisone (हाइड्रोकार्टिसोन) Corticosteroid hormone produced by adrenal gland. (अधिवृक्क ग्रन्थि द्वारा उत्पादित कॉर्टिकोस्टैरॉयड हार्मोन।)

Hydroflumethazide (हाइड्रोफ्लूमैथेजाइड) A diuretic. (मूत्रल।)

Hydrogen (हाइड्रोजन) A colorless, odorless and tasteless gas with atomic weight of 1. Three isotopes of hydrogen, e.g. protium, deuterium and tritium have (appx) atomic weights of 1,2, 3 respectively. (एक रंगहीन, गंध रहित एवं स्वादहीन गैस जिसका परमाणु क्रमांक 1 होता है। हाइड्रोजन के तीन आइसोटोपस जैसे प्रोटियम, ड्यूटिरीयम, ट्राइटीयम जिनका परमाणु भार 1, 2, 3 होता है।)

Hydrogenase (हाइड्रोजिनेज) An enzyme that catalyzes reduction by molecular hydrogen. (एक एंजाइम जो आण्विक हाइड्रोजन द्वारा उत्प्रेरित करके पुनःस्थापन करता है।)

Hydrogenation (हाइड्रोजिनेशन) Addition of hydrogen to convert unsaturated fat to solid fat. (हाइड्रोजन मिलाकर असंतृप्त वसा को एक ठोस संतृप्त वसा में बदलने की क्रिया।)

Hydrogen donor (हाइड्रोजन डोनर) In oxidation- reduction reactions a substance that gives up hydrogen to another substance. (ऑक्सीकरण रिडक्शन प्रतिक्रियाओं में, एक पदार्थ जो दूसरे पदार्थ को हाइड्रोजन देता है।)

Hydrogen ion (हाइड्रोजन आयन) The positively charged hydrogen particle (हाइड्रोजन कण जो धनात्मक रुप से चार्ज होते हैं।)

Hydrogen ion concentration (हाइड्रोजन आयन कन्सन्ट्रेशन) The pH value is the negative logarithm of H. ion concentration of a solution, expressed in gram ions (moles) per liter. A solution with pH of 1 is ten times more acidice than one with pH of 2 and 100 times more acid than one with pH of 3. A pH above 7 means alkalinity. The blood pH is around 7.35. (हाइड्रोजन आयन सान्द्रण।)

Hydrogen peroxide (H_2O_2) (हाइड्रोजन पैरोक्साइड) H_2O_2 colorless greasy liquid with irritating odor and acrid taste, decomposes easily liberating oxygen in presence of light. 3% solution is a mild antiseptic, germicide and cleansing agent. Used commercially as a bleaching agent. (H_2O_2 एक रंगहीन, चिकना तरल जिसमें क्षोभक गन्ध तथा तीक्ष्ण स्वाद होता है। यह आसानी से नष्ट होकर, प्रकाश की उपस्थिति में ऑक्सीजन मुक्त करता है। इसका 3 प्रतिशत घोल हल्का प्रतिरोधी, जीवाणुनाशक, तथा घाव साफ करने के लिए पदार्थ के रुप में होता है। इसे व्यावसायिक रुप से विरंचक कारक की तरह प्रयोग किया जाता है।)

Hydrogen sulfide (हाइड्रोजन सल्फाइड) H_2S. A poisonous gas with pungent odor of rotten egg. (एक विषैली गैस जिसकी सडे हुए अण्डों वाली तीक्ष्ण गन्ध होती है।)

Hydrolase (हाइड्रोलेस) An enzyme causing hydrolysis. (जल अपघटन करने वाला एक एन्जाइम।)

Hydrolysis (हाइड्रोलाइसिस) Combination of water with salt to produce acid and base or a chemical decomposition in which a substance is split into simpler compounds by addition or the taking up of the elements of water. (रासायनिक विघटन जिसमें जल को साधारण पदार्थों जैसे लवण को मिलाकर परिवर्तित करना जिससे अम्लव क्षार उत्पादित होते हैं; जल-अपघटन।)

Hydrometer (हाइड्रोमीटर) An instrument that measures density of liquid. (तरलों का विशिष्ट धनत्व मालुम करने वाला यंत्र।)

Hydromorphone (हाइड्रोमॉर्फोन) An analgesic, opium derivative. (पीड़ाहर, अफीम प्रत्युत्तेजक।)

Hydromyelia (हाइड्रोमेलिया) Distention of central canal of spinal cord with fluid. (सुषुम्ना रज्जु की केन्द्रीय नली का चौड़ा होना एवं इसमें बढ़ी हुई मात्रा में तरल का संचित हो जाना; जलमेरु रुज्जु।)

Hydromyelocele (हाइड्रोमेलोसील) Protrusion of spinal CSF sac through spina bifida. (एक थैली का जिसमें प्रमस्तिष्क मेरु-द्रव होता है, अयुक्त मेरुदण्ड से बाहर निकल आना।)

Hydromyoma (हाइड्रोमायोमा) Cystic uterine fibroid. (गर्भाशय का द्रव युक्त पुटीय तान्तव।)

Hydronephrosis (हाइड्रोनेफ्रोसिस) Collection of fluid in renal pelvicalyceal system usually due to obstruction to urine flow, ultimately causing atrophy of renal parenchyma (*see* Figure). (मूत्र के उत्सर्जन में अवरोध उत्पन्न होने के कारण, मूत्र वृक्क में एकत्रित हो जाता है जिससे वृक्क की श्रेणी फूल जाती है; जलवृक्कता।)

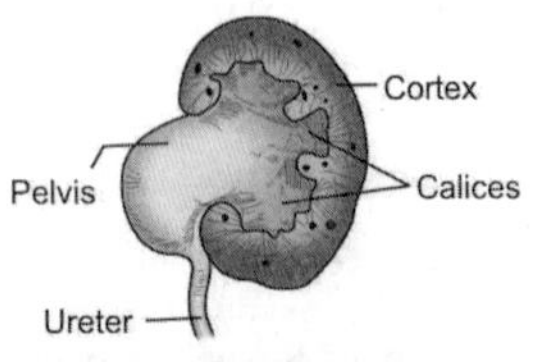

Hydronephrosis

Hydropericarditis (हाइड्रोपैरीकार्डाइटिस) Inflammatory condition of the pericardium along with the accumulation of serous fluid inside the pericardial sac. (जलपरिहृद्शोथ; हृदयावरण शोथ स्थिति के साथ हृदयावरण कोश में सीवस तरल का एकत्रित होना।)

Hydroperitoneum (हाइड्रोपैरीटोनियम) Also known as ascites in which there is accumulation of serous fluid inside the peritoneal cavity. (इसे एसाइटिस (जलोदर) भी कहा जाता है जिसमें पर्युदया गुहा में सीरमी तरल एकत्रित होता है।)

Hydrophobia (हाइड्रोफोबिया) Morbid fear for water, synonym for rabies in which attempt to drink water causes spasm of pharynx due to CNS irritation. (जलातंक (जल का रोगोत्पादक भय); रेबीज का दूसरा नाम जिसमें पानी पीने का प्रयास करने पर ग्रसनी में ऐंठन हो जाती है जो केन्द्रीय तन्त्रिका तन्त्र के क्षोभण के कारण होता है।)

Hydrophilic ointment (हाइड्रोफीलिक ऑयन्टमैन्ट) Topical ointment that absorbs water and hence is emollient. (स्थानिक मरहम जो पानी को अवशोषित करता है इसलिए यह मृदुकारी होता है।)

Hydropneumatosis (हाइड्रोन्यूमेटोसिस) Liquid and gas in tissues producing combined edema and emphysema. (ऊतकों में द्रव एवं गैस का मिलना जिससे शोफ एवं वास्फीति दोनो होते हैं।)

Hydropneumopericardium (हाइड्रोन्यूमो–पैरीकार्डियम) Fluid and gas in pericardial cavity. (ह्रदयावरणी गुहा में तरल एवं गैस होना।)

Hydropneumothorax (हाइड्रोन्यूमोथौरेक्स) Gas and fluid in pleural sac. (फुफ्फुसावरणी गुहा में तरल एवं गैस का उपस्थित होना।)

Hydrops (हाइड्रोप्स) Edema. *h. endolymphaticus* Edema of labyrinth. (शोफ; अपसामान्य रुप से ऊतकों में तरल का अंत संचरण।) *H.endolymphaticus* (एण्डोलिम्फेटिकस) (अन्तरकर्ण का शोफ।)

Hydropyonephrosis (हाइड्रोपायोनेफ्रोसिस) Dilatation of renal pelvis with pus and urine. (पस एवं मूत्र से युक्त वृक्कीय श्रोणि का विस्फारण।)

Hydroquinne (हाइड्रोक्वीनॉन) A depigmenting agent. (वर्णकों को नष्ट करने वाला कारक।)

Hydrorrhea (हाइड्रोरिह्य) Production of profuse watery discharge from any part or organ of the body, e.g. Hydrorrhea gravidarum refers to discharge of watery fluid from the vagina during the third trimester of pregnancy. (शरीर के किसी अंग या भाग से जलस्राव होना उदाहरण के लिए हाइड्रोरिहया ग्रेविडेरम अर्थात् गर्भावस्था के तीसरे त्रिमास के दौरान योनि से जलीय तरल का विसर्जन होना।)

Hydrostatic densitometry (हाइड्रोस्टेटिक डेन्सिटोमीटरी) An underwater weighing technique for determination of body components, usually percentage of fat. (पानी के अन्दर वजन मापने की विधि जिससे शरीर के घटकों को ज्ञात किया जाता है, अधिकतर वसा की प्रतिशत दर।)

Hydrostatic test (हाइड्रोस्टेटिक टेस्ट) A test to know if the dead infant has breathed prior to death. If the infants lungs float in water, breathing had been established prior to death. (परीक्षण जिससे यह ज्ञात होता है कि मृत शिशु ने मृत्यु से पहले सांस ली थी या नहीं, यदि शिशु के फेफड़े पानी में तैरते हैं तो इससे पता चल जाता है कि शिशु की मृत्यु से पहले, श्वसन क्रिया स्थापित हो गयी थी।)

Hydrotherapy (हाइड्रोथिरैपी) Scientific application of water in treatment of diseases for following therapeutic objectives. Brief hot tub and shower baths relieve fatigue, cold bath to constrict blood vessels, to reduce tissue edema after injury. Hot bath dilates blood vessels, encourages perspiration. (जल चिकित्सा; विज्ञान जिसमे जल द्वारा रोगों की चिकित्सा की जाती है। गर्म टब तथा फुहारा स्नान द्वारा गहरी थकान में आराम लाया जाता है। ठंडे स्नान से रक्त वाहिनयों को संकुचित किया जाता है, क्षति के पश्चात् ऊतक शोफ को कम करता है गर्म पाने से स्नान करने से रक्त वाहिनियाँ विस्फारित होती हैं तथा यह पसीने को बढ़ाता है।)

Hydrothorax (हाइड्रोथोरैक्स) Accumulation of noninflammatory fluid within thorax. (जलवक्ष; थोरैक्स (वक्ष) में सीरमी तरल का संचित होना।)

Hydroureter (हाइड्रोयूरेटर) Distension of ureter due to obstruction. (जलगवीनी; अवरोध उत्पन्न हो जाने के कारण मूत्र या जलीय तरल से गवीनी या मूत्र नली का फूल जाना।)

Hydroxocobalamin (हाइड्रोक्सोकोबैलेमीन) A chemical with activity similar to B12. (एक रसायन तथा क्रिया जो B12 के समान होती है।)

Hydroxyapatite (हाइड्रोक्सीएपैटाइट) Calcium phosphate in combination with calcium carbonate present in the bones; when it combines with fluorine, it becomes decay resistant fluoroapatite. (अस्थियों में उपस्थित कैल्सियम, फॉस्फेट तथा कैल्सिम कार्बोनेट का संयोजन। जब यह फ्लोरीन के साथ संयोजित होता है, वह क्षत प्रतिरोधी फ्लूयोरोएपेटाइट बन जाता है।)

Hydroxybenzene (हाइड्रोक्सीबैन्जीन) Phenol. (फीनौल; कार्बोलिक एसिड।)

Hydroxybutyric acid (हाइड्रोक्सीब्यूटायरिक एसिड) A component of ketone body produced by abnormal metabolism of fat in diabetic ketosis. (कीटोन पिण्ड का

घटक जो मधुमेहज कीटोनमयता में वसा के असामान्य उपापचय द्वारा उत्पादित होता है।)

Hydroxychloroquin (हाइड्रोक्सीक्लोरोक्वीन) Antimalarial agent. (एक मलेरियारोधी कारक।)

Hydroxyproline (हाइड्रोक्सीप्रोलीन) An amino acid found in collagen. (कोलेजन (मज्जा) में पाया जाने वाला अमीनो एसिड।)

Hydroxypropyl methyl cellulose (हाइड्रोक्सीप्रोपाइल मिथाइल सैल्यूलोज) A substance used to increase viscosity of solutions. (एक पदार्थ जिसे घोलों के चिपचिपेपन को बढ़ाने के लिए प्रयोग किया जाता है।)

Hydroxystilbamidine isethionate (हाइड्रोक्सीस्टिलबैमिडीन आईसेथियोनेट) Antiprotozoal antimonial. *5 hydroxy tryptamine* Serotonin. (एक कोशिकीय जंतुओं को नष्ट करने वाला अंजन।)

Hydroxyurea (हाइड्रोक्सीयूरिया) Cytotoxic agent used in leukemia. (श्वेतरक्ताभ में प्रयोग होने वाला कोशिकाविषी कारक।)

Hydroxyzine (हाइड्रोक्सीजीन) An antihistamine. (एक प्रतिहिस्टामिनिक जो एक शामक भी होता है। वमन एवं उत्क्लेश में उपयोगी होता है।)

Hygiene (हाइजीन) Study of methods and means of preserving health. (स्वास्थ्य विज्ञान; एक ऐसा विज्ञान जिसमें स्वस्थ रहने के उपायों का अध्ययन किया जाता है।)

Hygroma (हाइग्रोमा) A sac containing fluid. *h. cystic* A rapidly growing cystic swelling in neck of lymphatic origin. (लसपुटी; एक कोश पुटी या श्लेष्पुटी जिसमें तरल भरा होता है।) Hygroma cystic (हाइग्रोमा सिस्टिक) (गर्दन में शीघ्रता से बढ़ने वाली पुटीय सूजन।)

Hygrometer (हाइग्रोमीटर) Instrument for measuring moisture in air. (वायु में आर्द्रता को नापने वाला एक यंत्र।)

Hymen (हाइमेन) A fold of mucous membrane that partially covers the entrance to vagina. *h. annular* Hymen with ring shaped opening in the center. *h. biforis* Hymen with two parallel openings with a thick septum in between. *h. cribriform* Hymen with many small openings. *h. denticulatus* Hymen opening has serrated edges. (श्लेष्मिक कला की एक परत जो योनि के द्वार में लगी रहती है; योनिच्छद।) *H.annular* (एन्यूलर हाइमन) (ऐसा योनिच्छद जिसके केन्द्र में अँगूठी के आकार का एक छिद्र होता है। *H.biforis* (बाइफोरिस हाइमन) योनिच्छद जिसमें दो समानान्तर छिद्र होते हैं जिनके बीच में एक मोटा पट होता है। *H.cribriform* (क्रिब्रीफोर्म हाइमेन) योनिच्छद जिसमें बहुत से छोटे-छोटे छिद्र होते हैं। *H.denticulatus* (डैन्टीकलेटस हाइमन) इस हाइमन छिद्र के दन्तुरित किनारे होते हैं।

Hymenolepsis (हाइमेनोलैप्सिस) A genus of tapeworm. *h. nana* Dwarf tapeworm, average length 1". Capable of completing lifecycle within one host. (फीताकृमियों का वंश।) *H.nana* (नाना) बौने फीताकृमि जिनकी औसत लम्बाई 1 इंच होती है। यह एक पोषद में जीवन चक्र को पूर्ण करने में सक्षम होते हैं।)

Hymenology (हाइमेनोलॉजी) Science of the membranes and their diseases. (झिल्लियों एवं उनके रोगों का विज्ञान।)

Hymenoptera (हाइमेनोप्टेरा) An order of insects that includes ants, bees, hornets and wasps. (कीड़ों का एक क्रम जिसमें चीटी, मधुमक्खी, बर्रे तथा ततैया सम्मलित होते हैं।)

Hymenorrhaphy (हाइमेनोरैह्फी) Plastic surgery of hymen to restore it to preruptured state. (योनि को आंशिक या पूर्णतया से बन्द करने के लिए योनिच्छद की प्लासटिक सर्जरी।)

Hyoglossus (हायोग्लोसस) Muscle arising from hyoid bone and inserted into dorsum of tongue. It draws sides down and retracts the tongue. (पेशी जो कण्ठिका अस्थि से निकल कर, जिह्वा के पृष्ठ तल में प्रविष्ट होती है। यह जिह्वा के पार्श्व को पीछे को एवं नीचे को खींचती है।)

Hyoid bone (हायॉइड बोन) Horse-shoe shaped bone lying at the base of tongue (*see* Figure). (जिह्वा के मूल पर स्थित घोड़े के नाल के आकार की एक अस्थि।)

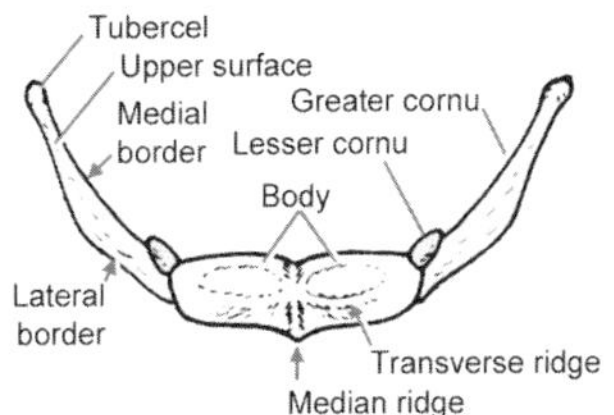

Hyoid bone

Hyopharyngeus (हायोफैरिन्जीयस) Middle pharyngeal constrictor. (ग्रसनी या गले की मध्यम संकीर्णक पेशी।)

Hyoscine hydrobromide (हायोसीन हाइड्रोब्रोमाइड) Belladona alkaloid having atropine like effect. (साग अगूर (बैलाडोना) क्षाराभ जिसमें ऐट्रोपीन जैसा प्रभाव होता है।)

Hyper (हाइपर) Prefix meaning excessive, beyond. (एक उपसर्ग जिसका अर्थ ऊपर, अत्यधिक अथवा बढ़ा हुआ होता है; अति।)

Hyperacidity (हाइपरएसिडिटी) Excess of acid in stomach. (जठर अत्यम्लता; आमाशय में अम्ल का अधिक मात्रा में पाया जाना।)

Hyperactivity (हाइपरएक्टीविटी) Excessive activity of an organ or entire organism. (अतिसक्रियता; किसी अंग या सम्पूर्ण जीव की अत्यधिक क्रियाशीलता।)

Hyperacusis (हाइपरएक्यूसिस) Abnormal sensitivity to sound, e.g., in hysteria. (ध्वनि के प्रति असामान्य संवेदनशीलता होना उदाहरण के लिए हिस्टीरिया में।)

Hyperalgia (हाइपरेल्जिया) Excessive sensitivity to pain. (दर्द की अत्याधिक संवेदनशीलता होना।)

Hyperalimentation (हाइपरएलीमेन्टेशन) IV infusion of hypertonic solution that contains sufficient amino acids, electrolytes and glucose to sustain life and achieve normal growth and development. (हाइपरटोनिक घोल का आधान जिसमें पर्याप्त अमीनो अम्ल, विद्युत-अपघट्य तथा ग्लूकोज होते हैं जो जीवन को स्वस्थ बनाए रखने तथा सामान्य वृद्धि तथा विकास के योग्य बनाते हैं।)

Hyperammonemia (हाइपरअमोनीमिया) Excess of ammonia in blood, e.g., cirrhosis can be congenital either due to deficiency of carbamyl phosphate synthetase or ornithine transcarbamylase that metabolizes ammonia. (रक्त में अधिक मात्रा में अमोनिया का मिलना उदाहरण के लिए सिरोसिस जन्मजात हो सकता है जो या कार्बामाइल फॉस्फेट सिन्थेटेज या ऑर्नीथाइन ट्रान्सकार्बेमीलेज की कमी के कारण होता है जो अमोनिया को चयापचयी बनाता है।)

Hyperamylasemia (हाइपरेमाइलेसीमिया) Increased blood amylase. (रक्त सीरम में एमाइलेस का अधिक मात्रा में मिलना।)

Hyperbaric oxygen (हाइपरबेरिक ऑक्सीजन) Oxygen on increased pressure to treat gas gangrene, air embolism, decompression sickness, CO poisoning, nonhealing ulcers, etc. (बड़े हुए दाब पर ऑक्सीजन जिसे गैस गैंग्रीन, वायु अन्तःशल्यता, विसम्पीड़न अस्वस्थता, कार्बन डाइऑक्साइड विषाक्तता, अवरोहित व्रण आदि की चिकित्सा के लिए प्रयोग किया जाता है।)

Hyperbetalipoproteinemia (हाइपर-बीटालाइपोप्रोटीनेमिया) Excessive amount of betalipoprotein in blood. (रक्त में बीटालाइपोप्रोटीन की अत्यधिक मात्रा का मिलना।)

Hyperbilirubinemia (हाइपरबिलिरु-बिनीमिया) Excessive amount of bilirubin in blood. (रक्त में बिलिरुबिन का अधिक मात्रा में मिलना।)

Hypercalcemia (हाइपरकैल्सीमिया) Excessive amount of calcium in the blood (12.2 mg%) either idiopathic, or secondary to malignancy, prolonged recumbency, vit D intoxication, etc. (रक्त में कैल्सियम का अधिक मात्रा में मिलना जो या अज्ञात हेतुक या दुर्दमता, लम्बे समय तक लेटे रहने, विटामिन डी विषणता से अनुषंगी होता है।)

Hypercalciuria (हाइपरकैल्सीयूरिया) Excessive excretion of calcium in urine. (मूत्र में कैल्शियम का अधिक मात्रा में उत्सर्जन।)

Hypercapnia (हाइपरकैप्निया) Excess CO_2 in blood. (रक्त में कार्बन डाइऑक्साइड का अधिक मात्राा में मिलना।)

Hyperchloremia (हाइपरक्लोरीमिया) Increased chloride content of blood e.g., hyperchloremic acidosis. (रक्त में क्लोराइड की अधिक मात्रा का मिलना जैसे अति-क्लोरैमिक अम्लरक्तता।)

Hyperchlorhydria (हाइपरक्लोरहाइड्रिया) Excess secretion of HCl in stomach. (जठर रस में हाइड्रोक्लोरिक एसिड अधिक मात्रा में स्रावित होना।)

Hypercholesterolemia (हाइपरकोलेस्ट्रो–लेमिया) Excessive (>250 mg%) cholesterol in blood; often familial, but usually dietary. (रक्त में कोलेस्टेराल का अत्याधिक मात्रा में मिलना। जो कभी-कभी परिवारिक परन्तु अधिकतर आहार सम्बन्धित होता है।)

Hyperpigmentation (हाइपरपिग्मेंटशन) Increase in the natural color of the skin or the patches of the skin that is darker than adjoining skin of the body. Generally occurs when the skin make excess melanin. (त्वचा पर चकते पड़ना।)

Hyperchromatic (हाइपरक्रोमेटिक) Overpigmented. (अत्यधिक वर्णकता का पाया जाना।)

Hyperchromatopsia (हाइपरक्रोमेटोप्सिया) Defect of vision in which all objects appear colored. (दोषयुक्त दृष्टि जिसमें सभी वस्तुएँ रंगीन दिखाई देती हैं।)

Hypercorticism (हाइपरकॉर्टिसिज्म) Excessive production of adrenocortical hormones. (एड्रीनल ग्रन्थि के कॉर्टेक्स से अत्यधिक हार्मोनों का उत्पन्न होना।)

Hypercyesis (हाइपरसाइसिस) Presence of more than one fetus in uterus. (एक गर्भाशय में एक से अधिक भ्रूणों का मिलना।)

Hyperdontia (हाइपरडोन्टिया) Presence of more than normal number of teeth. (सामान्य संख्या से अधिक संख्या में दाँतों का पाया जाना।)

Hyperemesis (हाइपरेमेसिस) Excessive vomiting. (बहुत अधिक उल्टियाँ होना; अतिवमन।)

Hyperemesis gravidarum (हाइपरेमेसिस ग्रेवीडेरम) Nausea and vomiting during pregnancy threatening dehydration, and acidosis. (गर्भावस्था में अतिवमन जो गम्भीर रुप जैसे निर्जलीकरण की अवस्था उत्पन्न कर सकता है; गार्भिणी अतिवमन।)

Hyperemia (हाइपरएमिया) Vascular congestion; can be active as in increased blood flow or passive due to venous stasis. (वाहिकामय रक्ताधिक्य; यह रक्त प्रवाह के बढ़ने पर सक्रिय या शिरापरक स्थैतिकता के कारण निष्क्रिय होता है।)

Hypereosinophilic syndrome (हाइपर-इओसिनोफिलिक सिण्ड्रोम) Idiopathic persistent hyper eosinophilia often with CNS and cardiac involvement. (अज्ञात हेतुक कारणों से हाइपरइओसिनोफीलिया जो अधिकतर केन्द्रीय तन्त्रिका तन्त्र तथा हृदय संलिप्तता के साथ होता है।)

Hyperesthesia (हाइपरेस्थीसिया) Increased sensitivity to sensory stimuli especially pain and touch. (उद्दीपन जैसे वेदना अथवा स्पर्श के प्रति बढ़ी हुई सम्वेदनशीलता; अतिसंवेदिता।)

Hyperextension (हाइपरएक्सटेन्शन) Excessive degree of extension movement in a joint, a feature of collagen disorder. (अतिप्रसार; जोड़ में प्रसार गति का अत्यधिक स्तर होना, यह श्लेषजन विकृति का एक महत्वपूर्ण भाग होता है।)

Hyperferremia (हाइपरफेरेमिया) Increased iron content of blood. (रक्त में लोहे का अधिक मात्रा में मिलना।)

Hyperfibrinogenemia (हाइपरफाइब्रिनो–जीनीमिया) Increased blood fibrinogen, often threatening spontaneous coagulation. (रक्त में फाइब्रिनोजन का

अधिक मात्रा में मिलना जो अधिकतर स्वतः स्कन्दन के लिए आशंका उत्पन्न करता है।)

Hyperglycemia (हाइपरग्लाइसीमिया) Increased blood sugar as in diabetics. (रक्त में ग्लूकोज की अत्यधिक मात्रा का पाया जाना। यह मधुमेह का घोतक होता है।)

Hyperglycinemia (हाइपरग्लाइसीनीमिया) Accumulation of amino acid glycine in blood manifesting with mental and growth retardation. (रक्त में अत्यधिक अमीनो एसिड ग्लाइसीन की मात्रा का मिलना। इससे अम्लरक्तता तथा मानसिक एवं वृद्धि मन्दता की उत्पत्ति हो सकती है।)

Hypergnosia (हाइपरनोसिया) Distorted or exaggerated perception. (किसी विचार की अत्यधिक अनुभूति होना।

Hypergonadism (हाइपरगोनाडिज्म) Excessive secretion of sex hormones. (लिंग हॉर्मोन का अत्यधिक स्रावित होना।)

Hyperhidrosis (हाइपरहाइड्रोसिस) Unusually high sweating, often due to fever, drugs, anxiety. (बहुत अधिक पसीना आना जो अधिकतर ज्वर औषधियों या उद्वेग के कारण आता है; अतिस्वेदलता।)

Hyperhydration (हाइपरहाइड्रेशन) Excess amount of water in the body. (शरीर में पानी की मात्रा अधिक बढ़ जाना।)

Hyperinsulinism (हाइपरइन्सुलिनिज्म) Excess of insulin in the body causing hypoglycemia that manifests with hunger, sweating, weakness, convulsion and often coma. (रक्त में इन्सुलिन की अधिक मात्रा मिलना। जिसके कारण अल्पग्लूकोजरक्कता हो सकती है, भुख लगना, पसीना आना, कमजोरी और कभी-कभी कोमा की अवस्था उत्पन्न हो जाना है।)

Hyperkalemia (हाइपरकैलेमिया) Serum potassium exceeding 5 mEq/lit. (रक्त में सीरम पोटेशियम की अधिक मात्रा मिलना जो विशेष रुप से वृक्क निपात में मिलता है।)

Hyperkeratosis (हाइपरकेरेटोसिस) Thickening of horny layer of epidermis often due to vitamin A deficiency. (विटामिन-ए की कमी के कारण, बाह्यत्वचा की श्रृंगी परत या आँख के कार्निया की अतिवृद्धि; अतिकेरेटिनता।)

Hyperkinesia (हाइपरकाइनीसिया) Increased muscular movement and physical activity. In children often due to brain dysfunction and phenobarbitone. (अत्यधिक बढ़ी हुई शारीरिक क्रियाशीलता तथा पेशीय गतिशीलता। बच्चों में यह कभी-कभी मस्तिष्क दुष्क्रियता तथा फिनोबारबिटोन के कारण होता है।)

Hyperlipemia (हाइपरलाइपीमिया) Excessive quantity of fat in the blood. (रक्त में वसा या चर्बी का अत्यधिक मात्रा में पाया जाना; अतिवसारक्तता।)

Hyperlipoproteinemia (हाइपरलाइपोप्रो–टीनीमिया) Increased lipoprotein content in blood due to increased synthesis or decreased breakdown. (रक्त में लाइपोप्रोटीन का अधिक मात्रा में पाया जाना जो संश्लेषण के बढ़ने या घटने के कारण होता है।)

Hypermelanosis (हाइपरमेलेनोसिस) Increased melanin content of skin either in epidermis (melanoderma) in which the coloration is brown, or in the dermis in which skin color is blue or slate grey. Conditions responsible for hypermelanosis are ACTH producing tumors, Wilson's disease, biliary cirrhosis, chronic renal failure, etc. (त्वचा में अत्यधिक मेलेनिन वर्णक का जमा होना जो या बाह्य त्वचा (इपिडर्मिस) में, जिसमें त्वचीय रंग भूरा हो जाता है या अन्तस्त्वचा (डर्मिस) में जिसमें त्वचीय रंग नीला या स्लेटी हो जाता है। हाइपरमेलेनोसिस के लिए विल्सन्स डिजीज, पित्ताशय सिरोह्सिस, जीर्ण वृक्क पात आदि स्थितियाँ जिम्मेदार होती हैं।)

Hypermenorrhea (हाइपरमेनोरिह्या) Abnormal increase in duration or amount of menstrual blood loss. (असामान्य रुप से अत्यधिक समय या मात्रा में मासिक रक्त स्राव होना।)

Hypermetabolism (हाइपरमेटाबोलिज्म) Increased metabolic rate seen in hyperthyroidism, fever, following trauma and surgery. (अवटु अतिक्रियता में देखी जाने वाली बढ़ी हुयी चयापचयी दर, जो अभिघात तथा शल्यकर्म के बाद देखी जाती है।)

Hypermetria (हाइपरमीट्रिया) Unusual range of movement as in cerebellar disease. (अत्यधिक पेशीय सक्रियता; अनुमस्तिष्कीय रोग में होने वाली असामान्य गतियाँ।)

Hypermetropia (हाइपरमीट्रोपिया) Far-sightedness, i.e., the parallel rays fall behind the macula. (नेत्र की समंजन शक्ति में विकार उत्पन्न हो जाना जिसके कारण व्यक्ति को पास की वस्तु स्पष्ट रुप से नजर नहीं आती; दूरदृष्टिता।

Hypermimia (हाइपरमीमिया) Making great number of gestures while speaking. (बोलते या कुछ समझाते समय अत्यधिक हाव-भाव का प्रदर्शन करना।)

Hypermnesia (हाइपरम्नेसिया) Great ability to remember or memorize minute details as in mania or in conditions of temporal lobe stimulation. (अति स्मृति की क्षमता या छोटी-छोटी बातों को याद रखना जैसे उन्माद में या शंखास्थि उत्तेजना की स्थितियों में पाया जाता है।)

Hypermobility (हाइपरमोबीलिटी) Increased range of joint movement due to lax surrounding structures as in Ehlers-Danlos syndrome, Marafan's syndrome. (अधिक गतिशीलता; अतिचरता जोड़ की गति की बढ़ी हुई सीमा जो संरचनाओं को घेरते हुए लैक्स के कारण होती है जैसे एहलर्स-डेनलॉस सिण्ड्रोम, मैरेफेन्स सिण्ड्रोम में पाया जाती है।)

Hypermorph (हाइपरमॉर्फ) Large limb length causing high standing height in comparison to sitting height. (अत्यधिक अंग की लम्बाई के कारण व्यक्ति की खड़े होने की स्थिति में, बैठने की ऊँचाई के अनुपात से अधिक ऊँचाई होती हैं।)

Hypernatremia (हाइपरनेट्रीमिया) Excess sodium content of blood (150 mEq/lit). (रक्त में सोडियम की अधिक मात्रा मिलना। इसके प्रमुख कारण बहूमूत्रता, अतिसार, तथा अत्यधिक स्वेदलता होते हैं।)

Hypernephroma (हाइपरनैफ्रोमा) Renal cell carcinoma. (वृक्क का दुर्दम अर्बुद जिसकी सरंचना एड्रीनोकोर्टिकल ऊतक के समान होती है।)

Hypernormal (हाइपरनॉर्मल) Abnormal. (असामान्य।)

Hyperosmia (हाइपरोस्मिया) Abnormal sensitivity to odors. (दुर्गन्ध के प्रति अति-सम्वेदनशील होना।)

Hyperosmolarity (हाइपरऑस्मोलेरिटी) Increased osmolarity of blood (300 mOsms/lit.) (रक्त की परासरिता का बढ़ना।)

Hyperostosis (हाइपरऑस्टोसिस) Abnormal and excessive growth of osseous tissue. *h. frontalis interna* Multiple osteomas arising from frontal bone internally into nasal sinuses. *h. infantile cortical* Excessive subperiosteal bone growth in the mandible or clavicles. (किसी अस्थि के अस्थिमय ऊतक का अत्यधिक तथा असामान्य रुप से बढ़ जाना।)

Hyperoxaluria (हाइपरऑक्जेलूरिया) Increased oxalic acid excretion in urine. *h. enteric* Caused by disease or surgical removal of ileum. *h. primary* Defective oxalate metabolism causing oxlate calculi in urinary system. (मूत्र में अत्यधिक ऑक्जेलिक अम्ल स्रावित होना।)

Hyperparathyroidism (हाइपरपैराथाइरॉ–यडिज्म) Increased parathormone secretion, causing osteitis fibrosa cystica, bone pain, renal stone and fracture. (पैराथॉर्मोन स्राव का बढ़ना जिसके कारण पुटीयुक्त तन्तुमय अस्थिशोथ, अस्थि पीड़ा, वृक्क पथरी तथा अस्थिभंग हो जाता है।)

Hyperpathia (हाइपरपैथिया) Hypersensitivity to sensory stimuli. (संवेदी उद्दीपनों के प्रति बढ़ी हुई संवेदनशीलता।)

Hyperphasia (हाइपरफेजिया) Abnormal desire to talk. (बात-चीत करने की तीव्र इच्छा।)

Hyperphenylalaninemia (हाइपरफिनाइलेलानीनेमिया) Increased phenylalanine in blood. (रक्त में फिनाइलएलेनीन की वृद्धि।)

Hyperphonia (हाइपरफोनिया) Explosive speech in stammerers. (स्वर रज्जुओं के क्षोभण से हकलाना।)

Hyperphoria (हाइपरफोरिया) Tendency of one eye to turn upward. (एक आँख का ऊपर की ओर घूम जाना।)

Hyperphosphatasemia (हाइपरफॉस्फेटैसीमिया) Raised alkaline phosphatase in blood either due to biliary obstruction or bone destruction. (रक्त में एल्कैलाइन फॉस्फेटेस का बढ़ जाना। जो पित्तज अवरोध या अस्थि विनाश के कारण होता है।)

Hyperphosphatemia (हाइपरफॉस्फेटीमिया) Increased blood phosphorus content. (खून में फास्फोरस की वृद्धि होना।)

Hyperphosphaturia (हाइपरफॉस्फेचूरिया) Increased amount of phosphates in urine. (मूत्र में फास्फेटों का अधिक पाया जाना।)

Hyperphrenia (हाइपरफ्रीनिया) Excessive mental ability as in mania. (मानसिक सक्रियता की वृद्धि जैसे उन्माद में पाया जाता है।)

Hyperpituitarism (हाइपरपिट्यूटेरिज्म) Overactivity of pituitary, commonly the anterior lobe producing gigantism/ acromegaly. (पिट्यूटरी ग्रंथि की अति सक्रियता जिसके कारण महाकायता या अग्र अतिकायता उत्पन्न होते हैं; अतिपीयशिकता।)

Hyperplasia (हाइपरप्लेसिया) Excessive growth of normal cells with normal tissue architecture. (कोशिकाओं की अत्यधिक बड़ी हुई संख्या; अतिविकसन।)

Hyperploidy (हाइपरप्लॉयडी) Condition having one extra chromosome, e.g., Down syndrome (trisomy 21). (एक अतिरिक्त गुणसूत्र से युक्त होने की अवस्था।)

Hyperpnea (हाइपर्निया) Increased rate and depth of breathing. (श्वसन क्रिया का तीव्र हो जाना; अतिश्वसन।)

Hyperpraxia (हाइपरप्रैक्सिया) Excessive activity and restlessness. (अत्याधिक मानसिक सक्रियता एवं बेचैनी।)

Hyperprolactinemia (हाइपरप्रोलैक्टीनीमिया) Amenorrhea, galactorrhea produced by increased serum prolactin due to hypothalamic pituitary dysfunction. (बढ़े हुए सीरम प्रोलैक्टिन द्वारा उत्पादित रजोरोध, अतिस्तन्यस्त्रण जो अधश्चेतकी पीयूषिका दुष्क्रिया के कारण होता है।)

Hyperprolinemia (हाइपरप्रोलिनेमिया) Excess blood proline level due to inherited metabolic defect. (रक्त प्रोटीन स्तर का बढ़ना जो आनुवंशिक चयापचयी विकार के कारण होता है।)

Hyperproteinemia (हाइपरप्रोटीनीमिया) Excess of protein in plasma, as in multiple myeloma. (प्लाज्मा में प्रोटीन का अधिक मात्रा में मिलना जैसे असंख्य मज्जार्बुद में होता है।)

Hyperproteinuria (हाइपरप्रोटीन्यूरिया) Protein excretion in urine exceeding 150 mg/24 hours. (मूत्र में प्रोटीन की अधिक मात्रा का मिलना जो 150 mg प्रति 24 घटों से अधिक होता है।)

Hyperptyalism (हाइपरटाइलिज्म) Excess salivary secretion. (लालास्राव का अधिक निकलना लालास्रावण।)

Hyperpyrexia (हाइपरपाइरेक्सिया) Body temperature exceeding 106°F. (41.1°C). *h. malignant* Hyperpyrexia occurring with inhalant anesthetics and muscle relaxants. (तेज ज्वर; शरीर का तापमान (40° – 41° से) 106 फा. से अधिक होना।) Hyperpyrexia malignant (हाइपरपाइरेक्सिया मैलिग्नैन्ट) (तेज ज्वर जो निःश्वसनी संज्ञाहारी तथा पेशीय शिथिलकर के कारण होता है।)

Hyperreflexia (हाइपररिफ्लैक्सिया) Increased tendon reflexes. (प्रतिवर्त क्रियाओं की वृद्धि।)

Hyperresonance (हाइपररेजोनैन्स) Increased resonance to percussion especially over cavity, bullae, pneumothorax and emphysematous lung tissue. (शरीर के

किसी क्षेत्र का परिताड़न करने पर उत्पन्न बढ़ा हुआ अनुनाद जो अधिकतर किसी गुहा, फफोले, वातवक्ष तथा वायुस्फीति फेफड़ों के ऊतक पर होता है।)

Hypersensibility (हाइपरसैन्सीबिलिटी) Hypersensitivity to a foreign protein or drug. (बाह्य पदार्थ अथवा औषधि के प्रति शरीर की अतिसुग्राहिता।)

Hypersomnia (हाइपरसोमनिया) Prolonged sleepiness, usually pathological, i.e., narcolepsy. (अत्यधिक सोना जो अधिकतर विकृतिजन्य होता है; अतिनिद्रा।)

Hypersplenism (हाइपर्स्प्लीनिज्म) Enlarged spleen with enhanced removal of blood components from circulation. (प्लीहा की अतिवृद्धि होने के साथ सक्रिय होना; प्लीहाअतिक्रियता।)

Hypersthenia (हाइपर्सथीनिया) Abnormal strength or excessive tension of the entire body or part of it. (शरीर में अत्यधिक शक्ति होना या उसका तनाव बढ़ना; अतिबल।)

Hypersthenuria (हाइपर्सथेनूरिया) Passage of abnormally concentrated urine. (बढ़ी हुई सान्द्रता का अर्थात गाढ़े मूत्र का विसर्जन होना जो अधिकतर निर्जलीकरण अथवा पसीने में अत्यधिक तरल के निकल जाने के कारण होता है।)

Hypersusceptibility (हाइपरसस्सेप्टीबिलिटी) Unusual susceptibility to a disease, pathological process, parasite or chemicals. (किसी रोग, विकृति जन्य क्रिया, परजीवी या रसायन के प्रति असामान्य रुप से अत्यधिक प्रभावित होना।)

Hypertelorism (हाइपरटेलोरिज्म) Abnormal width between two paired organs, usually the eyes. (शरीर के दो जोड़ीदार अंगो या भागों के बीच बढ़ा हुआ फासला अधिकतर आँखों के बीच दीर्घ अंगान्तरता।)

Hypertension (हाइपरटैन्शन) Blood pressure considered abnormally high for an age. *h. essential* Hypertension without apparent cause. *h. malignant* Severe hypertension with diastolic pressure exceeding 130–140 mmHg with papilledema. *h. portal* Increased portal vein pressure caused by obstruction to portal flow as in cirrhosis, portal vein thrombosis/compression and Budd-Chhiari syndrome. *h. renal* Hypertension secondary to renal artery occlusion leading to hyperreninemia. (अतिरक्तदाब; प्रकुंचन या अनुशिथिलन; आयु के अनुसार रक्तदाब का सामान्य से उच्च स्तर का होना। अतिरक्तदाब का कारण वृक्कीय, अन्तः स्रावी भौतिक या विषालु में से कोई भी हो सकता है।) *H.essential* (एसैन्शियल हाइपरटैन्शन) (ऐसा उच्च रक्त चाप जिसका कोई स्पष्ट कारण नहीं होता।) *H.malignant* (मैलिग्नैन्ट हाइपरटैन्शन) उच्च रक्त चाप के साथ अनुशिथिलनीय दाब जो 130–140 mmHg से अधिक बढ़ जाता है। *H.portal* (पोर्टल हाइपरटैन्शन) पोर्टल शिरा में अवरोध होने से उत्पन्न उच्च रक्त चाप जैसा कि यकृत के सिरहोसिस में देखा जाता है। *Renal hypertension* (रीनल हाइपरटैन्शन) उच्च रक्त चाप जो अरक्तताजन्य वृक्क के कारण होता है।)

Hyperthecosis (हाइपरथीकोसिस) Hyperplasia of theca interna of ovary often leading to amenorrhea and hirsutism. (डिम्बग्रन्थि की थीका या पिधान कोशिकाओं का अतिविकसन होना जिससे रजोरोध तथा अतिरोमता हो जाती है।)

Hyperthelia (हाइपरथीलिया) Presence of more than 2 nipples. (दो से अधिक चुचुकों का पाया जाना।)

Hyperthermia (हाइपरथर्मिया) Unusual high fever; a treatment modality by which foreign protein is introduced into body to raise body temperature. (1. तेज ज्वर; शरीर का अत्यधिक तापमान। 2. रुपात्मक चिकित्सा जिसमें शरीर का तापमान बढ़ाने के लिए बाह्य प्रोटीन को देना।)

Hyperthrombinemia (हाइपरथ्रोम्बीनीमिया) Increased thrombin concentration in blood. (रक्त में थ्रोम्बिन का बढ़ जाना।)

Hyperthyroidism (हाइपरथाइरॉयडिज्म) Over-production of thyroxine by thyroid gland with tachycardia, tremor, anxiety, weight loss, increased appetite. (अवटु अतिक्रियता; थाइरॉइड ग्रन्थि द्वारा थाइरॉक्सिन का अत्यधिक उत्पादन तथा साथ ही क्षिप्रहृदयता, कम्पन, उद्वेग, वजन घट जाना या भूख बढ़ जाना जैसे लक्षण उत्पन्न हो जाते हैं।)

Hypertonia (हाइपरटोनिया) Increased vascular/muscle tone. (धमनियों या किसी माँसपेशीय संरचना की तान में वृद्धि होना; अतितानता।)

Hypertonic (हाइपरटोनिक) Having higher osmotic pressure or having greater than normal tension. (परासरणी दाब का बढ़ना या सामान्य से अधिक तनाव होना।)

Hypertrichosis (हाइपरट्राइकोसिस) Excess growth of hair due to endocrine disease. (अन्तःस्रावी विकारों के कारण बालों का अधिक उगना।)

Hypertrophy (हाइपरट्रॉफी) Nontumorous enlargement of an organ or structure due to increase in size or number of cells. *h. concentric* The walls of the organ become symmetrically thick without increase in size of cavity. *h. eccentric* Regional hypertrophy with dilatation. *h. pseudomuscular* An inherited disease affecting boys where the muscles commonly of calf, thigh, buttocks enlarge due to deposition of fat and fibrous tissue. The involved muscles are weak and atrophied with waddling gait and increased spinal curvature. (अतिवृद्धि; ऊतकों या शरीरिक संरचनाओं के आकार में असामान्य रुप से वृद्धि होना। यह वृद्धि जन्मजात्, क्षतिपूरक या क्रियात्मक हो सकती है। यह उस अंग की कोशिकाओं के परिमाण या संख्या में बढ़ने के कारण होता है।)

Hyperuricemia (हाइपरयूरिसीमिया) Increased serum uric acid (8 mg%). (रक्त में सीरम, यूरिक एसिड की अधिक मात्रा मिलना; अतियूरिकाम्लरक्तता।)

Hypervascular (हाइपरवैस्कुलर) Excess vascularity. (अत्यधिक वाहिकामय।)

Hyperventilation (हाइपरवैन्टीलेशन) Increased rates and depths of inspiration and expiration. (श्वसन क्रिया की असामान्य रुप से वृद्धि; अतिसंवातन।)

Hyperviscosity (हाइपरविस्कोसिटी) Excess adhesiveness or stickiness property of fluid, commonly blood. (किसी तरल का अत्यधिक चिपचिपापन अथवा श्यानता जैसे खून का।)

Hypervitaminosis (हाइपरविटामिनोसिस) Excessive vitamin content of body tissues, commonly involves fat soluble vitamins like A, D, E and K; usually secondary to excess ingestion. (अतिविटामिनता; विटामिनों के अत्याधिक सेवन से उत्पन्न होने वाली अवस्था। यह अधिकतर वसा घुलनशील विटामिन जैसे 'ए', 'डी', 'ई' तथा 'के' के अधिक होने के कारण होती है।)

Hypervolemia (हाइपरवोलेमिया) Abnormal increase in volume of circulating blood. (परिसंचरित रक्त के आयतन में वृद्धि; रक्तायतन वृद्धि।)

Hypesthesia (हाइपेस्थीसिया) Lessened sensibility to touch. (स्पर्श के प्रति अनुभूति कम हो जाना; स्पर्श अल्पसंवेदिता।)

Hyphema (हाइफीमा) Bleeding into anterior chamber of eye. (नेत्र के अग्र कक्ष में रक्त की उपस्थिति; आग्रकक्षरक्तता।)

Hypnagogic (हिप्नेगोगिक) Induced by sleep; inducing sleep; in psychiatry relates to hallucinations and dreams just before loss of consciousness. (निद्राकारी या नींद लाने वाला; मनोविकार विज्ञान में, चेतना खोने से पहले होने वाले विभ्रम तथा स्वप्नों से सम्बन्धित।)

Hypnodontics (हिप्नोडोन्टिक्स) The application of controlled suggestions and hypnosis to practice of surgery. (शल्य क्रिया करने के लिए सम्मोहन या नियंत्रित विचारों का प्रयोग करना।)

Hypnology (हिप्नोलॉजी) Scientific study of sleep. (निद्रा का वैज्ञानिक अध्ययन; निद्राविज्ञान।)

Hypnosis (हिप्नोसिस) A subconscious condition in which the patient responds to suggestions made by the hypnotist, useful for treatment of phobias, anxiety and chronic pain disorder. (कृत्रिम निद्रा; सम्मोहन जिसमें रोगी हिप्नोटिस्ट के द्वारा दिए गए सुझाव के प्रति अनुक्रिया करता है। यह फोबिया, उद्वेग, जीर्ण पीड़ा जैसे विकारों की चिकित्सा के लिए उपयोगी होती है।)

Hypnotics (हिप्नोटिक्स) Drugs that cause insensitivity to pain by inducing hypnosis. (औषधि जो व्यक्ति को प्राकृत निद्रा के समान निद्रा लाये या जिससे पीड़ा के प्रति संवेदनाहीन हो जाते हैं।)

Hypnotism (हिप्नोटिज्म) An induced sleep like state during which the patient is peculiarly susceptible to the suggestions of the hypnotist. (कृत्रिम उपायों में लाई गई निद्रा जैसी दशा जिसमें रोगी हिप्नोटिस्ट के विचारों से विशेष रुप से सुग्राही हो जाता है।)

Hypoacusis (हाइपोएकुसिस) Decreased sensitivity to sound stimuli. (ध्वनि उद्दीपनों के प्रति कुछ घटी हुई संवेदनशीलता।)

Hypoalbuminemia (हाइपोएल्ब्युमिनीमिया) Decreased plasma albumin manifesting with edema, usually due to malnutrition or cirrhosis. (रक्त में प्लाज्मा एबल्युमिन का कम हो जाना जिसमें साथ ही इडीमा होता है जो अधिकतर कुपोषण या सिरोसिस के कारण होता है।)

Hypoaldosteronism (हाइपोएल्डोस्टेरोनिज्म) Decreased plasma aldosterone with hypotension and hyperkalemia. (शरीर में प्लाज्मा एल्डोस्टेशेन की कमी हो जाना जिसके साथ रक्त-चाप कम हो जाता है एवं लवण का उत्सर्जन बढ़ जाता है।)

Hypoalimentation (हाइपोएलीमेन्टेशन) Insufficient nourishment. (अपर्याप्त पोषण।)

Hypobaric (हाइपोबेरिक) Decreased atmospheric pressure. (सामान्य वातावरणीय दाब या भार से कम दाब या भार वाला।)

Hypocalcemia (हाइपोकैल्सिमीया) Decreased plasma calcium manifesting with stridor and tetany. (रक्त में कैल्सियम की मात्रा सामन्य से कम होना; अल्पकैल्सियम रक्तता।)

Hypocalciuria (हाइपोकैल्सियूरिया) Decreased calcium excretion in urine. (मूत्र में कैल्सियम की मात्रा का कम होना।)

Hypocarbia (हाइपोकार्बिया) Decreased CO_2 in blood. (रक्त में कार्बन डाइऑक्साइड का घट जाना।)

Hypocapnea (हाइपोकैप्निया) Decreased CO_2 in blood. (रक्त में कार्बन डाइऑक्साइड का घट जाना।)

Hypocellularity (हाइपोसेल्युलरिटी) Decreased cell population in any tissue. (किसी ऊतक में कोशिकाओं घट जाना।)

Hypochloremia (हाइपोक्लोरीमिया) Decreased chloride content in blood. (परिसंचरित रक्त में क्लाइड्सय की कमी होना; अल्पक्लोराइड रक्तता।)

Hypochlorhydria (हाइपोक्लोरहाइड्रिया) Decreased HCl secretion in stomach often indicative of malignancy of stomach. (जठर रस में हाइड्रोक्लोरिक एसिड स्राव का घट जाना। जो अमाशय की दुर्दमता की ओर संकेत करता है।)

Hypochlorous acid HClO (हाइपोक्लोरस एसिड) HClO, used as disinfectant/ bleaching agent. (इसे निंसक्रामक या विंरचक कारक के रुप में प्रयोग किया जाता है।)

Hypochondriac (हाइपोकॉण्ड्रियक) Abnormal and excessive fear of disease. (अपने स्वास्थ्य को लेकर असामान्य तथा अत्याधिक भय या चिंता; रोग भ्रम।)

Hypochondrium (हाइपोकॉण्ड्रियम) Part of the abdomen below the lower ribs. (निम्न पर्शुकाओं के नीचे उदर का ऊर्ध्व पार्शिवक क्षेत्र।)

Hypochromasia (हाइपोक्रोमेसिया) Lack of hemoglobin in RBC *SYN*—hypochromia. (लाल रक्त कोशिकाओं में हीमोग्लोबिन का कम हो जाना।)

Hypocomplementemia (हाइपोकमप्ली–मेन्टीमिया) Decreased complement concentration in blood. (रक्त में कमप्लीमेन्ट का कम हो जाना।)

Hypocorticism (हाइपोकॉर्टिसिज्म) Decreased cortical hormone. (मस्तिष्कप्रान्तस्था हॉर्मोन का घट जाना।)

Hypodermic (हाइपोडर्मिक) Inserted under the skin. (त्वचा के नीचे प्रविष्ट करना; अधस्त्वचीय।)

Hypodontia (हाइपोडॉन्शिया) Absence or poor tooth development. (दाँतों का विकास कम होना तथा उसमें पूर्ण रुप से कमी होना।)

Hypofunction (हाइपोफंक्शन) Decreased function. (कम कार्य करना, कार्यअल्पता।)

Hypogammaglobulinemia (हाइपोगा–माग्लोबुलिनीमिया) Decreased gammaglobulin concentration in blood leading to frequent infections; can be congenital or acquired (AIDS). (रक्त में गामाग्लोबिन की कमी होना, अल्पगामाग्लोबिनरक्तता। यह जन्मजात् या स्वयं उत्पन्न हो सकती है। इसके कारण संक्रमणों की सम्भावना अधिक बढ़ जाती है।)

Hypogastrium (हाइपोगैस्ट्रियम) Region below the umbilicus, between the right and left inguinal regions. (अग्र उदर का वह क्षेत्र जो नाभि के ठीक नीचे होता है तथा दायें और बायें वक्षण प्रदेशों के बीच; अधाजठर प्रदेश।)

Hypogeusia (हाइपोग्वियूसिया) Blunting of taste sensation. (स्वाद ज्ञान सामान्य रुप से कम हो जाना, अल्प स्वाद संवेदनता।)

Hypoglossal (हाइपोग्लोसल) Situated below the tongue. (जीभ के नीचे विद्यमान; अधोजिह्वा।)

Hypoglossal nerve (हाइपोग्लोसल नर्व) 12th cranial nerve originating in medulla and supplying intrinsic and extrinsic muscles of tongue. (बारहवीं करोटि-तन्त्रिका जो मज्जा से निकलती है तथा जीभ की अन्तःस्थ तथा बहिस्थ पेशियों की आपूर्ति करती है।)

Hypoglottis (हाइपोग्लॉटिस) Under surface of tongue. (जीभ की निचली सतह।)

Hypoglycemia (हाइपोग्लाइसीमिया) Decreased blood glucose below 50 mg% manifesting as tremor, sweating, weakness, etc. (अल्पग्लूकोजरक्तता; रक्त में ग्लूकोज का सामान्य से कम हो जाना। इसके कारण संवेदलता, स्तेजना, प्रलाप या कोमा आदि लक्षण उत्पन्न हो सकते है। कम मात्रा में कार्बोहाइड्रेट लेने से तथा मधुमेह में इंसुलिन की अधिक मात्रा लेने पर अल्पग्लूकोजरक्तता की अवस्था हो सकती है।)

Hypoglycemic agents (हाइपोग्लाइसीमिक एजेन्टस) Sulphonyl urea compounds causing a decrease in blood sugar. (सल्फोनिल यूरिया यौगिक जिसके कारण रक्त शर्करा घट जाती है।)

Hypoglycemic shock (हाइपोग्लाइसीमिक शॉक) Shock produced by hypoglycemia induced by insulin injection to treat schizophrenia. (रक्त में ग्लूकॉगन की कमी; विखण्डित मनस्कता की चिकित्सा के लिए इन्सुलिन के इन्जैक्शन द्वारा प्रेरित करने पर उत्पन्न होने वाला क्षोभ।)

Hypokalemia (हाइपोकैलीमिया) Decreased blood potassium ($\geq$ 3 mEq/l) manifesting with weakness, paralysis and hypotension. (रक्त में पोटेशियम की मात्रा घट जाती जिसके कारण कमजोरी, अंगघात तथा उच्चरक्तदाब हो जाता है; अल्पपोटेशियमरक्तता।)

Hypokinesia (हाइपोकाइनीसिया) Decreased motor activity. (प्रेरक प्रतिक्रिया का असामान्य रुप से कम हो जाना; अल्पगतिकता।)

Hypolipidemic (हाइपोलाइपीडेमिक) Reducing lipid concentration. (रक्त की लाइपिड सान्द्रता को घटाने वाला।)

Hypomagnesemia (हाइपोमैग्नीसीमिया) Decreased plasma magnesium with neuromuscular excitability. (रक्त में प्लाज्मा मैग्नीसियम की कमी होना तथा तंत्रिकापेशी उत्तेज्यता होना।)

Hypomelanosis (हाइपोमेलेनोसिस) Decreased melanin in epidermis, e.g. vitiligo, burn. (बाह्यत्वचा में मेलेनिन का घट जाना जैसे अर्जित श्वित्र, जलना।)

Hypomenorrhea (हाइपोमैनोरिह्या) Decreased menstrual flow. (आर्तव स्राव का कम हो जाना; अल्पार्तव।)

Hypomorph (हाइपोमॉर्फ) Individual with disproportionately short legs. (ऐसा व्यक्ति जिसकी धड़ की लम्बाई के अनुपात में टाँगे छोटी होती हैं।)

Hyponatremia (हाइपोनेट्रीमिया) Decreased blood sodium concentration. (<130 mEq/L). (खून में सोडियम की कमी हो जाना।)

Hypoparathyroidism (हाइपोपैरा-थायराइडिज्म) Insufficient parathormone production with hypocalcemia and tetany. (अल्पपरावटुता; पैराथॉर्मोन का अपर्याप्त उत्पादन तथा अल्पकैल्सियमरक्तता तथा अतिपेशी-उत्तेजना।)

Hypopharynx (हाइपोफेरिंक्स) Lowermost portion of pharynx leading to esophagus and larynx. (ग्रसनी का सबसे निचला भाग जो स्वरयंत्र तक जाता है।)

Hypophonia (हाइपोफोनिया) Weak voice. (क्षीण ध्वनि।)

Hypophoria (हाइपोफोरिया) Tendency of one visual axis to fall below the other. (नेत्र की दृष्टि अक्ष का नीचे की ओर घूम जाना।)

Hypophosphatasia (हाइपोफॉस्फेटेसिया) Decreased alkaline phosphatase in serum, usually an inherited metabolic disease manifesting with rickets, osteomalacia, poor dentition, etc. (एक जन्मजात् चयापचयी रोग जिसमें रक्त के सीरम में एल्कैलाइन फॉस्फेटेस की कमी हो जाती है तथा मूत्र में फॉस्फोइथे-नोलैमाइन उत्सर्जित होता है जिसकी बालस्थिविकार, दोषयुक्त दन्त विकास तथा अस्थिमृदुता से अभिव्यक्ति होती है; अल्पफॉस्फेटता।)

Hypophosphatemia (हाइपोफॉस्फेटीमिया) Decreased plasma phosphate concentration. (रक्त में प्लाज्मा फॉस्फेट की कमी होना।)

Hypophyseal (हाइपोफीजीयल) Pertains to hypophysis or pituitary. (पीयूष ग्रन्थि से सम्बन्धित, पीयूषिका।)

Hypophysectomy (हाइपोफाइसैक्टॉमी) Excision of hypophysis. (पीयूषिकाउच्छेदन; पिट्यूटरी ग्रन्थि को शल्य कर्म द्वारा निकाल देना।)

Hypophysis (हाइपोफाइसिस) The pituitary gland occupying sella turcica. (पर्याणिका या सेला टर्शिका में स्थित एक पीयूष ग्रन्थि।)

Hypophysitis (हाइपोफाइजाइटिस) Inflammation of pituitary body. (पीयूष ग्रन्थि का शोथ।)

Hypopituitarism (हाइपोपिट्यूटेरिज्म) Diminished pituitary hormone secretion secondary to pituitary destruction by tumor, infarction, compression resulting in secondary dysfunction of thyroid, adrenal, testis/ovary and growth disturbance in children. (पीयूषिका ग्रंथि का समुचित रुप से कार्य न करना; पीयूषिकाअल्पक्रियता। गोनेडोट्रोफिन हार्मोन की कमी से डिम्ब क्षरण क जाता है तथा गर्भाशय का शोष पाया जाता है। इस हार्मोन की कमी से काम वासना की कमी भी पायी जाती है। ग्रोथ हार्मोन की कमी से बालकों का कद छोटा रह जाता है। पीयूषिकाअल्पक्रियता का मुख्य कारण पिटयूटरी ग्रंथि में अर्बुद की उत्पत्ति होता है।)

Hypoproteinemia (हाइपोप्रोटीनीमिया) (Decreased plasma protein. रक्त प्लाज्मा में प्रोटीन की कमी होना।)

Hypopyon (हाइपोपायोन) Pus in anterior chamber usually secondary to corneal ulcer. (नेत्र के अग्र कक्ष में पूय एकत्रित होना; अग्रकक्षपूयता।)

Hypospadius (हाइपोस्पेडियस) Abnormal urethral opening, either in the under surface of glans, penile shaft or in perineum. (मूत्र-मार्ग का असामान्य रुप से

खुलना, जो या मुण्ड की निचली सतह में या शिश्न काण्ड या मूलाधार में खुलता है।)

Hypostasis (हाइपोस्टेसिस) Diminished blood flow or circulation. (रक्त प्रवाह या परिसंचरण का घट जाना।)

Hyposthenia (हाइपोस्थीनिया) Weakness, subnormal strength. (दुर्बलता; कमजोरी।)

Hyposthenuria (हाइपोस्थीन्यूरिया) Secretion of low specific gravity urine. (अल्प विशिष्ट गुत्व वाले मूत्र का उत्सर्जन होना।)

Hypotension (हाइपोटैन्शन) Abnormally low blood pressure. (रक्तदाब का असामान्य रुप से कम होना (प्रकुंचन 110 mmHg) से कम तथा अनुशिथिलन 70 mmHg से कम अल्परक्तदाब।)

Hypothalamus (हाइपोथैलेमस) The portion of diencephalon comprising the ventral wall of third ventricle and adjacent structures responsible for regulation of body temperature, sugar and fat metabolism, and secretion of releasing and inhibiting hormones. It is the principal center for integration of sympathetic and parasympathetic activities (*see* Figure). (अघश्चेतक; अन्तर्मस्तिष्क का भाग जिसमें तृतीय निलय की अभ्युदरीय प्राचीर तथा निकट स्थित सरचनाएँ हैं जो शारीरिक तापमान, शर्करा, तथा वसा उपापचय तथा हॉर्मोन के स्राव के मुक्त तथा संदमन के लिए जिम्मेदार होता है। यह अनुकंम्पी तथा परानुकम्पी क्रियाओं के समाकलन के लिए मुख्य केन्द्रक होता है।)

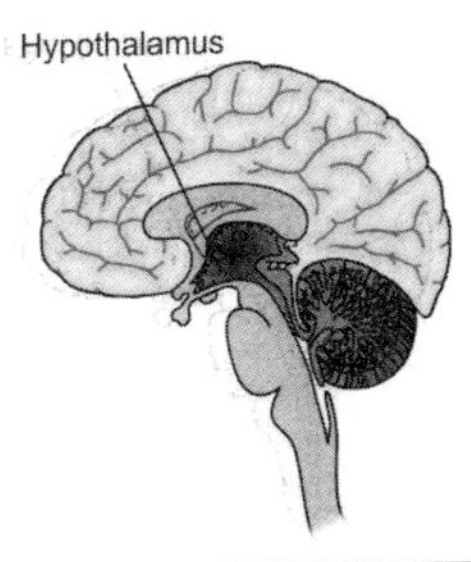

Hypothalamus

Hypothenar (हाइपोथीनर) The fleshy prominence at the base of little finger along innerside of palm. (हथेली पर अल्ना अस्थि की ओर लघु अँगुली के नीचे स्थित एक मांसल उभार; कनिष्ठामूल।)

Hypothermia (हाइपोथर्मिया) Subnormal (below 96°F) body temperature, induced for open heart surgery and neurological procedures. (शरीर का तापमान सामान्य से कम हो जाना। जो ओपन हार्ट सर्जरी तथा न्यूरोलॉजिकल प्रक्रियाओं के लिए प्रेरक होता है।)

Hypothesis (हाइपोथीसिस) An assumption not proved by experiment or observation. (अनुमान या परिकल्पना।)

Hypothrombinemia (हाइपोथ्रॉम्बिनीमिया) Deficiency of thrombin in blood. (रक्त में थ्रॉम्बिन की मात्रा का कम हो जाना।)

Hypothyroidism (हाइपोथाइरॉयडिज्म) Deficiency of thyroid hormones causing thick coarse hair, dry thick inelastic skin, hoarse voice, obesity, depressed muscular activity, slow pulse and hypercholesterolemia. Mental retardation and growth failure may occur in children (cretinism). (अवटु हार्मोनों की कमी जिसके कारण मोटे रुखे बाल, सूखी मोटी तनी हुई त्वचा, कर्कश आवाज, स्थूलता (ओबेसिटी), मंद पेशीय सक्रियता, धड़कन धीमी होना तथा अतिकोलेस्ट्रॉलरक्तता जैसे संलक्षण उत्पन्न हो जाते है। बच्चों में बुद्धि ह्रास तथा वृद्धि रुक सकती है।)

Hypotonia (हाइपोटोनिया) Loss of muscle or arterial tone. (पेशी या धमनियों की तान की हानि।)

Hypotrichosis (हाइपोट्राइकोसिस) Sparse hair. (बालों की कमी होना; अल्परोमता।)

Hypotrophy (हाइपोट्रॉफी) Degeneration and atrophy of tissues. (धीरे-धीरे कोशिकाओं एवं ऊतकों का ह्रास होना एवं उनका कार्य न करना।)

Hypotympanum (हाइपोटिम्पैनम) The part of middle ear below the level of tympanic membrane. (मध्यकर्ण-गुहा की मध्यकर्ण कला के स्तर से नीचे का भाग।)

Hypoventilation (हाइपोटिम्पैनम) Reduced rate and depth of breathing. (अल्पसंवातन; फुफ्फुसीय वायुकोशों में अन्दर जाने वाली वायु की मात्रा कम हो जाना श्वसन क्रिया मंद हो जाना।)

Hypovitaminosis (हाइपोविटामिनोसिस) Condition arising from lack of vitamins. (एक आसामान्य अवस्था जो विटाामिनों की कमी से उत्पन्न होती है।)

Hypovolemia (हाइपोवोलीमिया) Diminished circulating blood volume. (रक्त की सम्पूर्ण मात्रा अर्थात आयतन में कमी होना।)

Hypoxanthine (हाइपोक्सेन्थाइन) A purine derivative formed during protein decomposition to form urea and uric acid. (एक प्यूरीन प्रत्युत्तेजक जो प्रोटीन के अपघटन के दौरान बनता है जिससे यूरिया तथा यूरिक एसिड बनता है।)

Hypoxemia (हाइपोक्सीमिया) Insufficient oxygen content of blood. (रक्त में ऑक्सीजन की मात्रा अपर्याप्त होना।)

Hypoxia (हाइपोक्सिया) Decreased O_2 concentration in inspired air. (ऊतकों में ऑक्सीजन की मात्रा की कमी होना।)

Hypsarrhythmia (हिप्सेरिद्मिया) An abnormal EEG pattern in which there is persistent generalized slowing and very high voltage discharge; characteristic of infantile epilepsy. (एक असामान्य ईईजी पैटर्न जिसमें बहुत उच्च वोल्टेज स्राव होता है। यह शैशवकालीन मिर्गी का अभिलक्षण है।)

Hypsiloid (हिप्सीलॉयड) U or Y shaped. (अँग्रेजी के अक्षर 'U' या 'Y' के आकार का।)

Hypsiloid ligament (हिप्सीलॉयड लिगामैंट) Iliofemoral ligament. (श्रोणिफलक ऊर्विका स्नायु।)

Hypsokinesis (हिप्सोकाइनेसिस) Tendency to fall backwards when standing as seen in Parkinson's disease. (खड़े होने पर पीछे को गिर जाना जैसा पार्किनसन्स डिजीज में देखा जाता है।)

Hypsophobia (हिप्सोफोबिया) Fear of being at great heights. (अधिक ऊँचाई पर पहुँचने का रोगात्मक डर होना।)

Hysterectomy (हिस्टेरेक्टॉमी) Surgical removal of uterus either by abdominal or vaginal route. It can be subtotal, total or radical. In radical hysterectomy (Wertheim's operation) uterus, tubes, ovaries, adjacent lymphnodes and part of vagina are removed; usually done in stage I and II cancer cervix. (शल्य कर्म द्वारा गर्भाश्य को निकाल देना। यह उदर में छेदन करके या योनि मार्ग द्वारा सम्पादित होता है। यह संपूर्ण या अर्पूण गर्भाशयोच्छेदन या समूल गर्भाशयोच्छेदन होता है रेडिकल हिस्ट्रेक्टॉमी में गर्भाशय को डिम्ब वाहिनियों, डिम्बग्रन्थियों आस पास की लसीका ग्रन्थियों एवं योनि के ऊपरी भाग सहित काट कर अलग कर दिया जाता है, जो अधिकतर सर्विक्स कैंसर के पहले तथा दूसरे चरण में होता है।)

Hysteresis (हिस्टेरेसिस) Failure of the manifestation of an effect to keep up with its cause. (किसी प्रभाव की अभिव्यक्ति का अपने कारण के साथ कार्य करने में निष्फलता होना।)

Hysteria (हिस्टीरिया) A conversion disorder in which patient transforms longstanding mental conflict into somatic symptoms. There is no organic disease to account for the symptoms. Patient is amnesic for the period of illness as the primary consciousness reasserts itself. (एक परिवर्तित विक्षिप्ति जो मानसिक संघर्ष के फलस्वरुप उत्पन्न होती है और रोगी के दैहिक लक्षणों में परिवर्तित हो जाती है। इसके कारण बहुत से शारीरिक लक्षण उत्पन्न होते हैं जैसे स्वभावाकर्ष, अंगघात संवेदनाहरण आदि।)

Hysteric chorea (हिस्टीरिक कोरिया) A form of hysteria with choreiform movements. (एक प्रकार का हिस्टीरिया जिसके साथ लास्यरुप गतियाँ होती है।)

Hysterography (हिस्टेरोग्राफी) Recording of frequency and intensity of uterine contractions. (गर्भाशय के संकोचों की तीव्रता एवं उनकी बारम्बारता का लेखाचित्र-अभिलेखन करना।)

Hysterogram (हिस्टेरोग्राम) X-ray of uterus. (गर्भाशय का एक्स-रे चित्र।)

Hysteroptosis (हिस्टेरोप्टोसिस) Prolapse of the uterus. (गर्भाशय का बाहर आना।)

Hysteroid (हिस्टीरॉयड) Resembling hysteria. (हीस्टीरिया के समान।)

Hysteromania (हिस्टीरोमैनिया) Nymphomania. (स्त्री में अत्यधिक कामुकता का होना।)

Hysterometry (हिस्टेरोमीट्री) Measurement of size of uterus. (गर्भाशय के परिमाणा को मापना।)

Hysteromyemectomy (हिस्टेरोमाइमेक्टॉमी) Excision of uterine fibroid. (गर्भाशय के तान्तव अर्बुद को काटकर अलग कर देना।)

Hystero-oophorectomy (हिस्टेरो-ऊफोरेक्टॉमी) Excision of uterus and ovaries. (एक या दोनो डिम्बग्रन्थियो के गर्भाशय को काटकर अलग कर देना।)

Hysteropia (हिस्टेरोपिया) Hysteric visual defect. (हिस्टीरिया में उत्पन्न दृष्टि-दोष।)

Hysterorrhexis (हिटेरोह्क्सिस) Rupture of pregnant uterus. (गर्भाशय का विशेषकर गर्भावस्था में फट जाना।)

Hysterosalpingectomy (हिटेरोल्पिन्जे-क्टॉमी) Excision of uterus and tubes. (गर्भाशय व दोनों ओर की डिम्ब वहिनियों को शल्यकर्म द्वारा निकाल देना; गर्भाशय-डिम्बवाहिनी उच्छेदन।)

Hysterosalpingography (हिटेरोसेल्पि-न्गोगाफी) X-ray visualization of uterus and the tubes by introduction of contrast media. (अपारदर्शक तरल चढ़ाकर गर्भाशय और डिम्बवाहिनियों का एक्स-रे लेकर डिम्बवाहिनियों के एकस्वत्व के विषय में ज्ञान प्राप्त करना। गर्भाशय-डिम्बवाहिनी चित्रण।)

Hysterosalpingostomy (हिस्टेरोसेल्पिन्गो–स्टॉमी) Anastomosis of uterus with the remaining healthy portion of fallopian tube after excision of diseased part. (रोग ग्रस्त भाग को काटकर अलग करने के बाद गर्भाशय और डिम्बवाहिनी में सम्पर्क स्थापित करना; गर्भाशय डिम्बवाहिनी-सम्मिलन।)

Hysteroscope (हिटेरोस्कोप) Instrument for examination of inside of uterus. (गर्भाशय गुहा का नेत्र परीक्षण करने के लिए प्रयोग में लाया जाने वाला एक यंत्र, गर्भाशयदर्शी।)

Hysterotomy (हिस्टेरोटॉमी) Incision of uterus as in evacuation of mole, dead fetus or cesarean section. (गर्भ को निकालने हेतु या सिजेरियन ऑपरेशन या मृत भ्रूण को निकालने के लिए गर्भाशय मे चीरा लगाना; गर्भाशय छेदन।)

Hysterotrachelectomy (हिस्टरोट्रेकीलेक्टॉमी) Amputation of uterine cervix. (गर्भाशय-ग्रीवा को काटकर अलग कर देना; गर्भाशय ग्रीवा उच्छेदन।)

Hysterotrachelorrhaphy (हिस्टेरोट्रेकी–लोरैह्फी) Repair of torn cervix (क्षति-ग्रस्त गर्भारत ग्रीवा विरोहरण करना।)

Hypoptyalism (हाइपोटाईलिजम) Decreased secretion of the saliva. (लार का काम आना।)

Hypopigmentation (हाइपोपिगमैटेशन) Loss of natural color of the skin. It can occur at some areas of the body (localized) or all over the body. It occurs due to deficiency of melanin in the skin. (त्वचा के रंग का हल्का होना।)

I

Iatrogenic (ऐट्रोजेनिक) Adverse body effect induced by drug, procedure or the doctor. (प्राथमिक व्याधि की चिकित्सा करते समय बीच में कोई अन्य उत्पन्न व्याधि; चिकित्सा जन्य।)

Ibuprofen (इबुप्रोफिन) A nonsteroidal anti-inflammatory agent. (एक पीड़ा हरने वाली औषधि। जठरांत्र के लिए क्षोभक हो सकती है।)

Ice (आईस) Solid form of water at temperature of 0°C or below. (बर्फ, शाखाओं पर खरोंच एवं सूजन को बर्फ से सेक देकर अधिक समय तक भुजा का उत्थित अवस्था में रखना।)

Ice bag (आईस बैग) A water tight bag to hold ice for cold sponging over bruised or sprained area. (जलरोधी थैली जिसमें बर्फ भरकर त्वचा पर हुई क्षति नील या मोच आने पर ठंडी सिकाई करते हैं।)

Iceberg (इम्यूनोकीमेथीरैपी) In terms of any issue or disease concealed or unreported from view. (आइसबगर्रू बीमारी जो छिपी हुई रहती है आकड़ों से।)

Ichnogram (इकनोग्राम) A footprint taken while standing. (पाँव की छाप जो खड़े करके ली गई हो।)

Ichor (आइकोर) Fetid discharge from an ulcer. (किसी जख्म से निकलने वाला पानी के समान तरल पदार्थ।)

Ichthammol (इक्थामोल) A reddish brown viscous fluid acting as an antiseptic, often used in ear-dressing and skin applications. (एक काला गाढ़ा तरल पदार्थ जो त्वचा के विकारों में एक किटाणु नाशक मरहम के रूप में प्रयोग होता है। शोथ को कम करने के लिए इसे ग्लिसरीन में मिलाकर प्रयोग किया जाता है।)

Ichthyosis (इक्थियोसिस) Condition in which skin is dry, scaly resembling fish skin. Ichthyosis vulgaris is hereditary. (जन्मजात रोग जिसमें रोगी की त्वचा मतस्य की त्वचा के समान सूखी तथा पपड़ीदार हो जाती है।)

Ichthyotoxin (इक्थायोटॉक्सिन) Any toxin present in fish. (कोइ जीवविष जो मछली में उपस्थित होता है।)

Ictal (इक्टल) Pertains to acute attack of epilepsy or stroke. (तीव्र मिर्गी के दौरे पड़ना या आकस्मिक आक्रमण से सम्बन्धित।)

Icteric (इक्टेरॉक) Pertains to jaundice. (पीलिया से संबंध रखना।)

Icteroid (इक्टेरॉयड) Resembling jaundice. (पीलिया की तरह।)

Icterus (इक्टेरस) Yellow pigmentation of sclera, mucous membrane and skin due to excess bile salts in blood. (पीलिया; श्वेतपटल, श्लेष्मकला तथा त्वचा की पीली वर्णकता जो रक्त में अत्यधिक पित्त लवण हो जाने के कारण होता है।)

Id (इड) In psychiatry one of the three divisions of psyche, the other two being ego and super ego. The id is the obscure, inaccessible part of our personality that serves as a repository of instinctual drives continually striving for expression. (मनोरोगविज्ञान में, यह मस्तिष्क के विभाजन में तीन में से एक होता है। तथा अन्य दो इगो (अहम्) तथा सुपर इगो होता है इड हमारे व्यक्तित्व का अस्पष्ट तथा अनभिगम्य भाग होता है जो सहज वृति के पुनःस्थापन के लिए प्रयुक्त होता है। और व्यक्ति अपने मत को प्रकट करने के लिए लगातार परिश्रम करता है।)

Idarubicin (इडारुबिसिन) Anthracycline antinerplastic antibiotic (एन्थ्रासिक्लीन अबुर्दरोधी प्रतिजीवी।)

Idea (आइडिया) A mental image, concept. *i. compulsive* A persistent obsessional thought. *i. dominant* Idea that controls one's thought and action. *i. fixed* Idea dominating one's mind and not amenable to change irrespective of evidence to contrary. *i. of reference* An impression that the conversations or actions of others have reference to oneself. (भावना एवम् विचार) *compulsive idea* (कम्पलसिव आइडिया) लगातार मनोग्रस्त विचार आना *dominant idea* (डोमीनैन्ट आइडिया) एक ऐसा विचार जो किसी व्यक्ति के सभी कार्यो एवं विचारों को नियंत्रित करता है। *fixed idea* (फिक्सड आइडिया) एक निरंतर बना रहने वाला विकृत विचार या विश्वास जो पूर्णतया मस्तिष्क पर हावी रहता है तथा विरूद्ध प्रमाण होने के बाद भी इसे बदला नही जा सकता। *idea of reference* (आइडिया ऑफ रिफ्रैन्स) दूसरे लोगों की बातचीत से अथवा उनके कार्यो को देखकर मस्तिष्क में बनने वाला गलत विचार।)

Ideal (आइडीयल) A goal regarded as a standard of perfection. (आर्दश रूप; सामान्य परिपूर्णता।)

Ideation (आइडीएशन) The process of thinking or formation of ideas. It is quick in mania but slow in depression, and dementias. (सोचने अथवा विचार बनाने की क्रिया। यह उन्माद में तीव्रता से होता है परन्तु अवसाद तथा मनोभ्रंश में मंद होता है।)

Identical (आइडैन्टिकल) Exactly alike. (मिलता जुलता, एक समान।)

Identification (आइडैन्टिफिकेशन) 1. The process of determining the sameness of a thing or person with that described or known to exist 2. A defense mechanism operating unconsciously, by which a person patterns himself after some other person. This plays a major role in personality development. *i. dental* The use of dental charts, radiographs or records to establish a person's identity. *i. palm and soles* Prints of palm and sole used for one's identification. (पहचान; किसी वस्तु या व्यक्ति की पहले से उपस्थित वस्तु या व्यक्ति से सामान्यता का पता लगाने की क्रिया।) *Dental identification* (डैन्टल आइडैन्टिफिकेशन) (दन्त चार्टस, रेडियोग्राफ्स, या अभिलेख का प्रयोग करके व्यक्ति की पहचान स्थापित करना। *palm and sloes* (पाम एण्ड सोल्स) हथेली तथा पैरों के तलवे का छाप जिसे किसी की पहचान के लिए प्रयोग किया जाता है।)

Identity (आइडैन्टिटी) The physical and mental characteristic by which an individual is known and recognized. (अभिज्ञान तादात्म्यः कुल शारीरिक एवं मानसिक विशिष्टताएँ जिनके द्वारा किसी व्यक्ति को पहचाना जाता है। तथा उसे दूसरों से भिन्न किया जाता है।)

Ideology (आइडीयोलॉजी) A philosophy, the science of ideas and thoughts. (विचारों का विज्ञान; दर्शन शास्त्र।)

Ideomotor (आइडीयोमोटर) Muscular automatic movement regulated by a dominant idea. (पेशीय अनैच्छिक गति जो प्रभावशाली विचारों से नियंत्रित होती है।)

Idiocy (इडियोसी) Severe mental deficiency due to defective mental development, the cause of which may be genetic, vascular or birth asphyxia. (मूर्खता, मूढ़ता, जड़बुद्धिता; एक बहुत ही गंभीर मानसिक हीनता जो दोषयुक्त मानसिक विकास के कारण होता है। इसके कारण आनुवांशिकीय, वाहिकीय या प्रसव श्वासरोध भी हो सकते हैं।)

Idioglossia (इडियोग्लोसिया) Inability to articulate properly so that the language is not comprehensible. (दोषयुक्त प्रकार से उच्चारण जिसमें अर्थहीन स्वर ध्वनियाँ निकलती हैं; असम्बद्ध उच्चारण।)

Idiogram (इडियोग्राम) Graphic representation of chromosome karyotype. (गुणसूत्रों का आलेख प्रतिनिधित्व करना।)

Idiopathic (इडियोपैथिक) A disease without recognizable cause. (अज्ञात हेतुक; जिसका कारण ज्ञात न हो जैसे अपस्मार के कुछ प्रकार।)

Idiopathic pulmonary fibrosis (इडियोपैथिक पल्मोनरी फाइब्रोसिस) A form of interstitial lung disease with diffuse fibrosis and rapid deterioration. (एक प्रकार का अन्तरालीय फेफड़ों का विकार जिसमें तन्तुमयता का विसरित होना तथा तीव्रता से प्रतिगमन होता है।)

Idiophrenic (इडियोफ्रेनिक) Pertaining to or originating in the mind alone. (केवल मस्तिष्क से संबंधित अथवा उसमें उत्पन्न होने वाला।)

Idiosyncrasy (इडियोसिन्क्रेसी) A peculiar or individual reaction to an idea, action, drug, food or some other substance. Special characteristic by which one person differs from another or reacts differently from another. (औषधियों या प्रोटीनों के प्रति किसी व्यक्ति की असाधारण अनुक्रिया। स्वभाव अथवा शारीरिक बनावट अथवा मानसिक गुण में परिवृत्ति होना।)

Idiot (इडियट) Person with severe mental deficiency. (जड़बुद्धि, निर्बुद्धि, पूर्णातयः मूर्ख।)

Idiotropic (इडियोट्रॉफिक) In psychology turning inward mentally and emotionally, i.e. introvert who is satisfied with his own emotions and is content to live apart from social contacts. (मनोविज्ञान में व्यक्ति का मानसिक एवं मनोवेगी रूप से अपनी ओर ही ध्यान केन्द्रित रहना। वह व्यक्ति अपने में ही रूचि रखता है। तथा बाह्य जगत तथा सामाजिक संपर्क में रूचि नही लेता है।)

Idiotype (इडियोटाइप) In immunology, the specific Fab region of the immunoglobulin to which the specific antigen binds. (आनुवंशिक निर्धारण करने वाले समूह।)

Idioventricular (इडियोवैन्ट्रिकुलर) A heart rhythm arising from conduction tissue or ventricular muscle without any influence from sinus node. (हृिदयनिलय संबंधी।)

Idoxuridine (इडोक्सुरीडीन) Antiviral agent; used for herpes infection of eye in the form of ointment 2%. (एक प्रतिवायरस औषधि जिसका प्रयोग हर्पीज सिम्पलेक्स, हर्पीज जेनीटेलिस, कॉर्नियल हर्पेटिक अल्सर में एक मरहम के रूप में किया जाता है।)

Ifosfamide (इफोस्फामाइड) Anticancer drug. (कैंसर विरोधी औषधि।)

IgA (इम्यूनोग्लोबुलिन ए) Principally present in exocrine secretions like milk, saliva, intestinal secretions and tear. Hence it protects against mucosal invasion by pathogenic organism. **IgE** is secreted by mast cells and is responsible for allergy, asthma, eczema, etc. **IgG** is the principal immunoglobulin and is the major antibody against bacteria, viruses and fungi. **IgM** is formed during early period of antigenic stimulation or infection. (लिम्फोसाइट तथा प्लाज्मा कोशिकाओं से बनने वाली एक प्रकार की प्रोटिन।)

Ileal bypass (इलियल बाइपास) A method of treating obesity whereby absorption of nutrients from intestine is decreased from anastomosis of one portion of upper small intestine to another portion down below. (एक प्रकिया जिसमें पोषक तत्वों का आंतों द्वारा अवशोषण को कम करके मोटापा कम किया जाता है इसमे छोटी आंत के ऊपरी हिस्से को दूसरे भाग से नीचे की ओर जोड़ दिया जाता है।)

Ileal conduit (इलियल कान्डूट) Method of diverting the urinary flow by transplanting the ureters into an isolated segment of ileum opening into the abdominal wall. (आंत्रवरोधी नली।)

Ileitis (इलियाइटिस) Inflammation of ileum. *i. regional* A nonspecific chronic granulomatous lesion involving terminal ileum giving rise to pain, weight loss, intestinal obstruction and often fistula formation. (इलियम का शोथ।)

Ileocecal valve (इलियोसीकल वाल्व) A muscular ring at the terminal ileum that regulates passage of food from small intestine to large intestine and prevents re-entry of food back into small intestine. (इलियम के किनारे पर एक पेशीय रिंग जो भोजन को छोटी आंत से बडी आंत में जाने को विनियमित करता है और पुनः भोजन को छोटी आंत में आने से रोकता है।)

Ileocecostomy (इलियोसीकास्टॉमी) Surgical formation of an opening between ileum and cecum. (शल्य क्रिया से इलियम तथा सीकम के बीच में छिद्र बनाना।)

Ileocolostomy (इलियोकॉलोस्टॉमी) Anastomosis between the ileum and colon. (शेषवृहदान्त्र सम्मिलन, शल्य क्रिया द्वारा इलियम एवं कोलन के बीच सम्मिलन।)

Ileoileostomy (इलियोइलियोस्टॉमी) Surgical formation of an opening between two parts of ileum. (इलियम के एक भाग तथा दूसरे के मध्य सम्मिलन।)

Ileorrhaphy (इलियोरैहफी) Surgical repair of ileum. (इलियम की शल्यक्रिया द्वारा मरम्मत या विरोहण करना।)

Ileostomy (इलियास्टॉमी) Surgical opening of ileum through external abdominal wall. (उदर-भित्ति से होकर इलियम में शल्य क्रिया के द्वारा नालव्रण के रूप में मार्ग बनाना; शेषान्त्रछिद्रकिरण।)

Ileum (इलियम) Lower 3/5 of small intestine from jejunum to ileocecal valve. Average length 15–31 feet. (शेषान्त्र; छोटी आंत के नीचे का भाग जो मध्यान्त्र और अन्धान्त्र के बीच में होता है। इसकी सामान्य लंबाई 15–31 फीट होती है।)

Ileus (इलियस) A form of intestinal obstruction due to intestinal muscle paralysis, spasm or obstruction in intestinal lumen, e.g., meconium ileus of newborn. (आंत में रूकावट होना। एक प्रकार का आन्त्रावरोध जो आंत की पेशियों के पक्षाधात के कारण होता है। उदाहरण के लिए नवजात शिशु में गाढ़े जातविष्ठा (प्रथम मल) के द्वारा आँत में रूकावट पैदा हो जाने से उत्पन्न आन्त्रावरोध।)

Iliac crest (इलियक क्रेस्ट) Upper free margin of hip bone or ileum. (इलियम हड्डी का ऊपरी स्वतंत्र सिरा; कूल्हा।)

Iliac fascia (इलियक फेसिका) Transversalis fascia over the anterior surface of iliopsoas muscle. (श्रोणि प्रावरणी)

Iliac region (इलियक रीजन) Inguinal region on either side of hypogastrium. (अधोजठर प्रदेश अथवा हाइपोगैस्ट्रियम के किसी भी ओर का वंक्षण क्षेत्र।)

Iliac spine (इलियक स्पाइन) One of the four spines of ilium namely the anterior and posterior inferior spines, and the anterior and posterior superior spines. (इलियम के चार कंटको में से कोई सा एक जिनके नाम अग्रज एवं पश्चज अधोवर्ती कंटक, तथा अग्रज एवं पश्चज ऊर्ध्ववर्ती कंटक हैं।)

Iliotibial band (इलियोटिबियल बैंड) A thick wide fascial layer from the iliac crest to knee joint. (श्रोण से घुटने के जोड़ तक की प्रावरणीय मोटी परत।)

Ilizarov method (इलीजाशेव मेथड) A method of bone lengthening by distraction using external fixators. (हड्डी बढ़ने की एक विधि।)

Illness (इलनैस) Sickness, ailment. (बीमारी, रोग, अस्वस्थता।)

Illumination (इल्यूमिनेशन) Lighting up of a part for examination or of an object under microscope. *i. darkfield* A method used to observe spirochetes or colloid particles in which the central or axial light rays are stopped and the object is illuminated by light rays coming from sides. (प्रदीप्ति; शरीर के किसी भाग अथवा अंग का या किसी वस्तु का निरीक्षण करने हेतु उसे प्रदीप्त करना। *dark field illumination* (डार्क-फील्ड इल्यूमिनेशन) इस विधि का उपयोग स्पाइरोकीटो या कोलॉयड कणों का परीक्षण करने के लिए किया जाता है। जिसमें केन्द्रीय प्रकाश किरणें रूक जाती हैं और किनारों से आती हुई प्रकाश किरणों से वस्तु प्रदीप्त हो जाती है।)

Illusion (इल्यूजन) Inaccurate perception, misinterpretation of sensory impressions; when an illusion becomes fixed, it is called delusion. (भ्रम भ्रांति; अनुभूति छाप का दुर्निरूपण, जब किसी का भ्रम विश्वास में परिवर्तित हो जाता है तो उसे डेल्यूजन कहते हैं।)

Image (इमेज) A mental picture representing real object or the picture of an object produced by lens or mirror. (प्रतिबिम्ब; किसी वस्तु की मानसिक तस्वीर जो किसी वास्तविक वस्तु को प्रदर्शित करती है या किसी वस्तु की तस्वीर जैसी किसी लैन्स या शीशे में दिखाई देती है।)

Image intensifier (इमेज इनटेन्सीफायर) Device that increases brightness of an image and permits discrimination of much smaller objects in the image. (एक उपक्रम जो प्रतिबिम्ब की चमक को बढ़ाता है जिससे प्रतिबिम्ब अधिक स्पष्ट दिखाई पडता हैं।)

Imagery (इमेजरी) The calling up of events or mental pictures pertaining to sound, smell, taste, etc. (मन की कल्पना।)

Imagination (इमेजिनेशन) Formation of mental images of things, persons or situations. (मन की कल्पना करना; किसी वस्तु, व्यक्ति या स्थिति की कल्पना द्वारा प्रतिबिम्ब बनाना।)

Imaging (इमेजिंग) Production of image of an object by X-ray, ultrasound, magnetic resonance, etc. (तस्वीर या प्रतिबिम्ब बनाना; एक्स-रे, अल्ट्रासाउण्ड या मैग्नेटिक रेजोनैन्स द्वारा किसी वस्तु का प्रतिबिम्ब बनाना।)

Imatinib (इमैटिनिलब) Anticancer agent for CML. (कैसर रोधी तत्व।)

Imbalance (इम्बैलेन्स) Loss of balance usually between opposing body forces. *i. autonomic* Sympathetic-parasympathetic imbalance. *i. vasomotor* Excessive vasoconstriction or dilatation. (असंतुलन। (ऑटोनोमिक इम्बैलेन्स) अनुकम्पी एवं परानुकम्पी शाखाओं का दोषयुक्त समन्वय (वासामोटर इम्बैलेन्स) अत्यधिक संकुचन या विस्फारण होना।)

Imbecile (इम्बेसाइल) Severe mental deficiency. (मूर्ख, मन्द बुद्धि, मूढ़; गंभीर मानसिकहीनता।)

Imbed (इम्बेड) In histology, to surround with a firm substance such as paraffin or colloidium. (सूक्ष्मदर्शी-जांच के लिए किसी ऊतक के एक टुकड़े को पतले टुकड़ों में काटने के दौरान अखण्डित रखने के लिए उन्हें पैराफीन जैसे किसी कठोर माध्यम में रखना।)

Imbricated (इम्ब्रीकेटेड) Overlapping as tiles. (कोरछादित; एक दूसरे के ऊपर चढ़े हुए जैसे टाइल्स।)

Imidazole (इमिडेजोल) An organic compound with heterocyclic ring as in histamine and histidine. (एक ऑर्गेनिक यौगिक जिसमें हीटरोसायक्लिक वलय होता है। जैस हिस्टामीन तथा हिस्टीडीन में होता है।)

Imbibition (इम्बीबिशन) The absorption of fluid by a solid. (अन्तः शोषण, ठोस के द्वारा द्रव का अवशोषण।)

Imipenem (इमिपेनम) An antibiotic, beta-lactamase resistant. (एक प्रतिजीवी सहित बीटा-लेक्टामेस प्रतिरोधी)

Imipramine (इमिप्रेमाइन) A tricyclic anti-depressant, also used in migraine and enuresis. (प्रत्यवसादक। इसमें कोलीनधर्मरोधी गुण भी पाये जाते हैं। इसे माइग्रेन तथा असंयत मूत्रता में भी प्रयोग किया जाता है।)

Immature (इम्मेच्योर) Not fully developed or mature. (अपरिपक्व; पूर्ण रूप से विकसित न होना।)

Immedicable (इम्मेडीकेबिल) Incurable. (असाध्य, घाव जो भरा न जा सके।)

Immersion (इमर्सन) Placing body or object under water or fluid; in microscopy the act of immersing the objective (lens) in oil. (किसी वस्तु या कॉय को पानी या अन्य तरल में रखना या डुबोना; सूक्ष्मदर्शिकी में, ऑब्जेक्टिव लैन्स को तेल में डुबोने की क्रिया।)

Immersion foot (इमर्सन फूट) A form of cold injury due to dampness and cold. (यह हिमदाह अथवा इसी प्रकार की अवस्थाओं में उत्पन्न होता है। जब पैर तक रक्त नही पंहुचता और जीवाणुज संक्रमण की उत्पत्ति हो जाती है। एक प्रकार का अभिघात जो ठंड तथा नमी के कारण होता है।)

Immiscible (इमिस्सीबिल) Which cannot be mixed, e.g. oil and water. (मिश्रित न होने वाला जैसे पानी और तेल; अभिश्रय।)

Immobilization (इम्मोबिलाइजेशन) To make a part or limb immovable by splint, traction, plaster cast. (स्प्लिन्ट; खिंचाव या प्लास्टर द्वारा शरीर के किसी भाग को चलने के अयोग्य बनाने की विधि; अचलीकरण।)

Immune (इम्यून) Protected from or resistant to disease due to development of antibodies. (रोगक्षम; शारीरिक द्रवों में उत्पन्न एण्टीबॉडियों के कारण किसी रोग से सुरक्षित या उसका प्रतिरोधी होने वाला।)

Immune reaction (इम्यून रिएक्शन) Reaction of host cells to antigenic stimulation. (वह अनुक्रिया जो किसी अंग को प्रतिरोपित करने पर उत्पन्न होती है। इसके कारण शरीर उस अंग को अपशिष्ट करता है; प्रतिरक्षण अनुक्रिया।)

Immune response (इम्यून रिसपान्स) The response of body to substances that are foreign or are interpreted as foreign. Immune response can be cell mediated, humoral or nonspecific. (पदार्थों के प्रति शरीर की प्रतिक्रिया। यह पदार्थ बाहरी होते हैं या बाहरी माने जाते हैं। रोगक्षम प्रतिक्रिया मध्यस्थ य देहद्रवी या अनिश्चित हो सकती है।)

Immunifacient (इम्यूनिफेसिएन्ट) Making immune. (रोगक्षमता को उत्पन्न करने वाला।)

Immunity (इम्यूनिटी) State of being protected against disease either by previous infection or by vaccine. *i. acquired* Immunity due to active or passive immunization. *i. cell mediated* The T-cells interact with antigen with a delayed response as seen in graft rejection or infection with tuberculosis, leprosy. *i. natural* Immunity conferred by natural inherent factors like race, species. *i. passive* Immunity due to transplacental transfer of maternal antibodies, antibodies secreted in milk or injection of hyperimmune specific sera. (रोगक्षमता। किसी रोग या संक्रामक रोग से लड़ने की शक्ति अथवा उससे सुरक्षित होने की अवस्था जो पूर्ण इन्जैक्शन या टीकाकरण द्वारा प्राप्त होती है। *acquired immunity* (एक्वायर्ड इम्यूनिटी) सक्रिय तथा निष्क्रिय रोगक्षमीकरण द्वारा प्राप्त रोगक्षमता। *natural immunity* (नेचुरल इम्यूनिटी) प्राकृतिक वंशागत कारकों जैसे जाति, वर्ण आदि से किसी रोग के प्रति जन्मजात स्थायी रोगक्षमता। *passive immunity* (पैसिव इम्यूनिटी) माँ से अपरा से भ्रूण में पँहुचने वली एण्टीबॉडेया, माँ का दूध पीने से शिशु या हाइपरइम्यून के इन्जैक्शन द्वारा प्राप्त रोगक्षमता।)

Immunization (इम्यूनाइजेशन) The process of rendering a person immune by active (toxoid, inactivated, killed organisms) or passive process. (रोगक्षमीरण; रोगक्षमता उत्पन्न करने के लिए प्रजिजन देना; किसी रोग को रोगक्षम बनाने या किसी व्यक्ति के रोगक्षम बनने की सक्रिय या निष्क्रिय क्रिया।)

Immunoassay (इम्यूनोएसे) Assay of concentration of a substance by using the reaction of an antigen with specific antibody. (शरीर के तरलों में प्रोटीनों की मात्रा को नापना जिनका संबंध किसी एण्टिजन के अपनी विशिष्ट एण्टीबॉडी के साथ प्रतिक्रिया करने से होता है।)

Immunobiology (इम्यूनोबायोलॉजी) Study of immune phenomena in biological systems. (जीव विज्ञान की एक शाखा जिसमें रोगक्षम अनुक्रिया का अध्ययन किया जाता है।)

Immunochemotherapy (इम्यूनोकेमेथेरेपी) Treatment or prevention of disease by stimulating, enhancing, suppressing or restoring the ability of the immune (defense) system. (रोगक्षमता-चिकित्सा एवं

रसायन-चिकित्सा दोनों की सयोग से रोगों की चिकित्सा करना।)

Immunochemistry (इम्यूनोकैमिस्ट्री) The chemistry of antigen, antibodies and their relation to each other. (रोगक्षमीकरण का रसायन-शास्त्र।)

Immunocompetence (इम्यूनोकॉम्पीटैन्स) Being capable of developing antibody response stimulated by an antigen. (किसी एण्टिजन के उद्दीपन के प्रति किसी रोगक्षम अनुक्रिया के उत्पन्न करने की क्षमता।)

Immunocompromised (इम्यूनोकम्म-प्रोमाइज्ड) Unable to have adequate immunological response because of genetic defect of T and B-cells, immunosuppressive drugs or AIDS virus infection. (रोगक्षम अनुक्रिया से युक्त जो टी और बी कोशिकाओं की आनुवंशिकी दोष, रोगक्षमीकरण को कम करने वाली औषधियों या कुछ रोगों जैसे कैंसर या एड्स विषाणु संक्रमण बनने से क्षीण हो जाती हैं।)

Immunodiagnosis (इम्यूनोडायग्नोसिस) Use of specific immune response in diagnosing medical conditions. (विशिष्ट रोगक्षम अनुक्रियाओं का प्रयोग करके रोगों का पता लगाना।)

Immunodiffusion (इम्यूनोडिफ्यूजन) A test method in which antigen and antibody are placed in a gel where they diffuse towards each other and when they meet a precipitate is formed. (किसी जैली में किसी एन्टिजन एवं एण्टीबॉडी को रखकर तथा उनके एक दूसरे की ओर को विसरित होने से बने अवक्षेप का अवलोचन करके एन्टिजन एण्टीबॉडी प्रतिक्रियाओं का अध्ययन करने की एक परीक्षण विधि।)

Immunoelectrophoresis (इम्यूनोइलैक्ट्रो-फोरेसिस) A method of investigating the amount and character of antibodies and immunoproteins present in body fluids. (वैघुतकण संचलन द्वारा शरीर के तरलों में प्रोटीनों एवं एण्टीबॉडियों की मात्रा एंव उनकी विशिष्टता की जांच करने की एक विधि।)

Immunofluorescence (इम्यूनोफ्लूओरेसैन्स) The use of fluorescein stained or fluorescein labeled antibodies to locate antigen in tissues. The sample is examined in fluorescent microscope. (प्रतिदीप्ति या फ्लूओरेसैन्स द्वारा ऊतको में एण्टिजन के स्थान का पता लगाने वाली एक विधि। इसके लिए ऊतक को फ्लोरेसिन से अभिरंजित किया जाता है। अभिरंजित ऊतक का प्रतिदीप्त प्रकाश से सुसज्जित सूक्ष्मदर्शी द्वारा परीक्षण करके एण्टिजन की विद्यमानता का पता लगाया जाता है।)

Immmunogen (इम्यूनोजेन) A substance that stimulates formation of antibody. (रोगक्षमजन; कोई भी पदार्थ जो किसी एण्टीबॉडी के बनने को बढ़ाता है।)

Immunogenetics (इम्यूनोजेनेटिक्स) The study of genetics by use of immune responses. (जीनी या आनुवंशिक कारकों का अध्ययन जो व्यक्ति की रोगक्षम अनुक्रिया को नियंत्रित रखने में सहायक होता है।)

Immunogenic (इम्यूनोजेनिक) Capable of inducing immunity. (रोगक्षमताजनक, रोगक्षमता को पैदा करना।

Immunogenicity (इम्यूनोजेनीसिटी) The capability to stimulate antibody formation. (रोगक्षमता उत्पन्न करने की प्रक्रिया।)

Immunoglobulin (इम्यूनोग्लोबुलिन) Proteins capable of acting with antigens; can be IgG, IgA, IgM, IgD and IgM. (बी-लिम्फोसाइटस द्वारा उत्पन्न विशेष प्रकार के प्रोटीन जो प्रतिजन से मिलकर रोगक्षमता उत्पन्न करते हैं। इसे संक्षिप्त में IgD लिखा जाता है। यह IgG, IgA, IgM, तथा प्रकार के होते हैं।)

Immunology (इम्यूनोलॉजी) Study of immunity to disease. (रोगक्षमता विज्ञान, वह विज्ञान जिसमें लिम्फेसाइट्स शोथज कोशिकाओं तथा प्रोटीनों का अध्ययन किया जाता है। जिससे ज्ञात कर सकें कि किस प्रकार रोगक्षमता उत्पन्न करते हैं।)

Immunopathology (इम्यूनोपैथोलॉजी) Study of tissue alterations resulting from immune or allergic reactions. (रोगों के प्रति रोगक्षम अनुक्रिया अथवा एलर्जिक प्रतिक्रिया के फलस्वरूप ऊतकों में होने वाले परिवर्तनों का अध्ययन।)

Immunoselection (इम्यूनोसलेक्शन) Selective survival of cell populations due to their having least amount of cell surface antigenicity. (कुछ कोशिकाओं का जीवित रहना जो उनकी सतह के एन्टिजन की एण्टीबॉडी उत्पन्न करने की क्षमता पर निर्भर करता है।)

Immunostimulant (इम्यूनोस्टिमूलैन्ट) Agent capable of stimulating antibody production. (एण्टीबॉडी बनने को उत्तेजित करने वाला पदार्थ।)

Immunosuppressant (इम्यूनोसप्रेसैन्ट) Agent suppressing body immune response, usually employed in treatment of autoimmune diseases. (शारीरिक रोगक्षम अनुक्रिया को कम करने वाला कारक, जिसे स्वक्षम रोगों की चिकित्सा में प्रयोग किया जाता है।)

Immunosurveillance (इम्यूनोसर्वीलैन्स) The immune system's recognition and destruction of newly developed abnormal cells arising from mutations. This process eliminates some cancer cells. (रोगक्षम संस्थान की पहचान तथा उत्परिवर्तन द्वारा उत्पन्न नयी विकसित असामान्य कोशिकाओं पर विनाशकारी प्रतिक्रिया होना। यह क्रिया कुछ कैंसर कोशिकाओं को हटा या विनाश कर देती है।)

Immunotherapy (इम्यूनोथिरैपी) Modalities to enhance immunity. (रोगक्षमता चिकित्सा; रोगक्षमता को बढ़ाने के लिए रूपात्मकता होना।)

Impaction (इम्पैक्शन) Condition of being tightly wedged into a part, e.g., tooth impaction, impaction of feces in bowel (*see* Figure). (अंतर्घट्टन; किसी भाग में कसकर फँसे रहने की अवस्था उदाहरण के लिए दाँत इम्पैक्शन, मलाशय में कठोर मल का इकट्ठा हो जाना।)

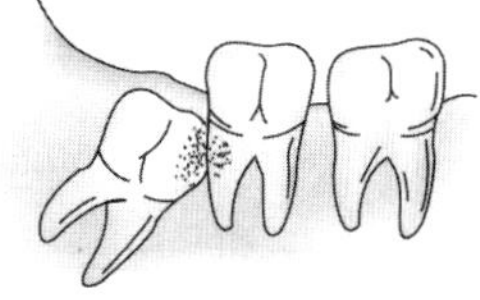

Impaction of the third molar

Impairment (इम्पेयरमैन्ट) Any loss or abnormality of psychological, physiological or anatomical structure or function. (शारीरिक या मानसिक स्वास्थय, शरीर के अंगो या भागों की रचना अथवा उनके कार्यों की कोई भी हानि या असमान्यता।)

Impalpable (इम्पैल्पेबिल) Not perceptible to touch. (जिसको स्पर्श द्वारा महसूस न किया जा सके; स्पर्शातीत।)

Impedance (इम्पीडेन्स) Resistance met by alternating current while passing through a conductor. *i. acoustic* Resistance to the passage of sound waves. (बहाव में अवरोध उत्पन्न हो जाना, जैसे विद्युत धारा या अन्य प्रकार की शक्ति के बहाव में जैसे ध्वनि की तंरगों के संचरण में अवरोध उत्पन्न हो जाना; प्रतिबाधा।)

Imperative (इम्प्रेटिव) Obligatory, involuntary. (अनैच्छिक; जो अपनी इच्छा से नियंत्रित न किया जा सके।)

Imperception (इम्परसेप्सशन) Lack of perception, inability to form a mental picture. (कोई विचार बनाने में अक्षमता।)

Imperforate (इम्पर्फोरेट) Without an opening. In imperforate hymen the menstrual blood accumulates behind to cause hematocolpus. In imperforate anus the infant has absolute constipation. (छिद्रहीन, अछिद्री। सामान्यतः पाये जाने वाले छिद्र का अभाव।)

Impervious (इम्पर्वियस) Difficult to be penetrated. (अप्रवेश्य, अगम्य।)

Impetigo (इम्पेटिगो) Inflammatory skin disease marked by formation of pustules which rupture with crust formation, may occur in crops, are contagious. *i. herpetiformis* A rare pustular eruption of unknown etiology that occurs especially during pregnancy and in association with hypocalcemia. (त्वचा का एक शोथज रोग जिसमें पूयस्फोटिकायें बनती हैं। जो फट जाती हैं और पीली पपड़ियां बन जाती हैं। यह सांसर्गिक होती है।) *Imepetigo herpetiformis* (इम्पेटिगो हर्पेटीफोर्मिस) बहुत ही कम होने वाली पूयमल विक्षतियां जिनके कारण का पता नहीं होता और जो मुख्यतया गर्भावस्था तथा अल्पकैल्सियमरक्तता में पाई जाती है।)

Implant (इम्प्लान्ट) To graft, to insert. *i. dental* Prosthetic device; endosseous, subperiosteal, mucosal or endodontic (*see* Figure below). (निरोपित या निवेशित करना; कोई सामग्री जो निरोपित या निवेशित की गई हो। *dental implant* (डैन्टल इमप्लान्ट) (कृत्रिम अंग, सबपैरीऑस्टियल, म्यूकोसल या एण्डोडोन्टिक्स।)

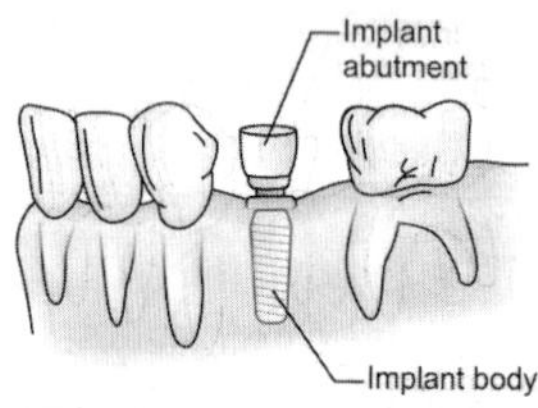

Endosseous implant

Implosion (इमप्लोजन) A violent collapse inward; opp. (explosion). (भीतर की ओर आकस्मिक निपात होना; भय की चिकित्सा करना।)

Impotency (इम्पोटैन्सी) Inability of male to achieve erection, can be anatomic (defect in the genitalia), atonic (paralysis of nervi erigentis), functional or vasculogenic. (नंपुसकता, नामर्दगी। संभोग करन में असमर्थ होना। यह जननांगो में स्थित किसी दोष के कारण या आवेगों का संवाहन करने वाली नाड़ियों के पक्षघात के कारण या मनोवैज्ञानिक कारणो या शिश्न की दण्डिकाओं में धमनीय रक्त की आपूर्ति के कारण हो सकती हैं।)

Impotent (इम्पोटैन्ट) Inability to copulate and procreate. (नंपुसक, नामर्द। व्यक्ति जो संभोग करने में असमर्थ हो।)

Impregnate (इम्प्रीग्नेट) Saturate, to make pregnant. (गर्भावस्था स्थापित करना; किसी डिम्ब या अण्डाणु को गर्भित करना।)

Impression (इम्प्रेशन) A hollow or depression on surface; effect produced upon mind by external stimuli, the imprint of dental arch. (किसी अंग की सतह पर हल्का सा गड्ढा; बाह्य उद्दीपनों के द्वारा मस्तिष्क पर उत्पन्न प्रभाव। दन्त्य की छाप।)

Impression material (इम्प्रेशन मेटिरियल) Materials appropriate for dental impression work, like plaster of paris, zinc oxide paste, reversible colloids. (दन्त छाप के कार्य के लिए उचित पदार्थ जैसे–प्लास्टर ऑफ पेरिस, जिंक ऑक्साइड मिश्रण, परिवर्तनशील कोलॉयडस।)

Impression tray (इम्प्रेशन ट्रे) A tray to carry impression material to mouth and hold it in opposition to jaw/teeth. (एक ट्रे जो छापने वाले पदार्थ को मुख तक ले जाने तथा दाँतों के सामने उस पदार्थ को पकड़ने के लिए प्रयोग करी जाती है।)

Impulse (इम्पल्स) An incitement of mind; in physiology passage of stimulating/inhibitory wave across muscle or nerve. (कुछ ऊतकों विशेषकर तंत्रिका तन्तुओं एवं पेशियों से संचारित होने वाला एक बदलाव जिसमें उनमें अल्पक्रियता या अतिक्रियता होती है। जैसे हृदय स्पन्द; आवेग।

Impulsion (इमपल्सन) Idea to do something or commit some act suddenly imposed upon the subject that tortures him until the accomplishment of that act. (गलत कार्य अथवा अपराध के लिए अचानक मस्तिष्क में विचार आना, जो उस व्यक्ति को जब तब कार्य पूर्ण न हो जाए तब तक परेशान करता है।)

Inaction (इनेक्शन) Decrease response or failure of response to a stimulus. (उद्दीपन के प्रति अनुक्रिया का बिल्कुल न होना या कम होना।)

Inactivate (इनएक्टीवेट) To make inactive or to cause loss of activity. (निष्क्रिय बनाना; सक्रियता में हानि होना।)

Inadequacy (इनएडीकुएसी) Insufficiency, incompetence. (अपर्याप्तता; असमर्थता।)

Inanimate (इनानिमेट) Dull, lifeless. (मृत, निर्जीव।)

Inanition (इनैनीशन) Physical debility due to lack of food. (लम्बे समय तक उपवास या अल्प पोषण से उत्पन्न क्षीणता या कमजोरी आ जाना।)

Inapparent (इनएपैरेन्ट) Not noticeable. (स्पष्ट न होना।)

Inarticulate (इनार्टिकुलेट) Without joints, unable to express oneself intelligibly. (सन्धियों बिना; शब्दों का स्पष्ट एवं बुद्धिमानी से न बोलना।)

Inassimilable (इनएसिमिलेबल) Not capable of being utilized by body. (अस्वांगीकर; अवशोषण; शरीर के द्वारा जिसका उपयोग न हो सकता हो।)

Incarcerated (इनकार्सिरेटेड) Confined, constricted, constriction as in hernia. (सीमित क्षेत्र में स्थित या संकुचित अथवा बंद किया हुआ जैसे हर्निया में होता है।)

Incarnation (इन्कार्नेशन) To grow in (e.g., toe nails); the process of being converted to flesh. (अंदर ही अंदर वृद्धि होना जैसे हाथ या पैर के नाखून का अन्दर की ओर वृद्धि करना। मासाकुरण, मांस बनने की क्रिया।)

Inception (इन्सेप्शन) The beginning, ingestion. (किसी वस्तु का आरम्भ; निगलना।)

Incest (इन्सेस्ट) Coitus between close relatives. (संसर्ग, निकट संबंधी गमन; बहुत निकट के दो संबंधियों का समागम जैसे सगे भाई-बहनों में, पिता और पुत्री के बीच या माँ और पुत्र के मध्य संभोग होना।)

Incidence (इन्सीडैन्स) The frequency of occurrence of any event or condition over a period of time in a specified population. (आपतन, कोई घटना या किसी रोग के उत्पन्न होने की गति।)

Incident (इन्सीडैन्ट) A happening, event or occurrence, falling or striking ray of light. (घटना; प्रकाश की किरण का गिरना या टकराना।)

Incipient (इन्सीपिएन्ट) Beginning, coming into existence. (प्रारम्भिक, शुरू होना; अस्तित्व; जीवित होने की स्थिति।)

Incise (इन्साइज) To cut, as with a sharp instrument. (तेज धार वाले यंत्र से काटना।)

Incisor (इन्सीजर) One of the cutting teeth, that which cuts. (काटने वाले दाँत; मनुष्य के प्रत्येक जबड़े के अगले चार काटने वाले दांतो में से एक; कृन्तक।)

Incisura (इन्सीसूरा) Indentation at edge of any structure, e.g. stomach incisura at distal end of lesser curvature. (किसी रचना के किनारे पर चीरा लगाना उदाहरण के लिए आमाशय इन्सीसुरा।)

Incitant (इन्सीटेन्ट) The stimulus that sets off a reaction, disease. (उद्दीपन जिसके कारण कोई प्रतिक्रिया या रोग होता है।)

Incineration (इन्साइनेरेशन) Destruction by fire, by burning. (अग्नि की द्वारा नष्ट करना।)

Inclination (इनक्लीनेशन) Leaning from normal or from a vertical as in case of tooth, vertebra or pelvis. (सामान्य से झुकाव या लम्बरूप से झुकाव जैसे किसी दाँत का या कशेरूका या श्रोणि।)

Inclinometer (इनक्लाइनोमीटर) Device for measuring ocular diameter from vertical and horizontal lines. (लम्बरूप एवं क्षैतिज रेखाओं से नेत्र का व्यास नापने वाला यंत्र।)

Inclusion (इनक्लूजन) Being included or enclosed. (अन्तर्वेशन, घिरी हुई या बंद कोई भी वस्तु; अन्तस्थ।)

Inclusion bodies (इनक्लूजन बॉडीज) Bodies present in the nucleus of cytoplasm of certain cells, e.g. Negri bodies. (कुछ कोशिकाओं के कोशिकाद्रव्य के केन्द्रक में स्थित पिण्ड; अन्तःस्थ पिण्ड।)

Inclusion conjunctivitis (इनक्लूजन कन्जन्कटीवाइटिस) *Chlamydia trachomatis* infection of the conjunctiva. (नेत्रश्लेष्मकता का क्लेमाइडिया ट्रेकोमेटिस संक्रामण।)

Incoercible (इनकोएरस्ब्ल) Uncontrollable, not able to be held in check. (अनियंत्रणीय, जिसे नियंत्रण में रखा न जा सके।

Incoherent (इनकोहीरैन्ट) Not coherent or understandable. (जो स्पष्ट न हो; अस्पष्ट; जिसमें अभिव्यक्ति की स्पष्टता न हो।)

Incombustible (इनकम्बस्टिब्ल) Unfit for burning. (अज्वलनशील; जलने के अयोग्य।)

Incompatible (इनकॉम्पैटिब्ल) Not being in harmony. (असंयोज्य; विरोधी कार्य करने वाली औषधि।)

Incompetence (इनकॉम्पीटैन्स) Inadequacy in function of a part or organ or commonly a valve (ileocecal, mitral, aortic, pulmonary, venous, etc.). (शरीर के अंग या भाग का सामान्य कार्य ठीक प्रकार से करने में असमर्थता सामान्यत जैसे वाल्व माइट्रल, एआर्टिक, फुफ्फुसीय आदि।)

Incompetent (इनकॉम्पीटैन्ट) One legally unable to execute; incapable. (असमर्थ; वैधानिक रूप से कार्य करने में अक्षम।)

Incompetent palatal syndrome (इनकॉम्पीटैन्ट पैलेटल सिण्ड्रोम) Distortion of speech (whinolalia) due to ineffective function of soft palate. (उच्चारण में परिवर्तन होना जो कोमल तालु के निष्प्रभावी कार्य करने के कारण होता है।)

Incontinence (इनकॉन्टीनैन्स) Inability to retain urine, feces because of sphincter laxity. (संकोचिनी पर नियंत्रण न रहने के कारण उत्सर्गी पदार्थ जैसे मूत्र, मल, वीर्य आदि को रोक पाने में असमर्थता; असंयति।)

Incontinence stress (urinary) (इनकॉन्टीनैन्स स्ट्रैस (यूरीनरी)) Leaking of urine during coughing, sneezing, laughing, lifting, etc. (खाँसने, हँसने, छींकने, बोझ उठाने आदि से जोर पड़ने पर अनिच्छा से मूत्र विसर्जित हो जाना।)

Incoordination (इनकोआर्डिनेशन) Inability to produce harmonious, rhythmic muscular movement. (असमंजन, असमन्वय; शरीर के परस्पर अंगों तथा पेशीय गति का एक दूसरे के साथ मिलकर कार्य न करना।)

Incorporation (इनकॉर्पोरेशन) Combining two substances to produce a homogeneous mass. (समावेशन, संयोजन; दो या अधिक पदार्थों का संयुक्त होकर एक संमाग पिण्ड बनाना।)

Increment (इनक्रीमेन्ट) Something added or gained; an addition in number, size or extent. (कुछ जोड़ना या प्राप्त होना; संख्या, परिमाण अथवा फैलाव में वृद्धि।)

Incrustation (इनक्रस्टेशन) Formation of crusts or scabs. (परतों, पपड़ियों या खुरन्ट का बनना, पर्पटीभवन।)

Incurable (इनक्योरेबिल) Incapable of curing, cannot be cured. (ठीक न होने वाला रोग।)

Incubation (इनक्यूबेशन) Interval between exposure to an infection and appearance of first symptoms; in bacteriology period of culture. (रोग का पहले लक्षण प्रकट होने तथा संक्रमण के शरीर के अन्दर प्रविष्ट होने के बीच का समय; उदभवन; निशेचित डिम्ब के विकास की प्रक्रिया।)

Incubator (इनक्यूबेटर) 1. Enclosed crib in which temperature and humidity are controlled for nursing premature babies 2. Apparatus for maintaining bacterial culture. (एक बंद पालना समान एक यंत्र कालपूर्व जन्में शिशु को एक विशेष तापमान तथा इसकी नमी के अनुकूलतम बनाए रखने के लिए प्रयोग किया जाता है। जीवाणुओं के संवर्धन के लिए उचित वातावरण प्रदान करने के लिए प्रयोग किया जाने वाला एक उपकरण।)

Incus (इनकस) The middle of the three oscicles in middle ear (*see* Figure below). (मध्यकर्ण में स्थित तीन छोटी हड्डियों में बीच की हड्डी।)

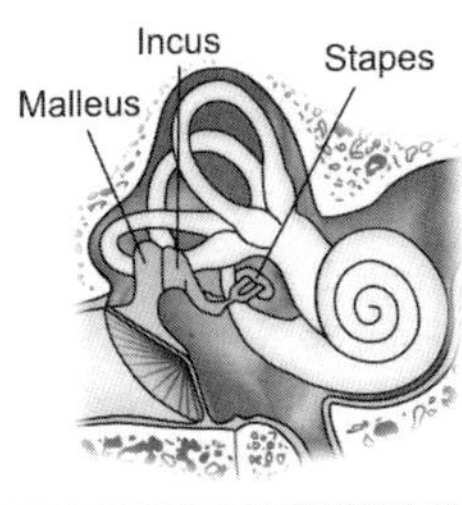

Incus

Indecision (इन्डीसीजन) Inability to make-up one's mind. (निर्णय लेने में असमर्थता।)

Indentation (इन्डैन्टेशन) A depression or hollow. (खाँचा, गड्ढा या दांता।)

Index case (इण्डैक्स केस) In hereditary disease, the initial patient whose condition led to investigation of the disease. (आनुवंशिक विकार में, प्रारम्भिक रोगी जिसकी अवस्था के परिणामस्वरुप रोग की जॉच होती है।)

Index (इण्डैक्स) The forefinger, the ratio of the measurement of a given substance with that of a fixed standard. *i. cardiac* Cardiac output expressed as liters/min divided by body surface area in m^2. *i. cephalic* Skull breadth to length multiplied by 100. *i. cerebral* Ratio of greatest transverse to anteroposterior diameter of skull. *i. pelvic* Ratio of pelvic conjugate and transverse diameters. *i. therapeutic* The maximum tolerable dose of a drug divided by minimum curable dose. (सूचक, हाथ की पहली या तर्जनी अंगुली; शरीर के किसी भाग या दिए हुए पदार्थ की माप का किसी स्थिर स्टैण्डर्ड माप से अनुपात। *cardiac index* (कार्डियक इण्डैक्स) निलय से मुक्त रक्त की मात्रा जो लीटर्स/मिनट से व्यक्त जाती है तथा शारीरिक सतह क्षेत्र से विभाजित होकर m^2 में व्यक्त होती है। *cephalic* (सिफैलिक) खोपड़ी की चौड़ाई को 100 से गुणा करके इसकी लंबाई से विभाजित करके प्राप्त संख्या *cerebral* (सेरीब्रल) कपाल गुहा के अधिकतम अनुप्रस्थ व्यास के इसके अधिकतम अग्रपश्च व्यास के साथ अनुपात को 100 से गुणा करने पर प्राप्त गुणनफल। *pelvis* (पैल्विक) संयुग्मी श्रोणिगत का अनुप्रस्थ व्यास के साथ अनुपात।)

Indicator (इण्डीकेटर) In chemical analysis, a substance that can be used to determine pH. (संकेतक; रासायनिक विश्लेषण में, कोई पदार्थ जो वर्ण परिवर्तन द्वारा या किसी की pH उपलब्धि पर किसी रसायन के प्रकट होने अथवा उसके लुप्त होने का संकेत देता है।)

Indifferent (इनडिफ्रैन्ट) Not responsive to normal stimuli, apathetic, neutral. (सामान्य उद्दीपनों के प्रति अनुक्रिया न करने वाला; अविभेदी, उदासीन, विरक्त।)

Indigenous (इण्डीजीनस) Native to a country or region. (स्वदेशीय; किसी देश या क्षेत्र तक सीमित रोग।)

Indigestion (इनडाइजेशन) Imperfect digestion manifesting as nausea, vomiting heart burn, belching, etc. (भोजन का न पचने के कारण उत्पन्न अवस्था जिसमें जी मिचलाना, उल्टी होना, हृदय में जलन, डंकारे आना आदि लक्षण पाये जाते हैं।)

Indium (इन्डीयम) A rare metallic element, its isotope 113_I used in scanning. (एक विरल धातु का तत्व, जिसके समस्थानिक 113_I को क्रमवीक्षण के लिए प्रयोग किया जाता है।)

Indocyanine green (इन्डोसायनाइन ग्रीन) A dye used in testing hepatic and renal excretory function. (एक रंजक जो यकृत तथा वृक्क के उत्सर्गी कार्य के परीक्षण के लिए प्रयोग किया जाता है।)

Indole (इण्डोल) A solid crystalline substance found in feces, a bacterial decomposition product of tryptophan. (मल में पाया जाने वाला एक ठोस, स्फटिकाभ पदार्थ जो आंत में ट्रिप्टोफेन के जीवाणुज विघटन का उत्पाद होता है।)

Indolent (इण्डोलैन्ट) Inactive, sluggish. (अकर्मण्य, सुस्त, आलस्य-पूर्ण।)

Indolent ulcer (इण्डोलैन्ट अल्सर) Ulcer slow in healing. (जख्म जो धीरे-धीरे भरता है लेकिन उसमें दर्द नहीं होता है।)

Indomethacin (इंडोमेथासिन) Antiprostaglandin agent with anti-inflammatory, analgesic and antipyretic properties. (एक औषधि जो वेदनाहर ओर शोथहर होती है। यह आमवात विकारों में प्रयोग होती है। इसका भोजन या दूध के साथ सेंवन करना चाहिए।)

Induction (इन्डक्शन) The process of facilitating labor with oxytoxic drugs. (कराने की क्रिया, प्रेरण जैसे गर्भाशय संकोचक औषधियों का प्रयोग करके प्रसव कराना।)

Inductor (इन्डक्टर) Any substance that will cause cells exposed to it to differentiate into an organized tissue. (कोई भी पदार्थ जो उसके प्रति अनावृत होने वाली कोशिकाओं का एक संगठित ऊतक में विभेदन कर देता है।)

Induration (इन्ड्यूरेशन) The act of hardening. (कठोरता; कठोर या सख्त बनाने की क्रिया।)

Inebriant (इनेब्रिएन्ट) Any intoxicant; making drunk. (कोई भी मादक पदार्थ; व्यक्ति जो शराब पीने का आदी हो।)

Inebriation (इनेब्रिएशन) State of intoxication. (शराब पीने की लत; मादकता; मद्यविषण्णता की स्थिति।)

Inelastic (इनैलास्टिक) Not elastic. (लचीला न होना।)

Inert (इनर्ट) Not active; in chemistry not able to react with other chemicals. (निष्क्रिय; रसायन विज्ञान में दूसरे रसायनों से प्रतिक्रिया न करना।)

Inertia (इनर्शिया) 1. Sluggishness, lack of activity 2. In physics tendency of body to remain in its state uptill acted upon by external force. *i. uterine* Absence of uterine contractions. (जड़त्व; क्रियाहीनता; निष्क्रियता; भौतिक विज्ञान में बाह्य शक्ति के प्रयोग होने पर शरीर की स्थिर अवस्था में रहने की प्रवृत्ति।)

Infant (इन्फैन्ट) From time of birth to one year of age. *i. preterm* Born prior to 37 weeks of gestation. *i. post-term* Born after 42 weeks of gestation. *i. term* Born between 38-41 weeks of gestation. (शिशु; एक वर्ष से कम आयु का बच्चा। *preterm infant* (प्रीटर्म इन्फैन्ट) गर्भावस्था के 37वें सप्ताह के पूर्ण होने से पूर्व पैदा होने वाला शिशु। *post-term infant* (पोस्ट टर्म इन्फैक्ट) गर्भावस्थ के 42 वें सप्ताह के शुरू होने के पश्चात कभी भी पैदा हुआ शिशु। *term infant* (टर्म इन्फैंट) गर्भावस्था के 38 वें सप्ताह के शुरू होने से 41 वें सप्ताह के अन्त तक कभी भी पैदा होने वाला शिशु।)

Infanticide (इन्फैन्टीसाइड) The killing of a child during the first year of its life. (किसी शिशु को उसके जीवन के प्रथम वर्ष में मार देना।)

Infantile (इन्फैन्टाइल) Concerning an infant; childish. *i. paralysis* poliomyelitis. (शैशव या किसी शिशु से संबंधित।) *Infantile paralysis* (इन्फैन्टाइल पैरालाइसिस) (पोलियो मायलाइटिस; शिशु अंगघात।)

Infantilism (इन्फैन्टीलिज्म) Persistence of the characters of childhood into adult life, marked by underdevelopment of the reproductive organs, and often short stature. (एक रोग जिसमें सार्वदैहिक विकास की मन्दता के कारण युवावस्था में भी बचपन के लक्षण बने रहते हैं। जैसे मानसिक प्रवृत्ति, लिंग अंगों का अल्प विकास तथा शारीरिक रूप से बौनापन।)

Infarct (इन्फार्क्ट) Area of necrosis consequent to cessation of blood supply. (रोधगलितांश; परिगलन का क्षेत्र जिसमें धमनी में अवरोध उत्पन्न होने के कारण रक्त नहीं पहुँचता जैसे हृदय या वृक्क में।)

Infarction (इन्फार्कशन) Formation of an infarct. (रोधगलितांश; किसी रोधगलितांश का बनना या रोधगलन।)

Infancy (इनफैन्सी) The first year of child's life. (जीवन के प्रारम्भ (शिशु) का एक वर्ष का काल।)

Infection (इन्फैक्शन) Tissue invasion with pathogenic agent that produces injurious effect. *i. acute* Infection appearing suddenly. *i. chronic* Infection having protracted course. *i. concurrent* Existence of two or more infections at the same time. *i. cross* Transfer of one disease from one hospitalized patient to another. *i. droplet* Infection acquired through microorganisms disbursed to air via breath or nasobronchial secretion. *i. pyogenic* Infection by pusforming organisms. *i. low grade* Mild inflammation without pus formation. (संक्रमण, उपसर्ग; रोगात्पादक कारक के आक्रमण तथा शरीर के ऊतकों में पँहुचकर उनका बहुगुणन जिससे हानिकारक प्रभाव उत्पन्न होते हैं।)

Infectious disease (इन्फैक्शस डिजीज) Disease caused by an infecting agent, not necessarily contagious. (एक रोग जो किसी विशिष्ट सूक्ष्मजीव से उत्पन्न हुआ हो परंतु यह आवश्यक नही है कि वह किसी दूसरे व्यक्ति में पहुंचने में समर्थ हो।) *infiltration* (इन्फिल्ट्रेशन) (ऊतकों में तरल का स्रवण या रिसना; किसी पदार्थ की किसी ऊतक या पदार्थ से होकर गुजरने की क्रिया; अन्तःसंचरण।)

Infiltration (इन्फिल्ड्रशन) The process of passing into or through a substance or space. *Acute inflammation* (एक्यूट इन्फलेमेशन) (अचानक उत्पन होने एंव कुछ ही काल के लिये रहने वाला शोधय तीव्र शोध) *Catarrhal inflammation* (कैटेरहल इन्फलेमशन) श्लेष्मिक कला का शाथ जिसमें श्लेष्मा का अत्यधिक स्राव होता है श्लेष्सावीशोथ *exudative inflammation* (एक्सूडेटिव इन्फलेमेशन) ऐसा शोध जिसमें निःस्राव होता है जो मुख्यरुप से सीरमी, सीरम-फाइब्रिनी, फाइब्रिनी या श्लेष्मिक हो सकता है।) *granulomatous inflammation* (ग्रेनुलोमेटस इन्फलेमेशन) जीर्ण शोथ जिसमे कणिका गुल्म बन जाते हैं जैसे क्षयरोग, सिफलिस तथा कुछ कवक संक्रमणों में देखा जाता है।)

Infiltration (इनफिल्ट्रेशन) Space, time and qantity without limits (समय, स्थान तथा मात्रा जिसकी कोई सीमा न हो।)

Infinity (इन्फर्मरी) Space, time and quantity without limit (समय स्थान तथा मात्रा जिनकी कोई सीमा न हो।)

Infirmary (इन्फर्मरी) A small hospital, a place for care of sick. (जीर्णरोगीशाला; एक स्थान या अस्पताल जहां कमजोर व्यक्ति की देखभाल अथवा बीमारों की चिकित्सा की जाती है।)

Inflammation (इन्फ्लेमेशन) Tissue reaction to injury with vasodilatation, exudation, leukocyte migration followed by healing. *i. acute* Rapid onset and short course. *i. catarrhal* Inflammation of mucous membrane with excessive mucous secretion. *i. exudative* Inflammation with extreme vasodilatation, and large accumulation of blood cells. *i. granulomatous* Inflammation with excessive granular tissue production as in tuberculosis, syphilis and systemic fungal infections. (क्षति; संक्रमण या अभिघात के कारण ऊतक में होने वाली प्रतिक्रिया। इसके लक्षण पीड़ा लालिमा उष्मा तथा उत्सेध होते हैं।)

Inflation (इन्फ्लेशन) Distention of a part by air, gas or fluid. (वातस्फीति; वायुसंचय; किसी भाग को वायु, गैस या तरल से फुलाने की क्रिया।)

Inflator (इन्फ्लेटर) Device used to force air into an organ. (वायु से किसी अंग को फुलाने वाला यंत्र।)

Inflection (इन्फ्लेक्शन) An inward bending; change of tone or pitch of the voice. (भीतर झुकने की क्रिया या भीतर की तरफ झुके होने की अवस्था, अन्तर्नति।)

Influenza (इन्फल्यूऐंजा) A viral acute contagious upper respiratory infection. (श्वसन या नासाग्रसनी मार्ग में उत्पन्न होने वाला एक तीव्र वायरस संक्रमण जो जानपदिक या विश्वमरी रूप में फैलता है।)

Influenza virus vaccine (इन्फल्युएंजा वाइरस वैक्सीन) Vaccine containing inactivated influenza virus A and B; given every year with different strains of A and B. (वैक्सीन जिसमें निष्क्रिय इन्फल्युएंजा वाइरस ए और बी होता है। जिसे हर साल ए और बी के भिन्न स्टैनस के साथ दिया जाता है।)

Infolding (इनफोल्डिंग) Process of enclosing within a fold. (तह में बंद करने की क्रिया।)

Informed consent (इन्फार्मड कॉनसेन्ट) Competent and voluntary permission for a medical test, procedure or medication. (चिकित्सा परीक्षण, प्रक्रिया या उपचार के लिए सक्षम एवं ऐच्छिक अनुमति।)

Infra (इन्फ्रा) Prefix meaning below, under, beneath. (एक उपसर्ग जिसका अर्थ नीचे, से नीचे, कम या बाद होता है; अव–; निचला।)

Infrared rays (इन्फ्रारेड रेज) Invisible heat rays beyond the red end of spectrum, of 7500-150,000 AU used for local application of heat and pain relief. (अवरक्त किरणें; अदृष्टिगोचर उष्मा किरणें जिनकी तरंग-दैर्ध्य स्पैक्ट्रम के अंत के लाल रंग की तरंग-दैर्ध्य से बड़ी होती हैं। इनकी तरंग-दैर्ध्य 75–1000 μ तक होता हैं, आंगस्ट्रॉम यूनिट को ऊष्माहर तथा पीड़ाहर के लिए स्थानीय प्रयोग किया जाता है।)

Infracotyloid (इन्फ्रोकाटिलायड) Beneath the cotyloid cavity of the acetabulum of hip. (कूल्हे की हड्डी के उल्लूखल के नीचे।)

Infraction (इन्फ्रेक्शन) An incomplete fracture of bone. (अपूर्ण अस्थि भंग।)

Infradentale (इन्फ्राडेन्टेल) The bony point between the mandibular central incisors. (अधोहनुज केन्द्रिय कृन्तक दांतों के मध्य एक अस्थिल बिन्दू।)

Infundibulum (इन्फण्डीबुलम) 1. Funnel shaped passage or structure. 2. Tube connecting the frontal sinus with middle nasal meatus. 3. Stalk of pituitary gland. 4. Peritoneal end of fallopian tube. 5. Upper end of cochlear canal. (कीप की आकृति का कोई मार्ग या रचना। ट्यूब जो अग्र विवर को मध्य नासा-कुहर से जोड़ती है। पीयूष ग्रन्थि की डण्ठल। डिम्बवाही नलिका का उदरावरणीय छोर। कर्णावर्ती गुहा का उपरी छोर।)

Infusion (इन्फ्यूजन) Liquid substance introduced into body vein. (अन्तः शिरा मार्ग द्वारा शरीर में पंहुचाया जाने वाला एक द्रव पदार्थ; आधान। किसी कच्ची औषधी पर उबला हुआ पानी डालकर घोल प्राप्त करना जिसमें उस औषधि के क्रियाशील तत्व उपस्थित हों।)

Infusion pump (इन्फ्यूजन पम्प) A pump that aids in regulated infusion into artery or vein. (एक पम्प जिसके द्वारा धमनी या शिरा में आधान की क्रिया नियंत्रित की जाती है।)

Ingestion (इन्जैशन) Intake of food or the process by which cells take foreign particles. (किसी खाद्य पदार्थ को निगलना,

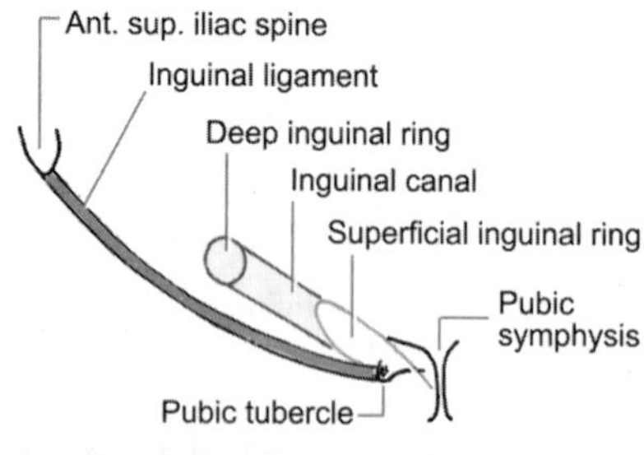

Inguinal canal

अंतर्ग्रहण; वह क्रिया जिससे कोई कोशिका अपने अन्दर बाह्य कणों को ग्रहण करती है।)

Ingravescent (इन्ग्रेवसेन्ट) Becoming more severe. (धीरे-धीरे ज्यादा गंभीर होना।)

Ingredient (इन्ग्रेडिएन्ट) Any unit or part of a complex compound or mixture. (घटक; अवयव; किसी यौगिक या मिश्रण का कोई भी भाग।)

Ingrowing (इन्ग्रोइंग) Growing inward. (भीतर की ओर बढ़ने वाला।)

Ingrown nail (इन्ग्रोन नेल) Growth of nail edge deep into soft tissues causing pain and inflammation. (अन्तर्वर्धी नाखून; नाखून का किनारा जो कोमल उतक में वृद्धि कर लेता है। जिसके कारण शोध उत्पन्न होता है, तथा दर्द होती है।)

Inguinal (इन्गुवाइनल) Pertains to region of groin. (वक्षण प्रदेश संबंधी।)

Inguinal canal (इन्गुवाइनल कैनाल) The canal ½" long, providing passage for spermatic cord in the male and round ligament of uterus in the female. A potential source of weakness; may serve as site of inguinal hernia and undescended testis (*see* Figure). (वक्षणीय नली; वंक्षण नाल; एक मार्ग जो लगभग 1.5 इंच लम्बा होता है तथा पुरुष में वृषण रज्जु और स्त्री में गोल स्नायु का वाहन करता है। इसमें वषण हर्निया या अनवतीर्ण शुक्र-ग्रन्थि भी हो सकते हैं।)

Inguinal glands (इन्गुवाइनल गलैण्ड्स) Lymph nodes of groin draining from lower limb and perineum. (वंक्षण प्रदेश में स्थित लसीका पर्व।)

Inguinal ligament (इन्गुवाइनल लिगामेन्ट) *SYN*—Poupart's ligament. Fibrous band extending from anterior superior iliac spine to pubic tubercle. (तंतुमय बंध जो अग्र ऊर्ध्वश्रोणि मेरूदण्ड से जघन गुलिका तक विस्तृत होता है।)

Inguinal region (इन्गुवाइनल रीजन) The iliac region on either side of pubes. (उरूसंधि; जघन क्षेत्र के दोनों तरफ श्रोणि का भाग।)

Inguinal ring (इन्गुवाइनल रिंग) Interior and exterior openings of inguinal canal, termed as internal and external inguinal rings. (वंक्षण वलय; वंक्षण नाल के भीतर तथा बाह्रय खुलने वाला मुख, जिसे गहन तथा बाह्रय वंक्षण वलय कहते है।)

Inhalation (इनहैलेशन) The act of drawing in the breath, vapor or gas into the lungs. (प्रश्वन; सांस लेना; अभिश्वसन; वायु, वाष्प अथवा किसी गैंस को सांस द्वारा फेफड़ो में अंदर ले जाना।)

Inhalation therapy (इनहैलेशन थैरेपी) Administration of medicine, water vapor and gases (O_2, CO_2, NO_2). (औषधि, वाष्प तथा गैसों जैसे C_2, CO_2, NO_2 को नियंत्रित करने की क्रिया।)

Inhaler (इनहेलर) Device for administering medicines by inhalation (श्वसित्र; औषधियों को सांस के साथ अन्दर खींचकर फेफड़ों में पहुंचाने के लिए एक यंत्र।)

Inherent (इनहीयरैन्ट) Natural *SYN* __ innate, intrinsic. (वंशागत; प्राकृतिक जन्म से ही पाया जाने वाला जैसे कोई रोग।)

Inheritance (इनहेरीटेन्स) Something hereditary, acquired through eggs and sperms. (वंषागति, जनन कोशिका और शुक्राणु से संचारित होने वाला।)

Iinhibin (इन्हीबिन) A testicular hormone that inhibits LH secretion by pituitary. (एक वृषणों वाला हार्मोन जो अग्रज पीयूष ग्रन्थि द्वारा पुटक-उद्दीपक हार्मोन के स्रावण को कम कर देता है।)

Inhibition (इनहिबिशन) 1. Restraint of a function. 2. In physiology slowing or stopping the function of an organ. i. competitive Inhibition by competing with cell receptors. i. psychic Arrest of an impulse, thought, action or speech. (किसी अंग के किसी कार्य का रूक जाना *Psychic* (साइकिक) किसी मानसिक आवेग या मानसिक क्रिया का दब जाना। *competitive* (कम्पिटीटिव) कोशिका रिसीप्टर से स्पर्धा में रूक जाना।)

Inhibitor (इनहिबिटर) That which inhibits. (अवरोध पैदा करने वाला, संदमक।)

Inhomogeneity (इनहोमोजेनीटी) Lack of uniform quality or consistency. (एक ही गुण या एक सी घनता की कमी।)

Iniencephalus (इनियनसिफैलस) Congenitally deformed fetus in which brain substance protrudes through a fissure in the occiput. (एक जन्मजात विकृत भ्रूण जिसका मस्तिष्क पदार्थ पश्चकपाल में स्थित एक फटन से होकर बाहर को निकला होता हैं।)

Inion (इनियन) External occipital protuberance. (पश्चकपाल बिन्दु; बाह्य पश्चकपालिका प्रोद्वर्ध (उभार)।)

Iniopagus (इनियोपेगस) Twins fused at the occiput. (दो भ्रूण जो पश्चकपाल पर जुड़े होते हैं।)

Initials (इनिशियलस) Beginning or commencement. (प्रारम्भिक या शुरू में उत्पन्न होना।)

Initis (इनाइटिस) Inflammation of fibrous tissue. (तंतुमय ऊतक का शोथ।)

Inject (इन्जैक्ट) To introduce. (शरीर में इन्जैक्शन द्वारा तरल पंहुचाना।)

Injection (इन्जैक्शन) Forcing a fluid into body via vessel or skin. *i. epidural* Injection of anesthetic agent into epidural - space. *i. hypodermic* Injection of substance beneath the skin. *i. alveolar* dental infiltration of anesthetic agent. *i. intramuscular* Injection directly into muscles, e.g., thigh, deltoid, glutei. *i. intra-articular* Injection into joint space. i. z. track An injection technique, the needle taking a Z track to make the injected fluid difficult to track back (*see* Figure). (अन्तः शिरा-मार्ग द्वारा बलपूर्वक किसी तरल को किसी अंग में अथवा शरीर के किसी भाग में प्रविष्ट करना। *Epidural injection* (इपिड्यूरल इन्जैक्शन) सुषुम्ना रज्जु के अधिदृढतानिका अवकाश में किसी औषधि का इन्जैक्शन लगाना। *hypodermic injection* (हाइपोडर्मिक इन्जैक्शन) त्वचा के नीचे इन्जैक्शन लगाना। *alveolar injection* (एल्वियोलर इन्जैक्शन) किसी दांत में किसी संवेदनहारी विलयन का अन्तःसंचरण करना। *intramuscular injection* (इन्ट्रामस्कुलर इन्जेक्शन) किसी पेशी में सीधा इन्जैक्शन लगाना जैसे जांघ डेलटॉयड ग्लूटी आदि।) *intra-articular* (इन्ट्रा-आर्टिकुलर) जोड़ क्षेत्र में इंजेक्शन लगाना।)

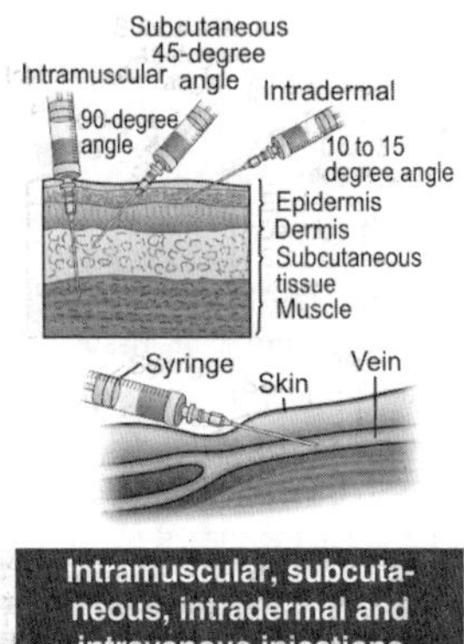

Intramuscular, subcutaneous, intradermal and intravenous injections

Injectors (इन्जैक्टर्स) Instruments used for injection of fluids. (तरल का इन्जैक्शन को लगाने वाला यंत्र।)

Injury (इन्जरी) Damage or trauma to some body part. *i. steering wheel Automobile* accidents where victim's lung and heart are contused by pressure of steering wheel. (अभिघात; चोट; जख्म; शरीर के किसी भाग में पहुँचने वाली चोट या क्षति। *steering wheel* (स्टियरिंग व्हील) कार द्वारा दुर्घटना जिसमें कार के स्टियरिंग वील से अचानक दाब पड़ने से पीड़ित व्यक्ति के फेफड़ो तथा हृदय में मर्दित घाव होना। तथा नील पड़ जाना।)

Inlay (इनले) A solid filling made to the precise shape of a cavity of a tooth and cemented into it. (किसी दंत गुहा की आकृति के अनुरूप दांत में भरा जाने वाला ठोस पदार्थ जिसे दांत में भरकर चिपका दिया जाता है।)

Innate (इन्नेट) Something natural, belonging from birth. (प्राकृतिक, पैदायशी।)

Innervation (इनर्वेशन) Nerve supply, distribution and function of nervous system. *i. collateral* Outgrowth of nerves from adjacent nerves, once the original nerve supply is damaged. *i. reciprocal* An innervation mechanism by which if flexors are stimulated, the extensors are inhibited. (तंत्रिकाप्रेरण; तंत्रिका आपूर्ति; तंत्रिका तंत्र का वितरण तथा क्रिया।)

Innocent (इन्नोसैन्ट) Harmless, benign, clinically unimportant. (हानि-रहित, नुकसान न पंहुचाने वाला; जो दुर्दम न हो।)

Innocuous (इन्नोकुअस) Harmless, benign, without serious effects. (अहानिकर; हानि रहित; सदम, बिना गंभीर प्रभाव वाला।)

Innominate artery (इन्नोमिनेट आरट्री) The artery arising on right side from aortic arch and dividing into right subclavian and right common carotid. (धमनी जो महाधमनी चाप से दांयीं ओर प्रकट होती है। जिससे अबंजत्रुकी तथा दांयीं मन्या धमनी विभाजित होती है।)

Innominate (इन्नोमिनेट) Nameless. (नाम रहित; अनामिका।)

Innominate bone (इन्नोमिनेट बोन) The hip bone composed of ilium, ischium and pubis. (नितम्ब अस्थि जो इलियम, आसनास्थि तथा प्यूबिस से बनती है।)

Innominate vein (इन्नोमिनेट वेन) Formed by union of internal jugular and subclavian veins. (आन्तरिक ग्रीवा तथा अवजत्रुकी शिराओं की विरोहण प्रक्रिया से बनना।)

Inoculate (इनॉकुलेट) To inject micro-organism, serum or toxic materials into body. (शरीर में सूक्ष्म जीव, सीरम या विषैले पदार्थों विशेषकर वैक्सीन का इंजेक्शन लगाना।)

Inoculation (इनॉकुलेशन) The process of being inoculated. (कोई सुक्ष्मजीव सीरम या विषैले पदार्थों के इंजेक्शन लगाने की क्रिया।)

Inoculum (इनॉकूलम) Substance introduced by inoculation. (टीके द्वारा प्रविष्ट करने वाला पदार्थ; सरोप।)

Inocyte (इनोसाइट) Fibroblast. (तंतुप्रसू।)

Inogenesis (इनोजेनेसिस) Formation of fibrous tissue. (तंतुमय ऊतक का निर्माण।)

Inoperable (इनऑपरेबल) Unsuitable for surgery. (जिसका ऑपरेशन करना उचित न हो।)

Inopexia (इनोपैक्सिया) Tendency of blood to coagulate spontaneously. (रक्त की रक्त वाहिनियों में स्वयं जमने की प्रवत्ति।)

Inorganic compound (इनआर्गेनिक कम्पाउन्ड) A chemical compound without carbon. (कार्बन से रहित रासायनिक यौगिक, अकार्बनिक यौगिक।)

Inosemia (इनोसेमिया) An excessive amount of fibrin in the blood. (रक्त में फाइब्रिन की अधिक मात्रा मिलना।)

Inositis (इनासाइटिस) Inflammation of fibrous tissue. (तन्तुमय ऊतक का शोथ।)

Inositol (इनोसीटोल) A sugar like crystalline substance, a part of vitamin B complex group. (शर्करा जैसी स्फटाभ पदार्थ, विटामिन बी कॉम्पलेक्स वर्ग का एक भाग।)

Inotropic (इनोट्रॉपिक) Augmenting force of muscular contraction. (पेशी प्रेरक, पेश्याकुंच प्रभावी।)

Inpatient (इनपेशेन्ट) Hospitalized patient. (अस्पताल में भर्ती रोगी।)

Inquest (इनकुएस्ट) Investigation into circumstances, manner and cause of health. (अपमृत्यु-समीक्षा, स्वास्थ्य की परिस्थितियों, ढंग तथा उसके कारण की जांच-पड़ताल।)

Insalubrious (इनसैल्यूब्रियस) Not healthy. (स्वास्थ्य के लिए हानि पंहुचाने वाला अस्वस्थ।)

Insanitary (इनसेनीटरी) Not conducive to health. (अस्वास्थ्यकर।)

Insanity (इनसेनिटी) Severe mental derangement. (तीव्र विक्षिप्ति; पागलपन; उन्माद।)

Insatiable (इन्सेटिएबिल) Unable to be appeared or satisfied. (संतुष्ट न हो सकने वाला।)

Inscription (इन्सक्रिप्शिन) A prescription slip with name of the drug and its doses. (नुस्खे का मुख्य हिस्सा जिसमें दवाओं के नाम तथा मात्रा अंकित हो।)

Insect bites and stings (इन्सेक्ट बाइट्स एण्ड स्टिंग) The venom of stinging insect, may be more toxic than that of poisonous snake but fortunately the quantity injected is small. (डंक मारने वाले कीट का विष, विषैले सांप से ज्यादा विषैला हो सकता है। सौभाग्य से कीट के विष की मात्रा जो अन्तः क्षेपित होती है। वह बहुत कम होती है।)

Insecta (इनसैक्टा) A class of phylum Arthropoda characterized by three distinct body divisions like head, thorax and abdomen, two pairs of wings and three pairs of jointed legs. (फाइलम आर्थ्रोपोडा का एक वर्ग जिसके शरीर के तीन स्पष्ट विभाजन-सिर, वक्ष एवं उदर होते हैं, तीन जोड़े संयुक्त पैर होते हैं तथा साधारणतया दो जोड़ी पंख होते हैं।)

Insecticide (इन्सैक्टीसाइड) An agent destructive to insects. (कीटनाशक, कीटो को मारने वाली औषधि अथवा पदार्थ।)

Insectifuge (इन्सैक्टीफ्यूज) Insect repellant. (कीटों को दूर करने वाला; कीट निवारक।)

Insecurity (इनसिक्योरिटी) Feeling of helplessness, apprehension. (असुरक्षा; सहायताहीनता एवं लाचारी का एहसास होना।)

Insemination (इन्सेमीनेशन) Fertilization of ovum, semen discharge into vagina during coitus. (शुक्र या वीर्य का योनि में प्रवेश कराना, विशेष रूप से संभोग द्वारा तथा डिम्ब का उर्वरीकरण (निषेचन)।)

Insenescence (इनसेनेसेन्स) Process of growing old. (वृद्ध होने की क्रिया।

Insensible (इनसेन्सीबिल) Without feeling or perception. (संवेदनशीलता की कमी, अचेतनता अथवा विवेकहीनता।)

Insertion (इन्सर्शन) 1. Placement or implanting of something into another. 2. Distal end of muscle attachment through which it moves a part. (अन्दर करने या निरोपण की क्रिया। किसी हड्डी पर किसी पेशी के संलग्न होने का स्थान जिससे वह हिलती-डुलती होती हैं।)

Insidious (इन्सीडियस) Used to denote the onset of a disease so silently without patient's awareness. (किसी रोग के लिए प्रयोग किया जाने वाला शब्द जो बिना लक्षणों के प्रारम्भ होता है। जिससे रोगी को रोग के शुरू होने का पता नही चलता।)

Insight (इनसाइट) Self-understanding; absence of awareness. (अर्न्तदृष्टि; खुद से सोचना एवं समझना।)

Insipid (इन्सीपिड) Lacking in spirit, without taste. (चित्र भावनाएँ और विचार रहित होना; बिना स्वाद।)

In situ (इन सिटू) In position, localized, without invasion. (सही स्थान में; स्थानीय उदगम जगह में सीमित। विशेष कर ऐसा कैंसर जिसने आसपास के क्षेत्र को प्रभावित न किया हो।)

Insolation (इन्सोलेशन) Heat stroke. (ऊष्माघात, लू लगना।)

Insoluble (इन्सोल्यूबिल) Unable to be dissolved. (अघुलनशील।)

Insomnia (इनसोम्निया) Lack of sleep. (नींद न आना, अनिद्रां।)

Inspect (इन्सपैक्ट) To examine visually. (आँख से परीक्षण करना; निरीक्षण।)

Inspection (इन्सपैक्शन) Visual examination. (निरीक्षण, दृष्टि परीक्षण।)

Inspersion (इन्सपर्शन) Sprinkling with powder or a fluid. (छिड़कना जैसे पाउडर या तरल को छिड़कते हैं।)

Inspiration (इन्सपिरेशन) Indrawing of air into lungs. (प्रश्वसन; अभिश्वसन वायु को फेफड़ों में ले जाना।)

Inspissate (इन्सपिसेट) To thicken by evaporation or absorption of fluid.

(तरल का वाष्पीकरण अथवा अवशोषण द्वारा गाढ़ा होना। विशेषकर कफ के लिए प्रयुक्त होता है।)

Insterscapular reflex (इनस्टर स्कैपुलर रिफ्लैक्स) Scapular muscular contraction following percussion between the scapula. (अंसफलकीय पेशीय संकुचन जिसके पश्चात अंसफलक के मध्य परिताड़न होता है।)

Instillation (इन्सटीलेशन) Slowly pouring or dropping a liquid into body cavity. (किसी गुहा में तरल को बूंद-बुंद करके डालना जैसे कान बिन्दुओं को कान में टपकाना; बिन्दु पातन।)

Instinct (इन्सटिंक्ट) The inherited tendency for the members of a specific species to react to certain environmental conditions and stimuli in a particular way. (किसी नियत परिस्थिति, कुछ वातावरणीय दशाओं एवं उद्दीपनों में किसी विशेष प्रकार की प्रतिक्रिया करने की अंन्तर्जात प्रवृत्ति जैसे अपने बच्चों की रक्षा करने की अंतर्जात प्रवृत्ति।)

Instruction (इन्सट्रक्शन) Directions or command. (निर्देश या आदेश।

Instrumentation (इन्सटूमैन्टेशन) The use of instruments. (यंत्रो का प्रयोंग; यंत्रों द्वारा कोई भी कार्य को सम्पन्न करना।)

Insufficiency (इन्सफीशियन्सी) Inadequacy of function. *i. adrenal* Decreased adrenal function. *i. aortic* Imperfect closure of aortic leaflets with back flow. *i. cardiac* Poor cardiac pump function. *i. coronary* Diminished blood flow through coronary vessels. *i. hepatic* Hepatic insufficiency with cholemia. *i. mitral* Inefficient mitral valve closure with backflow of blood into left atrium during ventricular systole. *i. respiratory* Hypoxemia and hypercarbia due to poor pulmonary function. (किसी कार्य की अपर्याप्तता या असमर्थता।)

Insufflate (इन्सफलेट) The act of blowing into or pumping air into a cavity/lung as in infants. (वायु, गैस, वाष्प को किसी गुहा जैस फेफड़ों में फूंकना।)

Insula (इन्सुला) Triangular area of the cerebral cortex lying in the floor of the lateral fissure. (द्वीपिका; प्रमस्तिष्क प्रान्तस्था का त्रिकोणीय क्षेत्र जिससे पार्श्वीय प्रमस्तिष्क खात का फर्श बनता है।)

Insulator (इन्सुलेटर) That which insulates. (अपिरचालक वस्तु; रोधी।)

Insulin (इन्सुलिन) Hormone secreted by the beta cells of islets of Langerhans of pancreas. *i. human* Synthesized by recombinant DNA technology using *E. coli*. *i. monocomponent* Highly purified insulin containing impurity 10 parts per million. *i. isophane* (NPH) Intermediate acting insulin with 18-28 hours of action. (अग्न्याशय का हार्मोन जो लैंग्रहैंस कोशिकाओं से निकलकर सीधे रक्त में मिल जाता है। इसकी सहायता से ग्लूकोज कोशिकाओं में पहुंचता है। इसे मधुमेह की चिकित्सा में प्रयोग किया जाता है। यह हार्मोन कार्बोहाइड्रेट के चयापचय में प्रमुख भूमिका निभाता है।)

Insulin lipodystrophy (इन्सुलिन लाइपोडिस्ट्रॉफी) Atrophy or hypertrophy of skin fat at the insulin injection site. (इन्सुलिन वसा दुष्पुष्टि; वह स्थान की त्वचा वसा जँहा पर बार-बार इन्सुलिन इन्जैक्शन लगाया जाता है। अपक्षय या इसकी अतिवृद्धि होना।)

Insulin pump (इन्सुलिन पम्प) A battery driven pump delivering insulin subcutaneously into abdominal wall according to preset program. (एक बैटरी से चलने वाला पम्प जो इन्सुलिन को त्वचा के नीचे उदरीय प्राचीर में पहुंचाता है। यह पहले से निर्देशित प्रोग्राम के अनुसार होता है।)

Insulin shock (इन्सुलिन शॉक) Hypoglycemic shock due to overdose of insulin. (इन्सुलिन की अधिक मात्रा देने के फलस्वरूप रक्त शुगर का अत्यधिक कम हो जाना। (अल्पशर्करारक्तता) के कारण उत्पन्न स्तब्धता की दशा।

Insulinase (इन्सुलिनेस) An enzyme that inactivates insulin. (इन्सुलिन को निष्क्रिय करने वाला एक एन्जाइम।)

Insulinemia (इन्सुलिनीमिया) Excess of blood insulin. (रक्त में इन्सुलिन का अधिक मात्रा में पाया जाना।)

Insulinogenesis (इन्सुलिनोजेनेसिस) Production of insulin by the pancreas. (अग्न्याशय के लैंगरहैन्स द्वीप समुहों द्वारा इन्सुलिन की उत्पत्ति।)

Insulinogenic (इन्सुलिनोजेनिक) Pertains to production of insulin. (इन्सुलिन की उत्पति से संबंधित।)

Insulinoid (इन्सुलिनॉयड) Resembling or having properties of insulin. (इन्सुलिन की तरह अथवा इन्सुलिन के गुणों से युक्त।)

Insulinoma (इन्सुलिनोमा) Insulin producing tumor of pancreas. (अग्न्याशय के लैंगरहैंस कोशिकाओं की द्वीपिका का ग्रन्थ्यर्बुद।)

Intake (इन्टेक) Things taken up like food and liquids. (अन्तर्ग्रहण; ग्रहण किये गए पदार्थ जैसे भोजन तरल आदि।)

Integration (इन्टिग्रेशन) The bringing together of various parts or functions for harmonious working. (समाकलन; युग्मन; विभिन्न भागों का मिलना या जोड़ना या सामंजस्य के साथ कार्य करने की क्रिया।)

Integrator (इन्टिग्रेटर) Device for measuring body surfaces. (शरीर की सतह मापने वाला यंत्र।)

Integument (इन्टेगुमेन्ट) A covering, the skin. (आच्छद, त्वचा, अध्यावरण।)

Integumentary system (इन्टेगुमेन्टरी सिस्टम) The skin and its appendages. (त्वचा तथा उसके उपांग।)

Intellect (इन्टैलेक्ट) The mind, conscious brain function. (बुद्धि; ज्ञान; मस्तिष्क का सचेत रूप से कार्य करना।)

Intelligence quotient (इन्टैलीजेन्स क्योशिएन्ट) A standard score that places an individual in reference to the scores of others within the same age group. This is determined through the subject's answers to arbitrary chosen questions. (मानसिक वय और कालानुक्रमी वय का अनुपात; किसी व्यक्ति से पूछे गये प्रश्नों के प्रति उसके उत्तरों द्वारा उस व्यक्ति का पता लगाया गया बुद्धि का सूचक।)

Intelligence test (इन्टेलीजेन्स टेस्ट) A test designed to determine the intelligence of an individual. (किसी व्यक्ति के बुद्धि का स्तर ज्ञात करने वाले परीक्षण।)

Intelligence (इन्टैलीजेन्स) The ability to think, the capacity to comprehend. (अंतर्जात मानसिक योग्यता; समझने एवं समस्याओं को सुलझाने की योग्यता; सहज ज्ञान।)

Intemperance (इन्टैम्परेन्स) Lack of moderation, excess in use of anything. (क्रियाशीलता, तीव्रता तथा शक्ति आदि का प्रसार या वर्गस्थिती।)

Intensity (इन्टैन्सिटी) The degree or extent of activity, strength, force. (क्रियाशीलता, तीव्रता तथा शक्ति आदि का प्रसार या वर्गस्थिती।)

Intensive (इन्टैन्सिव) Related to or marked by intensity. (तीव्रता, तीव्रता से संबंधित।)

Intention (इन्टैन्शन) Goal or purpose, a natural process of healing. (उद्देश्य; विरोहण या भरने की प्राकृतिक क्रिया।)

Intention tremor (इन्टैन्शन ट्रीमर) Occurrence of tremor on attempted coordinated movements. (अनैच्छिक प्रकम्पन होना जब समन्वय गति में कार्य करने का प्रयास किया जाता है।)

Intercadence (इन्टरकैडेन्स) A supernumerary pulse wave between two regular beats. (दो नियमित नाड़ी स्पन्दों के मध्य एक और स्पन्द का उत्पन्न होना।)

Intercalated ducts (इन्टरकैलेटेड डक्ट्स) Short narrow ducts that lie between secretory ducts and the terminal alveoli in the parotid and submandibular glands and in the pancreas. (छोटी संकीर्ण नलिका जो स्रावी नली और अन्तिम वायु कोशिकाओं के बीच में कर्णपूर्व, अवअधोहनुज ग्रन्थि तथा अग्न्याशय में स्थित होती है।)

Intercalated (इन्टरकैलेटेड) Inserted between. (अन्दर प्रविष्ट किया गया, अंतरानिहित; अंतर्विष्ट।)

Intercilium (इन्टरसिलियम) The space between the eyebrows. (आंखो की भौंहों के मध्य का स्थान।)

Intercostal (इन्टरकॉस्टल) Between the ribs. (पसलियों के मध्य।)

Intercostal muscles, external (इन्टरकॉस्टल मसल्स, ऐक्सर्ट्रनल) Outer layer of muscles between the ribs, originating from the lower margin of rib and inserted to the upper margin of next rib below; act to draw adjacent ribs together thereby increasing volume of thorax. (पेशी की बाहरी परत जो पसलियों के बीच स्थित होती है। जो पसली के निचले किनारे से निकलकर, दूसरी पसली के नीचे के उपरी किनारे में प्रवेश करती है। यह दो पसलियों को खींचकर निकट लाने की क्रिया करके वक्ष भाग के आयतन को बढ़ाती है।)

Intercostal muscles, internal (इन्टरकॉस्टल मसल्स, इन्टर्नल) Lie beneath external intercostal and function in the same way. (यह बाह्म अन्तरापर्शुकी के नीचे स्थित होती है, और समान रूप से कार्य करती है।)

Intensive care unit (इन्टेन्सिव कैयर यूनिट) A specialized unit of hospital in which special equipment and specially trained nurses and Doctors are there to take care of seriously ill patients requiring immediate and continuous attention. (गहन चिकित्सा इकाई।)

Intercourse (इन्टरकोर्स) Sexual union; social interaction between individuals or groups. (परस्पर विनिमय; सम्पर्क या संचरण संभोग।)

Intercurrent (इन्टरकरन्ट) Intervening. (मध्यवर्ती दूसरी व्याधि जो किसी एक रोग के बीच प्रकट होती है।)

Interdent (इन्टरडैन्ट) A specially designed knife used for removing interdental tissue. (एक विशेष रूप से निर्मित चाकू समान यंत्र जिसे दांतो के बीच के ऊतक को हटाने के लिए प्रयोग किया जाता है।)

Interdentium (इन्टरडैन्टियम) The space between contiguous teeth. (दो आसपास के दांतों के मध्य का स्थानं)

Interface (इन्टरफेस) In computers, a device that enables two normally noncompatible circuits or parts to function together. (अंतरापृष्ठ; एक यंत्र जो दो सामान्य रूप से प्रतिकूल सर्किटों या भागों को साथ कार्य करने के योग्य बनाता है।)

Interference (इन्टरफियरैन्स) Clashing. (बाधा, विघ्न।)

Interferon (इन्टरफिरोन) A protein formed by leukocytes and plasma cells in response to viral or other foreign nucleic acids, used in treatment of hepatitis B and C, hairy cell leukemia. (एक प्रोटीन जो ल्यूकोसाइटस तथा प्लाज्मा कोशिकाओं से तथा विषाणुज तथा अन्य बाहरी न्यूक्लिक अम्ल की प्रतिक्रिया से बनता है। इसे हिपैटाइटिस बी तथा सी, बालों वाले कोशिका ल्यूकीमिया की चिकित्सा में प्रयोग किया जाता है।)

Interferon i (इन्टरफिरोन आई) Can be IFN-alfa, IFN-alfa 2b, IFN-beta, IFN-gamma and IFN-gamma 1b.

Intergemmal (इन्टरजेमल) Between taste buds. (स्वादकलिकाओं के मध्य।)

Interglobular spaces (इन्टरग्लोबुलर स्पेसेस) Gaps in dentin due to failure of calcification. (दन्तधातु में अन्तराल जो खरिकसंचय के पात के कारण होता है।)

Intergluteal (इन्टरग्लूटियल) Between the two buttocks. (नितम्बों के मध्य।)

Interictal (इन्टेरिक्टल) Between the two seizure attacks. (रोगाक्रमणों या ग्रहों (दौरों) के मध्य उत्पन्न होने वाला।)

Interleukin I Substance from monocytes and macrophages responsible for acute phase response. (एक केन्द्रीय कोशिका एवं बृहत भक्ष कोशिका से प्राप्त पदार्थ जो तीव्र फ्रेज प्रतिक्रिया के लिये उत्तरदायी होता है।)

Interleukin II A lymphokine that stimulates growth of T- lymphocytes, often used in treatment of metastatic renal cancer. (एक लिम्फोकाइन जो T-लिम्फोसाइट्स की वृद्धि को बढ़ाता है, जिसका उपयोग मेटास्टैटिक कैंसर के इलाज में होता है।)

Interleukin 15 Variety of interleukins have been discovered, IL-3 stimulates hematopoietic and lymphoid stem cells, IL-4 regulates IgE and eosinophil mediated reactions, IL-5 stimulates growth and differentiation of eosinophils; IL-6 and IL-7 are differential factors for B-cells, IL-8 is a chemotactic and activator for neutrophils, IL-9 is a growth factor for T-cells, IL-10 inhibits cytokine production by T-cells, IL-11 stimulates megakaryocytes, IL-12 stimulates production of IFN-gamma, IL-13 inhibits inflammatory cytokine production, and IL-15 promotes NK-cell proliferation. (ग्लाइकोप्रोटीन का कोई क्लास, जो ल्यूकोसाइट द्वारा उत्पन होता है तथा प्रतिरक्षा प्रतिक्रिया मैं सहायक होता हैं।)

Intermarriage (इन्टरमैरिज) Marriage between persons of two distinct populations. (अंतर्जातीय विवाह; अन्य धर्म, संस्कृति आदि के व्यक्ति से विवाह करना।)

Intermediary (इन्टरमीडियरी) Situated between two bodies; occurring between two periods of time. (दो कार्यों के मध्य में स्थित; समय की दो अवधियों के मध्य उत्पन्न होने वाला।)

Intermediary metabolism (इन्टमीडियरी मेटाबोल्जिम) The series of intermediate products formed during process of digestion and excretion. (पाचन व उत्सर्जन के दौरान उत्पन्न उत्पादों की श्रेणी।)

Intermedin (इन्टरमेडिन) A substance secreted by pituitary controlling pigmentation of skin in lower animals. (पीयूष ग्रन्थि से स्रावित होने वाला पदार्थ जो छोटे जानवरों की वर्णकता को नियंत्रित करता है।)

Intermenstrual (इन्टरमैन्सट्रुअल) Between menstrual periods. (मासिक धर्मों के मध्य।)

Intermission (इन्टरमिशन) Interval between two paroxysm of disease. (किसी रोग के दो प्रवेगों के बीच का मध्यान्तर।)

Intermittent (इन्टरमिटैन्ट) Coming and going. (निष्क्रिय होना, सविरामी। एक अन्तराल पर होना।)

Intermilttent fever (इन्टरमिटैन्ट फीवर) Fever in which there is complete absence of symptoms between paroxysms. (ज्वर जिसमें आक्षेपों के मध्य में लक्षणों की पूर्ण रूप से अनुपस्थिति होना।)

Intermittent positive pressure breathing (इन्टरमिटैन्ट पॉजीटिव प्रेशर ब्रीदिंग) Assisted breathing in patients of respiratory failure, myasthenia gravis. (श्वसनीय पात, गंभीर पेशीदुर्बलता आदि से पीड़ित रोगी को सांस लेने के लिए सहायता की आवश्यकता होना।)

Intermural (इन्टरम्यूरल) Between the walls or sides of an organ. (किसी अंग की दिवारों या किनारों के मध्य।)

Internal bleeding (इन्टरनल ब्लीडिंग) Hemorrhage especially from GI tract. (रक्त-स्राव जो विशेषकर जठरांत्रपथ से होता है।)

Internal ear (इन्टरनल ईयर) The cochlea, semicircular canals, vestibule. (कान का वह भाग जिसमें कर्णावर्त, प्रधाण, अर्धवृत्त नलिका होते हैं।)

Internal injury (इन्टरनल इन्जरी) Any injury not visible from outside. (आंतरिक चोट या जख्म जो बाहर से दिखाई न दें।)

Internal secretion (इन्टरनल सिक्रेशन) Secretion of ductless glands. (वे स्राव जो एंडोक्राइन ग्रंथियों द्वारा निर्मित होते हैं और सीधे रक्त में जा मिलते हैं।)

Internalization (इन्टरनलाइजेशन) The unconscious mental mechanism in which the values and standards of society and one's parents are taken as one's own. (एक मानसिक प्रक्रिया जिसमें अन्य व्यक्तियों के दृष्टिकोण एवं स्टैण्डर्ड को अज्ञानतावश अपने जैसा मान लिया जाता है।)

Internatal (इन्टरनेटल) Between the buttocks. (नितम्बों के मध्य।)

International classification of diseases (इन्टरनेशनल क्लासीफिकेशन ऑफ डिजीजेज) A classification code devised by WHO, helpful for international comparison. (डब्लू. एच. अओवद्ध द्वारा निर्देशित एक वर्गीकृत कोड जो अंतराष्ट्रीय तुलना मे सहायक होता है।)

International unit (इन्टरनेशनल यूनिट) Internationally accepted amount of substances like vitamins, hormones, vaccines, etc. (किसी पदार्थ की मात्रा जिसे अंतराष्ट्रीय स्तर पर स्वीकृति प्राप्त हो, जैसे विटामिन, हॉर्मोन्स, वैक्सीनस आदि।)

Interneuron (इन्टरन्यूरोन) A neuron situated in between neurons. (अन्रांतत्रिकाणु; एक तंत्रिका कोशिका जो दो तंत्रिकाकोशिकाओं के बीच स्थित होता हैं।)

Internist (इन्टरनिस्ट) Physician specializing in internal medicine. (आंतरिक चिकित्सा में विशेषज्ञ।)

Internuncial (इन्टरननसियल) Acting as a connecting medium. (संयोजी माध्यम के रूप में कार्य करना।)

Interocclusal (इन्टरॉक्लूजल) Between the occlusal surfaces or cusps of opposite teeth. (विपरीत दँातों की अन्तर्रोध सतहों के मध्य स्थित।)

Interoceptive (इन्टेरोसेप्टि) Sensations arising within body itself, not those arising from outside the body. (अन्तः संवेद; शरीर में उत्पन्न होने वाली संवेदनाओं से संबंधित।)

Interoceptor (इन्टेरोसैप्टर) A receptor activated by stimuli within the body. (अंतः संवेदी; शरीर के भीतर उद्दीपनों द्वारा सक्रिय बनाया गया ग्राही।)

Interoinferior (इन्टेरोइन्फीरियर) Inward and downward position. (भीतरी एवं नीचे की तरफ की स्थिति से संबंधित।)

Interparietal (इन्टरपैराइटल) Between the parietal bones; between the parietal lobes of cerebrum, between walls. (पार्श्विक या पैराइटल अस्थियों के बीच; प्रमस्तिष्क के पार्श्विक या पैराइटल खण्डों के बीच; किसी अंग अथवा अंगों की दीवारों के मध्य।)

Interpersonal (इन्टरपर्सनल) Concerning the relations and interactions between persons. (लोगों के मध्य रिश्तों एंव उनके आपस क्रिया-कलापों से संबंधित।)

Interphase (इन्टरफेस) The resting stage of a cell between divisions. (दो क्रमबद्ध कोशिका विभाजनों के मध्य का समय; अन्तरावस्था।)

Interpolation (इन्टरपोलेशन) 1. In surgery transfer of tissue from one site to another. 2. In statistics the calculation of an intermediate value from the observed values. (शल्यक्रिया द्वारा किसी ऊतक का प्रतिरोपण। किसी श्रृंखला में ज्ञात मानों से मध्यवर्ती किसी मान को ज्ञात करना।)

Interposition (इन्टरपोजीशन) The state of being interposed or inserted between. (दो भागों के मध्य निवेशन होने की स्थिति।)

Interpretation (इन्टरप्रीटेशन) Analysis, significance. (विश्लेषण; किसी बात का महत्व या अभिप्रायः)

Interradicular (इन्टर्रेडिकुलर) Between the roots of teeth. (दांतों की जड़ो के मध्य।)

Intersection (इन्टरसैक्शन) Site where one structure crosses another or joins similar structure. (अंतराबंधक; अंतरायोजी; वह स्थान जंहा पर एक रचना दूसरी को पार करती है।)

Intersex (इन्टरसैक्स) A person having both male and female sex characteristics but genetically either male or female. (व्यक्ति जिसमें पुरूष एवं स्त्री दोनों की विशिष्टताएं होती हैं; उभयलिंगी।)

Interspinal (इन्टरस्पाइनल) Between the two spinous processes of the spine. (कंटक या मेरुदण्ड के दो कंटक प्रवर्धों के मध्य।)

Interstitial cells of testes (इन्टरस्टीशियल सैल्स ऑफ टैस्टीस) Cells of Leydig in seminiferous tubules producing testosterone. (शुक्रजनक नलिकाओं के बीच स्थित लेडिग कोशिकाएं जिनसे टैस्टोस्टैरोन स्रावित होता है।)

Interstitial cystitis (इन्टरस्टीशियल सिस्टाइटिस) Idiopathic inflammation of bladder. (अज्ञात कारण से आशय में शोथ।)

Interstitial fluid (इन्टरस्टीशियल फ्लूड) Fluid that surrounds cells. (अन्तरालीय कोशिकाओं को चारों तरफ से घेरने वाला तरल।)

Interstitial lung disease (इन्टरस्टीशियल लंग डिजीज) A large group of diseases, chronic non-infectious in nature that hamper oxygen transfer from alveoli to the capillaries. (रोग का एक बड़ा समूह जो प्राकृतिक रूप से जीर्ण तथा असंक्रामक होता है। यह वायुकोष्ठ से कोशिकाओं तक ऑक्सिजन के स्थानांतरण में अवरोध उत्पन्न करता है।)

Interstitial tissue (इन्टरस्टीशियल टिश्यू) Intercellular connective tissue. (कोशिकाओं के मध्य संयोजी ऊतक।)

Interstitium (इन्टरस्टीटियम) Space or gap in a structure or an organ. (शरीर के अंगों, ऊतकों तथा कोशिकाओं के मध्य बहुत छोटा स्थान।)

Intertransverse (इन्टरट्रान्सवर्स) Joining the transverse processes of vertebrae. (अन्तरानुप्रस्थिक; कशेरूकाओं के बीच अथवा किसी कशेरूका के अनुप्रस्थ प्रवर्धों को जोड़ने वाला।)

Intertriginous (इन्टरट्राइजीनस) Having similarity with intertrigo. (त्वग्वलिशोथ से प्रभावित।)

Intertrigo (इन्टरट्राइगो) Superficial dermatitis of the skin folds. (रगड़ लगने से त्वचा की विपरीत सतहों पर पैदा होने वाला त्वकरक्तिमा-विस्फोट; त्वग्वलिशोथ।)

Intertrochanteric (इन्टरट्रोकेन्ट्रिक) Between greater and lesser trochanter of femur. (अन्तरागण्डकी; उरू-अस्थि या फीमर हड्डी के बड़े एवं छोटे ट्रोकेन्टरों के बीच स्थित।)

Intertrochanteric line (इन्टरट्रोकेन्ट्रिक लाइन) Ridge between greater and lesser trochanter of femur. (उरू-अस्थि या फीमर हड्डी के बड़े एवं छोटे ट्रोकेन्टरों के बीच का कटक।)

Intervaginal (इन्टरवैजाइनल) Between the sheaths. (आवरणों के मध्य।)

Interval (इन्टरवल) Space, time or period between two objects or happenings. *i. AV* Interval between beginning of atrial systole and ventricular systole. *i. cardio arterial* Time between apex beat and radial pulse. *i. isometric* Time between onset of ventricular systole and opening of semilunar (aortic-pulmonary) valves. *i. lucid* Brief remission of symptoms in head injury and psychosis. *i. PR* Period between onset of P wave and beginning of QRS complex. Normal less than 0.2 sec. *i. QR* Period between onset of Q wave and peak of R wave. *i. QRS* - QRS duration from beginning of Q wave to end of S wave. Normal 0.12 sec. *i. QT* Interval between beginning of Q wave and end of T wave. (दो वस्तुओं या शरीर के दो भागों के बीच का स्थान; मध्यान्तरा अन्तराल; समयान्तराल।)

Intervention (इन्टरवेन्शन) Taking appropriate action. (मध्यस्थताः; व्यवधान।)

Intervertebral disc (इन्टरवर्टिब्रल डिस्क) A broad and flat disk of fibrocartilage between the bodies of vertebra. (केशरूकाओं के कायों के बीच पड़ी तंतु उपास्थि की एक चौड़ी एवं चपटी चक्रिका या बिम्ब।)

Intervillous (इन्टरविलस) Between the villi. (अंकुरों के मध्य।)

Intestinal bypass (इन्टेस्टाइनल बाइपास) Surgical short circuiting of small intestine to produce controlled malabsorption to treat massive obesity. (अत्यधिक मोटापे की चिकित्सा के लिए शल्यक्रिया द्वारा छोटी आंत का छोटा परिभ्रमण करना जिससे अपावशोषण के उत्पादन पर नियंत्रण रखा जा सके।)

Intestinal flora (इन्टेस्टाइनल फ्लोरा) Bacteria present in intestine that synthesize vitamins. (आंत में अक्सर पाये जाने वाले अविकारी जीवाणु जो लाभदायी होते हैं। तथा विकारी जीवाणुओं के आक्रमण से शरीर की रक्षा करते हैं।)

Intestinal gas (इन्टेस्टाइनल गैस) H_2, methane, CO_2, H_2S and methyl mercaptan produced in GI tract during digestive process. (पाचन क्रिया के समय, जठंरात्रपथ में H_2, मीथेन, CO_2, H_2S तथा गिथाइल मरकेप्टेन का उत्पादन होना।)

Intestinal juice (इन्टेस्टाइनल जूस) Secretion of small intestine containing a number of enzymes like maltase, lipase, peptidase, sucrase, etc. (छोटी आंत स्राव जिसमें अनेकों एंजाइम होते है। जैसे मालटेस, लाइपेस, पेप्टिडेस, सुक्रेज आदि।)

Intestinal obstruction (इन्टेस्टाइनल ऑब्सट्रक्शन) Blockage of intestinal lumen due to stricture, worms, fibrous band, foreign body, stone, fecalith, etc. producing absolute constipation, abdominal distension, dehydration and pain. (आंत की अवकाशिका का अवरोध।)

Intestinal perforation (इन्टेस्टाइनल पर्फोरेशन) Soiling of peritoneal cavity with intestinal content; commonly a complication of enteric fever, tuberculosis or prolonged intestinal obstruction. (आंत में छेद का बनना।)

Intestinal putrefaction (इन्टेस्टाइनल प्यूट्रीफैक्शन) The putrefying effect of intestinal bacteria producing indole, skatole, paracresol, phenol, phenylpropionic acid, phenyl acetic acid, and gases. (आंत में उस बनना, आन्त्र पूतीभवन।)

Intestinal reflex (इन्टेस्टाइनल रिफ्लैक्स) Intestinal contraction and relaxation above the portion of bowel that is stimulated. (आंत के इस भाग से उपर जो उत्तेजित होता है, आँत का संकुचन एवं शिथिलन।)

Intestinal tubes (इन्टेस्टाइनल टयूबस) Plastic or rubber tubes placed in intestinal tract through nose or mouth to suck gas, fluids or solids. (एक प्लास्टिक या रबड़ की नली जिसे आन्त्रिक पथ में स्थित करके नाक या मुंह द्वारा गैस, द्रव या ठोस पदार्थ को प्रविष्ट कराया जाता है।)

Intestine (इन्टेस्टाइन) The alimentary canal extending from pylorus to anus. The small intestine is 7 meter long and the large intestine 1.5 meter. Cecum is the beginning of large intestine and appendix (3-4" long) is attached to it. The duodenum is 8-10" long; jejunum 9 feet and ileum 14 feet. In the wall of the small intestine are Brunners glands, crypts of Lieberkuhn and Peyers's patches. (आंत्र; भोजन नली का वह भाग जो आमाशय के जठरनिर्गम द्वार से गुदा के बीच होता है। छोटी आंत 7 फिट लम्बी होती है। तथा बड़ी आंत 1.5 मी फिट होती है। बड़ी आंत सीकम से लेकर उण्डुकपुच्छ तक जुड़ी होती है। ड्योडिनम लगभग 8–10 इंच लंबा होता है तथा जेजुनम 9 फिट तथा इलियम 14 फिट होता है।)

Intima (इंटीम) Innermost coat of an organ. (किसी रचना की सबसे भीतरी परत।)

Intolerance (इन्टोलरेन्स) Unable to bear pain, effects of a drug or other substance. (सहन करने में अक्षमता, असहनशीलता।)

Intorsion (इन्टार्जियन) Rotation of eye inward. (आंख को अन्दर की ओर नाक की तरफ घूम जाना।)

Intoxication (इन्टॉक्सीकेशन) State of being intoxicated with alcohol, drugs and chemicals. (शराब, औषधि या किसी रासायनिक तत्व द्वारा मादक होने की अवस्था।)

Intra-aortic balloon counterpulsation (इन्ट्रा-एओर्टिक बैलून काउन्टर पल्सेशन) Placement of an inflatable balloon in aortic root to lower/decrease systolic work of LV and to promote coronary blood flow; useful in treating shock. The balloon is inflated with helium during diastole and deflated during systole. (महाधमनी गुहा में हवा से फुलायें गये गुब्बारे को निवेशित करना जिससे कॉरोनरी रक्त प्रवाह को बढ़ाया जाता है। यह स्तब्धता की चिकित्सा में लाभदायक होता है। यह गुब्बारा, अनुशिथिलन के समय, हीलियम से फूल जाता है। तथा प्रकुंचन में, इससे हवा निकल जाती है।)

Intra-atrial (इन्ट्रा-एट्रियल) Within the atrium. (हृदय के अलिन्द अथवा अलिन्दों के अन्दर।)

Intracardiac (इन्ट्राकार्डियक) Within the heart. (हृदय के अन्दर, अन्तःहृदी।)

Intracisternal (इन्ट्रासिस्टर्नल) Within cistern of brain. (मस्तिष्क के किसी कुण्ड के अन्दर।

Intradural (इन्ट्राड्यूरल) Enclosed by dura mater. (ड्यूरामेटर के अन्दर या उसमें बंद।

Intradermal (इन्ट्राडर्मल) Within the dermis. (त्वचा की अंदर।)

Intramuscular (इन्ट्रामस्कुलर) Into the muscles. (किसी पेशी की भीतर।)

Intragastric balloon (इन्ट्रागैस्ट्रिक बैलून) Placement of inflatable balloon in stomach to treat obesity. (आमाशय में हवा से फुलाये गये गुब्बारे को स्थित करके मोटापे को कम करना।)

Intralocular (इन्ट्रालोकुलर) Within the cavity of any structure. (किसी भी संरचना की गुहा के अन्दर।)

Intramedullary (इन्ट्रामेड्यूलरी) Within the medulla oblongata of brain; within bone marrow; within the spinal cord substance. (मस्तिष्क के मेडुला ऑब्लांगेटा में स्थित; किसी अस्थि मज्जा गुहा के भीतर; सुषुम्रा रज्जु।)

Intramural (इन्ट्राम्यूरल) Within the walls of a hollow organ or cavity. (किसी भी अंग की दीवारों के अन्दर, अर्न्तीभत्तिक)

Intrapartum (इन्ट्रापार्टम) Occurring during childbirth. (प्रसव के समय उत्पन्न होने वाला।)

Intraperitoneal (इन्ट्रापैरीटोनियल) Inside the peritoneal cavity. (पैरीटोनियम गुहा के अन्दर।)

Intrauterine (इन्ट्रायूटेराइन) Within the uterus. (गर्भाशय के अन्दर, अन्तर्गर्भाशयी।)

Intrathecal (इन्ट्राथकिल) In the space under the arachnoid membrane of the brain or spinal cord. Fluid filled space between the fine layers of tissue between the brain and the spinal cord. (किसी आवरण की अंदर।)

Itis (आइटिस) Suffix meaning inflammation, e.g. inflammation of joint called as arthritis. (शब्दों की अंत में लगाने वाला शब्द जिसका अर्थ शोध (संक्रमण) होता है)

Intrauterine contraceptive device (IUCD) Copper or other metallic device placed within uterus to prevent conception (*see* Figure). (इन्ट्रायूटेराइन कॉन्ट्रासेप्टिव डेवाइस आई.यू.सी.डी) प्लास्टिक तथा तांबे का बना एक उपकरण जो गर्भधारण को रोकने के लिए गर्भाशय में रखा जाता है।)

Intravasation (इन्ट्रावेसेशन) Entry into blood vessels. (रक्त वाहिनियों में वाह्य पदार्थों का प्रवेश करना।)

Intravenous (इन्ट्रावेनस) Into a vein. (अन्तः शिराभ, शिरा के अन्दर।)

Intravenous infusion (इन्ट्रावेनस इन्फ्यूजन) Injection of colloid or crystalloid solutions into a vein to treat hypovolemia, or maintenance. (शीघ्र असर करने के लिए किसी विलयन का किसी शिरा में इन्जैक्शन लगाया जाना। यह अल्पायतनरक्तता की चिकित्सा में प्रयोग किया जाता है।)

Intravenous infusion pump (इन्ट्रावेनस इन्फ्यूजन पम्प) A device to provide constant but adjustable rate of flow of IV solutions. (एक यंत्र जिससे अन्तः शिराभ विलयन के बहाव की मात्रा का समायोजन किया जाता है।)

Intravesical (इन्ट्रावेसाइकल) Within urinary bladder. (मूत्राशय के अन्दर।)

Intravitreous (इन्ट्राविट्रीयस) Within the vitreous of eye. (आंख के विट्रियस हयूमर अथवा नेत्राकाचाभद्रव के अन्दर।)

Intrinsic (इन्ट्रिन्जिक) Belonging to or embedded in, essential nature of a thing. (अन्तःस्थ; आन्तरिक किसी भाग में पूर्णरूप से स्थित अथवा केवल वही किसी भाग से संबंधित जो आवश्यक एंव प्राकृतिक होता है।)

Intrinsic factor (इन्ट्रिन्जिक फैक्टर) Substance present in the gastric juice that facilitates absorption of vit B12. (अंतस्थ कारक; आमाशय की ग्रंथियों से निकलने वाली एक प्रोटीन जिसकी सहायता से भोजन में पाया जाने वाला विटामिन बी12 अवशोषित होता है।)

Intrinsic muscles (इन्ट्रिन्जिक मसल्स) Muscles having their origin and insertion entirely within a structure, e.g., intrinsic muscles of eye, tongue and larynx. (अंतस्थ पेशियां; ऐसी पेशियां जिनका उद्‌गम एवं निवेशन पूर्णरूप से किसी एक संरचना में होता है। जिहवा, स्वरयंत्र अथवा आंख की पेशियां।)

Introducer (इन्ट्रोड्यूसर) Device for controlling, directing and placing intubation tube within trachea, blood vessels or heart. (किसी यंत्र को प्रविष्ट करने वाला एक उपकरण; अन्तः प्रवेशक।)

Introitus (इन्ट्रॉयटस) Entrance into a canal or cavity. (शरीर में कोई भी छिद्र; गुहा के लिए प्रवेश द्वार विशेषकर योनि के लिए प्रयुक्त होता है।)

Introjection (इन्ट्रोजैक्शन) In psychoanalysis, identification of self with another, the victim assuming the supposed feelings of the other personality. (मानसिक प्रक्रिया जिसमें अज्ञानतावश प्रिय एवं अप्रिय बाह्रय वस्तुएँ किसी व्यक्ति के मस्तिष्क में बैठ जाती हैं।)

Intromission (इन्ट्रोमिशन) An insertion or placing of one part into another. (शरीर के एक भाग का दूसरे में रखाव या निवेशन।)

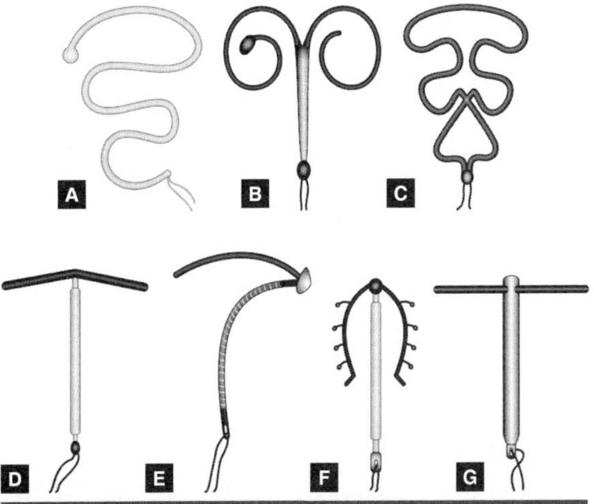

Intrauterine contraceptive device: A. Lippes-Loop; B. Saf-T-Coil; C. Dana-Super (Dana cuprum); D. Copper-T (Gyne-T); E. Copper-7 (Gravigard); F. Multiload; G. Progesterone IUD

Introns (इन्ट्रोन्स) The noncoding region between the coding regions (exons) of the DNA in gene. (डी एन ए जनन कोशिकाओं के कोंडिंग क्षेत्र के बीच नॉन कोडिंग क्षेत्र।)

Introspection (इन्ट्रोस्पैक्शन) Looking within one's mind. (अन्दर झांकना, अन्तर्निरीक्षण।)

Introversion (इन्ट्रोवर्जन) Preoccupation with one's self; turning inside out of a part. (किस भी अंग का बाहर से अन्दर घूम जाना; अन्तर्मूखता)

Introvert (इन्ट्रोवर्ट) A personality characterized by withdrawal from reality, fantasy formation, as in schizophrenia. (बाहर से अन्दर की ओर घूमा हुआ अंग; वह व्यक्ति जिसे अपने में ही रूचि हो।)

Intubation (इन्ट्यूबेशन) To insert a tube, e.g. into larynx. (नलिका प्रवेशन; किसी खोखले अंग में नलिका प्रविष्ट करना।)

Intuition (इन्ट्यूशन) Knowing something spontaneously in advance. (अन्तर्ज्ञान, सहजज्ञान।)

Intumescence (इन्टुमीसेन्स) Swelling-up or enlarging. (1) सूजन अथवा फुलाव (2) उत्फुल्लन; सूजन पैदा करने, फुलाने या बढ़ाने की क्रिया।)

Intussusception (इन्टुसस्सेप्शन) Invagination; slipping of one part of intestine into another part below (*see* Figure). (आन्त्रान्त्र प्रवेश; आंत के किसी भाग का आंत के ठीक नीचे स्थित अन्य किसी भाग की अवकाशिका में भ्रंश।)

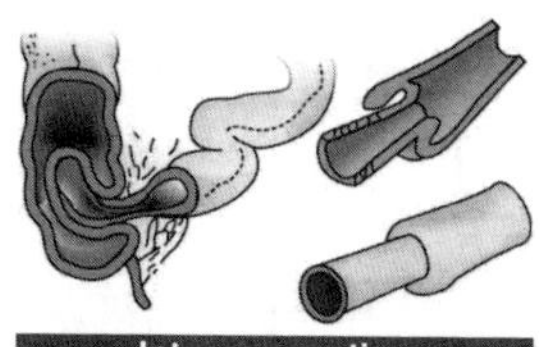
Intussusception

Intussusceptum (इन्टुसरस्सेप्टम) The inner segment of intestine in intussusception. (आंत्रान्त्र प्रवेश में धंसा हुआ आंत का भाग, आन्त्राविष्टांश।)

Intussuscipiens (इन्टुसस्सीपिएन्स) That portion of intestine that receives the intussusceptum. (आन्त्रान्त्र प्रवेश में आंत का वह भाग जिसके अन्दर आंत घुसती है।)

Inuction (इनक्शन) Ointment rubbed into skin for medicinal effect. (औषधियुक्त पदार्थ अथवा मरहम को त्वचा पर रगड़कर प्रयोग की क्रिया; मर्दन।)

Inulase (इनुलेस) Enzyme that converts inulin to levulose. (एक एंजाइम जो इन्यूलिन को लीव्यूलेास में परिवर्ति करता है।)

Inulin (इनुलिन) A polysaccharide found in plants yielding levulose on hydrolysis. Used in study of renal function (GFR). (पौधों में पाया जाने वाला पोलीसैकेराइड जो जल अपघटन होने पर लीव्यूलोस बनाते हैं। इसे वृक्क की प्रक्रिया के अध्ययन में प्रयोग किया जाता है।)

In utero (इन यूटेरो) *In utero* Within uterus. (गर्भाशय के भीतर; गर्भाशयान्तर्गत।)

Invaginate (इन्वैजिनेट) To insert one part of a structure within a part of same structure; to ensheath. (किसी संरचना के किसी भाग को उसी संरचना के किसी भाग में निवेशित करना; आच्छादित करना या आवरण से ढकना।)

Invalid (इन्वैलिड) A sick person confined to bed or wheelchair. (अयोग्य; अशक्त; एक पीड़ित व्यक्ति जो बिस्तर या व्हील चेयर पर ही सीमित हो।)

Invasion (इन्वैसन) Entrance of microorganisms into body and their distribution into tissues. (शरीर में जीवाणुओं का प्रवेश या आक्रमण होना और ऊतकों में उनको फैलाना।)

Invasive (इन्वैसिव) Tending to spread, e.g. malignant growth. (सुक्ष्मजीवों का शरीर में प्रवेश करने एवं ऊतकों में फैलने की क्षमता उदाहरण के लिए दुर्दम वृद्धि।)

Invasive procedure (इन्वैसिव प्रोसीजर) Procedure in which the body cavity is entered that could interfere with bodily function. (एक कार्यविधि जिसमें शारीरिक गुहा में प्रवेश करके शारीरिक प्रक्रिया की प्रगति को मंद करा जाता है।)

Inverse square law Law stating that the intensity of radiation or light at any distance is inversely proportional to the square of the distance between the irradiated surface and a point source. (किसी स्रोत मे उत्पन, किसी अन्य बिन्दु पर विकिरण या प्रकाश की तीव्रता उस बिन्दु के पृष्ठ से स्रोत के बीच की दूरी के वर्ग के व्युत्क्रमानुपाती होती है।)

Inversion (इन्वर्जन) Reversal of normal relationship; turning inside out. *i. uterine* Uterus is turned inside out with internal surface protruding at vagina, a serious complication of placental delivery and causes of post-partum bleeding. (किसी अंग या भाग के सामान्य संबंध का उल्टा हो जाना या किसी अंग का अन्दर से बाहर को निकल आना। *inversion uterine* (इन्वर्जन यूटेराइन) गर्भाशय अन्दर से बाहर की और निकल आता है, योनि पर आंतरिक सतह का बहिःसरण हो जाता है। इसके कारण प्रसव के बाद अपरों के बाहर निकलने के समय गंभीरता तथा जटिलता की स्थिति उत्पन्न हो जाती है। तथा इसके कारण जनमोत्तर रक्तस्राव होता है।)

Invert sugar (इनर्वट शुगर) A mixture of levulose and dextrose, formed by inversion of sucrose by the enzyme invertase. (लेवुलोस तथा डैक्सट्रोस का मिश्रण, यह सुक्रोज के अन्तर्वलन से बनता है।)

Invertase (इनवर्टेज) A sugar-splitting enzyme found in GI tract. (जठरांत्रपथ में शर्करा का विघटन करने वाला एक एंजाइम।)

Invertebrate (इनवर्टिब्रेट) Those species without a backbone. (ऐसे जंतु जिनके कशेरूका-दण्ड नहीं होती।)

Investment (इन्वैस्टमैन्ट) A covering or sheath. (एक आवरण या चादर जैसे ऊतक के द्वारा चारों ओर से ढकना।)

Inveterate (इन्वेटीरेट) Chronic, firmly seated habit. (जीर्ण रोग जिसको ठीक करना कठिन होता है। एक दृढ़ आदत।)

In vitro (इन वाइट्रो) Outside the living body, e.g. tests done in laboratory involving isolated tissue or cell preparation. (जीवित शरीर के बाहर उदाहरण के लिए प्रयोगशाला में पृथक ऊतक या कोशिकाओं का परीक्षण।)

In vivo (इनवाइवो) Within the living body or organism. (जीवित शरीर या जीव के अन्दर; अंतर्जीवी।)

Involucrum (इन्वोल्यूक्रम) The covering of newly formed bone enveloping the sequestrum in infected bone. (आवरण; विविक्तच्छद; एक आवरण जो एक नई बनी हुई अस्थि को विविक्त करता है। जैसे किसी हड्डी के संक्रमण में विविक्त होता है।)

Involuntary (इन्वोल्यून्टरी) Independent, not depending upon volition. (बिना इच्छा के।)

Involution (इन्वोल्यूशनल) Turning inward, reduction in size of uterus following delivery, the retrogressive change in vital processes after their functions have been fulfilled. (प्रत्यावर्तन; अपना कार्य पूर्ण करने के पश्चात् किसी अंग का सिकुड़ कर अपने सामान्य आकार में आ जाना जैसे प्रसव उपरान्त गर्भाशय।)

Involution melancholia (इन्वोल्यूशन मेलेनकोलिया) Depression visiting men and women between 50–65 years and 40–55 years of age. (अवसाद जो 50–60 वर्ष की आयु के पुरूषों तथा 40–55 वर्ष की आयु की महिलाओं को होता है।)

Iodameba (आयोडेमीबा) A genus of ameba seen in GI tract. (अमीबा का एक वंश जो जठरांत्रपथ में पाया जाता है।)

Iodide (आयोडाइड) A compound of iodine, e.g. pot iodide. (आयोडीन और बेस का यौगिक। पोटेशियम आयोडाइड और सोडियम आयोडाइड) चिकित्सा में प्रयोग आने वाले प्रमुख आयोडाइड हैं।

Iodine (आयोडीन) A nonmetallic halogen giving violet vapor on melting. Total body content is 50 mg, one-third of it being present in thyroid. Daily requirement is 100–150 μg. *i. protein* *bound* That iodine bound to plasma protein. *i. radioactive* Isotopes of iodine 131I or 125I, used for thyroid uptake studies, hepatic studies or in treatment of hyperthyroidism and thyroid cancer. (धातु-रहित हैलोजन जो घुलने पर बैंगनी रंग की भाप देता है। शरीर की पूर्ण अंतर्निहित वस्तु की मात्रा 50 μg होती है जिसमें से एक तिहाई भाग थाइराइड में उपस्थिति होता है। इसकी प्रतिदिन 100–150 μg आवश्यकता होती है।)

Iodine tincture (आयोडीन टिंक्चर) Preparation of iodine in alcohol and water. (आयोडीन को जल तथा एल्कोहल के साथ तैयार करना।)

Iodipamide meglumine (आयोडीपामाइड मेग्लुमीन) Agent used for gallbladder X-ray. (एक कारक जिसे पित्ताशय के एक्स-रे के लिए प्रयोग किया जाता है।)

Iodism (आयोडिज्म) Condition resulting from excess and prolonged use of iodine. (आयोडीनात्यय; आयोडीन या आयोडाइड्स के अधिक प्रयोग से उत्पन्न अवस्था जिसके अन्तर्गत सामान्य प्रत्यश्याय और विस्फोट की उत्पत्ति पायी जाती है।)

Iodized salt (आयोडाइज्ड साल्ट) Salt containing 100 mg of sodium or potassium iodide per gram. (आयोडीन युक्त नमक; लवण जिसमें 100 mg सोडियम या पोटेशियम आयोडाइड प्रत्येक ग्राम होता है।)

Iododerma (आयोडोडर्मी) Dermatitis due to iodine. (आयोडीन द्वारा उत्पन्न कोई भी त्वचा का रोग।)

Iodoform (आयोडोफोर्म) A compound formed by action of iodine on acetone in the presence of an alkali. Used topically for mild antibacterial action. (एक यौगिक जो एसिटोन पर आयोडीन के क्रिया तथा क्षार की उपस्थिति में बनता है। इस हल्के जीवाणुनाशक क्रिया के लिए स्थानीय प्रयोग में लाया जाता है।)

Iodohippurate sodium (आयोडोहिप्पुरेट सोडियम) A radio-active dye used in renal studies. (विकिरणशील रंजक जिसे वृक्क अध्ययन में प्रयोग किया जाता है।)

Iodophilia (आयोडोफीलिया) Unusual pronounced affinity of polymorphs for iodine in some infections and anemia. (वह दशा जिसमें कुछ कोशिकाएं जैसे बहुरूपी केन्द्रकीय श्वेत रक्त कोशिकाएं; कुछ संक्रमण तथा रक्ताल्पता में आयोडीन से अभिरंजित होने पर विस्तृत भूरे से लाल रंग से रंगे जाने को प्रदर्शित करती हैं।)

Iodophor (आयोडोफॉर) Iodine in a solubilizing agent, e.g., povidone iodine. (एक घुलनशील कारक में आयोडिन, उदाहरण के लिए पॉविडोन आयोडीन।)

Iodoquinol (आयोडोक्वीनॉल) Antiamebic agent, can cause subacute myelo-optic neuropathy. (अमीबा के संक्रमण को रोकने तथा उसकी चिकित्सा के लिए प्रयोग होने वाला कारक। इसके कारण थोड़ा-सी तीव्र मेरूरज्जू दृष्टि तंत्रिका विकृति हो सकती है।)

Iodotherapy (आयोडोथिरैपी) Use of iodine medication (आयोडीन द्वारा चिकित्सा।)

Ion (आयन) A particle carrying an electric charge. Ions carrying positive charge aggregate near cathode and those with negative charge near anode. (विद्युत-चार्ज को वहन करने वाला कण; आवेश-युक्त परमाणु। घोल में आयन किसी एक या दूसरे विद्युदग्र की ओर जाते हैं।)

Ion exchange resins (आयन एक्सचेंज रेजिन्स) Resins that bind to some ions, e.g., cholestyramine. (रेजिन्स जो कुछ आयनों से बंध जाते हैं। उदाहरण के लिए कोलेस्टाइरामिन।)

Ionium (आयोनियम) A natural radioactive ion of thorium. (थोरियम का एक प्राकृतिक विकिरणशील आयन।)

Ionization (आयोनाइजेशन) Dissociation of acids, bases and salts into their constituent ions. (अम्लों, क्षारों तथा लवणों का आयानों में वियोजन।)

Ionometer (आयोनोमीटर) A device to measure amount of radiation and intensity of rays. (एक यंत्र जो विकिरण की मात्रा तथा किरणों की तीव्रता को मापने के लिए प्रयोग किया जाता है।)

Iontophoresis (आयन्टोफोरेसिस) Introduction of various ions into the skin by means of electricity. (विद्युत-धारा के द्वारा आयनों को त्वचा में प्रवेश कराना।)

Iopanoic acid (आयोपेनोइक एसिड) Radio-opaque dye used for gallbladder studies. (एक जटिल आयोडीन यौगिक। पित्ताशय चित्रण में विभेदन पदार्थ के रूप में प्रयोग में आता है।)

Iophendylate (आयोफिनडाइलेट) Radio-opaque dye used in myelography. (मेरूरज्जुचित्रण के लिए प्रयोग किया जाने वाला अभेद्य रंजक।)

Iothalamate meglumine (आयोथैलामेट मेग्लयूमाइन) Radioopaque material for angiography. (मैग्लूमीन वाहिकाचित्रण के लिए अभेद्य पदार्थ।)

Ipatropium bromide (इपेट्रोपियम ब्रोमाइड) An anticholinergic given by inhalation in bronchial asthma. (श्वसनिका दमा में अन्तः श्वसन द्वारा दी जाने वाली कोलीनधर्मरोधी।)

Ipecac (इपीकैक) Dried roots of plant ipecacuanha, source of emetine. (Ipeccauanha नामक पौधे की सूखी जड़, इमेटाइन का उदगम।)

Ipodate calcium (इपोडेट कैल्सियम) Radioopaque material for X-ray studies of gallbladder. (पित्ताशय के एक्स-रे अध्ययन के लिए अभेद्य पदार्थ।)

Iproniazid (इप्रोनियाजाइड) Antitubercular drugs. (यक्ष्मा रोग को दूर करने वाली औषधियाँ।)

Ipsilateral (इप्सीलेट्रल) On the same side. (शरीर के एक ही ओर विद्यमान या उसे प्रभावित करने वाला; समपार्श्विक।)

Iridalgia (आईरिडैल्जिया) Pain in the iris. (परितारिकार्ति; परितारिका में दर्द होना।)

Iridauxesis (आइरिडौक्सेसिस) Increase in thickness of iris as in glaucoma. (परितारिका का मोटा होना। जैसा ग्लोकोमा में होता है।)

Iridectome (आईरिडैक्टोम) Instrument for cutting iris in iridectomy. (उपतारा या परितारिका उच्छेदन में उपतारा को काटने वाला यंत्र।)

Iridectomy (आईरिडेक्टॉमी) Surgical removal of a portion of iris as in glaucoma, corneal scar. (परितारिका उच्छेदन परितारिका का एक भाग निकाल देना।)

Irideremia (आईरिडेरीमिया) Partial or total congenital absence of iris. (परितारिका का जन्मजात पूर्ण अथवा आंशिक अभाव, अपरितारिकता।)

Irides (आईराइड्स) Pleural of iris. (आईरिस (परितारिका) का बहुवचन।)

Iridium (आईरिडियम) A white hard metallic element. (एक सफेद कठोर धात्विक तत्व।)

Iridoavulsion (आईरिडोएवल्जन) Tearing away of iris. (परितारिका-अपदारण, परितारिका का फटना।)

Irido capsulitis (आईरिडोकैप्सूलाइटिस) Inflammation of iris and capsule of lens. (परितारिका एवं लैंस के कैप्सूल का शोथ।)

Iridocele (आईरिडोसील) Protrusion of a portion of iris through a defect in cornea. (परितारिका-हर्निया; स्वच्छमण्डल या कार्निया से होकर परितारिका के कुछ भाग का बाहर निकल आना।)

Iridocoloboma (आईरिडोकोलोबोमा) Congenital defect or fissure in iris. (परितारिका की जन्मजात फटन या दरार।)

Iridocyclectomy (आईरिडोसाइक्लेक्टॉमी) Surgical removal of iris and ciliary body. (परितारिका एंव रोमक पिण्ड के कुछ भाग को शल्य क्रिया द्वारा काटकर अलग करना।)

Iridodialysis (आईरिडोडायालाइसिस) Separation of outer margin of iris from its ciliary attachment. (परितारिका का अपने चिपकावों अथवा संलग्नताओं से पृथक्करण, परितारिका विलगन।)

Iridodonesis (आईरिडोडोनेसिस) Tremulousness of iris seen in aphakic eye or subluxated lens. (परितारिका कम्पन; आँख के गति करने पर परितारिका की प्रकम्पता जैसा की लैन्सहीन नेत्र में अथवा लैन्स की आंशिक स्थानच्युति में देखा जाता है।)

Iridokinesis (आईरिडोकाइनेसिस) Contraction and expansion movement of iris. (परितारिका का संकुचना एंव प्रसारण।)

Iridorrhexis (आईरिडोरैह्क्सिस) Rupture of or tearing of the iris from its attachment. (परितारिका का फट जाना अथवा अपने लगाव के स्थान से चिर जाना।)

Iridotasis (आईरिडोटेसिस) Stretching of the iris in the treatment of glaucoma. (ग्लोकोमा की चिकित्सा में शल्यक्रिया द्वारा परितारिका को फैलाना।)

Iridotomy (आईरिडोटॉमी) Incision of iris for making a new aperture. (परितारिका में चीरा लगाना, परितारिका छेदन।)

Iris (आईरिस) The organ between lens and cornea. *i. bombe* Bulging of iris forwards with annular posterior synechia (*see* Figure). (नेत्र गोलक के मध्य स्तर का अग्र 1/6 भाग। यह बीच में छिद्रित होती है। इस छिद्र को तारा कहते हैं।) *iris bombe* (आईरिस बाम्बे) परितारिका का आगे की ओर उभरना साथ ही वृत्ताकार पश्च-ससक्ति होती है।)

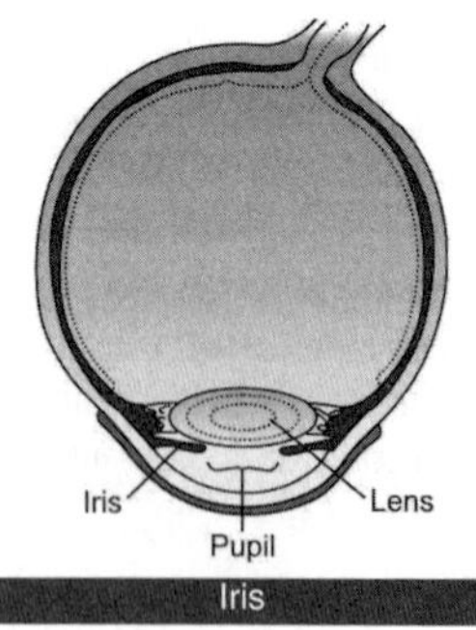

Iris

Iritis (आईराइटिस) Inflammation of the iris, with photophobia, lacrimation, irregular pupil, dull-muddy looking iris. *i. plastic* Iritis with fibrinous exudate. (परितारिका शोथ जिसमें प्रकाशभीत्ति, अश्रुस्रवण, अनियमित पुतली, पंकिल जैसे आईरिस जैसे लक्षण होते हैं। *plastic iritis* (प्लास्टिक आईराइटिस) ऐसा परितारिकाशोथ जिसमें तान्तुक निःस्त्राव से नया ऊतक बन जाता है।)

Iron (आयरन) A metallic element existing as Ferrous (Fe++) and Ferric (Fe++) forms, essential part of hemoglobin and myoglobin. Adult requirement of iron is 0.5–1 mg per day; manganese, copper and cobalt are necessary for proper utilization of iron. (एक धात्विक तत्व जो फेरस (Fe ++) तथा फेरिक (Fe ++) के रूप में प्रचलित होता है। यह हीमोग्लोबिन तथा मायोग्लोबिन का आवश्यक भाग होता है। लोहे की युवा आवश्यकता 0.5–1 mg हर दिन होती है। लोहे के उचित रूप से उपयोग के लिए मैंगनीज, कॉपर तथा कोबाल्ट की आवश्यकता होती है।)

Iron dextran (आयरन डेक्सट्रेान) Injectable form of iron. (लोह को इन्जैक्शन के रूप में देने का एक प्रकार।)

Iron storage disease (आयरन स्टोरेज डिजीज) Hemochromatosis. (हीमोक्रोमेटोसिस; लोह चयापचय का एक विकार जिसमें ऊतकों में अधिक लोहा जमा हो जाता है।)

Irradiation (इरैडिएशन) Therapeutic application of X-ray, radium as in malignancy. (उपचार के लिए एक्स-रे, रेडियम आदि का प्रयोग करना जैसे कैन्सर-अर्बुद में होता है।)

Irrational (इरैश्नल) Contrary to what is reasonable or logical. (अयुक्त; अनुचित या तर्कसंगति से रहित।)

Irreducible (इरिड्युसिबिल) Not capable of being reduced or made smaller. (छोटा, कम अथवा घट जाने में असमर्थ।)

Irrelevance (इर्रेलीवैन्स) Unrelated to, in appropriate. (असंगति; असम्बद्धता; अनुपयुक्त।)

Irreversible (इरीवर्सिबिल) Impossible to reverse. (उल्टा न जा सके; अपरावर्ती।)

Irrigation (इरोगेशन) Cleansing with fluids. (किसी तरल या जल से धुलाई करना; धावन।)

Irrigator (इरीगेटर) Device used to flush or irrigate. (किसी तरल या जल से किसी शरीर के भाग अथवा गुहा को धोने के काम वाला यंत्र।)

Irritability (इरीटिविलिटी) Excitability; impatience. (उद्दीपक द्वारा तुरन्त क्रियाशील होने में समर्थ।)

Irritations (इर्रीटेशन्स) Reaction to what is irritating. (उत्तेजित करने का कार्य, क्षोभण; किसी क्षोभक से होने वाली प्रतिक्रिया।)

Ischemia (इस्कीमिया) Lack of blood supply. (अस्थानिक अरक्तता; शरीर के किसी भाग को कम रक्त मिलना।)

Ischiocavernosus (इस्कियोकैवर्नोसस) An erectile muscle extending from ischium to penis or clitoris. (शिश्नप्रहर्षणी, इस्कियम से शिश्न अथवा भगशिश्निका तक जाने वाली पेशी जो उनके उत्थान में सहायक होती है।)

Ischiococcygeus (इस्कियोकॉक्सीजियस) Coccygeus muscle forming posterior portion of levator ani. (अनुत्रिंकीय पेशी जो उत्तोलक के पश्च भाग को बनाती है।)

Ischiorectal abscess (इस्कियोरैक्टल एबसेस) Collection of pus in ischiorectal fossa. (आसनास्थि मलाशय विद्रधि जो आसनास्थि और मलाशय के मध्य उत्पन्न होती है।)

Ischiorectal fossa (इस्क्योरैक्टल फोसा) (Pararectal fat filled fossa bounded laterally by obturator internus and ischial tuberosity, posteriorly by gluteus maximus and medially by levator ani.)

Island (आईलैण्ड) A structure detached from surrounding structures or a tiny, isolated mass of one kind of cells within another type. (एक संरचना जो अपने आस-पास की रचनाओं से पृथक होती है; एक प्रकार की कोशिकाओं का एक छोटा तथा पृथक समूह।)

Ismelin (इस्मेलिन) Guanethidine sulphate. (गानेथीडीन सल्फेट।)

Isoagglutination (आईसोएग्लुटिनेशन) Agglutination of red blood cells by agglutinin from blood of another person. (किसी अन्य व्यक्ति के रक्त की एग्लुटिनिनों द्वारा लाल रक्त कोशिकाओं का समूहन।)

Isoagglutinin (आईसेाएग्लुटिनिन) Antibody in the serum that agglutinates RBC of same species. (किसी सीरम में विद्यमान कोई एण्टीबॉडी जो उसी जाति के प्राणी की लाल रक्त कोशिकाओं का समूहन करती है।)

Isoantigen (आईसोएण्टीजन) A substance present in certain individuals that stimulates production of antibody in other members *SYN*—alloantigen. (कुछ प्राणियों में विद्यमान एक पदार्थ जो उसी जाति के अन्य प्राणियों में एण्टीबॉडियां उत्पन्न करता है।)

Isobucaine hydrochloride (आईसोब्यूकेन हाइड्रोक्लोराइड) A local anesthetic agent. (एक स्थानीय संज्ञाहारी कारक।)

Isochromatic (आईसोक्रोमेटिक) Having the same color. (एक से रंग से युक्त; एक समान रंग वाला।)

Isochromosomes (आइसोक्रोमोसोम्स) A chromosome with arms that are morphologically identical and contain the same genetic loci. (गुणसूत्र जिसके आर्म आकृतिक रूप से एक समान तथा जीन का स्थान भी समान होता है।)

Isochronal (आईसोक्रोनल) Taking place at regular intervals or in uniform time. (नियमित समयान्तरों में कार्य करने या पैदा होने वाला।)

Isochronia (आइसोक्रोनिया) The correspondence of events with respect to time, rate or frequency. (घटनाओं की समय, गति या बारम्बारता के दृष्टिकोण से उनकी वार्तालाप का आदान-प्रदान।)

Isocoria (आइसोकोरिया) Equality in size of both pupils. (दोनों आंखों की पुतलियों के परमाण में समान होने की दशा।)

Isocytosis (आइसोसाइटोसिस) Cells of equal size. (कोशिकाओं के परिमाण में बराबर होने की दशा।)

Isodontic (आइसोडोन्टिक) Having teeth of equal size. (बराबर परिमाण के दांतो वाला।)

Isoelectric (आइसोइलैक्ट्रिक) Having equal electric potentials. (बराबर विद्युत विभव से युक्त; समविद्युत विभवी।)

Isoelectric period (आइसोइलैक्ट्रिक पीरियड) The time or point when no electric energy is produced. (एक समय जब विद्युत ऊर्जा उत्पादित नहीं होती है।)

Isoenzyme (आइसोएन्जाइम) A form of an enzyme. (एक प्रकार का एन्जाइम।)

Isoetharine hydrochloride (आइसोइथारीन हाइड्रोक्लोराइड) A sympathomimetic agent, used as bronchodilator. (एक अनुकम्पी अनुकारीसम कारक जिसे ब्रोन्को-डाइलेटर के रूप में प्रयोग किया जाता है।)

Isoflurophate (आइसोफ्लूरोफेट) An anticholinesterasge drug used to treat glaucoma and atony of intestinal and vesical smooth muscles. (एक औषधि जिसे ग्लोकोमा तथा आन्त्रिक एंव मुत्राशय की अनैच्छिक पेशी की कमजोरी के उपचार के लिए प्रयोग किया जाता है।)

Isogamete (आइसोगैमेट) A cell which on fusion with a similar cell reproduces. (समयुग्मक; एक कोशिका जो उसी प्रकार की कोशिका से संयोजन करके जनन करती है।)

Isogamy (आइसोगैमी) Reproduction resulting from conjugation of iso-gametes or identical cells. (समयुग्मकों अथवा समान कोशिकाओं के संयोजन के फलस्वरूप जनन होना।)

Isohemaglutin (आइसोहीमेग्लुटिन) Blood group antibody normally present in blood that causes clumping of incompatible blood. (रक्त में समान्यतया से पाया जाने वाला रक्त वर्ग प्रतिपिण्ड जिसके कारण अंसयोज्य रक्त एकत्रित हो जाता है।)

Isoimmunization (आइसोइम्यूनाइजेशन) Immunization of an individual against the blood of another individual of same species. (आइसोएण्टिजनों की अनुक्रिया में किसी व्यक्ति में एण्टीबॉडियों का पैदा होना।)

Isolation (आइसोलेशन) Limitation of movement and social contact of patients suffering from or a known carrier of communicable disease. (पृथक करने की क्रिया; संक्रामक रोग से पीड़ित रोगी को अन्य लोगों से अलग रखना।)

Isoleucine (आइसोल्यूसीन) An essential amino acid. (फाइब्रिन एवं अन्य प्रोटिनों के जल अपघटन से बना अमीनों अम्ल।)

Isomer (आइसोमर) Substances having same molecular formula but different chemical and physical properties, e.g. dextrose is an isomer of levulose. (समावयवी; रासायनिक पदार्थ जिनका अणु-सूत्र एक सा होता है। परन्तु अणु में परमाणुओं की भिन्न व्यवस्था होने के कारण इनके भौतिक एंव रासायनिक गुण भिन्न होते हैं।)

Isomerase (आइसोमेरेज) Any enzyme that catalyzes isomerization of its substrate. (कोई एंजाइम जो कार्यद्रव्य के समावयविता का उत्प्रेरक होता है।)

Isomerism (आइसोमेरिज्म) Compounds with equal number of atoms but with different atomic arrangements. (समावयविता; यौगिकों जिनके परमाणुओं की एक सी संख्या होती है परंतु उनका व्यवस्थापन भिन्न होता है।)

Isomerization (आइसोमेराइजेशन) Conversion of a substance to its isomer. (एक समावयवी को दूसरे समावयवी में बदल देने की क्रिया।)

Isometric contraction (आइसोमीट्रिक कॉन्ट्रैक्शन) Contraction without change in muscle length, i.e., tension development without any mechanical work. (संकुचन जिसमें पेशी की लंबाई में परिवर्तन

नहीं होता जैसे बिना किसी भौतिक कार्य के तनाव में वृद्धि होना।)

Isoniazid (आइसोनियाजिड) Antitubercular agent, bacteriocidal, can cause peripheral neuritis. (यह यक्ष्मा की चिकित्सा में प्रयोग होती है। यह अन्य औषधियों, स्ट्रेप्टोमाइसिन तथा (PAS) के साथ प्रयोग करने पर अधिक लाभदायक सिद्ध होता है। यह तंत्रिकाओं को क्षतिग्रस्त कर सकता है इसके साथ (pyridoxine) का प्रयोग करना चाहिए।)

Iso-osmotic (आइसो-ऑस्मोटिक) Having the same total concentration of osmotically active molecules. (एक से परासरणी दाब वाला।)

Isophoria (आइसोफोरिया) Equal tension of vertical muscles of each eye with visual lines in the same horizontal plane. (नेत्र अविचलन प्रवृत्ति।)

Isoprenaline (आइसोप्रेनेलाइन) Beta-adrenergic agonist. (यह एड्रिनेलिन का व्युत्पन्न है। बीटा-एड्रिनर्जिक प्रचालक। हृदय गति बढ़ाता है।)

Isopropamide iodide (आइसोप्रोपेमाइड आयोडाइड) A synthetic antimuscarinic drug with actions similar to belladonna. (एक कृत्रिम एन्टीमस्कारीनिक औषधि जिसकी क्रिया बैलाडोना के समान होती है।)

Isopropyl alcohol (आइसोप्रोपाइल एल्कोहॉल) C_3H_8O, an alcohol used in medical preparations for external use, antifreeze, cosmetics, and as a solvent. (C_3H_8O, एक एल्कोहॉल जिसे औषधियों को तैयार करने के लिए प्रयोग किया जाता है। विशेषकर बाह्य प्रयोग के लिए, एन्टिफ्रीज, कोस्मेटिकस तथा घोल बनाने के लिए प्रयोग किया जाता है।)

Isoproterenol (आइसोप्रोटेरेनॉल) A sympathomimetic, used in bronchial asthma. (अनुकम्पी अनुकारीसम, जिसे श्वसनिका दमा में प्रयोग किया जाता है।)

Isosexual (आइसोसैक्सुअल) Concerning or characteristic of same sex. (एक ही लिंग की विशिष्टता का अथवा एक ही लिंग से संबंध रखने वाला।)

Isosorbide dinitrate (आइसोसोर्साबाइड डाइनाइट्रेट) Antianginal drug. (एंजाइम विरोधी औषधि।)

Isospora (आइसोस्पोरा) A genus of sporozoa, e.g. *I-Hominis*, a nonpathogenic protozoa inhabiting small intestine. (स्पोरोजोआ का एक वंश उदाहरण के लिए आई-होमिनिस, एक अविकारी एककोशिकीय जंतु जो छोटी आंत में निवास करता है।)

Isosthenuria (आइसोस्थेनूरिया) Passage of urine having constant specific gravity; a sign of advanced renal disease. (मूत्र के विशिष्ट गुरूत्व का लगातार एक सा बना रहना; यह एक विकसित वृक्क विकार की ओर संकेत करता है।)

Isotherapy (आइसोथिरैपी) Treatment of a disease by the same causative agent. (किसी रोग की उसी रोग को उत्पन्न करने वाले रोगाणुओं द्वारा चिकित्सा करना, सदृश चिकित्सा।)

Isotonic (आइसोटॉनिक) Having same osmotic pressure. (एक सा परासरणी दाब वाला; समपरासारी।)

Isotonic exercise (आइसोटॉनिक एक्सरसाइज) Contraction of a muscle during which the force of resistance to the movement remains constant throughout the range of motion. (किसी पेशी का संकुचित होना जिसमें गति की ओर प्रतिरोध की शक्ति अपरिवर्तनशील होती है।)

Isotonic solution (आइसोटॉनिक सल्यूशन) A solution with osmotic pressure same as that of another solution with which it is compared. (यह विलयन जिसका परासरणी दाब किसी दूसरे विलयन से तुलना करने पर एक समान हो।)

Isotope (आइसोटोप) Elements with nearly identical chemical properties but different atomic weights and electric charges. (समस्थानिक; एक तत्व के दो या दो से अधिक प्रारूप जिनमें एक से

रासायनिक गुण हों और एक ही परमाणु क्रमांक हो परन्तु उनकी द्रव्यमान संख्यायें विभिन्न हो।)

Isotretionin (आइसोट्रेटियोनिन) A retinoid used in acne. (रेटिनॉयड जिसे मुहासों (एक्नी) के लिए प्रयोग किया जाता है।)

Isotropic (आइसोट्रॉपिक) Possessing similar qualities in every direction; having equal refraction. ((1) प्रत्येक दिशा में एक से गुणों वाला (2) बराबर अपवर्तन वाला।)

Isoxsuprine hydrochloride A vasodilator and smooth muscle relaxant. (आइसॉक्ससुप्रीन हाइड्रोक्लोराइड) वाहिका. विस्फारक तथा चिकनी पेशी शिथिलकर।)

Isradipine (इस्राडिपीन) A calcium channel blocking agent, antihypertensive. (कैल्सियम मार्ग में अवरोध उत्पन्न करने वाले कारक; उच्च रक्त दाब की रोकथाम करने या उसे नियंत्रित करने वाला कारक।)

Issue (इशू) Offspring. (संतान।)

Isthmoplegia (इस्थमोप्लीजिया) Paralysis of fauces. (गलतोरणिका (गले एवं ग्रसनी के बीच का संकीर्ण मार्ग) का पक्षाघात होना।)

Isthmus (इस्थमस) A narrow passage connecting two cavities, a narrow structure connecting two larger parts, a constriction between two larger parts. (किसी अंग या ऊतक का संकीर्ण भाग जैसा कि थायॅरायड ग्रंथि में दो खण्डों को मिलाने वाला संकरा भाग होता है; संकीर्ण पथ।)

Isuprel hydrochloride (आइसूप्रेल हाइड्रोक्लोराइड) Isoproterenol hydrochloride. (आइसोप्रोटेरेनोल हाइड्रोक्लोराइड।)

Itch (इच) Irritation of skin inducing desire to scratch. *i. barber's* Fungus infection of beard area. *i. dhobie* Fungus infection of groin and perineum. *i. ground* Itching in feet due to penetration by hookworm larva. *i. swimmer's* Dermatitis due to swimming in water containing larvae form of schistosomes. (खुजली; कण्डू *Barber's itch* (बारबर्स इच) (दाढ़ी का दाद) *dhobie itch* (धोबी इच) ऊरूसन्धि तथा मूलाधार क्षेत्र में कवक संक्रमण द्वारा उत्पन्न दाद। *ground itch* (ग्राउण्ड इच) पैर के तुलवे में होने वाली खुजली जो अंकुश कृमि लार्वा के तलुवे में घुसने से होती है। *swimmer's itch* (स्वीमर्स इच) वक्शोथ जो शिस्टोसोमस के लार्वा प्रकार वाले जल में तैरने से होता है।)

Itraconazole (इट्राकोनाजोल) Antifungal agent. (कवकों को समाप्त करने या उनकी वृद्धि को रोकने वाला कारक।)

Ivy method (आइवी मेथड) A method for estimation of bleeding time (एक विधि जिससे रक्तस्राव के रूकने में लगने वाले समय का अनुमान लगाया जाता है।)

Ivy poisoning (आइवी पॉयजनिंग) Poison ivy dermatitis. (विशैली आइवी द्वारा त्वकशोथ।)

Ixodes (इक्सोडस) A genus of ticks (किलनियों का एक वंश।)

J

Jacket (जैकेट) A bandage usually applied to the trunk to immobilize the spine or correct deformities. *J. Minerva* a plaster of Paris jacket used for fracture cervical spine. *j. porcelain* Crown restoration with procelain. *j. Sayre's* Plaster of Paris jacket to support spinal deformity. (बाह्यावरण; मेरूदण्ड को अचल बनाने अथवा विकृतियों को ठीक करने के लिए धड़ पर कसी जाने वाली प्लास्टर ऑफ पेरिस की एक पट्टी।)

Jackscrew (जैकस्क्रू) A threaded screw used for expanding the dental arch. (एक पेंच वाला उपकरण जो दत चाप को फैलाने या अस्थि भंग के बाद अस्थि के टुकड़ों की स्थिति सही करने में काम आता हैं।)

Jacksonian epilepsy (जैक्सोनियन एपिलैप्सी) Focal epilepsy with spasm confined to a group of muscles. (स्थानिक प्रकार की मिर्गी जिसमें शरीर के किसी सीमित भाग में झटके जैसे मुख के कोण, सूचक अंगुली एवं हाथ, पैर के अंगुठे पर आते हैं।)

Jacobson (जैकोबसन) Danish anatomist. *j's cartilage* Cartilage lying along anterior inferior border of nasal septum. *j's nerve* Tympanic nerve. (एक दानिश शरीर विज्ञानवेत्ता। *j's cartilage* (जे कार्टिलेज) नासिका पट के अग्र एवम् नीचले किनारे पर स्थित उपास्थि। *j's nerve* (जे नर्व) (मध्यकर्णिक तंत्रिका।)

Jacquemier's sign (जैकीमीयर्स साइन) Blue or purple color of vagina in early pregnancy. (गर्भावस्था में योनि की श्लेष्मिक कला का नीले या हल्के बैंगनी रंग का होना।)

Jactitation (जेक्टीटेशन) Restless to and fro movement of body. (तीव्र रोग में शरीर का इधर उधर को भागना, तड़पन, व्याकुलता।)

Jaegers test types (जेगर्स टैस्ट टाइप्स) A reading test type for near vision. (निकट दृष्टि जांच हेतु किसी कार्ड पर छपी हुई कई परिमाणों के टाइप की लाइनें।)

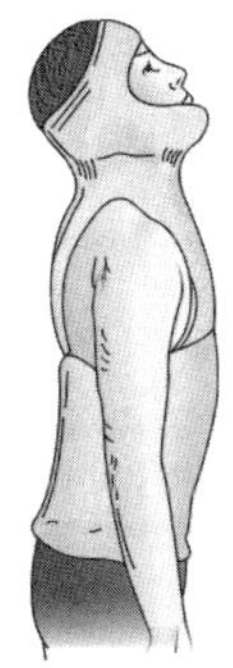

Minerva jacket

Jamais vu (जेमेस व्यू) Feeling of being placed in a strange environment or unfamiliarity; a feature of temporal lobe epilepsy. (पूर्णतया अनोखे वातावरण में होने का एहसास होना जबकि व्यक्ति सुपरिचित वातवरण में होता है।)

James fiber (जैम्स फाइबर) Preexcitation of ventricles by fibers connecting atria to ventricle or distal. His bundle, bypassing AV node. (अलिन्द तथा निलय को जोड़ने वाले तंतुओं द्वारा निलय का कालपूर्व उद्दीपन (उत्तेजना)।)

Janeway lesion (जेनवे लीजन) Small painless red blue macular lesions in palms and soles in bacterial endocarditis. (जीवाणुज अन्तर्हृद्शोथ में हथेलियों तथा पांव के तलुओं पर एक छोटा, पीड़ा-रहित, लाल नीला धब्बा पाया जाना।)

Jargon (जारगोन) Speech or writing that includes unfamiliar terms or abbreviations. (मूर्खता-पूर्ण भाषण। बोलने एवं लिखावट में विशिष्ट तथा अनभिज्ञ शब्दों का प्रयोग करना अथवा शब्दों को संक्षिप्त रूप में प्रयोग करना।)

Jarvi's snare (जारविस स्नेयर) Snare for removing growth in nasal cavity. (नासा-गुहाओं में स्थित वृद्धियों को अलग करने वाला यंत्र।)

Jaundice (जॉण्डिस) Yellow coloration of skin, conjunctiva and mucous membranes due to hyperbilirubinemia. *j. acholuric* Jaundice with clear urine i.e., unconjugated hyperbilirubinemia of hemolysis. *j. cholestatic* Conjugated hyperbilirubinemia due to stasis of bile excretion, either intrahepatic or extrahepatic. *j. hemolytic* Jaundice due to hemolysis. *j. hepatocellular* Jaundice due to hepatitis. *j. obstructive* Conjugated hyperbilirubinemia with itching due to bile duct stricture, compression or luminal obstruction. (पीलिया; रक्त में बिलीरूबिन के बढ़े हुए स्तर से उत्पन्न होने वाला रोग जिसमें त्वचा पीली पङ जाती है। तथा नेत्रश्लेष्मकला जैसी अवस्था उत्पन्न हो जाती है।)

Jaw (जॉ) Maxilla and mandible bearing teeth and forming the framework of mouth. *j. cleft* Lack of fusion of the right and left mandible into a single bone. *j. crackling* Noise of normal or diseased temporomandibular joint during movement of jaw. *j. dislocation* The jaw is pushed downward and forward, occurring due to trauma, following yawning, hearty laugh or chewing large chunks of food. *j. winking* Voluntary movement of lower face causing unilateral contraction of orbicularis oculi, seen during the process of recovery from Bell's palsy. (जबड़ा; मुख का ढांचा बनाने वाली अस्थियां जिनमें दांत होते हैं।)

Jejunitis (जेजुनाइटिस) Inflammation of jejunum. (जेजुनम का शोथ, मध्यान्त्रशोथ।)

Jejunocolostomy (जेजुनोकोलोस्टॉमी) Anastomosis of colon with jejunum. (कोलन का मध्यान्त्र से संयोजन।)

Jejunoileitis (जेजुनोइलियाइटिस) Inflammation of jejunum and ileum as in Crohn's disease. (जेजुनम एवं इलियम का शोथ, मध्यशेषान्त्रशोथ।

Jejunorrhaphy (जेजुनोरैह्फी) Surgical repair of jejunum. (जेजुनम की शल्यक्रिया द्वारा मरम्मत करना।)

Jejunum (जेजुनम) The second portion of small intestine next to duodenum, about 8 feet in length, making about 2/5 of small intestine. (छोटी आंत का दूसरा भाग जो ड्योडिनम से इलियम तक फैला होता है। जो लंबाई में लगभग 5 फीट तथा छोटी आंत का 2/5 भाग होता है; मध्यान्त्र।)

Jelly (जेली) A thick semisolid gelatinous substance. *j. Wharton's* Soft gelatinous connective tissue that constitutes the matrix of umbilical cord. (एक कोमल, गाढ़ा, चिपचिपा अर्द्धठोस पिण्ड।)

Jendrassik's maneuver (जेन्ड्रासिक्स मैन्यूवर) Facilitation of deep tendon reflexes of lower extremity by hooking the fingers of both hands by the patient and trying to pull them apart.

Jenner, Edward (जैनेर, एडवार्ड) British physician who invented cowpox vaccine for immunization against smallpox. (ब्रिटिश कायचिकित्सक (फिजिशियन) जिसने काओपोक्स वैक्सीन का अविष्कार किया था जो चेचक (स्मालपॉक्स) के प्रति रोगक्ष्मीकरण के लिए प्रयुक्त होता है।)

Jenner's stain (जैनेरस स्टेन) Eosin methylene blue stain. (इओसिन किटाणुनाशक नीला रंजक।)

Jerk (जर्क) Sudden muscular movement, often as a reflex from tapping of the tendon. *j. ankle* Contraction of soleus-gastrocnemius by tapping tendo-achilles. *j. biceps* Contraction of biceps following tapping of biceps tendon at elbow. *j. jerk* Tapping of mandible when jaw is half open. Vigorous mouth closure indicates bilateral supranuclear cerebral lesions. *j. knee* Striking the patellar tendon causes contraction of quadriceps with extension of knee. (प्रतिक्षेप; पेशी में अचानक होने वाली गति; झटका।)

Jogger's heel (जोगर्स हील) Irritation of fibrofatty tissue of heel in joggers. (एड़ी का वसीय तंतु ऊतक का क्षोभण जो अधिंकतर जोगर अर्थात् धीरे चलने वाले व्यक्ति में पाया जाता है।)

Joint (ज्वाइंट) An articulation, between two bones. Joints are grouped according to motion: ball and socket (enarthrosis), hinge (ginglymus); condyloid, pivot (trochoid), gliding (arthrodial) and saddle joint. Joints can move in four ways 1. gliding, in which one bony surface glides on another without angular or rotatory movement. 2. angular 3. circumduction and 4. rotation. Angular movement when occurs forwards or backwards is called flexion and extension and away from the body abduction and towards median plain of body adduction. *j. ball and socket* Rounded end of one bone fits into cavity of another. *j. Charcot's* Denervated joint with increased range of movement as in syringomyelia and tabes dorsalis. *j. condyloid* Joint permitting all forms of angular movements except axial rotation. *j. hinge* Joint having only forward and backward motion. *j. pivot* Joint permitting rotation. *j. saddle* Joint in which the opposing surfaces are reciprocally concavoconvex. (सन्धि; दो या अधिक अस्थियों को जोड़ना या उनके जुड़ने का स्थान जो तंतुमय संयोजी ऊतक एंव उपास्थि का बना होता है।)

Joint capsule (ज्वाइंट कैप्सूल) The sac like covering enclosing the articulating ends of bones in a diarthrodial joint. It consists of an outer fibrous layer and inner synovial layer. (चलसन्धि जोड़ में कोशरूपी आवरण जो हड्डियों के सिरों के जोड़ को चारों ओर से घेर लेता है। इसमें बाहरी तन्तुमय परत तथा अंदरूनी श्लेषक परत होती है।)

Jones criteria (जोन्स क्राइटिरिआ) USA physician who devised the major and minor criteria for diagnosis of acute rheumatic fever. The major criteria include 1. fleeting polyarthritis 2. chorea, 3. erythema marginatum and 4. subcutaneous nodules. (यूनाइटिड स्टेटस ऑफ अमेरिका (यू एस ए) का कायचिकित्सक जिसने सर्वप्रथम तीव्र आमवाती ज्वर के निदान के मुख्य एवं छोटे मापदंड को ज्ञात किया था।)

Joule (जूल) Work done in one second by current of one ampere against a resistance of one Ohm.(1 ओम प्रतिरोध के विरुद्व 1 सेंकन्ड में 1 एम्पियर विधुत धारा द्वारा किया गया कार्य।)

Jugular (जुगुलर) Pertains to throat. (गर्दन संबंधित; ग्रीवा शिरा। श्रनहनसंत; j.'*foramen* (जुगुलर फोरामैन) पश्चकगालिक एवं शखस्थि के ग्रीवा-खांचों से बना एक छेद।)

Jugular ganglion (जुगुलर गैंगलायन) Nodes of vagus root and glossopharyngeal nerve in jugular foramen. (कण्ठ छिद्र में वेगस तंत्रिका मूल एवं ग्रसनी तंत्रिका का पर्व (नोडस)।)

Jugular process (जुगुलर प्रोसेस) Projection of occipital bone towards the temporal bone. (पश्चकपालिक अस्थि से शंखास्थि की तरफ निकलने वाला उभार।)

Jugular vein (जुगुलर वेन्स) 1. External lies superficial to sternocleidomastoid and joins subclavian vein. 2. Internal is direct continuation of transverse sinus and joins subclavian vein to form innominate vein. The vein is more prominent during expiration. The height of pulsating blood column in internal jugular gives an indication of right atrial pressure. (ग्रीवा क्षेत्र की शिराएं; गर्दन के दोनों ओर पायी जाने वाली दो शिरायें।)

Junction (जन्कशन) The place of union of two parts. (दो भागों के संयोग या एक दूसरे के निकट का स्थान।)

Jurisprudence (जूरिसप्रूडैन्स) The scientific study or application of the principles of law and justice. *j. medical* The application of the principles of law as they relate to the practice of medicine. (विधि शास्त्र जिसका अभ्यास चिकित्साय में प्रयोग होता है; व्यवहार आयुर्विज्ञान।)

Jurisprudence, Medical (जुरिसप्रूडेंस मेडिकल) Application of the Medical sciences into the Department of Law (Legal issues), e.g. Forensic science. (चिकित्सीय विधि-शास्त्र।)

Jury-mast (जूरी-मास्ट) Apparatus for support of head in diseases of spine. (मेरू दण्ड के रोग में सिर को सहारा देने वाला यंत्र।)

Juster's reflex (जस्टर्स रिफ्लैक्स) Finger extension instead of flexion when palm of the hand is irritated. (हथेली को क्षोभित करने से अंगुली का फैल जाना।)

Justomajor (जुस्टो मेजर) Greater or bigger than normal. (सामान्य से बड़ा।)

Justominor (जुस्टो मेजर) Smaller than normal. (सामान्य से छोटा।)

Juvenile (ज्वेनाइल) Youth or childhood. (बचपन या युवावस्थ से संबंधित, बच्चा या युवक।)

Juvenile delinquent (ज्वैनाइल डेलिन्कुएन्ट) Violation of law committed by the juvenile which will be considered as crime if committed by an adult, antisocial behaviour by the Juvenile. (ऐसा किशोर जो असामाजिक अथवा अपराधिक कार्य करता है जिस पर माँ-बाप का कोई नियंत्रण नहीं होता)

Juxta (जक्सटा) Close proximity. (एक उपसर्ग जिसे 'पास में स्थित' के लिए प्रयोग करते हैं।)

Juxta-articular (जक्स्टा अर्टिकुलर) Situated close or near to the joint. (किसी जोड़ के पास स्थित।)

Juxtapyloric (जक्स्टापाइलोरिक) Near to the pyloric. (जठरनिर्गम के पास।)

Juxtavesicular (जक्स्टावैसाइकल) Near the urinary bladder. (मूत्राशय के पास स्थित।)

Juxtaglomerular apparatus (जक्स्टाग्लोमेरूलर ऑपरेट्स) (The myoepithelioid cell structure cuffing afferent renal arteriole concerned with production of renin.)

Juxtalglomerular cells (जक्स्टाग्लोमेरूलर सैल्स) (Myoepi-thelioid cells resembling those of carotid body in juxtaglomerular apparatus.)

Juxtangina (जक्स्टैन्जाइना) Inflamed condition of pharyngeal muscles. (गले अथवा ग्रसनी की पेशियों में सूजन होना।)

Juxtaposition (जक्स्टापोजिशन) Positioned side by side. (समीपवर्ती स्थिति; सानिध्य।)

K

Kader's operation (कैडर्स ऑपरेशन) Surgical formation of gastric fistula with the feeding tube inserted through a valve-like flap. (जठर नालव्रण की शल्यक्रियात्मक रचना जिसमें भोजन नलिका को कपाट जैसे प्रालम्ब के द्वारा निविष्ट किया जाता है।)

Kakidrosis (कैकीड्रोसिस) Unpleasant odor of the sweat. (दुर्गन्धित पसीना; पसीने की गंध।)

Kakosmia (केकोस्मिया) Perception of bad odor that does not exist. (दुर्गन्ध महसूस होना जो वास्तव में विद्यमान नहीं होती।)

Kakotrophy (केकोट्रॉफी) Malnutrition. (कुपोषण।)

Kala-azar (कालाजार) Protozoal tropical disease caused by *Leishmania donovani* manifesting with fever, lymphadenopathy and hepatosplenomegaly with darkening of skin. (एक प्रकार को लीशमैनियता जिसमें अरक्तता, ज्वर, प्लीहा-अतिवृद्धि और दुर्बलता आदि जैसे लक्षण पाये जाते हैं। यह एक परजीवी लीशमैनिया डीनोवानी द्वारा फैलता है। तथा ऊष्ण कटिबन्धिय प्रदेशों में पाया जाता है।)

Kalimeter (कैलीमीटर) Device for determining alkalinity of a substance. (क्षारीयता के अंश नापने वाला यंत्र।)

Kalium (कैलियम) A mineral (potassium). (पोटेशियम, एक खनिज पदार्थ।)

Kaliuresis (कैलियूरेसिस) Excretion of potassium in urine. (पोटेशियम का मूत्र में निकलना।)

Kallikrein (कैलीक्रीरेन) An enzyme, when activated is a potent vasodilator. (एक एंजाइम जो सक्रियकृत करने पर शक्तिशाली वाहिका विस्फारक हो जाता है।)

Kanamycin (केनेमाइसिन) Aminoglycoside antibiotic, used in tuberculosis. (स्ट्रेप्टोमाइसिन के सदृश एक एंटीबायोटिक जो गुण धर्मों और विषाक्तता में उसके समान है। अब इसके स्थान पर जैंटामाइसिन प्रयोग में आती है।)

Kanner syndrome (केनर सिन्ड्रोम) Infantile autism. (एक ऐसी मानसिक अवस्था जिसमें अपने में ही ध्यान केन्द्रित रहता है; ऑटिज्म।)

Kaolin (केओलिन) Clay powder containing hydrated aluminium silicate used as adsorbent in diarrhea. (प्राकृत रूप से मिलने वाला एल्यूमिनियम सिलिकेट। यह अतिसार, बृहतान्त्रशोथ और आहार विषाक्तता में लाभदायक होता है। क्योंकि मुख द्वारा लेने पर यह विषों को अवशोषित कर लेता है।)

Kaolinosis (केओलिनोसिस) Pneumoconiosis caused by inhalation of kaolin particles. (केओलिन कणों को सांस के साथ अंदर लेने से उत्पन्न फुफ्फुसधूलिमयता।)

Kaposi (केपोसी) Hungarian physician. (एक हन्गेरियन कायचिकित्सक।)

Kaposi's disease (केपोसीज डिजीज) Xeroderma pigmentosum. (त्वचा की अत्यधिक शुष्कता एवं रूक्षता; मृदु मत्स्यचर्मता।)

Kaposi sarcoma (केपोसी सार्कोमा) AIDS associated sarcoma of skin. (जालीय-अन्तः कला कोशिकाओं का दुर्दम अर्बुद। सबसे पहले यह भूरे या बैंगनी रंग के पैच के रूप में पैर पर बनता है और धीरे धीरे त्वचा पर फैल जाता है और लिम्फ नोडो और अन्तरांगों को भी रोग ग्रस्त बनाता है।)

Kaposi's varicelliform eruption (कैपोसीज वेरीसेलाफॉर्म इरप्शन) Herpes or vaccinia infection in presence of pre-existing eczema. (छाजन (एक्जिमा) के पहले से उपस्थित होने के साथ ही हर्पीज या वैक्सीनिया संक्रमण होना।)

Karaya gum (कराया गम) Plant product, used as adhesive and bulk laxative. (पौधों से प्राप्त एक पदार्थ जिसे आंसजक (adhesive) तथा मृदु विरेचक के रूप में प्रयोग किया जाता है।)

Karman catheter (कार्मेन कैथीटर) Catheter used in performing suction curettage of uterus. (एक नालशलाका (कैथीटर) जिसे गर्भाशय की सफाई या आखुरण क्रिया के लिए प्रयोग किया जाता है।)

Kartagener's syndrome (केर्टजेनर्स सिन्ड्रोम) Hereditary syndrome consisting of bronchiectasis, sinusitis and transposition of viscera. (एक आनुवंशिक संलक्षण जिसमं श्वासनलिकाविस्फार, वायुविवरशोथ तथा अन्तरांग का विस्थापन होना जैसे विकार होते हैं।)

Karyocyte (कैरियोसाइट) Nucleated red blood cell, normoblast. (एक केन्द्रकयुक्त लाल रक्त कोशिका; लोहित-कोशिकाप्रसू।)

Karyolysis (कैरियोलाइसिस) Destruction of cell nucleus. (कोशिका केन्द्रक का समाप्त होना।)

Karyopyknosis (कैरियोपिकनोसिस) Shrinkage of nucleus of a cell with condensation of chromatin. (किसी कोशिका केन्द्रक का सिकुड़ जाना तथा क्रोमैटिन का संघनित होना।)

Karyorrhexis (कैरियोरैहक्सिस) Fragmentation of chromatin in nuclear lysis. (केन्द्रकीय अपघटन में क्रोमैटिन का टुकड़े-टुकड़े हो जाना; केन्द्रकभंग।)

Karyosome (कैरियोसोम) Irregular clumps of nondividing chromatin in cell nucleus. (कोशिकाओं केन्द्रकों में अविभाजित क्रोमैटिन के अनियमित पुंज होना।)

Karyotype (कैरियोटाइप) A photomicrograph of a single cell in the metaphase to show chromosomes in descending order of size (*see* Figure). (कोशिका केन्द्रक का गुणसुत्री संगठन।)

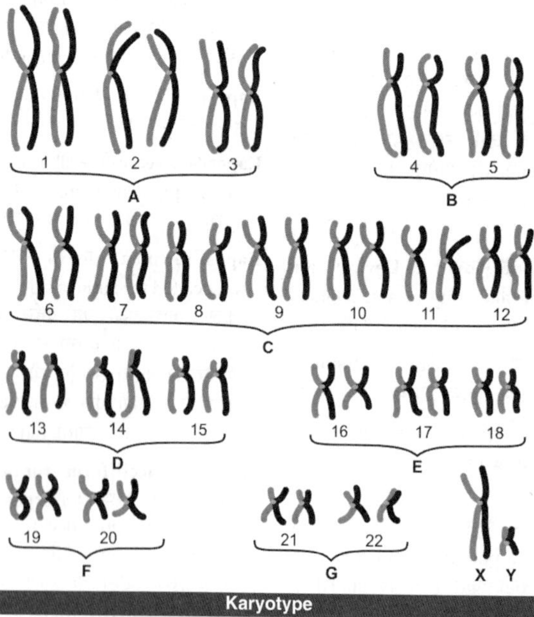

Karyotype

Kasabach-Merritt syndrome Capillary hemangioma associated with thrombocytopenic purpura. (कैसेबेश-मेरिट सिन्ड्रोम) कोशिका (रक्तवाहिकार्बुद जो हीनघनास्त्रकोशिका रक्तचित्तिता से संबंधित होता है।)

Kata (कैटा) (Cata) Prefix meaning down, wrongly, back, against. (एक उपसर्ग जिसका अर्थ नीचे, पीछे, विपरीत अथवा गलती से होता है।)

Kawasaki disease (कवासाकी डिजीज) Mucocutaneous lymphnode syndrome; children are the prime victims and run a risk of coronary arteritis with infarction. (त्वचा या श्लेष्मिक कला का लसीकापर्व संलक्षण। बच्चे इसके प्रमुख शिकार होते हैं। इसमें परिहृद धमनीशोथ के साथ रोधगलन का खतरा रहता है।)

Kayser-Fleischering (केयसर फेलसचरिंग) The green-ring around the cornea due to deposition of copper in Descemet's membrane in Wilson's disease. (नेत्रपटल के चारों ओर हरे रंग की छल्लानुमा संरचना, जो डेस्सीमेटस झिल्ली में कोपर के जमा हो जाने के कारण हो जाती है। यह अधिकतर विल्सन्स डिजीज में होता है।)

Kegel exercise (केगल एक्सरसाइज) An exercise for strengthening the pubococcygeal levator ani muscles in control of urinary and fecal incontinence. (स्त्रियों के मूलाधार की पेशियों को शक्तिशाली बनाने के लिए किये जाने वाले व्यायाम जो शिशु जन्म की प्रक्रियाओं एवं लैंगिक आन्नद में सहायता करते हैं।)

Keith-Wagener-Barker classification (केथ वेगनर बार्कर क्लासिफिकेशन) A classification of hypertensive changes of retina. Grade I-moderate narrowing of retinal arterioles Grade II-retinal hemorrhages Grade III-cotton wool exudates and Grade IV-papilledema. (अतिरिक्त चाप के कारण दृष्टिपटल पर होने वाले परिवर्तन का वर्गीकरण। ग्रेड I– दृष्टिपटलीय लघु धमनी का मध्यस्तर संकीर्ण। ग्रेड II– दृष्टिपटलीय में रक्तस्राव। ग्रेड III– कॉटन वूल निःस्राव। ग्रेड VI– दृष्टि चाक्रका का शोफ।)

Kell blood group (कैल ब्लड ग्रुप) One of the human blood groups, composed of three forms of antigens. (मानव रक्त वर्गों में से एक, जो तीन प्रकार के एन्टिजनों से बना होता है।)

Keloid (कीलॉयड) Hypertrophied, raised, firm, thick scar following trauma or surgical incision. (चर्मक्षतार्बुद; क्षत-चिन्ह ऊतक की अतिवृद्धि; अभिघात या शल्यक्रियात्मक भेदन के पश्चात त्वचा में उठा हुआ, लाल, मोटा एवं कठोर व्रणचिन्ह।)

Kelvin scale (कैल्विन स्केल) Temperature scale in which absolute zero is equal to minus 273° on Celsius scale. (एक तापमान नापने वाला जो जीरो केमाड्रिन सैल्सियस पैमाने के ऋणात्मक 273° के तुल्य होता है।)

Kemadrin (केमाड्रिन) Procyclidine hydrochloride, used in Parkinsonism for anticholinergic effect. (प्रोसाइक्लिडाइन हाइड्रोक्लोराइड जिसे पार्किनसोनिज्म में कोलिन धर्म रोधक प्रभाव पाने के लिए प्रयोग किया जाता है।)

Kenalog (कीनालॉग) Triamcinolone hydrochloride. (ट्राएमसिनोलोन हाइड्रोक्लोराइड।)

Kenny treatment (केनी ट्रीटमैन्ट) Physical therapy for treating poliomyelitis consisting of application of hot moist packs, early muscle education. (पोलियोमायलाइटिस की चिकित्सा करने में प्रयुक्त भौतिक चिकित्सा पद्धति।)

Kenophobia (कीनोफोबिया) Fear of empty spaces. (खाली जगहों का विकृत भय।)

Kent's bundle (केन्ट्स बन्डल) Accessory conduction pathway joining atria with ventricles as in WPW syndrome.

Kerasin (केरासिन) A cerebroside. (मस्तिष्क ऊतक से अलग किया गया सेरिब्रोसाइड।)

Keratectomy (केराटेक्टॉमी) Excision of a portion of cornea. (स्वच्छमण्डल उच्छेदन।)

Keratin (केराटीन) A tough protein substance in hair, nail, horny tissue, produced by keratinocytes.

[(1) बाह्यत्वचा, बाल एव नाखूनों में पाया जाने वाला एक कठोर प्रोटीन (2) अस्थि ऊतक में पाया जाने वाला एक प्रोटीन।]

Keratinization (केराटिनाइजेशन) The process of keratin formation within keratinocytes and its progress upward through the layers of epidermis to the surface stratum corneum. (केराटिनीकरण, कठोर होने की क्रिया। यह अवस्था विटामीन ए की कमी से उत्पन्न होती है।)

Keratinocyte (केराटिनोसाइट) Cell synthesizing keratin. (त्वचा की कोई कोशिका जोकि केराटिन का निर्माण करे।)

Keratitic precipitates (केराटाइटिक प्रेसीपिटेट्स) Inflammatory cells in anterior chamber that stick to inner endothelial surface of cornea. (अग्र कक्ष में शोथ युक्त कोशिकाएं जो नेत्रपटल के अंदरूनी अन्तः कला क्षेत्र से जुड़ जाती हैं।)

Keratitis (केराटाइटिस) Inflammation of cornea. (दृष्टिपटल (कार्निया) की सूजन।)

Keratoacanthoma (केराटोएकेन्थोमा) A papular keratin filled lesion resembling squamous cell carcinoma but subsiding spontaneously. (केराटिन डाट से भरी एक सुदम पिटिका-विक्षति।)

Karatocele (केराटोसील) Herniation or protrusion of Descemet's membrane through a weakened or absent corneal stroma as a result of corneal ulcer or corneal trauma. (किसी चोट के कारण कार्निया से होकर डेस्मेट की झिल्ली का बाहर आ जाना।)

Kerato-conjunctivitis (केराटोकन्जन्क्टीवाइ-टिस) Inflammation of cornea and conjunctiva. (स्वच्छ मण्डल या कॉर्निया एवं नेत्रश्लेष्मला का शोथ। *Keratoconus* (केराटोकोनस) कॉर्निया के केन्द्रीय भाग की सूजन के बिना शंक्वाकार रूप में बाहर निकलना, शंकुक-स्वच्छमण्डल।)

Keratoderma blenorrhagica (केराटोडर्मा ब्लेनोरेह्जिका) Prominent hyperkeratotic scaling lesions of palms, soles associated with Reiter's syndrome.

Keratodermia (केराटोडर्मिया) Hypertrophy of stratum corneum of palms and soles of feet. (हथेलियों तथा पैरों पदतलों की त्वचा की श्रृंगी परत की अतिवृद्धि।)

Keratoma (केराटोमा) A callosity, a horny growth. (किण दबाव के कारण किसी स्थान की त्वचा का कठोर हो जाना। बाह्य त्वचा में अतिवृद्धि हो जाती है। श्रृंगी वृद्धि)

Keratomalacia (केरेटोमैलेशिया) Softening of cornea as in childhood vit A deficiency. (विटामिन ए की हीनता के कारण स्वच्छपटल कॉर्निया का) मुलायम होना, स्वच्छमण्डल मृदुता।

Keratometer (केराटोमीटर) An instrument for measuring curvature of cornea. (कॉर्निया की वक्रताओं को नापने वाला यंत्र।)

Keratometry (केराटोमीट्री) Measurements of cornea. (कॉर्निया वक्रताओं को नापना, स्वच्छमण्डलभिति।)

Keratomileusis (केराटोमाइल्यूसिस) Plastic surgery of cornea in which a portion of cornea is removed, frozen, its curvature is reshaped and then reattached in its place. (कॉर्निया की प्लास्टिक सर्जरी। जिसमें कॉर्निया के किसी भाग को अलग कर दिया जाता है। इच्छित वक्रता के अनुसार उसकी आकृति बनाई जाती है और फिर उसे कॉर्निया से संलग्न कर दिया जाता हैं।)

Keratonosis (केराटोनोसिस) Any noninflammatory disease or deformity of horny layer of skin. (त्वचा की श्रृंगी परत की कोई भी अशोथज बीमारी या इसकी विकृति।)

Keratonyxis (केराटोनिक्सिस) Surgical puncture of cornea. (कॉर्निया का छिद्रीकरण।)

Keratopathy band (केराटोपैथी बैन्ड) Calcium deposit in superficial layer of cornea and Bowman's capsule, occurring in hypercalcemia or chronic intraocular inflammation. (कैल्सियम का दृष्टिपटल के उपरिथ परत तथा बोमैन्स कैप्सूल में जमा होना। यह अतिकैल्सियमरक्तता या नेत्रगोलक के भीतर के शोथ में पाया जाता है।)

Keratoplasty (केराटोप्लास्टी) Plastic surgery of cornea. *k. optic* Replacement of corneal scar with healthy donor corneal tissue. *k. refractive* Treatment of myopia or hypermetropia by reshaping corneal curvature either by multiple incision or as in keratomileusis. (कॉर्निया की प्लास्टिक सर्जरी अथवा स्वच्छमण्डल संधान, कॉर्निया निरोपण।)

Keratoprotein (केराटोप्रोटीन) The protein of hair, nail and epidermis. (बाह्य त्वचा, बालों तथा नाखूनों की प्रोटीन।)

Keratorrhexis (केराटोरैह्क्सिस) Rupture of cornea. (कॉर्निया का फटना।)

Keratoscope (केराटोस्कोप) Instrument for examination of cornea. (कॉर्निया का दृष्टि परीक्षण करने वाला यंत्र।)

Keratosis (केराटोसिस) Any condition of skin with excessive horny growth. *k. actinic* A horny keratotic premalignant lesion due to prolonged exposure to sunlight. *k. follicularis SYN* — Darier's disease, characterized by verrucous papular growths that coalesce into plaques affecting face, neck, axillae and scalp. *k. pilaris* Chronic inflammation of unknown etiology involving hair follicle. (केरेटिनता; त्वचा के श्रृंगी स्तर की वृद्धि।) *Actinic keratosis* (एक्टीनिक केराटोसिस) सूर्य प्रकाश के प्रति अत्यधिक अनावृत होने से उत्पन्न कीं श्रगीय वृद्धि जो दुर्दम भी हो सकती है। *Keratosis linguae* (केराटोसिस लिंग्यू) जिह्वा की श्वेतशल्कता *Oral keratosis* (ओरल केराटोसिस) मुखी श्लेष्मकला की श्रृंगीय वृद्धि। Senile keratosis (सेनाइल केराटोसिस) वृद्ध व्यक्तियों की शुष्क एवं रूक्ष त्वचा।

Keratotome (केराटोटोमा) A knife for corneal incision. (कॉर्निया में चीरा लगाने वाला चाकू।)

Keratotomy (केराटोटॉमी) Incision of cornea. *k. radial* Very shallow, bloodless, hairline incisions are made in outer portion of cornea thereby allowing it to flatten; a treatment modality for axial myopia up to 5 diopters (*see* Figure). (कॉर्निया में चीरा लगाना; स्वच्छमण्डलछेदन।)

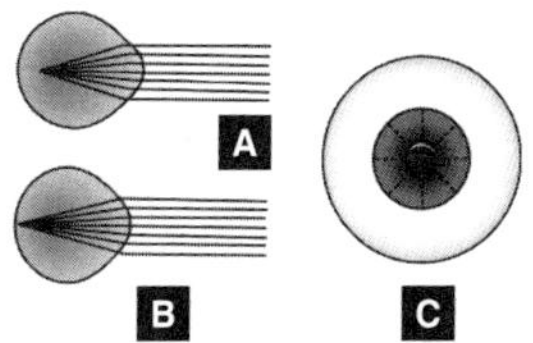

Radial keratotomy. (A) Presurgery, the myopic eye focusing in front of the retina, (B) postsurgery, the corneal flattening causing the light to focus on the retina, (C) anterior view of the eye, showing the lines of incision

Keraunophobia (कीरोनोफोबिया) Morbid fear of thundering and lightening. (बादल गरजने तथा बिजली चमकने का विकृत भय।)

Kerion (केरियोन) A lesion secondary to tinea capitis. (विक्षति जो शीर्ष-दद्रु से उपेक्षणीय होता है। यह एक कवक संक्रमण होता है। जिसमें शोथयुक्त दल-दला पिण्ड बन जाता है जिसमें टूटे हुए नाल होते हैं और जिससे पूयमय पदार्थ टपकता हैं।)

Kerley lines (केरले लाइन्स) Thickening of inter alveolar septa due to pulmonary edema. See—lines Kerley. (फुफ्फुसीय शोफ के कारण अंदरूनी वायुकोष्ठ पटों का मोटा हो जाना।)

Kernicterus (कर्निक्टीरस) Bilirubin infiltration of basal ganglia and other areas of brain and spinal cord occurring in erythroblastosis fetalis of newborns when unconjugated hyperbilirubinemia touches 25 mg% or above. (रक्त में बिलीरूबिन की मात्रा बढ़ जाने के कारण नवजात् शिशुओं के जीवन के दूसरे से आठवें दिन के बीच उत्पन्न होने वाली नवजात पीलिया।)

Kernig's sign (कर्निग्स साइन) Reflex spasm and pain in hamstrings when attempting to extend the knee after flexion of hip; a sign of meningitis. (जब

धड़ पर 90 डिग्री का कोण बनाते हुए जंघा आकुंचन की स्थिति में हो तब जानु संधि पर पैर को सीधा करने की असमर्थता होना। यह चिन्ह मस्तिष्कवरण शोथ में मिलता है।)

Kerosene (केरोसीन) A flammable liquid fuel distilled from petroleum. Fumes of it can cause pneumonitis. (ज्वलनशील ईंधन द्रव जिसे पेट्रोल से आस्त्रुत किया जाता है। इसके धुंए के कारण फुफ्फुसशोथ हो जाता है।)

Ketamine (केटामाइन) A nonbarbiturate analgesic-hypnotic substance used IM/IV.

Keto acid (कीटो एसिड) Any organic acid containing ketone (CO) radical. (कोई कार्बन परमाणु युक्त जिसमें कीटोन वर्ग तथा कार्बोक्सीलिक एसिड वर्ग होते हैं।)

Ketoacidosis (कीटोएसिडोसिस) Acidosis due to excess of ketone bodies. (कीटोन कणों के अधिक होने से अम्लरक्तता।)

Ketoaciduria (कीटोएसिडूरिया) Presence of ketoacids in urine. (मूत्र में कीटो अम्लों की उपस्थिति।)

Ketoconazole (कीटोकोनाजोल) Systemic antifungal agent. (सार्वदैहिक फंगसरोधी कारक।)

Ketogenic diet (कीटोजेनिक डाइट) Diet insufficient in calories to produce mild ketosis helpful in some cases of childhood epilepsy. (कीटोनउत्पादक आहार; अत्यधिक वसा युक्त आहार जिससे कीटोनमयता की अवस्था उत्पन्न होती है।)

Ketohexose (कोटोहेक्सोस) A nonsaccharide consisting of a six-carbon chain and containing a ketone group in addition to alcohol group (e.g., fructose).

Ketone (कीटोन) A substance containing carbonyl group (C=O) attached to two carbon atoms, e.g., acetone. The ketones are end-products of fat metabolism. (कार्बनिक यौगिक जिसमें कार्बोनल ग्रुप होता है जिसका कार्बन परमाणु कार्बन चेन के अन्दर होता है। कार्बोनिल ग्रुप (C=O) से युक्त एक पदार्थ जो दो कार्बन परमाणुओं से जुड़ा होता है, उदाहरण हेतु एसिटोन। वसा चयापचय के अन्तिम उत्पादों में कीटोन होता है।)

Ketone bodies (कीटोन बॉडीज) A group of compounds produced during oxidation of fatty acids and include acetone, beta hydroxybutyric acid and acetoacetic acid. (वसा चयापचय के अंतिम उत्पादों वसीय अम्लों के ऑक्सीकरण के दौरान यकृत में बना यौगिकों का एक वर्ग जिसमें एसिटोन, बीटा-हाइड्रॉक्सीब्यूट्रिक एसिड एवं एसिटोएसिटिक एसिड होते हैं।)

Ketonemia (कीटोनीमिया) Presence of ketone bodies in blood in excess quantity. (रक्त में कीटोन कणों की अधिक मात्रा में पाया जाना।)

Ketone threshold (कीटोन थ्रीशोल्ड) Level of ketones in blood above which they appear in urine. (रक्त में कीटोन का वह स्तर जिसके ऊपर मूत्र में कीटोन कण प्रकट होने लगते हैं।)

Ketonuria (कीटोनूरिया) Presence of ketone bodies in urine. (कीटोनमेह, मूत्र में कीटोन कण का मिलना।)

Ketoprofen (कीटोप्रोफिन) NSAID group of drug. (स्टैरॉयड रहित शोथ-रोधी औषधियॉं (Non-steroidal anti-inflammatory drugs—NSAIDs).

Ketorolac (कीटोरोलेक) Non-opioid analgesic.

Ketose (कीटोस) A carbohydrate containing the ketones. (कीटोनों से युक्त कोई भी कार्बोहाइड्रेट।)

Ketosis (कीटोसिस) The accumulation in the body of the ketones causing acidosis commonly occurring in starvation, high-fat diet, pregnancy, uncontrolled diabetes mellitus, following ether anesthesia. They impart a fruity odor to the breath. *17 ketosteroid* One of a group of neutral steroids having a ketone group in 17th position, principally produced by adrenal cortex and gonads. They are androsterone, dehydroisoandrosterone, corticosterone, compound E, 11 hydroxy isoandrosterone. (शरीर में कीटोन कणों का इकट्ठा हो जाने से उत्पन्न अवस्था। यह सामान्य रूप से उपवास या आहारहीनता, अधिक वसा युक्त आहार गर्भावस्था अनियंत्रित मधुमेह जैसी अवस्था में उत्पन्न होता हैं। *17 ketosteroid* (17 कीटोस्टैरॉयड) न्यूट्रल स्टीरॉयड हार्मोन का एक वर्ग जिसमें कीटो ग्रुप 17वें स्थान पर होते हैं। यह सामान्य मूत्र में उत्सर्जित होते हैं।)

Ketotifen (कीटोटिफेन) Mast cell stabilizer used in asthma. (मास्ट कोशिका को स्थिर करने वाला साधन जिसे दमे में प्रयोग किया जाता है।)

Kidney (किडनी) Paired retroperitoneal structures, one on each side of spinal column, wt - 4-6 OZ, size 4" long, 2-3" broad. The kidneys in the newborn are about 3 times as large in proportion to body weight as in the adult. The outer cortex contains the glomeruli, 1 million in number. The inner medulla contains the pyramids 8-18 in number made-up of collecting tubules being penetrated by cortical substance. Known as columns of Bellini; kidneys are instrumental to the formation of urine which in 95% water and 5% solids (urea, uric acid, creatinine, hippuric acid, sodium and potassium); conversion of vit D into active form and secretion of renin and erythropoietin. *k. artificial* Haemodialysis device that removes wastes like that of kidney. *k. contracted* The small kidneys characteristic of chronic glomerulonephritis or interstitial nephritis. *k. fatty* Kidney with fatty infiltration causing degeneration of renal substance. *k. flee bitten* Arteriosclerotic kidney. *k. floating* Displaceable and movable kidney due to weak fascial support. *k. granular* Kidney of chronic nephritis where it is small, and of fibrous hard granular texture. *k. horse shoe* Congenital malformation where the upper or lower poles of both kidneys united by a fibrous isthmus. *k. polycystic* Kidney with multiple cysts, congenital in origin, can be adult onset type or infantile type. *k. sacculated* A condition in which renal parenchyma is absorbed leaving behind the distended capsule. *k. sponge* Multiple small cysts in the renal parenchyma. *k. wandering* Hypermobile kidney (*see* Figure on next page). (वृक्कः कशेरूका दंड के दोनों ओर पश्च उदरीय भित्ति पर पैरीटोनियम के पीछे स्थित दो भूरे रंग की उत्सर्गी ग्रंथि। इसका मुख्य कार्य मूत्र को स्रावित करना है जो गवीनियों से होता हुआ मूत्राशय में एकत्रित होता रहता है।)

Kidney failure (किडनी फेल्योर) Diminished function of the kidneys. This may be acute and temporary or may progress to complete loss of renal function. (वृक्क निपात। यह दो प्रकार के होते है तीव्र और चिरकारी। तीव्र वृक्क निपात में एकाएक स्वस्थ वृक्क अपना कार्य करने में असमर्थ हो जाती हैं। चिरकारी वृक्क निपात में वृक्क के ऊतक धीरे-धीरे नष्ट होते हैं और अंत में रोग अंतिम चरण में पहुँच जाता है।)

Kidney stone (किडनी स्टोन) Calculus present in renal parenchyma, calyx or renal pelvis, composed principally of calcium, urate, oxalate, phosphates and carbonates, ranging from small granular masses to 5 cm or more in diameter. Most common in patients of hyperparathyroidism, oxaluria, gout and chronic pyelonephritis. (गुर्दे की पथरी। अश्मरी या पथरी जो वृक्क के सार ऊतक, कैलिक्स, वृक्कीय गोणिका में विद्यमान होती है, जो मुख्य रूप से कैल्सियम, यूरेट, ऑक्जेलेट, फॉस्फेट्स और कार्बोनेटस से बनी होती है। यह छोटे कणीय पिण्डों से व्यास डायामीटर में पांच सेन्टीमीटर या उससे से ज्यादा हो सकता है। यह अधिकतर हाइपर पैराथाइरॉयडिज्म ऑक्जेलूरिया, गाउट के रोगी में पायी जाती है।)

Kiesselbach's plexus (केसेलबॉच प्लेक्सस) A rich network of capillaries on the anteroinferior part of nasal septum; the most common site of bleeding in epistaxis. (कोशिकाओं का जाल जो नासा गुहाओं के बीच के पट के सामने एवं नीचे के भाग पर विद्यमान होता है। यह नक्सीर में रक्तस्राव का एक बहुत ही सामान्य स्थल होता है।)

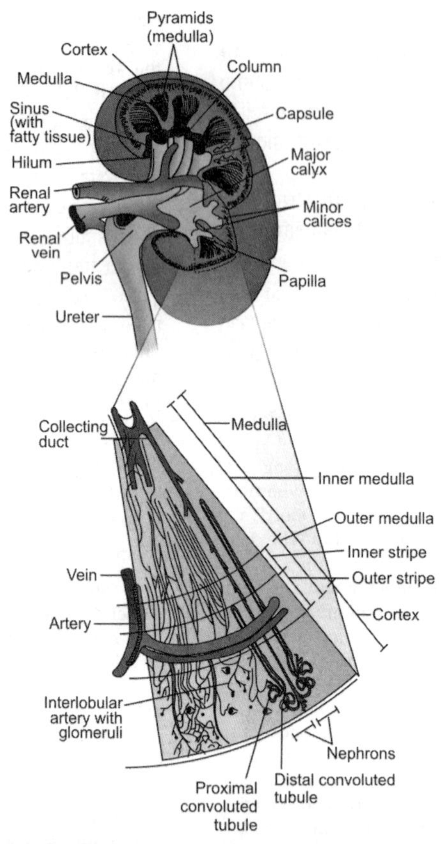

Structure of the kidney

Killiana's Self retaining nasal speculum (किलीयानीज सैल्फ रिटेनिंग नेजंल स्पैकुलम) It is long bladed self retaining nasal speculum. It assists the Doctor to examine the nasal diseases, used in nasal procedures. (नाक का परीक्षण करने वाला यंत्र।)

Kilocycle (किलोसाइकिल) One thousand cycles as in electricity. (एक हजार चक्कर प्रति सेकण्ड।)

Kilogram (किलोग्राम) One thousand gram. (1000 ग्राम भार।)

Kilocalorie (किलोकैलोरी) One thousand time the value of a small calorie, in Dietics it is used to refer to a unit of food energy. ((1) ऊष्मा की इकाई जो 1000 कैलोरियों के बराबर होती है (2) पोषण को किलोकैलोरी से नापा जाता है।)

Kilohertz (किलोहर्टज) One thousand cycles as in electricity. (विद्युत में एक हजार चक्रों की इकाई।)

Kilometer (किलोमीटर) 1000 meters, 3281 feet or 0.61 mile. (1000 मीटर अथवा 3280.83 फिट या 0.62 मील।)

Kilowatt (कीलोवाट) A unit of electrical energy equivalent to 1000 watts. (एक हजार वाट के बराबर विद्युत शक्ति की इकाई।)

Kimmelstiel-Wilson syndrome (काइमेल-स्टाइल विल्सन सिन्ड्रोम) Nodular glomerulosclerosis in longstanding diabetes mellitus with hypertension, edema, retinal lesions, and proteinuria.

Kinaesthesia (काइनेस्थीसिया) Inability to perceive extent of movement or direction resulting in ataxia. (चलने की अनुभूति होने में असमर्थता।)

Kinase (काइनेस) An enzyme that catalyzes the transfer of phosphate from ATP to an acceptor.

Kinematograph (काइनेमेटोग्राफ) Device for viewing photographs of objects in motion. (गतिमान वस्तुओं का चित्रण करने वाला एक यंत्र जिसका रोग का पता लगाने में प्रयोग होता है।)

Kineplasty (काइनेप्लास्टी) A form of amputation enabling the muscles of stump to impart motion to artificial limb. (एक प्रकार का अंगोच्छेदन जिसमें स्थूलक की पेशियों का कृत्रिम भुजा में गति लाने के लिए उपयोग किया जा सकता है।)

Kinescope (काइनेस्कोप) Device for conducting refraction of eye. (आंख के अपवर्तन जांच में प्रयोग होन वाला उपकरण।)

Kinesiatrics (काइनेसियाट्रिक्स) Treatment involving active and passive movements. (उपचार जिसमें सक्रिय एवम निष्क्रिय गति द्वारा रोगों की चिकित्सा करना।)

Kinesics (काइनेसिक्स) Systematic study of the body and use of its static and dynamic position as a means of communication. (शरीर की गतियों का अध्ययन।)

Kinesiology (काइनेसियोलॉजी) The study of muscles and body movement. (शरीर की पेशीय गतियों का वैज्ञानिक अध्ययन।)

Kinesthesia (काइनेस्थीसिया) Ability to perceive extent, direction and weight of movement. (गतिसंवेदना; वह संवेद जिसके द्वारा स्थिति, भार एवं गति का ज्ञान होता है।)

Kinetic (काइनेटिक) Pertaining to or consisting of motion. (गति संबंधी, गतियुक्त, गतिज।)

Kinetosis (काइनेटोसिस) Any disorder caused by motion, such as sea sickness. (गति होने तथा चलने फिरने से उत्पन्न रोग।)

Kinin (काइनिन) A general term for a group of polypeptides capable of causing smooth muscle contraction, hypotension, hyperpermeability of capillaris and pain. (पोली पेप्टाइडों के वर्ग में से एक जो चिकनी पेशियों के संकुचन अल्परक्तदाब को उत्पन्न, रक्त कोशिकाओं की पारगम्यता को बढ़ाने के योग्य होता है।)

Kininogen (काइनिनोजन) Percursor of kinin. (काइनिन पैदा करने वाला पदार्थ।)

Kinky hair disease (किन्की हेयर डिजीज) Congenital autosomal recessive syndromeconsistingofshort, sparsekinkyhair, poor physical and mental development, associated with degenerative changes of cerebral gray matter.

Kinomometer (काइनोमोमीटर) Device for measuring degree of motion in a joint. (किसी संधि में होने वाली गति के अंश को नापने वाला यंत्र।)

Kinship (काइनशिप) The descendants from a common ancestor. (एक ही पूर्वज की संतान)

Kiotome (कायोटोम) Device for amputation of uvula. (काकलक का विच्छेदन करने वाला यंत्र।)

Kisch's reflex Closure of an eye from stimulation of auditory meatus. (बह्य कर्णकुहर को उत्तेजित करने पर नेत्रों का बंद होना।)

Kite apparatus (काइट अपारेट्स) Apparatus for reeducation of weak muscles and prevention of contractures around forearm, wrist and fingers. (कमजोर मांसपेशियों को पुनः मजबूत बनाने के प्रशिक्षण के लिए प्रयोग किया जाने वाला उपकरण। यह भुजा (बांह) अंगुलियों तथा

कलाई के चारों ओर संकुचन के निरोधन के लिए भी प्रयोग किया जाता है।)

Klebsiella (क्लेब्सिएला) Short mump Gram-negative bacilli, encapsulated, nonspore forming frequently causing respiratory infection. *k. pneumoniae* A species causing pneumonia. *k. rhino- scleromatis* Species causing rhinoscleroma, a destructive granuloma of nose and pharynx. (जीवाणुओं का एक वंश जिससे श्वसन संबंधित संक्रमण होते हैं। यह छोटे कर्णपूर्वग्रन्थिशोथ, ग्रामवर्ण अग्राही दण्डाणुओं के कर्णपूर्वग्रन्थिशोथ, जो परिसम्पुटक तथा प्रायः बनते रहते हैं।)

Klepto (क्लेप्टो) To steal. (चोरी करना।)

Kleptolagnia (क्लेप्टोलैग्निया) Sexual gratification obtained from stealing. (चोरी करने पर लैंगिक आन्नद प्राप्त होना।)

Kleptomania (क्लेप्टोमैनिया) Impulsive stealing, the motive not being for substantial gain, stolen without prior planning or assistance from others. Stealing provides gratification and mental relaxation. (चौर्योन्माद; आवेगपूर्ण चोरी करना, जिसमें व्यक्ति का लक्ष्य अत्यधिक लाभ नही होता हैं तथा चोरी बिना किसी तैयारी या मदद की जाती है। चोरी करने से व्यक्ति को संतुष्टि तथां मानसिक शिथिलता का आभास होता है।)

Kleptomaniac (क्लेप्टोमैनिऑक) A psychopathic personality suffering from impulsive stealing. (मनोवैकृत व्यक्तित्व जो आवेगपूर्ण चोरी करने से संतुष्टि प्राप्त करता है।)

Kleptophobia (क्लेप्टोफोबिया) Morbid fear of stealing. (चोरी करने का विकृत भय।)

Klieg eye (क्लाइग आई) Conjunctivitis, lacrimation and photophobia from exposure to intense lights as used in making television, film shooting. (टेलीविजन या फिल्म बनाने में प्रयोग की जाने वाली तीव्र प्रकाश से अनावरित होने के कारण नेत्रश्लेष्मलाशोथ, अश्रु स्रावण एवं प्रकाशासह्मता हो जाना।

Klinefelter's syndrome XXY chromosomal disorder of male manifesting with gynecomastia, tall height, subnormal intelligence, small firm testes (*see* Figure). (पुरुष का XXY गुणसूत्रीविकार जिसमें पुस्तनवृद्धि, लंबी ऊंचाई , असामान्य बुद्धि, शुक्रग्रन्थि छोटी एवं सुदृढ़ होती है।)

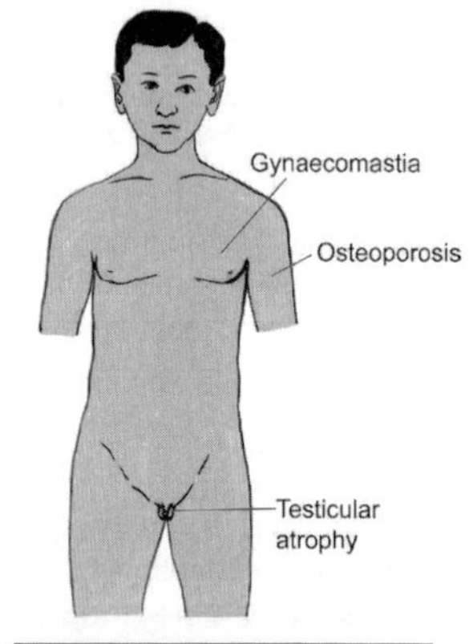

Klinefelter's syndrome

Klippel's disease Pseudoparalysis due to generalized arthritis. (कूट-अंगघात जो अधिकतर सर्वव्यापक सन्धिशोथ के कारण होता है।)

Klippel-Feil syndrome (क्लीपैल-फेइल सिन्ड्रोम) Congenital anomaly characterized by short wide neck, low hair line, reduction in number of cervical vertebra often with features of upper cervical myelopathy. (जन्मजात असंगति जिसमें रोगी की गर्दन छोटी एवं चौड़ी, गर्दन की कशेरूकाओं की संख्या में कमी तथा साथ ही ऊपरी ग्रीवा के सुषुम्ना रज्जु में विकृति होती है।)

Klumpke's paralysis (क्लम्पकीज़ पेरालाइसिस) Atrophic paralysis of forearm usually due to birth trauma with stretching, avulsion of brachial plexus. (अग्रबाहु के पक्षाघात के साथ अपक्षय। जो अधिकतर जन्म के समय खिंचाव पढ़ने के कारण हुई क्षति के फलस्वरूप हो जाता है।)

Kluver-Bucy syndrome (क्लूवर-बूसी सिन्ड्रोम) Behavioral syndrome usually following bilateral temporal lobectomy, manifesting with hypersexuality, rage, memory deficit, hyperreligiosity, hyperphagia, failure of visual recognition, etc. (व्यवहार संबंधित संलक्षण जिसमें अतिकामुकता, हिंसक क्रोध, स्मरणशक्ति अभाव, अत्यधिक खाना, अत्यधिक धार्मिकता, पहचानने की शक्ति के पूर्ण रूप से समाप्त होने जैसे लक्षण पाये जाते हैं।)

Knapp's forceps (नैप्स फोरसेप्स) Forceps with roller like blades for expressing trachomatous granulations on the palpebral conjunctiva. (एक चिमटी, जिसमें दो बेलनाकार ब्लेट होते हैं, जिसे नेत्रश्लेष्मकला। पर रोहे के कणांकुरों को निचोड़ने के लिए प्रयोग किया जाता हैं।)

Kneading (नीडिंग) A form of massage consisting of grasping, wringing, lifting, rolling, pressing. (एक तरह की मालिश जिसमें तीव्रता से दबाना, घुमाना, कसकर पकड़ना आदि क्रियाएं जैसे गूंधने की क्रिया में किया जाता है।)

Knee (नी) Femorotibial articulation covered anteriorly with patella. *k. internal derangement* Pertains to a knee with injury to collateral/cruciate ligaments, the menisci, fracture of tibial spine. *k. housemaid* Bursitis of bursa anterior to patella due to prolonged kneeling. *k. knock* Outward bending of legs allowing the knees to touch each other *SYN* – genu valgum. *k. locked* Inability to extend the leg due to torn semilunar cartilage. (घुटना, जानु, घुटने या जानु के समान कोई रचना; फीमर टिबिया के साथ बनी संधि जो आगे की ओर पटेला हड्डी या नी कैप से ढकी होती है। *Housemaid knee* (हाउसमेड् नी) पटेला हड्डी के आगे श्लेषपुटी या वसा का शोथ जिसके भीतर तरल संचित हो जाता है। *Knock knee* (नौक नी) *Patella.* (घुटने असामान्य रूप से निकट आ जाते है। *Locked knee* (लॉक्ड नी) ऐसी दशा जिसमें टांग को फैलाया नही जा सकता।)

Knee cap (नी कैप) Patella. (एक तिकोनी अस्थि; जानुकपालिका।)

Knee chest position (नी चेस्ट पोजिशन) Position in which patient is on knees with thighs straight, head and upper part of chest resting on table and arms crossed in front of head. Employed for sigmoidoscopic examination of colon and rectum, repositioning of retroverted uterus or displaced ovary.

Knee jerk reflex (नी जर्क रिफ्लैक्स) Contraction of quadriceps on tapping ligamentum patellae, while the leg hangs loosely with knee at right angle. The reflex arc is via L_3–L_4 Pyramidal tract lesions exaggerate knee jerk and it is absent in lesions of peripheral nerves and anterior horn cells of involved spinal segments.)

Knemometry A precise method of determining the length of a limb. (एक स्पष्ट विधि जिससे अंग की लंबाई निर्धारित की जाती है।)

Knob (नौब) A mass or nodule. (उभार अथवा पर्विका।)

Knot (नॉट) 1. In surgery, the inter-twining of the ends of a suture, ligature, bandage so that the ends will not slip or get loose. 2. An intertwining of a cord or cord like structure to form a knob or lump. (टाकों, बंधों, पट्टी अथवा एक या अधिक धागों को लपेट कर बांध देना; गांठ। किसी संरचना की वृद्धि जिससे उभार या पर्व के समान रचना निकल आती है।)

Knuckle (नकल) Prominence of the dorsal aspect of any of the phallangeal joints. (अंगुलि पर्व। किसी भी अंगुलयस्थि-सन्धि के पृष्ठतल का उत्सेध (उठान)।)

Kocher's reflex (कोचर्स रिफ्लैक्स) Contraction of abdominal muscles following moderate compression of testicle. (अण्डकोश को दबाने पर उदरीय पेशियों का संकुचन।)

Koebner phenomenon (कोबनर फीनोमेनॉन) Appearance of skin lesion as a result of nonspecific trauma. (अनिश्चित अभिघात

या किसी क्षति के फलस्वरूप त्वचा पर घाव का प्रकट होना।)

Kohler's disease (कोहलर्स डिजीज) Aseptic necrosis of navicular bone of wrist. (नौकाभ अस्थि का अस्थि-उपस्थिव्यपजनन अधिकतर उसे 3 से 5 वर्ष की आयु के बालको में पाया जाता है।)

Koilocyte (कोइलोसाइट) An abnormal cell of squamous epithelium of the cervix, a forerunner of cervical intraepithelial neoplasia. (गर्भाशय ग्रीवा की शल्कीय उपकला की एक असामान्य कोशिका।)

Koilonychia (कोइलोनीकिया) Dystrophy of finger nails, thinning spooning as in iron deficiency anemia. (हाथ की अंगुलियों के नाखूनों का दुष्पोषण या अपविकास इसमें नाखून चम्मच की आकृति की तरह हो जाते हैं जो लोहहीनताजन्य अरक्तता के कारण होता है।)

Koniology (कोनियोलॉजी) Science of dust and its effect. (धूल एवं इसके प्रभावों का वैज्ञानिक अध्ययन।)

Koniometer (कोनियोमीटर) Device for estimating amount of dust in air. (वायु में धूल की मात्रा का पता लगाने वाला यंत्र।)

Koplik's spots (कोपलिक्स स्पाटॅस) Small red spots with blue white centers on the oral mucosa opposite the molars, a diagnostic sign of measles. (कोपालिक धब्बा; खसरा के पूर्वरूप में मुंह की श्लेष्मिक कला पर नीलापन लिए सफेद केन्द्रों से युक्त छोटे छोटे लाल धब्बे।)

Korotkoff's sounds (कोरोटकोफ्स साउण्डस) Sounds heard in auscultation of blood pressure. (रक्तचाप के परिश्रवण में सुनाई देने वाली ध्वनियाँ।)

Korsakoff's syndrome (कोर्साकोफ सिन्ड्रोम) Personality characterized by psychosis, polyneuritis, disorientation, delirium, confabulation, a feature of chronic alcoholism. (व्यक्तित्व जिसमें मनोविज्ञप्ति (पागलपन), बहुतन्त्रिकाशोथ, स्थिति भ्रान्ति, प्रलाप, सामान्य बातचीत जैसे लक्षण पाए जाते हैं।)

Krabbe's disease (क्रेबीज डिजीज) Globoid cell leukodystrophy due to collection of galactocerebrocides in the tissues. Clinically manifesting with seizure, deafness, blindness, and mental retardation. (गोलाकार कोशिका का श्वेत मस्तिष्क दुष्पोषण जो ऊतकों में गैलेक्टो-सेरीब्रोसाइड के समूह के कारण होता है, जिसमें ग्रह (सीजर) बहरापन, अंधता और बुद्धि ह्रास जैसे लक्षण उत्पन्न हो जाते हैं।)

Kraurosis (क्रौरोसिस) Atrophy and dryness of skin and mucous membrane—esp. of vulva, malignant degeneration may occur. (त्वचा एवं श्लेष्मिक कला के अपक्षय होने के कारण उनके शुष्क होने एवं उनमें झुर्री पड़ने अथवा उनके सिकुड़ जाने की दशा विशेषकर भग की।)

Krause's glands (क्रौसिज ग्लैण्ड) Accessory lacrimal glands opening into fornix of eye. (अनुषंगी अश्रु-ग्रन्थि जो नेत्र-तोरणिका में खुलती है।)

Krause's valves (क्रौसिज वाल्वज) Fold of mucous membrane of the lacrimal sac at the junction of lacrimal duct. (अश्रुनली की श्लेष्मिक झिल्ली का पुटक जो अश्रु-वाहिनी के संगम पर स्थित होता है।)

Krause' end bulbs (क्रौसिज एण्ड बल्बस) Encapsulated nerve endings present in skin. (परिसम्पुटक तंत्रिका के अन्तिम अंश जो त्वचा पर उपस्थित होते हैं।)

Kreb's cycle (क्रेब्स साइकिल) The chain reaction cycle involving oxidation of pyruvic acid and production of ATP.

Krukenberg's tumor (क्रूकेनबर्गस ट्यूमर) A malignant tumor of ovary, usually bilateral and frequently secondary to malignancy of GI tract (through peritoneal seedling). (डिम्ब ग्रंथि का द्वितीय दुदर्म अर्बुद। प्राथमिक वृद्धि अधिकतर आमाशय में होती है। यह अधिकतर दोनों ओर होता है।)

Krypton (क्रिप्टॉन) A gaseous element in the atmosphere. (वायुमण्डल में मौजूद गैसीय तत्व जो थोड़ी मात्रा में होते हैं।)

Kuf's disease (कुफ्स डिजीज) Adult form of cerebral sphingolipidosis with dementia, retinitis pigmentosa, blindness and myoclonic jerks. (प्रमस्तिष्क स्फिंगोलाइपिडोसिस का विकसित रुप जिसमें मनोभ्रंश यह दृष्टिहीनता, पेशीय स्फुरण प्रतिक्षेप, वर्णकित दृष्टिपटल व्यपजनन यह संलक्षण पाए जाते हैं।)

Kugelberg-Welander disease (क्यूगेलबर्ग वैलेन्डर डिजीज) Juvenile spinal muscular atrophy. (बचपन या युवावस्था में मेरू पेशियों का अपक्षय होना।)

Kummell's disease (क्यूमेल्स डिजीज) Spondylitis following compression fracture of vertebra. (कशेरुकाओं के सम्पीडन अस्थिभंग के बाद होने वाला केशरुका संधि शोथ अथवा स्पॉण्डीलाइटिस।)

Kupffer's cells (क्यूफर्स सैल्स) Fixed phagocytic cells lining hepatic sinusoids. (स्थायी भक्षक कोशिकीय कोश जो यकृति शिरानालाभ का आवरण करते हैं।)

Kuru (कुरु) A progressively fatal encephalopathy probably of slow virus infection spreading by practice of cannibalism. (एक लगातार बढ़ने वाला घातक मस्तिष्क रोग जो विषाणु के संक्रमण से धीरे-धीरे बढ़ता है। यह विकार स्वजाति भक्षण के कारणं फैलता हैं।)

Kussmaul's breathing (कुस्मौल्स ब्रीदिंग) Very deep and gasping respiration in acidosis. (तीव्र मधुमेह अम्लरक्तता तथा सन्यास या गहन मूर्च्छा में हांफते हुए गहरी गहरी सांस लेना।)

Kussmaul's disease (कुस्मौल्स डिजीज) Periarteritis nodosa. (परिधमनीशोथ पर्व।)

Kwashiorkor (क्वाशियोरकोर) A severe protein deficiency syndrome in children manifesting with lethargy, dry brittle hair, growth failure, subcutaneous edema, skin changes and hepatomegaly. (शिशुओं एवं छोटे बच्चों का पोषणज विकार। इसका कारण आहार में आवश्यक प्रोटीन की कमी होता है। अरक्तता, दुर्बलता, शोफ, आलस त्वकशोथ तथा यकृत वृद्धि इसके प्रधान लक्षण होते हैं। उचित समय पर चिकित्सा न मिलने पर रोगी की मृत्यु हो जाती है।)

Kyasanur forest disease (क्यासानूर फोरेस्ट डिजीज) Tick born encephalitides of South India. (रक्त चूषक (टिक) से उत्पन्न मस्तिष्क शोथ जो अधिकतर भारत के दक्षिणी क्षेत्र के जंगलों में पाया जाता है।)

Kymograph (काइमोग्राफ) 1. A device for recording movements of a stylus on a moving drum, thus helpful to record respiratory movements, muscle contractions. 2. A radiographic device for recording the range of motion of involuntary movements of the heart or diaphragm. (रक्तचाप में हुए परिवर्तनों, स्पन्दनों, पेशीय संकुचनों, श्वसन गतियों आदि का अभिलेख करने वाला यंत्र। हृदय या मध्यपट अथवा डायाफ्राम की गतियों के प्रसार का अभिलेख करने वाला एक एक्स-रे उपकरण।)

Kymoscope (काइमोस्कोप) Device for measuring variations in blood flow and pressure. (रक्त प्रवाह एंव दाब को मापने वाला उपकरण। रूधिर धारा दर्शीयंत्र।)

Kyphoscoliosis (काइफोस्कोलियोसिस) Forward bending of spine along with increased lateral curvature. (मेरुदण्ड की पृष्ठीय एवं पृर्श्वीय वक्रता, पृष्ठपार्श्व-कुब्जता।)

Kyphosis (काइफोसिस) Excessive curvature of spine with convexity backwards. May be congenital or secondary to compression fracture, malignancy *SYN* — hump back (कुबड़ापन; कुब्जता; अभिपृष्ठ मेरूदंड के पीछे के वक्षीय क्षेत्र में अत्यधि वक्रता जिसमें पीछे की ओर उत्रतोदरता हो जाती है। अर्थात उभार निकल आता है। यह जन्मजात या सम्पीडन अस्थिभंग या दुर्दम हो सकता है।)

Kyphotic (काइफोटिक) Related to or affected by kyphosis, normal posterior curvature of the thoracic and sacral spine. (कुबडापन।)

L

LA 50 (एल ए 50) The total body surface size of a burn that will kill 50% of victims, used for statistical analysis of mortality figures in burn patients. (जले हुए शरीर की पूर्ण सतह माप जिसके कारण 50% पीड़ित व्यक्ति मर जाते हैं। इसे जले हुए रोगी की मृत्यु दर संख्या के सांख्यिकीय विश्लेषण के लिए प्रयोग किया जाता है।)

Labelling (लेबलिंग) The process or procedure followed in using chemical or radioactive labels as an aid in reaching a diagnosis or for experimental study. (प्रक्रिया या विधि जिसे रासायनिक या विकिरणशील लेबल के लिए प्रयोग किया जाता है। यह रोगनिदान या परिक्षणात्मक अध्ययन में सहायक होती है।)

Labetalol (लैबिटालोल) Both alpha and beta blockers used in hypertension. (तीव्र उग्र अतिरक्तदाब को नियंत्रण में लाने के लिए यह दोनों अल्फा तथा बीटा विरोधक आई. वी. इन्फ्यूजन द्वारा दी जाती है। अतिरक्तदाब में मुख द्वारा भी प्रयोग में आती है।)

Labile (लेबाइल) Unstable, emotions that are easily changeable. (अस्थिरता, चलायमान; भावनाएं जो आसानी से बदल जाती हैं।)

Labile (लेबाइल) Unsteady, unstable, not fixed. (अस्थिर)।

Labionasal (लेबियोनेजल) Relating to the upper lip and the nose. (होठ एवं नाक से सम्बधित)।

Labioplasty (लेबियोप्लास्टी) Plastic surgery of labium majus or minus. (होठों की प्लास्टिक सर्जरी।)

Labium (लेबियम) A lip-shaped structure, a fleshy margin or fold. (होंठ के आकार की संरचना; मांसल किनारा या तह।)

Labor (लेबर) The onset of forceful uterine contraction to expel the fetus; divided into three phases, first: from onset of contraction till full dilatation of cervix, second: from full dilatation till delivery of fetus and third: delivery of placenta. *l. arrested* Failure of progression of labor. *l. dry* Premature rupture of membranes with escape of liquor. *l. false* Uterine contractions that do not progress. *l. induced* Labor precipitated by drugs, (oxytocics) or artificial rupture of membrane. *l. obstructed* Arrest in progress of labor due to cephalopelvic disproportion, contraction ring, abnormal fetal position, etc. *l. precipitate* Rapidly progressing labor threatening fetal and maternal injury. *l. prolonged* Extended duration of labor as first phase exceeding 20 hours in nullipara, 14 hours in multipara or cervical dilatation less than 1.2 cm/hr in nullipara and 1.5 cm in multipara. (शिशु को जन्म देने की प्रक्रिया जो वेदना प्रारम्भ तथा गर्भाशय ग्रीवा के मुख के खुलने से शिशु के बाहर निकलने तथा अपरा के निकलने पर समाप्त होता है।)

Labrum (लेब्रम) Lip-like structure. *l. acetabulare* Triangular rim of fibrocartilage, base of which is fixed to acetabular margin, deepening its cavity. *l. glenoidale* A triangular rim of fibrocartilage, the base of which is fixed to circumference of glenoid cavity of scapula. (होंठ अथवा होंठ की तरह संरचना।)

Labyrinth (लैबीरिन्थ) Anything twisted or of spiral shape. *l. membranous* A closed system of communicating sacs in the internal ear, containing endolymph and surrounded by perilymph. *l. osseous* The bony cavities in petrous part of temporal bone housing the membranous labyrinth and connected to middle ear by fenestra vestibuli and fenestra cochleae. *l. vestibularis* The portion of membranous labyrinth comprising sacculus, utriculus and their connections and the three

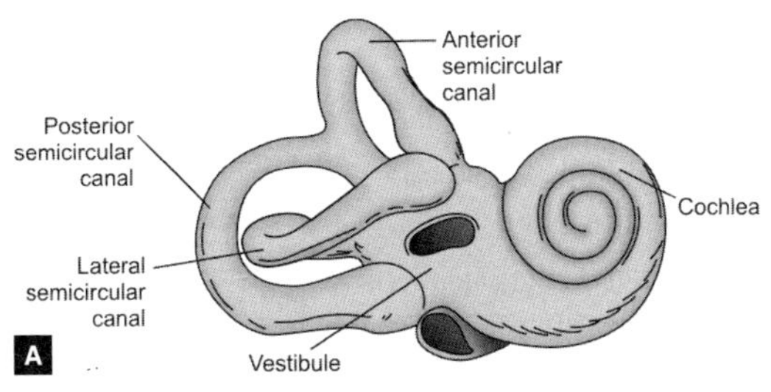

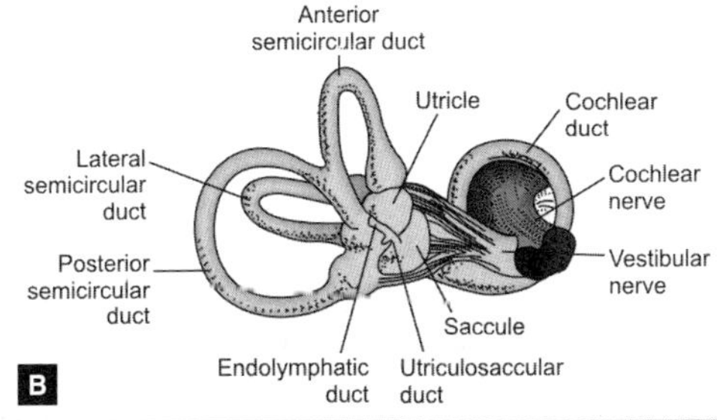

Labyrinthus: (A) Anterior view, (B) Posterior view

semicircular canals (see Figure). (अन्तः कर्ण जो अस्थिल एवं कला गहनों से मिलकर बनता है, गहन।)

Labyrinthectomy (लैबिरिन्थैक्टॉमी) Partial or complete surgical destruction of labyrinth as in Menier's disease; Techniques employed include injection of absolute alcohol, diathermy, ultrasound, cryosurgery or avulsion of lateral semicircular canal/ transtympanic avulsion of utricle. (गहन उच्छेदन; आन्तरिक कान के कला गहन या उसके कुछ अंश को शल्य कर्म द्वारा निकाल देना।)

Labyrinthitis (लैबिरिन्थाइटिस) Inflammation of inner ear; can be circumscribed, serous or suppurative. (गहन शोथ; आंतरिक कान का शोथ जो परिगत, रक्तोदकीय या पूतिवर्ध हो सकता है।)

Laceration (लैसीरेशन) Tearing of tissues with ragged irregular margins and surrounding contusion. *l. first degree obstetric* Laceration of perineum involving the fourchette, vaginal mucosa, and skin but not underlying fascia and muscle. *l. second degree obstetric* Involves underlying fascia and muscle but does not extend to anal sphincter. *l. third degree obstetric* Laceration extends to involve anal sphincter. *l. fourth degree obstetric* Laceration involves anal sphincter and rectum with rectovaginal fistula. (ऊतकों का फाड़ना या विदार, विदीर्णन, मांस का अव्यवस्थित फटना।)

Lacrimal apparatus (लेक्रीमल एप्रेटस) A group of organs or body parts which is involved with the production and drainage of tears; its function is to produce tears, maintain lubrication and keep the eyes free from irritant, dust and other organs. (अंगो का समूह या शरीर का वह अंग जो आँसुओं का निर्माण करता है जिसे आँसु धुलमुक्त, नम और साफ रहती है)।

Lacrimal retractor (लैक्रीमल रिट्रेक्टर) Self retaining retractor used to retract the margin of skin after incising it. It is used during the operative procedure of lacrimal sac. (ऑपरेशन के दौरन आँख की त्वचा को खोलने वाला उपकरण)।

Lacrimation (लैक्रीमेशन) Production of tears, weeping. (अश्रुस्रावण, आंसुओं का बनना और बाहर बहना।)

Lactalbumin (लैक्टेल्बयुमिन) Proteins in milk that are not precipitated with ammonium sulfate. β. *lactamase* Bacterial enzyme that hydrolyzes the β lactam bond antibiotics like penicillin and cephalosporins leading to loss of antibiotic activity. (दूध की एक घुलनशील प्रोटीन एल्ब्युमिन जब दूध गर्म करते हैं तो दूध की सतह के ऊपर एक झिल्ली की भांति जम जाती है।)

Lactate dehydrogenase (LDH) (लैक्टेट डीहाइड्रोजेनेस) An enzyme catalyzing reaction of lactate to pyruvate with liberation of NADH and H+, helping hereby in anaerobic glycolysis. The enzyme is a tetramer consisting of 2 types of chains, the alfa is predominant in heart muscle and beta in skeletal muscle. (एक एंजाइम (LDH-1) हृदय में पाया जाता है। जब हृदय के ऊतक की मृत्यु होती है। तो इसका स्तर रक्त में बहुत जल्दी बढ़ जाता है। (LDH-2) हृदय ट्रान्सप्लान्ट के ऑपरेशन के बाद (LDH-2) से यदि (LDH-1) की क्रियाशीलता अधिक होती है। तो नये हृदय को शरीर ग्रहण नहीं करता है।)

Lactic acid (लैक्टिक एसिड) A product of anaerobic glycolysis in muscles and by milk-souring bacteria. (दूध को खट्टा बनाने वाला अम्ल। लैक्टोज के किण्वन से यह प्राप्त किया जाता है।)

Lactiferrous (लैक्टीफैरस) Capable of producing, transporting or secreting milk. (दुग्धजन; दुग्ध का स्रवण एवं उत्पन्न एवं वाहन करने वाली।)

Lactobacillus (लैक्टोबेसीलस) Gram-positive, anaerobic nonspore forming bacilli producing D or L lactic acid in the milk. (जीवाणुओं का एक वंश। ये कार्बोहाइड्रेट का किण्वन करके अम्ल उत्पन्न करते है। इस वंश का कोई सदस्य रोग उत्पन्न नहीं करता।)

Lactoferrin (लैक्टोफेरिन) Iron binding protein of milk. (दूध का आयन बंधनकारी प्रोटीन।)

Lactogen (लैक्टोजन) Agent stimulating lactation, like prolactin; human placental lactogen is a polypeptide hormone structurally related to human growth hormone and prolactin secreted by placenta. It is essential in maintenance of growth of fetus. (कोई भी पदार्थ जो दूध का उत्पादन बढ़ाता हो। यह भ्रूण की वृद्धि के लिए आवश्यक होता है।)

Lactoglobulin (लैक्टोग्लोबुलीन) A milk protein with a concentration of 3 gm per liter in cow's milk, second only to casein among milk proteins. (दूध में मिलने वाला ग्लोबुलिन (प्रोटीन) यह दूध प्रोटीनों में केसिन के बाद दूसरे क्रमांक पर आता है।)

Lactose (लैक्टोज) The principal sugar of milk hydrolyzed by β galactosidase to glucose and galactose. Those deficient in this enzyme have discomfort on drinking milk. (दुग्ध शर्करा; इसके जल अपघटन से ग्लूकोज तथा गैलेक्टोज बनते है। यह साधारण शर्करा से कम घुलनशील और कम मीठी होती है। इस एंजाइम की कमी वाले व्यक्ति को दूध पीने पर परेशानी होती है।)

Lactose synthetase (लैक्टोज सिन्थेटेज) Enzyme helping in synthesis of lactose, found in mammary glands. (एक एंजाइम जो लैक्टोज के संश्लेषण में सहायता करता है तथा स्तन-ग्रंथियों में पाया जाता है।)

Lactosuria (लैक्टोसूरिया) Presence of lactose in the urine. (लैक्टोजमेह, दुग्धशर्करामेह, मूत्र में लैक्टोज का मिलना।)

Lactulose (लैक्टुलोस) A synthetic disaccharide that is not hydrolyzed or absorbed but broken down by clonic bacteria with formation of organic acids. It reduces ammonia level of blood and acts as purgative. (वह शर्करा जिसका चयापचय नहीं हो पाता है और बृहदान्त्र में अपरिवर्तित रूप में ही पंहुचती है। शर्करा को विभक्त करने वाले जीवाणु उस पर कार्य करते हैं। जिसके फलस्वरूप मल मुलायम हो जाता है।)

Lacune (लैक्यून) A space or cavity between cells or structures. *l. cerebral* Hypertensive lipohyalunosis causing minor infarction with lacune formation within cerebral hemisphere (lacunar syndrome). *l. Howship's* Bony pits occupied by osteoclasts. (मस्तिष्क में स्थित छोटी छोटी अव्यवस्थित टेड़ी-मेढ़ी गुहाएं।)

Laennac's cirrhosis (लीनेक्स सिरहोसिस) End stage of the cirrhosis or fibrosis of the liver. It occurs mainly due to chronic and excessive alcoholism or hepatitis. (अधिक शराब पीने से यकृत का खराब हो जाना।)

Lag (लैग) Slowness to act or react, the interval between an expected action or reaction and its occurrence. *l. anaphase* A retarded movement of chromosome during mitosis. *l. eyelid* Failure of upper eyelid to descend promptly while looking down as in Grave's disease. *l. globe* While looking upward, upper eyelid pulls faster than the eyeball is raised, thus exposing the sclera above the iris. *l. jet* Altered biological rhythms like sleep, satiety, hunger, after rapid jet transport. (किसी कार्य या प्रतिक्रिया में मन्दता; किसी उद्दीपन के प्रयोग करने एवं इसके फलस्वरूप उत्पन्न प्रतिक्रिया के बीच बीता समय।)

Lagophthalmos (लैगोफ्थैल्मोस) Inability to close the eyelids completely as in facial palsy. (नेत्रच्छदों (पलकों) को बंद करने पर नेंत्रच्छद विदर का पूर्ण रूप से बंद न होना; अल्पनिमेष्ता।)

Lallation (लैलेशन) It is medical term for infantile speech, babbling. (बड़बड़ना)।

Lambda (लैम्डा) The 11th letter of Greek alphabet; the junction of sagittal and lambdoid sutures. (लेम्डाभ एवं अग्रपश्च सविनों के मिलने का बिंदु।)

Lamella (लैमीला) Thin plate, layer or sheet as of compact bone. (एक पतली प्लेट, परत या चद्दर जैसे संघन हड्डी की। एक औषधियुक्त जिलेटिन का बना एक चक्र जिसे निचली पलक के नीचे निवेशित किया जाता है।)

Lameness (लेमनैस) Abnormal gait, limping may be due to loss of the function of the leg, physically disabled. (लंगड़ापन)।

Lamina (लैमीना) A plate or thin sheet of material. *l. dental* A flat band of epithelial cells that develops in the embryos along which develop the tooth germs giving rise to primary and secondary dentition. *l. of Rexed* Lamination of cells in spinal gray matter marked 1 to 9, arranged in dorsoventral direction and lamina 10 situated centrally. *l. terminalis* A membrane formed in the developing embryo remaining to adulthood as a thin layer of gray matter extending from superior surface of optic chiasma to rostrum of corpus callosum (see Figures). (पटल किसी पदार्थ की एक पतली, चपटी परत या झिल्ली।)

Laminated (लैमीनेटेड) Arranged in layers. (परतों में व्यवस्थित।)

Laminotomy (लैमीनोटॉमी) Division or partial removal of vertebral lamina. (किसी कशेरुका के किसी फलक को विभाजित करना या आंशिक रूप से हटाना।)

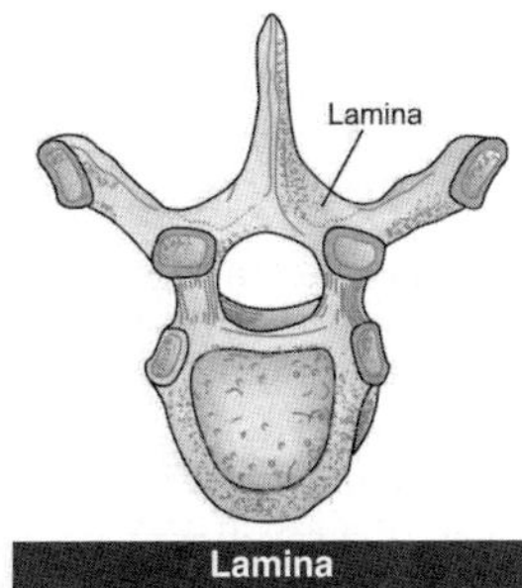

Lamina

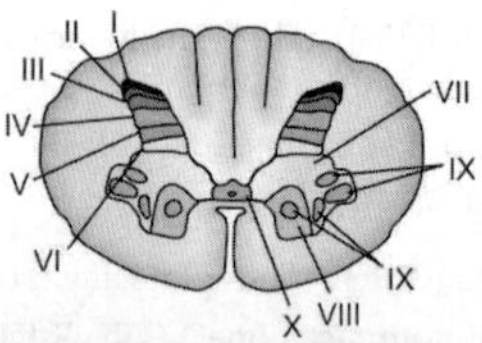

Rexed's laminae in a cross-section of the spinal cord at approximately the level of the seventh cervical vertebra (C7)

Lamotrigine (लैमोट्रीगाइन) Antiepileptic. (अपस्माररोधी।)

Lamp (लैम्प) A device producing light artificially. *l. Eldridge Green* Color vision testing device using spectral filters. *l. Finsen* Carbon arc lamp utilized for treating lupus vulgaris. *l. kromayer* Mercury quartz ultraviolet lamp for treatment of skin ulcers. *l. Wood's* Lamp producing ultraviolet rays at 365 nm giving characteristic fluorescence of some fungi. Infected hairs have bright green fluorescence; *T. versicolor* has gold fluorescence. (प्रकाश या उष्मा पैदा करने वाला यंत्र।)

Lancet (लेन्सेट) A small surgical blade, used for making small drainage incisions (see Figure). (कुन्तिका, शल्यक्रिया हेतु दो धार वाला छोटा चाकू, जिसे छोटे निकास छेदन बनाने के लिए प्रयोग किया जाता है।)

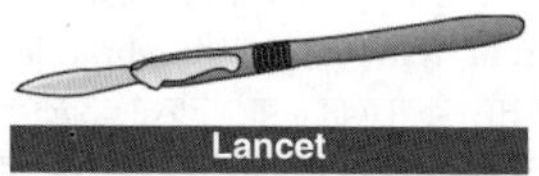
Lancet

Lancinating (लेन्सीनेटिंग) Sudden sharp transient pain as if tearing into pieces. (विदीर्णकारी; अचानक बहुत तीव्र दर्द होना जैसे भागों में विभाजन किया जा रहा हो।)

Langer's lines (लैन्गर्स लाइन्स) The structural orientation of fibrous tissues of skin. Incisions made parallel to them produce less scar. (त्वचा के तन्तुमय ऊतकों का संरचनात्मक अभिविन्यास। इसके समानांतर पर किया गया छेदन, कम व्रणचिंह उत्पन्न करता हैं।)

Langernan's Island (लैन्गरहैन्स) Small and irregular shaped masses or patches of endocrine tissue located within the pancreas of most vertebrates. Its Destruction or damage can result in hyperglycaemia or diabetes mellitus. (छोटी कोशिका जो अग्नाश्य का निर्माण करती है।)

Lanolin (लैनोलिन) A waxy fatty secretion of sebaceous glands of the sheep deposited on wool fibers, used as an ointment base. (उर्ण वसा; भेड़ के ऊन से प्राप्त एक शुद्ध, वसा के समान पदार्थ जिसका मरहम के रूप में प्रयोग किया जाता है।)

Lansoprazole (लैनसोप्राजोल) Proton pump inhibitor, used in peptic ulcer. (प्रोटोन पम्प निरोधक जिसे उदरव्रण में प्रयोग किया जाता है।)

Lanugo (लैनुगों) The fine downy hairs devoid of medulla, covering fetus. (गर्भरोग; भ्रूण के शरीर पर स्थित रोवेंदार बाल।)

Laparoscope (लैपरोस्कोप) An endoscope devised for examination of abdomino-pelvic organs. (अन्तरुदरदर्शी; गुहांतदर्शी जिसका प्रयोग करके पर्युदर्या-गुहा की नेत्र जांच करते हैं।)

Laparotomy (लैपरोटॅामी) Surgical incision of abdominal wall for access to abdominal organs. (पेट का ऑपरेशन, उदरोच्छेदन; उदरीय अंगों की चिकित्सा के लिए शल्य क्रिया द्वारा पेट को खोलना।)

Laplace's law (लॉप्लासेज लॉ) Pressure within a tube is inversely proportional to its radius. (ट्यूब के अंदर का दाब, उसके रेडियस के प्रतिलोम अनुपात में होता है।)

Larva (लार्वा) Motile developing stage of worms, maggots, caterpillars. l. filariform: Infective larva of nematodes. (कीटों कीटार्भक, तथा इल्ली का स्वतः गतिशील विकासशील अवस्था।)

Larva migrans (लार्वा माइग्रैन्स) Migratory phase of the cycle of helminth in an abnormal host/site with random wandering.

l.m cutaneous Linear eruption caused by hookworm larva. *l.m visceral* Disorder of visceral larval migration from normal i.e., intestine to liver, heart, lungs, trachea, mouth and back to intestine so that the larva migrates in random with ultimate encapsulation in aberrant site.

Larvicide (लार्वीसाइड) Medication effective against larval form. (लार्वानाशी; लार्वल रूप के विरूद्ध प्रभावकारी औषधि।)

Larviparous (लार्वीपेरस) Deposition of hatched larvae (अंडे से बाहर लार्वो को वहन करने वाला।)

Laryngectomy (लैरिन्जैक्टॉमी) Excision of a part or total larynx. (स्वरयंत्र उच्छेदन; स्वरयंत्र के एक भाग को या पूर्णता से अलग करना।)

Laryngismus stridulus (लैरिन्जिमस स्ट्रीडलस) Brief nocturnal attack of laryngo spasm. (स्वरयंत्र उद्वेष्ट का क्षण भर के लिए अचानक आक्रमण। उद्वेष्ट के साथ ही प्रश्वसन के समय कौवे के स्वर जैसी ध्वनि होना; घर्घर स्वरयंत्राकर्ष।)

Laryngitis (लैरिन्जाइटिस) Inflammation of lining of larynx, may be catarrhal, chronic hyperplastic (often precancerous), chronic nonspecific, diphtheritic, membranous (*Diphtheria, streptococci, Pseudomonas*). (स्वरयंत्र का शोथ। यह कैटेरहल, जीर्ण स्वरयंत्र शोथ, डिफ्थेरीटिक या मेम्ब्रेनस हो सकता है।)

Laryngocele (लैरिन्गोसील) An air containing pouch, usually bilateral in wind instrument players and glass blowers. (स्वरयंत्रविपुटी; एक कोश जिसमें वायु भरी होती है।)

Laryngomalacia (लैरिन्गोमैलेशिया) A flaccid supraglottic larynx in babies causing inspiratory stridor but with spontaneous cure. (स्वरयंत्र का मुलायम होना; स्वरयंत्र-मृदुता; शिशु में शिथिल कण्ठद्वारा के ऊपर स्वरयंत्र जिससे प्रश्वसनीय खर्खर जैसी आवाज होती है। जो स्वतः उपचारिक होता है।)

Laryngoplasty (लैरिंगोप्लास्टी) Reconstruction of larynx to improve airway as in bilateral abductor palsy. (स्वरयंत्र का प्लास्टिक सर्जरी द्वारा पुनर्निर्माण करना जिससे वायु मार्ग को ठीक किया जाता है। जैसे द्वि पार्श्विक अपवर्तनी पक्षाघात में होता है।)

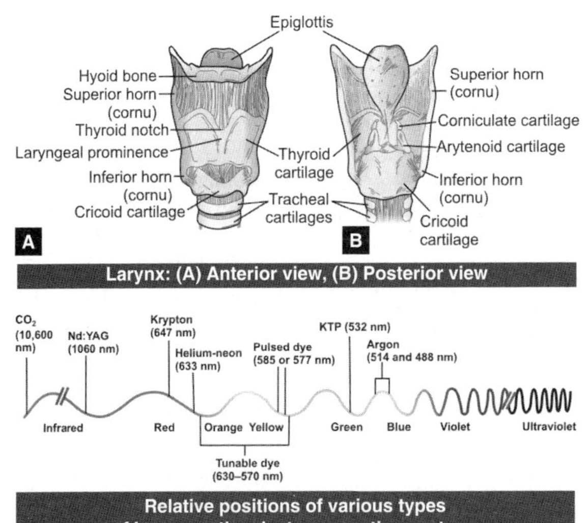

Larynx: (A) Anterior view, (B) Posterior view

Relative positions of various types of lasers on the electromagnetic spectrum

Laryngoscopy (लैरिन्गोस्कोपी) Inspection of interior of larynx. *l. fiberoptic* Indirect (mirror) laryngoscopy. (स्वरयंत्र के अंदर का नेत्र परिक्षण; स्वरयंत्रदर्शन।)

Laryngospasm (लैरिन्गोस्पाज्म) Spasm of glottic sphincter produced by foreign material, blood, secretion getting access to laryngeal inlet. (स्वरयंत्र की पेशियों का अनैच्छिक संकुचन; स्वरयंत्राकर्ष।)

Laryngostomy (लैरिन्गोस्टॉमी) Making an opening into subglottic larynx for relief of upper airway obstruction. (स्वरयंत्र छिद्रीकरण; स्वरयंत्र में एक स्थायी छिद्र स्थापित करना जिससे ऊपरी वायु मार्ग मे आराम लाया जाता है।)

Laryngotracheobronchitis (लेरिन्गोट्रेकियो ब्रोन्काइटिस) Inflammation of larynx, trachea and bronchi often producing critical respiratory embarrassment in small children chiefly due to subglottic swelling and tenaceous secretion usually of viral origin. (स्वरयंत्र, श्वास प्रणाल एवं श्वसनियों का शोथ जिससे गंभीर श्वास संक्रमण छोटे बच्चों में हो जाता है।)

Larynx (लैरिंक्स) The musculocartilaginous structure continuous with trachea below and inferior of pharynx above, formed by 9 cartilages and 8 muscles, acting as the organ of voice (see Figure below). (स्वरयंत्र; ग्रसनी के निचले भाग एवं श्वास प्रणाल के बीच एक पेशीउपास्थिमय वायु मार्ग सिजमें स्वर रज्जु होते है। यह 9 उपास्थियों तथा 8 पेशियों से बनता है। और स्वर अंग के रूप में कार्य करता है।)

Laser (लेजर) Light amplification by stimulated emission of radiation. *l. carbon dioxide* Used to remove lesions of skin or other superficial organs. *l. argon* Its blue green light causes coagulation of bleeding sites in surgery. *l. neodymium YAG* Laser used for capsulotomy, vitrectomy (see Figure). (लेजर किरण निकलने वाला यंत्र। इसमें उर्जा का ऊष्मा के रूप में संचारण होता है।)

Laseuge's sign (लेसेग्ज साइन) It is used in the examination of the patients with lower back pain, nerve compression e.g. pain in sciatica. (निचली कमर के दर्द की जाँच करने का एक चिन्ह।)

Latency (लेटेन्सी) The period between stimulation application and onset of response. (गुप्त रहने की अवस्था; उद्दीपन करने तथा अनुक्रिया के शुरू होने के बीच का समय।)

Latent (लेटेन्ट) Existing but not apparent, dormant. (शान्त, निष्क्रिय, सुषुप्तावस्था में होना; जीवित होना परन्तु अभ्यास न होना।)

Lateral (लैट्रलाइ) On the side of body. (शरीर की पार्श्व, पार्श्विक, पार्श्वीय)

Lateralization (लैट्रालाइजेशन) The tendency to perform an act predominantly on left or right side of the body. (शरीर के दायें या बांयीं ओर मुख्य रूप से कार्य करने की प्रवृति।)

Lathyrism (लेथारिज्म) Spastic paraplegia with sensory impairment due to consumption of khesari dal containing fungus *Lathyrus sativatus.* (संस्तम्भी अधरांगघात सहित संवेदी हानि जो कवको वाली केसरी दाल खाने के कारण होता है।)

Lauric acid (लॉरिक एसिड) A fatty acid found in neutral fat-like butter. (वसाम्ल जो न्यूट्रल वसा जैसे मक्खन में पाया जाता है।)

Laughing gas (लाफिंग गैस) Nitrous oxide used for its anaesthetic and pain reducing action e.g. in Dental procedures. (हँसाने वाली गैस)।

Lavage (लैवाज) The washing out of hollow organ, e.g. gastric, peritoneal, intestinal. (धावन, प्रक्षालन; शरीर के किसी खोखले अंग को धोना जैसे आमाशयी, उदरावरणीय, आंत्रिक आदि।)

Law (लॉ) An accepted and tested phenomena. *l. Collin's* After removal of a tumor in infancy or childhood if metastasis or recurrence does not develop within period equal to age of patient plus 9 months then risk of such development is small. *l. Courvoisier's* Obstruction of common bile duct by a gallstone rarely causes dilatation of gallbladder. *l. Faget's* Lack of correlation between body temperature and heart rate in yellow fever. *l. Flatav's* The longer ascending and descending tracts of spinal cord tend to be displaced peripherally by shorter axons arriving or terminating at that level. *l. Graham's* The rate of diffusion of a gas is inversely proportional to the square root of its density. *l. Laplace* The transmural pressure in a free sphere or cylinder is directly proportional to the circumferential tension in the wall; inversely proportional to the radius. *l. Ohm's* Voltage across a resistor is equal to current × -resistance. *l. Starling's* The force of contraction in cardiac muscle is equivalent to fiber length at beginning of contraction. *l. Teevan's* Fractures of bones occur in lines of extension and in the line of compression. (नियम, सिद्धान्त किसी घटना के विषय में एक वैज्ञानिक कथन जो सभी स्थानों पर सत्य होता है।)

Laxative (लैक्सेटिव) Agent promoting or stimulating bowel movement. (मृदु विरेचक। औषधि या खाद्य पदार्थ जिसका कब्ज की रोकथाम अथवा चिकित्सा में प्रयोग होता है।)

Lean body mass (लीन बॉडी मास) Body weight without fat content. (शरीर के भार में से उसमें स्थित वसा के भार को घटाने से प्राप्त भार।)

LE cell (एल ई सेल) A neutrophil containing phagocytosed nucleus of another neutrophil; seen in SLE.

Lecithin (लेसीथिन) A fatty substance like phospholipids found in blood, bile, brain, egg yolk, nerves and other animal tissues. (वसीय पदार्थ जैसे फॉस्फोलाइपिड जो रक्त, बाइल, मस्तिष्क, अंड पीतक, तंत्रिकाओं तथा अन्य जानवर ऊतकों में पाया जाता है।)

Lecithin-Sphyngomyelin ratio (लेसिथिन स्फिगोमेलीन) This ratio in amniotic fluid indicates fetal maturity. Level more than 1 occurs in full-term. Low level in associated with hyaline membrane disease in newborn. (उल्वोदक एम्नियोटिक फ्ल्यूड में यह अनुपात भ्रूण के बढ़ने की ओर संकेत करता है। गर्भावस्था के पूर्णकालिक समय पर उसको स्तर बढ़ जाता है। इसके स्तर का कम होना भ्रूण में काचाभ कला रोग की ओर संकेत करता है।)

Leflunomide (लैफ्लूनोमाइड) Used in rheumatoid arthritis. (इसे गठियारूप संधिशोथ में प्रयोग किया जाता है।)

Legionella (लैगियोनैला) *L pneumophila*, a non-motile Gram -ve rod present in air conditioning system causing pneumonia. (एअर कंडीशनर में उपस्थित अगतिशील ग्राम नेगेटिव छड़ जिसके कारण फुफ्फुसाशोथ (न्यूमोनिया) होता है।)

Legitimacy (लेजिटिमेसी) Quality or state of being legal, any type of medical practice, treatment or procedure which is considered legal. (वैधानिक होनें की दशा।)

Leiomyoma (लीयोमायोमा) A low mitotic benign tumor of smooth muscle cell. Can be seen on skin (dermatomyoma) uterus, seminal vesicles, blood vessels (angiomyoma) (see Figure below). (पेश्यर्बुद, आरेखपेशी-अर्बुद; चिकनी पेषी कोशिका से बना एक सुदम अर्बुद। यह गर्भाशय त्वचा, शुक्राशय, रक्त-वाहिका पर देखा जाता है।)

Leiomyosarcoma (लीयोमायोसर्कोमा) Malignant tumor of smooth muscle cells. (आरेखपेशी-अर्बुद; मृदु पेशी कोशिकाओं का दुर्दम अर्बुद।)

Leishmaniasis (लीशमैनिएसिस) Infectious disease caused by flagellate protozoan parasites and transmitted to man by sandflies. (फलेगेलैट प्रजीवाणुक परजीवी द्वारा होने वाला संक्रमण रोग, जो मनुष्यों में बालुमक्षिका से संचारित होता है।)

Leishmanoid (लीशमैनॉयड) Facial cutaneous lesion containing leishmania. (चेहरे की त्वचा पर विक्षति जिसमें लीशमैनियता होती है।)

Lemniscus (लैम्निस्कस) A ribbon, band, bundle of axons. *l. lateral* Longitudinal tract of auditory system terminating in inferior colliculus and medial geniculate body. *l. medial* Myelinated tract emerging from nucleus gracilis and cuneatus and crossing over to opposite side in medulla and terminating in ventrobasal thalamic nucleus. *l. trigeminal* A large band of myelinated axons originating from principal trigeminal nucleus and crossing over to opposite side in pons to join medial lemniscus. (एक बंन्धनी या फीता; अक्षततु की पूलिका।)

Length (लैंग्थ) *l. cranial* Skull length between glabella and inion. *l. crown heel* Fetal or infant length from crown to heel. *l. foot* Toe to heel length for estimation of age of fetus. *l. sitting* Distance between vertex and coccyx. (लंबाई, आयाम *cranial* (क्रेनियल) ग्लेबेला तथा इनियन की बीच खोपड़ी की लंबाई *crown heel* (क्राउन हील) सिर से एड़ी तक शिशु या बच्चे की लंबाई *foot* (फूट) पादांगुली से एड़ी तक लंबाई जिससे शिशु की आयु का अनुमान लगाना। *siting* (सिटिंग) शीर्ष तथा अनुत्रिक के बीच की दूरी।

Lens (लेन्स) 1. Transparent biconvex disk lying between iris and vitreous. 2. A medium with refractile surfaces. *l. contact* Resin lens fitting directly on cornea. *l. photo chromatic* Lens that darkens on exposure to ultraviolet light, used in sunglasses. (पारदर्शक द्वि-उत्तल चक्र जो उपतारा तथा नेत्रकाचाभ के बीच स्थित होता है। एक माध्यम जिसकी परावर्तक सतह होती है।)

Lens holding forceps (लैन्स होल्डिग फोसैप्स) It is a specialized ophthalmic tool, fine forceps with ultrafine tips used for grasping and moving the delicate Intra ocular lens. (आपरेशन के दौरान आँख के लैंस को पकड़ने वाली चिमटी।)

Lentiasis (लेन्टिआसिस) Bilateral symmetrical hypertrophy of bones of face and cranium of unknown cause. (चेहरे तथा क्रेनियम की अस्थि की द्विपार्श्वी सामंजस्य अतिवृद्धि जिसका कारण अज्ञात होते हैं।)

Lentiform (लैन्टीफॉर्म) Shaped like a lentil or lens of eye. (नेत्र के लेन्स या ढाल की आकृति वाला।)

Lentigo (लैन्टिगो) A small brown macule resulting from increased number of melanocyte at dermo-epidermal junction, Pleural - Lentigines. (वर्णक धब्बा; छोटे-छोटे भूरे धब्बे या चकत्ते जो मेलेनिनकोशिका के अधिक बढ़ जाने के कारण होता है।)

Lentigomelanosis (लेन्टिगोमैलेनोसिस) Irregular brownish black localized pig-

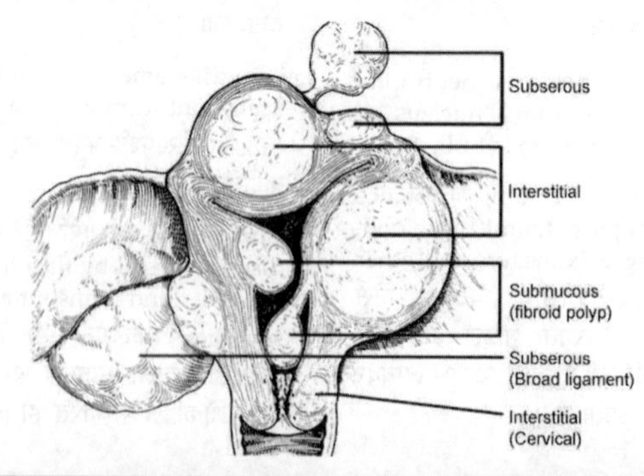

Leiomyomas

mentation produced by senile lentigo. (अनियमित भूरी-काली स्थानीय वर्णकता जो वृद्धावस्था धब्बों से उत्पन्न होती है।)

Lepothrix (लैपोथ्रिक्स) A superficial corynebacterium infection of axillary or pubic hair in which nodules form on hair. (बगल या जननांग के बालों पर उपरिस्थ दण्डाकार एंव अगतिशील जीवाणु द्वारा होने वाला संक्रमण जिसमें बालों पर लघुपर्व बन जाते हैं।)

Leprosy (लैप्रोसी) Chronic mycobacterial disease of skin and peripheral nerves caused by *Mycobacterium leprae*; can be divided into borderline, borderline lepromatous, lepromatous, borderline tuberculoid and tuberculoid types. *l. borderline* Affects persons with moderate degree of cell-mediated immunity, can upgrade to tuberculoid or downgrade to lepromatous pole. *l. lepromatous* Diffuse bilaterally symmetrical lesions in persons with poor cell mediated immunity. Bacilli are plenty and well disseminated. *l. lucio* A diffuse non-nodular variant of lepromatous leprosy. *l. tuberculoid* Few hyposthetic macules, enlarged cutaneous nerves, well-developed cellular immunity and few bacteria. (एक प्रगामी और सांसर्गिक जीर्ण माइकोबैक्टीरियम वाला रोग जिसमें त्वचा पर या तंत्रिकाओं में कणिकागुल्मीय विस्फोट निकलते हैं। BCG का टीका रक्षण करता है।)

Leprostatic (लैप्रोस्टेटिक) Agent or drug which inhibits the growth of the bacteria (*Mycobacterium leprae*) that causes leprosy (कुष्ठ रोग के जीवाणु को रोकने वाला।).

Leptocyte (लैप्टोसाइट) A thinner erythrocyte, appearing hypochromic, seen in iron deficiency anemia, thalassemia, etc. (टार्गेट कोशिका; लोहित कोशिका; अल्पवर्णी जैसे आयरन की कमी वाली रक्ताल्पता, थैलासीमिया आदि में देखा जाता है।)

Leptodactyly (लैप्टोडेक्टाइली) Unusual slenderness of fingers. (हाथ पैर की अंगुलियों का असामान्य पतला हो जाना।)

Leptomeninges (लैप्टोमैनिन्जीस) Pia-arachnoid membranes together. (पायामेटर एवं एराक्नॉयड मेटर कलाएं एक साथ।)

Leptophonia (लैप्टोफोनिया) A weak thin quality of voice. (आवाज की कमजोरी; एक पतला स्तर होना।)

Leptoscope (लैप्टोस्कोप) An optical instrument used to measure thickness of a thin film. (पतली परत (फिल्म) की सघनता को नापने वाला एक प्रकाशिका यंत्र।)

Leptospira (लैप्टोस्पाइरा) A genus of coiled ectopic spirochete. (जीवाणुओं कुटिल एक्टोपिक स्पाइरोकीट का एक अंश इसके बहुत से सदस्य पशुओं और मनुष्यों में रोग उत्पन्न कर सकते हैं।)

Leptospira icterohemorrhagica (लैप्टो–स्पाइरा इक्टैरोहीगोरेह्जिका) A febrile illness caused by leptospira manifesting with hemolysis, jaundice, anemia, bleeding tendency. (जीवाणुओं का एक वंश जो मनुष्य में वाइल रोग उत्पन्न करता है। यह एक ज्वर वाला रोग है जो लैप्टोस्पाइरा द्वारा उत्पन्न होता है। जिसमें रक्त-अपघटन, पीलिया, रक्ताल्पता, रक्तस्राव जैसी प्रवृति होती है।)

Lergotrile (लर्गोट्राइल) Ergot alkaloid. (एर्गोट क्षाराभ।)

Lesbian (लेस्बिएन) Female homosexual. (स्त्रीसमलैंगिक; वह स्त्री जो स्त्री समलिंगकामुकता का अभ्यास करती है।)

Lesch-Nyhan syndrome (लेश-निहान सिन्ड्रोम) It is X-linked recessive genetic disease characterized by the deficiency of the enzyme hypoxanthine – guanine phosphoribosyl transferase (HPRT). It is associated with symptoms of severe gout, poor muscle control, mental retardation, self-mutilating behavior (e.g. Lip and finger biting), failure to thrive, choreoathetosis, etc. (किसी अंग के कार्य या संरचना में विकृतिजन्य परिवर्तन आना।)

Lesion (लीथल) A pathological alteration in structure or function of an organ.

Lethal (लीथल) Deadly, capable of causing death. (प्राणघातकः मृत्यु का कारण; मृत्यु लाने के योग्य।)

Lethargy (लिथार्जी) A state of excessive fatigue, diminished physical and mental activity. (आलस्य या सुस्ती; अत्यधिक थकान की अवस्था; मानसिक तथा शारीरिक क्रिया का घटना।)

Letrozole (लिट्रोजॉल) Aromatose inhibitor. (एरोमेटोज संदमक।)

Letterer-Siwe disease Granulomatous destructive disease. (कणिकागुल्मीय का विनाशकारी रोग।)

Leucine (ल्यूसाइन) An essential amino acid. (अनिवार्य एमिनो-अम्लों में से एक।)

Leucovorin (ल्यूकोवोरिन) A calcium salt of folinic acid that counteracts toxic effects of folic acid antagonists. (फॉलिनिक अम्ल का कैल्सियम लवण जो फोलिक अम्ल के विरोधी के विषैले प्रभावों को रोकता है।)

Leukapheresis (ल्यूकेफेरेसिस) Selective removal of leukocytes by hemopheresis, useful in treatment of blast crisis or to obtain leukocyte donation. (श्वेत रक्त कोशिकाओं का हीमोफिरेसिस द्वारा चयनशील निराकरण करना, जो बम विस्फोट (ब्लास्ट) संकटावस्था के उपचार में या श्वेत रक्त कोशिका दान को प्राप्त करने के लिए उपयोगी होता है।)

Leukemia (ल्यूकीमिया) Malignant proliferation of leukocytes and their bone marrow precursors with organ infiltration. Principal types are: acute myeloid, acute lymphoblastic, chronic myeloid, chronic lymphocytic. Acute myeloid has six subtypes–M1 to M6 that includes monocytic, myelomonocytic, promyelocytic and erythroleukemia. *l. aleukemic* Peripheral blood picture is normal but there is pancytopenia. Bone marrow puncture yields the excess blast cells. *l. basophilic* Marked increase in basophils of blood and marrow, a variant of chronic myeloid leukemia. *l. eosinophilic* Peripheral eosinophilia with increased blasts in marrow. (अधिश्वेतकोशिका रक्तता। रक्त कोशिकाओं तथा उसके बोन मैरो पूर्वगामी एवं रक्तोत्पादक अंगो का दुर्दम प्रफलन। इनमें प्रमुख हैं एक्यूट माइलॉयड, एक्यूट लिम्फोब्लास्टिक, क्रोनिक माइलॉयड, क्रोनिक लिम्फोसाइटिक।)

Leukemid (ल्यूकेमिड) A nonspecific cutaneous lesion containing infiltration of leukemic cells. (ल्यूकीमिया से संबद्ध त्वचा का कोई अविशिष्ट विस्फोट जिसमें ल्यूकीमिया कोशिकाएं हो सकती हैं अथवा नहीं भी हो सकती हैं।)

Leukemoid (ल्यूकीमॉयड) Resembling leukemia with appearance of immature leukocytes in peripheral blood and leukocytosis. Seen in some infectious diseases. (ल्यूकीमिया के समान तथा अपरिपक्व श्वेत रक्त कोशिकाओं से युक्त जो परिसरीय रक्त एवं श्वेत कोशिकाबहुलता में पाया जाता है।)

Leukoblastosis (ल्यूकोब्लास्टोसिस) Any malignant disorder of white cells including leukemia and lymphoma. (रक्त में अत्यधिक मात्रा में अपरिपक्व श्वेत रक्त कोशिकाओं का मिलना। श्वेत कोशिकाओं का कोई भी दुर्दम विकार जैसे श्वेतरक्तता तथा लसीकार्बुद।)

Leukocyte (ल्यूकोसाइट) Nucleated cells of blood and marrow excluding erythrocyte precursors (see Figure on next page). (रक्त तथा मज्जा की अधिक केन्द्रकों वाली कोशिकाएं, लोहित कोशिकाओं को छोड़कर।)

Leukocytoblast (ल्यूकोसाइटोब्लास्ट) The earliest recognizable leukocyte precursor. (जल्दी पहचाने जाने वाला श्वेत रक्त कोशिकाओं का पूर्वगामी।)

Leukocytoma (ल्यूकोसाइटोमा) Tumorous accumulation of leukocytes including chloroma, granulocytic leukemia and lymphoma. (श्वेत रक्त कोशिकाओं का टयूमर-जैसा एक पिण्ड जैसे क्लोरोमा, ग्रेनुलोसाइटिक ल्यूकीमिया तथा लिम्फोमा।)

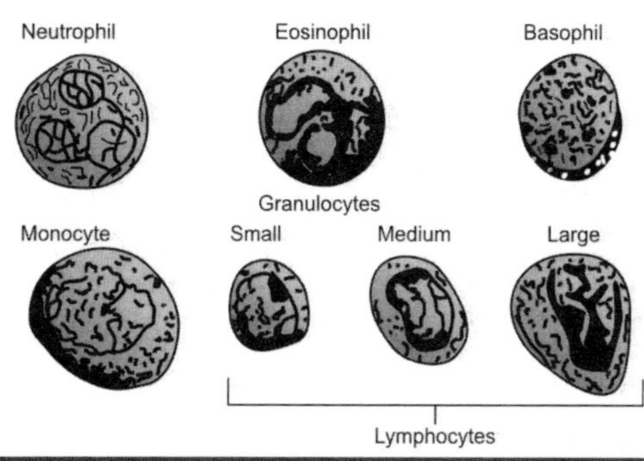

Various types of leukocytes

Leukocytosis (ल्यूकोसाइटोसिस) Increased number of leukocytes in blood may be lymphocytic, neutrophilic, eosinophilic. It can be seen in newborn, often physiological after exercise, terminal (before death) and toxic (severe infection). (श्वेत कोशिका बहुलता; रक्त में श्वेत रक्त कोशिकाओं की वृद्धि होना जैसे लिम्फोसाइटिक, न्यूट्रोफिलिक तथा इओसिनोफिलिक।)

Leukocytotaxis (ल्यूकोसाइटोटैक्सिस) Migration of leukocytes to the site of inflammation and injury. (श्वेत रक्त कोशिकाओं का संक्रमण के स्थान या चोट की ओर प्रवास या गति करना।)

Leukocytotoxin (ल्यूकोसाइटोटॉक्सिन) Any substance that selectively damages leukocytes. (श्वेत रंक्त कोशिकाओं को नष्ट करने वाला कोई पदार्थ।)

Leukoderma (ल्यूकोडर्मा) Lack of normal skin pigmentation. (त्वचा की वर्णाकयुक्तता का स्थानीय अभाव श्वित्र, श्वेत कुष्ठ।)

Leukodystrophy (ल्यूकोडिस्ट्रॉफी) Myelin degeneration in white matter of brain and spinal cord consequent to inherited disorders of lipid metabolism. (मस्तिष्क के श्वेत द्रव्य का काठिन्य, श्वेत मस्तिष्क दुष्पोषण।)

Leukoencephalitis (ल्यूकोएन्सीफैलाइटिस) Encephalitis predominantly involving cerebral white matter. (मस्तिष्क के श्वेत द्रव्य की सूजन।)

Leukoencephalopathy (ल्यूकोएन्सीफैलोपैथी) Any disease of cerebral white matter; may be hemorrhagic, necrotizing. (मस्तिष्क के श्वेत द्रव्य का कोई रोग जो रक्तस्रावी या परिगलनकारी हो सकता है।)

Leukoerythroblastosis (ल्यूकोइरिथ्रोबलास्टोसिस) Presence in the blood of numerous normoblasts together with precursors of granulocyte series. (अत्याधिक लोहितकोशिकाप्रसू सहित कणिका कोशिका के पूर्वगामी की रक्त में उपस्थिति।)

Leukokoria (ल्यूकोकोरिया) White reflex of pupil as in retinopathy or any pathological condition posterior to crystalline lens. (पुतली-क्षेत्र में किसी पिण्ड की विद्यमानता से आंख की पुतली से सफेद चमक आना।)

Leukoma (ल्यूकोमा) Dense white scar of cornea. (श्वेत फुल्ली, घनी, श्वेत स्वच्छमण्डलीय अपारदर्शकता।)

Leukopedesis (ल्यूकोपेडेसिस) Migration of lymphocytes through walls of blood vessels. (श्वेत रक्त कोशिकाओं का रक्त वाहिनियों की दिवारों से होकर गुजरना।)

Leukopenia (ल्यूकोपीनिया) Abnormal decrease in number of blood leukocytes. (≤ 4000/cmm). (रक्त में श्वते कोशिकाओं का अत्यधिक घट जाना; श्वेतकोशिकाल्पता।)

Leukoplakia (ल्यूकोप्लेकिया) Epithelial hyperplasia with keratosis of mucous membrane appearing as white patch. It chiefly affects gums, lips, cheeks, tongue, larynx, urinary bladder and female genitalia. (श्वेतशल्कता; श्लेष्मिक कला की श्रृंगीयता तथा उपकला अतिविकसन जो सफेद और मोटे धब्बे के समान प्रतीत होते हैं। ये ओष्ठ, मुंह के अन्दर, गालों, जीभ स्वरयंत्र तथा जननेन्द्रिय पर हो सकते हैं।)

Leukopoiesis (ल्यूकोपायॅसिस) Formation, growth and maturation of leukocytes. (श्वेतकोशिकाजनन; श्वेत रक्त कोशिकाओं का निर्माण, वृद्धि तथा परिपक्वता)

Leukopsin (ल्यूकोप्सि) The colourless product of bleaching of rhodopsin. (रोहडोप्सिन के विरंजक की रंगहीन वस्तु।)

Leukorrhea (ल्यूकोरिहया) Abnormal white nonbloody discharge from vagina. (गर्भाशय ग्रीवा नलिका अथवा योनि से असामान्य सफेद या पीलापीन लिए हुए चिपचिपे स्राव का निकलना; श्वेतप्रदर)

Leukotactic (ल्यूकोटैक्टिक) Capable of attracting leukocytes. (श्वेत रक्त कोशिकाओं का आकर्षित करने के लक्षण।)

Leukotaxis (ल्यूकोटैक्सिस) Active ameboid, unidirectional movement of leukocytes towards an attractant. (श्वेत रक्त कोशिकाओं का किसी स्थान की ओर गति करना अथवा इससे दूर जाना, श्वेतकोशिकाकर्षण।)

Leukotomy (ल्यूकोटॉमी) Transorbital frontal lobotomy. (खण्डछेदन।)

Leukotrienes (ल्यूकोट्रिएन्स) Mediators of inflammation derived from arachidonic acid. Leukotriene C_4 D_4 E_4 play roles in anaphylaxis (slow reacting substance) and B_4 is a chemoattractant and aggregator of neutrophils. (शोथ का मध्यस्थ जो एरेक्डोनिक अम्ल से प्राप्त होता है।)

Leuprolide (ल्यूप्रोलाइड) Gonadotropin releasing hormone analog for prostatic carcinoma. (जननग्रन्थिपोषी जिसके द्वारा हार्मोन मुक्त होते है। जो पुरः स्थग्रन्थिक कैंसर का अनुधर्मी होते हैं।)

Levallorphan tartarate (लीवेलोरफेन टार्टरेट) A narcotic antagonist for treatment of respiratory depression caused by narcotics. (एक मादक विरोधक जिसे श्वसन अवसाद की चिकित्सा के लिए प्रयोग किया जाता है जो मादक या नशीले पदार्थ के कारण होता है।)

Levamisole (लीवेमीसोल) The l-form tetramisole, used for treatment of roundworm, hookworm, strongyloides. Also used as an immunopotentiator. (कृत्रिम कृमिनाशक औषधि। यह आमवात संधिशोथ की चिकित्सा में भी प्रयोग की जाती है।)

Levarterenol (लीवेरटेरेनॉल) Norepinephrine. (नोरस्पीनफ्राइन)

Levator (लीवेटर) A muscle that raises up the part into which it is inserted. (शरीर के किसी अंग अथवा भाग को उठाने वाली पेशी; दबी संरचनाओं को उपर उठाने का यंत्र।)

Levobunolol (लीवोब्यूनोलॉल) Antiglaucone drug. (अधिमय रोधी औषधि।)

Levocardia (लीवोकार्डिया) Visceral situs inversus with a normally positioned left sided heart. Such a heart often has aortic arch and valvular malformations. (हृदय की सामान्य स्थिति के लिए प्रयोग में आने वाला शब्द जब अन्य अन्तरांग उल्ट जाते हैं।)

Levodopa (लीवोडोपा) 3-hydroxyl-L-tyrosine, administed orally in parkinsonism and heart failure. (कृत्रिम रूप से तैयार की गयी पारकिंसन रोगरोधी औषधि तथा हृदपात में मौखिक रूप से दी जाती है।)

Levonorgestrel (लीवोनॉरजेस्ट्रेल) Progesteron for emergency contraception. (आपात-गर्भनिरोध के लिए प्रोजेस्टेरोन)

Levorotatory (लीवोरोटेटरी) Capable of rotating the plane of polarized light counter-clockwise. (बाईं ओर को घुमानें वाला; वामावर्ती।)

Levorphanol (लीवोर्फेनॉल) Narcotic analgesic similar to morphine. (एक स्वापक या मादक पीड़ाहार जो मॉर्फिन के समान होता है।)

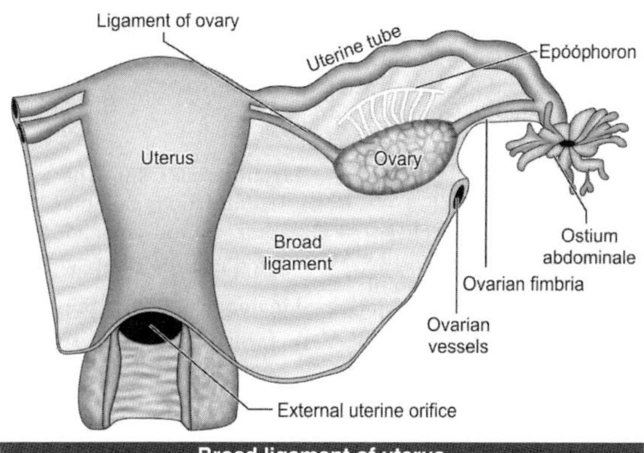

Broad ligament of uterus

Levothyroxine (लीवोथाइरोक्सिन) L-thyroxine; yellow crystalline powder for oral supplement in hypothyroid cases. (एक पीला स्फटाभ चूर्ण जिसे अवटु-अल्पता में मौखिक संपूरक के रूप में प्रयोग किया जाता है।)

Levoxadrol (लीवोक्साड्रोल) L-isomer of dioxadiol, used as local anesthetic and smooth muscle relaxant. (इसे स्थानीय संज्ञाहारी तथा मृदु पेशी शिथिलकर के रूप में प्रयोग किया जाता है।)

Levulinic acid (लेव्यूलिनिक एसिड) 4-oxopentanoic acid, source of aminolevulinic acid which is an intermediate in biosynthesis of porphyrins.

Levulose (लीव्यूलोस) Levorotatory glucose. (फ्रक्टोज अथवा फल शर्करा।)

Lhermitte's sign (लेहरमाइटस साइन) Also sometimes known as the Barber Chair phenomenon. There is a production of electrical sensation which runs down the back, arms and legs when the person flexes his head. It is usually present in lesions of dorsal columns of the cervical cord, e.g. multiple sclerosis, Behçet's disease, vitamin B_{12} deficiency, etc. It may persist for a few days or weeks and then disappear on its own without treatment. (गर्दन को आंकुचित करने से सम्पूर्ण शरीर में अचानक विद्युत शॉक के समान शूल उत्पन्न होना।)

Libido (लिबिडो) Sexual desire or appetite. (कामलिप्सा; अधिक कामवासना)

Lichen (लाइकेन) A tree moss, localized thickening, shining itchy skin lesion due to continuous friction or rubbing. (शैवाक; लगातार रगड़ना या मसलना।)

Lidocaine (लिडोकेन) A local anesthetic applied as sprays, creams to skin and mucous membrane. (लिगनोकेन का व्यापारिक नाम। स्थानीय संज्ञाहारी जिसे स्प्रे, क्रीम में त्वचा एवं श्लेष्मकला के लिए प्रयोग किया जाता है।)

Lidoflazine (लिडोफ्लेजाइन) A coronary vasodilator. (वाहिका विस्फारक।)

Lie (लाइ) The relation of long axis of fetus to that of mother; can be longitudinal, transverse or oblique. (माँ के लम्ब अक्ष की अपेक्षा गर्भाशय में स्थित भ्रूण के लम्ब अक्ष की स्थिति।)

Linorenal (लीनोरीनल) Pertaining to spleen and kidney. (प्लीहा तथा वृक्क से संबंधित।)

Life (लाइफ) The time span between birth and death. (जीवित होने की अवस्था; जीवन तथा मृत्यु के बीच का समय।)

Ligament (लिगामैंट) 1. Any band of fibrous tissue connecting bones. 2. Any membranous fold sheet or cord like structure that holds an organ in position. *l. broad, of uterus* Fibrous sheets of peritoneum extending from uterus to lateral pelvic wall. *l. cruciate of knee* One anterior and one posterior crossing each other like x that prevent rotation in knee joint. *l. deltoid* The medial reinforcing ligament of ankle *l. falciform* A sickle-shaped ligament composed of two layers of peritoneum attaching liver to anterior abdominal wall. *l. inguinal* Rolled inferior margin of external oblique aponeurosis extending from anterior superior iliac spine of ileum to pubic tubercle. SYN—Poupart's ligament. *l. lacunar* A triangular band extending horizontally from the inguinal ligament to iliopectineal line of pubis. *l. ovarian* A cordlike bundle of fibers between the folds of broad ligament joining ovary to uterus. *l. pectineal* A strong aponeurotic band extending from pectineal line of pubis to the lacunar ligament. *l. round of liver* Remnant of umbilical vein extending from umbilicus to anterior border of liver SYN — ligamentum teres hepatis. *l. round of uterus* A fibromuscular cord extending from either side of uterus to labium majus passing through inguinal canal (see Figure). (स्नायु; तंतु ऊतक की बनी मजबूत बंधनी जो अस्थियों या अन्य भागों को बांध कर रखती है या किसी अंग को सहारा दिए रहती है। कोई झिल्ली की तह वाली चादर या रज्जू (बेलनाकार) जैसी संरचना जो अंग को सही स्थिति में रखता है।)

Ligand (लिगैंड) Any of the molecules or ions, identical or different that bind to same central entity by multiple coordination bonds. e.g., O_2 and N_2 attaching to same iron molecule contained in Hb. (कोई भी अणु या आयन, समान या भिन्न हो जो असंख्य समन्वय बंधन द्वारा समान केन्द्रीय परिपूर्णता से जुड़ता है।)

Ligate (लाइगेट) To tightly tie a thread to compress a vessel, pedicle of a tumor. (वाहिनी को धागे से कस कर बांधना; अर्बुद का वृंत।)

Ligation (लाइगेशन) The action to ligate. *l. tubal* Both fallopian tubes are tied and cut or crushed for purpose of sterilization. (बंधन, आवेष्टन; बंधीकरण।)

Ligator (लाइगेटर) Surgical instrument facilitating ligation, superficial or deep. (वाहिनियों का बंधन करने के लिए प्रयोग में लाया जाने वाला एक शल्यक्रियात्मक यंत्र।)

Ligature (लाइगेचर) A suture tied around a vessel or tube in order to obliterate the lumen. Ligature can be grassline, double, interlocking and continuous type. (ऊतकों को सीने या वाहिनियों को बांधने के काम आने वाला पदार्थ; सिल्क, घोड़े का बाल, कैटगट, चांदी का तार, नायॅलन आदि पदार्थ।)

Light (लाइट) Electromagnetic radiation of 400–700 nm. (400—700 nm विद्युतचुम्बक विकिरण।)

Lightening (लाइटेनिंग) The descent of fetus deeper into pelvis. (भ्रूण के नीचे उतर कर श्रोणि में आ जाना; हल्कापन।)

Lightening pains (लाइटनिगं पेन्स) Sudden, sharp, shooting and intense pain which occurs very quickly which is idiopathic, a classic example of Tabes Dorsalis. (अचानक से उठने वाला तीव्र दर्द।)

Lignocaine (लिम्नोकैन) A local anesthetic. (एक स्थानीय संज्ञाहारी)

Limbic system (लिम्बिक सिस्टम) The parts of brain including hippocampus, amygdala, dentate gyrus, cingulate gyrus responsible for emotion, arousal, behavior and motor autonomic functions. (मस्तिष्क के भाग जैसे हीप्पोकैम्पस टॉन्सिल (एमाइग्डेला), दांतेदार कर्णक तथा सिंगुलेट कर्णक, जो मनोभाव, उत्तेजन, आचरण तथा स्वसंचालित कार्यों के लिए जिम्मेदार होते हैं।)

Lincomycin (लिंकोमाइसिन) An antibiotic obtained from Streptomyces.

(स्ट्रैप्टोमाइसी से प्राप्त या ग्राम पौजिटिव सूक्ष्म जीवों से उत्पन्न संक्रमणों के लिए एक उपयोगी एंटीबायोटिक।)

Lindane (लिंडेन) Gamma benzene hexachloride, used in pediculosis. (गामा बैन्जीन हैक्साक्लोराइड जिसे यूकारोग में प्रयोग किया जाता है।)

Line (लाइन) A connection between two points or a boundary between two areas. *l. Beau's* Superficial transverse depressions in the nail plates appearing after an illness. *l. Camper's* Line drawn from base of anterior nasal spine to upper end of tragus of ear. *l. Chamberlain's* A line drawn in lateral X-ray of skull from posterior end of hardpalate to the posterior margin of foramen magnum. In normal individual the odontoid process should not lie above this line. *l. Kerley's* Thin linear soft tissue densities seen in X-ray chest representing thick interlobular septa. Kerley B lines are located in costophrenic area. A lines are located centrally and C lines are tiny lace like densities in hilum. They are all seen with interstitial pulmonary edema and with pulmonary fibrosis. *l. Nelaton's* A line drawn from anterior superior iliac spine to ischial tuberosity, passing above greater trochanter of femur in a normal person. *l. pectinate* An uneven horizontal line formed by the continuity between the anal valves and bases of rectal columns 2 cm. above the anal opening. The line represents ectodermal junction. *l. Schoemaker's* The line joining greater trochanter of femur and anterior superior iliac spine passes normally above umbilicus. *l. simian* A transpalmar crease more common to those with Down's syndrome. *l. white of Frankel* Line of increased radiodensity in the metaphysis at the provisional zone of calcification; a sign of scurvy. (विभिन्न शरीर रचना संबंधी सीमा चिंहों को मिलाने वाली एक काल्पनिक रेखा; धारी या लकीर।)

Linea (लीनिया) A long thin mark, ridge, crease or line. *l. alba* Midline tendinous band extending from xiphoid process to symphysis pubis, formed by aponeurosis of external oblique, internal oblique and transversalis muscles. *l. nigra* Pigmented linea alba of pregnancy. (धारी; एक लंबा पतला निशान, लकीर या रेखा।) *linea alba* (लीनिया एल्बा) (उदर के मध्य में उरोस्थि से जघनास्थि तक संयोजी ऊतक की एक श्वेत रेखा। *linea nigra* (लीनिया नाइग्रा) गर्भावस्था की रंजकित उदरमध्य रेखा।

Linegae (लिनिएज) The direct descendants of an individual. (वंशपरम्परा; किसी व्यक्ति का वंशज।)

Linear (लीनियर) Having the properties of a line. (रेखित; रेखा के गुणों वाला।)

Lingula (लिंगुला) A narrow band of white matter in brainstem connecting nucleus gracilis to inferior cerebellar peduncle, tongue shaped lobule of superior vermix of cerebellum. (जिह्विका, जीभ के आकार की रचना; ब्रेन स्टेम में, सफेद द्रव्य का एक संकीर्ण बैन्ड जो केन्द्रक तनुपेशी को निचले अनुमस्तिष्क वृन्त से जोड़ता है।)

Lingulectomy (लिंगुलेक्टॉमी) Surgical resection of lingula of left upper lobe. (बांये फेफड़े के उपरी खण्ड की जिह्विका को शल्यक्रिया द्वारा काटकर अलग कर देना।)

Liniment (लिनीमैंट) An oily medicinal liquid applied to skin by friction as a counterirritant. (एक तैलिय औषधीय तरल जो दर्द को दूर करने तथा क्षोभण का प्रतिकार करने के लिए त्वचा पर मालिश करने के प्रयोग में आता है।)

Linin (लाइनिन) Fine thread like achromatic substance of the cell nucleus that interconnects the chromatin granules. (कोशिका केन्द्रक का हल्के धागे जैसा वर्णहीन पदार्थ जो वर्ण कणिका से जुड़ते है।)

Lining (लाइनिंग) In dentistry, the coating applied to the walls of a tooth cavity to protect the pulp from irritation by restorative filling e.g., zinc oxide, eugenol, zinc phosphate and calcium hydroxide. (अस्तर; दन्तचिकित्साा विज्ञान

में, दन्त गुहा के प्राचीरों पर लगाया जाने वाला आवरण जिससे दन्तमज्जा को सुरक्षित किया जाता है।)

Linitis (लाइनाइटिस) Inflammation of cellular tissue of stomach. *l plastica* Extensive thickening of stomach wall due to infiltration by scirrhous carcinoma. (आमाशय अस्तर या कोशिकीय ऊतक का शोथ।) *linitis plastica* (लाइनाइटिस प्लास्टिक) आमाशय की प्राचीर का विस्तृत रूप से मोटा हो जाना जो सिरहम कार्सिनोमा द्वारा अन्तः संचरण के कारण होता है।)

Linkage (लिंकेज) 1. The force that holds together the atoms in a chemical compound. 2. The relationship existing between two or more genes in the same chromosome. (किसी रासायनिक यौगिक में विभिन्न परमाणुओं को साथ साथ रखने वाली शक्ति। गुणसुत्रों पर पास पास स्थित स्थलों पर स्थान ग्रहण किए हुए जीनों के बीच संबंध।)

Linoleic acid (लाइनोलिक एसिड) An essential fatty acid, precursor of prostaglandin. (आवश्यक वसीय अम्ल; प्रोस्टेग्लैण्डिन का पूर्वगामी।)

Linseed (लिंसीड) The oil acts as a demulcent and laxative. (ऑयल जो प्रशामक तथा मृदु विरेचक के रूप में कार्य करता है।)

Lip (लिप) Any projecting labrum, fleshy parts surrounding mouth opening. *l. cleft* Notch, furrow or open space in upper lip developmental in origin. (होंठ; बृहत भगोष्ठ या लघु भगोष्ठ; शरीर में स्थित किसी छिद्र की सीमा बनाने वाली ओष्ठ के समान कोई भी रचना।)

Lipase (लाइपेस) Enzyme that catalyzes hydrolysis of fat. (वसा के जलापघटन का विखण्डन करने वाला एक एंजाइम।)

Lipectomy (लाइपेक्टॉमी) Excision of subcutaneous adipose tissue. (वसीय ऊतकों को शल्यक्रिया द्वारा काटकर निकाल देना।)

Lipemia (लाइपीमिया) Increased turbidity of plasma due to increased lipids. (ऐसी दशा जिसमें रेटिना की धमनियां एवं शिरायें दूध जैसी सफेद दिखती हैं। रक्त में वसा का अधिक मिलना।)

Lipid (लाइपिड) Any natural compound soluble in apolar but insoluble in polar solvents. Lipids contain fatty acids, one chain alcohols, steroids or sphyngo-lipids. (कोई भी प्राकृतिक यैगिक जो अध्रुवीय जल में अघुलनशील वसा या वसा सदृश पदार्थ। लाइपिड में वसीय अम्ल, एल्कॉहल, स्टेरॉयड आदि होते हैं।)

Lipid A (लाइपिड ए) The endotoxic component of lipopolysaccharide consisting of glucosamine disaccharide. (लाइपोपोलीसैकेराइड का अन्तर्जीवविष घटक जिसमें ग्लूकोसेमीन डाइसैकेराइड होता है।)

Lipidosis (लाइपिडोसिस) Disease state with abnormal lipid storage by RE cells e.g., metachromatic leukodystrophy (sulfatide); Niemann-Pick disease (sphingomyelin), gangliosidosis, cerebral lipidosis. (लाइपिड चयापचय का कोई भी विकार; रोग की एक अवस्था जिसमें कोशिकाओं द्वारा आसामान्य लाइपिड संचित होता है। जैसे मेटाक्रोमेटिक ल्यूकोडिस्ट्रॉफी, नाइमैन-पिक रोग, गैग्लियोसाइडोसिस, प्रमस्तिष्कीय लाइपिड चयापचय विकार।)

Lipoadenoma (लाइपोएडीनोमा) A tumor with mixture of glandular and fat tissue e.g., parathyroid adenoma. (ग्रन्थिल तथा वसीय ऊतक के मिश्रण का अबुर्द पैराथाइरॉयड एडीनोमा।)

Lipoatrophy (लाइपोएट्राफी) Atrophy of subcutaneous tissue at sites of insulin injection. (इन्सुलिन इन्जैक्शन के क्षेत्र पर शरीर के अवत्वक वसीय ऊतकों का अपक्षय।)

Lipoblast (लाइपोब्लास्ट) A polyhedral cell with small lipid droplets which becomes a fat cell. (एक बहुफलकीय कोशिका के साथ छोटी लिपिड बूंदें जो अपरिपक्व वसा कोशिका बन जाती हैं।)

Lipoblastomatosis (लाइपोब्लास्टोमेटोसिस) A benign lobulated tumor of fetal fat cell, may be localized or diffuse. (एक विसरित सूक्ष्म वसीय अर्बुद या लाइपोब्लास्टोमा जिसका स्थानीय अन्तः संचरण होता है। लेकिन स्थलान्तरण नही होता है।)

Lipodermatosclerosis (लाइपोडर्माटोस्क्ल-रोसिस) A brawny pigmented fibrosis of the skin and subcutaneous tissue of lower leg resulting from venous stasis. (शिरा रक्ताधिक्य स्थैतिकता के कारण निचले पैर के अवत्वचीय ऊतक तथा त्वचा का सख्त रंजकित तन्तुमयता।)

Lipodystrophy (लाइपोडिस्ट्रॉफी) A condition due to abnormal fat metabolism. (असामान्य वसा चयापचय के कारण होने वाली दशा। वसादुष्पुष्टि।)

Lipofuscin (लाइपोफुशिन) A brown pigment, partially soluble in fat, occurring in nerve and muscle cells. (पेशी की कोशिकाओं तथा तंत्रिका में विद्यमान, वसा में आंशिक रूप से घुलनशील एक भूरा रंजक।)

Lipogranulomatosis (लाइपोग्रेनुलोमेटोसिस) A rare metabolic disorder in which ceramides and gangliosides accumulate as a result of ceramidase deficiency. (एक विरल चयापचयी विकार जिसमें कोई वसा पर्विका के केन्द्र में परिगलन हो जाता है और चारों तरफ का ऊतक कणिकागुलीय हो जाता है।)

Lipohyalin (लाइपोहायलिन) Lipoid material sometimes seen in hyalinized beta cells of pancreatic islets of Langerhans in diabetes. (वसीय पदार्थ जो कभी-कभी मधुमेह में अग्न्याशय द्वीपिका काचाभी की बीटा कोशिकाओं में देखा जाता है।)

Lipoma (लाइपोमा) A benign growth of mature adipose tissue cells. (सूक्ष्म वसीय अर्बुद; वसार्बुद; परिपक्व वसीय ऊतक कोशिकाओं की सूक्ष्म वृद्धि।)

Lipomatosis (लाइपोमेटोसिस) Presence of multiple or diffuse lipomas. *l. dolorosa* Presence of multiple painful lipomas. (वसार्बुदता; ऐसा रोग जिसमें ऊतकों में अर्बुद के समान वसा एकत्रित हो जाती है।)

Lipophilic (लाइपोफीलिक) Fat soluble. (वसारागी। विलयी वसा (घुलनशील वसा)

Lipophore (लाइपोफोर) A pigmented cell whose color is caused by lipochrome pigment. (एक वर्णयुक्त कोशिका जिसका रंग, लाइपोक्रोम के रंजक के कारण होता है।)

Lipopolysaccharide (लाइपोपोलीसैकेराइड) Any substance made-up partly from lipid and partly from polysaccharide e.g., bacterial cell wall which is highly antigenic. (कोई पदार्थ जो आंशिक रूप से लाइपिड तथा आंशिक रूप से पोलीसैकेराइड से बनता है।)

Lipoprotein (लाइपोप्रोटीन) Compounds of lipid and protein. *l. high density* Contains 50% protein, 25% phospholipid, 20% cholesterol, and 5% fat, originate both in liver and intestine, function in cholesterol transport, have longer half-life and are cardioprotective. *l. low density* Contains more of cholesterol and lipids and little triglyceride high blood level is atherogenic. *l. very low density* Density 1.006 mg/mL. Contains 50% fat, 25% cholesterol and 20% phospholipid. (लाइपिड तथा प्रोटीन का यौगिक। High density (हाई डैन्सिटी) इसमें 50% प्रोटीन, 25% फास्फॉलिपिड 20% कोलेस्ट्रॉल तथा 50% वसा होते हैं। जो यकृत तथा आंत से प्रकट होती है। ह्रदय रोग संभावना कम होती है। *Low density* (लो डैन्सिटी) (इसमें कोलेस्ट्रॉल तथा लिपिड का स्तर ऊँचा होता है। तथा ट्राइग्लाइसेराइड उच्च रक्त स्तर मेदार्बुदजनक होता है।)

Lipoprotein lipase The enzyme that catalyzes hydrolysis of fat into fatty acids and glycerol. VLDL is hydrolyzed in this way. The enzyme lies bound to capillary wall by glycosaminoglycan. (एक एंजाइम जो वसा के जलअपघटन को वसीय अम्ल तथा ग्लिसरोल में उत्त्प्रेरित करता है।)

Liposarcoma (लाइपोसरकोमा) Malignant tumor of adipose tissue common to soft tissue and retroperitoneum. It can be well-differentiated, myxoid (embryonal), round cell, pleomorphic or mixed. (वसीय ऊतक का एक दुर्दम अर्बुद जो कोमल ऊतक तथा प्रत्येक पर्युदर्यिक में सामान्य रूप से पाया जाता है।)

Liposis (लाइपोसिस) Diffuse fatty infiltration of body tissues. SYN—adiposis. (शरीर के ऊतकों में असामान्य रूप से वसा का संचित होना।)

Liposome (लाइपोसोम) A small vesicular structure which forms spontaneously when phospholipids are placed in water. (एक छोटी कोष्ठकी संरचना जो अकस्मात रूप से बनती है। जब फॉस्फोलिपिड को पानी में रखा जाता है।)

Liposuction (लाइपोसक्शन) A method of subcutaneous fat removal. (अवत्वचीय वसा को हटाने की विधि।)

Lipoteichoic acid (लाइपोटेकोइक एसिड) The teichoic acid found in bacterial membranes. (टीकोईक अम्ल जो जीवाणुज कला में पाया जाता है।)

Lipotropin (लाइपोट्रॉपिन) Any hormone that causes release of fatty acids from fat. β *lipotropin* A single chain polypeptide hormone with 91 amino acids, functions as a prohormone for endorphins, encephalins and MSH. γ *lipotropin* Single chain polypeptide hormone with 58 amino acids, physiologic property unknown. (वसीय ऊतक से वसा कों संचारित करने वाला पियूष ग्रन्थि का एक हार्मोन।)

Lipoxygenase (लाइपोक्सीजिनैस) An oxidizing enzyme for linoleate group. (लाइनोलियेट समूह का ऑक्सीकरण एंजाइम।)

Lippes loop (लिपेज लूप) A type of intrauterine contraceptive device. (एक प्रकार का अन्तर्गर्भाशयी गर्भ निरोधक यंत्र।)

Lipping (लिपिंग) A bony spur. (अस्थि-प्रसर संधि के ह्रासीय रोग में किसी अस्थिल अतिवृद्धि का विकसीत होना।)

Liquor amni (लाइकर एमनि) Amniotic fluid, watery fluid around the fetus which protects the fetus in the womb. Aqueous solution containing medicinal properties. (गर्भवस्था के दौरान भूण के चारो तरफ रहने वाला पानी।)

Liquefaction (लिक्वीफेक्शन) Becoming liquid, often due to hydrolysis. (तरलीकरण; किसी ठोस का द्रव में बदलना, अधिकतर जलापघटन के कारण *Liquor* (लिकर) The fluid secreted by choroid plexus of ventricles, ovarian follicles. (द्रव्य या तरल; शराब; निलय के रंजितपटल जालिका द्वारा स्रावित होने वाला तरल।)

Lisch nodule (लिस्क नोडल) A hamartoma of iris, seen in neurofibromatosis. (तंत्रिका तंतु अर्बुदता में पाया जाने वाला परितारिका का हैमार्टोमा।)

Listeria (लिस्टिरिया) Small Gram-positive aerobic rods, e.g., L. monocytogenes causing meningitis, septicemia, abscess. (छोटे ग्राम पोजीटिव वातापेक्षी छड़ जिसके कारण मस्तिष्कावरणशोथज, रक्तपूतिता, व्रण आदि होते हैं।)

Listerosis (लिस्टेरोसिस) Infection with listeria organisms. (लिसटिरिया जीवों द्वारा संक्रमण होना।)

Lithiasis (लिथिएसिस) Formation of stones; renal, biliary, conjunctival. (अश्मरीयत; पथरियों का बनना; वृक्कीय, पैत्तिक, नेत्रश्लेष्मल।)

Lithium (लिथीयम) A silvery, soft element, the carbonate form used for manic depressive disorder. (चांदी जैसा कोमल तत्व जिसका कार्बोनेट प्रकार मनोविज्ञप्ति अवसाद विकार के लिए प्रयोग किया जाता है।)

Lithocholic acid (लिथोकोलिक एंसिड) Bile acid, found conjugated with taurine and glycine. (पित्ताम्ल जो टोराइन तथा ग्लिसीन के संयुग्मित में मिलता है।)

Lithogenesis (लिथोजैनेसिस) Formation of calculi. (पथरियों का बनना।)

Litholysis (लिथोलाइसिस) Fragmentation or dissolution of stones. (पथरियों का घुल जाना, अश्मलयन, अश्मविघटन।)

Litholyte (लिथोलाइट) An instrument designed to administer stone dissolving agents directly inside bladder. (एक यंत्र जिसे पथरी को घोलने वाले कारकों के औषध प्रयोग में लाया जाता है।)

Lithopedion (लिथोपीडियन) A retained calcified fetus. (गर्भाशय में अथवा गर्भाशय से बाहर स्थित भ्रूण जिसकी मृत्यु हो जाती है। और वह कैल्सीकृत हो जाता है।)

Lethotomy (लिथोटॉमी) An incision into a duct or organ for removing stone. (मूत्राशयछेदन, मूत्राशय-अश्मरीहरण। अश्मरी निकालने के लिये ऑप्रेशन करना।)

Lithotony (लिथोटॉनी) Formation of bladder fistula for stone removal. (पथरी को हटाने के लिए मूत्राशय नालव्रण का बनना।)

Lithotripsy (लिथोट्रिप्सी) Breaking up of gall/urinary stones by shock waves, delivered directly or extra corporeally. (स्तब्धता तरंगों द्वारा मूत्राशय अथवा मूत्रमार्ग में कोई पथरी को कुचलना।)

Lithotrite (लिथोट्राइट) Surgical instrument designed to crush or fragment stones and help their removal. (बस्तिअश्मरी भंजक, मूत्राशय में मौजुद पथरी को विखंडित करने वाला शल्यक्रियात्मक यंत्र।)

Litmus (लिटमस) A natural pigment from lichens whose principle is azolitmin. It is used as pH indicator being red at pH and blue at pH 8.3. (शैवाक का एक प्राकृतिक वनस्पतिक रंजक जो अम्लता और क्षारीयता को बनाने के काम आता है। जिसका रासायनिक मिश्रण एजोलिटमिन होता है।)

Litter (लिटर) A stretcher for transporting the invalid. (परिवहन के लिए स्ट्रेचर; बहुप्रसवा स्तनपायी जन्तु द्वारा एक जन्म में उत्पन्न होने वाली सन्तान।)

Livedo (लिवीडो) A discoloration, skin erythema that follows a reticular pattern of the cutaneous vascular network. *l. reticularis* Circulatory disorder of unknown origin causing constant bluish discoloration on large areas of extremity. (विवर्णता, त्वकरिक्तमा जिसमें त्वचा पर नीले चकत्ते पड़ जाते हैं या सम्पूर्ण त्वचा का नीला पड़ जाना, जिसके पश्चात् त्वचीय वाहिकीय जाल का जालीय पैटर्न।)

Livedo (लिवीडो) Bluish discoloration of the skin. A path of discolored skin can be caused by the extremes of cold season. (त्वचा का नीलापन)।

Liver (लीवर) Largest glandular organ in the body weighing 1200-1600 gm (1/40 of body wt), located in right upper quadrant below right dome of diaphragm; major functions are secretion of bile, synthesis of plasma proteins, fibrinogen, prothrombin; detoxification, metabolism of carbohydrate, fat and protein and storage of glycogen. *l. amyloid* Large pale gray waxy looking liver due to deposition of amyloid. Amyloid deposits appear as an amorphous eosinophilic substance, in the space of Disse, between hepatocyte and sinusoidal endothelial cells. *l. cirrhotic biliary* Deeply bile stained nodular liver caused by autoimmune damage to small bile ducts (primary biliary cirrhosis) or obstruction to bile outflow. *l. cirrhotic* Scarred nodular liver, post-hepatitis, alcoholic. *l. Indian childhood cirrhosis* Enlarged firm liver with a leafy edge. *l. fatty* Yellow soft greasy liver with increased cytoplasmic fat within hepatocytes. *l. nutmeg* Liver affected by chronic vascular congestion as in CHF. *l. polycystic* Liver with multiple congenital cysts, often associated with polycystic kidney, usually asymptomatic (see Figure). (बड़ी, चार खण्डों वाली, गहरे लाल रंग की ग्रन्थि जिसका मुख्य कार्य पित्त अथवा बाइल बनाना, ग्लाइकोजन बनाना है और उन्हें

संग्रहित भी किए रहता है। प्रोटीन तथा वसा के चयापचय में मुख्य भूमिका निभाता है।)

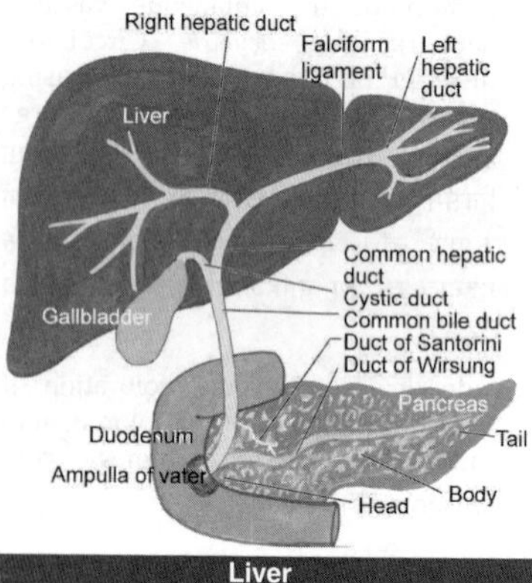

Liver

Lividity (लिविडिटी) Condition of skin discoloration. (त्वचा के रंग का उड़ना या नीला पड़ना।)

Lividity (लिविडिटी) A black and blue discoloration of skin such as caused by contusion. (त्वचा विवर्णता जिसमें त्वचा काली तथा नीली हो जाती है; नीलाभ होने की अवस्था।)

Loa-loa (लोआ-लोआ) A genus of filarial nematode transmitted by blood sucking flies. (फाइलेरियल निमैटोड (गोल कृमि) का वंश जो रक्त चूसने वाली मक्खियों द्वारा संचारित होता है। Loa-loa (लोआ-लोआ) The thread like eye worm of Africa causing blindness and calabar swelling. The microfilarae with nuclei extending right up to tail are found only during day. (अफ्रिका में पाया जाने वाला धागे के समान आँख वाला कृमि जिससे दृष्टिहीनता तथा कैलेबर सूजन हो जाती है।)

Lobe (लोब) 1. A fairly well-defined portion of an organ or gland bounded by structural borders such as fissures, sulci or septa 2. Projecting fibro fatty lobule of human ear. 3. One of the main divisions of crown, formed from distinct point of calcification. *l. azygos* An occasional small triangular lobe on the mediastinal surface at the apex of the right lung. *l. caudate* A small lobe of liver situated posteriorly between the inferior vena cava and fissure for ligamentum venosum. *l. frontal* The portion of each cerebral hemisphere bounded behind by central and below by lateral sulci. *l. limbic* Cingulate and parahippocampal gyri, as well as underlying hippocampal formation, and dentate gyrus, the oldest portions of cerebral cortex. *l. occipital* Most posterior portion of each cerebral hemispheres, bounded anteriorly by parietooccipital sulcus and the line joining it to the preoccipital notch. *l. olfactory* A general term usually denoting olfactory bulb, tract, trigone plus anterior perforated substance. *l. parietal* Upper central portion of each cerebral hemispheres between the frontal and occipital lobes and above the temporal lobes, separated from frontal lobe by central sulcus. *l. median of prostate* The portion of prostate between ejaculatory ducts and urethra, forming the superior part of posterior surface of prostate, only becomes obvious when enlarged and enlargement causes bladder neck obstruction. *l. flocculonodular* Oldest division of cerebellum made-up of the midline nodules and two stalk like flocculi located in the posterior and ventral surface of cerebellum. It is functionally related to vestibular nerve and nuclei. *l. piriform* A portion of the anterior and ventromedial face of temporal lobe composed of the terminal extensions of the lateral olfactory striae, the uncus and the anterior part of parahippocampal gyrus. *l. pyramidal of thyroid gland* An inconstant, narrow cone-shaped lobe of thyroid, arising from upper border of isthmus, often attached to hyoid bone by a fibrous band. *l. Riedel's* A tongue shaped mass of tissue often extending downward from right lobe of liver. *l. quadrate* A small lobe on inferior surface of liver between gallbladder and ligamentum teres. *l. temporal* A long lobe on outer side and inferolateral surface of cerebral hemispheres bounded above by lateral sulcus (see Figure). (किसी अंग या ग्रन्थि

का गोल भाग या बहुत स्पष्ट सीमा वाला भाग जो अन्दर सीमाओं द्वारा विभाजित हो। मनुष्य कर्ण का तन्तुमय-वसायुक्त खण्डक का प्रक्षेपण। क्राउन के मुख्य विभाजनों मे से एक, जो खरिकसंचय के स्वतंत्र बिंदु से बनता है।)

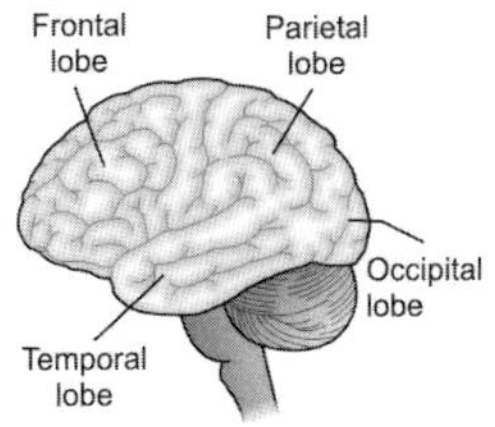

Lobes of the cerebrum

Lobeline (लोब-लाइन) Ganglionic stimulant. (कण्डरापुटीय उत्तेजक।)

Lobotomy (लोबोटॉमी) Incision of a lobe. *l. prefrontal* A psychosurgical procedure with division of fibers connecting prefrontal and frontal lobes with thalamus. Also called prefrontal leukotomy. (मस्तिष्क खण्डछेदन; खण्ड में चीरा लगाना।)

Lobulated (लोब्युलेटेड) Consisting of or divided into lobules. (खण्डों या खण्डकों में विभाजित या खण्डों अथवा खण्डकों से बना हुआ।)

Lobule (लोब्यूल) A small lobe. (एक छोटा खण्ड या खण्ड का उपविभाजन; खण्डक।)

LOC (एल ओ सी) Loss of consciousness. चेतना का स्तर)।

Lochia (लोकिया) Discharge from uterus following childbirth. *l. alba* Light colored uterine discharge consisting of leukocytes. *l. rubra* Bloody uterine discharge immediately after delivery. (प्रसूति काल में योनि से निकलने वाला स्राव जिसमें रक्त सीरम, श्लेषमा तथा ऊतक आदि होते है; सूतिस्राव।)

Lochiometra (लोकियोमीट्रा) A condition in which lochia is retained inside the uterine cavity. (गर्भाशय गुहा में सूतिस्राव के रूक जाने की अवस्था; सूतिस्रावपूरित गर्भ।)

Lockjaw (लॉकजा) Trismus, a symptom of tetanus. (जबड़े की पेशियों की तनाव के साथ ऐंठन; हनुस्तम्भ।)

Loculation (लोकुलेशन) 1. A tissue or structure having numerous small cavities. 2. formation of small cavities. (एक ऊतक या संरचना जिसमें अनेक छोटी गुहाएँ होती हैं। छोटी गुहाओं का बनना।)

Loculus (लोकलस) A small cavity. (छोटा स्थान अथवा गुहा।)

Locus (लोकस) A place or spot, as the specific site occupied by a gene in the chromosome. *l. ceruleus* A bluish gray area in the floor of fourth ventricle. *l. histocompatibility* One of the genes located within major histocompatibility complex that specifies transplantation antigens or immune response functions. *l. operator* A regulator locus that governs the transcription of adjacent structural genes of the operon and is the binding site of a repressor protein molecule. (एक बिन्दु या स्थान; किसी गुणसूत्र पर किसी जीन का स्थान; स्थली।)

Loeffler's syndrome (लोइफ्लर्स सिन्ड्रोम) Disorder lasting less than a month, characterized by transient infiltrates in lungs, low fever and eosinophilia.

Loeffler's disease (लोइफ्लर्स डिजीज) Also called eosinophilic endomyocardial disease with eosinophilic coronary arteritis, congestive cardiac failure, eosinophilia and multiple systemic emboli.

Logorrhea (लोगोरिह्या) Excessive uncontrolled speech, i.e., logomania. (बहुत बाते करना जैसे लोगोमेनिया।)

Loin (लॉयन) The part of back and sides of body between the ribs and the pelvis. (पसलियों एंव श्रोणी के बीच पीठ का निचला एवं पार्श्वों का भाग, कटि-प्रदेश; कमर।)

Lomustine (लोमसटीन) Antineoplastic agent. (अर्बुदरोधी कारक।)

Longitudinal (लॉजीट्यूडिनल) Relating to the lengthwise direction. (लम्बाई में स्थिर)।

Lonzenge (लोजेन्ज) mouth candy having antiseptic, astringent or demulcent action, a medicine which can be sucked. (औषधियुक्त चूसने की गोली)।

Loop (लूप) A bend in a cord or cord like structure, the arched dermal ridges in dermatoglyphics. *l. Lippe's* S-shaped intrauterine contraceptive device. *l. Meyer's* The portion of geniculocalcarine radiation that loops around inferior horn of lateral ventricle. *l. of recurrent laryngeal nerve* The arching of recurrent laryngeal nerves after their origin from vagus in the chest. The left one hooks below the arch of aorta behind attachment of ligamentum arterisoum and then up the left side of trachea while the right one hooks around first part of subclavian artery. (फन्दा, रसी की तरह रचना में तीव्र मोड़; अंगुलिचिन्ह विद्या में चापाकार त्वचीय कटक।)

Loperamide (लोपरामाइड) A meperidine congener, intestinal smooth muscle relaxant. (अतिसार को रोकने की औषधि जो तीव्र अतिसार में विशेष रूप से उपयोगी है तथा पेशीय शिथिलकर।)

Lophophorine (लोफॉफोरीन) An extreme toxic alkaloid found in cactus. (एक अत्यधिक विषैली क्षाराभ जो कैक्टस में पाया जाता है।)

Loradine (लॉराडीन) H_1 receptors blocker, antiallergic. (प्रत्यूर्जतारोधक।)

Lophotrichous (लोफोट्राइकस) Bacteria possessing multiple flagella at one pole only. (एक सिरे पर जीवाणु जिसमें कशाभों के गुच्छें होते हैं।)

Lorazepam (लोरेजीपेम) A benzodiazepine anxiolytic. (डायाजीपम की तरह एक प्रशांतक; बैन्जोडायजीपीन एन्जियोलाइटिक।

Lorbamate (लोरबामेट) A cyclopropane carbamate ester used as muscle relaxant. (साइक्लोप्रोपेन कार्बामेट ईस्टर जिसे पेशीय शिथिलकर के रूप में प्रयोग किया जाता है।)

Lorcainide (लोरकेनाइड) Antiarrhythmic agent, for ventricular tachycardia. (अतालता-रोधी कारक जिसे निलयी क्षिप्रहृदयता के लिए प्रयोग किया जाता है।)

Lordosis (लॉर्डोसिस) Abnormally increased forward curvature of lumbar spine. Also called sway back or saddle back. *l. compensatory* Lordosis secondary to pelvic obliquity/ deformity (see Figure). (मेरूदण्ड की असामान्य रूप से अग्रज उन्नतोदर वक्रता; अग्रकुब्जता।)

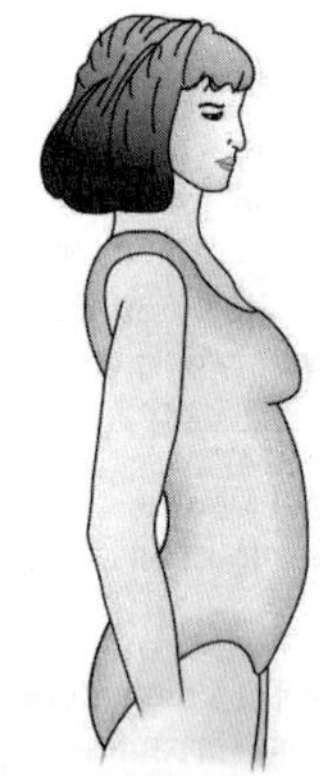

Abnormally increased curvature of the lower spine characteristic of lordosis

Lornoxican (लोरनॉक्सीकेन) Analgesic, anti inflammatory. (पीड़ानाशक तथा शोथरोधी।)

Losartan (लोसारटेन) Angiotensin receptor blocker used in hypertension. (एन्जियोटैन्सिन का ग्राही अवरोधक जिसे उच्चरक्तदाब में प्रयोग किया जाता है।)

Loss (लॉस) *l. dissociated sensory* Pain and temperature severely lost with preservation of touch as in syringomyelia or central cord tumors. *l. hearing* 1. Sensory neural due to ageing or autoimmune 2. Conductive due to disease of middle ear or external ear. (आयु या स्वक्षमता के कारण संवेदी नाड़ीपरक। मध्य कर्ण या बाह्य कर्ण के रोग के कारण संचारिता।)

Lotion (लोशन) Medicated liquids for external application or cosmetic liquid preparations e.g., benzyl benzoate, *calamine,* (calamine, zinc oxide, glycerin, bentonite, calcium hydroxide). (बाह्य शरीर पर प्रयोग करने के लिए तरल औषधीय पदार्थ जैसे बैन्जाइल बैन्जोऐट, कैलामाइन।)

Loudness (लाउडनेस) The intensity of noise or sound. (आवाज या ध्वनि की तीव्रता।)

Loupe (लोउप) Small magnifying lens. (बढ़ा करके दिखाने वाला लैन्स; आवर्धक लैन्स।)

Louse (लाऊस) Small flat bodied parasitic insect. e.g., body louse, crab louse, head louse, pubic louse). (जूँ, यूका; छोटे चपटे शारीरिक परार्जेविक कीट जैसे शरीरिक जूँ, किलनी, सिर यूका, जघन यूका आदि।)

Lovastatin (लॉवेस्टेटिन) Ester of methyl butanoic acid, given orally for increased LDL and cholesterol. (मिथाइल ब्यूटेनोइक अम्ल का ऐस्टर जिसे बढ़े हुए कोलेस्ट्रॉल तथा लो डेन्सिटी लाइपोप्रोटीन के लिए मुख द्वारा किया जाता है।)

Lowe-s syndrome (लॉस सिन्ड्रोम) Oculocerebrorenal syndrome. (नेत्रों, मस्तिष्क एवं वृक्कों से संबंधित सलंक्षण।)

Loxapine (लोक्सापीन) A tricyclic anti-psychotic agent with tranquillizing properties. (त्रिचक्रीय मनोविक्षिप्तरोधी कारक जिसमें प्रशान्तक गुण होते हैं।)

Loxotomy (लोक्सोटॉमी) Surgical amputation by means of an oblique incision. (अंगोच्छेदन; तिरछे छेदन के द्वारा शल्यकर्म अंगोच्छेदन करना।)

Lozenge (लोजेन्ज) A tablet, often diamond shaped, containing medication in a flavored and sweetened base. (औषधि युक्त चूसने की गोली, चूष जो अधिकतर डाइमंड की आकृति की होती है, जिसमें औषध तथा मीठा करने वाला बेस होता है।)

Lubb-dupp (लब-डप्प) First and second heart sound auscultatory appearance. (परिश्रवण करने पर हृदय की सुनाई देने वाली दो ध्वनियाँ।)

Lubricant (लुब्रीकेन्ट) Agent used to reduce friction. (चिकना करने वाला कारक जैसे कोई तेल या ग्रीस; स्नेहक।)

Lucid (ल्यूसिड) Easily understood, clear, able to think properly. (स्वच्छ; आसानी से समझ आने वाला; उचित प्रकार से सोचने की क्षमता होना।)

Luetic (लुईटिक) Syphilitic. (सिफिलिस रोग से ग्रस्त; उपदंशग्रस्त)

Lumbago (लम्बेगो) Pain in lumbar region. (कटि वेदना; कटि प्रदेश में शूल; कमर का दर्द।)

Lumbar (लम्बर) Pertaining to loins (see Figure). (कटि या कमर संबंधित।)

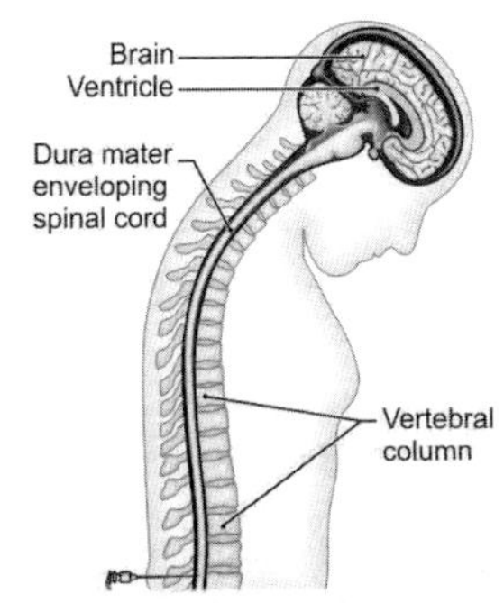

Lumbar puncture

Lumbarization (लम्बराइजेशन) Fusion between the transverse processes of the lowest lumbar and adjacent sacral vertebra. (प्रथम त्रिकाज कशेरुका तथा निम्न कटि परक अनुप्रस्थ प्रक्रिया का संयोजन।)

Lumbosacral (लम्बोसैक्रल) Pertaining to lumbar portion of spine and the sacrum. (कटित्रिकी; मेरूदण्ड तथा त्रिकास्थि के कटिपरक भाग से संबंधित।)

Lumbrical (लम्ब्रीकल) Resembling an earthworm, lumbrical muscles of hand. (कृमि-सदृश; हाथ की कृमि सदृश पेशियां।)

Lumbricoid (लम्ब्रीकॉयड) Earthworm like appearance. (केंचुए से मिलता-जुलता।)

Lumefantrine (ल्यूमैफेनट्रीन) An antimalarial. (मलेरियारोधी। *Lumen* (ल्यूमैन) अवकाशिका; किसी नलिकाकार संरचना के भीतर गुहा।)

Luminescence (ल्यूमिनेसैन्स) Emission of infrared, visible light or ultraviolet by matter from any cause except incandescence. (किसी कारण से अवरक्तीय, दृष्टीगत प्रकाश या परानीललोहित का उत्सर्जन।)

Luminiferous (ल्यूमिनीफेरस) Capable of transmitting light. (प्रकाश का उत्पन्न करने अथवा उसका वहन करने वाला।)

Lumiracoxib (ल्यूमिरेकोक्सिब) Anti-inflammatory, analgesic. (शोथ-रोधी तथा पीड़ाहर।)

Lumpectomy (लम्पेक्टॉमी) Localized excision of breast lump. (स्तन के किसी अर्बुद को शल्यक्रिया द्वारा काट कर निकाल देना।)

Lunate (ल्यूनेट) Moon or crescent shaped, semilunar. (चन्द्राकार या अर्द्धचन्द्राकार; अर्द्धचन्द्राकार हड्डी।)

Lunacy (ल्यूनेसी) Major mental illness. (पागलपन; गंभीर मानसिक विकृति।)

Lung (लंग) Paired organ of respiration in the chest enveloped by pleura. Subserving the function of oxygen uptake and CO_2 elimination. *l. farmer's* Extrinsic allergic alveolitis occurring in farmers due to inhalation of moldy hay manifesting with cough, dyspnea and fever. Repeated exposures lead to pulmonary fibrosis. *l. honey comb* Small multiple areas of radiolucency with intervening borders of soft tissue density as seen in interstitial pulmonary fibrosis. *l. post perfusion* A condition of atelectasis, pulmonary arterio-venous shunting and consolidation following cardio-pulmonary bypass. *l. uremic* Pulmonary edema with butterfly appearance of lung in X-ray due to circulatory overload and uremic dysfunction of L.V. (फेफड़े; श्वसन के दो मुख्य अंग जो वक्ष गुहा के अधिकांश भाग में स्थित होते हैं। रक्त के ऑक्सीजनीकरण में इनकी मुख्य भूमिका होती है।)

Lupoma (ल्यूपोमा) A small granulomatous nodule characteristic of lupus vulgaris. (चर्मक्षय जिसमें एक छोटी कणिका गुल्मीय पर्विका होती है।)

Lupus (ल्यूपस) Resembling wolf. *l. discoid* A disease confined to skin, marked by scaly rash usually in butterfly pattern over nose and cheeks, sometimes extending to scalp but no visceral involvement. *l. pernio* Sarcoid lesions of the hands and face, especially the ears and nose resembling frost bite. *l. vulgaris* Redbrown nodular skin lesions of face in tuberculosis. *l. systemic* Chronic autoimmune disease marked by an erythematous rash on face and other areas exposed to sunlight with vasculitis involving kidneys, brain and arthritis. Antinuclear antibodies to double stranded DNA and native DNA nucleohistone are diagnostic. *l. drug induced* Similar to systemic lupus induced by drugs like procainamide and hydralazine but without renal and brain involvement. (कोई भी जीर्ण, प्रगतिशील त्वचा रोग जिसमें विभिन्न कारणों से जख्म बनने शुरू हो जाते हैं जो भेड़िये के समान लगता है।)

Luteal (ल्यूटीयल) Relating to corpus luteum of ovary. (डिम्बशय के पीत-पिण्ड से संबंधित।)

Luteinization (ल्यूटिनाइजेशन) Transformation of granulosa cells into lutein cells in the ovary. Other cells may undergo luteinization including theca cells, coelomic cells and cervical cells. (ल्यूटिनीभवन; वह क्रिया जिसके

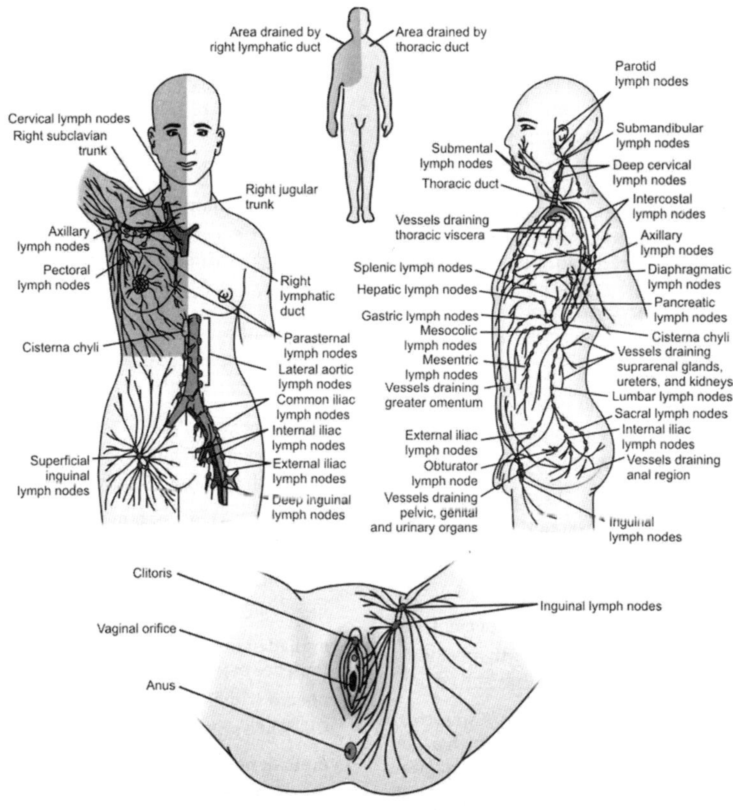

Diagrammatic representation of lymphatic drainage of various parts of the body

द्वारा डिम्बशय में ग्रेन्युलोसा कोशिकाओं का ल्यूटिन, कोशिकाओं में रूपान्तरण होता है।)

Lutembacher's syndrome (ल्यूटेम्बेकर्स सिण्ड्रोम) Congenital cardiac abnormality with ASD and mitral stenosis. (माइट्रल स्टेनोसिस अथवा द्विकपर्दी संकीर्णता के साथ हृदय के अलिन्द का कपाटीय दोष।)

Luteoid (ल्यूटियोइड) Acting like progesterone. (प्रोजेस्ट्रोन के समान कार्य करने वाला।)

Luteolysis (ल्यूटियोलाइसिस) Involution or destruction of corpus luteum. (पति-पिण्ड का विनाश।)

Luteoma (ल्यूटियोमा) Growth of lutein cells of ovary during third trimester with regression after parturition, often may secrete androgens. (ल्यूटिन कोशिकाओं से युक्त डिम्बग्रन्थि का एक अर्बुद, पीतपिण्डार्बुद।)

Luteotropic (ल्युटियोट्रॉपिक) Promoting development, maturation or hormonal secretion of corpus luteum. (पति पिण्ड के बनने को उत्तेजित करने वाला, परिपक्वता या हॉर्मोनल स्राव।)

Lutetium (ल्यूटिटीयम) Element No 71, isotopes used in nuclear medicine. (एलिमेन्ट नम्बर 71, आइसोटोपस जिसे केन्द्रक औषधि में प्रयोग किया जाता है।)

Lutheran blood group (ल्यूथेरन ब्लड ग्रुप) Antigens of red blood cells, specified by lugene that react with antibodies designated as anti-Lua and anti-Lub, first detected in serum of an individual who had received many transfusions and who developed antibodies against erythrocyte of a donor named Lutheran. (लाल रक्त कोशिकाओं का प्रतिजन।)

Lux (लक्स) A unit of illumination, equal to one lumen per square meter. (प्रकाश तीव्रता की एक इकाई।)

Luxation (लक्सेशन) Dislocation. (किसी अंग का विस्थापन; किसी सन्धि की सन्धिच्युति।)

Lye (लाई) Sodium potassium hydroxide. (सोडियम पोटैशियम हाइड्रोक्साइड।)

Lying-in (लाईंग-इन) Confinement of a woman during childbirth. (प्रसूतिकाल में किसी स्त्री का बिस्तर पर लेटे रहना।)

Lyme disease (लाइम डिजीज) A spirochetal disease transmitted by ticks characterized by erythema chronicum migrans, fever, myalgia, lymphadenopathy, arthritis, pericarditis, myocarditis, and CNS involvement. (एक सर्पकीट रेग जो किलनी (टिक) द्वारा संचारित होता है जिसमें त्वक्‌रक्तिमा, ज्वर, पेशीशूल, लसीकापर्व विकृति, सन्धिशोथ, हृदयावरणशोथ, हृदयपेशीशोथ तथा केन्द्रीय-तंत्र संलिप्तता होते हैं।)

Lymph (लिम्फ) A transparent or slightly opalescent fluid containing lymphocytes, which flows through lymph channels and enters finally into venous system via thoracic ducts (see Figure on the next page). (लसीका; लिम्फ वाहिनियों में पाया जाने वाला पारदर्शक या हल्का रंगहीन क्षारीय तरल जिसमें लसीका कोशिकाएं होती हैं, जो लसीका नली से गुजरते हुए बहती हैं तथा शिरापरक तंत्र में प्रवेश करती हैं।)

Lymphaden (लिम्फैडेन) Lymph node. (लसीका पर्व।)

Lymphadenectasia (लिम्फेडीनेक्टेसिया) Enlargement of lymph nodes with excessive lymph. (किस लसीका पर्व का बढ़ जाना; लसीका पर्व विस्फार।)

Lymphadenectomy (लिम्फेडीनेक्टॉमी) Surgical excision of lymph nodes. (एक या एक से अधिक लिम्फ नोड को शल्यक्रिया कर अलग कर देना। लसीकापर्वोच्छेदन।)

Lymphadenitis (लिम्फेडीनाइटिस) Inflammation of lymph nodes. (लसीका- पर्वों की सूजन, लसीका पर्व शोथ।)

Lymphadenography (लिम्फेडीनोग्राफी) X-ray examination of lymph nodes. (लसीका पर्वो या ग्रन्थियों का एक्स-रे परीक्षण।)

Lymphadenoma (लिम्फेडीनोमा) A tumor made of lymphoid tissue. (शरीर में लसीकाभ ऊतक से उत्पन्न होने वाली कोई भी नई वृद्धि अथवा अर्बुद।)

Lymphadenomatosis (लिम्फेडेनोमेटोसिस) Presence of numerous enlarged lymph nodes. (अनेक बड़े लसीका पर्वों की उपस्थिति।)

Lymphadenopathy (लिम्फेडीनोपैथी) A diseased state of lymph nodes. (लसीका पर्वों का रोग, लसीका पर्वों की विकृति।)

Lymphadenosis (लिम्फेडीनोसिस) Generalized enlargement of lymph glands and lymphatic tissue, may be benign (e.g., infectious mononucleosis) or malignant. (लसीका ग्रन्थियों तथा लसीका ऊतकों की वृद्धि, जो सुदम या दुर्दम भी हो सकते हैं।)

Lymphagogue (लिम्फेगोग) An agent that increases formation and flow of lymph. (लसीका के उत्पादन अथवा इसके प्रवाह को बढ़ाने वाला कारक; लसीका वर्धक।)

Lymphangiectasia (लिम्फेन्जियेक्टेसिया) Abnormal dilatation of lymphatic vessels. *l. intestinal* Dilatation of intestinal lymphatic with subsequent protein losing enteropathy, steatorrhea and diarrhea. It may be congenital due to hypoplasia of thoracic duct or acquired due to inflammation or malignancy of lymphatics. Small intestinal biopsy is diagnostic with dilated lacteals in intestinal villi. (लसीका वाहिनियों का असामान्य विस्फारण; लसीकावाहिकास्फीति।)

Lymphangiectasis (लिम्फेन्जिएक्टेसिस) Dilatation of lymph vessels. (लसीका वाहिनियों का विस्फारण।)

Lymphangioendothelioma (लिम्फेन्जियो-एण्डोथीलियेमा) A tumor composed of small masses of endothelial cells and aggregation of tubular structures thought to be lymphatic vessels. (एक अर्बुद जो अन्तः-कला कोशिकाओं तथा नलिकाकार संरचना, जिसे लसिका वाहिनियों माना जाता है, से बना होता है।)

Lymphangiography (लिम्फेन्जियोग्राफी) X-ray visualization of lymphatic vessels after injection of contrast medium. (विभेदक माध्यम का लसीका वाहिनियों में इन्जैक्शन लगाने के पश्चात् लसीका वाहिनियों का एक्स-रे चित्रण खींचना।)

Lymphangioleiomyomatosis (लिम्फेन्जि-लिजियोमायोमेटोसिस) A proliferation of lymphatic and smooth muscle cells typically affecting lung and lymph node, a lesion of women in reproductive age, with honey combing and respiratory insufficiency. (लसीका तथा कोमल पेशी कोशिकाओं का प्रफलन जो फेफड़े तथा लसीका पर्व को दुष्प्रभावित करता है।)

Lymphangioma (लिम्फेन्जियेमा) A benign growth composed exclusively of lymph vessels lined by a single layer of endothelial cells. The lesion is often congenital, can be subtyped into capillary, cavernous and cystic. The latter two are most frequent in cervical, mediastinal and retroperitoneal regions of infants (hygroma); capillary lymphangioma is difficult to identify from hemangioma. (लसीका वाहिनियों से बनी सुदम वृद्धि जो अन्तर्कला कोशिकाओं की एक परत से घिरा होता है।)

Lymphangiosarcoma (लिम्फेन्जियोसार्कोमा) Malignant tumor of lymphatic tissue, mainly associated with chronic lymph stasis usually secondary to radical mastectomy. (लसीका वाहिनियों के ऊतक से उत्पन्न होने वाला एक दुर्दम अर्बुद जो अधिकतर जीर्ण लसीका स्थैर्थ से संबंधित होता है।)

Lymphangitis (लिम्फेन्जाइटिस) Inflammation of lymphatic vessels. *l. carcinomatosa* Growth of carcinoma in lymphatics or lymphatic obstruction by carcinoma. (लसीका वाहिनियों का शोथ।)

Lymphedema (लिम्फेडीमा) Chronic unilateral or bilateral swelling of extremities caused by obstruction of lymph vessels or disease of lymph nodes, usually congenital, **type I**: autosomal dominant, associated intestinal protein loss and pleural effusion (Millroy's disease). **type II:** slowly progressive form with onset around puberty. *l. praecox* Lymphedema occurring in girls approaching puberty. (किसी जन्मजात लसीका पर्व के रोग या लसीका-वाहिनियों में अवरोध उत्पन्न हो जाने के कारण उत्पन्न शरीर के किसी भाग या बाह्यअंग पर जीर्ण की एक पार्श्विक या द्विपार्श्वीय सूजन होना।)

Lymph node (लिम्फनोड) A rounded body consisting of accumulations of lymphatic tissue found in the course of lymphatic vessels (see Figure). (लसीका पर्व; लसीका-वाहिनियो के पथ के बीच-बीच में लसीका ऊतक के एकत्रित होने से बना एक गोल पिण्ड।)

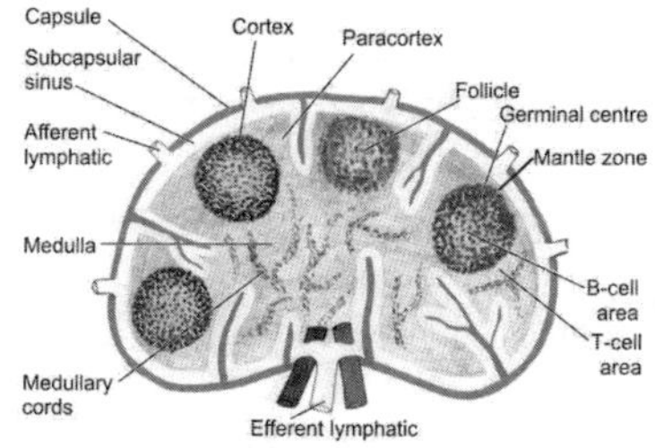

Lymph node

Lymphoblast (लिम्फोब्लास्ट) An immature cell, the precursor of lymphocyte, also known as lymphocytoblast/ immunoblast. (एक अपरिपक्व कोशिका; लसीकाकोशिका का पूर्वगामी।)

Lymphoblastoma (लिम्फोब्लास्टोमा) A form of malignant lymphoma, composed mainly of lymphoblasts. (लसीकाकोशिकाप्रसू अर्बुद। लसीका ग्रंथियों में लिम्फोब्लास्ट से बनने वाले दुर्दम अर्बुद।)

Lymphocyte (लिम्फोसाइट) A white blood cell derived from lymphoid tissue constituting 25-33% of white blood cells in peripheral blood. It has a round nucleus with well-condensed chromatin, no nucleolus, and agranular cytoplasm staining pale blue. *l. B* Derived from bone marrow, involved in humoral immunity. They recognize antigens irrespective of MCH molecule and transform to plasma cells to secrete antibodies on antigenic stimulation. They are thymus independent. *l. T.* Thymus derived lymphocyte, that has been exposed to antigen on an antigen presenting cell. They play large role in cellullar immunity. Can be helper cells, killer cells, suppressor cells or null cells. (लसीका कोशिका; श्वेत रक्त कोशिका जो लसीकाभ ऊतक से उत्पादित होता है परिसरीय रक्त में 25–33% श्वेत रक्त कोशिकाऐं होती हैं। इनमें एक गोल केन्द्रक तथा वर्ण होता है।)

Lymphocytoma (लिम्फोसाइटोमा) A tumor of low grade malignancy arising in a lymph node, composed mainly of mature lymphocyte. (लसीका कोशिकाओं का एक दुर्दम अर्बुद। एक लसीका पर्व में प्रकट होता है।)

Lymphocytopenia (लिम्फोसाइटोपीनिया) Marked reduction in number of circulating lymphocytes. (रक्त में लसीका कोशिकाओं की संख्या कम हो जाना।)

Lymphotoxin (लिम्फोटॉक्सिन) A substance or agent which causes damage to the lymphocyes. (लसीका कोशिकाओं के लिये विनाशकारी कोई पदार्थ।)

Lymphocytosis (लिम्फोसाइटोसिस) Greater than normal number of lymphocytes in peripheral blood. *l. acute infectious* An acute benign infectious disease of obscure etiology in children with headache, upper respiratory symptoms, and lymphocytosis. (रक्त में लसीका कोशिकाओं या लिम्फोसाइटों की संख्या में वृद्धि; लसीका कोशिका बहुलता। *Acute infectious lymphocytosis* (एक्यूट इन्फेक्शस लिम्फोसाइटोसिस) बच्चों में होने वाला एक तीव्र सुदम संक्रामक रोग, जिसका कारण अस्पष्ट होता है। इसमें सिरदर्द, उपरी श्वसन लक्षण तथा लसीकाकोशिका बहुलता होते हैं।)

Lymphocytotoxin (लिम्फोसाइटोटॉक्सिन) A complement fixing antilymphocyte antibody. (लिम्फोसाइटों प्रतिपिण्ड को नष्ट करने वाला एक जीवविष।)

Lymphoepithelioma (लिम्फोइपीथीलियोमा) A malignant tumor derived from epithelium around tonsils and nasopharynx containing abundant lymphoid tissue. (एक दुर्दम अर्बुद जो गलतुपिण्डकाओं तथा नासाग्रसनी के चारों तरफ उपकला से होता है जिसमें लसीकाभ ऊतक होते हैं।)

Lymphogranuloma venereum (लिम्फोग्रे–नुलोमा बेनेरियम) A chlamydial infection marked by appearance of transient ulcer on the genitalia, and enlargement of lymph node in the groin. Can lead to urethral and rectal strictures, rectovaginal fistula. क्लेमाइडिया से उत्पन्न संक्रमण जिसमें जननांगों पर एक जख्म बन जाता है तथा ऊरूमल में लसीका पर्व की अतिवृद्धि हो जाती है। इसके कारण मूत्रमार्ग तथा मलाशयी निंकुचन, मलाशय एवं योनि में नालव्रण हो जाता है।)

Lymphokine (लिम्फोकाइन) A hormone like factor produced by sensitized lymphocytes when they come in contact with antigen to which they were sensitized, acts as an intercellular messenger to regulate immunologic and inflammatory responses. (लसीका कोशिकाओं को प्रतिजन के सम्पर्क में आने से उत्तेजित होने से प्राप्त होने वाले कारक जैसे हार्मोन।)

Lymphokinesis (लिम्फोकाइनेसिस) 1. Circulation of lymph through lymphatic vessels and nodes 2. Movements of endolymph in the membranous labyrinth of the internal ear. (लसीका का लसीका वाहिनी तथा पर्वों से शरीर में परिसंचरण कान की अर्धवृत्त नलिकाओं में अन्तः कर्णोद का गति करना।)

Lymphoma (लिम्फोमा) Malignant disease of lymphoreticular system. *l. Burkitt's* Malignant lymphoma involving extranodal sites like jaw, orbit, abdominal viscera, and ovaries, the most common childhood tumor of tropical Africa. Possibly caused by EB virus and linked to falciparum malaria. *l. histiocytic* Lymphoma composed of histiocytes (poorly differentiated lymphocytic lymphomas). *l. lymphocytic* A malignant lymphoma composed of lymphocytes. The pattern may be nodules or diffuse, and the cells may be poorly differentiated, well-differentiated. *l. prolymphocytic* The cells are larger and have less condensed nuclear chromatin. *l. sclerosing* A lymphoma with prominent stromal component. *l. signet ring cell* Cells with a large cytoplasmic vacuole of immunoglobulin which displaces the nucleus to periphery. *l. stem cell* Composed of large basket like cells. (शरीर में लसीकाभ ऊतक से उत्पन्न होने वाली कोई भी नई वृद्धि अथवा अर्बुद।)

Lymphopoietin (लिम्फोपॉयटिन) A soluble factor required for maturation of lymphocytes. (घुलनशील घटक जो लिम्फोसाइटों के परिपक्वता के लिए आवश्यक होता है।)

Lymphorrhea (लिम्फोरिह्या) Flow of lymph from ruptured lymph channel. (कट गई या फटी हुई लसीका वाहिनियों से लसीका का बहना, लसीकास्राव।)

Lymphotaxis (लिम्फोटेक्सिस) The induction of lymphocyte movement. (लिम्फोसाइटों को आकर्षित करने या दूर हटा देने का गुण।)

Lymphotoxin (लिम्फोटॉक्सिन) Substance destructive to lymphocytes. (सक्रियित लसीका कोशिकाओं से मुक्त होने वाला एक लिम्फोकाइन या साइटोकाइन जीवविष जो अन्य कोशिकाओं को प्रभावित करता है।)

Lymphotrophic (लिम्फोट्रॉपिक) Attracted to lymphatic system. (लसीका कोशिकाओं के प्रति आकर्षित।)

Lynestrenol (लाइनेस्ट्रेनॉल) A semisynthetic progestin. (एक अर्द्ध कृत्रिम प्रोजेस्टेरान।)

Lyon hypothesis (लियॉन हाइपोथेसिस) Inactivation of one X-chromosome in female during embryogenesis forming the barr body.

Lyophilic (लायोफिलिक) Dispersing or dissolving easily because of affinity for solvent. (द्रवरागी, जो आसानी से घुल जाता है।)

Lyophobic (लायोफोबिक) Difficult to disperse because of poor affinity for solvent. (द्रव विरोधी।)

Lyophilize (लायोफिलाइज) To separate a solid from solution by rapid freezing and dehydration under vacuum. (किसी ठोस पदार्थ को घोल से प्रथक करना जो किसी शून्य स्थान में जमाने और फिर सुखाने की क्रिया से किया जाता है।)

Lypressin (लाइप्रेसिन) Vasopressin with lysine in place of arginine in position 8. An antidiuretic and vasopressor. (सुअर की पीयुष ग्रन्थि से उपलब्ध पृच पीयूष ग्रन्थि का एक हार्मोन जिसका प्रतिमूत्रल तथा वाहिकादाबवर्धो के रूप में प्रयोग होता है।)

Lysaa (लाइस्सा) Rabies, viral disease which is transmitted by the bite of the rabid dog, hydrophobia. (अलर्क-पागल कुत्ते के काटने से उत्पन्न बीमारी जिसमे पानी को देखकर बेचौनी होती हैं।)

Lysergic acid diethylamide (लाइसर्जिक एसिड डाइएथिलामाइड) A hallucinogen, can induce chromosomal changes. (एक शक्तिशाली विभ्रमजनक पदार्थ। यह गुणसूत्री परिवर्तन उत्पन्न कर सकता है।)

Lysin (लाइसिन) Any substance capable of causing lysis. (कोशिका को विलीन करने वाला पदार्थ।)

Lysine (लाइसीन) One of the twenty amino acids. It is an essential amino acid deficient in plant proteins. (बीस अमीनों एसिडस मे से एक। प्राकृतिक रूप में मिलने वाला अमीनो एसिड जो वृद्धि एवं ऊतकों के लिए जरूरी होता है। इसकी कमी से उत्क्लेश, अरक्तता और घुमनी उत्पन्न हो सकते हैं।)

Lysis (लाइसिस) 1. Destruction of cell by specific lysin 2. Gradual recovery from an acute disease. (किसी कोशिकाओं या जीवाणु का नष्ट हो जाना या धीरे-धीरे ज्वर अथवा रोग का कम हो जाना।)

Lysochrome (लाइसोक्रोम) A lipid soluble pigment that is suitable for staining fat. (घुलनशील वसाभ रंजक जो वसा के अभिरंजन के लिए उचित होता है।)

Lysogen (लाइसोजेन) An antigen that stimulates the formation of specific lysin. (संलयजन; प्रतिजन जो विशेष लाइसिन के निर्माण को उत्तेजित करता है।)

Lysogeny (लाइसोजेनी) A form of viral parasitism in which viral DNA becomes incorporated in a (bacterial) cell genome, without destroying the cell, thereby permitting transmission of virus to subsequent bacterial generations. (लाइसिनजनक; एक प्रकार का विषाणुज परीजीविता जिसमें कोशिका को बिना नष्ट किए, विषाणुजकोशिका जीनोमा में संजोजित होते हैं।)

Lysokinase (लाइसोकाइनेस) An activator agent of fibrinolytic system. (फ्राइब्रिन को घोलने वाले तंत्र का सक्रियकारक पदार्थ।)

Lysolecithin (लाइसोलेसीथिन) A lecithin without unsaturated fatty acid residue. It is strongly hemolytic, a good detergent. (लेसीथिन जो असंतृप्त वसा अम्ल अवशेष से रहित होता है। यह तीव्र रक्तलाइ तथा एक अच्छा विरेचक होता है।)

Lysosome (लाइसोसोम) A membrane limited cytoplasmic organelle containing hydrolytic enzymes capable of breaking down most of the constituents of living matter. (झिल्ली जो साइटोप्लाज्मिक कोशिका अंग तक होती है जिसमें जलापघटनीय एंजाइम होते हैं जो किसी जीवित पदार्थ के घटक को पूर्णता से भंग करने में सक्षम होते हैं।)

Lysozyme (लाइसोजाइम) An antibacterial enzyme present in tear, sweat, saliva and nasal secretion. (आंसुओं, लार एवं पसीने तथा नासिका स्रावों में पाया जाने वाला एन्जाइम जो जीवाणु नाशक की तरह कार्य करता है।)

M

Macerate (मैसीरेट) 1. To soften a solid or tissue by soaking the tissue in enzyme/acid. 2. The autolysis of fetal tissue after fetal death. (मसृण; किसी ठोस पदार्थ या ऊतक को किसी एंजाइम या अम्ल में भिगोकर मुलायम बनाना। भ्रूण की मृत्यु के पश्चात् भ्रूण ऊतक का अवखण्डन होना।)

Machine (मशीन) A device for accomplishing a specific objective. *m. heart - lung* A combination of pump and oxygenator to affect extracorporeal circulation and oxygenation of blood during open heart surgery. *m. Holtz* A machine for developing high voltage static electricity by multiplication of an induced charge. *m. panoramic rotating* An X-ray machine capable of radiographing all the teeth and surrounding structures by using a reciprocating motion of the tube and extraoral film. (यान्त्रिक उपकरण, यंत्र, मशीन; किसी विशेष कार्य को सफलतापूर्वक करने वाला यंत्र।)

Macro (मैको) Large or long, more than normal. (बड़ा अथवा लम्बा)।

Macroamylase (मैक्रोएमिलेस) A form of amylase that occurs as a complex joined to a serum globulin. (एक प्रकार का एमिलेस (श्वेतसार को शर्करा में बदलने वाला) जो सम्मिश्र के रूप में सीरम रक्तगोलिकाओं से जुड़ा होता है।)

Macroacyte (मैक्रोसाइट) Red blood cell 2 micron larger than normal RBC, also called megalocyte. (बृहत्लोहित कोशिका; सामान्य लाल रक्त कोशिका से दो माइक्रोन बड़ी लाल रक्त कोशिका, इसे मेगालोसाइट भी कहते हैं।)

Macrocytosis (मैक्रोसाइटोसिस) A condition in which red blood cells are larger than normal, e.g., Vit. B_{12} and folic acid deficiency. (एक अवस्था जिसमें लाल रक्त कोशिकाएं सामान्य से अधिक बड़ी होती हैं उदाहरण के लिए विटामिन B_{12} तथा फोलिक एसिड की कमी के कारण।)

Macroencephaly (मैक्रोएनसिफैली) Malformation and increase in size and weight of brain due to proliferation of glia with small ventricles and mental retardation. (एक प्रकार की रचनाविकृति जिसमें मस्तिष्क का आकार तथा वनज बढ़ जाता है जो तंत्रिकाबन्ध के प्रफलन तथा छोटे निलय तथा बुद्धि-ह्रास के कारण होता हैं।)

Macrogamete (मैक्रोगैमेट) The female gamete, larger egg fusing with microgamete, leading to zygote formation. (बृहत्युग्मक; मादा युग्मक; बड़े अण्डे का लघुयुग्मक (माइक्रोगैमेट) के साथ संयोजन होने से युग्मनज बनते हैं।)

Macrogametocyte (मैक्रोगैमेटोसाइट) The mother cell producing macrogamete. (बृहत्युग्मकों को उत्पन्न करने वाली मादा कोशिका, बृहतयुग्मकजनक।)

Macroglia (मैक्रोग्लिया) The astrocyte and oligodendrocyte, the two neuroglial elements of ectodermal origin. (तारे के आकार की तंत्रिकाबन्ध संबंधी एक कोशिका (तारिका कोशिका) तथा अल्पदन्द्रोन की एक कोशिका; बहिर्जनस्तरीय के दो तंत्रिकाबन्ध तत्व।)

Macroglobulin (मैक्रोग्लोबुलीन) Plasma globulin with molecular weight of 1000000, increased in multiple myeloma, cirrhosis, collagen disorders. (उच्च अणु-भार, लगभग 10,00,000 की एक ग्लोबुलिन, बहु मज्जार्बुद, अधितन्तुरूजा (सिरोसिस) , श्लेषजन विकृति का बढ़ाना।)

Macroglobulinemia (मैक्रोग्लोबुलिनीमिया) Plasma cell myeloma, a disorder with excessive production of IgM with anemia and bleeding; also called Waldenstrom's macroglobulinemia.

(एक विकृति जिसमें रक्त में मैक्रोग्लोबुलिन अधिक मात्रा में मिलता है तथा रक्तल्पता तथा रक्तस्त्राव होता है; रक्तरस कोशिका मज्जार्बुद;)

Macroglossia (मैक्रोग्लोसिया) Enlarged tongue. (जिह्वा का आकार में काफी बढ़ जाना; बृहतजिह्वा।)

Macrogyria (मैक्रोगाइरिया) Congenital malformation in which the cerebral gyri are large due to few sulci. (एक जन्मजात रचनाविकृति जिसमें प्रमस्तिष्कीय कर्णक अत्यधिक बढ़ जाता है।)

Macrolides (मैक्रोलाइडस) A group of antibiotics having molecules made-up of large ring lactones e.g., erythromycin (प्रतिजीवी का एक समूह जिसमें अणु होते हैं जो बड़े वृत्ताकार लैकटोन्स से बना होता है उदाहरण के लिए इरिथ्रोमाइसिन।)

Macromelia (मैक्रोमीलिया) Enlarged limbs. (अंगों का बड़ा होना।)

Macromolecule (मैक्रोमोलीक्यूल) Any molecule composed of several monomers. (एक बड़ा अणु जो कई मोनोमर से निर्मित होता है।)

Macronutrient (मैक्रोन्यूट्रीएन्ट) A substance requiring in large amount for normal growth and development or essential nutrients required in large amounts in the body. (संतुलित आहार में अधिक मात्रा वाले पोषक तत्व जैसे कार्बोहाइड्रेट, प्रोटीन, वसा)।

Macrophage (मैक्रोफेज) A large mono-nuclear cell that ingests degenerated cells, widely distributed in body but greatest accumulation in spleen where they remove senescent RBC. In brain and spinal cord known as microglia and in the blood as monocyte. *m. alveolar* A cell that moves on the alveolar surface of lung engulfing airborne particles reaching the alveoli. (बृहत्भक्षक-कोशिका; एक केन्द्रक कोशिकायें जो शरीर से विदेशीय पदार्थों और मृत जीवाणुओं आदि को खाकर खत्म कर देती हैं।)

Macropsia (मैक्रोप्सिया) Condition of seeing objects larger than their actual size. (बृहत्दृष्टिता, ऐसी अवस्था जिसमें वस्तुएं अपने वास्तविक परिमाण से बड़ी दिखती हैं।)

Macroscopic (मैक्रोस्कोपिक) Visible with naked eye. (नग्न नेत्रों से दिखाई पड़ने वाली।)

Macrostomia (मैक्रोस्टोमिया) Abnormally large mouth. (अत्यधिक चौड़ा मुँह; बृहत्मुखद्वार।)

Macrotia (मैक्रोटिया) Abnormally large ears. (कानों की असामान्य रूप से वृद्धि; बृहत्कर्णता।)

Macula (मैकुला) A small area differing in appearance from surrounding structure. *m. densa* That portion of distal convoluted tubule of the kidney in contact with the wall of afferent arteriole just before the latter enters the glomerulus. It contains cells that are tall and narrow, secreting renin. *m. retinae* A small yellow oval depression on the retina 2 disc diameter lateral and slightly below the optic disc containing fovea centralis. *m. sacculi* The oval neuroepithelial sensory area in the medial wall of the saccule that houses the terminal filaments of vestibular nerve. (एक छोटा धब्बा या स्थान जो अपने चारों ओर की संरचना से रूप रंग में भिन्न होता है।)

Macule (मैकुल) A nonelevated discolored lesion on the skin. (बिन्दु या धब्बा या चकत्ता। त्वचा के रंग से विभिन्न विवर्ण विक्षति जो सतह से उभरा हुआ न हो।)

Maculoerythematous (मैकुलेइरीथिमेटस) Both red and spotted. (एक बड़े क्षेत्र में फैली त्वक्रक्तिमा एवं बिन्दुओं या धब्बों की विक्षतियों को बताने वाला।)

Maculopapular (मैकुलोपेपुलर) Spotted and elevated. (धब्बेदार तथा उभरा हुआ; बिन्दुओं एवं पिटिकाओं दोनों से निर्मित या दोनों से संबंधित; चित्ती-पिटिकीय।)

Maculopathy (मैकुलोपैथी) Any disease of macula of retina. (रेटिना के पीत बिन्दु को प्रभावित करने वाला रेटिना का कोई भी रोग।)

Mad (मैड) Suffering from mental disorder, rabid, angry. (पागल; बुद्धि विक्षति से पीड़ित; रेबीज़ या अलर्क (पागल कुत्ते के काटने से उत्पन्न रोग) से पीड़ित।)

Madarosis (मैडेरोसिस) Loss of eyelashes. (आंखों की पलकों के बालों अथवा भौहों की कमी।)

Maddox rod (मैडोक्स रोड) Multiple parallel cylindrical rods of glass fused side to side and shaped into a trial lens used for testing of squint and fusion. (असंख्य समानांतर शीशे की बेलनाकार छड़े जो अगल-बगल में जुड़ी होती हैं तथा परीक्षण लैंस के आकार में बनी होती हैं जिन्हें दृष्टिवक्रता तथा संयोजन की जांच के लिए प्रयोग किया जाता है।)

Madelung deformity (मैडलांग डिफोर्मिटी) Subluxation of distal radioulnar joint secondary to abnormal growth and curvature of distal radius. (दूरस्थ बहिरन्तः प्रकोष्ठकी जोड़ की अपूर्णसन्धिभ्रंश जो दूरस्थ बहिः प्रकोष्ठिका (रेडियस) की वक्रता तथा असामान्य वृद्धि से अनुषंगी होता है।)

Maduramycosis (मेडुरोमाइकोसिस) A chronic disease affecting feet with draining sinuses discharging yellow to black granules. (पांव, टांग, हाथ या शरीर के अन्य भागों का जीर्ण कवक संक्रमण इसमें फोड़ा बन जाता है, सूजन हो जाती है तथा नासूर बन जाता है। मदुराकवकता।)

Madurella (मैडुरैला) A genus of fungi causing maduramycosis. (कवकों का एक वंश जिसके कारण मदुराकवकता होता है।)

Maffucci's syndrome (माफुसीस सिन्ड्रोम) A combination of multiple cutaneous hemangiomas and dyschondroplasia. (एक संलक्षण जिसमें बहुल त्वचीय रक्तवाहिकार्बुद तथा उपस्थियों के अपूर्ण विकास का संयोजन होता है।)

Magaldrate (मैगेलड्रेट) Hydroxy magnesium aluminate, an antacid. (हाइड्रोक्सी मैग्नीशियम एलूमिनेट; एक अम्लनाशक।)

Maggot (मैगट) A legless soft bodied larva of various insects, common housefly, developing in dead organic matter. (कीटार्भक, किसी कीट का कोमल शरीर वाला लार्वा, जो सड़ते हुए माँस में होता है।)

Magma (मैग्मा) 1. A paste-like preparation of any organic matter. 2. Finely divided material suspended in a small quantity of water. (बारीक पिसे हुए पदार्थ का जल की थोड़ी मात्रा में निलम्बन। पेस्ट जैसे किसी ऑर्गेनिक पदार्थ को बनाना।)

Magnesia (मैग्नीशिया) Magnesium oxide, it neutralizes acids to give soluble magnesium salts. (मैग्नीशियम ऑक्साइड; यह अम्लों को निष्क्रिय करके घुलनशील मैग्नीशियम लवणों को देता है।)

Magnesium (मैग्नीशियम) Element number 12, the silvery white metal, one of the principal cations governing electrochemical properties of living system. *m. carbonate* $MgCO_3$, insoluble in water, used as laxative and antacid. *m. citrate* Used as laxative. *m. hydroxide* Insoluble in water, used as laxative and antacid. *m. oxide* also called magnesia (see above). *m. sulphate* $MgSO_4$. Effective cathartic, antiarrhythmic and antiepileptic, useful in certain poisonings. (एलीमेन्ट नम्बर 12, चांदी जैसी सफेद धातु, मुख्य धनविद्युततत्वों में से एक जो जीवित प्रणाली के विद्युत रासायनिक गुणों को नियंत्रित करता है।)

Magnetic resonance imaging (मैग्नेटिक रेजोनैन्स इमेजिंग) A technique of soft tissue imaging using radiofrequency pulse, best for evaluating musculoskeletal system, spine, brain and joints. (कोमल ऊतक के प्रतिबिम्ब की विधि जिसे रेडियोफ्रीक्वेन्सी नाड़ी का प्रयोग करके किया जाता है यह पेशी कंकालीय तंत्र, मेरूदण्ड, मस्तिष्क तथा जोड़ों के मूल्यांकन के लिए लाभदायक होती है।)

Magnetism (मैग्नेटिज्म) 1. The properties of mutual attraction, or repulsion produced by magnet or electric current. 2. Study of magnet and their properties. 3. The force exhibited by a magnetic field. (चुम्बकत्व; चुम्बकीय गुण; चुम्बक तथा विद्युत धारा द्वारा उत्पादित पारस्परिक आकर्षण या प्रतिकर्षण के गुण। चुम्बक तथा उसके गुणों का अध्ययन। चुम्बकीय क्षेत्र द्वारा प्रदर्शित शक्ति।)

Magneton (मैग्नेटॉन) A unit of measure of the magnetic movement of an atomic or subatomic particle. (नाभिकीय चुम्बकीय बल की इकाई।)

Magnification (मैग्नीफिकेशन) An enlargement of an object by an optical element or instrument. (आवर्धन, सूक्ष्मदर्शी के द्वारा देखते हुए किसी वस्तु को बड़ा करने की क्रिया।)

Maim (मैम) To disable, mutilate, cripple by injury. (गंभीर रूप से चोट पहुंचाने या घायल होने के कारण हाथ या पैर का प्रयोग करने से वंचित कर देना, अंग-भंग होना या विकलांग हो जाना।)

Main (मेन) Hand. *m. d' accoucheur* The characteristic position of hand produced by tetany. *m. en griffe* Permanent extension of metacarpophallangeal joints. (हाथ।)

Mainlining (मेनलाइनिंग) Term used by drug addicts denoting IV injection of heroin or other drugs. (इस शब्द को औषधि-व्यसन (ड्रग-एडिक्ट) द्वारा किसी नशीले या मादक पदार्थ या किसी औषधियों के अन्तराशिरीय इंजेक्शन के लिए प्रयोग किया जाता है।)

Majocchis' disease (मेजोकिस डिजीज) Annular telangiectatic purpura. (वृत्ताकार वाहिकास्फीति रक्तचित्तिता।)

Majority (मेजॉरटी) The age at which a person becomes legally entitled to full civil rights of an adult. It is 18 in UK, 21 in India, USA, Canada and 20 in Japan. (आयु जिसमें व्यक्ति कानूनी तौर पर बालिग व्यक्ति के पूर्ण रूप से स्वतंत्र तथा समानता का अधिकारी हो जाता है। यह यूके में 18; भारत, अमेरिका तथा केनेडा में 21 तथा जापान में 20 है।)

Makeshift (मेकशिफ्ट) Denoting a shunt from a large variceal collateral vessel to a systemic vein when a standard shunt cannot be employed. Employed for portal hypertension. (जब सामान्य पार्श्वपथ का प्रयोग नही किया जा सकता तब अस्थायी रूप से बड़ी समपार्श्वी वाहिनी से सार्वदैहिक शिरा तक पार्श्वपथ का प्रयोग करना।)

Mal (माल) A disease. (रोग, बिमारी या विकार।)

Mala (माला) The cheek bone, cheek. (गाल, कपोलास्थि।)

Malabsorption (मालएब्जार्पशन) Impaired or incomplete absorption of nutrients by the intestine. *m. lactose* Lactase deficiency, mostly inherited, commonly manifesting in adults, with pain and diarrhea after lactose ingestion. Unabsorbed lactose is converted to butyric and lactic acid by colonic bacteria, that causes pain. Lactose being hyperosmolar draws fluid to add to stool volume. *m. syndrome* Manifests with pallor, potbelly, bleeding tendency, weakness due to malabsorption of nutrients, caused by any disease. (अपावशोषण संलक्षण। आंत या पाचक पथ से पोषक तत्वों का अवशोषण ठीक तरह से न हो पाना। *m. Syndrome* (सिण्ड्रोम) पोशक पदार्थो के अपर्याप्त अवशोषण से उत्पन्न होने वाला संलक्षण जिसमें पीलिया, वसामय उदर, रक्तस्त्राव, कमजोरी आदि लक्षण होते हैं।)

Malachite green (मैलाकाइट ग्रीन) Green crystalline substance used as a pH indicator. (हरा स्फटाभ पदार्थ जिसे संकेतक के रूप में प्रयोग किया जाता है।)

Malacia (मैलेशिया) Softening of tissues. *m. cordis* Morbid softening of heart. (ऊतकों अथवा किसी अंग का असामान्य रूप से कोमल होना; मृदुता।)

Malady (मैलेडी) Illness. (रोग या विकार।)

Malaise (मैलेस) A vague general discomfort or feeling ill. (व्याकुल, बेचैनी या घबराहट होना। बीमार होने की अनुभूति।)

Malakoplakia (मैलेकोप्लेकिया) The formation of soft, fungus-like growths on the mucous membrane of a hollow organ, esp. urinary bladder. (किसी खोखले अंग की श्लेष्मकला पर कोमल तथा कवक जैसी वृद्धियों का बनना विशेषकर मूत्राशय।)

Malalignment (मालएलाइनमैन्ट) 1. Incorrectly aligned fractured parts. 2. Displacement or abnormal position of tooth. (अस्थिभंग भागों का सही प्रकार या सीध में न मिलना। दांतो का दन्तचाप की रेखा से बाहर को विस्थापित हो जाना या असामान्य रूप से स्थित होना।)

Malar (मैलर) Relating to cheek or cheek bone. (गालों अथवा कपोलास्थि से संबंधित।)

Malaria (मलेरिया) An infectious disease caused by any of the four plasmodia, transmitted by mosquitoes of the genus *Anopheles*, manifesting with chill and fever, anemia, splenomegaly. *m. falciparum* Caused by *plasmodium falciparum*, the parasite develops within small vessels of internal organs frequently blocking them. Fever paroxysm often occurs daily and is often continuous. Patient can have cerebral, gastrointestinal, renal and pulmonary complications. Also known as malignant tertian. *m. malarae* Caused by *Plasmodium malarae*, Fever paroxysm occurs on every third day. *m. quotidian* A form in which paroxysms occur daily, can be caused by combination of *Plasmodium vivax* and falciparum or two generations of falciparum. *m. relapsing* A type in which exoerythrocytic cycle persists in liver with relapse e.g., in vivax and ovale infection. *m. vivax* Caused by *Plasmodium vivax* or ovale, the fever paroxysm occurring every other day (see Figure). (एनोफेलीस वंश के मच्छर द्वारा फैलने वाला रोग प्लाजमोडियम वंश के परीजवी मच्छर की मादा के अन्दर रहता है। जब यह मादा किसी स्वस्थ मनुष्य को काटती है तब ये परजीवी उस मनुष्य के रक्त में पहुंच कर रोग उत्पन्न करते हैं जिसमें शीतकम्प तथा ज्वर, रक्ताल्पता, तथा प्लीहा अतिवृद्धि हो जाती है।)

Malassezia furur (मैलासेजिया फरफर) Fungus that causes tinea versicolor. (कवक जिसके कारण बहुत से रंगो में परिवर्तित होने वाला दाद हो जाता है।)

Malate (मैलेट) Salt of malic acid. (मेलिक एसिड (सेबों, नासपातियों आदि का अम्ल) का लवण।)

Malathion (मैलेथियोन) Insecticide. (कीटनाशक; कीटाणुनाशक।)

Male (मेल) Sex of an individual containing organs that produce spermatozoa, with one X- and one Y-chromosome. (पुरूष; व्यक्ति का लिंग जो अंग शुक्राणुओं को उत्पन्न करता है जिसमें एक X और एक Y गुणसूत्र होते हैं।)

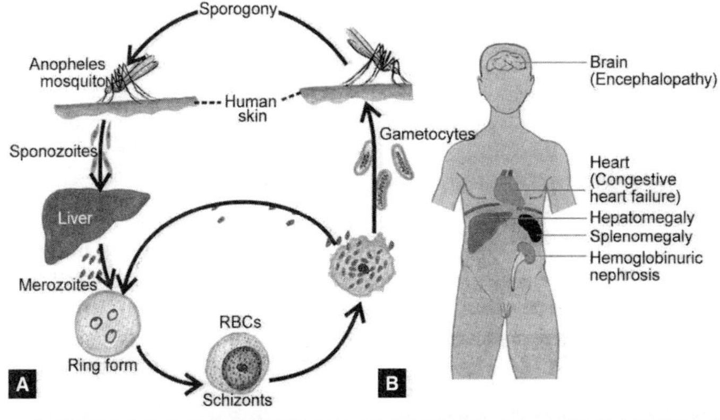

Malaria

Malformation (मालफोर्मेशन) A defect or deformity. *m. Klippel-Feil* Short webbed neck due to malformation of cervical vertebrae. *m. Mondini* Congenital deafness due to hypoplasia of latter part of cochlea. (विकृति; कुरचना; अपसामान्य आकार या संरचना।)

Malfunction (मालफंक्शन) Abnormal or inadequate function. (दोषयुक्त कार्य।)

Malic acid (मैलिक एसिड) An intermediate in carbohydrate metabolism, present in unripe apples, cherries, tomatoes, etc. (कार्बोहाइड्रेट उपापचय में मध्यवर्ती, जो कच्चे सेबों, चेरी, टमाटरों आदि में उपस्थित होता है।)

Malignant (मैलिग्नैन्ट) Denoting any disease resistant to treatment, and of fatal nature. In case of tumor it denotes uncontrollable undifferentiated growth and dissemination. (धीरे-धीरे बिगड़ने वाला जिससे मृत्यु की संभावना हो जाती है जैसे कैंसर वृद्धि, दुर्दम।)

Malinger (मैलिंगर) To pretend to be ill, for personal gains. (छलरूग्णता; व्यक्तिगत लाभ के लिए बिमारी का बहाना बनाना।)

Malingerer (मैलिंग्रर) Who pretends to be sick. (सहानुभूति लेना, काम से छुट्टी पाने, हरजाना प्राप्त करने के बिमार बनने का बहाना करने वाला आदमी; छलरोगी।)

Malleable (मैलिएबिल) Pliable, capable of being made into small sheets. (दबाव से आकृति में बदल जाना, नम्य, आघातवर्ध्य।)

Malleation (मैलीयेशन) A spasmodic movement. (हाथों में ऐंठन हो जाना; उद्वेष्टकारी या ऐंठनयुक्त गति।)

Malleolar (मैलियोलर) Relating to one or both prominences on either side of ankle. (गुल्फ के किसी भी तरफ एक या दोनों उत्सेध होने से संबंधित।)

Malleolus (मैलीयोलस) One of the two projections on either side of ankle. (गुल्फ के किसी भी तरफ, दोनें में से एक उभार या प्रक्षेपण।)

Malleus (मैलियस) The club shaped and most lateral of the three auditory ossicles involved in sound transmission across middle ear. It is attached to tympanic membrane and articulates with incus. (आन्तरिक कान की हथौड़ी की आकृति की अस्थि। यह मध्य कर्णपटह से लगी तीन श्रवण अस्थिकाओं में सबसे बड़ी; ग्लैन्डर्स।)

Mallory-Weiss syndrome (मैलरी-वीस सिन्ड्रोम) Laceration of lower esophagus with hematemesis following severe retching and vomiting. (निचली ग्रासनली का विदाहरण के साथ रक्त वमन होता है जिसके पश्चात् उल्टी के लिए अनैच्छिक प्रयास तथा तीव्र उल्टी होती है।)

Malnutrition (मॉल्न्यूट्रीशन) Faulty nutrition due to inadequate diet, metabolic abnormality, wrong proportions of items, etc. (कुपोषण जो असंतुलित भोजन, चयापचयी विकृति आवश्यक पोशक तत्वों की हीनता अथवा दुःसात्मीकरण से उत्पन्न होता है।)

Malocclusion (मालाक्लुजन) Abnormal contact of opposing teeth. (कुधारणा, ऊपरी तथा निचले जाबड़े के दांतों की कुस्थिति तथा उनका आपस में ठीक से न मिलना।)

Malonyl-coenzyme (मैलोनिल कोएन्जाइम) A Formed from acetyl CoA, helpful in fatty acid biosynthesis. (एसिटाइल CoA से बना हुआ, जो वसाम्ल के बायोसिन्थेसिस में सहायक होता है।)

Malpighian body (मैल्पीघियन बॉडी) Renal corpuscle. (वृक्कीय कणिका।)

Malpractice (मालप्रैक्टिस) Improper, unskillful, or negligent treatment of an individual by a medical man. (दुष्चिकित्सा, किसी चिकित्सक द्वारा रोगी की गलत या हानिकारक चिकित्सा करना।)

Malrotation (मालरोटेशन) Developmental failure of rotation in the normal direction and to normal degree, most common to digestive tract. (कुघूर्णन; किसी अंग का सामान्य दिशा तथा डिग्री में घुमाव की निष्फलता, जो पाचक नली में बहुत सामान्य होता है।)

Malt (माल्ट) Grain, especially barley, containing dextrin, maltose, glucose and some enzymes. (गेहुं विशेषकर बालि जिसमें डैक्सट्रिन, मैल्टोज, ग्लूकोज तथा कुछ एंजाइम होते हैं।)

Maltase Digestive enzyme promoting conversion of maltose to glucose. (आंत्र रस में पाया जाने वाला; शर्करा को विखंडित करने वाला पाचन एंजाइम जो मेल्टोज को ग्लूकोज में परिवर्तित करता है।)

Maltose (माल्टोज) $C_{12}H_{22}O_{11}$; a sugar formed by action of a digestive enzyme on starch. (माल्ट शर्करा जो स्टार्च पर पाचक एंजाइम की क्रिया से बनती है।)

Malunion (मॉलयूनियन) Faulty union of fractured bones. (किसी अस्थिभंग की अवस्था में अस्थियों के टुकड़ों का गलत प्रकार से जुड़ना।)

Mamma (मैमा) Breast, rudimentary in male but containing milk producing glands in female (see Figure). (स्त्री स्तनों की दो दुग्ध स्रावी ग्रन्थियां परन्तु पुरूषों में अविकसित होते है; वक्ष।)

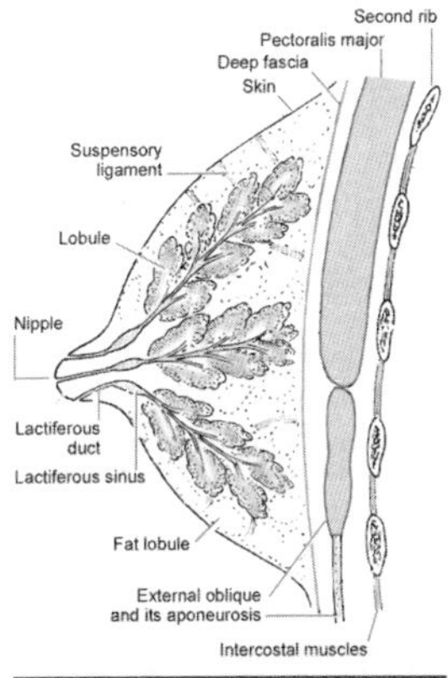

Breast (Mammary)

Mammal (मैमल) Vertebrates that nourish their offspring with milk. (मैमलिया वर्ग का जन्तु जिसके स्तन होते हैं। और वह अपने संतान को अपने दूध से पोशण करता है।)

Mammilities (मैमीलाइटिस) Inflammation of the nipples. (चूचक का शोथ।)

Mammilliplasty (मैमिलिप्लास्टी) Plastic surgery of the nipples and the areola. (किसी चूचक पर प्लास्टिक सर्जरी करना; चूचुक संधान।)

Mammitis (मैमाइटिस) Also known as mastitis. This is the infection or inflammation of the breast tissue which occurs commonly among breast- feeding women. (स्तनशोथ। यह स्तन के ऊतक का शोथ या संक्रमण होता है जो अधिकतर स्तन पान कराती हुई महिलाओं में पाया जाता है।)

Mammoplasty (मैमाप्लास्टी) Plastic surgery of breast; can be augmentative (increase in size by implants) or reductive. (स्तन की प्लास्टिक सर्जरी जो स्तन को बढ़ाने या घटाने के लिए की जाती है।)

Mammary (मैमरी) Relating to breast. (स्त्री स्तनों की दो दुग्ध स्त्रावी ग्रन्थियां।)

Mammalia (ममैलिया) Nipple, nipple-like protruberance. (स्तन का चूचुक।)

Mammilate (मैमीलेट) Having nipple-like structures. (चूचुक के समान संरचना प्रक्षेपणों से भरा हुआ।)

Mammiloplasty (मैमीलोप्लास्टी) Reparative surgery of nipple. (चूचुक एवं परिवेश की प्लास्टिक सर्जरी।)

Mammogram (मैमोग्राम) X-ray of mammary gland. (स्तन का एक्स-रे चित्र।)

Mammography (मैमोग्राफी) A soft tissue X-ray technique for visualization of female breast; used to detect nonpalpable lesions and identify palpable lesions. (स्त्री स्तन के कोमल ऊतक का एक्स-रे परीक्षण जिसे अपरिस्पृश्थ विक्षति के निरूपण तथा परिस्पृश्थ विक्षति को अभिज्ञात करने के लिए प्रयेाग किया जाता है।)

Mammotrophic (मैमोट्रॉफिक) Promoting development, and growth of mammary glands. (स्तन के परिमाण को अथवा उसकी वृद्धि एवं विकास को बढ़ावा देने का प्रभाव रखने वाला।)

Mandelate (मैण्डीलेट) Salt of mandelic acid. (मैण्डलिक अम्ल का लवण।)

Mandelic acid (मैण्डेलिक एसिड) Urinary antibacterial agent. (मूत्र प्रतिरोधी कारक

मुख्यतः एमोनियम लवण के रूप में प्रयोग में आता है। इसकी क्रियाशीलता के लिए मूत्र की अम्लीयता बहुत आवश्यक है। साथ ही एमोनियम क्लोराइड का सेवन कराना आवश्यक है।)

Mandible (मैण्डीबल) The horse shoe shaped bone of lower jaw in mammals. Articulating with skull at temporomandibular joint and housing the lower teeth (see Figure below). (निचले जबड़े को निर्मित करने वाली घोड़े के नाल के आकार की अस्थि; अधोहनु।)

Mandibullectomy (मैण्डीबुलेक्टॉमी) Removal of lower jaw. (अधोहनु या मैण्डीबल (निचले जबड़े) को शल्य क्रिया द्वारा काट कर अलग कर देना।)

Maneuver (मैन्युवर) A skillful movement. *m. Bracht's* In obstetrics, maneuver used in breech extraction whereby breech is allowed to deliver spontaneously up to umbilicus and then the fetal body is held anteriorly toward mother's abdomen to facilitate delivery of vertex. *m. credes* A method of expressing the placenta in which body of uterus is vigorously squeezed in order to produce placental separation. *m. Hallpikes* a test for benign positional vertigo. *m. Heimlich* method of dislodging food and other material from the throat. *m. Pinard* Method of fetal extraction in frank breech presentation; two fingers are passed along fetal thigh to push it away from midline and flex the leg, the foot then easily grasped and brought down and out. *m. Prague* A procedure used in breech delivery in which the finger is hooked over shoulder of fetus to exert traction and allow engagement of the head. *m. Scanzoni's* Rotation of fetal head with mid forceps from posterior to anterior position. *m. valsalva* 1. Forced expiration against closed glottis to increase pressure within lungs. 2. Forced expiration with mouth closed and nose pinched to open up auditory tubes (see Figure). (बुद्धि का कार्य या गति। ब्रैक्टस मैन्युवर नितम्ब प्रस्तुति में बाद में आने वाले सिर को निकालने की एक विधि (सिर की बजाय कूल्हों की प्रस्तुती या पैरों के बल बच्चे को पैदा होना); हेमलिच मैन्युवर-गले से किसी खाद्य पदार्थ या बाह्य पदार्थ को निकालने की विधि।)

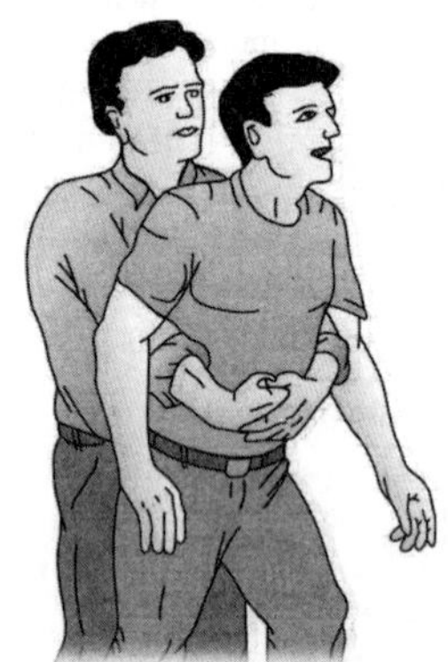

Heimlich maneuver

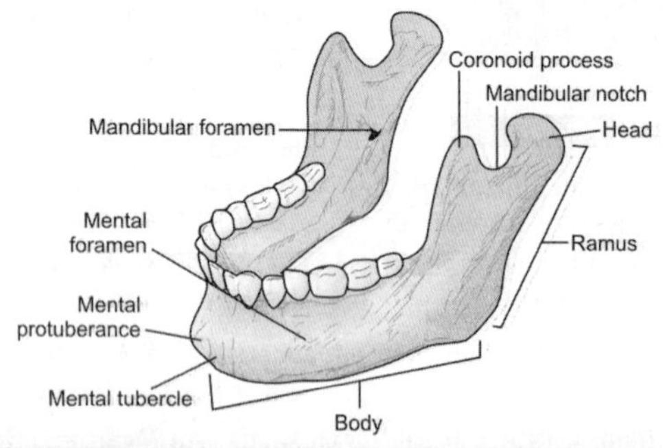

Mandibula (mandible)

Manganese (मैंगनीज) Element no. 25, an essential micronutrient. (एलिमेन्ट नम्बर 25, एक आवश्यक पोषक तत्व जो बहुत थोड़ी मात्रा में ही लिया जाता है।)

Manganous (मैंग्नॉस) Bivalent salts of manganese. (मैंगनीज का द्विसंयोजक लवण।)

Mange (मैन्ज) Scabies. (पामा; कण्डू कुटकी द्वारा उत्पन्न एक अति सांसर्गिक त्वचा रोग।)

Mania (मैनिया) Emotional disorder characterized by excitement, hyperactivity and garrulousness. (उन्माद, पागलपन; सनक; भावावेगी विकृति जिसमें उत्तेजना तथा अतिसक्रियता होती है।)

Maniac (मैनियाक) Emotionally disturbed individual with violent behavior. (उन्माद रो ग्रस्त, पागल, सनकी; भावुकतापूर्वक मानसिक समस्याओं से ग्रस्त व्यक्ति जिसका व्यवहार हिंसात्मक होता है।)

Manifestation (मैनीफेस्टेशन) Display of characteristic signs and symptoms of a disease. *m. neurotic* The use of various defense mechanisms like conversion, dissociation, depression in an attempt to resolve emotional conflicts. *m. psychotic* Loss of contact with reality, personality disintegration. (प्रकाशन, अभिव्यक्ति; किसी रोग के चिन्हों तथा लक्षणों का प्रकाशित होना।)

Manikin (मैनीकिन) An anatomic model of human body for practice of certain manipulations as those of obstetrics and dentistry. (शरीर रचना विज्ञान; विशेषकर दन्तचिकित्सा तथा प्रसूतिविज्ञान के हस्तोपचार में प्रयोग में आने वाला मानव शरीर का प्रतिरूप (मॉडल)।

Manipulation (मैनीपुलेशन) Treatment by skillful use of hand in reducing dislocation or changing the fetal position. (हस्तोपचार, हाथों का प्रयोग करके कुशलता से अस्थि-भग्न में अस्थियों को अपने स्थान पर बैठाना या भ्रूण की गलत स्थिति को ठीक करना।)

Manna (माना) The dried sugary exudate of ash tree, rarely used as a laxative. (ऐश नामक जंगली वृक्ष का सूखा शर्करा निःस्त्राव, जिसे कभी-कभी मृदु विरेचक के रूप में प्रयोग किया जाता है।)

Mannerism (मैनेरिज्म) Distinctive characteristic or behavioral trait. (वस्त्रों, बोलने या कार्य करने का रंग ढंग या उनकी प्रकृति के विशिष्ट लक्षण या विशेषक स्वभाव।)

Mannitol (मैनीटॉल) An alcohol, $C_6H_{14}O_6$, derived from fructose, used in preparation of dietetic sweets and as an osmotic diuretic. (फलशर्करा। (फ्रक्टोस) से प्राप्त एल्कोहल जिसे नियमित आहार वाली मिठाईयों को बनाने में प्रयोग किया जाता है। तथा परासरणीय मूत्रल के रूप में प्रयोग किया जाता है।)

Manometer (मैनोमीटर) An instrument for measuring pressure of liquid and gases. (दाबमापी; द्रवों और गैसों द्वारा पड़ने वाले दाब को मापने वाला यंत्र।)

Mansonia (मैनसोनिया) A genus of mosquitoes transmitting filaria. (मच्छरों का एक वंश जो फाइलेरिया को संचारित करते हैं।)

Manubrium (मैनुब्रियम) A structure that resembles a handle but when used alone refers to manubrium sterni (see Figure on the next page). (हैंडल के आकार की संरचना, परन्तु जब इसे अकेले प्रयोग किया जाता है तो इसे उरोस्थि मुष्टि कहते हैं।)

Manus (मैनस) The hand. (हाथ।)

Mantle (मैन्टल) A covering. (मस्तिष्क का आवरण; ढकने वाली रचना या परत।)

Mantoux test (मैन्टॉक्स टेस्ट) An intradermal test to know exposure to tuberculous protein. Induction less than 5 mm is negative, 5–10 mm in doubtful and more than 10 mm is positive.

Mapping (मैपिंग) In genetics, locating the position and order of gene loci on a chromosome by analyzing the frequency of recombination between

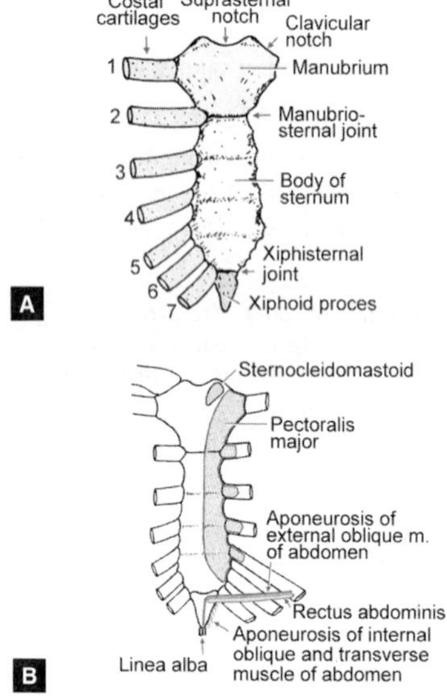

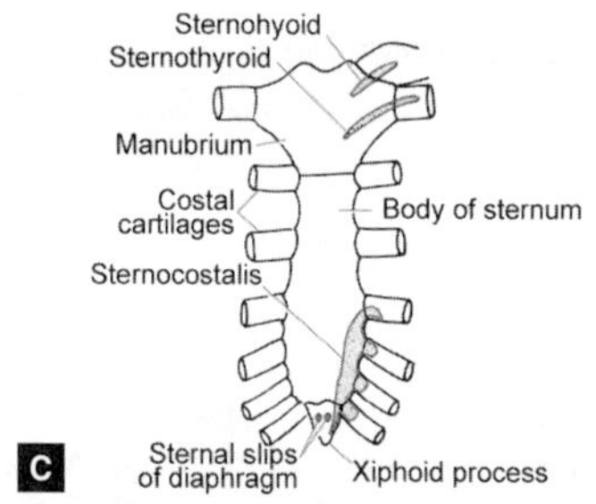

Manubrium

the loci. (आनुवंशिकी में किसी गुणसूत्र पर जीनों की स्थिति तथा क्रम का स्थापन जो स्थली के बीच पुनः संयोग की बारम्बारता के विश्लेषण से ज्ञात होता है।)

Maprotiline (मैप्रोटिलाइन) Tricyclic antidepressant. (त्रिचक्रीय अवसादरोधी।)

Marasmus (मैरस्मस) Protein calorie malnutrition in young children with progressive wasting, wizened face, shrunken eyeballs but alerted mind. (शिशुओं में प्रोटीन तथा कैलोरी का कुपोषण जिसके कारण शिशु में अवत्वक् वसा तथा पेशियों का क्षय हो जाता है, त्वचा शुष्क हो जाती है तथा आंखें भीतर को धस जाती हैं।)

Marble bone disease (मार्बलबोन डिजीज) Abnormally calcified bone with spotted appearance in X-ray. (अस्थि अश्मरता; स्वयं ही अस्थियों का असामान्य रूप से बहुत अधिक ठोस होना जिसके कारण अस्थि भग्न स्वयं ही बहुत सरलता से हो जाता है जिसका एक्स-रे में धब्बेदार स्वरुप दिखता हैं।)

Marcus Gunn's phenomenon (मार्कस गुन्स फेनामेनान) Closing of the eyes when mouth is closed and exaggerated opening of the eyes when mouth is opened. SYN __ Jaw winking syndrome. (जब मुँह बंद होता हैं तो आंखें भी बंद हो जाती हैं तथा जब मुंह खुलता है तब आंखें अतिशयोक्त रूप में से खुली रहती हैं।)

Margin (मार्जिन) The edge or border of a structure or organ. *m. of safety* A measure of drug safety based on the dose required to produce an effective, therapeutic response in most individuals versus the dose required to produce toxic effects in few individuals. It is similar to but not same as therapeutic index. (किसी रचना या अंग का किनारा या सीमा।)

Margination (मार्जिनेशन) Autosomal dominant trait with defective formation of elastic fibers marked by abnormally long slender extremities, spidery fingers, high arched palate, lax joints, aortic regurgitation, MVP and dislocation of lens. (क्षतिग्रस्त स्थान पर सूजन की पहली अवस्था में श्वेत रक्त कोशिकाओं का एकत्रित होना तथा उनका रक्त वाहिनियों की दीवारों पर चिपक जाना।)

Marijuana (मैरीजुआना) The dried, chopped leaves, flowers and stems of the common hemp plant *canabis sativa*, smoked or eaten to induce euphoria. (भांग के पौधे के सूखे, छोटे छोटे कटे हुए पत्ते फूल तथा तने जिन्हें आनन्द उत्पन्न करने के लिए ध्रूमपान में प्रयोग या खाया जाता है।)

Marie Strumpel disease (बद्धकशेरुका–सन्धिशोथ।) Ankylosing spondylitis.

Mark (मार्क) A blemish, a spot. *m. port wine* Congenital discoloration of skin, usually on the face varying from pink to purple. (धब्बा, तिल, अभिरंजक, नील; जन्मजात् त्वचिय वाहिकामय अर्बुद।) *Portwine mark* (पोर्टवाइन मार्क) त्वचा की जन्मजात् विवर्णता अधिकतर चेहरे की त्वचा गुलाबी से बैंगनी हो जाती है।)

Marker (मार्कर) 1. A characteristic factor by which a cell or molecule can be identified or a disease can be recognized. 2. A general term for any trait that helps to throw light on the genetic nature of a disorder. (अभिलक्षण कारक जिससे कोशिका या अणु को पहचाना जाता है। या किसी रोग को पहचाना जाता है। किसी विशेषक के लिए एक सामान्य शब्द जो किसी रोग के जनन स्वभाव पर प्रकाश डालने में सहायता करता है।)

Maroteaux (मेराटियोक्स) Lamy syndrome. (लैमी सिण्ड्रोम।)

Marmot (मार्मोट) Ticks that transmit rocky mountain spotted fever. (किलनी जिससे पहाड़ी चट्टान के समान धब्बों वाला ज्वर संचारित होता है।)

Marrow (मैरो) The meshy material filling the medullary cavities of bones. *m. red* Marrow in the cancellous or spongy bones of sternum, ribs, iliac crest, vertebrae and ends of long bones. Concerned with formation of blood. *m. yellow* The fatty marrow in center of long bones. (हड्डियों की मेडुला गुहाओं में भरा हुआ जालीदार पदार्थ; अस्थि मज्जा।) *Red marrow* (रेड मैरा) (लाल मज्जा जो अस्थि के सुषिर ऊतक में पायी जाती है तथा रक्त कोशिकाओं एवं हीमोग्लोबिन के बनने से संबंधित होती है। *Yellow marrow* (येलो मैरो) पीली मज्जा जो लम्बी हड्डियों की अन्तस्था-गुहा में पायी है जो वसा कोशिकाओं तथा संयोजी ऊतक से बनी होती है।)

Marsupialization (मार्सुपियालाइजेशन) Surgical procedure for eradication of cyst in which the sac is incised, and its edges are stitched to the edges of external incision e.g., pilonidal cyst. (पुटी के उन्मूलन की शल्यक्रियात्मक विधि जिसमें एक नली समान रचना का उत्कीर्ण करके, उसके किनारों को बाह्य छेदन के किनारों से सिल दिया जाता है।)

Masculine (मैस्कुलाइन) Relating to characteristics of male sex. (पुरूष लिंग के विशिष्ट लक्षणों से संबंधित। *Mask* (मास्क) सर्जन तथा नर्स के मुंह पर लगाने वाला गॉज या आवरण; हवाई यात्रा के समय या संज्ञाहरण के दौरान ऑक्सिजन पंहुचाने के लिए मुँह पर लगाया जाने वाला आवरण या बी एल बी मास्क।)

Masking (मास्किंग) 1. The introduction of noise in one ear for the purpose of excluding that ear from a hearing test given to the other ear. 2. The opaque material placed over the metal or any other part of a dental prosthesis. (दूसरे कान की श्रवण-शक्ति का परीक्षण करते समय पहले कान पर शोर करना। एक अपारदर्शी पदार्थ जिसे किसी धातु या दन्त कृत्रिम के किसी दूसरे भाग पर लगाया जाता है।)

Masochism (मैसोकिज्म) 1. A form of sexual perversion where satisfaction is dependent upon physical torture. 2. The infliction of physical or psychological pain upon oneself to relieve guilt. (पीड़ित होने, बांधे जाने तथा पीटे जाने से लैंगिक उत्तेजना का होना; परपीड़ित कामुकता। दोष भावना से मुक्त होने के लिए अपने ऊपर शारीरिक या मनोवैज्ञानिक पीड़ा लेना।)

Masochist (मैसोकिस्ट) 1. The passive partner in practice of masochism. 2. One who for psychological purposes exposes himself unnecessarily to sufferings. (मैसोकिज्म की क्रिया में निष्क्रिय साथी। एक व्यक्ति जो किसी मनोवैज्ञानिक उद्देश्यों के लिए अपने आप को अनावश्यक पीड़ा या कष्ट देता है।)

Mass (मास) A collection of tissue; in pharmacology, a soft pasty mixture of drugs suitable for rolling into pills. (समूह; लुगदी; पिण्ड; ढेर; ऊतक का संग्रह; फार्मेकोलोजी में, औषधि का एक हल्का पदार्थ जो गोली के अन्दर डालने के लिए उचित होता है।)

Massage (मसाज) Rubbing body parts for therapeutic goals. *m. Cardiac* Rhythmic manual compression of heart either by thoracotomy (open cardiac massage) or by pressure applied to sternum (closed cardiac massage). *m. carotid sinus* Massage of carotid sinus at the angle of jaw for treatment of SVT or identification of tachycardia. *m. prostatic* Massage of prostate through rectum to express its secretions into prostatic urethra (examination for gonococci). (मालिश; मर्दन; चिकित्सा उद्देश्यों के लिए शरीर के किसी भाग या अंग को रगड़ना या दबाना जैसे हृदय गति रूक जाने पर हृदय क्षेत्र पर थपथपाना या रगड़ना।)

Masseter (मैसेटर) Muscle of lower jaw used for chewing. (चर्वणिका, मुंह बंद करने तथा चबाने वाली, नीचले जबड़े की मुख्य पेशी।)

Masseur (मैसियर) A person trained in or who practises the art of massage. (मालिश करने वाला व्यक्ति जो मालिश की कला का विशेषज्ञ या उसमें कुशल होता है।)

Masseuse (मेसीयूज) The woman who gives or practices the massage. (मालिश करने वाली महिला।)

Mastectomy (मास्टेक्टॉमी) Surgical excision of breast. *m. extended radical* Mastectomy that includes removal of chest muscles, axillary lymph nodes and the internal mammary chain of lymph nodes. *m. Halstead radical* Removal of breast, chest muscles and lymph nodes of axilla. *m. modified radical* Removal of breast and axillary lymph nodes without removal of pectoralis muscle. *m. total* Removal of breast only. (स्तनोच्छेदन, शल्यक्रिया द्वारा स्तन को काट कर निकाल देना।)

Masticate (मैस्टीकेट) To chew. (चबाना।)

Mastication (मैस्टीकेशन) The process of chewing. (चबाने की क्रिया।)

Mastitis (मैस्टाइटिस) Inflammation of the breast. (स्तनशोथ।)

Mastochondroma (मैस्टोकॉण्ड्रोमा) A benign breast tumor composed chiefly of cartilaginous tissue. (स्तन का उपास्थि ऊतक से बना सुदम अर्बुद।)

Mastocytogenesis (मास्टोसाइटोजेनेसिस) The formation of mast cells. (मास्ट कोशिकाओं का बनना एवं उनका विकास होना।)

Mastocytoma (मैस्टोसाइटोमा) A nodule resembling a tumor, composed chiefly of mast cells. (मास्टकोशिकाओं के एकत्रित होने से बनी पर्विका जो अर्बुद की तरह प्रतीत होती है।)

Mastocytosis (मैस्टोसाइटोसिस) Disorder characterized by yellow, brown macules and papules on skin due to skin infiltration by mast cells. (मास्ट कोशिकाओं का स्थानीय या सार्वदैहिक से त्वचा अन्तः संचरण के कारण होने वाला एक विकार जिसमें त्वचा पर पीले भूरे चकत्ते तथा फुंसियां हो जाती हैं।)

Mastodynia (मैस्टोडाइनिया) Pain in the breast. (स्तनवेदना, स्तन में पीड़ा होना।)

Mastoid (मैस्टॉयड) 1. Resembling a breast or nipple in shape. 2 The downward projection of the temporal bone located behind the ear. (चूचुक की आकृति का; कर्णमूल प्रवर्ध से संबंधित।)

Mastoidectomy (मैस्टॉयडेक्टॉमी) Removal of mastoid air cells indicated for persistent or recurrent mastoiditis not controlled by antibiotics. *m. conservative* The operation does not interfere with sound conducting system of middle ear. *m. modified radical* The pars tensa of tympanic membrane and attached handle of malleolus are spared. *m. radical* Done by transmeatal or transmastoid routes with tympanectomy and excision of all diseased tissue of middle ear and mastoid leaving intact the posterosuperior bony canal wall to facilitate subsequent tympanoplasty.

(कर्णमूलकोशिकाओं या कर्णमूल प्रवर्ध को शल्यक्रिया से काटकर अलग कर देना, कर्णमूल उच्छेदन।)

Mastoiditis (मैस्टॉयडाइटिस) Inflammation of mastoid process of temporal bone. (शंखास्थि के कर्णमूल कोटर का शोथ।)

Mastomenia (मैस्टोमीनिया) Vicarious menstruation from breast. (स्तन से उन्मार्गी मासिक धर्म का होना (मासिक धर्म के वक्त स्तनों से रक्त का बहना)।

Mastoptosis (मैस्टोप्टोसिस) Dropping or pendulous breasts. (लटकते हुए स्तन।)

Mastoplastia (मैस्टोप्लास्टीया) Hypertrophy or enlargement of the breast. (स्तन की अतिवृद्धि)

Masturbation (मास्टरबेशन) Self-manipulation of genitals to achieve sexual gratification. (हस्तमैथुन; अपने हाथों से जननेन्द्रिय के घर्षण द्वारा यौन उत्तेजना उत्पन्न करना।)

Materia (मैटीरिया) Latin for substance or matter. (पदार्थ अथवा वस्तु।)

Materia alba (मैटीरिया एल्बा) White cheese-like deposit along gum line. (मसूड़ो के किनारे-किनारे दाँतों की ग्रीवाओं के आस पास जमा एक सफेद पदार्थ।)

Material (मैटीरियल) The substance from which something is made or composed. *m. impression* Substances used for taking impressions like plaster of paris, hydrocolloid compounds. (एक पदार्थ जिससे कोई वस्तु या कोई दूसरा पदार्थ बनता है।)

Maternity (मेटरनिटी) The state of being mother, motherhood. (मातृत्व / मातृभाव।)

Maternity unit (मेटरनिटी) A unit in the hospital which is specialized in the care of the pregnant woman including labor and delivery. (प्रसूति विभाग।)

Maternal (मैटर्नल) Relating to mother. (गर्भावस्था से संबंधित; मातृभाव; मातृत्व; अस्पताल में प्रसूति विभाग।)

Mating (मेटिंग) The union of male and female for reproduction. (विपरित लिंग के व्यक्तियों का जनन के लिए मिलना या संयोग।)

Matrilineal (मैट्रिलीनियल) Relating to inheritance of traits through the maternal line rather than the paternal. (पैतृक की बजाय मातृ द्वारा विशेषक की वंशागति से संबंधित।)

Maturation (मैच्योरेशन) 1. The process of becoming mature. 2. A stage of cell division in which chromosome is halved. (पकने की क्रिया या परिपक्वता। कोशिका विभाजन की अवस्था जिसमें गुणसूत्र आधे हो जाते हैं।)

Mature (मैच्योर) Complete in natural development, the reproductive cell which has undergone meiosis. (पूर्ण विकसित होना। जननीय कोशिका जो अर्धसूत्री विभाजन से गुजर चुकी हो।)

Matrix (मैट्रिक्स) 1. The intercellular substance in a tissue. 2. The mold for dental restoration in the form of thin steel or plastic strip surrounding tooth. *m. bone* The ground substance of bony tissue which is composed of protein and mucopolysaccharide. As the bone matures, the content of collagen fibers and bone salt increases. *m. cartilaginous* A basic, homogeneous basophil substance of embryonic skeletal tissue in the center of which articular cartilage develops. *m. mesangial* A mesh in the space between the renal glomerular loops, formed from material similar to that of capillary basement membrane. The phagocytic mesangial cells are dispersed in this matrix. The matrix is permeable to substances of higher molecular weight which aggregate to form deposits. (ऊतक की कोशिकाओं के मध्य स्थित पदार्थ। दन्त चिकित्सा में एमल्गम को ढालने का सांचा।)

Matron (मैट्रन) The chief nursing officer in a hospital. (अस्पताल की निरिक्षिका।)

Maxilla (मैक्ज़िला) The upper jaw bone supporting upper teeth and taking part in the formation of orbit, nasal cavity, and hard palate (see Figure on the next page). (ऊपरी जबड़े की अस्थि जो उपरी दांतों को सहारा देती है तथा नेत्रगुहा,

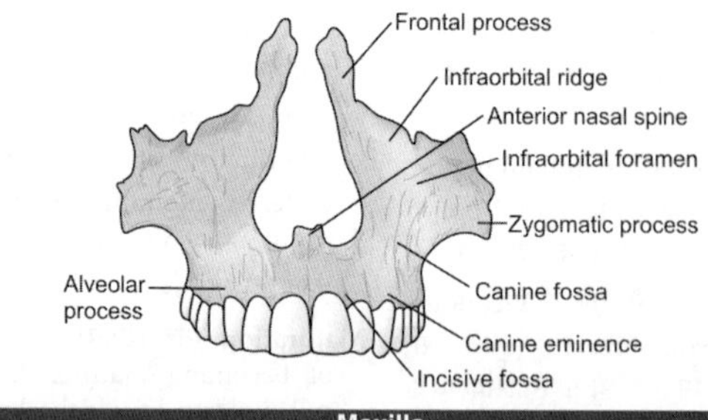

Maxilla

नासिका गुहा तथा कठोर तालु के बनने में भाग लेती है; ऊर्ध्वहनु।)

Maximum (मैक्जिमम) 1. The greatest quantity, value or degree. 2. The height of a fever or any acute state. *m. glucose transport* The maximum rate at which kidneys can reabsorb glucose (300 mg/min). *m. tubular (Tm).* The maximum ability of renal tubules either to excrete or secrete a substance. (सबसे अधिक मात्रा अथवा मूल्य या अंशी अधिकतम;। ज्वर या किसी रोग की गम्भीरावस्था या तीव्रता।)

Mazindol (मैजीनडॉल) A CNS stimulating agent with properties similar to amphetamine, hence used as anorexogenic agent. (एक क्षुधा अवसादक; केन्द्रीय तंत्रिका तंत्र को उत्तेजित करने वाला कारक जिसमें एम्फेटामीन के समान गुण होते हैं। इसलिए इसे अरूचिजनक कारक के रूप में प्रयोग किया जाता है।)

Meal (मील) Food. *m. Boyden* Meal used to test the evacuation time of gallbladder; it consists of flour, egg yolks, and milk mixed with sugar. *m. test* Bland food given before analysis of gastric secretion. (भोजन; किसी विशेष एवं निश्चित समय पर भोजन का ग्रहण किया गया भाग।)

Mean (मीन) An average of a set of values. *m. arithmetic* The ratio of the sum of the terms in a statistical series to their number. *m. geometric* A value indicating the central tendency of a statistical series of 'n' terms, equal to the positive 'n'th root of their products. *m. harmonic* For a given set of values, the reciprocal of the mean of the reciprocals of the individual values. (औसत, माध्य।)

Measles (मीजल्स) Highly contagious disease caused by paramyxovirus occurring in young children with fever, coryza, Koplik spots, erythematous maculopapular rash spreading from head to trunk to limbs, often complicated by meningitis, carditis. (एक अत्यधिक सांसर्गिक रोग जो पैरामाइक्सो विषाणु द्वारा उत्पन्न होता है जिसमें ज्वर, नाक की श्लेष्मिक कला का तीव्र शोथ (कोराइजा), मुख की श्लेष्मिक कला पर कोपलिक के धब्बे बन जाते हैं तथा माथे से लेकर संपूर्ण शरीर पर फैलने वाले चित्ती पिटिकीय दाने निकल आते हैं; खसरा।)

Measure (मीजर) 1. The dimensions, quantity, capacity like length, area, volume, etc. 2. The act of determining such dimensions, quantity or capacity. 3. A device used for measuring like graduated glass, tape. (किसी वस्तु अथवा पदार्थ की लंबाई, क्षेत्रफल, आयतन या इसके वजन का पता लगाना; माप। मापने में काम आने वाला उपकरण जैसे निशान लगा हुआ फीता या एक अंशाकित बीकर।)

Measurement (मीजरमैन्ट) The act of measuring. *m. skin fold* Skin fold measurement by caliper for assessing body fat percentage. (माप; मापने की क्रिया।)

Meatometer (मीटोमीटर) Apparatus for measuring urinary meatus. (किसी द्वारा या मार्ग के परिमाण को मापने वाला एक यंत्र।)

Meatoplasty (मीटोप्लास्टी) Reconstructive surgery usually of external auditory meatus. (किसी कुहर या नलिका की प्लास्टिक सर्जरी।)

Meatorrhaphy (मीटोरैह्फी) Enlarging the urethral meatus by suturing the urethral membrane to glans penis. (मूत्रमार्ग मुख छेदन में बने जख्म की सिलाई करना।)

Meatotomy (मीटोटॉमी) An incision of a meatus to increase its diameter. (मूत्रमार्ग छिद्र में चीरा लगाना एवं उसे बड़ा करना; मूत्रमार्ग मुखच्छेदन।)

Meatus (मीटस) An opening to a canal, or passage in the body. *m. external acoustic* S shaped canal of external ear, up to tympanic membrane lined by skin which continues onto the tympanic membrane. *m. internal acoustic* A short canal above the anterior part of jugular foramen in the petrous part of temporal bone transmitting facial, intermediate, and vestibulocochlear nerves and the labyrinthine vessels. (द्वार या छिद्र या नलिका या शरीर में स्थित मार्ग जैसे बाह्य ध्वनिक मार्ग-मध्यकर्ण कला।)

Mebendazole (मैबेन्डाजोल) A benzimidazole given for hookworm, round worm, trichuriasis and enterobiasis. (एक बैन्जीमिडाजोल जिसे अंकुशकृमि, गोलकृमि, ट्रिचुरियेसिस तथा एन्टेरोबीएसिस के लिए दिया जाता है।)

Mebeverine (मैबेवेरीन) A smooth muscle relaxant used for gastrointestinal motility disorder like IBS. (एक उद्वेष्टहर औषधि; मृदु पेशी शिथिलकर जिसे जठरांत्रपरक की गतिशीलता विकृति के लिए प्रयोग किया जाता है।)

Mebutamate (मेबुटामेट) Orally acting hypotensive agent. (मौखिक रूप से कार्य करने वाला अल्परक्तदाबी कारक।)

Mecamylamine (मैकेमीलामीन) An orally acting ganglion blocking agent rarely used to treat severe hypertension. (मौखिक रूप से कार्य करने वाला गण्डिका विरोधी कारक जिसे कभी-कभी तीव्र उच्चरक्तदाब की चिकित्सा के लिए प्रयोग किया जाता है।)

Mechanics (मैकेनिक्स) The branch of physics concerned with the interaction of force and matter. (यान्त्रिकी; उपचारविज्ञान की एक शाखा जो शक्ति तथा पदार्थ के अन्योन्य क्रिया से संबंधित होती है)।

Mechanism (मैकेनिज्म) 1. An aggregation of parts that interact in order to perform a specific or common function. 2. The means by which an effect is obtained *m. cough* A mechanism for expulsion of foreign material from respiratory tract, consisting of short inspiration, closure of glottis, forced expiration with opening of glottis with a air flow rate of 3000–4000 mL/sec. *m. counter current* Mechanism essential to the production of an osmotically concentrated urine; it involves two basic processes, countercurrent multiplication in loop of Henle and countercurrent exchange in vasa recta. *m. defense* A psychic structure, usually unconscious, which serves as a protection against awareness of conflicts or anxiety. (विभिन्न भागों का संयोजन जो किसी विशेष या सामान्य कार्य को सम्पन्न करता है। किसी परिणाम या प्रभाव को प्राप्त करने के लिए किसी क्रिया के विधि अथवा साधन का प्रयोग।)

Mechlorethamine (मैक्लोरेथामीन) Alkylating agent used in treatment of lymphomas. (एल्केलेटिंग कारक जिसे लसीकार्बुद की चिकित्सा में प्रयोग किया जाता है।)

Meclizine (मैक्लिजीन) Drug used in treatment and prevention of motion sickness. (औषधि जिसे वाहनरूग्णता की चिकित्सा तथा निरोधन में प्रयोग किया जाता है।)

Meclocycline (मैक्लोसाइक्लीन) A topically applied antibiotic closely related to chlortetracycline. (स्थानीय रूप से लगाए जाने वाला प्रतिजीवी जो क्लोरटेट्रासाइक्लीन से संबंधित होता है।)

Mecloqualone (मैक्लोक्वालोन) A compound with hypnotic and sedative properties. (एक यौगिक जिसमें निद्राकारी तथा शामक गुण होते हैं।)

Mecobalamine (मीकोबैलामीन) Neuro-protective agent, congener of methyl-cobalamime. (तंत्रिका रक्षात्मक कारक: मिथाइल कैबालामीम के समान।)

Mecometer (मीकोमीटर) Instrument used to measure newborn infant. (नवजात शिशुओं की माप करने वाला यंत्र।)

Meconism (मीकोनिज्म) Opium addiction or opium poisoning. (अफीम की लत या अफीम द्वारा विषाक्तता।)

Meconium (मीकोनियम) The odorless, sticky, greenish-black semisolid intestinal content of fetus. It is replaced by feces within 2 days of birth. (नवजात शिशु का प्रथम मल जो हरा-काला चिपचिपा पदार्थ होता है; यह जन्म के दो दिन बाद सामान्य मल द्वारा प्रतिस्थापित होता है।)

Medallion (मीडालॉन) A circumscribed red, scaly patch, characteristic of pityriasis rosea. (गुलाबी तुशाभशल्कन जिसमें परिसीमित लाल पपड़ीदार धब्बे होते हैं।)

Medazepam (मीडेजीपेम) A weak tranquilizer, anxiolytic agent. (एक कमजोरी प्रशान्तक तथा एन्जियोलाइटिक कारक।)

Medial (मीडियल) 1. Towards the midline. 2. Relating to tunica media or middle layer. (शरीर की मध्य रेखा; मध्यवर्ती। धमनी के बीच का पेशीय स्तर या मध्य परत से संबंधित।)

Median (मीडियन) In statistics denoting the middle value in a distribution, i.e., the point in a series at which half of the plotted values are on one side and half on the other. (मध्यम, बीच या केन्द्र में स्थित; सांख्यिकी में, प्रसार में मध्य मान का द्योतक।)

Mediastinitis (मीडियास्टाइनाइटिस) Inflammation of mediastinum. (मध्यस्थानिकशोथ।)

Mediastinography (मीडिया स्टाइनोग्राफी) X-ray visualization of mediastinum by injection of NO_2. (NO_2 के इन्जेक्शन द्वारा मध्यस्थानिक का एक्स-रे परीक्षण करना।)

Mediastinoscope (मीडियास्टाइनोस्कोप) An endoscope to visualize superior mediastinum, introduced through a small suprasternal incision. (अध्युरोस्थिक छेदन या चीरे से होकर मध्यस्थानिक का निरीक्षण करने हेतु एक गुहान्तदर्शी या अन्तः दर्शी।)

Mediastinum (मीडियास्टाइनम) 1. The central space in chest bounded anteriorly by sternum, posteriorly by vertebral column and laterally by pleural sacs. 2. Any septum or partition between two parts of an organ. *m. anterior* That portion of lower mediastinum located in front of heart behind the sternum. It contains thymus gland, few lymph nodes and loose areolar tissue. *m. lower* The part of mediastinum below the plane of manubriosternal joint in front and lower border of 4th thoracic vertebra behind. It is divided into anterior, middle and posterior. *m. middle* It contains the heart, pericardium and the emerging great vessels. *m. posterior* It contains esophagus, thoracic duct, thoracic aorta, vagus and lymph nodes *m. superior* It lies above the pane of manubriosternal articulation and contains aortic arch and its branches, superior vena cava, brachiocephalic veins, left recurrent laryngeal nerve, thoracic duct, thymus, vagus nerve and some lymph nodes (see Figure on the next page). (मध्यस्थानिक; मध्यावकाश; छाती का केंद्रीय स्थान जो उरोस्थि से अग्र में तथा पश्च में मेरूदण्ड द्वारा, तथा पार्श्विक ओर में फुफ्फुसावरणीय कोश से घिरा होता है। किसी अंग के दो मुख्य भागों के बीच स्थित एक पट अथवा गुहा।)

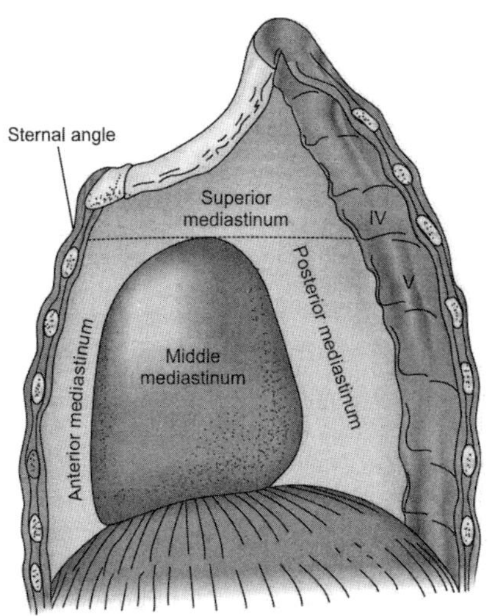

Subdivisions of the mediastinum

Medicament (मेडिकामेन्ट) A remedy, healing agent. (एक औषधि या उपचार; औषधिद्रव्य।)

Medicate (मीडिकेट) To treat disease with medicine, to impregnate with a medicinal substance. (औषधियों द्वारा किसी रोग की चिकित्सा करना; औषधि से पूरित करना।)

Medicated (मेडिकेडेट) Treated medically, permeated with a medicinal substance. (औषधि से पूरित; औषधियुक्त।)

Medicine (मेडीसिन) A drug: The art and science dealing with the maintenance and restoration of health. *m. adolescent* The branch of medicine dealing with care and treatment of individuals from onset of puberty to the age of 19. *m. aviation* A specialized branch of medicine dealing with physiologic, pathologic, psychologic conditions which occur in fliers, and people transported in air. It helps in selection of aircraft personnel, air transport of sick and wounded. *m. behavioral* The applications of the principles of learning and learning theory to treat those disorders caused at least in part by psychologic factors as if they were behavioral. Specific techniques are applied to reverse the expressions of maladaptive functioning whether purely psychologic as in phobias or partly physiologic as in faulty patterns of learned autonomic nervous system response leading to cardiovascular disease. *m. clinical* The study and practice of medicine at bedside, as opposed to theoretical and laboratory investigations. *m. community* Medicine dealing with community health care and their solution as a whole rather than individual health problem e.g., preventive medicine, public health services. *m. family* Medical specialty dealing with first patient contact, long-term care, and a broad responsibility to all members of the family irrespective of age. *m. folk* Treatment of disease at home with remedies and techniques passed from generation to generation. *m. emergency* A branch of medicine that specializes in providing immediate diagnosis and treatment of those who are acutely or often suddenly ill or severely injured. *m. environmental* The study of environmental aspects related to health and their modification for better health. *m. experimental* Study of disease process and various therapies in animal models. *m. forensic* The application of medical knowledge and skill to the solution of problems encountered in administration of justice. *m. geriatric* Medicine dealing with diagnosis, treatment and prevention of disease in elderly. *m. holistic* An approach to health care based on theory that health is the result of harmony between body, mind and spirits and that stress of any kind including physical, psychological and social pressure is inimical to health. *m. internal* The branch of medicine which deals with the diagnosis and nonsurgical treatment of diseases. *m. nuclear* Application of nuclear energy in the diagnosis and treatment of disease e.g., use of radioisotopes. *m. occupational* A branch of medicine dealing with prevention of disease and injury among people at work. It has two functions: to ensure suitability of an individual for particular work and to identify and control health and safety hazards in the work. *m. oral* The study and treatment of diseases of soft tissues of mouth. *m. perinatal* A specialized branch of medicine dealing with the mangement of mother and fetus during pregnancy and the infant immediately after delivery. *m. physical and rehabilitation* The branch of medicine concerned with use of physical agents and modalities including electricity light, heat, sound, mechanical devices and physical activity, in the diagnosis, treatment and prevention of disease. *m. space* A special branch of aviation medicine which deals with the stresses imposed on man by projection through and beyond the earth's atmosphere, flight in interplanetary space and return to earth. Such stresses include the agravic state, exposure to radiation and isolation. *m. tropical* The medical specialty concerned with diseases and disorders contracted in tropic or which exhibit unique characteristics in tropical countries. (औषधि; चिकित्सा; रोग मुक्त कराने की कला या विद्या। रोगों के निदान, उसकी रोकथाम, चिकित्सा तथा स्वास्थय बनाए रखने की कला एवं विज्ञान।)

Medico (मेडिको) A medical student, a combining form meaning medical. (मेडीकल चिकित्सा का छात्र।)

Medicolegal (मेडिकोलीगल) Pertaining to a matter that involves both medicine and law. (न्यायवैद्यकीय; व्यवहार आयुर्विज्ञान से संबंधित (मेडीकल तथा कानून से)।

Medionecrosis (मीडियोनेक्रोसिस) Necrosis of middle layer (tunica media) of an artery. (धमनी के कंचुक माध्यम अथवा ट्युनिका मीडिया का परिगलन।)

Meditation (मेडीटेशन) (transcendental) (TM) An exercise of contemptation that induces a temporary hypometabolic state, a sense of wellbeing, and a feeling of complete relaxation; this hypometabolic state is associated with change in physiologic function including a reduction in oxygen consumption, a decrease in cardiac output and altered EEG activity. (ध्यानपूर्वक और गहराई से चिंतन करना; विशेषकर धार्मिक कारणों से या मन को शान्त करने के लिए मनन करने या ध्यान लगाने के लिए की जाने वाली व्यायाम प्रक्रिया।)

Medium (मीडियम) 1. A material in which a substance, an impulse, or information is transported. 2. A material in which interaction takes place. 3. Culture medium. *m. contrast* In radiology, a substance of different radio-opacity from that of the organ or tissue studied, to allow X-ray demonstration of contour or lumen. When the substance is more radiopaque than tissue is positive contrast, e.g. barium sulphate, iodine, when the substance is less radio-opaque than tissue—negative contrast e.g., air. *m. Neal and Nicolle* A saline rabbit's blood medium suitable for culture of *Leishmania donovani*. (एक पदार्थ जिससे होकर आवेग या कोई पदार्थ संचारित होते हैं। एक पदार्थ जिसमें अन्योन्य क्रिया होती है। सम्वर्ध माध्यम या साधन।)

Medroxyprogesterone (मेड्रोक्सीप्रोजेस्टेरोन) A progesterone widely used as contraceptive and to treat precocious puberty in female, functional uterine bleeding, dysmenorrhea, endometriosis, threatened and habitual abortion and to suppress post-partum lactation. (स्त्रियों का हार्मोन जो संभावित मर्भपात और पुनरावर्ती गर्भपात में उपयोगी सिद्ध होता है। यह क्रियात्मक गर्भाशय रक्तस्त्राव तथा गर्भनिरोध में भी प्रयोग होता है।)

Medulla (मेडुला) The innermost or middle part of an organ. *m. oblongata* The caudal portion of brainstem that extends between pons and most rostral part of cervical spinal cord. Its upper posterior part forms the floor of fourth ventricle. It contains central nuclei of glossopharyngeal, vagus, accessory and hypoglossal nerves and regulates life sustaining cardiovascular and respiratory reflexes (see Figure). (ग्रंथियों या अंग का मुलायम आंतरिक भाग जैसे वृक्कों, एड्रीनल, लसीका ग्रंथि आदि का।)

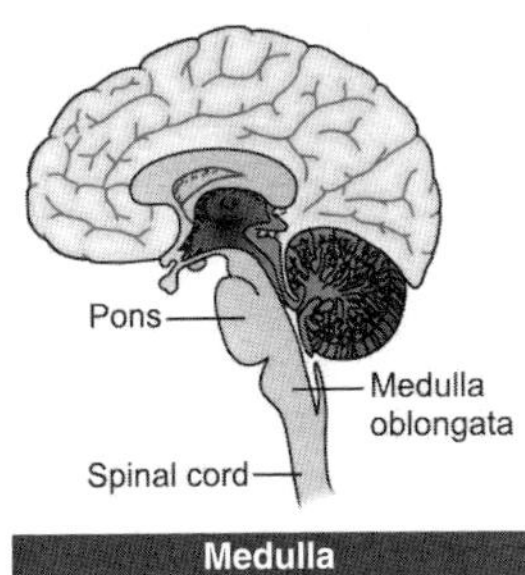

Medulla

Medullated (मेडुलेडेट) Having a myelin sheath, having a medulla. (माइलिन आवरण से युक्त; मज्जा या मेडुला से युक्त; मज्जावृत्त।)

Medulloblast (मेडुलोब्लास्ट) An undifferentiated cell of embryonic neural tube. It is rounded, poor in cytoplasm without processes found in middle layer of neural tube and is derived from germinal cells of inner ependymal layer. (भ्रूणीय तंत्रिका नली की एक अपरिपक्व कोशिका जो तंत्रिका कोशिकाप्रसु में विकसित हो सकती है।)

Medulloblastoma (मेडुलोब्लास्टोमा) A rapidly growing malignant brain tumor composed of poorly differentiated small preneuroglial cells that tend to form pseudorosettes. Common to children, arising from cerebellar vermis and floor of fourth ventricle. (मेडुलोब्लास्टों से निर्मित अनुमस्तिष्क का दुर्दम अर्बुद।)

Medulloepithelioma (मेडुलोइपिथीलियोमा) A tumor of eye, primarily of children, characterized by formation of multilayered sheets of undifferentiated cells resembling primitive medullary epithelium of optic vesicle. The malignant form resembles retinoblastoma. (दृष्टिपटल-उपकला तथा तंत्रिका उपकला का दुर्दम अर्बुद जो विशेषकर बच्चों में पाया जाता है जिसमें कोशिकाओं की बहुल परतों का बनना जो नैत्रिक पुटिका की प्रारम्भिक मज्जा उपकला के समान होता है। इसका दुर्दम रूप दृष्टिपटलप्रसूअर्बुद के समान होता है।)

Mefenamic acid (मेफेनामिक एसिड) An agent with analgesic, anti-inflammatory and antipyretic properties. (एक कारक जिसमें पीड़ाहर, शोथरोधी तथा ज्वरनाशक गुण होते हैं।)

Mefexamide (मैफेक्सेमाइड) A CNS stimulant, used to treat fatigue and depression. (केन्द्रीय तंत्रिका तंत्र उत्तेजक जिसे थकावट तथा अवसाद की चिकित्सा में प्रयोग किया जाता है।)

Mefloquine (मैफ्लोक्वीन) Antimalarial agent, schizonticide. (मलेरियारोधी कारक, शाइजोन्टिसाइड।)

Mefruside (मैफ्रूसाइड) A diuretic with use similar to chlorthiazide. (मूत्रल जिसका प्रयोग क्लोर-थियाजाइड के समान होता है।)

Megacolon (मेगाकोलन्) Abnormally large colon, either segmental or total, manifesting with constipation. (महाबृहदान्त्र, अत्यधिक विस्फारित वृहदान्त्र जो कब्ज से अभिव्यक्त होता है।)

Megaesophagus (मेगाईसोफेगस) Abnormal enlargement of lower esophagus. (असामान्य अत्यधिक विस्फारित ग्रासनली।)

Megakaryoblast (मेगाकैरियोब्लास्ट) A primitive cell of megakaryocyte series with a large oval or kidney shaped nucleus and scanty cytoplasm. It develops into a promegakaryocyte and finally then to megakaryocyte. (एक अपरिपक्व महामूल लोहित कोशिका की प्रारम्भिक कोशिका जिसमें एक बड़ा अण्डाकार या वृक्क के आकार का केन्द्रक तथा अल्पमात्रिक कोशिका द्रव्य होता है। यह पहले प्रोमेगाकैरियोसाइट में और फिर महामूल लोहितकोशिका में विकसीत हो जाता है।)

Megakaryocyte (मेगाकैरियोसाइट) A giant cell with usually multilobed nucleus, (up to 100 μ) the precursor of platelets. (महामूललोहित कोशिका जिसमें अधिकतर अत्यधिक खण्डित केन्द्रक होता है; प्लेटलेटस का पूर्वगामी।)

Megaloblast (मेगालोब्लास्ट) Large nucleated erythrocyte precursor seen in bone marrow in vit B_{12} and folic acid deficiency. (महालोहित कोशिका प्रसू; एक बड़ी केन्द्रकयुक्त लोहित कोशिका का पूर्वगामी जो बोन मैरो में विटामीन B_{12} तथा फोलिक एसिड की कमी के कारण पाया जाता है।)

Megalomania (मेगालोमैनिया) A psychopathologic condition in which the individual has unfounded conviction of his great importance and power. (महोन्माद; एक मनोविकृतिक दशा जिसमें व्यक्ति को अपने महत्व एवं विशिष्ट शक्ति की निराधार अनुभूति रहती है।)

Megaloureter (मेगालोयूरेटर) Abnormally dilated ureter in absence of obstruction. (मूत्रनली का असामान्य रूप से विस्फारित होना; माहगवीनी।)

Megavitamin (मेगाविटामीन) A vitamin dose far in excess of daily recommended dose. (सामान्य दैनिक जरूरत से अधिक कोई विटामीन की मात्रा को ग्रहण करना।)

Megavolt (मेगावोल्ट) A unit of electromotive force equal to one million volts. (10 लाख वोल्ट)

Meglitinide (मेगलिटिनाइड) Antidiabetic agent. (मधुमेहरोधी कारक।)

Meglumine (मैग्लूमीन) A substance used in the preparation of radio-opaque compounds. (एक पदार्थ जिसे रेडियोपेक यौगिकों के बनने में प्रयोग किया जाता है।)

Meig's syndrome (मीग्स सिण्ड्रोम) Polyserositis associated with ovarian fibroma. (बहुसीरमीकलाशोथ जो डिम्बाशयी तन्तु अर्बुद से जुड़ा होता है।)

Meiosis (मीयोसिस) The reduction cell division during maturation of sex cells in which two nuclear cell divisions occur in quick succession thus forming four gametes each containing half the number of chromosomes. (जनन कोशिकाओं के परिपक्वता के समय, कोशिका विभाजन जिसमें दो केन्द्रकीय कोशिका विभाजनों का शीघ्र क्रमबद्ध रूप से होना जिससे चार युग्मक (गैमेट) बनते हैं, और प्रत्येक में गुणसूत्रों में से संख्या में आधे आ जाते हैं।)

Meissner's corpuscle (मेसनर्स कार्पूसेल) Endorgan for touch present in epidermis. (बाह्य त्वचा में उपस्थित अन्तिम चौड़ा भाग जिसे छुआ जा सकता है।)

Meissner's plexus (मेसनर्स प्लेक्सस) Autonomic plexus in submucosa of alimentary tract regulating intestinal secretions. (पाचन मार्ग के अवश्लेष्मिककला में स्वसंचालित जालिका जो आन्त्रिक स्त्राव को नियंत्रित करती है।)

Melalgia (मेलेल्जिया) Pain in the lower extremity. (निचली भुजाओं में तन्त्रिकाशूल होना।)

Melancholia (मेलन्कोलिया) A condition characterized by severe depression as manifested by loss of pleasure in all activities, early morning awakening, anorexia and feeling of guilt. *m. involutional* A major depression occurring in the involutional period, i.e., 40–55 years in female and 50–65 years in males. Its characteristic triad of symptoms are delusions of guilt or poverty, obsession with death, and delusional fixation on gastrointestinal functioning all within a setting of depression and agitation. (एक अवस्था जिसमें अति अवसाद होता है, व्यक्ति को किसी कार्यो में प्रसन्नता या संतुष्टि नही होती, सुबह जल्दी उठना, भूख न लगना, दोषरोपण की भावना के लक्षण होते हैं।)

Melanic (मेलेनिक) Having a dark color. (गहरे रंग वाला।)

Melanin (मेलेनिन) The natural pigment of hair and skin formed by oxidation of tyrosine via dopa and dopaquinone to a complex polymeric material. (बालों तथा त्वचा का प्राकृतिक वर्णक जो टाइरोसिन के ऑक्सीकरण द्वारा जो डोपा तथा डोपाक्वीनीन के माध्यम से बहुलक गुणों वाला जटिल पदार्थ बनता है।)

Melanoameloblastoma (मेलेनोअमीलो ब्लास्टोमा) Benign tumor of anterior maxilla, usually occurring in infants. (भ्रूण में अधिकतर पाया जाने वाला अग्र-ऊर्ध्वहनु या तंत्रिका बहिर्जनस्तर ऊतक का सुदम अर्बुद।)

Melanoblast (मेलेनोब्लास्ट) A derivative of neural crest which differentiates in an embryo into a melanocyte. (तंत्रिका-शिखा से उत्पन्न होने वाली एक कोशिका जो मेलेनिन-कोशिका में विकसित होती है।)

Melanocyte (मेलेनोसाइट) A cell capable of forming melanin, mature pigment cell. (एक कोशिका जो मेलेनिन बनाने की क्षमता रखती है; परिपक्व रंजक कोशिका।)

Melanoma (मेलेनोमा) Any benign or malignant melanocytic tumor. *m. acral lentiginous* A malignant melanoma occurring on palms, soles, nail beds and characterized by a lentiginous growth of atypical melanocytes in the epidermis, elongated rete ridges and acanthosis. *m. lentigo maligna* An irregularly shaped, flat patch with various shades of brown, blue, red, white and tan, typically occurring in sun exposed skin and old people. *m. malignant* Malignant tumor of melanin producing cells commonly in the skin, uveal tract of eye, oral mucosa, vagina, lung, meninges. Metastasis are typically widespread at unusual sites like heart and small bowel. Tumor can be nodular, i.e., spreading vertically and rapidly exhibiting deep dark brown discoloration or may be superficial spreading type with irregular borders. (कोई सुदम या दुर्दम मेलेनिन-कोशिका का अर्बुद।)

Melanophore (मेलेनोफोर) A pigment cell carrying melanin. (एक वर्णक कोशिका जिसमें मेलेनिन होता है।)

Melanosis (मेलेनोसिस) Abnormal deposits of dark pigment in various organs. (शरीर के विभिन्न अंगों में गहरे रंग वाले वर्णकों का असामान्य रूप से जमा हो जाना।)

Melanosome (मेलेनोसोमस) A single melanin containing organelle that has finished synthesizing melanin. (एक पृथक मेलेनिन जिसमे कोशिकांग होता है जिसका अन्तिम संश्लेषण पदार्थ मेलेनिन होता है।)

Melanuria (मेलेनूरिया) The excretion of dark coloured pigment, melanin in the urine. (काले मूत्र की विसर्जित होना।)

Melarsoprol (मेलारसोप्रोल) A trivalent arsenic containing antiprotozoal drug for trypanosomiasis. (तीन वैलेन्सी धारण करने वाला श्वेतमल्ल (आर्सेनिक) जिसमें ट्रिपेनोसोमिएसिस के लिए एक कोशिकीय जंतुओं को नष्ट करने वाली औषधि।)

Melasma (मेलाज्मा) Cloasma affecting cheeks, forehead and lips (see Figure on the next page). (कपोल, माथे तथा होंठों की त्वचा की विवर्णता।)

Melatonin (मेलेटोनिन) A hormone believed to be secreted by pineal gland. It has action opposite to that of MSH. It stimulates aggregation of melanosomes in melanophores, thus lightening the skin. (ऐसा माना जाता है कि यह एक हार्मोन है जो पिनियल ग्रन्थि द्वारा स्त्रावित होता है। यह मेलेनोफोरस में मेलेनोसोम्स के समुच्चय को उत्तेजित करता है और त्वचा के रंग को हल्का करता है।)

Melena (मेलीना) Black tarry stool due to GI bleed. *m. spuria* Melena in breastfed

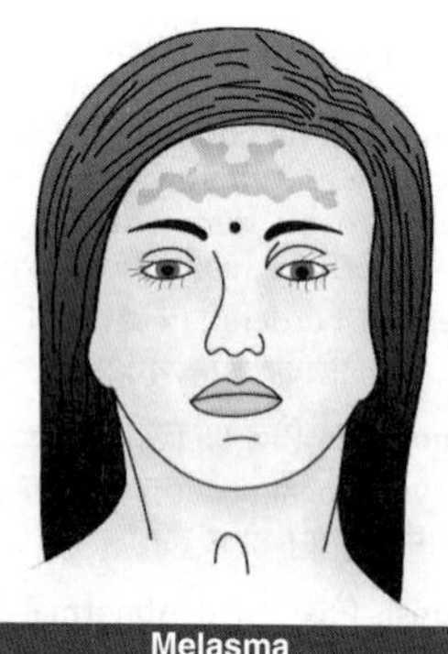

Melasma

babies where blood originates from fissures in mother's nipple. (काला मल जो जठरांत्रपरक रक्तस्त्राव के कारण होता है।) *Melena spuria* (स्तनपान करते शिशु में काला मल जंहा रक्त मां के चूचुक में दरारों से निकलता है।)

Melioidosis (मेलियोइडोसिस) An infectious disease primarily affecting rodents. Caused by *Pseudomonas pseudomallei*, often transmitted to man via open wounds, manifesting with fever, pneumonia and metastatic abscess formation. (एक संक्रामक रोग जो मुख्य रूप से रोडेन्टस को प्रभावित करता है। यह स्यूडोमोनास स्यूडोमैली द्वारा उत्पन्न होता है, अधिकतर मनुष्यों में खुले हुए घाव द्वारा संचारित होता है। इसमें ज्वर, फुफ्फुसाशोथ द्वारा विक्षेपी व्रण निर्माण जैसे लक्षण होते हैं।)

Melitis (मेलाइटिस) Inflammation of cheek. (गालों की सूजन।)

Mellitum (मेलाइटम) Any pharmaceutical preparation having honey as excipient. (एक औषधीय योगनिर्माण जिसमें शहद औषधि के वाहन के रूप में होता है।)

Mellitus (मेलिटस) Latin for honeyed. (शहद से युक्त)

Melomelia (मीलोमेलिया) A condition of unequal conjoined twins in which both normal limbs and rudimentary accessory limbs are present. (असामान्य संयुक्त यमल की एक दशा जिसमें दोनों भुजाओं तथा अल्पवर्धित अनुषंगी भुजाएं उपस्थित होती हैं।)

Melphalen (मीलफालेन) A phenylalanine analogue of nitrogen mustard, an antineoplastic agent for multiple myeloma. (नाइट्रोजन सर्षप का फेनिलएलेनीन समधर्मी, एक अर्बुदरोधक कारके जिसे बहुल मज्जार्बुद के लिए प्रयोग किया जाता है।)

Membrane (मेम्ब्रेन) A thin sheet of tissue that covers a surface, envelops a part, lines a cavity, divides a space or connects two structures. *m. alveolocapillary* The blood air barrier in the lungs consisting of alveolar epithelium, basal lamina and capillary endothelium. *m. basement* A thin transparent noncellular layer under the epithelium of mucous membranes and secreting glands. *m. basilar of cochlear duct* Membrane extending from the osseous spiral lamina to the basilar crest of cochlea, forming the floor of the cochlear duct and supporting the spiral organ of corti. *m. Bowman's* One of the five layers forming the cornea, consisting of fine inter-woven fibrils. *m. Brusch's* Basal lamina of choroid in contact with the pigmented layer of retina. *m. cell* A delicate structure about 90Å thick that encloses a cell. Composed of mucopolysaccharides and lipids, regulates the movement of substances in and out of cell. *m. cricothyroid* A broad thin membrane originating from upper border of cricoid cartilage and extending to the vocal process of arytenoid cartilage and to the thyroid cartilage. *m. Descemet's* One of the five layers of cornea covering the posterior surface of substantia propria, also called posterior limiting membrane and is extremely thin, elastic, transparent and homogeneous. *m. diphtheritic* Yellowish-gray leathery exudate on the mucous membrane of upper respiratory tract seen in diphtheria. *m. dialysis* A semipermeable cellulose membrane separating blood from dialysate in hemodialysis. *m. external limiting* The third of ten layers of retina, it has the form of chicken wire. *m fetal* Extraembryonic membranes concerned with respiration, excretion, nutrition, and protection of embryo. They include amnion, chorion, allantois, yolk sac, decidua and placenta. *m. hyaline* Like the eosinophilic homogeneous, transparent membrane lining the alveoli in premature infants afflicted with hyaline membrane disease. *m. internal limiting* The last of ten layers of retina forming the inner limit of retina and outer limit of vitreous. *m. mucous* Membrane lining tubular structures and consisting of epithelium, basement membrane, lamina propria and lamina muscularis. *m. perineal* The inferior layer of the fascia of urogenital diaphragm. *m. tympanic (TM)* The membrane separating the external ear from the middle ear cavity, kept tense by tensor tympani. The displacement of tympanic membrane (vibration) during ordinary conversation is only that of the diameter of molecule of hydrogen. (ऊतक की एक पतली परत जो किसी सतह को ढकती है, किसी भाग को आवृत करती है, किसी गुहा को आस्तरित करती है, किसी स्थान को विभाजित या दो संरचनाओं को जोड़ती है; कला; झिल्ली।)

Memory (मेमोरी) 1. To remember; the persistence of the effects of experience on the behavior of living organism which includes learning, retaining, recalling and recognizing. 2. That portion of computer in which instructions and data are stored. *m. iconic* The hypothesized first stage of visual memory formation in which a faint copy of visual input persists very briefly allowing a longer interval for extraction of information. *m. immunologic* The capacity of immune system to mount a vigorous and sustained response to a subsequent exposure to a particular antigen than was mounted to initial exposure. This memory is retained by a subpopulation of T lymphocytes (memory cells). *m. kinesthetic* Memory of movement rather than event. *m. long term* The hypothesized substage of memory process in which information is stored in a relatively permanent way for the rest of life. *m. retrograde* The memory for events prior to a trauma or other incident that has affected one's memory. *m. short term* A hypothesized substage of memory process not exceeding 25 minutes per event. (स्मृति; याददाश्त।)

Menacme (मीनेक्मी) The height of menstrual activity in a woman life. (किसी स्त्री के जीवन का वह काल जिसमें मासिक धर्म होता है।)

Menadiol sodium diphosphate (मीनेडियोल सोडियम डाईफॉस्फेट) A synthetic derivative of menadione. (मीनेडियोन का कृत्रिम प्रत्युत्तेजक।)

Menadione (मीनेडियोन) (Vit. K_3) Methyl naphthoquinone, parent substance of various forms of vitamin K. (मिथाइल नेफथोक्वीनोन; यह विटामिन के विभिन्न रूपों का पैरेन्ट पदार्थ है।)

Menadione sodium bisulfate (मीनेडियोन सोडियम बाईसल्फाइट) The water soluble form of menadione, used in the treatment of hemorrhage consequent to hypoprothrombinemic states. (मीनेडियोन का पानी में घुलनशील रूप जिसे रक्तस्त्राव की चिकित्सा में प्रयोग किया जाता है।)

Menaquinone (मीनाक्वीनॉन) Any of the several substituted menadiones with Vitamin K activity. (कई प्रतिस्थापित मीनाडियोन्स मे से कोई और साथ ही विटामिन K की क्रिया।)

Menarche (मीनार्क) Appearance of first menstrual period. (मासिक धर्मों के शुरू होने का समय।)

Mendel's law (मेण्डल्स लॉस) Laws that explain transmission of hereditary characteristics, first studied in garden peas. (नियम जो आनुवंशिक विशेषताओं के संचारण को समझाते हैं।)

Menetrier's disease/syndrome (मीनेट्रियर्स डिजीज/सिन्ड्रोम) A disease of unknown etiology characterized by large gastric rugae, and pseudopolyps which may be associated with ulcer like symptoms, bleeding or idiopathic hypoproteinemia, SYN—Hypertrophic gastritis. (अज्ञात कारणों वाले रोग जिनमें ज्यादा आमाशयिक सिकुड़न तथा श्लेष्मिक झिल्ली की स्थानिक अतिवृद्धि जैसे लक्षण होते हैं जो व्रण जैस लक्षण, रक्तस्त्राव, अज्ञातहेतुक अल्पप्रोटीनरक्तता से संबंधित होते हैं।)

Meniere's disease/syndrome (मीनीयर्स डिजीज/सिन्ड्रोम) Paroxysmal labyrinthine vertigo with deafness and tinnitus, due to unexplained increase in endolymphatic pressure. (प्रवेगी गहन, कान का एक रोग जिसमें कान से सुनाई देना बंद हो जाता है तथा कान में घन्टियां सी बजती हैं, चक्कर आते हैं ये एण्डोलिम्फेटिक दाब के अस्पष्ट रूप से बढ़ जाने के कारण होता है।)

Meninges (मैनिन्जीज) The three membranes that cover the brain and spinal cord; consisting of dense fibrous outer dura mater, thin innermost pia mater and trabeculated middle arachnoid mater. The last two are grouped as leptomeninges (see Figure). (मस्तिष्क एवं सुषुम्ना रज्जु को ढकने वाली तीन झिल्लियां, दृढतानिका या ड्यूरा मेटर (बाह्म) जालतानिका या एराक्नॉयड मेटर (बीच में) तथा मृदुतानिका या पाया मेटर (भीतरी) होती है; मस्तिष्कावरण।)

Meningitis (मैनिन्जाइटिस) Inflammation of meninges; can be cerebral, spinal or cerebrospinal. Pachymeningitis involves dura mater while leptomeningitis involves pia arachnoid but the latter is more common. *m. mollarets* Acute meningitis with CSF pleocytosis and presence of abundant large endothelial cells in CSF; rapid spontaneous remission. *m. tuberculous* Occurs due to hematogenous spread or rupture of cortical tuberculoma into CSF. Subacute onset with chronic course, often with encephalomyelopathy, cerebral arteritis, subarachnoid adhesions. (मस्तिष्कावरणशोथ; यह सेरीब्रल (मस्तिष्क के मस्तिष्कावरण का शोथ), स्पाइनल (सुषुम्ना रज्जु के मस्तिष्कावरणों का शोथ) सैरिब्रोस्पाइनल (मस्तिष्क मेरूतानिकाशोथ) हो सकता है।)

Meningioma (मैनिन्जियोमा) Tumor of meninges, especially from dura where arachnoid villi are numerous. Usually benign, producing symptoms due to compression or bone erosion, can undergo sarcomatous changes. (मस्तिष्कावरण का अर्बुद जो विशेषकर ड्यूरा से उत्पन्न होता है जंहा अनेक मस्तिष्कावरण अंकुर होते हैं। ये अधिकतर सुदम होते हैं।)

Meningomyelitis (मेनिंगोमायलाइटिस) Inflammation of the spinal cord and adjoining membranes. (मेनिंगो-मायलाइटिस तानिका-मेरुरज्जुशोध।)

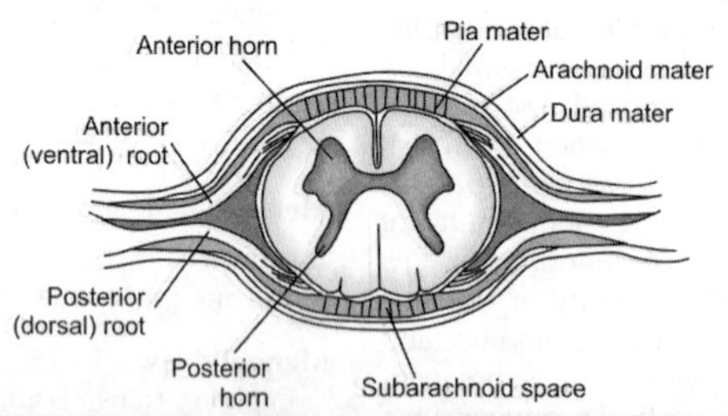

Meninges, comprising the dura mater, arachnoid mater, and pia mater; shown in a cross-section of the spinal cord

Meningiomatosis (मैनिन्जियोमेटोसिस) Presence of multiple meningiomas. (बहुल मस्तिष्कावरणार्बुद की उपस्थिति।)

Meningism (मैनिन्जिज्म) A group of symptoms and signs suggesting meningitis but without identifiable pathologic lesion of meninges. Occurs in children suffering from febrile infections like pneumonia, tonsillitis, systemic viral infection. (मस्तिष्कावरणशोथ की ओर संकेत करने वाले चिन्ह एवं लक्षणों का समूह, जो मस्तिष्क एवं सुशुम्ना रज्जु के क्षोभण से मस्तिष्कावरणों के वास्तविक शोथ के अभाव को प्रकट करते हैं। यह बच्चों में फेब्राइल संक्रमण जैसे फुफ्फुसशोथ, तुण्डिकाशोथ, सार्वदैहिक विषाणुज संक्रमण से पीड़ित में पाया जाता है।)

Meningocele (मैनिन्गोसील) A congenital sac like skin covered protrusion of meninges through a defect in skull or vertebral column. Common to mid-occipital area or lumbosacral area. (एक जन्मजात थैली या कोश जैसी त्वचा जो खोपड़ी अथवा कशेरूका-दण्ड में स्थित किसी छिद्र से होकर मस्तिष्कावरणों के बाहर निकलने को ढकती है।)

Meningococcemia (मैनिन्गोकॉक्सीमिया) Presence of meningococci in blood, often associated with petechial rash, cardiovascular collapse and meningitis/(Waterhouse-Fredrichson syndrome), chronic persistent meningococcemia may be associated with lowgrade fever, rash and arthritis. (रक्त में मैनिन्गोकॉक्सो का पाया जाना।)

Meningocyte (मैनिन्गोसाइट) A mesenchymal epithelial cell of subarachnoid space. (मस्तिष्कावरणों का एक बृहत् भक्षक।)

Meningoencephalitis (मैनिन्गोएनसि–फेलाइटिस) Inflammation of brain and meninges. *m. primary amebic* Caused by *Naegleria* or *Acanthamoeba*, infection travelling via cribiform plate with fatal course in a week. *m. trypanosomal* Subacute or chronic meningoencephalitis predominantly involving the base of brain caused by *Trypanosoma gambiensae* or rhodesiense. Producing sleeping sickness and dementia. (तानिका मस्तिष्कशोथ; मस्तिष्क एवं इसके मस्तिष्कावरणों का शोथ।)

Meningoencephalomyelitis (मैनिन्गोएन–सिफेलोमायलाइटिस) Combination of meningitis, encephalitis and myelitis. (मस्तिष्कावरणशोथ, मस्तिष्ककलाशोथ तथा सुषुम्ना रज्जु या अस्थि मज्जा के शोथ का संयोजन।)

Meningoencephalomyelopathy (मैनिन्गो-एनसिफेलोमायलोपैथी) Any disease involving brain, meninges and spinal cord. (मस्तिष्क, मस्तिष्कावरणों तथा सुषुम्ना रज्जु का कोई भी रोग।)

Meningoencephalomyeloradiculoneuritis (मेनिन्गोएनसिफैलोमायलोरेडिक्यूलोन्यू-राइटिस) Inflammation of brain, spinal cord, meninges, nerve roots and peripheral nerves. (मस्तिष्क, सुषुम्ना रज्जु, मस्तिष्कावरणों, तंत्रिका मूल तथा परिसरीय तंत्रिकाओं का शोथ।)

Meningoencephalopathy (मैनिन्गोएनसि–फेलोपैथी) A diffuse disorder of function of brain and meninges; commonly relates to toxic and metabolic encephalopathies. (मस्तिष्क एवं मस्तिष्कावरणों की क्रिया का विकार जो सामान्य रूप से विषाक्तता तथा चयापचयी मस्तिष्क रोग से संबंधित होता है।)

Meningomyelitis (मैनिन्गोमायलाइटिस) Inflammation of spinal cord and its covering membranes. (सुषुम्ना रज्जु एवं उसकी कलाओं का शोथ, तानिका–मेरूरज्जुशोथ।)

Meningomyelocele (मैनिन्गोमायलोसील) A protrusion of spinal cord and associated meninges through a developmental defect in spinal canal. (कशेरुका दण्ड में स्थित कोई छिद्र से होकर सुषुम्ना रज्जु एवं मस्तिष्कावरणों का बाहर आ जाना।)

Meningovascular (मैनिन्गोवैस्कुलर) Concerning meninges and adjacent blood vessels. (मस्तिष्कावरणों एवं उनकी रक्त वाहिनियों से संबंधित।)

Meniscectomy (मैनिसेक्टॉमी) Surgical removal of semilunar cartilage especially of knee. *m. arthroscopic* Removal of a part of damaged meniscus through arthroscope. (घुटने की नवचन्द्रक उपास्थि को शल्य क्रिया द्वारा काटकर अलग कर देना। नवचन्द्रकोच्छेदन।)

Meniscus (मैनिस्कस) A crescent shaped structure; one of the fibrocartilaginous discs of knee joint . *m. lateral* A nearly circular crescent shaped fibrocartilage attached to lateral articular surface of upper end of tibia. *m. medial* A crescent shaped fibrocartilage attached to medial surface of upper end of tibia. (अर्द्धचन्द्राकार संरचना; घुटने के जोड़ की तन्तूपास्थि।)

Menolipsis (मैनोलिप्सिस) The temporary cessation of menstruation. (मासिक धर्म का अस्थायी रूकना।)

Menometrorrhagia (मैनोमीट्रोरैह्जिया) Abnormal bleeding during or between menstrual periods. (अत्यधिक या अनियमित मासिक रक्तस्राव।)

Menopause (मीनोपॉज) The normal physiologic cessation of menstruation commonly between 45–50 years of age. Frequent symptoms include hot flushes, headache, vulvar dyscomfort, painful sexual intercourse and mental depression. *m. artificial* Cessation of menopause by irradiation or surgical removal of ovaries. *m. premature* Early menopause, idiopathic or secondary to pituitary disease, systemic illness. (मासिक धर्म का रूकना; रजोनिवृत्ति।)

Menorrhagia (मैनोरेह्जिया) Excessive or prolonged menstruation, SYN __ hypermenorrhea. (अत्यार्तव, मासिक धर्म के समय अधिक रक्तस्राव का आना।)

Menoschesis (मीनोस्चेसिस) Suppression of menses. (मासिक धर्म रूक जाना।)

Menostasis (मीनोस्टेसिस) Amenorrhea. (रजोरोध; अनार्तव।)

Menses (मैन्सेस) Periodic bloody discharge from uterus, called menstruation. (रजोधर्म, मासिक धर्म। स्त्रियों में गर्भाशय से होने वाला नियतकालिक रक्त प्रवाह।)

Menstrual (मैन्सट्रुअल) Relating to menses. (ऋतुस्रावी, मासिक धर्म से संबंधी।)

Menstruation (मैन्सट्रुएशन) The periodic discharge from uterus of a non-clotting bloody fluid at 4-5 weeks interval. *m. anovulatory* Menstruation not preceded by ovulation. *m. vicarious* Bleeding from sites other than uterus occurring at the time of normal menstruation (see Figure). (मासिक धर्म या ऋतुस्राव। औसतन प्रत्येक 4–5 वें हफ्ते के अन्तराल पर स्त्रियों में गर्भाशय से होने वाला नियतकालिक रक्त प्रवाह।) *Anovulatory m* (एनोव्यूलेटरी)

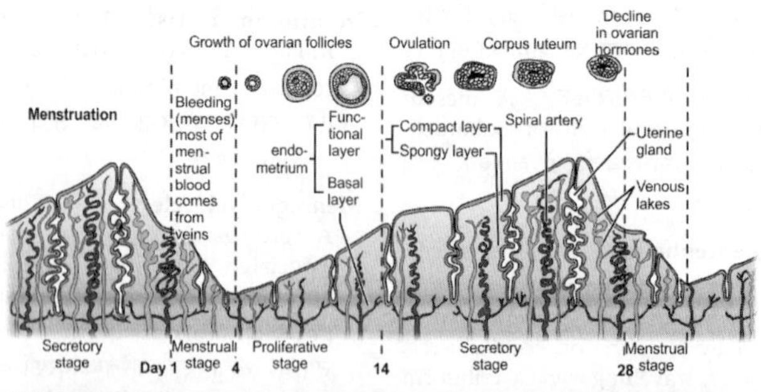

Changes in menstruation

(डिम्बग्रन्थि से डिम्बोत्सर्जन के अभाव में होने वाला मासिक धर्म।) *Vicarious m* (विकेरियस) मासिक धर्म के समय गर्भाशय के अतिरिक्त अन्य स्थानों से रक्त प्रवाह होना।)

Mensual (मैन्सुअल) Monthly. (मासिक, माहवार।)

Mensuration (मैन्सुरेशन) Measurement by immediate comparison. (मापने की क्रिया।)

Mental (मैन्टल) 1. Relating to mind 2. relating to chin. (मानसिक या बुद्धि से संबंधित। हनु से संबंधित।)

Mentation (मैन्टेशन) Mental activity. (मानसिक सक्रियता।)

Mental retardation (मैन्टर रिटार्डेशन) Significant lack or delay in the intellectual capacity of an individual. I.Q below 70–75 reflects mental retardation. Mental retardation is present from the childhood period. (बुद्धि मदान्ता।)

Menthol (मैन्थॉल) Peppermint camphor, an organic compound derived from peppermint oil or prepared synthetically. It provides a sensation of coolness in mucosal membranes by stimulation of cold receptors. (पेपरमिन्ट कपूर; एक ऑर्गेनिक यौगिक जो पेपरमिन्ट ऑयल द्वारा प्राप्त होता है या कृत्रिम रूप से तैयार किया जाता है यह ठण्डे ग्राही को उत्तेजित करके, श्लेषमकला में शीतलता की संवेदना पंहुचाता है।)

Mentoanterior (मैन्टोएन्टीरियर) In a face presentation, having the fetal chin pointing anteriorly in relation to maternal pelvis. (आनन प्रस्तुति जिसमें भ्रूण की ठुड्डी मातृश्रोणि की अपेक्षा आगे की ओर बड़ी होती है।)

Mentoplasty (मैन्टोप्लास्टी) Plastic operation on chin. (ठुड्डी की प्लास्टिक सर्जरी।)

Mentoposterior (मैन्टोपोस्टीरियर) In face presentation, having fetal chin pointing posteriorly in relation to maternal pelvis. (आनन प्रस्तुति जिसमें भ्रूण की ठुड्डी, मातृ श्रोणि की अपेक्षा में पीछे की ओर नुकीली होती है।)

Mentotransverse (मैन्टोट्रान्सवर्स) In face presentation, having the fetal chin pointing laterally in relation to maternal pelvis. (आनन प्रस्तुति जिसमें भ्रूण की ठुड्डी, मातृ श्रोणि की अपेक्षा पार्श्विक ओर बड़ी होती है।)

Mentum (मैन्टम) The anterior prominence of mandible produced by mental protruberance; the chin. (ठुड्डी। मानसिक स्फीति से उत्पन्न अधोहनु की अग्र उत्सेध।)

Mepacrine (मेपाक्राइन) An anthelmintic for tapeworm and giardiasis, also an antimalarial agent. (फीताकृमि तथा अन्य कृमियों के लिए कृमिनाशक। यह मलेरिया-रोधी कारक भी होता है।)

Meperidine (मेपैरीडाइन) A synthetic narcotic analgesic, with spasmolytic properties and high addiction potential. (एक कृत्रिम स्वापक पीड़ाहर जिसमें उद्वेष्टहर गुण होते हैं तथा बहुत अधिक व्यसन संभावना होती हैं।)

Mephenesin (मेफैनेसिन) An agent used for skeletal muscle relaxation. (एक कारक जिसे कंकालीय पेशी शिथिलकर के लिए प्रयोग किया जाता है।)

Mephenoxalone (मेफेनोक्सालोन) A skeletal muscle relaxant, also has mild anxiolytic properties. (कंकालीय पेशी शिथिलकर जिसमें हल्के चिंताहर गुण भी होते हैं।)

Mephentermine (मेफेन्टरमाइन) An adrenergic agent used as a nasal decongestant or in certain hypotensive states to augment vascular tone. (एड्रीनर्जिक कारक जिसे नासा-विसंकुलक के रूप में प्रयोग या कुछ अल्परक्तदाब अवस्थाओं में प्रयोग किया जाता है।)

Mephenytoin (मेफैनीटोइन) Anticonvulsant agent for focal, Jacksonian, grandmal and psychomotor seizure. (आक्षेपरोधी कारक जिसे विकारस्थानिक जैक्सोनियन,

महामिर्गी तथा मनोप्रेरक आक्रमण के लिए प्रयोग किया जाता है।)

Mephobarbitol (मेफोबर्बिटोल) Long-acting barbiturate with anxiolytic and anticonvulsant properties. (देर तक कार्य करने वाले बार्बिटुरेट जिसमें चिंताहर तथा आक्षेपरोधी गुण होते हैं।)

Mepivacaine (मेपिवाकेन) An analogue of lidocaine for local anesthesia, peripheral nerve block or epidural block. (लाइडोकेन का अनुधर्मी जिसे स्थानीय संज्ञाहरण के लिए प्रयोग किया जाता है। परिसरीय तंत्रिका अवरोधक या अधिदृढ़तानिक अवरोधक।)

Meprednisone (मेप्रिडनीसोन) A synthetic glucocorticoid used to treat corticosteroid responsive diseases, allergic conditions. (एक कृत्रिम ग्लूकोकार्टिकॉयड जिसे कॉर्टिकोस्टैरॉयड अनुक्रियात्मक रोगों तथा एलर्जिक अवस्थाओं की चिकित्सा के लिए प्रयोग किया जाता है।)

Meprylcaine (मेप्रिलकेन) A local anesthetic for infiltration and nerve block anesthesia. (एक स्थानीय संज्ञाहारी जिसे अन्तः संचरण तथा तंत्रिका रोधी संज्ञाहरण के लिए प्रयोग किया जाता है।)

Mepyramine malleate (मेपाइरामीन मैलिएट) An antiallergic. (प्रत्यूर्जतानाशक।)

Meralein sodium (मेरलिन सोडियम) A water soluble topically applied antibacterial agent. (जीवाणुरोधी कारक जो पानी में घुलनशील एवं स्थानीय रूप से प्रयोग किया जाता है)

Meralgia (मेरल्जिया) Pain in the thigh, *m. Paresthetica* is troublesome tingling, pricking or numbness in lateral aspect of thigh due to compression of lateral femoral cutaneous nerve while it passes beneath or through the inguinal ligament just medial to anterior superior iliac spine. (जांघ में दर्द।)

Meralluride (मेरालुराइड) A mercurial salt of succinamic acid used as a parenterally administered diuretic. (सक्सीनेमिक अम्ल का पारदरीय लवण जिसे आन्त्रेतर रूप से, मूत्रल के रूप में प्रयोग किया जाता है।)

Merbromin (मरब्रोमिन) Topically used antibacterial and antiseptic Synmercurochrome. (स्थानिक रूप से प्रयोग किया जाने वाला जीवाणुरोधक तथा प्रतिरोधक, साइनमरक्यूरो क्रोम।)

Mercaptan (मरकेप्टेन) Any substance containing the radical - SH bound to carbon, analogous to alcohol and phenols but containing sulfur instead of oxygen. Used in dentistry as an elastic impression compoud. (कोई पदार्थ जिसमें मूलक होता है, इसे दन्तचिकित्सा में, प्रत्यास्य छाप यौगिक के रूप में प्रयोग किया जाता है।)

Mercaptoethanol (मर्केप्टोइथेनॉल) Most commonly used reagents containing thiol group. (अधिकतर प्रयोग होने वाला अभिकर्मक जिसमें थीयॉल समूह होता है।)

Mercaptoethylamine (मर्कपटूएथिलामीन) A component of coenzyme A, used in treatment of radiation sickness and chronic leukemia. (कोएंजाइम का घटक, जिसे विकिरण अस्वस्थता तथा जीर्ण श्वेतरक्ताभ की चिकित्सा में प्रयोग किया जाता है।)

2-Mercaptoimidazole (मरकेप्टोइमिडाजोल) A thiourea group of antithyroid drug, five times more potent than methylthiouracil. (प्रत्यवटु औषधि का थियोयूरिया समूह, यह मिथाइलथियोरेसिल से पांच गुना ज्यादा शक्तिशाली होता है।)

Mercaptomerin sodium (मरकेप्टोमेरिन सोडियम) A mercurial diuretic given SC/IM. (पारदीय मूत्रल।)

Mercaptopurine (मरकेप्टोप्यूरीन) 6-Purinethol, A hypoxanthine and adenine analogue used as antineoplastic agent for its potent inhibitory effect on DNA synthesis. (हाइपोजेन्थीन तथा एडीनीन अनुधर्मी जिसे अर्बुदरोधी कारक के रूप में प्रयोग किया जाता है।)

Mercapturic acid (मरकेप्टयूरिक एसिड) An S-aryl-N acetyl cysteine found in the urine after ingestion of aromatic halogen compounds. (एक एसिटाइल सिस्टाइन जो सुगन्धित हैलोजन यौगिक के अन्तर्ग्रहण के बाद मूत्र में पाया जाता है।)

Mercurialism (मरक्यूरियालिज्म) Poisoning by mercury or its compounds. (पारा या इसके यौगिकों द्वारा विषाक्तता।)

Mercuric (मरक्यूरिक) Bivalent mercury. (द्विसंयोजक पारा।)

Mercurous (मरक्यूरस) Monovalent mercury. (एकसंयोजक पारा।)

Mercury (मरक्यूरी) A heavy, silvery poisonous metallic element liquid at room temperature, atomic No. 80, used in thermometer. (पारा; एक भारी, चांदी के समान, विषैला धात्विक तत्व जो सामान्य तापमान में तरल होता है। इसका एटोमिक नम्बर 80 होता है। इसे थर्मोमीटर में प्रयोग किया जाता है।)

Mercury 197 (^{197}Hg) A radioactive mercury isotope used in brain tumor localization and in the study of renal function. (एक विकिरणशील पारा समस्थानिक जिसे मस्तिष्क अर्बुद के स्थाननिर्धारण में तथा वृक्क कार्य के अध्ययन में प्रयोग किया जाता है।)

Meridian (मेरीडियन) A line surrounding a spherical body passing through both poles or half of such circle containing both poles. (एक गोलाकार संरचना की सतह पर इसके अक्ष के विपरीत छोरों को मिलाने वाली एक काल्पनिक रेखा।)

Merocrine (मीरोक्राइन) Denoting secretory cells that remain intact during discharge of secretory products as those in the salivary glands. (स्रावी कोशिकाएं जो स्रावी पद्दार्थों के विसर्जन के समय क्षतिग्रस्त नही होती जैसे लार-ग्रन्थियों में होता है।

Merocyte (मेरोसाइट) An incompletely isolated cell found in the vicinity of the yolk of a fertilized ovum during segmentation. Its nucleus is generally derived from accessory spermatozoa. (पूर्णरूप से अकेली कोशिका जो खण्डीभवन के समय, निषेचित डिम्ब के अण्डपीत के आस-पास पाया जाता है। इसका केन्द्रक अधिकतर अनुषंगी शुक्राणुओं से प्राप्त होता है।)

Meropia (मीरोपिया) Partial blindness (अंशिक अन्धता।)

Meropenem (मेरोपिनेम) Highly potent antibiotic. (अत्यधिक शक्तिशाली प्रतिजीवी।)

Merotomy (मेरोटॉमी) Cutting into parts. (भागों या टुकड़ों में काटना।)

Merozoite (मीरोजॉइट) The product of asexual schizogony of a protozoan in the body of host; in malaria merozoites are liberated from rupture of RBC to invade fresh RBC or form gametocyte, the sexual form in man, infective to mosquito.

Merogony (मीरोगोनी) The development of only a portion of an egg. If the egg contains only male pronucleus, the development is called andromerogony and if only female pronucleus gynomerogony.

Merology (मीरोलॉजी) Study of rudimentary tissue. (अविकसित ऊतक का अध्ययन।)

Meromycin (मीरोमाइसिन) One of the two proteins—heavy meromycin and light meromycin formed by enzymatic digestion of muscle protein mycin. (दो प्रोटीनों में से एक हेवी मीरोमाइसिन तथा लाइट मीरोमाइसिन जो पेशी प्रोटीन माइसिन के पाचकरस के पाचन द्वारा बनता है।)

Merphalon (मर्फेलॉन) A racemic mixture of melphalan and medphalan; antineoplastic drug. (मीलफैलेन तथा मीडफैलेन का मिश्रण; अर्बुदरोधी कारक।)

Mersalyl sodium (मेरसैलिल) A mercurial diuretic given parenterally. (पारदीय मूत्रल जिसे आन्त्रेतर रूप से दिया जाता है।)

Mesangium (मीसैन्जियम) The framework of glomerulus which arises from vascular pole and extends into intercapillary spaces. It contains matrix and mesangial cells which are phagocytic in nature. (कोशिका गुच्छे की रचना या पंजर जो वाहिकीय ध्रुव से निकलकर कोशिकाओं के बीच क्षेत्रों तक विस्तृत होती हैं।)

Mescaline A hallucinogenic alkaloid. (भ्रामक क्षाराभ या भ्रम पैदा करने वाली क्षाराभ।)

Mesencephalon (मीसेन्सिफैलॉन) The embryonic midbrain; the second cephalic dilatation of neural tube that develops into corpora quadrigemina, the cerebral peduncles and aqueduct of sylvius. (भ्रूणीय मध्यमस्तिष्क।)

Mesenchyme (मीसेन्काइम) Embryonic connective tissue consisting of an aggregation of cells in close contact by means of long processes thus forming a loose network. (stellate cells). (भ्रूणीय संयोजी ऊतक जिसमें कोशिकाओं के सम्मुचय लंबाई में निकट स्थित होते हैं जिसके कारण एक विस्तृत जाल बन जाता है।)

Mesenchymoma (मीसेन्काइमोमा) A rare benign or malignant tumor consisting of two or more clearly identifiable mesenchymal elements in addition to fibrous tissue. (एक विरल सुदम या दुर्दम अर्बुद जो तन्तुमय ऊतक के साथ दो या दो से अधिक उपकलाहीन मध्यजनस्तर तत्व से बना होता है।)

Mesentery (मीजेन्ट्री) A double layer of peritoneum attaching various organs to body wall and conveying to them their blood vessels and nerves; commonly referred to peritoneal fold attaching small intestine to the posterior body wall (see Figure). (पैरीटोनियम की दुहरी परत जो कई अंगों को शरीर की प्राचीर से जोड़ती है तथा उन तक रक्तवाहिनियों और तंत्रिकाओं को पंहुचाती है; छोटी आंत को चारों ओर से घेरने एंव उसे पश्च उदरीय भित्ति से संलग्न करने वाली पैरीटोनियम की परत।)

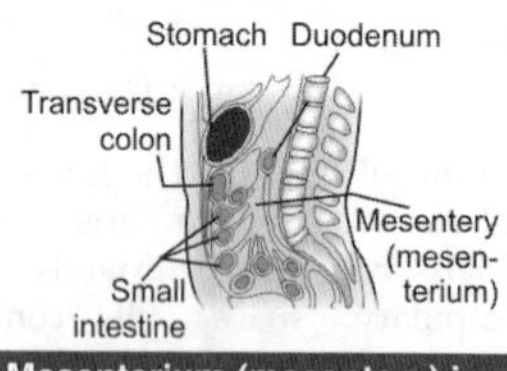

Mesenterium (mesentery) in a median sagittal section

Mesial (मीसियल) Situated in, near, or towards the midline or apex of dental arch. (मध्यम, बीच या केन्द्र में स्थित; मध्य रेखा के पास की तरफ या पर स्थित; दंत चाप का शीर्ष या शिखर।)

Mesna (मीसना) Uroepithelial protector. (मूत्र उपकला रक्षक।)

Mesoappendix (मीसोएपैण्डिक्स) A triangular fold of peritoneum around the vermiform appendix, attaching the latter to posterior surface of the mesentery of the ileum. The artery to appendix runs along the free margin of this fold. (उण्डुकपुच्छ की छोटी आन्त्रयोजनी।)

Mesocardium (मीसोकार्डियम) The double layer mesoderm attaching the embryonic heart to the wall of pericardial cavity. (मध्यजनस्तर की दुहरी परत जो भ्रूणीय हृदय को हृदयावरक गुहा प्रचीर से जोड़ती है।)

Mesocephalic (मीसोसिफैलिक) Denoting a skull having cephalic index between 75–80; intermediate between dolichocephalic and brachycephalic.

Mesocolon (मीजोकोलन) The double layer of peritoneum attaching colon to posterior abdominal wall. Only the transverse colon and sigmoid colon have actual mesentery. (पैरीटोनियम की दुहरी परत जो बृहदान्त्र (कोलन) को पश्च उदरीय भित्ति से जोड़ती है।)

Mesocolopexy (मीसोकोलोपैक्सी) Surgical procedure in which the mesocolon is fixed or resuspended to prevent ptosis or torsion of transverse colon. (शल्यक्रिया द्वारा बृहदान्त्रयोजनी के नीचे गिरने को ठीक करने के लिए बृहदान्त्रयोजनी का निलम्बन या स्थिरीकरण करना।)

Mesocoloplication (मीसोकोलोप्लीकेशन) A surgical procedure of folding back the mesocolon on itself and stitching in place in order to restrict mobility of transverse colon. (शल्य क्रिया द्वारा बृहदांत्रयोजनी की गतिशीलता को सीमित करने के लिए उसका वलीकरण करना।)

Mesocord (मीसोकार्ड) An umbilical cord, a segment of which is bound to placenta by an accessory fold. (नाभि-रज्जु का भाग जो अपरा से संलग्न होता है।)

Mesocortex (मीसोकोर्टेक्स) The cerebral cortex of the cingulate and retrosplenial gyri that does not pass through a six layered developmental stage.

Mesoderm (मीसोडर्म) The middle of primary germ layers, in between outer ectoderm and inner entoderm. From this layer are derived the majority of skeletal systems, the circulatory system, the musculature, the excretory system and most of the reproductive system in vertebrates. (प्रारम्भिक जनन अस्तरों में से बीच का अस्तर जो बहिर्जनस्तर एवं अन्तर्जनस्तर के बीच स्थित होता है। इस परत से कंकालीय प्रणाली, संचार प्रणाली, पेशीसंस्थान, उत्सर्गी प्रणाली प्राप्त होते है।)

Mesoderm (मध्यजनस्तर) The middle of the three primary germ layers of the embryo, It is the middle layer of the embryo. (मध्यजनस्तर।)

Mesoduodenum (मेसोडुओडिनम) A part of the primitive midline dorsal mesentery in relation to embryonic duodenum. (पृष्ठीय आंत्रयोजनी की आद्य मध्यरेखा का एक भाग जो भ्रूणीय पाचनान्त्र से संबंधित होता है।)

Mesoepididymis (मीसोएपिडिडीमिस) A fold of tunica vaginalis that connects the testis to the epididymis. (अण्डधर कंचुक की एक तह जो कभी-कभी अधिवृषण को शुक्रग्रन्थि से जोड़ती है।)

Mesogastrium (मीसोगैस्ट्रियम) That part of primitive dorsal mesentery which is related to developing stomach and becomes greater omentum. (आद्य पृष्ठीय आन्त्रयोजनी का वह भाग जो आमाशय के विकास से संबंधित होता है और वृहत वपा बन जाता है।)

Mesomorph (मीजोमॉर्फ) A person having a body built with prominent musculature and heavy bony structure. (एक व्यक्ति जिसके शारीरिक गठन में प्रमुखता पेशीसमूह तथा भारी अस्थि संरचना होती है।)

Mesonephroma (मीसोनैफ्रोमा) Rare ovarian tumor believed to be formed from displaced mesonephric tissue. (एक विरत डिम्बाशीय अर्बुद जिसे माना जाता है कि मध्यवृक्क ऊतक के विस्थापन के कारण बनता है।)

Mesonephros (मीसोनैफ्रोसा) An intermediate excretory organ of the embryo, it is replaced by permanent metanephros (kidney). While its ductal system is retained in male as epididymis and deferent duct and in female as tubules of epoöphoron. Also known as Wolffian body. (भ्रूण का मध्यवर्ती उत्सर्गी अंग, इसे स्थायी पश्चवृक्कप्रसु से बदला जाता है। इसे वूलफीयन बॉडी भी कहते हैं।)

Mesorchium (मीसोर्कियम) A thick fold of peritoneum which connects the developing testis to the mesonephric fold in embryo. It contains testicular vessels and nerves. (उदरावरण की चौड़ी तह जो भ्रूण में निकसित हो रही शुक्रगन्थियों को मध्यवृक्क तह से जोड़ती है। इसमें वृषण वाहिनियाँ तथा तंत्रिकाएं होती हैं।)

Meso-ovarium (मीसोवेरियम) It is that part of the broad ligament which encloses the ovary. It lies between the mesosalpinx and the mesometrium. (पृथुस्नायु का वह भाग जिसमें डिम्बग्रन्थि होती है। यह मीसोसैल्पिक्स तथा मीसोमीट्रियम के बीच स्थित होता है; डिम्बग्रन्थियोजनी।)

Mesosalpinx (मीसेासैल्पिंक्स) Part of the broad ligament investing the fallopian tube. It represents the upper free part of the broad ligament which is above its attachment to the uterus. (पृथुस्नायु का एक भाग जो डिम्ब वाहिनी में निवेष करता है। यह पृथुस्नायु के ऊपरी भाग का त्रिकास्थि से जोड़ता है।)

Mesoridazine (मीसोरीडाजीन) Antipsychotic agent. (मनोविक्षिप्त विरोधी कारक।)

Mesosalpinx (मीसोसैल्पिंक्स) The upper free portion of broad ligament investing the fallopian tube. (पृथुस्नायु का ऊपरी स्वतंत्र भाग।)

Mesosigmoidopexy (मीसोसिग्मॉयडोपैक्सी) Attaching the sigmoid mesocolon to anterior abdominal wall to prevent sigmoid volvulus or rectal prolapse.

(अवग्रहान्त्रयोजनी को अग्र उदरीय भित्ति से जोड़ना जिससे अवग्रहान्त्र वाल्क्यूलस या मलाशयी को गिरने से रोका जाता है।)

Mesotendon (मीसोटैण्डन) The connective tissue fold of synovial membrane extending from a tendon to the wall of its synovial tendon sheath. (श्लेषक कला का संयोजी ऊतक तह जो कण्डरा से श्लेषककण्डरा आवरण की दीवार तक विस्तृत होता है।)

Mesothelioma (मीसोथीलियोमा) A benign or malignant tumor arising from the mesothelial lining of one of the coelomic cavities, commonly pleura or peritoneum, consisting of epithelial and spindle cell elements. (मध्यकला का सुदम या दुर्दम अर्बुद।)

Mesovarium (मीसोवेरियम) A short thick peritoneal fold that attaches ovary to posterior layer of broad ligament and permits passage of blood vessels and nerves to ovary. (पैरीटोनियम तह का छोटा एवं मोटा भाग जो डिम्बग्रन्थि की अग्र सीमा को पृथु स्नायु की पश्च परत से जोड़ता है तथा रक्त वाहिकाओं के मार्ग तथा डिम्बग्रन्थि तक तंत्रिकाओं को अनुमति देता है।)

Mesterolone (मीस्टेरोलॉन) Anabolic androgen. (उपचय बढ़ाने वाला तत्व।)

Mestranol (मीस्ट्रेनॉल) An estrogen used in preparation of oral contraceptive. (ईस्ट्रोजन जिसे मौखिक गर्भनिरोधक बनाने में प्रयोग किया जाता है।)

Mesurpine HCl (मेसरपीन एच सी एल) A vasodilator and smooth muscle relaxant. (वाहिकाविस्फारक तथा मृदु पेशी शिथिलकर।)

Meta (मेटा) Prefix means 1. changed in form, or position transformed, 2. after, behind, following 3. next to. (परिवर्तन या रूपान्तरण को निर्दिष्ट करने वाला एक उपसर्ग बाद, के बाद, पीदे, आगे, अगला।)

Metabiosis (मेटाबायोसिस) The dependence of an organism upon the preexistence of another for its development. (अपने विकास के लिए, किसी जीव का किसी दूसरे विकसित जीव पर निर्भर होना।)

Metabolism (मेटाबोलिज्म) A general term applied to chemical processes taking place in the living tissues for maintenance of life. *m. acid-base* The processes influencing hydrogen ion concentration in the body. *m. aerobic* Metabolic activity dependent upon oxygen. *m. intermediary* The chemical changes associated with the synthesis of cellular components from food materials and their degradation. (जीवित रहने के लिए जीव के ऊतकों के भीतर होने वाली सभी रासायनिक प्रक्रियाएं।)

Metabolite (मेटाबोलाइट) A substance taking part in or produced by metabolic activity. (एक पदार्थ जो चयापचयी प्रक्रिया से उत्पादित हो, चयापचयज, चयापचयक।)

Metabutethamine (मेटाब्यूटेथामीन) Used in dentistry as a local anesthetic for nerve block/infiltration anesthesia. (दन्त-चिकित्सा में प्रयोग होने वाला एक स्थानिक संज्ञाहारी जो तंत्रिका में रूकावट उत्पन्न करता है तथा अन्तः संचरण संज्ञाहारी।)

Metacarpus (मेटाकार्पस) The five bones of hand between the carpus and the phallanges (see Figure). (हाथ की पांच अस्थियां जो कलाई और अंगुल्यस्थियों के बीच होती हैं।)

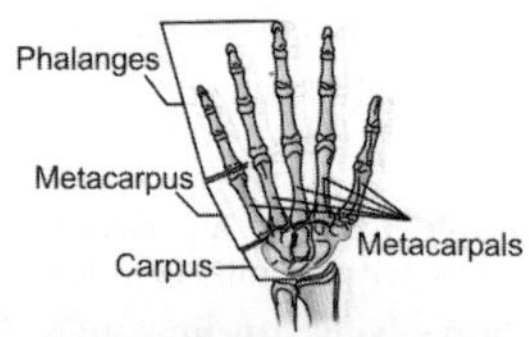

Metacarpus, comprising the metacarpal bones, which extend between the carpus and phalanges and are numbered lateromedially

Metacentric (मेटासेन्ट्रिक) Pertaining to chromosome with centromere in the middle. (ऐसा गुणसूत्र, सेन्ट्रोमीयर जिसके केन्द्र में होता है।)

Metachromasia (मेटाक्रोमेसिया) 1. The property by which some cells stain in a color different from the dye with which they are stained 2. The property through which a single dye stains different tissues in different colors. (ऐसी दशा जिसमें कुछ कोशिकाएँ ऐसे रंग से अभिरंजित होती हैं।)

Metachromatic (मेटाक्रोमेटिक) Term applied to cells and dyes exhibiting metachromasia. (यह शब्द कोशिकाओं तथा रंजक जो मेटाक्रोमेसिया के प्रदर्शन के लिए प्रयुक्त होता है।)

Metacercaria (मेटासेरकारिया) The encysted stage of a digenetic trematode which occurs in the tissues or on the surface of intermediate host such as snail. This stage is usually infective or is the transfer stage to definitive host. (पर्णकृमि के गुणनन की परिपुटित अवस्था जो मध्यवर्ती परपोषी के तल पर या ऊतकों में घटित होता है जैसे घोंघा।)

Metacresol (मेटाक्रैसॉल) A local antiseptic. (स्थानिक प्रतिरोधक।)

Metacyesis (मेटासाइसिस) Extrauterine pregnancy. (बहिगर्भाशय सगर्भता।)

Meta female (मेटा फिमेल) A female with 3 X chromosomes (trisomy X) usually short statured, mentally retarded and obese. (एक स्त्री जिसमें तीन गुणसूत्र होते हैं, यह अधिकतर छोटे कद मानसिक रूप से ग्रस्त तथा स्थूल होती है।)

Metagonimus (मेटागोनिमस) A genus of small flukes which may infect man upon eating fish containing the larvae. (छोटे पर्णकृमियों का एक वंश जिससे मनुष्य लार्वा वाली मछली खाने से सक्रंमित हो जाता है।)

Metakinesis (मेटाकाइनेसिस) The separation of two chromatids of a chromosome during the anaphase of mitosis. (एक दूसरे से अलग होने की क्रिया जैसे किसी गुणसूत्र में क्रोमेटिडों का एक दूसरे से अलग होना जो कोशिका के सूत्री-विभाजन की पश्चावस्था में विपरीत ध्रुवों की ओर जाते हैं।)

Metaldehyde (मेटेल्डीहाइड) A polymer of acetaldehyde formerly used as an antiseptic. (एसीटल्डीहाइड का बहुलक जिसे पहले प्रतिरोधक के रूप में प्रयोग किया जाता था।)

Metalloenzyme (मेटेलोएन्जाइम) An enzyme having a metal ion as an integral part of its active form, e.g., cytochrome (Fe^{2+}, Fe^{3+}). Cytochrome oxidase (Cu^{2+}, Cu^{2}) or alcohol dehydrogenase (Zn^{2+}). (वह एन्जाइम जिसकी संरचना में धातु आयन होता है जो उसके सक्रिय रूप का मुख्य भाग होता है जैसे साइटोक्रोम, साइटोक्रोम ऑक्सीडेस आदि।)

Metalloprotein (मेटेलोप्रोटीन) A protein with metal ion bound to it. Many enzymes are metalloproteins. (किसी धातु ऑयन से जुड़ा हुआ एक प्रोटीन। बहुत से एंजाइम मेटेलोप्रोटीन होते है।)

Meta male (मेटा मेल) A male with one X chromosome but 2 Y chromosomes; usually tall, lean, often having tendency towards aggressive behavior. (एक पुरूष जिसमें एक X गुणसूत्र परन्तु दो गुणसूत्र होते हैं। यह अधिकतर लम्बा, झुका हुआ तथा उसमें अक्रामक व्यवहार की प्रवृत्ति होती है।)

Metamorphosia (मैटामोर्फोप्सिया) Distortion of visual image as in parietal lobe disease, retinal lesion or intoxication. (एक दृष्टि दोष जिसमें वस्तु की दृष्टि प्रतिबिम्ब का रूप बिगड़ जाता है। जैसा पार्श्विक खण्ड के रोग में या नेत्रपटल विक्षति या विषणता में होता है।)

Metamorphosis (मेटामोर्फोसिस) A change in form or structure as in the development of certain insects from larva to adult. (रूपान्तरण या विशेषकर

विकासीय अवस्थाओं जैसे लार्वा से युवा बनने में होने वाला रचनात्मक परिवर्तन।)

Metamyelocyte (मेटामायलोसाइट) An immature granulocyte, an early stage of granulocyte derived from myelocyte with kidney shaped nucleus and finely granulated cytoplasm containing azurophilic granules. (अपरिपक्व कणिकाकोशिका; ग्रेनुलोसाइट की प्रारम्भिक अवस्था जो प्राक्कणिका श्वेतकोशिका से प्राप्त, वृक्क के आकार का केन्द्रक तथा कोशिकाद्रव्य के छोटे-छोटे कणों जिसमें एजूरोफिलिक कणिका होते हैं।)

Metanephrine (मेटानेफ्राइन) One of the catabolic products of epinephrine excreted in urine. (इपिनफ्रीन का उपचयी उत्पाद जो मूत्र में उत्सर्जित होता है।)

Metaphase (मेटाफेस) The second stage of cell division by mitosis during which the chromatids are aligned along the equatorial plate of cell and attached by spindle fibers to centromere. (पूर्वावस्था के पश्चात् एवं पश्चावस्था से पूर्व कोशिका विभाजन की द्वितीय अवस्था जिसमें गुणसूत्र जिसमें से प्रत्येग में दो अर्धगुणसूत्र होते हैं, पश्थक होने से पूर्व, तुर्क के मध्यरेखा तल में व्यवस्थित हो जाते हैं; मध्यावस्था।)

Metaphysis (मेटाफाइसिस) The line of junction of epiphysis with diaphysis (shaft). (काण्ड एवं अधिवर्ध के बीच का भाग; अस्थिकॉण्डकोटी।)

Metaplasia (मेटाप्लेसिया) The abnormal transformation from one differentiated adult tissue to another type adult tissue within a given organ (see Figure). (किसी प्रकार के वयस्क ऊतक का एक दूसरे प्रकार के वयस्क ऊतक में परिवर्तित हो जाना जो उस ऊतक के लिए असामान्य होता है।)

Metaproterenol (मेटाप्रोटेरेनॉल) A potent beta adrenergic stimulant used as bronchodilator. (एक शक्तिशाली बीटा-एड्रीनर्जिक उत्तेजक जिसे श्वसनीविस्फारक के रूप में प्रयोग किया जाता है।)

Metarminol (मेटार्मिनॉल) A compound with vasopressor activity used to treat acute hypotension. (वाहिकादाबवर्धी क्रिया वाला एक यौगिक जिसे तीव्र अल्परक्तदाब की चिकित्सा के लिए प्रयोग किया जाता है।)

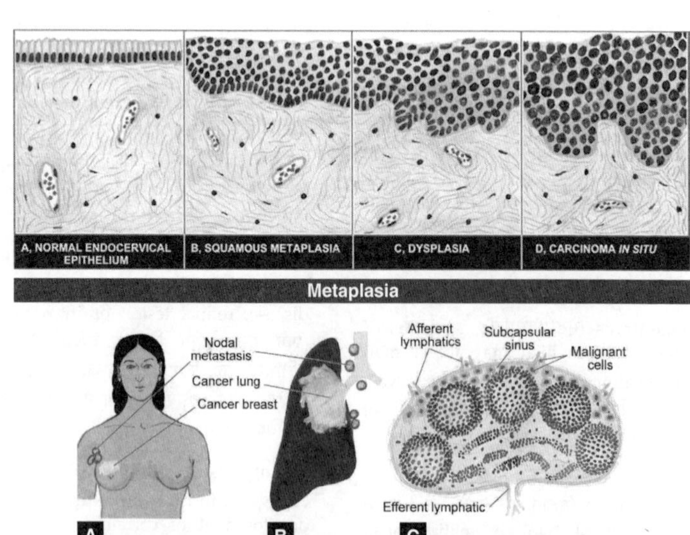

Metaplasia

Metastasis

Metastasis (मेटास्टेसिस) Transfer of a disease from its primary site to a distant location either by blood, lymphatic channel, CSF flow, etc (see Figure). (किसी रोग का अपने प्राथमिक स्थान से शरीर के किसी दूर भाग या अंग को स्थानान्तरित होना जो रक्त या लसीकाजाल आदि में फैलता है।)

Metatarsus (मैटाटार्सस) The anterior portion of foot between the toes and the instep. Composed of 5 cylindrical bones (see Figure below). (पांव का टखने एवं अंगुलियों के बीच का अग्र भाग जो पांच प्रपदिक अस्थियों से निर्मित होता है।)

Metathalamus (मेटाथैलेमस) That portion of thalamus composed of medial and lateral geniculate bodies. (चेतक का वह भाग जो मध्यवर्ती तथा पार्श्विक जानुवत् कायों से निर्मित होता है।)

Metathrombin (मेटाथ्रोम्बिन) A thrombin-antithrombin complex formed during clotting and is inactive. (थ्रॉम्बिन-थ्रॉम्बिन की क्रिया को रोकने वाला सम्मिश्र जो क्लॉटिंग के साथ बन जाता है तथा निष्क्रिय होता है।)

Metaxalone (मैटाक्सेलॉन) Orally administered smooth muscle relaxant. (मौखिक रूप से दिया जाने वाला मृदु पेशी शिथिलकर।)

Metazoa (मेटाजुआ) A subkingdom of animals comprising all multicellular organisms having specialized cells producing a different type of tissue. (सभी बहुकोशिकीय जन्तु जिनमें विशेष कोशिकाएं होती हैं जो विभिन्न प्रकार के ऊतक को उत्पादित करते हैं।)

Metazoonosis (मेटाजूनोसिस) A type of zoonosis requiring both a vertebrate and an invertebrate host stage in the lifecycle of causative organism. (एक प्रकार का जन्तु रोग जिसे अपनी अवधि पूर्ण करने के लिए एक पृष्ठवंशी एवं अपृष्ठवंशी परपोशी की आवश्यकता होती है।)

Metencephalon (मीटेन्सिफैलोन) The more rostral part of brain in embryo that develops into cerebellum and pons. (भ्रूण में मस्तिष्क का अग्र भाग जिससे अनुमस्तिष्क एवं पोन्स का विकास होता है।)

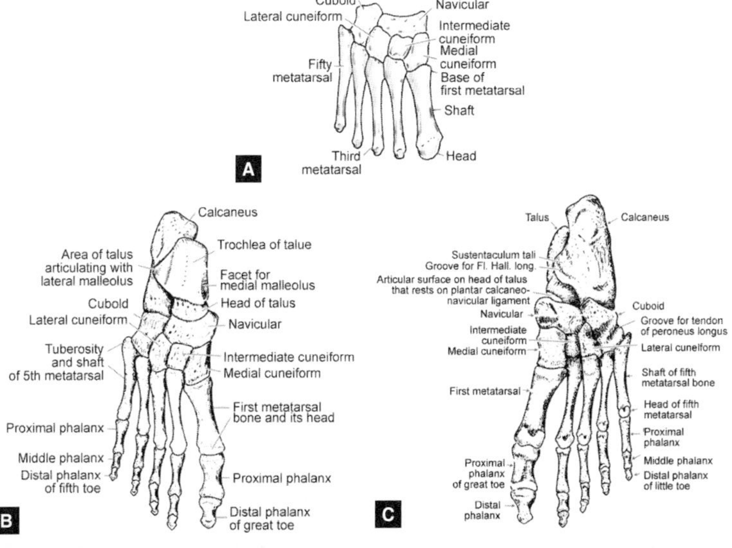

Metatarsus

Meteorism (मीटीयोरिज्म) Distention of intestine with gas. (आंत में गैस इकट्ठा हो जाने से पेट का फूल जाना।)

Meter (मीटर) (m) Measure of length equal to 39.37 inches or 100 cm. (लम्बाई का नाप जो 39.37 इंच या 100 सेन्टीमीटर के बराबर होता है।)

Metformin (मीटफोर्मिन) A structural analogue of phenformin, hypoglycemic agent. (फिनफोरमिन का संरचनात्मक अनुधर्मी; अल्पग्लूकोजरक्तताग्रस्त कारक।)

Methacholine (मीथेकोलीन) A derivative of acetyl choline with only muscarinic effect. (एसिटाइल कोलीन का प्रत्युत्तेजक, जिसका केवल मस्कारीनिक प्रभाव होता है।)

Methacycline (मीथासाइक्लीन) A semisynthetic antibiotic of tetracyclic group given orally. (चतुचक्रीय समूह का अर्ध कृत्रिम प्रतिजीवी जिसे मौखिक रूप से प्रयोग किया जाता है।)

Methadone (मीथेडॉन) A synthetic narcotic analgesic with morphine like effect. It is used in opium withdrawal and as a maintenance treatment in heroin addicts. (कृत्रिम स्वापक पीड़ाहर जिसका मॉर्फीन जैसा प्रभाव होता है। इसे अफीम की लत छुड़ाने के लिए तथा किसी मादक या नशीले पदार्थ के आसक्त व्यक्ति की चिकित्सा में प्रयोग किया जाता है।)

Methallenestril (मीथेलिनिस्ट्रील) A synthetic nonsteroidal estrogenic agent. (एक कृत्रिम नॉनस्टेरॉइडल ईस्ट्रोजन उत्पन्न करने वाला कारक।)

Methamphetamine (मीथेमफेटामीन) A sympathomimetic amine similar to amphetamine; used as a CNS stimulant. (अनुकम्पी तंत्रिकानुकारी एमिन जो एम्फिटामीन के समान होती है तथा इसको केन्द्रीय तंत्रिका तंत्र के उत्तेजक के रूप में प्रयोग किया जाता है।)

Methandriol (मीथेनड्रियॉल) Anabolic steroid. (उपचय बढ़ाने वाले स्टेरॉयड।)

Methandrostenolone (मीथेनड्रोस्टेनोलॉन) A compound of methyl testosterone with anabolic and androgenic properties. (मिथाइल टेस्टोस्टेरोन का एक यौगिक जिसमें उपचय बढ़ाने वाले तथा नर-हार्मोन संबंधित गुण होते हैं।)

Methane (मीथेन) CH_4. Marsh gas, the simplest hydrocarbon. (दलदल गैस; हाइड्रोकार्बन।)

Methanol (मीथेनॉल) Methyl alcohol, prepared synthetically or from distillation of wood. Toxic and causes blindness when drunk. (मिथाइल एल्कोहॉल, जो कृत्रिम रूप से या लकड़ी के आसवन से तैयार किया जाता है। यह विषैला होता है तथा इसको पीने से दृष्टिहीनता हो जाती है।)

Methantheline bromide (मीथेनथीलीन ब्रोमाइड) An anticholinergic agent used to suppress gastric motility and secretion. (कोलीनधर्मरोधी कारक जिसे जठरीय गतिशीलता तथा स्राव के उपशमन करने के लिए प्रयोग किया जाता है।)

Methapyrilene (मीथेपाइरिलीन) Antihistaminic of medium potency and short duration; used as fumarate or hydrochloride. (हिस्टामीन के प्रभावों को निष्फल करने वाला कारक जिसकी क्षमता मध्यम तथा कम समय की होती है। इसे फ्यूमेरेट या हाइड्रोक्लोराइड के रूप में प्रयोग किया जाता है।)

Methaqualone (मीथेक्वालॉन) A sedative and hypnotic, chronic use can lead to psychologic and physical dependence. (प्रशामक तथा निद्राकारी जिसके जीप्र प्रयोग से मनोवैज्ञानिक तथा शारीरिक निर्भरता हो जाती है।)

Metharbital (मीथरबिटल) A barbiturate used as anticonvulsant for grandmal, petit mal and myoclonic seizures. (बार्बिटुरेट जिसे आक्षेपरोधी के रूप में महामिर्गी, मृदु-अपस्मार तथा पेशी अवमोटन आक्रमण के लिए प्रयोग किया जाता है।)

Methazolamide (मीथाजोलामाइड) An agent inhibiting carbonic anhydrase, hence used in glaucoma; given orally. (एक कारक जो कार्बोनिक निर्जलन को रोकता है

इसलिए इसे ग्लोकोमा में प्रयोग किया जाता है। इसे मौखिक रूप से दिया जाता है।)

Methemalbumin (मेथहेमेल्ब्युमिन) A complex of plasma albumin with heme released from hemoglobin when there is intravascular hemolysis. (प्लाज्मा एल्ब्युमिन के सम्मिश्र का हेम के साथ हीमोग्लोबिन से मुक्त होना जब अन्त्र्वाहिकी रक्त अपघटन होता है।)

Methemoglobin (मेथहीमोग्लोबिन) A derivative of hemoglobin with oxidized iron, hence incapable of carrying oxygen. (हीमोग्लोबिन के साथ ऑक्सीकृत लोह से प्राप्त एक यौगिक, इस कारण से यह ऑक्जिन को ले जाने में अक्षम होता है।)

Methemoglobinemia (मेथहीमोग्लोबिनीमिया) Methemoglobin greater than 1% of total hemoglobin in blood; therefore causing cyanosis. (मेथहीमोग्लोबिन रक्त में पूर्ण हीमोग्लोबिन से 1 प्रतिशत ज्यादा होता है जिसके कारण श्यावता (साइनोसिस) होती है।)

Methenamine (मेथीनामाइन) ($C_6H_{12}N_4$) Used in treatment of infections of urinary tract because of its slow hydrolysis to formaldehyde. Hippurate and mandelate salts are in use. (मूत्र-पथ के संक्रमणों की चिकित्सा में प्रयोग किया जाता है। क्योंकि इसका जलापघटन धीरे-धीरे होता है।)

Methetoin (मीथेटोइन) An analog of phenytoin used as oral anticonvulsant. (फिनाटोइन का समधर्मी जिसे आक्षेपों को रोकने या नियंत्रित करने वाले कारक की तरह मौखिक रूप से प्रयोग किया जाता है।)

Methicillin sodium (मेथिसिलीन सोडियम) A semisynthetic derivative of penicillin given IM in infections resistant to penicillin G.

Methimalzole (मेथीमेजोल) Potent, widely used antithyroid drug. It acts by interfering with incorporation of iodine. (एक शक्तिशाली तथा पूर्णतया प्रत्यवटु औषधि के रूप में प्रयोग की जाती है। यह आयोडीन के संयोजन में हस्तक्षेप करने का कार्य करती है।)

Methiodal sodium (मेथीयोडल) Iodine containing contrast for urinary tract. (आयोडिन जिसमें मूत्र-पथ के लिए कॉन्ट्रास्ट होते हैं।)

Methionine (मेथियोनीन) One of the essential amino acids, the main biologic donor of methyl groups for protein synthesis. (आवश्यक अमीनो एसिडों में से एक; मिथाइल समूह का प्रमुख जैविक दाता जिसे प्रोटीन संश्लेष्ण के लिए प्रयोग किया जाता है।)

Methisazone (मेथिसाजोन) A synthetic antiviral agent, not in use. (एक कृत्रिम प्रतिविषाणुज कारक जिसे अब प्रयोग नही किया जाता है।)

Methixene hydrochloride (मेथिक्सीन हाइड्रोक्लोराइड) Anticholinergic agent used orally in gastrointestinal hypermotility and spasm. (कोलीनधर्मरोधी कारक जिसे मौखिक रूप से जठरांत्रपरक अतिचरता तथा आक्षेप के लिए प्रयोग किया जाता है।)

Methocarbamol (मीथोकार्बामॉल) A muscle relaxant, given orally, IM and SC. (एक पेशी शिथिलकर जिसे मौखिक रूप से दिया जाता है।)

Method (मैथड) A set form or mode of procedure, a systemic way of performing an examination, test or operation. (कार्यविधि का एक विशेष प्रकार या रीति; किसी जांच, पीरक्षा या शल्य क्रिया को करने का नियमबद्ध ढंग या विधि।)

Methohexital sodium (मीथोहैक्सीटल सोडियम) Short-acting barbiturate used IV like pentothal sodium.

Methotrexate (मीथोट्रेक्सेट) A potent folic acid antagonist used as cytotoxic agent and immunosuppressant. (एक शक्तिशाली फोलिक एसिड विरोधी जिसे कोशिकाविषी कारक तथा प्रतिरक्षादमनकारी के रूप में प्रयोग किया जाता है।)

Methotrimeprazine (मीथोट्राइमेप्राजीन) A phenothiazine with potent analgesic properties used in obstetric analgesia, and as a preanesthetic medication. (फीनोथीएजीन तथा शक्तिशाली पीड़ाहर गुणों वाला जो प्रासूतिक संवेदनाहरण में प्रयोग किया जाता है तथा प्राक्संज्ञाहारी औषधि के रूप में भी प्रयोग किया जाता है।

Methoxamine (मीथोक्सामीन) An adrenergic vasopressor, often used in supraventricular tachycardia. (एड्रीनालीन धर्मोत्तेजक वाहिकादाबवर्धी जिसे अधिकतर अधिनिलयी हृद-क्षिप्रता में प्रयोग किया जाता है।)

Methoxsalen (मेथोक्सेलेन) A psoralen compound used in association with ultraviolet exposure to enhance repigmentation in vitiligo. It is also used to precipitate a phototoxic response in the treatment of psoriasis.

Methoxychlor (मीथोक्सीक्लोर) An insecticide used to control mosquito larva and flies. (एक कीटाणुनाशक जिसे मच्छर इल्ली (लार्वा) तथा मक्खियों को रोकने के लिए प्रयोग किया जाता है।)

Methoxyflurane (मीथोक्सीफ्युरेन) A colorless nonexplosive liquid used as a slow anesthetic. (एक रंगहीन, अविस्फोटात्मक तरल जिसे मंद संज्ञाहारी के रूप में प्रयोग किया जाता है।)

Methoxyphenamine (मीथोक्सीफीनेमीन) An adrenergic agent used as bronchodilator. (एड्रीनर्जिक धर्मोत्तेजक कारक जिसे श्वसनीविस्फारक के रूप में प्रयोग किया जाता है।)

Methoxypromazine (मीथोक्सीप्रोमाजीन) A phenothiazine tranquilizer. (एक फीनोथीएजीन प्रशान्तक।)

Methscopolamine (मेथस्कोपोलामाइन) A quaternary derivative of scopolamine with anticholinergic actions; used as gastrointestinal sedative.

Methsuximide (मथसक्सीमाइड) An anticonvulsant for petit mal and psychomotor epilepsy. (आक्षेपरोधी जिसे लघु अपस्मार तथा मनः प्रेरक अपस्मार के लिए प्रयोग किया जाता है)

Methyclothiazide (मीथाइक्लोथियाजाइड) A thiazide antihypertensive diuretic. (थीएजाइड उच्च रक्तदाबरोधक मूत्रल।)

Methylal (मिथाइलेल) Dimethoxy methane, anesthetic and hypnotic agent. (डायमीथोक्सी मीथेन; संज्ञाहारी तथा निंद्राकारी कारक।)

Methylchloride (मिथाइलक्लोराइड) A refrigerant, used in spray form for local anesthesia, also same property by m. iodide. *m. methacrylate* An acrylic resin for dental use. *m. salicylate* An antipyretic, analgesic, used in pain killing ointments. (तापहर; इसे स्थानीय संज्ञाहरण के लिए फुहार रूप में प्रयोग किया जाता है।)

Methyl orange (मिथाइल ऑरेन्ज) Used as an indicator with a pH range of 3.2–4.4 (yellow at 3.2 and pink at 4.4). (निर्देशक के रूप में प्रयोग किया जाता है जिसमें pH रेंज 3.2 से 4.4 तक होती है।)

Methyl red (मिथाइल रेड) Used as an indicator, red at 4.4 and yellow at 6. (निर्देशक के रूप में प्रयोग किया जाता है, जिसमें लाल 4.4 पर तथा पीला 6 पर होता है।)

Methylate (मिथाइलेट) To combine with methyl alcohol or the methyl radical. (मिथाइल एल्कोहॉल या मिथाइल रेडिकल के साथ संयोजन।)

Methyl benzenethonium chloride (मिथाइल बैन्जीनिथोनियम क्लोराइड) A topical anti-infective agent. (स्थानीय संक्रमणरोधी कारक।)

Methy lcellulose (मेथिल सेल्यूलोस) A bulk forming cellulose derivative with laxative properties. Used for constipation, as appetite suppressant in management of obesity, and in ophthalmic solutions/ointment.

Methyl cholanthrene (मिथाइल कोलन्थ्रीन) One of the carcinogenic polycyclic hydrocarbons of coaltar. (कोलतार के कैंसरजनक अतिचक्रिल हाईड्रोकार्बन्स में से एक।)

Methyldopa (मिथाइलडोप) Sympathetic activity inhibitor used in treatment of hypertension. (अनुकंपी निरोधक जिसे उच्च रक्तदाब की चिकित्सा में प्रयोग किया जाता है।)

Methylene blue Methyl thionine chloride, an aniline dye formerly used as urinary antiseptic; now used in treatment of methemoglobinemia, as an antidote for cyanide poisoning, as a staining agent for basophilic and metachromatic substances.

Methylene dioxyamphetamine (MDA) (मिथाइलीन डाइऑक्सिएम्फेटामीन) A hallucinogen commonly referred as the love drug. (एक भ्रामक औषधि जिसे सामान्य तौर पर लव औषधि के रूप प्रयोग किया जाता है।)

Methylene green (मिथाइलीन ग्रीन) A synthetic metachromatic dye used to distinguish mast cell granules. (एक कृत्रिम विविधरंजक जिसे मास्ट कोशिका कणों में अंतर पहचानने के लिए प्रयोग किया जाता है।)

Methylergonovine maleate (मिथाइल–एरगोनोवीन मैलियेट) An oxytocic agent used to induce uterine contraction to reduce postpartum hemorrhage. (गर्भाशयसंकोचक कारक जिसे गर्भाशय संकुचन को कम करने के लिए प्रयोग किया जाता है जो प्रसवोत्तर रक्तस्राव को घटाता है।)

Methyl glucamine ditrizoate (मिथाइ-लग्लूकेमीन) An organic compound used as a contrast medium in the making of X-ray transparencies. (ऑर्गेनिक यौगिक जिसे विभेदक माध्यम के रूप में एक्स-रे पारदर्शिता के बनने में प्रयोग किया जाता है।)

Methyl malonic aciduria (मिथाइल मेलोनिक एसिडूरिया) Elevation of methyl malonic acid in blood with excessive excretion in urine. Caused due to congenital enzymatic deficiency or B_{12} deficiency. (रक्त में मिथाइल मेलोनिक एसिड का स्तर बढ़ना तथा मूत्र में इसका अत्यधिक उत्सर्जन। यह जन्मजात पाचकरस की कमी या बी 12 की हीनता के कारण होता है।)

Methyl malony CoA (मिथाइल मैलॉनी CoA) Formed from propionyl CoA, helpful for utilization of fatty acids. (यह वसीय अम्लों के उपयोग के लिए सहायक होता है।)

Methyl methacrylate (मिथाइल मिथेक्रिलेट) Acrylic resin used to make denture bases, artificial teeth, crowns and restorations. (एक्रिलिक राल जिसे कृत्रिम दन्तावली का बेस, नकली दांतों, दन्त शिखर बनाने के लिए प्रयोग किया जाता है।)

Methyl phenidate (मिथाइल फिनीडेट) Mild psychomotor stimulant, used to treat hyperkinetic children, and narcolepsy. (हल्का मनःप्रेरक उत्तेजक, जिसे अतिगतिक बच्चों की चिकित्सा तथा आवेशिक निंद्रा के लिए प्रयोग किया जाता है।)

Methyl prednisolone (मिथिल प्रिडनिसोलोन) Methylated analog of prednisolone given orally as immunosuppressant.

Methyl salicylate (मिथाइल सेलिसाइलेट) A colorless oily liquid with strong odor used in perfumes and as counter irritants. (एक रंगहीन तैलीय तरल तथा तीव्र गंध जिसे सुगंधित द्रव में प्रयोग किया जाता है तथा प्रतिक्षोभण उत्पन्न करने वाले कारक के रूप में प्रयोग किया जाता है।)

Methyl testosterone Orally given androgenic steroidal agent as a replacement therapy for androgen deficiency states.

Methyl tetrahydrofolic acid (मेथिलटेट्राहाइ-ड्रोफोलिक एसिड) An intermediate subserving as a donor of methyl group to homocystine to form methionine.

Methyl violet (मिथाइल वायोलट) Dye for staining amyloid. (रंजक जिसका श्वेतसाराभ का अभिरंजन करने के लिए प्रयोग होता है।)

Methylprylon (मिथाइप्रालॉन) A compound with sedative and hypnotic properties. (एक यौगिक जिसमें शामक तथा निद्राकार गुण होते हैं।)

Methysergide (मिथाइसरजाइड) A serotonin receptor antagonist used as vasoconstrictor in migraine. (सीरोटोनिन ग्राही विरोधक जिसे माइग्रेन में वाहिकासंकोचक के रूप में प्रयोग किया जाता है।)

Metmyoglobin (मेटमायोग्लोबिन) Oxidized (Fe^{3+}) myoglobin. (ऑक्सीजन के साथ संयुक्त भायोग्लोबिन।)

Metolazone (मीटोलेजोन) A diuretic acting on proximal and distal tubules. (मूत्रल जो निकटस्थ तथा दूरस्थ नलिकाओं पर कार्य करता है।)

Metoprolol (मीटोप्रोलॉल) A beta-adrenergic antagonist used in treatment of hypertension and angina pectoris. (अनुकम्पी अनुकारीसस औषधियां जिसे उच्चरक्तदाब तथा हृद्शूल की चिकित्सा के लिए प्रयोग किया जाता है।)

Metorchis (मीटोरचिस) A genus of flukes in animals, occasionally transmitted to man. (जानवरों में पर्णकृमियों का एक वंश, जो कभी-कभी मनुष्य में भी संचारित हो जाता है।)

Metrectomy (मीट्रेक्टोमी) Hysterectomy. (गर्भाशोच्छेदनः गर्भाशय को शल्यक्रिया द्वारा काटकर अलग कर देना।)

Metrifonate (मैट्रिफोनेट) A drug effective against bladder flukes (*Schistostoma hematobium*). (एक औषधि जो मूत्राशय पर्णकृमियों के विरूद्ध प्रभावकारी होती है।)

Metritis (मीट्राइटिस) Inflammation of uterus. (गर्भाशय का शोथ।)

Metrizamide (मैट्रिजेमाइड) A nonionic radiographic contrast agent. (आयनी रहित विकिरणचित्रण का विभेदक कारक।)

Metrizoate sodium (मैट्रिजोऐट सोडियम) A contrast medium for coronary angiography. (एक विभेदक माध्यम जिसे कॉरोनरी वाहिकाचित्रण के लिए प्रयोग किया जाता है।)

Metrizoic acid (मैट्रिजोइक एसिड) A compound used as contrast medium in diagnostic procedures. (एक यौगिक जिसे रोग निदान नियमों में विभेदक माध्यम के रूप में प्रयोग किया जाता है।)

Metrodynamometer (मीट्रोडाइनैमोमीटर) Instrument used to measure the strength of uterine contractions. (एक यंत्र जिसे गर्भाशय के संकुचनां की शक्ति को मापने के लिए प्रयोग किया जाता है।)

Metronidazole (मीट्रोनाइडेजोल) A nitroimidazole compound used for treatment of amebiasis, trichomoniasis, anaerobic infections. (एक नाइट्रोइमिडेजोल यौगिक जिसे अमीबारूग्णता ट्राइकोमोनीयता, वातनिरपेक्षी संक्रामणों की चिकित्सा में प्रयोग किया जाता है।)

Metropathy (मेटरोपेथी) Disease of the uterus. (गर्भाश्य की एक बीमारी।)

Metropathia hemorrhagica (मीट्रोपैथिया हीमोरैह्जिका) Excessive prolonged bleeding from uterus associated with cyst formation in the endometrium. (गर्भाशय से अत्यधिक तथा लम्बी अवधि तक होने वाला रक्तस्राव जो अन्तगर्भाशयकला में पुटी के बनने से संबंधित होता है।)

Metyrapone (मेटिरायोन) An inhibitor of adrenocortical steroid C-11 betahydroxylation, administered orally or IV as a diagnostic test to determine the capability of pituitary to increase production of corticotropin.

Mevalonic acid (मैवेलोनिक एसिड) A product of methyl valeric acid produced in the pathway of biosynthesis of sterols. (मिथाइल वैलेरिक अम्ल का उत्पाद जो स्टैराल के बायोसिन्थेसिस के बीच में उत्पन्न होता है।)

Mevinolin (मैविनोलिन) HMG CoA reductase inhibitor used as lipid lowering agent. (इस लाइपिड कम करने वाले कारक के रूप में प्रयोग किया जाता है।)

Mexilentine (मैक्सीलैन्टीन) Antiarrhythmic drug. (हृद-अतालताओं पर नियंत्रण करने वाली या उन्हें रोकने वाली औषधि।)

Micelle (माइसल) 1. A submicroscopic unit of a protoplasm. 2. A molecular aggregate as that of a colloid often formed by action of detergents on a hydrocarbon in water. (जीवद्रव्य (प्रोटोप्लाज्मा) की एक बहुत छोटी इकाई। एक आण्विक समुच्चय जैसे कोलॉयड जो अधिकतर जल में हाइड्रोकार्बन पर रोधक की प्रक्रिया से बनता है।)

Miconazole (मीकोनाजोल) Antifungal, topically used 2%. (कवकरोधी, इसका स्थानीय रूप से 2 प्रतिशत प्रयोग किया जाता है।)

Micrenecephaly (माइक्रेनसिफैली) A condition in which the brain is abnormally small and underdeveloped. (मस्तिष्क का असामान्य रूप से छोटा होना या अविकसित होने की दशा।)

Micro (माइक्रो) One millionth (10^{-6}); very small, minute. (एक ग्राम का दस लाखवां भाग; बहुत छोटा; अति सूक्ष्म।)

Microabscess (माइक्रोएब्सेस) A small abscess usually less than a mm, often multiple. *m. of Munro* One of the characteristic lesions of psoriasis consisting of focal accumulation of polymorphonuclear leukocytes in the upper layer of epidermis. *m. Pautrier's* Focal collection of atypical T lymphocytes in the epidermis in mycosis fungoides. (एक बहुत छोटा फोड़ा जो अधिकतर बहुल होते हैं।)

Microadenoma (माइक्रोएडीनोमा) A small (≤ 10 mm diameter) non-malignant glandular tumor, as associated with Cushing's disease. (एक बहुत छोटा सुदम ग्रन्थ्यर्बुद जैसा कुशिंग्स रोग से संबंधित होता है।)

Microaerophil (माइक्रोएरोफिल) An anaerobe that can tolerate low O_2 tension. (अल्पवातापेक्षी; अवायुजीवी जो बहुत कम ऑक्सीजन में भी जीवित रह सकता है।)

Microaerosol (माइक्रोऐरोसोल) A suspension in the air of minute particles of 1–10 μ. (बहुत छोटे कणों का वायु में निलम्बित होना।)

Microalbuminuria (माइक्रोएल्ब्युमिनूरिया) Excretion in urine of less than 100 μgm per minute of albumin. (मूत्र में सूक्ष्म मात्रा में एल्ब्युमिन का उत्सर्जन होना।)

Microanalysis (माइक्रोएनालिसिस) Analysis using small amounts of material than classical methods of chemical analysis that involves weighing precipitated material. (किसी पदार्थ की बहुत सूक्ष्म मात्रा का रासायनिक विश्लेषण।)

Microanalysis (माइक्रोएनालाइसिस) Chemical analysis of very small amount of a material. (किसी पदार्थ की बहुत की सूक्ष्म मात्रा का रसायनिक विश्लेषण।)

Microaneurysm (माइक्रोएन्यूरिज्म) An aneurysmal dilatation affecting small arteries, arterioles and capillaries; a feature of diabetes mellitus, thrombotic thrombocytopenic purpura. Diabetic microaneurysms of retina with exudates and hemorrhages constitute characteristic features of diabetic retinopathy. (सूक्ष्मदर्शी द्वारा दिखाई देने वाला एन्यूरिज्म का विस्फारण जो छोटी धमनी, सूक्ष्म रक्त-वाहिकाओं को प्रभावित करता है। यह मधुमेह का मुख्य अंश है।)

Microangiopathy (माइक्रोएन्जियोपैथी) A disease process affecting small blood vessels. *m. diabetic* Thickening of capillary basement membrane, in the retina, kidney, heart with microaneurysm formation. (कोई रोग जो छोटी-छोटी रक्त वाहिनियों को प्रभावित करता है।)

Microbe (माइक्रोब) A microorganism, a one-celled plant. (रोगोत्पादक जीवाणु, रोगाणु; एक कोशिकीय प्लान्ट।)

Microbiologist (माइक्रोवायोलॉजिस्ट) An expert in microbiology, study of micro-organisms. (सुक्ष्मजीवविज्ञान का विशेषज्ञ।)

Microbiology (माइक्रोबायोलॉजी) Branch of science concerned with microorganisms subdivided into virology, bacteriology, mycology, protozoology and phycology. (विज्ञान की शाखा जो सूक्ष्मजीवों से संबंधित होती है। यह वाइरोलॉजी, बैक्टीरियोलॉजी, माइकोलॉजी, प्रोटोजूलॉजी तथा फाइकोलॉजी में प्रविभाजित होती है।)

Microcurie (माइक्रोक्यूरी) A unit of activity of radionuclides equal to 10^{-6} curie.

$3.7 \geq 10^4$ becquerels. (विकिरण की माप जो एक क्यूरी का दस लाखवां भाग होती है।)

Microcyte (माइक्रोसाइट) A small red blood cell at least 2 μ smaller than normal, as seen in iron deficiency. (एक बहुत छोटी लाल रक्त कोशिका जिसका व्यास 5 माइक्रोन अथवा इससे कम होता है। यह आयरन की कमी में पाया जाता है; लघुलोहितकोशिका।)

Microcytosis (माइक्रोसाइटोसिस) Condition in which RBCs are abnormally small. (एक दशा जिसमें लाल रक्त कोशिकाएँ असामान्य रूप में छोटी होती हैं।)

Microfilaria (माइक्रोफाइलेरिया) A prelarval or embryonic form of filarial worms. (फाइलेरिया रोग से पीड़ित व्यक्ति के रक्त में पाया जाने वाला फाइलेरिया कृमि का लार्वा से पूर्व रूप।)

Microgamete (माइक्रोगैमेट) The smaller male element in the conjugation of cells of unequal size. (लघुयुग्मक; छोटे पुरूष तत्व (युग्मक) के असामान्य आकार वाली कोशिकाओं से संयुजता।)

Microgametocyte (माइक्रोगैमेटोसाइट) The mother cell that produces microgametes. (लघुयुग्मकजनक; लघुयुग्मकों को उत्पन्न करने वाली माता कोशिका।)

Microgamy (माइक्रोगेमी) Conjugation between two young cells in certain protozoans. (किसी प्रोटोजुआन में दो अल्पवयस्क कोशिकाओं के बीच संयुजता।)

Microglia (माइक्रोग्लिया) The smallest neuroglial cell, the macrophage of brain and spinal cord that remove cellular debris in CNS. (सूक्ष्मतंत्रिकाबंध। सबसे छोटी तंत्रिका बन्धीय कोशिका; मस्तिष्क तथा मेरू रज्जु की बृहत भक्षकोशिका जो केन्द्रीय तंत्रिका तंत्र में कोशिकीय अवशेष को हटाती है।)

Micrognathia (माइक्रोग्नेथिया) Abnormal smallness of jaw, especially the lower jaw producing bird-like profile. (लघु अधोहनुता। जबड़े का असामान्य रूप से छोटा हो जाना विशेषकर निचले जबड़े का छोटा होना।)

Microgram (माइक्रोग्राम) Unit of weight equivalent to 10^{-6} gram. (एक मिलीग्राम का हजारवां या एक ग्राम का दस लाखवाँ भाग।)

Micrometer (माइक्रोमीटर) 1. One millionth of a meter. 2. An instrument containing a microscope for accurate linear measurement of very small units of length. (एक मीटर का दस लाखवाँ भाग। एक यंत्र जिसमें माइक्रोस्कोप होता है जिससे लम्बाई के बहुत छोटे यूनिटों का यथार्थ रेखित माप लिया जाता है।)

Micronutrient (माइक्रोन्यूट्रिएन्ट) Any essential dietary constituent like vitamins and minerals required by body in small quantities. (कोई आवश्यक पोषक घटक जिसमें थोड़ी मात्राओं में ही देने की आवश्यकता होती है जैसे विटामीन, खनिज आदि।)

Microorganism (माइक्रोआर्गेनिज्म) Any single celled organism. (सूक्ष्मदर्शीय जीव; कोई एककोशिकीय जीव।)

Microphonics (माइक्रोफोनिक्स) Electrical potentials generated in the cochlea by passage of sound waves. (विद्युत तनाव जो ध्वनि तरंग के पथ से कर्णावर्त में उत्पन्न होता है।)

Micropipette (माइक्रोपिपेट) A pipette calibrated for accurate delivery of very small quantities less than 0.5 ml. (तरल पदार्थों की छोटी-छोटी मात्राओं को मापने वाला अत्यन्त छोटा पिपेट।)

Micropore (माइक्रोपोर) A submicroscopic break in the membrane of a protozoan cell or microbe through which exchange of materials, pinocytosis occur. (प्रोटोजुआन कोशिका तथा रोगाणु की झिल्ली में एक बहुत ही छोटा (जो सूक्ष्मदर्शी द्वारा भी दिखाई न देता है।) सा भंग जिससे पदार्थों की अदला बदली तथा पिनोसाइटोसिस होता है।)

Microprobe (माइक्रोप्रोब) An ultrafine probe used for exploration and fixation of tissues in microsurgical procedures. (एक बहूत छोटी एषणी जिसके सूक्ष्मशल्यकर्म में ऊतकों के स्थिरीकरण तथा अन्वेषण के लिए प्रयोग किया जाता है।)

Micropsia (माइक्रोप्सिया) Perception of objects as smaller in comparison to their actual size. It occurs in retinal detachment, temporal lobe epilepsy, delirium and drug intoxication. (लघुदृष्टिता, हस्वदृष्टिता। वस्तु अपने वास्तविक परिमाण से छोटी दिखाई देती है। ऐसी दशा नेत्रपटलीय वियोजन, शंख खण्ड मिर्गी, उन्माद, तथा औषधि विषणता आदि में होती है।)

Microradiograph (माइक्रोरेडियोग्राफ) A recorded image obtained by microradiography, used in high resolution imaging of thin objects like tissue sections. (सूक्ष्मदर्शीय वस्तुओं का एक्स-रे चित्रण करना जिसमें एक्स-रे फिल्म बड़ी होती है।)

Microscope (माइक्रोस्कोप) An optical instrument used for viewing magnified images of small objects. *m. electron* A microscope that uses electrons rather than visible light to irradiate clear magnified images; capable of magnifying objects having dimensions smaller than wavelength of light. *m. laser* A microscope in which laser beam is focused on microscopic field, causing it to vaporize; the emitted radiation is analyzed by a microspectrophotometer. *m. operating* A microscope used in operating room for magnifying the surgical field. *m. phase contrast* A microscope that makes use of the relationship between two paths of light 1. light that enters microscope objective through the specimen and 2. light that enters objective after being diffracted by the specimens; all points of divergence between these two paths of light reveal a specimen or object whose lack of contrast would make it invisible under other types of illumination. *m. polarizing* A microscope especially equipped to polarized light and to examine the alterations of polarized light by the specimen, useful in identification of crystals. *m. electron scanning* A microscope where specimen is examined point by point by an electron beam and an image is formed on television screen from the secondary electrons given off the surface. *m. ultraviolet* A microscope whose energy source is electromagnetic radiation with a wavelength of 180–400 nm. *m. X-ray* A microscope which uses a beam of X-ray instead of light with the image usually being recorded on photographic film. (सूक्ष्मदर्शी, सूक्ष्मदर्शक यंत्र; एक दृष्टि यंत्र जो छोटी वस्तुओं को बहुत बढ़ाकर दिखाता है अतः छोटी वस्तुओं का जिन्हे नग्न नेत्रों से नहीं देखा जा सकता, बहुत बड़ा प्रतिबिम्ब प्राप्त करने के लिए इसका प्रयोग किया जाता है।)

Microscopic (माइक्रोस्कोपिक) Extremely small. (सूक्ष्मदर्शी संबंधी। सूक्ष्मदर्शी से दिखाई देने वाला; अत्यधिक छोटा।)

Microscopy (माइक्रोस्कोपी) The study of objects using a microscope. (सूक्ष्मदर्शन; सूक्ष्मदर्शी द्वारा वस्तुओं का अध्ययन करना।)

Microsecond (माइक्रोसेकण्ड) One millionth of a second. (एक सेकण्ड का दस लाखवां भाग।)

Microsection (माइक्रोसेक्शन) A thin slice of tissue prepared for examination under a microscope. (ऊतक की एक बहुत पतली परत जिसे सूक्ष्मदर्शी में परीक्षण के लिए तैयार किया जाता हैं।)

Microsome (माइक्रोसोम) A fragment of endoplasmic reticulum with associated ribosomes. (अन्तः प्रद्रव्य जालिका के खण्ड जो राइबोसोम्स से संबंधित होते है।)

Microspectrography (माइक्रोस्पैक्ट्रोग्राफी) Study of composition of an object, especially of cellular constituents using a spectroscope. That makes a photographic record of the spectrum. (किसी वस्तु की रचना का अध्ययन विशेषकर प्रतिबिम्बदर्शी द्वारा कोशिकीय घटक का अध्ययन।)

Microspectrophotometer (माइक्रोस्पैक्ट्रो–फोटोमीटर) An instrument used to measure the absorption, reflection or emission of light by objects under a microscope, especially used for spectral analysis of individual cells. (एक यंत्र जिसे सुक्ष्मदर्शी के नीचे, वस्तु द्वारा प्रकाश के अवशोषण, परावर्तन या विसर्जन को मापने के लिए प्रयोग किया जाता है विशेषकर इसे किसी विशिष्ट कोशिकाओं के प्रतिबिम्ब विश्लेषण के लिए प्रयोग किया जाता है।)

Microstomia (माइक्रोस्टोमिया) Disproportionately small oral orifice. (मुख का छोटा होना, लघुमुखद्वार।)

Microtia (माइक्रोटिया) Abnormally small auricle or pina. (कर्णपाली का असामान्य रूप से छोटा हेाना।)

Microtome (माइक्रोटोम) A mechanical device used for preparing histologic sections for microscopic examinations; can be *m. freezing* or *m. rotary*. (सूक्ष्मदर्शीय अध्ययन हेतु ऊतकजनक तैयारी के लिये ऊतकों को पतले पतले खण्डों में काटने वाला एक यान्त्रिक साधन।)

Microtomography (माइक्रोटोमोग्राफी) A technique for rotating a small sample in an electron microscope through 90°, processing the data by computer and displaying three dimensional images. (एक विधि जिससे एक छोटे नमूने को इलैक्ट्रॉन सूक्ष्मदर्शी में 90° घुमाते हैं। कम्प्यूटर द्वारा सूचना को संसाधित करता है तथा तीन आयामों वाले प्रतिबिम्ब को प्रदर्शित करता है।)

Microtonometer (माइक्रोटोनोमीटर) An instrument for measuring the partial pressure of gases in minute quantities of material. (एक यंत्र जिससे पदार्थ के छोटे-छोटे परिमाणों में गैसों के आंशिक दाब को मापा जाता है।)

Microtubule (माइक्रोट्यूब्यूल) A small, hollow, cylindrical structure found in the cell cytoplasm. During cell division they increase greatly in number to form the mitotic spindle, play an important role in intracellular movements and in maintaining shape of the cell. (एक छोटी, खोखली, बेलनाकार संरचना जो कोशिकाद्रव्य में पाई जाती है। कोशिका विभाजन के समय, यह बहुत अधिक मात्रा में बढ़ जाती हैं और सूत्रीविभाजक तर्कु बना देती हैं। इनका अन्तः कोशिकी गति कोशिका के आकार को बनाए रखना प्रमुख कार्य होता है।)

Microvilli (माइक्रोविलाइ) Submicroscopic finger-like projections on the surface of cell membrane which greatly increase the surface area. (कोशिका कलाओं की सतह से निकलने वाली सूक्ष्म उंगली जैसी प्रवर्ध जो सतह क्षेत्र को और अधिक बढ़ाती है।)

Microvolt (माइक्रोवोल्ट) One millionth of a volt, 10^{-6} volt. (एक वोल्ट का दस लाखवां भाग।)

Microwave (माइक्रोवेव) Any electromagnetic radiation having a very short wavelength between 1 mm and 30 cm. wavelength 1 mm are in infrared region and that beyond 30 cm. are radio waves. Sources of emission include radar, cathode ray tubes, induction furnaces, and electrotherapy devices. Microwave exposure can cause cataract. (कोई विद्युत-चुम्बकीय विकिरण जिसकी बहुत छोटी तंरग दैर्ध्य होती है। 1 मि0मि0 तथा 30 सेमी0 के तरंग-दैर्ध्य के बीच की तरंग।)

Micturition (मिक्ट्यूरीशन) The act of urination. (मूत्रण, मूत्र त्याग करने की क्रिया।)

Midazolam (मिडेजोलम) A benzodiazepine. (बैन्जोडायजीपाइन।)

Midbrain (मिडब्रेन) The part of brain developing from embryonic mesencephalon, divided into three parts; tectum (quadrigeminal plate), tegmentum (cephalic continuation of pontine tegmentum) and the crus cerebri. (मध्यमस्तिष्क। मस्तिष्क का भाग जो भ्रूणीय मध्यमस्तिष्क से विकसीत होता है। यह तीन भागों में विभाजित होता है टैक्टम; टेग्मेन्टम तथा क्रस सेरीब्रि।)

Middle lobe syndrome (मिडल लोब सिन्ड्रोम) A form of chronic atelectasis marked by collapse of middle lobe of the lung resulting from compression of bronchus by enlarged lymph nodes/ tumor. Symptoms include chronic cough and recurrent respiratory infections. SYN—Brock's syndrome. (जीर्ण फुफ्फुसपात का एक प्रकार जिसमें फेफड़ों के मध्य खण्ड का निपात होता है। इसके लक्षण जीर्ण खांसी तथा पुनरावृत्त श्वास संक्रमण होते हैं।)

Midfood (मिडफूट) The middle portion of foot consisting of navicular, cuboid and cuneiform bones. (पांव का मध्य भाग जिसमें नौकाभ, धनास्थि तथा कीलाकार अस्थि होती है।)

Midget (मिडगेट) Dwarf, small person. (बौना या छोटा कद।)

Midgut (मिडगट) 1. The small intestine comprising jejunum and ileum. 2. The middle segment of embryonic intestine, precursor of stomach to transverse colon. (छोटी आंत जिसमें मध्यान्त्र (जेजुनम) तथा शेषान्त्र (इलियम) होता है। 2) भ्रूणीय आंत के बीच का भाग।)

Midpelvis (मिडपैल्विस) The area of pelvis extending from the posterior inferior aspect of symphysis in a line through ischial spines to sacrum intersecting it at S_2 or S_3 vertebra. (श्रोणी का वह क्षेत्र जो संधानक के पश्च निकृष्ट पक्ष से एक रेखा में विस्तृत होकर आसनास्थिक स्पाइन से त्रिकास्थि जो S_2 या S_3 कशेरुका पर अंतरायोजित होती है।)

Midwife (मिडवाइफ) A woman who attends women during delivery. (साविका प्रसूति सहायक; वह स्त्री जो प्रसूति के समय, गर्भवती स्त्री के पास उपस्थित रहकर उसकी देखभाल करती है।)

Miwifery (मिडवाइफरी) Practical obstetrics. (प्रसूतितंत्र।)

Mifepristone (माइफेप्रिस्टोन) Progestin antagonist. (प्रोजेस्टीन विरोधी।)

Miglitol (माइग्लिटोल) Alphaglucosidase inhibitor for diabetes. (मधुमेह के लिए एल्फा-ग्लूकोसाइडेस निरोधक।)

Migraine (माइग्रेन) A recurrent hemicranial intense headache associated with nausea, vomiting and visual disturbances. *m. abdominal* Episodic abdominal pain, nausea, vomiting in migraine sufferers. *m. complicated* An attack of migraine accompanied by prolonged aphasia, hemiplegia, hemianopia, epilepsy, etc. *m. hemiplegic* Migraine in which recurrent attacks of hemiplegia occur. *m. ophthalmoplegic* Oculomotor palsy occurring during an attack of migraine. *migraine equivalent* Symptoms produced by migraine like mechanism but without an associated headache e.g., transient partial loss of vision. (अर्धकपाली, आधा सीसी का दर्द; पुनरावर्तक अर्धकपालीय तीव्र सिरदर्द जो मितली, वमन तथा दृष्टिपरक में बाधा आदि से संबंधित होता है।)

Mikulicz's disease (मिल्क्यूलिक्जस डिजीज) Benign bilateral swelling of the lacrimal and salivary glands associated with dryness of mouth and reduced, lacrimation, identical to Sjögren's syndrome. (अश्रु तथा लार ग्रन्थियों की सुदम द्विपार्श्विक सूजन जो मुंह का रूखापन तथा ऑखों से आंसुओं के बहने से संबंधित हेाती है।)

Mikulicz's syndrome (मिल्क्युलिक्जस सिन्ड्रोम) Painless bilateral enlargement of salivary and lacrimal glands with dryness of mouth and decreased lacrimation as in sarcoidosis. (लार तथा अश्रु ग्रन्थियों के पीड़ाहीन द्विपार्श्विक का बढ़ना तथा मुँह सूखना और आंसुओं का कम बहना जैसे लक्षण पाये जाते हैं।)

Miliaria (मिलियेरिया) Skin eruption due to retention of sweat in sweat follicles. SYN—sweat fever, summer eruption; can be m. papulasa, profunda, rubra and even pustular types. (स्वेद कूप में स्वेद के रूक जाने के कारण होने वाला त्वचा जलस्फोट।)

Miliary (मिलियरी) Of the size of a millet (2 mm diameter). (बाजरे के समान छोटा।)

Milieu (मिलीयू) Environment, surroundings. (वातावरण; आस-पास का स्थान।)

Milium (मिलियम) A minute whitish or yellowish papule on the skin caused by retention of fatty material (sebum) or densely packed keratin. (त्वचा पर सूक्ष्म सफेद या पीली पिटिका जो वसीय पदार्थ के रूक जाने तथा घने रूप से व्यवस्थित केराटिन के कारण होती है।)

Milk (मिल्क) The secretion of mammary glands. *m. witch's* A few drops of milk expressed from newborn's nipple during first few days of life. (स्तन ग्रन्थियों का स्राव) *m. Witch's* (विच्ज) दूध की कुछ बूंदे जो नवजात् शिशु के चूचुक से जीवन के पहले कुछ दिन तक निकलती हैं।)

Milk alkali syndrome (मिल्क एल्कली सिन्ड्रोम) Hypercalcemia without hypercalciuria or hypophosphaturia induced by prolonged ingestion of large quantity of milk and soluble alkali as in therapy of peptic ulcer. (अतिकैल्सियम-रक्तता, अतिकैल्सियममेह या अल्पफास्फेट मेह रहित जो दूध की ज्यादा मात्रा की लम्बी अवधि वाले अन्तर्ग्रहण तथा घुलनशील एल्कली द्वारा उत्पन्न होता है, जैसा उदरवण्र की थिरैपी में होता है।)

Milking (मिल्किंग) A manual or mechanical technique for removing fluid from body part. (हाथों द्वारा या किसी यंत्र द्वारा शरीर के भाग से तरल हटाने की विधि।)

Milkman's syndrome (मिल्कमैनस सिन्ड्रोम) Osteoporosis with multiple fractures as seen in postmenopausal women. (अस्थिसुषिरता सहित बहुल अस्थिभंग जैसा रजोनिवृत्योत्तर स्त्रियों में देखा जाता है।)

Milk teeth (मिल्क टीथ) Deciduous teeth. (प्रथम अथवा पाती दांत जो गिरने वाले होते हैं।)

Millard-Gubler syndrome (मिलॉड-गाबलर सिन्ड्रोम) Paralysis of facial muscles on one side and extremities on opposite side by brainstem lesions. (चेहरे के एक तरफ की पेशियों का पक्षाघात तथा दूसरी तरफ के बाह्य अंग पर ब्रेन स्टेम विक्षति।)

Millicurie (मिलीक्यूरी) A measure of radioactivity; one thousandth of a curie. (विकिरणशीलता की माप, क्यूरी का एक हजारहवां भाग।)

Milliequivalent (मिलीइक्वीवैलेन्ट) A quantity equal to 10^{-3} of the equivalent weight of an element or compound. (एक तत्व या यौगिक के तुल्यांकि भार का हजारहवां भाग।)

Milligram (मिलीग्राम) One thousandth of a gram. (एक ग्राम का हजारवां भाग।)

Milligray (मिलीग्रे) A unit of absorbed dose in the field of ionizing radiation equal to 10^{-3} gray. (1 मि.ग्रे = 10^{-3} ग्रे)

Millimeter (मिलीमीटर) One thousandth of a meter. (एक मीटर का हजारवां भाग।)

Millimicrogram (मिलीमाइक्रोग्राम) One billionth of a gram, Biller called a nano gram. (एक ग्राम का एक अरबवां भाग।)

Milliosmole (मिलीऑस्मोल) One thousandth of an osmole; the osmotic pressure exerted by the concentration of a substance in solution; expressed as milligrams per kilogram divided by atomic weight for an ionized substance or divided by molecular weight for nonionized solute. Normal plasma osmolality is 280–300 mOsm/kg. (एक ऑस्मोल का हजारहवां भाग।)

Millirad (मिलीरेड) A unit of absorbed dose of ionizing radiation equivalent to 10^{-3} rad, 10^{-5} gray.

Millirem (मिलीरेम) A unit of radiation dose equivalent to 10^{-3} rem 10^{-5} joule/kg, 10^{-5} silvert.

Milliroentgen (मिलीरोएन्टजेन) A unit of ionization exposure equal to 10^{-3} roentgen.

Millirnone (मिल्रीनॉन) Sympathomimetic, cardiac stimulant. (अनुकम्पी तंत्रिकानुकारी; हृदय उत्तेजक।)

Milroy's disease (मिल्रायस डिजीज) Familial and congenital swelling of subcutaneous tissues usually confined to extremities with large accumulation of lymph. (पैरों का जीर्ण आनुवंशिक शोफ; अवत्वचीय ऊतकों की परिवारिक तथा जन्मजात् सूजन जो अधिकतर बाह्रा अंग के साथ लसीका के बड़े संग्रह तक सीमित रहती है।)

Mimesis (माइमेसिस) State in which one disease presents the symptoms of another.

Mimetic (माइमेटिक) Of or relating to mimesis. (माइमेसिस से संबंधित।)

Mimicry (मिमिक्री) The imitation of one species by another in an adaptation tending to improve its chances of survival. (अपने जीवित रहने की संभावना को सुधारने के लिए, अनूकूलता में, एक जाति का दूसरी जाति द्वारा अनुकरण।)

Minaserine (मिनेसेरीन) 5HT antagonist, antidepressant. (5HT विरोधक; अवसादरोधी।)

Mind (माइन्ड) The organized total of psychological processes and contents that allow the individual to respond to external and internal stimuli in an integrated and dynamic way, relating response of present to both past and future of the individual. The principal processes of mind are perceiving, learning, thinking, remembering, feeling and behaving with intelligence.

Mineral (मिनरल) Any naturally occurring homogeneous inorganic substance, having a characteristic crystalline structure and chemical composition. (कोई प्राकृतिक रूप से प्राप्त संमाग, अकार्बनिक पदार्थ, जिसमें स्फटाभ संरचना लक्षण तथा रासायनिक संगठन होते हैं।)

Mineral corticoid (मिनरल कॉर्टिकॉयड) One of the steroids in the adrenal cortex that acts principally on renal retention of sodium and excretion of potassium, e.g., aldosterone. (अधिवृक्क प्रान्तस्था के स्टैरॉयड में से एक जो मुख्य रूप से सोडियम में वृक्क अवरोधक तथा पोटेशियम के उत्सर्जन के लिए कार्य करता है।)

Mineralization (मिनरलाइजेशन) The conversion of organic material to inorganic material. (कार्बनिक पदार्थ का अकार्बनिक पदार्थ में परिवर्तन।)

Minim (मिनिम) A unit of fluid measure; about a drop or 1/60th of a dram. (तरल मात्रा की इकाई; एक फ्लूड ड्राम का 60वां भाग अथवा 0.06 मिलीलीटर बूँद।)

Minimal brain dysfunction syndrome (मिनिमल ब्रेन डिएफन्कशन सिन्ड्रोम) A complex of symptoms that involve impairment of some or all of the following functions: language, perception, memory, concentration, and motor functions.

Minimal change disease (मिनिमल चेन्ज डिज़ीज) A form of nephrotic syndrome in which minimal or no glomerular abnormalities are noted by light microscopy but fusion of foot processes of podocytes in electron microscopy.

Minocycline (माइनोसाइक्लीन) A semisynthetic antibiotic of tetracycline group used for acne.

Minoxidil (माइनोक्सीडील) Vasodilator; used for alopecia locally as 2% solution. (वाहिकाविस्फारक, जिसे गंजेपन के लिए, 2 प्रतिशत घोल के रूप में स्थानीय प्रयोग किया जाता है।)

Miopus (मायोपस) Unequal conjoined twins united at head in such a fashion that face of one member is rudimentary. (सिर से जुड़े हुए दो जुड़वाँ बच्चे जिनमें से एक का चेहरा अल्पवर्धित होता है।)

Miosis (मायोसिस) Marked constriction of pupils, can be spastic or paralytic. (पुतलियों का असामान्य संकुचन, जो संस्तम्भी या पक्षाघत संबंधित हो सकता है।)

Miotic (मायोटिक) Any agent causing miosis. (कोई कारक जिसके कारण तारासंकोच (मायोसिस) हो जाता है।)

Mirror (मिरर) A polished surface that forms optical images by reflection. *m. head* A concave mirror worn on a headband or spectacle frame used for focussing a beam of light. *m. laryngeal* A circular plane mirror used to examine the interior of larynx and hypopharynx. (एक पौलिश हुयी सतह जो परावर्तन द्वारा दृष्टिज-प्रतिबिम्ब बनाती है।)

Mirtazapine (मिरटेजेपाइन) Antidepressant. (अवसादरोधी।)

Miscarriage (मिस्कैरियेज) Spontaneous expulsion of the fetus before 20 weeks of the pregnancy, Sudden abortion. (गर्भपात, 28 सप्ताह से 9 माह के पूर्ण होने से पूर्व गर्भाशय से भूण का बाहर निकलना।)

Miscarry (मिस्कैरी) To give birth to a nonviable fetus. (मृत भ्रूण को जन्म देना।)

Misce (मिस्से) Mix, a direction given in pharmacy. (मिश्रित; फार्मेसी के लिए दिया गया निर्देश।)

Miscible (मिस्सीबिल) Capable of being mixed. (मिश्रित होने योग्य।)

Misdiagnosis (मिसडायग्नोसिस) Wrong diagnosis. (एक गलत रोग निदान।)

Misogyny (मिसोगाइनी) Hatred of women. (स्त्रियों से घृणा होना।)

Misophobia (मिसोफोबिया) Abnormal fear of contamination. (संदूषण का असामान्य भय।)

Mistura (मिस्टयूरा) Mixture; used in pharmacy. (मिश्रण; फार्मेसी मे प्रयोग होता है।)

Mite (माइट) Any of various minute arachnids that are often parasitic on man and animals; they may infest food and propagate disease. (विभिन्न सूक्ष्म जन्तु विशेषकर मकड़ी में से कोई जो अधिकतर मनुष्यों एंव जानवरों पर परजीवी के रूप में रहते हैं। यह भोजन पर आक्रमण करके रोग उत्पन्न करते हैं।)

Mithramycin (माइथ्रेमाइसिन) An antineoplastic antibiotic given IV in testicular malignancy and hypercalcemia. (अर्बुद- रोधी प्रतिजीवी जिसे शुक्रग्रन्थि की दुर्दमता तथा अतिकैल्सियमरक्तता में दिया जाता है।)

Miticide (माइटीसाइड) An agent for killing mite. (सूक्ष्म परजीवियों को मारने वाले कारक।)

Mitigate (मिटीगेट) To make or become milder. (आराम पंहुचाना या मिलना।)

Mitochondria (माइटोकॉण्ड्रिया) A double membrane cytoplasmic organelle, self-reproducing, present in cell cytoplasm of all living cells; responsible for energy production (ATP), Each cell has several hundreds of mitochondria, each of 15.00 Å length. (द्विगुण कला कोशिकाद्रव्य अंगक, स्वयम् जननीय, जो सारे जीवित कोशिकाओं के कोशिकाद्रव्य में उपस्थित होते हैं।)

Mitogen (माइटोजन) Agent promoting cell mitosis and lymphocyte transformation. (कोशिका सूत्रीविभाजन तथा लसकी-कोशिका रूपान्तरण करने वाला कारक।)

Mitogenesis (माइटोजेनेसिस) The induction of mitosis in a cell. (कोशिका सूत्रीविभाजन करना।)

Mitomycin (माइटोमाइसिन) A group of antibiotic substances produced by species of streptomyces and differentiated as mitomycin A, B, and C. Mitomycin C inhibits cell division by blocking the cross linking of DNA strands; hence used as antineoplastic agent in lymphomas and solid tumors. (प्रतिजीवी पदार्थों का एक समूह जो स्ट्रैप्टोमाइसीस की जाति द्वारा उत्पादित होता है। इसे लसीकार्बुद तथा ठोस अर्बुदों में अर्बुदरोधक के रूप में प्रयोग किया जाता है।)

Mitosis (माइटोसिस) Multiplication or division of a cell that results in formation of two daughter cells normally receiving the same chromosome and DNA as that of original cell (see Figure on next page). (सूत्रीविभाजन; कोशिका का गुणन या

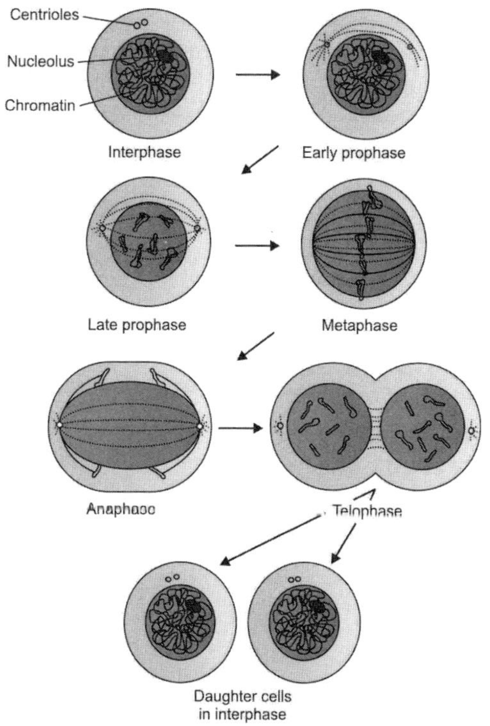

Mitosis shown as occurring in a cell of a hypothetical animal with a diploid chromosome number of six (haploid number three); one pair of chromosomes is short, one pair is long and hooked, and one pair is long and knobbed

विभाजन जिसके परिणााम स्वरूप दो डॉटर कोशिकाएं बनती हैं जो मूल कोशिका की तरह सामान्य रूप से समान गुणसूत्र तथा DNA प्राप्त करते हैं।)

Mitoxantrone (माइटोक्सेनट्रोन) Antineoplastic agent. (अर्बुदरोधी कारक।)

Mitotane (माइटोटेन) Antineoplastic agent. (अर्बुदरोधी कारक।)

Mitral (माइट्रल) Left atrioventricular valve. (बांये अलिन्दनिलय कपाट।)

Mitralization (माइट्रलाइजेशन) Straightening of left cardiac border due to enlarged left atrial appendage and pulmonary artery in mitral stenosis. (द्विकपर्दी (माइट्रल) संकीर्णता के कारण एक्स-रे फिल्म में हृदय के बांयें किनारे का सीधा दिखाई देना।)

Mittelschmerz (माइटेल स्कमर्ज) Intermenstrual pain specially at the time of ovulation. (मासिक धर्मों के मध्य एवं डिम्बोत्सर्जन के समय पेट में होने वाला दर्द।)

Mixture (मिक्शचर) 1. An aggregation of two or more substances that are not chemically combined. 2. A pharmaceutical preparation consisting of an insoluble substance suspended in a liquid by viscid material such as sugar, glycerol, etc. (दो या अधिक पदार्थों का सम्मुचयन जो रासायनिक रूप से संयोजित नही होते हैं। औषधीय योगनिर्माण जिसमें अघुलनशील पदार्थ को तरल में

चिपचिपे पदार्थ जैसे शुगर, गिलसरोल आदि द्वारा डाला जाता है।)

Mizolastine (माइजोलेस्टीन) Anti-allergic agent. (प्रत्यूर्जतारोधी कारक।)

M. mode (एम मोड) A motion B mode tracing of ultrasound to visualize moving structures. (मोशन बी प्रणाली द्वारा प्रतिध्वनि को रेखाकृत करके संरचनाओं की गतिविधि का दृष्टिगोचर किया जाता है।)

Mnemonic (नीमोनिक) The use or devising of techniques to facilitate memory. (स्मृति बढ़ाने की तकनीक का प्रयोग।)

MNS blood groups (MNS ब्लड ग्रुप्स) A system of erythrocyte antigen determined by the allelic genes, MN and S; the grouping is primarily used to solve identification problems such as disputed paternity and genetic linkage, population studies. (लोहितकोशिका प्रतिजन की एक प्रणाली जो अलील द्वारा निर्धारित की जाती है।)

Mobility (मोबीलिटी) The capacity for movement. *m. electrophoretic* The velocity at which ions of a substance migrate in an electric field. (चलता, गतिशीलता।)

Mobilization (मोबीलाइजेशन) A process or an operation whereby an object or a substance is freed or made mobile. *m. stapes* The transmeatal operative mobilization of the stapes as ankylosed in otosclerosis, thereby restoring hearing loss. (किसी वस्तु या पदार्थ को गतिशील बनाने की क्रिया।)

Mobius sign (मोबीयस साइन) Convergence weakness of eyes occurring in exophthalmic goiter. (आंखों की अभिसरण कमजोरी जो अवटुविषाक्तता में होता है।)

Mobius syndrome (मोबीयस सिन्ड्रोम) A congenital disorder characterized by bilateral paralysis of both external recti and hypotrophy of facial musculature due to agenesis of ganglion cells in the brainstem of oculomotor and facial nerve nuclei. (एक जन्मजात् विंकार जिसमें दोनों बाह्य रेक्टी तथा आनन पेशी संस्थान के अपक्षय का द्विपार्श्विक पक्षाघात होता है।)

Moclobemide (मोक्लोबीमाइड) Antidepressant. (अवसादरोधी।)

Modality (मोडेलिटी) 1. Any of the several forms of therapy. 2. Any of the main forms of sensation. (थिरैपी या चिकित्सा के विभिन्न रूपों में से कोई। संवेदना के मुख्य रूपों में से कोई।)

Modafinil (मोडेफिनिल) Wakefullness promoting agent. (जागते रहने में सहायता करने वाला कारक।)

Mode (मोड) In statistics, the value occurring most often. (सांख्यिकी में, संख्या जो बारम्बार उत्पन्न होती है।)

Modiolus (मोडियोलस) The central pillar or column of bone around which the spiral canals of cochlea turn. (केन्द्रीय स्तम्भ या अस्थि का दण्ड जिसके चारों और कर्णावर्त की चक्रीय नलिका घूमती है।)

Modulation (मोडूलेशन) The changes that take place in response to changes in the environment. (वातावरण में परिवर्तन होने के प्रत्युत्तर में होन वाले परिवर्तन।)

Moiety (मॉयटी) One of two, more or less equal parts. One of two or more main components, such as the groups of atoms in a complex molecule. (दो मे से एक या एक जैसे सामान्य भाग। किसी वस्तु का एक भाग जिसे विभाजित किया जा सके जैसे एक जटिल अणु में परिमाणुओं का समूह।)

Molality (मोलालिटी) The amount of substance of a solute divided by mass of the solvent; expressed in mole per kg. (किसी विलेय के मोलों की प्रति किलोग्राम विलायक में संख्या।)

Molar (मोलर) Any of the most posterior teeth in jaw. (जबड़े में कोई भी पीछे वाले दांत, चर्वणक दन्त।)

Molarity (मोलरिटी) The concentration of a substance expressed in moles per liter.

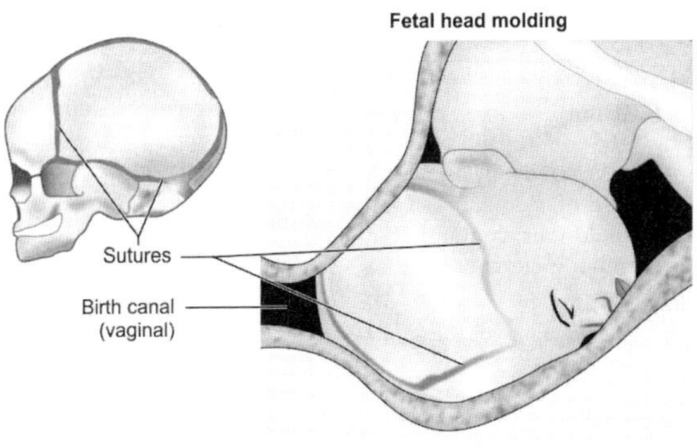

Molding of fetal head

(विलयन के प्रति लीटर में किसी विलेय के गोलों की संख्या।)

Mold (मोल्ड) 1. Any fungus having a cottony appearance, usually growing on decaying material. 2. A receptacle for shaping any cast material. 3. to shape. (कोई कवक जो सड़ते हुए वनस्पति पदार्थ पर रूई के समान वृद्धि उत्पन्न कर देता है। आघात जिससे कोई सांचे वाले पदार्थ की आकृति दी जाती है। आकृति देना।)

Molding (मोल्डिंग) 1. The process of shaping. 2. The changes in shape of the fetal head as it passes through the birth canal (see Figure). (आकृति देने की क्रिया। प्रसव के दौरान भ्रूण के सिर की आकृति को प्रसव नली के अनुकूल बनाना।)

Mole (मोल) 1. Intrauterine mass. 2. Pigmented cellular nevus; circumscribed pigmented growth on skin. 3. Gram molecule. *m. carneous* A spontaneous abortion in which the ovum is surrounded by a capsule of clotted blood. *m. hydatidiform* A developmental anomaly of placenta consisting of a nonmalignant mass of clear vesicles resembling bunch of grapes formed from cystic swellings of chorionic villi. The moles may cause uterine enlargement disproportionate to period of gestation (see Figure below). (अन्तर्गर्भाशयिक समूह। वर्णयुक्त कोशिकीय तिल; त्वचा पर परिसीमित वर्णयुक्त वृद्धि। ग्राम अणु।)

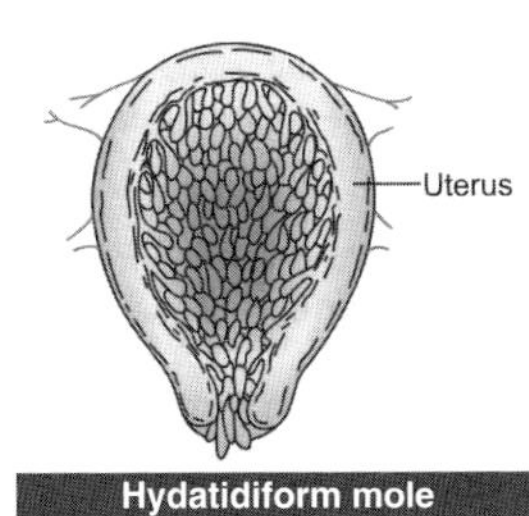

Hydatidiform mole

Molecular (मॉलीक्यूलर) Relating to or consisting of molecules. (अणु से संबंधित।)

Molecular weight (मॉलीक्यूलर वेट) The sum of the atomic weights of all the atoms making up a molecule. (सारे परमाणुओं के परमाण्वीय भार का योग एक अणु बनाता है।)

Molecule (मॉलीक्यूल) The smallest unit of a substance which can exist in a free state and still retain the chemical properties of the substance. (किसी पदार्थ का सबसे छोटा यूनिट जो आजाद अवस्था में रह सकता है। तथा जिसको आगे विभाजित नही किया जाता, अणु। यह पदार्थ के रासायनिक गुणों कों बनाए रखता है।)

Molindone (मौलीनडोन) Antipsychotic agent. (मनोविकार के प्रति प्रभावकारी कारक।)

Molluscum (मोलस्कम) A skin disease marked by the presence of soft rounded tumors. *m. contagiosum* An infectious disease of skin marked by small wart like lesions containing a substance resembling curd, usually of viral etiology. (त्वचा का कोई भी रोग जिसमें त्वचा पर कोमल, गोल अर्बुद बन जाते हैं।)

Molt (मोल्ट) To cast off. (निर्मोचन को झाड़ना।)

Molybdenum (मोलिबडेनम) Element No. 42, a silvery white hard metal required for many animal enzyme function. (एलीमेन्ट नम्बर 42 पर एक चांदी समान श्वेत कठोर धातु जो बहुत से जानवर एंजाइम क्रिया के लिए आवश्यक होती है।)

Moment of death (मोमेन्ट ऑफ डेथ) That point in time when an individual is declared dead. This determination is based on criteria which are defined by law and which differ according to situation. For autopsy and burial purposes, criteria include the clinical judgement that respiration and circulation have ceased and rigor mortis has started. For organ transplantation brain death is employed even though functional circulatory and respiratory activities may persist. (वह समय जब एक व्यक्ति को मृत घोषित किया जाता है। यह मापदंड कानून के अनुसार तथा स्थिति के आधार पर निर्धारित होता है।)

Momentum (मोमेनटम) The product of mass and velocity of a body, an index of quantity of motion. (पुंज का उत्पाद तथा शरीर की गति का वेग।; गति की मात्रा का सूचक।)

Mometasone (मोमेटासोन) A steroid for topical use. (एक स्टैरॉयड जिसका स्थानीय प्रयोग किया जाता है।)

Momism (मोमिज्म) The state of being excessively dependent on or subordinate to one's mother. (एक दशा जिसमें व्यक्ति किसी पर अत्यधिक निर्भर होता है। या किसी की माँ के अधीन होना।)

Monoamine oxidase inhibitors (मोनोएमीन ऑक्सीडेस इन्हिबिटर) A group of drugs for treatment of depression. (औषधियों का एक समूह जिसे अवसाद की चिकित्सा के लिए प्रयोग किया जाता है।)

Monarthritis (मोनार्थ्राइटिस) Arthritis of single joint. (केवल एक जोड़ का संधिशोथ।)

Monday disease (मन्डे डिजीज) The return of symptoms after a weekend away from work, as in the case of an allergic reaction to a substance encountered while at work. (सप्ताहांत काम से दूर रहने के बाद लक्षणों का फिर वापस आना जैसे किसी एलर्जिक पदार्थ की प्रतिक्रिया में होती है जब व्यक्ति काम पर होता है।)

Mondor's disease (मोन्डोर्ज डिजीज) Inflammation of the subcutaneous veins of the chest and breast, usually extending from epigastric region to the axilla and occurring in both sexes. (छाती तथा स्तन की अवत्वचीय शिराओं का शोथ, जो अधिकतर अधिजठर-क्षेत्र से बगल तक फैला होता है तथा दोनों लिंगो में होती है।)

Mongolism (मोंगोलिज्म) Down syndrome due to trisomy 21. (मंगोलता; डाउन सिण्ड्रोम जो त्रिगुणसूत्रता 21 के कारण होता है।)

Mongoloid (मोंगोलॉयड) Having characteristics or resembling mongolism. (मंगोल संबंधी या उसके समान।)

Monilethrix (मोनाइलेथ्रिक्स) Beaded hair, an anomalous condition in which the hair shaft exhibits nodosities or points of thickening alternating with normal or constricted areas. (माला के समान बाल, एक असंगत दशा जिसमें बालों के काण्ड पर्विकता प्रदर्शित करते हैं या बालों की सघनता सामान्य से अलग होती है।)

Monilia (मोनीलिया) A genus of molds or fungi, commonly known as fruit molds, now called candida. (कवकों का वंश सामान्य रूप से फलों वाला कवकच्छद, जिसे अब कैण्डिडा कहा जाता है।)

Moniliasis (मोनीलिएसिस) Infection with any fungus of genus *Monilia*. (मोनीलिया या कैण्डिडा नामक किसी कवको के वंश का संक्रमण।)

Moniliform (मोनीलीफोर्म) Having the shape of a necklace. (गले के हार अथवा माला की आकृति वाला।)

Monitor (मॉनिटर) 1. To keep close watch over. 2. An apparatus used to record or display data. *m. apnea* An alarm system for alarming attendants to the occurrence of apnea commonly in a premature infant. *m. cardiac* Continuous display of cardiac rhythm in a screen to detect irregularities in the heart rhythm. *m. electronic fetal* An electronic instrument monitoring fetal heart rate and patterns of uterine contraction. (किसी पर पूरी तरह से ध्यान देना। ऐसा उपकरण जिसे सूचना के अभिलेखन या प्रदर्शन के लिए प्रयोग किया जाता हैं।)

Monkey rhesus Macaca mulatta widely distributed in India and China; easily raised in captivity, hence amply used in medical and biological research.

Monoamine (मोनोबेन्जीन) Compound containing only one amine group. *m. oxidase* An enzyme that catalyzes the oxidation of a wide variety of physiologic amines into aldehydes and ammonia. It is important for catabolism of epinephrine and tyramine. (एक यौगिक जिसमें केवल एक एमीनो वर्ग होता हैं।)

Monobenzene (मोनोबेन्जीन) The monobenzyl ether of hydroquinone used as ointment to cause hypopigmentation in the treatment of hyperpigmentation.

Monoblast (मोनोब्लास्ट) An immature cell of monocytic series, 18–22 μ in diameter, having many nucleoli, formed primarily in spleen and lymphoid tissue. (एककेन्द्रकश्वेतकोशिका अनुक्रम की एक अपरिपक्व कोशिका, व्यास में 18–22 μ, बहुत से उपकेन्द्रकों वाली, यह सर्वप्रथम प्लीहा तथा लसीकाभ ऊतकों में बनती है।)

Monochromatic (मोनोक्रोमेटिक) Having one color. (केवल एक रंग वाला।)

Monoclonal antibody (मोनोक्लोनल ऐंटीबॉडी) A group of antibodies of high purity made by hybridoma technology, used for identification of infectious organisms and hormones. (उच्च शुद्धता वाले प्रतिपिण्डों का एक समूह जो संकरकोशिकार्बुद विज्ञान द्वारा बना होता है। यह संक्रामक जीवों तथा हार्मोन के पहचान के लिए प्रयोग होता है।)

Monocrotic (मोनोक्रोटिक) Forming a smooth single crest on the downward line of a curve, e.g. pulse. (वक्रता के नीचे की रेखा एक मृदु शिखर का बनना।)

Monocular (मोनोकुलर) Relating to, having, or used by one eye. (केवल एक आँख से संबंधित या एक आँख वाला या एक आँख द्वारा प्रयोग किया जाने वाला।)

Monocyte (मोनोसाइट) A large mononucleated white blood cell 15-25 μ with a round kidney shaped or lobulated nucleus and gray-blue cytoplasm. It is the largest cell in blood film and on leaving blood, it becomes macrophage. (एक बड़ी एक केन्द्रक श्वेत रक्त कोशिका जिसमें एक गोलाकार या गुर्दे के आकार का केन्द्रक होता है तथा स्लेटी नीला कोशिकाद्रव्य होता है।)

Monocytosis (मोनासाइटोसिस) Abnormal increase in number of monocytes in blood. (रक्त में एक केन्द्रक श्वेतकोशिकाओं की संख्या का असामान्य रूप से बढ़ जाना।)

Monograph (मोनोग्राफ) A detailed written account of one particular subject or a small area of a special field of learning. (किसी एक विशेष विषय पर विस्तृत रूप से लिखा गया विवरण या ज्ञान के एक विशेष क्षेत्र का एक छोटा भाग।)

Monohybrid (मोनोहाइब्रिड) A cross between parents that differ in one character. (दो भिन्न चरित्र के नर मादा से उत्पन्न जीव।)

Monoiodotyrosine (मोनोआयोडोटाइरोसीन) (MIT) An amino acid formed by iodination of tyrosine at C_3, the first step in production of thyroxin. (एक अमीनो अम्ल जो टाइरोसाइन के आयोडीन के साथ मिश्रित होने से बनता है। यह

थाइरॉक्सिन के उत्पादन की पहली प्रक्रिया होती है।)

Monokine (मोनोकाइन) A hormone like factor produced by activation of monocytes; acts as an intercellular messenger to regulate immunologic and inflammatory responses. (एक हार्मोन जैसा तत्त्व जो एक केन्द्रक श्वेतकोशिका के सक्रियकरण द्वारा उत्पादित होता है। यह इम्यूनोलॉजिक तथा शोथज अनुक्रियाओं को नियमित करने के लिए अन्तराकोशिका वाहन के रूप में कार्य करता है।)

Monomania (मोनोमैनिया) Pathologic preoccupation with only one idea. (किसी एक विषय में लगातार चिंता या सोचने की विकृतिविज्ञान संबंधित ध्यानमग्नता।)

Monomer (मोनोमर) A single unit or molecule which can polymerize with similar units to form a chain or polymer. (ऐसा अणु जो एक बहुलक बनाने के लिए उसी प्रकार के अणु से बंध सकता है।)

Monomorphic (मोनोमॉर्फिक) Having one shape, unchangeable in size and form. (एक ही रूप को धारण किए रहने वाला, आकार एवम् माप में अपरिवर्तित होने वाला।)

Mononeuritis (मोनोन्यूराइटिस) Inflammation or degeneration of a single nerve trunk or some of its branches. *m. multiplex* Neuritis involving single nerves at several distant sites, usually vascular origin (PAN). (एक तंत्रिका या उसकी कुछ शाखाओं का शोथा या अधः पतन।)

Mononuclear (मोनोन्यूक्लियर) Unicellular. (एक केन्द्रक वाला।)

Mononucleosis (मोनोन्यूक्लियोसिस) EB virus infection marked by fever, sore throat, splenomegaly, lymphadenopathy and peripheral atypical lymphocytosis. SYN—kissing disease; similar symptoms also occur in post-transfusion patients. (एक केन्द्रक श्वेतकोशिकता विषाणु संक्रामण जिसमें ज्वर, कण्ठदाह, प्लीहा अतिवृद्धि, लसीका पर्व विकृति तथा परिसरीय असामान्य लसीका कोशिका बहुलता।

Monophasia (मोनोफेजिया) Disorder in which the individual's vocabulary is limited to a single word or sentence. (एक विकार जिसमें रोगी एक शब्द अथवा वाक्यखण्ड को बार बार बोलने के अलावा कुछ अन्य बोलने में असमर्थ होता है।)

Monoplegia (मोनोप्लेजिया) Paralysis of one limb. (एकांगछाट; एक भुजा का पक्षाघात।)

Monorchid (मोनोर्किड) An individual with only one testis. (एक शुक्रगन्थि वाला व्यक्ति।)

Monosaccharide (मोनोसैकेराइड) A carbohydrate which cannot be further broken down, simple sugar. (साधारण शुगर जिसके जलअपघटन द्वारा विघटन संभव नही होता है।)

Monosodium glutamate (MSG) (मोनो सोडियम ग्लूटामेट) The sodium salt of glutamic acid with one sodium ion per molecule used as a food flavoring agent, causative agent for chinese restaurant syndrome. (ग्लूटेमिक अम्ल का सोडियम लवण जिसमें एक सोडियम आयन प्रति अणु होता है। इसे भोजन में स्वाद लाने वाले कारक के रूप में प्रयोग किया जाता है।)

Monosome (मोनोसोम) A chromosome without its homologous chromosome. (एक गुणसूत्र जो अपने समधर्मी गुणसूत्र के बिना होता है।)

Monosomy (मोनोसोमी) Condition in which one chromosome of a pair of homologous chromosomes is missing. (एक दशा जिसमें गुणसूत्रों में किसी जोड़े में एक समधर्मी गुणसूत्र का लुप्त हो जाना।)

Monoxide (मोनोक्साइड) An oxide containing only one oxygen atom. (ऐसा ऑक्साइड जिसके अणु में केवल एक ऑक्सीजन परमाणु हो।)

Monozygotic (मोनोजाइगोटिक) Denoting identical twins, or twins formed by division into two of the embryo derived from a single fertilized egg. (एक रूप यमलां (एक युग्मज); या एक ही गर्भित डिम्ब (युम्मज) से उत्पन्न होने वाले भ्रूण जो दो में विभाजित होकर यमलां को बनाता है।)

Mons (मोन्स) In anatomy, a slight prominence, or elevation. *m. pubis* The fleshy prominence formed by a pad of fatty tissue over the symphysis pubis in female. (हल्का सा उभार, शैल।) *Mons pubis* (मोन्स प्यूबिस) (स्त्री में जघन संधानक के ऊपर एक गोलाकार मांसल उभार।)

Monster (मोन्स्टर) A congenitally severely deformed individual. (जन्मजात उग्र विरूपता वाला विकृत भ्रूण या शिशु।)

Montelukast (मोन्टेलुकास्ट) Leukotriene antagonist for asthma. (दमा के लिए ल्यूकोट्राइन विरोधी।)

Mood (मूड) A prevailing emotional state of mind. (मस्तिष्क की भावदशा, चित्तवृति।)

Moraxella (मोरेक्सेला) Short, aerobic, Gram-negative bacteria. (छोटा, वायुजीवी, ग्रामवर्ण-अग्राही जीवाणु।)

Morbid (मोर्बिड) Diseased, pathologic, pertaining to or affected by disease. (विकृत, रोगग्रस्त या अस्वस्थ; कोई रोग से पीड़ित।)

Morbidity (मोर्बिडिटी) The condition of being diseased; within a given population, the number of sick persons or cases of disease recorded as of a stated point in time or over a stated period. Thus, morbidity can be expressed as the number of new cases arising (incidence) or the number of cases existing whether old or new (prevalence). (रोगी होना, विकृति; किसी भी समुदाय में रोगी व्यक्तियों का स्वस्थ व्यक्तियों के प्रति अनुपात। एक समय में, किसी एक रोग का आलेख।)

Morbilliform (मोर्बिलीफोर्म) Resembling the skin eruption of measles. (खसरे की तरह त्वचा विस्फोट।)

Morbus (मोर्बस) Latin for disease. (रोग।)

Morgan (m) (मोंगन) The unit of map distance on a chromosome. (गुणसूत्र की दूरी की यूनिट।)

Morgue (मोंग) A place where dead bodies are kept pending identification, autopsy or burial/cremation. (शवगृह; एक जगह जंहा मृत शरीर की पहचान के लिए शव को रखा जाता है।)

Moribund (मोरीबण्ड) Dying; Close to death. (मरणासन्न; मृत्यु के बहुत करीब।)

Morning sickness (मॉनिग सिक्नैस) Refers to nausea and vomiting of the pregnancy. It occurs in some woman during the first trimester of pregnancy. (गर्भावस्था के प्रथम ट्राइमिस्टर में सुबह उल्टी होना।)

Moro reflex (मोरो रिफ्लैक्स) An infantile reflex where striking infant's bed abduction and extension of arms. (एक शैशवकालीन प्रतिवर्त जिसमें शिशु के बिस्तर को ठोकने पर उत्पन्न उद्दीपन की अनक्रिया में शिशु अपनी बांहों को उठाकर फैलाते हैं।)

Morphea (मॉर्फिया) A circumscribed form of scleroderma presenting as a central atrophic lesion with a pigmented border occurring chiefly on the chest, face or neck. (त्वचाकठिनता का एक परिसीमित रूप जो केन्द्रीय शोषग्रसत विक्षति तथा रंजक सीमा के रूप में होता है, जो मुख्य रूप से छाती, चेहरे या गले पर होता है।)

Morphine (मॉर्फीन) The principal alkaloid of opium; white, crystaline, insoluble in water, alcohol and ether; potent narcotic analgesic, can cause respiratory depression. Repeated use causes physical dependence and addiction. Used as morphine sulfate or tartarate. (अफीम का मुख्य एल्कालॉयड, जो श्वेत स्फटाभ, पानी में अघुलनशील, एल्काहॉल तथा ईथरः एक शक्तिशाली स्वापक पीड़ाहर, जिसके कारण श्वसनीय अवसाद होता है। इसे बार बार प्रयोग करने से शारीरिक निर्भरता तथा लत लग जाती है।)

Morphogenesis (मॉर्फोजेनेसिस) The embryonic differentiation of cells leading to formation of characteristic structure or form of the organism or its parts. (अंगजनन, शरीर या इसके अंगों या भागों की आकृति का विकास होना जो कोशिकाओं के भ्रूणीय विभेदन से होता है।)

Morphologic (मॉर्फोलॉजिक) Relating to structure or form of organism. (जीवों की रचना एवं रूपों के विज्ञान से संबंधित।)

Morphology (मॉर्फोलॉजी) 1. The study of configuration or structure of living organism. 2. The form or structure of an organism. (जीवों के रचना या विन्यास का अध्ययन। जीवों का रूप एवं संरचना।)

Morquio's syndrome (मॉरक्योस सिन्ड्रोम) A form of mucopolysaccharidosis characterized by dwarfism, knock knee, pectus carinatum, flat vertebra, corneal clouding, deformed wrist and hands. There is excess excretion of keratin sulfate in urine and the disease is autosomal recessive, also called mucopolysaccharidosis IV. (एक प्रकार का म्यूकोपॉलीसैक्के-राइडोसिस जिसमें बोनापन, संघट्ट जानु, कपोतवक्ष, चपटी कशेरूका, नेत्रपटलीय धुंधलापान, हाथों तथा कलाई का विरूपण आदि लक्षण होते हैं। मूत्र में अत्यधिक केराटिन सल्फेट का उत्सर्जन होता है तथा यह रोग अलिंगसूत्री प्रभावहीन होता है।)

Morrhuate sodium (मोरहुऐट सोडियम) The oily salt used as sclerosing agent and is injected into veins. (एक तेलीय लवण जिसे काठिन्यकर कारक के रूप में प्रयोग किया जाता है तथा इसे शिराओं में अन्तः क्षेपित किया जाता है।)

Mortal (मोर्टल) Subject to death, deadly. (प्राणघातक; मृत्यु में जिसका अन्त होता है।)

Mortality (मोर्टालिट) The quality of being mortal. The death rate. *m. neonatal* Death during first month or four weeks of life. *m. perinatal* The combined mortality from stillbirths and deaths in first week of life. (प्राणघातक होने का गुण; मृत्यु दर।) *Neonatal mortality* (नियोनेटल मोर्टालिटी) (जीवन के पहले महीने या चार हफ्तों में मृत्यु होना।) *Perinatal mortality* (पैरीनेटल मोर्टिलिटी) जीवन के पहले हफ्ते तथा मृतजन्म की संयोजित मृत्युदर।)

Mortar (मोर्टर) A small receptacle in which substances are crushed or pulverized with a pestle. (एक छोटा पात्र जिसमें पदार्थ को मूसल से कूटा या चूर्णन बनाया जाता है।)

Mortification (मोर्टीफिकेशन) Gangrene or necrosis, death of a part. (कोथ; परिगलन; शरीर के किसी ऊतक, अंग या भाग की मृत्यु।)

Mortuary (मोच्यूअरी) A funeral home where bodies of deceased are prepared for cremation SYN—morgue. (मृत अथवा मृत्यू संबंधी। शवगृह; शवों को पहचानने एवं दाह कर्म से पूर्व उन्हें रखने का स्थान।)

Morula (मौरूला) A cluster of cleaving blastomeres resulting from early division of zygote; a stage in the development of the embryo prior to the blastula. (गर्भितडिम्ब के विदलन से बना कोशिकाओं का एक ठोस पिण्ड; द्वि अस्तरी भ्रूण से पूर्व भ्रूण के विकास की अवस्था।)

Morulus (मौरूलस) The lesion characteristic of yaws, resembling a mulberry or raspberry. (फफोलों की विक्षति जो मल्बेरी या रसबेरी के समान होती है।)

Mosaic (मौजेइक) 1. In genetics an individual whose cells consist of at least two geno typically distinct populations that arose after fertilization through somatic mutation or somatic nondisjunction. (जनन में, एक व्यक्ति जिसकी कोशिकाओं में कम से कम दो जीन हों जो प्ररूपी अलग हों जो गर्भाधान के बाद दैहिक भ्रूणपरिवर्तन या दैहित अवियोजन द्वारा निकलते हैं।)

Mosapride (मौसेप्राइड) GI prokinetic agent. (जठरांत्रपरक प्रोकाइनेटिक कारक।)

Mosquito (मॉस्क्यूटो) Blood sucking winged insects of family culicidae, responsible for transmission of malaria, dengue etc. (रक्त-चुषक तथा रोग संचारक कीट जो मलेरिया, डेंगू जैसे रोगों के संचारण के लिए जिम्मेदार होता है।)

Mother surrogate (मदर सरोगेट) One who replaces an individual's mother in emotional feelings. A mother who bears offspring of another. (कोई व्यक्ति जो किसी व्यक्ति की माता का स्थान, भावावेगी अनुभूति में ले लेता है। एक माता जो किसी दूसरी माता की संतान को जन्म देती है।)

Motile (मोटाइल) Having capacity to move spontaneously. (स्वतः गतिशील, चर।)

Motion sickness (मोशन सिकनेस) A condition marked by nausea, dizziness, and often vomiting and headache, induced by some movement as in travel by aeroplane, train, bus or ship. (हवाई जहाज, पानी के जहाज तथा कार आदि में यात्रा करने पर उल्टी आना, जी मिचलाना या चक्कर आना; गति रूग्णता।)

Motilin (मोटीलिन) A gastrointestinal peptide of 22 amino acids located in enterochromaffin cells, chiefly of duodenum and upper jejunum that stimulates gastric and colonic motility. (छोटी आंत की श्लेष्मिक कला से स्रावित होने वाला एक हार्मोन जो जठरान्त्रीय पेशियों के संकुचित होने के लिए उन्हें उद्दीप्त करता है, जो क्रमाकुंचनीय गतियों को बढ़ाता है।)

Motility (मोटीलिटी) The capacity for spontaneous movement. *m. segmental* Regularly spaced ring like contractions of small intestine. (स्वतः गतिशीलता; चरता।)

Motivation (मोटीवेशन) An incentive to act or the reason for an attitude; an inner state of a person that serves to arouse, maintain and guide behavior towards a goal. (प्रेरणा। हिलाना-डुलाना।)

Motor (मोटर) 1. Carrying or transmitting an impulse to a peripheral effector organ of the nervous system, either to elicit a response or to inhibit it. 2. Producing movement. (एक तंत्रिका, पेशी अथवा शरीर का कोई भाग जिससे गतियां होती हैं; प्रेरक।)

Mottling (मोटलिंग) 1. A condition marked by spotty coloration. 2. Macular lesions of varying shades and hues. (धब्बेदार वर्णता वाली दशा। धब्बों से युक्त विक्षति जो विभिन्न आभा तथा वर्णिमा वाली होती है।)

Moulage (माऊलेज) The making of a mold of a bodily structure, especially for identification, prosthetics and teaching models. (शरीर की किसी संरचना के मोम अथवा प्लास्टिक का प्रतिरूप को बनाना जो विशेषकर पहचानए, कृत्रिम अंगविज्ञान तथा प्रतिरूप अध्ययन के लिए प्रयोग किया जाता है।)

Mount (माऊन्ट) To prepare slides of tissues for microscopic examination. (सूक्ष्मदर्शी परीक्षण हेतु नमूनों की स्लाइड तैयार करना।)

Mountain sickness (म्यूकोक्टूटेनियम) Medical condition which can occur if the person is travelling to high altitudes. It occurs due to low oxygen supply to the blood. (श्लेश्मिक कला या त्वचा सम्बन्धी।)

Mounting (माऊटिंग) A dental laboratory procedure in which a maxillary or mandibular cast is attached to an articulator. (एक दन्त प्रयोगशाला नियम जिसमें ऊर्ध्वहनु या अधोहनुज निर्मोक को आर्टिकुलेटर से जोड़ना।)

Mouse pleural (माऊस प्लूरस) A round soft tissue density seen in chest X-ray representing a fibrin body in the pleural space. (एक गोलाकार, कोमल ऊतक घनत्व जो वक्ष के एक्स-रे में दिखाई देता है। जो फुफ्फुसावरणी क्षेत्र में फाइब्रिन बॉडी का प्रतिनिधित्व करता है।)

Mouth (माऊथ) The body opening through which one takes food. *m. tapir* The characteristic pouting appearance of lips seen in facioscapulohumoral muscular dystrophy. (शरीर का द्वार जिससे खाना खाते हैं)

Mouth trench (माऊथ ट्रेंच) Necrotizing ulcerative gingivitis. (परिगलनकारी व्रणयुक्त मसूड़ाशोथ।)

Mouthwash (माऊथवाश) A solution for rinsing the mouth, having antibacterial, astringent or deodorant properties. (मुंह धोने वाला घोल जिसमें जीवाणुनाशक, स्तम्भक या दुर्गन्धहर के गुण होते हैं।)

Movement (मूवमैंट) 1. Change of place or position. 2. the act of defecation.

m. ameboid Locomotion of cells like leukocytes or amebas resulting from protoplasmic streaming into pseudopodia. *m. Brownian* Erratic motion of microscopic particles suspended in a liquid or gas resulting from collision with molecules in the suspending medium. *m. dystonic* Slow and often bizarre involuntary movement with alteration of posture. *m. conjugate* (of eyes) Movement of both eyes in one direction. *m. involuntary* Involuntary contraction of one or more muscle groups producing movement of a limb or body part e.g. tremor, chorea, athetosis, tics, myoclonus, dystonia and hemiballismus. (गति, एक स्थान से दूसरे स्थान जाना, शरीर तथा इसके भागों की स्थिति बदलना। मल त्याग की क्रिया।)

Moxa (मॉक्सा) A small mass of combustible material placed near the skin and ignited to produce counter-irritation. (किसी जलने योग्य पदार्थ का एक छोटा पिण्ड जिसे त्वचा के पास रखा जाता है। तथा उसे जलाया जाता है जिससे प्रतिक्षोभण उत्पन्न किया जाता है।)

Moxalactam (मॉक्सेलेक्टम) A cephalosporin group antibiotic. (सिफेलोस्पारिन समूह का प्रतिजीवी।)

Moxibustion (मॉक्सीबस्शन) Counter irritation by means of a moxa. (प्रतिक्षोभण।)

Moxifloxacin (मॉक्सीफ्लोक्सएसिन) A quinolone antibiotic. (क्विनोलोन प्रतिजीवी।)

Muciferous (म्यूसीफेरस) Secreting or producing mucus. (श्लेष्मा उत्पन्न करने वाला।)

Mucilage (म्यूसिलेज) In pharmacology, a thick viscous liquid, a water solution of the mucilaginous principles of certain vegetable substances. (भेषजगुणविज्ञान में, एक गाढ़ा चिपचिपा द्रव या तरल; कुछ सब्जी के पदार्थों के चिपचिपे घटक का पानी जैसा घोल।)

Mucin (म्यूसिन) A substance secreted by mucous membranes containing mucopolysaccharide which raises the viscosity of medium around it.

Mucinase (म्यूसिनेस) Any of several enzymes that breakdown the mucin or glycosaminoglycan. (म्यूसिन पर किया करने वाला एंजाइम।)

Mucinosis (म्यूसिनोसिस) An abnormal accumulation of mucopolysaccharides in the skin. (त्वचा में असामान्य रूप से म्यूसिन जमा हो जाना।)

Mucocele (म्यूकोसील) 1. An intrasinus cyst arising from mucosal lining. 2. An enlarged cavity containing mucus. 3. Mucus polyp. (अन्तः शिरानाल पुटी जो श्लेष्मकला आवरण में निकलती है। श्लेष्मा द्वारा किसी गुहा का बढ़ जाना। श्लेष्मा पॉलिप या श्लेष्मा पुटी; श्लेष्मपुटिका।)

Mucoclasis (म्यूकोक्लेसिस) The surgical removal or destruction of the inner lining of any hollow organ. (किसी खोखले अंग की अंदरूनी सीमा को शल्यक्रिया द्वारा हटाना या नष्ट करना।)

Mucocutaneous (म्यूकोक्यूटेनियम) Refers to mucus membrane and skin. (श्लेष्मिक कला या त्वचा सम्बन्धी।)

Mucocutaneous lymph node syndrome (Kawasaki disease) (म्यूकोक्यूटेनियस लिम्फ नोड सिन्ड्रोम) Condition affecting mainly infants and young children; marked by fever, conjunctivitis, reddening of oral cavity and lips, cervical lymphadenopathy, peeling of hands and feet. Coronary arteritis with infarction is a complication and aneurysms in coronary circulation may occur. (एक दशा जो अधिकतर शिशुओं तथा छोटे बच्चों में पाई जाती है जिसमें ज्वर नेत्रश्लेष्मकलाशोथ, मुख तथा होंठों का लाल होना, ग्रीवा लसीकापर्वविकृति, हाथों और पैरों की खाल उतरने जैसे लक्षण पाए जाते हैं।)

Mucocyte (म्यूकोसाइट) An amorphous extracellular basophilic metachromatic mass averaging 100 μ found in white matter of normal and abnormal brains; probably artifactual, derived from precipitation of myelin during tissue fixation. (एक आकारहीन बहि-कोशिकीय बेसोफिलिक विविधरंजक पिण्ड जो सामान्य

तथा असामान्य मस्तिष्क के श्वेत द्रव्य में पाये जाते हैं। ऊतक के स्थिरीकरण के समय जो माइलिन के प्रक्षेपण से प्राप्त होते हैं।)

Mucoenteritis (म्यूकोएण्टेराइटिस) Inflammation of intestinal mucous membrane. (आंत की श्लेष्मिक कला की सूजन।)

Mucoid (म्यूकॉयड) Resembling mucus. (श्लेष्मा से मिलता जुलता; श्लेष्माभं।)

Mucolipidosis (म्यूकोलाइपिडोसिस) Any inborn error of metabolism that has characteristics of both mucopolysaccharidosis and sphyngolipidosis. 4 distinct types of disease known and are autosomal recessive. (उपापचय का कोई अंतर्जात दोष जिसमें दोनों म्यूकोपॉली सैक्केराइडोसिस तथा स्फाइंगोलाइपिडोसिस होते हैं।)

Mucopolysaccharidase (म्यूकोपॉल-सैक्केराइडेस) Enzyme that catalyzes hydrolysis of polysaccharides. (एक एंजाइम जो पोली सैक्राइड के जलअपघटन को उत्प्रेरित करता है।)

Mucopolysaccharide (म्यूकोपॉलीसैक्केराइड) Polysaccharide that forms chemical bonds with water. It is thick, gelatinous and forms intercellular ground substance. It is found in mucous secretions and synovial fluid. SYN—Glycosaminoglycan. (पॉलीसैक्केराइड जो पानी के साथ मिलकर रासायनिक संबंध स्थापित करता है। यह गाढ़ा, चिपचिपा होता है तथ अन्तराकोशिका आधारभूत पदार्थ बनाता है। यह श्लेष्मिक स्राव तथा श्लेषक में पाया जाता है।)

Mucopolysaccharidosis (म्यूकोपॉलीसै–क्केराइडोसिस) (MPS) A group of inherited disorders with accumulation of mucopolysaccharides in reticuloendothelial system, intimal smooth muscle cells and fibroblasts within body; manifesting with coarse facies, mental retardation, corneal clouding, skeletal dysplasia, joint stiffness, etc. *MPS IH* is known as Hurler syndrome. It is due to deficiency of the enzyme alpha-L-iduronidase with accumulation of heparan sulphate and dermatan sulphate. *MPS IS* Scheie's syndrome. It is a variant of MPS IH but without mental retardation. *MPS IHS* It is intermediate between *MPSIH* and MPSIS. *MPS II* Hunter syndrome. It is due to deficiency of L-iduronosulphate sulphatase. Unlike *MPS IH* there is no corneal clouding. *MPS III* Sanfilippo syndrome. Corneal clouding is absent and skeletal growth is normal. *MPS IV* Morquio's syndrome The deficient enzyme is N-acetyl galactosamine-6-sulphatase. Distinguishing features are dwarfism, kyphoscoliosis, cardiac lesions and joint hypermobility. *MPS VI* Maroteaux-Lamy syndrome. Deficient enzyme is N-acetyl galactosamine-4-sulphatase. Clinically it is similar to *MPS IH* but there is no mental retardation. *MPS VII* The deficient enzyme is beta-glucoronidase. (वंशागत विकारों का एक वर्ग जिसमें जालीय अन्तः कला प्रणाली में म्यूकोपॉलीसैक्केराइड तथा शरीर में अन्तः अस्तरीय मृदु पेशीय कोशिकाएं तथा तन्तुप्रसु संचित हो जाता है। इसमें खुरदरा चेहरा, बुद्धि-ह्रास, नेत्रपटलीय में धुंधलापन, कंकालीय दुर्विकसन, संधि स्तम्भता जैसे लक्षण दिखाई देते हैं।)

Mucoprotein (म्यूकोप्रोटीन) A complex of protein and mucopolysaccharide. *m Tamm-Horsfall* It is secreted in renal tubules (not from plasma) and is contained in most urinary casts. (प्रोटीन एवं म्यूकोपॉलीसैक्केराइड की एक समष्टि।)

Mucopurulent (म्यूकोप्यूरुलैन्ट) Secretion of fluid which is composed of mucus and pus. (श्लेश्मा एवं पस से बना हुआ श्लेशभपूयाभ।)

Mucor (म्यूकोर) A genus of fungi seen on dead or decaying matter; often causes infection of external ear, skin and respiratory passage. (कवकों का एक वंश जो मृत तथा नष्ट पदार्थ पर देखा जाता है। इसके कारण अधिकतर बाह्य कण, त्वचा तथा श्वसनीय मार्ग का संक्रमण होता है।)

Mucormycosis (म्यूकोरमाइकोसिस) A fungal infection also called as black fungus. (म्यूकोर वंश की किसी जति के कवक का संक्रमण।)

Mucosa (म्यूकोसा) A mucous membrane with epithelial lining, basement membrane, and often lamina propria. It may contain goblet cells, may be keratinized and the covering epithelium may be stratified squamous, columnar or pseudostratified columnar depending upon location. (श्लेष्मिक झिल्ली; श्लेष्मकला जिसके साथ उपकला का आवरण, आधारक कला तथा अधिकतर प्रोप्रिया फलक होता है।)

Mucositis (म्यूकोसाइटिस) Inflammation of mucous membrane. (किसी श्लेष्मिक कला का शोथ।)

Mucoviscidosis (म्यूकोविस्कीडोसिस) SYN—cystic fibrosis. (पुटियों में तन्तुमयता।)

Mucus (म्यूकस) A viscid secretion containing mucin, leukocytes, epithelial cells, etc. secreted by mucous membrane. (श्लेष्मा; श्लेष्मिक ग्रन्थियों एवं श्लेष्मिक कलाओं से स्रावित होने वाला एक चिपचिपा तरल जिसमें म्यूसिन, श्वेत रक्त कोशिकाएं तथा उपकला कोशिकाएं होती हैं।)

Multi (मल्टी) Prefixe indicating many or much. (अधिक का संकेत देने वाला उपसर्ग।)

Multigravida (मल्टीग्रेविडा) A woman who has been pregnant two or more times. SYN—multipara. (बहुप्रसूता, स्त्री जो दो या अधिक बार गर्भवती हो चुकी है।)

Multiple endocrine neoplasia (MEN) (मल्टीपल एण्डोक्राइन नियोप्लेसिया) An inherited disease involving hyperplasia/malignancy of multiple endocrine glands. *MEN I SYN—Wermer's Syndrome* Tumors of parathyroids, pancreatic islets and adrenal cortex. *MEN II* Pheochromocytoma, parathyroid hyperplasia, medullary carcinoma thyroid. (एक वंशागत रोग जिसमें बहु अन्तः स्रावी ग्रन्थियों का अतिविकास होता है या दुर्दमता होती है।)

Multiple personality (मल्टीपल पर्स-नालिटी) Condition in which the subject may develop more than one personality. (ऐसी दशा जिसमें दो या अधिक व्यक्तित्व एक ही व्यक्ति में बारी बारी से होते हैं जिनमें से अधिकतर एक व्यक्तिगत दूसरों से अनभिज्ञ होता है।)

Multiple sclerosis (MS) (मल्टीपल स्कलेरोसिस) An autoimmune demyelinating disorder due to decrease in suppressor T lymphocyte function, manifesting with visual loss, gait disorder, motor dysfunction and bladder bowel disturbance. Multiple sites of involvement in brain and spinal cord common. (किसी तन्त्रिका के माइलिन आवरण का नाड़ी से अलग होने वाला स्वप्रतिरक्षित विकार जिसमें दृष्टिहीनता, गति विकार, प्रेरक दुष्क्रियता तथा मूत्राशय आंत्र बाधा जैसे मुख्य विकार हो जाते हैं।)

Mummification (मम्मीफिकेशन) Drying and shrivelling of body; mortification producing a dry hard mass. (शरीर का शुष्क होना एवं सिकुड़ जाना; कोथ जिससे शुष्क सख्त पुंज बनता है।)

Mumps (मम्पस) A febrile viral disease characterized by inflammation of salivary and parotid glands. (कर्णपूर्वग्रन्थिशोथ; एक ज्वरीय विषाणुज रोग जिसमें लारमय शोथ तथा कर्णपूर्वग्रन्थि होते हैं।)

Munchausen syndrome (मनचाउसिन सिण्ड्रोम) A psychiatric disorder in which patient feigns illness by self-mutilation. (एक मनोविकार जिसमें रोगी स्वयं व्यंगीकरण द्वारा बीमार होने का स्वाँग रचता है।)

Mupirocin (म्यूपिरोसिन) Broad spectrum topical antibacterial. (बहुत से सूक्ष्मजीवों के प्रति प्रभावकारी प्रतिजीवियों तथा स्थानिक जीवाणुरोधी।)

Muramidase (म्यूरामाइडेस) SYN—lysozyme. An enzyme richly present in leukocytes. Level increased in leukemias. (एक एंजाइम जो श्वेत रक्त कोशिकाओं में उपस्थित होता है। श्वेतरक्तता में इसका स्तर बढ़ जाता है।)

Murmur (मरमर) A soft blowing or rasping sound heard during cardiac auscultation; produced due to excess blood flow through normal valves or normal flow through diseased valves. *m. Austin Flint* A mid or late mitral diastolic murmur heard in aortic regurgitation due to partial closure of mitral valve due to aortic regurgitant jet. *m. Carey Coomb* Diastolic murmur of mitral valvulitis in rheumatic fever. *m. Durozeiz* Systolic and diastolic murmurs heard over femoral artery in aortic insufficiency. *m. Graham Steell's* Early diastolic murmur of pulmonary insufficiency in pulmonary hypertension. (मर्मरः हृदय या रक्त वाहिनियों का परिश्रवण करने पर प्रकुंचन अथवा अनुशिथिलन या दोनों में सुनाई देने वाली एक अपस्थानिक मृदु फूँकने की ध्वनि।)

Murphy's sign (मर्फीज साइन) Pain and catch in right hypochondrium to pressure during deep inspiration in acute cholecystitis. (पित्ताशय की सूजन का पता लगाने के लिए एक चिन्ह होता है जिसमें दांयीं पर्शुका सीमा के नीचे अंगुलियों से दबाकर परिस्पर्श करके रोगी को लम्बी सांस कराके पित्ताशय के नीचे उतर कर परीक्षण करने वाली अंगुलियों पर लगने से दर्द होता है।)

Musca domestica (मस्का डोमेस्टिका) The common house fly transmitting cholera, typhoid, amebic/bacillary dysentery, and other diseases. (घरेलु मक्खी जो हैजा, आंत्रिक, अमीबी या बेसीलाई वाली रक्तातिसार जैसी बीमारियॉ संचारित करती है।)

Muscae volitantes (मस्की वोलीटैन्ट्स) Black floaters in visual field due to vitreous opacities. (आंख के नेत्र काचाभ द्रव में बहते हुए दिखाई देने वाले काले-काले धब्बे, दृष्टिचित्तिता।)

Muscarine (मस्केरीन) A toxic poison found in fungi. (एक विषैला जहर जो कवकों में पाया जाता है।)

Muscle (मसल) Contractile tissue of mesodermal origin with properties like irritability, conductivity, and elasticity. Can be smooth, striated and cardiac. Smooth muscles (involuntary muscle) are found to line GI tract, bronchi, urinary and genital ducts, gallbladder, urinary bladder. The cells are fusiform or spindle-shaped with one central nucleus. Striated (skeletal) muscles are under conscious control. The muscle fibers are grouped into bundles called fasciculi and each cell or fiber has multiple nuclei. Denervation causes complete paralysis of striated muscle but not of cardiac or smooth muscle. (पेशियां, पेंशी। संकुचनशील कोशिकाओं अथवा तंतुओं का बना एक प्रकार का ऊतक जो संकुचित होकर शरीर के किसी अंग या भाग में गति उत्पन्न करता है। पेशी कोमल या परिवेष्टित हो सकती है।)

Musculoskeletal (मस्कुलोस्केलेटल) Involving both muscle and skeleton. (पेशीकंकाली।)

Muscle cramp (मसल क्रैम्प) Painful contraction of muscle, idiopathic or due to electrolyte imbalance. (पेशियों के वेदनायुक्त अनैच्छिक संकुचन, यह अज्ञात हेतुक या विद्युतअपघट्य असंतुलन के कारण होता है।)

Mushbite (मशबाइट) Making a dental impression by asking the patient to bite into a soft wax. (रोगी को कोमल मोम पर काटने को कहना और उसका दन्त छाप लेना।)

Mushroom (मशरूम) Umbrella-shaped fungus growing on decaying material. (छतरी के आकार का कवक जो सड़े गले पदार्थ पर उगता है।)

Musset's sign (मुसेट्स साइन) Nodding movement of head synchronous with ventricular contraction as in gross aortic incompetence. (हृदय के निलयी संकुचन के साथ सिर और गर्दन में बार-बार झटके आना।)

Mussitation (मस्सीटेशन) The muttering of delirium or moving of the lips without production of sound. (बिना आवाज निकाले होठों का हिलना।)

Mustard (मर्स्टड) Powder of mustard seeds used as counter-irritant, rubefacient, emetic, stimulant, and condiment. (सरसों (राई) के बीज का पाउडर जो प्रतिक्षोभण उत्पन्न करने वाले, रक्तिमकारी, एमिटिक तथा उत्तेजक के रूप में प्रयोग किया जाता है।)

Mutagen (म्यूटाजेन) Any agent that causes gene mutation, e.g. ionizing radiation. (जीनी उत्परिवर्तन उत्पन्न करने वाला एक कारक या साधन। उदाहरण के लिए आयोनाइजिंग रेडिएशन।)

Mutant (म्यूटैन्ट) A variant of genetic structure. (जनन संरचना में परिवर्तन; उत्परिवर्तन द्वारा पैदा।)

Mutase (म्यूटेज) Enzyme that accelerates oxidation-reduction reactions. (एंजाइम जो ऑक्सीकरण-पुर्नस्थापन की प्रतिक्रिया को त्वरित करता है।)

Mutation (म्यूटेशन) Change in genetic structure; can be natural or induced by drugs, chemicals and radiation. (उत्परिवर्तन; जीनी संरचना में परिवर्तन होना जो प्राकृतिक रूप से हो सकता है या औषधियों, रासायनिक तथा विकिरण द्वारा उत्पन्न किया जाता है।)

Mutilation (म्यूटीलेशन) Destruction, maiming. (शरीर के किसी अंग या भाग को अलग कर देना या नष्ट करना।)

Mutism (म्यूटिज्म) Unable to speak. *m. akinetic* Condition in which patient can neither speak nor can move body parts. (गूंगापन, मूकता; बोल न पाना।) *Mutism akinetic* (म्यूटिज्म एकाइनेटिक) (एक दशा जिसमें रोगी न बोल पाता है और न ही अपने शरीर के अंगों को हिला पाता है।)

Myalgia (मायेल्जिया) Pain in the muscles often with tenderness. (पेशियों में दर्द तथा संवेदनशीलता होना; पेश्यार्ति।)

Myasis (मयासिस) Infestation with larva of flies or maggots. (शरीर में मेगट (मक्खियों के लार्वा) के पर्याक्रमण से उत्पन्न रोग।)

Myasthenia (मायस्थीनिया) Weakness of muscles. *m. gravis* An autoimmune disease with extreme muscle weakness due to presence of acetyl choline receptor antibodies. (पेशीदुर्बलता, पेशियों में कमजोरी होना।) *Myasthenia grows* (मायस्थीनिया ग्रेविस) (एक स्वक्षम रोग जिसमें अत्याधिक पेशीय दुर्बलता हो जाती है, यह एसिटाइलकोलीन ग्राही प्रतिपिण्डों की उपस्थिति के कारण होता है।)

Mycetes (माइसिटीज) The fungi. (कवक।)

Mycetoma (माइसेटोमा) A suppurative condition due to actinomycetes and fungi. (एक्टिनोमाइकीटस तथा कवकों के कारण होने वाली पूतिवर्धक दशा; कवकगुल्म।)

Mycobacterium (माइकाबैक्टीरियम) A genus of acid fast organism causing leprosy and tuberculosis. They are Gram-positive, nonsporeforming and nonmotile rods. *m. atypical* Forms of mycobacteria causing mild but resistant form of tuberculosis in man. They are *M. avium*-intracellulare, *M. kansasii*, *M. chelonei*, *M. marinum*, *M. xenopi*, etc. (अम्ल स्थायी जीवाणुओं का एक वंश जिसके कारण क्षयरोग तथा कुष्ठरोग होते हैं। यह ग्राम पॉजिटिव, नॉन-स्पोरफॉमिंग तथा नॉन मोटाइल रॉडस होते हैं।)

Mycology (माइकोलॉजी) Science of fungi. (कवक विज्ञान।)

Mycoplasma (माइकोप्लाज्मा) Organisms in between bacteria and viruses, responsible for atypical pneumonia, urethritis; common forms are—*M. hominis*, *M. orale*, *M. salivarium*. (जीवाणुओं तथा विषाणुओं के बीच के जीव जो फुफ्फुसशोथ, मूत्रमार्गशोथ के लिए जिम्मेदार होते हैं। इसके मुख्य रुपमाइकोप्लाज्म होमीनिस, माइकोप्लाज्मा, ओरल, माइकोप्लाज्मा सैलाइवेरियम होते हैं।)

Mycosis (माइकोसिस) a disease caused by the fungus. (फूफँद द्वारा उत्पन्न रोग।)

Mycosis fungoides (माइकोसिस फन्गोइड्स) A malignant disease of RE system of skin, with intense itching and lymph node and internal organ involvement.

(त्वचा का एक दुर्दम रोग, जिसमें अत्याधिक खुजली होती है तथा लसीकापर्व तथा अंदरूनी अंगो की संलिप्तता।)

Mydriasis (मिडरिएसिस) Dilatation of pupils. (पुतली का विस्फारण, ताराविस्फार।)

Mydriatic (मिडरिएटिक) Drug/agent causing pupillary dilatation, e.g. atropine, belladona. (कोई औषधि या कारक जो पुतली को चौड़ा करती है उदाहरण के लिए एट्रोपिन, बेलाडोना।)

Myelencephalone (माइलेनसिफैलोन) The embryonic hindbrain giving rise to medulla oblongata. (भ्रूणीय पश्च मस्तिष्क का पिछला भाग जिससे मेड्यूला आब्लांगेटा बनता है, पुरोरज्जुमस्तिष्क।)

Myelin (मेइलिन) The complex lipid-protein sheath around axons in nervous system. (तंत्रिकाओं के अक्षतन्तुओं के चारों तरफ आवरण बनाने वाली लाइपिडों एवं प्रोटीन का बना पदार्थ।)

Myelinosis (माइलिनोसिस) Fatty degeneration during which myelin is produced. (वसीय ह्रास जिसमें मेइलिन बनता है।)

Myelitis (माइलाइटिस) Inflammation of spinal cord. (सुषुम्ना रज्जु अथवा अस्थि मज्जा का शोथ।)

Myeloblast (माइलोब्लास्ट) Immature white cell precursor of marrow from which develop myelocytes and eventually granulocytes. (कणिकाश्वेत–कोशिकाप्रसू; मज्जा की पूर्वगामी अपरिपक्व सफेद कोशिका जिससे माइलोसाइट तथा कणिकाकोशिका विकसित होते हैं।)

Myelocele (माइलोसील) Protrusion of spinal cord through a defect in spinal arch—usually spina bifida. (मेरूदण्ड में स्थित किसी फटन से सुषुम्ना रज्जु का बाहर निकल आना।)

Myelocyte (माइलोसाइट) A leukocyte precursor in bone marrow. (अस्थि मज्जा में पूर्वगामी श्वेत रक्त कोशिका।)

Myelofibrosis (माइलोफाइब्रोसिस) A condition where bone marrow is replaced by fibrous tissue. (एक दशा जिसमें अस्थि मज्जा के स्थान पर तन्तुमय उतक का स्थापित हो जाना है; मज्जातन्तुमयता।)

Myelogram (माइलोग्राम) 1. X-ray of spinal canal after injection of radiopaque material into spinal subarachnoid space. 2. Differential count of bone marrow cells. (अवजालतानिका अवकाश में किसी रेडियो अपारदर्शक पदार्थ का इन्जैक्शन लगाकर सुषुम्ना रज्जु का एक्स-रे। अस्थि मज्जा कोशिकाओं की विभेदक गणना।)

Myelolysis (माइलोलाइसिस) Dissolution of myelin. (माइलिन का घुल जाना।)

Myeloma (माइलोमा) A tumor originating from marrow element. *m. multiple* A plasma cell tumor with multiple lytic bone lesions and increased paraprotein in blood and urine (see Figure). (अस्थि मज्जा में सामान्यतया पाई जाने वाली कोशिकाओं का बना एक अर्बुद; मज्जार्बुद।)

Myelomalacia (माइलोमैलेशिया) Abnormal softening of spinal cord. (सुषुम्ना रज्जु का असामान्य रूप से कोमल हो जाना; मेरूरज्जुमृदुता।)

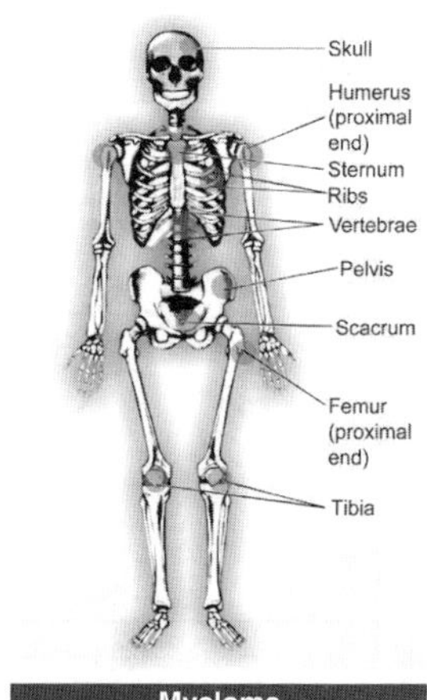

Myeloma

Myelomeningocele (माइलोमैनिन्जोसील) A condition where spinal cord along with meningeal covering protrudes through the spinal defect. (see Figure) (मेरूरज्जुतानिका हर्निया एक दशा जिसमें सुषुम्ना रज्जु तथा इसके मस्तिष्कावरण मेरूदण डीय विकार द्वारा बाहर निकल आते हैं।)

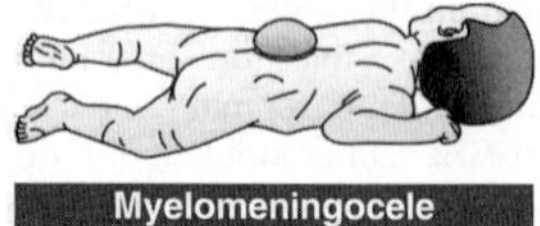

Myelomeningocele

Myelopathy (माइलोपैथी) Any pathological condition of spinal cord. (सुषुम्ना रज्जु की कोई विकृति विज्ञानिक दशा या रोग।)

Myelopoiesis (माइलोपॉयसिस) Development of bone marrow. (अस्थि मज्जा का बनना।)

Myeoloproliferative (माइलोप्रोलीफ्रेटिव) Concerning proliferation of bone marrow elements. (अस्थि मज्जा का निर्माण करने वाले ऊतक के असामान्य प्रचुरोद्भवन से संबंधित।)

Myenteric reflex (माइन्टेरिक रिफ्लैक्स) Intestinal contraction above and relaxation below the point of stimulatioin. (आंत का उद्दीपन के बिन्दु से ऊपर एवं इसके नीचे शिथिल होना।)

Myerson's sign (मायरसन्स साइन) Inability to stop blinking on tapping the forehead as in Parkinson's disease. (पार्किन्सन रोग में, माथे पर थपथपाने पर प्रतिक्रिया स्वरूप आंखों का बार-बार मिचकाना।)

Myoblast (मायोब्लास्ट) Embryonic cell developing into muscle fiber. (एक भ्रूणीय कोशिका जो पेशी तन्तु की कोशिका बनती है।)

Myocardial infarction (मायोकार्डियल इन्फार्कशन) Death of myocardium usually due to coronary thrombosis or spasm (see Figure below). (दिल का दौरा; हृदपेशी का रूक जाना जो हृदधमनी धनास्त्रता या ऐंठन के कारण होता है।)

Myocarditis (मायोकार्डाइटिस) Inflammation of myocardium, mostly viral, due

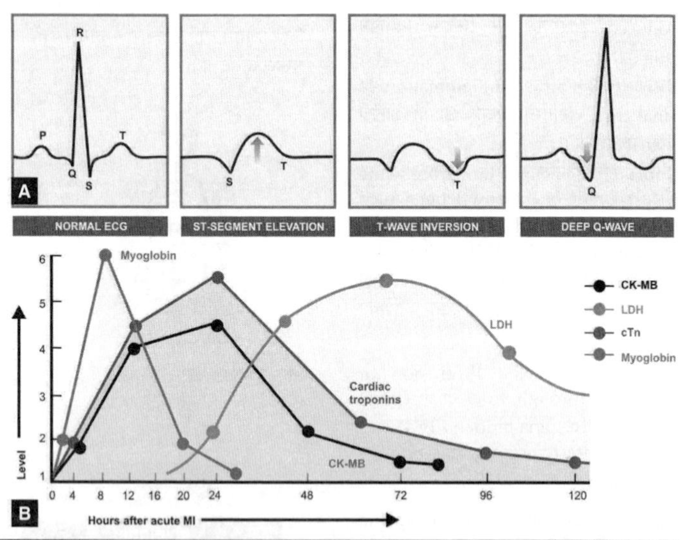

Myocardial infarction

to coxsackie group of viruses. (ह्रदय पेशी का शोथ, ह्रद्पेशी शोथ जो अधिकतर वायरल होता है तथा कोक्सेकी वर्ग के विषाणुओं के कारण होता है।)

Myocyte (मायोसाइट) A muscle cell. (एक पेशी कोशिका।)

Myodynamometer (मायोडाइनेमोमोटीर) Device for determining muscle strength. (पेशीय शक्ति को नापने वाला उपकरण।)

Myoepithelial cells (मायोइपिथिलियल सैल्स) Spindle-shaped contractile cells found between glandular elements and basement membrane of sweat, mammary and salivary glands. (तर्कु के आकार वाली संकुचनशील उपकला कोशिंकायें जो स्वेद, स्तन ग्रन्थि तथा लार ग्रन्थियों की आधारक कला तथा ग्रन्थिल तत्व के बीच पायी जाती हैं।)

Myoepithelium (मायोइपिथीलियम) Tissue containing contractile epithelial cells. (संकुचनशील उपकला कोशिकाओं से बना ऊतक।)

Myofilament (मायोफिलामैंट) Electron microscopic picture of muscle showing thick myosin and thin actin filaments, essential for muscle contraction. (पेशी का विद्युदणु सूक्ष्म चित्र जिससे गाढ़ा मायोसिन तथा पतला एक्ट्रिन तन्तु दिखाई देती है जो पेशीय संकुचन के लिए आवश्यक होता है।)

Myoglobin (मायोग्लोबिन) The respiratory pigment in muscle tissue that serves as oxygen carrier. (पेशी ऊतक में स्थित एक श्वसनीय वर्णक जो ऑक्सीजन वाहक के रूप में कार्य करता है।)

Myograph (मायोग्राफ) Instrument for graphic recording of muscle contraction. (पेशीलेखी, पेशी संकुचनों का अनुरेखण।)

Myoma (मायोमा) A tumor containing muscle tissue. (पेशीय ऊतक से बना कोई अर्बुद पेश्यर्बुद।)

Myonectomy (मायोमेक्टॉमी) Removal of myomatous tumor, generally of uterus. (किसी पेश्यर्बुद को अलग करना अधिकतर गर्भाशय का पेश्यर्बुदोच्छेदन।)

Myometrium (मायोमीट्रियम) The muscular layer of uterus. (गर्भाशय पेशीअस्तर। गर्भाशय की पेशीय परत।)

Myopathy (मायोपैथी) Any disease or abnormal condition of striated muscle; may be an acquired or hereditary. (किसी तंग पेशी का कोई रोग या असामान्य स्थिति, जो अंवशानुगत या वंशागत हो सकता है।)

Myope (मायोप) One suffering from myopia or short sightedness. (निकटदृष्टिता से ग्रस्त व्यक्ति; निकटदृष्टिक।)

Myopia (मोयापिया) Short sightedness, the parallel rays passing through optical axis are focussed in front of retina. Can be axial (elongation of eyeball), curvature or lenticular types. Corrected by use of minus lens. (निकटदृष्टिता। एक दृष्टि-दोष जिसमें किसी वस्तु से आने वाली समानान्तर किरणें दृष्टिपटल रेटिना के सामने केन्द्रित होती हैं जिससे वह वस्तु तभी साफ दिखाई देती है जब वह आंख के बहुत पास होती है। दूर का दिखाई न देना, पास का दिखाई देता है।)

Myoplasm (मायोप्लाज्म) The contractile part of the muscle cell. (किसी पेशी कोशिका का संकुचनशील भाग।)

Myorrhaphy (मायोरैह्फी) Suture of a muscle wound. (किसी पेशी में टांके लगना।)

Myosin (मायोसिन) The contractile protein of myofibrils constituting about 65% of muscle proteins. Myosinogen is the precursor of myosin. (पेशी तन्तुक में स्थित एक प्रोटीन।)

Myositis (मायोसाइटिस) Inflammation of striated muscle. *m. ossificans* Calcification and osteoblastic invasion of muscle hematoma, commonly after supracondylar fracture of elbow. (किसी ऐच्छिक पेशी का शोथ जो संक्रमण आघात या परजीवियों के पर्याक्रमण से होता है; पेशीशोथ।)

Myotonia (मायोटोनिया) Tonic spasm of a muscle. *m. congenita* SYN—Thomsen's disease. A hereditary disease with tonic spasm of muscle induced by voluntary movements. *m. dystrophica* Hereditary disease characterized by myotonia, muscle atrophy and cataract. (किसी पेशी में तनावयुक्त ऐंठन होना; पेशीतानता।)

Myringa (माइरिन्गा) The tympanic membrane. (मध्यकर्ण कला या कर्णपट्ट।)

Myringitis (माइरिन्जाइटिस) Inflammation of tympanic membrane. (मध्यकर्ण कला या कर्णपटक का शोथ।)

Myringoplasty (माइरिन्गोप्लास्टी) Plastic surgery of tympanic membrane usually for closure of perforation. (मध्यकर्ण कला की प्लास्टिक सर्जरी, कर्णपटह संधान कर्म।)

Myringotomy (माइरिन्गोटॉमी) Incision of tympanic membrane as to relieve pain in acute otitis media (see Figure). (तीव्र मध्यकर्णशोथ की पीड़ा में आराम लाने के लिए मध्यकर्ण कला में चीरा लगाना; कर्णपटहछेदन।)

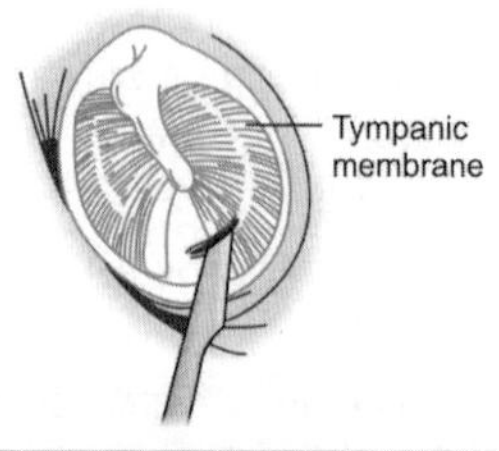

Myringotomy

Mythophobia (माइथोफोबिया) Abnormal fear of making an incorrect statement. (झूठ बोलने का असामान्य भय।)

Myxedema (मिक्सीडीमा) A condition resulting from hypofunction of thyroid; commonly autoimmune or due to iodine lack, dyshormonogenesis. (भोजन में आयोडीन की कमी, स्वरोगक्षमता, अवटु ग्रन्थि की अल्पक्रियाशीलता के कारण होने वाली एक अवस्था।)

Myxoma (मिक्सोमा) Tumor composed of mucous connective tissue similar to that present in embryo or umbilical cord. It is soft, gray, lobulated, translucent and incompletely encapsulated. (श्लेष्मिक संयोजी ऊतक से बना अर्बुद; श्लेष्मार्बुद।)

Myxovirus (मिक्सोवाइरस) Family of viruses, the common member being influenza virus. (विषाणुओं का समूह, जिसमें इन्फ्लुएन्जा विषाणु सबसे सामान्य विषाणु होते हैं।)

N

Nabothian cyst (नेबोथियन सिस्ट) Retention cysts of the Nabothian glands in the cervical canal, usually associated with ectropion. (गर्भाशयग्रीवा में नेबोथियन ग्रन्थियों की अवरोधन पुटी, जो अधिकतर शरीर के किसी अंग के बहिर्वर्तन से संबंधित होती है।)

Nabumetone (नेब्युमेटोन) Anti-inflammatory pain killer. (प्रदाहरोधी; एक पीड़ाहर।)

Nadolol (नेडोलॉल) A betablocker, used in hypertension. (एक अनुकम्पी अनुकारीसस औषधि जो रक्तचाप कम करती है इसे उच्च रक्तदाब में प्रयोग किया जाता है।)

Nadroparin (नेड्रोपेरिन) Factor Xa inhibitor anticoagulant. (Xa घटक निरोधी; स्कन्दनरोधी।)

Naegele (नीगेल) German obstetrician (1777-1851). *n. obliquity* Anterior parietal presentation of fetal head in labor. *n. pelvis* An obliquely contracted pelvis. *n. rule* The method of counting expected date of delivey by counting 90 days backwards from LMP and adding 7 days to that date. (एक जर्मन प्रसूतिविज्ञानी (ऑब्टेट्रीशियन) (1777–1851)। *Naegele obliquity* (नीगेल ऑब्लिक्यूटी) नीगेल तिर्यक्त प्रसव में भ्रूण शीर्ष को एक ओर अथवा दूसरी तरफ को नत करना। *Naegele pelvis* (नीगेलपेल्विस) तिरछी संकुचित श्रोणी। *Naegle rule* (नीगेल रूल) एक विधि जिसमें अन्तिम मासिक धर्म के शुरू होने के दिन से पीछे को ठीक 90 दिन की गणना करके उसमें 7 दिन जोड़ दिए जाते हैं, जिससे प्रसव या डिलीवरी का सम्भावित दिन निकल आता है।)

Nafarelin (नेफेरलिन) GnRH analogue. (GnRH अनुधर्मी।)

Nafcillin (नेफसिलिन) A semisynthetic penicillinase resistant penicillin. (प्राकृतिक पदार्थ का रासायनिक परिवर्तन हुआ एक एंजाइम जो पेनिसिलिन का प्रतिरोधी होता है।)

Nafoxidin (नेफोक्सीडीन) Antiestrogen. (ईस्ट्रोजनरोधी।

Nail (नेल) A modified epidermal structure forming flat plate on dorsal aspect of terminal phallanx. *n. intermedullary* Surgical rod inserted into the intermedullary canal to fix the fracture. *n. Smith-Peterson* A three flanged nail used to fix fracture neck of femur. *n. spoon* Nail with depressed centre and raised borders, feature of iron deficiency SYN—koilonychia. *n. fold* The groove in the cutaneous tissue surrounding the nail except at its free edge (see Figure). (नख; नाखून; अंगुलिपर्व के अन्तिम छोर की पृष्ठीय सतह पर स्थित त्वचा की श्रंगीय प्लेट। *Intermedullary nail* (इन्टरमेडयुलैरी नेल) शल्यक्रियात्मक रॉड जिसे मध्यवर्ती नलिका में निवेश करा कर अस्थि भंग का स्थिरीकरण किया जाता है। Smith Peterson nail (स्मिथ-पीटरसन नेल) एक तीन किनारों पर उभरी हुई कील जिसका औवीं या फीमर हड्डी की ग्रीवा के अस्थिभंग में फीमर के शीर्ष को स्थिर करने के लिए प्रयोग किया जाता है। *Spoon nail* (स्पून नेल) ऐसा नाखून जिसके सतह दबी हुई होती है। यह आयरन की कमी से होता है।) *Nail fold* (नेल फोल्ड) (नाखून के आस-पास (ऊपरी तरफ छोड़कर) के त्वचीय ऊतक में गड्ढा होना।)

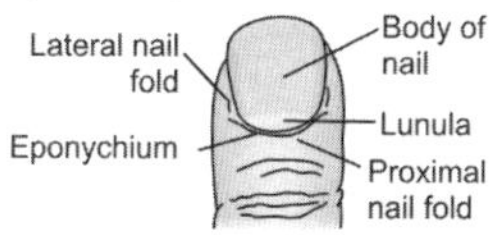

Parts of nail

Nailing (नेलिंग) The application of the nail for fixing the pieces of broken bone. (टूटी हड्डियों के किनारों अथवा टुकड़ों को जोड़ने के लिये कील का प्रयोग करना।)

Naked (नेकेड) Exposed to view; without cloth. (नग्न शरीर प्रदर्शित करना; वस्त्ररहित।)

Nalbuphine (नेलबुफाइन) Opioid receptor antagonist. (अफीम के समान कार्य करने वाला प्रतिरोधी।)

Nalidixic acid (नैलीडिक्सीक एसिड) Urinary antibiotic; also used for gastrointestinal infections. (मूत्रमार्ग के संक्रमणों की उपयोगी औषधि, जिसे आमाशय एवं आंत संक्रमण के लिए भी प्रयोग किया जाता है।)

Nalorphine (नैलॉरफाइन) Narcotic antagonist. (मादक अथवा नशीले पदार्थों का विरोधी।)

Naloxone (नैलोक्सोन) Narcotic antagonist. (मादक अथवा नशीले पदार्थों का विरोधी।)

Naltrexone (नैल्ट्रेक्सॉन) Narcotic antagonist. (मादक अथवा नशीले पदार्थो का विरोधी।)

Nandrolone decanoate (नैनड्रोलॉन डैकानॉएट) Anabolic steroid. (उपचय को प्रोत्साहित करने वाले स्टैरॉयड।)

Nanism (नैनिज्म) Dwarf-like body build. (वामन या बोने व्यक्ति जैसा शरीर का गठन (आकृति)।

Nano (नैनो) 10^{-9} or one billionth part. (एक ग्राम का एक अरबवां भाग।)

Nap (नैप) Short sleep. (झपकी।)

Nape (नेप) Back of neck. (गर्दन का पिछला भाग।)

Naphazoline hydrochloride (नैफाजॉलीन हाइड्रोक्लोराइड) Topical vasoconstrictor, ingredient of nasal and eye drops. (स्थानीय वाहिकासंकीर्णक, नासा तथा नेत्र बिन्दु का एक घटक।)

Naphthalene (नैफ्थेलीन) A coaltar derivative, used as antimoth agent. (तारकोल से प्राप्त एक पदार्थ जिसें शलभ विरोधी कारक के रूप में प्रयोग किया जाता है।)

Naproxen (नैप्रोक्सेन) Anti-inflammatory pain killer. (प्रदाहरोधी; एक पीड़ाहर।)

Narcissism (नार्सीसिज्म) Sexual pleasure sought by observing one's own naked body; self-admiration. (अपने नंगे शरीर को देखकर ही किसी व्यक्ति को लैंगिक आनंद की प्राप्ति होना; स्वरूप कामुकता; स्वयं से प्यार करना।)

Narcoanalysis (नार्कोएनालाइसिस) A form of psychotherapy where the subconscious is exposed after light anesthesia. (तन्द्राविश्लेषण; एक प्रकार की मनश्चिकित्सा जिसमें मृदु असंवेदनता उत्पन्न करके रोगी को अपने अन्दर दबे हुए विचारों को प्रकट करने के लिए प्रोत्साहित किया जाता है।)

Narcolepsy (नार्कोलैप्सी) Recurrent attacks of uncontrollable desire to sleep but easily awakenable. (निंद्रा रोग, तन्द्रालुता एक जीर्ण रोग जिसमें व्यक्ति को बार-बार सुस्ती आती है एवं अनियंत्रित रूप से सोता है परन्तु आसानी से जग जाता है।)

Narcotic (नार्कोटिक) An agent that in moderate doses relieves pain but in higher doses causes coma and respiratory paralysis. (एक ऐसी औषधि जो कम खुराकों में दर्द को दूर करती है एवं निंद्रा लाती है परन्तु ज्यादा मात्रा में प्रयोग करने से गहन मूर्च्छा या श्वसन संबंधित पक्षाघात हो सकता है।)

Narcotism (नार्कोटिज्म) State of stupor induced by a narcotic. (स्वापक (नार्कोटिक) द्वारा उत्पन्न अचेतनता या बेहोशी की अवस्था।)

Nasal feeding (नजल फीडिंग) Feeding through a tube passing through nose. (नाक से गुजरती हुई नलिका द्वारा तरल एवं पोषक तत्वों को शरीर में पहुंचाना।)

Nasal index (नजल इन्डैक्स) The greater width of nasal aperture in relation to a line from the lower edge of nasal aperture to the nasion.

Nasal reflex (नजल रिफलैक्स) Inducible sneezing from irritation of nasal mucosa. (नासिका की श्लेष्मक कला के क्षोभण के फलस्वरूप छींकें आना।)

Nascent (नेस्सेन्ट) Just born, beginning; substance being set free from a compound. (नवजात। किसी रासायनिक यौगिक से शीघ्र मुक्त होने वाला।)

Nasion (नेजन) The point where sagittal plane intersects frontonasal suture (root of nose). (ललाट नासा सीवन तथा अग्रपश्च तल का मध्य बिन्दु; नासामूलबिन्दु।)

Nasmyth's membrane (नेसमिथस मेम्ब्रेन) Epithelial membrane that envelops the enamel of a tooth after birth. (उपकला की झिल्ली जो जन्म के बाद दन्तवल्क पर आकृत होती है।)

Nasogastric tube (नेसोगैस्ट्रिक टयूब) Tube inserted through nose into the stomach for feeding or stomach wash. (आमाशय तक तरल एवं पोषक तत्व पंहुचाने तथा आमाशय को साफ करने के लिए, एक नलिका को नासिका द्वारा प्रविष्ट करके प्रयोग किया जाता है।)

Nasomental reflex (नेसोमेन्टल रिफलैक्स) Percussion on side of nose causing contraction of mentalis muscle with elevation of lower lip and wrinkling of skin of the chin. (नाक के किनारों पर परिताड़न जिसके कारण ठुड्डी की आननी पेशी में संकुचन तथा निचले होंठों में उभार तथा ठुड्डी की त्वचा पर झुर्रियां पड़ जाती हैं।)

Nasopharynx (नेसोफेरिंक्स) Part of pharynx situated above the level of soft palate. (कोमल तालु के ऊपर स्थित ग्रसनी का भाग; नासाग्रसनी।)

Natal (नेटल) Relating to birth. (जन्म संबंध।)

Natamycin (नेटामाइसिन) Topical antibiotic. (स्थानीय प्रतिजैविक पदार्थ।)

Nateglinide (नेटाग्लीनाइड) Antidiabetic. (मधुमेहरोधी।)

Nates (नेट्स) Gluteal region SYN—buttocks. (नितम्ब; कूल्हों वाला क्षेत्र।)

Native (नेटिव) Born with, inherent. (पैदाइशी।)

Natriuresis (नैट्रीयूरेसिस) Excess excretion of sodium in urine. (असामान्य मात्रा में सोडियम का मूत्र में विसर्जित होना।)

Natural killer cells (नेचुरल किलर सैल्स) Large T-lymphocytes that bind to cells infected with viruses and kill them and often kill tumor cells; the most natural defence against tumor/viral infection.

Naturopathy (नेचुरोपैथी) A therapeutic system that employs natural forces as light, heat, air and water to cure ailments rather than drugs. (प्राकृतिक चिकित्सा; एक चिकित्सीय संस्थान जिसमें प्राकृतिक स्रोतों जैसे प्रकाश, ऊष्मा, वायु, जल आदि से रोगों की चिकित्सा की जाती है। औषधियों द्वारा नहीं।)

Nausea (नौसिया) Unpleasant epigastric sensation preceding vomiting. *n. gravidarum* Morning sickness of pregnancy. (मतली, उत्क्लेश; जी मिचलाना जिसके पश्चात् उल्टी करने जैसा लगता है। *Gravidarum nausea* (ग्रेविडैरम नौसिया) गर्भावस्था में प्रातः वमन होना या वमन जैसा लगना।)

Nauseant (नौसिएन्ट) Provoking nausea. (जी मिचलाहट उत्पन्न करने वाला; उत्क्लेशक।)

Navel (नेवेल) The depressed scar in the center of abdomen; SYN—umbilicus. (नाभि या शुण्डी; उदर के केन्द्र में स्थित अवनमित व्रणचिहन।)

Navicular (नेवीकुलर) Shaped like a boat. (नाव के आकार सा; नौकाभ।)

Near point (नीयर पोइन्ट) Closest point of near vision with maximum accommodation. It is 3" at 2 years and recedes to 40" at 60 years. (आंखों के पास की वस्तुओं को ही स्पष्टतया देखने की क्षमता; निकट-दृष्टि। यह दो साल में 3' तथा 60 साल तक 40' हो जाती है।)

Nearsighted (नीयरसाइटेड) Only able to see clearly the near objects; SYN—myopia, corrected by concave lens. (आंखों के नजदीक वस्तुओं को ही स्पष्टतया देखने में सक्षम।)

Nebivolol (नेबीवोलॉल) A betablocker for hypertension. (एक अनुकम्पी अनुकारीसस औषधि जो रक्तचाप कम करती है। इसे उच्च रक्तदाब में प्रयोग किया जाता है।)

Nebula (नेबुला) Very thin scar on cornea. (हल्की सी स्वच्छ मण्डलीय अपारदर्शिता; हल्की-फुल्की।)

Nebulizer (नेबुलाइजर) An apparatus for producing fine spray or mist. (साफ फुहार या मिश्रण उत्पन्न करने वाला उपकरण; कणित्र।)

Necator (नैकेटर) A genus of nematode hookworms, includes *N. americanus*. (निमैटॉड अंकुशकृमि का एक वंश।)

Neck (नैक) That part of body lying between shoulders and the head. *n. femoral* The thick compact portion of femur joining head with the shaft. *n. of mandible* The narrow area below the articular condyle where are attached the lateral pterygoid muscle and the articular capsule. *n. surgical of humerus.* The narrowed portion of humerus below the tuberosity; more prone for fracture. *n. wry* SYN—torticollis; muscle contraction involving sternocleidomastoid, the neck rotated to opposite side. (ग्रीवा; गर्दन; शरीर का सिर एवं कंधों के बीच का भाग।)

Necklace of Casal (नैकलेस आफ कैसल) Ring of pigmented reddened skin around the neck in pellagra. (गर्दन के चारों ओर वर्णकयुक्त लाली वाली त्वचा का छल्ला जैसे बल्क चर्म या पेलाग्रा का विस्फोट।)

Necrobiosis (नेक्रोबॉयोसिस) Degeneration and swelling of collagen in the dermis, common to diabetics. (त्वचा की कोलेजन पूलिकाओं का धीरे-धीरे ह्रास एवं शोथ होना; विशेष रूप से मधुमेह पीड़ित रोगियों में पाया जाता है।)

Necromimesis (नेक्रोमाइमेसिस) A delusion in which one believes to be dead. (मरे होने का भ्रम।)

Necrophilia (नेक्रोफीलिया) Sexual intercourse with dead; abnormal interest in corpses. (शवमैथुन; मृत शरीर के साथ संभोग करना; मृत अथवा मृत्यु शरीरों में असामान्य रूचि होना।)

Necrosis (नैक्रोसिस) Death of tissue following cut-off in blood supply, physical or chemical injury, infection, etc. *n. coagulation* Necrosis where the necrosed area is converted to a homogeneous mass. (परिगलन; किसी ऊतक अथवा हड्डी के किसी भाग का मृत हो जाना जिसके पश्चात रक्त आपूर्ति बंद हो जाती है, शारीरिक या रासायनिक क्षति, संक्रमण आदि हो सकता है। Coagulation (कोएगुलेशन) ऐसा परिगलन जिसमें पिरगलित क्षेत्र समांग पिण्ड में परिवर्तित हो जाता है।)

Necrospermia (नेक्रोस्पमिया) Presence of dead sperms in the semen sample. (वीर्य में मृत शुक्राणुओं का पाया जाना।)

Necrotizing (नेक्रोटाइजिंग) Causing necrosis. (परिगलनकारी, परिगलन करने वाला।)

Nefopam (नेफोपेम) Pain killer. (पीड़ाहर)

Negativism (निगेटिविज्म) Behavioral disorder in which patient does opposite to suggested action or does not do it at all, a sign of dementia. (सक्रिय नकारात्मकता; एक प्रकार का व्यवहारिक विकार जिसमें रोगी प्रस्तावित कार्यों के विरूद्ध कार्य करता है या उसे बिल्कुल नहीं करता है। यह मनोभ्रंश का लक्षण होता है।)

Negri bodies (नीग्री बॉडीज) Aggregations in nerve cells as in rabies. (अलर्क या रेबीज से ग्रस्त व्यक्ति के मस्तिष्क की तंत्रिका कोशिंकाओं में मिलने वाले सूक्ष्म कण।)

Neisseria (नाइसीरिया) Gram-negative bacteria, lie in pairs, e.g. *N. gonorrhea*, *N. meningitidis*, *N. sicca* and *N. catarrhalis* (last two cause respiratory infection and often endocarditis). (जीवाणुओं का एक वंश जो ग्राम निगेटिव गोलाणु होते हैं एवम जोड़ों में मिलते हैं। उदाहरण के लिए नाइसीरिया गोनोरीह, नाइसीरिया मैनिन्जाइटाइडिस, नाइसीरिया सिक्का तथा नाइसीरिया कैटेरहलिस। दो नाइसीरिया सिक्का और कैटेरहलिस् श्वसन संक्रमण उत्पन्न करते हैं।)

Nelfinavir (नेल्फीनाविर) Anti-HIV agent. (एच आई वी विरोधी कारक।)

Nelton's line (नेल्टन्स लाइन) Line from anterior superior iliac spine to tuberosity of ischium. (अग्रज ऊर्ध्ववर्ती श्रोणीफलकीय कंटक से आसनास्थिक गण्डक तक खींची गई रेखा।)

Nematoda (निमैटोडा) Spindle shaped or rounded worms. (गोलकृमि एवं सूत्रकृमि।)

Neocerebellum (नियोसेरिबेलम) The posterior lobe of cerebellum that develops last and is concerned with integrations of voluntary movements.

Neodymium (नियोडाइमियम) A silvery rare earth metal used in LASER.

Neogenesis (नियोजेनेसिस) Regeneration of tissue. (ऊतक का पुनर्जनन।)

Neologism (नियोलोगिज्म) A new work or phrase or a new meaning put to an old work/phrase; a feature of mental diseases. (व्यर्थ शब्द निर्माणः एक नया शब्द अथवा वाक्य खण्ड जिसका अर्थ बोलने वाले रोगी को ही मालूम हो; मानसिक विकार का एक लक्षण।)

Neomycin (नियोमाइसिन) An aminoglycoside antibiotic isolated from streptomyces, toxic to kidney and eighth cranial nerve but effective against many Gram positive and negative bacteria, particularly resistant tubercle bacilli.

Neon (नियोन) A rare inert gas. (10 लाख भाग में केवल 18 भाग के अनुपात में वायु में स्थित एक विरल गैस।)

Neonate (नियोनेट) First six weeks after birth. (छह सप्ताह तक की आयु का नवजात शिशु।)

Neonatology (नियोनेटोलॉजी) It is a division of pediatrics which comprises of the medical care (diagnosis and treatment) of the new born and infants who are ill or have some medical conditions. (नियोनेटोलॉजी नवजात शिशुओं की देखभाल और उनके रोगों का निदान एवं चिकित्सा करना।)

Neoplasia (नियोप्लेसिया) The development of neoplasms. (किसी अर्बुद का बनना।)

Neoplasm (नियोप्लाज्म) A tumor or new growth. *n. benign* Growth having a definite capsule and noninfiltrating. *n. malignant* Growth that lacks a capsule, infiltrates surrounding structures or has distant metastasis, or recurs after surgery. (अर्बुद अथवा एक नवीन तथा असामान्य वृद्धि जो सुदम अथवा दुर्दम हो सकती है।)

Neostigmine (नियोस्टिगमाइन) Cholinergic drug used for myasthenia; bromide and methyl sulfate salts are used.

Neostriatum (नियोस्ट्रीएटम) Caudate nucleus and putamen together.

Neothalamus (नियोथैलेमस) The lateral and dorsomedial parts of thalamus.

Nephrectomy (नेफ्रक्टॉमी) Removal of kidneys. (शल्यकर्म द्वारा किसी गुर्दे को निकाल देना।)

Nephritis (नेफ्राइटिस) Inflammation of kidneys involving glomeruli, tubules and interstitial tissue singly or combinedly, can be acute/chronic; interstitial, salt losing. (वृक्कशोथ।)

Nephritogenic (नेफ्राइटोजेनिक) Causing nephritis. (वृक्कशोथजनक; वृक्कशोथ उत्पन्न करने वाला।)

Nephrocalcinosis (नेफ्रोकैल्सिनोसिस) Deposit of calcium in renal tubules. (वृक्कीय नलिकाओं में कैल्सियम फॉस्फेट का जमा होना; वृक्क कैल्सियमता।)

Nephrohydrosis (नेफ्रोहाइड्रोसिस) Excess accumulation of urine in the kidney generally due to obstruction. It causes swelling in the kidneys. (मूत्र मार्ग में अवरोध उत्पन्न होने के कारण किडनी में मूत्र का भर जाना।)

Nephroid (नेफ्रॉयड) Resembling kidney. (वृक्क के आकार का।)

Nephromere (नेफ्रोमीयर) The intermediate mesoderm of embryo from which kidney develops. (भ्रूण में स्थित एक खण्ड जिससे वृक्क विकसित होता है।)

Nephropathy (नेफ्रोपैथी) Any diseased condition of kidney including inflammatory, degenerative, arteriosclerotic lesions. e.g. analgesic nephropathy, hypokalemic nephropathy, membranous nephropathy, etc. (वृक्क का कोई भी रोग।)

Nephroptosis (नेफ्रोप्टोसिस) Downward displacement of kidney. (वृक्क का नीचे की ओर भ्रंश या विस्थापन, वृक्कच्युति।)

Nephrosclerosis (नेफ्रोस्कलेरोसिस) Arteriosclerosis of kidney vessels resulting in ischemic atrophy and fibrosis of kidney. (वृक्क या गुर्दे का कठोर हो जाना; वृक्ककाठिन्य।)

Nephrosis (नेफ्रोसिस) Non-inflammatory degenerative disease of kidney e.g., lipoid nephrosis manifesting as nephrotic syndrome. (वृक्क का कोई भी अशोथज रोग; अपवृक्कता।)

Nephrotic syndrome (नेफ्रोटिक सिन्ड्रोम) A symptom complex with leakage of protein in urine due to damage to capillary wall of glomeruli. (कोशिकागुच्छ का एक रोग जिससे प्रोटीनमेह, सार्वदैहिक शोफ तथा अल्पएल्ब्युमिनरक्तता हो जाती है।)

Nephrotomography (नेफ्रोटोमोग्राफी) Tomography of kidney after injection of radiopaque dye to opacify the kidneys. (किसी रेडियो अपारदर्शक रंजक का अन्तः शिराभ इन्जैक्शन लगाकर किसी वृक्क का टोमोग्राम लेना जो किसी वृक्क से उत्सर्जित हो जाती है।)

Nerve (नर्व) Bundles of nerve fibers connecting CNS or spinal cord with various parts of body. *n. adrenergic* Sympathetic nerves that liberate noradrenaline at the neuroeffector synapse. *n. afferent* Any nerve that transmits impulses from periphery towards centre. *n. cholinergic* Parasympathetic nerve liberating acetylcholine for impulse transmission. *n. efferent* Nerves that transmit impulses from center towards periphery. *n. mixed* Nerve contains both motor (efferent) and sensory (afferent) fibers. *n. secretory* Nerve that stimulates secretion from glands. *n. spinal* 31 pairs of peripheral nerves, 8 cervical, 12 thoracic, 5 lumbar, 5 sacral, 1 coccygeal. (तंत्रिका या नाड़ी।)

Nervous (नर्वस) Anxiety, related to the nerve (तंत्रिका तंत्र से उतपंन्न अनुक्रिया में गति होना।)

Nerve gas (नर्व गैस) Materials used in chemical warfare; get absorbed through skin to cause paralysis, apnea and often death. (रासायनिक युद्ध में प्रयोग होने वाला पदार्थ, जो त्वचा द्वारा अवशोषित होकर पक्षाघात, अश्वसन तथा अक्सर मृत्यु का कारण बन सकते हैं।)

Nerve growth factor (नर्व ग्रोथ फैक्टर) A protein necessary for growth and maintenance of certain nerves. (एक प्रोटीन जो कुछ तंत्रिकाओं की वृद्धि तथा देखभाल के लिए आवश्यक होता है।)

Nesiblastoma (नेसीब्लास्टोमा) Islet tumor of pancreas. (अग्न्याशय का द्वीपिका अर्बुद।)

Netilmicin (नेटिलमाइसिन) Amino glycoside antibiotic. (अमीनो ग्लाइकोसाइड प्रतिजीवी।)

Neural crest (न्यूरल क्रेस्ट) A band of cells along the neural tube of embryo from which cells forming cranial, spinal and autonomic ganglia arise. (भ्रूण के न्यूरल नलिका के साथ कोशिकाओं का एक बंध जिससे कोशिकाएं, जो कपालीय, मेरूदण्डीय तथा स्वतंत्र गण्डिकाएं बनाती हैं या प्रकट होती हैं।)

Neural fold (न्यूरल फोल्ड) One of two longitudinal elevations of the neural plate of embryo that unite to form the neural tube. (भ्रूण की न्यूरल प्लेट का दो में से एक अनुदैर्ध्य उभार जिसके संयोजन से न्यूरल नलिका बनती है।)

Neural plate (न्यूरल प्लेट) A thickened band of ectoderm along the dorsal surface of an embryo. (बहिर्जन स्तर का एक घना बन्ध जो भ्रूण के कमर की सतह के साथ होता है।)

Neural tube (न्यूरल टयूब) Tube formed from fusion of neural folds. (नलिका जो न्यूरल फोल्डस (परतों) के संयोजन से बनती है।)

Neural tube defect (न्यूरल ट्यूब डिफेक्ट) Defective closure of neural tube during embryogenesis leading to defects like spina bifida, anencephaly, meningocele, meningomyelocele. (भ्रूण की उत्पत्ति के समय न्यूरल नलिका के दोषयुक्त समापन के कारण अयुक्त मेरूदण्ड या मस्तिष्कहीनता या मस्तिष्कावरण हर्निया या मेरूरज्जुतानिका हर्निया जैसी विकृतिंया उत्पन्न हो सकती हैं।)

Neuralgia (न्यूरेल्जिया) Sharp pain along the course of nerve. *n. glossopharyngeal* Severe pain in the back of throat, tonsils and middle ear along the distribution of glossopharyngeal nerve. *n. trigeminal* Neuralgia involving the gasserian ganglion or one or more branches of trigeminal nerve. (तन्त्रिकाशूल; तन्त्रिकाओं या नाड़ियों के साथ-साथ उत्पन्न होने वाला तीव्र दर्द। *Glossopharyneal* (ग्लोसोफेरिन्जयल) कण्ठ के पीछे, गलतुण्डिका (टॉन्सिल,) मध्यकर्ण में तीव्र पीड़ा जो जिह्वा एवं ग्रसनी तंत्रिका के फैलाव के साथ होती है। *Trigeminal* (ट्राईजेमिनल) तंत्रिकाशूल जिसमें पांचवी कपालीय तंत्रिका की एक या अधिक शाखाएं या गैस युक्त गण्डिका होती है।)

Neurasthenia (न्यूरेस्थीनिया) Psychiatric illness with unexplained chronic fatigue and lassitude. (तंत्रिका दौर्बल्य; मनोचिकित्सीय रोग जिसमें अस्पष्ट जीर्ण थकान होती है।)

Neurilemma (न्यूरीलेम्मा) The peripheral covering of nerve fiber around myelin sheath that contributes to regeneration of damaged nerve fiber. (तंत्रिका तंतु को चारों ओर से बंद करने वाला माइलिन आवरण जो क्षतिग्रस्त तंत्रिका तंतु के पुनर्जनन में सहायक होता है।)

Neurilimmoma (न्यूरीलेमोम्मा) Firm encapsulated tumor of peripheral nerve. (तंत्रिकाच्छद का एक अर्बुद; तंत्रिकाच्छदार्बुद।)

Neurinoma (न्यूरीनोमा) A peripheral glioma arising from endoneurium. (तंत्रिकाच्छद का एक अर्बुद।)

Neuritis (न्यूराइटिस) Inflammation of nerve; inflammatory or degenerative. (तंत्रिकाशोथ; तंत्रिका या तंत्रिकाओं का शोथ; शोथ या ह्रास के साथ संलग्न।)

Neuroblastoma (न्यूरोब्लास्टोमा) A malignant tumor of neuroblasts in children giving rise to cells of sympathetic nervous system; especially adrenal medulla. (तंत्रिकाकोशिकाप्रसू (न्यूरोब्लास्ट) से बना एक दुर्दम अर्बुद जो अधिकतर बच्चों में होता है और तंत्रिका तंत्र की कोशिकाओं का बढ़ाता है।)

Neurocirculatory asthenia (न्यूरोसर्कुलेटरी) Functional circulatory and nervous disturbance with precordial pain and fatigue.

Neurodermatitis (न्यूरोडर्मेटाइटिस) Cutaneous inflammation with itching mostly due to emotional disturbances. (भावात्मक गड़बड़ी के कारण उत्पन्न होने वाला त्वचा का शोथ जिसमें खुजली होती है; तंत्रिकात्वक्शोथ।)

Neuroepithelium (न्यूरोएपिथिलियम) Specialized epithelial structure forming the gustatory cells, olfactory cells, hair cells of inner ear, rods and cones of retina. (उपकला की विशेष रचना जिससे स्वाद संबंधित कोशिकाएं, घ्राण (ऑलफैक्टरी) कोशिकाएं, आंतरिक कर्ण की रोम कोशिकाएं तथा रेटिना के कोन्स और रॉड बनते हैं।)

Neurofibril (न्यूरोफाइब्रिल) Tiny fibrils in the cytoplasm of nerve cell body. (तंत्रिका कोशिका के काय के कोशिकाद्रव्य में छोटे तंतु अथवा सूत्र।)

Neurofibroma (न्यूरोफाइब्रोमा) Tumor of connective tissue around nerve. (किसी तंत्रिका के संयोजी ऊतक का एक अर्बुद; तंत्रिकातंतु. अर्बुद।)

Neurogenesis (न्यूरोजेनेसिस) Growth and development of nerve tissues. (तंत्रिका ऊतक की वृद्धि तथा उनका विकसित होना।)

Neurogenic (न्यूरोजेनिक) Originating from nervous tissue or happening due to nervous dysfunction. (तंत्रिका ऊतक से उत्पन्न होने वाला या तंत्रिका की दुष्क्रिया के कारण होना।)

Neuroglia (न्यूरोग्लिया) Supporting tissue of nervous system, includes astrocytes, microglia, Schwann cells, satellite cells, ependyma, etc. All except microglia are of ectodermal origin. (तंत्रिका तंत्र को संभाले रहने वाला ऊतक जिसमें एस्टोसाइटस, माइक्रोग्लिया, श्वॅान सैल्स, सेटेलाइट सैल्स, इपेन्डाइमा आदि सम्मिलित होते हैं।)

Neurohypophysis (न्यूरोहाइपोफाइसिस) Posterior lobe of pituitary secreting oxytocin and vasopressin. (पीयूष ग्रन्थि का पश्चज खण्ड जो ऑक्सीटॉसिन तथा वासोप्रेसिन नामक हार्मोन का स्राव उत्पन्न करते हैं।)

Neuroleptic (न्यूरोलैप्टिक) Synonymous with antipsychotic. (मनोविकार के प्रति प्रभावकारी; मनोवियोजी औषधि।)

Neurology (न्यूरोलॉजी) Branch of medicine which deals with the study of various nervous systems and the diseases of the nervous system (चिकित्सा-शास्त्र की वह शाखा जिसमें तंत्रिका तंत्र तथा इसके रोगों का अध्ययन किया जाता है।)

Neuroleptics (न्यूरोलैप्टिक) Medicines used to treat psychotic problems. Antipsychotic drugs. (तंत्रिका तंत्र पर कार्य करने वाली औषधि।)

Neurolysis (न्यूरोलाइसिस) Stretching of a nerve to relieve tension; release of a nerve from fibrous tissue. (तनाव को कम करने के लिए किसी तंत्रिका को फैलाना; तंतुमय ऊतक से किसी तंत्रिका को मुक्त करना।)

Neuromatosis (न्यूरोमेटोसिस) Multiple tumors of nerve tissue. (शरीर में बहुत से तंत्रिका ऊतक के अर्बुदों का बनना।)

Neuromyasthenia (न्यूरोमायस्थीनिया) Muscular weakness consequent to emotional disorder. (मनोवेगी विकार के कारण होने वाली पेशीय दुर्बलता।)

Neuron (न्यूरोन) A nerve cell; consisting of cell body and its processes, i.e., axons and dendrites. *n. afferent* Neuron conducting impulses to the brain and spinal cord. *n. associative* Neuron coordinating impulses between sensory and motor neurons. *n. efferent* Neurons conducting impulses away from brain and spinal cord. *n. lower motor* Neuron with cell body in anterior gray column. *n. upper motor* Neuron with cell body in motor cortex. *n. preganglionic* Neuron of autonomic nervous system whose cell body lies in central nervous system and axon terminates in peripheral ganglia. *n. postganglionic* Neuron whose cell body lies in an autonomic ganglion and its axon terminates in effector organ (see Figure). (तंत्रिका कोशिका जो एक कोशिका काय की बनी होती है, जिसमें एक केन्द्रक होता है और इसके चारों ओर कोशिकाद्रव्य होता है तथा प्रवर्ध एक अक्षतंतु एवं एक या अधिक पार्श्वतंतु होते हैं।)

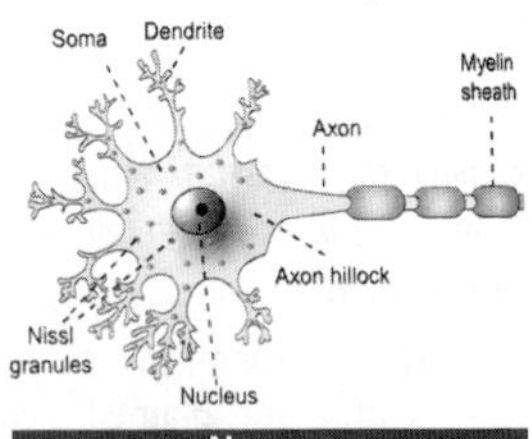

Neuron

Neuronitis (न्यूरोनाइटिस) Inflammation of nerve cell. (तंत्रिका कोशिका शोथ।)

Neuropathy (न्यूरोपैथी) Any disease of nerves. *n. entrapment* Nerve inflammation secondary to entrapment in a closed constricting space e.g., median nerve in carpal tunnel of wrist. *n. hypertrophic* Inflammation with thickening of nerves as in Refsum disease. (तंत्रिकाओं का कोई भी रोग।)

Neurophysin (न्यूरोफाइसिन) Proteins that bind oxytocin and ADH, secreted by posterior pituitary. (पश्च पीयूष द्वारा स्रावित प्रोटीन जो ऑक्सीटोसिन और ए डी एच को जोड़ता है।)

Neuropraxia (न्यूरोप्रैक्सिया) Trauma to a nerve followed by loss of conduction even though anatomical integrity is maintained. (आघात अथवा चोट पंहुचने के कारण रचना में किसी परिवर्तन के हुए बिना किसी तंत्रिका की तंत्रिका आवेग को संचालित करने में अक्षमता।)

Neuroradiology (न्यूरोरेडियोलॉजी) Branch of medical science utilizing radiography for diagnosis of neurological diseases. (औषधि विज्ञान की शाखा जो तंत्रिका तंत्र के रोगों के निदान के लिए एक्स-रे परीक्षण का उपयोग करती है।)

Neurosis (न्यूरोसिस) A minor mental disease where person's insight is maintained. *n. anxiety* Neurosis where vague anxiety or apprehension interferes with effective functioning. *n. obsessional* Neurosis where obsession dominates. (विक्षिप्ति; एक प्रकार का मानसिक विकार जिसमें रोगी की अन्तर्दृष्टि की नियमित जांच एवं चिकित्सा दी जाती है। *Anxiety neurosis* (एन्जाइटी न्यूरोसिस) ऐसी विक्षिप्ति जिसें चिंता बहुत होती है जो इसका मुख्य लक्षण है तथा रोजमर्रा के जीवन में विघ्न डालती है। *Obsessional neurosis* (ऑब्सेसनल न्यूरोसिस) एक मानसिक विकार जिसमें मनोग्रस्ति रोगी के व्यवहार पर प्रभावकारी नियंत्रण होता है।)

Neurosyphilis (न्यूरोसिफिलिस) Syphilis affecting the nervous system. *n. meningovascular*. The meninges and the cerebral blood vessels are affected the most with ischemia, infarction, hydrocephalus. (तंत्रिका तंत्र का उपदंश; तंत्रिका तंत्र को प्रभावित करने वाला सिफिलिस रेाग।)

Neurotensin (न्यूरोटैन्सिन) Tridecapeptide from hypophysis stimulating pituitary.

Neurotic (न्यूरोटिक) Person suffering from neurosis. (विक्षिप्ति से पीड़ित व्यक्ति।)

Neurotic (न्यूरोटिक) Person having neurosis, a person which emotionally unstable, e.g. Anxious (मानसिक असंतुलन।)

Neurotoxin (न्यूरोटाक्सिन) Any substance which destroys or damages the nerve cells. (तंत्रिका तंत्र को नष्ट करने वाला पदार्थ।)

Neurotmesis (न्यूरोटमेसिस) Nerve injury with complete loss of function in absence of anatomical disruption. (शारीरिक विदार की अनुपस्थिति में नाड़ी पर चोट पंहुचाना जिससे उसका कार्य पूर्ण रूप से समाप्त हो जाता है; तंत्रिकाविच्छेद।)

Neurotransmitter (न्यूरोट्रान्समीटर) Chemical substance released by stimulation of presynaptic neuron that excites or inhibits target cell, e.g. acetyl choline, dopamine, norepinephrine. (प्रीसाइनेप्टिक तंत्रिकाकोशिका को उत्तेजित करने पर मुक्त होने वाला रासायनिक पदार्थ जो टार्गेट सैल में अवरोध उत्पन्न करता है या उसे उत्तेजित करता है।)

Neutral (न्यूट्रल) Neither alkaline nor acidic, indifferent. (जो न तो क्षारीय होता है और न अम्लीय; उदासीन; तटस्थ।)

Neutralization (न्यूट्रालाइजेशन) The process of counteracting the effects of any harmful agent/substance. (किसी विनाशकारी कारक या पदार्थ के प्रभाव को नष्ट करने की क्रिया; उदासीनीकरण।)

Neutral point (न्यूट्रल पांइट) A pH of 7.0 which is neither acid nor alkaline. (पैमाने पर स्थित एक बिन्दु जिस पर कोई विलयन प्रतिक्रिया में न तो अम्लीय और न ही क्षारीय होता है। अर्थात उदासीन होता है।)

Neutral red (न्यूट्रल रेड) An indicator dye. (एक संकेतक रंजक।)

Neutron (न्यूट्रॉन) Electrically neutral particle equal in mass to proton. (पदार्थ के परमाणुओं में परमाणवीय केन्द्रक का

प्रोटोनों के साथ स्थित रहने वाला एक घटक जो विद्युत उदासीन होता है।)

Neutrophil (न्यूट्रोफिल) A leukocyte staining easily with neutral dyes. (उदासीन रंजकों से अभिरंजित हो जाने वाले श्वेत रक्त कोशिका; उदासीनरोगी।)

Nevirapine (नेवीरापीन) Anti-HIV agent. (एच आई वी विरोधी कारक।)

Nevus (नेवस) Congenitally discolored localized area of skin; vascular skin tumor due to hyperplastic blood vessels. *n. junctional* Nevus in the basal layer of epidermis appearing as a nonhairy pigmented area, with high malignancy potential. (वर्णकयुक्तता के कारण होने वाली त्वचा के सीमित क्षेत्र की एक जन्मजात विवर्णता; रक्त वाहिनियों के अतिविकसन के कारण त्वचा के सीमित क्षेत्र में होने वाला वाहिकामय अर्बुद; जन्मचिन्ह; तिल या न्यच्छ।)

Niacin (निआसिन) Nicotinic acid used for pellagra. (निकोटीन एसिड जिसे पेलाग्रा के लिए प्रयोग किया जाता है।)

Niche (निके) A depression or recess on a smooth surface e.g., ulcer niche. (किसी चिकनी सतह पर स्थित एक गड्ढा या गुहा उदाहरण के लिए अल्सर निके।)

Nicergoline (निकर्गोलीन) Cerebral activator. (प्रमस्तिष्क का सक्रियाकारक।)

Nicking (निंकिग) Compression of retinal vein at the site crossed by artery. (दृष्टिपटल की रक्त वाहिनियों का स्थानीय संकीर्णन जहाँ से धमनी गुजरती है।)

Niclosamide (निक्लोसेमाइड) Anthelmintic. (कृमिनाशक।)

Nicorandil (निकोरेन्डिल) Vasodilator for angina. (हृद्शूल के लिए वाहिकाविस्फारक।)

Nicotinamide adenine diphosphate (निकोटिनेमाइड एडीनाइन डाइफॉस्फेट) (NADP) An enzyme that accepts electrons. (एक एंजाइम जो विद्युदणु (इलैक्ट्रॉन) को ग्रहण करता है।)

Nicotine (निकोटीन) Alkaloid of tobacco, a vasoconstrictor, stimulant and addictive agent. (तम्बाकू से प्राप्त एक बहुत ही विषैला एल्केलॉइड जो वाहिकासंकीर्ण, उत्तेजक तथा व्यसनिय कारक होता है।)

Nidus (नाइडस) Focus of infection, nest like structure. (संक्रमण का उदगम केन्द्र; घोंसले के समान संरचना।)

Niemann-Pick disease (नाइमैन पिक डिजीज) A disturbance of sphingolipid metabolism characterized by hepatosplenomegaly, lymphadenopathy and mental deterioration. (स्फिंगोलिपिड चयापचय का विक्षोभ जिसमें यकृत एवं प्लीहा की वृद्धि, लसीकापर्वविकृति तथा मानसिक अवनति जैसे विकार उत्पन्न हो जाते हैं।)

Nifedipine (निफेडीपीन) Calcium channel blocker. (एक ऐसी औषधि जो कैल्सियम आयनों के पेशी कोशिकाओं में अन्तः प्रवेश को धीमा करके अपनी क्रिया करती है। (कैल्सियम चैनेल ब्लॉकर))

Nightblindness (nyctalopia) (नाइटब्लाइन्डनेस) Inability to see in dark due to deficient rhodopsin or its slow regeneration after exposure to light, a feature of retinal pigmentary degeneration or vitamin A deficiency. (रोहडोप्सिन की कमी के कारण अंधेरे या रात में दिखाई न देना। यह विटामिन ए की कमी या दृष्टिपटल के वर्णक व्यपजनन का लक्षण होता है; रतौंधी।)

Nightmare (नाइटमेयर) A bad dream accompanied by fear. (दुःस्वपन एक भयानक स्वपन के साथ भय होना।)

Night sweat (नाइट स्वीट) Profuse sweating during night sleep e.g., diabetes, with hypoglycemia due to excess insulin, chronic debilitating diseases (tuberculosis), rickets. (रात्रि की नींद के दौरान अत्यधिक पसीना आना उदाहरण के लिए मधुमेह में, अल्प ग्लूकोजरक्तता सहित जो अत्यधिक इन्सुलिन के कारण हो सकती है; पुराने कमजोरी लाने वाले रोग, अस्थिवक्रता में हो सकता है।)

Nigrostriatal (नाइग्रोस्ट्रिएटल) Bundle of nerve fiber connecting corpus striatum with substantia nigra. (तंत्रिका तंतुओं की उस पूलिका से संबंधित जो मस्तिष्क के काले द्रव्य को रेखित पिण्ड से जोड़ती है।)

Nikethamide (निकैथेमाइड) Respiratory and CNS stimulant. (श्वसन तथा केन्द्रीय तंत्रिका तंत्र उत्तेजक।)

Nikolsky's sign (निकोल्सकीस साइन) Spreading of a pemphigus bleb by application of mild pressure due to easy epidermal separation. (जरा से दाब के प्रयोग करने से पेम्फीगस रोग (फफोले) का बढ़ना, जिसमें त्वचा की बाह्म परत हल्की सी रगड़ जाने पर ही साफ हो जाती है।)

Nimesulide (निमेस्युलाइड) Analgesic anti-inflammatory agent. (वेदनाहर तथा शोथ कम करने वाला कारक।)

Nimodipine (निमोडिपाइन) Calcium channel blocker. (एक ऐसी औषधि जो कैल्सियम आयनों के पेशी कोशिकाओं में अन्तः प्रवेश को धीमा करके अपनी क्रिया करती है। (कैल्सियम चैनेल ब्लॉकर)

Nipple (निपल) The conical protuberance at center of breast containing erectile tissue and pierced by milk ducts. (चूचुक; प्रत्येक वक्ष के मध्य, शंकु प्रोद्वर्ध के आकार का जिसमें वाहिकामय ऊतक उपस्थित होता है और दुग्ध वाहिनियों के निर्गम होते हैं।)

Niridazole (निरीडेजोल) Anthelmintic used for guinea worm and schistosomiasis. (एक कृमिनाशक जिसे ग्वाइनिया कृमि तथा शिस्टोसोमिएसिस नामक एक परजीवीय रोग के लिए प्रयोग किया जाता है।)

Nissl bodies (निज्ल बॉडीज) Chromophil granules in cell bodies and dendrites of neurons composed of RNA. (तंत्रिका कोशिकाओं के कोशिका कार्यों तथा पार्श्वतंतुओं में कणिकाओं के रूप में पाया जाने वाला क्रोमोफिल पदार्थ।)

Nit (निट) Egg of louse or any parasitic insect. (यूका अथवा जूं या अन्य परजीवीय कीट का अण्डा।)

Nitazoxamide (नाइटाजोक्सामाइड) Anti-amoebic agent. (अमीबा के संक्रमण को रोकने अथवा उसकी चिकित्सा करने के लिए प्रयोग किया जाने वाला कारक।)

Nitrate (नाइट्रेट) Salt of nitric acid. (नाइट्रिक एसिड (शोरे का तेजाब) का लवण)

Nitrazepam (नाइट्राजिपेम) Benzodiazepine, anxiolytic. (बैन्जोडायजीपाइन, चिंता को दूर या कम करने वाला कारक।)

Nitrendipine (नाइट्रेनडीपाइन) Calcium channel blocker. (एक ऐसी औषधि जो कैल्सियम आयनों के पेशी कोशिकाओं में अन्तः प्रवेश को धीमा करके अपनी क्रिया करती है। (कैल्सियम चैनेल ब्लॉकर)।

Nitric oxide (नाइट्रिक ऑक्साइड) A potent vasodilator, released from vascular endothelium, synthesized from arginine. (एक शक्तिशाली वाहिकाविस्फारक जो वाहिकामय अन्तः कला से मुक्त होता है तथा आर्जीनीन से संश्लेषण हो कर बनता है।)

Nitrite (नाइट्राइट) Salt of nitrous acid, an antispasmodic and smooth muscle dilator. (नाइट्रस एसिड का कोई भी लवण; ऐंठन को रोकने या कम करने वाला तथा चिकनी पेशी विस्फारक।)

Nitrofurantoin (नाइट्रोफ्युरेनटोइन) Urinary antibacterial agent. (मूत्रीय जीवाणुओं को नष्ट करने या उनके उत्पादन को रोकने वाला कारक।)

Nitrofurazone (नाइट्रोफ्युराजोन) Topically used antibacterial agent. (जीवाणुओं को नष्ट करने या उनके उत्पादन को रोकने वाला कारक जिसका स्थानीय प्रयोग किया जाता है।)

Nitrogen mustards (नाइट्रोजन मस्टर्डस) Anti-lymphoid agents used in treating lymphosarcoma, rheumatoid arthritis, leukemia, nephritis. Agents in this group are cyclophosphamide, mechlor ethamine, melphalan and chlorambucil. (लसीकाभ विरोधी कारक जिसे लसीका सार्कोमा, रिह्यूमेटॉयड संधिशोथ, अतिश्वेतकोशिकारक्ता, वृक्कशोथ की चिकित्सा में प्रयोग किया जाता है।)

Nitrogen balance (नाइट्रोजन बैलेन्स) The difference between the amount of nitrogen ingested and excreted per day. (नाइट्रोजन के ग्रहण करने एवं मल मूत्र में उसके उत्सर्जित होने से संबंधित शरीर की दशा।)

Nitroglycerin (नाइट्रोग्लिसरीन) Any nitrate of glycerol used for vasodilatation in angina pectoris as 2% ointment or tablets; be kept in tinted glass (not plastic) container without cotton plug. (ग्लिसरीन के किसी नाइट्रिक अम्लों की क्रिया से बनने वाला एक तरल जिसका वाहिकाविस्फारक के रूप में विशेष रूप से हृद्शूल में 2 प्रतिशत मरहम या गोली में प्रयोग किया जाता है।)

Nitromersol (नाइट्रोमरसॉल) Topically used mercurial antiseptic. (पारा युक्त प्रतिरोधक जिसका स्थानीय प्रयोग किया जाता है।)

Nitrosourea (नाइट्रोसोयूरिया) Anteneoplastic agents including carmustine, lomustine, semustine and streptozocin. (नवोत्पादित से पूर्व लिए जाने वाले कारक विशेषकर कार्मस्टीन, लॉमस्टीन, सिमस्टीन तथा स्ट्रैप्टोजोसिन।)

Nitroxazepine (नाइट्रोक्सेजिपाइन) Antidepressant. (अवसाद को रोकने अथवा उसमें आराम पंहुचाने वाला कारक।)

Nitrous oxide (नाइट्रस ऑक्साइड) Inhalation anesthetic used in conjuction with oxygen SYN—laughing gas. (संज्ञाहरण करने वाले पदार्थ का अभिश्वसन करना जिसे ऑक्सीजन के साथ मिलकर प्रयोग किया जाता है। उदाहरण के लिए लाफिंग गैस।)

Nocardiosis (नोकार्डियोसिस) Infection with Gram positive aerobic bacteria (often acid fast to be confused with tubercle bacillus), causing pulmonary infection or foot infection (maduramycosis). (नोकार्डिया के संक्रमण से उत्पन्न रोग जिसके कारण फुफ्फुसीय संक्रमण या पांव का संक्रमण हो सकता है।)

Nociceptive reflex (नोसीसेप्टिव रिफ्लैक्स) Reflex initiated by painful stimuli.

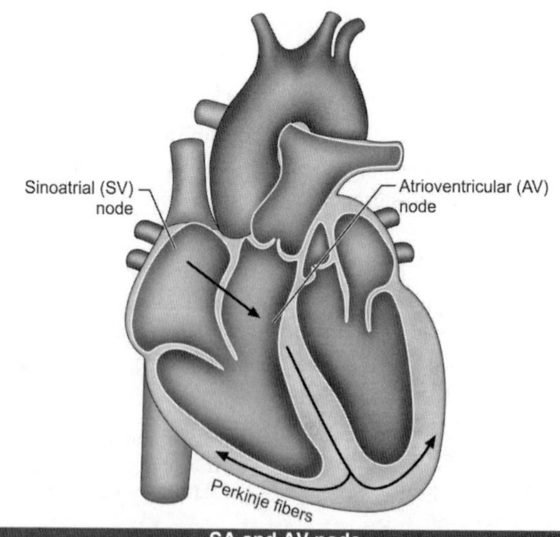

SA and AV node

(वेदनायुक्त उद्दीपनों द्वारा उत्पन्न एक प्रतिवर्त।)

Nocturia (नॉक्ट्यूरिया) Urination at night. (निशामेह, रात में बहुत अधिक मूत्र त्याग होना।)

Nocturnal emission (नॉक्चुर्नल एमिशन) Involuntary semen discharge during sleep. (स्वपन दोष।)

Nocturnal penile tumescence (नॉक्टर्नल पेनाइल ट्यूमेसैन्स) Penile erection during sleep, a normal phenomenon, when present excludes organic causes of impotency. (नींद में शिश्न का हर्षण होना एक सामान्य लक्षण होता है जो नंपुसकता के रचनात्मक कारण को अपवर्जित कर देता है।)

Nodal points (नौडल पोयन्टस) A pair of points situated on the axis of optical system. (बिन्दु (पाइन्टस) का एक जोड़ा जो दृष्टि संस्थान के अक्ष पर स्थित होता है।)

Nodal rhythm (नोडल रिद्म) Cardiac rhythm originating at AV node. (हृदय ताल जो अलिन्द निलय पर्व से उत्पन्न होता है।)

Nodding (नोडिंग) Falling forward of the head. (सिर की अनैच्छिक गतियां होना; बेमतलब सिर हिलाना।)

Node (नोड) A small swelling or constriction. *n. AV* The mass of purkinje fibers at lower end of interatrial septum giving origin to bundle of His. *n. Bouchard's* Bony enlargement of proxymal interphalangeal joint in osteoarthritis. *n. Heberden's* Nodes in terminal interphalangeal joints of hand in osteoarthritis. *n's of Ranvier* Constriction of myelin sheath along the course of medulated nerve fiber. *n's Osler* Tender nodes in pulp of finger and toes in subacute bacterial endocarditis. *n's of Parrot* Osteophytes around anterior fontanel in congenital syphilis. *n. Schmorl's* Prolapse of nucleus pulposus into vertebral body. *n. singer's* Small white nodes on vocal cords due to vocal abuse. *n. sinoatrial* Node in the wall of right atrium near entry of SVC acting as the pacemaker of heart (see Figure). (गांठ; प्रोद्वर्ध; उभार अथवा सूजन के रूप में ऊतक का एक छोटा पिण्ड; एक छोटा गोलाकार अंग या कोई संरचना।)

Nodule (नोड्यूल) A small node; collection of cells. *n. Aschoff's* Myocardial nodule with central fibrinoid necrosis with surrounding epithelioid cells, a feature of rheumatic carditis. (एक छोटा पर्व, पर्विका; कोशिकाओं का छोटा संग्रह। *Aschoff's nodule* (एस्कॉफ्स नोड्यूल) आमवात हृद्शोथ में हृद्पेशी में पाई जाने वाली पर्विका।)

Nomogram (नोमोग्राम) Representation by graphs, diagrams. (सामान्य मानकलेख; रेखाचित्र तथा आलेख (ग्राफ) द्वारा प्रतिनिधित्व करना।)

Nonoxynol (नॉनोक्सीनॉल) A spermicide. (शुक्राणुनाशक।)

Noonan's syndrome (नॉनेन्स सिन्ड्रोम) Congenital pulmonary stenosis with skeletal abnormalities. (जन्मजात फुफ्फुसीय संकीर्णता के साथ कंकालीय असामान्यता होना।)

Norepinephrine (नॉरेपीनेफ्राइन) Vaso-pressor hormone secreted by adrenal medulla. (वाहिकादाबवर्धी हार्मोन जो अधिवृक्क मेडुला द्वारा स्रावित होता है।)

Norethandrolone (नॉरेथेनड्रोलॉन) An anabolic steroid. (उपचय को प्रोत्साहित करने वाले स्टैरॉयड।)

Norethindrone (नॉरेथिनड्रोन) Progestational agent. प्रोजेस्टेरोन हॉर्मोन का प्रभाव रखने वाला रासायनिक पदार्थ जिसका गर्भ निरोधक गोलियों में भी प्रयोग होता है।

Norfloxacin (नॉफ्लोंक्सेलिन) A quinolone with broad spectrum antibacterial activity. (क्विनोलॉन जिसमें सूक्ष्मजीवों के प्रति प्रभावकारी प्रतिजीवी जो जीवाणुओं को नष्ट या उनके उत्पाद को रोकने की प्रक्रिया करते हैं।)

Norgestrel (नॉर्जेस्ट्रेल) A progestational agent. (प्रोजेस्टेरोने हॉर्मोन का प्रभाव रखने वाला रासायनिक पदार्थ जिसका गर्भ-निरोधक गोलियों में भी प्रयोग होता है।)

Normetanephrine (मेंनॉटोनेफ्राइन) A metabolite of epinephrine. (इपिनेफ्राइन का चयापचयक।)

Normoblast (नॉर्मोब्लास्ट) Type of nucleated red blood cell during erythropoiesis. (लोहितकोशिकाप्रसू; इरिथ्रोपॉयसिस के समय एक प्रकार की केन्द्रकयुक्त लाल रक्त कोशिका।)

Normochromasia (नॉर्मोक्रोमेसिया) Normal staining capacity of tissue. (किसी ऊतक की सामान्य अभिरंजन की क्षमता।)

Normocyte (नॉर्मोसाइट) Averaged size RBC. (सामान्य लोहितकोशिका; सामान्य परिमाण वाली लाल रक्त कोशिका।)

Normosthenuria (नॉर्मोस्थेनूरिया) Urine of normal amount and specific gravity. (सामान्य मात्रा में एवं सामान्य विशिष्ट गुरूत्व के मूत्र का उत्सर्जित होना।)

Normotensive (नॉर्मोटैन्सिव) Normal blood pressure. (सामान्य तान, तनाव अथवा रक्त चाप वाला व्यक्ति।)

Norplant (नॉरप्लान्ट) Implantable contraceptive system containing levogestrel. (रोपित गर्भनिरोधक संस्थान जिसमें लिवोजेस्ट्रेल होता है।)

Norrie's disease (नॉरीज डिजीज) Sex-linked blindness with retinal malformation, vitreous opacity, often with hearing loss and mental retardation. (लिंग संबंधित दृष्टिहीनता जिसमें साथ ही दृष्टिपटलीय विकृति, नेत्रकाचाभ अपारदर्शिता, कभी-कभी पूर्ण बधिरता (बहरापन) तथा मानसिक मन्दता हो जाती है।)

Nortryptyline (नॉरट्रिप्टाइलीन) Tricyclic antidepressant. (अवसाद को रोकने या उसमें आराम पंहुचाने वाला त्रिचक्रीय कारक।)

Norwalk agent (नॉरवोक एजेन्ट) A virus implicated in gastroenteritis. (एक विषाणु जो जठरान्त्रशोथ में अलिप्त होता है।)

Noscapine (नॉस्कैपाइन) Antitussive opium alkaloid. (खांसी को रोकने अथवा उसमें आराम पंहुचाने वाला ओपियम युक्त एल्कलॉयड।)

Nose (नोज) The organ of olfaction, also warms, moistens and filters the air. Orifices of frontal, anterior ethmoid and maxillary sinuses open into middle meatus while posterior ethmoid and sphenoid sinuses open into superior meatus. (नासिका, नाक।)

Nosocomial (नोसोकोमियल) Hospital acquired infection. (किसी अस्पताल से उत्पन्न होने वाला संक्रमण।)

Nosology (नोसोलॉजी) The science of classification of diseases. (रोगवर्गीकरण विज्ञान।)

Nosophilia (नोसोफीलिया) An abnormal desire to be ill. (बीमार होने की तीव्र इच्छा।)

Nostalgia (नोस्टैल्जिया) Homesickness. (घर पर रहने का रोग, घर जाने या वापिस आने की तीव्र इच्छा; गृहातुरता।)

Notch (नॉच) Depression, narrow gap. *n. acetabular* Notch on the inferior border of acetabulum. *n. aortic* Notch of aortic valve closure in pulse tracing. *n. sciatic* Two in number, greater and lesser sciatic notches on hip bone. (किसी हड्डी अथवा अन्य संरचना के किनारे पर स्थित एक गहरा खांचा या एक तंग खाली स्थान; भंगिका या खांच। *Acetabular notch* (एसीटाबुलर नॉच) लूरवल के अधोवर्ती किनारे पर विद्यमान खांच। *Sciatic notch* (शियाटिक नॉच) यह संख्या में दो होते हैं, बड़े या छोटे शियाटिक खांचे जो कूल्हे की अस्थि पर स्थित होते हैं।)

Notifiable diseases (नोटीफॉइएबल डिजीजेज) All communicable and contagious diseases to be notified to local health authorities under the statutes of law. (संविधि कानून के अंतर्गत स्थानीय स्वास्थ्य अधिकारियों को सांसर्गिक रोगों के बारे में सूचित करना आवश्यक होता है।)

Notochord (नोटोकॉर्ड) The axial skeleton of embryo, its remnant in adult is nucleus pulposus of intervertebral disk. (भ्रूण में आंत के पृष्ठ पर स्थित तथा अग्र सिरे से पश्च सिरे तक फैली हुई कोशिकाओं की छड़ के आकार की एक रज्जु जो भ्रूण के अक्षीय कंकाल का निर्माण करती है। आद्यपृष्ठवंश।)

Novocain (नोवोकेन) Procaine hydrochloride. (प्रोकेन हाइड्रोक्लोराइड।)

Noxious (नोक्सियस) Harmful. (हानिकारक, क्षति करने वाला।)

NREM sleep (एन आर ई एम स्लीप) Nonrapid eye movement sleep. (नींद में नेत्र की अद्रुत गति)

Nuck's canal (नक्स कैनाल) A peritoneal pouch extending into labium in female, homologous to processus vaginalis of male. (स्त्री में उदरावरणीय कोष्ठ का भगोष्ठ तक बढ़ना, पुरूषों का समधर्मी से कंचुक प्रक्रिया तक का भाग होता है।)

Nuclear antigen (न्यूक्लियर एन्टिजन) Antigenicity of nuclear materials in some connective tissue disorders. (कुछ संयोजी ऊतक विकारों में केन्द्रकीय पदार्थ की प्रतिजनकता।)

Nuclear magnetic resonance (न्यूक्लियर मैग्नेटिक रेजोनैन्स) When certain atomic nuclei with odd number of protons or neutrons or both are subjected to strong magnetic field they absorb and reemit electromagnetic energy. Application of a radiofrequency pulse causes deflection in the net magnetization vector and image production. The technique is useful for imaging of brain, soft tissue and heart.

Nuclear medicine (न्यूक्लियर मैडीसिन) Medicine dealing with diagnostic, therapeutic and investigative aspects of radionuclides. (चिकित्सा की वह शाखा जिसका संबंध रोगों के निदान एवं चिकित्सा में रेडियोसक्रिय पदार्थों के प्रयोग किए जाने से होता है।)

Nucleic acid (न्यूक्लिक एसिड) A complex product consisting of pentose, phosphoric acid, purines and pyrimidines. (एक जटिल पदार्थ जिसमें पेन्टोस फॉस्फोरिक एसिड, प्यूरीनस तथा पाइरीमिडीन्स होते हैं।)

Nucleolus (न्यूक्लियोलस) A spherical body within the nucleus. (रूपकेन्द्रक; कोशिका के केन्द्रक में स्थित एक गोलाकार संरचना।)

Nucleoprotein (न्यूक्लियोप्रोटीन) Combination of nucleic acid with protein found in cell nuclei. (संयुग्मित प्रोटीन; कोशिकाओं के केन्द्रकों में पाये जाने वाले एक साधारण प्रोटीन का न्यूक्लिक एसिड के साथ संयुक्त होने से बनने वाला एक संयुग्मित प्रोटीन।)

Nucleosidase (न्यूक्लियोसाइडेस) Enzyme causing hydrolysis of nucleoside. (एक एंजाइम जिसके कारण न्यूक्लियोसाइड का जलअपघटन होता है।)

Nucleoside (न्यूक्लियोसाइड) Glycoside formed by union of pentose sugar with

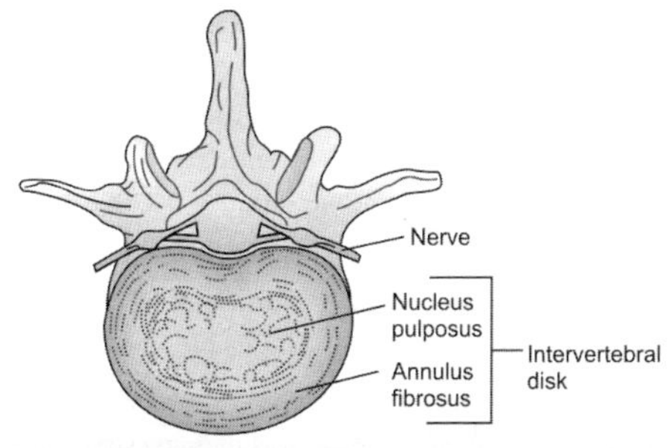

Intervertebral disk in transverse section, showing the nucleus pulposus and the annulus fibrosus: Normal disk

purine or pyrimidine. (ग्लाइकोसिड जो पेन्टोस शुगर तथा प्यूरीन या पाइरीमिडीन के संयोजन से बनता है।)

Nucleotide (न्यूक्लियोटाइड) Compound containing phosphoric acid, pentose sugar and purine/pyrimidine. (एक यौगिक जिसमें फॉस्फोरिक एसिड पेन्टोस शुगर तथा प्यूरीन या पाइरीमिडीन सम्मिलित होते हैं।)

Nucleus (न्यूक्लियस) The central vital portion in a cell which controls metabolism, reproduction and transmission of cell characteristic. *n. ambiguous* Nucleus of 9th and 10th cranial nerves in the medulla. *n. caudate.* The comma shaped constituent of basal ganglia. *n. cuneate* Nucleus in lower medulla in which end the fibers of fasciculus cuneatus. *n. Deiters.* Lateral vestibular nucleus. *n. Dentate* The large nucleus in lateral part of cerebellar lobe giving rise to fibers of superior cerebellar peduncle. *n. Edinger Westphal* Nucleus in midbrain giving rise to parasympathetic fibers to innervate cilliary muscles and sphincter iris. *n. emboliform* Nucleus in cerebellum lying inbetween dentate and globose nuclei. *n. fastigial* Nucleus in medullary portion of cerebellum. *n. gracilis* Nucleus in lower portion of medulla where fibers of fasciculus gracilis terminate. *n. habenular* Nucleus in diencephalon functioning as olfactory correlation center. *n. pulposus.* The central gelatinous remnant of notocord in intervertebral disks (see Figure). (किसी कोशिका में स्थित केन्द्रीय प्राणभूत भाग जो वृद्धि, चयापचय, जनन तथा किसी कोशिका की विशिष्टताओं के संचारण के लिए आवश्यक होता है, केन्द्रक। *Ambiguous Nucleus* (एम्बीगुअस न्यूक्लियस) मेडुला में कपालीय तंत्रिका का केन्द्रक। *Caudate nucleus* (कॉडेट न्यूक्लियस) कॉमा आकार का एक पिण्ड जो आधारी गण्डिकाओं का एक घटक होता है। *Cuneate nucleus* (क्यूनियेट न्यूक्लियस) मेडुला ऑब्लांगेटा में विद्यमान एक केन्द्रक।)

Null hypothesis (नल हाइपोथीसिस) The hypothesis that the observed difference between two groups of patients studied is accidental. (एक परिकल्पना जिसके निरीक्षण में दो वर्ग के रोगियों के अध्ययन के अनुसार उनके बीच का भेद आकस्मिक हो।)

Nullipara (नलीपेरा) A woman who has not produced a viable child. (अप्रसवा, बांझ; बंध्या; वह स्त्री जिसने जीवनभर बच्चे को जन्म न दिया हो।)

Numb (नम्ब) Dead, insensible. (अनुभूति या गति करने की शक्ति कम हो जाना; अजीवित या मृत।)

Numular (न्यूमुलर) Shaped like a coin. (सिक्के के आकार जैसा। सिक्के के ढेर की तरह व्यवस्थित।)

Nurse (नर्स) Person providing health care. (परिचारिका, वह व्यक्ति जो किसी रोगी के स्वास्थ्य की देखभाल करें।)

Nursing (नर्सिंग) One who is attending or taking care of the sick patients. Feeding the new born or infant at the breast. (रोगी की देखभाल करना, अथवा शिशु को स्तनपान कराना)

Nursery (नर्सरी) Newborn care center. (अस्पताल का वह द्विभाग जंहा नवजात शिशु की देखभाल होती है; शिशुपालनगृह।)

Nutrient (न्यूट्रीएन्ट) Food constituents supplying body with essential elements of metabolism. (पौष्टिक पदार्थ; पोषक। भोज्य पदार्थ जो शरीर में चयापचय के आवश्यक तत्वों की आपूर्ति करते हैं।)

Nutrition (न्यूट्रीशन) The process involved in assimilation and utilization of food. (पोषण; पौष्टिक पदार्थो अथवा भोजन के स्वांगीकरण तथा उपयोग की क्रिया।)

Nutritious (न्यूट्रीशियस) Providing nutrition. (पौष्टिक; पुष्टिकर।)

Nux vomica (नक्स वॉमिका) Poisonous seed containing strychnine. (विषैला सीड जिसमें स्ट्रिकनीन नामक विषैला एल्केलॉयड होता है।)

Nyctalopia (निक्टेलोपिया) Night blindness as seen in avitaminosis A and retinitis pigmentosa. (रतौंधी; रात में दिखाई न पड़ना।)

Nyctamblyopia (निक्टेमब्लियोपिया) Poor night vision without any other eye changes. (आंखों में प्रत्यक्ष परिवर्तन हुए बिना रात्रि में धुंधला दिखाई पड़ना।)

Nyctaphonia (निक्टेफोनिया) Hysterical loss of voice only at night. (हिस्टीरिया में रात्रि में मुंह से आवाज न निकलना।)

Nyctophila (निक्टोफीलिया) Abnormal preference for darkness. (अंधेरे अथवा रात्रि के प्रति अधिक लगाव।)

Nyctophobia (निक्टोफोबिया) Abnormal fear of darkness. (अन्धकारभीत्ति; निशाभीत्ति, अंधेरे तथा रात्रि का रोगोत्पादक भय।)

Nylidrin (नाइलिड्रीन) Peripheral vasodilator. (परिसरीय वाहिकाविस्फारक।)

Nymph (निम्फ) Wingless immature stage in developmental cycle of insects. (कीट के विकास की एक अवस्था जिसमें पंख एवं जननांग पूर्ण विकसित नहीं हुए होते हैं।)

Nympha (निम्फा) Labia minora. (लघु भगोष्ठ।)

Nymphomania (निम्फोमैनिया) Abnormal and excessive sexual desire in a female. (किसी स्त्री में अत्यधिक कामेच्छा होना; कामोन्मादग्रस्त स्त्री।)

Nystagmograph (निस्टैग्मोग्राफ) Apparatus for recording nystagmus. (अक्षिदोलन में नेत्रगोलक की गतियों का अभिलेखन करने वाला उपकरण।)

Nystagmus (निस्टैग्मस) Involuntary to and fro movement of eyeball. (नेत्रगोलक की निरंतर होने वाली अनैच्छिक गति; अक्षिदोलन।)

Nystatin (निस्टैटिन) Antifungal agent. (कवकों को रोकने अथवा उनकी वृद्धि कम करने वाला कारक।)

Nysten's law (निस्टैन्स लॉ) The law that states that rigor mortis begins with muscles of mastication and then progresses down (नियम जो बताता है कि मृत्युज काठिन्य चर्वण पेशियों से शुरू होता है और सिर से बढ़कर नीचे शरीर में पंहुचता है पैर व पंजे सबसे बाद में प्रभावित होते हैं।)

O

Oat (ओट) A cereal used as food. (एक अनाज; जई।)

Oatmeal (ओटमील) Porridge of oat. (जई का आटा; ओट का दलिया।)

Obduction (ओबडक्शन) Autopsy. (शव परीक्षण।)

Obese (ओबेस) Fatty. (स्थूल; मोटा।)

Obesity (ओबेसिटी) Weight in excess of 20% than the ideal weight for height, age and sex. *o. endogenous* Obesity caused by metabolic abnormality within the body. *o. exogenous* Obesity due to excess food calorie intake. *o. hypothalamic* Obesity resulting from hypothalamic dysfunction i.e., regulation of eating behavior. (स्थूलता; मोटापा; शरीर का भार, विशिष्ट आयु, लम्बाई तथा लिंग के अनुसार सामान्य भार से, 20 प्रतिशत अधिक होना।) Obesity *exognenous* (आबेसिटी एक्सोजीनस) (स्थूलता जो भोजन में अत्यधिक कैलोरी लेने के कारण होता है।) *Obesity endogenous* (ओबेसिटी एण्डोजीनस) स्थूलता जो शरीर में चयापचयी विषमता के कारण होती है।)

Obfuscation (ओबफस्केशन) Mental confusion. (मानसिक भ्रम; संभ्रम।)

Object (ऑब्जैक्ट) Anything visible or appealing to senses. (उद्देश्य; वस्तु; कोई भी वस्तु जो दिखाई पड़े तथा जिसका ज्ञानेन्द्रियों द्वारा ज्ञान हो सके।)

Objective sign (ऑब्जैक्टिव साइन) In reaching a diagnosis, a sign that can be seen, heard or felt by the examining doctor. (रोगी में उपस्थित एक चिह्न जिसे चिकित्सक देख या सुन सकते हैं या छूकर उसे महसूस कर सकते हैं।)

Objective symptoms (ऑब्जैक्टिव सिम्पट्मस) Symptom apparent to physical means of diagnosis. (शारीरिक रोग निदान में स्पष्ट रूप से पता चलने वाले लक्षण।)

Obligate (ऑब्लीगेट) Necessary. (बाध्य करना; आवश्यक)

Oblique (ऑब्लीक) Slanting or diagonal. (तिरछा; तिर्यक।)

Obliquity (ऑब्लीक्वीटी) The state of slanting. *o. Litzmann's* Inclining of fetal head with posterior parietal bone presenting. *o. Naegele's* Inclining fetal head with oblique biparietal diameter in relation to pelvic brim. (तिरछापन; तिर्यका।)

Oblongata (ऑब्लॉगेंटा) Oblong e.g., medulla oblongata. (मस्तिष्क स्तम्भ का वह हिस्सा जो ऊपर पोन्स तथा नीचे सुषुम्ना रज्जु के संग अग्रसरित हो जाता है।)

Obscure (ऑब्सक्योर) Hidden, indistinct. (अस्पष्ट अथवा छिपाना।)

Obstetrics (ऑब्स्टेट्रिक्स) Branch of medicine dealing with childbirth, puerperium and management of pregnancy. (चिकित्सा शास्त्र जिसका संबंध गर्भावस्था, प्रसव एवं प्रसवोत्तर काल से है; प्रसूति विज्ञान।)

Obsession (ऑब्सेसन) Persistent thought that is unwanting and the person cannot ignore or suppress it, compulsive preoccupation of a thought or feeling. (जुनून "एक प्रकार का मानसिक विकार")

Obstipation (ओब्सटीपैशन) Severe constipation, no bowel movement can cause intestinal obstruction. (कब्ज का ज्यादा होना।)

Obstructive lung disease (ऑब्स्ट्रक्टिव लंग डिजीज) A group of diseases which cause increased resistance to passage of air in and out of the lungs, e.g. asthma, chronic bronchitis, etc. (रोगों का एक समूह जिसके कारण वायु का फेफड़ों के अन्दर और बाहर जाने वाले मार्ग में प्रतिरोध बढ़ता है। उदाहरण हेतु दमा, पुरानी खांसी आदि।)

Obstruent (ऑब्सट्रुएन्ट) Blocking up. (अवरोध उत्पन्न होना।)

Obtundent (ओबटण्डैन्ट) A soothing remedy. (एक शामक या आंशिक संवेदना-हारी औषधि या उपचार।)

Obturator (ऑब्टूरेटर) Anything that closes a cavity or opening. (वह जो किसी छिद्र या द्वार को बंद करे; गवाक्ष।)

Obturator foramen (ऑब्टूरेटर फोरामेन) An opening in the membrane. (झिल्ली में उपस्थित एक छिद्र जो मांसपेशियों और प्रावरणी से बंद रहता है।)

Obturator muscle (ऑब्टयूरेटर मसल्स) Muscle in the pelvis that rotates the thigh outwards. (श्रोणि की पेशी जो जांघ को बाहरी ओर घुमाता है।)

Obturator sign (ऑब्टूरेटर साइन) Inward rotation of hip so as to stretch obturator internus, causes pain in acute appendicitis. (कूल्हे को अन्दर की ओर घुमाने पर ऑब्टूरेटर इन्टर्नस पेशी के खिंच जाने पर दर्द होना जो तीव्र उण्डुकपुच्छशोथ का चिन्ह है।)

Occipital bone (ऑक्सीपिटल बोन) Bone in hind part of skull between parietal and temporal bones. (पश्चकपाल की वह अस्थि जो पार्श्विकास्थि तथा शंखास्थि के बीच स्थित होती है।)

Occipital lobe (ऑक्सीपिटल लोब) Posterior lobe of cerebral hemisphere shaped like a three-sided pyramid (see Figure). (तीन पार्श्वों वाले त्रिभुज या पिरामिड की आकृति वाले प्रमस्तिष्क गोलार्द्ध का पश्च खण्ड।)

Occiput (ऑक्सीपुट) The back part of skull. (पश्चकपाल; सिर का पिछला हिस्सा।)

Occlusion (ऑक्लूजन) State of being closed. (अन्तर्रोध; किसी मार्ग का बन्द होना।)

Occult (ऑक्ल्ट) Hidden, concealed. (छिपा हुआ या अस्पष्ट।)

Occult blood test (ऑक्ल्ट ब्लड टेस्ट) Examination of stool for microscopic hemorrhage. (सूक्ष्मदर्शी रक्तस्राव के लिए मल परीक्षण करना।)

Occupational neurosis (ऑक्यूपेशनल न्यूरोसिस) Neurosis that develops in certain persons in particular occupations. (किसी व्यक्ति के विशिष्ट व्यवसाय के कारण होने वाली विक्षिप्ति; व्यवसायज विक्षिप्ति।)

Occupational therapy (ऑक्यूपेशनल थिरैपी) Therapy aimed at making a patient independent and able for self-care, and prevent disability. (एक थिरैपी या चिकित्सा जिसका उद्देश्य रोगी को आत्मनिर्भर, अपनी देखभाल करने में समर्थ बनाना तथा अक्षमता का निरोध करना होता है।)

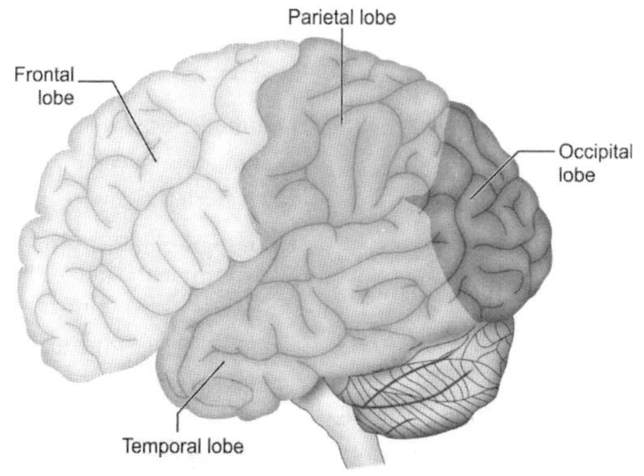

Occipital lobe

Ochlesis (ओकलेसिस) Any disease caused by overcrowding. (अत्यधिक भीड़ के कारण उत्पन्न होने वाला कोई रोग।)

Ochlophobia (ओकलोफोबिया) Abnormal fear of populated places or crowds. (घनी आबादी या भीड़ वाली जगहों से रोगोत्पादक भय।)

Ochronosis (ओक्रोनोसिस) An inborn error of metabolism marked by dark pigmentation of cartilage, ligaments and skin with black coloration of urine due to excretion of homogentisic acid. (गैरिकता; चयापचय का जन्मजात रोग जो होमोजन्तीसिक एसिड के उत्सर्जन के कारण होता है जिसमे त्वचा, उपास्थि तथा स्नायु में काली वर्णकता तथा साथ ही मूत्र का रंग काला हो जाता है।)

Octamethylpyrophosphoramide (औक्टे-मीथाइलपाइरोफॉस्फोरामाइड) Anticholinesterage insecticide. (ऐन्टीकोलीनेस्टरेज कीटनाशक; एक कीटनाशक जो कोलीनेस्टरेस को नष्ट या निष्क्रिय कर देता है।)

Octapeptide (औक्टापेप्टाइड) Peptide with eight amino acids. (पेप्टाइड जो आठ एमिनो एसिड उत्पन्न करते हैं।)

Octogenarian (औक्टोजीनेरियन) A person in his/her eighties. (एक व्यक्ति जिसकी आयु 80 से 89 वर्ष हो।)

Octopanrine (औक्टोपेनराइन) An adrenergic transmitter. (एड्रीनालीन धर्मोतेजना का संचारक।)

Octreotide (औक्ट्रीयोटाइड) Growth hormone antagonist. (वृद्धि हॉर्मोन का विरोधी।)

Oculocardiac reflex (ऑकुलोकार्डियॉक रिफ्लैक्स) Slowing of pulse following pressure on eyeball. (नेत्रगोलक के ऊपर दबाव डालने पर नाड़ी धीमी हो जाना।)

Oculocerebrorenal syndrome (ऑकुलो-सेरीब्रोरीनल सिन्ड्रोम) A sex-linked syndrome characterized by cataract, mental retardation, amino aciduria, vitamin D resistant rickets, etc. (लिंग संबंधित संलक्षण जिसमें मोतियाबिंद, वृद्धि ह्रास, एमिनो एसिड्, यूरिया, विटामिन-डी प्रतिरोधी रिकेटस आदि जैसे विकार होते हैं।)

Oculogyric crisis (ऑकुलोगाइरिक क्राइसिस) Involuntary upward gaze fixation lasting for minutes to hours in postencephalitic parkinsonism. (नेत्र से संबंधित या उसकी गति उत्पन्न करने वाला; नेत्रपरिभ्रमी।)

Oculomotor nerve (ऑकुलोमोटर नर्व) The third cranial nerve arising from midbrain and supplying extrinsic muscles of eye excluding lateral rectus and superior oblique. (तीसरी कपालीय तंत्रिका जो मध्यमस्तिष्क से निकलती है तथा नेत्र की कुछ बाह्म पेशियों को उपलब्ध कराती हैं।)

Odontitis (ओडोन्टाइटिस) Inflammation of tooth. (दन्तशोथ।)

Odontoblast (ओडोन्टाब्लास्ट) The dentin forming cells in dental papilla or pulp chamber. (दन्तकोशिका प्रसु; दन्तधातु जो दन्त अंकुरक या मज्जा कोष्ठ में कोशिका को बनाती है।)

Odontocele (ओडोन्टोसील) An alveodental cyst. (दन्तउलूखल पुटी।)

Odontoclast (ओडोन्टोक्लास्ट) A class of cells that bring about resorption of roots of deciduous teeth. (दन्तमूलशोषक; तंत्रिकाओं का एक वर्ग जो गिरने वाले दांतों के मूलों का अवशोषण करता है।)

Odontogenesis (ओडोन्टोजेनेसिस) The formation/development of teeth. (दांतों का बनना।)

Odontograph (ओडोन्टोग्राफ) Equipment to determine the degree of unevenness of enamel. (दन्त इनैमल की विषम सतह के अंश का पता लगाने का उपकरण।)

Odontoid (ओडोन्टॉयड) Tooth like. (दन्ताभ; दन्तवत्; दांत की तरह।)

Odontoid process (ओडोन्टायॅड प्रोसेस) Tooth like projection from 2nd cervical vertebra. (दूसरी ग्रैव कशेरूका से दांतों जैसा प्रवर्ध।)

Odontology (ओडोन्टोलॉजी) The art and science of dentistry. (दन्तविज्ञान; दांतों का वैज्ञानिक अध्ययन।)

Odontoma (ओडोन्टोमा) Tumor originating from dental tissue. *o. ameloblastic* Tumor of dental tissue containing enamel, dentine and odontogenic tissue but does not form enamel. (दन्तार्बुद, दन्त ऊतक का कोई अर्बुद। *Ameloblastic* (अमीलोब्लास्टिक) दन्त ऊतक का अर्बुद सिमें इनैमल, डैन्टिन, दन्तजनक ऊतकों की विशिष्टता होती है। *Composite O.* दन्त ऊतक का अर्बुद जिसमें उपकला तथा उपकलाहीन मध्यजनस्तर कोशिकाएं, इनैमल तथा डैन्टिन को उतान्न करती हैं।)

Odor (ओडर) Any smell. (गन्ध।)

Odorant (ओडोरैन्ट) Anything that stimulates the sense of smell. (गन्ध-ज्ञान को उत्तेजित करने वाला कोई भी पदार्थ।)

Odoriferous (ओडोरीफेरस) Perfumed. (सुगन्धित; गन्ध से युक्त।)

Odorous (ओडोरस) Having fragrance. (जिसमें गंध मौजूद होती है।)

Odynophagia (ओडिनोफेजिया) Dysphagia.

Oedius complex (ओइड्यिस कॉम्पलेक्स) Abnormally intense love of child for opposite sex parent. (बच्चे का अपने से विपरीत लिंग के माता या पिता के प्रति असामान्य तीव्र प्यार या संल्गन होना। यह बिल्कुल सामान्य माना जाता है।)

Ogilvie syndrome (ओगील्वी सिन्ड्रोम) Acute intestinal pseudo-obstruction. (तीव्र आंत्रिक कूट अवरोध।)

Ohm (ओह्म) Unit of electrical resistance equal to current of one ampere produced by potential difference of one volt across the terminals. (विद्युत प्रतिरोध की एक इकाई जो उस चालक के प्रतिरोध के बराबर होती है जिसमें एक वोलट के विभव द्वारा एक एम्पीयर की धारा उत्पन्न की जाती है।)

Ohm's law (ओह्म्स लॉ) The strength of an electric current expressed in amperes is equal to the electromotive force expressed in volts divided by resistance. (एक नियम कि एम्पीयर में व्यक्त की जाने वाली किसी विद्युत धारा की शक्ति; वोल्ट में व्यक्त की जाने वाली विद्युत प्रेरक शक्ति को ओहम में व्यक्त प्रतिरोध से विभाजित किए जाने, के बराबर होती है।)

Ointment (ऑयन्टमेन्ट) A medicated fatty soft substance for external application. (मरहम, औषधि युक्त एक अर्द्धठोस पदार्थ। जिसे शरीर पर बाह्य ओर प्रयोग किया जाता है।)

Olanzapine (ऑलेन्जापाइन) Anti-psychotic agent. (मनोविक्षिप्ति विरोधी कारक।)

Olecranon (ओलीक्रेनन) The proximal bony projection of ulna at the elbow (see Figure). (कूर्पर; कोहनी के जोड़ के पीछे अल्ना हड्डी का एक बड़ा प्रवर्ध।)

Oleic acid (ऑलिक एसिड) Fatty acid. (वसीय अम्ल।)

Oleogranuloma (ऑलियोग्रेनुलोमा) Granuloma formation at the site of injection of oily substances. (तेलीय पदार्थों का अवत्वक् इन्जैक्शन लगने के स्थान पर बनने वाला कणिकागुल्म।)

Olfaction (ऑलफैक्शन) The act of smelling. (सूंघने की क्रिया या गन्ध का ज्ञान होना।)

Olfactometer (ऑलफैक्टोमीटर) The apparatus for testing power of sense of smell. (गंध ज्ञान की शक्ति का परीक्षण करने वाला उपकरण; घ्राण मापक।)

Olfactory area (ऑलफैक्टरी एरिया) Area in hippocampal convolution and uncus of brain. (मस्तिष्क के संवलित हिप्पोकैम्पल तथा हुकदार रचना में स्थित क्षेत्र।)

Olfactory bulb (ऑलफैक्टरी बल्ब) Enlarged upper end of olfactory tract. (बड़ी हुई घ्राण पथ का ऊपरी अंतिम छोर; घ्राण कन्द।)

Olfactory membrane (ऑलफैक्टरी मेम्ब्रेन) Membrane in the upper part of nasal

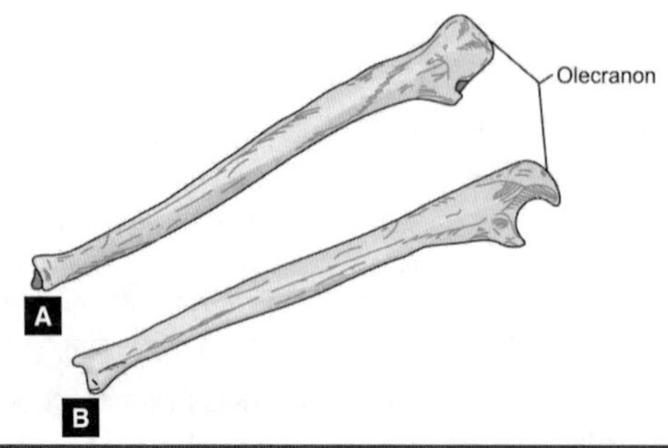

(A) Olecranon in anterior, and (B) Views of the ulna

cavity containing olfactory receptors. (नासा गुहा के ऊपरी भाग में स्थित श्लेष्मिक कला जिसमें घ्राण ग्राहक मौजूद होते हैं।)

Olfactory nerves (ऑलफैक्टरी नर्व्ज) Fine unmyelinated fibers arising from olfactory mucosa and ending in olfactory bulb after piercing cribriform plate. (घ्राण तंत्रिकाएं; माइलिन आच्छद रहित तंतुएं जो घ्राण श्लेष्मकला से निकलती हैं और घ्राण-कन्द पर समाप्त होती हैं।)

Olfactory tract (ऑलफैक्ट्री ट्रैक्ट) The tract that extends from olfactory bulb to the anterior perforated substance where it divides into olfactory striae. (घ्राण पथ; घ्राण-कन्द से पीछे मस्तिष्क के अग्र छिद्रयुक्त पदार्थ की ओर प्रसारित होने वाली तंत्रिका तंतुओं की पट्टी, जंहा यह बढ़ती है तथा घ्राण रेखाओं में विभाजित हो जाती है।)

Olfactory trigone (ऑलफैक्टरी ट्रिगोन) Small triangular area between lateral and medial olfactory striae. (एक छोटा त्रिकोणीय क्षेत्र जो घ्राण रेखाओं के पार्श्वीय तथा मध्य में स्थित होता है।)

Oligemia (ओलीगीमिया) Low blood volume. (अल्परक्तता; शरीर में रक्त आयतन का अभाव।)

Oligodendroglia (ओलिगोडैण्ड्रोग्लिया) The neuroglial cell with long slender processes which maintains the myelin sheath. (तंत्रिकाबन्धीय कोशिका जो माइलिन आवरण को बनाए रखती है।)

Oligodendroglioma (ओलिगोडैण्ड्रोग्लियोमा) A malignant tumor of CNS, frequently calcified arising from oligodendrocytes. (प्रमस्तिष्क में उत्पन्न होने वाला अल्पइन्द्रोन कोशिकाओं का निर्मित एक दुर्दम अर्बुद।)

Oligohydramnios (ओलिगोहाइड्रेम्नियोज) Less than normal amniotic fluid, a feature of postmaturity. (उल्व तरल की असामान्य रूप से मात्रा कम हो जाना, अल्प-उल्वोदकता।)

Oligomenorrhea (ओलिगोमैनोरिह्या) Scanty or infrequent menstruation. (थोड़ी मात्रा या कभी-कभी मासिक धर्म होना।)

Oligosaccharide (ओलिगोसैकेराइड) Compound made-up of small number of monosaccharides. (यौगिक मिश्रण जो मोनोसैकेराइड की कम मात्रा से बना होता है।)

Oligospermia (ओलिगोस्पर्मिया) Diminished sperm count. (अल्प शुक्राणुता; वीर्य में शुक्राणुओं की कमी होना।)

Oligotrophy (ओलिगोट्रॉफी) Inadequate nutrition. (अपर्याप्त पोषण।)

Oliguria (ओलिगूरिया) Decreased formation of urine. (अल्पमूत्रता; मूत्र का कम बनना।)

Olivary body (ओलिवरी बॉडी) A rounded mass of nerve tissue in anterolateral portion of medulla oblongata. (see Figure on next page). (वर्तुलिका; मेडुला

ऑब्लांगेटा के अग्रपार्श्विक क्षेत्र में तंत्रिका ऊतक का एक गोलाकार पिण्ड।)

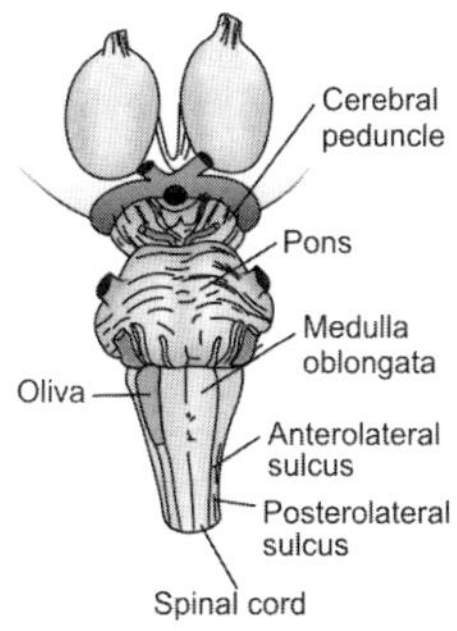

Oliva showing in an anterior view of the brain

Ollier's disease (ऑलियर्स डिजीज) Chondrodysplasia. (उपास्थि अनिकसन।)

Ollier's layer (ऑलियर्स लेयर) The deepest layer of periosteum containing bone forming osteoblasts. (अस्थ्यावरण की सबसे गहरी परत जिसमें अस्थि बनाने वाले तत्व होते हैं।)

Olmesartan (ऑल्मेसर्टन) ACE receptor inhibitor. (ACE संग्राहक अवरोधक।)

Omental bursa (ओमेन्टल बुरसा) The cavity in greater omentum. (वृहत् वपा में स्थित एक गुहा या छिद्र।)

Omentopexy (ओमेन्टोपैक्सी) Fixation of omentum to anterior abdominal wall. (वपा स्थिरीकरण। वपा का अग्र उदरीय भित्ति के साथ स्थिरीकरण।)

Omentum (ओमेन्टम) A double fold of peritoneum attached to stomach, the portion attached to greater curvature of stomach extending to envelop the intestines is called greater omentum and the portion extending from lesser curvature of stomach to transverse fissure of liver is called lesser omentum. (पर्युदर्या या पैरीटोनियम की वलि (तह) जो आमाशय से जुड़ी होती है। यह दो भागों में विभाजित रहती है, वृहत वपा जो आमाशय की वृहत वक्रता से लटक कर आंत की अनुप्रस्थ बृहदान्त्र की अग्र सतह से जुड़ती है तथा लघु वपा जो आमाशय की लघु वक्रता एवं ग्रहणी से यकृत तक पंहुचती है।)

Omeprazole (ओमेप्राजोल) Proton pump inhibitor, used in peptic ulcer, Zollinger-Ellison syndrome. (वपाजाल का अग्र उदरीय प्राचीर से जुड़ना; प्रोटोन पम्प संदमक, जिसे उदर व्रण में प्रयोग किया जाता है; जोलिंगर-एलिसन सिण्ड्रोम।)

Omnivorous (ओम्नीवोरस) Eating both meat and vegetables. (वनस्पति एवं जंतु भोजन दोनों को खाने वाला।)

Omohyoid (ओमोहॉयड) Concerning scapula and the hyoid bone, the muscle attached to these two structures. (कंधों एवं हॉयड हड्डी से संबंधित; पेशी जो इन दो संरचनाओं से जुड़ी होती है।)

Omphalitis (ओम्फैलाइटिस) Inflammation of umbilicus. (नाभिशोथ।)

Omphalocele (ओम्फैलोसील) Congenital umbilical hernia. (जन्मजात नाभि हर्निया।)

Omphalus (ओम्फैलस) Umbilicus (नाभिनाल।)

Omphalotomy (ओम्फैलोटॉमी) Cutting of umbilical cord after birth. (जन्म समय के बाद नाभि रज्जु को काट देना।)

Onanist (ओनानिस्ट) Person practising coitus interruptus. (आत्मव्यभिचारी। वह व्यक्ति जो वीर्य स्खलन से पूर्व शिश्न को योनि से बाहर निकाल कर लैंगिक संसर्ग में अवरोध उत्पन्न करता है।)

Onanoff's reflex (ओनेनोफ्स रिफ्लेक्स) Contraction of bulbocavernosus muscle on pressing the glans penis. (शिश्न मुण्ड को दबाने पर बल्बोकैवरनोसस पेशी का सुंकचित हो जाना।)

Onchocerca volvulus (ओनकोसिरका वोल्वुलस) Onchocerca invading the eye and causing blindness in Africa. (ओन्कोसरका का आंखों पर रोगाक्रमण ही अफ्रीका में दृष्टिहीनता का कारण होता है।)

Oncovirus (ओन्कोवाइरस) Virus or group of virusthatcausescancer,e.gEpstein–Barr virus causing ca cervix. (कैंसर को उत्पन्न करने वाला विषाणु।)

Onchomalacia (ओनकोमैलोसिया) Abnormal softness of the nails. (नाखूनों का असामान्य रुप से मुलायम हो जाना।)

Oncogene (ओन्कोजीन) Genes that can cause tumor formation. (किसी विषाणु में पाया जाने वाला एक जीन जो किसी कोशिका को दुर्दम बना देता है।)

Oncogenesis (ओन्कोजेनेसिस) Tumor initiation and growth. (अर्बुदों का बनना एवं बढ़ना।)

Oncology (ओन्कोलॉजी) The branch of medicine dealing with tumors. (अर्बुदविज्ञान, अर्बुदों का अध्ययन करने वाली चिकित्सा विज्ञान की एक शाखा।)

Oncotic pressure (ओन्कोटिक प्रेशर) The osmotic pressure exerted by proteins in plasma. (परासरणीय दाब जो प्लाज्मा में उपस्थित प्रोटीन्स द्वारा डाला जाता है।)

Oncovin (ओन्कोविन) Vincristine sulphate. (विनक्रिइस्टाइन सल्फेट।)

Ondansetron (ओन्डेनसेट्रॉन) Antiemetic. (जी मिचलाने एवं उल्टी को रोकने वाला अथवा उसमें आराम पंहुचाने वाला (एन्टिएमेटिक)

Ondine's curse (ऑन्डाइन्स कर्स) Primary alveolar hypoventilation due to reduced responsiveness of respiratory center to CO_2.

Oneirology (ओनीरोलॉजी) The scientific study of dreams. (स्वप्नों का वैज्ञानिक अध्ययन।)

Oneiroscopy (ओनीरोस्कोपी) Dream analysis for study of one's emotional state. (मानसिक विकार का निदान करने के लिए स्वप्नों का विश्लेषण करना।)

Oniomania (ओनियोमैनिया) An irrepressible urge to spend money. (क्रयोन्माद; पैसा खर्च करने का उन्माद।)

Onlay (ओनले) A graft applied to the surface of tissue e.g., bone graft applied to bone. (किसी अंग की सतह पर लगाने वाला निरोप।)

Ontogeny (ओन्टोजेनी) The history of development of an individual. (किसी प्राणी के विकास का सारा इतिहास; व्यक्तिक वृत्त।)

Onychia (ओनीकिया) Inflammation of nailbed with loss of. (नखशोथ; नखशय्या की सूजन जिसके फलस्वरूप नाखून गिर जाता है।)

Onychodystrophy (ओनीकोडिस्ट्रॉफी) Maldevelopment of a nail. (नाखून का कुविकास होना।)

Onychograph (ओनीकोग्राफ) Device that records capillary blood pressure under the finger nail. (हाथ की अंगुलियों के नाखूनों के नीचे स्थित कोशिकाओं के रक्त चाप का अभिलेखन करने वाला उपकरण।)

Onycholysis (ओनीकोलाइसिस) Losing and detachment of nail. (नखशैय्या से नाखून का ढीला होना।)

Onychomycosis (ओनीकोमाइकोसिस) Fungal infection of nails. (नाखूनों का कवक रोग; नखकवकता।)

Oocyst (ऊसिस्ट) Encysted form of zygote in certain sporozoa. (कुछ स्पष्ट स्पोरोजोआ में जाइगोट का परिपुटित आकार।)

Oocyte (ऊसाइट) Primitive ovum. (अपरिपक्व डिम्ब; डिम्बाणुजन कोशिका।)

Oogenesis (ऊजेनेसिस) Growth and maturation of ovum. (डिम्बजन, डिम्ब का बनना एवं विकसित होना।)

Oogonium (ऊगोनियम) The primordial cell from which an oocyte originates. (डिम्बाणु प्रसूजन; एक आद्य कोशिका जिससे कोई अपरिपक्व डिम्ब उत्पन्न होता है।)

Ookinesis (ऊकाइनेसिस) Mitotic phenomena taking place within an ovum during maturation and fertilization. (परिपक्वता एवं गर्भाधान के दौरान किसी डिम्ब के भीतर होने वाली सूत्रीविभाजनीय गतियां।)

Ookinete (ऊकाइनेट) Motile zygote of plasmodia. (चलयुग्मकः प्लाज्मोडिया का एक गतिशील युग्मनज (गर्भित डिम्ब)।)

Oophorrhaphy (ऊफोरैह्फी) Suture of displaced ovary to pelvic wall. (श्रोणी भिति के साथ किसी विस्थापित डिम्बग्रन्थि की सिलाई करना।)

Oophorectomy (ऊफोरेक्टॉमी) Surgical removal of ovaries, single or both. (ओवरी को काट कर निकालना।)

Oophorosalphingitis (ऊफोरोसैल्पिन्जाइटिस) Inflammation of the ovaries and the fallopian tube. (ओवरी और फेलोपियन ट्यूब मे संक्रमण होना)

Ooze (ऊज) To pass. Flow or leak out slowly. (रिसना, पानी या पस का घाव से धीरे-धीरे निकलना)

Opaque (ओपेक) Not transparent; not allowing light rays to pass through. (अपारदर्शक; जो पारदर्शक न हो, जो प्रकाश किरणों को गुजरने न दे।)

Open heart surgery (ओपन हार्ट सर्जरी) Surgery on heart or its blood vessels requiring cardiopulmonary bypass. (हृदय या रक्त वाहिनियों पर किए जाने वाली शल्यक्रिया जिसमें हृदय एवं फेफड़ों की बाईपास की आवश्यकता होती है।)

Open reduction (ओपन रिडक्शन) Exposure of fractured ends of a bone for bringing reunion by suitable reduction.

Operant conditioning (ऑपेरैन्ट कन्डीशनिंग) Conditioning or influencing behavior by rewarding for certain desired acts.

Operation (ऑपरेशन) The act of operating i.e., incision, excision, suture. (शस्त्रकर्म। शल्यचिकित्सक द्वारा हाथों अथवा यंत्रों से किया गया कार्य।)

Opercular (ओपरकुलर) Concerning a covering structure. (ढकने वाली रचना से संबंधित।)

Operculitis (ओपरकुलाइटिस) Inflammation of gingiva over a partly erupted tooth. (आंशिक रूप से निकलने वाले दांतों के ऊपर स्थित मसूड़ों का शोथ।)

Operculum (ओपरकुलम) Any covering. (कोई आवरण।)

Operon (ओपरॉन) A term used in genetics to mean a group of linked genes and regulatory elements functioning as a unit for transcription. (आनुवंशिकी के लिए प्रयोग किया जाने वाला एक विशिष्ट शब्द जिसके अनुसार संबंधित जीनों का समूह तथा समायोजित तत्व ट्रांन्सक्रिप्शन के मात्रक के रूप में कार्य करते हैं।)

Ophiases (ओफीयेसिस) A form of baldness of scalp. (एक प्रकार का सर का गंजापन।)

Ophidism (ओफीडिज्म) Poisoning from snake bite. (सर्प विषाक्तता।)

Ophritis (ऊफराइटिस) Inflammation of eyebrow. (आंख की भौंह की सूजन।)

Ophthalmia (ऑफ्थैल्मिया) Inflammation of the eye. *o. gonococcal* Severe purulent conjunctivitis. *o. neonatorum* Severe purulent conjunctivitis of newborn, usually gonococcal. *o. sympathetic* Uveitis of healthy eye following trauma to other eye. (नेत्राभिष्यन्द, नेत्रश्लेष्मला सहित नेत्र का तीव्र शोथ। *Gonococcal ophthalmia* (ऑफ्थैल्मिया) तीव्र मवादयुक्त नेत्रश्लेष्मलाशोथ। *Neonatorum ophthalmia* (न्योनेटोरम ऑफ्थैल्मिया) जन्म के समय माता के संक्रमित योनि-स्राव से नवजात शिशु में उत्पन्न होने वाला तीव्र नेत्रश्लेष्मलाशोथ।)

Ophthalmic nerve (ऑफ्थैल्मिक नर्व) A branch of trigeminal, having only sensory function. (त्रिधारा-तंत्रिका की एक शाखा जो सिर्फ संवेदना संबंधित क्रिया करती है।)

Ophthalmitis (ऑफ्थैल्माइटिस) Inflammation of eye. (आँख की सूजन, नेत्रशोथ।)

Ophthalmodynamometer (ऑफ्थैल्मोडाइनेमोमीटर) Instrument for measuring pressure in ophthalmic arteries. (नेत्र धमनियों का दाब मापने वाला एक उपकरण; नेत्ररक्तदाबमापी।)

Ophthalmologist (ऑफ्थैल्मोलॉजिस्ट) A doctor who practices in the treatment of diseases of eye. (नेत्ररोग विशेषज्ञ।)

Ophthalmometer (ऑफ्थैल्मोमीटर) Instrument for measuring errors of refraction, size of eye and anterior curvature. (नेत्रस्वच्छवैषम्यमापी; नेत्र आकार को मापने, नेत्र के दोषों एवं अपवर्तन दोषों तथा अग्र वक्रता को मापने वाला एक यंत्र।)

Ophthalmoplegia (ऑफ्थैल्मोप्लीजिया) Paralysis of ocular muscles. *o. externa* Paralysis of extra ocular muscles. *o. interna* Paralysis of iris and ciliary body. *o. nuclear* Paralysis of 3rd, 4th and 6th cranial nerves due to a lesion involving their nuclei. *o. Parinaud's* Paralysis of conjugate deviation of eyes in upward direction. (नेत्रपेशीघात; नेत्र पेशियों का पक्षाघात होना। *Ophthalmoplegia externa* (ऑफ्थैल्मोप्लीजिया एक्सटर्ना) नेत्र पेशियों में सामान्य से अधिक पक्षाघात होना। *Ophthalmoplegia interna* (ऑफ्थैल्मोप्लीजिया इन्टर्ना) परितारिका तथा रोमक पिण्ड का पक्षाघात होना। *Ophthalmoplegia nuclear* (ऑफ्थैल्मोप्लीजिया न्यूक्लियर) केन्द्रकों से संलिप्त विक्षति के कारण तीसरी, चौथी और छठी कपालीय तंत्रिकाओं का पक्षाघात होना। *Parinaud's Ophthalmoplegia* (पैरीनाउडस ऑफ्थैल्मोप्लीजिया) नेत्रों का ऊपरी दिशा में जोड़ीदार विचलन होना।

Ophthalmoscope (ऑफ्थैल्मोस्कोप) Instrument for examination of fundus and retina. (दृष्टिपटलदर्शी; आँख के भीतर विशेषक दृष्टिपटल या रेटिना का परीक्षण करने वाला एक यंत्र।)

Opiate receptor (ओपिएट रिसेप्टर) Specific receptors on cell surfaces to which combine the opiates, endorphins and encephalins for mediating their effects. (कोशिका तल पर विशिष्ट ग्राही जिसमें ओपिएटस, एण्डोर्फिन तथा एनसिफैलिनस के संयोजन से उनके प्रभावों को मध्यस्थ करा जाता है।)

Opioid (ओपिऑयड) Synthetic narcotics or endogenous substances with opium like activity e.g. encephalins and endorphins. (अफीम की तरह कार्य करने वाला परन्तु जो अधिक से उत्पन्न नहीं होने वाला अन्तर्जात (एण्डोजीनस) पदार्थ या कृत्रिम स्वापक।)

Opisthotonus (ओपिस्थोटोनस) A form of tetanic spasm where the body bends backwards (see Figure). (धनुर्वात; एक प्रकार की टिटेनिक ऐंठन जिसमें शरीर पीछे की ओर मुड़ जाता है।)

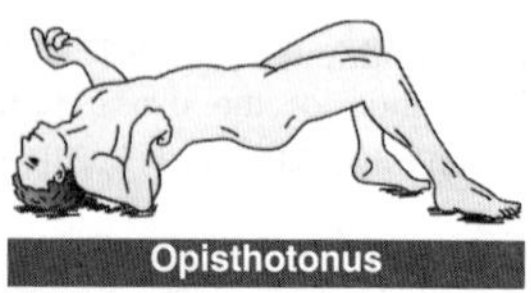
Opisthotonus

Opium (ओपियम) Substance derived from juice of unripe capsules of poppy. (एक पदार्थ जो पोपी के अपरिपक्व सम्पुटों के रस में पाया जाता है।)

Oppenheim's disease (ओपिनहीम्स डिजीज) SYN—myotonia congenita characterized by poor muscular development in the limbs. (मायोटोनिया कौन्जेनाइटा जिसमें बाहु या टांग में अक्षम पेशीय विकास होता है।)

Opponens digit minimi (ओप्पोनैन्स डिजीट मिनीमाइ) Intrinsic muscle of hand that helps opposing little finger to thumb. (हाथ की अंतस्थ पेशी जो छोटी अंगुली को अंगूठे का विरोध करने में सहायता करती है।)

Opponens pollicis (ओप्पोनैन्स पॉलिसिस) Muscle that places thumb opposite the little finger. (पेशी जो अंगूठे को छोटी अंगुली के विपरीत स्थित करती है।)

Opsin (ओप्सिन) One of the colorless proteins in rods and cones. (दृष्टिपटल के रॉड एवं कोन की एक प्रोटीन जिससे दृष्टि वर्णक बनते हैं।)

Opsonin (ऑप्सोनिन) A substance present in blood that prepares bacteria for phagocytosis. (रक्त सीरम में पाया जाने वाला एक पदार्थ (एण्टीबॉडी) जो जीवाणुओं

एवं अन्य कोशिकाओं पर क्रिया करके उन्हें भक्षित किए जाने योग्य बना देता है।)

Opsonize (ऑप्सोनाइज) To render microorganisms susceptible to phagocytosis. (भक्षण कोशिका क्रिया को आसान बनाना।)

Optic atrophy (ऑप्टिक एट्रॉफी) Atrophy of optic nerve head with sharply demarcated chalky white optic disc. (तीक्ष्ण दृष्टि चक्रिका के ह्रास से होने वाला दृष्टि नाड़ी का अपक्षय।)

Optic axis (ऑप्टिक एक्सिस) The imaginary line passing through center of cornea and posterior pole of retina. (एक काल्पनिक रेखा जो कॉर्निया में मध्य तथा दृष्टिपटल के पश्च भुजा से गुजरती है।)

Optic canal (ऑप्टिक कैनाल) The groove at the apex of orbit through which pass optic nerve and ophthalmic artery.

Optic chiasma (ऑप्टिक चियाज्मा) The commissure anterior to hypophysis where there is partial decussation of fibers of optic nerve. (पीयूष ग्रन्थि के अग्र भाग के संयोजन जंहा मस्तिष्क में दृष्टि नाड़ी तंतुओं का एक्स-रे आकार में पारगमन होता है। (ऑप्टिक डिस्क) अन्ध बिन्दु; दृष्टिपटल में दृष्टि नाड़ी के प्रवेश करने का स्थान।)

Optic disk (ऑप्टिक डिस्क) The posterior pole in retina where the fibers from ganglion cell converge to form optic nerve.

Optic neuritis (ऑप्टिक न्यूराइटिस) Involvement of optic nerve due to inflammation, degeneration, demyelination resulting in visual loss. (शोथ, व्यपजनन या किसी तंत्रिका के माइलिन आवरण का नष्ट होना या नाड़ी से अलग होने के कारण दृष्टि नाड़ी जिसके फलस्वरूप दृष्टिहीनता हो सकती है।)

Optic radiation (ऑप्टिक रेडीयेशन) The geniculocalcarine tract connecting lateral geniculate body with area 17 and 19 of calcarine cortex.

Optic tract (ऑप्टिक ट्रैक्ट) The visual path from optic chiasm to lateral geniculate body (see Figure).

Optic vesicle (ऑप्टिक वेसिकल) The embryonic evagination of diencephalon giving rise to pigmentary and sensory layers of retina.

Optical center (ऑप्टिकल सेन्टर) The point where the secondary axis of a

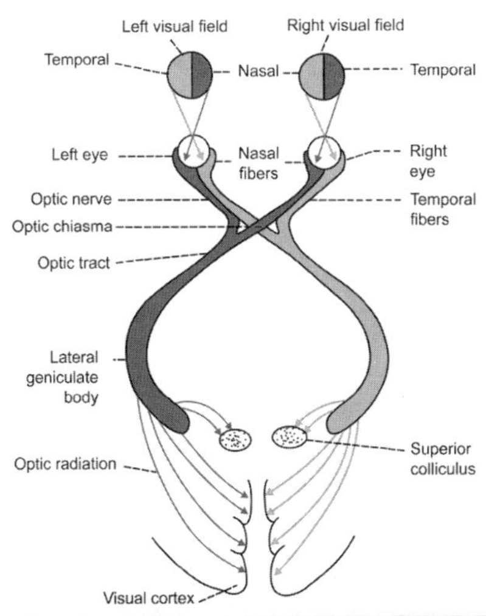

Optic tract

refractory system meets and cross the principal axis.

Optical index (ऑप्टिकल इन्डैक्स) A constant applied to objectives for purpose of comparison taking into account the focal length.

Optics (ऑप्टिक्स) Branch of science relating to properties of light, its refraction, reflexion and relation to vision. (विज्ञान की एक शाखा जिसमें प्रकाश उसके अपवर्तन, उसके परावर्तन तथा दृष्टि संबंधित गुणों का अध्ययन किया जाता हैं।)

Optimal (ऑप्टिमल) Most desirable. (सर्वोत्तम; अनुकूलतम)

Optokinetic (ऑप्टोकाइनेटिक) Relating to eye movements in relation to movement of objects in visual field.

Optokinetic nystagmus (ऑप्टोकाइनेटिक निस्टेग्मस) Nystagmus occurring when moving objects traverse the field of vision or vice versa.

Optometer (ऑप्टोमीटर) Instrument for measuring refractive error of eye. (नेत्रापर्वतनमापी; दृष्टिमापी।)

Optometry (ऑप्टोमीट्री) Measurement of visual power. (दृष्टि की अपवर्तन शक्ति मापना।)

Ora serrata (औरा सिरेटा) Portion of retina behind ciliary body. (दृष्टिपटल का वह भाग जो सिलियरी बॉडी के पीछे होता है।)

Oral contraceptive (ओरल कॉन्ट्रासेप्टिव) Contraceptives taken by mouth. (गर्भनिरोधक जो मुख द्वारा ली जाती है।)

Oral rehydration solution (ओरल रिहाइड्रेशन सैलूशन) Oral fluid used to prevent dehydration in Diarrhoea, Gastroenteritis, Cholera for maximum intestinal absorption of fluid and electrolyte and for rehydration. (निर्जलीकरण होने पर दिया जाने वाला घोल।)

Orbicularis oculi (ऑर्बीकुलेरिस ऑक्युलाइ) The ring muscle of eye, causing its closure. (नेत्र की छल्ला जैसी पेशी, जिसके कारण वह बंद होती हैं।)

Orbicularis oris (ऑर्बीकुलेरिस ऑरिस) The ring muscle of mouth, causing pursing of lips. (मुख की छल्ला जैसी पेशी, जिसके कारण होंठ खुलते एवं बंद होते है।)

Orbit (ऑर्बिट) The bony socket containing the eye formed by frontal, sphenoid, ethmoid, maxillary and palatal bone. (एक अस्थिल गुहा जिसमें नेत्र बनाने वाली माथे की अस्थि, जतूकाभ अस्थि, इथमॉयड अस्थि, ऊर्ध्वहनु तथा तालु को जोड़ने वाली अस्थि होती है।)

Orbital cellulitis (ऑर्बिटल सेल्यूलाइटिस) Inflammation of soft tissue of orbit usually following sinusitis causing proptosis and diplopia. (नेत्रगुहा के कोमल ऊतक का शोथ जिसके पश्चात वायुविवरशोथ हो जाता है। जिसके कारण प्रोप्टोसिस (नेत्र पलक का नीचे की ओर विस्थापन) तथा द्वि दृष्टिता जैसे विकार उत्पन्न हो सकते हैं।)

Orbital index (ऑर्बिटल इन्डैक्स) Orbital height to orbital breadth × 100. (नेत्रगुहा की लंबाई, नेत्रगुहा की चौड़ाई × 100।)

Orbital lobe (ऑर्बिटल लोब) Part of frontal lobe that rests on orbital plate of frontal bone. (अग्र भाग जो माथे की हड्डी के नेत्रगुहा प्लेट पर स्थित होता है।)

Orchic (ऑर्चिक) Testis. (शुक्रग्रन्थि।)

Orchiopexy (ऑर्कियोपैक्सी) Surgical fixation of testis. (अनवतीर्ण शुक्रग्रन्थि का वृषण में स्थिरीकरण अथवा इसकी वहां पर सिलाई कर देना।)

Orchitis (आर्काइटिस) Inflammation of testis. (किसी शुक्रग्रन्थि का शोथ।)

Ordinate (ऑर्डिनेट) The vertical line of the two coordinates. (दो समन्वयों की एक सीधी रेखा।)

Orfenadrine (ऑर्फेनाड्राइन) Anticholinergic agent. (आवेगों के परानुकम्पी तंत्रिकाओं से होकर गुजरने के मार्ग को अवरूद्ध करने वाला कारक।)

Organelle (ऑर्गेनेल) Special structures of a cell, e.g., mitochondria. (किसी कोशिका की विशिष्ट रचना उदाहरण के लिए माइटोकॉण्ड्रिया।)

Organic (ऑर्गेनिक) 1. Pertains to living organisms. 2. In chemistry pertaining to compounds of carbon. 3. Physical not mental or psychogenic. (किसी जीव से संबंधित। कार्बन को धारण करने वाले रासायनिक पदार्थों को प्रदर्शित करने वाला। शारीरिक परन्तु मानसिक नहीं।)

Organic acid (ऑर्गेनिक एसिड) Any acid containing carboxyl group. (कोई एसिड जिसमें कार्बोक्सील समूह होता है।)

Organic brain syndrome (ऑर्गेनिक ब्रेन सिन्ड्रोम) Diffuse impairment of brain function. (मस्तिष्क के कार्य की हानि या असामान्यतया का विसरित होना।)

Organic disease (ऑर्गेनिक डिजीज) Disease with recognizable structural changes in organs and tissues. (ऐसा रोग जिसमें शरीर के अंगों में पता लगाये जाने योग्य परिवर्तन उत्पन्न हो जाते हैं।)

Organic murmur (ऑर्गेनिक मरमर) Murmur due to structural changes in heart valves. (हृदय कपाट में रचनात्मक परिवर्तन होने के कारण उत्पन्न मर्मर (मृदु फूँकने की ध्वनि)।

Organism (ऑर्गेनिज्म) Any living entity capable of carrying on life process. (जन्तु अथवा पादप कोई भी जीव या वस्तु जो अपनी जीवन प्रक्रिया चलाती है।)

Organize (ऑर्गेनाइज) To undergo organization, i.e. repair process with growth of fibroblasts and capillaries. (संगठित होने की क्रिया; किसी आकारहीन अवस्था से किसी रचना या अंग में विकसित होना कोशिकाओं तथा तन्तुप्रसू को ठीक करने की क्रिया तथा उनकी वृद्वि।)

Organizing pneumonia (ऑर्गेनाइजिंग न्यूमोनिया) Pneumonia where the exudate undergoes organization and cicatrization rather than resorption. (न्यूमोनिया जिसमें निःस्राव को अवशोषण की जगह संगठित होने तथा व्रण चिन्ह बनने की क्रिया से गुजरना पड़ता है।)

Orgasm (ऑर्गेज्म) The intense pleasure of sexual intercourse at climax with pelvic throbbing, contraction of levator ani and anal sphincters to culminate in seminal ejaculation. (लैंगिक चरमोत्कर्ष; लैंगिक संसर्ग का उत्कर्ष (सबसे अधिक आनन्द की प्राप्ति)।)

Orifice (ओरीफाइस) An opening or entrance to a cavity. (शरीर की किसी गुहा का मुख, प्रवेश द्वार अथवा निकास कोई भी रन्ध्र, कुहर, द्वार अथवा छिद्र।)

Origin (ओरीजिन) The starting point. (किसी वस्तु का स्रोत अथवा उसकी शुरूआत का स्थान।)

Ormeloxifine (ओर्मेलोपरीफाइन) Salective estrogen receptor modulator. (ईस्ट्रोजन को नियमित या समायोजित करने वाला ग्राही।)

Ornidazole (ऑर्नीडाजोल) Antiamoebic agent. (अमीबा के संक्रमण को रोकने अथवा उसकी चिकित्सा करने के लिए प्रयोग किया जाने वाला कारक, एण्टीएमीबिक कारक।)

Ornithine (ऑर्निथाइन) An amino acid in the urea cycle. (यूरिया चक्र में अमीनो एसिड।)

Ornithosis (ओर्नीथोसिस) Psittacosis contracted from birds other than parrots. (तोते को छोड़कर अन्य पक्षियों से ग्रहण होने वाला एक शुक रोग जिसके कारण कभी-कभी मनुष्य में न्यूमोनिया उत्पन्न होता है।)

Oropharynx (ओरोफेरिन्क्स) Portion of pharynx below the level of soft palate. (कोमल तालु एवं कण्ठच्छद के ऊपरी किनारे के बीच स्थित ग्रसनी का मध्य भाग।)

Oropharyngeal (ओरोनफेरिन्जीयल) Relation to the mouth and pharynx. (मुख्य एवं ग्रसनी से सम्बंधित।)

Orosomucoid (ओरोसॉम्यूकॉयड) An acidic muco-protein from nephrotic urine. (अपवृक्कीय मूत्र में अम्लीय प्रोटीन एवं म्यूकोपॉलीसैक्कैराइड का पाया जाना।)

Orotic acid (ओरोटिक एसिड) A pyrimidine precursor.

Oroya fever (ओरोया फीवर) Bartonellosis.

Orphenadrine (ओर्फेनाड्राइन) Antispasmodic antitremor drug. (ऐंठन रोकने या कम करने तथा कम्पन रोकने या विरोधी औषधि।)

Ortalani's sign (ओर्टालानीस साइन) Slipping of femoral head back to acetabulum with a snapping sound when congenitally displaced hip in full abduction is tapped.

Orthochromatic (ऑर्थोक्रोमैटिक) Having normal staining characteristics. (सामान्य रूप से अभिरंजित हो जाने वाला।)

Orthodontics (ऑर्थोडोन्टिक्स) The branch of dentistry dealing with malocclusion and its treatment. (दन्त चिकित्सा की वह शाखा जिसका संबंध दांतों की गड़बड़ी की रोकथाम एवं उन्हें सही करने से होता है; विषमदन्तविज्ञान।)

Orthograde (ऑर्थोग्रेड) Walking or standing in upright position. (शरीर को सीधा करके चलने या खड़ा होने वाला।)

Orthopedics (ऑर्थोपेडिक्स) That branch of surgery dealing with corrective treatment of deformities, diseases of locomotor apparatus. (शल्यक्रम की एक शाखा जिसका संबंध कंकाल तंत्र एवं इससे संबद्ध संरचनाओं के विकृतियों की रोकथाम तथा उनके निवारण से होता है।)

Orthophoria (ऑर्थोफोरिया) Normal balance of eye muscles i.e., parallel. (नेत्र पेशियों का सामान्य संतुलन; नेत्र अविचलन प्रवृति।)

Orthopnea (ऑर्थोप्निया) Difficulty in breathing in lying down but not in sitting or upright position. (बैठे होने अथवा खड़े होने की स्थिति के अतिरिक्त किसी भी स्थिति जैसे लेटने पर सांस लेने में कष्ट होना।)

Orthoptics (ऑर्थोप्टिक्स) The training meant for making visual responses normal like esophoria. (तिर्यकदृष्टि (ढेरना) को ठीक करने के लिए नेत्र पेशियों का व्यायाम करना।)

Orthostat (ऑर्थोस्टेट) Device for straightening curvatures of long bones. (लम्बी अस्थियों की वक्रता को सीधा करने वाला एक उपकरण।)

Orthostatic (ऑर्थोस्टेटिक) Standing upright. *o. albuminuria* Albuminuria when assuming erect position. *o. hypotension* Fall in blood pressure while assuming erect position. (खड़े रहने की स्थिति; ऊर्ध्वस्थितिज) *Orthostatic hypotension* (ऑर्थोस्टेटिक हाइपोटेन्शन) (खड़े रहने अथवा एक-सी स्थिति में रहने से अल्परक्तचाप।)

Orthotics (ऑर्थोटिक्स) Science of orthopedic appliances and their use. (ऑर्थोपेडिक उपकरण तथा उसके प्रयोगों से संबंधित विज्ञान।)

Orthotonus (ओर्थोटोनोस) A form of tetanic spasm in which whole body is fixed in a straight line. (टेटनस के कारण शरीर का ऐंठ जाना।)

Orthotopic (ऑर्थोटॉपिक) In the natural or normal position. *o. transplantation* Transplantation of an organ from a donor into its normal anatomical position in recipient. (किसी सामान्य या प्राकृतिक स्थिति में होना।)

Os (ओस) Bone, mouth. (अस्थि; मुख या छिद्र।)

Oscillation (आक्सीलेशन) A swinging or vibration. (पेण्डुलम की गति की भांति आगे-पीछे गति होना; कम्पन्न।)

Oscillopsia (ऑक्सीलोप्सिया) A form of visual aberration where stationary objects appear to move to and from leading to blurred vision. (एक प्रकार की दृष्टि संवेदना जिसमें स्थिर वस्तुएं आगे एवं पीछे को घूम रही हो, प्रतीत होता है।)

Oscilloscope (ऑक्सिलोस्कोप) A cathode ray vacuum tube to reflect oscillations of electromotive forces. (कैथोड रे ट्यूब को प्रतिदीप्त पर्दे पर विद्युत परिवर्तनों को दृष्टिगोचर करने वाला एक उपकरण।)

Osgood Schlatter disease (ऑस्गुड-स्कलैटर डिजीज) Osteochondritis of tibial tubercle. (अन्तर्जंघिकी गुलिका का अस्थ्युपास्थिशोथ।)

Osler-Rendu-Weber disease (ऑस्लर रेनडु वेबर डिजीज) Hereditary hemorrhagic telangiectasia. (आनुवंशिक रक्तस्रावी वाहिकास्फीति।)

Osler's disease (ऑस्लर्स डिजीज) Polycythemia vera. (बहुलोहित कोशिकारक्तता; यह अस्थिमज्जा के लाल रक्त कोशिकाओं को बनाने वाले भाग के अतिविकसन के कारण होता है।)

Osler's node (ऑस्लर्स नोड) Painful indurated red areas on finger pulp in acute bacterial endocarditis. (तीव्र जीवाणुज अन्तर्हृद्कलाशोथ में अंगुल मज्जा पर पीड़ादायी सख्त लाल क्षेत्र।)

Osmole (ऑस्मोल) The quantity of a solute existing in solution as molecules, commonly stated in grams, that is osmotically equivalent to one mole of an ideally behaving electrolyte. (परासरणीय दाब की एक इकाई जो विलेय पदार्थों की उस मात्रा के तुल्य होती है, जो विलयन में वियोजित होकर कणों का एक मोल बनाती है।)

Osmometer (ऑस्मोमीटर) Instrument for measuring osmotic pressure. (परासरणीय दाब को मापने वाला एक उपकरण; परासरणमापी।)

Osmophobia (ऑस्मोफोबिया) Abnormal fear of odors. (गंध का विकृत भय।)

Osmoreceptor (ऑस्मोरिसेप्टर) Hypothalamic receptors that respond to changes in osmotic pressure of blood and hence influence ADH secretion. (अधश्चेतक में स्थित एक ग्राहक जो रक्त के परासरणीय दाब के प्रति संवेदनशील होता है।)

Osmosis (ऑस्मोसिस) The passage of solvent through a membrane from a dilute solution into a more concentrated one. (भिन्न सांद्रता वाले विलयनों को पृथक करने वाली अर्द्धपारगम्य झिल्ली से होकर अल्प सान्द्रता वाले विलयन का उच्च सान्द्रता वाले विलयन की ओर गुजरना।)

Osmotic fragility (ऑस्मोटिक फ्रेजीलिटी) The susceptibility of RBCs to lyse in hypotonic solutions. (अल्पपरासारी विलयन में लाल रक्त कोशिकाओं का क्षतिग्रस्त से लेकर अपघटन हो जाना।)

Osmotic pressure (ऑस्मोटिक प्रेशर) The pressure developed when two solutions of different concentrations of some solute are separated by a semipermeable membrane. (दो भिन्न सान्द्रता वाले विलयनों को किसी अर्धपारगम्य झिल्ली द्वारा अलग किए जाने पर उत्पन्न होने वाला दाब।)

Osseous (ऑसीयस) Bony. (अस्थिल।)

Osscicle (ऑसीकिल) A small bone, particularly that in middle ear. (एक छोटी हड्डी विशेषकर मध्यकर्ण में।)

Ossification (ऑसीफिकेशन) The formation of bone. (हड्डी का बनना।)

Ossifying fibroma (ऑसीफाइंग) A benign tumor from connective tissue of bone. (अस्थि के संयोजी ऊतक से उत्पन्न एक सुदम अर्बुद।)

Osteitis (ऑस्टाइटिस) Inflammation of bone. *o. fibrosa cystica* Generalized bone demineralization with large osteoporotic areas resembling cyst as in hyperparathyroidism. *o. fragilitans* Osteogenesis imperfecta. (अस्थिशोथ; हड्डी की सूजन।) *Osteitis fibrosa cystica* (ऑस्टाइटिस फाइब्रोसा सिस्टिका) ऐसा अस्थिशोथ जिसमें परावटु या पैराथायरॉयड ग्रन्थियों की अतिसक्रियता के फलस्वरूप हड्डियां हल्की तथा मुलायम हो जाती हैं एवं तन्तुमय ह्रास के साथ रोगग्रस्त हड्डी पर पुटियां तथा तन्तुमय पर्विकाएं बन जाती हैं। *Osteitis fragilitas* (ऑस्टाइटिस फ्रेजीलीटैस) अलिंग गुणसूत्र वाला अस्थि तथा उपास्थि का विकार।)

Osteoarthrosis (ऑस्टियोआर्थ्रोसिस) Degenerative joint disease. (ह्रास सहित संलग्न सन्धि विकार।)

Osteoblast (ऑस्टियोब्लास्ट) Cells of mesenchymal origin concerned in the formation of bony tissue. (मध्यजनस्तर से उत्पन्न होने वाली कोशिका जिसका संबंध अस्थि ऊतक के बनने से होता है।)

Osteoblastoma (ऑस्टियोब्लास्टोमा) Malignant tumor of osteoblasts SYN – Osteosarcoma. (ऑस्टियोब्लास्टों का एक बड़ा, वेदनायुक्त सुदम अर्बुद।)

Osteochondral (ऑस्टियोकॉण्ड्रल) Composed of both bone and cartilage. (अस्थि एवं उपास्थि से बना हुआ।)

Osteocarcinoma (ऑस्टियोकार्सिनोमा) Cancer of the bone. (हड्डी का कैंसर।)

Osteomyelitis (ऑस्टियोमाइलाटिस) Infection or inflammation of the bone due to pathogenic bacteria of fungi. (रोगजनक जीब द्वारा उत्पन्न अस्थिमज्ज शोध)

Osteochondritis dissecans (ऑस्टियो-कॉण्ड्राइटिस डाइसिकैन्स) A joint disease characterized by partial or complete detachment of a fragment of articular cartilage and underlying bone. (एक जोड़ वाला रोग जिसमें सन्धि वाली उपास्थि तथा अंतर्निहित अस्थि का छोटा सा भाग आंशिक या पूर्ण रूप से वियोजित हो जाता है।)

Osteochondrodysplasia (ऑस्टियो-कॉण्ड्रोडिस्प्लेसिया) Abnormal development of bony and cartilaginous structures. (अस्थि एवं उपास्थि की असामान्य वृद्धि एवं विकास।)

Osteochondrodystrophy (ऑस्टियो-कॉण्ड्रोडिस्ट्रॉफी) Morquio syndrome. (अस्थि एवं उपास्थि वृद्धि का एक विकार जिससे बौनापन उत्पन्न हो जाता है।)

Osteopetrosis (ऑस्टियोपेट्रोसिस) A genetic disease which is marked by abnormal dense thick bone. (एक आनुवंशिक रोग जिसमें हड्डी असामान्य रूप से ठोस हो जाती है।)

Osteosarcoma (ऑस्टियोसार्कोमा) A malignant cancer which originates in the bone forming cells. (हड्डी का कैंसर।)

Osteotome (ऑस्टियोटोम) Instrument for cutting, compressing, chiseling bone. Using in surgeries and dental procedures (हड्डी को काटने वाला चाकू यंत्र।)

Osteochondroma (ऑस्टियोकॉण्ड्रोमा) Benign hamartomatous tumor of bone or cartilage. (अस्थिल एवं उपास्थि ऊतक दोनों से बना एक सुदम, हैमार्टोमा युक्त अर्बुद; अस्थ्युपास्थि अर्बुद।)

Osteochondromyxoma (ऑस्टियोकॉण्ड्रो-मिक्सोमा) An osteochondroma with myxoid component. (श्लेष्मार्बुद (मिक्मोसा) के साथ मिश्रित अस्थ्युपास्थि अर्बुद।)

Osteochondrosarcoma (ऑस्टियोकॉण्ड्रो-सार्कोमा) An osteosarcoma with significant myxosarcomatous element. (अस्थिसार्कार्बुद जिसमें विशिष्ट रूप से श्लेष्मार्बुद एवं सार्कोमा दोनों तत्व होते हैं।)

Osteochondrosis (ऑस्टियोकॉण्ड्रोसिस) A process involving ossification centers with avascular necrosis followed by slow regeneration. (एक प्रक्रिया जिसमें अस्थिभवन केन्द्रों का व्यपजनन (ह्रास) हो जाता है जिसके पश्चात् पुनर्जनन हो जाता है।)

Osteoclasis (ऑस्टियोक्लैसिस) The fracture of a long bone without resorting to open surgery for correcting deformity. (किसी विकृति को ठीक करने के लिए शल्यकर्म द्वारा किसी लम्बी हड्डी को तोड़ना; अस्थिभंजन।)

Osteoclast (ऑस्टियोक्लास्ट) Multinucleated cells responsible for bone remodelling. (बहुकेन्द्रकीय कोशिकायें जो अस्थि के अवशोषण एवं अलग करने के लिये जिम्मेदार होती हैं।)

Osteoclastoma (ऑस्टियोक्लास्टोमा) Giant cell tumor. (अस्थि अवशोषी कोशिकार्बुद।)

Osteodystrophy (ऑस्टियोडिस्ट्रॉफी) Defective bone formation. (अस्थि का दोषपूर्ण विकास होना।)

Osteofibroma (ऑस्टियोफाइब्रोमा) A benign bone tumor with fibrous tissue component. (एक सुदम अस्थि अर्बुद जिसमें तन्तुमय ऊतक घटक होते हैं।)

Osteogenesis imperfecta (ऑस्टियोजेनेसिस इम्परफेक्टा) Autosomal dominant disease characterized by hypoplasia of bone and cartilage leading to fracture with minimal trauma, hypermobility, blue sclera. (अलिंग गुणसूत्र विकार जिसमें अस्थि तथा उपास्थि का अल्प विकास होता है जिसके अस्थिभंग के साथ थोड़ा अभिघात तथा गतिशीलता बढ़ना जैसे संलक्षण होते हैं।)

Osteogenic sarcoma (ऑस्टियोजेनिक सारकोमा) A malignant tumor composed of mesenchymal anaplastic cells with varying elements of osteogenesis, osteolysis, telangiectasis and bone cyst formation. (एक दुदर्म अबुर्द जो उपकलाहीन मध्यजनस्तर अविकसन कोशिकाओं तथा अस्थिजनन, अस्थिलयन, वाहिका स्फीति तथा अस्थि पुटी के भिन्न तत्वों के विकास से बनता है।)

Osteoid (ऑस्टिऑयड) The young hyaline matrix of true bone in which calcium is deposited. (हड्डी के समान, अस्थिवत्; एक काचाभ अस्थि आधात्री जिसमें कैल्सियम एकत्रित होता है।)

Osteoid osteoma (ऑस्टिऑयड ऑस्टियोमा) A benign hamartomatous tumor of bone composed of a nidus of well vascularized tissue with pain. (अस्थि का सुदम हेमार्टोमा युक्त अर्बुद जो वाहिकामयी ऊतक के उदगमकेन्द्र से बना होता है, जिसमें पीड़ा भी होती है।)

Osteolysis (ऑस्टियोलाइसिस) Bone resorption/degeneration. (हड्डी का नष्ट होना; अस्थिलयन।)

Osteoma (ऑस्टियोमा) Benign bony tumor arising from membranous bones. (अस्थ्यर्बुद; एक सुदम अस्थिल अर्बुद अथवा हड्डी के समान कठोर रचना जो झिल्ली युक्त अस्थियों से उत्पन्न होती है।)

Osteomalacia (ऑस्टियोमैलेशिया) Failure of ossification due to fall in serum calcium. (अस्थिमृदुता; सीरम कैल्सियम के घट जाने के कारण अस्थिकरण में असमर्थता होना।)

Osteomatosis (ऑस्टियोमेटोसिस) Presence of multiple osteomas. (बहुत से अस्थ्यर्बुदों का बनना।)

Osteometry (ऑस्टियोमीट्री) The study of proportions and measurement of skeleton. (हड्डियों तथा कंकाल को मापने का अध्ययन करना।)

Osteomyelitis (ऑस्टियोमाइलाइटिस) Inflammation of marrow and hard tissue of bone. (रोगजनक जीव द्वारा उत्पन्न अस्थिमज्जा शोथ।)

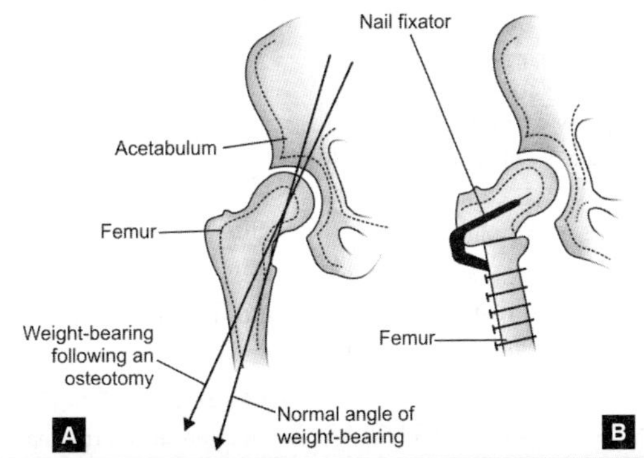

Osteotomy of hip—(A) showing weight-bearing angle, and (B) showing an example of an osteotomy with fixator

Osteopathy (ऑस्टियोपैथी) A school of healing art which teaches that the body is a vital mechanical organism whose structural and functional integrity are coordinated and interdependent. (विरोहण कला का केन्द्र जहां यह पढ़ाया जाता है कि शरीर एक प्राणभूत भौतिक जीव है जिसकी संरचनात्मक एवं क्रियात्मक सम्पूर्णता एक दूसरे पर परस्पर निर्भर करती है तथा उनमें समन्वय बना रहता है।)

Osteopenia (ऑस्टियोपीनिया) Less bone tissue than normal. (अस्थि अपघटन की सामान्य गति की क्षतिपूर्ति करने के लिए अस्थि रूपी ऊतक के संश्लेषण की दर में कमी हो जाने से अस्थि ऊतक की मात्रा घट जाना।)

Osteopetrosis (ऑस्टियोपैट्रोसिस) A familial disease characterized by excessive radiographic density with a tendency towards fracture and obliteration of marrow cavity. (आनुवंशिक रोग जिसमें हड्डी असामान्य रूप से ठोस हो जाती है एवं रोगग्रस्त हड्डी का स्वयं ही अस्थिभंग हो जाता है; अस्थ्यरमरता।)

Osteophyte (ऑस्टियोफाइट) A bony outgrowth. (अस्थि-उद्वर्ध।)

Osteopoikilosis (ऑस्टियोपायॅकीलोसिस) Disease of unknown etiology with ellipsoidal dense foci in all bones of body. (हड्डियों का एक आनुवंशिक रोग जिसमें हड्डियों में धब्बों के रूप में अत्यधिक कैल्सीकरण हो जाता है।)

Osteoporosis (ऑस्टियोपोरोसिस) Absolute decrease in quantity of bone tissue with enlarging marrow cavity and Haversian spaces. (अस्थिसुषिरता; अस्थि ऊतक की मात्रा अत्यधिक कम हो जाने के साथ ही मज्जा तथा रक्तधर नलिकाओं का बढ़ जाना।)

Osteosclerosis (ऑस्टियोस्क्लेरोसिस) Abnormal increase in density of bone. (अस्थिकाठिन्य; हड्डी का कठोर हो जाना।)

Osteosis (ऑस्टियोसिस) Metaplastic bone formation. (त्वचा में अस्थिल पर्विकाओं का बनना।)

Osteotome (ऑस्टियोटोम) An instrument for cutting bone. (अस्थि विच्छेदक; हड्डी काटने वाला चाकू।)

Osteotomy (ऑस्टियोटॉमी) Cutting of a bone (see Figure). (हड्डी को चीरना या इसका पार परिच्छेदन करना अस्थि विच्छेदन।)

Osteotropy (ऑस्टियोट्राफी) Nutrition of bony tissue. (अस्थि ऊतक का पोषण।)

Ostium (ऑस्टियम) A mouth or aperture. (मुख अथवा छिद्र।)

Otic (ऑटिक) Pertaining to ear. (कर्णपरक; कान से संबंधित।)

Otic capsule (ओटिक कैप्सूल) The cartilage capsule that surrounds developing auditory vesicle and later fuses with the sphenoid and occipital cartilage. (उपास्थि सम्पुटिका जो बढ़ती हुई श्रवण पुटिका को घेरती है और बाद में जतूकाभ तथा पश्चकपालिका उपास्थि के साथ मिल जाती है।)

Otic ganglion (ओटिक गैंगलिऑयन) The nerve ganglion immediately below foramen ovale of sphenoid bone giving rise to postganglionic parasympathetic fibers to parotid gland. (तंत्रिका गण्डिका जो जतूकास्थि के अण्डाकार रन्ध्र के बिल्कुल नीचे स्थित होती है और जिसके कारण कर्णमूलग्रन्थि में पश्च कण्डरापुटीय परानुकम्पी तन्तुओं की उत्पत्ति होती है।)

Otitic hydrocephalus (ओटाइटिक हाइड्रोसिफैलस) Hydrocephalus associated with chronic ear infection, esp., mastoiditis. (जलशीर्ष जो जीर्ण कान संक्रमण से संबंधित होता है; विशेषकर मैस्टॉयडाइटिस (कर्णमूल कोटर का शोथ)।

Otitis (ओटाइटिस) Inflammation of the ear. (कर्णशोथ; कान की सूजन।)

Otitis externa (ओटाइटिस एक्सटर्ना) Inflammation of external ear. (बाह्य कर्णशोथ।)

Otitis interna (ओटाइटिस इर्न्टना) Inflammation of internal ear. (अन्तः कर्ण का शोथ।)

Otitis media (ओटाइटिस मीडिया) Inflammation of middle ear. (मध्यकर्ण शोथ।)

Otogenic (ओटोजेनिक) Originating or arising within the ear. (कान से उत्पन्न होने वाला।)

Otolaryngology (ओटोलैरिन्गोलॉजी) Specialty dealing with diseases of ear, nose and larynx. (चिकित्सा-शास्त्र की वह शाखा जो कान, नाक एवं स्वरयंत्र के रोगों से संबंधित होती है।)

Otolith (ओटोलिथ) Calcareous concretions within membranous labyrinth. (कर्णबालुका, कर्णाश्मरी; कैल्सियमयुक्त पथरी।)

Otology (ऑटोलॉजी) The science of ear and its diseases. (चिकित्सा शास्त्र की वह ब्रांच जिराका संबंध कान की संरचना, उसके कार्य एवं रोगों से होता है; कर्णविज्ञान।)

Otomycosis (ओटोमाइकोसिस) Fungal infection of ear canal. (कर्णकवकता; कर्ण नली का कवक संक्रमण)

Otorrhea (ओटोरिह्या) Discharge from external auditory meatus. (कर्णस्राव; बाह्य से श्रवण नली से स्राव निकलना।)

Otosclerosis (ओटोस्क्लेरोसिस) A disease characterized by new bone formation around oval window with immobilization of foot plate of stapes and hence conductive hearing loss. (एक रोग जिसमें कान के पोलेपन से स्टेपीस का अस्थिल सन्धिग्रह हो जाता है जिसके फलस्वरूप बधिरता उत्पन्न हो जाती है।)

Otoscope (ओटोस्कोप) Instrument for visualization of external ear and the tympanic membrane (see Figure). (कर्णदर्शी; बाह्य कर्ण तथा मध्यकर्णिका कला का परीक्षण वाला उपकरण।)

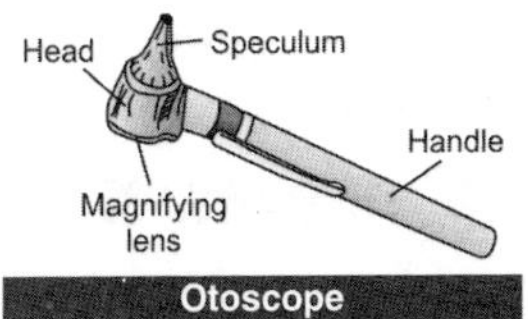

Otoscope

Ototoxic (ओटोटॉक्सिक) Any agent or substance having toxic effects on the ear or it's nerve supply. (श्रवण अंगो पर विषैला प्रभाव रखने वाला।)

Ouabain (ओऊबेन) A digitalis glycoside, rapid acting. (डिजीटैलिस ग्लाइकोसिड; तीव्र कार्यकारी।)

Ounce (औंस) A unit of measure equivalent to 28 grams. (भार तथा तरल आयतन की एक माप।)

Outer nuclear layer (आउटर न्यूक्लियर लेयर) The layer of retina which contains rods and cones. (नेत्रपटल की परत जिसमें रॉडस और कौन्स होते हैं।)

Outflow (आऊटफ्लो) In neurology transmission of efferent impulses. (तंत्रिका विज्ञान में, आवेगों का केन्द्रीय तंत्रिका तंत्र से बाहर की तरफ जाना।)

Outgrowth (आऊटग्रोथ) Growth or development from a pre-existing structure or state. (शारीरिक या किसी अंग की पूर्व अवस्था या रचना में वृद्धि या विकास होना।)

Outline (आऊटलाइन) The shape. (आकार; आकृति।)

Outpatient (आउटपेसेन्ट) The person who visits to the clinic or hospital for treatment but is not admitted in the hospital who will not stay overnight in a hospital for treatment. (बहिरंग रोगी वह रोगी जो अस्पताल में भर्ती नहीं हैं और उसका इलाज डिस्पेंसरी या क्लीनिक अस्पताल से चल रहा है।)

Outpouching (आऊटपाऊचिंग) Evagination. (किसी भाग अथवा अंग का बाहर को निकल जाना।)

Ovale malaria (ओवेल मलेरिया) Malaria caused by *Plasmodium ovale* with the red blood cells and trophozoites both being often oval in shape. (मलेरिया जो प्लाज्मोडियम ओवेल नामक परजीवी द्वारा उत्पन्न होता है जिसमें लाल रक्त कोशिकाएं

तथा ट्रोफोज्वाइट दोनों अधिकतर अण्डाकार आकार के होते हैं।)

Ovalocyte (ओवेलोसाइट) Elliptocyte. (एक अण्डाकार लाल रक्त कोशिका।)

Ovarian agenesis (ओवेरियन ऐजिनेसीस) Failure of development of ovaries. SYN—Turner's syndrome. (डिम्बग्रन्थियों के विकास में असमर्थता होना; टरनर्स सिन्ड्रोम।)

Ovarian follicle (ओवेरियन फॉलिकिल) An ovum and the granulosa cell surrounding it occupying the cortex of ovary. (डिम्ब और ग्रेन्युलोसा कोशिका जो डिम्बग्रन्थि के आस-पास स्थित होती है तथा उसके प्रान्तास्था को घेरती है।)

Ovarian graft (ओवेरियन ग्राफ्ट) A portion of ovary implanted commonly to abdominal wall to preserve hormone secretion. (डिम्बग्रन्थि का एक भाग जो सामान्यतः से उदर-भित्ति पर आरोपित होता है जिससे हार्मोन के स्राव को रोका जाता है।)

Ovarian hormones (ओवेरियन हार्मोन्स) 1. Follicular hormones–estradiol, estrone, and estriol 2. Luteal hormone-progesterone. (पुटक हार्मोन ईस्ट्राडियोल ईस्ट्रोन, ईस्ट्रियोल। पित पिण्ड द्वारा स्रावित प्रोजेस्टेरोन हार्मोन।)

Ovarian ligament (ओवेरियन लिगामेन्ट) The terminal portion of genital ridge uniting the caudal end of embryonic ovary with the uterus. (जननांग घटक का अन्तिम भाग जो गर्भाशय तथा भ्रूण ीय डिम्बाशय के पुच्छ छोर से संयुक्त होता है।)

Ovarian plexus (ओवेरियन प्लेक्सेस) A network of veins in the broad ligament or nerve plexus around the ovary. (डिम्बग्रन्थि के आस-पास नाड़ीजाल या पृथुस्नायु में शिराओं की जाली।)

Ovary (ओवेरी) The glandular female reproductive organ giving rise to ova (see Figure on next page). (डिम्बग्रन्थि, डिम्बाशय, अण्डाशय, स्त्री लैगिंक ग्रन्थियों वाला जनन अंग जिसमें डिम्ब बनते हैं।)

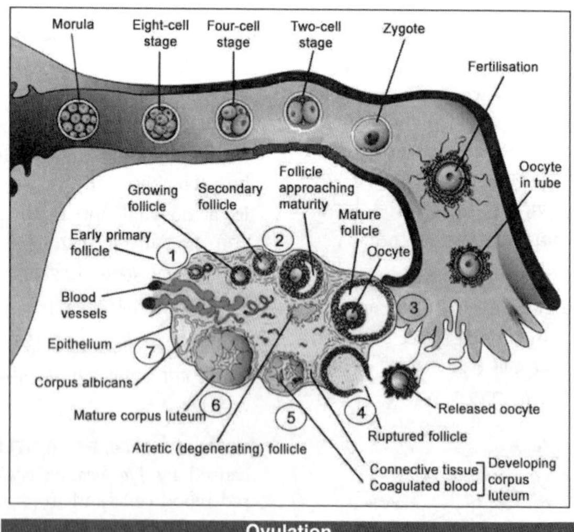

Ovulation

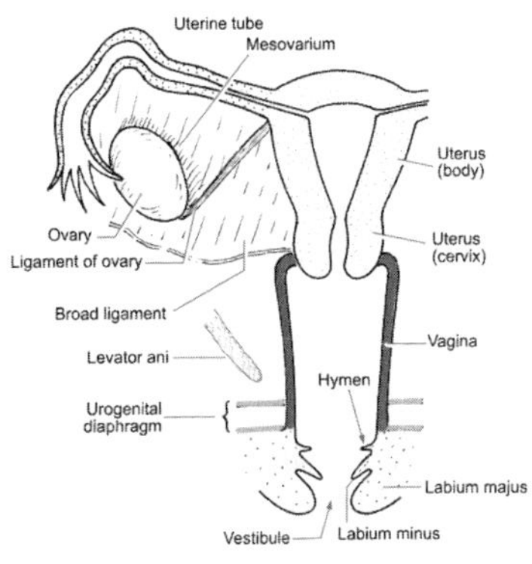

Ovary

Overbite (ओवरबाईट) The extent to which the upper anterior teeth overlap the lower during occlusion. (ऊपरी एवं निचले कृन्तक दांत जब आपस में मिलते हैं तो ऊपरी कृन्तक दांतों का निचले कृन्तक दांतों के ऊपर लम्ब रूप से चढ़ जाना।)

Overriding (ओवरराईडिंग) The extent of overlapping of broken ends in a fracture. (किसी अस्थि भंग हुई हड्डी के एक किनारे का दूसरी हड्डी के ऊपर को फिसलना।)

Overweight (ओवरवेट) Excessive weight of an individual by more than 10% than permissible for sex and age. (किसी व्यक्ति का अत्यधिक वजन होना जो व्यक्ति की उम्र तथा लिंग के अनुसार सामान्य वजन से दस प्रतिशत से ज्यादा होना।)

Oviparous (ओवीपैरस) Producing eggs. (अण्डे उत्पन्न करना।)

Ovoid (ओवॉयड) Egg shaped. (अण्डाकार, डिम्बाभ।)

Ovotestis (ओवोटैस्टिस) Ovarian and testicular tissue combined in the same gonad. (एक जननग्रन्थि जिसमें शुक्रग्रन्थिय एवं डिम्बग्रन्थिय दोनों ऊतक होते हैं।)

Ovulation (ओव्यूलेशन) The maturation and discharge of ovum (see Figure). (डिम्ब पुटक से डिम्ब की मुक्ति होना; डिम्बोत्सर्जन; डिम्बक्षरण।)

Ovum (ओवम) The female germ cell. (स्त्री जनन कोशिका; एक अण्डा या डिम्ब।)

Oxalate (ऑक्सेलेट) Any ester or salt of oxalic acid. (ऑक्जेलिक एसिड का कोई ईस्टर या लवण।)

Oxalic acid (ऑक्जेलिक एसिड) An acid found in plants and vegetables, used as reagent. (अम्ल जो पौधों और सब्जियों में पाया जाता है तथा इसे अभिकर्मक के रूप में प्रयोग किया जाता है।)

Oxaloacetic acid (ऑक्जेलोएसिटिक एसिड) A participant in citric acid metabolic cycle. (साइट्रिक अम्ल चयापचयी चक्र में एक सहभागी।)

Oxalosis (ऑक्जेलोसिस) An inborn error of metabolism due to impaired glyoxylic acid metabolism with overproduction of oxalic acid and deposition of calcium oxalate in body tissues. (कैल्सियम ऑक्जेलेट का शरीर के ऊतकों विशेषकर गुर्दों में जमा हो जाना।)

Oxaluria (ऑक्जेलूरिया) Presence of oxalic acid or oxalates in urine. (ऑक्जेलेटो विशेषकर कैल्सियम ऑक्जेलेट का अधिक मात्रा में मूत्र में उत्सर्जित होना।)

Oxandrolone (ऑक्जेनड्रोलोन) Anabolic steroid. (उपचय बढ़ाने वाला स्टैरॉयड।)

Oxazepam (ऑक्सेजीपेम) A benzodiazepine, tranquilizer. (बैन्जोडायाजीपीन; प्रशान्तक; एक औषधि जो मानसिक तनाव एवं चिन्ता को कम करने का कार्य करती है।)

Oxcarbazepine (ऑक्सकार्बाजिपाइन) Antiepileptic drug. (मिर्गी रोकने वाली औषधि।

Oxethazaine (ऑक्सिथाजाइन) Gastric mucosal anesthetic. (आमाशयिक श्लेष्मकला संज्ञाहारी।)

Oxidase (ऑक्सीडेज) Enzyme that promotes an oxidation reaction. (कोई भी एंजाइम जो ऑक्सीकरण को बढ़ाये।)

Oxidation (ऑक्सीडेशन) An increase in positive valence of an element or decrease in negative valence occurring due to loss of electrons; the process of combining with oxygen. (इलैक्ट्रॉन के अभाव के कारण किसी तत्त्व की धनात्मक संयोजकता में वृद्धि होना या ऋणात्मक संयोजकता का घट जाना। ऑक्सीजन के साथ संयुक्त होने की क्रिया; ऑक्सीकरण।)

Oxime (ऑक्सीम) Any compound resulting from action of hydroxylamine upon an aldehyde or ketone. (एल्डीहाइड या कीटोन पर हाइड्रोक्सी लैमोनी की प्रक्रिया के परिणामस्वरूप पाया जाने वाला कोई यौगिक।)

Oximeter (ऑक्सीमीटर) Photoelectric instrument for measuring degree of oxygen saturation of blood. (रक्त में संतृप्त ऑक्सीजन की मात्रा को मापने के लिए प्रयोग किया जाने वाला एक फोटोइलैक्ट्रिक उपकरण।)

Oxprenolol (ऑक्सप्रेनोलॉल) A betablocker used in coronary artery disease. (एक अनुकम्पी अनुकारीसस औषधि जो रक्तचाप कम करती है, जिसे कोरोनरी धमनी विकारों में प्रयोग किया जाता है।)

Oxybutynin (ऑक्सीब्युटाइनिन) Urinary antispasmodic. (मूत्र आक्षेपनाशक।)

Oxycephaly (ऑक्सीसिफैली) A condition where head is conical in shape. (सिर का शंक्वाकार होना या सिर का शंक का आकार धारण करने की दशा।)

Oxycodone (ऑक्सीकोडॉन) A narcotic analgesic, dihydrohydroxycodeinone. (स्वापक वेदनाहर, डाइहाइड्रोहाइड्रोक्सी कोडीनॉन।)

Oxyhemolobin (आक्सीहीमोग्लोबिन) The haemoglobin which is combined with the oxygen found in the arteries and used for carrying oxygen to the body tissues. (हीमोग्लोबिन एवं ऑक्सीजन का संयुक्त रूप धमनीय रक्त में पाया जाता है तथा शरीर के ऊतकों के लिए ऑक्सीजन का वाहक होता है।)

Oxyhemoglobinometer (ऑक्सीहीमोग्लोबि–नोमीटर) An instrument for measuring the amount of oxygen in the blood. (रक्त में ऑक्सीजन की मात्रा को मापने वाला एक उपकरण।)

Oxygen (ऑक्सीजन) The colorless and odorless gas that supports combustion and essential to animal life. It constitutes one-fifth of atmosphere, eight-ninth of water and one half of earth's crust. (एक रंगहीन, गंधहीन गैस जो जीव के श्वसन तथा दहन के लिए आवश्यक होती है। वायुमण डलीय वायु का 20 प्रतिशत भाग ऑक्सीजन ही होती है तथा यह पृथ्वी की बाहरी परत का आधा भाग होता है।)

Oxygen hyperbaric (ऑक्सीजन हाइपरबेरिक) Oxygen given at 1½–3 times of atmospheric pressure in gangrene, cyanide poisoning, burns, smoke inhalation, crush injury, etc. (वायुमण्डलीय दाब के ढेड़ या तीन गुनी तक ऑक्सीजन देना। या अधिकतर मलन, साइनाइड विषाक्तता, जलने पर, धुएं के अभिश्वसन, बुरी तरह से कुचले हुए अभिघात आदि में दिया जाता है।)

Oxygen radicals (ऑक्सीजन रेडिकल्स) Hydrogen peroxide, superoxide produced by incomplete reduction of oxygen that cause membrane damage. (हाइड्रोजन पैरोक्साइड, सुपर ऑक्साइड जो अपूर्ण रूप से कम की गई ऑक्सीजन से उत्पन्न होते हैं जिसके फलस्वरूप कला क्षति हो जाती है।)

Oxygen saturation (ऑक्सीजन सेचुरेशन) Oxygen content divided by oxygen capacity expressed in volume per cent. (ऑक्सीजन पदार्थ जो ऑक्सीजन क्षमता से विभाजित करके, आयतन प्रतिशत से अभिव्यक्त किए जाते हैं।)

Oxygen tent (ऑक्सीजन टेन्ट) A transparent air-tight chamber, enclosing patient's head and shoulder, in which oxygen content can be maintained at a higher level. (एक पारदर्शक वायुरुद्ध प्रकोष्ठ जिसमें रोगी का सिर तथा कंधे को संलग्न करके, तथा ऑक्सीजन को उचित स्तर पर बनाए रखते हैं।)

Oxyhemoglobin (ऑक्सीहीमोग्लोबिन) Hemoglobin combined with oxygen. (हीमोग्लोबिन एवं ऑक्सीजन का संयुक्त रूप।)

Oxymetazoline (ऑक्सीमेटेजोलीन) A vasoconstrictor used topically to reduce nasal congestion. (एक वाहिकासंकोचक जिसका स्थानीय प्रयोग करके नासिका रक्ताधिक्य को कम करते हैं।)

Oxymetholone (ऑक्समेथोलॉन) An anabolic steroid. (उपचय बढ़ाने वाला स्टैरॉयड।)

Oxymorphone (ऑक्सीमॉर्फोन) A semi-synthetic narcotic analgesic. (स्वापक वेदनाहर पदार्थ जो प्राकृतिक रूप से उत्पन्न होकर रासायनिक परिवर्तन करके बनाया जाता है।)

Oxyntic (ऑक्जिन्टिक) Secreting acid, e.g. parietal cells of stomach. (अम्लस्रावी जैसे आमाशय की पार्श्विक कोशिकाएं।)

Oxyopia (ऑक्सीओपिया) Unusual acuity of vision. (दृष्टि की असामान्य तीक्ष्णता।)

Oxyphenbutazone (ऑक्सिफेनब्युटाजोन) A metabolite of phenyl butazone used for its analgesic—anti-inflammatory property. (फिनाइल ब्यूटाजोन का चयापचयक जिसमें शोथहर, पीड़ानाशक, आमवातरोधी गुण होते हैं।)

Oxyphenisatin (ऑक्सीफेनीसेटिन) A cathartic. (विरेचक; दस्त लाने वाला।)

Oxyphenonium bromide (ऑक्सीफेनोनियम ब्रोमाइड) An anticholinergic agent used in peptic ulcer and gastrointestinal hypermotility or spasm. (कोलीन धर्मरोधी कारक जिसे पाचक व्रण तथा आमाशय एवं आंत के संकुचन में प्रयोग किया जाता है।)

Oxypurinol (ऑक्सीप्युरीनॉल) A xanthine oxidase inhibitor, used in gout. (पीत रंजक (जेन्थीन) ऑक्सीडेस अवरोधक, जिसे गाउट में प्रयोग किया जाता है।)

Oxytetracycline (ऑक्सिटेट्रासाइक्लाइन) An antibiotic of tetracycline group from *Streptomyces rimosus* where the hydrogen atom of tetracycline is replaced by a hydroxyl group. (वह विस्तृत क्षेत्र वाले टैट्रासाइक्लिन समूह की एंटीबायोटिक जो मुख द्वारा दिए जाने पर भी प्रभावशाली है। अग्र प्रकार के संक्रमणों में अन्तः शिरा मार्ग से भी प्रयोग में ला सकते हैं।)

Oxytocin (ऑक्सीटॉसिन) An octapeptide secreted by posterior pituitary, causes uterine contraction and promotes lactation. (पश्च पीयूष ग्रन्थि द्वारा स्रावित एक हार्मोन ऑक्टापेप्टाइड जो गर्भाशय संकुचन का कारण तथा दुग्ध स्रवण को बढ़ाता है।)

Ozone (O_3) (ओजोन) An allotropic form of oxygen, a powerful oxidizing agent, used as disinfectant. (एक अपरूप प्रकार का ऑक्सीजन, यह ऑक्सीकरण करने वाला शक्तिशाली कारक होता है तथा इसे रोगाणु नाशक के रूप में प्रयोग किया जाता है।)

Ozonide (ओजोनाइड) A compound of ozone with certain unsaturated organic substances that exert bactericidal effect from liberation of nascent oxygen (ओजोन का एक मिश्रण जिसमें कई असंतृप्त ऑर्गेनिक पदार्थ होते हैं जो नवप्रसूत ऑक्सीजन के मुक्त होने पर जीवाणुनाशक प्रभाव डालते हैं।)

P

Pacemaker (पेसमेकर) 1. Electronic device that controls rate and rhythm of heart. 2. The specialized cells in right atrium that generate impulse. *p. wandering* A form of arrhythmia where the origin of cardiac impulse shifts from place to place (see Figure). (गतिप्रेरक, गतिचालक। एक इलैक्ट्रोनिक यंत्र जो हृदय के सम्पादित होने की दर एवं अनुक्रम को नियंत्रित करता है। दायें अलिन्द में विशेषकर कोशिकाएं जो आवेग को उत्पादित करती हैं।)

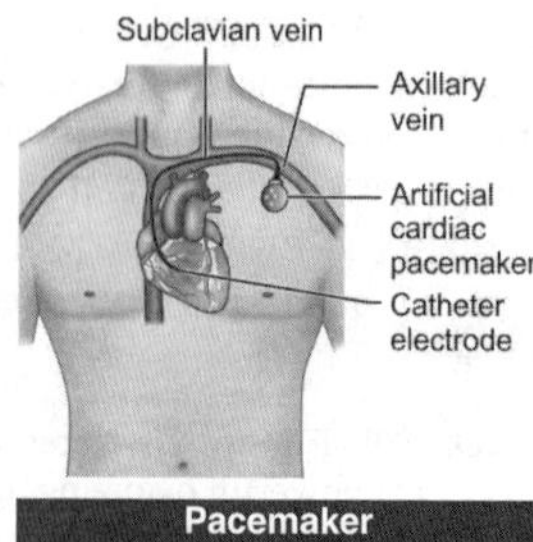

Pacemaker

Pachhionian bodies (पैकीओनिएन बॉडीज) Pedunculated fibrous tissue growths along longitudinal fissure of cerebrum. (वृन्तीय तन्तुमय ऊतक की वृद्धि जो प्रमस्तिष्क की निचली सतह पर स्थित दरार के साथ होती है।)

Pachyderma (पैकीडर्मा) Unusual thickening of skin. (गजचर्मता; स्थूल चर्मता; त्वचा का असामान्य रूप से मोटा होना।)

Pachymeningitis (पैकीमैनिन्जाइटिस) Inflammation of dura mater. (दृढ़तानिका या ड्यूरा मेटर का शोथ; दृढ़तानिकाशोथ।)

Pachyonychia (पैकीओनीकिया) Abnormal thickening of nails. (नाखूनों का असामान्य रूप से मोटा हो जाना; स्थूलनखता।)

Pacing code (पेसिंग कोड) A three letter code for describing pacemaker type and function. The first letter indicates the heart chamber paced (V = ventricle, A = atrium, D = dual), the second letter indicates the chamber from which electrical activity is sensed and the third letter indicates the response to sensed electrical activity.

Pacinian corpuscle (पेसिनियन कॉर्पुसल) Encapsulated sensory nerve endings of skin and internal organs sensitive to deep pressure. (त्वचा तथा आन्तरिक अंगों की परिसम्पुटित अंतिम संवेदी तंत्रिका जो गहरे दाब के प्रति संवेदनशील होती है।)

Pack (पैक) A dry or moist; hot or cold blanket or sheet used for therapeutic purpose. (शुष्क या नम; गर्म या ठण्डा कम्बल या चादर जिसे चिकित्सीय उद्देश्य के लिए प्रयोग किया जाता है।)

Packed cell (पैक्ड सैल्स) Blood containing cellular elements only, devoid of plasma. (रक्त जिसमें केवल कोशिकीय तत्व होते हैं जो प्लाज्मा से रहित होते हैं।)

Paclitaxel (पैक्लीटेक्सेल) Antineoplastic agent. (अर्बुदरोधी कारक।)

Pa CO_2 Partial pressure of CO_2 in arterial blood. (धमनियों के रक्त में कार्बनडाइआक्साइड का आंशिक दाब।)

Pad (पैड) Cushion of soft material used to apply pressure, or support on an organ. (कोमल पदार्थ की अपधानी जिसे किसी अंग पर दाब या सहायता देने के लिए प्रयोग किया जाता है।)

Paget's disease (पेजेट्स डिजीज) Skeletal disease of elderly with thickening, softening and bending of bones. *P's disease of breast* Carcinoma of mammary ducts. (वृद्ध व्यक्तियों को होने वाला एक कंकालीय रोग जिसमें हड्डियां मोटी एवं कोमल हो जाती हैं तथा लम्बी हड्डियाँ मुड़ जाती हैं।) *Peget's disease of breast* (पेजेटस

डिजीज ऑफ ब्रेस्ट) (स्तन वाहिनियों का कैंसर।)

Pagophagia (पेगोफेजिया) A form of pica where patient loves eating ice. (पिका का एक रूप जिसमें रोगी को बर्फ खाना बहुत अच्छा लगता है।)

Pain (पेन) Sensory and emotional experience associated with irritation/ inflammation of tissue. (संवेदी तथा आवेश अनुभव जो ऊतक के क्षोभण या शोथ से संबंधित होता है।)

Paint Castellani's (पेन्ट केस्टेलानीस) A germicide containing phenol, resorcinol, boric acid, etc. (एक जीवाणु-नाशक जिसमें फिनोल, रीसोर्सीनॉल, बोरिक एसिड आदि होते हैं।)

Painter's colic (पेंटर्स कॉलिक) Spasmodic pain in the abdomen in painters and severe constipation due to lead poisoning. (लैड विषाक्तता के कारण पेंटर के पेट में होने वाला ऐठनयुक्त दर्द।)

Palatable (पेलेटेबिल) Tasty (स्वादिष्ट।)

Palatal reflex (पैलेटल रिफ्लैक्स) Soft palate contraction during attempt of swallowing. (निगलने की क्रिया के समय कोमल तालु का संकुचन।)

Palate (पैलेट) Roof of the mouth separating it from nasal cavity (see Figure). (मुख की छत या तालु जो उसे नासीय गुहाओं से विभाजित करती है।)

Palatine arches (पैलेटाइन आरचेस) Two arch like folds of mucous membrane (glossopalatine and pharyngopalatine) that form the lateral margin of faucial and pharyngeal isthmuses. (श्लेष्मकला के दो महराब जैसे पुटक जो गलतोरणिका तथा ग्रसनी के संकीर्णपथ की पार्श्वीय रीगा बनाते हैं।)

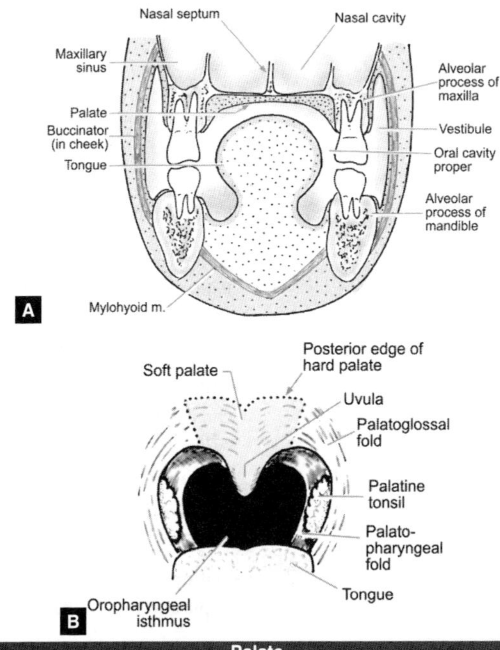

Palate

Palatine artery (पैलेटाइन आर्टरी) Branch of maxillary artery, supplying palate and pharynx. (ऊर्ध्वहनुज धमनी की शाखा; जो तालु तथा ग्रसनी की आपूर्ति करती है।)

Palatoglossus (पैलेटोग्लोसस) Muscle that arises from sides and undersurface of tongue and inserted to palatine aponeurosis. It acts as a constrictor of faucial isthmus by raising the root of tongue. (पेशी जो जीभ के किनारों तथा निचली सतह से निकलती है तथा पैलेटाइन कंडराकला में निवेशित होती है। यह जीभ के मूल को ऊपर उठाने से गलतोरणिका संकीर्णपथ के संकीर्णक के रूप में कार्य करती है।)

Palatography (पैलेटोग्राफी) Recording of movement of palate during speech. (बोलते समय तालु की गतियों का अभिलेखन करना।)

Palatopharyngeus (पैलेटोफेरिन्जियस) Muscle that arises from thyroid cartilage and pharyngeal wall and inserted into aponeurosis of soft palate. It constricts pharyngeal isthmus and raises larynx. (तालु एवं ग्रसनी (गले) से संबंधित; पेशी जो थाइरॉयड उपास्थि तथा ग्रसनी प्राचीर से निकलकर, कोमल तालु के कंडराकला में निवेशित होती है। यह ग्रसनी संकीर्णपथ को संकुचित करके कण्डनली को उठाती है।)

Palatorrhaphy (पैलेटोरैह्फी) Operation for cleft palate. (तालु सीवन; विदीर्ण तालु का शल्य क्रिया द्वारा उपचार करना।)

Pale (पेल) Having less color than usual, light skinned. (पीला शरीर का पीला पड़ना जैसे एनीमिया।)

Paleocerebellum (पैलियोसेरीबेलम) The oldest portion of cerebellum that includes flocculi, and part of vermis concerned with equilibrium, and locomotion. (अनुमस्तिष्क का पुराना भाग जिसमें मस्तिष्क खण्डों तथा वर्मिस का भाग जो संतुलन तथा चलन से संबंधित होता है।)

Paleothalamus (पेलीयोथैलेमस) Medial older parts of thalamus. (चेतक का मध्यवर्ती पुराना भाग।)

Palilalia (पैलीलैलिया) Rapid repetition of same words and phrases. (निरर्थक पुनरावृत्ति; किसी शब्द या वाक्यांश का जल्दी-जल्दी बारम्बार दुहराना।)

Palliative (पैलिएटिव) Treatment of the people with serious or terminal illness (गंभीर रोग में दी जाने वाली सेवा जैसे कैंसर।).

Pallidectomy (पैलीडैक्टॉमी) Surgical or cryogenic/laser destruction of globus pallidus. (पाण्डुरगोलकोच्छेदन; मस्तिष्क के पाण्डुरगोलक को शल्य क्रिया या लेजर द्वारा नष्ट करना।)

Pallor (पेलर) Paleness. (पीलापन; पाण्डुता।)

Palm (पाम) Anterior surface of hand from wrist to fingers. (हथेली; करतल; हाथ की अग्र सतह जो कलाई से अंगुलियों तक का भाग।)

Palmar reflex (पामर रिफ्लैक्स) Grasping reflex in infants that disappears after 4-5 months of age. (शिशुओं में मुटठी बांधने का प्रतिवर्त जो धीरे-धीरे गायब हो जाता है। 4–5 माह पश्चात् बिल्कुल समाप्त हो जाता है।)

Palm-chin reflex (पाम-चिन रिफ्लैक्स) Contraction of superficial muscles of eye and chin on scratching of thenar eminence of the same side. SYN—Palmomental reflex. (अंगुष्ठमूल उत्सेध को खरोचने पर, उसी तरफ की आंख तथा हनु की उपारिस्थ पेशियों का संकुचित होना।)

Palmitic acid (पामीटिक एसिड) A long chain fatty acid found in palm oil. (पाम ऑयल में पाया जाने वाला एक लम्बी चेन वाला वसाम्ल।)

Palpable (पैल्पेबल) Perceptible to touch. (छू कर जिसका ज्ञान हो; परिस्पृष्य।)

Palpation (पैल्पेशन) Examination by application of hand or fingers.

(परिस्पर्शन; रोग के प्रमाण हेतू शरीर के बाह्म सतह पर हाथों या अंगुलियों का प्रयोग करके परीक्षण करना।)

Palpebra (पैल्पेब्रा) An eyelid. (आंख की पलक; नेत्रच्छद।)

Palpebral commissure (पैल्पेब्रल कमीश्योर) The union of the eyelids at each end of palpebral fissure. (नेत्रच्छद विदर के प्रत्येक सिरे पर आंख की पलकों का संयोजन।)

Palpebral fissure (पैल्पेब्रल फिशर) Opening between the eyelids. (आंख की पलकों के मध्य खुला स्थान।)

Palpebral ligament (पैल्पेब्रल लिगामेन्ट) The medial and lateral ligaments that fix the two ends of tarsi to the orbital wall. (मध्यवर्ती तथा पार्श्वीय स्नायु जो गुल्फों के दो सिरों को नेत्रगुहा प्राचीर से जोड़ती है।)

Palpitation (पैल्पीटेशन) Rapid throbbing pulsation of heart. (धड़कन; हृदय का तीव्र गति से स्पन्दन या धड़कन।)

Palsy (पाल्सी) Paralysis/loss of ability to act. *p. Bell's* Lower motor facial palsy. *p. bulbar* Paralysis of lower cranial nerves. *p. cerebral* Nonprogressive palsy of childhood from developmental defect of brain, or birth asphyxia or trauma. *p. Erb's* Palsy of C_5C_6 due to lesion of brachial plexus. *p. shaking* Paralysis agitans. (अंगघात; कार्य या किसी क्रिया को करने की क्षमता का अभाव। *Bell's palsy* (बेलस पाल्सी) निचले प्रेरक का आनन घात। *Bulbar palsy* (बल्बर पाल्सी) निचले कपालीय तंत्रिका का पक्षाघात। *Cerebral palsy* (सेरीब्रल पाल्सी) मस्तिष्क में विकास संबंधी दोष अथवा उसमें जन्म के समय आघात पंहुचने के कारण दोनों पार्श्वों में होने वाला समरूप।) *Erb palsy* (एर्ब्स पाल्सी) (अंगघात जो बाँह जालिका के कारण होता है।)

Pamidronate (पैमीड्रोनेट) A biphosphonate for osteoporosis. (अस्थिसुषिरता के लिए प्रयोग किया जाने वाला एक बाइफॉस्फोनेट।)

Pampiniform (पैम्पीनीफॉर्म) Convoluted like a tendril. (प्रतानाकार; प्रतान या लता की तरह घुमावदार।)

Pampinocele (पैम्पिनोसील) SYN— varicocele; swollen dilated veins of pampiniform plexus of spermatic cord. (वृषण रज्जु की शिराओं का फूल जाना एवं दर्द होना।)

Panangiitis (पैनएन्जाइटिस) Inflammation of all the three layers of a blood vessel. (किसी रक्त वाहिनी के सभी तीन अस्तरों का शोथ।)

Panarteritis (पैनार्टीराइटिस) Inflammation of all the three coats of an artery. (पूर्णधमनीशोथ; किसी धमनी के सभी तीन अस्तरों का शोथ।)

Pancarditis (पैनकार्डाइटिस) Inflammation of all the three layers of heart i.e., pericardium, myocardium and endocardium. (पूर्णहृद्शोथ; हृदय की सभी तीन परतों या सम्पूर्ण हृदय का शोथ जैसे पैरीकार्डियम, मायोकार्डियम तथा एण्डोकार्डियम।)

Pancoast's syndrome (पैनकोस्ट सिण्ड्रोम) Tumor of lung apex that erodes into brachial plexus to produce Horner's syndrome.

Pancolectomy (पैन्कोलैक्टॉमी) Surgical Excision of entire colon. (सम्पूर्ण वृहदान्त्र या कोलन को शल्यक्रिया द्वारा काटकर निकालना।)

Pancreas (पैन्क्रियाज) A compound acinotubular gland in front of L_1L_2 vertebra behind the stomach, secretes hormones like insulin, glucagon and digestive enzymes. *p. annular* A portion of pancreas encircles duodenum (see Figure). (अग्न्याशय; यौगिक एसीनोट्यूबलर ग्रन्थि जो आमाशय के पीछे अनुप्रस्थ रूप में एवं प्रथम एवं द्वितीय कटि-कशेरूकाओं के सामने स्थित होती है इससे हार्मोन जैस इन्सुलिन, ग्लूकेगोन तथा पाचक एंजाइम स्त्रावित होते हैं।)

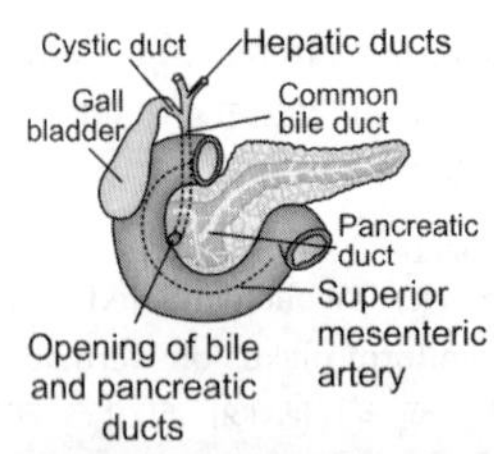

Pancreas

Pancreatic juice (पैन्क्रियाटिक जूस) 500–800 ml of alkaline pancreatic secretion per day containing enzymes like trypsinogen, amylopsin, lipase, etc. Secretin and cholecystokinin secreted by duodenum stimulate pancreatic secretion. (अग्न्याशय का बाह्य स्राव; अग्न्याशय रस जो 500–800 ml क्षारीय प्रतिदिन स्रावित होता है जिसमें एंजाइम जैसे ट्रिप्सीनोजन, एमाइलॉप्सिन, लाइपेस आदि होते हैं।)

Pancreaticoduodenostomy (पैन्क्रियाटिको–डुओडिनोस्टॉमी) Surgical creation of an artificial tract between pancreas and duodenum. (शल्य क्रिया द्वारा अग्न्याशय एवं ग्रहणी के बीच एक मार्ग बनाना।)

Pancreatin (पैन्क्रियाटिन) A mixture of pancreatic enzymes like amylase, lipase and proteases. (अग्न्याशय से प्राप्त एन्जाइमों जैसे एमाइलेस, लाइपेस, प्रोटीयेस का मिश्रण।)

Pancreatitis (पैन्क्रियाटाइटिस) Inflammation of pancreas. *p. calcareous* Pancreatitis accompanied by pancreatic calcification. *p. chronic* Scarred pancreas due to chronic inflammation. (अग्न्याशयशोथ। Pancreatolith (कैल्केरीयस पैन्क्रियाटाइटिस) (अग्न्याशयशोथ जिसके साथ अग्न्याशय में अश्मरियां बन जाती हैं। *Chronic pancreatitis* (क्रोनिक पैन्क्रियाटाइटिस) अग्न्याशय जो जीर्ण शोथ के कारण होता है।)

Pancreatolith (पैन्क्रियाटोलिथ) Calculus within pancreas. (अग्न्याशय की पत्थरी।)

Pancreatolithiasis (पैन्क्रियाटोलिथिएसिस) presence of calculi in the parenchyma of the pancreas. (अग्न्याशय की पथरी।)

Pancreozymin (पैन्क्रियोजाइमिन) Polypeptide that stimulates pancreas to secrete insulin; also found in brain. (पोलीपेप्टाइड जो अग्न्याशय को उत्तेजित करके, इन्सुलिन को निःसृत करता है, यह मस्तिष्क में भी पाया जाता है।)

Pancuronium bromide (पेनक्यूरोनियम ब्रोमाइड) Neuromuscular blocking agent. (तंत्रिकापेशी रोधी कारक।)

Pancytopenia (पैन्साइटोपीनिया) Reduction in all cellular elements, i.e., RBC, WBC, platelets in blood. (सभी कोशिकीय तत्वों जैसे लाल रक्त कोशिका, श्वेत रक्त कोशिका तथा रक्त में प्लेटलेट का घट जाना; पूर्णरक्त कोशिकाहीनता।)

Pandemic (पैण्डेमिक) Any infectious disease spreading throughout the world. World wide occurrence of the contagious disease, e.g., COVID-19, coronavirus (विश्वमहामारी।)

Pandiculation (पैण्डीकुलेशन) Yawning and stretching of limbs as on awakening from sleep. (अंगड़ाई या जम्भाई लेना जो सामान्य रूप से सोकर उठने पर होता है।)

Panencephalitis (पैनएन्सीफेलाइटिस) A diffuse inflammation of brain. *P. subacute sclerosing* a cerebral degenerative disease which is fatal in childhood and is due to chronic measles. (सम्पूर्ण मस्तिष्क का शोथ।)

Paneth cells (पैनथ सेल्स) Secretory cells in the intestinal crypts. (आंत्रिक गुहा में स्रावी कोशिकाएं।)

Panic (पैनिक) Sudden anxiety, terror or fright. (अचानक चिन्ता, आंतक या भय।)

Panic attack (पैनिक अटैक) Acute intense anxiety with sweating, palpitation, nausea, chest pain and feeling of approaching death. (तीव्र तथा अत्यधिक चिन्ता जिसके साथ पसीना, स्पन्दन, मचली, वक्ष-पीड़ा तथा मृत्यु आने की भावना होती है।)

Panitumumab (पैनिट्यूमूमैब) Monoclonal antibody for colon cancer. (बृहदान्त्र कैंसर के लिए मोनोक्लोनल प्रतिपिण्ड।)

Panniculitis (पैनीकुलाइटिस) Inflammation of fatty connective tissue. (अधस्त्वक् वसास्तरशोथ; वसीय संयोजी ऊतक का शोथ।)

Pannus (पैनस) Vascularization around cornea. (स्वच्छमण्डल के ऊपर बना नवीन उपरिस्थ वाहिकामय ऊतक।)

Pansinusitis (पैनसाइनुसाइटिस) Inflammation of all paranasal sinuses i.e. maxillary frontal, ethmoidal. (सभी परानासीय विवरों का शोथ।)

Panting (पैन्टिंग) Shallow rapid breathing. (शीध्रगामी एवं छिछला श्वसन।)

Pantograph (पैन्टोग्राफ) A device that reproduces figures or drawings. (एक यंत्र जो आकृति या बाह्य रूपरेखा या चित्र बनाता है।)

Pantopaque (पैन्टोपेक) Iophendylate, a radiographic contrast for myelography. (आयोफिनडायलेट, मेरूरज्जुचित्रण के लिए विकिरण चित्रण भेद।)

Pantoprazole (पैन्टोप्राजोल) Proton pump inhibitor. (प्रोटोनपम्प संदमक।)

Pantothenic acid (पैन्टोथेनिक एसिड) A member of vitamin B complex group found in yeast, liver, eggs etc. (विटामिन बी कॉमप्लैक्स समूह का एक भाग जो यीस्ट, यकृत, अंडे आदि में पाया जाता है।)

PaO$_2$ Partial pressure of oxygen in arterial blood. (धमनीय रक्त में ऑक्सीजन का आंशिक दाब; धमनीय ऑक्सीजन सान्द्रता।)

Papain (पैपेन) Proteolytic enzyme from papaya. (पपीते से प्राप्त प्रोटीयोलाइटिक एंजाइम।)

Papanicolaou test (पैपेनीकोलाओ टेस्ट) A study for detection of cancer from examination of cells shed from abnormal mucosal growths. (कैंसर के निरूपण के लिए अध्ययन जो असामान्य श्लेष्मिक वृद्धि से निकलने वाली कोशिकाओं के परीक्षण द्वारा ज्ञात होता है।)

Papaverine (पेपावेराइन) Smooth muscle relaxant. (मृदु पेशी शिथिलकर।)

Papilla (पैपिला) Small elevation, nipple like. *p. circumvallate* Large papilla near base of tongue. *p. filiform* Small papilla at tip of tongue. *p. interdental* Triangular shaped gingiva between the teeth. *p. lacrimal* Small elevation at inner end of eyelid through which lacrimal duct opens. *p. of hair* A conical portion of dermis through which capillaries enter into hair root. *p. of Vater* Elevation in medial wall of second part of duodenum through which pancreatic and common bile duct open. *p. renal* Apex of renal pyramids. (अंकुरक; छोटे चूचक के समान प्रक्षेपण।)

Papillary muscle (पैपिलरी मसल्स) The two muscle groups in each ventricle of heart connecting to free margin of A-V valves. (हृदय के प्रत्येक निलय में दो पेशी समूह जो A-V कपाटों की स्वतंत्र सीमा से जुड़ते हैं।)

Papilledema (पैपिलीडीमा) Edema of optic nerve head. (अक्षिबिम्ब शोफ; दृष्टि तंत्रिका शीर्ष का शोफ।)

Papilliform (पैपिलीफोर्म) Resembling papilla. (अंकुराकार।)

Papillitis (पैपिलाइटिस) Inflammation of optic nerve head. (दृष्टि चक्रिका का शोथ; अक्षिबिम्बशोथ।)

Papilloma (पैपिलोमा) Benign epithelial tumors including wart, condyloma and polyp. (सुदम उपकला अर्बुद जिसमें अधिमांस, कीलार्बुद या मासमुल्म तथा पुर्वंगक होते हैं।)

Papillomatosis (पैपिलोमेटोसिस) Wide-spread formation of papillomas. (बहुत से अंकुरकार्बुदों का बनना; अंकुरकार्बुदता।)

Papovavirus (पैपोक्वाइरस) The group includes polyoma virus, papilloma virus which are incriminated in cancer. (एक समुह जिसमें पोलीओमा विषाणु, उपकला अर्बुद विषाणु होते हैं जो कैंसर में अभिशस्त होते हैं।)

Pappus (पैप्पस) The fine downy beard hair appearing at puberty. (रोमगुच्छ, दाढ़ी के

बारीक, रोंयें जैसे बाल जो यौवनारम्भ पर आते हैं।)

Papule (पैप्यूल) Solid circumscribed elevation of skin. (पिटीका; त्वचा पर ठोस परिसीमित उभार।)

Papulosquamous (पैप्यूलोस्क्वामस) Presence of papules and scales. (पिटिकीय एवं शल्कमय (पपड़ीदार) दोनों की उपस्थिति।)

Para-aminobenzoic (पैरा-अमीनो बैन्जोइक) Used as sunscreen. (सनस्क्रीन के रूप में प्रयोग होता है।)

Para-aminohippuric acid (पैरा-अमीनोहिप्पुरिक एसिड) Derivative of amino benzoic acid used for testing renal excretory function. (अमीनो बैंन्जा अम्ल से प्राप्त जिसे वृक्क उत्सर्गी कार्य के परीक्षण के लिए प्रयोग किया जाता है।)

Para-aminosalicylic acid (पैरा-अमीनोसैलीसिलिक एसिड) Bacteriostatic antituberculous agent. (जीवाणुरोधक यक्ष्मारोधी कारक।)

Paracentesis (पैरासेन्टेसिस) Cavity puncture for draining fluid. (पारवेधन; तरल को निकालने के लिए किसी गुहा का वेधन करना।)

Paracentral (पैरासैन्ट्रल) Near to center. *p. lobule* Cerebral convolution on medial surface serving as motor area of leg. (पराकेन्द्रीय; केन्द्र के नजदीक स्थित।)

Parachromatism (पैराक्रोमेटिज्म) Defective color perception. (रंगो को ठीक से नहीं पहचानना; लेकिन वास्तविक वर्णान्धता नही होती है।)

Paracoccidioidomycosis (पैराकोकाईडियो-आइडोमाइकोसिस) Chronic granulomatous fungal disease of skin. (त्वचा का जीर्ण कणिकागुल्मीय कवक रोग।)

Paracrine (पैराक्राइन) Hormone secretion from non-endocrine cells. (किसी अन्तः स्रावी कोशिकाओं के अतिरिक्त अन्य किसी सोत से उत्पन्न होने वाला एक हार्मोन स्राव।)

Paradoxical respiration (पैराडौक्सीकल रस्पाइरेशन) 1. Seen in open pneumothorax where lungs fill during expiration. 2. Moving up of diaphragm during inspiration in diaphragmatic palsy.

Paraffin (पैराफिन) Hydrocarbon derivative of petroleum. *p. liquid* Mineral oil. *p. soft petrolatum* Used for making creams and ointments. (पेट्रोलियम से उपलब्ध एक हाइड्रोकार्बन *Liquid paraffin* (लिक्वीड पैराफिन) खनिज पदार्थ वाला तेल। *Soft pertrolatum paraffin* (पैट्रोलेटम पैराफिन) इसे क्रीम तथा मरहम बनाने के प्रयोग में लाया जाता है।)

Paraganglia (पैरागैंग्लिया) Sympathetic ganglia akin to adrenal medulla. (अनुकम्पी गण्डिका जो अधिवृक्क अन्तस्था के सदृश होती है।)

Paraganglioma (पैरागैंग्लियोमा) Tumor of adrenal medulla and paraganglia. (परागण्डिकार्बुद; अधिवृक्क अन्तस्था तथा परामण्डिकाओं का अर्बुद।)

Paragonimiasis (पैरागोनीमिएसिस) Infestation with fluke P. westermanni, transmitted through crabs and causing lung infection.

Paragranuloma (पैराग्रेनुलोमा) Benign form of Hodgkin's disease only limited to lymphatic system. (हॉजकिन के रोग का एक सुदम रूप जो अधिकतर लसीका ग्रन्थियों तक सीमित होता है।)

Parainfluenza virus (पैराइन्फ्लुएंजा वाइरस) A group of viruses causing acute upper respiratory infection. (विषाणुओं का एक समूह जिसके कारण तीव्र ऊपरी श्वसन संक्रमण होता है।)

Parakeratosis (पैराकेराटोसिस) A partial keratinization process where keratinocytes still contain nuclei (आंशिक केराटिनीकरण क्रिया जिसमें केराटिनोंसाइट्स में केन्द्रक होता है।)

Paraldehyde (परेल्डीहाइड) Colorless liquid polymer of acetaldehyde used as a hypnotic, analgesic and anticonvulsant. (असीटलडीहाइड का रंगहीन तरल बहुलक जिसे निंद्राकार, वेदनाहर तथा आक्षेपरोधी के रूप में प्रयोग किया जाता है।)

Paralexia (पैरालैक्सिया) Difficulty in comprehension of vocal/printed matter with substitution of meaningless words. (उच्चारण अक्षमता; छपे हुए शब्दों या वाक्यों को पढ़ने में असमर्थता जिनके स्थान पर शब्दों का अर्थहीन संयोजन प्रतिस्थापित कर दिया जाता है।)

Parallex (पैरालैक्स) Displacement of objects by change in observer's position. (लम्बन; प्रेक्षक की स्थिति बदल जाने के कारण किसी वस्तु का विस्थापन होना।)

Paralysis (पैरालिसिस) Loss of muscular function usually due to nerve dysfunction; may be spastic or flaccid. *p. agitans* Parkinson's disease characterized by rigidity, akinesia, tremor and gait disorder. *p. Bell's* Lower motor facial palsy. *p. crossed* Paralysis of one side of body and opposite side of face, a feature of lesion in brainstem. *p. familial periodic* Flaccid palsy usually on awakening due to disturbances in serum potassium. *p. hysteric* Apparent paralysis due to psychiatric conflict. *p. Erb's* Paralysis of muscles of upper arm due to C_5C_6 root lesion. *p. Klumpke's* Birth injury causing paralysis of arm and hand muscles (Policeman's hand in bribe). *p. Pott's* Tuberculosis of spine causing paraplegia. *p. pseudobulbar* Upper motor palsy of cranial nerves due to central lesion. *p. Saturday night* Compression of radial nerve in spiral groove (usually due to alcoholic binge on saturday night). *p. Todd's* Transient muscular palsy (up to 24 hours) following epilepsy, due to neuronal exertion. (पक्षाघात; अंगघात; पेशीय कार्य का अभाव जो अधिकतर तंत्रिका दुष्क्रिया के कारण होता है यह कठोर या शिथिल हो सकता है।)

Paralytic ileus (पैरालाइटिक इलियस) Intestinal palsy with distention of abdomen, vomiting and obstipation. (आन्त्रिक अंगघात के साथ उदर का फूल जाना तथा वमन और मलबद्धता होना।)

Paramagnetic (पैरामैग्नेटिक) Anything attracted by a magnet. (चुम्बक के किनारों की और खिंच जाने के सक्षम।)

Paramedian (पैरामीडियन) Close to midline. (मध्य रेखा के पास।)

Paramedic (पैरामेडिक) A trained person to assist doctor. (चिकित्सक की सहायता के लिए प्रशिक्षित एवं प्रमाणित व्यक्ति।)

Paramedical (पैरामेडिकल) Supplementary to medical profession like occupational, speech and physiotherapy. (चिकित्सा व्यवसाय का अनुपूरक जैसे व्यवसाय विषयक, वाणी तथा भौतिक चिकित्सा।)

Paramethidione (पैरामीथिडियोन) Anticonvulsant. (आक्षेपरोधी।)

Parametritis (पैरामीट्राइटिस) Inflammation of parametrium. (परागर्भाशयसंयोजी ऊतक शोथ।)

Parametrium (पैरामीट्रियम) Loose connective tissue around uterus. (गर्भाशय के चारों ओर का संयोजी ऊतक।)

Paramnesia (पैराम्नेसिया) Use of words without meaning or recall of events that never occurred. (अपस्मृति; अर्थहीन शब्द का प्रयोग करना या ऐसी घटनाओं को याद करना जो कभी घटित न हुई हों।)

Paramyotonia (पैरामायोटोनिया) Increased muscle tone and poor relaxation after contraction. (संकुचन के बाद पेशीय तानता का बढ़ना तथा पेशियों में शिथिलता आ जाना।)

Paramyxoviruses (पैरामिक्सोवाइरस) Includes measles, mumps, parainfluenza and respiratory syncytial virus. (इसमें खसरा, कर्णपूर्वग्रन्थिशोथ, पैराइन्फ्ल्युएंजा तथा श्वसनीय संकोशिका विषाणु जैसे लक्षण होते हैं।)

Paranasal sinuses (पैरानेजल साइनसेस) Frontal, maxillary, ethmoidal and sphenoidal sinuses. (अग्र, ऊर्ध्वहनु,

इथमॉयडल तथा जतूकास्थिज (स्फैनॉयड) विवर।)

Paraneoplastic syndrome (पैरानियोप्लास्टिक सिन्ड्रोम) Symptoms of multiple organ dysfunction in a patient of cancer (lung, kidney) without actual metastasis. (फेफड़े या वृक्क के कैंसर के रोगी में असंख्य अंग दुष्क्रिया बिना वास्तविक स्थलान्तरण के लक्षणों का मिलना।)

Paranoia (पैरानोइया) Paranoid schizophrenia. (पैरानॉयड सिजोफ्रैनिया; मानसिक विकार जिसमें बाधा उत्पन्न होने की भ्रान्ति हो जाती है।)

Paranoid (पैरानॉयड) Ideas of persecution, suspicious thinking. (अत्याचार के संदेहग्रस्त विचार आना।)

Paraphasia (पैराफेजिया) Misuse of spoken words or word combinations. (अपवाक; बोलने वाले शब्दों या शब्दों के संयोग का अनुचित प्रयोग करना।)

Paraphilia (पैराफीलिया) A psychosexual disorder that includes fetishism, transvestism, pedophilia, voyeurism which mean bizarre acts for sexual excitation. (लैंगिक स्वभाविक प्रवृत्ति को अभिव्यक्त करना।)

Paraphimosis (पैराफाइमोसिस) Inflamed or narrowed prepuce unable to be retracted over glans and strangulating it. (शिश्न मुण्डच्छद संकीर्णन; कसे हुए शिश्नमुण्डच्छद का प्रतिगमन जो वापस नही हो सकता है। और यह शिश्नमुण्ड को संकुचित करता है।)

Paraphrasia (पैराफ्रेजिया) Unintelligible speech due to incorrect and jumbling up of words used. (गलत शब्दों तथा शब्दों को सही से प्रयोग न करने के कारण रोगी की वाणी अबोधगम्य होती है।)

Paraplegia (पैराप्लेजिया) Paralysis of both legs. *p. dolorosa* Extremely painful paraplegia due to pressure of a neoplasm on nerve roots and spinal cord. *p. Pott's* Tuberculosis of spine with paraplegia. (दोनों टांगों सहित शरीर के निचले भाग में होने वाला पक्षाघात, अधरांगघात। *Dolorosa paraplegia* (डोलोरोसा पैराप्लेजिया) बहूत अधिक पीड़ा वाला पक्षाघात जो तंत्रिका मूलों तथाा सुषुम्ना रज्जु पर अर्बुद के द्वारा दबाव पड़ने के कारण होता है।)

Paraprotein (पैराप्रोटीन) Abnormal plasma protein like macroglobulin, myeloma protein. (एक आसामन्य प्लाज्मा प्रोटीन जैसे मैक्रोग्लोबुलिन, मज्जार्बुद प्रोटीन।)

Paraquat (पैराक्वाट) A weed killer that when ingested causes liver, renal and pulmonary damage. (एक घातक जंगली पौधा जिसको अन्तर्ग्रहण करने से हानि के कारण फेफड़ों, वृक्क तथा फुफ्फसोय में हानि पंहुचती है।)

Parasite (पैरासाइट) Organism living at expense of another organism. *p. external* Parasite living on outer surface of host e.g., lice, fleas, ticks, etc. *p. facultative* Parasite capable of living independent of the host at times. (परजीवी; एक जीब जो अन्य जीवित जीव के ऊपर या उसके भीतर रहता है। *External parasite* (एक्स्टर्नलपैरासाइट) परजीवी जो पोषद के बाह्म सतह पर रहते हैं उदाहरण के लिए लाइस, पिस्सू, किलनी आदि।)

Parasitemia (पैरासाइटेमिया) Presence of parasite in the blood. (रक्त में परिजीवियों का पाया जाना; परजीवीरक्तता।)

Parasitize (पैरासाइटाइज) To infest with a parasite. (परजीवी से ग्रस्त।)

Parasitology (पैरासाइटोलॉजी) The study of parasites and parasitism. (परजीवी विज्ञान; परजीवियों एवं परजीविता का वैज्ञानिक अध्ययन।)

Parasternal (पैरास्टर्नल) Adjacent to sternum. (पराउरोस्थिक; उरोस्थि के पास स्थित।)

Parasympathetic nervous system (पैरासिम्पैथेटिक नर्वस सिस्टम) The preganglionic fibers arise from midbrain, medulla and sacral portion of spinal cord through 3rd, 7th, 9th and 10th cranial nerves and S2-S4 somatic nerves to synapse with postganglionic neurones located in autonomic ganglia. Parasympathetic stimulation causes smooth muscle contraction, increased glandular secretion (except that of sweat) and slowing of heart. (परानुकम्पी तंत्रिका तंत्र; गण्डिका पूर्व तन्तु जो मध्य मस्तिष्क एवं मेडूला ऑब्लांगेटा में तथा सुषुम्ना रज्जु के त्रिकास्थि भाग में स्थित केन्द्रकों से उत्पन्न होते हैं। ये तीसरी, सांतवी, नवी, तथा दसवी कपालीय तंत्रिकाओं एवं दूसरी, तीसरी तथा चौथी त्रिकास्थि-तन्त्रिकाओं के साथ साथ जाते हैं। परानुकम्पी उद्दीपन के कारण चिकनी पेशी संकुचन, ग्रन्थिल स्राव का बढ़ना तथा हृदय की गति धीरे हो जाती है।)

Parasympatholytic (पैरासिम्पैथोलाइटिक) Agents that have actions opposite to parasympathetic stimulation. (कारक जो परानुकम्पी उद्दीपन के विपरित कार्य करता है।)

Parasympathomimetic (पैरासिम्पैथोमा-इमेटिक) Agent that produces actions similar to parasympathetic stimulation. (परानुकम्पी अनुकारी। कारक जो परानुकम्पी उद्दीपन के प्रभाव के समान प्रभाव उत्पन्न करता है।)

Parasystole (पैरासिस्टोल) Ectopic rhythm from ventricle. (निलय अस्थानिक हद्-ताल।)

Parathion (पैराथियोन) Insecticide, toxic to humans. (कीटाणुनाशक; मनुष्यों के लिए विषैला।)

Parathormone (पैराथार्मोन) Parathyroid hormone controlling calcium and phosphorus metabolism. (परावटु ग्रन्थियों का हार्मोन जो कैल्सियम तथा फॉस्फोरस के चयापचय को नियंत्रित करता है।)

Parathyroids (पैराथाइरॉयडस) Four small glands lying in neck adjacent to thyroid whose extirpation leads to hypocalcemia, carpopedal spasm, and tetany. (परावटु; चार छोटी ग्रन्थियां जो गर्दन मे थाइरॉयड के निकट स्थित होती हैं जिनको पूर्णतया काटकर अलग करने के कारण अल्पकैल्सियमरक्तता, कलाई एवं पांव की ऐंठन, अपतानिका होती है।)

Paratrichosis (पैराट्राइकोसिस) Abnormality of hair or its growth pattern. (बालों मे विकृति होना या उनकी वृद्धि की विकृति।)

Paratyphoid fever (पैराटाइफॉयड फीवर) A less severe form of typhoid caused by *Salmonella paratyphi.* (टायफॉयड का एक प्रकार जो कम तीव्र होता है, यह साल्मोनेला टाइफोसा द्वारा होता है।)

Parazoon (पैराजून) An animal that lives as parasite on another animal. (परजीवी की भांति अन्य जन्तु पर रहने वाला जन्तु।)

Parecoxib (पैरेकॉक्सिब) Anti-ıaflammatory, analgesic. (शोथरोधक; पीड़ानाशक।)

Paregoric (पैरेगोरिक) 1. Soothing. 2. Tincture opium used for diarrhea. (शांतिदायक; आराम पंहुचाने वाला। अफीम का टिंक्चर जिसे दस्त में प्रयोग किया जाता है।)

Parenchyma (पैरेन्काइमा) The functional portion of an organ. (किसी अंग का क्रियात्मक भाग।)

Parent (पैरेन्ट) A father or mother. (माता-पिता।)

Parenteral (पैरेन्टेरल) Any route other than alimentary canal. (आन्त्रेतर; भोजन प्रणाली के अतिरिक्त किसी अन्य मार्ग द्वारा।)

Paresis (पैरेसिस) Partial or incomplete paralysis. (हल्का या अपूर्ण पक्षाघात, आंशिक घात; मृदुघात।)

Paresthesia (पैरेस्थीसिया) Sensation of numbness, pricking, needling, tingling due to irritation of a nerve or its central connections. (अपसंवेदन, विकृति अनुभूति जैसे सुन्न हो जाना, चुभना, झुनझुनी होना, जलन जो तंत्रिका या उसके केन्द्रों में क्षोभण होने के कारण होती है।

Parietal (पैरीएटल) Forming wall of a cavity or outer shell. *p. cells* Large cells or oxyntic cells secreting HCl in stomach. (बाह्म आवरण या गुहा की दीवारों का बनना।) *Parietal cells* (पैरीएटल सैल्स) (आमाशय में बड़ी कोशिकाएं या ऑक्सीन्टिक कोशिकाएं जो HCI को स्रावित करती हैं।)

Perinaud's syndrome (पैरीनॉयड सिन्ड्रोम) Paralysis of vertical gaze due to subthalamic bleed. (लम्बरूप प्रेक्षण का पक्षाघात जो अवचेतक रक्तस्राव के कारण होता है।)

Pari passu (पैरी पासु) Side by side, occurring at the same time/rate. (एक ही समय पर अथवा एक ही गति से उत्पन्न होने वाला।)

Parity (पैरिटी) Carrying pregnancy up to viability (28 weeks gestation). (प्रसविता; गर्भावस्था को 28 हफ्तों के सगर्भता तक रखने की क्षमता।)

Parkinson's disease (पार्किन्सन्स डिजीज) See paralysis agitans. (एक रोग जिसमें दृढ़ता, अगति, कम्पन तथा चाल विकार जैसे लक्षण होते हैं)

Paromomycin (पैरोमॉमाइसिन) Aminoglycoside antibiotic used to treat amebiasis. (अमीनोग्लाइकोसाइड प्रतिजीवी जिसे अमीबारूग्णता की चिकित्सा में प्रयोग किया जाता है।)

Paronychia (पैरोनीकिया) Infection of nail margin soft tissue. (हाथ की किसी अंगुली के नाखुन के चारों तरफ के किनारों के ऊतकों का शोथ; परिनखशोथ।)

Paronychosis (पैरोनीकोसिस) Growth of nail in an abnormal position. (किसी नाखून का असामान्य स्थिति में बढ़ना।)

Paroophoron (पारऊफोरोन) Vestigial structure consisting of minute tubules, the remains of caudal group of mesonephric tubules, homologous to paradidymis of male. (डिम्बवाहिनीयोजनी में गर्भाशय एवं डिम्बग्रन्थि के बीच पाया जाने वाला चक्करदार सूक्ष्मनलिकाओं का समूह।)

Parosmia (पैरोस्मिया) Perversion of sense of smell where agreeable odors are considered offensive and vice versa. (गंध ज्ञान का परिवर्तित हो जाना, जिसमें स्वीकार्य गंध को अप्रिय माना जाता है।)

Parosteal (पैरोस्टियल) Connected to or arising from outer layer of periosteum. (पर्यस्थिकला की सबसे बाहर की परत से जुड़ा हुआ या उससे निकलता हुआ।)

Parotid duct (पैरोटिड डक्ट) The duct of parotid gland 2" long opening into mouth opposite second upper molar. (कर्णपूर्व ग्रन्थि की वाहिनी जो 2" लम्बी जो मुख में खुलती है तथा दूसरी ऊपरी चर्वणक दन्त के विपरीत होती है।)

Parotid gland (पैरोटिड ग्लैण्ड) One of the salivary glands near angle of mouth secreting saliva. (कर्णपूर्व ग्रन्थि; लार ग्रन्थियों में से एक, जो मुख के पास होती है जिससे लार स्रावित होती है।)

Parotitis (पैरोटाइटिस) Inflammation of parotid gland. (कर्णपूर्व ग्रन्थि की सूजन; कर्णपूर्वग्रन्थिशोथ।)

Parous (पैरस) Having given birth at least to one child. (कम से कम एक बच्चे को जन्म देने वाली स्त्री।)

Parovarium (पारओवेरियम) Vestigial remains of mesonephric tubules located in mesosalpinx between the ovary and fallopian tubes. (पराडिम्बग्रन्थि; मध्यवृक्क नलिकाओं के अवशेषी भाग जो डिम्बवाहिनीयोजनी में डिम्बग्रन्थि एवं डिम्बवाहिनी के बीच स्थित रहते हैं।)

Paroxetine (पैरोक्सीटिन) SSRI अवसादरोधी। antidepressant. (प्रवेग; रोगवेग; लक्षणों का अचानक पुन; उत्पन्न होना।)

Paroxysmal cold hemoglobinuria (पैरोक्सिस्मल कोल्ड हीमोग्लोबीन्यूरिया) Autoimmune hemolysis due to hemolysins occurring in syphilis and some viral infections, manifesting with chill, abdominal pain and fever with hemoglobinuria. (स्वक्षम रक्त-अपघटन जो रक्त-अपघटन करने वाले कारक के कारण होता है। यह उपदंश (सिफिलिस),

कुछ विषाणुज संक्रमणों में होता है, जिसमें शीतकम्प, उदरीय पीड़ा तथा हीमोग्लोबिनमेह के साथ ज्वर जैसे लक्षण होते हैं।)

Parrot's node (पैरट्स नोड) Bony outgrowths on the skull of infants with congenital syphilis. (शिशु की खोपड़ी पर अस्थि के समान वृद्धि जिन्हें जन्मजात् उपदंश होता है।)

Pars flaccidae (पार्सफ्लैक्सिडा) A portion of ear drum that is not taut SYN – Sharpnell's membrane. (मध्यकर्ण गुहा का एक भाग।)

Pars tensa (पार्स टेन्सा) Tightly stretched larger portion of tympanic membrane. (मध्य कर्ण का कसकर खींचा हुआ एक बड़ा भाग।)

Parthenogenesis (पार्थेनोजेनेसिस्) (Parthenos = virgin). Reproduction arising from unfertilized female egg. (अनिषेकजनन; जनन जो बिना गर्भाधान हुए स्त्री अण्ड से होता है।)

Particle (पार्टीकल) A tiny fragment or very minute piece. *p. alpha* A charged radioactive particle of low penetrability. *p. beta* A high speed electron emitted during decay of an atom. *p. Dane* HBsAg, serum hepatitis capsular antigen. (कण; बहुत छोटे खण्ड या बहुत छोटे टुकड़े।)

Parturient (पार्टुरिएन्ट) Concerning childbirth. (प्रसूता या बच्चे के जन्म से संबंधित।)

Parturition (पार्टुरीशन) Delivery or childbirth. (प्रसवन; बच्चे को जन्म देने की क्रिया।)

Parvovirus (पार्वोवाइरस) A group of viruses pathogenic to humans and animals P.V. B19- causes benign rash (fifth disease) but in immunocompromised can cause aplastic anemia. Intrauterine infection can cause fetal hydrops. (विषाणुओं का एक समूह जो मनुष्यों तथा जानवरों के प्रति रोगोत्पादक होता है।)

Passion (पैशन) Great emotion or zeal usually concerning sexual excitement. (लैंगिक उत्तेजना के साथ होने वाली अतिभावुकता।)

Passive exercise (पैसिव ऐक्सरसाइज) Exercise to muscle given by an assistant or machine. (पेशी के लिए परिश्रम या व्यायाम जो किसी सहायक या मशीन द्वारा कराया जाता है।)

Passive smoking (पैसिव स्मोकिंग) Inhaling smoke by persons around the smoke. (धुंए के आस-पास के लोगों द्वारा धुंए को सांस के साथ अन्दर लेना।)

Passivity (पैसिवीटी) Dependence upon others, not willing to take responsibility. (अन्य पर निर्भर करना; जिम्मेदारी लेने के लिए तैयार न होना।)

Pasteurization (पैसच्युराइजेशन) The process of sterilizing a fluid without changing its chemical composition. (पास्चुरीकरण; किसी तरल को निर्जीवाणुकरण की क्रिया जो उसकी रासायनिक संघटन (मिश्रण) में परिवर्तन लाए बिना होती है।)

Past pointing (पास्ट पाइन्टिंग) Inability to place fingers at a selected point in space, a feature of cerebellar disorder. (अंगुली या शरीर के किसी हिस्से को ठीक किसी विशिष्ट बिन्दु पर रखने मे असमर्थता।)

Patella (पटेला) A sesamoid bone in front of knee in the tendon of quadriceps femoris muscle. *P. alta*- Patella in placed high. *P. bipartite* – patella develops from two centers, often mistaken for fracture. (जानुका; घुटने के सामने क्वाड्रीसेप्स फिमोरिस पेशी के कण्डरा में स्थित कण्डरास्थि।)

Patellar ligament (पटेलर लिगामेन्ट) The extension of quadriceps femoris tendon beyond inferior pole of patella to be attached to tuberosity of tibia. (क्वाड्रीसेप्स फिमोरिस कण्डरा का फैलना जो जानुका की निचली भुजा से अन्तर्जंघिका के गण्डक में जुड़ जाती है।)

Patellar reflex (पटेलर रिफ्लैक्स) Contraction of quadriceps on tap on patellar ligament. (जानुका स्नायु पर

हल्का सा थपथपाने पर क्वाड्रीसेप्स का संकुचित होना।)

Patency (पेटेन्सी) The state of being open. (बिल्कुल खुले रहने की दशा; एकस्वत्व।)

Patent (पेटेन्ट) Open. (खुला अथवा अनवरूद्ध, विवृत; स्पष्ट (प्रत्यक्ष)।)

Patent ductus arteriosus (पेटेन्ट डक्टस आर्टीरियोसस) Persistent communication between aorta and pulmonary artery after birth. (जन्म के बाद महाधमनी तथा फुफ्फसीय धमनी के बीच लगातार संयोजन।)

Patent medicine (पेटेन्ट मेडिसिन) Medicine which is bought and sold without the need of doctor's prescription, over-the-counter medications. (डाक्टर के नुस्खे के बिना बाजार में बिकने वाली औषधि।)

Paternity test (पैटर्निटी टेस्ट) Group of tests (blood group, HLA, and gene analysis) done to determine if a particular individual has fathered the specific child in question. (विशेष बच्चे के पिता को निर्धारित करने के लिए किये जाने वाले परीक्षणों का समूह जैसे रक्त वर्ग, जीन विश्लेषण आदि।)

Pathetic (पैथेटिक) Refering to the fourth cranial nerve. Relating to the emotions, pity or awful (दया अथवा सहानुभूति के भाव जागृत करने वाला हृदयग्राही।)

Pathetism (पैथेटिज्म) Winning over and exploring someone's mind by suggestion. (कोई सुझाव किसी के मन या चित्त को जीतकर तथा किसी बात को ज्ञात करना।)

Pathogen (पैथोजन) Any microorganism capable of causing disease. (विकृतिजन; रोगजनक; कोई भी सूक्ष्मजीव जो रोग उत्पन्न करने की क्षमता रखता है।)

Pathognomonic (पैथोग्नोमोनिक) Discrete or characteristic symptom of a disease. (विशिष्ट-व्याधिज्ञापक; किसी रोग के किसी चिह्न या लक्षण को प्रदर्शित करने वाला।)

Pathology (पैथोलॉजी) Branch of medical science dealing with nature and cause of disease and the functional/structural changes caused by the disease. (विकृतिविज्ञान; चिकित्सा शास्त्र की वह शाखा जिसमें रोग की प्रकृति एवं उसके कारण तथा शरीर के ऊतकों एवं अंगों में रोग के द्वारा उत्पन्न क्रियात्मक एवं रचनात्मक परिवर्तनों का अध्ययन किया जाता है।)

Pathophysiology (पैथोफिजियोलॉजी) Study of changes in physiology by the diseased process. (रोग के द्वारा सामान्य शरीरवृत्तिक प्रक्रियाओं में उत्पन्न परिवर्तनों का अध्ययन।)

Patient (पेशेन्ट) One who is ill or sick, physically or mentally. (रोगी; बीमार; कोई भी व्यक्ति जो शारीरिक या मानसिक रूप से बीमार हो।)

Patient-controlled analgesia (पेशेन्ट कन्ट्रोल्ड एनल्जेसिया) A system of controlling pain by drugs whose delivery is controlled by the patient himself; usually helpful in obstetric pain of labor by epidural catheter drug delivery. (एक प्रणाली जिसमें औषधि द्वारा पीड़ा को नियंत्रित किया जाना है जब प्रसव स्वयं रोगी द्वारा नियंत्रित किया जाता है। यह अधिकतर प्रसव के प्रासूतिक पीड़ा में सहायक होता है।)

Patulous (पैटुलस) Open, spread apart. (विकृत; खुला हुआ; दूर-दूर तक फैला हुआ।)

Paul Bunnell test (पॉलब्युनल टेस्ट) Test for heterophil antibody in patients of infectious mononucleosis. (संक्रमण एककेन्द्रक श्वेतकोशिकता के रोगी में विषमरागी प्रतिपिण्ड का परीक्षण।)

Peau d" orange (पीयू डी औरेंज) Dimpled skin resembling orange as in carcinoma breast. (गड्ढे वाली त्वचा जो संतरे के समान प्रतीत होती है जैसे कैंसर से ग्रस्त स्तन में होता है।)

Pectin (पैक्टीन) A carbohydrate obtained from peel of citrous fruits and apple pulp used as astringent. (खट्टे फलों के छिलकों तथा सेब के गूदे से प्राप्त होने वाला कार्बोहाइड्रेट जिसे स्तम्मक के रूप में प्रयोग किया जाता है।)

Pectineal line (पैक्टीनियल लाइन) The ridge of pubis bone. (जघनास्थि का कटक।)

Pectineus (पैक्टीनियस) The quadrangular muscle at upper and inner thigh acting as a flexor and adductor of thigh. (ऊपरी तथा अंदरूनी जांघ पर चतुष्कोण पेशी, जो जांघ के आंकुचक तथा अभिवर्तक के रूप में कार्य करती है।)

Pectoralis (पैक्टोरेलिस) Pertains to breast; the muscles on anterior chest wall. *p. major* Triangular muscle attached to upper humerus that draws the arm forward and downward. (स्तन अथवा वक्ष से संबंधित; अग्र वक्ष प्राचीर पर स्थित पेशियां।)

Pectoriloquy (पैक्टोरीलोक्वी) The distinct transmission of vocal sounds to ear through the chest wall as in consolidation. (वक्षोध्वनि; परिश्रवण करने पर बोले गए शब्दों की ध्वनि का वक्ष भित्ति से होकर कान को संचारित होना।)

Pectus (पैक्टस) The chest or thorax. *p. carinatum* Abnormal prominence of sternum as in rickets SYN—Pigeon chest. *p. excavatum* Abnormal depression of sternum (see Figure on the next page). (स्तन, वक्ष या छाती।) *Pectus carinatum* (पैक्टस कैरीनेटम) (ऐसा वक्ष जिसमे स्टर्नम असामान्य रूप से उठी होती है जैसे रिकेटस में होता है, कबूतर के समान वक्ष।) *Pectus excavatum* (पैक्टस एक्सकेवेटम) स्टर्नम का जन्मजात असामान्य रूप से दबा होना।)

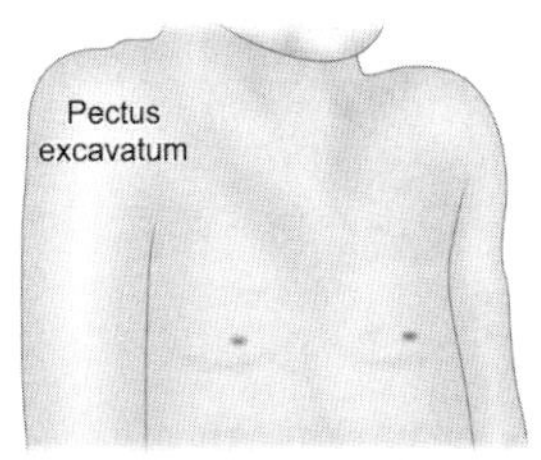

Pectus excavatum

Pedesis (पेडेसिस) Brownian movement of particles in a system, may be liquid or gas. (किसी पदार्थ के तरल अथवा गैस अवस्था में होने पर उसके कणों का इधर-उधर गति करना।)

Pediatrics (पीडियाट्रिक्स) Medical science dealing with children below 14 years of age. (चिकित्सा-शास्त्र जो चौदह वर्ष से कम के बच्चों की चिकित्सा से संबंधित होता है।)

Pedicle (पेडीकल) The stem that attaches the tumor to the organ (see Figure). (वृन्त; स्तम्भ जो अंग से अर्बुद को जोड़ती है।)

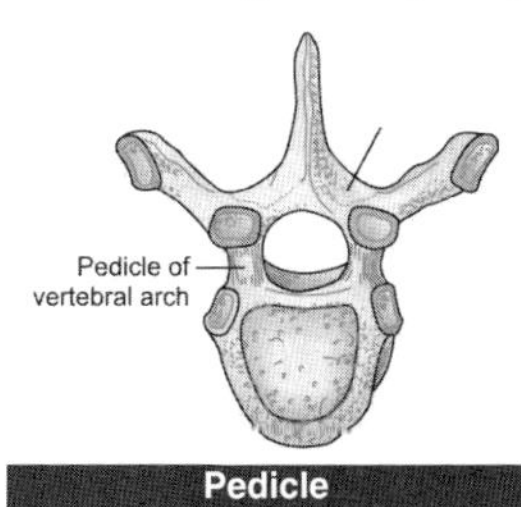

Pedicle

Pedicle flap (पेडीकल फ्लैप) The skin flap used in plastic surgery which carries its blood supply. (त्वचा का प्रालम्ब जिसे संधान शस्त्रकर्म में प्रयोग किया जाता है जो अपनी रक्त की पूर्ति करता है।)

Pediculosis (पेडीकुलोसिस) Infestation with lice. (जुंओं से रोग होना; यूकारोग।)

Pedigree (पेडीग्री) The tree or chart involving one's ancestors as used for genetic analysis. (वंशवृक्ष; मेण्डल वंशागति के विश्लेषण में आनुवंशिकी में प्रयोग में लाया जाने वाला किसी व्यक्ति के पूर्वजों का खाका या उनकी एक सूची।)

Pedodontist (पीडोडोन्टिस्ट) Dentist practising pediatric dentistry. (शिशु दन्त चिकित्सा विशेषज्ञ।)

Pedophilia (पीडोफीलिया) Sexual deviation in which an adult engages in the sexual activity with the children. (बच्चों के साथ लैंगिंक संबंध स्थापित करने की इच्छा।)

Pedograph (पीडोग्राफ) Imprint of foot on paper. (कागज पर पांव की छाप।)

Peduncle (पेडन्कल) A connecting band of nervous tissue. *p. cerebellar inferior*

Connects spinal cord and medulla with cerebellum. *p. cerebellar middle* Channel for pontocerebellar fibers. *p. cerebellar superior* Connects cerebellum with midbrain. *p. cerebral* A pair of white bundle connecting cerebrum to midbrain; the pathway for descending corticospinal and corticonuclear projection. (तंत्रिका ऊतक की संयोजी बंधनी।)

Pegrete (पेगरीट) The downward extension of thickened epidermis between the dermal papillae. (बाह्य त्वचा का नीचे त्वचा में धंस जाना।)

Pel-Ebstein fever (पैल-एब्सटीन फीवर) Cyclic fever occurring in Hodgkin's disease. (चक्रीय ज्वर जो हॉजकिन्स डिजीज में होता है।)

Pelger-Huet anomaly (पैल्जर-हयूएट ऐनोमली) A congenital inherited anomaly of neutrophils which have coarse chromatin in the nuclei but function in normal manner. (उदासीनरोगीकोशिका की एक जन्मजात आनुवंशिक असंगति जिसमें केन्द्रकों में खुरदरा क्रोमैटिन होता है परन्तु वह सामान्य रूप से कार्य करता है।)

Peliosis (पीलियोसिस) Purple patches on skin and mucous membrane. SYN—purpura. (त्वचा तथा श्लेष्मिक कला पर बैंगनी धब्बे; रक्तचित्तिता (परप्यूरा)।)

Pellagra (पेलाग्रा) Avitaminosis due to want of nicotinic acid manifesting with diarrhea, dermatitis and dementia. (विटामीन बी 7 की कमी से होने वाला रेाग जिसमें त्वक्शोथ हो जाता है, दस्त आने लगते हैं तथा मनोभ्रंश हो जाता है।

Pelotherapy (पेलोथिरैपी) Therapeutic use of mud or hay to treat disease by application on body. (शरीर पर मिट्टी का प्रयोग करके उपचार करना।)

Pelvic inflammatory disease (पैल्विक इन्फलेमेटरी डिजीज) Infection of fallopian tubes, broad ligament and supporting tissues of uterus (see Figure). (डिम्ब वाहिनियों, गर्भाशय के पृथु स्नायु तथा सहायक ऊतकों का संक्रमण।)

Pelvic inlet (पैल्विक इन्लैट) Upper pelvic entry i.e., space between sacral promontory and upper aspect of symphysis pubis. (श्रोणि का ऊपरी प्रवेश द्वार।)

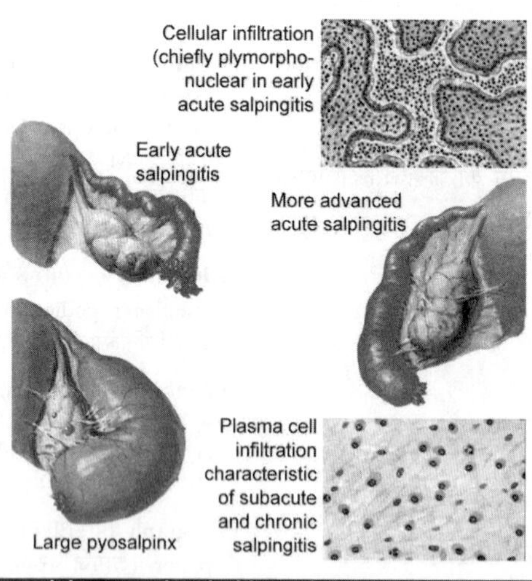

Pyosalpinx associated with pelvic inflammatory disease

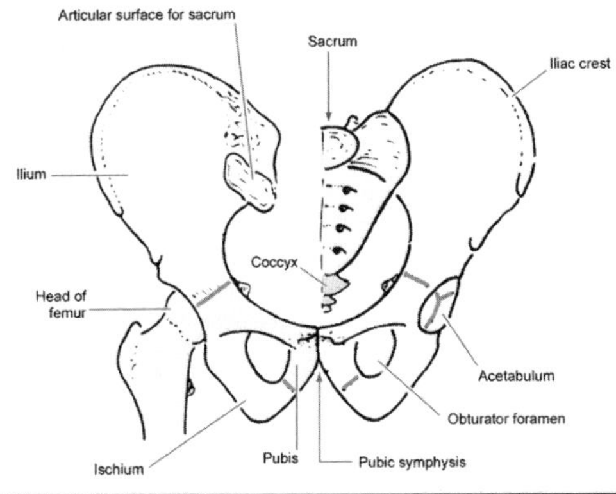

Pelvis

Pelvic outlet (पैल्विक आऊटलैट) Lower pelvic outlet outlined by tip of coccyx, ischial tuberosities and lower margin of symphysis pubis. (श्रोणि का निचला बाहर की ओर खुलने वाला द्वार; श्रोणीबह्गिम।)

Pelvimetry (पैल्वीमीट्री) Measurement of pelvic dimension manually or by X-ray. (एक्स-रे हस्तकृत द्वारा श्रोणी की क्षमता एवं इसके व्यास को नापना श्रोणीभित्ति।)

Pelvis (पैल्विस) The structure formed by iliac bones, sacrum and coccyx.

Inlet A-P diameter = 11 cm.

Diagonal conjugate = 13 cm.

True conjugate = 11 cm. Transverse diameter = 11 cm.

Outlet AP diameter = 11 cm.

p. android Male type pelvis with shallow sacral hollow. *p. anthropoid* Long narrow pelvis. *p. contracted* Pelvis in which one or more diameters are less so as to impede birth of fetus. *p. funnel shaped* Pelvis with normal inlet but markedly contracted outlet. *p. Naegeles* Obliquely contracted pelvis. *p. Otto* Pelvis in which head of femur extends into pelvic cavity due to depressed acetabulum (see Figure). (इलियम हड्डियों, त्रिकास्थि तथा अनुत्रिक द्वारा बनी संरचना।)

Pemphigus (पेम्फीगस) A bullous disease that appears suddenly on normal skin and disappears leaving pigmented spots. *p. erythematous* Erythematous macules and blebs resembling lupus erythematosus and perphigus vulgaris. *p. foliaceus* Pemphigus with a chronic course and purulent bulus fluid from beginning. *p. vegetans* Pemphigus with pustules instead of bullae followed by warty vegetations. *p. vulgaris* Common form of bullous pemphigus with bilateral distribution. (युवा व्यक्तियों का त्वचा रोग जिसमें त्वचा पर छाले एवं फफोले उत्पन्न होते हैं जो लुप्त होकर वर्णकयुक्त धब्बे छोड़ते हैं जिनमें खुजली एवं जलन होती है।)

Pemphigoid (पेम्फीगॉयड) Skin lesion similar to pemphigus. (पेम्फीगस (चर्म रोग) के समान त्वचा विक्षति।)

Penetrance (पेनीट्रैन्स) The frequency of manifestation of a hereditary disease in individuals who have the dominant or double recessive gene. (वह दूरी जिसे कोई वस्तु किसी वस्तु में घुसकर पार करती है।)

Penfluridol (पेनफ्लुरीडौल) Antipsychotic agent. (मनोविकार के प्रति प्रभावकारी कारक।)

Penicillamine (पेनीसिलामीन) A derivative of penicillin used to treat rheumatoid arthritis and heavy metal poisoning. (पेनीसिलीन से प्राप्त जिसे गठिया-रूप

संधिशोथ तथा धातु विषाक्तता की चिकित्सा में प्रयोग किया जाता है।)

Penicillin (पेनीसिलिन) Antibiotic synthesized by various molds, bactericidal to Gram-positive cocci, spirochaetes and rickettsiae by inhibition of cell wall synthesis.

Penicllinase (पेनीसिलिनेज) An enzyme that breaks up molecule of some penicillins. (एक एंजाइम जो कुछ पेनीसिलीन के अणु को तोड़ता है।)

Penicillium (पेनीसिलियम) A genus of molds that occasionally produce infection of external ear, skin and respiratory passage. (कवकच्छद (फफूँदी) का एक वंश जो कभी-कभी बाह्य कर्ण, त्वचा तथा श्वासनली का संक्रमण पैदा करते हैं।)

Penicilloyl-polylysine (पैनीसीलाइल पोलीलाइसिन) A substance used to test sensitiveness of a person to penicillins by intradermal skin test or instillation to conjunctival sac. (एक पदार्थ जिसे किसी व्यक्ति का पेनीसिलीन के प्रति सुग्राही होने के परीक्षण के लिए प्रयोग किया जाता है जो त्वचीय परीक्षण द्वारा होता है।)

Penile prosthesis (पेनाइल प्रोस्थिसिस) Implantable device in the penis to achieve erection; the device is in form of inflatable plastic cylinders implanted to corpora cavernosa attached to a pump embedded in scrotal pouch. The fluid reservoir to fill the cylinders is implanted behind the rectus.

Penile reflex (पेनाइल रिफलेक्स) Contraction of bulbocavernosus muscle on percussion of dorsum of penis or compression of glans penis.)

Penile ring (पेनाइल रिंग) A malleable ring that by preventing venus return from penis helps to maintain erection and delaying orgasm.

Penis (पेनिस) The male organ of copulation consisting of root, body and glans penis. The body contains paired corpora cavernosa and the corpus spongiosum through which passes the urethra (see Figure). (शिश्न; लिंग; पुरूष का संभोग अथवा मैथुन तथा मूत्रण का अंग जिसमें शिश्न की जड़, कॉय तथा शिश्न मुण्ड होता है। शिश्न की कॉय में एक जोड़ा कॉर्पोरा कैवरनोसा तथा स्पंजी पिण्ड होता है जिससे मूत्र मार्ग गुजरता है।)

Pentaerythritol tetranitrate (पेन्टाइराइथिटाल टेट्रानाइट्रेट) Organic nitrate for angina pectoris. (हृद्शूल पैक्टोसिस के लिए ऑर्गेनिक नाइट्रेट।)

Pentagastrin (पेन्टागैस्ट्रिन) Synthetic gastrin to stimulate HCl secretion. (कृत्रिम रूप से बनाया गया गैस्ट्रिन जो आमशय के हाइड्रोक्लोरिक अम्ल को स्रावित करने की क्षमता का पता लगाने के लिए प्रयोग में आता है।)

Pentamidine (पेन्टामीडाइन) An antimonial used to treat leishmaniasis. (एण्टिमनी जिसे कालाजार (लीशमैनियता) की चिकित्सा में प्रयोग किया जाता है।)

Pentavalent (पेन्टावैलेन्ट) Having valency of five. (पंचसंयोजी; पांच की रासायनिक वैलेन्सी धारण करने वाला।)

Pentazocine (पेन्टाजोसिन) An analgesic with strong addictive potential. (वेदनाहार सहित शक्तिशाली व्यसनी संभावना।)

Pentobarbital (पेन्टोबार्बिटल) A hypnotic-sedative agent. (निंद्राकारी शामक कारक।)

Pentolinium (पेन्टोलीनियम) Ganglion blocking agent. (गण्डिका रोधी कारक।)

Pentosuria (पेन्टोसूरिया) Excretion of pentose sugars in urine. (पेन्टोमेह; मूत्र में पेन्टोस पाया जाना।)

Pentothal sodium (पेन्टोथोल सोडियम) Thiopental sodium, used for induction of anesthesia. (थियोपेन्टल सोडियम, जिसे संज्ञाहरण के उत्पादन के लिए प्रयोग किया जाता है।)

Pentoxifylline (पेन्टोक्सिफाइलिन) Vasodilator improve hemorrheology. (वाहिकाविस्फारक जो रक्त प्रवाह को सुधारता है।)

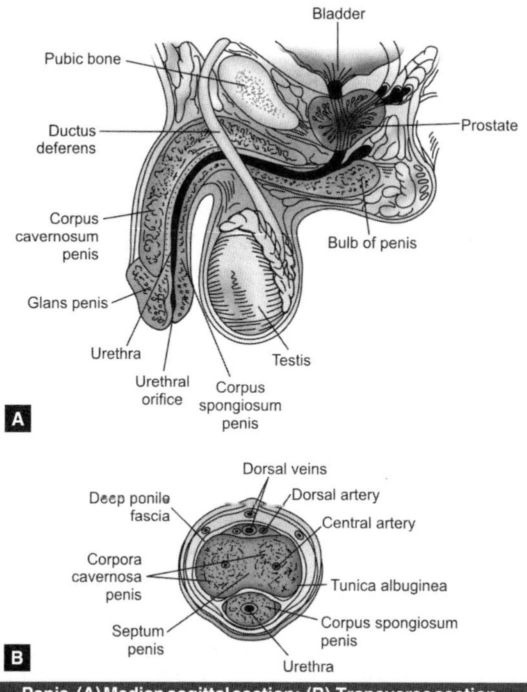

Penis. (A) Median sagittal section; (B) Transverse section

Penumbra (पेनूरब्रा) In radiology an area of blurring around the edge of a structure. *p. ischaemic* an area of moderately ischemic zone around a more severely ischemic zone. (रेडियोलॉजी में, किसी संरचना के किनारे के चारों ओर धूमिल दृष्टि का एक क्षेत्र।)

Pepsin (पेप्सिन) Proteolytic enzyme of gastric juice which converts proteins into proteoses and peptones. (जठर रस का प्रोटीयोलाइटिक एंजाइम जो प्रोटीन को पेप्टोन तथा प्रोटीयोस में बदलता है।)

Pepsinogen (पेप्सिनोजन) The inactive precursor of pepsin found as granules in chief cells of stomach. (पेप्सिन का असक्रिया का पूर्वगामी जो आमाशय की मुख्य कोशिकाओं में कणिका के रूप में पाया जाता है।)

Peptic ulcer (पेप्टिक अल्सर) An ulcer occurring at sites of peptic mucosa, i.e. lower end of esophagus, stomach, first part of duodenum. (व्रण जो पाचक श्लेष्मकला के क्षेत्रों में होता है जैसे ग्रासनली के निचले सिरे में, आमाशय में, ग्रहणी के पहले भाग में उत्पन्न होता है।)

Peptide (पेप्टाइड) Compound formed by combination of 2 or more amino acids. (यौगिक जो दो या अधिक अमीनो अम्लों के संयोजन से बना होता है।)

Peptidoglycan (पेप्टीडोग्लाइकैन) The material making the cell wall of most microorganisms. (कई सूक्ष्मजीवों की कोशिका प्राचीर को बनाने वाला पदार्थ।)

Peptidyl dipeptidase (पेप्टाइडिल डाइडीपेप्टीडेस) An enzyme of hydrolase class that converts angiotensin I to angiotensin II, hence called antiogensin converting enzyme (ACE).

Peptococcus (पेप्टोकोकस) Anaerobic Gram-positive cocci present in oral cavity, intestine and urinary tract. (वातनिरपेक्षी ग्राम वर्णग्राही गोलाणु जो मुख, आंत तथा मूत्र पथ में उपस्थित होता है।)

Peptone (पेप्टोन) Nitrogenous compounds formed by action of proteolytic enzymes on certain proteins. (नाइट्रोजनी यौगिक जो कुछ प्रोटीनों के ऊपर प्रोटीनसंलायी एंजाइमों की क्रिया से उत्पन्न होता है।)

Peptostreptococcus (पेप्टोस्ट्रैप्टोकोकस) Gram-positive anaerobic cocci. (ग्राम वर्णग्राही वातनिरपेक्षी गोलाणु।)

Percentile (परसेन्टाइल) One of 100 equal divisions of a series of items or data.

Perception (परसेप्शन) Process of being aware or being conscious. (बोध; अनुभूति; सचेत या अवगत रहने की क्रिया।)

Percolate (पर्कोलेट) To filter, to strain. (परिस्त्राव; छानना।)

Percolator (पर्कोलेटर) Apparatus used for extraction of a drug with a liquid solvent. (औषधि को विलायक तरल से निकालने के लिए परिस्रवण में प्रयोग में लाया जाने वाला पात्र; परिस्रावित।)

Percussion (पर्कसन) The use of finger tips to tap the body directly or indirectly to determine position, size and consistency of underlying structure (see Figure). (परिताड़न।)

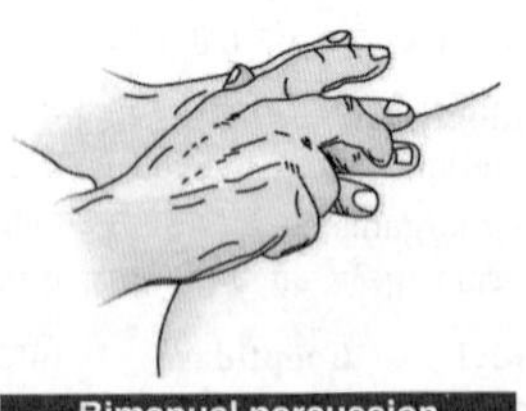

Bimanual percussion

Percutaneous (परक्यूटेनियस) Through skin. (त्वचा के द्वारा; त्वचा प्रवेशी।)

Percutaneous transluminal coronary angioplasty (PTCA) A non-operative balloon dilatation of partially occluded coronary vessels.

Percutaneous ultrasonic lithotriptor Device using ultrasound applied externally to break up kidney stone.

Perforation (पर्फोरेशन) A hole. (छिद्रण; वेधन; छेद।)

Perfusion (परफ्यूजन) Supply of an organ/ tissue with blood. (किसी अंग या ऊतक की रक्त से पूर्ति करना।)

Periactin (पेरीएक्टिन) Cypro heptadine hydrochloride, antiserotonin. (सीरोटोनिन रोधी।)

Periadenitis (पैरीएडीनाइटिस) Inflammation of tissue surrounding a lymph-node. (लसीकापर्व के चारों ओर के ऊतकों का शोथ।)

Perianal (पैरीएनल) Around the anus. (परिगुदीय; गुदा के चारों तरफ अथवा इसके नजदीक।)

Periarteritis (पैरीआर्टीराइटिस) Inflammation of outer coat of an artery. (परिधमनी शोथ।)

Periarthritis (पैरीआर्थ्राइटिस) Inflammation of joint capsule. (किसी जोड़ के चारों तरफ के ऊतकों के शोथ।)

Peribronchial (पैरीब्रोन्कियल) Surrounding the bronchus. (श्वासनली या श्वासनलियों को चारों ओर से घेरने वाला।)

Pericardial rub (पैरीकार्डियल रब) Friction between the inflamed layers of pericardium. (पुरोहृदीय क्षेत्र का परिश्रवण करने पर सुनाई देने वाली रगड़न की ध्वनि।)

Pericardiectomy (पैरीकार्डियकटॉमी) Excision of pericardium. (हृदयावरण के किसी भाग को काट कर निकाल देना; परिहृदुच्छेदन।)

Pericardiocentesis (पैरीकार्डियोसेन्टेसिस) Drainage of pericardial sac. (परिहृद्वेद्यन; शल्यक्रिया से हृदयवरण में छिद्र करना।)

Pericardiopexy (पैरीकार्डियोपैक्सी) Increasing blood supply to heart by joining pericardium to adjacent tissue. (हृदय के रक्त की आपूर्ति बढ़ाने हेतु शल्यचिकित्सा द्वारा हृदयावरण के पास के किसी ऊतक से जोड़ देना।)

Pericarditis (पैरीकार्डाइटिस) Inflammation of pericardium often with serofibrinous effusion and rarely constriction. *p. constrictive* Pericarditis leading to restriction in ventricular filling with equalisation in diastolic pressure in both ventricles and atria. (हृदयावरणशोथ सहित सीरम-फाइब्रिनी का फैलना तथा कभी-कभी संकुचन होना।)

Pericardium (पैरीकार्डियम) A bilayer fibroserous sac enclosing heart. (हृदयावरण; हृदय को चारों ओर से बंद करने वाला एक द्वितह वाली तंतु सीरमी कोश।)

Pericholangitis (पैरीकोलेन्जाइटिस) Inflammation of tissue surrounding bile duct. (पित्त वाहिनियों के चारों तरफ के ऊतक का शोथ।)

Perichondritis (पैरीकॉण्ड्राइटिस) Inflamed perichondrium. (पर्युपास्थिशोथ।)

Perichondrium (पैरीकॉण्ड्रियम) Fibrous membrane around the cartilage. (पर्युपास्थि; उपास्थि के चारों ओर तन्तुमय झिल्ली की उपस्थिति।)

Pericranium (पैरीक्रेनियम) Periosteum of skull. (परिकपाल; कपाल का अस्थ्यावरण।)

Perindopril (पेरिन्डोप्रिल) ACE inhibitor (ACE प्रतिरोधक।)

Perinatal (पैरीनेटल) Period starting from 28 weeks of gestation to 4 weeks after birth. (गर्भावस्था के 28वें सप्ताह से प्रसव के पश्चात चार सप्ताह तक के काल से सम्बंधित प्रसव कालीन।)

Perineorrhaphy (पैरीनियारेहफी) Repair of perineal tear caused during parturition. (मूलाधार सीवन; मूलाधार का विरोहण जिससे प्रसूति के समय क्षति पंहुचती है।)

Perineotomy (पैरीनियोटॉमी) Incision into perineum to facilitate delivery as in rigid perineum of primi. (मूलाधार छेदन; प्रसूति को आसान बनाने के लिए मूलाधार में चीरा लगाना जब मूलाधार अत्यधिक कठोर होती है।)

Perinephric (पैरीनेफ्रिक) Around the kidney. (परिवृक्कीय; वृक्क के चारों ओर स्थापित।)

Perineum (पैरीनियम) The structures occupying the pelvic outlet and constituting pelvic floor. *p. tears of* First degree tear involves vaginal mucosa, second degree involves the musculature in addition and in third degree tear the anal sphincter is also torn (see Figure). (मूलाधार; श्रोणि-भूतल एवं श्रोणि बहिर्गम को घेरने वाली रचनाएँ।) *Puerperal period* (प्यूरपीरल पीरियड) (बच्चे के जन्म से 6 सप्ताह बाद तक की अवधि जिस समय गर्भाशय का पूर्ण प्रत्यार्वतन हो चुका होता है। *Safe period* (सेफ पीरियड) आर्तव-चक्र या मासिक चक्र में वह समय जब गर्भाधान नही हो सकता। मासिक धर्म के बंद होने के बाद पहले पांच दिन तथा दूसरे मासिक धर्म के पहले के 10 दिन।)

Perineural (पैरीन्यूरल) Around the nerve. (तंत्रिका के चारों तरफ।)

Perineurium (पैरीन्यूरियम) Connective tissue sheath around bundle of nerve fibers. (परितंत्रिका; तंत्रिका तंतुओं के प्रत्येक बण्डल का चारों ओर से लपेटने वाला एक संयोजी ऊतक आवरण।)

Period (पीरियड) The menstruation; the time interval between two events. *p. absolute refractory* The period during which any strong stimulus cannot bring about muscle contraction. *p. gestation* Period of pregnancy, i.e. 10 lunar months or 280 days measured from onset of last menstrual period. *p. incubation* Time from contacting infection till appearance of first

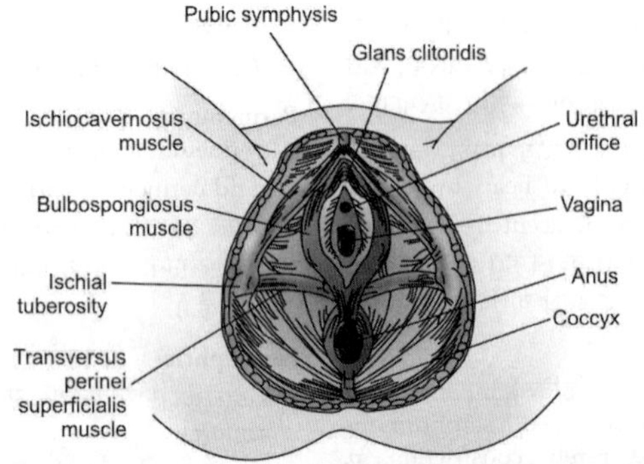

Perineum in a female and the diamond-shaped area between the pubic symphysis and coccyx can be divided into anterior urogenital and posterior anal triangles by drawing a line transversely between the ischial tuberosities

symptom. *p. isoelectric* In ECG electrical neutrality or balancing positive and negative charges. *p. latent* Time between application of stimulus and onset of contraction. *p. missed* Nonoccurrence of menstruation at expected time. *p. puerperal* The six weeks period immediately following child birth. *p. safe* The period during the menstrual cycle during which intercourse cannot lead to conception. It usually includes the first 5 days after stoppage of period and the last 10 days prior to next period. (मासिक धर्म; माहवारी; रजोधर्म; काल; अवधि। *Gestational period* (जेस्टेशनल पीरियड) गर्भावस्था काल *Incubation period* (इनक्यूबेशन पीरियड) किसी संक्रमण के प्रति अनावृत होने तथा रोग के प्रथम लक्षण के प्रकट होने के बीच का काल। *Latent period* (लेटैन्ट पीरियड) उद्दीपन तथा संकुचन के आरंभ होने के बीच बीता समय। *Missed period* (मिस्ड पीरियड) अपने संभावित समय पर मासिक धर्म न होना।)

Periodic table (पीरिऑडिक टेबल) The chart depicting chemical elements arranged by their atomic numbers.

Periodicity (पीरियोडीसिटी) Recurring at more or less regular intervals. (आवर्तिता; निश्चित समयावकाशों के पश्चात पुन उत्पन्न होना।)

Periodontal abscess (पैरीओडोन्टल ऐब्सेस) Abscess formation in gingiva, periodontal pockets. (मसूड़ों में फोड़ा बनना; परिदन्तीय कोटरिका।)

Periodontal disease (पैरीओडोन्टल डिजीज) Disease of supporting structure of teeth with bleeding gum, loosening of teeth, etc. (दांतों की सहायक रचना का रोग जिसमें रक्तस्रावी मसूड़े, दांतों का ढीला होना आदि जैसे लक्षण होते हैं।)

Periodontal ligament (पैरीओडोन्टल लिगामेन्ट) The fibrous bundles attaching tooth to alveolar bone. (तन्तुमय पूलिका जो दाँत को दन्तउलूखलीय अस्थि से जोड़ती है; परिदन्तीय स्नायु।)

Periodontics (पैरीओडोन्टिक्स) The branch of dentistry dealing with study and treatment of periodontal disease. (दन्तूतकोपचार; दन्तचिकित्सा की शाखा जो परिदन्तीय ऊतकों के रोगों का अध्ययन एवं उनकी चिकित्सा करने से संबंधित होती है।)

Periodontitis (पैरीओडोन्टाइटिस) Inflammatory or degenerative disease of dental periosteum, alveolar bone, cementum and gingiva. (परिदन्तशोथ; दन्त अस्थ्यावरण दन्तउलूखलीय अस्थि, सिमेन्ट तथा मसूड़े का शोथयुक्त या अपजननात्मक रोग।)

Periodontium (पैरीओडोन्टियम) The structures that support the teeth and firmly anchor it to alveolar bone (see Figure). (परिदन्त; संरचनाएं जो दांतो को सहारा देती हैं तथा उन्हें दन्तउलूखलीय अस्थि से मजबूती से जमा देती हैं।)

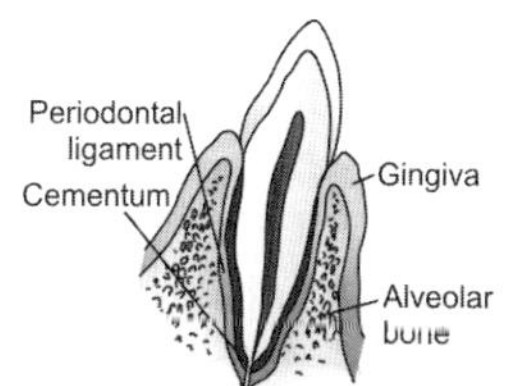

Pioiodontium—showing the peridontal ligament attaching the cementum of the tooth root to the alveolar bone of the socket and the collagen fibers of the ligament are grouped into bundles

Periodoscope (पेरियोडोस्कोप) Pregnancy table for knowing expected date of delivery. (प्रसव की संभावित तिथि की गणना करने हेतु एक सूची पत्र।)

Perionychia (पैरीयोनीकिया) Inflammation around a nail. (नाखून के चारों तरफ का शोथ।)

Perioperative (पैरीऑपरेटिव) Period immediately before or after an operation. (ऑपरेशन के पहले और बाद का समय।)

Perioral (पैरीओरल) Around the mouth. (मुंह के चारों तरफ।)

Periosteitis (पैरीऑस्टाइटिस) Inflamed periosteum. (अस्थ्यावरण शोथ या पर्यस्थिकला का शोथ।)

Periosteum (पैरीऑस्टियम) A fibrous membrane covering the bone, supporting the blood vessels supplying bone and giving attachment to ligaments and muscles. Its inner cellular layer forms new bone. (पर्यस्थिकला; अस्थ्यावरण; अस्थि को चारों ओर से आच्छादित करने वाली तन्तुमय कला, जो रक्त वाहिनियों को सहारा देती है तथा यह स्नायु और पेशियों को जोड़ती है। इसकी अंदरूनी परत नई अस्थि बनाती है।)

Peripheral nervous system (पैरीफेरल नर्वस सिस्टम) Included in this are 12 cranial nerves, 31 spinal nerves, sympathetic and parasympathetic nerves. (इसमें 12 जोड़ी कपालीय तंत्रिकाओं तथा 31 जोड़ी मेरू तंत्रिकाओं, अनुकम्पी तथा परानुकम्पी तंत्रिकाएं होती हैं।)

Periphlebitis (पैरीफ्लेबाइटिस) Inflammation of outer coat of vein or tissue around the vein. (किसी शिरा के बाह्य अस्तर या इसके चारों ओर के ऊतकों का शोथ।)

Peristalsis (पैरीस्टैल्सिस) Wave-like contraction occurring in hollow viscus (शरीर के किसी खोखले नलिकाकार अंगों में उत्पन्न होने वाली लहर के समान संकुचन।)

Peristasis (पैरिस्टेसिस) A temporary decrease in blood flow in early inflammation. (शोथ की प्रारम्भिक अवस्था में रक्त प्रवाह में अस्थायी रूप से कमी हो जाना।)

Peritomy (पैरीटॉमी) Incision around cornea to treat pannus. (नेत्रपटल के चारों ओर चीरा लगाकर पैनस की चिकित्सा करना।)

Peritoneal dialysis (पैरीटोनियल डायलिसस) Removal of toxic metabolic byproducts and some poisons from body by irrigation of peritoneal cavity by dialysate and then draining out the dialysate.

Peritoneopexy (पैरीटोनियोपैक्सी) Fixation of uterus by way of vagina. (गर्भाशय का योनि से होते हुए स्थिरीकरण करना।)

Peritoneoscope (पैरीटोनियोस्कोप) An endoscope to visualize abdominal cavity through an incision in the abdominal wall. (उदरीय गुहा का

निरीक्षण करने के लिए, उदरीय प्राचीर में छेदन करके, प्रयोग किया जाने वाला एक गुहान्तदर्शी या एण्डोस्कोप।)

Peritoneum (पैरीटोनियम) A serous membrane reflected over abdominal viscera and lining the abdominal cavity. (सीरमी या रक्तोदकीय झिल्ली जो उदरीय अंतरांगों को चारों ओर से घेरती है तथा उदरीय गुहाओं की भित्तियों को आस्तरित करती है।)

Peritonitis (पैरीटोनाइटिस) Inflamed peritoneum manifesting with board like rigidity of abdomen and aperistalsis, commonly follows rupture of hollow organ, pelvic inflammation, or is primary; can be localized or generalized; acute or chronic, adhesive and aseptic. (पैरीटोनियम की सूजन (पर्युदर्याशोथ) सहित उदर की लकड़ी के पटरे के समान कठोरता होती है। इसके बाद अधिकतर खोखले अंग में छिद्र, श्रोणि शोथ हो जाता है। यह गंभीर, चिरकारी, आसंजी तथा अजीवाणुज शोथ हो सकता है।)

Peritonsillits (पेरीटान्सिलाइटिस) Inflammation of the connective tissue above and behind the tonsil. (किसी टांन्सिल के चारों ओर के उत्तकों का शोध।)

Peritrichous (पैरीट्राइकस) Organism with cilia/flagella covering its entire body. (जीव जिनका संपूर्ण शरीर कशाभ या रोमक से ढका होता है।)

Periurethral (पैरीयूरेथ्रल) Around the urethra. (मूत्रमार्ग के आस पास।)

Permeability (पर्मिएबिलिटी) The quality of being permeable that which can be traversed. (पारगम्यता।)

Pernicious anemia (पर्नीशियस एनीमिया) Vitamin B_{12} deficient anemia due to antibodies to gastric parietal cells leading to deficient intrinsic factor secretion. (विटामीन बी 12 की कमी से होने वाली रक्ताल्पता जो जठर पैराइटल कोशिकाओं के प्रतिपिण्डों के कारण होती है जिससे अंतस्थ कारक स्राव का अभाव होता है।)

Pernio (पर्नियो) Swelling of skin due to cold. (शीतदंश; अत्याधिक ठण्ड के कारण, त्वचा का सूज जाना।)

Peroneal (पेरोनियल) Concerning fibula. (फिबुला से संबंधित।)

Peroneal sign (पेरोनियल साइन) In tetany tapping over peroneal nerve causes dorsiflexion and eversion of foot. (अपतानिका में, पेरोनियल तंत्रिका पर टेंपिंग करने के कारण पैर का पीछे तथा बाहर की ओर मुड़ जानां)

Peroral (पेरोरल) Through the mouth. (मुख प्रवेशी; मुखी; मुख द्वारा प्रयुक्त।)

Peroxidase (पेरोक्सीडेस) An enzyme essential for oxygen transfer, hence important in cellular respiration. (एक एंजाइम जो ऑक्सीजन के स्थानान्तरण के लिए आवश्यक होता है। इसलिए कोशिकीय श्वसन के लिए आवश्यक होता है।)

Peroxisome (पेरोक्सीसोम) Granules in cell cytoplasm that contain a variety of enzymes. (कोशिकाद्रव्य में कणिका जिसमें कई प्रकार के एंजाइम होते हैं।)

Perphenazine (पेरफिनाजाइन) Antipsychotic agent. (मनोविकार के प्रति प्रभावकारी कारक।)

Perseveration (पर्सीवेरेशन) Repetition of meaningless words, phrases or answers. (अर्थहीन शब्दों या वांक्यांश या जवाबों को बार-बार बोलना।)

Pesonality (पर्सनैलिटी) The composition of one's characteristics, behavior, grooming, etc. *p. compulsive* A type of personality where individual's perfectionism, indecisiveness hampers with social adjustment and interpersonal relationship. *p. extroverted* Individual's activities and libido are directed to other individuals or environment. *p. histrionic* Personality with self-exaggeration, dramatisation, irrational and angry outbursts. *p. introverted* Person's activities and libido are directed towards himself. *p. paranoid* Undue suspiciousness, mistrust and hypersensitiveness. *p. schizoid* Shyness, seclusiveness, eccentricity. (किसी व्यक्ति के चरित्र की विशिष्टताएं, उसके व्यवहार आदि का संयोजन।)

Perspiration (पर्सपिरेशन) Water loss from skin via evaporation of sweat; 1 liter of sweat evaporation removes 580 calories of heat from the body. (पसीने के वाष्पीकरण द्वारा त्वचा पानी का अभाव होना; 1 लीटर पसीने का वाष्पीकरण शरीर से 580 कैलोरी ताप को हटाता है।)

Perthe's disease (पर्थ डिजीज) Osteochondritis of femoral head due to compromised circulation.

Perturbation (परटर्यूबेशन) Agitated, uneasiness of mind. (उत्तेति या परेशान; मन में बैचेनी या चिंता होना।)

Pertussis (पर्टुसिस) Acute infectious respiratory disease caused by *B. pertussis*. SYN—whooping cough. (बी. पर्टुसिस द्वारा होने वाला तीव्र संक्रामक श्वसन रोग; काली खांसी; कूकर कास।)

Pertussis immune globulin (पर्टुसिस इम्यून ग्लोबुलिन) Globulin derived from patients immunized with pertussis vaccine, used for passive immunization. (पर्टुसिस वैकसीन द्वारा रोगक्षम रोगी से प्राप्त ग्लोबुलिन, जिसे निष्क्रिय रेागक्षमीकरण के लिए प्रयोग किया जाता है।)

Pertussis vaccine (पर्टुसिस वैक्सीन) Killed pertussis bacilli used for active immunization. (मरे हुए पर्टुसिस बेसीलाई जिसे सक्रिय रोगक्षमीकरण के लिए प्रयोग किया जाता है।)

Perversion (परवर्जन) Deviation from normal accepted path. *p. sexual* Abnormal sexual behavior. (सामान्य मार्ग से हटना। *Sexual perversion* (सेक्सुअल परवर्जन) असामान्य लैंगिक व्यवहार।)

Pervert (परवर्ट) One who has deviated from normal path. (वह व्यक्ति जो सामान्य मार्ग से हट गया हो।)

Pervious (पर्वियस) Capable of being permeated. (पारगमन की क्षमता रखने वाला; पारगम्य; प्रवेश्य।)

Pes (पेस) Foot *p. cavus* Increased concavity of foot. *p. equinovalgus* Elevation and lateral rotation of heel. *p. equino varus* Elevation and internal rotation of heel. *p. equinus* Walking on forefoot, the heel not touching the ground. (पांव या पाद।) *Pes cavus* (पेस केवस) ऐसा पाद जिसमें असामान्य रूप से खोखला तलवा होता है। *Pes equinovalgus* (पेस इक्वीनोवैल्गस) पाद जिसमें ऐड़ी ऊपरी को उठी हुई तथा बाहर की ओर घूमी हुई होती हैं। *Pes equinovarus* (पेस इक्वीनोवेरस) पाद जिसमें ऐड़ी नीचे की ओर होती है तलवा भूमि से ऊपर को उठा होता है। *Pes equines* (पेस इक्वीन्स) पाद जिसमें ऐड़ी पृथ्वी से स्पर्श नही करती है।)

Pessary (पैसरी) Device inserted into vagina to support pelvic structures like uterus, urethra (see Figure). (श्रोणिकीय संरचना जैसे गर्भाशय, मूत्रमार्ग को थामने के लिए या गर्भनिरोधक साधन के रूप में योनि में लगाया जाने वाला एक यंत्र।)

Pessimism (पैसीमिज्म) A state of mind where one feels dejected, hopeless and gloomy. (निराशावाद; मन की एक दशा जिसमें एक व्यक्ति हताश, निराश तथा उदास महसूस करता है।)

Pest (पेस्ट) Destructive insect. (विनाशकारी कीट; बाधा।)

Pesticide (पेस्टीसाइड) Chemicals used to kill pests. (विनाशकारी कीटों को मारने के लिए प्रयोग में लाया जाने वाला कोई रसायन।)

Petechiae (पेटेकिया) Hemorrhagic spots on the skin. (त्वचा पर रक्तस्रावी धब्बे।)

Pethidine (पेथीडाइन) Meperidine hydrochloride. (मेपैरीडीन हाइड्रोक्लोराइड।)

Petit's ligament (पेटिट्स लिगामैंट) Uterosacral ligament. (गर्भाशय एवं सैक्रम का स्नायु।)

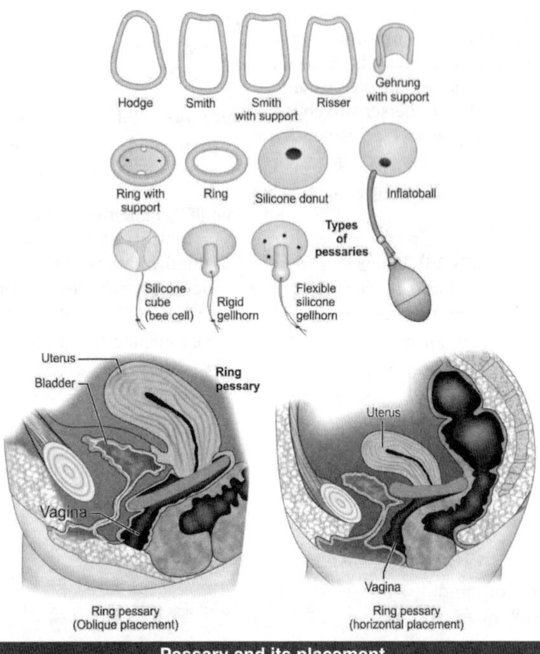

Pessary and its placement

Petit's triangle (पेटिट्स ट्रैंगल) An area on lateral abdominal wall bounded by iliac crest, posterior margin of external oblique and lateral margin of latissims dorsi.

Petitmal (पेटिटमाल) Li ttle illness. A form of epilepsy. (एक प्रकार का अपस्मार; लघु अपस्मार।)

Petri dish (पैट्री डिश) A shallow dish with a cover to hold solid media for culture.

Petrifaction (पैट्रीफैक्शन) Process of hardening. (कठोर पदार्थ में परिवर्तित होने की क्रिया।)

Petrositis (पीट्रोसाइटिस) Inflammation of petrous part of temporal bone. (शंखास्थि के अश्माभ भाग का शोथ।)

Peutz-Jegher's syndrome (पियूट्ज-जेगहर्स सिन्ड्रोम) Small intestinal polyposis with hypermelanosis of skin and mucous membrane.

Peyer's patch (पेयर्स पैच) Lymphoid tissue in small intestine as circular/oval patches in the mucosa-submucosa in the antimesenteric border.

Peyronie's disease (पाइरोनीज डिजीज) Hardening of corpora cavernosa which leads to painful erection and a curved penis. (शिश्न के रक्तधर पिण्डों का कठोर हो जाना। जिसके कारण शिश्न खड़ा होने पर पीड़ा होती है तथा वक्रता उत्पन्न होती है।)

pH (पी एच) The degree of acidity or alkalinity based on hydrogen ion concentration. Maximum acidity is pH0 and maximum alkalinity is pH 14. Blood pH is 7.35-7.45. (हाइड्रोजन आयन सान्द्रता पर आधारित अम्लता या क्षारता के अंश। अधिकतम अम्लता pH0 तथा अधिकतम क्षारता pH14 होती है; रक्त pH 7.35 से 7.45 तक होता है।)

Phacoemulsification (फैकोइमल्सीफिकेशन) A method of cataract removal by disintegrating it, followed by aspiration. (मोतियाबिन्द को वियोजित

करके हटाने की एक विधि, जिसको फिर चूषित करके अलग कर दिया जाता है।)

Phacomatosis (फैकोमेटोसिस) A group of hereditary diseases manifesting with cutaneous and neurological symptoms. Included in this group are von-Recklinghausen's disease, Hippel-Lindau disease, Sturge-Weber syndrome, tuberous sclerosis and incontinentia pigmenti. (आनुवंशिक रोगों के वर्ग जिसमें त्वचीय तथा तंत्रिका या स्नायु रोगों के लक्षण होते हैं।)

Phage (फेज) Viruses that can lyse bacteria. (जीवाणभोजी; विषाणु जो जीवाणु का अपघटन करते हैं।)

Phage typing (फेज टाइपिंग) A method of identifying particular strains of bacteria that are lysed by only strain specific bacteriophages.

Phagocyte (फेगोसाइट) A cell capable of ingesting and digesting cell debris, protozoa, bacteria, etc. (एक कोशिका जो कोशिका डेबरिस, एककोशिकीय जन्तुओं, जीवाणु आदी को निगलने तथा पाचन में समर्थ होती है।)

Phagocytic index (फेगोसाइटिक इन्डैक्स) Average number of bacteria ingested by each leukocyte. (जीवाणु की औसत संख्या जो प्रत्येक श्वतेरक्त कोशिका द्वारा अन्तर्ग्रहण की जाती है।)

Phagocytosis (फेगोसाइटोसिस) The process of ingestion and digestion of bacteria by phagocytes. (भक्षककोशिकाओं द्वारा जीवाणुओं का निगलना एवं उनके पाचन की प्रक्रिया।)

Phagolysosome (फेगोलाइसोसीम) The body formed when membrane bound phagosome inside a macrophage fuses with lysosome.

Phagomania (फेगोमैनिया) Abnormal craving for food. (खाना खाने के लिए असामान्य रूप से तीव्र लालसा।)

Phagosome (फैगोसोम) A membrane bound vacuole inside a phagocyte containing matters to be digested. (एक भक्षकोशिका मे विद्यमान एक कला परिबंध रिक्तिका जिसमें पचने वाली सामग्री होती है।)

Phakoma (फैकोमा) Microscopic gray white tumor of retina in tuberous sclerosis. (ट्यूबेरस स्क्लेरोसिस में रेटिना में पाया जाने वाला एक सूक्ष्मदर्शीय भूरा सा सफेद अर्बुद।)

Phalanx (फैलेंक्स) Bones on finger and toes; proximal, middle and distal. (हाथ और पैर की अंगुलियों की हड्डियों; अंगुल्यस्थि; प्राक्जीमल, मध्यवर्ती तथा अन्तिम एवं नख-शैय्या के नीचे स्थित अंगुल्यस्थि।)

Phalloidin (फैलोयडीन) Poisonous peptide from mushroom *Amanita phalloides*.

Phallus (फैलस) Penis. (लिंग; शिश्न।)

Phaneromania (फैनेरोमैनिया) Abnormal tendency to bite nails, pull or play with hair, beard or moustache. (एक असामान्य प्रवृत्ति जिसमें रोगी नाखूनों को काटता है तथा बालों, दाढ़ी या मूंछ को खींचता या उनसे खेलता है।)

Phantasy (फैन्टेसी) A daydream or disregard for reality. (दिवास्वप्न; स्वैरकल्पना या वास्तविकता की उपेक्षा करना।)

Phantom (फैन्टम) An appearance or illusion of body part. *p. limb* Following amputation, patient feels as if the limb exists. *p. tumor* Muscular contraction or abdominal *fat mistaken* as tumor. (शारीरिक भाग को भ्रम।) *Phantom limb* (फैन्टम लिम्ब) (अंगोच्छेदन के बाद भी, रोगी को महसूस होता है कि उसका अंग उपस्थित है।) *Phantom tumor* (फैन्टम ट्यूमर) पेशीय संकुचन या उदरीय वसा को गलती से अर्बुद (ट्यूमर) समझ लिया जाता है।

Phantom limb (फैन्टम लिम्ब) Sensation of the limb after loss of limb, e.g., after amputation of the limb (ऐसा भ्रम होना कि हाथ पैर कट जाने के बाद भी उनका होना महसूस होना।)

Pharmaceutics (फार्मेस्युटिक्स) Science of dispensing medicines. (औषधियों को

तैयार करने या नुस्खा बनाने का विज्ञान; भैषजिकी।)

Pharmacodynamics (फार्मेकोडाइनामिक्स) Study of drugs and their action on living organisms. (जीवित जीवों पर औषधियों और उनकी क्रियाओं का अध्ययन।)

Pharmacognosy (फार्मेकोग्नोसी) The science of natural drugs and their properties. (प्राकृतिक औषधियों तथा उनके गुणों का विज्ञान; भेषज-अभिज्ञान।)

Pharmacology (फार्मेकोलॉजी) The science of drugs, their property and effect. (औषधियों, उनके गुणों तथा उनके प्रभावों का विज्ञान; भेषजगुणविज्ञान।)

Pharmacy (फार्मेसी) The practice of compounding and dispensing medicines; a drug store. (औषधियों को बनाने तथा नुस्खे तैयार करने का अभ्यास; औषधि की दुकान।)

Pharyngeal bursa (फैरिन्जियल बर्सा) A small blind sac occasionally present in lower portion of pharyngeal tonsils.

Pharyngeal reflex (फैरिन्जियल रिफ्लैक्स) Contraction of pharyngeal musculature following its stimulation by contact. (ग्रसनी पेशीय संस्थान को सम्पर्क द्वारा उद्दीपन के बाद संकुचित होना।)

Pharyngismus (फैरिन्गिसमस) Spasm of pharyngeal muscles. (ग्रसनीआकर्ष; ग्रसनी में पेशियों की ऐंठन होना।)

Pharyngitis (फैरेन्गाइटिस) Inflammation of pharyngeal mucosa. (ग्रसीन श्लेष्मकला का शोथ।)

Pharyngocele (फैरिन्गोसील) Hernia through pharyngeal wall. (ग्रसनी भित्ति में हर्निया का बनना।)

Pharyngoconjunctival fever (फैरिन्गोकन्जन्कटाइवल फीवर) An adenovirus infection. (विषाणुओं के बड़े समूह में से एक जिसके द्वारा ऊपरी श्वसन पक्ष में संक्रमण होता है।)

Pharynx (फैरिंक्स) The common gateway in throat for food and air extending from base of skull to 6th cervical vertebra. Nasopharynx is the portion above palate; oropharynx lies between palate and hyoid bone and laryngopharynx below the hyoid bone (see Figure).

Phase (फेज) A stage of development. (प्रावस्था; विकास की अवस्थां)

Phenacemide (फीनासेमाइड) Anticonvulsant agent, rarely used because of serious side effects. (आक्षेपरोधी कारक, जिसे बहुत कम प्रयोग किया जाता है

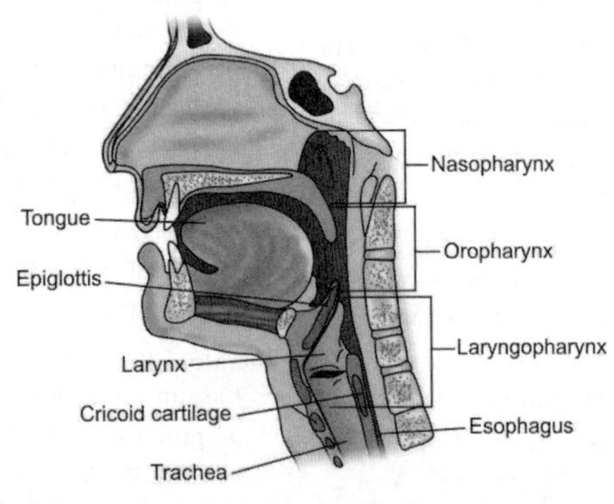

Pharynx, divided into the nasopharynx, oropharynx, and laryngopharynx

क्योंकि इसके खतरनाक अनुषंगी प्रभाव होते हैं।)

Phenacetin (फिनैसैटिन) An analgesic and antipyretic agent. (पीड़ाहर तथा ज्वरनाशक कारक।)

Phenanthrene (फिनेनथ्रेन) A coal tar derivative with high carcinogenic potential. (कोलतार से प्राप्त एक पदार्थ जिसमें उच्च कैंसरजनक संभावना होती है।)

Phenazopyridine (फिनेजोपाइरिडीन) Urinary analgesic causing red urine. (मूत्र वेदनाहर जिसके कारण लाल मूत्र होता है।)

Phencyclidine (फिनसाइक्लाइडीन) A hallucinogen, also used as anesthetic in veterinary medicine (angel dust). (भ्रामक औषधि जिसे जंतुओं की चिकित्सा में संज्ञाहारी के रूप में प्रयोग किया जाता है।)

Phenelzine (फिनेल्जाइन) An antidepressant. (अवसादरोधी।)

Phenergan (फिनर्गन) Promethazine hydrochloride. (प्रोमीथाजीन हाइड्रोक्लोराइड।)

Phenformin (फिनफॉर्मिन) An oral hypoglycemic agent, having propensity to cause lactic acidosis. (एक मौखिक अल्पग्लूकोजरक्तता कारक, जिसकी प्रवृत्ति के कारण दुग्धाम्लरक्तता होती है।)

Phenindione (फिनीनडियॉन) An anticoagulant. (स्कन्दनरोधी।)

Pheniramine maleate (फिनीरामीन मेलीयेट) An antihistaminic agent. (हिस्टामीन के प्रभावों को निष्फल करने वाला कारक)

Phenmetrazine (फीनमीट्रेजाइन) A sympathomimetic often used to treat obesity. (अनुकम्पी अनुकारी जिसे अधिकतर मोटापे के उपचार में प्रयोग किया जाता है।)

Phenobarbital (फीनोबार्बिटल) Phenylethyl barbituric acid used as a hypnotic and anticonvulsant. (फिनाइलीथायल बार्बीट्यूरिक अम्ल जिसे निंद्राकर तथा आक्षेपरोधी के रूप में प्रयोग किया जाता है।)

Phenol (फिनोल) A coal tar derivative effective as a bacteriostatic agent (SYN—Carbolic acid). (कोलतार से प्राप्त एक विषैला यौगिक जो जीवाणुस्तम्भक के रूप में प्रभावकारी होता है; कार्बोलिक अम्ल।)

Phenolphthalein (फिनोलफथैलीन)A laxative. (लैक्जेटिव; मृदु विरेचक।)

Phenolsulphonpthalein (फिनोल-सल्फोनफ्थैलीन) A dye used for renal function test. (एक रंजक जिसे वृक्क के कार्य परीक्षण के लिए प्रयोग किया जाता है।)

Phenomenon (फेनोमेनॉन) A change perceivable by senses. *p. Bell's* Rolling of eyeball upward and outward on attempting to close the affected eye in lower motor neuron facial palsy. (संवेदों द्वारा परिवर्तन का बोध होना।)

Phenothiazine (फीनोयाजाइन) The basic compound used for manufacture of tranquilizers, anthelmintics, dyes and some insecticides. (एक आधारिक यौगिक जिसे प्रशान्तक, कृमिनाशक, रंजक तथा कुछ कीटाणुनाशक के उत्पादन के लिए प्रयोग किया जाता है।)

Phenotype (फीनोटाइप) The physical appearance or the sum total of visible traits which characterize the members of a group. (किसी व्यक्ति का शारीरिक गठन या किसी समूह के सदस्यों की सम्पूर्ण विशेषताओं का वर्णन।)

Phenoxyacetic acid (फीनोक्सिएसीटिक एसिड) A fungicide. (कवकनाशक।)

Phenoxybenzamine (फिनोक्सीबेन्जामाइन) An alfa-adrenergic blocking agent that causes peripheral vasodilatation.

Phenozygous (फीनोजाइगस) A developmental anomaly where the skull is much narrower than the face. (एक परिवर्धनीय विसंगति जिसमें रोगी का कपाल चेहरे से बहुत तंग होता है।)

Phensuximide (फीनसक्सीमाइड) Anticonvulsant useful for petit mal. (आक्षेपरोधी जो पेटिट मल के लिए उपयोगी होता है।)

Phentermine (फैन्टरमाइन) Sympathomimetic drug used as anorexic agent. (अनुकम्पींतत्रिकानुकारी औषधि जिसे अरूचिग्रस्त कारक के रूप में प्रयोग किया जाता है।)

Phentolamine (फेन्टोलामाइन) An alpha adrenergic blocking agent used in diagnosis of pheochromocytoma.

Phenylalanine (फेनिएलैनाइन) An essential amino acid. (एक आवश्यक अमीनो एसिड।)

Phenylbutazone (फिनाइलब्यूटेजोन) An analgesic anti-inflammatory agent sparingly used for adverse effects on marrow. (पीड़ाहर एवं शोथरोधी कारक जिसे मज्जा पर विपरीत प्रभावों के लिए सावधानीपूर्वक प्रयोग किया जाता है।)

Phenylephrine (फेनिलएफ्राइन) Adrenergic agent used as nasal decongestant. (एड्रीनालीन धर्मोत्तेजक कारक जिसे नासिका रक्तधिक्यहारी के रूप में प्रयोग किया जाता है।)

Phenylethyl alcohol (फिनाइलेथाइल एल्कोहल) An antibacterial agent used as a preservative. (जीवाणुरोधी कारक जिसे परिरक्षक के रूप में प्रयोग किया जाता है।)

Phenylhydrazine (फिनाइलहाइड्रेजीन) Used as a test reagent for detecting sugar in urine. (मूत्र में शर्करा का अभिज्ञान करने के लिए, अभिकर्मक परीक्षण के रूप में प्रयोग किया जाता है।)

Phenylketonuria (फिनाइलकीटोन्यूरिया) An autosomal recessive disease where due to defective enzyme system phenylalanine is not converted to tyrosine and there is likelihood of brain damage. (मूत्र में फिनाइल पाइरूबिक अम्ल का मिलना; फेनिल कीटोनमेह।)

Phenylmercuric acetate (फिनाइलम–रक्यूकरक एसीटेट) A bacteriostatic agent, also fungicide and herbicide. (जीवाणुस्तम्भन कारक, कवकनाशक तथा जड़ी-बूटी नाशक।)

Phenylmercuric nitrate (फिनाइलमरक्यूरिक नाइट्रेट) A bacteriostatic agent employed for wound dressing and preservation of IV solutions. (जीवाणुस्तम्भन कारक जिसे घाव की मरहम पटटी के लिए तथा अन्तराशिरीय घोल के परिरक्षण के लिए प्रयोग किया जाता है।)

Phenylproparolamine (फिनाइलप्रोपे-रोलेमीन) Nasal decongestant. (नासिका रक्तधिक्यहारी।)

Phenylpyruvic acid (फिनाइलपाइरूविक एसिड) A metabolic derivative of phenylalanine. (फेनिलएलेनाइन से प्राप्त एक चयापचयी।)

Phenytoin (फेनीटायॅन) Anticonvulsant drug, also antiarrhythmic. (आक्षेपरोधी औषधि तथा हृद अतालताओं पर नियंत्रण करने वाली या रोकने वाली औषधि।)

Pheochromocyte (फियोक्रोमोसाइट) The chromaffin cells of adrenal medulla giving yellowish reaction with chrome salts. (एड्रीनल ग्रन्थि के मेडुला की एक वर्णरागी कोशिका जो क्रोमियम से पीले रंग की हो जाती है।)

Pheochromocytoma (फियोक्रोमोसाइटोमा) A benign chromaffin cell tumor of adrenal medulla producing adrenaline and noradrenaline. (क्रोमाफिन कोशिकार्बुद; एड्रीनल ग्रन्थि के मेडुला की वर्णरोगी कोशिकाओं का एक सुदम अर्बुद जिससे इपिनैफ्रीन उत्पादित होते हैं।)

Pheromone (फिरोमोन) A chemical substance which acts as a means of communication between species of insects through its smell.

Philadelphia chromosome (फिलाडेल्फिया क्रोमोसोम) Dislocation of long arm of chromosome 21 to chromosome 9, seen in 90% patients of chronic myelocytic leukemia (see Figure).

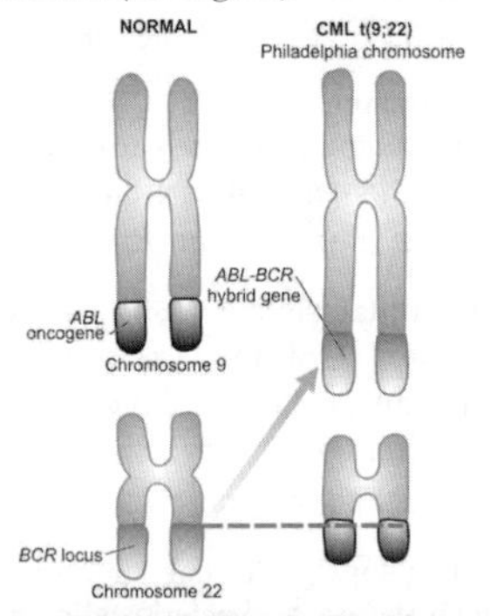

Philadelphia chromosome

Philtrum (फिल्ट्रम) The median groove on upper lip. (ओष्ठ खात; ऊपरी होंठ के बीच में लम्ब रूप खातिका या खांच।)

Phimosis (फाइमोसिस) Narrowing of prepucial orifice so that it cannot be retracted over glans penis. (निरूद्ध प्रकाश; शिश्नमुण्डच्छद के छिद्र का संकुचित होना जिससे यह शिश्नमुण्ड के ऊपर नहीं खींचा जा सकता।)

Phlebectomy (फ्लेबेक्टॉमी) Surgical resection of vein. (किसी शिरा को शल्य क्रिया द्वारा काट कर अलग करना।)

Phlebitis (फ्लेबाइटिस) Inflammation of a vein. (शिराशोथ।)

Phlebogram (फ्लेबोग्राम) A venous pulse tracing. (शिरा-स्पन्द का अनुरेखण; शिरालेख।)

Phlebography (फ्लेबोग्राफी) X-ray imaging of the veins by contrast injection. (शिरालेखी; शिराओं का एक्स-रे चित्रण।)

Phlebolith (फ्लेबोलिथ) A concretion in a vein. (किसी शिरा में स्थित पथरी; शिराश्मरी।)

Phlebotomus (फ्लेबोटोमस) A genus of sandflies, the blood sucking insects transmitting leishmaniasis, oroya fever.

Phlebotomy (फ्लेबोटोमी) Lancent used in incising vein. (शिरोच्छदक; शिरा में चीरा लगाने वाला।)

Phlegmasia (फ्लेग्मेसिया) Inflammation. *p. alba dolens* Edema of leg due to thrombophlebitis. (शोथ या सूजन।) *Phlegmasia alba dolen* (फ्लेग्मेसिया एल्बाडोलैन्स) (पैर का शोथ जो घनास्त्रता के कारण होता है।)

Phlegmon (फ्लेग्मोन) Acute inflammation with suppuration of subcutaneous tissue. (अवत्वचीय ऊतक में पस का बनना तथा शोथ होना।)

Phlyctenule (फ्लाइक्टेन्यूल) A tiny vesicle or pustule. (एक सूक्ष्म जलस्फोट अथवा पूयस्फोटिका; स्फोटक।)

Phobia (फोबिया) Irrational fear resulting in desire to avoid the feared object/ situation. (किसी वस्तु या स्थिति से अत्यधिक घृणा होना जिसके कारण व्यक्ति उस वस्तु या स्थिति से बचने का प्रयास करता है।)

Phocomelia (फोकोमीलिया) Congenital malformation where proximal part of a limb is ill developed. (हाथ तथा पैर एक छोटी तथा अनियंत्रित आकार की हड्डी द्वारा सीधे धड़ से जुड़े होते हैं भुजा अथवा भुजाओं के समीपस्थ भाग की जन्मजात विकृति।)

Pholcodine (फोल्कोडीन) Morphine analog, high addictive potential. (मॉर्फीन समधर्मी; उच्च आसक्तता संभाव्य।)

Phonation (फोनेशन) Production of vocal sounds. (ध्वनि उच्चारण; स्वर ध्वनियों का उच्चारण।)

Phonetics (फोनेटिक्स) Science of pronunciation and speech. (ध्वनिविज्ञान; वाणी एवं उच्चारण का विज्ञान।)

Phonocardiogram (फोनोकार्डियोग्राम) Graphic recording of heart sounds. (हृद्‌वनिलेख; हृदयध्वनि का रेखाचित्र अभिलेख।)

Phonophobia (फोनोफोबिया) Morbid fear of sound or noise. (आवाजों या शोरगुल का विकृत भय।)

Phonophoresis (फोनोफोरेसिस) Use of ultrasound to introduce drugs into tissue. (किसी ऊतक में किसी औषधि का प्रवेश कराने हेतु अल्ट्रासाउण्ड का प्रयोग करना।)

Phosgene (फोस्जीन) A poisonous gas used in production of pharmaceutical and chemical products. (एक विषैली गैस जिसे औषधीय तथा रासायनिक उत्पादों के बनने में प्रयोग किया जाता है।)

Phosphatase (फॉस्फेटेस) Enzymes that catalyze hydrolysis of phosphoric acid esters. *p. acid* Present in semen, prostatic secretion, osteoclasts and odontoclasts. *p. alkaline* Present in developing bone, plasma, and teeth; excreted by liver, increase in obstructive jaundice, bone metastasis and osteomalacia. (एंजाइम

जो फास्फोरिक एसिड ईस्टर के जलीकरण की क्रिया को उत्प्रेरित करता है।)

Phosphate (फॉस्फेट) Salt of phosphoric acid (PO_4). Monosodium and disodium phosphates help to maintain acid-base balance of blood. *p. acid* Phosphate in which one or two atoms of hydrogen in phosphoric acid are replaced by a metal. *p. triple* Calcium ammonium and magnesium phosphate. (फॉस्फोरिक अम्ल का लवण। मोनोसोडियम तथा डाइसोडियम फॉस्फेट रक्त के अम्लाधार संतुलन को बनाए रखने में सहायता करते हैं।)

Phosphaturia (फॉस्फेट्यूरिया) Increased excretion of phosphate in urine. (मूत्र में फॉस्फेट का अत्यधिक उत्सर्जन; फॉस्फेटमेह।)

Phosphocreatine (फॉस्फोक्रियेटाइन) An important compound in muscle metabolism. (पेशी उपापचय में एक महत्वपूर्ण यौगिक।)

Phosphofructokinase (फॉस्फोफ्रक्टोकाइनेज) A glycolytic enzyme. (शर्करालायी एंजाइम।)

Phosphorescence (फॉस्फोरेसेन्स) The emission of light without heat. (ऊष्मा के बिना प्रकाश का उत्सर्जन।)

Phosphoric acid (फॉस्फोरिक एसिड) Principally used to etch enamel of teeth during restoration work. (यह मुख्य रूप से दांतों के इनैमल के लिए प्रयोग किया जाता हैं)

Phosphorylase (फॉस्फोरीलेज) Enzyme catalyzing formation of glucose-1 phosphate from glycogen. (एक एंजाइम जो ग्लाइकोजन से ग्लूकोज-फॉस्फेट के बनने को उत्प्रेरित करता है।)

Phosphorylation (फॉस्फोरीलेशन) The reaction of phosphate with an organic compound. (फॉस्फेट का किसी कार्बनिक यौगिक के साथ संयुक्त होना।)

Photic epilepsy (फोटिक इपिलैप्सी) Convulsion following light stimulation. (प्रकाश के उद्दीपन से होने वाला आक्षेप।)

Photocoagulation (फोटोकोएगुलेशन) Light energy used to coagulate tissue proteins as in retinal detachment or diabetic proliferating retinopathy. (साधारण प्रकाश किरणों अथवा प्रकाश की एक तीव्र किरण के द्वारा ऊतकों में प्रोटीन पदार्थ का जमाना विशेषकर दृष्टिपटल वियोजन या मधुमेह द्वारा दृष्टिपटलविकृति का प्रतिफल होना।)

Photodermatitis (फोटोडर्मीटाइटिस) Skin allergy due to ultraviolet light. (परानीललोहित प्रकाश के कारण होने वाली त्वचा की एलर्जी।)

Photometer (फोटोमीटर) Device for measuring the intensity of light. (प्रकाश की तीव्रता को नापने वाला उपकरण, प्रकाशमापी।)

Photomicrograph (फोटोमाइक्रोग्राफ) Photograph of an object under microscope. (सूक्ष्मदर्शी में दिखाई देने वाली किसी वस्तु का चित्र।)

Photon (फोटान) Unit of energy of light ray. (प्रकाश किरण की शक्ति की एक इकाई।)

Photophobia (फोटोफोबिया) Intolerance to light, a feature of keratitis, uveitis, etc. (प्रकाशभित्ति; प्रकाशासह्यता, प्रकाश का असामान्य रूप से सहन न होना।)

Photophone (फोटोफोन) Instrument for production of sound by action of light. (प्रकाश की क्रिया से ध्वनि उत्पन्न करने वाला उपकरण।)

Photopsia (फोटोप्सिया) Subjective feeling of seeing flashes of light as in disease of hind brain (occipital cortex). (प्रकाशाभास)

Photoptometer (फोटोप्टोमीटर) Instrument determining the smallest amount of light required to make an object visible. (किसी वस्तु को देखने के लिए आवश्यक प्रकाश की न्यूनतम मात्रा मापने वाला उपकरण।)

Photoptometry (फोटोप्टोमीटरी) Measurement of light perception. (प्रकाश संवेदना को नापना।)

Photoreceptor (फोटोरिसैप्टर) Sensory nerve endings or cells capable of being stimulated by light, e.g. rods and cones. (प्रकाश के प्रति संवेदनशील एक संवेदी तंत्रिका अन्त।)

Photoretinitis (फोटोरेटिनाइटिस) Macular burn on exposure to intense light. (तीव्र प्रकाश में अनावृत होने से उत्पन्न दृष्टिपटल की सूजन।)

Photosensitizer (फोटोसैन्सीटाइजर) Substance that compounds abnormal reaction of skin to light. (वह पदार्थ जो प्रकाश से संयुक्त होकर शरीर में सुग्राहिता प्रतिक्रिया उत्पन्न करता है।)

Photosynthesis (फोटोसिन्थेसिस) The process by which plants combine water and trapped carbondioxide to produce carbohydrates. (प्रकाश संश्लेषण।)

Phototherapy (फोटोथिरैपी) Therapeutic use of sunlight or artificial blue light to reduce serum bilirubin in newborn. (प्रकाश के प्रति अनावृत करके रोग की चिकित्सा करना।)

Phototropism (फोटोट्रॉपिज्म) Tendency of plants and some microorganisms to grow towards light. (किसी जीव या पौधे की प्रकाश की ओर घूम जाने या गति की प्रवृति।)

Phrenic (फ्रेनिक) Concerning diaphragm. (मध्यपट या मस्तिष्क से संबंधित; मध्यच्छदीय।)

Phrenicotomy (फ्रेनिकोटॉमी) Severing the phrenic nerve to produce paralysis of diaphragm in order to provide rest to that lung. (शल्य क्रिया द्वारा फ्रेनिक तिन्त्रिका को विभाजित करना।)

Phthisic (पथाइसिक) Concerning pulmonary tuberculosis. (फुफ्फुसीय यक्ष्मा अथवा किसी भी क्षयकारी रोग से ग्रस्त व्यक्ति; क्षयग्रस्त।)

Phycomycosis (फाइकोमाइकोसिस) A fungal disease caused by inhalation of spores. (फाइकोमाइसिटीज कवकों द्वारा उत्पन्न रोग।)

Phylogeny (फाइलोजेनी) Growth and development of a race. (जातिवृत्त; जन्तुओं की किसी जाति अथवा वर्ग का विकास।)

Phylum (फाइलम) One of the primary divisions of animal or plant kingdom. (जन्तु अथवा पादप जगत का एक प्राथमिक विभाग जो किसी वर्ग से अगला ही उंचा विभाग होता है; संघ।)

Physical (फिजिकल) Concerning body or material things. (शरीर संबंधी; शारीरिक।) भौतिक। भौतिक-शास्त्र से संबंधित।)

Physical examination (फिजिकल एक्ज़ामिनेशन) Examination of a person by a physician of healthcare provider like inspection, palpation, percussion. (रोगी का निरिक्षण।)

Physiopathology (फिजियोपैथोलॉजी) Branch of Medical Science which deals with the study of altered bodily function in disease. (चिकित्सा विज्ञान की वह शाखा जिसका सम्बन्ध शरीर के आसामान्य कार्यो से होता है।)

Pigeon Breast (पीजीयोन ब्रेस्ट) Deformity of the chest in which sternum is protruded forward with flattening of the chest. It is a rare congenital deformity. (वृक्ष में होने वाली विकृति जिसमे स्टनर्म आगे की ओर निकल आता है ।)

Physical therapy (फिजिकल थिरैपी) Rehabilitation for restoration of function and prevention of disability by using exercise, heat, massage, ultraviolet, etc. (भौतिक साधनों जैसे व्यायाम एवं मालिश ऊष्मा तथा अल्ट्रावायलेट किरणों आदि के द्वारा रोगों की चिकित्सा करना; भौतिक चिकित्सा।)

Physician (फिजिशियन) A doctor practicing medicine. (कायचिकित्सक।)

Physicist (फिजीसिस्ट) A specialist in physics. (भौतिक शास्त्र का विशेषज्ञ; भौतिक विज्ञानी।)

Physics (फिजिक्स) The science of laws of matter, their properties and various forms of energy. (भौतिक शास्त्र; भौतिकी, भोतिक विज्ञान।)

Physiological (फिजियोलॉजिकल) Concerning normal body function. (शरीर के कार्य से संबंधित; शरीर क्रियात्मक शरीरवृत्तिक।)

Physiology (फिजियोलॉजी) The branch of science dealing with functions of living organisms. (जीवित प्राणी एवं उसके भागों के कार्यो तथा उनमें होने वाली भौतिक और रासायनिक प्रक्रियाओं से संबंधित विज्ञान शरीर-क्रिया विज्ञान।)

Physiotherapy (फिजियोथिरैपी) Treatment with physical means. (शारीरिक साधन से चिकित्सा करना।)

Physostigmine (फाइसोस्टिग्माइन) Cholinergic agent, acts by destruction of cholinesterase in nerve ending; used in myasthenia gravis. (कोलीनर्जिक कारक; यह तंत्रिका छोर में कोलीनेस्टरेज के विनाश का कार्य करता है। यह गंभीर पेशीदुर्बलता (मायस्थीनिया ग्रेविस) में प्रयोग किया जाता है।)

Phytin (फाइटिन) Calcium or magnesium salt of inositol and hexaphosphoric acid; present in cereals. (इनोसाइटोल तथा हैक्साफॉस्फोरिक अम्ल का कैल्सियम या मैग्नीशियम लवण।)

Phytobezoar (फाइटोबेजोआर) An accumulated mass of vegetable matter found in the stomach. (निगले हुए सब्जी एवं भोजन का अमाशय में बनने वाला एक गोलाकार पिण्ड।)

Phytogenesis (फाइटोजेनेसिस) The origin and development of plants. (पौधों की उत्पत्ति एवं विकास होना।)

Phytohemagglutinin (फाइटोहीमेग्लुटिनिन) A plant lectin agglutinating red blood cells. (पौधे से उत्पन्न एक विशिष्ट पदार्थ लैक्टिन जो लाल रक्त कोशिकाओं का समूहन करता है।)

Phytonadione (फाइटोनेडाइयोन) Synthetic vitamin K. (कृत्रिम विटामीन K।)

Phytophotodermatitis (फाइटोफोटोडर्मा–टाइटिस) Dermatitis produced from exposure to certain plants and then to sunlight. (पहले कुछ पौधों के प्रति और उसके पश्चात सूर्य प्रकाश में अनावृत होने से उत्पन्न एक त्वकशोथ।)

Phytosis (फाइटोसिस) Disease caused by vegetable parasite. (सब्जियों के परजीवी द्वारा उत्पन्न रोग।)

Phytotoxin (फाइटोटॉक्सिन) Plant toxin. (किसी पौधे द्वारा उत्पन्न जीवविष।)

Pica (पिका) Perverted appetite with eating of uneatables like plastic, clay, plaster, etc. (खाने के आयोग्य वस्तुओं जैसे प्लास्टिक, मिट्टी, प्लास्टर आदि को खाने की इच्छा।)

Pickwickian syndrome (पिकवीकियन सिन्ड्रोम) Obesity with hypoventilation. (मोटापे के साथ अल्पश्वसन।)

Pico (पिको) 10^{-12} (1 पिको $1/10^{12}$ $1/1000000000000 = 0.000000000001$)

Picornavirus (पिकोर्नावाइरस) RNA virus group that includes coxsackie, Echo and rhinoviruses. (राइबोन्यूक्लिक विषाणु वर्ग जिसमें कोक्ससैकी, इको तथा राहइनोवाइरस होते हैं।)

Picrotoxin (पिक्रोटॉक्सिन) A CNS stimulant, a shrub derivative not in use now. (केन्द्रीय तंत्रिका तंत्र उद्दीपक; किसी झाड़ी से प्राप्त जिसे अब प्रयोग नहीं किया जाता है।)

Pierre-Robin syndrome (पियरे-रोबिन सिन्ड्रोम) Small jaw, cleft palate and absent gag reflex. (छोटा जबड़ा, खण्डतालु तथा गैग रिफ्लैक्स का अभाव।)

Piezoelectricity (पाइजोइलैक्ट्रीसिटी) Production of electricity by application of pressure to certain crystals like mica, quartz, etc. (कुछ रवों जैसे मीका, पर दबाव पड़ने से उत्पन्न वैद्युत धाराएं।)

Pigeon breast (पिजीयन ब्रेस्ट) Sternum projecting forward due to rickets or childhood respiratory obstruction. (बालास्थिविकार (सूखारोग) में वक्ष में होने वाली विकृति जिसमें स्टनर्म आगे को निकल आता है तथा वक्ष के पार्श्व चपटे हो जाते हैं

जिससे वक्ष कबूतर के वक्ष के समान प्रतीत होता है। कपोतवक्ष।)

Pigeonbreeder's lung (पिजीयनब्रीडर्स लंग) A form of hypersensitive pneumonitis due to exposure to excreta of pigeons and parakeets. (एक प्रकार का अतिसंवेदी फुफ्फुसशोथ जो कबूतरों तथा तोते के उत्सर्ग से अनाश्रयता के कारण होता है।)

Pigeon toed (पिजीयन टोड) SYN—Pes varus; walking with feet turned inward. (पैर को अन्दर की तरफ घुमा कर चलना।)

Pigment (पिग्मैंट) Any organic coloring material in the body. *p. bile* Bilirubin and biliverdin, the hemoglobin degradation products in blood secreted in bile, urobilin and bilifuscin excreted in stool and urine. *p. blood* Hematin, hemin, methemoglobin and hemosiderin, all derivatives of hemoglobin. (वर्णक, रंजक, शरीर में स्थित कोई भी ऑर्गेनिक रंजन द्रव्य।)

Pigmentophore (पिग्मैंटोफोर) A cell that carries pigment. (वर्णक वाहक कोशिका।)

Pile (पाइल) Hemorrhoid. *p. sentinel* Thickened anal mucous membrane at the lower end of an anal fissure. (एक अकेला अर्श (बवासीर।) *p. sentinel* Thickened anal mucous membrane at the lower end of an anal fissure.

Pili (पाइली) Hairs. (रोम; केश; बाल।)

Piliation (पिलिएशन) Formation and development of hair. (बालों का बनना एवं विकसित होना।)

Piliform (पिलीफार्म) Hair like. (बालों के समान।)

Pill (पिल) A medicine presented as a solid mass for swallowing; oral contraceptive. (गोली; वटी; गुटिका; औषधि का एक ठोस पिण्ड जिसे निगला जाता है; मौखिक गर्भरोधक (औषधि)।)

Pillar (पिलर) An upright support/ column. (स्तम्भ।)

Pilobezoar (पाइलोबैजोएर) Trichobezoar; hairball concretion in GI tract. (आमाशय या आंत में विधमान बालों की एक गेंद (ट्राइकोबेजोर)।)

Pilocarpine (पाइलोकार्पीन) A cholinergic causing pupillary contraction, used in glaucoma. (एक कोलीनर्जिक जिसके कारण पुतली संकुचन होता है, इसे अधिमन्थ (ग्लोकोमा) में प्रयोग किया जाता है।)

Piloerection (पाइलोइरैक्शन) Standing out of body hairs due to contraction of arrector pili muscles. (शरीर के बालों का खड़ा होना, जो एरेक्टर रोम पेशियों के संकुचन के कारण होता है।)

Pilojection (पाइलोजैक्शन) Introduction of hair into aneurysm (usually intracranial) to promote blood coagulation. (रक्त का थक्का बनाने हेतू बालों का ऐन्यूरिज्म अथवा फुलाव में प्रविष्ट करना।)

Pilomotor reflex (पाइलोमोटर रिफ्लैक्स) Goose flesh formation when cold is applied to skin or during emotion. (जब त्वचा पर कुछ ठंडा लगाया जाता है या मनोदवेग के समय, झुर्रीदार त्वचा का बनना तथा लोम पटकों के आस पास उभरी हुई त्वचा।)

Pilonidal cyst (पाइलोनाइडल सिस्ट) Sacrococcygeal cyst from the entrapped epithelial tissue beneath the skin, a developmental defect.

Pimozide (पाइमोजाइड) Antipsychotic agent. (मनोविकार के प्रति प्रभावकारी कारक।)

Pimple (पिम्पल) A papule or pustule of the skin from blockage of sebaceous glands. (त्वचा की एक पिटिका या पूयस्फोटिका (फुन्सी) जो त्वग्वसीय ग्रन्थियों के अवरोध से होती है।)

Pinch (पिंच) To grasp or squeeze between the finger and thumb. (चिकोटी, किसी वस्तु को हाथ के अंगूठे और अंगुली के बीच पकड़ना।)

Pindolol (पिन्डोलॉल) A betablocker antihypertensive agent. (अनुकम्पी अनुकारीसस उच्चरक्तदाबी कारक।)

Pineal body (पिनियल बॉडी) A gland-like structure near splenium of corpus callosum secreting melatonin. (मस्तिष्क में महासंयोजिका की पट्टिका के नीचे एक थैली में स्थित एक छोटी, चीड़ के शंकु के आकार की, ग्रन्थि के समान रचना।)

Pinealoma (पिनियालोमा) Encapsulated tumor of pineal body usually causing precocious puberty. (पीनियल काय का एक परिसम्पुटक अर्बुद जो कालपूर्व यौवनारम्भ से संबधित होता है; पिनियलार्बुद।)

Pinguecula (पिंग्युइकुला) Yellowish triangular thickening of bulbar conjunctiva adjacent to cornea. (कन्दी नेत्रश्लेष्मला पर स्वच्छमण्डल के भीतरी एवं बाह्य किनारों पर स्थित एक सुदम, पीलापन लिए हुए, तिकाना धब्बा।)

Pinhole pupil (पिनहोल प्यूपिल) Extremely contracted pupil as in opium poisoning and pontine hemorrhage.

Pink disease (पिंक डिजीज) A disease of infancy characterized by pink and swollen extremities often with arthrosis, a hypersensitive reaction to mercury. (शैशव काल का एक रोग जिसमें शरीर के अंग गुलाबी हो जाते हैं तथा भुजाओं में सूजन हो जाती है अधिकतर सन्धि में पीड़ एवं सूजन हो जाती है। पारे के प्रति अतिसंवेदी प्रतिक्रिया।)

Pinna (पिना) The auricle or external ear. (कर्णपाली या बाहरी कर्ण या कान)

Pinocytosis (पाइनोंसाइटोसिस) A process by which cells absorb and ingest nutrients. (अवशोषी कोशिकता; वह क्रिया जिसके द्वारा कोशिकाएं तरल तथा पोषक पदार्थों का अवशोषण करती हैं तथा उन्हें निगलती हैं।)

Pinosome (पिनोसोम) The fluid filled vacuole formed during pinocytosis. (अवशोषीकोशिकता के द्वारा कोशिका के भीतर बनी तरल से भरी एक रिक्तिका।)

Pinta (पिन्टा) A nonvenereal skin disease caused by (*Treponema carateum*) and spreading by body contact. (अरतिज त्वचा रोग जो शारीरिक सम्पर्क या स्पर्श से फैलता तथा होता है।)

Pinworm (पिनवर्म) *Enterobius vermicularis.* (सूत्रकृमि (एन्टीरोबियस वर्मिकुलेरिस))

Pioglitazone (पियोग्लिटेजोन) Antidiebetic agent. (मधुमेहरोधी कारक।)

Piperazine (पिपैरेजीन) Drug used for enterobiosis and ascariasis. (औषधि जिसे एन्टीरोबियोसिस (सूत्रकृमि) द्वारा उत्पन्न संक्रमण तथा एस्केरिएसिस गोलकृमिक संक्रमण द्वारा उत्पन्न रोग के लिए प्रयोग किया जाता है।)

Piracetam (पिरेसिटैम) Cerebral activator. (प्रमस्तिष्कीय सक्रियकारक।)

Pirenzepine (पिरीन्जिपाइन) Belladona alkaloid derivative, used in peptic ulcer. (बैलाडोना क्षाराभ प्रत्युत्तेजक, जिसे उदरवण्र में प्रयोग किया जाता है।)

Piriformis syndrome (पिरिफार्मीस सिन्ड्रोम) Pain in buttock, thigh and lower back due to sciatic nerve entrapment in piriformis muscle, common to women.

Piroxicam (पिरोक्सीकेम) Nonsteroidal anti-inflammatory agent. (नॉन-स्टैरायॅडल शोथरोधी कारक।)

Pisiform (पिसीफोर्म) The smaller pea shaped carpal bone in proximal row of wrist. (समीपस्थ पंक्ति में अन्तः प्रकोष्ठिका की ओर सबसे छोटी मटर के आकार की मणिबन्धीय (कार्पल) हड्डी।

Pitch (पिच) The quality of sound dependent upon frequency. (ध्वनि का गुण जो आवृत्ति पर निर्भर करता है।)

Pithiatry (पिथीयाट्री) Treatment of disease by suggestion or persuasion. (रोगी को राय देकर तथा समझा-बुझाकर, रोग की चिकित्सा करना।)

Pitressin (पिट्रेसिन) Vasoprescin secreted from posterior pituitary (contains ADH + pressor agent).

Pitting (पिटिंग) Removal of senecent RBC by spleen. (प्लीहा द्वारा पुराने या वृद्ध लाल रक्त कोशिकाओं को हटाना।)

Pitting edema (पिटिंग इडीमा) Swelling which persists for sometime after relieving the pressure made by the figure on the skin. (सूजन जहां पर अंगुली से कसकर दबाने पर उस पर गड़ढा बन जाना।)

Pituitary (पिट्यूटरी) Endocrine gland of size 1.3 cm. × 1 cm × 0.5 cm at base of brain secreting various hormones like TSH, GH, ACTH, LH, oxytocin and vasopressin (see Figure). (अन्तः स्रावी ग्रन्थी जो मस्तिष्क के निचले भाग पर 1.3, सेमी, 1 सेमी, 0.5 सेमी माप की होती है यह विभिन्न हॉर्मोन स्रावित करता है। जैसे टी एस एच, जी एच, ए सी टी एच, एल एच,)

Pituitrin (पिटयुट्रिन) Posterior pituitary extract. (पश्च पीयूष सत्व।)

Pityriasis (पिटीरिएसिस) Skin disease with brany scales. *p. alba* Patches of macular scaly lesions, commonly in children. *p. rosea* Acute inflammatory skin disease with macular eruption, rose red in color, symmetrical distribution and a clearing center. *p. rubia pilaris* Persistent general exfoliative dermatitis. *p. versicolor* Superficial fungal infection caused by *Malassezia furfur*. (त्वचा रोग जिसमें भूसीं की तरह पपड़ियों बन जाती हैं।) *Pityriasis alba* (पी. एल्बा) चित्तिदार पपड़ी वाली विक्षति, अधिकतर बच्चों में देखा जाता है।)

Placebo (प्लेसीबो) An inactive substance, used in controlled studies of drugs. (कूटभेषज; रोगी की औषधि के लिए मांग की संतुष्टि के लिए दिया जाने वाला एक निष्क्रिय पदार्थ।)

Placenta (प्लेसेन्टा) The oval structure in pregnant uterus through which fetus derives its nutrition. *p. accreta* Placenta whose cotyledons have invaded the uterine musculature so that placental separation after delivery is difficult. *p. circumvallate* Cup shaped placenta with raised edges. *p. percreta* Placental cotyledons invade uterus right up to serosal lining threatening rupture of uterus. *p. previa* Placenta implanted to lower uterine segment, often causing painless profuse third trimester bleeding. *p. retained* Placenta not expelled even 2 hours after fetal delivery. *p. succenturiate* An accessory placenta having vascular connection with main placenta. *p. velamentous* Placenta where the umbilical cord is attached to membranes, so that the umbilical vessels enter placenta at its margins. (गर्भावस्था काल में गर्भाशय में स्थित एक अण्डाकार अथवा चक्रिकाभ स्पंजी संरचना जो माँ एवं भ्रूण को जोड़ती है तथा भ्रूण अपना पोषण ग्रहण करता है; गर्भनाल; अपरा।)

Placental souffle (प्लेसेन्टल सुफल) Auscultatory sound of placental blood flow. (परिश्रवण करने पर गर्भावस्था में रक्त परिसंचरण के कारण अपरा के उपर सुनाई देने वाली ध्वनि।)

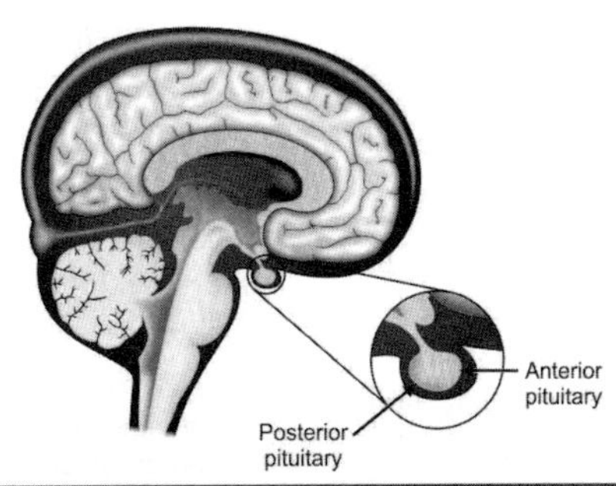

Pituitary gland

Placido's disk (प्लेसिडोस डिस्क) A disk with black and white lines used to measure corneal astigmatism. (एक चक्र समान संरचना जिसमें काली एवं सफेद धारियां होती हैं। इसे नेत्रपटलीय अबिन्दुकता को नापने के लिए प्रयोग किया जाता है।)

Plagiocephaly (प्लेजियोसिफैली) Irregular closure of cranial sutures resulting in deformed skull. (असममित शीर्षता, कपालीय सीवनों के अनियमित रूप से बंद होने के कारण सिर का असमरूप तथा ऐंठा हुआ हो जाना।)

Plague (प्लेग) Disease caused by *Pasteurella pestis*. *p. bubonic* Common form of plague with suppurative lymphadenitis. *p. hemorrhagic* Rare form of plague with prominent hemorrhagic manifestations particularly into skin. *p. pneumonic* Virulent form of plague with extensive involvement of lungs. (पास्चुरेला पेस्टिस द्वारा उत्पन्न एक रोग यह एक प्राणघातक रोग है ओर इसमें ठंड चढकर बुखार आता है और बहुत कमजोरी आ जाती है। सिर दर्द, उल्टियां तथा दस्त आते है। *Bubonic plague* (ब्यूबोनिक प्लेग) एक सामान्य प्रकार का प्लेग जिसमें पूतिवर्धक लसीकापर्वशोथ होता है।)

Plane (प्लेन) A smooth surface; imaginary cut through a body part. *p. coronal* Vertical plane at right angles to sagittal plane so that body is divided into anterior and posterior halves. *p. median* Antero-posterior plane dividing body or organ into two equal parts. *p. sagittal* Plane dividing body into equal right and left halves (see Figure). (एक चपटी चिकिनी सतह; शरीर के किसी भाग को काटकर बनाई गई एक काल्पनिक सतह। *Coronal plane* (कोरोनल प्लेन) अग्रपश्चज तल पर समकोण बनाता हुआ लम्ब रूप तल जो शरीर को अग्र एवं पश्च भागों में विभाजित करता है। *Median plane* (मीडियन प्लेन) अग्र पश्च तल जो शरीर या अंग को दो बराबर भागों में विभाजित करता है। *Sagittal plane* (सेजिटल प्लेन) एक तल जो शरीर को दांये बांयें भागों में विभाजित करता है।)

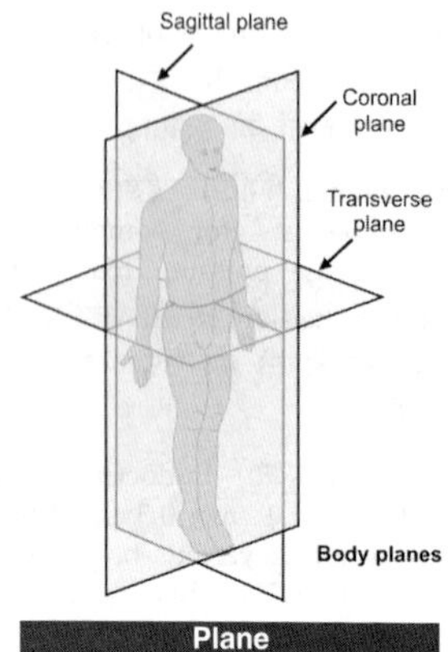

Plane

Planned parenthood (प्लान्ड पैरेन्टहुड) The concept of choosing the time to have children. (बच्चों को पैदा करने के समय का निर्णय लेने का विचार)

Planoconcave (प्लेनोकॉनकेव) An optical lens concave on one side but plane on the other side. (एक ओर सपाट तथा दूसरी ओर नतोदर हो; समलावतल।)

Planoconvex (प्लेनोकॉनवैक्स) An optical lens convex on one side but plane on the other side. (जो एक ओर सपाट तथा दूसरी और उन्नतोदर होता है; समतलोत्तल।)

Planorbis (प्लेनोर्बिस) The genus of fresh water snails that serves as intermediate hosts for schistosoma. (ताजे जल का घोंघा (स्नेल) का वंश जो शिस्टोसोमा का मध्यवर्ती पोषद।)

Plantar arch (प्लान्टर आर्च) The arch of the foot. (पदचाप)

Plantaris (प्लान्टेरिस) A slim muscle in the calf. (पिन्डली की पतली लम्बी पेशी।)

Plantigrade (प्लान्टीग्रेड) The type of foot where the entire sole of foot touches the ground while walking. (पैर के पूरे तलवे को जमीन पर रखकर चलना।)

Plaque (प्लाक) A patch on skin or mucous membrane. *p. dental* A gummy mesh harboring microorganism growing on the crowns of teeth, a forerunner of dental caries. (त्वचा या श्लेष्मकला पर

कोई चकत्ता) *Dental plaque* (डैन्टल प्लाक) किसी दांत की इनैमल सतह से चिपका रहने वाला सूक्ष्मजीवों का एक चकत्ता जिससे दंत क्षरण तथा परिदंतीय रोग हो सकता है।)

Plasma (प्लाज्मा) The liquid portion of blood, the medium for transporting nutrients and suspending the corpuscles. (रक्त अथवा लसीका का द्रव भाग; प्लाविका।)

Plasmacyte (प्लाज्मासाइट) A plasma cell as found in connective tissue with eccentric nucleus. (प्लाज्माा कोशिका जैसा संयोजी उतक में पाया जाता है।)

Plasmacytoma (प्लाज्मासाइटोमा) Myeloma arising from marrow. (मज्जा से उत्पन्न होने वाला एक मज्जार्बुद।)

Plasma exchange (प्लाज्मा ऐक्सचेंज) Removal of patient's, plasma with replacement by colloid solution. This removes the immune complexes, excess antibodies or drugs and poisons.

Plasmapheresis (प्लाज्माफेरेसिस) Similar to plasma exchange. (संगठित लाल रक्त कोशिकाओं का पुनः आधान करना; प्लाविकाहरण।)

Plasmid (प्लाज्मिड) Extranuclear cell inclusion having genetic function; commonly seen in bacteria and used in DNA cloning and recombinant DNA technology. (किसी कोशिका में केन्द्रक से बाहर स्थित कोई भी जीन तत्व।)

Plasmin (प्लाज्मिन) Fibrinolytic enzyme derived from plasminogen. (प्लाज्मिनोजन से प्राप्त फाइब्रिनालाइटिक एंजाइम।)

Plasmodium (प्लाज्मोडियम) A genus of protozoa that includes causative agents of various types of malaria. (प्रोटोजुआ का एक वंश जिसमें मलेरिया को उतपन्न करने वाला जीव जैसे मलेरिया परजीवी होते है।)

Plaster (प्लास्टर) 1. Plaster of Paris used to immobilize a part or make an impression. 2. Medicinal agents formed into a tenaceous mass, e.g. belladona plaster. (प्लास्टर ऑफ पेरिस जिसे शरीर के किसी भाग पर लगाकर भाग को गतिहीन करने या छाप लेने के लिए प्रयोग किया जाता है। रोगनिवारक कारक जो आश्लेषक पिण्ड में बन जाते हैं जैसे बेलाडोना प्लास्टर।)

Plastic bronchitis (प्लास्टिक ब्रोन्काइटिस) Bronchitis with fibrin casts of bronchi. (श्वसनीशोथ के साथ श्वासनलियों का फाइब्रिन कास्ट।)

Plastic surgery (प्लास्टिक सर्जरी) Surgery for reconstruction, repair or restoration of body parts. (संधान शस्त्रकर्म; पुनर्निर्माण के लिए शल्यक्रिया शरीर की रचनाओं की मरम्मत हेतु ऑपरेशन।)

Plate (प्लेट) 1. A flattened part or portion. 2. Disk holding culture medium. *p. bite* In dentistry used for getting dental impression of bites. *p. epiphyseal* The cartilage between diaphysis and epiphysis on which depends the longitudinal growth of bone. (एक पतला, चपटा; शरीर का कोई पतला या चपटा भाग। पट्टिका तश्तरी। *Bite plate* (बाइट प्लेट) दन्त चिकित्सा में, प्लास्टिक पदार्थ की प्लेट जिसे पर रोगी के दांतों का अभिलेखन करने के लिए दंत छाप लेना।)

Plateau (प्लेटयू) Elevated and flat area or steady and consistent phase of disease or fever. (किसी रोग या ज्वर का उभरा तथा चपटा क्षेत्र तथा अपरिवर्तनीय अवस्था।)

Platelet (प्लेटलेट) Round or oval disk like cells in blood which help in blood coagulation and hemostasis. (बिम्बाणु; रक्त में मिलने वाला एक गोल अथवा अण्डाकार रचना। ये एक धन मिमि. रक्त में 2 से 3 लाख होती है। रक्त के जमने में मुख्य भाग लेती है।)

Platelet concentrate (प्लेटलेट कन्सैन्ट्रेट) Platelets prepared from few units of blood and suspended in plasma. (बिम्बाणु प्लेटलेट जो रक्त के कुछ यूनिट से बनते हैं तथा प्लाज्मा में निलबित होता है।)

Platinum (प्लेटिनम) A hard heavy silver white metal. (एक कठोर भारी चांदी समान सफेद धातु।)

Platybasia (प्लेटीबेसिया) A developmental defect where the floor of posterior fossa of skull protrudes upwards often causing hydrocephalus and high cervical cord compression. (एक परिवर्धनीय दोष जिसमें खोपड़ी का पश्चज खात का भूतल महारंध्र के चारो ओर ऊपर को निकल आता है। जिसके कारण जलशीर्ष तथा तीव्र ग्रीवा रज्जु दबाव होता है।)

Platycephaly (प्लेटीसिफैली) Flattening of the skull. (सिर का चौड़ा होना।)

Platysma (प्लेटिज्मा) A thin aponeurotic muscle of neck which on contraction causes wrinkling of skin of neck and depression of jaw.

Platysmal reflex (प्लेटिस्मल रिफलेक्स) Dilatation of pupil on pinching platysma muscle of neck.

Plegia (प्लीजिया) Suffix meaning paralysis. (एक प्रत्यय जिसका अर्थ पक्षाघात होता है।)

Pleocytosis (प्लीयोसाइटोसिस) Increased number of lymphocytes in CSF. (मेरूद्रवकोशिकाबहुलता प्रमस्तिष्कमेरू तरल में अधिक संख्या में लसीका कोशिकाओं का पाया जाना।)

Pledget (प्लेजेट) A flat and small piece of gauze or absorbent material which is placed over the wound or injured area for absorption of the topical medicine, provides coverage and absorbs the fluid discharged. (फाहा, गाँज अथवा रुई का छोटा टुकड़ा (4×4)।)

Pleomorphism (प्लीयोमॉर्फिज्म) Having many shapes or forms. (बहुत से आकारों या रूपों वाला।)

Pleoptics (प्लीयोप्टिक्स) A method of eye exercises to train and stimulate amblyopic eye. (दृष्टिमांद्य के लिए सभी प्रकार की चिकित्सा खासतौर से नेत्र व्यायाम।)

Plethora (प्लेथोरा) Congestion with fluid. (तरल या द्रव से रक्तसंकुलन।)

Plethysmography (प्लेथिस्मोग्राफी) The method of measuring volume of blood flow through a part from change in volume. (प्लेथिस्मोग्राफ द्वारा शरीर के किसी अंग, भाग या भुजा के परिमाण में होने वाले परिवर्तनों को मालूम करना।)

Pleura (प्लूरा) A bilayered membrane that encloses the lungs (see Figure). (द्विपरत झिल्ली जो फेफड़ों को चारो ओर से घेरती है।)

Pleural cavity (प्लूरल केविटी) Space between the fibrous parietal pleura and serous visceral pleura. (तन्तुमय पार्श्विक फुफ्फसावरण तथा सीरस अन्तरांगी फुफ्फुसावरण के बीच का स्थान।)

Pleural effusion (प्लूरल इफ्यूजन) Fluid collection in pleural cavity, may be serous, serofibrinous or hemorrhagic. (फुफ्फुसावरणी गुहा में तरल का एकत्रित होनां। यह रक्तोदकीय या रक्तस्रावी हो सकता है।)

Pleural fibrosis (प्लूरल फाइब्रोसिस) Thickening of pleura from inflammation, irritation. (शोथ या क्षोभण से फुफ्फसावरण का घना हो जाना।)

Pleurisy (प्लूरिसी) Inflammation of pleura; may be primary or secondary, acute or chronic, serous or serosanguinous. *p. diaphragmatic* Inflammation of diaphragmatic pleura causing intense pain under margin of the ribs, hiccough, and often dyspnea. *p. dry* Pleurisy where a fibrinous exudate covers the pleural surface causing pain during respiration. *p. encysted* Pleurisy with effusion encysted by adhesion. (फुफ्फुसावरणशोथ। यह प्राथमिक या द्वितीयक, तीव्र या जीर्ण हो सकता है। *Diaphragmatic pleurisy* (डायाफ्रेग्मेटिक प्लूरिसी) मध्यपटीय फुफ्फुसावरण तक सीमित रहने वाला शोथ।) *Dry pleurisy* (ड्राइप्यूरिसी) (फुफ्फुसारवणशोथ जिसमें फुफ्फुसावरण झिल्ली तान्तुक निःस्त्राव से आच्छादित हो जाती है।)

Pleurodesis (प्लूरोडेसिस) Production of adhesion between visceral and parital

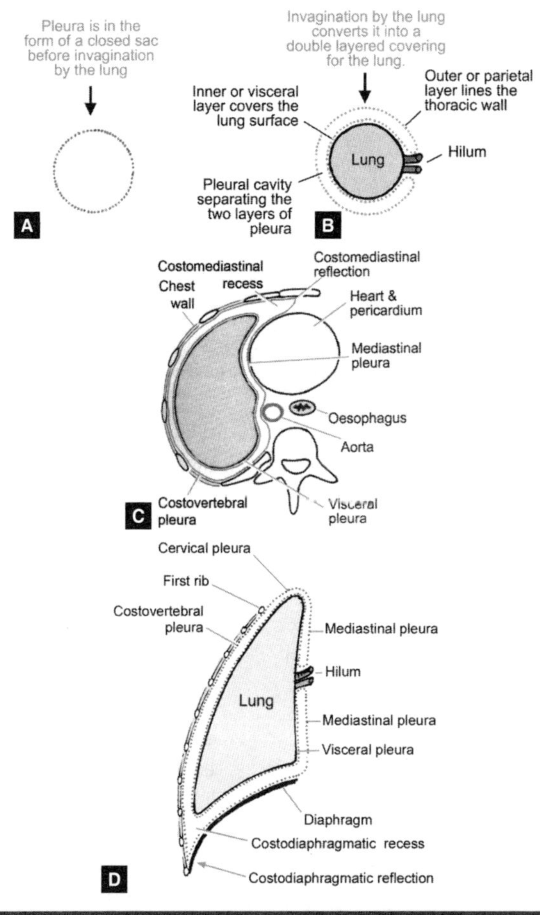

Pleura

pleura. (फुफ्फुसावरण की पार्श्विक एवं अन्तरांगी परतो के बीच शल्यक्रिया द्वारा आश्लेष (चिपकाव) बनाना।)

Pleurodynia (प्लूरोडाइनिया) Sharp pain in intercostal muscles due to fascitis of chest wall. (पार्श्व वेदना, अन्तरापर्शुकी पेशियों में दर्द होना।)

Pleurolysis (प्लूरोलाइसिस) Loosening of pleural adhesions. (शल्यक्रिया से फुफ्फुसावरण को उसके चिपकावों से पृथक करना।)

Plexiform (प्लैक्सीफोर्म) Resembling a network. (जालरूप; जालिका के समान।)

Pleximeter (प्लैक्सीमीटर) The one that receives the percussion. (परिताड़न के दौरान शरीर की सतह पर रखी जाने वाली प्लेट जो पिरताड़न करने वाली अंगुली या हथोड़े की चोट सहन करती है।)

Plexus (प्लैक्सस) A network of nerves, lymphatics or blood vessels. *p. enteric* One of the two plexuses of nerve fibers and ganglion cells lying in the wall of alimentary canal namely Auerbach's plexus and submucosal Meissner's plexus. *p. pampiniform* A network of veins draining the testis in male or ovary in the female. (जालिका तंत्रिकाओं, रक्त वाहिनियों या लसीका वाहिनियों का एक जाल।)

Plica (प्लीका) A fold. (तह; झुर्री; पुटक।)

Plicate (प्लीकेट) Folded. (तह किया हुआ।)

Plication (प्लीकेशन) The stitching of folds or tucks to reduce the size of an organ. (वलीकरण।)

Ploidy (प्लॉयडी) The number of chromosome sets in a cell. (किसी कोशिका में गुणसूत्रों के समूह की संख्या।)

Plototoxin (प्लॉटोटॉक्सिन) (A toxic substance present *in cat* fish. (एक विषैला पदार्थ जो कैंट-फिश में उपस्थित होता है।)

Plug (प्लग) A mass closing or intending to close a hole. *p. Dittrich's* A putrid mass of bacteria and fatty acids crystals in bronchiectasis. (किसी पदार्थ का कोई पिण्ड जो किसी छिद्र को बंद कर देता है।)

Plumbism (प्लम्बिज्म) Lead poisoning. (जीर्ण लेड विषाक्तता; सीसात्यय।)

Plummer-Vinson syndrome (प्लमर विनसन सिन्ड्रोम) Iron deficiency anemia with dysphagia, achlorohydria, koilonychia and esophageal web, occurring commonly in women. (अधिकतर स्त्रियों में पाया जाने वाला एक रोग जिसमें लोह अल्पताजन्य रक्ताल्पता हो जाती है। तथा निगरणकष्ट, जठर-अनम्लता, दर्बी नख तथा ग्रासनली जाल होता है।)

Pluripotent (प्लूरीपोटेन्ट) An embryonic cell having power to differentiate into different kinds of cells. (किसी भ्रूणीय कोशिका से संबंधित जिससे विभिन्न प्रकार की कोशिकाएं बन सकती हैं।)

Plutomania (प्लूटोमैनिया) Delusion of richness. (रईस होने का भ्रम।)

Plutonium (प्लूटोनियम) A fissile material derived from uranium. (एक पदार्थ जो यूरेनियम से प्राप्त होता है।)

Pneodynamics (न्योडाइनामिक्स) The dynamics of breathing. (सांस लेने की यान्त्रिकविधि।)

Pneumarthrogram (न्यूमारथ्रोग्राम) X-ray of joint after air injection. (भेदक माध्यम के रूप में सन्धि में वायु या गैस का इन्जेक्शन लगाकर संधि का एक्स-रे चित्र।)

Pneumatics (न्यूमेटिक्स) Branch of physics dealing with properties of gases. (भौतिक शास्त्र की एक शाखा जिसका संबंध वायु तथा गैसों से होता है।)

Pneumatization (न्यूमेटाइजेशन) Formation of airfilled cavities especially of mastoid. (उतक में विशेषकर शंखास्थि के कर्णमूल वाले भाग में वायु पूरित कोशिकओं अथवा गुहाओं का बनाना।)

Pneumatocele (न्यूमेटोसील) A swelling containing gas or air. (सूजन जिसमें गैसं या वायु भरी होती है।)

Pneumatosis (न्यूमेटोसीस) Presence of air or gas in abnormal location of body. (शरीर में किसी असामान्य स्थान पर वायु अथवा गैस का मिलन, वायुपुटिता।)

Pneumaturia (न्यूमेटयूरिया) Presence of gas in urine due to vesicovaginal fistula. (मूत्र में गैस की उपस्थिति जो मूत्राशय योनि नालव्रण के कारण हेाता है।)

Pneumococcal vaccine polyvalent (न्यूमोकॉक्कल वैक्सीन पोलीवैलेन्ट) A vaccine containing 23 of the known 83 pneumococcal capsular polysaccharides; providing immunity for 3-5 years. The vaccine is particularly useful in patients with sickle cell disease, immunodeficiency and post-splenectomy. (एक वैक्सीन जिसमें 83 ज्ञात न्यूमोकॉक्कल सम्पुटीय पोलीसैकेराइड में से 23 होते हैं। जो 3–5 सालों के लिए रोगक्षमता प्रदान करता है। यह वैक्सिन अधिकतर दात्रलोहित कोशिकाओं के रेाग रोगक्षम अपर्याप्तता आदि में उपयोग होती है।)

Pneumococcus (न्यूमोकॉक्कस) Encapsulated nonspore forming Gram-positive organism causing pneumonia, meningitis, otitis, mastoiditis, keratitis, etc. (एक परिसम्पुटित बीजाणु रहित, ग्राम धनात्मक जीव जिसके कारण न्यूमोनिया, मस्तिष्कावरणशोथ, कर्णशोथ कर्णमूलशोथ, स्वच्छपटलशोथ आदि हो जाते हैं।)

Pneumoconiosis (न्यूमोकोनियोसिस) Occupational diffuse lung disease due to inhalation of mineral dusts. (धूल कणों को सांस के साथ खींचकर अंदर लेने के कारण उत्पन्न होने वाला एक व्यावसायिक विसृत रेाग।)

Pneumocystis carinii (न्यूमोसिस्टिक कैरीनी) A protozoan parasite causing pneumonia in AIDS patients. (एककोशिकीय परजीवी जिससे एड्स के रोगियों में फुफ्फुसाशोथ होता है।)

Pneumocystography (न्यूमोसिस्टोग्राफी) Cystogram after injection of air into bladder. (मूत्राशय में वायु अथवा गैस प्रविष्ट करके उसका एक्स-रे परीक्षण करना।)

Pneumoencephalogram (न्यूमोएन्सि–फैलोग्राम) X-ray for subarachnoid cisterns and ventricles of brain after injectin of air into subarachnoid space via lumbar puncture. (मस्तिष्कवायवीचित्रण द्वारा उपलब्ध मस्तिष्क की एक्स-रे फिल्म, मस्तिष्कवायवीचित्र।)

Pneumohemopericardium (न्यूमोहीमोपैरी–कार्डियम) Presence of air and blood in the peritoneal cavity. (हृदयावरण में वायु अथवा गैस तथा रक्त का इकट्ठा होना।)

Pneumohydrothorax (न्यूमोहाइड्रोथौरेक्स) Presence of air and fluid in the thoracic cavity. (वक्ष गुहा में तरल के साथ वायु अथवा गैस का इकट्ठा हो जाना।)

Pneumomediastinum (न्यूमोमीडियास्टाइनम) Presence of gas in the mediastinum. (मध्यस्थानिका में गैस की उपस्थितिं)

Pneumomelanosis (न्यूमोमेलानोसिस) Pigmentation of lung as seen in pneumoconiosis. (फुफ्फुसधूलिमयता में फेफड़ों में दिखाई देने वाली वर्णकता।)

Pneumonectomy (न्यूममोनेक्टॉमी) Excision of lung. (फुफ्फुसोच्छेदन। फेफड़ों के किसी भाग या संपूर्ण फेफड़े को शल्यक्रिया द्वारा काटकर निकाल देना।)

Pneumonia (न्यूमोनिया) Inflammation of lung tissue. *p. alba* Pneumonia of newborn due to congenital syphilis. *p. aspiration* Pneumonia following aspiration of purulent matter from throat/mouth or gastric content. *p. caseous* Pneumonia associated with tuberculosis. *p. interstitial* Pneumonia with infiltration of pulmonary interstitium. *p. eosinophilic* Pneumonia with eosinophilia as during migration of round worm larva, microfilaria or due to drugs like nitrofurantoin, penicillin. *p. Friedlander's* Lobar pneumonia caused by *Klebsiella pneumoniae*. *p. giant cell* An interstitial pneumonia of childhood with infiltration of lung by multinucleated giant cells, e.g., postmeasles. *p. hypostatic* Pneumonia of aged and debilitated patients due to congestion of one part of lung at all times. *p. atypical* Mild pneumonia but with radiological evidence of extensive lung infiltration as caused by *Mycoplasma pneumoniae*. *p. Woolsorter's* Pulmonary anthrax. (फुफ्फुसशोथ या फेफड़ों के ऊतक का शोथ। *Alba pneumonia* (एल्बा न्यूमोनिया) जन्मजात सिफिलिस रोग होने के कारण नवजात शिशु में होने वाला प्राणघातक न्यूमोनिया *Aspiration pneumonia* (एस्पिरेशन न्यूमोनिया) सपूय पदार्थ को सांस के साथ मुंह द्वारा या जठरीय तत्वों द्वारा अंदर लेने से उत्पन्न न्यूमोनिया।)

Pneumonitis hypersensitive (न्यूमोनाइटिस हाइपरसैन्सिटिव) Diffuse granulomatous disease due to inhalation of organic dusts. (एक विस्तृत कणिकागुल्मीय रेाग जो ऑर्गेनिक धूल एवं कणों को श्वास के साथ अंदर लेने के कारण होता है।)

Pneumonosis (न्यूमोनोसिस) Any noninfective lung disease. (फेफड़े का कोई असंक्रमक रोग।)

Pneumoperitoneum (न्यूमोपैरीटोनियम) Presence of air in the peritoneal cavity. (पैरीटोनियम गुहा में वायु गैस का मिलना; वायु पर्युदर्या।)

Pneumoradiography (न्यूमोरेडियो ग्राफी) Injection of air into a part for X-ray examination. (शरीर के किसी भाग में वायु अथवा ऑक्सीजन का इन्जैक्शन लगाकर उसका एक्स-रे परीक्षण।)

Pneumorrhachis (न्यूमोरेह्चिस) Presence of gas in the spinal canal. (सुषुम्ना या मेरू रज्जु में गैस की उपस्थिति।)

Pneumothorax (न्यूमोथौरेक्स) Presence of air in pleural cavity. *p. artificial* Intentionally induced pneumothorax to cause pulmonary collapse as a treatment option in pulmonary tuberculosis. *p. tension* A type of pneumothorax where air enters pleural space with each act of respiration but without an exit leading to high pleural pressure and collapse of lung (see Figure). (फुफ्फुसावरणीय गुहा में वायु अथवा गैस इकट्ठा हो जाने जो स्वतः इकट्ठा हो सकती है। वातवक्ष।)

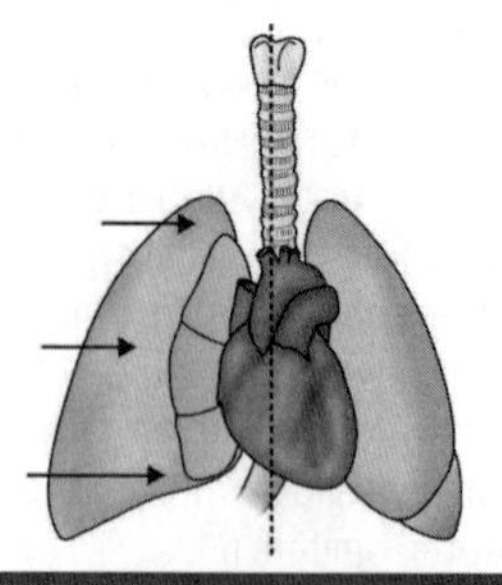

Tension pneumothorax

Podagra (पोडैग्रा) Gout involving great toe or foot. (पैर के अंगूठे में गाउट का दर्द होना।)

Podalic version (पोडैलिक वर्जन) Rotating the fetus to bring feet to the lower pole. (भ्रूण का परिभ्रमण जिससे पैर को निचली तरफ लाया जाता है।)

Podiatrist (पोडियाट्रिस्ट) A specialist in diagnosis, treatment and care of diseases of foot. (एक विशेषज्ञ जो पैरों के रोगों के निदान, चिकित्सा एवं देखभाल करता है।)

Podocyte (पोडोसाइट) A special type of epithelial cell lining the glomeruli. (वृक्क के ग्लोमेरूलस की अन्तरांगी में उपस्थित एक विशेष प्रकार की उपकला कोशिका।)

Podology (पोडोलॉजी) The study of anatomy and physiology of foot. (शरीर रचनाविज्ञान तथा पैरों की क्रिया विज्ञान।)

Podophyllum (पोडोफाइलम) Preparation from roots of *Podophyllum peltatum* to treat warts.

Poikilocyte (पॉयकिलोसाइट) Red blood cells of abnormal shape. (विषमलोहित कोशिका; असामान्य आकार की लाल कोशिका।)

Poikiloderma (पॉयकिलोडर्मा) A skin disorder characterized by pigmentation, telangiectasia, purpura, pruritus and atrophy. (त्वचा का रोग जिसमें त्वचा में वर्णकता, रक्तचिक्तिता, कण्डू (खुजली) हो जाती है तथा अपक्षय हो जाता है।)

Poikilothermy (पोयकिलोथर्मी) The condition of having same temperature as that of the environment. (शरीर का ऐसा तापमापन होना जो वातावरण के तापमान के अनुसार घटता-बढ़ता रहता है।)

Point (पवाइन्ट) A minute spot, sharp end of any object. *p. Boa's* A tender spot on left of 12th thoracic vertebra in patients of gastric ulcer. *p. far* Point (20 feet or more) at which normal eye does not use accommodation. The far point is less than 20′ in myopia and there is no far point for hypermetropic eye. *p. McBurney's* Point 4–5 cm above the right anterior superior iliac spine on the line joining it to umbilicus, the point of tenderness in appendicitis (see Figure). (बिन्दु एक सूक्ष्म सा धब्बा, किसी वस्तु का तेज सिरा।)

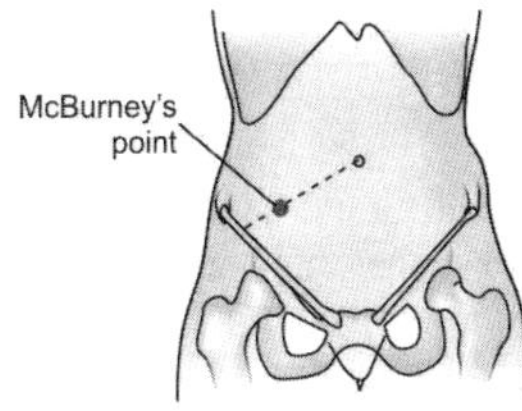

McBurney's point

Poison (पॉयजन) Any substance which when inhaled, ingested or injected disturbs normal body function. (विष; जहर। निगलने, सांस के साथ अन्दर खीचने, लगाने या इनजैक्शन से शरीर में ग्रहण किया गया कोई भी पदार्थ जो सामान्य शारीरिक कार्यो में अवरोध उत्पन्न करता है।)

Poison ivy (पोयजन आइवी) A climbing vine which on contact produces severe dermatitis. (इसके संपर्क में आने पर तीव्र तीव्र त्वकशोथ हो जाता है।)

Poison oak (पोयजन ऑक) A climbing vine producing dermatitis similar to ivy. (यह आइवी के समान त्वकशोथ उत्पन्न करता है।)

Policosanol (पोलिकोसेनालॅ) Mixture of plant alcohols for hyperlopridemia. (मद्यसार के पौधों का मिश्रण जिसे हाइपरलोप्रिडीमिया के लिए प्रयोग किया जाता है।)

Poliomyelitis (पोलियोमायलाइटिस) Acute viral disease that causes destruction of anterior horn cells in spinal cord and often cranial nerve nuclei with ensuing palsy. *p. ascending* The paralysis begins in lower extremity and then ascends up trunk often to involve respiratory muscles. *p. bulbar* Paralysis of cranial nerves and the respiratory center. *p. nonparalytic* Pain and stiffness in muscles but no paralysis. (एक तीव्र विषाणुज रेाग जिसके कारण सुषुम्ना रज्जु में अग्र श्रृंगी उभार कोशिकाओं का विनाश होता है।)

Poliosis (पोलियोसिस) Whiteness of hair. (कालपूर्व बालों का सफेद हो जाना; पालित्य।)

Poliovaccine (पोंलियो वैक्सीन) Available as oral live attenuated vaccine or injectable killed vaccine prepared from types I, II, III polioviruses, given in 3 doses starting at $1\frac{1}{2}$ months of age and then repeated for 2 more doses at 4–6 weeks interval.

Politzer bag (पोलिटजर बैग) Rubber bag used for inflating middle ear. (नासाग्रसनी में दबाव बढ़ाकर मध्यकर्ण को फुलाने के लिए रबड़ की एक थैली।)

Pollen (पोलेन) The microspores of a seed plant constituting the male gametocyte.

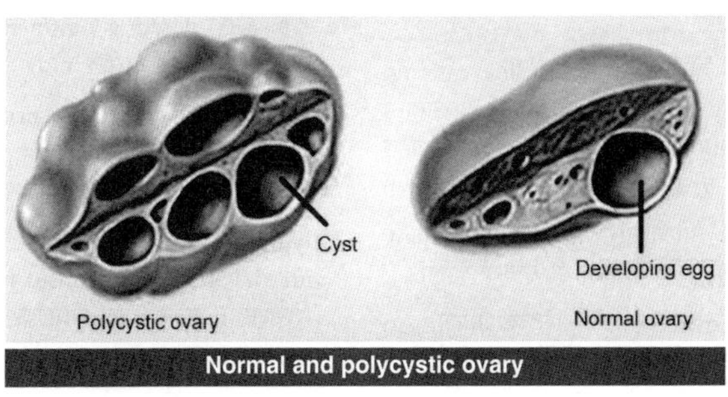

Normal and polycystic ovary

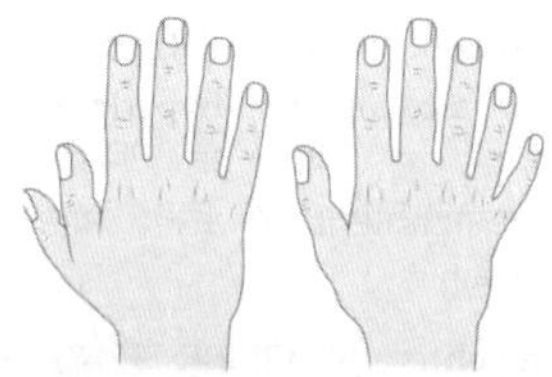
Polydactyly

Many airborn pollens are allergens. (पराग; किसी पौधे के बीच का सूक्ष्मबीजाणु जिसमें नर गैमेटोफाइट होता है बहुत से वायुवाहित पोलेन्स प्रत्यूर्जतोत्पादक होते हैं।)

Polyandry (पोलीएण्ड्री) Having more than one husband. (एक समय में एक से अधिक पति होना।)

Polyarteritis nodosa (पोलीआर्टिराइटिस नोडोसा) Inflammation of medium and small vessels segmentally with necrosis, an autoimmune disorder. (पर्विल बहुधमनी शोथ; मध्यम परिमाण की एवं छोटी धमनियों का शोथ जिसमें छोटे-छोटे एन्यूरिज्म (फुलाव बन जाते हैं।)

Polyarthritis (पोलीआर्थ्राइटिस) Inflammation of more than one joint. (बहुसंधिशोथ, कई जोड़ों की सूजन।)

Polychromasia (पोलीक्रोमेसिया) Having many colors. (बहुवर्णकता; पोली बहुत रंगों वाला।)

Polychromatophilia (पोलीक्रोमेटोफीलिया) The quality of a cell being stainable with more than one stain. (बहुत से अभिरंजकों द्वारा कोशिका का अभिंरजित होने का गुण।)

Polyclinic (पोलीक्लीनिक) A clinic catering for many variety of ailments. (सामान्य चिकित्सालय; एक चिकित्सा केन्द्र जहाँ बहुत से प्रकार के रोगों का उपचार किया जाता है।)

Polycystic (पोलीसिस्टिक) Having many cysts. (बहुपुटीय; बहुत सी पुटियों वाला।

Polycystic ovary (पोलीसिस्टिक ओवरी) An endocrine disorder with anovulation and multiple cysts in the ovaries (see Figure).

Polycythemia (पोलीसाइथीमिया) An excess of red blood cells. *p. rubra vera* A malignant disorder of marrow with increase in RBC mass, WBC and platelets. (बहुलोहितकोशिकारक्तता; अत्यधिक लाल कोशिका) *Rubra vera* (रूब्रावेरा) (मज्जा के दुर्दम विकार सहित लाल रक्त कोशिका पिण्ड, सफेद कोशिका तथा प्लेटलेट का बढ़ जाना।)

Polydactylism (पोलीडैक्टाइलिज्म) Having super-numerary fingers or toes (see Figure). (हाथ अथवा पैर में अधिसंख्य अंगुलियों का होना।)

Polydipsia (पोलीडिप्सिया) Excess thirst. (प्यास अधिक लगना, अतिपिपासा।)

Polydystrophy (पालीडिस्ट्रॉफी) Condition of having multiple congenital anomaly of connective tissue. (संयोजी उतक की बहुत सी जन्मजात विकृतियों का पाया जाना।)

Polyendocrine deficiency syndrome (पोलीएन्डोकराइन डेफिसिएन्सी सिन्ड्रोम) Hypofunction of many endocrine glands; may be type I or type II; Type I-hypoparathyroidism, adrenal insufficiency, mucocutaneous candidiasis, Type II: IDDM, thyroid deficiency and adrenal insufficiency.

Polyethylene (पोलीइथेलीन) A polymer used in production of IV tubing. (एक बहुलक जिसे अन्तः शिराभ की नलिका के उत्पादन में प्रयोग किया जाता है।)

Polyethylene glycol (पोलीएथाइलीन ग्लाइकॉल) Used as ointment base. (यह मरहम के रूप में प्रयोग होता है।)

Polygamy (पोलीगैमी) Practice of having several wives or husbands. (कई पत्नियों अथवा पतियों को रखने की प्रवृति।)

Polygraph (पोलीग्राफ) Machine that records arterial and venous pulse. (धमनियों तथा शिराओं के स्पन्दनों का अभिलेखन करने वाला एक उपकरण।)

Polyhydramnios (पोलीहाइड्रेम्नियोज) Excess of amniotic fluid. (उल्व तरल का बढ़ना, अत्युल्वोदकता।)

Polymenorrhea (पोलीमेनोरिह्या) Menses occurring at rapid frequency. (असामान्य रूप से बार-बार होने वाला मासिक धर्म।)

Polymer (पोलीमर) A synthetic substance made of two or more molecules. (एक कृत्रिम पदार्थ जो दो या अधिक अणुओं से बनता है।)

Polymerase (पोलीमेरेज) An enzyme catalyzing polymerization of nucleosides to form DNA.

Polymerization (पोलीमेराइजेशन) The process of changing a simple chemical substance into another of higher molecular weight. (बहुलकीकरण; साधारण रासायनिक पदार्थ का दूसरे उच्च आणविक भार में परिवर्तित होने की क्रिया।)

Polymorph (पोलीमॉर्फ) A polymorphonuclear leukocyte. (बहुरूपीकेन्द्रक श्वेत रक्त कोशिका।)

Polymorphism (पोलीमॉर्फिज्म) Appearing in many forms. (बहुत से रूपों में उत्पन्न होने का गुण।)

Polymyalgia rheumatica (पोलीमायेल्जिया रिहयूमैटिका) A connective tissue disorder of autoimmune nature affecting women with high ESR, weakness of proximal muscles and prompt response to low-dose corticosteroids. (एक संयोजी ऊतक विकार जो स्वक्षम प्रवृत्ति के होते है, तथा उच्च इ. एस. अआर वाली स्त्रियों को प्रभावित करते हैं। तथा समीपस्थ पेशियों की कमजोरी होती है।)

Polymyoclonus (पोलीमायोक्लोनस) Muscular contraction proceeding in wave form to involve many muscle groups. (पेशीय अवमोटनीय ऐंठन या संकुचन जो लहर के रूप में बढ़ती है तथा बहुत से पेशी समूहों को एक ही समय पर सम्मिलित करती है।)

Polymyositis (पोलीमायोसाइटिस) A connective tissue disorder characterized by inflammation and degeneration of muscles and dermatitis. (संयोजी ऊतक विकार जिसमें पेशियों का शोथ और अपजनन तथा त्वक्शोथ होता है।)

Polymyxin (पोलिमिक्सीन) Aminoglycoside antibiotic designated polymyxin A, B, C, D, E, highly nephrotoxic. (अमीनोग्लाइकोसाइड प्रतिजीवी जो बहुत अधिक वृक्क विषकर होता है।)

Polyneuritis (पोलीन्यूराइटिस) Inflammation of many nerves together, e.g in Guillain-Barre syndrome, Febrile polyneuritis. (एक साथ बहुत ही तंत्रिकाओं में सूजन हो जाना।)

Polyneuropathy (पोलीन्यूरोपैथी) Involvement of many peripheral nerves. (बहुतंत्रिकाविकृति; बहुत सी परिसरीय तंत्रिकाओं का सम्मिलित होना।)

Polyneuroradiculitis (पोलीन्यूरोरेडीकुलाइटिस) Inflammation of nerve roots, peripheral nerves and spinal ganglia. (सुषुम्ना गण्डिकाओ़, तंत्रिका मूलों एवं परिसरीय तंत्रिकाओं का शोथ।)

Polynucleotide (पोलीन्यूक्लियोटाइड) Nucleic acid composed of one or more nucleotides. (न्यूक्लिक अम्ल जो एक या अधिक न्यूक्लोयोटाइडस का बना होता है।)

Polyomavirus (पोलीओमावाइरस) A papovavirus family causing malignancy in lower animals. (एक पैपोवा विषाणु वंश जो छोटे जानवरों में दुर्दमता उत्पन्न करता है।)

Polyopsia (पोलीओप्सिया) Multiple images seen of the same object. (एक ही वस्तु के बहुत से प्रतिबिम्ब दिखाई देना।)

Polyorchidism (पोलीऑर्काइडिज्म) Condition of having more than two testicles. (दो से अधिक शुक्रग्रन्थियों के पाए जाने की दशा।)

Polyostotic (पोलीऑस्टोटिक) Concerning many bones. (बहुत-सी हडियों से संबंधित।)

Polyp (पोलिप) A tumor with a pedicle. (वृन्तयुक्त एक अर्बुद।)

Polypeptide (पोलीपैप्टाइड) Union of two or more amino acids. (एक पेप्टाइड जिसमें दो से अधिक अमीनो अम्ल होते हैं।)

Polyphagia (पोलीफेजिया) Frequent and excess eating. (बार-बार खाना तथा अधिक खाना।)

Polypharmacy (पोलीफार्मेसी) Concurrent use of number of drugs. (बहुत-सी औषधियों का समकालिक प्रयोग।)

Polyphenon E (पोलिफिनोन ई) Tea extract for warts. (चाय सत्व जिसे अधिमांस के लिए प्रयोग किया जाता है।)

Polyphrasia (पोलीफ्रेसिया) Talkativeness. (अत्यधिक बातें करना।)

Polyploidy (पोलीप्लॉयडी) Condition characterized by twice or more number of normal haploid chromosome numbers of gametes. (समजात गुणसूत्रों के दो सैटों से अधिक धारण करने की दशा।)

Polyposis (पोलीपोसिस) Presence of many polyps. *p. familial* Multiple polyps in colon with rectal bleeding and chances of malignant changes. (बहुत से पूर्वगक की उपस्थिति।)

Polysaccharide (पोलीसैकेराइड) Complex sugars which on hydrolysis yield more than 2 molecules of simple sugar. (जटिल शर्करा जिसका जलअपघटन होने पर साधारण शुगर के दो से अधिक अणु बनते हैं।)

Polyserositis (पोलीसीरोसाइटिस) Inflammation of many serous cavities, e.g. pleural effusion, ascites, pericardial effusion. (सार्वदैहिक सीरमीकलाशोथ उदाहरण के लिए परिफुफ्फुसीय निःसरण, जलोदर, हृदयावरक निःसरण।)

Polystyrene (पोलीस्टाइरीन) A synthetic resin. (एक कृत्रिम राल; रेजिन।)

Polythiazide (पोलीथिजाइड) A mercurial thiazide diuretic. (पारदीय थियाजाइड मूत्रल।)

Polyunsaturated (पोलीअनसेचुरेटेड) Pertains to fatty acids having many carbon atoms joined by double or triple bonds. (वसामय अम्ल जिसमें कई कार्बन कणों का होना जो द्विगुण या त्रिगुण बंधनों से जुड़े होते हैं।)

Polyuria (पोलीयूरिया) Excessive passage of urine of low specific gravity. (मूत्र का अत्यधिक उत्सर्जन होना।)

Polyvalent (पोलीवैलेन्ट) Substance with combining power of more than two atoms of hydrogen. (हाइड्रोजन के दो से अधिक परमाणुओं की संयोजित क्षमता वाला पदार्थ।)

Polyvinyl alcohol (पोलीविनायल एल्कोहल) A water soluble synthetic resin used for preparation of ophthalmic solutions. (पानी में घुलनशील कृत्रिम राल जिसे नेत्रीय घोल के बनाने में प्रयोग किया जाता है।)

Polyvinyl pyrrolidine (पोलीविनाइल पाइरोलिडीन) Povidone. (पॉवीडोन।)

Pompe's disease (पोम्पीस डिजीज) Glycogen storage disease type II. (मधुजन (ग्लाइकोजन) संचित होने वाला रेग।)

Pompholyx (पोम्फोलिक्स) Deep seated vesicles of palm and sole associated with contact allergy or fungal infection. (हथेली तथा तलवे की त्वचा पर होने वाले गहरे जलस्फोटीय विस्फोट जो संस्पर्श एलर्जी या कवकों से उत्पन्न होने वाले संक्रमण से संबंधित होते हैं।)

Ponderal index (पोण्डेरल इन्डैक्स) Height in inches/cube root of weight in pounds. (इंच में लंबाई का माप/पाउंड में वजन का घनमूल।)

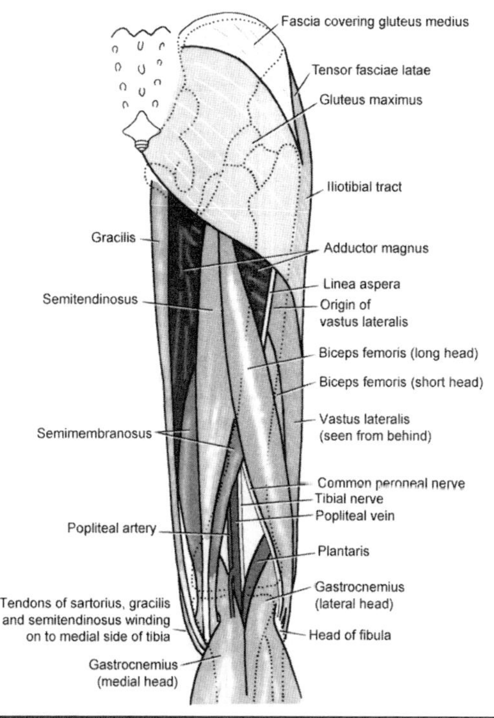

Popliteal

Pontic (पोन्टिक) An artificial tooth set in a bridge. (दंत चाप में लगा हुआ एक कृत्रिम दांत।)

Pontocaine hydrochloride (पोन्टोकेन हाइड्रोक्लोराइड) Topical or spinal anesthetic. (स्थानीक या मेरू संवेदनहारी।)

Popliteal (पोप्लीटियल) Concerning back of knee (see Figure the on the next page). (घुटने के पश्च क्षेत्र से संबंधित; जानपृष्ठीय।)

Popliteus (पोप्लीटस) Muscle that flex the knee. (पेशी जो घुटने को मोड़ती है।)

Poppy (पोपी) Any plant of genus Papaver; opium is obtained from juice of unripe pods. (पैपावर वंश के कई पौधों में से कोई भी एक।)

Porcine (पोर्साइन) Piglike, obtained from porks. (सूअर के समान; सूअर के मांस से प्राप्त होने वाला।)

Pore (पोर) A small opening. (एक छोटा सा छिद्र।)

Porencephaly (पोरेन्सिफैली) A congenital brain anomaly where ventricles extend up to subarachnoid space. (सुषिरमस्तिष्कता; एक जन्मजात मस्तिष्क विकृति जहां निलय अवजालतानिका अवकाश तक विस्तृत होते हैं।)

Pornography (पोर्नोग्राफी) Sex stimulating photographs or literature. (कामवासना उत्तेजित करने वाली तस्वीरें या साहित्य।)

Porphobilinogen (पोर्फोबिलिनोजेन) An intermediate product in heme biosynthesis, often present in urine in patients of porphyria, when exposed to

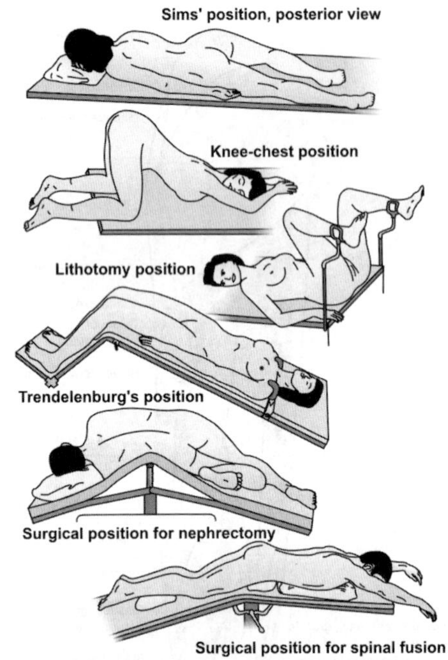

Various positions used in examination or treatment

air for long-time changes to porphobilin imparting red color to urine.

Porphyria (पोर्फाइरिया) A group of disorders of porphyrin metabolism. *p. acute intermittent* Autosomal dominant trait characterized by abdominal pain, photosensitivity and neurological disturbances. *p. congenital erythropoietic* Autosomal recessive trait with hemolysis, splenomegaly and skin reaction. *p. variegate* Hepatic porphyria with fragile skin, recurrent episodes of abdominal pain and neuropathy. (पोफइरिन चयापचय के विकार का समूह।)

Porphyrin (पोर्फाइरिन) Nitrogen containing organic compounds obtained from hemoglobin and chlorophyll. (नाइट्रोजन जिसमें आर्ग्रेनिक यौगिकों की उपस्थिति होती है तथा जो हीमोग्लोबिन तथा पर्णहरित से प्राप्त होता है।)

Porphyrinuria (पोर्फाइरीन्यूरिया) Excess excretion of porphyrin in urine. (मूत्र में अधिक पोर्फाइरिन का उत्सर्जित होना; पोर्फाइरिनमेह।)

Porta (पोर्टा) Point of entry for nerves and vessels. (तंत्रिकाओं तथा वाहिनियों के लिए प्रवेश का स्थान।)

Portal circulation (पोर्टल सर्कुलेशन) The circulation of blood in liver via portal vein and hepatic vein. (पोर्टल शिरा तथा यकृती शिराओं द्वारा यकृत में होने वाले रक्त का परिसंचरण।)

Porta hepatis (पोर्टा हिपेटिस) The transverse fissure on visceral surface for entry of hepatic artery and portal vein and exit of hepatic ducts.

Portal hypertension (पोर्टल हाइपर्टेंशन) Increased pressure in portal vein due to obstruction to portal blood flow in liver. (पोर्टल शिरा में दाब का बढ़ना जो यकृत में पोर्टल रक्तप्रवाह के अवरोध के कारण होता है।)

Portal system (पोर्टल सिस्टम) The portal vein and its branches which drain the abdominal viscera and carry the blood to liver to be drained to inferior vena cava via hepatic vein. (पोर्टल शिरा एवं उसकी शाखाएं जों उदरीय अन्तरांगों से रक्त एकत्रित करके यकृत को ले जाती है जहाँ से रक्त यकृति शिराओं से होता हुआ निम्न महा-शिरा में पंहुचता है।)

Portal vein (पोर्टल वेन) The vein formed from union of superior and inferior mesenteric, splenic, gastric and cystic veins. (शिरा जो उत्कृष्ट एवं निचले आन्त्रयोजनीय प्लीहज्ज जठरीय तथा मूत्राशयी शिराओं के संयोजक से बनती है।)

Portography (पोर्टोग्राफी) X-ray of portal vein after injection of contrast. (पोर्टल शिरा में किसी रेडियो अपारदर्शक पदार्थ का इन्जैक्शन लगाकर उसका एक्स-रे परीक्षण करना।)

Portwine mark (पोर्टवाइन मार्क) Superficial purple red birthmark. (उपरिस्थ बैंगनी लाल जन्म चिंह तिल।)

Position (पोजीशन) Manner in which the body of patient is put. *p. Fowler's* The position where head end of bed is elevated by 11/2 feet and knees are elevated. *p. left lateral recumbent* Patient lies on left side; right knee and thigh drawn up. *p. lithotomy* Patient lies on back with thighs drawn on abdomen and abducted. *p. Trendelenburg* Dorsal position with patient supine on a bed tilted to about 45° with head low. (रोगी का शरीर जिस प्रकार रखा जाता है।) Fowler's position (फाउलर्स पोजीशन) ऐसी स्थिती जिसमें रोगी के पलंग के सिरहानों को 1.5 फीट तक उपर उठा दिया जाता है तथा साथ ही घुटनों को भी उठा दिया जाता है। *Left lateral recumbent position* (लैफ्ट लेट्रल पोजीशन) इस स्थिती में रोगी बाईं करवट लेटता है, दायें घुटने एवं जांघ को उपर खींच लिया जाता है। *Lithotomy position* (लिथोटॉमी पोजीशन) ऐसी स्थिति जिसमें रोगी कमर के सहारे लेटता हैं, जांघों को पेट के उपर तथा पैरों को जांघो के उपर आंकुचित कर लेता है एवंज जांघों को अपावर्तित कर दिया जाता है। *Trendelenburg position* (ट्रेन्डेलेनबर्ग पोजीशन) अधिपृष्ठ स्थिति जिसमें रोगी ऐसे बिस्तर पर लेटता है जिसका अन्तिक छोर लगभग 45° उपर को उठा होता है तथा सिरहाना नीचे को होता है)

Positive end expiratory pressure (पोजीटिव एंड एक्सपाइरेटरी प्रेशर) A method to prevent collapse of alveoli at end expiration. (एक विधि जो निःश्वसन के अंत में वायुकोष्ठक के निपात को रोकने के लिए प्रयोग होती है।)

Positron (पोजीट्रॉन) Positively charged particle. (धनात्मक-पूरित कण।)

Positron emission tomography (पाजीट्रॉन एमिशन टोमोग्राफी) A method of demonstrating brain image by use of positron emitting radionuclides. (पाजीट्रॉन विसर्जित करने वाले रेडियोन्यूक्लाइड का प्रयोग करके मस्तिष्क के प्रतिबिम्ब को प्रदर्शित करने की विधि।)

Possum (पोसम) Device that permits a disabled individual to perform some job by forcefully breathing into master control apparatus.

Postcibal (पोस्टसाइबल) After meals. (खाने के बाद उत्पन्न होने वाला; भोजनोत्तर।)

Postclimacteric (पोस्टक्लाइमैक्टेरिक) After menopause. (रजोनिवृत्ति के पश्चात उत्पन्न होने वाला।)

Postcoital (पोस्टकॉयटल) After sexual intercourse. (लैंगिक संसर्ग के पश्चात घटने वाला।)

Postconnubial (पोस्टकौनुबियल) After marriage. (शादी के पश्चात् उत्पन्न होने वाला।)

Posterior (पोस्टीरियर) Situated at back or behind; dorsal. (पश्च; पीछे की ओर निर्देशित अथवा वहां पर स्थित।)

Posterior drawer sign (पोस्टीरियर ड्रॉर साइन) A test for posterior cruciate ligament tear of knee. (घुटने के पश्च स्वास्तिक आकार के स्नायु फटन के लिए किया जाने वाला परीक्षण।)

Posteroanterior (पोस्टीरोएन्टीरियर) Movement from back to front. (पीछे से आगे की ओर होने वाली गति।)

Posteromedial (पोस्टीरोमीडियल) On the back towards midline. (पीठ एवं मध्यवर्ती तल की ओर।)

Postfebrile (पोस्टफैब्राइल) After fever. (ज्वरोत्तर; किसी ज्वर के बाद उत्पन्न होने वाला।)

Postganglionic fiber (पोस्टगैंग्लियोनिक फाइबर) The autonomic nerve fiber passing from ganglia to visceral effector. (स्वसंचालित तंत्रिका तंत्र जो गण्डिका से अन्तरांगी प्रेरक तक गुजरता है।)

Posthemorrhagic (पोस्टहीमोरेह्जिक) Occurring after a bleeding episode. (रक्तस्राव के बाद उत्पन्न होने वाला।)

Posthetomy (पोस्थेटॉमी) Circumcision, removal of foreskin of penis. (शिश्न मुण्डच्छद के सिरे को काटकर हटा देना।)

Posthitis (पोस्थाइटिस) Inflammation of prepuce. (शिश्नमुण्डच्छदशोथ; अग्रच्छद को शोथ।)

Postictal (पोस्टइक्टल) Following an attack of epileptic fit. (अपस्मार आक्षेप के आक्रमण; आघात (दौरे पड़ना) के पश्चात।)

Postmature (पोस्टमेच्योर) Infant born after 42 weeks of gestation. (गर्भावस्था के 42 सप्ताह के बाद उत्पन्न होने वाले शिशु से संबंधित।)

Postmortem (पोस्टमॉर्टम) After death. (मृत्यु के पश्चात; मरणोल।)

Postmortem examination (पोस्टमॉर्टम एक्जामिनेशन) Dissection of dead body to determine the cause of death and pathological changes. (मृत्यु का कारण या विकृतिजन्य दशा का पता लगाने के लिए मृत शरीर का विच्छेदन करना।)

Postnasal (पोस्टनेजल) Located behind the nose. (नाक के पीछे स्थित; नासापश्च।)

Postnatal (पोस्टनेटल) Occurring afterbirth. (जन्म के पश्चात उत्पन्न होने वाला, प्रसवोत्तर; जन्मोत्तर।)

Postpalatine (पोस्टपैलाटाइन) Behind the palate. (तालु के पीछे।)

Postpaludal (पोस्टपैल्युडल) After an attack of malaria. (मलेरिया के आक्रमण के पश्चात।)

Postpartum (पोस्टपार्टम) After childbirth. (बच्चे के जन्म के पश्चात; प्रसवोत्तर।)

Postpartum depression (पोस्टपार्टम डिप्रेसन) Depression occurring in puerperium. (डिप्रेसन प्रसूतिकाल मे होने वाला अवसाद।)

Postpartum hemorrhage (पोस्टपार्टम हीमोरेह्ज) Bleeding after childbirth in excess of 500 ml. usually due to uterine atony, or cervical laceration. (शिशु के जन्म के बाद होने वाला रक्त स्राव जो 500 ml से अधिक जो अधिकतर गर्भाशय कमजोरी या गर्भाशयग्रीवा विदार के कारण होता है।)

Postpartum psychosis (पोस्टमार्टम साइकोसिस) Psychosis occurring within the six months following childbirth. The symptoms and signs are hallucination, delusion, preoccupation with death, etc. (शिशु के जन्म के बाद छह महीने के अन्दर होने वाली मनोविक्षिप्ति। इसके लक्षण तथा चिंह विभ्रम, मिथ्या, विश्वास आदि होते हैं।)

Postprandial (पोस्टप्रैण्डियल) After a meal. (खाने के बाद; भोजनोत्तर।)

Postpubescent (पोस्टप्यूबिसेन्ट) Following puberty. (यौवनारम्भ के बाद।)

Post-stenotic (पोस्टस्टेनोटिक) Distal to a stenosed site. (किसी संकुचित स्थान से दूर स्थापित या उत्पन्न होने वाला।)

Post-transfusion syndrome (पोस्ट ट्रान्सफ्यूजन सिण्ड्रोम) Fever, splenomegaly, atypical lymphocytosis that follow blood transfusion. (रक्ताधान के पश्चात ज्वर, प्लीहा, अतिवृद्धि, लसीकाकोशिकाबहुलता जैसे लक्षण होना।)

Postulate (पोस्चुलेट) Supposition. (अनुमान या अभिधारण।)

Postural (पोस्चुरल) Related to posture or body position. (आसन या शारीरिक स्थिति से संबंधित।)

Postural drainage (पोस्चुरल ड्रेनेज) Drainage of secretion from bronchi or pus from a cavity by positioning the patient so that gravity allows free drainage; usually done in bronchiectasis, lung abscess and following any prolonged surgery. (किसी गुहा से पस या श्वासनलियों के स्राव का निकासित होना। रोगी को ऐसी स्थिति में रखा जाता है जिससे गुरूत्व बाधा मुक्त निकास की अनुमति देती है जो श्वासनलिकाविस्फार, फुफ्फुसविद्रधि में अधिकतर किया जाता है।)

Postural hypotension (पोस्चुरल हाइपोटैंशन) Severe drop in blood pressure on assuming erect posture. (खड़े रहने की स्थिति में रक्तचाप का कम हो जाना।)

Posture (पोस्चर) Attitude or position of body. (शरीर की स्थिति; आसन।)

Postviral fatigue syndrome (पोस्ट वाइरल फैंटिग सिण्ड्रोम) Muscle fatigue unrelieved by rest after attack of viral fever. (वाइरल ज्वर के आक्रमण के बाद होने वाली पेशीय थकावट जिसमें आराम करने पर भी राहत नहीं मिलती है।)

Potable (पोटेबल) Water free from impurities and hence fit for drinking. (पीने योग्य पेय तथा पानी जो अशुद्धियों से रहित होता है।)

Potash (पोटाश) Potassium carbonate. *p. caustic* Potassium hydroxide. (पोटैशियम कार्बोनेट। *Caustic potash* (कॉस्टिक पोटाश) पोटैशियम हाइड्रोक्साइड।)

Potassium (पोटेशियम) Mineral element found in combination with other elements in the body. *p. bicarbonate* Used to neutralize acid in stomach. *p. chloride* Used in IV solutions and as oral preparation to supplement during digoxin and diuretic therapy. *p. citrate* Used as alkalizer. *p. iodide* Used in expectorant preparations. *p. permanganate* Topical astringent and antiseptic, antidote for phosphorus poisoning. *p. tartarate* A cathartic. (शरीर में पाया जाने वाला अन्य तत्वों से संयुक्त एक खनिज तत्व।)

Potency (पोटेन्सी) Strength, power, ability to perform sexual intercourse in case of male. (पुरूषों में, लैंगिक संभोग करने की क्षमता, शक्ति या सामर्थ्यता।)

Potent (पोटेन्ट) Powerful, highly effective. (शक्तिशाली; अत्याधिक प्रभावशाली।)

Potentiate (पोटेन्शियेट) To augment or increase the potency. (संभोग करने की क्षमता को बढ़ाना।)

Potion (पोशन) Liquid medicine. (तरल औषधि; घूँट।)

Pott's disease (पॉट्स डिजीज) Tuberculosis of vertebra. (मेरूक्षय, कशेरूकाओं का क्षय रोग।)

Pott's fracture (पॉटस फ्रेक्चर) Fracture of medial malleolus of tibia with lower end of fibula and outward and backward dislocation of foot (see Figure). (फिब्यूला हड्डी के निचले सिरे तथा टिबिया के मध्यवर्ती गुल्फ का अस्थि भंग होना जिससे पांव बाहर की ओर विस्थापित हो जाता है।)

Pouch (पॉउच) Any pocket or sac. *p. Rathke's* An embryonic outpocketing that forms anterior lobe of pituitary. (कोष्ठ; जेब के समान गुहा अथवा कोश या थैली।)

Poultice (पुल्टिस) Counter-irritant preparation in the form of plaster. (प्रतिक्षोभक जो प्लास्टर के रूप में तैयार किया जाता है।)

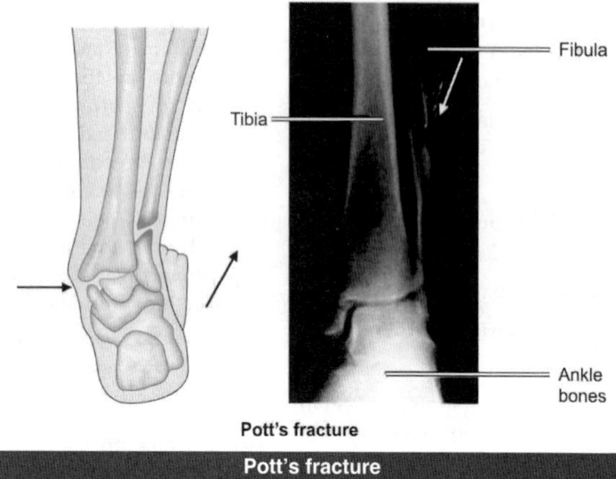

Pott's fracture

Pound (पौण्ड) A unit of weight equivalent to 0.453 kg or 453 gms. (भार की एक इकाई।)

Poupart's ligament (पुपार्टस लिंगामेंट) The rolled up lower end of external oblique aponeurosis stretching between anterior superior iliac spine and pubic tubercle. SYN—Inguinal ligament. (बाह्य तिर्यक कण्डराकला का लिपटा हुआ निचला छोर जो श्रोणिफलकीय मेरूदण्ड के अग्र ऊर्ध्व तथा जघन दण्डाणु के बीच फैलता है।)

Povidone (पोवीडॉन) A synthetic polymer. (एक कृत्रिम बहुलक।)

Povidone iodine (पोवीडॉन आयोडीन) A complex of povidone and iodine used for skin preparation prior to surgery, as vaginal tablets, as lotions and ointments for antiseptic purposes.

Pox (पॉक्स) Pustular lesion. (पूयस्फोटिकाभ विक्षति।)

Praecox (प्रीकॉक्स) Early. (शीघ्र; जल्दी।)

Praevia (प्रीविया) Going before in time or place. (समय से पहले जाना।)

Pragmatagnosia (प्रेग्मेटाग्नोसिया) Inability to recognize even familiar object. (जानी पहचानी वस्तुओं को पहचानने में असमर्थता।)

Pragmatic (प्रेग्मेटिक) Pertains to practical aspect of anything. (विघ्न डालने से संबंधित; किसी का व्यवाहारिक पक्ष या दृष्टिकोण।)

Pralidoxime (प्रेलिडोक्सीम) A cholinesterase reactivator used in organophosphorus poisoning. (कोलीनेस्टरेज प्रतिक्रिया कारक जिसे ऑर्गेनोंफॉस्फोरस विषाक्तता में प्रयोग किया जाता है।)

Pramipexole (प्रेमिपेक्सोल) Dopamine receptor agonist for parkinsonism. (पार्किन्सनता के लिए डोपामीनग्राही प्रचालक।)

Provastatin (प्रोवेस्टेटिन) Lipid lowering agent. (लाइपिड घटाने वाला कारक।)

Pramoxine (प्रेमोक्साइन) A topical anesthetic. (स्थानिक संज्ञाहार।)

Prandial (प्रेण्डियल) Related to meal. (भोजन संबंधी।)

Prausnitz-Kustner reaction (प्राउस्निट्ज कुस्टनर रिएक्शन) Intracutaneous transfer of antibody to a healthy person followed by application of suspected allergen to produce wheal and flare. Not recommended nowadays because of fear of AIDS and viral hepatitis.

Praxiology (प्रेक्सियोलॉजी) Study of behavior. (व्यवहार का अध्ययन।)

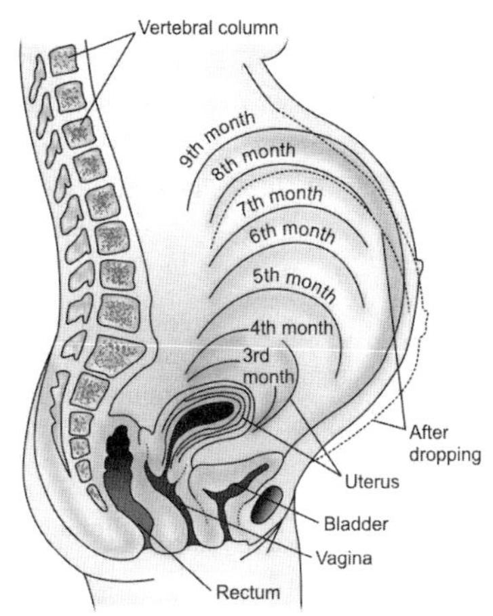

Pregnancy—Uterine levels

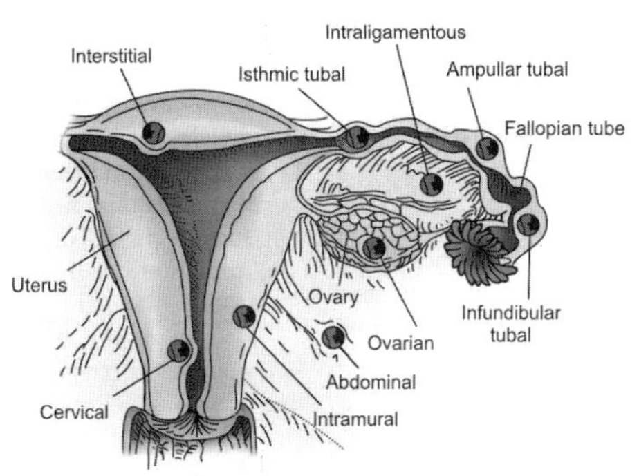

Locations of ectopic, i.e. extrauterine pregnancy

Praxis (प्रेक्सिस) Planning and execution of coordinated movements. (समन्वयी गतियों की तैयारी तथा संपादित करना।)

Prazepam (प्रेजीपेम) Antianxiety medicine. (घबराहट कम करने वाली औषधि।)

Praziquantel (प्रेजिक्वानटेल) Broad-spectrum antihelminth and antischistosomal drug. (विस्तृत प्रतिबिम्ब वाले कृमियों की विरोधक तथा पर्णकृमि शिस्टोसोमा की विरोधक औषधि।)

Prazosin (प्रेजोसिन) Alpha-adrenergic receptor blocker; antihypertensive agent. (एल्फाएड्रीनर्जिक रिसेप्टर विरोधक; उच्चरक्तदाबरोधी कारक।)

Precancerous (प्रीकैन्सरस) Any growth or lesion that will probably become cancerous. (एक वृद्धि अथवा विक्षति जिसकी दुदर्म बनने की प्रवृत्ति होती है; कैन्सरपूर्व।)

Precentral convolution (प्रीसेन्ट्रल कन्वोल्यूशन) The frontal convolution or motor area. (ललाटीय संवलन या प्रेरक क्षेत्र।)

Precipitate (प्रेसीपिटेट) The process of deposition of substances from solutions. (अवक्षपे; विलयन से किसी पदार्थ के जमाव या निक्षेप को पृथक करना।)

Precipitin (प्रेसीपिटिन) An antibody in animal, due to soluble protein antigen. (जानवर में प्रतिपिण्ड; जो घुलनशील प्रोटीन प्रतिजन के कारण होता है।)

Precipitin test (प्रेसीपिटिन टेस्ट) The formation of precipitate in a solution containing soluble antigen on addition of antibody. (किसी विलयन में अवक्षेप का बनना जिसमें प्रतिपिण्ड के संयोजिक होने पर घूलनशील प्रतिजन होता है।)

Precocious (प्रीकोशियस) Development, physical or mental earlier than expected. (कालपूर्व, या अति शीघ्र ही शारीरिक या मानसिक विकास होना।)

Precordium (प्रीकार्डियम) The area of chest overlying the heart. (वक्ष का क्षेत्र जो हृदय के उपर स्थित होता है।)

Precornu (प्रीकोर्नू) Anterior horn of lateral ventricle of brain. (मस्तिष्क के पार्श्विक निलय का अग्र श्रृंग।)

Precursor (प्रीकर्सर) A substance that precedes another substance, e.g. angiotensinogen is a precursor substance of angiotensin. (पूर्वगामीः एक पदार्थ जो दूसरे पदार्थ से पहले होता है। उदाहरण के लिए एन्जियोटैन्सिनोजन एन्जियोटैन्सिन का पूर्वगामी पदार्थ होता है।)

Prediabetes (प्रीडायाबिटीज) The stage or condition prior to development of clinical diabetes. (मधुमेहपूर्वः नैदानिक मधुमेह के विकास से पूर्व की अवस्था या दशा।)

Predisposing (प्रीडिस्पोजिंग) A susceptibility to disease. (प्रवर्तनपूर्व; रोग के प्रति ग्राहकत्व प्रदर्शित करने वाला।)

Predisposition (प्रीडिस्पोजीशन) The potential to develop a certain disease. (पूर्वप्रवृत्तिः किसी रोग के विकास की संभावना।)

Prednisolone (प्रीडनिसोलॉन) A glucocorticoid. (ग्लूकोकार्टिकॉयड।)

Preeclampsia (प्री-एक्लैम्पसिया) Toxemia of pregnancy with albuminuria, hypertension and edema. (प्राक्गर्भक्षेपक; गर्भहेतुक विषरक्तता जिसकी विशिष्टाएं उच्च रक्तचाप, एल्ब्युमिनमेह एवं पैरों पर शोफ होती हैं।)

Preeruptive (प्री-इरप्टिव) Before eruption in exanthema. (एक्सेन्थेमा में, किसी विस्फोट से पूर्व)

Preexcitation (प्री-एक्साइटेशन) Premature excitation of the ventricle by an impulse by-passing A-V node. (हृदय के निलय के किसी भाग का कालपूर्व उद्दीपन (उत्तेजना)।)

Preganglionic fibers (प्रीगैंग्लियानिक फाइबर) Fibers transmiting autonomic impulse from CNS to peripheral autonomic ganglia. (तंतु जो केन्द्रीय स्नायु प्रणाली से स्वसंचालित आवेग को परिसरीय स्वसंचालित गण्डिका में संचारित करता है।)

Preganancy (प्रेग्नैन्सी) The condition of development of embryo in the uterus. *p. abdominal* Development of embryo in the abdominal cavity drawing its blood supply from omentum. *p. ampullar* Implantation of ovum in the ampulla of fallopian tube. *p. cornual* Pregnancy in one of the horns in a bicornuate uterus. *p. ectopic* Condition where ovum develops outside the uterus. *p. molar* Pregnancy where ovum degenerates into moles. (गर्भावस्था, सगर्भता; गर्भाशय में भ्रूण के विकसीत होने की अवस्था।) *Abdominal preganancy* (एब्डोमिनल प्रेग्नैन्सी) (उदर गुहा में भ्रूण का विकास, जो अपनी रक्त आपूर्ति वपा से पूर्ण करता है।) *Ampullar pregnancy* (एम्पुलर प्रेग्नैन्सी) (डिम्बवाही नलिका के तुम्बिका में डिम्ब का अरोपण।) Ectopic pregnancy (एक्टोपिक प्रेग्नैन्सी) गर्भाशय के बाहर होने वाली गर्भावस्था।)

Pregnancy test (प्रेग्नैन्सी टेस्ट) Tests employed to confirm pregnancy by using patient's urine or blood which assess the chorionic gonadotropins. The test is positive beginning 40th day from the last menstrual period.

Radioimmunoassay is better and more accurate. (गर्भावस्था की पुष्टि करने के लिए किए जाने वाले परीक्षण जो रोगी के मूत्र या रक्त का प्रयोग करके किया जाता है जिससे जरायु जननग्रन्थिपोषी की जांच होती है। पिछले मासिकधर्म काल से चालीसवें दिन के शुरू होने पर यह परीक्षण सुनिश्चित होता है।)

Pregnanediol (प्रीग्नेन्डियोल) Progesterone metabolite (end product) in urine. (मूत्र में पाया जाने वाला प्रोजेस्टेरोन चयापचय का निष्क्रिय अन्तिम उत्पाद।)

Pregnanetriol (प्रीग्नैनीट्रियोल) An intermediate metabolite of progesterone. (प्रोजेस्टेरोन का मध्यवर्ती चयापचय।)

Pregnenolone (प्रीग्नेनोलोन) A synthetic corticosteroid. (एक कृत्रिम कॉर्टिकोस्टैरॉयड।)

Prehension (प्रीहैन्सन) The primary functions of hand that includes pinching, grasping, etc. (हाथ का मुख्य कार्य जिसमें चिकोटी काटना, पकड़ना आदि होते हैं।)

Preleukemia (प्रील्यूकीमिया) Some blood changes that may be forewarners of leukemic process, i.e. unexplained anemia, purpura, mucositis. (रक्त में परिवर्तन आना जो ल्यूकीमिया क्रिया का पूर्वसूचक हो सकता है जैसे अस्पष्ट रक्ताल्पता, चित्तिता, श्लेष्मिक कला शोथ आदि।)

Preload (प्रीलोड) In cardiac physiology it is ventricular wall stretch at end diastole. (हृदय क्रियाविज्ञान में, अनुशिथिलन के अंत में निलयी भित्ति में उत्पन्न होने वाला दबाव या तनाव।)

Premarin (प्रीमेरिन) Conjugated estrogen. (संयुग्मी ईस्ट्रोजन।)

Premature (प्रीमेच्योर) Before full development. (पूर्ण विकसित होने से पूर्व)

Premature ejaculation (प्रीमेच्योर इजैकुलेशन) Ejaculation shortly after the onset of sexual excitement. (लैंगिक उत्तेजना के आरंभ के तुरंत बाद ही स्खलन होना)

Premature infant (प्रीमेच्योर इन्फैन्ट) Infant with birth weight below 5 lb or born prior to 37 weeks of gestation. (ऐसा शिशु जो जन्म के समय पूर्णातया विकसित नहीं होता और उसका वजन 2500 ग्राम से कम या 37 हफ्तों के गर्भ से पूर्व पैदा हुआ शिशु।)

Premenstrual tension syndrome (प्रीमेन्स्ट्रुअल टैंशन सिण्ड्रोम) The syndrome of irritability, anxiety, depression, rage, edema and breast tenderness prior to the onset of menstruation. (मासिक धर्म के कुछ दिन पूर्व होने वाला संलक्षण जिसमें चिडचिड़ापन, घबराहट, अवसाद, क्रोध, शोफ तथा स्तन संवेदनशील जैसे लक्षण होते हैं।)

Premolar (प्रीमोलर) One of the permanent teeth occurring between canine and molar. (जबड़े के प्रत्येक ओर रदनक एवं चर्वणक दांतों के बीच उत्पन्न होने वाले स्थायी दांतों मे से एक।)

Premonition (प्रीमोनीशन) A feeling of an impending event. (भंयकर या अशुभ घटना के होने की अनुभूति होना।)

Premorbid (प्रीमोर्बिड) Prior to onset of disease. (रोग उत्पन्न होने से पूर्व उत्पन्न होने वाला।)

Prenatal diagnosis (प्रीनेटल डायग्नोसिस) Diagnosis of developmental defects and diseases while the baby is in utero by use of chemical tests, ultrasound, amnioscopy and amniocentesis. (रासायनिक परीक्षण, प्रतिध्वनि, एम्नियोसेन्टेसिस द्वारा गर्भाशय में पल रहे भ्रूण के विकसित हो रहे दोष या रोगों का निदान करना।)

Preoperative care (प्रीऑपरेटिव केयर) Care preceding an operation like preparation of operation site, sedation, bowel wash, breathing exercise, etc. (किसी ऑपरेशन से पूर्व किए जाने वाली देखभाल एवं तैयारी, जैसे ऑपरेशन वाले स्थान की तैयारी, शमन, आँतें साफ करना, श्वास संबंधित व्यायाम आदि।)

Preoptic area (प्रीऑप्टिक ऐरिया) The anterior portion of hypothalamus. (अधश्चेतक का अग्र-भाग।)

Prepatellar bursitis (प्रीपेटेलर बर्साइटिस) Inflammation of bursa in front of patella. SYN — Housemaid's knee. (पटेला हड्डी के सामने श्लेषपुटी का शोथ।)

Preprandial (प्रीप्रेण्डियल) Before a meal. (भोजन से पहले।)

Prepubescent (प्रीप्यूबिसेन्ट) Just prior to puberty. (यौवनारम्भ से ठीक पहले के समय से संबंधित।)

Prepuce (प्रीप्यूस) The foreskin or skinfold over glans penis. (शिश्नमुण्डच्छद; शिश्नमुण्ड के आगे की त्वचा अथवा उसके ऊपर त्वचा की तह।)

Prepucial glands (प्रीप्यूशियल ग्लैण्डस) Sebaceous glands at corona of penis secreting smegma. SYN— Tyson's glands. (शिश्न के शिखर पर स्थित त्वग्वसीय ग्रन्थियां जो शिश्नमल स्रावित करती हैं।)

Prepyloric (प्रीपाइलोरिक) Preceding the pylorus of stomach. (अमाशय के जठरनिर्गम या पाइलोरस के आगे या पहले।)

Prerenal (प्रीरीनल) 1. In front of kidney. 2. Uremia or any condition occurring prior to defects or changes affecting the kidney. (वृक्क के सामने स्थित। गुर्दे को प्रभावित करने वाले परिवर्तन या दोष से पहले उत्पन्न होने वाली कोई दशा या यूरीमिया।

Presbycusis (प्रेस्बाइकुसिस) Sensory neural deafness of old age. (वृद्ध अवस्था की संवेद नाड़ीपरक बाधिरता।)

Presbyopia (प्रेस्बायोपिया) Recession of near point of eye with advancing age due to loss of elasticity of crystalline lens. (जरादूरदृष्टि जो बढती आयु के साथ होती है। जो स्फटलेंसं के लचीलेपन के अभाव के कारण होती है।)

Prescribe (प्रेस्क्राइब) To advise or indicate medicines/treatment to be taken. (औषध-निर्देशन, नुस्खा लिखना या चिकित्सा के निर्देश लिख कर देना।)

Prescription (प्रिस्क्रिप्शन) A written order or direction for using a drug. A prescription consists of four main parts, i.e. superscription, inscription, subscription and signature. (औषध पत्र; औषधि प्रयोग के लिए लिखित निर्देश देना। प्रिस्क्रिप्शन के चार मुख्य भाग होते हैं– अधिनिर्देश (सुपरस्क्रिप्शन), औषधि निर्देश (इन्सक्रिप्शन), अवनिर्देश (सब्सक्रिप्शन) तथा हस्ताक्षर।)

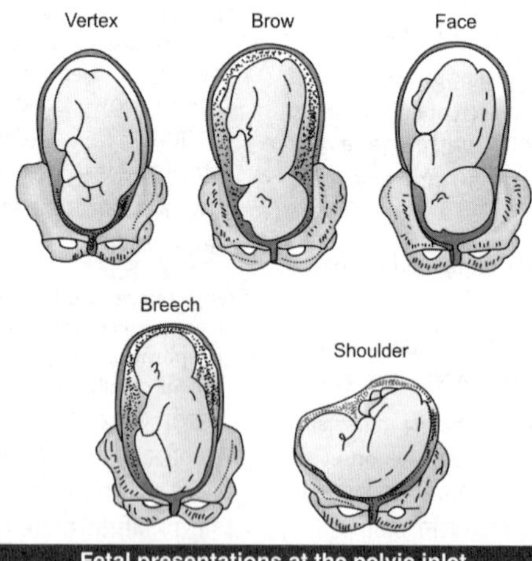

Fetal presentations at the pelvic inlet

Presenile (प्रीसेनाइल) Premature old age. (कालपूर्व वृद्धावस्था।)

Presenium (प्रीसेनियम) Prior to onset of senility. (बुढ़ापा शुरू होने से ठीक पूर्व।)

Presentation (प्रीजेन्टेशन) In obstetrics the fetal part presenting at the pelvic inlet; can be breech, vertex, face, brow. (प्रसूति विज्ञान में, श्रोणि के प्रवेश द्वार पर विद्यमान भ्रूणीय भाग। यह कूल्हा (नितम्ब), शीर्ष, चेहरा या भौंहे या माथे हो सकते हैं।)

Preservative (प्रीजर्वेटिव) A chemical additive to drug preparations and food stuffs that prevent growth of molds and fungi. (परिरक्षक; औषधि या खाद्य पदार्थ बनाने के लिए डाले जाने वाला एक रासायनिक योगशील पदार्थ जो उनमें फफूंदी तथा कवकों की वृद्धि को रोकता है।)

Pressure (प्रेशर) Compression, force exerted on any body tissue, e.g. blood vessel. *p. blood* Pressure exerted by moving column of blood against arterial wall. *p. central venous* Pressure in the right atrium. *p. end diastolic* Pressure in the ventricles at the end of diastole. *p. intracranial* Pressure to which CSF is subjected in subarachnoid space. *p. intraocular* Pressure within the eyeball, maintained by vitreous and aqueous humor, usually 10–20 mmHg. *p. negative* Pressure less than atmospheric pressure. *p. oncotic* Osmotic pressure exerted by colloids in a solution. *p. osmotic* The force at which solvent like water passes through a semipermeable membrane separating solutions of different concentrations. *p. wedge* Pressure obtained by wedging a fluid filled catheter in a distal branch of pulmonary artery which is equivalent to left atrial pressure. (दबाव, शरीर के किसी ऊतक पर पड़ने वाला बल जैसे रक्त-वाहिका। *Blood pressure* (ब्लड प्रेशर) रक्त के द्वारा रक्त वाहिनयों की दीवारों पर पड़ने वाला दाब। *Central venous pressure* (सैन्ट्रल वेनस प्रेशर) दायें अलिन्द में पड़ने वाला दाब। *End diastolic pressure* (एण्ड डायस्टोलिक प्रेशर) अनुशिथिलन के अंत में निलय पर दाब पड़ना। *Intracranial pressure* (इन्ट्राक्रेनियल प्रेशर) अवजालतानिका अवकाश में स्थित प्रमस्तिष्क मेरू द्रव का दाब। *Intraocular pressure* (इन्ट्रॉकुलर प्रेशर) नेत्रगोलक के भीतर स्थित तरल का इसकी दीवारों पर पड़ने वाला दाब।

Pressure palsy (प्रेशर पाल्सी) Temporary palsy due to pressure on a nerve, e.g. saturday night palsy. (किसी तंत्रिका धड़ पर दबाव पड़ने पर उत्पन्न अस्थाई पक्षाघात् जैसे सेटरडे नाइड पाल्सी।)

Pressure point (प्रेशर प्वाइन्ट) Areas where pressure is applied to control bleeding. These points are where the bleeding artery passes over a bone little above the site of bleed, e.g. common carotid artery-2" above clavicle, temporal artery—in front of ear, subclavian artery—behind clavicle, brachial artery—midarm or just above elbow; radial artery at wrist against radius and ulnar artery at wrist against ulna; femoral artery—compression of artery against femoral head in abduction and external rotation of limb; popliteal artery in popliteal space; anterior tibial artery at ankle in front; and posterior tibial artery behind. (क्षेत्र जहाँ को रोकने के लिए दाब लगाया जाता है। यह क्षेत्र (प्वाइन्ट) वहां होते हैं जंहा रक्तस्रावी जगह के ऊपर, रक्तस्रावी धमनी हड्डी के ऊपर से गुजरती है।)

Pressure sore (प्रेशर सोर) A sore caused by pressure of splint or other appliance or pressure of body on bed at contact points particularly when the skin is insensitive or person is in coma or lies immobile for longtime. (एक व्रण जो कमची पर दाब पड़ने के कारण या बिस्तर पर लेटे हुए रोगी के शरीर पर दाब पड़ने से होने वाले व्रण जब त्वचा असंवेदनशील हो या रोगी कोमा में हो या बहुत समय तक बिना हिले लेटा रहता है।)

Preterm (प्रीटर्म) In obstetrics labor occurring before 37th week of gestation. (गर्भावस्था के 37 वें सप्ताह से पहले उत्पन्न होने वाला; अकाल प्रसव।)

Prevalence (प्रीवैलेन्स) The number of cases of a disease present in a specified population at a given time. (किसी निर्दिष्ट आबादी में किसी विशेष समय पर विद्यमान किसी विशिष्ट रोग के रोगियों की कुल संख्या।)

Preventive medicine (प्रीवेन्टिव मेडिसिन) The branch of medicine concerned with prevention of mental and physical illness and disease. (चिकित्सा शास्त्र की वह शाखा जिसका संबंध शारीरिक एवं मानसिक रोगों की रोकथाम से होता है।)

Prevertebral (प्रीवर्टीब्रल) In front of vertebra. (किसी कशेरूका के सामने; पूर्वकशेरूकीय।)

Prevesical (प्रीवैसाइकल) In front of bladder. (मूत्राशय के सामने स्थित।)

Priapism (प्रीयापिज्म) Painful sustained penile erection without any sexual desire. (लैंगिक इच्छा के बिना, लिंग का निरंतर बना रहने वाला असामान्य वेदनायुक्त उत्थान।)

Prickle cell (प्रीकिल सेल) A cell with rod-shaped processes. (शूक कोशिका; दण्डाकार प्रवर्धों से युक्त एक कोशिका।)

Prickly heat (प्रीकली हीट) The blockage of sweat pores with escape of sweat to epidermis and formation of itchy tiny vesicles. (स्वेदन छिद्र का अवरोधन, जिससे पसीना बाह्यत्वचा की तरफ आ जाता है तथा छोटे खुजली युक्त जलस्फोट बन जाते हैं।)

Primaquine (प्राइमेक्वाइन) Antimalarial, for radical treatment of *P. vivax*. (मलेरियारोधी; जिसे वाइवेक्स के मूलक उपचार के लिए प्रयोग किया जाता है।)

Primates (प्राइमेट्स) An order of vertebrates highly developed in respect to nervous system and brain, e.g. monkey, apes and man. (स्तनपायी जंतुओं का उच्चतम गण जो स्नायु प्रणाली तथा मस्तिष्क में पूर्णता विकसित होते हैं जैसे बंदर, ऐप तथा मनुष्य।)

Prime (प्राइम) Period of greatest health and strength. (सबसे अच्छे स्वास्थ्य एवं अधिक शक्ति वाला काल या समय।)

Primidone (प्राइमीडॉन) An anticonvulsant. (आक्षेपरोधी।)

Primigravida (प्राइमीग्रेविडा) Woman conceiving for first time. (पहली बार गर्भवती होने वाली स्त्री; प्रथमसगर्भा।)

Primipara (प्राइमीपैरा) Woman who has delivered a viable baby. (प्रथमप्रसवा; स्त्री जिसने जीवनक्षम शिशु को जन्म दिया हो।)

Primitive (प्राइमिटिव) Early in point of time. (प्राथमिक, प्रारम्भिक, भ्रूणीय या आद्य।)

Prinzmetal's angina (प्रिंजमेटल्स एंजाइना) Angina of coronary spasm with ST elevation. (कॉरोनरी संकुचन का हृद्शूल।)

Prion (प्रियॉन) The proteinaceous infectious agent, without any detectable nucleic acid, and immune response causing degenerative neurological diseases. (प्रोटीनीय संक्रमणों वाला कारक जो बिना किसी अभिज्ञात न्यूक्लिक अम्ल तथा रोगक्षम अनुक्रिया होता है जिससे अपजननात्मक स्नायु रोग होते हैं।)

Prism (प्रिज्म) A transparent solid, three sides of which are parallelograms. Light rays passing through a prism are split into primary colors. *p. maddox* Two base together prisms used in testing cyclophoria or torsion of eyeball. (पारदर्शक ठोस पदार्थ जिसके तीन पार्श्व समानान्तर चतुभुर्ज, तीनों पार्श्वों के लम्बरूप आधार त्रिभूज होते हैं। जब प्रिज्म से प्रकाश की किरणें गुजरती हैं तो वह प्राइमेरी रंगों में विभाजित हो जाती है।)

Privacy (प्राइवेसी) Right of the patient to revelation of data concerning illness. (अपनी बीमारी संबंधित सूचना के प्रकटीकरण एवं गुप्तता पर रोगी का अधिकार होना।)

Private practice (प्राइवेट प्रेक्टिस) Medical practice not under external policy control other than professional ethics. (चिकित्सीय व्यवसाय जो किसी बाह्म कार्य योजना के नीचे नही होता है।)

Privileged communication (प्रिविलेज्ड कम्यूनीकेशन) Confidential information given by patient to treating doctor which is not to be divulged by the latter. (रोगी द्वारा चिकित्सक को दी गई गोपनीय जानकारी जो चिकित्सक द्वारा गुप्त रखी जाती हैं।)

Proactivator (प्रोएक्टीवेटर) A substance that contains a portion which can be split off and then it is able to activate another substance. (सक्रियकारक का पूर्वगामी; एक पदार्थ जिसके एक भाग को विभाजित किया जा सकता है और तब वह दूसरे पदार्थ को सक्रिय बनाता है।)

Proantithrombin (प्रोएन्टीथ्रॉम्बिन) The substance of plasma which is converted to thrombin by action of heparin. (रक्त प्लाज्मा में विद्यमान एक पदार्थ जो हिपैरिन की क्रिया द्वारा थ्रॉम्बिन में परिवर्तित हो जाता है।)

Probability (प्रोबेबिल्टी) The ratio that expresses the likelihood of occurrence of specific event important in health statistics. (वह अनुपात जो किसी विशेष घटना के घटित होने की संभावना जो व्यक्त करता है, जो स्वास्थ्य सांख्यिकीं में महत्वपूर्ण होता है।)

Proband (प्रोबैण्ड) The initial person with disease who serves as nucleus to study the same disease in his family and subsequent generations. (एक परिवार तथा बाद की पीढ़ियों में होने वाले रोग का प्रारम्भिक व्यक्ति जो उस रोग के अध्ययन में केन्द्रक के रूप में कार्य करता है।)

Probang (प्रोबैन्ग) A device to apply medicines in larynx. (स्वरयंत्र में दवाई लगाने वाला उपकरण।)

Probanthine (प्रोबैन्थाइन) Propantheline bromide, an anticholinergic agent. (प्रोपेन्थीलीन, ब्रोमाइड, एक कोलीनधर्मरोधी कारक।)

Probe (प्रोब) An instrument for knowing depth and direction of sinus and wound (see Figure). (किसी जरक, नासूर अथवा मार्ग की गहराई तथा उसकी दिशा का पता लगाने वाला एक लम्बा, पतला यंत्र; एषणी।)

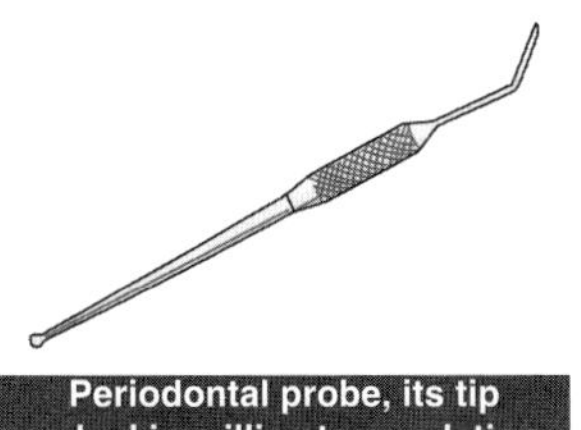

Periodontal probe, its tip marked in millimeter gradations

Probenecid (प्रोबिनेसिड) A benzoic acid derivative, uricosuric and delays excretion of penicillin and its derivatives. (बैन्जोयिक अम्ल प्राप्त, यूरिकोसरिक तथा पेनीसिलीन तथा उससे प्राप्त के उत्सर्जन को विलंबित करता है।)

Probucol (प्रोब्यूकॉल) An antihyperlipidemic drug. (हाइपरलाइपिडीमिक रोधी औषधि।)

Procainamide (प्रोकैनामाइड) Drug used for ventricular arrhythmia. (औषधि जिसे निलयी अतालता के लिए प्रयोग किया जाता है।)

Procaine (प्रोकेन) A local anesthetic used in infiltration anesthesia, nerve block, and spinal anesthesia. (स्थानीय संज्ञाहारी जिसे परिस्राव संज्ञाहरण, तंत्रिका रोधन तथा मेरूदण्डीय संज्ञाहरण में प्रयोग किया जाता है।)

Procarbazine (प्रोकार्बाजाइन) A cytotoxic agent used in treatment of lymphomas. (कोशिकाविषी कारक जिसे लसीकाबुर्द की चिकित्सा में प्रयोग किया जाता है।)

Procedure (प्रोसीजर) A way of accomplishing a task to obtain desired result. (कार्यविधि; किसी परिणाम को पाने

के लिए किसी कार्य को उचित रूप से पूर्ण करना।)

Procerus muscle (प्रोसेरस मसल) A muscle that arises in the skin over the nose and is connected to forehead. (एक पेशी जो त्वचा के अंदर, नाके के ऊपर उभर आती है तथा माथे से जुड़ी होती है।)

Process (प्रोसेज) A projection or outgrowth of tissue; the steps or method of action. *p. alar* Process of cribiform plate of ethmoid articulating with frontal bone. *p. alveolar* Inferior border of maxilla or superior border of mandible containing tooth sockets. *p. ciliary* About 70 meridional ridges projecting from the corona ciliaris to which suspensory ligament of lens is attached. *p. clinoid* The anterior, middle and posterior clinoid processes of sphenoid bone. *p. condyloid* The process from mandible articulating with temporal bone. *p. coracoid* A beak-shaped process extending from neck of scapula. *p. coronoid* Sharp projection from semilunar notch of ulna. *p. odontoid* Tooth like extension from axis (see Figures). (किसी ऊतक से उत्पन्न होने वाला एक उत्सेध या; अतिवृद्धि क्रिया की विधि; प्रक्रिया।)

Prochlorperazine (प्रोक्लोरपिराजाइन) A phenothiazine derivative for treating nausea and vomiting. (फीनोथीयाजीन से प्राप्त, जिसे मितली तथा वमन की चिकित्सा के लिए प्रयोग किया जाता है।)

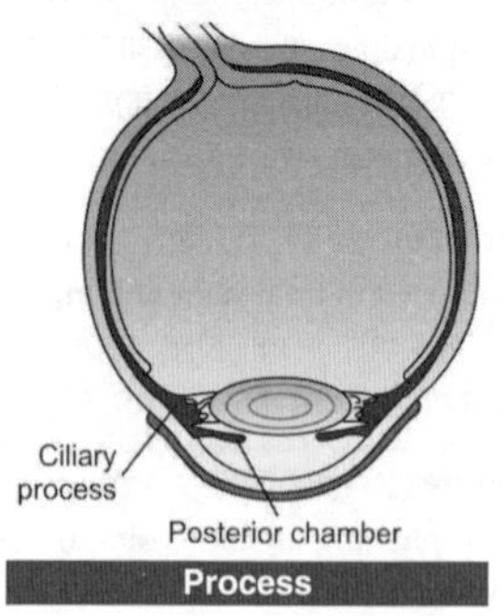

Process

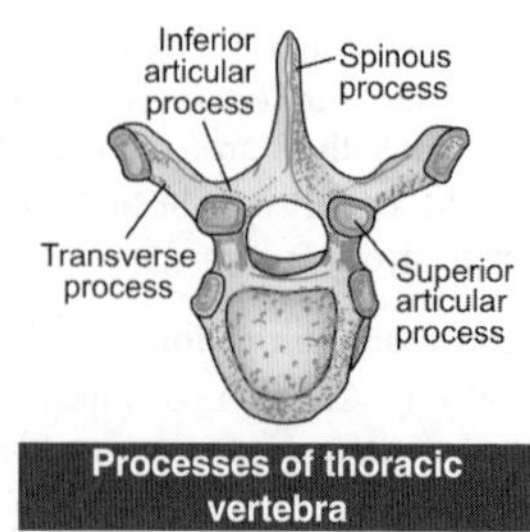

Processes of thoracic vertebra

Procidentia (प्रोसीडैन्शिया) Complete prolapse of uterus where it completely protrudes outside the introitus. (गर्भाशय का पूर्ण भ्रंश जिसमें गर्भाशय पूर्ण रूप से योनि के बाह्य छिद्र से उभर आता है।)

Procollagen (प्रोकोलेजन) Precursor of collagen. (कोलेजन का पूर्वगामी।)

Proconvertin (प्रोकनवर्टिन) Coagulation factor VIII. (स्कन्दनकारक सातवां।)

Procreate (प्रोक्रिएट) To give birth. (उत्पन्न या जन्म देना।)

Proctalgia (प्रोक्टैल्जिया) Pain in and around anus and rectum. (गुदा तथा मलाशय में तथा चारों ओर दर्द होना; गुदार्ति; मलान्त्रशूल।)

Proctitis (प्रोक्टाइटिस) Inflammation of anus and rectum. (गुदा एवं मलाशय का शोथ।)

Proctolysis (प्रोक्टोलाइसिस) Infusion into rectum and anus. (किसी तरल के मलाशय एवं गुदा में धीरे-धीरे प्रविष्ट करना।)

Proctocolitis (प्रोक्टोकोलाइटिस) Inflammation of rectum and colon. (मलाशय एवं कोलन का शोथ; मलाशयबृहदान्त्रशोथ।)

Proctology (प्रोक्टोलॉजी) Branch of medicine dealing with diseases of rectum, colon and anus. (चिकित्सा-शास्त्र की वह शाखा जिसका संबंध कोलन, मलाशय तथा गुदा के रोगों की चिकित्सा से है।)

Proctoscopy (प्रोक्टोस्कोपी) Instrument for examination of rectum. (मलाशयदर्शी द्वारा मलाशय का निरीक्षण करना, मलाशयदर्शन।)

Proctosigmoidoscopy (प्रोक्टोसिग्मॉयडो–स्कोपी) Visual examination of rectum and sigmoid colon by sigmoidoscope. (मलाशय अवग्रहान्त्रदर्शी द्वारा मलाशय एवं अवग्रहान्त्र कोलन का नेत्र परीक्षण करना।)

Proctotome (प्रोक्टोटोम) A medical instrument used to make surgical incision of the rectum mainly used for anal stricture. (मलाशय में चीरा लगाने वाला चाकू।)

Procyclidine (प्रोसाइक्लीडीन) Antiparkinsonian drug. (पार्किन्सनता को रोकने व कम करने वाली औषधि।)

Prodromal (प्रोड्रोमल) Initial stage of disease before appearance of distinguished features. (पूर्वरूपी; पूर्ववर्ती; किसी रोग की प्रारंभिक अवस्था जो प्रभेद्य लक्षणों के आगमन से पहले होती है।)

Prodrome (प्रोड्रोम) A symptom heralding an approaching ailment. (किसी रोग की शुरूआत का संकेत देने वाला लक्षण; प्रारम्भिक लक्षण।।)

Prodrug (प्रोड्रग) Chemicals which exhibit their pharmacologic property after biotransformation in the body. (रासायनिक पदार्थ जो शरीर में जैवी रूपान्तरण के बाद में भेषजगुण या प्राकृतिक गुणों को प्रदर्शित करता है।)

Proenzyme (प्रोएन्जाइम) Inactive form of an enzyme. (किसी एन्जाइम का एक निश्क्रिय रूप।)

Proerythroblast (प्रोएरिथ्रोब्लास्ट) The earliest bone marrow precursor of erythrocyte. (लाल रक्त कोशिकाओं की सर्वप्रथम अस्थि-मज्जा पूर्वगामी।)

Proestrus (प्रोईस्ट्रस) The period before menstruation. (ऋतुस्राव से पहले का काल।)

Profunda (प्रोफण्डा) Deep seated especially blood vessel. (गहराई में स्थित विशेषकर रक्त वाहिनी; गंभीर।)

Progenitor (प्रोजेनाइटर) An ancestor. (पूर्वज।)

Progeny (प्रोजैनी) Offspring. (संतान; संतति।)

Progeria (प्रोजैरिया) Premature senility occurring in childhood. (बचपन में काल पूर्व वृद्धावस्था का उत्पन्न होना; कालपूर्व।)

Progestational (प्रोजेस्टेशनल) Concerned with luteal phase of menstrual cycle; action of hormone progesterone. (गर्भपूर्व; ऋतुस्रावी चक्र की ऋतुस्राव से ठीक पहले की प्रावस्था से संबंधित; प्रोजेस्टेरोन हॉर्मोन की क्रिया।)

Progesterone (प्रोजेस्टेरोन) Hormone secreted by placenta, corpus luteum and adrenal cortex; essential for secretory phase of endometrium, mammary growth and development and growth of placenta. (पीत पिण्ड; अधिवृक्क प्रान्तस्था (एड्रीनल कॉर्टेक्स) तथा अपरा से मुक्त होने वाला एक स्टैरॉयड हॉर्मोन। यह एण्डोमीट्रियम के स्त्री प्रावस्था, स्तनों की वृद्धि तथा अपरा के विकास और वृद्धि के लिए आवश्यक होता है।)

Progestin (प्रोजेस्टिन) Group of synthetic drugs having progesterone like effect on uterus. (प्रोजेस्टेरोन; कृत्रिम रूप से तैयार औषधियां जिनका गर्भाशय पर प्रोजेस्टेरोन के समान प्रभाव होता है।)

Proglotid (प्रोग्लोटिड) A segment of tapeworm containing both male and female reproductive organs. (फीताकृमि के खण्डों में से एक जिसमें दोनों नर और नारी के जननीय अंग होते हैं।)

Prognathism (प्रोग्नेथिज्म) Prominent jaws projecting beyond line of face. (एक या दोनों जबड़ों का असामान्य प्रक्षेपण (उभरा होना); उदगत-हनुता।)

Prognosis (प्रोग्नोसिस) Prediction of course and outcome of a disease. (किसी रोग की संभावित अवधि तथा परिणाम की संभावना तथा मृत्यु की संभावना को पहले से बताना; पूर्वानुमान; प्राग्ज्ञान।)

Prognosticate (प्रोग्नोस्टिकेट) To state about outcome of a disease. (किसी रोग के होने का पूर्वानुमान करना।)

Progranulocyte (प्रोग्रेनुलोसाइट) Promyelocyte. (मायलोब्लास्ट एवं मायलोसाइट के बीच मध्यस्थ एक कोशिका।)

Progress notes (प्रोग्रेस नोट्स) Notes endorsed by doctors and nurses during course of treatment (चिकित्सा के दौरान, डाक्टरों तथा नर्सो द्वारा दिया गया नोट अर्थात संक्षिप्त टिप्पणी।)

Progressive (प्रोग्रेसिव) Advancing as bad to worse. (प्रगामी; बढ़ने वाला जैसे खराब से बहुत ज्यादा खराब हो जाना।)

Progressive muscular atrophy (प्रोग्रेसिव मस्कुलर एट्रॉफी) Gradually advancing muscle atrophy due to disease of spinal cord. (सुषुम्ना रज्जु के ह्रास के कारण पेशियों का धीरे-धीरे बढ़ने वाला अपक्षय।)

Proguanil (प्रोग्वानिल) Antimalarial agent. (मलेरियारोधी कारक।)

Prohormone (प्रोहॉर्मोन) Precursor of hormone. (किसी हॉर्मोन का पूर्वगामी।)

Proinsulin (प्रोइन्सुलिन) Insulin precursor produced in pancreas. (अग्न्याशय की बीटा कोशिकाओं में उत्पन्न होने वाला इन्सुलिन का एक पूर्वगामी।)

Projectile vomiting (प्रोजैक्टाल वोमीटिंग) Vomiting where the stomach content is ejected with great force. (ऐसी उल्टी जिसमें आमाशय के पदार्थ बलपूर्वक बाहर आते हैं।)

Projection (प्रोजेक्शन) A part extending beyond the level of its surrounding; referral of peripheral sensory stimuli to higher centers in CNS for interpretation. (प्रक्षेपण; तीक्ष्ण उभार; एक भाग जो अपने आस-पास के स्तर से आगे बढ़ा होता है।)

Prokaryote (प्रोकैरीयोट) Organism with a single circular chromosome without mitochondria and lysosomes, e.g. bacteria and algae. (केन्द्रक तथा केन्द्रकीय कला से रहित एककोशिकीय जीव जिसमें केवल वृत्ताकार गुणसूत्र होते हैं।)

Prolabium (प्रोलेबियम) Central portion of upper lip. (ऊपरी होंठ का बीच का उठा हुआ भाग।)

Prolactin (प्रोलैक्टिन) Hormone of anterior pituitary that helps in milk production. (अग्र पीयूष ग्रन्थि का एक हॉर्मोन जो दुग्ध निर्माण को उत्तेजित करता है; स्तन प्रेरक।)

Prolapse (प्रोलैप्स) Falling down of a body part or organ (see Figure). (गर्भाशय या मलाशय का नीचे को खिसकना अथवा उसका नीचे की ओर विस्थापन; भ्रंश।)

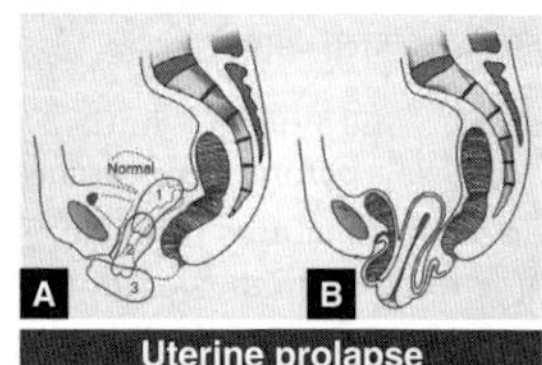

Uterine prolapse

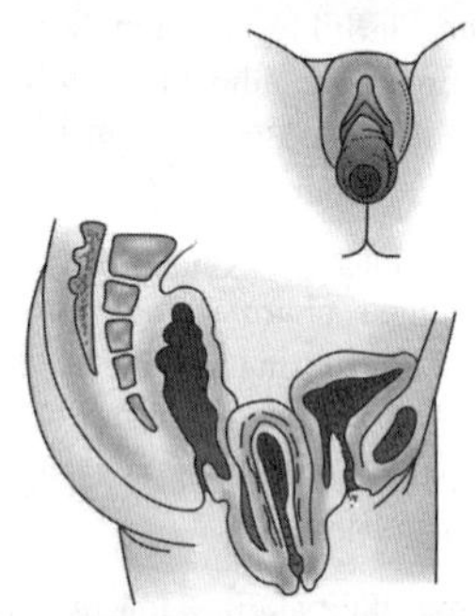
Prolapse of uterus

Proliferate (प्रोलीफ्रेट) To increase by reproduction of similar forms as to the parent source. (जनन द्वारा एक ही रूप वालों की वृद्धि करना; प्रफलन या आत्मपुनर्जनन करना।)

Proliferous cyst (प्रोलीफेरस सिस्ट) Cyst with epithelial lining which proliferates and protrudes from its inner surface. (उपकला के आवरण वाली पुटी जो अपने अंदरूनी परत से प्रफलित तथा बहिःसरित होती है।)

Proline (प्रोलाइन) An amino acid. (अमीनो अम्ल।)

Promazine (प्रोमेजीन) An antipsychotic agent, often used in obstetrics for sedation and tranquility during labor. (मनोविकार के प्रति प्रभावकारी कारक, जिसे अधिकतर प्रसूतिविज्ञान शमन तथा प्रशान्तक के रूप में प्रसव के समय प्रयोग किया जाता है।)

Promegakaryocyte (प्रोमेगाकैरियोसाइट) Precursor cell of platelets. (महामूललोहित कोशिका का एक पूर्वगामी।)

Prometaphase (प्रोमेटाफेज) A stage in mitosis when the nuclear membrane disintegrates and the chromosomes move towards the equatorial plate. (कोशिका के सूत्रीविभाजन की अवस्था जिसमें केन्द्रकीय कला विघटित हो जाती है तथा गुणसूत्र मध्यस्थ पटिट्का की तरफ बढ़ते हैं।)

Promethazine (प्रोमेथाजीन) An antihistaminic agent. (हिस्टामीन के प्रभावों को निष्फल करने वाला कारक।)

Promine (प्रोमाइन) A tissue extract that promotes growth of certain tumors in mice. (ऊतक सत्त्व जो चूहों में कुछ अर्बुदों की वृद्धि को बढ़ाता है।)

Prominence (प्रोमीनैन्स) A projection or eminence. (प्रक्षेपण, उत्सेध या बहिःसरण।)

Promonocyte (प्रोमोनोसाइट) Precursor of monocyte. (एककेन्द्रकश्वेत कोशिका (मोनोसाइट) का एक पूर्वगामी, प्राक् एक केन्द्रक कोशिका।)

Promontory (प्रोमोन्टरी) A projecting surface or part. *p. of sacrum* The anterior projecting surface of sacrum (एक उभरा हुआ प्रवर्ध या भाग) (see Figure). *Promontory of sacrum* (प्रोमोन्टरी ऑफ सैक्रम) (त्रिकास्थी की अग्र उत्सेध परत।)

Pronation (प्रोनेशन सिन्ड्रोम) The position of face downwards or palm facing downwards. (चेहरे को नीचे की ओर करके लेटने की क्रिया, या हाथ की हथेली का नीचे की ओर होना।)

Pronator syndrome (प्रोनेटर सिन्ड्रोम) Syndrome of median nerve entrapment at elbow with paresthesia, thumb weakness, and tenderness in thenar muscles. (यह कोहनी पर मध्यम तंत्रिका का जाल तथा अपसंवेदनता का संलक्षण होता है जिसमें अंगूठे में कमजोरी तथा हथेली एवं पैरों के तलवों की पेशियों में संवेदनशीलता रहती है।)

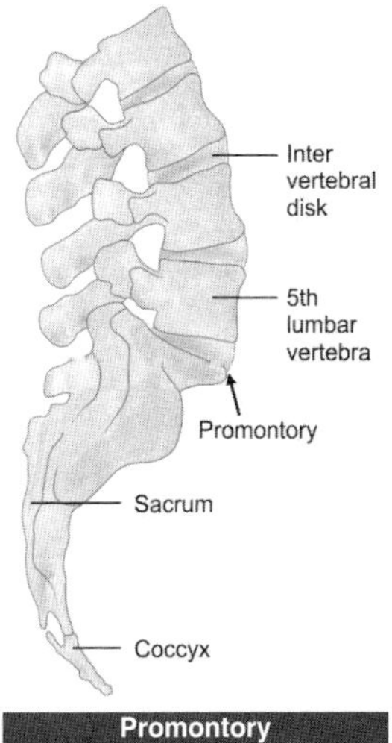

Promontory

Pronephric duct (प्रोनेफरिक डक्ट) Duct that connects posteriorly to cloaca and to which pronephric tubules are connected. (नलिका जो क्लोऐक से पीछे से जुड़ती है तथा जिससे प्रोनेफरिक नलिकाएं भी जुड़ी होती हैं।)

Pronephric tubules (प्रोनेफरिक टयूब्यूल्स) Tubules that open into cranial portion of pronephric duct and communicate with coelom. (नलिका जो प्रोनेफेरिक नलिका के कपालीय भाग में खुलती है।)

Pronephros (प्रोनेफ्रोस) The earliest and simplest type of excretory organ in vertebrates. (पृष्ठवंशी में, प्रथम एवं सरल प्रकार का उत्सर्गी अंग।)

Pronestyl (प्रोनेस्टील) Procainamide hydrochloride. (प्रोकैनेमाइड हाइड्रोक्लोराइड।)

Pronormoblast (प्रोनॉर्मोब्लास्ट) An early precursor of red blood cells. (लाल रक्त कोशिकाओं का सर्वप्रथम पूर्वगामी, प्राक्सामान्य लोहित कोशिकाप्रसू।)

Pronucleus (प्रोन्यूक्लियस) Nucleus of ovum or spermatozoa after fertilization. (डिम्ब के निवेचन के पश्चात डिम्ब अथवा शुक्राण का केन्द्रक; प्राक्केन्द्रक।)

Propantheline (प्रोपेनथिलीन) Anticholinergic agent. (कोलीनधर्मरोधी कारक।)

Propafenone (प्रोपेफिनोन) Anti-arrhythmic agent. (हृद-अतालता विरोधी कारक।)

Proparacaine (प्रोपैरेकेन) Topical anesthetic. (स्थानिक संज्ञाहारी।)

Properdin (प्रोपेर्डिन) A serum protein with some bactericidal property. (एक सीरम प्रोटीन जिसमें कुछ जीवाणुनाशक गुण होते हैं।)

Prophase (प्रोफेज) First stage of mitotic cell division. (सूत्रीविभाजन प्रकार के कोशिका विभाजन की प्रथम अवस्था; पूर्वावस्था।)

Prophylaxis (प्रोफाइलैक्सिस) Prevention of disease. (रोगनिरोध; रोगरोधक चिकित्सा।)

Propiolactone (प्रोपियोलैक्टोन) A disinfectant used in preparing certain viral and bacterial vaccines. (एक संक्रमणहारी (रोगाणुनाशक) जिसे कुछ विशाणुज तथा जीवाणुज वैक्सीन को बनाने में प्रयोग किया जाता है।)

Propiomazine (प्रोपियोमैजीन) A sedative agent. (एक शामक कारक।)

Propionic acid (प्रोपियोनिक एसिड) A constituent of sweat. (स्वेद (पसीने) का एक घटक।)

Propositus (प्रोपोजीटस) Index case or proband in investigation of hereditary disease. (किसी शारीरिक अथवा मानसिक विकार को प्रस्तुत करने वाला प्रारम्भिक व्यक्ति जो एक आनुवंशिक अथवा जीनी परीक्षण का आधार बनता है।)

Propoxycaine hydrochloride (प्रोपोक्सीकेन हाइड्रोक्लोराइड) *Local anesthetic agent.* (स्थानीय संज्ञाहारी कारक।)

Propoxyphene hydrochloride (प्रोपोक्सी-फैन हाइड्रोक्लोराइड) Analgesic agent. (पीड़ाहर कारक।)

Propranolol (प्रोप्रेनोलॉल) Beta-adrenergic blocking agent used for hypertension, arrhythmias, angina pectoris, portal hypertension, etc. (अनुकम्पी अनुकारीसस औषधियां जिसे उच्चरक्तदाब, अतालता, हृद्शूल प्रतिहारी उच्चरक्तदाब आदि के लिए प्रयोग किया जाता है।)

Proprioception (प्रोप्रियोसेप्शन) Knowledge of body position, movement. (शरीर के आसन एवं उसकी गति की जानकारी होना।)

Proprioceptor (प्रोप्रियोसेप्टर) Receptors responsible for body position and equilibrium, e.g. muscle spindles, pacinian corpuscles and labyrinthine receptors. (शरीर की स्थिति एंव गतियों तथा संतुलन के लिए जिम्मेदार ग्राही जैसे पेशीय तर्कु, पेसिनियन कॉर्पुसल्स तथा आन्तरकर्णीय ग्राही।)

Proprietary medicine (प्रोप्राराइटरी) A medicine or a chemical compound used for the treatment of disease whose formula is owned by a specific individual or company under a trademark. (मेडिसिन लाइसेंस के द्वारा सुरक्षित दवाइयाँ।)

Proptometer (प्रोप्टोमीटर) Instrument for measuring degree of exophthalmos. (नेत्रोत्सेध के अंश को मापने वाला यंत्र।)

Proptosis (प्रोप्टोसिस) Protrusion of eyeball as in exophthalmic goiter, retroorbital mass or cavernous sinus thrombosis. (नीचे की ओर विस्थापन जैसे गर्भाशय का या गंभीर पेशीदुर्बलता में आंख की ऊपरी पलक का होता है।)

Propylene glycol (प्रोपाइलेन ग्लाइकॉल) A demulcent agent used as solvent. (प्रशामक कारक जिसे विलायक के रूप में प्रयोग किया जाता है।)

Propylhexedrine (प्रोपाइलहैक्सेड्राइन) A sympatho-mimetic used as inhalation for nasal congestion. (अनुकम्पी-अनुकारी जिसे नाक के रक्तसंकुलन के लिए अभिश्वसन के रूप में प्रयोग किया जाता है।)

Propyliodone (प्रोपाइलियोडॉन) Radiopaque dye used in bronchography. (रेडियोअपारदर्शक रंजक जिसे ब्रोन्कोग्राफी में प्रयोग किया जाता है।)

Propylparaben (प्रोपाइल पेराबेन) An antifungal agent used as preservative. (एक कवक-रोधी कारक जिसे परिरक्षक के रूप में प्रयोग किया जाता है।)

Propylthiouracil (प्रोपाइलथीयोयूरेसिल) Antithyroid drug for hyperthyroidism. (प्रत्यवटु औषधि जिसे अवटु अतिक्रियता के लिए प्रयोग किया जाता है।)

Prosection (प्रोसैक्शन) Dissection for demonstrating anatomic structures. (शरीर रचना संबंधी रचना को प्रदर्शित करने के लिए पहले से सोच विचार कर किया जाने वाला व्यवच्छेदन।)

Prosector (प्रोसैक्टर) One who dissects body for demonstration. (रोग प्रदर्शन करने के लिए व्यच्छेदन को सम्पन्न करने वाला व्यक्ति।)

Prosencephalon (प्रोसेन्सीफैलॉन) Embryonic forebrain giving rise to telencephalon and diencephalon. (भ्रूणीय अग्रमस्तिष्क जिससे मस्तिष्कान्त तथा अन्तमस्तिष्क बढ़ता है।)

Prosody (प्रोसोडी) The normal rhythm, melody and articulation of speech. (भाषण या वाक का सामान्य ताल, गति या धुन तथा उच्चारण।)

Prosopagnosia (प्रोसोपैग्नोसिया) Inability to recognise a person from face. (चेहरों को पहचानने में असमर्थता। यहाँ तक कि अपना चेहरा भी नहीं पहचानना।)

Prosopectasia (प्रोसोपैक्टेसिया) Abnormal enlargement of face. (चेहरे का असामान्य रूप से बड़ा हो जाना।)

Prosoplasia (प्रोसोप्लेसिया) Progressive development of cells to produce cells with higher degree of function. (कोशिकाओं का प्रगतिशील विकास जिससे वे उच्च कार्य करने वाली कोशिकाओं को उत्पन्न कर सके।)

Prospective study (प्रोसपेक्टिव स्टडी) A clinical or epidemiological investigation over a period of time. (नैदानिक या जानपदिक-रोग विज्ञानिक जाँच।)

Prostacyclin (प्रोस्टासाइक्लीन) The precursor intermediate of prostaglandins; vasodilator. (प्रोस्टेग्लैण्डिन का पूर्वगामी मध्यवर्ती; वाहिकाविस्फारक।)

Prostaglandin (प्रोस्टेग्लैण्डिल) A group of 20 carbon unsaturated fatty acids, metabolites of arachidonic acid, e.g. PGD_2, PGE_2, PGF_2, PGI_2. (शरीर में असंतृप्त वसीय अम्लों से बनने वाला वसीय अम्ल व्युत्पन्नों का एक वर्ग जो प्रोस्टेट ग्रन्थि, आर्तव तरल, मस्तिष्क, फेफड़े, वृक्क या गुर्दे, थाइमस ग्रन्थि, बीच तरल तथा अग्न्याशय में पाया जाता है।)

Prostate (प्रोस्टेट) The musculoglandular organ of the size of 2 × 4 × 3 cm that surrounds neck of urinary bladder and urethra in male (see Figure). (पुरःस्थग्रन्थि, पुरुष में मूत्राशय की गर्दन एवं मूत्रमार्ग को चारो ओर से घेरने वाली तीन खण्ड वाली एक ग्रन्थि जो वाहिनियों द्वारा मुत्रमार्ग के प्रोस्टेट वाले भाग में खुलती है। उससे एक पतला तथा हल्का क्षारीय तरल स्रावित होता है जिससे वीर्य का एक भाग बनता है।)

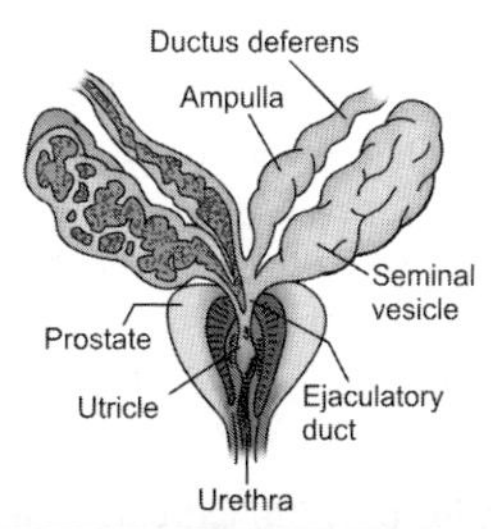

Prostate and seminal vesicles

Prostatic plexus (प्रोस्टेटिक प्लेक्सस) Plexus of nerves and veins that lies in the capsule of prostate. (तंत्रिकाओं तथा शिराओं की जालिका जो प्रोस्टेट के सम्पुट में स्थित होती है।)

Prostatic urethra (प्रोस्टेरिक यूरेथ्रा) That portion of urethra surrounded by prostate. (मूत्रमार्ग का चारों ओर से प्रोस्टेट ग्रन्थि से घिरा रहने वाला भाग।)

Prostatism (प्रोस्टेटिज्म) Symptoms of nocturia, increased frequency and dribbling of any cause. (किसी भी कारण अत्यधिक बारंबारता तथा बुंद-बूंद टपकना; निशामेह के लक्षण।)

Prostatitis (प्रोस्टेटाइटिस) Inflammation of prostate, whether acute or chronic with aching pain in perineum, urethral discharge often with fever, dysuria, chills and constipation. (पुरःस्थग्रन्थिशोथ, प्रोस्टेट ग्रन्थि की सूजन; मूलाधार में तीव्र या जीर्ण के साथ अविराम पीड़ा होना। मूत्रमार्गी स्राव के साथ ज्वर, मूत्रकृच्छता, शीतकम्प तथा मलबद्धता होना।)

Prostatosis (प्रोस्टेटोसिस) Any non-inflammatory and non-malignant condition of prostate. (प्रोस्टेट ग्रन्थि का कोई भी अशोथज एवं दुर्दमता रहित रोग या दशा।)

Prosthesis (प्रोस्थेसिस) An artificial part or organ. (शरीर का कोई कृत्रिम भाग या अंग जैसे आंख, दाँत या भुजा आदि।)

Prosthetics (प्रोस्थेटिक्स) Branch of surgery dealing with prosthesis. (शल्यचिकित्सा की वह शाखा जिसका संबंध लुप्त भागों के पुनः स्थापन से होता है; कृत्रिम अंग विज्ञान।)

Prostitute (प्रोस्टीट्यूट) Woman who sells herself for sexual exploitation, the major cause of spread of AIDS and other venereal diseases. (एक स्त्री जो अपने आपको योन शोषण के लिए बेच देती है। यह एड्स के फैलने का मुख्य कारण है।)

Prostration (प्रोस्ट्रेशन) Extreme exhaustion. (अत्यधिक थकान या शक्ति की कमी हो जाना; अवसाद; अवसन्नता।)

Protamine (प्रोटेमीन) A simple strongly basic protein used to neutralize excess heparin or to slow down absorption of insulin. (एक साधारण अधारभूत प्रोटीन जिसे अत्यधिक हिपैरिन को निष्क्रिय करने तथा इन्सुलिन के अवशोषण को कम करने के लिए प्रयोग किया जाता है।)

Protanopia (प्रोटेनोपिया) Red color blindness. (लाल रंग की वर्णान्धता।)

Protean (प्रोटीएन) Variable. (विभिन्न रूपों में परिवर्तित होने के सक्षम जैसे अमीबा।)

Protease (प्रोटीयेस) Protein splitting enzyme. (एक प्रोटीनविघटनकारी एन्जाइम।)

Protein (प्रोटीन) Complex nitrogenous compounds which are essential for growth and development. *p. Bence Jones* A light chain protein found in urine in patients of myeloma, lymphoma, etc. (एक जटिल नाइट्रोजीनस यौगिक जो वृद्धि एवं विकास के लिए आवश्यक होता है।) *Bence Jones protein* (बेन्स जोन्स प्रोटीन) एक हल्का श्रेणी का प्रोटीन जो बहुदुर्दमज्जार्बुद, लसिकार्बुद आदि के रोगी के मूत्र में पाया जाता है।)

Protein C (प्रोटीन सी) A blood protein which on conversion to protein Ca inhibits blood coagulation. Its deficiency leads to thrombotic tendency. (एक रक्त प्रोटीन जो प्रोटीन Ca में परिवर्तित होने पर रक्त स्कन्दन को रोकता है। इसकी कमी से घनास्त्री प्रवृत्ति उत्पन्न हो जाती है।)

Protein-calorie malnutrition (प्रोटीन-कैलोरी मालन्यूट्रीशन) Symptoms complex due to deficiency of protein and calorie in small children. SYN—kwashiorkor. (छोटे बच्चों में, प्रोटीन एवं कैलोरी की कमी के कारण होने वाले जटिल लक्षण।)

Protein hydrolysate (प्रोटीन हाइड्रोलाइसेट) A solution of amino acids and short chain peptides. (अमीनों अम्लों तथा पेप्टाइड का एक घोल।)

Protein losing enteropathy (प्रोटीन लूसिंग एन्टेरोपैथी) Excessive protein loss into

G.I. tract as in extensive G.I. ulceration or constrictive pericarditis. (जठरांत्रपरक पथ में, अत्यधिक प्रोटीन का अभाव जैसा प्रसारित जठरांत्रपरक व्रण में या आकुंचित हृदयावरणशोथ में होता है।)

Proteinosis (प्रोटीनोसिस) Accumulation of excess proteins in tissues. (ऊतकों में अत्याधिक प्रोटीन का जमा होना।)

Proteinuria (प्रोटीनूरिया) Loss of protein usually albumin in urine. *p. orthostatic* Proteinuria occurring on assuming erect posture but not during recumbency. Hence morning urine is protein free but urine of daytime contains albumin. (प्रोटीन का मुक्त होना जैसे मूत्र में एल्युमिन का पाया जाना; प्रोटीनमेह।)

Proteolysis (प्रोटीयोलाइसिस) Hydrolysis of proteins. (प्रोटीनलयन; प्रोटीन का जलअपघटन।)

Proteose (प्रोटीयोस) An intermediate product of proteolysis. (प्रोटीन एवं पेप्टोन के बीच प्रोटीनलयन (प्रोटीन का अपघटन) का मध्यस्थ उत्पाद।)

Proteus (प्रोटियस) A genus of enteric bacillus, *P. vulgaris* causes urinary infection while *P. morgagni* in addition causes enteritis, *P. mirabilis* is usually saprophytic. (आन्त्रीय दण्डाणुओं का एक वंश। प्रोटियस वल्गेरिस के कारण मुत्र संक्रमण, प्रोटीयस मोर्गेग्नी के कारण आंत्रशोथ होता है।)

Prothrombin (प्रोथ्रॉम्बिन) A blood coagulation factor synthesized in liver which is converted to thrombin. (यकृत में रक्त स्कन्दन घटक जो संश्लेषित होकर थ्रोम्बिन में परिवर्तित हो जाता है।)

Prothrombin time (प्रोथ्रॉम्बिन टाइम) The time taken for decalcified plasma to clot on addition of thromboplastin and calcium. Usually employed to evaluate effects of anticoagulants.

Prothrombinase (प्रोथ्रॉम्बिनेस) An enzyme that catalyzes conversion of prothrombin into thrombin in presence of calcium and platelets. (रक्त स्कन्दन में एक महत्वपूर्ण एन्जाइम जो प्रोथ्रॉम्बिन को, कैल्सियम तथा प्लेटलेट की उपस्थिति में थ्रॉम्बिन में परिवर्तन को उत्प्रेरित करता है।)

Protocol (प्रोटोकॉल) Description of steps to be taken in an experiment. (किसी वैज्ञानिक प्रयोग में किए जाने वाले कार्यों का क्रमबद्ध रूप से वर्णन करना।)

Protodiastole (प्रोटोडायस्टोल) The first phase of diastole occurring immediately after closure of aortic and pulmonary valves. (महाधमनी तथा फुफ्फुसीय कपातों के बंद होने के तुरंत बाद होने वाली अनुशिथिलन की पहली अवस्था।)

Protoduodenum (प्रोटोड्योडिनम) The upper half of duodenum. (ड्योडिनम का ऊपरी आधा भाग।)

Proton (प्रोटॉन) A positively charged particle in the atom. (किसी परमाणु की नाभी का धनात्मक-पूरित भाग जिसके चारों ओर ॠणात्मक पूरित इलैक्ट्रॉन चक्कर काटते हैं।)

Protoplasm (प्रोटोप्लाज्म) A thick viscous colloid, the physical basis of all living organisms. (गाढा; चिपचिपा, अर्द्धपारदर्शक, कोलॉइड (लेसदार) पदार्थ जो कोशिकाद्रव्य एवं केन्द्रकद्रव्य सहित सभी जीवित कोशिकाओं का आवश्यक घटक होता है और जीवित प्राणियों की सभी क्रियाशीलताओं का आधार होता है; जीवद्रव्य।)

Protoporphyrin (प्रोटोपोरफाइरिन) A tetrapyrole, derivative of hemoglobin. (टैट्रापाइरॉल; हीमोग्लोबिन का प्रत्युत्तेजक।)

Protoporphyrinuria (प्रोटोपोर्फाइरिनूरिया) Protoporphyrin in urine. (मूत्र में प्रोटोपोर्फाइरिन का पाया जाना।)

Protozoa (प्रोटोजुआ) Unicellular organism multiplying by binary fission. (एककोशिकीय जीव जो द्वियंगी विखण्डन से बढ़ते हैं।)

Protractor (प्रोट्रेक्टर) Instrument for removing foreign bodies from wounds.

Protriptyline (प्रोट्रिप्टाइलीन) An antidepressant. (अवसादरोधी।)

Protrude (प्रोट्रयूड) To project. (आगे को निकलना या बढ़ना; उभारना।)

Protuberance (प्रोट्यूबेरैन्स) A prominent part. (उत्सेध; उठा हुआ भाग।)

Provitamin (प्रोविटामिन) Any substance which is converted to vitamin within body, e.g. carotene as precursor of vitamin A. (विटामिन का पूर्वगामी; एक पदार्थ जो शरीर में पहुंच कर किसी विटामीन में रूपान्तरित हो जाता है जैसे कैरोटीन शरीर में विटामीन ए में रूपान्तरित हो जाता है।)

Prurigo (प्रूरिगो) A chronic skin disease with recurrent discrete deep-seated itchy papules usually on extensor surfaces, of unknown etiology. (कण्डूपिटिका; त्वचा का एक जीर्ण रोग जिसमें बाह्य परत पर पुनरावृत्ति पृथक खुजली वाली फुन्सियां हो जाती हैं।)

Pruritus (प्रूराइटस) Itching. *p. senilis* Pruritus in aged due to degeneration of skin. *p. vulvae* Itching around vulva, a feature of diabetes. (खुजलीं, कण्डू।)

Prussak's space (प्रुसॉक स्पेस) Tiny space in middle ear between Sharpnell's membrane laterally and neck of malleus medially.

Prussic acid (प्रुसिक एसिड) Hydrocyanic acid, a potent poison. (हाइड्रोसायनिक अम्ल, एक शक्तिशाली विष।)

Psammoma (सेम्मोमा) A small tumor of choroid plexus and other areas of brain containing sandlike calcareous particles. (रंजितपटल जलिका तथा मस्तिष्क का एक छोटा सा अर्बुद जिसमें कैल्सियमय (चूनेदार) कण मौजूद रहते हैं।)

Psammoma bodies (सेम्मोमा बॉडीज) Laminated concretions in pineal body. (पीनियल काल में पाये जाने वाले कैल्सियम एवं मैग्नीसियम के फॉस्फेट तथा कार्बोनेट के स्तरित काय।)

Psammoma sarcoma (सेम्मोमा सार्कोमा) Sarcoma with psammoma bodies. (सेम्मोमा कणों से युक्त एक सार्कोमा अर्बुद।)

Psammotherapy (सेम्मोथिरैपी) Use of sandbath as therapy. (रेत का प्रयोग करके रोगो की चिकित्सा करना।)

Psammous (सेम्मस) Sandy-gritty. (रेतीला; किरकिरा।)

Pseudacusis (स्यूडेकुसिस) Hearing of false sounds. (मिथ्या या आभासी आवाजों का सुनाई देना।)

Pseudoarthrosis (स्यूडॉर्थ्रोसिस) Development of false joint consequent to non-union of a fracture. (किसी अस्थि भंग के पश्चात् जो जुड़ा नही होता, बनने वाली मिथ्या सन्धि; कूटसंधि।)

Pseudoacanthosis nigricans (स्यूडोएकेन्थोसिस निग्रीकैन्स) Velvety pigmented thickening of flexure surfaces as occurring in obese persons. (वंक (मोड) सतहों का मखमल रंजकित एवं गाढ़ा होना जैसे स्थूल व्यक्ति में पाया जाता है।)

Pseudoaneurysm (स्यूडोएन्यूरिज्म) Dilatation of vessel giving impression of aneurysm. (वास्तविक रक्ताल्पता के अन्य चिन्हों के अभाव में त्वचा तथा श्लेष्मिक कला का पीला हो जाना।)

Pseudocyesis (स्यूडोसाइसिस) Symptoms of pregnancy like amenorrhea, abdominal enlargement, morning sickness, etc. in absence of uterine enlargement as occurring in women who are too keen to have pregnancy. (मिथ्या गर्भावस्था; गर्भावस्था के लक्षण जैसे अनार्तव (एमेनोरिहया), उदर का बढ़ जाना (एल्डोमिनल एन्लार्जमैंट), प्रातः वमन (मॉर्निग सिक्नैस) आदि परन्तु गर्भाशय नही बढ़ता। यह उन महिलाओं में अधिकतर होता है जो गर्भ धारण करने के लिए बहुत उत्सुक होती हैं।)

Pseudodementia (स्यूडोडिमेन्टिया) Social withdrawal but without mental deterioration. (ऐसी स्थिति जिसमें मनोभ्रंश के समान अपने चारों ओर की कोई सुध नहीं रहती परन्तु बुद्धि में कोई कमी नही होती।)

Pseudoephedrine (स्यूडोइफेड्राइन) Vasoconstrictor, nasal decongestamt. (वाहिकासंकोचक; नासिका विसंकुलक।)

Pseudofracture (स्यूडोफ्रैक्चर) A line of decalcification as seen in osteomalacia. (कुछ प्रकार की अस्थिमृदुता में एक्स-रे में दिखाई देने वाली विकैल्सीभवन की एक रेखा।)

Pseudogeusia (स्यूडोग्यूसिया) A subjective sensation of taste in absence of any stimulus to taste buds. (बाह्म उद्दीपन के अभाव में उत्पन्न होने वाली स्वाद अनुभूति।)

Pseudoganglion (स्यूडोगैंग्लियॉन) Local thickening of nerve resembling ganglion. (किसी तंत्रिका की मोटाई जो गण्डिका के गैंग्लियान के समान होती है।)

Pseudogout (स्यूडोगाउट) Joint pain resembling gout but caused by calcium pyrophosphate dihydrate crystals. (जीर्ण संधिशोथ; जोड़ पीड़ा या दर्द जो गाउट की तरह होता है परंतु यह कैल्सियम पाइरोफॉस्फेट डाइहाइड्रेट क्रिस्टल के कारण होता है।)

Pseudohermaphrodite (स्यूडोहर्मफ्रोडाइट) Individual with sex chromatin and sex organs of one sex but with some of the physical appearance of opposite sex. *p. male* Genetically male with a small rudimentary penis and a scrotum without testes resembling labia; usually occurs due to disease of adrenals or feminizing tumors of undescended testis. *p. female* A genetically female with large clitoris resembling penis and hypertrophied labia mimicking scrotum. (ऐसा व्यक्ति जिसमें कूट उभयलिंगता हो, कूट-उभयलिंगी।)

Pseudohypertrophy (स्यूडोहाइपरट्रॉफी) Increase in size of tissue but with diminished function. (कूट-अतिवृद्धि; उतक का आकार में बढ़ना परन्तु कार्यो में घट जाना।)

Pseudohypoparathyroidism (स्यूडोहा-इपोपैराथाइरॉयडिज्म) Features of hypoparathyroidism due to tissue resistance to parathormone. Features are short stature, cataract, tetany, etc. (एक आनुवंशिक रोग जो अल्परावटता का भाग होता है जो पैराथार्मोन के लिए ऊतक प्रतिरोध के कारण होता है। इसके मुख्य लक्षण सामान्यतया शरीर छोटा, मोतियाबिंद, अपतानिका आदि होते हैं।)

Pseudojaundice (स्यूडोजॉण्डिस) Yellow coloration of skin due to carotinemia. (त्वचा का पीलापन जो कामला या रक्त के परिवर्तनों के कारण होता है।)

Pseudomania (स्यूडोमैनिया) Pathological lying or a form of psychosis where patient falsely accuses himself for crimes which he has not committed. (विकृतिविज्ञान मिथ्या या एक प्रकार की मनोविक्षिप्ति जिसमें एक रोगी अपने आपको किसी अपराध के लिए दोषी कहता है जो उसने किया नहीं होता है।)

Pseudomembrane (स्यूडोमेम्ब्रेन) A false membrane as in diphtheria. (कूट कला जैसी डिफ्थीरिया में होती है।)

Pseudomenstruation (स्यूडोमैन्सट्रएशन) Bleeding from uterus without menstrual changes of endometrium. (गर्भाशय में रक्तस्राव होना परन्तु जो अन्तर्गर्भाशयकला या एण्डोमीट्रियम में होने वाले सामान्य परिवर्तनों के साथ नही होता।)

Pseudomonas (स्यूडोमोनास) A genus of motile Gram-negative bacilli some of which produce yellow and blue pigments. *p. aeruginosa* Causes urinary tract infection and wound infection. *p. pseudomallei* Causes melioidosis. (गतिशील, ग्राम निगेटिव, वातापेक्षी दण्डाणुओं का एक वंश जिनके ध्रुवों पर कशाभ संलग्न रहते हैं।)

Pseudomyxoma (स्यूडोमिक्सोमा) A peritoneal tumor containing a thick viscid fluid resembling myxoma. (पैरीटोनियम अर्बुद जिसमें गाढ़ा चिपचिपा तरल होता है जो श्लेष्मार्बुद के समान होता है।)

Pseudoneuroma (स्यूडोन्यूरोमा) A tumor forming at the end of amputation stump. (अभिधातज तंत्रिकार्बुद; अंगोच्छेदन स्थूणक के अंत में बनने वाला अर्बुद।)

Pseudopapilledema (स्यूडोपैपिलीडीमा) Optic neuritis causing swelling of optic nerve head. (दृष्टि-तंत्रिका के शीर्ष की सूजन जो दृष्टि तंत्रिकाशोथ के कारण उत्पन्न होती है।)

Pseudoparesis (स्यूडोपैरेसिस) Hysterical palsy. (मृदुघात के समान दशा जो हिस्टीरिया के कारण हेाती है; कूट-आंशिकघात।)

Pseudopodium (स्यूडोपोडियम) Any temporary outpouching of cell membrane in protozoa for locomotion. (कूटपाद; एककोशिकीय जन्तु में, कोशिका कला का अस्थायी बहिः सरण जो चलने का कार्य करता है।)

Pseudopolyp (स्यूडोपॉलिप) Hypertrophied area of mucous membrane resembling polyp. (श्लेश्मिक झिल्ली की एक स्थानिक अतिवृद्धि जो पॉलिप के समान होती है।)

Pseudotuberculosis (स्यूडोट्यूबरकुलोसिस) A group of diseases resembling clinically tuberculosis but caused by gram-negative organism, *Yersinia pseudotuberculosis*. (कूट-यक्ष्मा।)

Pseudotumor cerebri (स्यूडोट्यूमर सेरीब्री) Benign intracranial hypertension of unknown cause, most patients recover spontaneously. (अज्ञात कारणों वाला सुदम कपालीय उच्चरक्तदाब जिसमें अधिकतर रोगी सहज रूप से स्वस्थ हो जाते हैं।)

Pseudoxanthoma elastium (स्यूडोजैंथोमा इलास्टीयम) Chronic degenerative skin disease with angioid streaks in retina, degeneration of vessel walls. (जीर्ण अपजननात्मक त्वचा रोग के साथ दृष्टिपटल में रक्तवाहिकाभ धारियां (रेखाएं) होना; वाहिका प्राचीरों का अपजनन।)

Psilocybin (सिलोसाइबिन) A hallucinogen obtained from mushrooms. (मशरूमों से मिलने वाली विभ्रमजनक औषधियां।)

Psi phenomena (सी फिनामेना) Events without explanation, e.g. telepathy. (घटनाएं जो बिना किसी स्पष्टीकरण होती हैं, जैसे टेलीपैथी।)

Psittacosis (सीटाकोसिस) Fever with pulmonary symptoms caused by *Chlamydia psittaci.* (ज्वर के साथ फुफ्फुसीय लक्षणों का होना।)

Psoas (सोआस) A muscle in the loin, inserted to lesser throchanter of femur. It flexes the thigh, adducts and rotates it medially. (कटि प्रदेश की दो पेशियों में से एक।)

Psoas abscess (सोआस एब्सेस) A cold abscess in the sheath of psoas major muscle often noticed above inguinal ligament or near attachment of psoas muscle to femur. (सोआस मेजर पेशी के आवरण में स्थित एक ठण्डा फोड़ा; कटि-विद्रधि।)

Psoralen (सोरालन) Plant derivatives causing phototoxic dermatitis; used in psoriasis and vitiligo. (पौधों का प्रत्युत्तेजक जिससे फोटोटॉक्सिक त्वकशोथ होता है इसे अपरस तथा अर्जित श्वित्र में प्रयोग किया जाता है।)

Psoriasis (सोरियासिस) A chronic itchy disorder of skin marked by lesions on extensor surfaces with silvery yellow white scales. A psoriatic skin produces nearly 2700 cells/cm^2 in comparison to 1250/cm^2 per day in normal person and cell cycle is reduced to 36 hours in comparison to the normal of 311 hours. (अपरस; विचर्चिका; एक जीर्ण खुजली वाला त्वचीय विकार जिसमें बाह्य सतह पर विक्षतियां तथा चांदी के समान पीले सफेद शल्क हो जाते हैं।)

Psyche (साइकी) Mind. (दिमाग।)

Psychedelic (साइकेडेलिक) Drugs producing visual hallucinations like LSD. (दृष्टिपरक विभ्रम उत्पन्न करने वाली; औषधियां।)

Psychiatry (साइकियाट्री) The branch of medicine dealing with diagnosis, treatment and prevention of mental illness. (चिकित्सा विज्ञान की वह शाखा जिसका संबंध मानसिक रोगों के अध्ययन, उनके निदान, रोकथाम एवं चिकित्सा से है; मनोरोगविज्ञान।)

Psychic (साइकिक) Relating to the mind, an individual who has paranormal abilities or has extraordinary mental powers. (मानसिक।)

Psychoactive (साइकोएक्टिव) Drug or any other substance that is affecting the mind and behavior, e.g drugs like LSD, Marijuana. (मस्तिष्क विकार पर कार्य करने वाली ओषधि।)

Psychoanalysis (साइकोएनालिसिस) A method of obtaining detailed account of past and present experiences and repressions. (मनोविश्लेषण; रोगियों के भूत एवं वर्तमान के मानसिक तथा भावावेगी अनुभवों का विवरण प्राप्त करके, रोग निदान करने तथा उसके अनुसार उनकी चिकित्सा करने की विधि।)

Psychodynamic (साइकोडाइनामिक) The scientific study of mental force. (मानव व्यवहार एवं प्रेरणा का वैज्ञानिक अध्ययन)

Psychogenesis (साइकोजेनेसिस) The origin and development of mind. (मानसिक विकास।)

Psychogenic (साइकोजेनिक) Of mental origin. (मस्तिष्क के भीतर उत्पन्न होने वाला जैसे कोई रोग या उसका लक्षण।)

Psychograph (साइकोग्राफ) A chart that lists personality traits. (रोगी के व्यक्तित्व विशेषकों का रेखाचित्र द्वारा अभिलेखन का चार्ट।)

Psychokinesis (साइकोकाइनेसिस) Impulsive maniacal behavior caused by defective inhibition. (संवेगशील उन्मादी व्यवहार जो दोषपूर्ण निरोध के कारण होता है।)

Psycholepsy (साइकोलैप्सी) Sudden alteration of mood. (चित्त्वृत्ति (मूड) अथवा मानसिक तनाव में अचानक परिवर्तन होना।)

Psychologist (साइकोलॉजिस्ट) Person trained in methods of psychological analysis, therapy and research. (मनोविज्ञानी, मनोरोग विशेषज्ञ; मनोवैज्ञानिक रीतियों के विश्लेषण, थिरैपी तथा अनुसंधान का विशेषज्ञ।)

Psychology (साइकोलॉजी) Branch of science dealing with mental processes and their influence on behavior. (वह विज्ञान जिसमें मस्तिष्क, सामान्य एवं असामान्य दोनों मानसिक प्रक्रियाओं तथा व्यवहार पर उनके प्रभावों का अध्ययन; मनोविज्ञान।)

Psychometry (साइकोमीट्री) The measurement of psychological variables like intelligence, aptitude, behavior and emotion. (मानसिक क्षमता की माप लेना; मनोभित्ति।)

Psychomotor epilepsy (साइकोमोटर इपीलेप्सी) Temporal lobe epilepsy. (शंखास्थि मिर्गी।)

Psychomotor retardation (साइकोमोटर रिटार्डेशन) Generalized slowing of physical and mental reactions. (शारीरिक एवं मानसिक प्रतिक्रिया का कम हो जाना।)

Psychoneurosis (साइकोन्यूरोसिस) Emotional mal-adaptation due to unresolved emotional conflicts. (झगड़ों का निबटारा न होने से उत्पन्न एक मनोवेगी विकार जिसका चिंता मुख्य लक्षण होती है।)

Psychopathy (साइकोपैथी) Any mental disease. (कोई भी मानसिक रोग।)

Psychopharmacology (साइकोफॉर्मेकोलॉजी) The science of drugs effecting behavior and emotions. (मानसिक विकारों पर औषधियों की क्रिया का अध्ययन; औषधियों का विज्ञान जो व्यवहार तथा मनोभाव पर अपना प्रभाग डालता है।)

Psychoplegic (साइकोप्लीजिक) Drug reducing excitability. (मानसिक दुर्बलता उत्पन्न करने वाली औषधि।)

Psychosexual (साइकोसैक्सुअल) Pertains to mental and emotional aspects of sexuality. (लिंग के मानसिक अथवा भावावेगी पहलुओं से संबंधित।)

Psychosexual disorders (साइकोसैक्सुअल डिस्आर्डर) Disorder of sexual function not due to organic causes, e.g. paraphilias, transvestism, pedophilia, etc. (लैंगिक कार्य का विकार जो आर्गेनिक कारणों से नही होता है। उदाहरण के लिए पैराफीलिया, ट्रान्सवेस्टिज्म, पीडोफीलिया आदि।)

Psychosis (साइकोसिस) An impairment of mental function to the extent of interfering with individual's adaptation to family, society, self-care and ordinary demands of life. There is personality disintegration and loss of contact with reality; hallucinations and delusions. (मनोविक्षिप्ति, पागलपन; भावावेगी मानसिक विकार जिसमें व्यक्ति अपने पारिवारिक, सामाजिक, अपनी देख-रेख तथा जीवन की सामान्य जरूरतों या परिस्थितियों के प्रति अनुकूलन में भी बाधा उत्पन्न करने लगती है। इसमें व्यक्तित्व विखण्डन, वास्तविकता से सम्पर्क टूट जाता है तथा अक्सर भ्रान्ति या मिथ्याविश्वास एवं विभ्रम होना।)

Psychosomatic (साइकोसोमैटिक) Pertains to body and mind, i.e. a disease producing physical symptoms due to some disturbance in emotional state. (मस्तिष्क एंव शरीर से संबंधित। मानसिक अथवा भावावेगी उद्‌गम का शारीरिक लक्षणों को उत्पन्न करने वाला रोग; मनःकायिक।)

Psychotherapy (साइकोथिरैपी) A method of treating disease by mental means like suggestion, hypnotism rather than physical means.

Psyllium seeds (साइलियम सीड्स) Used as mild laxative. (इसे मृदु विरेचक के रूप में प्रयोग किया जाता है।)

Pterygium (टेरीजियम) Triangular thickening of bulbar conjunctiva with apex towards pupil (see Figure). (कन्दी नेत्रश्लेष्मला की त्रिभुजाकार मोटाई जो आन्तर नेत्रकोण से स्वच्छ मण्डल तक फैली होती है; प्रस्तारी अर्म।)

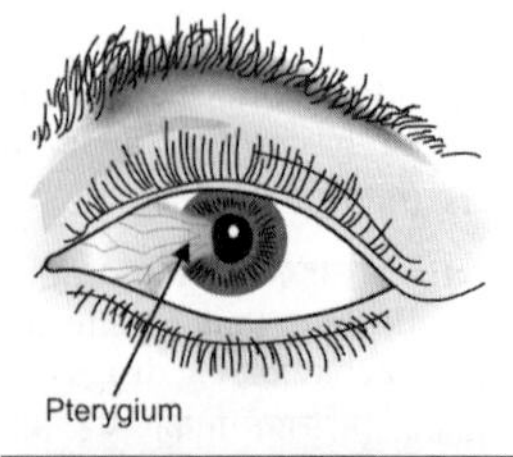

Pterygium

Pterygoid (टेरीगॉयड) Wing shaped. (पंख जैसा; पक्षाभ।)

Pterygoid process (टेरीगॉयड प्रोसेस) Downward projection from sphenoid bone at junction of body and greater wings. (जतूकाभ अस्थि से नीचे की ओर उत्सेध जो शरीर के संगम तथा बड़े पक्ष में स्थित होता है।)

Ptomaine (टोमेन) A nitrogenous putrefactive product from bacterial action on proteins. (प्रोटीन पर जीवाणुज क्रिया का एक नाइट्रोजीनस पूतिजन्य उत्पाद।)

Ptosis (टोसिस) Drooping of an organ or eyelid (see Figure below). (वर्त्मपात; किसी अंग या पलकों का नीचे को लटक जाना या गिर जाना।)

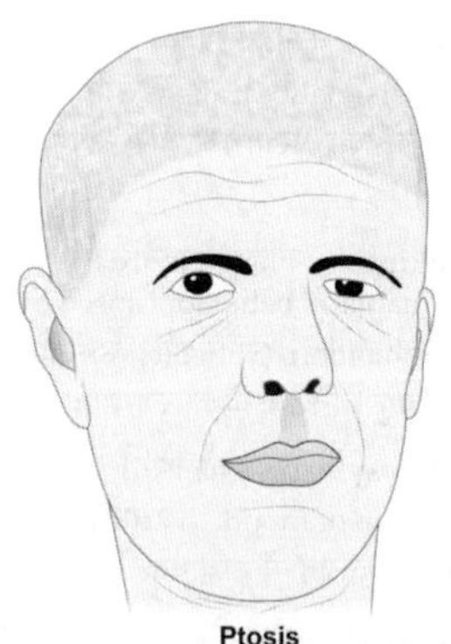

Ptosis

Ptyalagogue (टायलागौग) Agent that stimulates secretion of saliva. (एक कारक जो लार से स्राव को उत्तेजित करता है।)

Ptyalin (टायलिन) A salivary enzyme that hydrolyzes starch and glycogen to maltose and glucose. (एक लारमय एंजाइम जो स्टार्च तथा ग्लाइकोजन का जलापघटन करके मेल्टोज तथा ग्लूकोज में परिवर्तित करता है।)

Ptyalism (टायलिज्म) Excessive secretion of saliva. (लार अधिक बनना; अतिलारवास्रावता।)

Ptyalography (टायलोग्रॉफी) X-ray of salivary glands and ducts. (लार ग्रन्थि तथा वाहिनी का एक्स-रे।)

Pubarche (प्यूबार्के) Onset of the puberty characterized generally by the first appearance of the pubic hair. (यौवनारम्भ की शुरुआत।)

Puberty (प्यूबर्टी) The period of sexual maturity between 13–15 years in boys and 9–16 years in girl, probably related to decrease in secretion of pineal gland. *p. precocious* Onset of puberty earlier than normal. (यौवनारम्भ; लैंगिक प्रौढ़ता का काल जो लड़कों में 13 से 15 वर्ष तथा लड़कियों में 9 से 16 वर्ष तक का होता है, जो पीनियल ग्रन्थि के स्राव के घटने से संबंधित होता है।)

Pubescence (प्यूबेसैन्स) Puberty. (यौवनारांभ की अवस्था।)

Pubic hair (प्यूबिक हेयर) Hair in pubic region, appearing on sexual maturity. (जघन क्षेत्र में बाल जो लैंगिक प्रौढ़ता पर उत्पन्न होते हैं।)

Pudenda (प्यूडेन्डा) External genitalia especially of female. (बाह्म जननांग विषेशकर स्त्रियों के।)

Puerile (प्यूराइल) Concerning puerperium. (प्रसूतिकाल से संबंधित।)

Puerperal sepsis (प्यूरपीरल सेप्सिस) Infection of genital tract in the puerperium. (प्रसूतिकाल में, स्त्री के जननांगी पथ में उत्पन्न होने वाला कोई भी संक्रमण।)

Puerperium (प्यूरपीरियम) Period of six weeks following childbirth. (प्रसूतिकाल, प्रसवोत्तरकाल; शिशु के जन्म के बाद छह हफ्तों का समय।)

Pulmometer (पल्मोमीटर) Spirometer; device to measure lung capacity. (फेफड़े के आयतन को मापने वाला उपकरण।)

Pulmometry (पल्मोमीटरी) Determination of lung capacity. (फेफड़े की क्षमता का पता लगाना।)

Pulmonary alveolar proteinosis (पल्मोनेरी एल्वीओलर प्रोटीनेसिस) Eosinophilic material deposition in alveoli causing dyspnea. (वायुकोष्ठक में इओसिनोफिलिक पदार्थ का एकत्रित होना जिसके कारण श्वासकष्ट होता है।)

Pulmonary arterial webs (पल्मोनरी आरटीरियल वेबस) Web-like deformities in pulmonary angiogram at the site of previous thromboembolism. (मकड़ी के जाल के जैसी फुफ्फुसीय वाहिकाचित्र में विरूपताएं होना।)

Pulmonary artery wedge pressure (पल्मोनरी आरटरी वेज प्रेशर) Pressure at the capillary end of pulmonary arterial system usually below 16 mmHg, is equal to mean left atrial pressure and left ventricular end diastolic pressure. (फुफ्फुसीय धमनी संस्थान की कोशिका के अंत में पढ़ने वाला दाब जो अधिकतर 16 mmHg से नीचे होता है यह बांये अलिन्द दाब तथा बायें निलयी अंत अनुशिथिलिन दाब के बराबर होता है।)

Pulmonary function tests (पल्मोनरी फन्क्शनटेस्ट) Tests done to measure functional ability of lungs, e.g. total lung capacity, vital capacity, peak flow rate, gas exchange. (फेफड़ों की कार्यशील क्षमता को मापने के लिए किया जाने वाला परीक्षण।)

Pulmonary insufficiency (पल्मोनरी इन्सफीसिएन्सी) Failure of pulmonary valve to close completely during diastole. (अनुशिथिलन के समय, फुफ्फुसीय

कपाट के पूर्ण-रूप से बंद होने की असमर्थता।)

Pulmonary mucociliary clearance Removal of inhaled particles and sputum from bronchial tree by ciliary action of bronchial mucosa. (श्वास नलिका से श्वास श्लेष्मकला की रोमक क्रिया द्वारा अभिश्वास कणों तथा बलगम को हटाना।)

Pulmonary stenosis (पल्मोनरी स्टेनोसिस) Narrowing of pulmonary valves. (पल्मोनरी कपाट का संकीर्ण होना।)

Pulmonary valve (पल्मोनरी वाल्व) The valve between right ventricle and pulmonary artery, has three cusps 2 posterior and one anterior. (कपाट जो दायें निलय तथा फुफ्फुसीय धमनी के बीच स्थित होते हैं, इसके तीन हृत्कपाटशिखर होते हैं – दो पश्च तथा एक अग्र होते हैं।)

Pulmonary veins (पल्मोनरी वेन्स) Four set of veins draining the lungs into left atrium. (शिराओं के चार समूह जो फेफड़ों को बांये अलिन्द में आस्रावित करते हैं।)

Pulp (पल्प) Soft vascular portion of the center of tooth; the soft part of fruit. (दांत के केन्द्र में मुलायम भाग।)

Pulp capping (पल्प कैपिंग) Covering and protecting the exposed or infected pulp by metal cap thus allowing it to heal and be protected by formation of secondary dentin.

Pulpectomy (पल्पैक्टॉमी) Extirpation of dental pulp. (दंत मज्जा को निकाल देना।)

Pulpitis (पल्पाइटिस) Inflammation of pulp. (किसी मज्जा का शोथ।)

Pulsate (पल्सेट) To throb, or beat. (अनुक्रम में स्पन्दन करना या धड़कना।)

Pulsation (पल्सेशन) The rhythmic beat. (क्रमबद्ध स्पन्द जेसे हृदय का, एक धड़कन, स्पन्दन।)

Pulse (पल्स) The wave form of blood passing through an artery as a consequence to cardiac contraction. *p. alternating* Pulse with weak and strong beats. *p. anacrotic* Pulse with a secondary wave on ascending limb. *p. bigeminal* Pulse where every third beat is irregular. *p. collapsing* Pulse striking the finger with force but then abruptly subsiding. *p. corrigans* Bounding and forceful pulse of aortic regurgitation. *p. deficit* Pulse rate counted from wrist and cardiac rate auscultated over chest differ as in atrial fibrillation. *p. paradoxical* Pulse disappearing at the end of inspiration as in pericardial tamponade. *p. thready* Barely perceptible pulse. *p. waterhammer* Sudden jerky pulse with immediate collapse. (नाड़ी।)

Pulse generator (पल्स जनरेटर) The component of cardiac pacemakers that provides electrical discharge. (हृदय गतिप्रेरक (पेसमेकर) का घटक जो विद्युतीय स्राव प्राप्त करता है।)

Pulseless disease (प्लसलेस डिजीज) Aorto-arteritis causing absence of brachial and radial pulse. (महाधमनी शोथ जिसके कारण ब्रेकियल तथा रेडियल नाड़ी का अभाव हो जाता है।)

Pulse pressure (पल्स प्रेशर) Difference between systolic and diastolic pressure. Pulse pressures above 50 and below 30 are considered abnormal. (प्रकुंचन एवं अनुशिथिलन के दाबों का अन्तर नाडी दाब जो 50 से ऊपर और 30 से नीचे होता है उन्हें असामान्य माना जाता है।)

Pulverization (पल्वेराइजेशन) To crush any hard substance into powder form. (किसी ठोस पदार्थ को कुचलकर पाउडर बनाने की क्रिया; चूर्णन।)

Punchdrunk (पंच ड्रंक) Boxers with repeated head trauma leading to multiple scars and intellectual deterioration and Parkinsonian features. (मुक्केबाज जिसे बारम्बार सिर पर चोट लगी हो जिससे असंख्य व्रणचिंह, बुद्धि क्रमिकविनाश तथा पार्किन्सनता के लक्षण हो जाते हैं।)

Punched out (पंच्ड आउट) Small clearly defined hole-like appearance. (कटे हुए गोल किनारों से युक्त जो किसी बर्मे या छेद करने वाले यंत्र से बनाये गये छिद्र के समान प्रतीत होता है।)

Punctate (पंक्टेट) Pinpoint punctures or depressions. (बहुत सूक्ष्म छिद्रों या गड्ढों से चिन्हित। कर्बुरित।)

Punctate rash (पंक्टेट रैश) Minute rash. (हल्का विस्फोट।)

Puncture (पंक्चर) To make a hole, or wound by a sharp pointed instrument. *p. cisternal* Puncture of cerebromedullary cisterns through suboccipital space to obtain CSF. *p. lumbar* Puncture of subarachnoid space between L_3-L_4 vertebrae to obtain CSF for analysis, or to do myelogram. *p. sternal* Aspiration of bonemarrow from sternum. (वेधन, किसी तेज नुकीले उपकरण से बना छेद या जख्म।) *Puncture cisternal* (पंक्चर सिस्टर्नल) (प्रमस्तिष्क मेरू द्रव का एक नमूना लेने के लिए अवपश्चकपालिक ऊतक से गुजरते हुए कुण्डअनुमस्तिष्क मेरूशीर्ष का वेधन करना।) *Puncture lumbar* (पंक्चर लम्बर) अवजालतानिका अवकाश का वेधन जो L_3-L_4 कशेरूकाओं के बीच में किया जाता है।)

Pupil (प्यूपिल) The opening at the center of iris. *p. Argyl Robertson* Pupil that reacts to accommodation but with loss of light reflex. *p. Hutchinson's* One side dilatation of pupil with contraction on other side due to intracranial space occupying lesion. *p. pinpoint* Excessively constricted pupil in opium poisoning, myopias and in pontine hemorrhage. (तारा; पुतली; आंख के पारितारिका या उपतारा के क्रेन्द्र में स्थित संकुचनशील छिद्र।)

Pupillary reflex (प्यूपिलरी रिफ्लैक्स) Constriction of pupil upon stimulation of retina by light. (पुतली पर प्रकाश डालने पर इसका संकुचित हो जाना।)

Pupilometer (प्यूपिलोमीटर) Instrument for measuring diameter of pupil. (पुतली के व्यास को मापने वाला उपकरण।)

Purgative (पर्गेटिव) Drug stimulating bowel movement. (दस्त लाने वाली औषधि या विरेचक; दस्तावर औषधि।)

Purge (पर्ग) To evacuate the bowel. (किसी विरेचक का प्रयोग करके दस्त लाना।)

Purine (प्यूरीन) End products of nucleoprotein digestion consisting of adenine, guanine and uric acid. (न्यूक्लियोप्रोटीन पाचन का अन्तिम उत्पाद जो टुट कर यूरिक एसिड बनाता है।)

Purine free diet (प्यूरीन फ्री डाइट) Diet devoid of meat, liver, kidney, poultry, fish, condiments, alcohol, sweets, pastries, fried foods. (आहार जो मीट, राजमा, मुर्गे, मछली, मादक या शराब, मिठाई, पेस्ट्री, तैली खाद्य पदार्थ आदि रहित होता है।)

Purine low diet (प्यूरीन लो डाइट) Diet that excludes foods like meat, fish, fowl, spinach, lentils, mushrooms, peas, asparagus. (आहार जिसमें भोजन जैसे मीट, मछली, पालक, मुर्गा, दालें, मशरूम, मटर आदि शामिल नहीं होते हैं।)

Purkinje (पर्किन्जे) Anatomist and physiologist. *p. cells* Large neurons that have dendrites extending from cortex to deep white matter. *p. fibers* A type of muscle fibers which conduct electrical impulse to ventricular muscle. *p. network* Fibrous network of large muscle cells beneath the endocardium. *p. phenomenon* The maximum pupillary movement while dark adaptation occurs in green rather than yellow light. (शरीर रचना विज्ञान विशेषज्ञ (एनाटॉमिस्ट) तथा शरीरक्रियाविज्ञान विशेषज्ञ (फिजियोलॉजिस्ट)।)

Purpura (परप्यूरा) Hemorrhages into skin, mucous membrane first appearing as red, then purple and finally brownish yellow before disappearing; can be allergic to food, drugs, micro-organisms, and idiopathic as well as due to other causes like thrombocytopenia and vasculitis. (रक्तचित्तिता या परप्यूरा त्वचा श्लेष्मिक कलाओं तथा अन्य ऊतकों में रक्तस्राव होता है। त्वचा में रक्तस्राव होने से सर्वप्रथम चमकीले लाल रंग की विवर्णता होती है जो बैंगनी हो जाती है और फिर भूरी-पीली हो जाती है। यह खाने, औषधि, सूक्ष्मजीव से एलर्जी या अज्ञात हेतुक होता है।)

Purpurin (प्यूरपूरिन) An acid dye used to stain nuclei, a red pigment often present in urine. (एक अम्ल रंजक जिसे केन्द्रकों को अभिरंजित करने के लिए प्रयोग किया जाता है; एक लाल वर्णक जो अधिकतर मूत्र में उपस्थित होता है।)

Purulent (पुरूलैन्ट) Containing pus, suppurative. (पस या मवाद बनाने वाला अथवा उसे धारण करने वाला सपूय; मवादयुक्त।)

Pus (पस) Liquid product of inflammation containing albuminous substances, leukocytes and organisms. Blue or green pus is due to infection by pseudomonas group and fetid pus is due to growth of anaerobes. (पस, मवाद, पूय; शोथ का तरल उत्पाद जिसमें एल्ब्युमिन्स पदार्थ, श्वते रक्त कोशिका तथा जीव होते हैं। स्यूडोमोनास वर्ग द्वारा संक्रमण के कारण पस नीली तथा हरी हो जाती है तथा वातानिरपेक्षी की वृद्धि के कारण दुर्गन्धित परत हो जाती है।)

Pus cells (पस सैल्स) Dead and degenerated leukocytes. (मवाद में पाई जाने वाली मृत श्वेत रक्त कोशिकाएं।)

Pustule (पस्ट्यूल) Small elevated skin lesion containing pus, may be flat, round or umbilicated. (पूयस्फोटिका; फुंसी; छोटी उभरी त्वचा (त्वक्) विक्षति जिसमें पस भरी होती है। यह चपटी, गोल या खाताकार हो सकती है।)

Putrefaction (प्यूट्रीफैक्शन) Decomposition of protein with production of malodorous and toxic products like ptomaines, mercaptans, hydrogen sulphide, caused by bacteria and fungi. Decomposition occurring spontaneously in sterile tissue is called autolysis. (पूतीभवन; प्रोटीन के अपघटन के साथ विशैले पदार्थों का उत्पादन जैसे टोमेस, मरकेप्टन्स हाइड्रोजन सल्फाइड, जो जीवाणु तथा कवको के कारण होता है।)

Putrefy (प्यूट्रीफाई) To undergo putrefaction. (सड़ना।)

Putrescence (प्यूट्रीसैन्स) Decay, rottenness. (सड़ान्ध; पूतीभवन।)

Putrescine (प्यूट्रीसाइन) A poisonous polyamine formed by bacterial action on arginine. (एक विषैला पोलीअमीन जो आर्जिनाइन पर जीवाणुज क्रिया द्वारा बनता है।)

Pyarthrosis (प्यारथ्रोसिस) Pus in a joint. (किसी सन्धि गुहा में पस बन जाना; पूयसन्धि।)

Pyelocystitis (पायलोसिस्टाइटिस) Inflammation of renal pelvis and bladder. (वृक्कीय श्रोणि एवं मूत्राशय का शोथ।)

Pyelogram (पायलोग्राम) X-ray of ureter and renal pelvis. (गवीनी अथवा मूत्रनली तथा वृक्कीय श्रोणि की एक एक्स-रे फिल्म।)

Pyelolithotomy (पायलोलिथोटॉमी) Operation to remove stone from renal pelvis. (पथरियों को निकालने के लिए वृक्कीय श्रेणी में चीरा लगाना; वृक्कगोणिकाश्मरी हरण।)

Pyelonephritis (पायलोनैफ्राइटिस) Inflammation of kidney substance and pelvis, in 85% caused by E. coli. (वृक्क एवं इसकी श्रोणी का शोथ; गोणिकावृक्कशोथ।)

Pyemia (पायमिया) Presence of pus forming organisms in blood, a form of septicemia, causing metastatic abscess. (पूयरक्तता; रक्त में पस बनाने वाले जीवों की विद्यमानता से उत्पन्न एक प्रकार की पूतिजीवरक्तता जिसमें द्वितीयक स्थलान्तरणीय प्रकार के बहुत से फोड़े बन जाते हैं।)

Pygmy (पिग्मी) A very small person or dwarf. (बौना या एक बहुत छोटा कद वाला आदमी।)

Pygodidymus (पाइगोडीडाइमस) Conjoined twins with fusion of chest and head but free abdomen and limbs.

Pyknocyte (पिक्नोसाइट) A form of spiculated red cell. (एक छोटी सूचिकाकार लाल रक्त कोशिका।)

Pyknodysostosis (पिक्नोडिसोस्टोसिस) A form of osteopetrosis, but without hematologic and neurologic abnormalities. (एक प्रकार की अस्थि अश्मरता परन्तु जो विकार तथा तंत्रिका विकृति के बिना होता है।)

Pyknosis (पिक्नोसिरा) Shrinking of cell through degeneration and becoming thick. (मोटाई; विशेषकर किसी कोशिका का ह्रास हो जाना; केन्द्रक संघनन।)

Pylephlebitis (पायलेफ्लेबाइटिस) Inflamed portal veins. (पोर्टलशिरा का शोथ; उग्रप्रतिहारीशिरा शोथ।)

Pylethrombosis (पायलेथ्रॉम्बोसिस) Occlusion of portal vein. (पोर्टल शिरा की घनास्त्रता।)

Pylon (पाइलॉन) A temporary artificial leg. (एक अस्थायी कृत्रिम टॉग।)

Pyloric antrum (पाइलोरिक एन्ट्रम) First part of pylorus leading into pyloric canal. (पाइलोरिक गुहा में जठरनिर्गमीय भाग का प्रथम भाग।)

Pyloric canal (पाइलोरिक कैनाल) The short narrow lowermost portion of stomach entering into duodenum.

Pyloric stenosis (पाइलोरिक स्टेनोसिस) Narrowing of pyloric orifice due to peptic ulcer or postpyloric duodenal ulcer or congenital hyperplasia of pyloric circular muscles (see Figure).

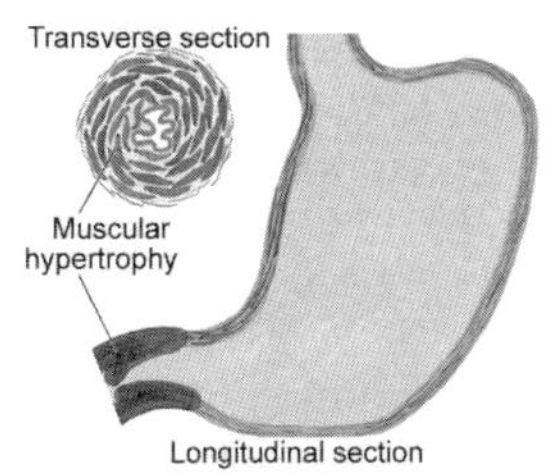

Pyloric stenosis

Pyloroplasty (पाइलोरोप्लास्टी) Surgical enlargement of the opening of pylorus. (प्लास्टिक सर्जरी द्वारा पाइलोरस के द्वार को बड़ा करना।)

Pylorospasm (पाइलोरोस्पाज्म) Contraction of pyloric orifice secondary to ulcer in pyloric antrum or duodenum. (पाइलोरस का ऐंठ जाना; जठरनिर्गमाकर्ष।)

Pylorotomy (पाइलोरोटॉमी) Incision into pyloric submucosa to relieve hypertrophic stenosis. (पाइलोरिक अवश्लेष्मिककला में चीरा लगाना, जिससे विवृद्धिग्रस्त संकुचन में आराम लाया जाता है।)

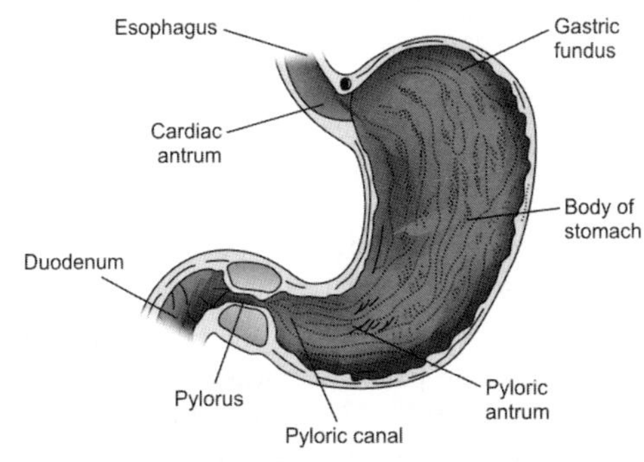

Pylorus

Pylorus (पाइलोरस) The lower orifice of stomach which opens intermittently to allow partly digested food to enter into duodenum (see Figure). (आमाशय का निचला द्वार जो ड्योडिनस में खुलता है; जठर निर्गम।)

Pyocele (पायोसील) Any cavity distended with pus. (कोई गुहा जिसमें पस का संचय हो जाता है।)

Pyoderma (पायोडर्मा) Purulent lesions in skin. *p. gangrenosum* Pyoderma of skin associated with ulcerative colitis or any chronic wasting disease. (त्वक्पूयता; त्वचा में सपूय या मवादयुक्त क्षति होना।)

Pyogenic (पायोजेनिक) Pus producing. (मवाद बनाने वाला; पूतिजनक।)

Pyometra (पायोमीट्रा) Pus in the uterus. (गर्भाशय के भीतर पस इकट्ठा होना; पूयगर्भाशयता।)

Pyopoiesis formation of pus (पायोपायसिस फार्मेशन ऑफ पस) Also known as pyesis, suppuration and pyosis. (यह पाइसिस, सप्रेशन तथा पायोसिस के नाम से भी जाना जाता है।)

Pyonephritis (पायोनेफ्राइटिस) Sudden onset of severe kidney infection. (किडनी का संक्रमण।)

Pyosalpingitis (पायोसैल्पिन्गाइटिस) This refers to the suppurative inflammation of the fallopian tube. (यह डिम्बवाहिनी के पूतिवर्धक शोथ का संकेत करता है।)

Pyosalpinx (पायोसैल्पिंक्स) Distension of uterine tube due to collection of pus. (डिम्बवाहिनी में पस के संचित होने के कारण उसमें सूजन आ जाना; पूयडिम्ब वाहिनी।)

Pyothorax (पायोयोरैक्स) Pus in the chest cavity mainly caused by infection of the microorganism, e.g. Bacteria. (फेफड़ो की बहारी झिल्ली में पस का भर जाना।)

Pyosis (पायोसिस) See pyopoiesis. (पायोपायसिस देखें।)

Pyovarium (पायोवेरियम) Pus in the ovary. (किसी डिम्बग्रन्थि का मवाद।)

Pyopneumothorax (पायोन्यूमोथोरैक्स) Pus and gas present in pleural cavity. (फुफ्फुसावरणी गुहा में मवाद तथा वायु या गैस की विद्यमानता।)

Pyorrhea (पायोरिह्या) A discharge of purulent matter. *p. alveolaris* A periodontal inflammatory disease with resorption of alveolar bone, and loosening of teeth. (मवादयुक्त पदार्थ का स्रावित होना; पूयस्राव।)

Pyramid (पिरामिड) An object whose three triangular sides meet at an apex. *p. of medulla* A pair of elongated prominences on the anterior surface of medulla oblongata representing descending corticospinal tract. *p. renal* Cone-shaped structures making the medulla of the kidney, the apex that projects as renal papilla into the renal sinus. (एक नुकीली अथवा शंक्वाकार रचना या एक वस्तु जिसकें जीन त्रिकोणीय पार्श्व एक उच्चतम बिंदु या शिखर पर मिलते हैं।)

Pyramidal tract (पिरामिडल ट्रेक्ट) One of the three descending tracts (lateral, ventricular, and ventrolateral) of the spinal cord whose fibers are axons of giant Betz cells of motor cortex.

Pyrantel pamoate (पिरान्टल पैमोऐट) Drug used in helminthiasis especially ascariasis and enterobiasis. (औषधि जिसे हैल्मिन्थिएसिस (आंत में कृमियों का होना) विशेषकर एस्केरिएसिस तथा एन्टिरोबिएसिस में प्रयोग किया जाता है।)

Pyrazinamide (पाइराजिनामाइड) Bactericidal antitubercular drug, very effective in killing intracellular slowly growing bacilli. (जीवाणुनाशक यक्ष्मारोधी औषधि, यह ध ीरे-धीरे बढ़ने वाले अन्तः कोशिक दण्डाणुओं को मारने में बहुत प्रभावकारी होता है।)

Pyrethrum (पाइरैंथ्रम) Compounds having antipeduculosis property and insecticidal. (यौगिक जिसमें एन्टिपैडिकुलोसिस गुण तथा कीटनाशक होते हैं।)

Pyrexia (पाइरैक्सिया) Fever. (ज्वर या बुखार।)

Pyrexin (पाइरैक्सीन) A substance isolated from inflammatory exudate that produces fever. (एक पदार्थ जो शोथयुक्त निःस्राव से वियुक्त तथा जिसके कारण ज्वर उत्पन्न होता है।)

Pyridium (पाइरीडियम) Urinary antiseptic and soothing agent. (मूत्रीय प्रतिरोधी तथा शांतिदायक कारक।)

Pyridostigmine (पाइरीडोस्टिग्माइन) An anticholin esterase drug used in myasthenia. (कोलीनधर्मरोधी औषधि जिसे पेशीदुर्बलता में प्रयोग किया जाता है।)

Pyridoxal-5 phosphate (पाइरीडोक्सल-5 फास्फेट) A derivative of pyridoxine acting as a coenzyme. (पाइरीडॉक्सीन का प्रत्युत्तेजक जो कोएंजाइम के रूप में कार्य करता है।)

Pyridoxamine (पाइरीडॉक्सामीन) One of the vitamin B_6 group. (विटामीन बी 6 में से एक।)

Pyridoxine (पाइरीडॉक्सीन) Vitamin B_6 that includes pyridoxal and pyridoxamine. (विटामीन बी 6 जिसमें पाइरीडॉक्सल तथा पाइरीडॉक्सामीन होते हैं।)

Pyriform (पाइरीफार्म) Shaped like a pear. (नाशपती के आकार का।)

Pyrilamine maleate (पाइरीलामाइन मेलेट) Antihistaminic agent. (हिस्टामीन के प्रभावों को निष्फल करने वाला कारक।)

Pyrimethamine (पाइरीमेथामाइन) Antimalarial agent (Daraprim). (मलेरियारोधी कारक (डाराप्रिसम)।)

Pyrimidine (पाइरीमीडाइन) Nitrogenous compound containing uracil, cytosine and thymine. (नाइट्रोजीनस यौगिक जिसमें यूरेसिल, साइटोसीन तथा थाइमीन होते हैं।)

Pyritinol (पाइरीटीनाल) Cerebral activator. (प्रमस्तिष्कीय सक्रियकारक।)

Pyrogen (पाइरोजन) Agent that produces fever. (ज्वरोत्पादक; कोई भी पदार्थ जो ज्वर उत्पन्न करता है।)

Pyrophosphatase (पाइरोफास्फेटेस) An enzyme that catalyzes splitting of phosphoric groups. (एक एंजाइम जो फॉस्फोरिक समूहों के खंडन में उत्प्रेरक के रूप में कार्य करता है।)

Pyrophosphate (पाइरोफास्फेट) Any salt of phosphoric acid. (फॉस्फोरिक एसिड का कोई लवण।)

Pyrosis (पाइरोसिस) Burning in epigastrium and lower chest. SYN – heartburn. (हृद्दाहः अधिजठरीय तथा वक्ष के निचली ओर में जलन महसूस होना।)

Pyrrobutamine phosphate (पाइरोब्युटामाइन फास्फेट) An antihistaminic agent. (हिस्टामीन के प्रभावों को निष्फल करने वाला कारक।)

Pyrrole (पाइरोल) A heterocyclic substance acting as a building block for hemoglobin and others. (हेट्रोसाइक्लिक पदार्थ जो रक्तकणरंजकद्रव्य के लिए निर्माता के रूप में कार्य करता है।)

Pyrrolidine (पाइरोलीडाइन) Substance obtained from pyrole or tobacco. (पाइरोल या तम्बाकू से प्राप्त पदार्थ।)

Pyruvate (पाइरूवेट) Ester of pyruvic acid. (पाइरूविक अम्ल का ऐस्टर।)

Pyruvic acid (पाइरूविक एसिड) An intermediate product in metabolism of carbohydrates and fats. Its blood level increases in thiamine deficiency. (कार्बोहाइड्रेट, वसा तथा अमीनो अम्ल के चयापचय में एक मध्यवर्ती उत्पाद।)

Pyrvinium pamoate (पिविनियम पेमोऐट) A drug for pinworms. (सूचीकृमि के लिए औषधि।)

Pyuria (पाइयूरिया) Pus in the urine (मूत्र में पस का पाया जाना।)

Q

Q fever (क्यू-फीवर) Acute infectious disease caused by *Coxiella burnetti,* a rickettsial organism, characterized by fever, sweating, myalgia. (एक संक्रामक रोग जो सूक्ष्मजीव (*Coxiella burnetti*) कोक्साइला बर्निटी के संक्रमण से होता है। यह सूक्ष्मजीव भेड़ों तथा मवेशियों में रहता है जहां संक्रमण उत्पन्न नही करता परन्तु उनसे मनुष्य में पहुंचकर लक्षणों की उत्पत्ति करता है। इसमें ज्वर के साथ अत्यधिक पसीना आता है।)

QRS complex (क्यू आर एस कॉम्प्लैक्स) A group of waves depicted on an electrocardiogram; called also the QRS wave. It actually consists of three distinct waves created by the passage of the cardiac electrical impulse through the ventricles and occurs at the beginning of each contraction of the ventricles. In a normal Electrocardiogram the R wave is the most prominent of the three; the Q and S waves may be extremely weak and are sometimes absent (*see* Figure). (इलैक्ट्रोकार्डियोग्राम में प्रदर्शित होने वाली तरंगों का समूह जिसे क्यू आर एस वेव भी कहा जाता है, इसमें तीन अलग तरंगें होती हैं जो निलयों के प्रत्येक संकुचन के प्रारम्भ में पाई जाती हैं। सामान्य ईसीजी में आर "R" तरंग सबसे प्रमुख तथा महत्वपूर्ण होती है तथा क्यू और एस कभी-कभी उपस्थित भी नही होती है।)

Q T segment (क्यू टी सैग्मैन्ट) In ECG the period from beginning of Q wave to the end of T wave. (इलैक्ट्रोकार्डियोग्राम में, क्यू तरंग के प्रारम्भ से टी तरंग के अंत तक की अवधि।)

Quack (कुवैक) Person who pretends to have knowledge and skill of medicine. (मिथ्या चिकित्सक; कुवैध; नीम हकीम।)

Quadrangular lobe (क्वाड्रेन्गुलर लोब) A region on superior surface of each cerebellar hemisphere. (चतुष्कोणीय खण्ड; चार कोणों वाला खण्ड।)

Quadrangular membrane (क्वाड्रेन्गुलर मेम्ब्रेन) Upper portion of elastic membrane of larynx extending from aryepiglottic folds above to the level of ventricular folds below. (चतुष्कोणीय कला।)

Quadrantanopia (क्वाड्रेन्टेनोपिया) Diminished vision or blindness in one quadrant of visual field. (एक चौथाई दृष्टि-क्षेत्र में दृष्टि दोष या अन्धता का उत्पन्न हो जाना।)

Quadrate lobe (क्वाड्रेट लोब) A small lobe of liver on the visceral surface lying in contact with pylorus and duodenum. (पाइलोरस एवं ड्योडिनम के संपर्क में रहने वाला यकृत का एक छोटा खण्ड।)

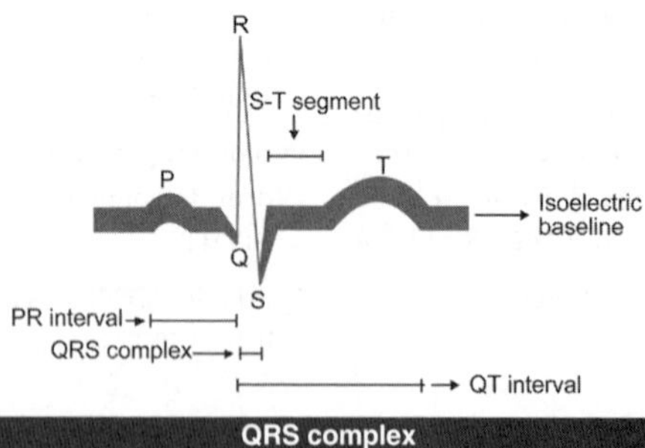

QRS complex

Quadriceps (क्वाड्रीसेप्स) Four headed muscle of thigh consisting of rectus femoris, vastus lateralis, vastus medialis, and vastus intermedius. (चार सिर वाली पेशी है; चतु शिरस्क।)

Quadriceps reflex (क्वाड्रीसेप्स रिफ्लैक्स) Extension of leg following contraction of quadriceps muscle. (जानुका कण्डरा को एकदम से थपथपाने के परिणामस्वरूप क्वाड्रीसेप्स पेशी संकुचित होने पर टांग का प्रसारित हो जाना।)

Quadriplegia (क्वाड्रीप्लीजिया) Paralysis of all four extremities and the trunk usually due to injury to spinal cord above C_5 segment. Lesion above C3 causes death due to diaphragmatic palsy. (चारों भुजाओं का पक्षाघात हो जाना; चतुरमगाघा)

Quadruped (क्वाडरूपेड) Four footed animal. (चार पादों वाला जन्तु।)

Quadruplet (क्वाडरूप्लेट) Giving birth to 4 children at a time. (चतुर्ज; एक जन्म से उत्पन्न होने वाला चार बच्चों में से एक।)

Quarantine (क्वारेन्टाईन) The period of isolation when one is exposed to infectious disease which is the longest incubation period of disease. (संगरोधनः सक्रमित या संक्रमण उपस्थित होने की संभावना के आधार पर किसी व्यक्ति को बिल्कुल अलग रखने की अविध ताकि रोग अन्य व्यक्तियों में न फैले।)

Quartan (क्वार्टन) Occurring every fourth day. (चतुर्थक; सविरामी ज्वर जिसमें ज्वर प्रत्येक 72 घंटे में आता है अर्थात् हर चौथे दिन।)

Quartz (क्वार्टज) Silicon dioxide. (सिलिकोन डाइऑक्साइड।)

Queckenstedt's test (क्वीकेन्सटीड्टस टेस्ट) Rise in cerebrospinal fluid pressure on compression of jugular veins of neck. A failure in rise of pressure means spinal subarachnoid block. (ग्रीवा की शिराओं को दबाने पर प्रमस्तिष्कमेरू द्रव का दाब बढ़ जाना।)

Quenching (क्विंचिंग) Extinguishing or removing to cold a hot object, to cool out rapidly. (बुझाना या किसी गर्म वस्तु जैसे किसी गर्म धातु को ठंण्डा करना।)

Questionnaire (क्वेश्चिनरी) A document which contains a list of questions concerning Medical Data or health-related question, used in determining a person's health condition. (प्रशनावली।)

Quervain's disease (क्वीरवैन्स डिजीज) Chronic tenosynovitis of abductor pollicis longus and extensor pollicis brevis.

Quetiapine (क्यूटियापाइन) Antipsychotic agent. (एक कारक जो मनोविकार के प्रति प्रभावकारी होता है।)

Quickening (क्विकेनिंग) Feeling of first movements of fetus *in utero* usually between 18–20 weeks of pregnancy. (प्रथम गर्भस्पन्दन, गर्भाशय में माँ द्वारा प्रथम बार भ्रूण की गति अनुभूति। यह गर्भावस्था में 18 से 20 सप्ताह के अन्दर होता है।)

Quick's lime (क्विकलाइम) Calcium oxide. (अनबुझा चूना; कैल्सियम ऑक्साइड।)

Quick's test (क्विकस टेस्ट) A liver function test for measuring hippuric acid after a dose of sodium benzoate. (सोडियम बैन्जोएट की एक मात्रा लेने के पश्चात् हिप्पुरिक अम्ल को मापने के लिए किया जाने वाला यकृत कार्य परीक्षण।)

Quinacrine hydrochloride (क्यूनिआक्राइन हाइड्रोक्लोराइड) An agent sparsely used for treatment of malaria and often *Giardia lamblia.* (एक कारक जो बहुत ही कम मात्रा में मलेरिया की चिकित्सा के लिए प्रयोग किया जाता है। यह जियार्डिया लैम्बलिया की चिकित्सा में भी प्रयुक्त होता है।)

Quincke's disease (क्विंकेस डिजीज) Giant urticaria. (वाहिकातन्त्रिकाशोफ या पित्ती।)

Quincke's pulse (क्विंक्स पल्स) Capillary pulsation in finger nails, a sign of aortic incompetence. (अंगुली के नाखून में

कोशिका स्पन्दन, जो महाधमनी की अक्षमता का चिंह होता है।)

Quinethazone (क्यूनीथाजोन) A diuretic. (एक मूत्रल; मूत्रस्राववर्धक औषधि।)

Quingestanol (क्यूइंजस्टेनोल) A progestational agent. (प्रोजेस्टेरोन हार्मोन का प्रभाव रखने वला एक रासायनिक पदार्थ जिसका साधारणतया जन्म-निरोध की गोलियों में इस्तेमाल किया जाता है।)

Quinghasu (क्यूनगासू) A plant product for resistant malaria. (मलेरिया प्रतिरोधी जो पौधों से प्राप्त होता है।)

Quinidine sulfate (क्यूनीडाइन सल्फेट) Anti-arrhythmic agent from cinchona bark. (सिनकोना की छाल का एक कारक जो ह्रद्-अतालताओं पर नियंत्रण रखता है।)

Quinine (क्वीनीन) An antimalarial alkaloid from cinchona bark used orally as sulfate, bisulfate and hydrochloride and parenterally as dihydrochloride. Quinine tannate is tasteless, best for giving to young children, used for falciparum malaria. (सिनकोना की छाल का मुख्य क्षाराभ जिसका मलेरिया को रोकने में प्रयोग किया जाता था आजकल इसका प्रयोग रात्रि उद्वेश्टों की चिकित्सा में होता है।)

Quinoline (क्यूइनोलाइन) An amine from coaltar whose salts are used as analgesic, antipyretic and in amebiasis.

Quinolone (क्यूइनोलोन) A class of compounds whose well-known derivatives are norfloxacin, ciprofloxacin, pfloxacin and ofloaxacin. (यौगिक मिश्रण का एक वर्ग जिसके प्रमुख रासायनिक पदार्थ नॉरफ्लोक्सिन, सिप्रोफ्लाक्सिन, पफ्लोक्सिन होते हैं)

Quinsy (क्विंन्सी) Peritonsillar abscess. (परिगलतुण्डिका विद्रधि, टॉन्सिल के चारों तरफ का फोड़ा।)

Quintan (क्विनटान) Occurring every fifth day. (पंचक; हर पांचवें रोज प्रकट होने वाला।)

Quintuplet (क्विन्टूप्लेट) Birth of 5 children at same time to a mother. (एक माँ के द्वारा एक समय में उत्पन्न होने वाले पांच बच्चों में से एक।)

Quotidian (क्योटीडियन) Occurring daily. (दैनिक प्रतिदिन होने वाला।)

Quotient (क्योशिएन्ट) Number of times a number is contained in another. *q. intelligence* Division of one's mental age by actual age. *q. respiratory* Division of amount of CO_2 in expired air by the oxygen. Normal value is 0.9. (विभाजन के द्वारा उपलब्ध एक संख्या।) *Intelligence quotient* (इन्टैलीजेन्स क्योशिएन्ट) व्यक्ति की मानसिक आयु का उसकी वास्तविक आयु से विभाजन। *Respiratory quotient* प्रश्वसित ऑक्सीजन और निष्कासित कार्बन डाइऑक्साइड का एक नियत अवधि में अनुपात।)

Q wave (क्यू वेव) The downward defection before R wave in ECG. Prominent Q waves indicate myocardial necrosis (इलैक्ट्रोकार्डियोग्राम की तरंग से पहले नीचे की ओर जाने वाली या ऋृणात्मक तरंग। प्रमुख क्यू तरंगें ह्रद्रोधगलन की ओर संकेत करती हैं।)

R

Rabeprazole (रैबिप्राजोल) A proton pump inhibitor for hyperacidity. (अत्यम्लता के लिए प्रोटोन पम्प संदमक) (निरोधक)।

Rabid (रैबिड) One having rabies. (रैबीज से सबंधित अथवा उससे ग्रस्त।)

Rabies (रैबीज) An acute infectious CNS disease with fatal outcome; transmitted to humans by bite of rabid animals like dogs, foxes and cats. Bats, foxes and raccoons serve as reservoir of infection. (यह ऊष्ण रक्तक या गर्म खून वाले (समतापी) स्तनपायी जन्तुओं विशेषकर कुत्तों, बिल्लियों, गीदड़ों, चौपायों तथा चमगादड़ों आदि के केन्द्रीय तंत्रिका तंत्र का एक तीव्र संक्रामक विषाणुज प्राणघातक रोग होता है। जिसमें पक्षाघात होकर अन्त में उसकी मृत्यु हो जाती है।)

Rabies immune globulin (रैबीज इम्यून ग्लोबुलिन) Antibodies against rabies isolated from plasma of those immunized with rabies vaccine. It is used for imparting passive immunity. (रैबीज के विरूद्ध कार्य करने वाले प्रतिपिण्ड जो रेबीज वैक्सीन से रोगक्षमित के प्लाज्मा से अलग किये जाते हैं। इन्हे निष्क्रिय रोगक्षमता प्रदान करने के लिए प्रयोग किया जाता है।)

Race (रेस) A distinct ethnic group who originated from a common ancestor, or a taxonomic classification of individuals within the same species who exhibit distinct genetic characteristics. (जाति; एक विशेष जाति वर्ग जो समान पूर्वज से उत्पन्न हुआ हो या समान जाति में किसी व्यक्ति का नियमित वर्गीकरण जो भिन्न जीनी अभिलक्षण को प्रदर्शित करता है।)

Racemase (रेसीमेस) An enzyme that helps in production of an optically active compound. (एक एंजाइम जो दृष्टिपरक सक्रिय यौगिक के उत्पादन में सहायता करता है।)

Rachi graph (रैकीग्राफ) Device for outlining the spinal curvature. (मेरूदण्ड वक्रता को अस्तरित करने के लिए उपकरण।)

Rachial (रैकियल) Concerning spine. (कंटक अथवा मेरूदण्ड से संबंधित।)

Rachilysis (रैकीलाइसिस) Mechanical treatment of scoliosis by traction and pressure. (कशेरूका दण्ड की पार्श्विक वक्रता को खिंचाव एवं दबाव दोनों से ठीक करना।)

Rachiometer (रैकियोमीटर) Device for measuring curvature of spine. (कशेरूका दण्ड की किसी वक्रता को मापने वाला यंत्र।)

Rachischisis (रैकिस्चाइसिस) Spina bifida. (मेरू-नलिकाविदर, कशेरूका-दण्ड की जन्मजात फटन।)

Rachitis (रेकाइटिस) Rickets. (बालस्थिविकार, रिकेट।)

Rachitome (रेकिटोम) Instrument for opening spinal canal. (मेरू-नलिका को खोलने वाला यंत्र।)

Radial reflex (रेडियल रिफ्लैक्स) Flexon of forearm on percussion on lower end of radius. (रेडियस हड्डी के निचले सिरे को परिताड़ित करने के परिणामस्वरुप अग्रबाहु का आंकुचित हो जाना।)

Radiant (रेडिएंट) Transmitted by radiation; coming out from a common center. (प्रकाश की किरणों को निकालने वाला। एक केन्द्र से फैलने वाला विकिरणी।)

Radiation (रेडिएशन) The process by which energy is propagated through space or matter. Ionizing radiation is used for therapeutic and diagnostic purposes. *r. auditory* Fibers fanning out from medial geniculate body of thalamus to auditory cortex. *r. electromagnetic* Rays travelling at speed of light (186000 miles/sec) exhibiting both electrical and magnetic properties. *r. optic* The fibers extending from lateral geniculate body of thalamus to visual cortex. *r. ultraviolet* Radiant energy from 2900-3900 AU. *r. visible* Visible spectrum of light: Violet (3900-4550 AU); blue (4550-4920 AU); green (4920-5770 AU); yellow (5770-5970 AU); orange (5970-6220 AU) and red (6220-7700 AU). (वह क्रिया जिसके द्वारा शक्ति किसी अवकाश (खाली स्थान) अथवा पदार्थ से होकर आगे बढ़ती है। चिकित्सीय तथा नैदानिक उद्देश्यों के लिए आयनन विकिरण का प्रयोग किया जाता है।)

Radiation absorbed dose (रेडिएशन ऐब्जारब्ड डोज) The quantity of ionizing radiation absorbed by any material per unit mass measured as ergs per gram. (किसी पदार्थ द्वारा अवशोषित आयनन विकिरण की मात्रा।)

Radiation carcinoma (रेडिएशन कार्सीनोमा) Squamous cell carcinoma of skin attributed to radiation injury. (विकिरण क्षति के कारण होने वाला त्वचा का दुर्दम कोशिकीय कैंसर।)

Radiation injury (रेडिएशन इन्जरी) Injury to cells by ionizing radiation which can lead to cell death or malignancy. (आयनन विकिरण के कारण कोशिकाओं को क्षति पंहुचना जिससे कोशिका का पूर्ण ह्रास या परिगलन या दर्दुमता हो सकती है।)

Radiation protection (रेडिएशन प्रोटेक्शन) Preventive measures against radiation like shielding of source, keeping appropriate distance, use of protective clothing, dosimeter, lead apron and limiting the dose and duration of exposure. (विकिरण के विरूद्ध निवारक उपाय जैसे उदगम् से रक्षा कवच उचित दूरी बनाकर रखना, रक्षात्मक पोषाक का प्रयोग, मात्रामापी तथा मात्रा और अवधि को नियंत्रित करना।)

Radiation sickness (रेडिएशन सिक्नेस) Acute nausea and vomiting following therapeutic radiation. Prolonged exposure may lead to sterility, carcinogenesis, leukemia and bone marrow aplasia. (चिकित्सीय विकिरण के बाद होने वाली तीव्र मितली तथा वमन। लम्बे समय तक प्रदर्शित रहने से विसंक्रमणता, कैंसरजनन, श्वेतरक्तता तथा अस्थि मज्जा अविकास हो सकता है।)

Radical (रेडिकल) A group of atoms acting as single unit. *r. free* A molecule containing an odd number of electrons and an open bond, hence highly reactive to cause myocardial injury. (परमाणुओं का एक वर्ग जो एक ही इकाई की भांति कार्य करता है और अपने में परिवर्तन लाए बिना एक योगिक से दूसरे यौगिक में पंहुच जाता है परन्तु यह स्वतंत्र रूप से स्थित नही रह सकता। मूल, उदगम अथवा कारण के लिए निर्दिष्ट; समूल; मूलक।)

Radical treatment (रेडिकल ट्रीटमैन्ट) Treatment, medical or surgical aimed at providing absolute cure. (रोग का पूर्णतया सफाया करने के लिए कि जाने वाली चिकित्सा जो सामान्यता रेडिकल शल्यचिकित्सा होती है जैसे पूर्ण गर्भाशयोच्छेदन।)

Radicle (रेडिकल) Rootlet. (तंत्रिकामूल, षिरामूल। किसी वाहिनी अथवा तंत्रिका की सबसे छोटी शाखाओं में से एक जो मूलिका या महीन जड़ के समान होती है।)

Radiculitis (रेडिकुलाइटिस) Inflammation of spinal nerve roots. (कंटकीय (मेरूदण्डीय) तंत्रिका मूलों का शोथ।)

Radiculomyelopathy (रेडिकुलोमायलोपैथी) Any disease involving spinal cord and nerve roots. (मेरूदण्डीय तंत्रिका मूलों एंव सुषुम्ना रज्जु का कोई भी रोग।)

Radiculopathy (रेडिकुलोपैथी) Disease of nerve roots. (मेरूदण्डीय तंत्रिका मूलों का कोई भी रोग)

Radioactive (रेडियोएक्टिव) Capable of emitting radiant energy. (विकिरण ऊर्जा को निकालने वाला, विकिरणशील विघटनाभिक।)

Radioactive decay (रेडियोएक्टिव डिके) The decrease in number of radioactive atoms in a substance with passage of time. (किसी रेडियोसक्रिय पदार्थ में रेडियोसक्रिय परमाणुओं का घट जाना।)

Radioactive patient (रेडियोएक्टिव पेशेन्ट) A patient who was treated with radioactive substance or was accidentally contaminated with radioactive material and hence remains radioactive to be a source of radiation injury to family and friends. (रोगी जिसकी रेडियोसक्रिय पदार्थों से चिकित्सा की गई हो तथा जिससे किरणें निकलती रहती हैं।)

Radioactivity (रेडियोएक्टीविटी) The ability of a substance to emit rays or particles (alpha, beta or gamma) from its nucleus. (विकिरणशीलता; विघटनशीलता; किसी पदार्थ की अपने केन्द्रक से किरणें या कण (एल्फा, बीटा, गामा) निकालने की क्षमता।)

Radioallergosorbent test (रेडियोएल–गोंसॉर्बेन्ट टैस्ट) A test to measure the quantities of (IgE). (यह एलर्जी के लिए एक रक्त परीक्षण है। रक्त में एण्टीबॉडी इम्यनोग्लोबुलिन ई IgE की मात्राओं को माप कर एलर्जी का पता लगाया जाता है जो बाह्य पदार्थों के प्रति एलर्जी से ग्रस्त व्यक्ति में बढ़ जाती है।)

Radioautograph (रेडियोऑटोग्राफ) Photograph of tissue section to show distribution of radioactive substances. (ऊतक खण्ड का चित्रण जिससे विकिरणशील पदार्थों का विभाजन प्रदर्शित होता है।)

Radiobiology (रेडियोबायोलोजी) Branch of biology dealing with effects of ionizing radiation on living organisms. (विज्ञान की वह शाखा जिसका सम्बन्ध प्रकाश, अल्ट्रावायलेट एवं आयनीकृत विकिरण के जीवित ऊतकों या जीवों के ऊपर होने वाले प्रभावों के अध्ययन से है।)

Radiodiagnosis (रेडियोडायग्नोसिस) Diagnosis of a disease or the injury with the help of X–ray. (एक्स-रे द्वारा रोग का निदान करना।)

Radioimmunoassay (रेडियोइम्यूनोऐसे) A method for determining concentration of substances particularly protein bound hormones to the range of picograms. (यह पदार्थो विषेशकर एण्टीजन एवं एण्टीबॉडी की सान्द्रता का पता लगाने वाली एक संवेदनशील निर्धारण विधि है।)

Radioimmunodiffusion (रेडियोइम्यूनो-डिफ्यूजन) Study of antigen-antibody interaction by use of radioisotope labelled antigens or antibodies diffused through a gel. (रेडियोआइसोटोपयुक्त एण्टीजनों का प्रयोग करके एण्टीजन एण्टी-बॉडी के आपसी कार्य का अध्ययन करना।)

Radioimmunoelectrophoresis (रेडियो-इम्यूनोइलैक्ट्रोफोरेसिस) Electrophoresis involving use of radioisotope labelled antigens or antibody. (रेडियाआ-इसोटोपयुक्त एण्टीजन अथवा एण्टीबॉडी के प्रयोग द्वारा वैधुतकणसंचलन होना।)

Radioiodine (रेडियोआयोडीन) Radioactive isotope of iodine^{131} used in diagnosis of thyroid disorders. (आयोडीन का रेडियोसक्रिय आइसोटोप जिसका थाइरॉयड ग्रन्थि के रोगों के निदान एवं चिकित्सा में प्रयोग किया जाता है।)

Radioisotope (रेडियोआइसोटोप) A radioactive form of an element. (तत्वों के रेडियोसक्रिय रूप।)

Radiologist (रेडियोलॉजिस्ट) A doctor practicing the art of diagnosis and treatment by use of radiant energy. (विकिरणविज्ञान में विशेषज्ञ; विकिरण ऊर्जा का प्रयोग करके रोग निदान तथा चिकित्सा की कला का अभ्यास करने वाले डॉक्टर।)

Radiolucency (रेडियोलूसैन्सी) The property of being partly or fully permeable to radiant energy. (विकिरण ऊर्जा के लिए अर्द्धपारदर्शकता।)

Radiolucent (रेडियोलूसैन्ट) Permitting the X-rays to pass through. (एक्स-रे को गुजरने की प्रवृत्ति वाला।)

Radiometer (रेडियोमीटर) Equipment for measuring the intensity of radiation. (ऐसा यंत्र जिसमें विकिरण ऊष्मा तथा प्रकाश को सीधे यांत्रिक शक्ति में बदल दिया जा सकता है। एक्स-रे की मात्रा का अन्दाज लगाने वाला अथवा विकिरण ऊर्जा की वेधन शक्ति को मापने वाला यंत्र।)

Radiomimetic (रेडियोमाइमेटिक) Imitating the biological effects of radiation, e.g. alkylating agents. (विकिरण के प्रभावों के समान प्रभावों को उत्पन्न करने वाला; विकिरण अनुकारी।)

Radionecrosis (रेडियोनेक्रोसिस) Tissue destruction on exposure to radiant energy. (विकिरण में अनावृत्त हो जाने पर ऊतकों का नष्ट हो जाना।)

Radionuclide (रेडियोन्यूक्लाइड) Atom that disintegrates by emission of electromagnetic radiation. (विद्यूत चुम्बक विकिरण के उत्सर्जन द्वारा परमाणु जो वियोजित हो जाता है।)

Radiopaque (रेडियोपेक) Impermeable to X-ray or other form of radiation. (एक्सरेज अथवा अन्य प्रकार के विकिरण के लिए अभेघ।)

Radiopelvimetery (रेडियोपैल्वीमीट्री) Measurement of pelvis by use of X-rays. (एक्स-रे चित्रण द्वारा श्रोणि की माप लेना।)

Radiopharmaceuticals (रेडियोफार्मेस्युटी–कल्स) Radioactive chemicals or their combination with carriers. Used for determining size and function of body organs. (रेडियोसक्रिय कोई औषधि अथवा रसायन।)

Radioresistant (रेडियोरेसिस्टैन्ट) Tumors that cannot be destroyed by radiation, and hence are radioresistant. (विकिरण की क्रिया का प्रतिरोधक। जैसे कोई अर्बुद होता है। जो विकिरण से चिकित्सा करने पर नष्ट नहीं हो सकता।)

Radiotelemetry (रेडियोटेलीमीट्री) Transmission of data via radio from a patient to a remote monitor for analysis. (रोगी के जैविक आँकड़ों को एकत्रित करके उनका विश्लेषण करने तथा उनकी व्याख्या करने हेतु उनका विकिरण तरंगों द्वारा दूर स्थित अभिलेखन करने वाले उपकरण को संचारित होना।)

Radiotherapist (रेडियोथिरैपिस्ट) Doctor trained in therapeutic use of radiant energy. (विकिरण चिकित्सा का विशेषज्ञ।)

Radiotherapy (रेडियोथिरैपी) The treatment of disease by application of X-rays, radium, ultraviolet or other forms of radiations. (विकिरण चिकित्सा; विकिरण ऊर्जा जैसे एक्स-रे, रेडियम, रेडियोसक्रिय पदार्थों तथा अल्ट्रावॉयलेट किरणों आदि के द्वारा रोगों की चिकित्सा करना।)

Radium (रेडियम) A radioactive and fluorescent metallic element with half-life of 1622 years. (बहुत सूक्ष्म मात्राओं में पाया जाने वाला एक विकिरणशील धात्विक तत्व जिसमें एल्फा, बीटा तथा गामा किरणें निकलती हैं।)

Radium needles (रेडियम निडल्स) Metallic needle-shaped containers which contain radium and are inserted to tissue to destroy malignant growths. (रेडियम से युक्त सुई के आकार का एक धात्विक पात्र जिसे दुर्दम कोशिकाओं को नष्ट करने के लिए ऊतकों में निवेशित किया जाता हैं।)

Radon (रेडन) A radioactive gaseous element resulting from disintegration of radium. It occurs in nature and is estimated to cause 5–10% of lung cancers occurring in general population. (रेडियम के आइसोटोपों के विघटन के परिणामस्वरूप उत्पन्न एक रेडियोसक्रिय गैसीय तत्व। यह प्रकृति में होता है तथा यह सामान्य लोगों में से 5–10 प्रतिशत में फेफड़ों के कैंसर का कारण है।)

Raffinose (रैफीनोज) A trisaccharide which on hydrolysis yields fructose and melibiose. (ट्राइसैकेराइड जो जलअपघटन करने पर फलशर्करा (फ्रक्टोस) तथा मैलिबीयॉज उत्पन्न करता है।)

Rale (रेल) Abnormal sound heard during auscultation of chest produced by passage of air through diseased bronchi (means both rhonchi and crepitation); can be dry or moist, coarse, crackling, bubbling, clicking, amphoric, sibilant and sonorous. (वक्ष का परिश्रवण करने पर सुनाई देने वाली एक असामान्य श्वसन ध्वनि जो किसी विकृतिजन्य दशा का संकेत देती है। यह सूखी (ड्राई) या हल्की गीली, रूक्ष, बर्तन के टूटने वाली ध्वनि बुदबुदी राल, चिपचिपी ध्वनि, टन-टन करती ध्वनि (एम्फोरिक), सीटी या फुफ्कार जैसी ध्वनि आदि हो सकती है।)

Raloxifene (रालोक्सीफीन) Selective estrogen receptor modulator. (चयनशील ईस्ट्रोजन ग्राही मोडूलेटर।)

Ramipril (रैमीप्रिल) ACE inhibitor. (एसीई संदमक।)

Ramus (रेमस) A branch or division of a forked structure. (एक सिरे पर दो या अधिक भुजाओं से युक्त यंत्र की संरचना की एक शाखा या विभाग।)

Rancid (रेन्सिड) Disagreeable smell or taste from decomposition of fatty substances. (विशेष रूप से वसीय पदार्थ के विघटन से उत्पन्न दुर्गन्धयुक्त या बदबूदार अथवा अप्रिय स्वाद वाला।)

Random controlled trial (रैन्डम कन्ट्रोल्ड ट्रायल) An experimental study for testing the effectiveness of a drug or treatment regime in which subjects are divided at random into two groups: experimental and control. (एक प्रयोगशील अध्ययन जिसे औषधि के प्रभावों के परीक्षण के लिए किया जाता है या उपचारिक व्यवस्था जिसमें विषयों को दो वर्गों में विभाजित किया जाता है – प्रयोगात्मक तथा नियंत्रित।)

Randomization (रैन्डोमाइजेशन) SYN – double blind technique; a method used to assign subjects into treatment or non treatment group by procedures like tossing a coin or use of numbers. (डबल ब्लाइन्ड विधि, एक विधि जिसे प्रक्रिया जैसे सिक्का उछालना या नम्बर का प्रयोग करके, उपचार या अनुपचारिक वर्ग में विषय नियुक्त करने के लिए प्रयोग किया जाता है।)

Random sample (रैन्डम सैम्पल) The selection of samples from population where each individual in the group has same opportunity of being selected. (जनसंख्या से नमूनों का चयन करना जहां वर्ग में प्रत्येक व्यक्ति को चुने जाने के लिए समान अवसर दिया जाता है।)

Ranitidine (रेनीटीडाइन) H_2 receptor blocker, used in peptic ulcer. (ग्राही रोधक जिसे पेप्टिक अल्सर में प्रयोग किया जाता है।)

Ranula (रैनुला) A blue cystic swelling in mouth under the tongue due to obstruction of sublingual or submandibular ducts. (जिह्वा के नीचे लघुबन्ध के किसी भी ओर स्थित एक बड़ा नीला पुटीय अर्बुद। यह अधोहनु वाहिनी या अवजिह्वी अवरोध के कारण होता है।)

Ranvier's nodes (रेनवीयर्स नोड्स) Constriction in myelin sheath of nerve fibers at regular intervals. (तंत्रिका तंतुओं की माइलिन आवरण का नियमित अंतराल में आकुचन होना।)

Rape (रेप) Intercourse, homosexual or heterosexual, against consent or with consent which is obtained by force. The age of victim for consent varies from countries to countries. In India it is 16 years. (बलात्कार; सम्भोग, समलैंगिक या इतरलैंगिक जो किसी की इच्छा या इच्छा के विरूद्ध बलपूर्वक प्राप्त किया जाता है। इच्छा के लिए पीड़ित व्यक्ति की आयु देशों में अलग अलग होती है। भारत में, यह 16 वर्ष होती है।)

Raphe (रेफी) A ridge, crease or point of joining of two halves of a part. (किसी हिस्से के दो अर्द्ध भागों के जोड़ को दर्शाने वाली सिकुड़न या क्रीज अथवा कटक, संधिरेखा, सीवनी, तुन्नसेवनी।)

Rapport (रेपर्ट) A relationship of mutual trust. (चिकित्सक एवं रोगी के बीच परस्पर विश्वास का संबंध; सौहार्द। *Drug rash* (ड्रग रैश) Rash caused ley certain medicines, such as bromide कुछ औषधियों जैसे ब्रोमाइड अथवा आयोडीन द्वारा उत्पन्न विस्फोट।) *Macular rash* (मैकुलर रैश) A rash in which the lesions are flat and level with the surrounding skin. ऐसी पित्तिका जिसमें विक्षतियां सपाट और चारों ओर की त्वचा के लेवल में विद्यमान होती है।) *Death rate* (डैथ रेट) किसी क्षेत्र की प्रति 1000 आबादी में एक निर्दिष्टसमय में होने वाली मौतों की संख्या। *Heart rate* (हार्ट रेट) प्रति मिनट हृदय स्पन्दों की संख्या।)

Rash (रैश) Eruptions on the skin which is temporary in nature, e.g., due to urticaria, contact dermatitis. (त्वचा पर होने वाले चकत्ते।)

Rat (रैट) A rodent of genus Rattus that serves as reservoirs of many infections and infestations, e.g. ratbite fever. (कुतर-कर खाने वाले पुशओं का वंश। यह कई संक्रमणों तथा पर्यावरण के रूप में कार्य करता है। जसे रैटबाइट फीवर।)

Rat bite fever (रैटबाइट फीवर) Fever, bodyache and joint pain caused by *Streptobacillus moniliformis* and *Spirilium minus* transmitted by bite of rat. (चूहे के काटने के कारण होने वाला ज्वर; शरीर में दर्द या जोड़ में दर्द होना।)

Rate (रेट) The frequency of occurrence of an event expressed with respect to time or some other standard. *r. birth* The number of live births per 1000 in a given population per year. *r. case fatality* The ratio of the number of deaths caused by a disease to the total number of people who contracted the disease. *r. death* The number of deaths in a year per a specified population. *r. glomerular filtration* Rate of filtrate formation in glomeruli of the kidneys; normal 120 ml/min. *r. heart* The number of heart beats per minute. (किसी घटना के उत्पन्न होने की गति या बारम्बारता जिसे सामान्य समय में या किसी अन्य ज्ञात मानक में व्यक्त किया जाता है; दर। *Birth rate* (बर्थ रेट) किसी देश में एक वर्ष में 1000 की आबादी पर जीवित जन्म लेने वाले बच्चों की संख्या। *Case fatality rate* (केस फेटालिटी रेट) किसी रोग में पीड़ित लोगों की कुल संख्या के साथ उस रोग से मृत लोगों की संख्या का अनुपात।)

Rathke's pouch (रैथकेस पाउच) A depression in the embryo giving origin to anterior lobe of pituitary. (भ्रूण मे खात जिससे पिट्युटरी का अग्र खण्ड उत्पन्न होता है।)

Ratio (रेशियो) Relationship between two substances. *r. albumin globulin* Ratio of albumin to globulin in blood; usually 1.3:1 or 1.4:1. *r. arm* In chromosome the ratio of long arm to short arm. *r. lecithin-sphingomyelin* The ratio of lecithin to sphingomyelin in amniotic fluid, an indicator of fetal maturity, usually at term. *r. Odd's* In epidemiological and case control studies a relative measure of disease occurrence. *r. therapeutic* A ratio of effective therapeutic dose to minimum lethal dose. (अनुपात।)

Ration (राशन) Fixed food and drink per day/month. (किसी रोगी की कुछ काल के लिए अनूमोदित प्रतिदिन की भोजन एवं पेय की निश्चित मात्रा; राशन।)

Rational (रेशनल) Logical. (उचित अथवा तर्कानुसार; तर्कसंगत; युक्तिसंगत।)

Rationale (रैशनेल) The reasoning for course of action. (किसी कार्य के लिए आधारभूत कारण या तर्कानुसार।)

Rationalization (रेशयनैलाइजेशन) In psychology, a justification for an unreasonable or illogical act or idea to make it appear reasonable. (मनोविज्ञान में अनुचित के औचित्य या उचित बनाने के लिए अतर्कसंगत कार्य या विचार।)

Rattle (रैट्ल) A gurgling sound. *r. death* The crepitant rale heard due to fluid accumulation in trachea in a dying person. (परिश्रवण करने पर सुनाई देने वाली ध्वनि अथवा राल।) *Death rattle* (डैथ

रैटल) (मरते हुए व्यक्ति के श्वास प्रणाल का परिश्रवण करने पर सुनाई देने वाली एक गड़गड़ाहट की आवाज।)

Rattle snake (रैट्ल स्नेक) A poisonous snake that produces a characteristic rattle. (एक विषैला सर्प जो रैट्ल विशेषता उत्पन्न करता है।)

Raucous (रॉकस) Hoarse or harsh. (कर्कश अथवा रूक्ष जैसी कोई ज्वर ध्वनि।)

Rauwolfia (राउवोल्फिया) The dried roots of Rauwolfia serpentina from which are extracted the potent hypotensive agents like reserpine. (रौवॉल्फिया सर्पेनटिना की सूखी जड़ें जिससे शक्तिशाली अल्परक्तदाबी कारक जैसे रिसर्पीन प्राप्त होते हैं।)

Rave (रेव) Irrational talk, as in delirium. (बेहूदी बातें करना जैसे प्रलाप में की जाती हैं।)

Ray (रे) Any narrow beam of light, the line of propagation of any radiant energy. *r. alpha* The less penetrative rays composed of positively charged particles of helium having powerful fluorescent, photographic and ionizing properties. *r. beta* Negatively charged electrons of disintegrating radioactive elements. *r. gamma* High velocity and penetrating rays coming from nucleus of radioactive elements with wavelength of 1.4 to 0.00 1AU. (एक ही केन्द्र से फैलने वाली जैसे विकिरण ऊर्जा की विशेषकर प्रकाश अथवा ऊष्मा की रेखाओं में से एक; किरण।) *Ray* (रे) *Alpha rays* (एल्फा रे) (रेडियोसक्रिय तत्वों के परमाणवीय अवखण्डन से उत्पन्न हीलियम के धनात्मक पूरित कणों की एक किरण। इनमें बीटा किरणों की अपेक्षा वेधन शक्ति कम होती है। ये कागज की पतली शीट या चादर से पूर्णतया अवशोषित हो जाती हैं एवं प्रतिदीप्ति (चमक) उत्पन्न करती हैं।) *Beta rays* (बीटा रेज) (रेडियोसक्रिय तत्वों के परमाणवीय विखण्डन से निकले ऋणात्मक पूरित इलैक्ट्रॉन जिनकी वेधन शक्ति एल्फा किरणों से अधिक परन्तु गामा किरणों से कम होती है।) *Gamma rays* (गामा रेज) (रेडियोसक्रिय पदार्थों के परमाणवीय विखण्डन के समय उनसे निकलने वाली अत्यन्त लघु तरंग दैर्ध्य की विद्युतचुम्बकीय तंरगे। इनकी प्रकृति एक्स-रे के समान होती है। इनमें एल्फा अथवा बीटा किरणों की अपेक्षा अधिक वेधन शक्ति होती है।)

Raynaud's disease (रेनॉड्स डिजीज) Intermittent pallor and cyanosis of digits on exposure to cold in females due to abnormal vascular response. (अधिकतर 18 से 30 वर्ष तक की आयु की स्त्रियों में उत्पन्न होने वाला एक परिसरीय वाहिकीय रोग। इसमें ठण्ड लग जाने अथवा मानसिक दबाव से भुजाओं की रक्त वाहिनियों का असामान्य रूप से संकुचन हो जाता है। जिससे अंगुलियों विशेषकर हाथ की अंगुलियों में कभी-कभी पीलापन या नीलापन हो जाता है।)

Raynaud's phenomenon (रेनॉड्स फेनामेना) Intermittent attacks of pallor followed by cyanosis, occurring in emotional stress or secondary to myxedema, pulmonary hypertension, systemic sclerosis, thoracic outlet syndrome. (पीलिमा के विरामी आक्रमण के पश्चात त्वचा का नीला पड जाना। यह मनोवेगी स्ट्रेस में या मिक्सीडींमा, फुफ्फुसीय उच्च रक्त दाब, सार्वदैहिक काठिन्य, थोरैसिक आऊटलेट सिन्ड्रोम में होता है।)

React (रिएक्ट) To respond to stimulus; to participate in chemical reaction. (किसी उद्दीपन के प्रति प्रत्युत्तर देना। किसी रासायनिक प्रतिक्रिया में भाग लेना।)

Reaction (रिएक्शन) Response of an organism to a stimulus.

r. antigen-antibody reversible binding of homologous antigen to antibody. *r. Arias-Stella* endometrial changes of cytoplasmic vacuolization with loss of cell polarity in response to chorionic gonadotropin. *r. Arthus* development of induration edema, erythema and haemorrhagic necrosis on intradermal antigen injection in a previously sensitized animal (Class III hypersensitivity reaction). *r.*

Jarisch-Herx Heimer Commonly seen with antibiotic treatment of early syphilis causing fever, arthralgia and exacerbation of skin lesion, attributed to production of endotoxin by dying organism. *r Mazzotti* reaction following intake of DEC in onclocerciasis with fever, arthralgia eosinophilia, etc. *r. Prausnitz Kustner* a form of type I hypersensitivity reaction produced by intradermal injection of serum from an atopy patient to a healthy one followed by challenge with an antigen. *r. quellung* pneumococci and other capsulated organism swellup when mixed with antisera. *r. Russo* addition of 4 drops of methylene blue to 15 ml of urine of a patient of typhoid fever–urine becomes light green in early disease, emerald color at peak disease and bluish during recovery. *r. Shwartzman* localized cutaneous reaction with leukocyte infiltration, hemorrhagic necrosis at the skin site of endotoxin injection when the same endotoxin is given 24 hours after. (किसी जीव या उसके किसी भाग का किसी उद्दीपन के प्रति प्रत्युत्तर।) *Reaction antigen antibody* (एन्टीजन एण्टी-बॉडी रिएक्शन) किसी एन्टीजन का इसकी एक या अधिक विशिष्ट एण्टीबॉडी के साथ संयोजन; प्रतिजन प्रतिपिण्ड प्रतिक्रिया।)

Reaction time (रिएक्शन टाइम) The time interval between application of stimulus and response to it. (किसी उद्दीपन के उपयोग तथा उसके प्रति प्रत्युत्तर के बीच का समय।)

Reactivity (रिएक्टीविटी) The process of responding to the stimulus. (किसे उद्दीपन की प्रतिक्रिया।)

Reactive depression (रिएक्टिव डिप्रैशन) Depression following situations like bereavement, financial loss, slander, etc. (स्थितियां जैसे वियोग या गर्मी, धन की हानि, झूठी निंदा आदि के बाद होने वाला अवसाद।)

Reading lip (रीडिंग लिप) Interpretation of one's speech from movement of his lips. (बोलने वाले के होठों की गतियों का निरीक्षण करके उसकी बोली को समझना।)

Read-only memory (रीड ओनली मेमोरी) The part of computer's memory that contains permanent instructions in contrast to random access memory which holds only a temporary memory (program). (कम्प्युटर की मेमोरी का एक भाग जिसमें स्थायी निर्देश होते हैं।)

Reagent (रीएजेन्ट) A substance that reacts in a chemical reaction to detect presence of another substance. (किसी अन्य पदार्थ की विद्यमानता का पता लगाने के लिए एक रासायनिक प्रतिक्रिया उत्पन्न करने हेतु प्रयोग में लाया जाने वाला एक पदार्थ; अभिकर्मक।)

Reagin (रिएजिन) IgE antibody. (इग्यूनोग्लोबुलिन गामा E वर्ग एण्टीबॉडी।)

Reamer (रिएमर) Instrument of dentists for enlargement of root canal. (दन्तचिकित्सा में किसी दांत की मूल नलिका को बड़ा करने के लिए प्रयोग में आने वाला एक यंत्र।)

Reanimate (रिएनिमेट) To revive, resuscitate. (पुनर्जीवित करना; पुनः क्रियाशील बनाना या सक्रिय करना।)

Rebound phenomenon (रीबाउण्ड फेनामेना) When a limb or part is moved against resistance and the resistance is suddenly withdrawn, the limb moves abruptly in the direction of effort, a feature of cerebellar disease. (उद्दीपन के अचानक हट जाने के पश्चात नवीन सक्रियता का उत्पन्न होना जैसे किसी मामूली संकुचन के पश्चात शक्तिशाली संकुचन का उत्पन्न होना।)

Recall (रीकाल) Recapitulation. (किसी बात को दोहराना या उसका पुनरावलोकन करना।)

Receptaculum chyli (रीसेप्टाकुलम काइलि) Inferior pear shaped expanded portion of lower end of thoracic duct in abdomen. (उदर में थोरैसिक डक्ट क निचले अंतिम छोर पर निकृष्ट नाशपति के आकार का विस्तृत भाग।)

Receptor (रिसेप्टर) In pharmacology, a cell component that combines with a drug or hormone to alter the function of the cell. (भेषजगुणविज्ञान में कोशिका का एक घटक जो किसी औषधि अथवा हार्मोन के साथ संयुक्त होकर कोशिका के कार्य को बदल देता है।)

Recess (रिसेस) A small depression or indentation. (एक छोटा गड्ढा अथवा गुहा; दर्रा।)

Recession (रिसेशन) In dentistry, the atrophy of gingival tissue leading to exposure of the roots. (दन्तचिकित्सा में, मसुड़ों के ऊतक का अपक्षय होना जिसके कारण जड़ें दिखने लगती हैं।)

Recessive gene (रिसेसिव जीन) Gene that does not express itself in presence of its dominant allele. (जीन जो अपने से अभिभावी अलील की उपस्थित में अपने आपको व्यक्त नही करते हैं।)

Recidivism (रेसीडिविज्म) Habitual criminality; repetition of criminal act. (अभ्यस्त या नियमित अपराध करना। असामाजिक या आपराधिक कार्यों को फिर से करना।)

Recidivity (रेसीडिविटी) Tendency to relapse or to return to a former position/condition. (पहली अवस्था में लौटने की स्थिति या प्रवृत्ति।)

Recipe (रेसिपी) A medicine formula. (किसी औषधि को तैयार करने के लिए एक नुस्खा अथवा सूत्र (फार्मूला)।)

Recipient (रेसीपिएन्ट) One who receives, e.g. blood kidney, heart-lungs, etc. (आदाता; वह व्यक्ति जो दाता से कुछ, विशेषकर रक्त, गुदा, हृदय, फेफडें आदि को प्राप्त करता है।)

Reciprocal (रेसीप्रोकल) Mutual, complementary. (पारस्परिक; अनुकूल; अन्योन्य।)

Recklinghausen (रेकलिंगघाउसेन) German pathologist. *R's disease* Multiple neurofibromata of nerve sheath, arising from cranial and spinal nerve roots and peripheral nerves. (जर्मन विकृतिविज्ञानी।) *R. disease* (रेकलिंघाउसेन डिजीज) (तंत्रिका आवरण के असंख्य तंत्रिकातन्तु अर्बुद जो करोटि तथा मेरू तंत्रिकामूल तथा परिसरीय तंत्रिकाओं से निकलते हैं।)

Reclus's disease (रेक्लस डिजीज) Multiple benign cystic growth in the breast. (स्तन में बहु, सुदम, पुटीय वृद्धियाँ।)

Recombinant DNA (रीकम्बीनैन्ट डी एन ए) Insertion of DNA segment from one organism into DNA of another organism. (एक जीव से दूसरे जीव के डीऑक्सीराइबोन्यूक्लिक एसिड (डी एन ए) में कृत्रिम रूप से (डी एन ए) प्रविष्ट करना।)

Recombination (रीकम्बीनेशन) In genetics, the joining together of gene combinations in the offspring that were not present in the parents. (आनुवंशिकी में, संतान में जीन मिश्रण का पुनः संयोग करना जो माता पिता में उपस्थित नहीं हो।)

Recon (रिकॉन) In genetics, the smallest unit that can enter into recombination.

Recover (रिकवर) To regain lost health after the illness. (पुनः प्राप्त करना जैसे किसी रोग के पश्चात् पुनः स्वास्थ्य लाभ प्राप्त करना।)

Recovery (रिकवरी) The process of becoming well after ill health. (किसी रोग के पश्चात पुनः स्वस्थ होने की क्रिया।)

Recovery room (रिकवरी रूम) The room where patients are kept to recover from effects of anesthesia after the surgery. (एक कमरा जहाँ रोगी को शल्यक्रिया के पश्चात संज्ञाहरण के प्रभावों से पुनः स्वस्थ्य होने के लिए रखा जाता है।)

Recrudescence (रीक्रूडीसेन्स) Relapse or return of symptoms after a remission. (स्पष्ट रूप से समाप्त हो जाने के पश्चात किसी रोग अथवा लक्षणों का फिर से उत्पन्न होना; आवृत्ति; पुनरावृत्ति।)

Recruitment (रीक्रूटमेन्ट) 1. In audiology, an increase in the perceived intensity of sound out of proportion to the actual increase in the sound level, failure of recruitment indicates lesion. 2. Increase in the intensity of a reflex by activation of greater number of motor neurons by a reflex action even though strength of stimulus remains unchanged, e.g. patellar reflex augmented by clasping/ pulling the hands apart. (श्रवण विज्ञान में, ध्वनि की तीव्रता में थोड़ी-सी वृद्धि हो जाने पर इसका एकदम से बहुत तेज हो जाना। किसी उद्दीपन के लंबे समय तक रहने पर यद्यपि इसकी शक्ति में परिवर्तन नही होता, किसी प्रतिवर्त क्रिया में धीरे-धीरे वृद्धि होकर उसका अधिकतम हो जाना।)

Rectal crisis (रैक्टल क्राइसिस) Rectal pain and tenesmus in CNS disorders. (केन्द्रीय संपीड़कुथन तंत्रिका तंत्र विकार (मलोत्सर्ग के समय ऐंठन होना) तथा मलाशय वेदना।)

Rectal reflex (रैक्टल रिफ्लैक्स) Desire to defecate when rectum is filled with stool. (मलोत्सर्ग की सामान्य इच्छा; जब मलाशय मल से भर जाता है।)

Rectified (रेक्टीफाइड) Made pure or set right. (शुद्ध अथवा सीधा किया गया; परिशोधित।)

Rectifier (रेक्टीफायडर) In electricity, a device for transforming alternating current into direct current. (विद्युत में, एक आल्टरनेटिंग करन्ट को डाइरेक्ट करन्ट में बदलने वाला एक उपकरण।)

Rectocele (रैक्टोसील) Prolapse of posterior vaginal wall along with anterior wall of rectum. (योनि में मलाशय के किसी भाग का बहिःसरण होना; मलाशय भ्रंश।)

Rectoclysis (रैक्टोक्लाइसिस) Slow introduction of fluid into rectum. (मलाशय में धीरे-धीरे तरल को प्रविष्ट करना।)

Rectopexy (रैक्टोपैक्सी) Surgical fixation of rectum. (मलाशय की किसी अन्य भाग के साथ सिलाई करके इसका स्थिरीकरण करना; मलाशयस्थिरण।)

Rectosigmoid (रैक्टोसिग्मॉयड) Upper portion of rectum and adjoining sigmoid colon. (मलाशय का ऊपरी एवं सिग्मॉयड कोलन का अन्तिम भाग; मलाशय अवग्रहांत्रज।)

Rectourethral (रैक्टोयूरेथ्रल) Concerning rectum and urethra. (मलाशय एंव मूत्र मार्ग से संबंधित अथवा इनसे संबंध स्थापित करने वाला।)

Rectouterine (रैक्टोयूटैराइन) Concerning rectum and uterus. (मलाशय एवं गर्भाशय से संबंधित।)

Rectovaginal (रैक्टोवेजाइनल) Concerning rectum and vagina. (मलाशय एवं योनि से संबंधित।)

Rectovesical (रैक्टोवेसाइकल) Concerning rectum and bladder. (मलाशय एवं मूत्राशय से संबंधित।)

Rectum (रैक्टम) The lower 5″ of large intestine, responsible for initiation of defecation reflex through $S_1S_2S_3$ sacral segments of spinal cord. (मलाशय, अवग्रहान्त्र वंक एवं मलद्वारीय या गुदीय नली के बीच बड़ी आंत का सबसे नीचे का भाग जो लगभग 5″ (12.7 सेमी.) लम्बा होता है।)

Rectus muscle (रेक्टस मसल) 1. The short muscles of eye. 2. Two long midline muscles of abdominal wall stretching from pubic bone to ensiform cartilage and 5th, 6th and seventh ribs (see Figure on the next page). (आंख की छोटी पेशियां। उदरीय प्राचीर की दो लम्बी मध्य रेखा पेशियां जो जघनास्थि से खड्गाकार उपास्थि तथा पांचवीं, छटी तथा सांतवीं (पर्शुका) तक फैलती हैं।)

Recumbent (रीकम्बेन्ट) Lying down. (लेटने वाला।)

Recuperation (रीकूप्रेशन) To recover, restoration to normal health. (पुनः स्वास्थ्य लाभ, पुनः सामान्य स्वास्थ्य प्राप्त करना।)

Recurrence (रिक्रेन्स) Return of symptoms after a period of quiescence or relapse. (पुनरावृत्ति; कुछ समय शांति के पश्चात लक्षणों की पुनः वापसी।)

Recurrent (रिकरेन्ट) Returning at intervals. (पुनरावर्ती; कुछ काल शांति के

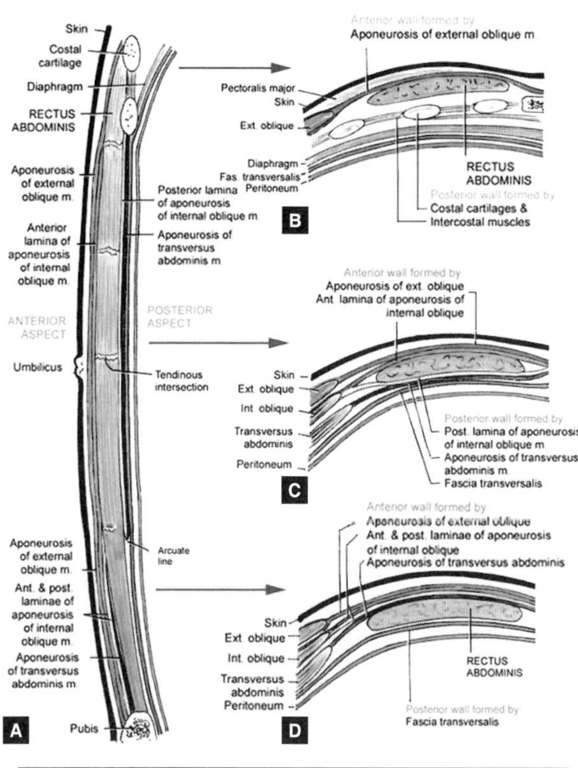

Rectus muscle

पश्चात वापिस लौटने वाला जैसे किसी रोग के लक्षण।)

Red Cross (रैड क्रॉस) Internationally recognized sign of medical installation or a medical personnel bearing impunity against attack in war. (श्वेत बेस पर बना लाल रंग का एक क्रास जो चिकित्सा संबंधी व्यक्ति या संस्था का अन्तर्राष्ट्रिय मान्यता प्राप्त एक चिन्ह।)

Redia (रीडॉया) A stage in lifecycle of trematode following sporocyst which develops into infecting cercaria. (पर्णकृमि के जीवन चक्र की एक अवस्था जो बीजाणुपुटी के पश्चात् जिससे संक्रमित सरकारिया विकसित होता है।)

Red nucleus (रेड न्यूक्लियस) Gray matter in the tegmentum of midbrain. (मध्यमस्तिष्क के पृष्ठीय भाग में भूरा पदार्थ।)

Redox (रीडॉक्स) Combined form to indicate oxidation reduction reaction. (ऑक्सीकरण एवं अपचयन के लिए संयुक्त शब्द।)

Reduce (रेड्यूज) 1. To restore to normal apposition as in fracture. 2. In chemistry a type of reaction in which a substance gains electrons. (पुनः सामान्य स्थान पर लाना। जैसे टूटी हुई हड्डी को सही स्थान पर लाना।)

Reducing agent (रेडीयूसिंग ऐजन्ट) A substance that loses electrons easily, e.g. hydrogen sulfide, sulphur dioxide. (एक पदार्थ जो आसानी से विद्युदणु (इलैक्ट्रॉन) खो देता है।)

Reductase (रिडक्टेस) An enzyme accelerating the process of reduction in a chemical reaction. (रासायनिक यौगिकों

की अपचयन की प्रक्रिया को तेज करने वाला एक एन्जाइम।)

Reduction division (रिडक्शन डिविजन) Cell division occurring in gametogenesis so that the chromosome number is reduced to half. (कोशिका विभाजन जो युग्मकजनन में होता है, जिससे क्रोमोसोम की संख्या आधे से भी कम हो जाती है।)

Redundant (रिडन्डैन्ट) Superfluous, more than necessary. (आवश्यकता से अधिक।)

Reed-Sternberg cells (रीड स्टर्नबर्ग सैल्स) Giant connective tissue cells with large nuclei (owleye), characteristic of Hodgkin's disease. (सामान्य से विशाल संयोजी ऊतकों वाली कोशिकाएं जिनके बड़े केन्द्रक होते हैं हॉजकिन्ज डिजीज के अभिलक्षण।)

Reentry (रीएन्ट्री) In electrophysiology of heart, a mechanism to explain tachyarrhythmias where a stimulus passing down the conduction system is blocked in one pathway but travels down in an alternative pathway and again ascends up in previously blocked pathway to give rise to a circus movement. (हृदयरोगविज्ञान में, वह यांत्रिक विधि जिसके द्वारा किसी कालपूर्व हृदय स्पन्द को सामान्य हृदय स्पन्द के साथ जोड़ दिया जाता है।)

Reference man (रिफ्रेन्स मैन) A concept employed in nutritional investigation and surveys where a man weighing 70 kg, of 22 years of age engaged in light physical activity consumes 2800 kcal/day. (22 वर्ष की आयु का एवं 70 किलोग्राम भार वाला एक पुरूष जो हल्के शारीरिक श्रम के कार्यों में व्यस्त रहता है तथा प्रतिदिन लगभग 2800 कैलोरी का उपयोग करता है। एक धारणा विज्ञान जिसका सामान्यतः पौषणिक अन्वेशण एवं सर्वेक्षणों में उपयोग किया जाता है।)

Reference woman (रिफ्रेन्स वूमैन) Woman of around 22 years of age weighing 58 kg and consuming 2000 kcal/day. (22 वर्ष की आयु एवं 58 किलोग्राम भार वाली एक स्त्री जो हल्के शारीरिक श्रम के कार्यों में व्यस्त रहती है तथा प्रतिदिन लगभग 2000 कैलोरी का उपभोग करती है।)

Referred pain (रेफर्ड पेन) Pain felt at a point remote from point of origin due to similar segmental inervation. (अपने उद्‌गम के स्थान से दूर स्थानों पर महसूस किया जाने वाला दर्द।)

Reflection (रिफ्लैक्शन) 1. The condition of being turned back on itself, e.g. peritoneum. 2. In psychology mental consideration of something already considered. (पीछे की ओर घूम जाना या मुड़ जाना; परावर्तन।)

Reflex (रिफ्लैक्स) Involuntary instantaneous response to a stimulus; usually purposeful and adaptive. In a simple reflex the reflex circuit consists of a sensory receptor, afferent neuron, reflex center in brain or spinal cord, efferent neurone supplying the organ (muscle or gland). *r. Babinski* Flexion of great toe and fanning out of other toes on stroking the lateral aspect of sole of foot in healthy persons. *r. Bainbridge* Acceleration of heart rate with ventricular distention. *r. grasp* Grasping reaction of finger on stimulation of hollow of palm, its presence in adults is evidence of diffuse cerebral disease, e.g. GPI, dementia, etc. *r. hung up* Abnormal slowness of relaxation phase of deep tendon reflex, e.g. hung up ankle jerk in hypothyroidism. *r. light* Contraction of pupil on focussing a bright light on it. *r. mass* A condition following complete transection of cord where a weak stimulus brings about widespread responses (muscle contraction, defecation, urination, etc.), due to release from inhibition of higher cortical centers. *r. Moro's* flexion of thighs and knees, fanning out and then clenching of fingers, the arms first thrown outward and then moved inwards in an infant up to 3 months of age produced by sudden striking next to child. *r. neck righting* Turning of the body in the direction of head rotation in supine infants elicited between 4 months to 2 years of age. *r. parachute* Extension of arms, hands and fingers when the infant is suspended in prone position and dropped a short distance to a soft surface. Asymmetrical response indicates motor abnormality in children above 9 months of age. *r. rooting* Stroking the cheek of the infant causes turning of mouth towards the stimulus. It is present up to 7th month of age. *r. stepping* Leg movements simulating walking when the infant is held erect, inclined forward with sole of feet touching a flat surface. The reflex is present at birth and is gone by 6 weeks of age. *r. tonic neck* In the infant forcibly turning the head causes extension of extremities on the side to which head is turned with flexion of extremities on the other side. (प्रतिवर्त क्रिया; किसी उद्दीपन के प्रति एक अनैच्छिक अनुक्रिया।)

Reflex arc (रिफ्लैक्स आर्क) The neural pathway or circuit between the point of stimulation and the responding organ (see Figure). (प्रतिवर्त चाप; किसी उद्दीपन के प्रति एक अनैच्छिक अनुक्रिया जो उद्दीपन के बिन्दु तथा अनुक्रिया करने वाले अंग के बीच स्थित तंत्रिका मार्ग पर निर्भर करती है।)

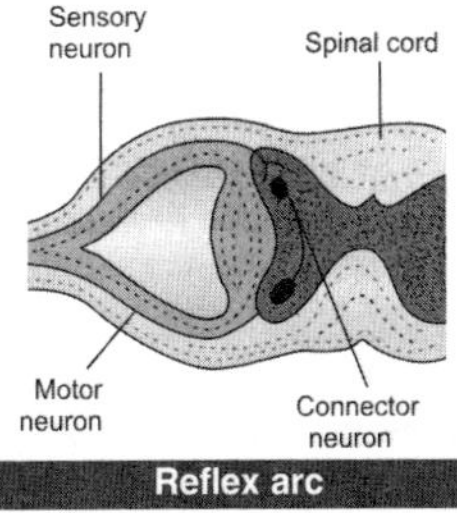

Reflex arc

Reflex center (रिफ्लैक्स सेन्टर) An area in the brain or spinal cord where afferent input initiates impulses in the efferent pathway. (प्रतिवर्त केन्द्रः मस्तिष्क या सुषुम्ना रज्जु में स्थित एक क्षेत्र जंहा एक या अधिक अपवाही या प्रेरक तंत्रिका कोशिकायें तथा एक प्रभावित अंग होते हैं।)

Reflux (रिफ्लक्स) Regurgitation or backward flow. (वापसी; प्रतिवाह; पश्चवाह; पीछे की ओर बहना।)

Refraction (रिफ्रेक्शन) The change in the direction of light rays while passing from one medium to another medium of a different density. *r. errors of* Pathological condition where parallel rays of light are not brought to focus on retina because of defect in refractive media, i.e. cornea and lens. (भिन्न सघनताओं के माध्यमों से होकर गुजरने पर प्रकाश की किरणों की दिशा में परिवर्तन हो जाना; अपवर्तन। *Errors of refraction* (एरर्स ऑफ रिफ्रेक्शन) नेत्रों का ऐसा रोग जिसमें प्रकाश की समानान्तर किरणें नेत्रगोलक की आकृति या नेत्र के अपवर्तन माध्यमों में दोष होने के कारण रेटिना या दृष्टिपटल पर केन्द्रित नहीं होती।)

Refractive power (रिफ्रैक्टिव पावर) The degree to which a transparent object deflects a ray of light from its straight path. (वह अंश या डिग्री, जितना कोई पारदर्शक वस्तु प्रकाश की किरणों को सीधे मार्ग से घुमा देती है; अपवर्तन शक्ति।)

Refractometer (रिफ्रैक्टोमीटर) Instrument for measuring refractive power. (आंख की अपवर्तनी शक्ति मापने वाला यंत्र।)

Refractometry (रिफ्रैक्टोमीट्री) Measurement of refractive power of lenses. (लैन्सों की अपवर्तनी शक्ति को मापना।)

Refractory period (रिफ्रैक्टरी पीरियड) Period of relaxation of a muscle during which excitation is not possible. (पेशी के शिथिलन का समय जब उद्दीपन संभव नही होता है।)

Refrigerant (रफ्रीजीरैन्ट) Agent producing cooling. (ठण्डा करने अथवा बुखार कम करने वाला कारक; प्रशीतक; तापाहर।)

Refrigeration (रेफ्रीजीरेशन) Cooling. (ठण्डा होना, प्रशीतन, तापहरण।)

Refsum disease (रेफसम डिजीज) A hereditary disorder of phytanic acid metabolism manifesting with ataxia, neuropathy, visual disturbances (night blindness) and heart disease. (फाइटेनिक अम्ल उपापचय का एक आनुवंशिक विकार जिसमें गतिविभ्रम, तंत्रिकाविकृति, दृष्टिपरक बाधा (नक्तान्धता) तथा हृदय रोग आदि हो जाते हैं।)

Regeneration (रीजेनेरेशन) Regrowth, repair. (ह्रास के विपरीत। जनन, मरम्मत, पुनःवृद्धि, पुनर्जनन।)

Regimen (रेजीमेम) A systematic plan of therapy. (विधान स्वास्थ्य को सुधारने अथवा उसे एक-सा बनाये रखने के लिए भोजन, नींद तथा व्यायाम के नियमन की एक क्रमबद्ध योजना।)

Region (रीजन) A body part or area. (क्षेत्र या शरीर का अंग।)

Regression (रिग्रेशन) Return to a former state. (वापिस लौटने की क्रिया; प्रतिगमन; प्रतिक्रमण।)

Regulation (रेगुलेशन) The state of being controlled. (नियंत्रित होने की दशा; नियम, नियमन।)

Regurgitation (रिगर्गीटेशन) Backward flow. *r. aortic* Backflow of blood from aorta to left ventricle during diastole due to incompetent aortic valve. *r. duodenal* Reflux of duodenal secretions and bile into stomach. *r. mitral* Backflow of blood from left ventricle into left atrium during ventricular systole due to incompetent mitral valve. *r. pulmonary* Backflow of blood from pulmonary artery into right ventricle. *r. tricuspid* Regurgitation of blood from right ventricle into right atrium. (पीछे की ओर बहना; प्रत्यावहन।)

Rehabilitation (रीहैबिलीटेशन) The processes of treatment and education for a disabled patient to achieve maximum function and independent living. *r. cardiac* A combination of psychological support, progressive exercise and patient education to achieve maximum functional ability after one has had myocardial infarction. (शारीरिक अथवा अन्य असमर्थता वाले व्यक्तियों को पुनः सामान्य कार्यों को करने लगना; पुनर्वासन।)

Rehydration (रीहाइड्रेशन) Restoration of body hydration or water balance. (मुख से अथवा इन्जैक्शन द्वारा पुनः तरल पहुँचाना।)

Reichert's cartilage (रिचर्टस कॉटिलेज) The second branchial arch in embryo giving rise to stapes, styloid process, stylohyoid ligament, etc. (भ्रूण में दूसरी गिल चाप जिससे रकाब, शराभ प्रक्रिया आदि उत्पन्न होते हैं।)

Reimplantation (रीइमप्लान्टेशन) Replacement of a part from where it was taken out, e.g. tooth, finger, ear. (पुनः स्थापन। किसे हिस्से अथवा संरचना की जैसे किसी दाँत अथवा अंगुली आदि की उस स्थान पर जहां से उसकी हानि हो चुकी है अथवा उसे अलग किया गया है, पुनः स्थापना करना।)

Reinfection (रीइन्फैक्शन) A second infection by the same organism. (उसी जीव द्वारा दूसरा संक्रमण होना; पुनः संक्रमण।)

Reinforcement (रीइन्फोर्समैन्ट) Augmentation or strengthening. (पुनः बल प्रदान करना।)

Reissner's membrane (रीसनर्स मेम्ब्रेन) The thin membrane separating the cochlear canal from the scale vestibule. (एक पतली कला या झिल्ली जो कर्णावर्ती गुहा को प्रद्याण से विभाजित करती है।)

Reiter's syndrome (राइटर्स सिन्ड्रोम) A symptom complex consisting of urethritis, arthritis and conjunctivitis commonly occurring in young men with a preceding history of gastrointestinal upset. (एक जटिल लक्षण जिसमें मूत्रमार्गशोथ, सन्धिशोथ तथा नेत्रश्लेष्मलाशोथ जो अधिकतर कम उम्र के पुरुषों में पाया जाता है जिनका जठरांत्रपरक विकार संबंधित इतिहास रहा है।)

Rejection (रिजैक्शन) Destruction of transplanted tissue/organ due to host immune response. Rejection can be hyperacute, acute or chronic. (अस्वीकृति; पोशद की कोशिकाओं की रोगक्षम प्रतिक्रिया द्वारा निरूपित ऊतक का नष्ट होना। यह अति तीक्ष्ण, तीव्र या जीर्ण हो सकती है।)

Relapse (रिलैप्स) Reappearance of symptoms after apparent cure. (स्पष्ट

रूप से समाप्त हो जाने के पश्चात् किसी रोग अथवा लक्षणों का फिर से उत्पन्न होना; आवृत्ति; पुनरावृत्ति।)

Relapsing fever (रिलैप्सिंग फीवर) Infectious disease caused by B. recurrentis. (बी रीकरन्टीस (पुनरावृत्ति) द्वारा होने वाला संक्रामक रोग।)

Relative risk (रिलेटिव रिस्क) In epidemiological studies it is the ratio of incidence rate of a disease in the exposed group to that in the unexposed group.

Relax (रिलैक्स) To diminish anxiety, tension, nervousness. (ढीला करना, तनाव कम करना अथवा मानसिक दबाव या चिंता से मुक्ति पाना।)

Relaxant (रिलैक्सेन्ट) An agent decreasing tension, tone of a muscle. (शिथिलन से संबंधित अथवा उसे उत्पन्न करने वाला शिथिलकर। वह औषधि जो तनाव कम करती है। मृदु विरेचक हल्की दस्तावर।)

Relaxin (रिलैक्सिन) A polypeptide hormone secreted by corpus luteum of ovary during pregnancy that inhibits uterine contraction. (गर्भावस्था के दौरान डिम्बग्रन्थि में पीत पिण्ड में स्रावित होने वाला एक पोलीपेप्टाइड हार्मोन।)

Relieve (रिलीव) To provide relief. (आराम पंहुचाना।)

Remedy (रेमिडी) Cure. (उपचार; प्रतिकार; औषिध।)

Remission (रेमिसन) Abatement in severity of symptoms. (किसी रोग के लक्षणों में कमी हो जाना। वह समय जब लक्षणों में कमी हो जाती है; उपशमन।)

Remittent fever (रेमीटैन्ट फीवर) Fever alternately increasing and decreasing but not touching the normalcy. (ऐसा ज्वर जो बारी-बारी से उतर जाता है तथा फिर चढ जाता है। परन्तु तापमान सामान्य नही होंता है।)

Remodelling (रीमॉडलिंग) The reshaping or reconstructing of a part or area. (शरीर के किसी भाग या क्षेत्र का पुनर्निमाण होना।)

Renal failure (रीनल फेलयोर) Failure of kidneys to perform excretory and metabolic functions resulting in anuria/metabolic changes. (उत्सर्गी तथा चयापचयी कार्यों को करने में वृक्कों का असफल होना जिससे मुत्राल्पता या चयापचयी परिवर्तन होते हैं।)

Renal transplant (रीनल ट्रॉन्सप्लांट) Surgical implantation of donor kidney to replace a diseased host kidney. (दाता वृक्क के शल्य क्रियात्मक रोपण द्वारा रोगी परपोषी वृक्क को बदल देना।)

Renal tubular acidosis (रीनल टयूब्लर एसिडोसिस) A group of four diseases, in which acidosis is due to excess bicarbonate excretion and excess chloride reabsorption. (चार रोगों का एक वर्ग, जिसमें अम्लमयता हो जाती है, यह बाइकार्बोनेट उत्सर्जन अधिक होने तथा क्लोराइड पुनः अवशोषण बढ़ जाने के कारण होता है।)

Reniform (रेनीफोर्म) Shaped like a kidney. (गुर्दे के आकार का वृक्काकार।)

Renin (रेनिन) An enzyme secreted by juxtaglomerular apparatus of kidneys that converts angiotensinogen to angiotensin. (गुर्दे के द्वारा उत्पन्न एक एंजाइम जो एन्जियोटेन्सीनोजन को एक रक्त दाबवर्धक पदार्थ एन्जियोटेन्सिन में परिवर्तित करके रक्त दाब के नियमित करने में भाग लेता है। वृक्कीय धमनीय दाब के कम हो जाने पर यह उत्पन्न होता है।)

Renin substrate (रेनिन सब्सट्रेट) Alpha-2 globulin. (एल्फा–2 ग्लोब्यूलिन।)

Rennin (रेनिन) An enzyme present in gastric juice of animals that coagulates milk. (जानवरों के आमाशयिक रस में पाया जाने वाला एक एन्जाइम जो दूध जमाकर दही बना देता है।)

Renography (रीनोग्राफी) X-ray of kidneys. (गुर्दे का एक्स-रे परीक्षण करना।)

Renshaw cells (रेनशॉ सैल्स) Small cells with short axons connecting motor nerve axons with each other and thereby inhibit motor neurons. (छोटी कोशिकाएं जिनमें छोटे अक्षतंतु जो मोटर तंत्रिका अक्षतंतुओं से जुड़े होते हैं, जिससे प्रेरक तंत्रिकोशिका का संदमन होता है।)

Reovirus (रीयोवाइरस) A class of viruses found in the intestinal and respiratory tract of healthy humans. (विषाणुओं का एक वर्ग जो एक स्वस्थ व्यक्ति के आंत्रिक तथा श्वासनली में पाया जाता है।)

Repellent (रीपीलैन्ट) An agent that repels insects, ticks and mites. (हानिकारक कीटों को भगाने वाला कोई साधन।)

Repletion (रीप्लीशन) Complete fullness or satisfied. (भरा हुआ होना अथवा संतुष्ट होना; परिपूर्णता।)

Replication (रेप्लीकेशन) The process of doubling of tissue, cell, genetic material. (ऊतक, कोशिका, जनन पदार्थ के दुगने होने की प्रक्रिया।)

Repolarization (रीपोलेराइजेशन) Restoration of basal electrical status in muscle or nerve fiber after excitation. (उत्तेजन के बाद पेशी या तंत्रिका तंत्र मे आधारिक सतत विद्युतीय निरुपण।)

Reposition (रीपोजीशन) Restoration of an organ or tissue to its original position. (किसी अंग अथवा ऊतक का वापिस सामान्य अवस्था में पँहुच जाना; पुनः स्थापन।)

Reportable disease (रिपोर्टेबल डिजीज़) Disease that must be notified with the public health authorities of a country, e.g. COVID-19. (ऐसा रोग जिसकी डाक्टर के द्वारा स्वास्थ्य अधिकारी को रिपोर्ट होनी चाहिए।)

Repositor (रीपोजीटर) Instrument for reposition. (विस्थापित अंग अथवा ऊतक को वापिस सामान्य अवस्था में लाने के लिए प्रयोग में लाया जाने वाला एक यंत्र जैसे उलट गये गर्भाशय को पुनः स्थापित करने के लिए एक यंत्र पुनःस्थापी।)

Reproduction (रीप्रोडक्शन) The process by which plants and animals give rise to offsprings. *r. asexual* Reproduction by fission or budding without involvement of sex cells. (जन्तुओं एवं पौधों द्वारा संतान उत्पन्न करने की क्रिया; जनन। *Asexual reproduction* (एसैक्सुअल रीप्रोडक्शन) लैंगिक कोशिकाओं के संयोजन के बिना जैसे विखण्डन या कलिकोत्पादन द्वारा; जनन होना।)

Repulsion (रिपल्सन) Act of driving back or use of force to cause separation. (पीछे को खींचने की क्रिया; अलग करने के लिए किसी के द्वारा दूसरे पर लगाया गया बल।)

Research (रिसर्च) Scientific and diligent study, investigation and experimentation to establish facts and intelligently analyze them to derive conclusion. (अनुसंधान।)

Resect (रिसैक्ट) To cut out, e.g. a part of intestine in gangrene of bowel. (किसी अंग अथवा संरचना के किसी भाग को काटकर निकाल देना।)

Resection (रिसैक्शन) Partial excision. *r. wedge* Resection of a piece of tissue in form of a wedge as in polycystic ovary. (किसी अंग अथवा सरंचना के किसी भाग को शल्य क्रिया द्वारा काट कर अलग कर देना; उच्छेदन।)

Resectoscope (रिसैक्टोस्कोप) Instrument for resection of prostate through urethra. (मूत्र मार्ग से होते हुए प्रोस्टेटे ग्रन्थि को निकालने अथवा जीवऊति परीक्षा या बायोप्सी के लिए प्रयोग किया जाने वाला यंत्र।)

Reserpine (रिसर्पाइन) Derivative from plant *Rauwolfia serpentina* acting as a hypotensive agent. (पौधे से प्राप्त होने वाला पदार्थ जो अल्परक्तदाबी कारक के रूप में कार्य करता है।)

Reserve (रिजर्व) That which is held back for future use. *r. alkali* Alkali content of body available for neutralization of acid. *r. cardiac* The ability of heart to increase cardiac output during strenuous physical work. (भविष्य के प्रयोग के लिए शेष को रोके रखना अथवा शेष रुका हुआ जैसे अम्ल के उदासीनीकरण के लिए उपलध शरीर का सुरक्षित क्षार; संचिति। संकटावस्था में प्रयुक्त एक अतिरिक्त आपूर्ति जैसे संकटावस्था में हृदय के द्वारा अतिरिक्त कार्य करने की क्षमता।)

Reserve air (रिजर्व एयर) Additional amount of air that can be expelled from lungs over the normal quantity. (वायु की अतिरिक्त मात्रा जो फेफड़ों से निष्कासित होती है तथा सामान्य मात्रा से अधिक होती है।)

Reservoir (रिजर्वायर) Any human being, animal or insect in which an infecting agent lives, multiplies and reproduces for transmission to susceptible host. (तरलों के संचयन के लिये एक स्थान अथवा गुहा, कुण्ड, जलाशय। किसी रोगोत्पादक जीव के लिए एक वैकल्पिक अथवा निष्क्रिय वाहक।)

Resident (रेजीडैन्ट) A doctor under training after internship. (एक चिकित्सा शास्त्र का स्नातक एवं लाइसेन्स प्राप्त कायचिकित्सक जो किसी अस्पताल में चिकित्सा में ट्रेनिंग ले रहा हो।)

Residual (रेजीडुअल) Relates to that left as a residue. (किसी अवशेष अथवा बचे हुए भाग से संबंधित; अवशिष्ट। अनुभव का कोई भी बाद का प्रभाव जो बाद के व्यवहार को प्रभावित करता है।)

Residual urine (रेजीडुअल यूरीन) Urine left in bladder after urination; commonly it is less than 50 ml. (मूत्र त्याग के बाद मूत्राशय में बचाया हुआ मूत्र जैसा की बढ़ी हुई प्रोस्टैट ग्रंथि के रोगियों मे होता है।)

Residual-free diet (रेजिड्यूअल फ्री डाइट) Diet free of cellulose or roughage. (सेल्युलोज अथवा रूक्षांश (तंतु) से रहित भोजन।)

Resilience (रेजिलियेन्स) The property of coming back to original shape after stretch is released. (लचीलापन; प्रत्यास्थता।)

Resin (रेजिन) 1. Some natural substances obtained as exudation from plants. 2. A class of solids or soft organic compounds that includes most polymers like polyethylene, polystyrene and polyvinyl. *r. ionexchange* Ionizable synthetic substances either anionic or cationic, used to remove acid or basic ions from solutions. (कुछ पौधों के द्वारा स्रावित अथवा कृत्रिम रूप से उत्पन्न किया गया गोंद के समान एक कार्बनिक पदार्थ जो जल में अघुलनशील परन्तु एल्कोहॉल में घुलनशील होता है; राल।)

Resistance (रेजिस्टैन्स) 1. Power of resisting. 2. In psychology, the force which prevents repressed thoughts from entering conscious mind from the unconscious. 3. The power of body to withstand infection. (प्रतिकूलता अथवा प्रतिकारक बल। मनोविश्लेषण में दबे हुए विषय का ज्ञान होने में बाधा; प्रतिरोध।)

Resolution (रेजोल्यूशन) 1. The subsidence of inflammation and return to normalcy, 2. The ability of an ultrasonic transducer system to show fine details of organ scanned. (किसी रोग का अथवा बिना पके किसी सूजन का लुप्त हो जाना या फिर से सामान्य हो जाना; शमन। विघटन; विभदन।)

Resolve (रिजोल्व) To return to normal after pathological process subsides. (शान्त हो जाना अथवा सामान्य अवस्था में वापिस पहुंचना; विघटित होना।)

Resonance (रेजोनैन्स) The musical quality elicited on percussing an air containing cavity. *r. vocal* The vibrations of voice transmitted to ears during auscultation. It is increased in consolidation, and over cavities in communication with bronchus. (किसी खोखले शरीर भाग जैसे छाती या पेट का परिताड़न करने पर सुनाई पडने वाली ध्वनि की गुणवत्ता; अनुनाद; परिश्रवण करने पर सुनाई देने वाली स्वर ध्वनि।)

Resorbent (रीजॉर्बेन्ट) An agent that promotes absorption of blood and exudates (असामान्य पदार्थ या कारक जैसे रक्त के थक्कों के अवशोषण को प्रोत्साहित करने वाला।)

Resorcinol (रीसार्सीनाल) A mild antiseptic, keratolytic and fungicidal agent. (मृदु प्रतिरोधी; एक चर्मविशंल्क तथा कवकनाशी कारक।)

Resorption (रीजार्प्शन) Act of removal by absorption, e.g. callus following bone fracture, root of deciduous tooth, blood from hematoma. (अवशोषण के द्वारा अलग होने की क्रियाओं जैसे पस का अवशोषण द्वारा अलग होना। किसी हड्डी अथवा दांत के इनेमल का अपघटन एवं उसका स्वांगीकरण।)

Respiration (रैस्पिरेशन) The act of breathing for interchange of gases, i.e. O_2 and CO_2. *r. abdominal* Use of diaphragm and abdominal muscles for respiration as in rib fracture, pleurisy. *r. paradoxical* A condition seen in paralysis of diaphragm whereby the affected side diaphragm moves up during inspiration and moves down during expiration. *r. Cheyne-Stokes* Abnormal bizarre breathing with periods of apnea followed by gradually increasing depth of respiration followed by a slow decline to end in apnea; seen in diencephalic dysfunction. *r. Kussmaul's* Deep gasping respiration of diabetic ketoacidosis. *r. thoracic* Respiration performed entirely by expansion of chest as in peritonitis, diaphragmatic inflammation. (वायुमण्डल एवं शरीर की कोशिकाओं के बीच ऑक्सीजन तथा कार्बन डाइऑक्साइड का विनिमय जिसमें अन्तः श्वसन के समय ऑक्सीजन ग्रहण करना जो फुफ्फुसीय वायुकोशों में पहुंचती है। और वहाँ पर विसरण द्वारा ऑक्सीजन रक्त में मिल जाती है। और शरीर की कोशिकाओं में ले जाई जाती है। तथा शरीर की कोशिकाओं से कॉर्बन डाइऑक्साइड रक्त के द्वार वायुकोशों में ले जायी जाती है जंहा से वह निःश्वसन में बाहर निकल जाती है; श्वास; श्वसन।)

Respirator (रैस्पिरेटर) An apparatus which rhythmically inflates and deflates the lungs; either pressure cycled or volume cycled. (कृत्रिम श्वसन देने के लिए एक उपकरण; श्वसित्र; श्वासयंत्र।)

Respiratory center (रैस्पिरेट्री सेन्टर) The centers in medulla oblongata controlling the act of respiration. Consists of an inspiratory center in rostral half of reticular formation overlying olivary nuclei, an expiratory center dorsal to it and a pneumotaxic center in the pons. (मध्य मेरु-मज्जा जो श्वसन के कार्य को नियंत्रित करती है।)

Respiratory distress syndrome (रैस्पिरेट्री डिस्ट्रेस सिन्ड्रोम) Dyspnea in newborn due to deficient pulmonary surfactant, causing atelectasis, commonly seen in prematures SYN—hyaline membrane disease. (शिशु में श्वासकष्ट जो फुफ्फुसीय पृष्ठसक्रियकारक की कमी के कारण होता है जिससे श्वासावरोध होता है जो अपरिपक्व में अधिकतर देखा जाता है।)

Respiratory failure (रैस्पिरेट्री फेल्योर) Inability of lungs to perform ventilatory function with PaO_2 of ≤ 60 mmHg and PCO_2 ≥ 50 mmHg. (फेफड़ो द्वारा संवातन कार्य को करने का अभाव।)

Respiratory quotient (रैस्पिरेट्री कुयोशिएन्ट) The relationship between CO_2 produced and oxygen consumed. (कार्बन डाइऑक्साइड उत्पादित तथा प्रयोग की गई ऑक्सीजन के बीच संबंध।)

Respiratory syncytial virus (रैस्पिरेट्री सिनसाइटियल वाइरस) A virus that induces formation of syncytial masses in infected cell cultures; causes acute respiratory disease in children. (एक विशाणु जो सवंमित कोषिका संवर्धन में संकोषिकीय समूहों के बनने को उत्प्रेरित करता है। बच्चों में तीव्र श्वासनीय रोग उत्पन्न करता है।)

Response (रैस्पोन्स) The reaction like that of muscle or gland following a stimulus. *r. triple* Three phases of vasomotor response following skin injury, i.e. red reaction, flare or spreading of flush and wheal. (किसी उद्दीपन के परिणामस्वरूप होने वाली एक प्रतिक्रिया अथवा ग्रन्थि का स्त्राव हो सकती है या अनुकूल या प्रतिकुल हो सकता है।) *Response triple* (त्वचा क्षति के पश्चात वाहिकाप्रेरक अनुक्रिया की तीन अवस्थाएं लाल प्रतिक्रिया, लालिमा का फैलाना एवं स्फोट।)

Restiform (रेस्टीफार्म) Rope like. (रस्सी के समान।)

Restiform body (रेस्टीफार्म बॉडी) Inferior cerebellar peduncle on lateral border of 4th ventricle. (चतुर्थ निलय की पार्श्वीय सीमा पर निम्न अनुमस्तिश्क रज्जु।)

Resting potential (रेस्टिंग पोटेन्शियल) The potential difference existing between inside and outside of a cell membrane while the cell is at rest. (कोशिका कला के अंदरूनी तथा बाहरी ओर के बीच का संभाविक भेद।)

Restitution (रेस्टीट्यूशन) Return to a former status. (पहली अवस्था को लौटना; प्रत्यावर्तन; प्रत्यानयन।)

Restless leg (रैस्टलैस लेग) Irrepressible ache in the legs of unknown etiology compelling the patient to move the legs to bring some relief. (अज्ञात कारणों से पैरों में अदम्य पीड़ा होना जिससे रोगी को कुछ आराम पाने के लिए पैरों को हिलाना पड़ता है।)

Restoration (रेस्टोरेशन) Return of anything to its previous state; in dentistry material or device that restores or replaces a tooth. (अपनी पूर्वावस्था में लौटना जैसे पुनः स्वास्थ्य की प्राप्ति अथवा किसी हिस्से का अपनी सामान्य अवस्था में पुनः स्थापन। दन्त चिकित्सा में वह सामग्री अथवा उपकरण जो किसी दाँत या दाँतों तथा आस-पास के ऊतकों को पुनः स्थापित करता है; आरोग्यलाभ।)

Restraint (रेस्ट्रेन्ट) Preventing or restricting from any action. (प्रबल नियंत्रण; बन्दीकरण; प्रतिबन्ध या रोगियों को स्वयं को अथवा अन्य लोगों को हानि पंहुचाने से बचाने के लिए प्रयोग में लाया जाने वाला उपकरण अथवा कोई विधि।)

Resuscitation (रीससाइटेशन) Restoration of life or consciousness one who is apparently dead by artificial respiration and cardiac massage. (स्पष्ट रूप से मृत्यु हो जाने के उपरान्त कृत्रिम श्वसन जैसे मुख से मुख श्वसन एवं हृदय मर्दन द्वारा पुनः जीवन प्राप्त करना अथवा होश में ले आना।)

Retardation (रिटार्डेशन) Slowing down, delayed mental or physical response. (देरी; बाधा या रूकावट; विलम्ब से मानसिक या शारीरिक विकास होना; मन्दता; मन्दन; विलम्बन।)

Retch (रेच) To make an involuntary attempt to vomit. (उल्टी के लिये अनैच्छिक प्रयास।)

Rete (रेटी) A network of vessels and nerves. *r. testes* A network of tubules in mediastinum testis that receives sperms from seminiferous tubules. From rete testis efferent ducts convey sperm to epididymis. (जाल; रक्त वाहिनियों अथवा तंत्रिकाओं की जालिका जैसे धमनीय जालिका जो धमनियों की कोशिकायें बन जाने वाले स्थान से ठीक पहले छोटी-छोटी धमनियों का एक जाल होता है।)

Retention (रिटेन्शन) 1. Keeping within body of substances like urine, stool. 2. Holding back. (शरीर में उत्सर्गी उत्पादों जैसे मल, मूत्र या स्वेद आदि को रोकने की क्रिया।)

Retention cyst (रिटेन्शन सिस्ट) Cyst caused by retention of secretion in a gland due to closure of the duct. (ग्रन्थि की वाहिनी के बन्द हो जाने के कारण ग्रन्थि में स्राव के रूक जाने से उत्पन्न पुटी; अवरोधन पुटी।)

Retention enema (रिटेन्शन एनीमा) Enema retained in colon to provide medication or nutrition. (पोषण कराने हेतु श्लेश्मिक कला को औषधियुक्त करने अथवा संज्ञाहरण उत्पन्न करने के लिए रोक किया जाने वाला एनीमा।)

Reticular (रेटिकुलर) In the form of a network (जाल के समान; जालीदार।)

Reticular cells (रेटिकुलर सैल्स) Phagocytic cells present in bone marrow and lymph nodes, constitute the reticular tissue. (लसीकापरक एवं मज्जाभ ऊतकों में पाई जाने वाली भक्षक कोशिकायें; जालीदार संयोजी ऊतक की कोशिकायें।)

Reticular formation (रेटिकुलर फॉर्मेशन) The group of cells and fibers forming a diffuse network in brainstem and connecting to the ascending and descending tracts around. Responsible for wakefulness and sleep. (कोशिकाओं तथा तंतुओं का वर्ग जिससे ब्रेन स्टेम में विस्तृत जाल बनता है तथा बढ़ते और घटते मार्ग से जुड़ता है यह जागने तथा सोने के लिए उत्तरदायी होता है।)

Reticular layer (रेटिकुलर लेयर) Connective tissue layer in deeper portion of dermis beneath the papillary layer. (त्वचा या अन्तस्त्वचा का गहराई का भाग बनाने वाली संयोजी ऊतक की परत जिसके नीचे अंकुरकवत् परत स्थित होती है।)

Reticulation (रेटिकुलेशन) Formation of a network. (जाल का बनना अथवा उसका पाया जाना; जालिकाभवन।)

Reticulin (रेटिकुलिन) A proteinacious substance in the connective tissue. (संयोजी ऊतक में उपस्थित एक प्रोटीन वाला पदार्थ।)

Reticulocyte (रेटिकुलोसाइट) Immediate precursor of mature RBC, contains a network of granules or filaments, constitutes 1% of circulating RBC. (एक अपरिपक्व लाल रक्त कोशिका जिसमें कणिकाओं अथा सूत्रों का एक जाल होता है; जाललोहितकोशिका।)

Reticulocytosis (रेटिकुलोसाइटोसिस) Raised number of reticulocytes in peripheral blood indicating active erythropoiesis; occurs after hematinics in treatment of anemia, following. (परिसंचरण करते रक्त में जाल लोहित कोशिकाओं की संख्या बढ़ जाना, जाललोहितकोशिका बहुलता।)

Reticuloendothelial cell (रेटिकुलो-एण्डोथीलियल सैल) A phagocytic cell of reticuloendothelial system. (जालीय अन्तः कला प्रणाली की एक भक्षक कोशिका।)

Reticuloendothelial system (रेटिकुलो-एण्डोथीलियल सिस्टम) The phagocytic cell system of body capable of ingesting particulate matter like bacteria, colloid particles. It includes macrophages (both fixed and wandering), reticular cells, Kuffer cells of liver and spleen, microglia of CNS, adventitial cells of blood vessels and dust cells of lungs. (शरीर की भक्षककोशिकीय प्रणाली जो कुछ द्रव्य जैसे बैक्टीरिया (जीवाणु), लेसदार कणों आदि को अन्तर्ग्रहण करने योग्य होती है।)

Reticulosarcoma (रेटिकुलोसार्कोमा) A malignant tumor composed of large monocytic cells originating from reticuloendothelial system. (लसीका एवं अन्य ग्रथियों की जालीय अन्तःकला में उत्पन्न होने वाली वृहत एककेन्द्रक श्वेतकोशिकाओं से बना दुर्दम अर्बुद।)

Reticulosis (रेटिकुलोसिस) Reticulocytosis, a fatal lymphoma, often familial, with hepatosplenomegaly, lymphadenopathy, anemia and granulocytopenia. (रेटिकुलोसाइटोसिस; एक घातक लसीका अधिकतर यकृतप्लीहातिवृद्धि, लसीकापर्वविकृति, अल्परक्तता तथा कणिकाकोशिकाल्पता के साथ पाया जाता है।)

Retina (रेटिना) The innermost light sensitive layer of eye extending from optic disk to margin of pupil. The various layers of retina from without inward are: pigment epithelium, rods and cones, external limiting membrane, external nuclear layer, external plexiform layer, internal nuclear layer, internal plexiform layer, layer of ganglion cells, layer of nerve fibers, internal limiting membrane. (दृष्टिपटल, नेत्रगोलक की सबसे भीतर की या तीसरी परत जिस पर किसी वस्तु का प्रतिबिम्ब बनता है; दृष्टिपटल।)

Retinaculum (रेटिनाकुलम) A band or membrane holding any organ or part in its place. (उपबंधनी; किसी अंग अथवा हिस्से के अपने स्थान पर धारण किये रहने

वाली एक रचना; ऑपरेशन के दौरान ऊतकों को पीछे की ओर खींचने वाला एक यंत्र।)

Retinal detachment (रेटिनल डिटैचमैन्ट) Separation of inner sensory layer of retina from outer pigment layer with visual loss.

Retinene (रेटिनीन) Orange yellow carotenoid pigment formed by action of light on rhodopsin. (रोह्‌डोप्सिन पर प्रकाश की क्रिया द्वारा रेटिना पर बनने वाला नारंगी पीले रंग का एक वर्णक।)

Retinitis (रेटिनाइटिस) Inflammation of retina. *r. pigmentosa* A degenerative condition, usually hereditary, beginning in childhood with pigmentary changes. Manifests with defective night vision due to degeneration of rods followed by constricted field of vision. (रेटिना की सूजन, दृष्टिपटलशोथ।) *R. pigmentosa* (रेटिनाइटिस पिग्मेन्टोसा) (बचपन में शुरू होने वाला एक जीर्ण प्रगतिशील रोग जिसमें रेटिना का ह्रास हो जाता है तथा उसमें सभी ओर फैली हुई वर्णकता हो जाती है परन्तु रेटिना की सूजन नही होती। रात्रि दृष्टि दोशयुक्त हो जाती है जिसके पश्चात दृष्टि क्षेत्र संकुचित हो जाता है।)

Retinoblastoma (रेटिनोब्लास्टोमा) Malignant glioma of retina giving yellow reflex (cat's eye reflex). (बच्चों में उत्पन्न होने वाला रेटिना का एक दुर्दम अर्बुद; दृष्टिपटलप्रसूअर्बुद।)

Retinodialysis (रेटिनोडायालाइसिस) Peripheral retinal detachment. (अपने परिसर पर रेटिना का अलग हो जाना।)

Retinoic acid (रेटिनोइक एसिड) Vitamin A breakdown product. (विटामिन-ए का विभाजित उत्पाद।)

Retinol (रेटिनोल) A form of vitamin A. (एक प्रकार का विटामीन ए।)

Retinopathy (रेटिनोपैथी) Any disorder of retina; may be arteriosclerotic, diabetic, hypertensive, syphilitic, etc. (रेटिना का कोई भी रोग जैसे धमनीकाठिन्यज, मधुमेह, उच्चरक्तदाब, उपदंशग्रस्त विकृति।)

Retinoscopy (रेटिनोस्कोपी) A method of determining refractive power of the eyes. (दृष्टिपटलदर्शी अथवा नेत्रापवर्तनमापी का प्रयोग करके आंखो में रोशनी डालना तथा परावर्तित प्रकाश किरणों की गति में अपवर्तन की त्रुटियों का पता लगाना; नेत्रापवर्तनमापन; दृष्टिपटल दर्शन।)

Retinosis (रेटिनोसिस) Noninflammatory degeneration of retina. (रेटिना का कोई भी ह्रसीय रोग जिसमें सूजन नही होती।)

Retort (रिटार्ट) Long necked glass vessel used in distillation. (कांच पत्र। आसवन में प्रयुक्त होने वाला फ्लास्क के आकार का लम्बी गर्दन वाला पात्र।)

Retractile (रीट्रैक्टाइल) Capable of being drawn back. (पीछे का खिंच जाने योग्य; आकुंचनशील; संक्रोचनीय।)

Retraction ring (रिट्रैक्शन रिंग) A ridge of uterus separating upper contractile segment from lower dilating segment. (गर्भाशय का कटक जो ऊपरी संकुचनशील खण्ड को निचले विस्फारण खण्ड से अलग करता है।)

Retraction (रिट्रेक्शन) Shortening, state of being drawn back.

Retractor (रिट्रेक्टर) Instrument for holding back a tissue. (आकुंचन शरीर के किसी अंग अथवा ऊतक को पीछे को खींचने वाला एक यंत्र।)

Retreat (रिट्रीट) Act of withdrawal. (पुनर्चिकित्सा।)

Retrieval (रिट्रीवल) The process of recalling past memory. (मनोविज्ञान में, याद की हुई बात का फिर से ज्ञान कराना।)

Retro (रीट्रो) Situated behind or backward in position, e.g. retro-ocular, retrobulbar, retrocecal, etc. (एक उपसर्ग जिसका अर्थ पीछे की ओर होता है, प्रत्यक; पश्चप्रति।)

Retroflexed (रीट्रोफ्लेक्सड) Bent backwards, a retroflexed uterus is the state where uterine body is bent backwards on cervix (see Figure). (पीछे को मुड़ा हुआ

रीट्रोफ्लेक्सड गर्भाशय की स्थिति में गर्भाशय पीछे की ओर मुड़ जाता है।)

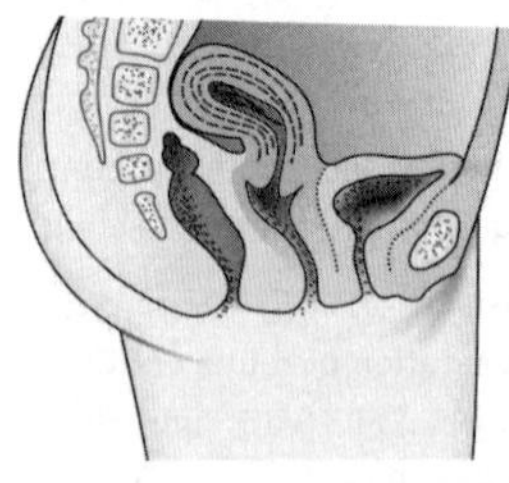

Retroflexion of uterus

Retrograde (रेट्रोग्रेड) Moving backward. (पीछे को जाने वाला; पश्चगामी; पश्चगतिक।)

Retrograde amnesia (रेट्रोग्रेड एम्नेसिया) Memory loss for events just preceding the time of patient's illness. (हाल ही की घटनाओं को भूल जाना परन्तु पहले बीती घटनाओं को याद करना।)

Retrograde ejaculation (रेट्रोग्रेड इजाकुलेशन) Semen discharge into bladder rather than through urethral meatus as in diabetic neuropathy. (मूत्रमार्गी मुख की जगह आशय में वीर्य विसर्जन (स्राव) होना जैसे मधुमेहज तंत्रिकाविकृति में हेाता है।)

Retrograde pyelography (रेट्रोग्रेड पायलोग्राफी) Pyelography by injection of dye through ureters. (नीचे से मूत्रनली या गवीनी के द्वारा किसी रेडियो अपारदर्शक रंजक का इन्जैक्शन लगाकर गोणिकाचित्रण सम्पन्न करना।)

Retrolental fibroplasias (रेट्रोलैन्टल फाइब्रोप्लेसिया) Bilateral retinal vessel occlusion followed by fibrous proliferation often involving the vitreous in premature newborns exposed to high concentration of oxygen. (द्विपार्श्वीय नेत्रपटलीय वाहिनी अन्तर्रोध के बाद तन्तुमय प्रफलन अधिकतर जब उच्च मात्रा में ऑक्सीजन के प्रदर्शित होने पर अपरिपक्व शिशु में काचाभ होना।)

Retroperitoneal fibrosis (रेट्रोपैरीटोनियल फाइब्रोसिस) Fibrotic tissue growth in retroperitoneal space often compressing ureters, vena cava and aorta, a sequel to methysergide treatment of migraine. SYN—Ormond's syndrome. (प्रत्यकपर्युदर्यिक क्षेत्र में तन्तुमय ऊतक वृद्धि जो अधिकतर मूत्रनली, महाशिरा तथा महाधमनी को दबाती है।)

Retroposition (रेट्रोपोजीशन) Backward displacement of an organ. (किसी अंग का पीछे की ओर विस्थापन।)

Retropulsion (रेट्रोपल्सन) Moving backward involuntarily as in Parkinson's disease. (अनैच्छिक रूप से पीछे को चलने की प्रवृति जैसे पार्किनसन्स डिजीज में होता है।)

Retrospective study (रेट्रोस्पैक्टिव स्टडी) A study where patient's records are analyzed after they have experienced the disease. (रोग के पश्चात रोगी के रिकॉर्ड का अध्ययन करना।)

Retroversion of uterus (रेट्रोवर्जन ऑफ यूटरस) Backward tilting of entire uterus including cervix so that the latter points towards symphysis pubis (see Figure). (गर्भाशय तथा ग्रीवा का पूर्ण रूप से पीछे की ओर घूम जाना जिसमें ग्रीवा जघन संधानक की ओर संकेत करती है।)

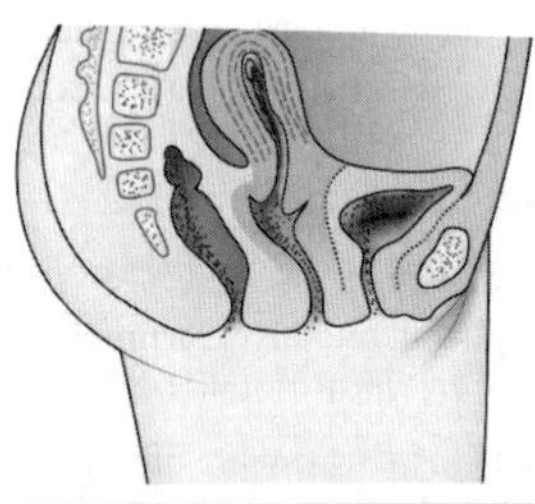

Retroversion of uterus

Retroviruses (रेट्रोवइरस) A group of viruses containing reverse transcriptase, e.g. RNA containing tumor viruses causing leukemia, lymphoma, in lower animals and AIDS infection in human. (विषाणुओं का एक वंश जिसमें परिवर्तन ट्रान्सक्रिप्टेस जैसे राइबोन्यूक्लिक एसिड जिसमें ट्यूमर विशाणुओं होते हैं जिससे

जानवरों में श्वेतरक्तता, लसीकार्बुद तथा मनुष्यों में एड्स संक्रमण होता है।)

Retzius (रीट्रोवाइरेसस) Swedish anatomist.

Revascularization (रिवैस्कुलैराइजेशन) Restoration of blood flow to a part. (नवीन रक्त वाहिनियों के पुनः निर्माण से शरीर के किसी भाग में पुनः रक्त प्रवाह होने लगना।)

Reverberation (रिवर्बरेशन) 1. Repeated echoing of a sound. 2. In neurology the process by which a single applied impulse causes continuous discharge of impulses from collaterals of the neurones. (किसी ध्वनि की बार-बार गूंज सुनाई देना।)

Revirapine (रेवीरापाइन) Factor Xa inhibitor, anti-coagulant. (फेक्टर Xa laned (संदमक एकन्दनरोधी।)

Reye's syndrome (रीय सिन्ड्रोम) A syndrome characterized by encephalopathy, and hepatic failure in children in consequence to viral infection, aspirin use. (15 वर्ष से कम आयु के बच्चों में तीव्र विषाणुज संक्रमण होने के पश्चात उत्पन्न एक संलक्षण जिसमें तीव्र मस्तिष्क विकृति तथा यकृत एवं सम्भवतः अग्न्याशय, हृदय, वृक्क, प्लीस तथा लसीका पर्वो का वसीय अन्तः संचरण हो जाता है।)

Rhabdomyolysis (रेहब्डोमायोलाइसिस) A disease with destruction of muscle cells, common sequence to snake venom. (एक रोग जिसमें पेशीय कोशिकाएं नष्ट हो जाती हैं। यह सर्प विष में एक सामान्य लक्षण होता है।)

Rhabdomyoma (रेहब्डोमायोमा) Benign tumor of striated muscle. (सुदम अर्बुद जिसमें रेखित पेशी तन्तु होते हैं।)

Rhabdovirus (रेहब्डोवाइरस) Rod-shaped RNA virus, e.g. Rabies virus. (दण्डाकार आर एन ए विषाणुओं के किसी वर्ग में से कोई एक जिनमें से रेबीज विषाणु संक्रमित जन्तु से मनुष्य में संचारित होकर रेंबीज रोग उत्पन्न करता है।)

Rhachischisis (रेहकिस्काइसिस) Congenital cleft in spinal canal. (मेरू- दण्ड में एक जन्मजात विदर या दरार।)

Rhaphe (रेहफी) A ridge. (कटक; सन्धिरेखा।)

Rh. blood group (आर एच ब्लड ग्रुप) A blood group antigen on human RBCs, in common with rhesus monkeys. A Rh –ve mother if bears a Rh +ve fetus, Rh antibodies produced in mother may cross the placenta to destroy the fetal RBCs. (रीहसस बन्दर की लाल रक्त कोशिकाओं की सतह पर एन्टिजन जो मनुष्य के रक्त में पाया जाता है। यदि Rh निगेटिव वाली माता का भ्रूण Rh पोजीटिव होता है, तो माता से उत्पन्न Rh (एण्टीबॉडी) अपरा को पार करके भ्रूण की लाल रक्त कोशिकाओं को नष्ट कर देती है।)

Rheology (रीह्योलॉजी) Study of deformation and flow of materials. (कुरूपता या विकृति तथा तरलों जैसे रक्त के हृदय एवं रक्त वाहिनियों से होकर बहने का अध्ययन।)

Rheostosis (रीह्योस्टोसिस) A form of osteitis occurring in streaks in long bones. (अतिअध्यास्थिता का उत्पन्न होना जिसमें लम्बी हड्डियों में रेखाएं होती हैं।)

Rheumatic fever (रिह्यूमेटिक फीवर) A systemic illness that follows streptococcal sore-throat manifesting with carditis, fleeting polyarthritis, chorea, erythema marginatum, subcutaneous nodules, etc. believed to be an autoimmune phenomenon. (एक तीव्र रोग जिसमें ज्वर हो जाता है। अक्सर जोड़ों में दर्द होता है तथा जिसके बाद हृदयशोथ हो जाता है; आमावाती ज्वर।)

Rheumatism (रिह्यूमेटिज्म) A generic term to denote inflammation of muscle, joint pain. *r. palindromic* A disease of unknown etiology manifesting with joint pain, joint swelling lasting from few hours to days with periods of complete normalcy. *r. soft tissue* Pain around a joint not related to any joint pathology, e.g. bursitis, tendinitis, perichondritis, Tietz syndrome, etc. (कोई भी रोग जिसमें सन्धियों, पेशियों तथा अन्य संबंध रचनाओं में सूजन हो जाती है ह्रास हो जाता है, दर्द होता है तथा जकड़ाहट या अकड़न हो जाती है। इसमें सन्धिशोथ, आमावती ज्वर या आघात या चोट लगने के कारण होने वाला सन्धिशोथ, पेशीशोथ श्लेषपुटीशोथ तथा तन्तुपेशीशोथ आदि होते हैं, आमवात।)

Rheumatoid (रिह्यूमेटॉयड) Resembling rheumatism. (आमवात की प्रकृति का अथवा उसके समान आमवाताभ; गठियारूप।)

Rheumatoid arthritis (रिह्यूमेटॉयड आर्थ्राइटिस) Bilaterally symmetrical polyarthritis involving the fingers and toes with bony erosion, joint deformity and involvement of great vessels, vertebra, etc. (जोडों की सूजन जिसमें जकड़ाहट होती है, दर्द होता है तथा उपस्थियों में अतिवृद्धि हो जाती है जिसमें हाथ और पैरों की अंगुलियों में कटाव, जोड़ों में पंगु बनाने वाली विरूपता उत्पन्न हो जाती है; गठियारूप सन्धिशोथ।)

Rheumatoid factor (रिह्यूमेटॉयड फैक्टर) An IgM autoantibody present in up to 75% of patients suffering from rheumatoid arthritis. (गठियारूप सन्धिशोथ के युवा रेागियों के रक्त सीरम में पाया जाने वाला एक इम्यूनोग्लोबुलिन जो रेाग निदान में सहायक होता है; गठियारूप कारक।)

Rheumatology (रिह्यूमेटोलॉजी) Branch of medicine dealing with rheumatic diseases. (चिकित्सा विज्ञान की वह शाखा जिसका संबंध आमवाती रोगों से होता है।)

Rh immune globulin (आर एच इम्यून ग्लोबुलिन) Anti-Rh gammaglobulin, usually given to Rh –ve mothers within 72 hours of giving birth to a Rh +ve baby or following abortion. (आर एच गामाग्लोब्युलिन रोधी, यह अधिकतर आर एच माताओं को, जिन्होंने Rh +ve शिशु को जन्म दिया हो या गर्भास्राव कराया हो, प्रसव के 72 घंटों के अंदर दिया जाता है।)

Rhinencephalon (राह्इनैन्सिफैलॉन) The part of brain concerned with reception and integration of olfactory impulses. (मस्तिष्क का एक भाग जो घ्राणी आवेग के आने तथा संयोजन से संबंधित होता है।)

Rhinitis (राह्इनाइटिस) Inflammation of nasal mucosa, can be allergic, atrophic (rusting and bad odor), hyperplastic, etc. (नासिका की श्लेष्मिक कला का शोथ, यह प्रतिश्याय, शोशी नासाशोथ आदि हो सकता है।)

Rhinologist (राह्इनोलॉजिस्ट) A specialist dealing with diseases of nose. (नासा रोगों का विशेषज्ञ; नासारोगविज्ञानी।)

Rhinomiosis (राह्इनोमायोसिस) Reduction in size of nose by surgery. (शल्यक्रिया द्वारा नासिका के परिमाण को घटाना।)

Rhinophyma (राह्इनोफाइमा) Hypertrophy of tissue over the nose with congestion and retention of sebum. (नासिका की त्वचा की पर्विल (गांठदार) सूजन जिसमें रक्ताधिक्य होता है तथा लाली हो जाती है; नासावृद्धि।)

Rhinoplasty (राह्इनोप्लास्टी) Plastic surgery of nose. (नाक की पलास्टिक सर्जरी करना; नासा संधान।)

Rhinorrhea (राह्इनोरिह्या) Thin watery nasal discharge. (नासिका से पतले जल के समान स्राव होना; नासास्राव।)

Rhinosalpingitis (राह्इनोसैल्पिन्गाइटिस) Inflammation of nasal mucosa and eustachian tube. (नासिका की श्लेष्मिक कला एवं यूस्टेशियन अथवा कम्बुकर्णी नली का शोथ।)

Rhinoscleroma (राह्इनोस्क्लेरोमा) An infective disease of nose caused by *Klebsiella rhinoscleromatis* manifesting with hard nodular growth often spreading to lower respiratory tract. (नासिका एवं नासाग्रसनी का एक जीण्र संक्रामक रेाग जिसमें चकत्तों अथवा पर्वों के रूप में पत्थर जैसी कठोर वृद्धियां उत्पन्न हो जाती हैं; नासाकठिनार्बुद।)

Rhinoscopy (राह्इनोस्कोपी) Examination of nasal passage. (नासादर्शन, नासिकादर्शी से नासिका का परीक्षण करना।)

Rhinosporidiosis (राह्इनोस्पोरीडीयोसिस) A fungal disease caused by *Rhinosporidium seeberi* characterized by growth of pedunculated polyps in nose, larynx and genital tracts. (राह्इनोस्पोरीडियम सीबेरी नामक कवक द्वारा उत्पन्न एक कवक रोग जिसमें नासिका, स्वरयंत्र, आंखों तथा कभी-कभी शिश्न एवं योनि की श्लेष्मिक कला पर सवृन्त पॉलिप उत्पन्न हो जाते हैं।)

Rhinovirus (राह्इनोवाइरस) A subgroup of picorna virus causing common cold. (कुल के विषाणुओं का एक वंश जिससे ठंड लग जाने का रोग होता है।)

Rhizo (राह्इजो) Root. (जड़ या मूल।)

Rhizoid (राहइजोएड) Root like. (जड़ या मूल के समान।)

Rhizotomy (राह्इजोटॉमी) Section of nerve roots. (किसी तंत्रिका मूल का विभाजन अथवा पारपरिच्छेदन करना; मेरू तंत्रिका मूलछेदन।)

Rhodopsin (रोह्डोप्सिन) The purple pigment of rods responsible for vision in dimlight. (रेटिना की शलाकाओं का एक बैंगनी वर्णक जो हल्की रोशनी में दृष्टि के लिए जिम्मेदार होता है।)

Rhombencephalon (राह्म्बेन्सिफैलॉन) A primary division of embryonic brain giving rise to brainstem and cerebellum. (पश्चमस्तिष्क; भ्रूणीय मस्तिष्क का प्राथमिक विभाजन जिससे ब्रेनस्टेम तथा सेरीबेलम निकलते हैं।)

Rhomboid (रोह्म्बॉयड) An oblique parallelogram. (तिरछे आयत के आकार का जिसके कोण तिरछे होते हैं हीरे के आकार का; हीरकाकार।)

Rhonchis (रॉन्किस) Rattling sound resembling snoring; pleural = rhonchi. (गले से खड़खड़ाहट वाली ध्वनि जो खर्राटों के समान लगती है।)

Rhubarb (रहबार्ब) Extract from root and stem of plant used as cathartic and astringent. (पौधे के जड़ और तने से मिलने वाला, जिसे विरेचक तथा त्वचा संकोचक के रूप में प्रयोग किया जाता है।)

Rhythm (रिद्म) Regularity of occurrence of an action or movement or impulse. *r. alpha* In EEG a rhythm of 8–12 per second. *r. beta* Rhythm frequency of 15–30 per second in EEG, predominantly in frontomotor leads. *r. cicardian* The recurrence of biological activities every 24 hours not being influenced by environment. *r. delta* A slow EEG rhythm of 4 or less per second with relatively high voltage, usually recorded over tumor or hematoma. *r. ectopic* Impulse originating outside SA node. *r. escape* An impulse originating from a site other than SA node when the latter fails to initiate the impulse. *r. gallop* Three heart sounds heard ($S_1S_2S_3$) in sequence in each cardiac contraction resembling gallop of horse. *r. gamma* In EEG 50/second rhythm. *r. idioventricular* Impulse originating from bundle of His or myocardium in consequence to complete A-V block. *r. theta* An EEG rhythm of 4–7 cycles/sec. *r. tic-tac* A rhythm where S_1, and S_2 are of same quality usually in cardiac distress or in fetus. (किसी आवेग का नियमित होना।)

Rhytidectomy (राह्इटाइडेक्टॉमी) Removal of wrinkles by plastic surgery. (प्लास्टिक सर्जरी द्वारा झुर्रियों को दूर करना।)

Rhytidosis (राह्इटोडोसिस) Wrinkling of cornea, a feature of approaching death. (स्वच्छमण्डल पर झुर्रियां या सिकुड़न पड़ना, यह मृत्यु के निकट आने का लक्षण होता है।)

Rib (रिब) One of the 12 pairs of narrow curved bones of chest wall connecting sternum to vertebra. *r. cervical* A super numerary rib arising from 7th cervical vertebra and often causing thoracic inlet syndrome by compression of lower cord of brachial plexus. (पर्शुका; पसली; पतली और कशेरूकाओं के पार्श्वों से निकलकर पार्श्व में एवं आगे को फैलने

वाली 12 तंग तथा मुड़ी हुई हड्डियों में से कोई एक।) *Cervical rib* (सर्वाइकल रिब) (ग्रैव कशेरुका, सामान्यतया सबसे निचली ग्रैव-कशेरुका से निकलने वाली एक अधिसंख्य पर्शका या पसली।)

Ribavirin (रेबाविरिन) Antiviral agent. (प्रतिविषाणुज कारक।)

Riboflavin (रिबोफ्लेविन) Yellow-orange crystalline powder of B complex group functioning as coenzyme in cellular oxidation; Richly found in milk and milk products, green leafy vegetables, fish and meat; deficiency causes glossitis, seborrhea, cheilosis and corneal vascularization. (बी-कॉमप्लैक्स वर्ग का एक पीला नारंगी स्फटाभ पाउडर जो कोशिकीय कोएंजाइम के रूप में कार्य करता है। यह दूध तथा दूध के पदार्थों में, पत्ते वाली हरी सब्जियों, मछली, तथा गोश्त में भरपूर मात्रा में पाया जाता है।)

Ribonuclease (रिबोन्यूक्लीएस) An enzyme that breaks down RNA. (एक एंजाइम जो में विभाजित होता है।)

Ribonucleic acid (RNA) RNA differs from DNA in that its sugar is ribose and the pyrimidine compound it contains is uracil rather than thymine. RNA is principal constituent of cytoplasm and of certain viruses. Messenger RNA carries the transcription code for specific amino acid sequences from DNA to cytoplasmic reticulum for protein synthesis. Transfer RNA carries the amino acid groups to the ribosomes for incorporation into proteins. (रिबोन्यूक्लिक एसिड) RNA, DNA से भिन्न होता है जिसकी शर्करा राइबोस होती है तथा पायरीमिडलाइन यौगिक यूरेसिल होता है। साइटोप्लास्म तथा कुछ विषाणुओं का मुख्य घटक होता है।)

Ribose (राइबोस) A pentose sugar present in RNA and riboflavin. (पेन्टोज शर्करा जो RNA तथा रिबोफ्लेविन में उपस्थित होती है।)

Ribosome (राइबोसोम्स) A constituent of cell cytoplasm that receives genetic information and translates them into synthesis of proteins. (कोशिका के कोशिकाद्रव्य का घटक जो जनन संबधित सुचना प्राप्त करके, उसे प्रोटीन के संश्लेषण में परिवर्तित करता है।)

Ricinoleic acid (रिसिनोलिक एसिड) An unsaturated fatty acid with a strong laxative action, principally found in castor oil. (एक असंतृप्त वसीय अम्ल जिसमें बहुत प्रभावशाली क्रिया होती है, मुख्य रूप से कैस्टर ऑयल में पाया जाता है।)

Rickets (रिकेट्स) A vitamin D deficiency disease in children where mineralization of newly formed osteoid tissue is defective. The child is restless with aches and pains, hepatosplenomegaly, delayed dentition, soft skull bones with proneness to skeletal deformities like kyphoscoliosis, bow leg, pigeon chest. *r. renal* Rickets in chronic renal failure primarily due to inadequate formation of active vitamin D_3 and accompanying acidosis causing bone dissolution. *r. vitamin D resistant* Defects of renal tubular function causing excessive renal calcium and phosphorus loss so that the accompanying ricket responds poorly to vitamin D (see Figure). (बालास्थिविकार; अस्थिवक्रता।)

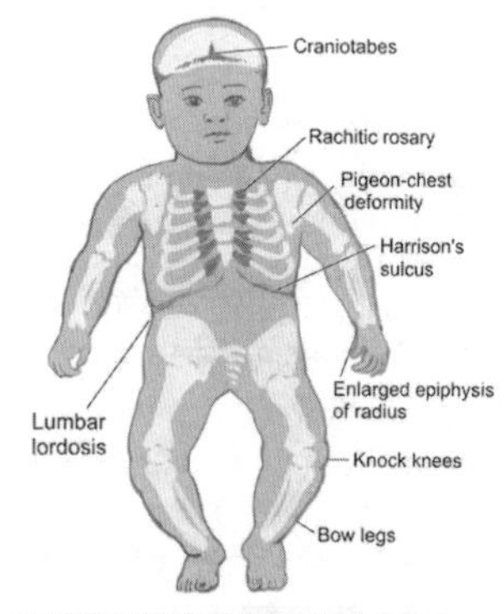

Rickets

Rickettsia (रिकेटेसिया) Microscopic organism in between viruses and bacteria causing typhus fever, Q fever, rocky-mountain spotted fever; transmitted by arthropods.

Rickettsial box (रिकेटैसियल बॉक्स) A self-limited acute, febrile disease caused by *Rickettsia akari.*

Rider's bone (राइडर्स बोन) Bone formation in adductor longus muscle of thigh in horse riders. (घोड़े पर अत्यधिक सवारी करने वाले व्यक्ति के पैर की अभिवर्तनी पेशी में हड्डी का बनना।)

Ridge (रिज) Long projecting surface or crest. (बाहर को निकली अथवा उभरी हुई एक लम्बी संरचना या कटक (किसी वस्तु का खुरदरा किनारा)।

Riedel's lobe (राइडल्स लोब) A tongue-shaped process of liver. (यकृत का जिह्वा की आकृति का प्रवर्ध।)

Rifampin (रीफाम्पिन) An antibiotic from streptomyces, used in treatment of mycobacterial diseases (leprosy, tuberculosis) and meningitis prophylaxis. Other congeners are rifabutin and rifapentia. (स्ट्रैप्टोमाइसिस से प्राप्त एक प्रतिजीवी, जिसे माइकोबैक्टीरियल रोगों तथा मस्तिष्कावरणशोथ रोगनिरोध की चिकित्सा में प्रयोग किया जाता है।)

Right handedness (राइट हैन्डेडनेस) Proneness of a person to dominantly use the right hand. (एक व्यक्ति की आदत जिसमें वह मुख्यता दांयें हाथ का प्रयोग करता है।)

Rigidity (रिजिडिटी) Stiffness; one who resists all changes. *r. cerebellar* Stiffness of body parts from disease of middle lobe of cerebellum. *r. clasp knife* Rigidity seen in pyramidal disease where flexion of a limb causes increased resistance of extensors but if flexion is continued, there is a sudden giving way. *r. cogwheel* Jerky resistance felt while stretching a hypertonic muscle. *r. decerebrate* Sustained contraction of extensor muscles from lesion of brainstem. (अकड़न; कठोरता अथवा लचीलेपन का अभाव; दृढ़ता।)

Rigor (राइगर) Paroxysmal chill. (ठण्ड लगना या जाड़ा चढ़ना; शीतकंप; कठोरता काठिन्य।)

Rigor mortis (राइगर मोर्टीस) Stiffening of the muscles of the dead body. It starts around 4 hours after death. (मृत्त शरीर का अकड़ जाना।)

Rima (रिमा) A fissure or crack. (एक विदर, फटन, दरार अथवा रेखा छिद्र।)

Rimiterol (रिमीटेरोल) A $beta_2$ agonist for use in bronchial asthma. (श्वास दमा में प्रयोग करने के लिए बीटा 2 प्रचालक।)

Rimantadine (रिमानटाडाइन) An analog of amantadine, the antiviral agent. (एमेन्टाडीन का अनुधर्मी; प्रतिविषाणुज कारक।)

Ring (रिंग) Band around circular opening, circular form. *r. abdominal* Apertures in abdominal wall, often producing herniations, e.g. inguinal, femoral etc. *r. Bandl's* Retraction ring of uterus. *r. lymphoid* Lymphoid tissue in a ring fashion in pharynx consisting of palatine, pharyngeal and lingual tonsils. SYN—Waldeyer's ring. (वृत्ताकार छिद्र के चारों ओर छल्ला; वलय; कोई भी वृत्ताकार अंग या स्थान।)

Ringworm (रिंगवर्म) Dermatomycosis caused by trichophyton and microsporum group of fungi. (त्वचा, बाल एव नाखूनों का कवक संक्रमण; दद्रु।)

Rinne test (राइने टैस्ट) Tuning fork test for testing bone and air conduction. The base of vibrating tuning fork is held in contact with the mastoid process till vibrations are no longer heard by the patient, then it is held close to external ear. If patient still hears the vibration it is called positive Rinne test. When the patient does not hear the vibrations once shifted from mastoid process to external ear, air conduction is tested first by placing the vibrating fork in front of external ear until the sound is no longer heard, then the stem of the fork is placed on mastoid. If vibration is still heard it is called negative Rinne test. All normal persons are Rinne positive and those with defective air conduction are Rinne negative.

Ripening (राइपेनिंग) 1. Softening and dilatation of cervix during labor. 2. Maturation of cataract. (गर्भाशय ग्रीवा का प्रसव के दौरान मुलायम तथा चौड़ा हो जाना। मोतियाबिन्द की परिपक्वता।)

Risedronate (राइसेड्रोनेट) Bisphosphonate. (बाइफॉस्फोनेट।)

Risk-benefit analysis (रिस्क बेनिफिट ऐनालिसिस) In medicare the analysis of risk and benefit from a procedure discussed between patient, doctor and relations. (मेडीकेयर में, रोगी, डाक्टर तथा रिश्तेदारों के बीच चर्चा की प्रक्रिया से संबंधित जोखिम और फायदे का विश्लेषण।)

Risk factor (रिस्क फैक्टर) Factors that predispose a person to development of a disease, e.g. hypertension, diabetes, hyperlipidemia, cigarette smoking, etc. are high risk factors for developing coronary artery disease. (एक कारक जो किसी व्यक्ति के रोग के विकसित होने की प्रवृत्ति करता है जैसे उच्चरक्तदाब, मधुमेह, हाइपरलाइपिडीमिया, सिगरेट पीना आदि। यह सभी परिह्रद-धमनी रोग के विकसित होने के उच्च सम्भाविक कारक होते है।)

Risperidone (रिस्पैरीडोन) Antipsychotic agent. (मनोविकार के प्रति प्रभावकारी कारक।)

Ristocetin (रिस्टोसेटिन) An antibiotic obtained from cultures of *Nocardia lurida.* (एक प्रतिजीवी जो नॉकार्डिया लुरिडा के सम्वर्धन से प्राप्त होता है।)

Risus (राइसस) Laughter. *r. sardonicus* A peculiar grin as in tetanus due to spasm of facial muscles. (हंसी, हंसना।)

Ritodrine (रीटोड्राइन) $Beta_2$ agonist for use in bronchial asthma. (श्वास दमे में प्रयोग करने वाला बीटा-बीटा प्रचालक।)

Ritonavir (रीटोनेविर) Anti-HIV agent (HIV विरोधी कारक।)

Ritualistic surgery (रिचुअलिस्टिक सर्जरी) Surgery without scientific justification performed in primitive societies. (अविकसित समाज में की जाने वाली शल्यक्रिया जो बिना किसी वैज्ञानिक कारण के की जाती है।)

Rizatriptan (रीजाट्रीप्टन) Antimigraine agent. (अर्धकपाली रोधी कारक)

Rocking (रौंकिग) A technique to increase muscle tone in hypotonic muscles through vestibular stimulation.

Rocky Mountain spotted fever (रौकी माउन्टेन सपाटेड फीवर) A tick born typhus with fever, rash and myalgia caused by *Rickettsia ricketsii.*

Rodent (रोडैन्ट) Mammals like mice, rats and squirrel. (स्तनपायी वर्ग के प्राणी जैसे चूहे, गिलहरी, गिनी-पिग आदि।)

Rodenticide (रोडैन्टीसाइड) Chemicals that kill rodents. (रसायन जो कुतर कर खाने वाले पशुओं को मारने के लिए प्रयोग किया होता है।)

Rodent ulcer (रोडेन्ट अल्सर) Basal cell carcinoma commonly occurring on upper face with destruction of underlying tissue and bone. (सामान्यतया चेहरे के ऊपरी दो तिहाई भाग में त्वचा की आधारी कोशिकाओं से उत्पन्न होने वाला कैंसर का जख्म जिसके किनारे ऊपर को उठे हुए होते हैं तथा भूतल कणिकामय होता है और जो धीरे-धीरे आस पास के कोमल ऊतकों एवं हड्डियों को नष्ट करना।)

Rokitansky's disease (रोकीटैनत सकाई डीजीज) Acute yellow atrophy of liver. (यकृत का तीव्र पीला शोष।)

Rolando's fissure (रोलैण्डोस फिशर) Fissure between parietal and frontal lobes. (पार्श्विक एवं ललाटीय खण्ड के बीच विदर; दरार या फटन।)

Romberg's sign (रोमबर्ग्स साइन) Inability to stand still with the eyes closed and feet drawn together in patients of sensory ataxia. (संवेदी गतिविभ्रम के रोग

का आंख बंद करके बिना हिले चुपचाप सीधे तथा पैर मिलाकर खड़े होने में असमर्थता होना।)

Ropinirole (रोपिनिरोल) Antiparkinsonian agent. (पार्किन्सनता रोधी कारक।)

Root canal (रूट कैनाल) The pulp cavity in root of a tooth. (किसी दंत मूल की मज्जा गुहा।)

Rosacea (रोसेसिया) A disease of unknown etiology manifesting with papules, pustules and hyperplasia of sebaceous glands principally affecting face. (अज्ञात कारण वाला रोग जिसमें पिटिकायें एवं पूयस्फोटिकायें त्वग्वसीय ग्रन्थियों का अतिविकसन तथा यह चेहरे को मुख्य रूप से प्रभावित करता है।)

Rosary (रोजरी) Resembling a string of beads. *r. rachitic* Swollen costochondral junctions in rickets. (माला के दानों की डोरी के समान संरचना।) *Rosary rachitic* (रोजरी रैकीटिक) (बालास्थिविकार या रिकेट में पर्शुका की उपास्थियों के साथ-साथ अनुक्रम में माला के दानों के रूप में निकलने वाले उभार।)

Roseola (रोजिओला) Rose colored rash. *r. infantum* Noninfectious rose colored rash appearing in infants with splenomegaly, high fever. (कोई भी गुलाबी रंग की त्वचा विस्फोट या असंक्रामी स्फोट।)

Rose Bengal (रोज बेंगॉल) Iodine-131 along with 131_I rose bengal used for liver scanning. (रोज बंगाल के साथ आयोडीन 131_I जिसे यकृत क्रमवीक्षण के लिए प्रयोग किया जाता है।)

Rosenmuller's body (रोजनमुलेर्स बॉडी) A rudimentary structure in mesosalpinx homologous to head of epididymis in male. (डिम्बवाहिनीयोजनी में अविकसित संरचना जो पुरुष में उपदण्ड के मुण्ड समधर्मी होती है।)

Rosette (रोजेट) Something resembling a rose. (गुलाब के समान।)

Rosiglitazone (रोजीग्लिटाजोन) Antidiabetic agent. (मधुमेह-रोधी कारक।)

Ross bodies (रौस बॉडीज) Copper color round bodies with dark granules seen in blood and tissue fluids of syphilis. (कॉपर रंग की गोल काया जिसके गहरे कण रक्त तथा सिफिलिस के ऊतक द्रव में देखे जाते हैं।)

Rossolimo's reflex (रोसोलिमो रिफ्लेक्स) Plantar flexion of second to fifth toes in response to percussion on plantar surface of toes. (पैरों की अंगुलियों के पदतलीय सतह पर परिताड़न करने पर अनुक्रिया में दूसरी से पांचवीं अंगुलियों का पदतलीय आंकुचन होना।)

Rostellum (रोस्टेलम) A fleshy protrusion on anterior end of scolex of tapeworm bearing spines or hooks. (फीताकृमि के स्कोलैक्स के अग्रज सिरे की एक मांसल चोंच जिसमें हुक लगे होते हैं।)

Rostral (रोस्ट्रल) Towards cephalic end of body. (शरीर के कपालीय अंत की तरफ।)

Rostrum (रोस्ट्रम) Any hooked or beaked structure. (कोई भी चोंचदार संरचना; चंचु।)

Rosuvastatin (रोस्यूवास्टेटिन) Lipid lowering agent. (लाइपिड को घटाने वाला कारक।)

Rotavirus (रोटावाइरस) Virus causing epidemic and sporadic enteritis. (वाइरस जिसके कारण जानपदिक तथा विकीर्ण आंत्रशोथ होता है।)

Roth spots (रोध स्पाट्स) Small white spot on retina close to optic disk in acute infective endocarditis. (तीव्र संक्रमक अन्तर्हद्शोथ में नेत्रपटलता पर छोटे सफेद धब्बे होना जो नैत्रिक चक्र के पास होता है।)

Rotoxamine tartarate (रोटोक्सामाइन टार्टरेट) An antihistaminic drug. (हिस्टामीन के प्रभावों को निष्फल करने वाली औषधि।)

Roughage (रफेज) Fibers in cereals, fruits and vegetable, essential for patients of diabetes and those with constipation but inadvisable for patients of colitis.

(यह फाइवर्स मधुमेह तथा मलबद्धता के रोगियों के लिए आवश्यक परन्तु बृहदान्त्रशोथ के रोगियों के लिए विवेकहीन होते हैं।)

Rouleux (रोलेक्स) Group of red blood cells that stick together, it happens when abnormal proteins are present at high levels in the blood.

Round ligament (राउन्ड लिगामेन्ट) Round cord like structures passing from uterus in the broad ligament and then through the inguinal canal to end in soft tissues of labia majora. (गोलकॉर्ड के समान संरचना जो पृथु स्नायु में गर्भाशय से गुजरती है और फिर वंक्षणीय नली से होते हुए लेबिया मेजरॉ के कोमल ऊतकों में समाप्त होती है।)

Roxatidine (रोक्साटिडाइन) H_2 receptor blocker used in peptic ulcer. (H_2 ग्राही अवरोधक जिसे पेप्टिक अल्सर में प्रयोग किया जाता है।)

Rub (रब) The sound of friction of one roughened surface moving on another, e.g. pleural rub, pericardial rub. (किसी एक सतह के दूसरी खुर्दरी सतह पर गति करने से उत्पन्न रगड़ की ध्वनि जैसा की फुफ्फुसावरणशोथ में परिभ्रमण करने पर सुनाई देने वाली दोनों परतों के द्वारा उत्पन्न रगड़ की ध्वनि।

Rubefacient (रूबीफेशिएन्ट) Agents causing redness of skin by vasodilatation, e.g. liniments of turpentine. (रक्त वाहिनियों को विस्फारित करके त्वचा की लाली उत्पन्न करने वाला कारक।)

Rubella (रूबेला) Acute infectious disease of viral origin causing rash, cervical and postauricular lymphadenopathy, in first trimester can cause fetal anomalies and in pubertal girls can cause oophoritis. (एक तीव्र संक्रमक रोग जो विषाणुज द्वारा उत्पन्न होता है जिससे दाने, ग्रीवा की उपरिस्थ तथा बहिःकर्ण के पीछे की ग्रन्थियां बड़ी हो जाती हैं। इससे पहले ट्राइमेस्टर में, भ्रूणीय विकृति तथा यौवनावस्था वाली लड़कियों में डिम्बाशयशोथ उत्पन्न होता है।)

Rubeola (रूबीयोला) SYN—measles. (खसरा; रोमान्तिका।)

Rubeosis iridis (रूबीयोसिस आइराइडिस) Vascularization of anterior surface of iris with retinal vein thrombophlebitis often responsible for hemorrhagic glaucoma in diabetics. (उपतारा की अग्रज सतह पर नयी रक्त वाहिनियों का बनना, साथ ही नेत्रपटलीय शिरा घनास्त्रशिराशोथ जो अधिकतर मधुमेह में रक्तस्त्रावी अधिमन्य के लिए जिम्मेदार होते हैं।)

Rubidium (रूबिडियम) A soft silvery metal that bursts into flames spontaneously in air. (कोमल चांदी सी धातु जो वायु के सम्पर्क में आते ही अचानक जलने लगती है।

Rubin's test (रूबिन्स टैस्ट) Carbondioxide/air uterine insuflation to test tubal patency. (कार्बन डाईऑक्साइड या वायु गर्भाशय प्रधमन द्वारा वाहिनियों की विवृतता (खोखलेपन) के लिए परीक्षण करना।)

Rubor (रूबोर) Redness caused by inflammation. The other three classical signs of inflammation are calor (heat), dolor (pain) and tumor (swelling). (शोथ द्वारा होने वाली लाली। शोथ के तीन दूसरे लक्षण हैं कैलोर (ताप), डोलोर (पीडा), तथा ट्यूमर (सूजन) होते हैं।)

Rubrospinal (रूबरोस्पाइनल) The descending tract from rednucleus of midbrain to gray matter of spinal cord. (मध्यमस्तिष्क का लाल केन्द्रक से सुषुम्ना रज्जु के भूरे पदार्थ तक का घटता मार्ग।)

Rudiment (रूडीमैन्ट) 1. Remnant of a part which was functional in earlier stage of development or in ancestors. 2. Undeveloped. (किसी भाग का बचा हुआ हिस्सा जो विकास के पहले चरण में क्रियात्मक या अविकसित होता है।)

Rudimentary (रुडीमेन्टरी) Not complete development. Imperfect development. (अपूर्ण रुप से विकसित।)

Ruffini's corpuscles (रूफीइनिस कार्पोसल्स) Encapsulated sensory nerve endings of skin to mediate sensation of warmth. (त्वचा के परिसम्पुटक संवेदी तंत्रिका के किनारे जिससे गर्मी की संवेदनता को प्रभावित किया जाता है।)

Ruga (रूगा) A fold of mucous membrane, e.g. of stomach or vagina. (श्लेष्मकला की तह, उदाहरण के लिए आमाशय या योनि की।)

Ruggeri's reflex (रूगेरीस रिफलैक्स) Rise in pulse rate on convergence of eyes on a near object. (किसी पास की वस्तु पर आंखों के अभिसरन से नाड़ी दर का बढ़ना।)

Rugose, rugous (रूगोस, रूगस) Having many wrinkles or creases. (बहुत सी सिकुड़नें अथवा झुर्रियों वाला; झुर्रीदार।)

Rugosity (रूगोसिटी) Condition of having wrinkles or being folded. (सिकुड़नों अथवा झुर्रियों वाला होने की दशा। झुर्री या तह।)

Rule of nine (रूल आफ नाइन) Formula for estimating percentage of body surface area, where head represents 9%, front and back of trunk 18% each, each lower extremity 18%, each upper extremity 9% and perineum 1%. (शरीर के सतह क्षेत्र के प्रतिशत दर का अनुमान लगाने के लिए फार्मूला जिसमें सिर 9% संकेत करता है, पेट के अग्र तथा पीछे प्रत्येक 18% करता है प्रत्येक नीचला दूरस्थ 9%, प्रत्येक ऊपरी दूरस्थ 9% तथा मूलाधर 1% करता है।)

Rum fits (रमफिट्स) Convulsion occurring within 48 hours following abstinence in habitual drinkers. (पुराने शराबी का शराब पीना छोड देने पर 48 घंटों के अन्दर मिर्गी के दौरों के समान दौरे पड़ना।)

Rumination (रूमीनेशन) 1. Regurgitation of previously swallowed food. 2. Obsessional preoccupation with thoughts. (निगले हुए भोजन का प्रत्यवहन अर्थात, भोजन का मुंह के रास्ते वापस आना। पहले से ही कुछ विचार तथा धारणाएं बनाए रखना।)

Rump (रम्प) Gluteal region or buttocks. (नितम्ब।)

Rumpf's symptoms (रम्पस सिम्पमन) In neurasthenia, rise in pulse rate on pressure over a painful spot. (तंत्रिकावसाद में, पीड़ा वाले स्थान पर दाब डालने पर नाड़ी दर बढ़ जाती है।)

Rupatadine (रूपाटाडाइन) Antihistamine. (हिस्टामिनरोधी।)

Rupia (रुपिया) A thick cutaneous syphilitic eruption often with extensive ulceration. (गाढ़ा त्वचीय उपदंशग्रस्त विस्फोट जो अधिकतर विस्तृत (बहुत अधिक) व्रणों के साथ होता है।)

Rupture (रप्चर) Breaking apart of any organ or tissue, e.g. of amniotic membrane, uterus, intestines fallopian tubes. (किसी अंग या ऊतक का फट जाना या टूट जाना; विदर; फटन।)

Rush (रश) The first spell of pleasure produced by a narcotic drug. (शक्तिशाली क्रमाकुंचन गति। आन्नद या प्रसन्नता का पहला दौरा जो स्वापक औषधि द्वारा उत्पन्न होता है।)

Russel bodies (रसेल बॉडीज) Small spherical hyaline bodies in cancerous and simple inflammatory growths. (कैंसरीय तथा साधारण शोथयुक्त वृद्धि में छोटा गोलाकार काचाभ पिण्ड।)

Russian bath (रशियन बाथ) Steam bath followed by friction and plunge in cold water. (स्टीम बाथ के बाद ठंडे पानी में हल्का सा नहाना तथा डुबकी लगाना।)

Rutin (रूटीन) A crystalline glucoside derived from buckwheat closely related to hesperidin, used in hemostatic preparations. (अनाज से प्राप्त एक क्रिस्टालाइन ग्लूकोसाइड जो हिस्पेरीडिन से संबंधित होता है। इसे हीमोस्टेटिक की तैयारी में प्रयोग किया जाता है।)

Rye (राई) A cereal used for food and beverages (एक प्रकार का अन्न (अनाज) जिसे भोजन तथा पेय पदार्थों में प्रयोग किया जाता है।)

Ryle's tube (रायल्स ट्यूब) A fine tube made of rubber used in withdrawing liquid contents from the stomach, e.g. in poisoning cases or giving the feeds to the patients if oral feeds are not indicated. (आमाशय में तरल पदार्थ डालने एवं आमाशय के तरल पदार्थ को बाहर निकालने वाली प्लास्टिक नली।)

S

Saber shin (सेबर सिन) Convex prominent anterior border of tibia in congenital syphilis. (जन्मजात सिफिलिस में अन्तर्जंघिका की अग्र सीमा का उत्सेध; उन्नतोदर।)

Sabin vaccine (सैबिन वैक्सिन) Oral polio vaccine containing inactivated poliovirus. (मौखिक पोलियो वैक्सीन (टीका) जिसमें निष्क्रीय पेालियो विषाणु होता है।)

Sabulous (सेबुलस) Sandy, gritty. (रेतीला; किरकिरा।)

Sac (सैक) A cavity or pouch often containing fluid. *s. yolk* The extraembryonic membrane that connects with midgut through long narrow yolk stalk and is first hematopoietic organ of the embryo (*see* Figure). (कोष; थैली; थैली के समान रचना जिसमें अधिकतर तरल होता है।) *Sac yolk* (सैक योक) (बहिभ्रूणीय कला जो लम्बी पतली पीतक डांठ से होते हुए अधिमध्यान्त्र से जुड़ती है। यह भ्रूण का पहला रक्तोत्पादक अंग होता है।)

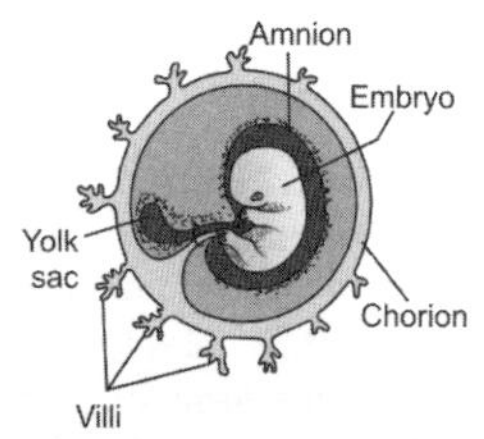

Yolk sac (A six-week embryo)

Saccades (सैक्केड्स) Fast involuntary movements of eyes while changing gaze from one point to another. (एक वस्तु को देखकर दूसरी वस्तु के देखने पर दोनों नेत्रों में एक साथ उत्पन्न होने वाली अनियंत्रित झटका देने वाली गतियां।)

Saccate (सैकेट) Enclosed in a sac. (किसी थैली या कोश में बंद।)

Saccharase (सैकेरेस) An enzyme catalyzing breakdown of disaccharides to monosaccharides. (एक एंजाइम जो डाइसैकेराइडस डैक्सट्रोज पर नाइट्रिक अम्ल की क्रिया से उत्पन्न होता है।)

Saccharic acid (सैकेरिक एसिड) A dibasic acid produced by action of nitric acid on dextrose. (एक डाइबेसिक अम्ल जो डेक्सट्रोज पर नाइट्रिक अम्ल की क्रिया से उत्पन्न होता हैं।)

Saccharide (सैकेराइड) A group of carbohydrates including mono, di, tri, and polysaccharides. (शर्कराओं सहित कार्बोहाइड्रेटों का एक वर्ग (समूह) जिसमें मोनो, पोलीसैकेराइड होते हैं।)

Saccharin (सैकेरिन) A coal tar product, 300–500 times sweeter than sugar, used as artificial sweetner. (एक कृत्रिम उत्पाद जो शुगर से 300 से 500 गुना मीठा होता है और किसी वस्तु को कृत्रिम रूप से मीठा बनाने के लिए प्रयुक्त किया जाता है।)

Saccharolytic (सैकेरोलाइटिक) Capable of splitting up sugar. (शुगर को खण्डित करने में सक्षम; शर्करालायी।)

Saccharomycosis (सैकेरोमाइकोसिस) A disease due to yeasts. (यीस्ट के कारण होने वाला एक रोग।)

Saccharose (सैकेरोज) Sucrose, or canesugar. (सुक्रोज (चीनी) या गन्ना।)

Saccular (सैक्कुलर) Resembling a sac. (कोश के आकार का, थैलानुमा; लघुकोशिय।)

Sacculation (सैक्कुलेशन) Group of sacs or formed into group of sacs. (एक या अधिक लघुकोशों का बनना।)

Saccule (सैक्यूल) A small sac. (लघु कोश।)

Sacculus (सैक्कुलस) Singular of saccule. (सैक्यूल का एकवचन रूप।)

Sacralization (सैक्रेलाइजेशन) Fusion of the sacrum and the 5th lumbar vertebra. (पांचवीं कटि कशेरुका का सैक्रम के साथ संयोजन; त्रिकास्थि भवन।)

Sacral nerves (सैक्रल नर्वस) The 5 pairs of mixed nerves emerging through sacral foramina. (विभिन्न तंत्रिकाओं के पांच जोड़े जो त्रिकज रंध्रों से निकलते हैं।)

Sacral plexus (सैक्रल प्लक्सस) Plexus of sacral nerves giving rise to sciatic nerve. (सैक्रमी तंत्रिकाओं का जाल जिससे आसन तंत्रिका या शियाटिक नर्व निकलती है।)

Sacrococcygeus (सैक्रोकोकजियज) One of the two muscles, anterior and posterior extending from sacrum to coccyx. (दो पेशियों में से एक अग्र एवं पश्च जो त्रिकास्थि से गुदास्थि तक विस्तृत होती है।)

Sacroiliitis (सैक्रोइलियाटिस) Inflammation of sacroiliac joint. (त्रिकश्रोणिफलकीय संधिशोथ।)

Sacrospinalis (सैक्रोस्पाइनलिस) A large muscle lying on either side of vertebral column, consists of iliocostalis and longissimus. (एक बड़ी पेशी जो मेरूदण्ड के दोनों तरफ स्थित हाती है जिसमें इलियोकोस्टलिस तथा लॉजीसिमस होते हैं।)

Sacrovertebral angle (सैक्रोवर्टीब्रल ऐंग्ल) Angle formed between base of sacrum and fifth lumbar vertebra. (त्रिकास्थि के निचले क्षेत्र तथा पांचवीं कटि कशेरुका के बीच बनने वाला कोण।)

Sacrum (सैक्रम) The triangular bone of buttock lying in between the two iliac bones forming sacroiliac joints. Male sacrum is narrower and more curved. (त्रिक या त्रिकास्थि। कूल्हे की त्रिकोनी अस्थि जो दो इलियक अस्थियों के बीच स्थित होती है और सैक्रोइलियक जोड़ बनाते है। पुरुषों में त्रिकास्थि पतली तथा ज्यादा घुमाव वाली होती है।)

Saddle (सैड्ल) A seat for horse riders. (काठी; पर्याण; घुड़सवारों के लिए आसन या सीट।)

Saddle area (सैड्ल एरिया) The areas of buttocks coming in contact with the saddle during horse riding. (नितम्बों, मूलाधार तथा जंघाओं का भाग जो घोड़े पर चढ़ने पर काठी के सम्पर्क में आते हैं।)

Saddle joint (सैड्ल ज्वाइंट) A joint where the articulating surfaces are convex and concave. (एक जोड़ जहां संन्धि सतह उन्नतोदर तथा नतोदर होते हैं।)

Saddle nose (सैड्ल नोज) A depressed nasal bridge, due to congenital absence of bony or cartilaginous support or destructive disease like leprosy and syphilis. (ऐसी नासिका जिसका सेतु या पुल दबा हुआ होता है जो जन्मजात अस्थि तथा उपास्थिपरक सहारे के अभाव के कारण या जन्मजात सिफिहिलस या कोढ़ का एक चिन्ह है; पर्याण नासा)

Sadism (सैडिज्म) Sexual pleasure from inflicting physical or mental torture on others. (दूसरों को मानसिक अथवा शारीरिक वेदना पंहुचा कर लेंगिक आनन्द की प्राप्ति होना; परपीड़नकामुकता।)

Sadist (सैडिस्ट) One who practises sadism. (परपीड़नकामुकता को करने वाला; परपीड़नकामुक।)

Sadness (सैडनेस) Feeling of dejection or melancholy. (उदासीनता; निराशा या उदासी की भावना।)

Safelight (सेफलाइट) Darkroom lights whose wavelength does not hamper undeveloped X-ray film. (अंधेरे वाले कमरे की रोशनी जिसकी तरंग दैर्ध्य अविकसित एक्स-रे फिल्म में अवरोध उत्पन्न नहीं करती।)

Sagittal (सैजिटल) Anteroposterior direction. (अग्रपश्च सीवन की दिशा अथवा अग्रपश्च तल में स्थित।)

Sagittal plane (सैजिटल प्लेन) The plane that divides body into left and right halves. (शरीर की अग्र-पश्चज सीवन के समानान्तर एक अनुलम्ब तल जो शरीर को दो अर्द्ध भागों में विभाजित करता है।)

Sagittal sinus (सैजिटल साइनस) The superior longitudinal sinus. (श्रेष्ठ अनुदैर्ध्य विवर।)

Sagittal suture (सैजिटल सूचर) Suture between two parietal bones. (दो पार्श्विकास्थियों के बीच सीवन।)

Sago (सैगो) A starch preparation; when taken as food, leaves little residue. (साबूदाना; एक स्टार्च उपक्रम, जब इसे भोजन के रूप में लिया जाता है। तो यह बहुत थोड़ा अवशेष छोड़ता है।)

Saint Vitus dance (सैन्ट वाइरस डान्स) Sydenham's chorea. (साइडेनहेम्स कोरिया।)

Salacious (सैलासियस) Lustful. (कामातुर।)

Salam spasm (सलाम स्पाज्म) Infantile epilepsy with nodding of head due to spasm of sternocleidomastoids. (शैशवकालीन मिर्गी के साथ सिर को हिलाना, जो स्टर्नोक्लीडोमैस्टॉयडस के उद्वेष्ट के कारण होता है।)

Salbutamol (सैलब्युटामोल) Beta-2 agonist bronchodilator. (बीटा प्रचालक का विस्फारक।)

Salicylate (सैलीसाइलेट) Salt of salicylic-acid. Methyl salicylate is a counter irritant whereas sodium salicylate is analgesic and antipyretic. (सैलिसाइलिक अम्ल का लवण। मिथाइल सैलिसिलेट प्रतिक्षोभण उत्पन्न करता है परन्तु सोडियम सैलिसिलेट वेदनाहार तथा ज्वरनाशक होता है।)

Salicylic acid (सैलीसाइलिक एसिड) A phenol derivative used for making aspirin and used as keratolytic and antifungal agent. (फिनोल प्रत्युत्तेजक जिसे एस्पिरीन बनाने में प्रयोग किया जाता है। यह विशल्कक तथा कवकरोधी कारक के रूप में भी प्रयोग होता है।)

Saline (सैलाइन) Solution of salt or salty; can be hypertonic > 0.9% or hypotonic < 0.85% concentration. (लवण या नमकीन घोल; लवणीय।)

Saline enema (सैलाइन ऐनिमा) 1 teaspoon of salt dissolved in a pint of water to which is added magnesium sulfate (epsum salt) to induce catharsis. (दस्त को उत्पन्न करने के लिए बहुत थोड़े पानी में छोटा चम्मच लवण तथा मैग्नीसियम मिलाया जाता है।)

Saliva (सेलाइवा) Colorless, odorless, weakly alkaline secretion of salivary glands. Contains ptyalin, maltase and lysozymes. Daily secretion is up to 1500 ml. (रंगहीन, गंधरहित तथा लार ग्रन्थियों का कमजोर क्षारीय स्राव होता है। इसमें टायलिज्म, लाइसोजाइम तथा मेल्टेज होता है यह प्रतिदिन लगभग 1500 मि. लि स्रावित होता है।)

Salivant (सैलाइवैन्ट) Agents that stimulate flow of saliva. (लार या थूक के बहाव को उत्तेजित करने वाला लारास्रावक।)

Salivary glands (सैलाइवरी ग्लैण्ड्स) The parotid, sublingual and submandibular paired glands and the unpaired palatal, buccal, lingual glands secreting saliva. (मुख की ग्रन्थियां जिनसे लार स्रावित होती है। कर्णपूर्व, अवअधोहनुज एवं अवजिहवी। लार ग्रन्थियां।)

Salk vaccine (साक वैक्सीन) Formalin inactivated poliomyelitis vaccine for intramuscular use. (मृत पोलियोमायलाइटिस विषाणुओं से मुक्त एक वैक्सीन जो पोलियोमायलाइटिस के प्रति रोगक्षमता उत्पन्न करने के काम आती है; पोलियोरोधी टीका।)

Salmeterol (साल्मेटेरॉल) Beta-2 adrenergic stimulant. (बीटा-2 एड्रीनर्जिक उत्तेजक।)

Salmonellosis (साल्मोनैलोसिस) Infection with salmonella group of organism producing typhoid fever, gastroenteritis and septicemia. (साल्मोनैला वंश के जीवाणुओं का संक्रमण जिससे टाइफॉयड ज्वर, जठरान्त्रशोथ तथा रक्त विषाक्तता उत्पन्न होते हैं।)

Salmonpatch (साल्मोनपैच) Salmon colored areas of cornea in syphilitic keratitis. (उपदंश स्वच्छपटलशोथ में नेत्रपटल का साल्मन रंग का क्षेत्र।)

Salpingectomy (सैल्पिंगैक्टॉमी) Surgical removal of fallopian tubes. (शल्यक्रिया द्वारा किसी डिम्बवाहिनी को काटकर अलग कर देना; डिम्बवाहिनी उच्छेदन।)

Salpingitis (सैल्पिगाइटिस) Inflammation of fallopian tubes usually due to gonococci, tuberculosis, strepto and staphylococci. (डिम्बवाहिनी अथवा श्रवणीय नली का शोथ जो अधिकतर गोनोकोकाई, यक्ष्मा, स्ट्रेप्टों तथा स्टेफिलोकॉकी के कारण होता है।)

Salpingography (सैल्पिगोग्राफी) Imaging of fallopian tubes by injection of radio-opaque dye in investigation of infertility. (बध्यता की जांच में किसी रेडियोंअपरादर्शक पदार्थ का इन्जैक्शन लगाने के पश्चात डिम्बवाहिनियों का एक्स-रे परीक्षण करना; डिम्बवाहिनी चित्रण।)

Salpingolysis (सैल्पिगोलाइसिस) Surgical procedure to free the fallopian tubes of adhesions. (किसी डिम्ब वाहिनी के भीतर के चिपकावों को शल्यक्रिया द्वारा अलग कर देना।)

Salpingo-oophorectomy (सैल्पिंगो-ऊफोरेक्टॉमी) Excision of ovary and fallopian tube. (किसी डिम्बवाहिनी एवं किसी डिम्बग्रन्थि को शल्यक्रिया द्वारा काटकर निकाल देना।)

Salpingo-oophoritis (सैल्पिगो ऊफोराइटिस) Inflammation of fallopian tube and ovary. (किसी डिम्बवाहिनियों एवं डिम्ब ग्रन्थि का शोथ।)

Salpingopexy (सैल्पिगोपैक्सी) Surgical fixation of fallopian tube. (किसी डिम्ब वाहिनी का स्थिरीकरण।)

Salpingoplasty (सैल्पिंगोप्लास्टी) SYN — Tuboplasty; plastic surgery of fallopian tube to promote fertility. (प्लास्टिक सर्जरी द्वारा डिम्बवाहिनी की मरम्मत करना जो जननक्षमता को बढ़ाती है।)

Salpingorrhaphy (सैल्पिंगोरैह्फी) Ligation of fallopian tube. (किसी डिम्बवाहिनी की सिलाई करना अथवा उसमें टांके लगाना।)

Salpingostomy (सैल्पिगोस्टॉमी) Surgical opening up of a fallopian tube. (किसी अवरूद्ध डिम्बवाहिनी में एक शल्यक्रियात्मक छिद्र बनाना, डिम्बवाहिनी-छिद्रीकरण।)

Salpingotomy (सैल्पिंगोटॉमी) Incision on a fallopian tube. (किसी डिम्बवाहिनी में चीरा लगाना।)

Salpinx (सैल्पिंक्स) The fallopian or eustachian tube. (डिम्बवाहिनी अथवा यूस्टेशिन नली।)

Salsalal (सलसालाल) Salicyl-salicylic acid. (सैलिकल सैलिसाइलिक अम्ल।)

Salt (साल्ट) 1. Sodium chloride. 2. A chemical compound formed from action of an acid with a base. *s. bile* Salt of glycocolic and taurocolic acids present in bile, help in absorption of fat. *s. iodized* Salt containing 1 part of sodium or potassium iodide per 10,000 parts of sodium chloride for iodine deficiency. *s. smelling* Aromatized ammonium carbonate. (सोडियम क्लोराइड। एक रासायनिक यौगिक जो अम्ल के साथ क्षार की प्रक्रिया से बनता है।)

Saltatory (साल्टेटॅरी) Dancing or leaping movement. (नाचते या कूदते हुए गति करना।)

Saltatory conduction (साल्टेटॅरी कन्डक्शन) Nerve conduction where impulse skips from node to node. (तंत्रिका संचार जहां आवेग एक पर्व से दूसरे पर्व पर चला जाता है।)

Salt-free diet (साल्ट-फ्री डाइट) Diet containing < 500 mg salt/day. (भोजन या आहार जिसमें प्रतिदिन 500 से कम लवण होता है।)

Salubrious (सॉल्यूब्रियस) Good for health, wholesome. (स्वास्थ्यकर; स्वास्थ्य के लिए अच्छा; स्वास्थ्यवर्धक; पौष्टिक।)

Saluresis (सॅाल्यूरेसिस) Excretion of salt in urine. (मूत्र में लवण का उत्सर्जन।)

Salutary (सॉल्यूट्री) Promoting health. (स्वास्थ्य के लिए सहायक।)

Salvarsan (सॉल्वरसन) Arsenic salt previously used for syphilis. (आर्सेनिक लवण जिसे पहले सिफिलिस के लिए प्रयोग किया जाता है।)

Sample (सैम्पल) A portion of population or any substance that is representative of entire population or that substance. (किसी पदार्थ का एक भाग जो उस पदार्थ के सम्पूर्ण का प्रतिनिधित्व करता है।)

Sampling (सैम्पिलिंग) The process of selecting a portion or part to represent the whole. (सम्पूर्ण का प्रतिनिधित्व करने के लिए एक भाग की छंटनी करने की प्रक्रिया।)

Sanatorium (सेनेटोरियम) A place or establishment for promotion of good health or treatment of chronic ailments, e.g. tuberculosis. (स्वास्थ्य की रक्षा हेतु अथवा रोगियों की चिकित्सा करने हेतु विशेषकर जीर्ण रोगों के रोगियों जैसे क्षय रोग आदि अथवा मानसिक विकारों के रोगियों की चिकित्सा करने की एक संस्था; क्षयरोग चिकित्सालय।)

Sand (सैण्ड) Fine particles from disintegration of rock. *s. auditory* Calcareous concretions in inner ear. *s. pineal* Calcium deposit near base of pineal gland. (बालु; पत्थर की चट्टान के विखण्डन से प्राप्त बारीक कण।) *Sand auditory* (सैण्ड आडिटॅरी) (आन्तरिक कर्ण में कैल्सियममय पथरी।) *Sand pineal* (सैण्ड पाइनियल) पिनियल ग्रन्थि के आधार के पास कैल्सियम का जमना।)

Sandflies (सैण्डफ्लाईस) Flies belonging to genus *Phlebotomus* transmitting sandfly fever, oroya fever and various forms of leishmaniasis. (बालु-मक्षिका। मक्खियां जो फ्लेबोटोमस नामक वंश की सदस्य होती हैं। यह सैण्डफ्लाइ ज्वर, औरया ज्वर कई प्रकारों के लिषमैलिया संचारित करती हैं।)

Sandfy fever (सैण्डफ्लाई फीवर) An arbovirus disease mimicking influenza but without respiratory symptoms, transmitted by sandflies. (एक आर्बोवाइरस विकार जो इनफ्लुएंजा के समान होता है परन्तु इसमें श्वास संबंधित लक्षण नहीं होते हैं यह सेण्डफ्लाई द्वारा संचारित होता है।)

Sandhoff's disease (सैण्डहाफ्स डिजीज) A gangliosidosis where enzymes hexosaminidase A and B are absent. (गैंग्लियोसाइडोसिरा जहां एंजाइम हैक्सोसेमिनीडेस ए तथा बी अनुपस्थित होते हैं।)

Sane (सेन) Mentally sound. (मानसिक रूप से स्वस्थ।)

Sanfilippo's disease (सेनफिलिपोस डिजीज) A form of mucopolysaccharidosis with mental retardation, dwarfism, hepatosplenomegaly and skeletal defects. (एक प्रकार का म्यूकोपोली-सैकेराइडोसिस जिसमें बुद्धि ह्रास, बौनापन, यकृतप्लीहातिवृद्धि तथा कंकाल दोष उत्पन्न होते हैं।)

Sanguine (सैंग्वीन) Pertains to blood, cheerful. (रक्त से संबंधित अथवा रक्त में बना हुआ रक्तपूर्ण; रक्तवर्ण। प्रफुल्ल; प्रसन्न।)

Sanguinous (सैंग्वीनस) Bloody. (रक्तिम, रक्त संबंधि।)

Sanies napkin (सैनीज) Wound discharge which is thin, fetid and green. (किसी जख्म से निकलने वाला पतला, बदबूदार तथा हरापन लिये हुए एक स्राव जिसमें सीरम, पस तथा रक्त होता है।)

Sanitary (सेनीटरी नेपकिन) Clean; conditions conducive to good health. (मासिक धर्म के रक्त का अवशोषण करने के काम आने वाला सेनीटरी पैड।)

Sanitary pad (सेनीटरी पैड) It is an absorbent pad which is used to absorb and hold the blood flowing during menstruation, it is disposable and used to protect the clothing during menses. (मासिक धर्म के रक्त को अवशोषण करने के काम आने वाला पैड।)

Sanitation (सेनीटेशन) Establishment of conditions favorable to health. (स्वास्थ्य के लिए हितकारी अवस्थाओं का प्रतिष्ठान करना।)

Sap (सैप) Any fluid essential for life. (किसी प्राणी के जीवित रहने के लिये आवश्यक कोई भी तरल या द्रव।)

Saphenous nerve (सैफिनस नर्व) A deep branch of femoral nerve supplying innerside of foot and leg. (ओर्वी तंत्रिका की एक शाखा जो पैर, टखने तथा पांव के मध्यवर्ती पार्श्व की आपूर्ति करती है।)

Saphenous veins (सैफिनस वेन्स) The long saphenous vein extends from foot to saphenous opening in upper thigh whereas short saphenous vein runs up behind lateral malleolus to join popliteal vein. (टांग की दो उपरिस्थ, लघु एवं वृहत् जघन शिरायें। लम्बी जघन शिरा पांव से ऊपरी जांघ के जघन छिद्र तक विस्तृत तथा छोटी जघन शिरा के पीछे से जुड़ जाती है।)

Saponification (सेपोनीफिकेशन) 1. Conversion into soap, i.e. hydrolysis of fat by an alkali yielding glycerol and salts of fatty acid. 2. In chemistry hydrolysis of an ester into corresponding alcohol and acid. (किसी तेल या वसा को साबुन में परिवर्तित करना। क्षार द्वारा वसा का जलापघटन जिससे वसीय अम्ल के ग्लिसरोल तथा लवण उत्पादित होते हैं। रसायनशास्त्र में, समानतापूर्ण एल्कॉहल तथा अम्ल में ईस्टर का जलापघटन)

Saponin (सेपोनिन) Some plant glycosides that produce gastroenteritis. (कुछ पौधे ग्लाइकोसाइडस जो जठरांत्रषोथ उत्पादित करते है।)

Saporific (सेपोरीफिक) Imparting taste or flavor. (किसी स्वाद अथवा सुगन्ध को प्रदान करने वाला; सुस्वादु।)

Saprogen (सेप्रोजन) Any microorganism causing or produced by putrefaction. (मवाद बनाने वाला अथवा मवाद पड़ जाने से उत्पन्न कोई भी सूक्ष्मजीव।)

Saprophyte (सेप्रोफाइट) Organisms living on decaying or dead organic matter. (सड़ते हुए अथवा मृत कार्बनिक पदार्थ पर जीवित रहने वाला कोई भी जीव; मृतजीवी, मृतोपजीवी।)

Saquinavir (सैक्यूइनेविर) Anti-HIV agent. (मानव इम्यूनोडैफीसियन्सी विषाणु (एच आई वी) विरोधी कारक।)

Saralasin (सैरालासिन) Converting enzyme inhibitor for hypertension. (उच्चरक्तदाब के लिए एंजाइम संदमक को परिवर्तन करना।)

Sarcoblast (सार्कोब्लास्ट) Embryonic cell that develops into a muscle cell. (भ्रूणीय कोशिका जो पेशी कोशिका में विकसीत होती है)

Sarcocele (सार्कोसील) A fleshy tumor of testicle. Sarcocystis a genus of *Coccidian protozoan,* forms sarcocysts in human muscle. Sarcocystosis Usually transmitted by eating undercooked pork or beef containing sporocysts or ingestion of sporocysts in the feces of animal. (शुक्रग्रन्थि का मांसल शोथ अथवा अर्बुद, वृषणमांसार्बुद।)

Sarcoid (सार्कायड) 1. Resembling flesh 2. Small tubercle like lesion characteristic of sarcoidosis. (मांस के समान; मांसाभ। दण्डाणु जैसे छोटे सार्कायॅडोसिस की गुलिकाभ या यक्ष्माभी विक्षति।)

Sarcoidosis (सार्कायॅडोसिस) A granulomatous disease of unknown etiology affecting lungs, lymph nodes, skin, eyes, small bones of hand and feet. (एक ऐसा रोग जिसके कारण का पता नहीं होता जिसमें कणिका गुल्मीय विक्षतिया उत्पन्न होती हैं जो शरीर के किसी भी अंग या ऊतक जैसे फेफड़ों, लसीका पर्व, त्वचा, आंखों हाथ और पैरों की छोटी अंगुलियों को प्रभावित कर सकती हैं।)

Sarcolemma (सार्कोलेम्मा) A thin membrane surrounding each striated muscle fiber. (प्रत्येक रेखित पेशी तन्तु को आच्छादित करने वाली एक पतली झिल्ली।)

Sarcoma (सार्कोमा) Cancer of connective tissue like muscle and bone. s. *Ewing's* A fusiform swelling of long bones containing round endothelial cells. *s. Kaposi's* A skin sarcoma in AIDS victims. *s. osteogenic* Sarcoma in metaphysis of long bones containing variously shaped cells. *s. reticulum* cells A form of malignant lymphoma. (संयोजी ऊतक जैसे पेशी अथवा अस्थि का एक दुर्दम अर्बुद या कैंसर जो हड्डियों, मूत्राशय, वृक्कों, यकृत, प्लीहा तथा फेफड़ों आदि को प्रभावित कर सकता है; सार्कार्बुद; सार्कोमा।)

Sarcomere (सार्कोमेयर) That portion of a striated muscle fibril lying between two adjacent dark lines (*see* Figure). (रेखित पेशी तन्तु का वह भाग जो दो आसन्न गहरी रेखाओं के बीच स्थित होता है।)

Sarcoplasm (सार्कोप्लाज्म) The cytoplasm inside muscle cells. (पेशी कोशिकाओं के अन्दर कोशिका द्रव्य।)

Sarcoptes (सार्कोप्टेस) A genus of *Acarina* that includes mites. e.g., *Sarcoptes scabiei* causing scabies. (कुटकियों का एक वंश जिसमें सार्कोप्टीस स्केबाई का समावेश होता है जिससे मनुष्य में स्कैबीज या पामा रोग उत्पन्न होता है।)

Satellite (सैटेलाइट) A small structure attached to a larger one. (एक छोटी संरचना जो बड़ी संरचना से जुड़ी होती है।)

Satiety (सेशियटी) Feeling satisfied with food. (पूर्णतया विषेशकर भोजन से तृप्ति, परिपूर्णता।)

Satranidazole (सेट्रानिडाजोल) Antiprotozoal agent. (एक कोशिकीय जंतुओं को नष्ट करने वाला कारक।)

Saturated compound (सेचुरेटेड कम्पाउन्ड) Any compound with all its carbon bonds saturated. (कोई यौगिक जिसके सारे कार्बन बंध संतृप्त होते हैं।)

Saturation (सेचुरेशन) A state in which all of a substance, that can be dissolved in a solution. Adding more of the substance will not increase its concentration. (संतृप्ति; संतृप्तिकरण; एक स्थिति जिसमें एक पदार्थ सम्पूर्ण रूप से घोल में घुल जाता है और अधिक पदार्थ को डालने से उसकी सान्द्रता नही बढ़ती।)

Saturday night palsy (सेटरडे नाइट पाल्सी) Paralysis of radial nerve in alcoholics from its compression against the chair. (मदात्यय में विकिरणकारी तंत्रिका का अंगघात जो कुर्सी से दाब पढ़ने के कारण होता है।)

Satyriasis (सेटीरिएसिस) Uncontrollable or excessive sexual urge in males. (पुरुष में अत्यधिक बढ़ी हुई कामेच्छा; पुरूष अतिकामुकता।)

Saucerization (सौसेराइजेशन) Surgical creation of a shallow area in tissue. (किसी ऊतक में शल्यक्रिया द्वारा गड्ढा बनाना अथवा चोट लग जाने पर पर गड्ढा बन जाना।)

Sauna (सौना) An enclosure where a person is exposed to high temperature and humidity for brief period and then he is given cold bath; a process to relieve aches and pains, loosen stiff joints and loose weight. (एक बंद कमरा जिसमें व्यक्ति को थोड़े समय के लिए उच्च तापमान तथा आर्द्रता से अरक्षित किया जाता

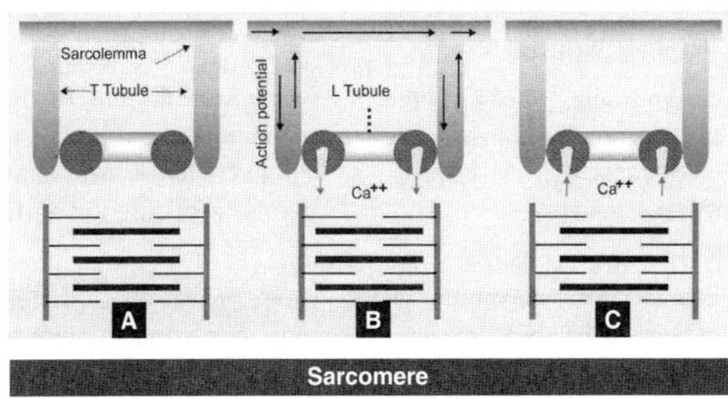

Sarcomere

है; और फिर ठंडे पानी से स्नान कराया जाता है। यह प्रक्रिया पीड़ा तथा जोड़ों में आराम तथा वजन कम करने के लिए प्रयोग किया जाता है।)

Savory (सैवरी) Appetizing taste or odor. (क्षुधावर्धक स्वाद या गंध।)

Saxifragant (सैक्सीफ्रेगेन्ट) Dissolving or breaking of bladder stones. (पथरियों को विशेषकर मूत्राशय में घोलने अथवाा तोड़ने वाला।)

Scab (स्कैब) Crust formed on a wound, pustule or ulcer. (किसी त्वचीय अथवा उपरिस्थ (ऊपरी) व्रण की पपड़ी जो स्राव के सूख जाने से बन जाती है; खुरण्ट; फुंसी या व्रण।)

Scabicide (स्कैबीसाइड) Agents effective against scabies organism, i.e. *Sarcoptes scabiei*. (पामा या स्कैबीज को उत्पन्न करने वाली कुटकी को मारने वाला कारण जैसे सार्कोप्टीस, स्कैबियाड; पामानाशी।)

Scabies (स्कैबीज) A mite borne-contagious skin disease characterized by papule, vesicle, pustule, with intense itching. (कण्डू (खूजली) कुटकी सार्कोप्टीस स्कैबियाड् द्वारा उत्पन्न एक अति सांसर्गिक त्वचा रोग।)

Scala (स्केला) One of the three spiral passages of cochlea: the scala media, scala tympani and scala vestibuli. (कर्णावर्त या कॉक्लिया की तीन सर्पिल (चक्राकार) वाहिनियों में एक; अध कुल्या।)

Scald (स्केल्ड) Burn caused by moist heat or hot vapors. (गर्भ द्रव अथवा वाष्प से जलना या इस प्रकार जला हुआ।)

Scalded skin syndrome (स्केल्डेड स्किन सिण्ड्रोम) Staphylococcal necrotizing skin infection. (स्तवकगोलाणु (स्टैफिलोकॉकल) परिगलनकारी त्वचा संक्रमण।)

Scale (स्केल) Thin dry exfoliation from upper layers of skin, maximum in psoriasis, eczema, seborrhea sicca, etc. (त्वचा की ऊपरी परतों से निकलने वाली पतली सूखी पपड़ी या खुरण्ट जो सबसे अधिक सोरियासिस, एक्जिमा, सीबोह्रिया सिक्का आदि में होता है।)

Scalenotomy (स्केलेनोटॉमी) Division of scalenus muscle to contain apical tuberculosis of lungs. (फेफड़ों के यक्ष्मा के लिए किसी स्केलीनस पेशी में चीरा लगाकर विभाजित करना।)

Scalenus (स्कैलिनस) Scalenus anterior, medius and posterior muscles originating from transverse processes of C_3-C_6 vertebra and inserted to 1st and 2nd ribs. (स्केलीनस की अग्र, मध्यम एवं पश्च पेशियाँ जो C_3-C_6 कशेरुका के अनुप्रस्थ प्रवर्धों से निकलती हैं तथा पहली एवं दूसरी पसलियों में प्रवेश होती हैं।)

Scalenus syndrome (स्केलेनस सिन्ड्रोम) Thoracic inlet syndrome due to compression of brachial plexus and subclavian artery manifesting with pain, paresthesia in upper limb with atrophy of small muscles of hand. (थोरैसिक इन्लेट सिन्ड्रोम जो अवजत्रुकी धमनी तथा ग्रैवस्नायुजाल के दबाव के कारण होता है जिसमें पीड़ा ऊपरी अंग में अपसंवेदन के साथ हाथ की छोटी पेशियों में क्षय होती है।)

Scaler (स्केलर) An instrument used for removing dental calculus. (दाँतो से पथरी को निकालने वाला एक दंत यंत्र।)

Scaling (स्केलिंग) Removal of calculus from teeth. (दाँतों से दन्तमल (टार्टर) अथवा पथरी को अलग करने की क्रिया।)

Scalp (स्कैल्प) The hairy portion of head, consisting from out to inwards: skin, dense subcutaneous tissue, occipitofrontalis muscle with the galea aponeurotica, and periosteum. (कपाल का आवरण जिसमें बालों सहित त्वचा तथा अवत्वक् ऊतक आदि होते हैं; शिरोवल्क।)

Scalpel (स्कैल्पल) A straight surgical knife with a convex edge (*see* Figure). (एक छोटा, सीधा शल्यक्रिया संबंधी चाकू जिसका एक किनारा उन्नोतदार होता है; छुरी।)

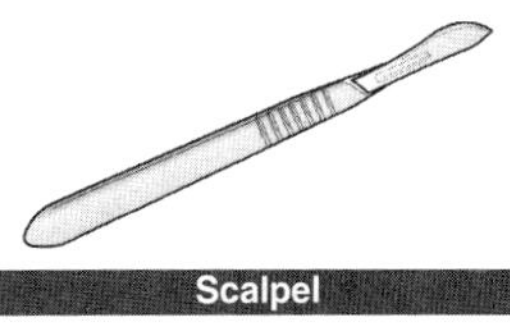

Scalpel

Scalp tourniquet (स्कैल्प टूर्नीकुएट) Tourniquet applied to scalp during IV administration of antineoplastic drugs to prevent alopecia. (अर्बुदों के विकास को कम एवं रोकने वाले कारकों को देते समय गंजेपन को रोकने के लिए शिरावल्क पर रक्तबंध लगाना।)

Scanning electron microscope (स्कैनिंग इलैक्ट्रॉन माइक्रोस्कोप) An electron microscope that provides three dimensional views of an object. (एक इलैक्ट्रॉन सूक्ष्मदर्शक यंत्र जो किसी वस्तु को तीन आयामों वाले दृश्य देता है।)

Scanning speech (स्कैनिंग स्पीच्) A symptom of cerebellar disease where words are pronounced by syllables, slowly and hesitantly. (अनुमस्तिष्क विकार का एक लक्षण जिसमें शब्दों को धीरे-धीरे, रोक रोककर एक-एक अक्षर द्वारा उच्चारित किया जाता है।)

Scaphoid (स्कैफॉयड) Boat shaped. (नौकाकार; नाव के आकार का)

Scapula (स्कैपुला) The flat triangular bone at the back of shoulder articulating with clavicle and humerus. *s. winged* Paralysis of serratus anterior or trapezius causing prominence of medial border of scapula (*see* Figure). (कंधे के पश्च भाग को बनाने वाली एक बड़ी चपटी, तिकोनी हड्डी जो क्लैविक्ल एवं हयूमेरस हड्डियों से जुड़कर जोड़ बनाती है; असफलक; स्कन्धफलक।)

Scar (स्कार) Healing of wound or injury leaving a mark on skin or internal organs. (व्रणचिन्ह, क्षतिचिंह त्वचा या आन्तरिक अंगों पर घाव का निशान पड़ना।)

Scarification (स्कारीफिकेशन) The process of making many small and superficial incisions or scratches in the skin. (खरोच।)

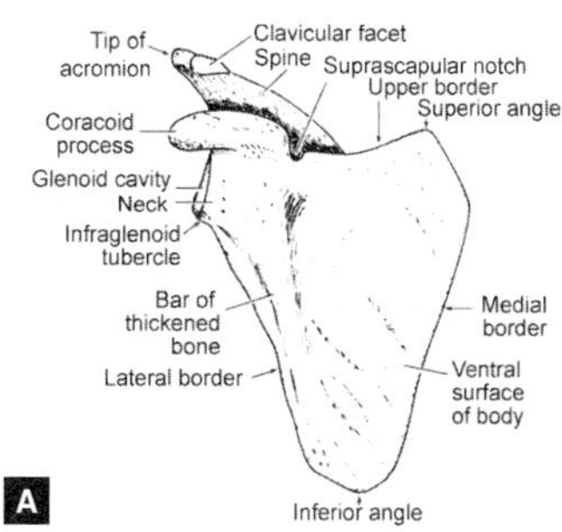

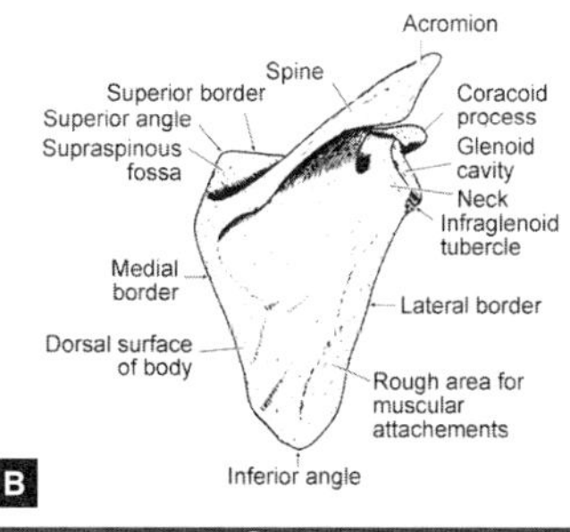

Scapula

Scarlatina (स्कारलाटिना) Scarlet fever. (आरक्त ज्वर (स्कार्लेट फीवर)।)

Scarlatiniform (स्कारलाटिनीफार्म) Resembling scarlet fever or its rash. (स्कार्लेट फीवर या उसके दाने के समान।)

Scarlet fever (स्कार्लेट फीवर) A streptococcal infection characterized by sore throat, strawberry tongue, rose colored rash and fever. (एक तीव्र सांसर्गिक रोग जिसमें गला खराब हो जाता है, ज्वर हो जाता है तथा जीभ लाल हो जाती है तथा गुलाबी विस्फोट हो जाते हैं।)

Scattergram (स्कैटरग्राम) Display of data on a paper where each value is indicated by a symbol and the individual symbols are not connected by a line. (किसी चार्ट पर आकड़ों का प्रदर्शन जिससे प्रत्येक मान को एक प्रतीक द्वारा संकेतिक किया जाता है।)

Schatzki ring (शिहैटजिकी रिंग) A mucosal web-like ring at the squamocolumnar junction of lower esophagus often causing dysphagia. (श्लैष्मिक जाल के समान छल्ला जो निचले ग्रासनली के शल्क स्तम्भाकार संगम पर स्थित होता है जिसके कारण निगरणकष्ट होता है।

Schick's test (शिकस टैस्ट) Skin test in diphtheria to determine immunity status. 1 ml. of diphtheria toxin is injected intradermally and result is read after 72 hours. Presence of immunity is indicated by absence of any erythema and inflammation at point of injection. (तनुडिफ्थीरिया टॉक्सिन का 0.1 मिली. का एक अन्तस्त्वचीय इन्जैक्शन लगाकर डिफ्थीरिया के प्रति रोगक्षमता के अंष को निर्धारित करने वाला एक परीक्षण। यदि 3 से 4 दिन पश्चात् इन्जैक्शन के स्थान पर एक लाल सूजन उत्पन्न होती है तो परीक्षण का परिणाम धनात्मक होता है।)

Schiller's test (शिलर्स टैस्ट) A test to demonstrate superficial cancer cervix. Iodine is applied on the cervix. As the cancer cells do not contain glycogen, they fail to stain with iodine. (उपरिस्थ कैंसर, विशेषकर गर्भाशय ग्रीवा के कैंसर के लिए परीक्षण। गर्भाशयग्रीवा को आयोडिन घोल से पेन्ट कर दिया जाता है। कैंसर कोशिकाओं में ग्लाइकोजन नहीं होने के कारण वे आयोडिन घोल से अभिरंजित नही होती।)

Schilling test (शिलिंग टैस्ट) A test using radioactive B_{12} for assessment of vitamin B_{12} absorption and diagnosis of intrinsic factor deficiency as in pernicious anemia. (विकिरणशील का प्रयोग करके विटामीन बी के अवशोषण का मूल्यांकन तथा अन्तःस्थ घटक की कमी का निदान करने के लिए किया जाने वाला परीक्षण जैसे प्रणाली रक्ताल्पता में होता है।)

Schistocyte (शिस्टोसाइट) Fragmented red blood cells of various shapes and irregular surfaces. (रक्तसंलायी रक्ताल्पता में रक्त में पाये जाने वाले विभिन्न आकार तथा अनियमित सतहों वाली खण्डित लाल रक्त कोशिकाएं; विखण्डित लोहितकोशिका।)

Schistosoma (शिस्टोसोमा) A genus of blood flukes living in blood vessels of internal organs and discharging eggs through urine and feces. *s. haematobium* The schistosoma inhabit in vesical plexus and discharge egg in urine; produce hematuria, cystitis and bladder wall calcification. *s. japonicum* Adults live in branches of superior mesenteric vein and produce dysentery. *s. mansoni* Adults live in branches of inferior mesenteric veins. (अंदरूनी अंगों की रक्त वाहिनियों में रहने वाले रक्त पर्ण कृमियों का एक वंश जो अपने अण्डों को मूल तथा मल द्वारा विसर्जित करते हैं।)

Schistosomiasis (शिस्टोसोमिएसिस) Infestation with the blood flukes, the schistosoma. (रक्त पर्णकृमि शिस्टोसोमा द्वारा उत्पन्न एक परजीवीय रोग।)

Schizencephaly (साइजेनसिफैली) Deformed fetus with a longitudinal cleft in the skull. (एक विकृत भ्रूण जिसकी खोपड़ी में एक लम्बी दरार पड़ी होती है।)

Schizogony (शाइजोगोनी) Asexual reproduction by binary fission as in case of malarial parasite. (पोषद के शरीर में स्पोरोजुआइट बहु-विखण्डन द्वारा अलैंगिक जनन जिससे विशेष रूप से मलेरिया परजीवी के जीवन चक्र में मीरोजुआइट उत्पन्न होते हैं; विखण्डीजनन।)

Schizoid (शिजोयड) Resembling schizophrenia. (विखण्डित मनस्कता या शिजोफ्रेनिया के समान अथवा उससे ग्रस्त।)

Schizoid personality disorders (शिजोयड परसनेल्टी डिस्आर्डर) A personality cult with difficult interpersonal relationship, and a limited range of emotional experience and expression; the cold, lonely, aloof personality. (एक व्यक्तित्व विकार जिसमें व्यक्ति भावहीन हो जाता है। रोगी वास्तविक जगत से अलग रहना पंसद करता है; विखण्डित मनस्कता।)

Schizont (शाइजोन्ट) A stage in lifecycle of sporozoa when it reproduces asexually to 12–24 merozoites inside RBC. (स्पोरोजुआइट के जीवन चक्र में उत्पन्न होने वाली एक अवस्था जिसमें लाल रक्त कोशिकाओं में यह अलैंगिक प्रावस्था में 12–24 मीरोजाइट उत्पन्न करते हैं; खण्डप्रसू।)

Schizophrenia (शाइजोफ्रेनिया) A form of psychosis with disorder of thinking, affect and behavior. Patients have delusions and hallucinations with loss of self-identity. *s. catatonic* Patients have catatonic stupor or mutism, catatonic rigidity, catatonic posturing, etc. *s. paranoid* Patient has delusions of persecution, jealousy. (एक मानसिक विकार जिसमें मानसिक क्रियाशीलता तथा सोच विचार की शक्ति का ह्रास तथा व्यवहारिक विकार होता है रोगी को भान्ति या मिथ्या विश्वास तथा विभ्रम हो जाता है तथा स्वयं की पहचान खो देता है।)

Schlemm's canal (शाइलेम्स कैनाल) Canaliculi or spaces at sclerocorneal junction of eye in anterior chamber for drainage of aqueous. (केनालीकुलाई या अग्र कोष्ठ में आंख के स्कलेरोकॉर्नियल संगम पर स्थित स्थान जो जलीय द्रव्य के निकास के लिए होता है।)

Schmorl's nodes (शाइमोरल्स नोड्स) Herniation of nucleus pulposus into vertebral body producing X-ray density. (केन्द्रक पल्पोसिस का कशेरूका पिण्ड में बहिःसरण जिससे एक्स-रे का घनत्व उत्पादित होता है।)

Schonlein's disease (स्कॉनलीन्स डिजीज) Allergic or anaphylactoid purpura in response to serum sickness, sensitiveness to drugs or most often idiopathic. (औषधि संवेदनशीलता; सीरम रोग तथा अन्य अज्ञात कारणों से उत्पन्न एक एलर्जीजनक या तीव्रग्राहिताभ परप्यूरा रोग।)

Schuffner's dots (शफनर्ज डाट्स) Minute granules present within RBC infected by *Plasmodium vivax*. (लाल रक्त कोशिकओं के मलेरिया परजीवी प्लाज्मोडियम वाइवैक्स से सक्रमित होने पर उनमें पाये जाने वाले छोटे कण।)

Schwann cell (श्वॉन सैल) Cells of ectodermal origin, form neurilemma. (बहिर्जनस्तरीय (एक्टोडर्मल) से उदगम हुई कोशिकाएं जिनसे तंत्रिकाच्छद का निर्माण होता है।)

Schwannoma (श्वैनोमा) Benign tumor of Schwann cells. (श्वॉन कोशिकाओं का सुदम अर्बुद।)

Sciatic (शियाटिक) Pertains to hip or ischium. (कूल्हा अथवा इस्कियम से संबंधित।)

Sciatica (शियटिका) Pain along the course of sciatic nerve from back of thigh along lateral border of leg to little toe usually due to disk prolapse at L_5–s_1. (पैर में शियाटिक तंत्रिका की लंबाई के साथ-साथ होने वाला दर्द जो जांघ के पीछे महसूस होता है तथा पैर के भीतर की ओर नीचे को चला जाता है। यह शियाटिक तंत्रिका के शोथ उस पर चोट पहुचने अथवा उसके दब जाने के कारण होता है; ग्रध्रसी।)

Sciatic nerve (शियाटिक नर्व) The largest nerve in body ($L_{4\text{-}5}$ $S_{1,2,3}$) passing from pelvis through greater sciatic foramen down the back of the thigh where it divides into tibial and peroneal nerves. Its lesion causes paralysis of hamstrings, peroneal and calf muscles and toe extensors (*see* Figure).

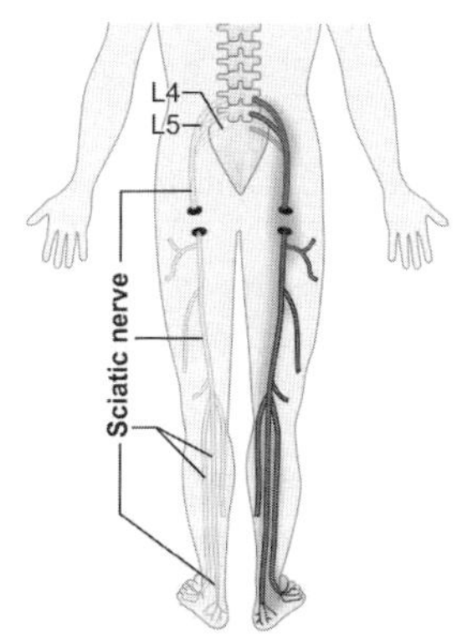

Sciatic nerve

(शरीर में स्थित सबसे बड़ी तंत्रिका जो शरीर के प्रत्येक ओर सेक्रमी जालिका से उत्पन्न होती है; बृहत आसन रन्ध्र से होकर श्रोणि से निकलती है तथा जांघ के पीछे नीचे को जाती हैं। जहां पर यह टिबियल एवं पैरोलिक तंत्रिकाओं में विभाजित हो जाती है; आसन तंत्रिका।)

Science (साइंस) Branch of knowledge utilizing systematic study and intelligent analysis to understand, explain, quantitate and predict the phenomena of life and natural laws. (विज्ञान की एक शाखा जो नियमबद्ध अध्ययन तथा पृथक्करण के द्वारा जीवन तथा प्रकृति के नियमों को समझाती, स्पष्ट तथा पूर्वानुमान करती है।)

Scintiphotography (सिन्टिफोटोग्राफी) Photography of scintillations emitted by radioactive substances injected into body. (शरीर में इंजैक्शन द्वारा पंहुचाए गए विकिरणसक्रिय पदार्थों से निकलने वाली चिंगारियों के फोटो लेना।)

Scintiscan (सिन्टिस्कैन) The scintiphotography record to indicate the differential accumulation of a substance in various parts of body. (सिन्टिफोटोग्राफी का प्रयोग करके नक्शे की तीव्रता में शरीर के विभिन्न भागों में पदार्थ के विभिन्न जमाव का पता चल जाता है।)

Schirrhus (सिरह्स) Hard cancerous overgrowth of fibrous tissue. (तन्तुमय ऊतक की अतिवृद्धि के कारण कठोर कैंसरीय अर्बुद।)

Scission (सीजन) To divide, split or cut. (विभाजित करना, काटना या फाड़ना, उच्छेदन।)

Scissor gait (सीजर गेट) Crossing of the legs while walking as in cerebral diplegia. (ऐसी चाल जिसमें चलते समय टांगें एक दूसरे को पार कर जाती हैं।)

Scissor leg (सीजर लैग) Contraction of thigh adductor causing the legs to have abnormal tendency to cross to the otherside. (ऐसी विकृति जिसमें चलते समय पैर कैंची के फलकों की भांति एक दूसरे को पार कर जाते हैं।)

Scissors (सीजर्स) A cutting instrument with two opposing blades with handles held together by a pin. (काटने के लिए प्रयोग किया जाने वाला उपकरण जिसके दो विपरित ब्लेड के साथ हेंडल होते हैं जो एक पेंच से जुड़े होते हैं।)

Sclera (स्कलेरा) The outer tough white fibrous tissue of eyeball extending from optic nerve to corneal margin. *s. blue* Abnormally thin sclera with visible choroid as in osteogenesis imperfecta. (नेत्रगोलक की सतह के पिछले लगभग 5/6 भाग को आच्छादित करने वाला एक दृढ़ श्वेत तन्तुमय ऊतक जो आगे स्वच्छ मण्डल या कॉर्निया में तथा पीछे दृष्टि तंत्रिका के बाह्य आवरण के साथ विलीन हो जाता है श्वेतपटल।)

Scleredema (स्केलरीडीमा) A benign self-limited skin disease characterized by edema and induration of skin. (एक सुदम त्वचा विकार जिसमें त्वचा का शोफ एवं कठोर हो जाती है।)

Sclerema (स्कलेरिमा) Hardening of the skin. (त्वचा का कठोर होना; त्वक्काठिन्य।)

Scleritis (स्क्लेराइटिस) Inflammation of sclera, can be anterior (adjacent to cornea), posterior or annular (in ring fashion around cornea). (श्वेतपटलशोथ, जो स्वच्छमण्डल के अग्र या पश्च या स्वच्छमण्डल के चारों ओर वृत्ताकार में हो सकता है।)

Sclerodactyly (स्कलेरोडैक्टाइली) Hardening of skin of fingers and toes. (हाथों एवं पैरों की अंगुलियों की त्वचा का कठोर हो जाना।)

Scleroderma (स्कलेरोडर्मा) A chronic disease of unknown etiology causing sclerosis of skin, esophageal dysmotility, pulmonary fibrosis, etc. The skin is tough, taut, hard and leather bound. (अज्ञात कारणों वाला एक जीर्ण विकार जिसमें हृदय, फेफड़े, वृक्क या गुर्दों तथा जठरान्त्रीय नली की जीर्ण कठोरता एवं सिकुड़न; त्वचाकठिनता; त्वक्काठिन्य।)

Scleroma (स्क्लेरोमा) Circumscribed indurated area of granulation tissue in skin or mucous membrane. (श्लेष्मिक कला या त्वचा में स्थित कणाकुर ऊतक का एक परिसीमित; कठोर स्थान।)

Scleromalacia (स्क्लेरोमैलेसिया) Softening of sclera as in late rheumatoid arthritis. (श्वेतपटल या स्क्लेरा का कोमल हो जाना, श्वेतपटल-मृदुता।)

Sclerophthalmia (स्क्लेरोफ्थैल्मिया) A congenital condition where opacity of sclera advances over the cornea. (एक जन्मजात् दशा जिसमें स्क्लेरा की वृद्धि होकर कॉर्निया को ढक लेती है।)

Scleroproteins (स्कलेरोप्रोटीन) A group of insoluble proteins found in cartilage, hair, nails and skeletal tissue. (अघुलनशील प्रोटीनों का एक वर्ग उपास्थियों, बालों, नाखूनों तथा कंकालीय ऊतक में पाया जाता है।)

Sclerosant (स्क्लेरोजेन्ट) Any substance that produces sclerosis. (काठिनय उत्पन्न करने वाला कोई पदार्थ का काठिन्यकर।)

Sclerosis (स्क्लेरोसिस) Hardening or induration of a tissue due to excessive growth of fibrous tissue, a feature of degeneration. *s. amyotrophic lateral* A form of motor neuron disease which results in atrophy of anterior horn cells and the pyramidal tracts. *s. multiple* A slowly progressive disease of central nervous system marked by widespread demyelination producing visual disturbances, sensory motor deficit, and cerebellar symptoms. (शोथ ह्रास अथवा तन्तुमय ऊतक के बनने से किसी अंग या ऊतक की कठोरता अथवा दृढ़ता काठिन्य।)

Sclerosing agents (स्क्लेरोजिंग एजेन्टस) Urea, alcohol, polidocanol tetradecyl sulphate. (यूरिया, एल्कोहॉल, पोलीडैक्नॉल ट्रेटोडीसील सल्फेट।)

Sclerotherapy (स्क्लेरोथिरैपी) Use of sclerosing agents for hemorrhoids and bleeding varices. (काठिन्यजनक साधनों का प्रयोग करके अर्ष या बवासीर की चिकित्सा करना।)

Sclerothrix (स्क्लेरोथ्रिक्स) Brittleness of hair. (बालों की भंगुरता (भुरभुरापन) हो जाना।)

Sclerotome (स्क्लेरोटोम) Knife used for incision of sclera. (श्वेतपटल या स्क्लेरा में चीरा लगाने के काम आने वाला एक चाकू।)

Scolex (स्कोलैक्स) The head of tapeworm possessing hooks, suckers or grooves for attachment. (फीताकृमि का सिर जिसमें हुक या चूषक लगे हेाते हैं जिनसे यह अपने को आंत की दीवार से चिपका लेता है।)

Scoliosis (स्कोलियोसिस) Lateral curvature of spine; the abnormal curve and the compensatory curve in opposite direction; can be congenital, myopathic, ocular, paralytic, etc (*see* Figure). (कशेरूका दण्ड की वक्रताओं को मापना; असामान्य घुमाव जो जन्मजात, मायोपैथिक, ऑकुलर पक्षाघात आदि हो सकता है।)

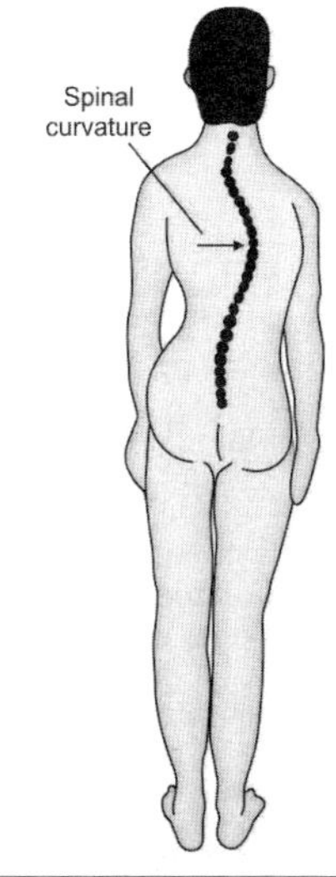

Scoliosis

Scombroid poisoning (स्कोमब्रायड पोयजनिंग) Poisoning by histamine like toxin present in the undercooked fish of suborder scombroidea. (हिस्टामीन द्वारा विषक्तता जैसे सबआर्डर स्कोमब्रोडिया की आधी पकी मछली में उपस्थित जीवविष।)

Scoop (स्कूप) Spoon-shaped surgical instrument. (चम्मच के आकार का शल्यचिकित्सकीय यंत्र।)

Scopalamine (स्कोपेलामाइन) A plant alkaloid producing smooth muscle relaxation and twilight sleep. (एक पौधा क्षाराभ जो मृदु पेशी शिथिलन तथा निंद्रा उत्पन्न करता है।)

Scopophilia (स्कोपोफीलिया) Sexual pleasure obtained from seeing nude and obscene picture. (नग्न तथा अश्लील चित्र देखकर लैंगिक संतुष्टि प्राप्त करना।)

Scorbutic (स्कार्ब्यूटिक) Concerning scurvy. (स्कर्वी से संबंधित अथवा उससे ग्रस्त, स्कर्वीग्रस्त।)

Score (स्कोर) A rating or grade as compared to standard. *s. Apgar* Score for neurological status of newborn from like pulse, respiration, skin color, etc. (गणना जिसकी किसी प्रमाणिक गणना से तुलना की जाती है।) Apgar score (अपगार स्कोर) प्रसव के साधारणतया एक मिनट बाद पता की गई किसी शिशु की दशा की एक संख्या-सूचक अभिव्यक्ति। हृदय गति, श्वसन, पेशी तान, उद्दीपनों के प्रति प्रत्युत्तर एंव रंग प्रत्येक को 0,1 तथा 2 में श्रेणीबद्ध किया गया है।)

Scorpion sking (स्कोरपियन स्टिंग) Symptoms from scorpion bite resembling spider bite or of strychnine poisoning. The venom contains neurotoxin, hemolysins and agglutinins. Stings are fatal to children below 3 years. As the venom is heat labile emersion of part bitten in hot water for 30–90 minutes neutralizes the toxin. (बिच्छू के काटने के लक्षण, मकड़ी के काटने (स्ट्रिकनीन) विषाक्तता के समान होते हैं। उसके विष में न्यूरोटॉक्सिन, हीमोलाइसिन तथा एग्लुटिनिन होता है। यह डंक तीन साल से नीचे के बच्चों के लिए प्राणनाशक होता है जब काटे हुए हिस्से को 30–90 मिनट तक गर्म पानी में रखा जाता है, तो उसका विष निष्क्रिय हो जाता है।)

Scoto (स्कोटो) Pertains to darkness. (अंधेरे या कालोपन से संबंधित।)

Scotochromogen (स्कोटोक्रोमोजन) Microorganisms that produce color when grown in darkness. (कोई भी सूक्ष्मजीव जो प्रकाश या अंधेरे में वृद्धि करने पर वर्णक उत्पन्न करता है।)

Scotoma (स्कोटोमा) Dark or blind areas in visual field, can be annular, arcuate, central (around point of fixation), centrocecal (covering point of fixation to blindspot), peripheral. *s. scintillating* An irregular outline around a luminous patch in the visual field as seen in migraine. (दृष्टि क्षेत्र में स्थित एक अल्प दृष्टि का स्थान जो चारों ओर से कम दृष्टी अथवा सामान्य दृष्टि से घिरा होता हैं।; अन्धक्षेत्र।)

Scotopic vision (स्कोटोपिक विजन) Dark adaptation. (धुंधले प्रकाश के प्रति आंखो का समायोजित होना।)

Scotopsin (स्कोटॉप्सिन) The protein portion of rods of retina that combines with retinol to form visual purple, i.e. rhodopsin. (नेत्र के दृष्टिपटल की शलाकाओं का प्रोटीन भाग जो रिटोनल के साथ मिलकर दृष्टिपरक बैंगनी बनाता है जैसे रोह्डोप्सिन।)

Scratch test (स्क्रैच टैस्ट) An allergy test where the allergen is placed over a skin scratch. In sensitive persons wheal develops within 15 minutes. (एक एलर्जी परीक्षण जिसमें एलर्जेन को खरोंची गई त्वचा के ऊपर रखा जाता है। सुग्राही व्यक्तियों में 15 मिनटों के भीतर एक स्फोट बन जाता है।)

Screen (स्क्रीन) 1. A flat surface for projecting slides or movies or visualizing X-ray films. 2. To make fluoroscopic examination. 3. To thoroughly examine and investigate a person for a disease. 4. Materials used to protect the body parts from ionizing radiation/X-rays. s. *Bjerrum* One meter square surface which is viewed from one meter to chart blind spot, scotoma and extent of visual field. (एक समतल स्थान जिस पर चलचित्रों या स्लाइडों को देखा जाता है या एक्स-रे चित्रों को दिखाया जाता है। प्रतिदीप्तिदर्शी परीक्षण करना। किसी रोग या लक्षणों का पता लगाने के लिए शरीर का सार्वदैहिक परीक्षण करना। परदे के समान एक रचना अथवा पदार्थ जो क्षति पंहुचाने वाले प्रभाव जैसे एक्स-रे से रक्षा करने में या आवरण के रूप में प्रयुक्त होता है।)

Screening (स्क्रीनिंग) Examination on a large scale of people generally asymptomatic to detect the prevalence of a disease or a health-related condition. (किसी रोग विशेष का मशीनों के द्वारा परीक्षण करना जैसे, एक्स-रे, एमआरआई।)

Scrofula (स्क्रोफुला) Tubercular cervical lymphadenopathy. (यक्ष्मज ग्रैव लसीकापर्वशोथ; कण्ठमाला।)

Scrofuloderma (स्कोफुलोडर्मा) Infection of the skin of tuberculous orgin. It occurs most frequently over the cervical lymph nodes. (क्षय रोग से उत्पन्न।)

Scrotal reflex (स्क्रोटल रिफ्लैक्स) Contraction of scrotal muscle (dartos) on stroking the perineum. (मूलाधार पर थपथपाने से अण्डकोशीय पेशी का संकुचन होना।)

Scrotum (स्क्रोटम) The double cavity male pouch containing testicles and epididymis, composed of layers of skin, nonstriated dartos muscle, cremasteric, infundibular and spermatic fascia, cremasteric muscle and tunica vaginalis. (वृषण, अण्डकोश जिसमें शुक्रग्रन्थियां तथा अधिवृषण होते हैं जो त्वचा की परतों, क्रेमास्टेरिक, कीपविशयक तथा वृषण प्रावरणी, क्रेमास्टेरिक पेशी तथा अण्डधर कंचुक से बना होता है।)

Scrubbing (स्क्रबिंग) Thorough washing of hands and finger nails before performing any surgical procedure. (कसकर रगड़ कर साफ करना। किसी शल्यक्रियात्मक क्रिया को करने से पहले हाथों ओर अगुलियों के नाखूनों को रगड़कर धोना।)

Scrub typhus (स्क्रब टाइफस) Typhus fever caused by *Rickettsia tsutsugamushi* transmitted by mites. (कुटकियों द्वारा संक्रमित होने वाला टाइफस ज्वर।)

Scum (स्कम) The floating impurities in surface of a culture. (किसी सम्वर्धन की सतह पर तैरने वाली जीवाणुओं अथवा मैल की छोटी पतली परत, फेन।)

Scurvy (स्कर्वी) Vitamin C or ascorbic acid deficiency manifest with bleeding spongy gums, subperiosteal hemorrhage, muscle pain and induration, loosening of teeth and poor wound healing (*see* Figure). (एस्कार्बिक एसिड (विटामीन सी) की कमी से होने वाला एक रोग जिसमें रक्ताल्पता हो जाती है, मसूड़े स्पंज के समान पीले हो जाते हैं, जिनसे रक्तस्राव होने लगता है, अवत्वक रक्तस्राव से रक्तस्राव होने लगता है दाँत ढीले हो जाते या हिलने लगते हैं, इसके विरोहण में बहुत समय लगता है।)

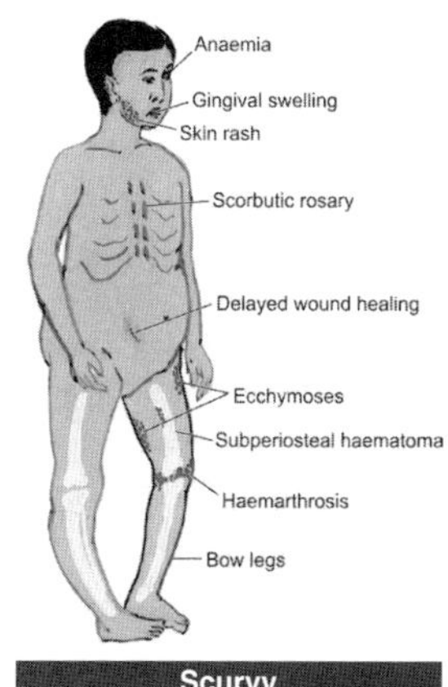

Scurvy

Scybala (स्काइबेला) Hard rounded masses of fecal matter. (आंत में स्थित मल पदार्थ का एक कठोर पिण्ड; मलगांठ; सुद्दा।)

Sea-sickness (सी-सिकनैस) Akin to motion sickness with giddiness, nausea, vomiting and headache while travelling in ship. (पानी के जहाज से यात्रा करने से उत्पन्न गति रूग्णता के साथ भ्रमि, मतली, वमन तथा सिर दर्द होना।)

Sebaceous cyst (सीबेसियस सिस्ट) Sebum filled cyst of sebaceous gland with a black head, may need complete extirpation rather than drainage. (पुटि जिसमें सीबम या त्वग्वसा भरी होती है; त्वग्वसीय पुटी।)

Sebaceous gland (सीबेसियस ग्लैण्ड्स) Holocrine glands (secretion arising from complete disintegration of cells) in the skin that opens into hair follicle and secretes oily substance, the sebum. (त्वचा की सीबम स्रावित करने वाली ग्रन्थियां जो रोमकूपों में खुलती हैं तथा तैलीय पदार्थ को स्रावित करती हैं।)

Saborrhea (सीबोरिहया) A functional disease of sebaceous glands marked by increased secretion of altered quality sebum. Commonly affects scalp (dandruff), face and trunk. *s. sicca* Seborrhea with gray brown or yellow scale and crust. (त्वग्वसीय ग्रन्थियों से अत्यधिक सीबम स्राव निकलना, त्वग्वसास्राव। यह अधिकतर रुसी वाले शिरोवल्क, चेहरे तथा धड़ को प्रभावित करता है।)

Sebum (सीबम) A fatty secretion from sebaceous gland, that from the ear is called cerumen and from prepuce is called smegma. (त्वचा की त्वग्वसीय ग्रन्थियों का तैलीय वसामय स्राव जो कान से निकलता है उसे सेरुमेन कहते हैं तथा शिश्नमुण्डच्छद से निकलने वाले को स्मैग्मा कहते हैं।)

Secnidazole (सेक्नीडेजोल) Antiprotozoal agent. (एक कोशिकीय जंतुओं को नष्ट करने वाला कारक।)

Secobarbitol (सीकोबार्बिटॉल) Short acting barbiturate used for its hypnotic effect. (कम देर कार्य करने वाला बार्बिटुरेट जिसे निद्राकार प्रभाव के लिए प्रयोग किया जाता है।)

Secondary areola (सेकेण्ड्री एरियोला) Pigmentation around nipple during pregnancy. (गर्भावस्था के दौरान चूचुकों के चारों ओर उत्पन्न वर्णकता।)

Secondary hemorrhage (सेकेण्ड्री हीमोरेह्ज) Hemorrhage occurring after 48 hours of injury or operation commonly due to sepsis. (किसी चोट लगने, ऑपरेशन अथवा प्रसव के पश्चात गर्भाशय से 24 घंटे के बाद प्रकट होने वाला रक्तस्राव जो पूतिता (मवाद पड़ जाना) के कारण होता है।)

Secondary intention (सेकेण्ड्री इन्टैन्शन) Healing by formation of granulation tissue that fills the gap between torn or incised edges. (कणांकुर युक्त ऊतकों के निर्माण द्वारा विरोहण जो उत्कीर्ण या छन्न क्षत या किनारों के बीच की जगह को भरता है।)

Secretin (सेक्रेटिन) A hormone secreted from duodenum that stimulates secretion of pepsinogen and inhibits secretion of acid by stomach. (ड्योडिनम से स्रावित होने वाला एक हार्मोन, जो पेप्सिनोजन के स्राव को उत्तेजित करता है तथा आमाशय द्वारा अम्ल के स्रवण को कम करता है।)

Secretion (सिक्रीशन) Substances produced or the process of glandular secretion. *s. apocrine* A process by which the secreting cell breaks off to extrude the secretion, e.g. milk production. *s. holocrine* The process where the entire cell and its contents are extruded, e.g. sebum. *s. merocrine* The process where the cell remains intact and discharges its secretion through cell membrane. (वह क्रिया जिसके द्वारा कोई ग्रन्थिल अंग किसी पदार्थ को उत्पन्न करता है; किसी ग्रन्थिल अंग द्वारा उत्पन्न कोई पदार्थ।)

Secretogogue (सिक्रीटोगौग) Agent that stimulates secretion. (स्राव उद्दीपक अथवा स्राव उत्पन्न करने वाला कारक; स्राववर्धक।)

Secretomotor (सिक्रीटोमोटर) Nerve fibers that promote glandular secretion. (तंत्रिकायें जो ग्रन्थिल स्राव को उत्तेजित करती हैं।)

Sectorial (सैक्टोरियल) Having cutting edges like teeth. (दाँतों के समान काटने वाले किनारों से युक्त।)

Sedative (सिडेटिव) Agent that soothes, quietens or brings tranquility. (उत्तेजना को शान्त करने वाला; शामक। शामक स्थानीय, सर्वादैहिक, तंत्रिकातंत्र या हृदय पर प्रभाव करने वाला हो सकता है।)

Sedentary (सिडेन्ट्री) Work with minimal physical exertion. (ऐसे व्यवसाय से संबंधित जिसमें शारीरिक श्रम की कम आवश्यकता पड़े।)

Sediment (सैडीमेन्ट) The substance settling at the bottom of a liquid. (तलछट वह पदार्थ जो किसी द्रव की तली में बैठ जाता है।)

Sedimentation rate (सैडीमेन्टेशन रेट) A test to determine the speed at which RBCs settle down when suspended in a test tube. The speed depends upon the size of RBC aggregate which is further dependent upon fibrinogen content of blood. Fibrinogen is an acute phase reactant and is increased in infection, inflammation of any etiology. ESR is reduced in polycythemia, congenital cyanotic heart disease and microcytic hypochromic anemia. Normal ESR is 10–15 mm/hr. in male and slightly higher in female. (वह दर जिस पर एक लम्बी, तंग नली में रक्त में स्थित लाल रक्त कोशिकाएं नीचे बैठ जाती हैं, को जानने के लिए किया जाने वाला परीक्षण। यह गति लाल रक्त कोशिका के नाप पर निर्भर करती है तथा रक्त में फाइब्रिनोजन की मात्रा पर निर्भर करती है। यह सामान्यतया पुरूषों में 10/15 मि. मी. प्रति घण्टे से कम तथा स्त्रियों में कुछ अधिक होती है।)

Segment (सैग्मैण्ट) A portion. (खण्ड, खण्डांश।)

Segmentation (सैग्मैन्टेशन) Division into similar parts; division of fertilized egg into many smaller cells. (एक से भागों में विभाजित होना; खण्डीभवन; खण्डांशीभवन।)

Segregation (सेग्रीगेशन) Separation. (पृथक्करण।)

Seizure (सीजर) A sudden attack of pain, disease or certain symptoms like convulsion, epilepsy. (दर्द अथवा किसी रोग जैसे अपस्मार (मिर्गी) का अचानक आक्रमण हो जाना या दौरा पड़ जाना।)

Seldinger technique (सैलडिंगर टैक्नीक) A method of introducing a catheter into a vein or artery. The vessel is punctured with a needle that contains a wire. The needle is removed and the catheter is then advanced over the wire, the latter being finally withdrawn.

Selegiline (सैलीजीलाइन) Anti-Parkinsonian drug. (पार्किन्सनता विरोधी औषधि।)

Selenium sulfide (सैलेनियम सल्फाइड) Drug used in treatment of tinea versicolor and dandruff. (औषधि जिसे वर्सीकलर दाद तथा रूसी की चिकित्सा में प्रयोग किया जाता है।)

Self-limited (सैल्फ लिमिटेड) A disease which without treatment pursues a definite course within a limited time. (ऐसे रोग को बताने वाला जो चिकित्सा के बिना एक निश्चित काल के पश्चात समाप्त हो जाने वाला होता है; जैसे इन्फ्लुएंजा।)

Sella turcica (सेला टर्सिका) The concavity on superior surface of body of sphenoid that holds the pituitary gland. (स्फैनॉयड हड्डी की ऊपरी सतह पर स्थित एक गड्ढा जिसमें पीयूष ग्रन्थि स्थित रहती है; पर्याणिका।

Selzer water (सैल्जर वाटर) Naturally occurring water with high CO_2 and mineral content. (प्राकृतिक रूप से पाया जाने वाला पानी जिसमें CO_2 तथा खनिज पदार्थ की मात्रा अधिक होती है।)

Semantics (सीमेन्टिक्स) The field of language concerning meaning. (भाषा का एक क्षेत्र जिसमें शब्दों के अर्थों एवं उनके उपयोग के नियमों का अध्ययन किया जाता है।)

Semen (सीमेन) Thick viscid fishy odor discharge per male urethra during sexual climax. It contains the sperms 60–150 million/ml. Eighty percent are motile and normal in morphology. Semen is alkaline without any leukocytes, volume per ejaculation is 2–5 ml. (पुरूष में स्खलन में मूत्रमार्ग से निकलने वाला एक गाढ़ा, दूधिया पत्थर जैसा चिपचिपा स्राव। मार्फोलॉजी में इसमें 60–150 मिलियन प्रति मि.ली. शुक्राणु होते हैं। 30 प्रतिशत गतिशील तथा सामान्य होते हैं। सीमेन क्षारिय होता है और बिना श्वेतरक्त कोशिकाओं, यह प्रति स्खलन में 2.5 मि'.ली. स्रावित करता है।)

Semi (सेमी) Prefix meaning half. (उपसर्ग जिसका अर्थ आधा होता है।)

Semicircular (सेमीसर्कुलर) Half of a circle. s. canals The superior, inferior and posterior structures of inner ear for maintenance of body posture. (अर्द्धवृत्ताकार) *Semicirular canals* (सेमीसर्कुलर कैनाल्स) (अंदरूनी कर्ण की ऊर्ध्व, निम्न पृष्ठ संरचनाएं जो शारीरिक मुद्रा के रख-रखाव के लिए होती हैं।)

Semicoma (सेमीकॉमा) Mild degree of impaired consciousness. (अर्धमूर्च्छा; अर्धसन्यास।)

Semilunar (सेमील्यूनर) Shaped like a crescent. s. cartilage The medial lateral, fibrocartilages of knee between tibia and femur. (अर्द्धचन्द्राकार।) Semilunar cartilage (सेमील्यूनर कार्टिलेज) (घुटने की मध्यवर्ती पार्श्वीय, तन्तु उपास्थियां जो उर्विका तथा अन्तजंघा के बीच स्थित होती हैं।)

Semilunar valve (सेमील्यूनर वाल्व) The pulmonary and aortic valves. (फुफ्फुसी तथा महाधमनी कपाट।)

Semimembranosus (सेमीमेम्ब्रेनोसस) A large muscle at inner and back portion of thigh, a knee flexor. (जांघ के अंदरूनी एवं पीछे की ओर एक बड़ी पेशी; जांघ आकुंचक।)

Seminal vesicle (सेमिनल वेसीक्ल) Two sac like structures close to prostate in the male giving rise to ductus deference. Act to store semen and secrete a thick viscus fluid that forms part of semen. (दो थैली समान संरचनाएं जो पुरुषों में पुरः स्थग्रन्थि के निकट जो प्रवाहीवाहिनी को उत्पन्न करता है यह वीर्य को सुरक्षित रखने तथा एक गाढ़ा चिपचिपा तरल स्रावित करने का कार्य करता है। जो वीर्य का भाग बनता है।)

Seminiferous tubule (सेमीनीफेरस ट्यूब्यूल्स) Tubules in testes forming and conducting semen. (शुक्रगन्थियों में विधमान नलिकाएं जो वीर्य को उत्पन्न करती हैं अथवा उसका संचालन करती हैं; वीर्य जनक।)

Semitendinosus (सेमीटेन्डीनोंसस) Fusiform muscle of posterior and inner part of thigh. (जांघ के पश्च तथा आन्तरिक भाग की तुर्करूप पेशी।)

Senescence (सेनेस्सेन्स) The process of growing old or period of old age. (वृद्ध होने की क्रिया; जरा; वृद्धावस्था का समय।)

Sengstaken-Blakemore tube (सेन्गसटेकन ब्लैकमोर टयूब) A three lumened tube used to stop bleeding from esophageal varices (*see* Figure). (तीन अवकाशिक नलियां जिन्हें ग्रासनली शिराओं से रक्तस्राव रोकने के लिए प्रयोग किया जाता है।)

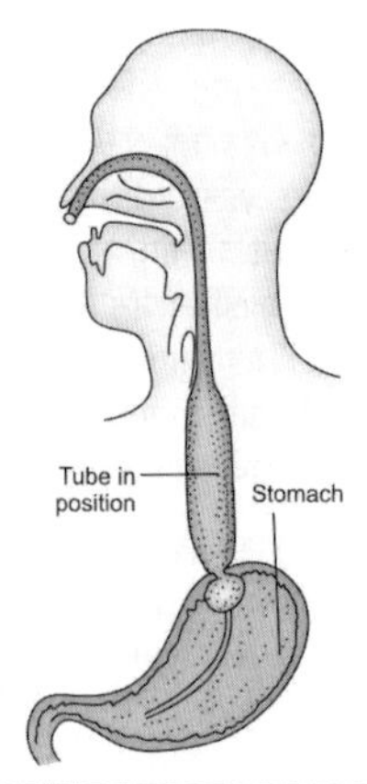

Sengstaken-Blakemore tube

Senility (सैनीलिटी) Pertains to old age and its changes, physical and mental. (वृद्धावस्था के साथ होने वाले शारीरिक एवं मानसिक परिवर्तन; जरा-दौर्बल्य।)

Senna (सैना) Leaves of a plant, used as cathartic. (एक पौधे की पत्तियां जिसे विरेचक के रूप में प्रयोग किया जाता है।)

Sennosides (सैनोसाइड्स) Anthraquinone glucosides present in senna, used as cathartic. (सेना में विद्यमान एन्थ्राक्वीनॉन ग्लूकोसाइडस, जो विरेचक के रूप में प्रयोग होता है।)

Sensation (सैन्सेशन) Feeling or awareness. (किसी उत्तेजित अभिवाही तंत्रिका द्वारा मस्तिष्क के संवेदना क्षेत्र को ले जाये गये आवेगों के द्वारा उत्पन्न प्रभाव संवेदन; संवेदना अनुभूति।)

Sense (सैन्स) 1. The general faculty responsible for perceiving the outside world. 2. To perceive. 3. Normal power of understanding. (मानसिक शक्ति जिसके द्वारा शरीर के भीतर या बाहर वस्तुओं की दशाओं अथवा गुणों का बोध होता है। बोध होना; समझने की शक्ति, संवेद, ज्ञान।)

Sensible (सैन्सीबल) 1. Reasonable. 2. Can be perceived by senses. (समझदार; संवेदनशील।)

Sensitive (सैन्सीटिव) 1. Able to feel a sensation. 2. Abnormal response to substances like drugs and foreign proteins. (उद्दीपनों का प्रत्युत्तर देने के सक्षम। किसी पदार्थ जैसे औषधि या बाह्य प्रोटीन के प्रति असामान्य रूप से ग्रहणशील; सुग्राही; सूक्ष्मग्राही।)

Sensitivity (सैन्सीटिविटी) 1. The term is employed in relation to accuracy of diagnostic tests/observations. It is the proportion of people who truely have a specific disease as identified by the test. 2. Susceptibility of bacteria to antimicrobials. (नैदानिक परीक्षणों तथा प्रेक्षण की यर्थाथता के संबंधि में प्रयोग किया जाने वाला शब्द जो उचित अनुपात बताता है कि सत्य में कितने लोग विशेष रोग से पीड़ित हुए हैं। जीवाणु की प्रतिसूक्ष्मजीवी के प्रति संवेदनशीलता।)

Sensitization (सैन्सीटाइजेशन) Making a person susceptible to a substance by its repeated injection. (किसी पदार्थ के बार-बार इंजेक्शन द्वारा किसी व्यक्ति को उसके प्रति संवदेनशील बनाने की क्रिया; सुग्राहीकरण; सूक्ष्मग्राहीकरण।)

Sensitizer (सैन्सीटाइजर) A substance that makes the susceptible individual react to same or another irritant. (वह पदार्थ जो ग्रहणशील व्यक्ति को उसी अथवा अन्य क्षोभकों के प्रति प्रतिक्रिया करने योग्य बनाता है।)

Sensorium (सैन्सोरियम) The sensory apparatus of body or consciousness. (प्रमस्तिष्कीय प्रान्तस्था का वह भाग जो संवेदनाओं के केन्द्र की भांति कार्य करता है; संवेदना क्षेत्र।)

Sensory area (सैन्सरी एरिया) The postcentral gyrus of cerebral cortex responsible for analysis of somatosensory input. (प्रमस्तिष्कीय प्रान्तस्था का पश्च केन्द्रक कर्णक जहां पर संवेदनाएं ग्रहण की जाती हैं; संवेदना क्षेत्र।)

Sensory integration (सैन्सरी इन्टीग्रेशन) Skill and performance required in the development and coordination of sensory input and motor output. (संवेदी निवेश तथा प्रेरक उत्पादन के विकास तथा समन्वय के लिए आवश्यक कुशलता तथा योग्यता।)

Sensory nerve (सैन्सरी नर्व) A nerve conveying afferent impulses to brain. (अभिवाही आवेगों को मस्तिष्क तक ले जाने वाली एक तंत्रिका।)

Sensualism (सैन्सुआलिज्म) State of emotions dominating one's actions. (ऐसी दशा जिसमें किसी व्यक्ति के कार्यों पर भावावेगों की प्रधानता होती है।)

Sensuous (सेन्सुअस) Affecting senses or susceptible to influence through the senses. (संवेदों से संबंधित अथवा उन्हें प्रभावित करने वाला; संवेदों द्वारा प्रभावित।)

Sentiment (सैन्टीमैन्ट) Mental feeling or opinion, an emotional attitude towards an object. (मानसिक अनुभति; किसी वस्तु के प्रति भावुक व्यवहार)

Sentinel node (सैन्टीनल नोड) Cancer metastasis into supraclavicular nodes. (कैंसर का अधिजत्रुकीय पर्वों में स्थानान्तरण होना।)

Separator (सैपअरेटर) Any device or instrument used for separating two substances, e.g. cell separators. (दो पदार्थों को विभाजित करने के लिए प्रयोग किए जाने वाले कोई यंत्र या उपकरण।)

Sepsis (सेप्सिस) A pathological state due to bacterial multiplication and toxin production. *s. puerperal* Infection of genital passage resulting from childbirth. Common infecting agents are strepto, staphylo and *Escherichia coli*. (एक विकृति विज्ञान संबंधित दशा जो जीवाणुओं के बढ़ने तथा विष उत्पादन के कारण उत्पन्न होती है।) *Sepsis puerperal* (सेप्सिस) (प्रसवोत्तर पूतिता; बच्चा पैदा होने के बाद जननांगी पथ का संक्रमण।)

Septa (सेप्टा) Partition. (विभाजन।)

Septate (सेप्टेट) Having a partition or wall. (किसी पट द्वारा विभाजित; विभाजक दीवार वाला।)

Septic (सेप्टिक) Infected (संक्रमित।)

Septicemia (सेप्टिसीमिया) Multiplication of pathogenic bacteria in peripheral blood producing toxemia, disseminated cellulitis, lymphangitis, etc. (रक्तविषाक्तता, जीवाणुरक्तता, पूतिजीवरक्तता रक्त में विकृतिजनक या रोगोत्पादक जीवणुओं का पाया जाना जिससें रक्त विषणता, विकीर्ण कोशिकाशोथ, लसीकावाहिनी शोथ आदि उत्पन्न होते हैं।)

Septic fever (सेप्टिक फीवर) Fever due to presence of pathogenic organisms or their products in blood, producing shaking chills with abrupt rise in temperature and sweating. (ज्वर जो रक्त में रोगोत्पादक जीवों या उनके उत्पाद की उपस्थिति के कारण होता है। इसमें ठंड चढ़कर ज्वर होता है। अचानक से तापमान बढ़ जाता है तथा घट जाता है।)

Septoplasty (सेप्टोप्लास्टी) Plastic surgery on nasal septum for deviated nasal septum. (नासा पट की प्लास्टिक सर्जरी करना।)

Septostomy (सेप्टोस्टॉमी) Surgical formation of an opening in septum. (किसी पट को विशेषकर नासा पट में मुख का शल्यक्रियात्मक निर्माण करना।)

Septulet (सैप्टयूलेट) Seven children in one pregnancy. (एक गर्भावस्था में सात बच्चों को एक साथ जन्म देना।)

Septum (सेप्टम) A partition wall dividing two cavities, e.g. interatrial, interventricular, atrioventricular, nasal septum, rectovaginal. *s. pellucidum* A thin triangular sheet of nervous tissue forming the medial wall of the lateral ventricles. *s. primum* The embryonic septum dividing the two atria in a developing heart. (दो गुहाओं में विभाजित करने वाली दीवार, पट जैसे अलिन्दी पट हृदय के अलिन्दों के बीच एक दीवार; नासा पट नासा गुहा को दो भागों में विभाजित करने वाली दीवार।)

Sequela (सीक्यूला) The final outcome of a disease with or without treatment. (चिकित्सा के साथ या बिना किसी रोग से उत्पन्न होने वाली विकृत दशा या अंतिम परिणाम; अनुगम, अनुप्रभाव, रोगोत्तर विकार।)

Sequestration (सीक्वैस्ट्रेशन) Formation of sequestrum. *s. pulmonary* A nonfunctioning area of the lung receiving blood from systemic circulation. (विविक्त का बनना, विविक्तीभवन) *Sequestration pulmonary* (सीक्वैस्ट्रेशन) (फेफड़ों का निष्क्रियात्मक क्षेत्र जो दैहिक परिसंचरण द्वारा रक्त पाते हैं।)

Sequestrum (सीक्वैस्ट्रम) The necrotic bone separated from adjacent healthy bone in osteomyelitis. (अस्थिमज्जाशोथ में, स्वस्थ अस्थि तथा चारों ओर के ऊतक से अलग हुयी परिगलित हड्‌डी का एक टुकड़ा; विविक्त, विविक्तांश।)

Serine (सैरीन) An amino acid found in urine of healthy humans. (स्वस्थ मनुष्यों के मूत्र में पाया जाने वाल एमीनो एसिड।)

Seroconversion (सेरोकन्वर्जन) Appearance of antibodies to an infecting agent or vaccine. (संक्रमक कारकों या वैक्सीन के कारण प्रतिपिण्डों की उपस्थिति।)

Serodiagnosis (सीरोडायग्नोसिस) Diagnosis from tests involving patient's serum. (रोगी के सीरम का परीक्षण करके रेाग निदान करना।)

Seroepidemiology (सीरोऐपीडेमीओलॉजी) Epidemiological study of a disease by investigating for presence of diagnostic characteristic in the serum. (किसी रोग का जानपदिक रोगविज्ञान जो सीरम में नैदानिक विशेषता की उपस्थित की जांच के द्वारा किया जाता है।)

Serology (सीरोलॉजी) The scientific study of serum. (सीरम का वैज्ञानिक अध्ययन; सीरमविज्ञान।)

Seroma (सीरोमा) A localized collection of serum resembling a tumor, commonly after stitching of operational wounds. (सीरम के स्थानीय संग्रह जो अर्बुद के समान जो अधिकतर शल्यक्रियात्मक घावों को सिलने के बाद बन जाते हैं।)

Sceroreaction (सीरोरिक्शन) Any reaction taking place due to serum or in the serum. (सेक्रम को रिट्रक्टर करने वाला उपकरण।)

Serosa (सीरोसा) A serous membrane like pleura, pericardium and peritoneum. (कोई भी सीरमी झिल्ली जैसे पैरीटोनियम फुफ्फुसावरण तथा हृदयावरण आदि सीरमी कला।)

Serosanguinous (सीरोसैंग्वीनस) Discharge containing serum and blood. (स्राव जिसमें सीरम एवं रक्त होता है।)

Serositis (सीरोसाइटिस) Inflammation of serous membrane. (सीरस कला का शोथ।)

Serotherapy (सीरोथिरैपी) Treatment of disease by injection of serum containing antibodies thereby conferring passive immunity. (सीरम के इन्जैक्शन द्वारा किसी रेाग की चिकित्सा जिसमें प्रतिपिण्ड होते हैं।)

Serotonin (सीरोटोनिन) 5 hydroxy tryptamine present in platelets, mast cells, argentaffin cells of carcinoid tumors. A potent vasoconstrictor incriminated in migraine. (रक्त प्लेटलेटों, जठरान्त्र-श्लेश्मकला, पीनियल काय, मास्ट-कोशिकाओं तथा केन्द्रीय तंत्रिका तंत्र में पाया जाने वाला एक हार्मोन हाइड्रौक्सीट्रिप्टामाइन जो आमशयिक स्राव को कम करता है।)

Serotype (सीरोटाइप) A classification of microorganisms based on antigenic structure of cell. (किसी सूक्ष्म जीवधारी की वह किस्म जिसे उसके घटक एण्टिजनों के द्वारा सुनिश्चित किया जाता है।)

Serous cavity (सीरस केविटी) Cavity lined by serous membrane like pleural, pericardial and peritoneal cavities (गुहा जो रक्तोदकीय कला से घिरा होता है जैसे प्लूरल, पैरीकार्डिकल तथा उदारावणीय गुहाएं।)

Serpiginous (सर्पीगीनस) Creeper like course. (रेंगने वाला जैसे इलाज; धीरे-धीरे लम्बे समय तक चलने वाली चिकित्सा।)

Serpin (सर्पीन) Serine-protease inhibitor involved in coagulation, complement activation, fibrinolysis etc. They include alfa$_2$, antitrypsin, alfa1, antiplasmin, PAI-I, C1 inhibitor, etc. (सीरिन प्रोटिस निरोधक जो स्कन्दन तथा फाइब्रिनोलाइसिस में सक्रिय भाग लेता है। इसमें अल्फा 2, एण्टी-टाइपसिन अल्फा-एण्टी -प्लास्मिन सम्मिलित होते हैं।)

Serrate (सिरेट) Tooth like, notched. *Sarcocystosis* usually transmitted on eating under cooked pork or beef containing sporocysts or ingestion of sporocysts in the feces of animal. *Serratia* Gram-negative facultative anaerobic enterobacteria producing white, pink or red pigment; cause nosocomial bacteremia, endocarditis and pneumonia in immune compromised. (आरी के समान किनारे वाला; दन्तुरित; दांतेदार) *Sarcocystosis* (सार्कोसिस्टोसिस) यह अधिकतर सुअर का कच्चा मांस या गोमांस, जिसमें बीजाणुपुटी या जानवरों के मल में बीजाणुपुटी का अंतर्ग्रहण होता है; उसे खाने से संचारित होता है।)

Serratus (सिरेटस) A muscle arising or inserted by a series of tooth like processes. (दांत के अनुक्रम जैसे प्रक्रम द्वारा पेशी से निकलना या निवेशन होना।)

Sertoli's cells (सर्टोलाइ सैल्स) Supporting cells in the seminiferous tubules that nourish the spermatids. (शुक्रग्रन्थियों की वीर्यजनक नलिकाओं में विद्यमान सम्भाले रहने वाली कोशिकाएं जो प्राकशुक्राणुओं का पोषण करती हैं जब तक वे परिपक्व शुक्राणु नहीं बन जाते।)

Sertraline (सिरट्रालाइन) Anti-psychotic agent. (मनोविकार के प्रति प्रभावकारी कारक।)

Serum (सीरम) The straw colored fluid after blood coagulates. (रक्त के जमने के पश्चात रक्त का जलीय भाग सीरम कहलाता है जो फाइब्रिनोजन से रहित प्लाज्मा होता है; रक्तोद।)

Serum glutamic oxaloacetic transaminase (SGOT) (सीरम ग्लूटैमिक औक्सएलोऐसिटिक ट्रान्सेमिनेज) SYN– aspartate transaminase (AST). An intracellular enzyme present in muscle, liver and brain. Its serum level is increased in necrosis of above tissues. (अन्तः कोशिक एंजाइम जो पेशी, यकृत तथा मस्तिष्क में उपस्थित होता है। परिगलन में इनके सीरम का स्तर बढ़ जाता है।)

Serum glutamate pyruvate transaminase (SGPT) (सीरम ग्लूटामेट पाइरुवेट ट्रान्सेमिनेज) (यह एंजाइम भी पेशी, यकृत तथा मस्तिष्क ऊतक में उपस्थित होता है तथा इसका स्तर भी परिगलन में बढ़ जाता है।)

Serum sickness (सीरम सिकनैस) A type III hypersensitivity immune response following vaccination or drugs with fever, arthralgia. (किसी प्रतिसीरम के देने अथवा किसी औषधि चिकित्सा के कुछ दिन पश्चात उत्पन्न होने वाली एक अतिसुग्राहिता प्रतिक्रिया जिसमें त्वचा पर दाने निकल आते हैं, लसीका पर्व बढ़ जाते हैं, ज्वर हो जाता है तथा जोड़ों में दर्द होता है।)

Sesamoid bone (सीसामॉयड बोन) SYN – A bone developing under a cartilage, e.g. patella (एक अस्थि जो उपास्थि के नीचे विकसित होती है।)

Sewer gas (सीवर गैस) Methane and hydrogen sulphide produced in sewage, may be used as fuel. (मल के भूमिगत नाले में उत्पादित होने वाली मिथेन तथा हाइड्रोजन सल्फाइड, जो फ्यूल के रूप में प्रयोग की जा सकती है।)

Sex (सैक्स) The distinctive characteristics that separate living beings and plants into males and females. (एक विशेष लक्षण जो अधिकतर जन्तुओं एवं पौधों में नर तथा मादाओं को भिन्न करता है।)

Sex chromatin (सैक्स क्रोमैटिन) SYN – Barr body. It represents the inactivated 'X' chromosome in female somatic cells (Lyon hypothesis). (यह निष्क्रिय हुए एक्स गुणसूत्र को स्त्री कायिक कोशिकाओं में प्रदर्शित करता है।)

Sex chromosomes (सैक्स क्रामोसोम्स) The X and Y chromosomes which determine the sex of an individual. (लिंग निर्धारण से संबंधित गुणसूत्र जो मानव में एक्स (स्त्री) तथा वाई (पुरूष) है।)

Sex-linked (सैक्स लिंक्ड) A character controlled by genes on sex chromosome. (लिंग गुणसूत्र पर स्थापित जीन के द्वारा नियंत्रित।)

Sextuplet (सैक्सटुप्लेट) Six children in one pregnancy. (एक गर्भावस्था में छह बच्चे होना; शट्क।)

Sexual abuse (सैक्सुअल एब्यूज़) Any act of sexual contact with the person by forcible compulsion, e.g., non-consenting adults or underage group. (बलात्कर।)

Sexually transmitted disease (STD) (सैक्सुअली ट्रान्समिटेड डिजीज) Diseases acquired during sexual intercourse with partner. They include syphilis, gonorrhea, lymphogranuloma venereum, granuloma inguinale, chancroid, acquired immunodeficiency syndrome, genital herpes and warts, viral hepatitis B, chlamydia urethritis, etc. (लैंगिक संसर्ग के दौरान अपने सहभागी से अर्जित किए जाने वाले रोग।)

Sexual reflex (सैक्सुअल रिफ्लैक्स) Erection and ejaculation from sexual stimulation (whether direct or indirect) irrespective one is asleep or awake. (जननांगों की प्रत्यक्ष उत्तेजना से अथवा अप्रत्यक्ष रूप से सोते समय या जागृत अवस्था में भावावेग में उत्तेजित होने के फलस्वरूप लिंगोस्थान एवं वीर्य स्खलन होना।)

Sezary cells (सीजेरी सेल्स) An atypical mononuclear cell containing mucopoly saccharide filled cytoplasmic vacuoles. (अनियमित एक केन्द्रक कोशिका जिसमें कोशिकाद्रव्य रिक्तिकाओं में म्यूकोपोली-सैकेराइड होता है।)

Sezary syndrome (सीजेरी सिन्ड्रोम) Exfoliative skin disease characterized by infiltration of skin by sezary cells; a variant of mycosis fungoides. (अपशल्कित त्वचा रोग जिसमें त्वचा का अन्तः संचरण होता है; छत्रक जैसी कवकता का एक प्रकारान्तर।)

Shakes (शेक्स) Shivering or tremulousness. (काँपना या ठिठुरना।)

Shaking plasy (शेकिंग पाल्सी) Parkinson's disease. (पार्किसनता।)

Shagreen patch (शैग्रीन पैच) Thick granular grayish green skin of tuberous sclerosis. (कन्दिल कठोरता की गाढ़ी कणिकीय स्लेटी हरी त्वचा।)

Shaman (शेमैन) A traditional healer who while in a trance, uses spirits to cure diseases. (एक परंपरागत रोगहर जो अपसमाधि में रोगों की चिकित्सा के लिए स्पिरिट का प्रयोग करते हैं।)

Shear (शीयर) A force applied parallel to the planes of an object but opposite in direction to existing force. (दो विपरीत समानान्तर बलों द्वारा शरीर का विरूपित हो जाना।)

Sheath (शीथ) A connective tissue covering. *s. carotid* Enclosure of carotid artery, vagus nerve and internal jugular vein by cervical fascia. *s. myelin* Layers of lipid and protein forming a semifluid covering of nerves, an extension of plasma membrane of Schwann cells. *s. synovial* Double walled tube like bursa enclosing the tendon of hands and feet. (एक ढकने वाली विषेशकर किसी लम्बे भाग को ढकने वाली रचना; आच्छद आवरण।)

Shedding (शैडिंग) Casting off surface layer of epidermis. (दूध के दाँतों का गिरना; बाह्यत्वचा की बाह्य परत का केंचुली के रूप में झड़ना।)

Sheehan's syndrome (शीहनस सिन्ड्रोग) Hypopituitarism secondary to pituitary infarction following postpartum hemorrhage and shock. (रक्तस्राव तथा स्तब्धता के पश्चात पीयूशिकाल्पक्रियता जो पीयूष रोधगलन से अनुषंगी होता है।)

Sheep cell agglutination test (SCAT) (शीप सेल एग्लुटिनेशन टेस्ट) A test for rheumatoid factor when sheep erythrocytes sensitized with rabbit anti-sheep RBC immunoglobulin are agglutinated by patient's serum containing rheumatoid factor. (आमवाताभ घटक का परीक्षण।)

Sheet (शीट) *Linen. s. draw* Folded linen placed under a patient which can be withdrawn without lifting the patient. (पलंग की चादर; तह करी हुई चादर जो रोगी के नीचे रखी होती है। जिसे रोगी को बिना उठाए निकाला जा सकता है।)

Shield (शील्ड) A protective device. (कोई भी रक्षक संरचना अथवा उपकरण; कवच जैसे चूचुक कवच।)

Shigella (शाइगेला) Nonmotile Gram-negative bacilli causing bacillary dysentery and alimentary disturbances, e.g. *S. boydii, S. dysenteriae, s. flexneri, S. sonnei.* (एण्ट्रोबैक्टीरियेसी कुल के

अगतिशील, ग्राम ऋणात्मक, दण्डाकार जीवाणुओं का एक वंश जिससे हल्के दस्त आने से लेकर गंभीर तथा प्राणघातक तक पेचिश उत्पन्न हो जाती है।)

Shigellosis (शाइगेलोसिस) Disease produced by *Shigella.* (शाइगेला के संक्रमण से उत्पन्न रोग।)

Shin (शिन) Anterior edge of tibia. (टिबिया हड्डी का अग्र किनारा; प्रजंघिका।)

Shingles (शिंग्लस) SYN – Herpes zoster producing painful vesicles along course of a nerve. (हर्पीज जोस्टर जिससे वेदनायुक्त जलस्फोट उत्पन्न होते हैं।)

Shirodkar operation (शिरोडकर ऑपरेशन) Placement of purse-string suture around cervix to prevent premature delivery in incompetent cervix. (अपरिपक्व प्रसव को रोकने के लिए, सर्विक्स यूटैराइ के चारों ओर सीवन लगाना।)

Shiver (शिवर) Involuntary muscle contraction during cold, fear or at onset of some fevers. (अनैच्छिक पेशी संकुचन या एक मृदु कम्पन्न; कांपना अथवा थरथराना जो ठंड, भय या कुछ ज्वरों के शुरू में होता है।)

Shock (शॉक) A state of poor tissue perfusion due to deficient circulating blood volume, pump failure or sudden fear, anaphylaxis, overwhelming infection, drugs, toxins. s. *anaphylactic* Shock following injection of foreign substances to a sensitized patient. s. *cardiogenic* Shock due to pump failure following myocardial infarction or electrical disturbances. s. *endotoxic* Shock from endotoxins of Gram-negative bacteria. s. *spinal* Acute flaccid paralysis with loss of all sensations and reflexes following complete transection of spinal cord. (स्तब्धता; रक्तस्राव, अचनाक भय, संक्रमण, आघात, औषधि एवं विशाक्तता आदि के द्वारा उत्पन्न तीव्र परिसरीय परिसंचरण पात के कारण सामान्य कार्य करने के लिए हृदय में अपर्याप्त रक्त की वापसी होना।)

Shohl's soulation (शॉलस सोल्यूशन) Solution of citric acid and sodium citrate used for acidosis. (साइट्रिक अम्ल तथा सोडियम साइट्रेट का घोल जिसे अम्लरक्तता के लिए प्रयोग किया जाता है।)

Short bowel syndrome (शार्ट बॉवेल सिन्ड्रोम) Poor absorption of nutrients following resection of sizeable length of small intestine. (छोटी आंत की लंबाई का उच्छेदन करने के पश्चात पौष्टिक पदार्थो का अवशोषण कम होना।)

Shortsightedness (शार्टसाटेडनेस) SYN– myopia. A condition where parallel rays are brought to focus in front of retina. (निकटदृष्टिता; एक दृष्टिदोष जिसमें किसी वस्तु से आने वाली समानान्तर किरणें दृष्टिपटल या रेटिना के सामने केन्द्रित होती है।)

Shot (शाट) A subcutaneous injection. (अवत्वचीय इन्जैक्शन।)

Shoulder (शोल्डर) The junction of upper arm with collar bone and scapula. s. *dislocation* Slipping of humeral head from glenoid cavity of scapula. (कंधा, स्कन्ध; क्लैविक्ल एवं स्कैपुला का संगम जहाँ पर बांह धड़ से जुड़ती है।)

Show (शो) Blood mixed thick mucoid discharge from vagina during first stage of labor. (प्रसव अथवा मासिक धर्म से ठीक पहले योनि से निकलने वाला गाढा श्लेष्माभ वाला रक्त प्रसवसूचकस्राव।)

Sharpnell's membrane (शार्पनेल्स मेमब्रेन) The triangular portion of tympanic membrane lying above the malleolar fold. SYN – pars flaccida. (मध्यकर्ण कला का त्रिकोण भाग जो गुल्फिक तह के ऊपर स्थित होता है।)

Shred (श्रेड्स) Thin strand of mucus. (श्लेष्मा की बारीक-बारीक धागे के समान रचनाऐं।)

Shrink (श्रिंक) To reduce in size. (माप से कम हो जाना।)

Shudder (शडर) Convulsive tremor from fear, aversion. (भय से काँपना।)

Shunt (शंन्ट) Diversion of flow. s. *arteriovenous* Congenital abnormal

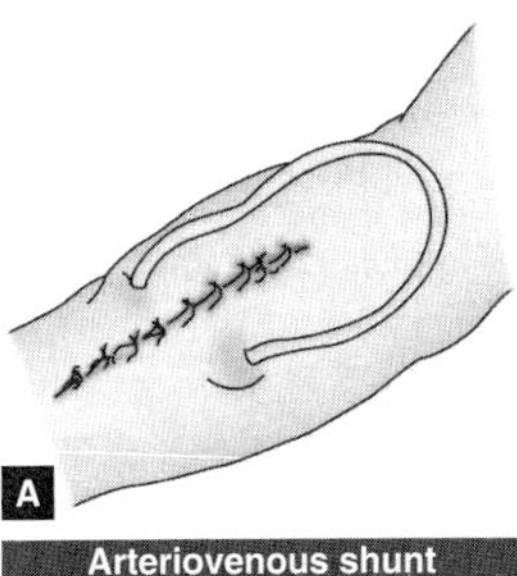

Arteriovenous shunt

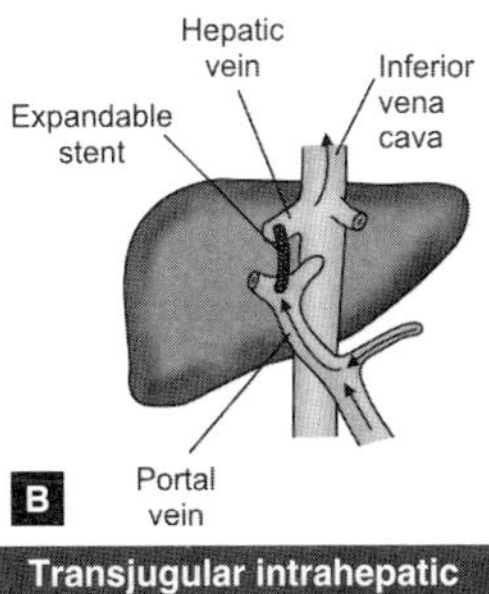

Transjugular intrahepatic portosystemic shunt

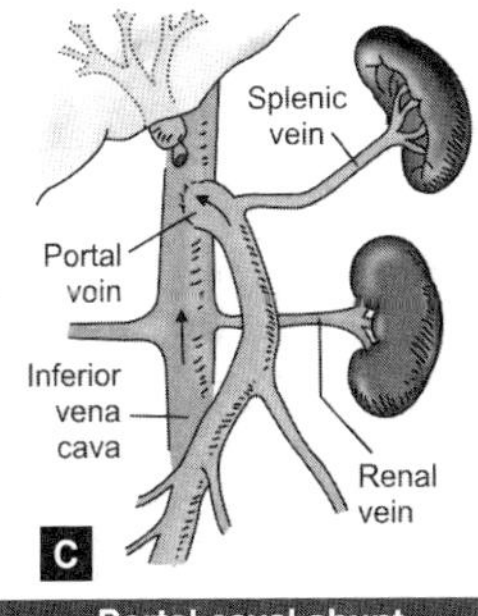

Portal caval shunt

Splenic vein
Portal vein
Inferior vena cava
Renal vein
D

Splenorenal shunt

arteriovenous communication or the one done for hemodialysis. (*see* Figure). (बहाव को मोड़ने के लिए शल्यक्रिया द्वारा बनाया गया एक मार्ग।)

Shy Drager syndrome (साई ड्रैगर सिन्ड्रोम) Chronic orthostatic hypotension due to primary autonomic failure. (जीर्ण ऊर्ध्व आर्थेस्टेटिक अल्परक्तदाब जो प्राथमिक स्वसंचालित असफलता के कारण होता है।)

Sialism (सियालिज्म) Excessive salivary secretion. (अत्यधिक लारमय स्राव।)

Sialoadenitis (सियालोएडेनाइटिस) Inflammation of salivary gland. (लारमय ग्रन्थि का शोथ।)

Sialogogue (सियालोगोग) An agent that promotes salivary secretion. (एक कारक जो लारमय स्राव को बढ़ाता है।)

Sialography (सियालोग्राफी) X-ray examination of salivary ducts and the gland by die injection through the duct opening. (लारमय नलिकाओं तथा ग्रन्थि का एक्स-रे परीक्षण जो नलिका के छिद्र द्वारा किया जाता है।)

Sialadenitis (सियालाडीनाइटिस) Inflammation of the salivary glands, can be due to infection like mumps virus infection. (किसी लार ग्रन्थि की सूजन।)

Sialoporia (सियालोपेारिया) Deficient secretion of saliva. (लार का अपूर्ण स्राव।)

Siamese twins (सियामिज टविन्स) (Named after Chang and Eng joined Chinese twins born in Siam), congenitally joined twins. (जन्मजात जननांगो से जुड़े यमल। यह नाम सीयम में पैदा हुए जुड़वा बच्चे चैंग तथा इंग पर दिया गया है।)

Sib (सिब) A blood relative, brother or sister. (भाई तथा बहन; एक खून का रिश्तेदार; सहोदर।)

Sibilant (सिबिलैन्ट) Hissing or whistling sound. (सीटी के जैसी आवाज उत्पन्न करने अथवा फुंकारने वाला; सीत्कारी।)

Sibilismus (सिबिलिस्मस) A hissing sound. (फुंकार की आवाज।)

Sibling (सिबलिंग) Children of same parent. (एक माता-पिता के बच्चे जैसे भाई बहन या भाई-भाई या बहनें।)

Sibutramine (सिबूट्रेमाइन) Antiobesity agent. (स्थूलता-विरोधी कारक।)

Siccus (सिक्कस) Dry. (शुष्क, सूखा हुआ।)

Sick (सिक) Not well, ill. (रोगी; किसी रेाग से पीड़ित व्यक्ति; बीमार।)

Sickle cell (सिकेल सैल) Crescent shaped RBC. (अर्धचन्द्राकार की लाल रक्त कोशिकाएं।)

Sickle cell anemia (सिकेल सैल एनीमिया) A form of congenital hemolytic anemia where there is abnormal hemoglobin (Hbs) resulting in sickling during splenic hypoxic conditioning. (जन्मजात हीमोलाइटिक रक्ताल्पता जिसमें असामान्य हीमोग्लोबिन होता है जिसके कारण रक्त में दात्रलोहितकोशिकाएं पाई जाती हैं। दात्रलोहितकोशिका अरक्तता। सीक्ली।)

Sickle cell crisis (सिकेल सैल क्राइसिस) Capillary plugging by sickle cells causing joint pain, abdominal pain, renal pain, etc. due to infarction. (दात्रलोहितकोशिकाओं द्वारा कोशिकाओं को बंद या उनके मार्ग में अवरोध करने से होने वाला जोड दर्द, उदर पीड़ा, वृक्क पीड़ा आदि जो रोधगलन के कारण होता है।)

Sickling (सिकलिंग) Tendency of RBC to assume sickle shape. (रक्त में लाल रक्त कोशिकाओं को दात्रलोहितकोशिकाओं में विकसीत होना।)

Sickness (सिक्नैस) Illness. *s. motion* Nausea and vomiting experienced during motion by road, air or water. *s. morning* Nausea and vomiting of early pregnancy. *s. mountain* Nausea, anorexia, insomnia and dyspnea of high altitude due to oxygen lack. *s. sleeping* 1. Trypanosomiasis involving CNS (Chaga's disease), transmitted by tsetse fly. 2. Encephalitis lethargica. *s. serum* Joint pain, fever, lymphadenopathy following injection of serum. (रोग; व्याधि; बीमारी; अस्वस्थता।) *Motion sickness* (मोशन सिक्नैस) (कार, हवाई जहाज तथा पानी के जहाज आदि में यात्रा करने से जी मिचलाना, उल्टी होना तथा चक्कर आना।) *Morning sickness* (मॉर्निग सिक्नैस) कुछ स्त्रियों में गर्भावस्था के प्रथम कुछ महिनों में सुबह के समय जी मिचलाना और होना। *Mountain sickness* (माऊन्टेन सिक्नैस) रक्त में ऑक्सीजन आपूर्ति कम हो जाने के कारण रोगी का जी मिचलाना, सांस फूलने लगती है, क्षुधालोप तथा अनिंद्रा जैसे लक्षण दिखाई देते हैं।) *Serum sickness* (सीरम सिक्नैस) (जोड़ो में पीडा, ज्वर, तथा लसीकापर्वविकृति जैसे लक्षण सीरम का इन्जैक्शन लगने के बाद उत्पन्न होना।) *Sick sinus syndrome* (सिक साइनस सिन्ड्रोम)

Side effect (साइड इफैक्ट) Undesirable effects of a drug. (किसी औषधि का अनुषंगी प्रभाव।)

Sideroblast (साइडेरोब्लास्ट) Ferritin containing normoblast in bone marrow that constitutes 20–90% of bone marrow normoblasts. The ferritin gives prussian blue reaction indicating presence of ionized iron. (अस्थि मज्जा में फेरीटिन जिसमें लोहितकोशिकाप्रसू होता है जो अस्थि मज्जा के लोहितकोशिकाप्रसू का 20–90 प्रतिशत भाग होता है। यह आयोनाइज आयन की उपस्थिति का संकेत होता है।)

Siderocyte (साइडेरोसाइट) RBC containing iron in any form other than hemoglobin. (एक लाल रक्त कोशिका जिसमें हीमोग्लोबिन रहित लोहा होता है।)

Siderophil (साइड्रोफिल) A cell having affinity for iron. (ऐसी कोशिका जो लोहे से आकर्षित होती है।)

Siderosis (साइडोसिस) A form of pneumoconiosis due to inhalation of iron dusts/fumes. (लोहे के कणों के सांस

के साथ खिंचकर अन्दर पंहुचने से उत्पन्न एक प्रकार की फुफ्फुसधूलिमयता।)

Siderosome (साइड्रोसोम) A reticulocyte with iron containing granules. (जाललोहितकोशिका सहित आयरन जिसमें कण होते हैं।)

Sieve (सीव) A mesh with uniform sized pores. (चलनी जिसमें एक माप के छिद्र होते हैं।)

Sigh (साइ) A deep inspiration followed by a slow but loud expiration. (गहरी सांस लेकर सांस निकालना जिसमें हल्की सी आवाज सुनाई देती है; आह भरना।)

Sight (साइट) Vision. (दृष्टि या नजर। देखने की शक्ति।)

Sigmoid (सिग्मॉयड) Shaped like capital greek letter sigma. (कोलन के अवग्रहान्त्र वंक से संबंधित; अवग्रहान्त्र।)

Sigmoid flexure (सिग्मॉयड फ्लैक्सर) Lower part of sigmoid colon shaped like S. (सिग्मॉयड कोलन का निचला भाग जो अंग्रेजी के अक्षर S के आकार का होता है।)

Sigmoidoproctostomy (सिग्मॉयडोप्रोक्टोस्टॉमी) Artificial communication of sigmoid flexure with colon. (सिग्मॉयड वंक का बृहदान्त्र के साथ कृत्रिम संचार।)

Sigmoidoscope (सिग्मॉयडोस्कोप) Tubular instrument for examination of rectum and sigmoid colon. (सिग्मॉयड कोलन तथा मलाशय का दृष्टि परीक्षण करने के लिए एक गुहान्तदर्शी; अवग्रहान्त्रदर्शी।)

Sigmoidoscopy (सिग्मॉयडोस्कोपी) Examination of rectosigmoid by sigmoidoscope. (अवग्रहान्त्रदर्शी का प्रयोग करके सिग्मॉयड कोलन तथा का मलाशय अवग्रहांत्रज, का निरिक्षण करना; अवग्रहान्त्रदर्षन।)

Sigmoidostomy (सिग्मॉयडोस्टॉमी) Artificial creation of communication between two segments of colon. (कोलन के दो खण्डों के बीच संचार द्वारा कृत्रिम निर्माण।)

Sign (साइन) Any objective evidence or manifestation of disease. *s. Aaron's* pain in epigastrium on pressure at Mc Burney's point in appendicitis. का संकेत; चिन्ह। किसी रेाग का कोई भी वस्तुपरक या अभिदृश्यक प्रमाण।)

Silastic (सिलास्टिक) Silicone material which are usually inert and hence compatible with body and used in reconstructive surgery. (सिलिकॉन पदार्थ जो अधिकतर निश्क्रिय होते हैं तथा शरीर के साथ संयोज्य तथा पुनः निर्माण वाले शल्यकर्म में प्रयोग होते हैं।)

Silent (साइलेन्ट) Mute (मूक या मौन।)

Sildenafil (सिल्डैनाफिल) A phosphodiesterase 5 inhibitor, vasodilator used for impotency and pulmonary hypertension. (फॉस्फोडाईस्टरेज 5 संदमक, नपुसंकता तथा फुफ्फुसीय उच्चरक्तदाब में प्रयोग किया जाने वाला वाहिकाविस्फारक।)

Silent angina (साइलेन्ट एन्जाइना) Angina pectoris without subjective symptoms like precordial pain. (हृद्शूल जो स्वानुभूत लक्षणों के बिना होता है जैसे प्रीकार्डियल पीड़ा।)

Silent period (साइलेन्ट पीरियड) Period in a tendon reflex immediately following muscle contraction when another neural impulse entering the reflex center cannot excite efferent motor neuron (पेशी संकुचन के तुरन्त बाद टैण्डन रिफ्लैक्स के समय जब दूसरा तंत्रिका आवेग जो रिफ्लैक्स केन्द्र में प्रवेश कर रही हो, वह अपवाही प्रेरक तंत्रिका कोशिका को उत्तेजित नही कर पाती है।)

Silica (सिलिका) Silicon dioxide. (सिलिकॉन डाईऑक्साइड।)

Silicate (सिलिकेट) A salt of silicic acid. (सिलिसिक अम्ल का लवण।)

Silicon (सीलिकॉन) A nonmetallic element constituting 25% of earth's crust. (धातु रहित तत्व जो पृथ्वी की परत का 25 प्रतिशत अंश होता है।)

Silicone (सीलिकोन) A group of polymeric organic compounds used in adhesives, lubricants and prosthesis. (पोलीमेरिक ऑर्गेनिक यौगिकों का एक वर्ग जिसे आसंजक स्नेहक तथा कृत्रिम अंग में प्रयोग किया जाता है।)

Silicosis (सिलिकोसिस) A form of pneumoconiosis resulting from inhalation of silica (quartz) dusts producing nodules, fibrosis and often emphysema. (सिलिका की धूलि के सांस के साथ खिंचकर अंदर जाने से उत्पन्न एक प्रकार की फुफ्फुसधूलिमयता जिसमें अलग-अलग छोटे छोटे पर्व बन जाते हैं। इससे पर्विका, तन्तुमयता, वातस्फीति उत्पन्न होती है।)

Silo-fillers-disease (सीलो-फिलर्स डिजीज) Hypersensitive pneumonitis in workers working in silos caused by nitric acid and nitrogen dioxide that are produced by fermenting organic matter. (सिलॉस में कार्य करते कर्मचारियों में पाया जाने वाला अतिसंवेदनशील फुफ्फुसशोथ, यह नाइट्रिक अम्ल तथा नाइट्रोजन डाइऑक्साइड के द्वारा होता है जो खमीरण ऑर्गेनिक पदार्थ से उत्पादित होता है।)

Silver (सिल्वर) White malleable metal used for astringent and antiseptic effect. *s. amalgam* Alloy of silver with tin or copper used as a dental restorative material. *s. halide* The coating on radiographic films which when exposed to radiant energy forms the image. *s. sulfadiazine* Used for topical application on burn. (सफेद आघातवर्ध्य धातु जिसे स्तम्भक तथा प्रतिरोधी प्रभाग के लिए प्रयोग किया जाता है।)

Silver-fork deformity (सिल्वर फोर्क डिफोर्मिटी) Malunited Colle's fracture resembling back of the fork. (कलाई तथा हाथ के कॉलेस फ्रैक्चर में विद्यमान एक विकृति जो कांटे की पीठ की वक्रता के समान प्रतीत होती है।)

Silver nitrate (सिल्वर नाइट्रेट) A germicide and local astringent used for throat cauterization; causes grayish discoloration of mucous membranes. (जीवाणुनाशक तथा स्थानीय स्तम्भक जिसे कण्ठ दहन कर्म के लिए प्रयोग किया जाता है। इसके कारण श्लेष्मकला की स्लेटी विवर्णता होती है।)

Silvester's method (सिल्वेस्टर्स मेथड) A method of artificial respiration where patient lies on back with arms raised to the sides of head, then brought down and pressed against the chest. (कृत्रिम श्वसन की एक विधि जिसमें रोगी अपनी पीठ पर लेटता है पहले हाथों को ऊपर सिर के पास लेकर जाता है और फिर नीचे लाता है और छाती से लगाकर रखता है।)

Silymarin (सिलीमैरिन) Hepatoprotective agent. (यकृत का रक्षात्मक कारक।)

Simethicone (सीमेथीकोन) Dimethyl polysiloxanes, an antifoaming agent used to treat intestinal gas. (डाइमिथाइल पोलीसिलोक्सेनस, एक झाग विरोधी कारक जिसे आंत्रिक गैस की चिकित्सा के लिए प्रयोग किया जाता है।)

Simian crease (सिमियन क्रीज) A single transverse crease on palm as in monkeys. Its presence may signify Down's syndrome, rubella syndrome, Turner's syndrome, Klinefelter's syndrome (*see* Figure). (हथेली पर केवल एक अनुप्रस्थ क्रीज जैसे बंदरों में पाया जाता है जिससे टरनर्स सिन्ड्रोम, डाउन सिन्ड्रोम तथा क्लेनीफेल्टर्स सिन्ड्रोम आदि होने का संकेत मिलता है।)

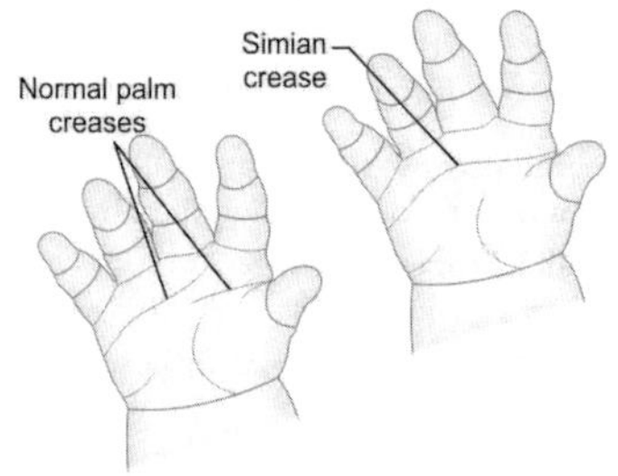

Simian crease

Similimum (सीमीलीमम) A therapeutic concept in homeopathy where a medicine produces symptoms similar to that of the disease for which it is prescribed. (होमियोपैथी में, चिकित्सीय विधि जिसमें औषधि से लक्षण उत्पन्न होते हैं जिसके रोग के लिए उसे निर्देशित किया गया होता है।)

Simmond's disease (साइमण्ड्स डिजीज) Hypopituitarism due to pituitary atrophy. (पीयूषिकल्पक्रियता जो पीयूष अपक्षय के कारण होती है।)

Simon's position (सीमन्स पोजीशन) An exaggerated lithotomy position with elevation of buttock and abduction of thighs, employed for operation of vagina. (योनि की शल्यक्रिया के लिए ऐसी स्थिती जिसमें रोगी के कुल्हों को ऊपर उठाकर तथा जांघों को कसकर अपवर्तित कर दिया जाता है।)

Sim's position (सिम्स पोजीशन) A semiprone position with patient lying in left side with right knee and thigh drawn up, best for rectal examination and giving enema. (एक स्थिति जिसमें रोगी अपने बांयीं ओर लेटता है तथा अपने दायें घुटने तथा जांघ ऊपर की ओर करता है यह मलाशयी परीक्षण तथा एनीमा देने के लिए श्रेष्ठ होता है।)

Simulation (साइमुलेशन) Imitation, pretention. (अनुकरण या बनावटी।)

Simulator (साइमुलेटर) Any device that creates a situation similar to one that might be encountered, a technique useful in teaching in flying practice, engine testing. (एक उपकरण जो वांछित दशा के समान दशा बनाता है। यह विधि उड़ान के अभ्यास की शिक्षा में अत्यन्त लाभदायक होती है।)

Simulium (साइमुलियम) A genus of insects that includes black flies, *S. damnosum,* serves as intermediate host of *Onchocerca volvulus.* (कीड़ों का एक वंश जिसमें काली मक्खियाँ जो ओन्कोसेरका वोल्वोलस के मध्यवर्ती पोशद के रूप में कार्य करती हैं।)

Simvastatin (सिमवास्टेटिन) Lipid lowering agent. (लाइपिड कम करने वाला कारक।)

Sinciput (सिन्सीपुट) Front and upper part of head. (सिर का ऊपरी एवं आगे का भाग; अग्रोपरिशीर्ष।)

Sinemet (सिनेमेट) Combination of levodopa and carbidopa. (लोवोडोपा तथा कार्बीडोपा का संयोजन।)

Singer's node (सिंगर्स नोड) A swelling between arytenoid cartilages in singers. (गायकों में आरीटीनॉयड उपास्थिों के बीच सूजन।)

Sinister (सिनिस्टर) Evil, wickedness; in anatomy left or present on left side of body. (बुरा; दुष्टता तथा चरित्र हीनता; बांया या शरीर के बायीं ओर स्थित।)

Sinistrous (सिनिस्ट्रस) Awkward, clumsy, unskilled; opposite to dextrous. (भद्दा, अकुशल; डेक्सट्रोस का विपरीत।)

Sinoatrial node (साइनोएट्रियल नोड) Node at entry of superior vena cava into right atrium, the pacemaker of heart. (दांयें अलिन्द की दीवार में ऊर्ध्व महाशिरा (सुपीरियर वेना केवा) के द्वार के पास पर्व, इसे हृदय का गतिचालक कहते हैं।)

Sinogram (साइनोग्राम) X-ray of sinus after radiopaque dye injection. (किसी विवर में एक्स-रे अभेद्य पदार्थ का इन्जैक्शन लगाकर उसकी ली गई एक्स-रे फिल्म; नाड़ीव्रणचित्र।)

Sinuous (साइनुअस) Winding, wavy, tortuous. (सर्पिल वक्र; पेंचदार; टेढ़ा-मेढ़ा।)

Sinus (साइनस) A cavity within bone, dilated venous channel, a cavity with small opening. *s. cavernous* The intracranial sinus extending from sphenoidal fissure to the apex of the petrous portion of temporal bone. *s. circular* A venous sinus around pituitary body communicating on each side with the cavernous sinus. *s. coronary* The vein in the atrioventricular groove of heart draining into right atrium. *s. inferior petrosal* A large venous sinus along lower margin of petrous part of temporal bone draining into cavernous sinus. *s. maxillary* Cavity in the maxilla communicating with middle meatus of nose. Both maxillary sinuses are usually symmetrical. *s. sigmoid* Continuation of transverse sinus along posterior border of petrous part of temporal bone to the jugular foramen to continue as jugular vein. *s. superior sagittal A* straight sinus along upper border of falx cerebri from the crista galli to the internal occipital protuberance where it joins transverse sinus, the left or right. (किसी हड्डी में स्थित एक गुहा; विस्फारित शिरापरक मार्ग; छोटे छिद्र वाली गुहा।)

Sinus arrhythmia (साइनस अरीह्दमिया) Rise and fall in heart rate in inspiration and expiration respectively; usually innocuous. (सांस लेते समय हृदय गति का बढ़ जाना तथा सांस निकालते समय घट जाना।)

Sinusitis (साइनुसाइटिस) Inflammation of paranasal sinuses, the maxillary, frontal, ethmoidal and sphenoidal with headache, fever and chills. A consequence to chronic allergic rhinitis, deviated nasal septum, or nasal polyp. (परानासिक विवर, ऊर्ध्वहनुज, ललाटीय इथमॉयडल तथा जतूकास्थिक का शोथ सहित सिरदर्द, ज्वर तथा ठंड लगना।)

Sinusoid (साइनुसॉयड) A large blood channel with reticuloendothelial lining found in liver, spleen, adrenal and bone marrow. (शिरानालाभ; जालीय अन्तः कला से आस्तरित तथा एक बड़ी रक्त वाहिनी जो यकृत, प्लीहा, एड्रीनल तथा अस्थि मज्जा में पाई जाती है।)

Sinus rhythm (साइनस रिह्दम) The normal cardiac rhythm originating from SA node. (शिरा अलिन्द पर्व से उत्पन्न होने वाला सामान्य हृदय ताल।)

Siphon (साइफन) A tube bent at an angle with two unequal parts for transferring liquids from one container to another. (एक मुड़ी हुई नली जिसकी असमान लम्बाई की दो भुजायें होती हैं जो विभिन्न ऊंचाईयों पर रखे दो पात्रों से संलग्न रहती हैं तथा वायुमण्डलीय दाब द्वारा ऊंचाई पर रखे पात्र से नीचे रखे पात्र में तरलों को स्थानान्तरित करने के लिए प्रयुक्त होती हैं।)

Sipple syndrome (सिपल सिन्ड्रोम) Multiple endocrine neoplasia type III. (बहुल अन्तः स्रावी नवार्बुद प्रकार।)

Sirolimus (सीरोलिमस) Immunosuppressant. (प्रतिरक्षादमनकारी।)

Sitagliptin (साइटाग्लिपटिन) Antidiabetic. (मधुमेह विरोधी।)

Site (साइट) Position or location. (स्थिति या स्थान।)

Sitophobia (साइटोफोबिया) Abnormal psychic aversion for particular food. (किसी विशेष भोजन से असामान्य मानसिक घृणा; आहारभीत्ति।)

Sitosterols (साइटोस्टेरोल्स) A mixture of saturated sterols that increase fecal elimination of cholesterol and therefore used as lipid lowering agent. (सतृंप्त स्टैरॉल्स का मिश्रण जो कोलेस्ट्रॉल के मल बहिष्करण को बढ़ाता है इसलिए इसे लिपिड कम करने वाले कारक के रूप में प्रयोग किया जाता है।)

Sitting height (साटिंग हाइट) In anthropometry a vertical height taken from the table on which patient is sitting to the vertex. (एन्थ्रोपोमीट्री में, मेज जिस पर रोगी बैठा होता है, वहां से रोगी के शीर्ष तक की अनुलंब लम्बाई।)

Situational crisis (सिचुएशनल क्राइसिस) In psychiatry any brief transient period of psychological stress. (मनोरोगविज्ञान में, मनोवैज्ञानिक दबाव का कोई छोटा अस्थायी काल।)

Situs (साइटस) A position. *s. inversus* An anomaly where visceral positions are reversed. (स्थिति अथवा स्थान) *Situs inversus* (साइटस इर्न्वसस) (एक अनियमितता जिसमें अन्तरांगी स्थिति विपरीत होती है।)

Sitz bath (सिट्ज बाथ) Emersion of patient's buttocks and perineal region in hot water. (एक रोगी के केवल कूल्हों एवं नितम्बों को ही गर्म पानी में डुबोना।)

Sixth cranial nerve (सीक्स्थ क्रेनियल नर्व) Abducent nerve that supplies the external rectus. (अपवर्तनी तंत्रिकाएं जो बाह्म रैक्टस की आपूर्ति करती हैं।)

Sjögren's syndrome (जोग्रेन्स सिन्ड्रोम) A combination of rheumatoid arthritis with xerostomia, keratoconjunctivitis sicca and parotid enlargement. (गठियारूप संधिशोथ तथा शुष्कमुखता का संयोजन; स्वच्छ पटलश्लेष्मला शोथ, शुष्क तथा कर्णमूल का बढना।)

Sjögren-Larsson syndrome (जोग्रेन लार्सन सिन्ड्रोम) Mental retardation, ichthyosis, spastic diplegia, inherited as an autosomal recessive trait. (बुद्धि ह्रास, शल्यचर्मता, संस्तम्भी द्विपार्श्वघात; अलिंगसूत्री (प्रभावहीन) विशेषक के रुप में आनुवंशिक होता है।)

Skatole (स्केटोल) A nitrogenous decomposed product of protein formed from tryptophan with bad odor. (ट्रिप्टोफेन में बना प्रोटीन का एक बदबूदार नाइट्रोजनयुक्त विघटित पदार्थ।)

Skeletal muscle (स्केलेटल मसल) A muscle attached to bone and involved in body movements. (कंकाल के किसी भाग से संलग्न पेशी जो अस्थि से जुड़ी होती है तथा शरीर के भागों में गति उत्पन्न करती है।)

Skeletal survey (स्केलेटल सर्वे) X-ray of entire skeleton to detect any metastasis or disease. (पूर्ण कंकाल का एक्स-रे जो किसी रोग या स्थलान्तरण के निरुपण के लिए किया जाता है।)

Skeletal traction (स्केलेटल ट्रैक्शन) Traction applied directly to bone through inserted pins and needles. (अन्तर्न्यास सूईयों तथा सूचियों द्वारा अस्थि पर सीधे कर्षण (खिंचाव) डालना।)

Skeleton (स्केलेटन) The bony framework supporting and protecting the viscera. It consists of 206 bones, 80 axial and 126 appendicular (*see* Figure on the next page). (शरीर का हड्डियों का ढांचा जिसमें 206 हड्डियाँ होती हैं, 80 धड की तथा 126 भुजाओं की होती हैं, कंकाल; अस्थिपंजर।)

Skene's glands (स्कीन्स ग्लैण्ड्स) Paraurethral glands opening to the floor of terminal urethra. Constantly involved in gonococcal infection. (स्त्री में दो छोटी-छोटी ग्रन्थियां जिनमें से एक अपनी वाहिनि द्वारा मूत्र मार्ग के पिछले भाग के भूतल के प्रत्येक पार्श्व में खुलती है; स्कीन ग्रन्थियां। यह गोनोकॉकल संक्रमण में लगातार सक्रिय रहती हैं।)

Skew (स्क्यू) Asymmetrical, to slant. (असमरूप; बेडौल; टेढा या एक ओर झुका हुआ।)

Skew deviation (स्क्यू डेविऐशन) A condition where one eyeball is deviated upward and outward, the other being inward and downward. (एक दशा जिसमें एक आँख के ऊपर तथा बाहर को एवं दूसरी का नीचे तथा भीतर को घूम जाना।)

Skin (स्किन) The integument covering the body. It is the largest organ system consisting of epidermis and dermis. The layers of epidermis are stratum corneum, stratum luciderm, stratum granulosum, stratum basale (*see* Figure above). (शरीर का बाह्म रक्षक आवरण जो अन्तस्त्वचा या यथार्थ त्वचा तथा बाह्मत्वचा से मिलकर बनता है; त्वचा।)

Skin clip (स्किन क्लिप) An alternative to sutures to close the skin wound. (त्वचा क्षति को बंद करने के लिए सूचर का विकल्प।)

Skin fold thickness (स्किन फोल्ड थिकनेस) Measuring thickness of subcutaneous fat over triceps, in upper abdomen and in subscapular region to assess the nutritional status. (पोषण की स्थिति को ज्ञात करने के लिए त्रिशीर्षपेशी ऊपरी उदर तथा अवअंसफलकीय क्षेत्र में अवत्वचीय वसा की सघनता को मापना।)

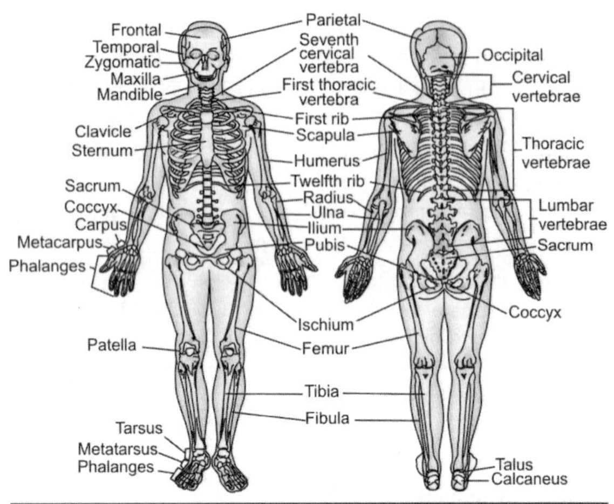

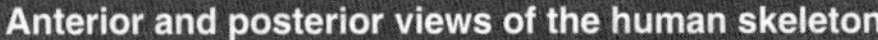
Anterior and posterior views of the human skeleton

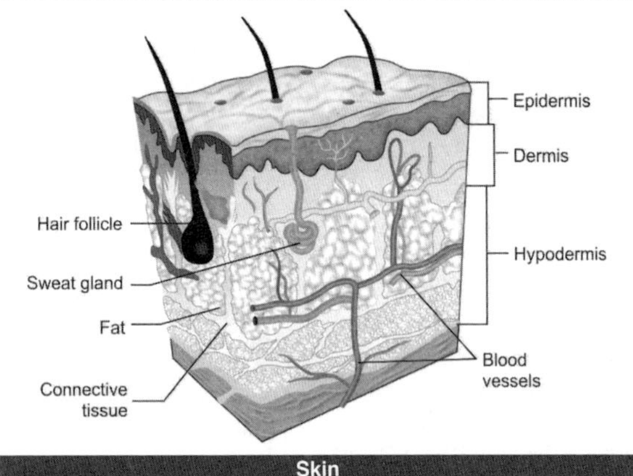

Skin

Skull (स्कल) The bony structure of the head of many animals. Not only does the skull support the facial structures, it also protects the brain from injuries. In humans the adult skull is composed of 22 bones (*see* Figure). (सिर की हड्डियों का ढांचा जो विकसीत मनुष्यों में 22 अस्थियों से बना होता है। 8 कपाल की तथा 14 चेहरे की हड्डियों एवं दाँतों से मिल कर बनता है। यह चेहरे की संरचनाओं को सहारा देता है तथा मस्तिष्क को क्षति लगने से बचाता है।)

Sleep (स्लीप) The periodic state of rest in which there is diminution of consciousness and relative inactivity. (शरीर एवं मस्तिष्क के लिए एक विश्राम काल जिसमें शरीर के क्रियात्मक कार्य कम होते हैं तथा चेतना घट जाती है और शरीर ऐच्छिक कार्य नही होते।)

Sleep paralysis (स्लीप पैरालिसिस) Transient paralysis with spontaneous recovery occurring while falling asleep

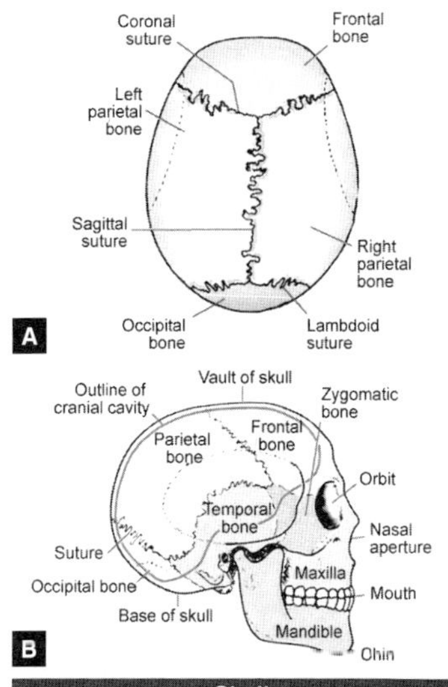

Skull

or on awakening. (सोते समय या जागते के समय होने वाले अस्थायी पक्षाघात के साथ स्वतः रिकवरी।)

Sleeping sickness (स्लीपिंग सिक्नैस) African trypanosomiasis, encephalitis lethargica. (अफ्रीका का निद्रा रोग; सिर में तेज दर्द के साथ आलस्य रहना।)

Sleep spindle (स्लीप स्पिन्डल) In electroencephalography, the bursts of about 14 per second waves occurring during sleep. (निंद्रा के समय, 14 प्रति सैकेन्ड पर फटने वाली तरंगें।)

Slide (स्लाइड) A piece of glass on which specimens are examined under microscope. (काँच अथवा अन्य किसी पारदर्शक पदार्थ की एक पतली प्लेट जिस पर सूक्ष्मदर्शी द्वारा परीक्षित होने वाले पदार्थ को रखा जाता है।)

Sliding hernia (स्लाइडिंग हर्निया) A variety of indirect irreducible inguinal hernia in which a section of viscus forms one wall of the sac.

Sling (स्लिंग) A bandage usually slung from neck to support the arm (*see* Figure). (गोफन; एक पट्टी जिसे अक्सर गर्दन से टांगा जाता है जो हाथ को सहारा देती है।)

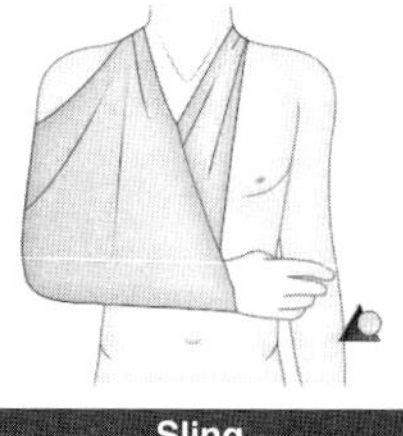
Sling

Slipped disk (स्लिप्ड डिस्क) Herniated intervertebral disk. (हर्निया से ग्रस्त अन्तराकशेरुका चक्र।)

Slipped epiphysis (स्लिप्ड इपिफाइसिस) Displacement of upper femoral epiphysis, common to children. (बच्चों में सामान्यतया से पाया जाने वाला ऊपरी ऊरु अधिवर्ध का विस्थापन।)

Slit (स्लिट) A narrow opening. (तंग छेद; रेखा छिद्र।)

Slit lamp (स्लिट लैम्प) An instrument consisting of a light source providing a narrow beam of high intensity light and a microscope for better visualization of anterior segment of eye. (नेत्ररोगविज्ञान में, आयताकार प्रकाश स्रोत के साथ संयुक्त सूक्ष्मदर्शी का बना एक यंत्र जिसमें प्रकाश को एक रेखा छिद्र के रूप में संकीर्ण किया जा सकता है।)

Slough (स्लफ) A mass of necrotic tissue, to cast off a mass of necrotic tissue. (मृत या परिगलित ऊतक का पिण्ड; मृततक। जीवित ऊतक अथवा किसी जख्म से मृत या परिगलित भाग के रूप में अलग होना।)

Slow reacting substances of anaphylaxis (स्लोरिएक्टिंग सब्स्टेन्स आफ एनाफाईलेक्सिस) A chemical substance (leukotriene) produced by mast cell degranulation in allergic conditions. It causes smooth muscle contraction, e.g. bronchospasm. (एक रासायनिक पदर्था जो एलर्जिक स्थितियों में मास्ट कोशिका

विकणांकुरण द्वारा उत्पादित होता है। इससे मृदु-पेशी संकुचन होता है जैसे श्वसनी आकर्ष।)

Slow virus infection (स्लो वाइरस इन्फेक्शन) Virus infection manifesting after long latency period, e.g. kuru. (विषाणु संक्रमण जो बहुत लम्बे, गुप्त समय के बाद प्रकट होता है।)

Sludge (स्लज) Any solid, semisolid or liquid waste arising from municipal, commercial or industrial waste water treatment; gallbladder sludge. (शहर के कारखानों तथा व्यापारिक क्षेत्रों के कूड़ा करकट तथा बेकार पानी से निकलने वाला कोई ठोस, अर्धठोस या गंदा तरल पदार्थ, अवमल; अवर्पक।)

Slurry (स्लरी) A thin watery mixture. (एक पतला पानी जैसा मिश्रण।)

Smallpox (स्मॉलपॉक्स) Synonym variola, a viral exanthema with papulovesicular lesions on skin and constitutional symptoms. (एक तीव्र सांसर्गिक, विषाणुज स्फोटक ज्वर के साथ त्वचा पर वायुकोषीय पिटिका विक्षतियां हो जाती हैं।)

Smegma (स्मैग्मा) The thick odorous secretion from Tyson's glands under prepuce and under labia minora. (शिश्नमुण्डच्छद के नीचे तथा लघु भगोष्ठ में टाइसन्ज ग्रन्थियों से स्रावित होने वाला गाढ़ा बदबूदार पदार्थ।)

Smellies forceps (स्मैलिस फोरसैप्स) Obstetric forcep for delivery of aftercoming head in breech presentation. (ब्रीच प्रेजेन्टेशन में, भ्रूण के सिर के प्रसव के लिए प्रयोग किया जाने वाला प्रसूति; संदश।)

Smellies scissors (स्मैलिस सीर्जस) Special scissors with external cutting edges for fetal craniotomy. (विशेष कैंचियों जिसमें अंदरूनी काटने वाले किनारे होते हैं, जिन्हे भ्रूण कपाल उच्छेदन के लिए प्रयोग किया जाता है।)

Smelling salt (स्मैलिंग साल्ट) A preparation containing ammonium carbonate and stronger ammonia water scented with aromatic substances. (योग जिसमें अमोनियम कार्बोनेट तथा तीव्र अमोनिया तरल जिसमें सुगन्धित पदार्थ की गंध होती है।)

Smelter's chills (स्मैल्टर्स चिल्स) Zinc poisoning. (जिंक विषाक्तता।)

Smith-Hodge pessary (स्मिथ होग पीसैरी) A retroversion pessary. (योनिवर्ति की पश्चनति।)

Smith-Lemli optiz syndrome (स्मिथ लेमली ओपटिज सिन्ड्रोम) Small stature, mental retardation, crypto-orchidism, and failure to thrive. (छोटा कद, बुद्धि ह्रास, शुक्रग्रन्थियों का वृषण में अवतरण पात।)

Smith fracture (स्मिथ फ्रेक्चर) Fracture of lower end of radius with forward displacement of lower segment. (बहिः प्रकोष्ठिका के निचले किनारे के अस्थिभंग सहित निचले खण्ड का आगे की ओर विस्थापन।)

Smith-Petersen nail (स्मिथ पीटरसेन नेल) A special nail that on cross-section has three flanges, used for stabilization of fracture neck of femur (*see* Figure on next page). (फीमर हड्डी की गर्दन के अस्थिभंग में दृढ़ता प्रदान करने के लिए प्रयोग में लाई जाने वाले तीन उठे हुए किनारों वाली एक विशिष्ट कील।)

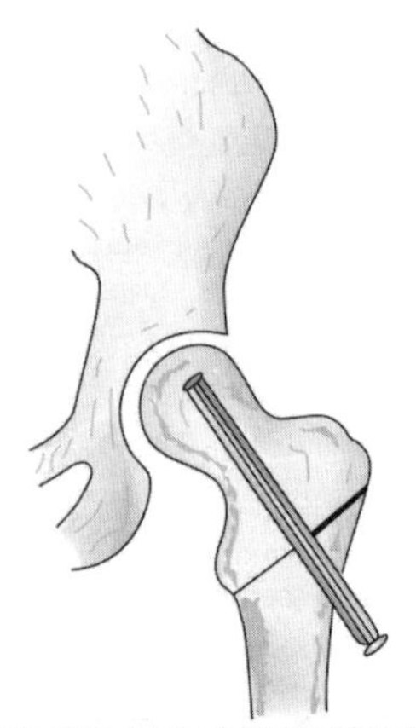

Smith-Petersen nail

Smog (स्मॉग) Dense fog combined with smoke. (कुहरा एवं धुआं दोनों मिले हुए।)

Smokeless tobacco (स्मोकलेस टुबैकों) Tobacco used for chewing or as snuff. They irritate oral mucosa and increase the risk of oral cancer. (तम्बाकु जिसे चबाने के लिए या सूंघनी के रूप में प्रयोग किया जाता है। यह मौखिक श्लेश्मकला में क्षोभण उत्पन्न करता है तथा मौखिक कैंसर का खतरा बढ़ाता है।)

Snake venom (स्नेक वैनम) A secretion of posterior superior labial glands of poisonous snake containing neurotoxin, hemolysins, cytolysins and hemocoagulins. (किसी विषैले सर्प के पश्च, ऊर्ध्व ओष्ठ ग्रन्थियों का स्राव जिसमें न्यूरोटॉक्सिन, हीमोलाइसिन, साइटोलाइसिन तथा हीमोकोएगुलिन होते हैं।)

Snap (स्नैप) A sharp cracking sound. *s. opening* A high pitched sound heard during opening of diseased valves, e.g. mitral stenosis. (एक संक्षिप्त, तीव्र चटकने जैसी ध्वनि (ओपनिंग साउण्ड) संक्रमित कपाट के खुलने के समय सुनाई देने वाली एक संक्षिप्त तीव्र ध्वनि जैसे माइट्रल स्टेनोसिस।)

Snapping hip (स्नैपिंग हिप) Presence of an abnormal tendinous band on gluteus maximus muscle which slips to produce a snap during certain hip movements. (किसी विशेष कुल्हे की गतियों के दौरान उत्पन्न होने वाली एक तीव्र ध्वनि जो ग्लूटियस मैक्जिमस पेशी पर स्थित असामान्य कण्डरीय पट्टी के खिसक जाने पर उत्पन्न होती है।)

Snapping jaw (स्नैपिंग जॉ) An audible and palpable snap on closing and opening of mouth due to displaced meniscus of temporomandibular joint. (मुख को खोलने तथा बंद करने पर सुनाई देने वाली तथा परिस्पृश्य स्फुटन जो टैम्पेरोमैण्डीबुलर जोड़ के विस्थापित मैनिस्कस के कारण होती है।)

Snapping knee (स्नैपिंग नी) An audible snapping sound on sudden extension of knee caused by slipping of biceps femoris tendon or displaced menisci. (अचानक घुटने को विस्तरण करने पर सुनाई देने वाली ध्वनि जो बाइसेप्स फिमोरिस कण्डरा के खिसकने या विस्थापन के कारण होती है।)

Snare (स्नेयर) An instrument with a wire loop to remove polyps, tonsils and small growths with a pedicle. (पॉलिपों या अर्बुदों के चारों ओर उनके आधार पर उन्हें अलग करने के लिए तार के फंदे से युक्त एक यंत्र।)

Sneeze (स्नीज) A sudden spasmodic expiration through nose. (निःश्वसन की पेशियों के ऐंठनयुक्त संकुचन द्वारा नाक या मुँह से अचानक बलपूर्वक वायु का बाहर निकलना।)

Snellen chart (स्नेलेन चार्ट) A chart for testing visual acuity using letters that subtend an angle of 5° (*see* Figure on next page). (दृष्टि तीक्ष्णता के परीक्षण के लिए पढ़ा जाने वाला चार्ट जिसमें अक्षर 5° कोण से बढ़ते घटते हैं।)

Snore (स्नोर) The noise produced while breathing through mouth during sleep. (सोते समय मुख द्वारा श्वास लेने से उत्पन्न होने वाली आवाज; खर्राटे।)

Snout reflex (स्नाऊट रिफ्लैक्स) A variant of sucking reflex in which sharp tapping of mid upper lip results in exaggerated contraction of the lips, positive in infants and in diffuse brain disease.

Snuff (स्नफ) Powdered form of tobacco inhaled through nose. (नाक द्वारा तम्बाकू को पाउडर रूप में सांस के साथ अंदर खींचना।)

Snuff box anatomical (स्नफ बाक्स एनाटोमिकल) Triangular area at the base of thumb. Tenderness in this area indicates scaphoid fracture. (अंगूठें के नीचे स्थित एक त्रिकोण क्षेत्र। इस क्षेत्र में स्पर्शाकार होना, नौकाभ अस्थिभंग की ओर संकेत करता है।)

Soap (सोप) A salt of one or more higher fatty acids with an alkali or metal. Soluble soaps are detergents and are

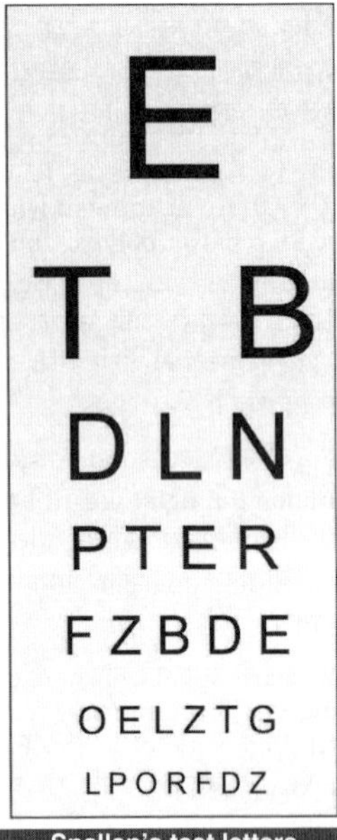

Snellen's test letters

prepared from alkali metals-sodium and potassium. (एक या अधिक वसीय अम्लों के साथ क्षार या धातु वाला लवण घुलनशील साबुन होते हैं तथा क्षार धातुओं सोडियम तथा पौटेशियम से बनता है।)

Soap liniment (सोप लिनीमैन्ट) A solution of soap and camphor in alcohol and water. Used as a stimulant and rubefacient. (एल्कोहॉल एवं जल में साबुन तथा कपूर का घोल जिसका उद्दीपक और रक्तिमाकर के रूप में प्रयोग किया जाता है।)

Sociology (सोशियोलॉजी) Study of human social behavior and the origin, institutions and functions of human groups and societies. (मनुष्य के सामाजिक व्यवहार, समाज के नियम तथा रीति रिवाजों एवं समाज के कार्यो का अध्ययन; समाजशास्त्र।)

Sociopathy (सोशियोपैथी) The condition of being antisocial. (समाज विरोधी होना।)

Socket (सॉकेट) A hollow in a joint or bone. *s. alveolar* The bony space occupied by tooth and periodontal ligament. (जोड़ या अस्थि में स्थित एक गड्ढा; उलूखल दाँत तथा परिदन्तीय स्नायु द्वारा घिरा हुआ अस्थि वाला क्षेत्र।)

Soda (सोडा) Salts of sodium. *s. baking* Sodium bicarbonate. *s. caustic* Sodium hydroxide. *s. lime* Mixture of calcium hydroxide and sodium hydroxide used to absorb carbon dioxide. (सोडियम के लवण) *Baking soda* (बेकिंग सोडा) (सोडियम बाइकार्बोनेट।) *Caustic soda* (सोडा) सोडियम हाइड्रोक्साइड। *Lime soda* (लाइम सोडा) कैल्सिमय हाइड्रोक्साइड तथा सोडियम हाइड्रोक्साइड का मिश्रण जिसे कार्बन डाइक्साइड के अवशोषण में प्रयोग किया जाता है।)

Soda ash (सोडा ऐश) Commercial sodium carbonate. (व्यापारिक सोडियम कार्बोनेट।)

Soda water (सोडा वाटर) A solution of carbon dioxide under pressure. (दाब के साथ कार्बन डाइऑक्साइड का घोल।)

Sodium (सोडियम) Light, silvery white alkali metal which violently decomposes water forming sodium hydroxide and hydrogen. *s. acetate* Systemic and urinary alkalizer. *s. alginate* A food additive. *s. benzoate* A food preservative. *s. bicarbonate* Used IV to treat acidosis. *s. carbonate* Washing soda. *s. chloride* Table salt; 0.9% solution is osmotically compatible with blood. *s. lactate* In one sixth or one fourth molar solution used IV to correct acidosis. *s. monofluorophosphate* For topical application on teeth to prevent caries. *s. morrhuate* A sclerosing agent used to obliterate varices. *s. nitrite* Antidote for cyanide poisoning. *s. nitroprusside* A powerful vasodilator. *s. polystyrene* sulphonate Cation exchange resin used to lower body potassium. *s. propionate* Possesses antifungal action. *s. salicylate* Analgesic and antipyretic. *s. thiosulphate* Antidote for cyanide poisoning. (हल्की, चांदी जैसा सफेद क्षार धातु जो पानी का तिव्रता से अपघटन करके सोडियम हाईड्रोक्साइड तथा हाइड्रोजन बनाती है।)

Sodium chromoglycate (सोडियम क्रोमोग्लुकेट) Mast cell stabilizer used in asthma as aerosol. (मास्ट कोशिकाओं का स्थिरीकरण जिसे दमे में एक्रोजॉल के रूप में प्रयोग किया जाता है।)

Soft diet (साफ्ट डाइट) Diet which is soft to chew and easy to swallow. It mainly consists of semisolid or liquid food items. (सरल भोजन।)

Soft palate (सॉफ्ट पैलेट) The posterior portion of roof of mouth. (मुख की छत या तालू का पिछला पेशीकलामय भाग।)

Soft sore (सॉफ्ट सोर) Venereal ulcer caused by Ducrey's bacillus. (रतिज व्रण जो डूकरे नामक जीवाणु द्वारा उत्पन्न होता है।)

Soleus (सॉलियस) The flat broad muscle at back of calf of leg. (पैर की पिण्डली की एक चपटी, चौड़ी पेशी; पिण्डिका।)

Solitary (सॉलिटरी) Single or lonely. (अकेला या अलग अलग स्थित रहने वाला।)

Solubility (सॉल्युबिलिटी) Capable of being dissolved. (विलेयता; घुलनशीलता।)

Solute (सॉल्यूट) The substance that is dissolved in a solution. (विलयन बनाने के लिए किसी विलायक में घुला हुआ पदार्थ; विलेय।)

Solution (सॉल्यूशन) A homogeneous mixture of solid, liquid or gaseous substance in a liquid from which the dissolved substance can be recovered by crystallization or other physical process. (एक तरल में ठोस, द्रव या गैसीय पदार्थ का संभाग मिश्रण जिसमें से घुलनशील पदार्थ को मणिभीकरण अन्य भौतिक क्रिया द्वारा वापस प्राप्त किया जा सकता है।)

Solution aqueous (सॉल्यूशन एक्वियस) Solution containing water as the solvent. *s. buffer* Solution of weak acid and its salt solvent for maintaining constant pH. *s. hypertonic* Solution with greater osmotic pressure than that of bodyfluids. *s. hypotonic* Solution with osmotic pressure less than that of body fluids. *s. isotonic* Solution with similar osmotic pressure as that of body fluids. *s. Ringer's* Solution containing chlorides of sodium, calcium and potassium. (ऐसा घोल जिसमें जल विलायक या घोलक के रूप में होता है।)

Solvent (सॉल्वेन्ट) A liquid that dissolves another substance. (एक तरल जो दूसरे पदार्थ को घोलने के लिए प्रयोग हेाता है।)

Soma (सोमा) The body as distinct from mind. (मस्तिष्क से पृथक शरीर; देह।)

Somatesthesia (सोमेटेस्थीसिया) The consciousness of the body. (शरीर की चेतना या उसका बोध होना।)

Somatic (सोमेटिक) Pertains to body, the nonreproductive cells, skeletal muscles. (शरीर संबंधित; दैहिक; कायिक; अजननीय कोशिकाएं; कंकालीय पेशियां।)

Somatization (सोमेटाइजेशन) Expression of emotional conflicts as bodily ailment. (मानसिक विकारों का शारीरिक लक्षणों में परिवर्तित होना।)

Somatoform disorders (सोमेटोफार्म डिस्आर्डस) A group of disorders in which there are symptoms of a disease but no objective evidence to explain the symptoms. (विकारों का एक वर्ग जिसमें किसी रोग के लक्षण होते हैं परन्तु उन लक्षणों को समझाने के लिए कोई अभिदृश्यक साक्ष्य नहीं होता।)

Somatomedin (सोमेटोमेडिन) Insulin like growth factors derived from liver (Somatomedin C and A) that stimulate growth under influence of growth hormone. (यकृत से प्राप्त इन्सुलिन जैसे वृद्धि के प्रभाव पर क्रिया करके वृद्धि को नियमित करता है।)

Somatostatin (सोमेटोस्टेटिन) A hypothalamic hormone that inhibits release of somatotropin, insulin, and gastrin. (हाइपोथैलेमस का एक हॉर्मोन जो सोमेटोट्रॉपिन हार्मोन के मुक्त होने तथा इन्सुलिन एवं गैस्ट्रिन के स्राव को रोकता है।)

Somatopsychic (सोमटोसाइकिक) Relationship of the body and mind. (शरीर एवं मस्तिष्क दोनों से सम्बंधित।)

Somatotropin (सोमेटोट्रॉपिन) Growth hormone. (वृद्धि-उद्दीपन हॉर्मोन।)

Somite (सोमाइट) Paired masses of mesoderm arranged segmentally along side neural tube of the embryo (*see* Figure). (भ्रूण की तंत्रिका नली के साथ-साथ खण्डों के रूप में व्यवस्थित मध्यजनस्तर के ब्लॉक के समान जोड़ीदार पिण्डों मे से एक; भ्रूणकायखण्ड।)

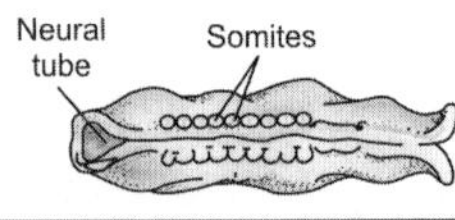

Somites in a 22-day embryo

Somnambulism (सोमनेम्बुलिज्म) Sleep walking, the performance of any fairly complex act while in a sleep like state or trance. (निंद्रा की स्थिति में किसी हल्के से जटिल कार्य को करना; नींद में चलना; निंद्राचलन; निंद्राभ्रमण।)

Somniferous (सोमनीफेरस) Promoting sleep. (नींद लाने वाला अथवा नींद लाने वाले से संबंधित; निंद्राकर।)

Somniloguism (सोमनिलोयूविज्म) Talking during sleep. (सोते हुए बाते करना।)

Somnolence (सोमनोलैन्स) Sleepiness. (निंद्रा लेने की इच्छा।)

Somogyi phenomenon (सोमोग्यूई फेनामेना) In diabetes mellitus, rebound hyperglycemia following an attack of hypoglycemia that triggers release of counter-regulatory hormones. Reduction in dose of insulin helps to control the hyperglycemia by abolishing hypoglycemia. (मधुमेह में, अल्पग्लूकोजरक्तता के आक्रमण के पश्चात अल्पग्लूकोजरक्तता का उच्छलन।)

Sonogram (सोनोग्राम) Ultrasonography record. (पराश्रव्यचित्रण अभिलेख।)

Sonolucent (सोनोल्यूसैन्ट) Condition of not reflecting the ultrasound wave back to the source. (पराश्रव्यचित्रण में, अल्ट्रासाउण्ड तरंगों को पीछे अपने स्रोत को परावर्तित न करने वाली दशा।)

Sonorous rale (सोनोरस रौल) Low pitched rale caused by mucous secretion in bronchus. (श्वासनली में श्लेष्मिक स्राव के कारण होने वाली हल्के स्तर वाली राल (ध्वनि)।)

Soporific (सोपोरीफिक) A drug producing sleep, narcotic. (गहरी नींद लाने वाली अथवा स्वापक या मादक औषधि (नशीली); निद्रापक।)

Sorbitol (सोर्बीटोल) A crystalline alcohol used as sweetening agent. (एक स्फटाभ एल्कोहल जिसे मीठा करने के कारक के रूप में प्रयोग किया जाता है।)

Sordes (सोर्ड्स) Foul brown crusts about the lips in some fever. (कुछ बुखारों में होंठों के आसपास पाई जाने वाली कत्थई रंग की बदबूदार पपड़ियां।)

Sore (सोर) Painful lesion of skin or mucous membrane. (श्लेष्मकला या त्वचा के वेदनायुक्त जख्म या विक्षति।)

Sotalol (सोटालोल) Beta-adrenergic blocking agent used as antihypertensive agent, antiarrhythmic too. (बीटा एड्रीनर्जिक विरोधी कारक जिसे उच्चरक्तदाब रोधी तथा अतालाफरोधी कारक के रूप में प्रयोग किया जाता है।)

Souffle (सूफिल) A bruit, soft blowing sound. *s. uterine* Blood flow within uterine arteries producing the sound. (परिश्रवण में सुनाई देने वाली कोमल सीटी जैसे ध्वनि अथवा परिश्रवणीय मर्मर, ब्रुईट या विरूत।) *Uterine soufflé* (यूटेराइन सूफिल) रक्त के गर्भाशय की विस्फारित धमनियों में प्रवेश करने से उत्पन्न ध्वनि जो माता की नाड़ी के साथ-साथ उत्पन्न होती है; जरायु मर्मर।)

Sound (साउण्ड) Auditory sensation produced by vibrations, noise, measured in decibels. *s. heart* The first heart sound indicates mitral and tricuspid valve closure and the second heart sound indicates closure of aortic and pulmonary valves, third heart sound occurs during rapid ventricular filling and fourth heart sound occurs with atrial contraction. *s. Korotkoff's* Sounds heard over an artery during blood pressure measurement. *s. succussion* Splashing sound heard over a cavity filled with fluid. *s. tubular* Breath sound heard over trachea and large bronchi. *s. urethral* a long slim slightly conical instrument for exploring and dilating urethra. s. uterine like urethral sound for knowing uterine length. (वायु अथवा अन्य माध्यम के कम्पनों के द्वारा कान में उत्पन्न संवेदना अथवा अनुभूति, जिसे डैसीबल में मापा जाता है।)

Soup (सूप) It is liquid food combined with vegetables or meat. (तरल पदार्थ का सूप।)

Space dead (स्पेस डैड) In respiratory physiology, the area from nose to bronchioles which do not take part in exchange of oxygen and carbon dioxide. (श्वास क्रिया विज्ञान में, नाक से श्वासनलिका तक का क्षेत्र जो ऑक्सीजन तथा कार्बन डाइऑक्साइड के बदलाव में भाग नही लेता है।)

Space medicine (स्पेस मेडीसीन) Branch of medicine dealing with pathological and physiological problems encountered by humans in the space. (हवाई यात्रा करने वाले व्यक्तियों की स्वास्थ्य समस्याओं से संबंधित चिकित्सा शास्त्र की शाखा।)

Space sickness (स्पेस सिकनेस) Combination of effects like nausea, vomiting, vertigo or headache due to prolonged weightlessness during the flights or space travel. (हवाई यात्रा के समय लोगों को चक्कर आना या उल्टियाँ होना।)

Sparfloxacin (स्पारफ्लोक्सएसिन) Quinolone, used for enteric fever. (क्विनोलॉन जिसे आंत्रिक ज्वर के लिए प्रयोग किया जाता है।)

Spargosis (स्पार्गोसिस) 1. Swelling of skin as in elephantiasis. 2. Distention of lactating breast with milk. (श्लीपद, त्वचा का मोटा हो जाना जैसे हाथी-पांव एलीफैन्टियेसिस में होता है। दूध से स्त्री स्तनों का फूल जाना।)

Span (स्पैन) Full extent, e.g., Whole life span means the period of whole life. (विस्तार या अबधि।)

Spasm (स्पाज्म) Sudden involuntary muscle contraction, can be clonic (alternate contraction and relaxation) or tonic (sustained contraction). (अचानक होने वाला अनियंत्रित संकुचन, ऐंठन, आकर्ष, उद्वेष्ट यह क्लोनिक या टॉनिक हो सकती है।)

Spasmophilia (स्पाज्मोफीलिया) A tendency towards spasm and convulsion as in rickets. (रिकेट्स में ऐंठन अथ्वा आक्षेप (दौरे पड़ने) की असामान्य प्रवृत्ति।)

Spastic colon (स्पास्टिक कोलन) A motility disorder of colon with lower abdominal pain and alternating constipation and diarrhea. (यह वृहदान्त्र का एक गतिशीलता विकार है जिसमें उदर के निचले भाग में दर्द होता है तथा बारी-बारी से कब्ज हो जाता है, और दस्त होने लगते हैं।)

Spasticity (स्पास्टीसिटी) Increased muscle tone with muscular stiffness as in upper motor neurone lesions. (पेशियों की तान अथवा उनके संकुचनों का बढ़ जाना जिससे कठोरता उत्पन्न हो जाती है एवं भद्दी गतियां होती हैं; संस्तम्भता।)

Spatial (स्पेटियल) Pertaining to space. (स्थान या अवकाश संबंधि, अवकाशिकी; आकाशीय।)

Spatula (स्पैटुला) Flat instrument for mixing or spreading semisolids. (एक चपटा, पतला, कुछ लचीला चाकू के आकार का यंत्र जो किसी चिकनी सतह पर अर्द्धठोस पदार्थों को फैलाने अथवा उन्हें मिलाने के काम आता है; चमस, लेपनी।)

Specific gravity (स्पेसिफिक ग्रेविटी) Weight of a substance compared with equal volume of water. Specific gravity of water is taken as 1000. (विशिष्ट गुरूत्व; किसी पदार्थ के वजन को पानी के बराबर आयतन से तुलना करना।)

Spectinomycin (स्पेक्टिनोमाइसिन) Injectable antibiotic used for gonorrhea. (सूजाक के लिए प्रयोग होने वाला प्रतिजीवी।)

Spectrometer (स्पैक्ट्रोमीटर) An instrument to measure wavelength based on the principle of prism or diffraction grating. (प्रिज्म के सिद्धान्त पर आधारित प्रकाश की तरंगदैर्ध्य का पता लगाने वाला एक यंत्र।)

Spectrophotometry (स्पैक्ट्रोफोटोमीट्री) Estimation of depth of color by using spectrophotometer. (स्पैक्ट्रोफोटोमीटर या स्पैक्ट्रम-प्रकाशमापी द्वारा किसी विलयन में रंग की मात्रा का पता लगाना।)

Spectroscope (स्पैट्रोस्कोप) An instrument for separating radiant energy into its component frequencies or wavelengths. (प्रिज्म के द्वारा जिससे होकर प्रकाश गुजरता है और निरीक्षण के लिये स्पैक्ट्रम बनाता है, प्रकाश को उसके घटक रंगों में पृथक करने वाला एक यंत्र, स्पैक्ट्रमदर्शी; प्रतिबिम्बदर्शी।)

Spectrum (स्पैक्ट्रम) The series of components or images obtained when a beam of electromagnetic wave is dispersed and the constituent waves are arranged according to their frequencies or wavelengths. *s. invisible* Spectral portion below the red (infrared) or above violet (ultraviolet) which is invisible to the eyes lying below 3900 angstrom units and above 7700 angstrom units. *s. visible* Colors from red to violet with wavelengths of 3900–7700 AU. (दृश्याभास, प्रतिबिम्ब। श्वेत प्रकाश के काँच की प्रिज्म से होकर गुजरने से बनी सात रंगों की एक पट्टी जो इन्द्रधनुष के समान प्रतीत होती है।)

Speculum (स्पैकुलम) Instrument for examination of canals, e.g. ear speculum, vaginal speculum (*see* Figure). (दृष्टि परिक्षण के लिए शरीर के किसी छिद्र, नलिका अथवा गुहा को खोलने या फैलाने के लिए एक यंत्र।)

Speech (स्पीच) Expression of thoughts by spoken words or sound symbols. *s. ataxic* Defective speech due to muscular incoordination as in cerebellar ataxia. *s. scanning* Speech with pauses in between syllables. *s. staccato* Slow and labored speech with each syllable being pronounced separately. (स्वर ध्वनियों द्वारा विचारों की अभिव्यक्ति। शब्दों का उच्चारण करना, वाणी, बोली; बोले गये शब्द।)

Spermatic cord (स्पर्मेटिक कार्ड) The cord suspending the testis and is composed of vas deferens, spermatic arteries, veins and lymphatics. (एक रज्जु जो उदरीय वंक्षण क्लय को शुक्रग्रन्थि से जोड़ती है तथा वास डिफ्रैन्स या शुक्रनली, रक्त वाहिनियों, लसीका वाहनियों एवं तंत्रिकाओं

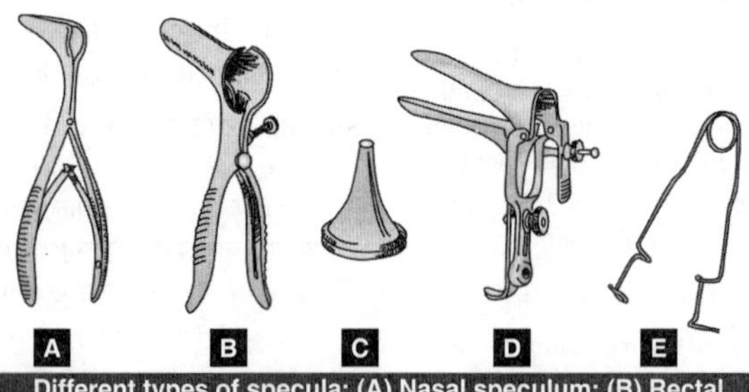

Different types of specula: (A) Nasal speculum; (B) Rectal speculum; (C) Speculum for otoscope; (D) Vaginal duckbill speculum; (E) Eye speculum

से मिलकर बनती है जो शुक्रग्रन्थि एवं अधिवृषण की पूर्ति करती है; वृषण रज्जु।)

Spermatic vein (स्पर्मेटिक वेन) The vein draining the testis. The left vein drains into left renal vein while the right vein empties into inferior vena cava. (शिरा जो शुक्रग्रन्थि से निकलती है बायीं ओर की शिरा बायें वृक्क शिरा में निष्कासित होती है तथा दांयें ओर की शिरा निम्नमहाशिरा में खाली होती है।)

Spermatid (स्पर्मेटिड) A precursor cell of spermatozoon derived from secondary spermatocyte. (शुक्राणु की पूर्वगामी कोशिका जो शुक्राणुजनन में शुक्राणुकोशिका से प्राप्त हो जाती है।)

Spermatin (स्पर्मेटिन) A mucilaginous substance present in semen. (वीर्य में स्थित एक लेसदार पदार्थ।)

Spermatocele (स्पर्मेटोसील) A cystic tumor of epididymis. (अधिवृषण या एपिडिडीमिस का पुटीय अर्बुद जिसमें शुक्राणु होते है; शुक्रपुटी।)

Spermatocyte (स्पर्मेटोसाइट) The cell arising from spermatogonium that forms the spermatids. (शुक्राणुजनन में किसी शुक्राणुजन से उत्पन्न होने वाली कोशिका जो विभाजित होकर प्राक् शुक्राणु बनाती है जिससे शुक्राणु उत्पन्न होते हैं; शुक्राणुकोशिका।)

Spermatogenesis (स्पर्मेटोजेनेसिस) The process of formation of mature spermatozoa, i.e. spearmatogonium-primary spermatocyte-secondary spermatocyte-spermatid-motile functional spermatozoa. (शुक्राणुओं के परिपक्व बनने की क्रिया; शुक्राणुजनन।)

Spermatorrhea (स्पर्मेटोरिह्या) Involuntary loss of semen without orgasm. (लैंगिक उत्तेजना के बिना बार-बार वीर्य की अनियंत्रित निकासी होना; शुक्रमेह; वीर्य स्खलन।)

Spermatozoon (स्पर्मेटोजून) The mature male germ cell formed within the seminiferous tubules of testis, freely mobile resembling a tadpole (*see* Figure). (शुक्रग्रन्थियों की शुक्रजनक नलिकाओं में प्राक् शुक्राणुओं से बनने वाली एक परिपक्व पुरुष जनन कोशिका; शुक्राणु।)

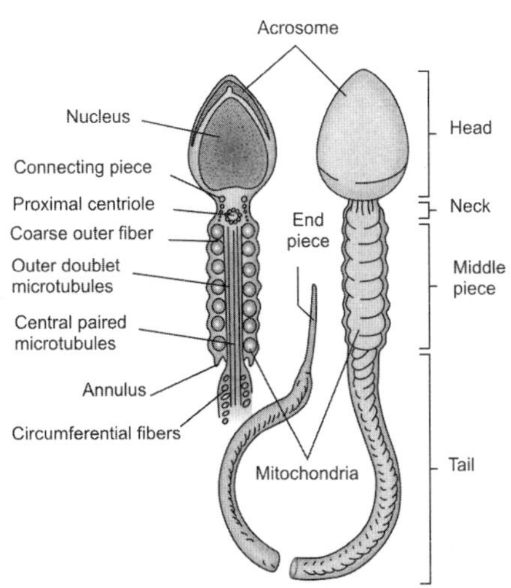

Side view of human spermatozoon: (in cross-section) and flat view

Spermaturia (स्पर्मेटूरिया) Semen passed with urine. (मूत्र में वीर्य का पाया जाना; शुक्रमेह।)

Spermicide (स्पर्मिसाइड) Agent that kills spermatozoa. (शुक्राणुओं को मारने वाला कारक।)

Sphenoid (स्फिनॉयड) Wedge-shaped. (कीलाकार; जतूक।)

Sphenoid bone (स्फिनॉयड बोन) Large bone placed at base of skull between the parietal and temporal bones laterally, occipital bone behind and ethmoid in front. (सामने पश्चिकपालीय एवं झर्झरिका अस्थियों तथा पार्श्व में पार्श्विकास्थि एवं शंखास्थि के बीच स्थित खोपड़ी के आधार की बड़ी हड्डी।)

Sphenoiditis (स्फिनॉयडाइटिस) Inflammation of sphenoidal sinus cells. (स्फिनॉयड के विवर कोशिका का शोथ अथवा स्फैनॉयड हड्डी का परिगलन।)

Sphenoid spine (स्फिनॉयड स्पाइन) Downward projection from the posterior extremity of greater wing of sphenoid, giving attachment to sphenomandibular ligament. (स्फिनॉयड के बड़े पंख के पश्च बाह्यअंग के नीचे की ओर उत्सेध, जो स्फिनोमैण्डीबुलर स्नायु को सहारा देता है।)

Sphenosis (स्फिनोसिस) Condition in which fetus becomes wedged in the pelvis. (ऐसी दशा जिसमें भ्रूण माँ की श्रोणि में कीलाकार हो जाता है।)

Sphere (स्फीयर) Globe-like structure. (ग्लोब या पृथ्वी के समान रचना।)

Spherocyte (स्फेरोसाइट) Erythrocyte assuming globular shape. (गोलाकार लाल रक्त कोशिका; गोलक कोशिका।)

Spherocytosis (स्फेरोसाइटोसिस) A form of congenital hemolytic anemia characterized by hemolysis, anemia, splenomegaly and jaundice with increased red cell fragility. (एक प्रकार का जन्मजात रक्तलाइ रक्ताल्पता जिसमें रक्त अपघटन, रक्ताल्पता, प्लीहा अतिवृद्धि तथा पीलिया के साथ अत्यधिक लाल कोशिका भंगुरता हो जाती है।)

Spherule (स्फेरूल) A very small sphere; the structure present in tissues infected with *Coccidiodes imitis*, each spherule containing hundreds of endospores. (बहुत छोटा गोला, संरचना जो कोक्साइडियोस माइटिस से संक्रमित ऊतकों में उपस्थित होता है। प्रत्येक स्फेरूल में सौ की संख्या में एण्डोस्पोर होते हैं।)

Sphincter (स्फिंक्टर) Circular muscle fibers that close an orifice when contracted, e.g. anal sphincter, lower esophageal sphincter, pyloric sphincter and sphincter of Oddi. (किसी प्राकृतिक द्वार अथवा मार्ग को बंद करने वाली एक वृत्ताकार पेशी। तन्तु जैसे गुदा संवरणी, निचली, ग्रासनली, संवरणी; जठरनिर्गमसंकोची।)

Sphingolipid (स्फिंगोलिपिड) Lipid containing sphingosine bases. (स्फिंगोसीन आधार जिसमें वसाभ (लाइपिड) होते हैं।)

Sphingolipidosis (स्फिंगोलिपिडोसिस) Hereditary disease with defective metabolism of sphingolipids. Included in this group are Tay-Sach's disease, Fabry's disease, Kufs' disease, Krabbe's disease and Niemann-Pick disease. (आनुवंशिक विकार के साथ स्फिंगोलाइपिड के दोषपूर्ण उपापचय। इसके वर्ग में फेब्री डिजीज, कफ्स डिजीज, क्रेबस डिजीज तथा निमैन पिक डिजीज होती हैं।)

Sphingomyelins (स्फिंगोमेलिन्स) Phosphorus containing sphingolipids principally found in nervous tissue. They are derived from choline phosphate and a ceramide. (फॉस्फोरस जिसमें स्फिंगोलाइपिड होते हैं जो मुख्य रूप से स्नायु ऊतक में पाया जाता है। यह कोलीन फॉस्फेट तथा सीरामाइड से प्राप्त होता है।)

Sphygmo (स्फाइग्मो) Pulse (नाड़ी या नब्ज का संकेत देने वाला एक उपसर्ग।)

Sphygmograph (स्फाईग्मोग्राफ) Instrument for recording shape and force of pulse wave. (नाड़ी तरंग के बल तथा आकार के अभिलेखन करने वाला एक उपकरण।)

Sphygmomanometer (स्फाइग्मोमेनोमीटर) Instrument for indirect measurement of arterial blood pressure, can be aneroid or mercurial. (धमनीय रक्त चाप मापने का एक यंत्र (ब्लड प्रेशर इन्स्ट्रूमैन्ट) यह एनेरॉयड तथा मर्करी दो प्रकार का होता है; रक्तदाबमापी।)

Spica (स्पाइका) A reverse spiral bandage, the turn of which crosses like letter V. (स्वास्तिक पट्टिका; एक विपरीत स्पाइरल पट्टी, जिसके घुमाव अंग्रेजी अक्षर V के समान क्रॉस करते हैं।)

Spicule (स्पाइक्यूल) Small needle shaped. (एक छोटी, तेज सुई के आकार की रचना; कंटिका।।)

Spider black window (स्पाइडर ब्लैक विन्डो) Black female spider with four pairs of legs and poison fangs. Its bite causes excruciating abdominal pain and ascending motor palsy. (एक काली मादा मकड़ी जिसके पैरों के चार जोड़े तथा विषैली टीस होती है। इसके काटने सें उदरीय पीड़ा तथा प्रेरक अंगघात होता है।)

Spider finger (स्पाइडर फिंगर) Abnormally long phallanges of hand. (ऐसी दशा जिसमें हाथों एवं पैरों की अंगुलियां असामान्य रूप से लम्बी एवं मड़ी हुई हो सकती हैं।)

Spider nevus (स्पॉइडर नेवस) Branched capillary growth in the skin resembling a spider as in cirrhosis of liver. (त्वचा की एक वृद्धि जिसमें एक केन्द्रीय लाल बिन्दु से विस्फारित कोशिकायें फैलती हैं जो मकड़ी के समान प्रतीत होती हैं।)

Spigelian line (स्पाइजीलियन लाइन) The line in abdomen, that marks lateral border of rectus. (उदर पर मध्यम रेखा के समानान्तर स्थित एक रेखा जो रैक्टस एब्डोमिनिस पेशी के किनारे को चिंहित करती हैं।)

Spike (स्पाइक) The main peak, or a rapid sharp wave appearing suddenly in the background slow wave rhythm. (मुख्य चोटी तथा तीव्र तरंग जो हल्की तरंग ताल में अचानक पृष्ठभूमि पर दिखाई देती है।)

Spill (स्पिल) Overflow. (अति प्रवाह, अत्यधिक बहाव।)

Spillway (स्पिलवे) The contour of teeth allowing food to escape from the cusps during mastication. (दाँतों की रूपेरखा जिससे होकर भोजन चबाते समय कपर्दिकाओं से बहाकर निकलता है।)

Spina (स्पाइना) The spine. *s. bifida* Congenital nonunion between the laminae of vertebra (*see* Figure). (मेरूदण्ड, रीढ़, कंटक।) *Spina bifida* (स्पाइना बाइफिडा) कशेरूकाओं के फलक का आपस में जन्मजात रूप से न मिलना।)

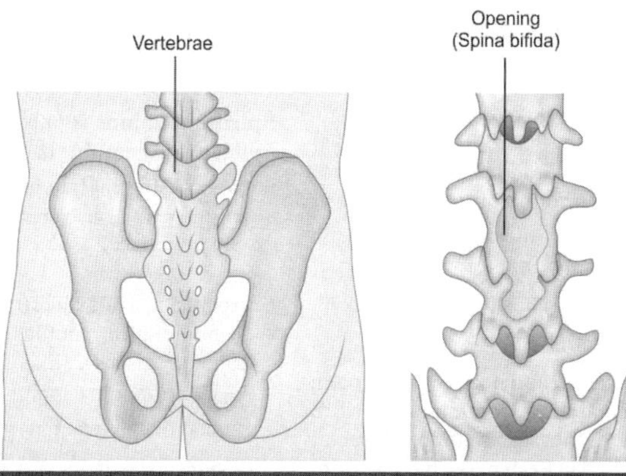

Spina bifida

Spinal anesthesia (स्पाइनल एनीस्थीसिया) Anesthesia produced by injection of anesthetic agents into spinal canal. (मेरूनलिका में किसी संज्ञाहारी कारकों का इन्जैक्शन लगाने से उत्पन्न संज्ञाहरण।)

Spinal canal (स्पाइनल कैनाल) The canal bounded by vertebral body and vertebral arches that contains the spinal cord. (कशेरूका-दण्ड का नाल जिसमें सुषुम्ना स्थित रहती है।)

Spinal coloum (स्पाइनल कॉलम) The vertebral column consisting of 33 vertebra: 7 cervical, 12 thoracic, 5 lumbar, 5 sacral and 4 in the coccyx. (सुषुम्ना या मेरू रज्जु को चारों ओर से बंद करने वाला कशेरुका दण्ड जो 33 हड्डियों से मिलकर बनता है; 7 ग्रैव, 12 पृष्ठीय या वक्षीय, 5 कटिपरक, 5 त्रिकास्थियां या सैक्रल हड्डियां तथा 4 हड्डियां जो अनुत्रिक या कॉक्सिक्स में होती हैं।)

Spinal cord (स्पाइनल कॉर्ड) The nervous tissue contained in spinal canal extending from medulla to lower border of first lumbar vertebra. The gray matter within spinal cord is in the form of H. (कशेरूका गुहा में स्नायु ऊतक जो अन्तस्था में पहले कटि-कशेरुका की निचली सीमा तक विस्तृत होता है।)

Spinal curvature (स्पाइनल कर्वचर) Curvature of spine which is often physiological like cervical and lumbar lordosis and thoracic kyphosis. (मेरू वक्रता जो अधिकतर शरीरक्रियात्मक होती है जैसे ग्रीवा तथा कटिपरक अग्रकुब्जता तथा वक्षकुब्जता।)

Spinal fluid (स्पाइनल फ्लूइड) Cerebrospinal fluid lying in the central canal and around the spinal cord within the subarachnoid space. (मेरू द्रव; मस्तिष्क मेरू द्रव्य जो केन्द्रिय गुहा में तथा अवजालतानिका अवकाश में मेरू रज्जु के चारों ओर स्थित होता है।)

Spinal nerves (स्पाइनल नर्व्ज) 31 pairs of nerves arising from spinal cord; 8 cervical, 12 thoracic, 5 lumbar 5 sacral and coccygeal. Each nerve has a ventral efferent motor root and an afferent dorsal sensory root. Each nerve has white and gray rami communicant which pass to the ganglia of sympathetic trunk. (मेरू-रज्जु से निकलने वाली तंत्रिकाओं के 31 जोड़े जिनमें से 8 ग्रैव, 12 वक्षीय, 5 कटिपरक, 5 त्रिकास्थिज या सैक्रल तथा 1 अनुत्रकीय होता है। ये जोड़े मेरू-कशेरुकाओं के अनुरूप होते हैं।)

Spinal shock (स्पाइनल शाक) Complete arcflexic flaccid palsy following complete transection of spinal cord. (मेरू-रज्जु के सम्पूर्ण पारपरिच्छेदन के बाद पूर्ण व्रक लचीला, शिथिल अंगघात।)

Spinal stenosis (स्पाइनल स्टेनोसिस) Narrowing of spinal canal due to trauma or degeneration of vertebral column. (अभिघात या मेरूदण्ड के अपजनन के कारण मेरू रज्जु का संकीर्ण होना।)

Spindle (स्पिण्डल) A fusiform shaped body. (टेकुवे के आकार का अथवा दोनों किनारों पर धीरे-धीरे पतला हो जाने वाला; तर्कु।)

Spine (स्पाइन) A sharp process from a bone. (हड्डी का कांटे के समान तेज प्रवर्ध।)

Spiral (स्पाइरल) Coiling around a center like the thread of screw. (केन्द्र के चारों ओर चक्करदारियां जैसे पेंच के धागे।)

Spiramycin (स्पाइरामाइसिन) Antibiotic used in toxoplasmosis, respiratory infections. (प्रतिजीवी जिसे टॉक्सोप्लाज्मोसिस, श्वास संक्रमणों में प्रयोग किया जाता है।)

Spirillum minus (स्पाइरिलियम माईनस) A flagellated aerobic bacteria in blood of rats causing rat bite fever. (चूहों के रक्त में पाया जाने वाला कशाभित वायुजीवी जीवाणु जिसके कारण रेट बाइट फीवर होता है।)

Spirochaeta (स्पाइरोकीटा) A genus of slender spiral motile microorganism causing diseases like syphilis, pinta, yaws. (एक पतले चक्रीय स्वतः गति वाले सूक्ष्मजीव का वंश जिससे उपदंश, पिंटा, फफोले जैसे रोग हो जाते हैं।)

Spirogram (स्पाइरोग्राम) A record made by a spirograph depicting respiratory movements. (श्वसनलेखी द्वारा श्वसन गतियों का बना एक अभिलेख।)

Spirograph (स्पाइरोग्राफ) Graphic record of respiratory movements. (श्वास गतियों का आलेखी विवरण।)

Spirometer (स्पाइरोमीटर) An apparatus for measuring the air capacity of the lungs. (फेफड़ों की वायु क्षमता मापने का उपकरण; श्वसनमापी।)

Spironolactone (स्पाइरोनोलैक्टोन) Aldosterone antagonist that excretes sodium but conserves potassium, useful in cirrhotics. (एल्डोस्टेरोन विरोधी जो सोडियम उत्सर्जित करता है परंतु पोटैशियम को संरक्षित करता है। यह सिरोहटिक में सहायक होता है।)

Spissated (स्पाइसेटेड) Thickened. (अधिक गाढ़ा या घना।)

Spit (स्पिट) To expectorate. (थूकना।)

Splanchnic (स्प्लैंक्निक) Pertains to viscera. (अंतरांगों अथवा आन्तरिक अंगों से संबंधित; आशायिक।)

Spleen (स्पलीन) A lymphoid vascular organ in left hypoclondrium at the tail of pancreas, consisting of red and white pulp, functions as erythropoietic organ in embryo, and filtrates bacteria, senescent red blood cells, inclusion bodies from the blood (*see* Figure). (उदर-गुहा के ऊपरी बांयें भाग में आमाशय के हृदय अन्तः के पार्श्व में स्थित एक बड़ी, गहरे लाल रंग की तथा स्पंज के समान पोली ग्रन्थि प्लीहा, तिल्ली।)

Splenectomy (स्पलीनेक्टॉमी) Surgical removal of spleen. (शल्यक्रिया द्वारा प्लीहा को काटकर निकाल देना; प्लीहोच्छेदन।)

Splenic flexure (स्पलीनिक फ्लैक्सर) Junction of transverse colon with descending colon. (अनुप्रस्थ एवं अवरोही कोलन के जुड़ने से बना मोड़।)

Splenitis (स्पलीनाइटिस) Inflammation of the spleen, acute or chronic, hypertrophic or suppurative. (प्लीहाशोथ जो तीव्र या जीर्ण, विवृद्धिग्रस्त या प्रतिवर्धक हो सकता है।)

Splenium of corpus callosum (स्पलीनियम आफॅ कार्पस केलोसम) The thickened posterior end of corpus callosum. (महासंयोजन पिण्ड का घना पश्च छोर।)

Splenius (स्प्लीनियस) A flat muscle in upper back on either side. (ऊपरी कमर के दोनों में से एक तरफ एक चपटी पेशी।)

Splenoportogram (स्पलीनोपोर्टोग्राम) Radiographic picture of spleen and portal vein after injection of radioopaque material into spleen. (किसी एक्स-रे अमेध पदार्थ का इन्जैक्शन लगाकर प्लीहा तथा पोर्टल शिरा का लिया गया एक्स-रे चित्र; प्लीहाप्रतिहारीचित्र।)

Splenorenal shunt (स्प्लीनोरीनल शन्ट) Anastomosis of splenic vein to renal vein as in portal hypertension. (रक्त के प्रतिहारी प्रणाली से सार्वदैहिक शिरापरक परिसंचरण में प्रवेश करने के लिए सक्षम बनाने हेतु प्लीहज शिरा का वृक्कीय शिरा के साथ सम्मिलन जिसे प्रतिहारी उच्च रक्त चाप में किया जाता है।)

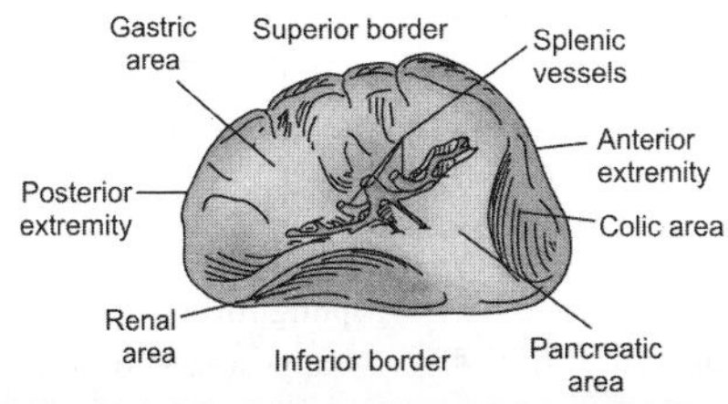

Spleen—visceral surface

Splenorrhagia (स्प्लीनोरैहेजिया) Bleeding from ruptured spleen. (प्लीहा से रक्तस्राव होना।)

Splenorrhaphy (स्प्लीनोरैह्फी) Suturing of any splenic wound. (प्लीहा के जख्म की सिलाई करना।)

Splint (स्प्लिन्ट) An appliance used for protection, fixation or union of injured part, can be movable or immovable. *s. Thomas* A long wire splint with a proximal ring that fits into upper thigh, used for fracture femur (*see* Figure). (शरीर के विस्थापित, गतिशील अथवा क्षतिग्रस्त भागों के स्थिरीकरण अथवा उनकी रक्षा हेतु प्रयोग में लाया जाने वाला लकड़ी या धातु का बना एक उपकरण; कभची; कुशा।)

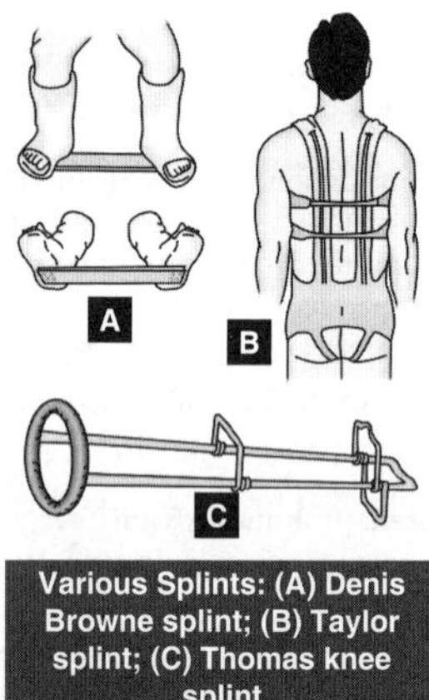

Various Splints: (A) Denis Browne splint; (B) Taylor splint; (C) Thomas knee splint

Splint hemorrhage (स्पिलिन्ट हैमरेज) Small linear bleeding under the nail as in subacute bacterial endocarditis. (नाखुन के नीचे छोटी रेखित रक्तस्राव जैसे अधीजीर्ण जीवाणुज अन्तर्हृद्शोथ में होता है।)

Splinting (स्प्लिन्टिंग) Fixation of injured part with a splint. (स्प्लिन्ट से किसी सन्धिच्युति अथवा अस्थिभंग को स्थिर करना, स्थिरीकरण; कुशानुप्रयोग।)

Split (स्प्लिट) Division or fissure. (विभाजन या एक लम्बी फटन।)

Split tongue (स्प्लिट टंग) Bifid tongue. (विदीर्ण अथवा द्विशाखित जिह्वा।)

SPO$_2$ (एस पी ओ 2) Saturation of arterial blood with oxygen. (रक्त धमनियों का ऑक्सीजन के साथ संतृप्तीकरण।

Spondylitis (स्पॉण्डीलाइटिस) Inflammation of vertebra. (एक या अधिक कशेरुकाओं का शोथ।)

Spondylolisthesis (स्पॉण्डीलोलिस्थेसिस) Forward subluxation of lower lumbar vertebra on sacral vertebra. (किसी निचली कटि कशेरूका का आगे को सैक्रम के ऊपर विस्थापित हो जाना; कशेरूकाग्रसर्पण।)

Spondylosis (स्पॉण्डीलोसिस) Degenerative disease of vertebra and the intervertebral disk with new bone formation at vertebral margins and facet joint arthropathy. (कशेरुका सन्धिग्रह; कशेरुका तथा अन्तरा-कशेरुका चक्र का अपजननात्मक विकार के साथ कशेरुका सीमा पर नई अस्थि का बनना तथा फलक सन्धिरोग होना।)

Spondylotherapy (स्पॉण्डाइलोथिरैपी) Spinal manipulation in treatment of disease. (रोग की चिकित्सा में मेरूदण्ड को हाथ से घुमाना-फिराना।)

Sponge (स्पन्ज) An absorbent pad made-up of cotton and gauze to absorb fluids and blood, used in wound dressing. *s. gelatin* Spongy substance of gelatin used to stop internal bleeding. (एक अवशोषक गद्दी जो रूई तथा गॉज से बनी होती है। जो तरल तथा रक्त को अवशोषित करती है। यह जख्म की मरहम पट्टी में प्रयोग होता है।) *Sponge gelatin* (स्पोन्ज जिलेटिन) जिलेटिन का स्पन्ज के समान पदार्थ जिसे अंदरूनी रक्तस्राव रोकने के लिए प्रयोग किया जाता है।)

Sponging (स्पान्जिंग) To wipe, moisten or cleanse the body with sponge. (शरीर को गीले कपड़े से साफ करना।)

Spongiform (स्पन्जी फॉर्म) Having appearance or quality of a sponge. (स्पन्ज के समान गुणों या दिखने वाला।)

Spongioblast (स्पन्जिओ ब्लास्ट) The precursor cell of astrocytes and ependymal cells that develop from neural tube. (तारक कोशिका तथा अन्तरीयक कोशिकाओं की पूर्वगामी कोशिका जो तंत्रिका नलिका से विकसित होती है।)

Spongioblastoma (स्पॉन्जियोब्लास्टोमा) A glioma arising from spongioblasts. (मस्तिष्क का एक अर्बुद जो स्पॉन्जियोब्लास्ट कोशिकाओं का बना होता है।)

Spontaneous fracture (स्पॉन्टेनियस फ्रैक्चर) Fracture of a osteoporotic bone. (अस्थि सुषिरता में अस्थि भंग हो जाना जिसमें दर्द नहीं होता।)

Spoon nail (स्पून नेल) Concave nail of iron deficiency anemia. (ऑयरन की कमी से रक्ताल्पता का खोखला नख।)

Sporadic (स्पोरेडिक) Occurring occasionally. (कभी-कभी उत्पन्न होने वाला।)

Spore (स्पोर) An asexual reproductive unit of plants, some protozoa and bacteria. (छोटे-छोटे जीवधारियों जैसे एककोशिकीय जन्तु कवक तथा शैल या काई आदि की एक लैंगिक अथवा अलैंगिक जनन कोशिका। बीजाणु।)

Sporocyst (स्पोरोसिस्ट) A reproductive cell containing spores. (जनन कोशिकाएं जिनमें बीजाणु होते हैं।)

Sporogony (स्पोरोगोनी) Reproduction by development of spores. (बीजाणुओं के विकास द्वारा जनन।)

Sporothrix (स्पोरोथ्रिक्स) A genus of fungi. (कवकों का वंश।)

Sporotrichosis (स्पोरोट्राइकोसिस) A chronic granulomatous fungal infection involving skin and lymph nodes with abscess formation, nodularity and ulceration. (स्पोरोट्राइकम कवक द्वारा उत्पन्न त्वचा एवं उपरिस्थ लसीका ग्रन्थियों का जीर्ण कवक रोग जिसमें फोड़े, गांठ तथा जख्म बन जाते हैं।)

Sporozoa (स्पोरोजोआ) A subdivision of protozoa that includes plasmodia, toxoplasma and isospora. (एककोशिकीय जन्तुओं का पुनः विभाजन जिसमें प्लाज्मोडिया, टोक्सोप्लाज्मा तथा आइसोस्पोरा होते हैं।)

Sporozoite (स्पोरोज्वाइट) Infective form of malarial parasite injected by mosquito bite. (मलेरिया परजीवी का एक संक्रामक रूप जो मच्छर के काटने से अन्तः क्षेपित होता है।)

Sports medicine (स्पोर्टस मेडिसिन) Application of medical knowledge for treatment and prevention of sports injuries and improvement of training methods. (चिकित्सीय ज्ञान का उपयोग करके खेल में लगने वाली क्षतियों की चिकित्सा तथा रोक-थाम करना तथा अभ्यास की विधि को सुधारना।)

Sporulation (स्पोरूलेशन) Production of spores. (बीजाणुओं का उत्पन्न होना; बीजाणुजनन।)

Spot (स्पॉट) A small area distinguishable from surrounding area. s. blind The optic disk containing opaque optic nerve fibers. *s. cherry-red* Red spot in retina in Tay-Sach's disease. *s. Koplik* Bluish white spots on oral mucous membrane before appearance of rash of measles. *s. Mongolian* Blue or mulberry colored spots in sacral region present at birth that disappear later. (चारों ओर के स्थान से भिन्न दिखाई देने वाली सतह पर एक छोटा-सा स्थान जैसे अन्ध बिन्दु अर्थात अक्षिबिम्ब जहां पर अक्षि-तंत्रिका दृष्टिपटल या रेटिना में प्रवेश करती है; धब्बा।)

Spotted fever (स्पॉटेड फीवर) Name for eruptive fevers like typhus, and other rickettsial fevers. (यह विस्फोटक ज्वरों का नाम है जैसे टाइफस ज्वर तथा अन्य रिकेट्सिकल ज्वर।)

Spotting (स्पॉटिंग) Appearance of blood tinged discharge from vagina in between periods or at onset of labor. (साधारणतया मासिक धर्मों के बीच अथवा प्रसव के प्रारम्भ में योनि से प्रकट होने वाला हल्के रक्त के साथ मिश्रित स्राव।)

Spotting (स्पॉटीग) Any episode of blood tinged discharge generally between the menstrual cycle or during the during the onset of labor. (मसिक धर्म के बीच या में योनि से हल्का रक्त प्रसब के प्रारंभ।)

Sprain (स्प्रेन) Trauma to the ligamentous capsular support of a joint with tearing of fibers and hemorrhage. (मोच जो अधिकतर पांव अथवा टखने के जोड़ में होती है।)

Sprain fracture (स्प्रेन फ्रैक्चर) Separation of a tendon or ligament from its bony insertion site taking along with it a piece of bone. (किसी कण्डरा या स्नायु का अपने निवेशन से पृथक होकर अपने साथ अस्थि का एक टुकड़ा ले जाना।)

Spray (स्प्रे) A jet of fine medicated vapor. (सूक्ष्म उड़नशील कणों में परिवर्तित कोई औषधियुक्त द्रव; बौछार।)

Spring ligament (स्प्रिंग लिगामेन्ट) Calcaneoscaphoid ligament in the sole of foot. (पैर के तलवे में कैल्केनीयोस्कैफॉयड स्नायु होना।)

Sprue (स्प्रू) Intestinal malabsorption disorder often due to dietary factors, folic acid deficiency producing bulky, frothy, offensive stool. (आंत्रिक अपावशोषण विकार जो अधिकतर आहार संबंधित कारणों, फोलिक एसिड की कमी के कारण होता है जिससे अत्यधिक मल होता है।)

Spur (स्पर) A sharp bony outgrowth. *s. calcaneal* An exostosis from calcaneus. (एक तेज, नुकीली, बाह्यवृद्धि जैसे किसी हड्डी से उत्पन्न होने वाली, प्रसर।) *Calcaneal spur* (कैल्केनियल सपर) (पार्ष्णिकीय प्रसार; पार्ष्णिका (कैल्केनीयस) से अस्थ्यर्बुद।)

Spurious (स्पूरियस) False, adulterated. (मिथ्या, जो वास्तविक न हो, मिलावट से अशुद्ध किया हुआ।)

Sputum (स्प्यूटम) Material expelled by coughing containing bronchial secretions, alveolar collections. *s. numular* Round coin shaped flat forms of sputum sinking in water as seen in bronchiectasis. (खांसकर मुख से निकाला गया पदार्थ जो फेफड़ों से आता है। जिसमें स्राव, वायुकोष्ठ संग्रह होता है।)

Squalene (स्क्वालीन) An unsaturated carbohydrate present in vegetable oils, precursor of cholesterol. (असंतृप्त कार्बोहाइड्रेट जो सब्जी के तेल, कोलेस्ट्रोल के पूर्वग्मी मे उपस्थित होता है।)

Squamous (स्क्वेमस) Scale like. (पपड़ी अथवा पतली प्लेट के समान रचना; पट्टकी शल्कीय।)

Squamous bone (स्क्वेमस बोन) Upper anterior portion of temporal bone. (शंखास्थि का ऊपरी अगला भाग।)

Squamous cell (स्क्वेमस सैल्स) Flat scaly epithelial cell. (उपकला की चपटी; पपड़ीदार कोशिकाएं।)

Square knot (स्कवॉयर नाट) Double knot in which ends and standing parts are together and parallel to each other. (दुगुनी गांठ जिसमें छोर तथा खड़े भाग एक साथ तथा एक दूसरे से समानांतर होते हैं।)

Squatting (स्क्यूऐटिंग) Sitting on ones haunches and heels. (अपने कूल्हे तथा एड़ियों पर बैठना।)

Squint (स्किंवट) An abnormality where visual axes do not converge on a single point. (एक अपसामान्यता जिसमें दोनों नेत्रों के दृष्टि अक्ष किसी एक जगह पर एक साथ नहीं टिकते।)

Stab (स्टैब) Piercing with a sharp pointed instrument. (किसी चाकू या नुकीले यंत्र से छेद करना या इसके छेद करने से बना जख्म; वेध।)

Staccato speech (स्टेकेटो स्पीच) Jerky pronunciation with separation of each syllable and word by pauses. (प्रतिक्षेपि उच्चारण के साथ प्रत्येक अक्षर तथा शब्द को रूक-रूक कर अलग करके बोलना।)

Staging (स्टेजिंग) The process of classifying tumors with respect to their degree of differentiation, response to therapy and prognosis. (अर्बुदों विशेषकर दुर्दम अर्बुदों का उनकी रचनाओं, उनके प्रसार, चिकित्सा के प्रति प्रत्युतर तथा रोगी की सांध्यासाध्यता के अनुसार वर्गीकरण करना।)

Stain (स्टेन) A dye used to color objects for microscopic examination. *s. acid-fast* Staining for mycobacteria which retain carbolfuschin even when washed with acid-alcohol. *s. dental* Staining of enamel or denture due to tea, coffee or tobacco or inhalation of metals like copper (green) manganese (black), iron (brown). (धब्बा; दाग; अभिरंजक; सूक्ष्मदर्शी द्वारा अध्ययन किए जाने के लिए किसी ऊतक या वस्तु पर किसी रंजक या वर्णक का प्रयोग करना; अभिरंजन।

Stalk (स्टॉक) An elongated structure that attaches or supports an organ. *s. infundibular* Stalk connecting diencephalon with pituitary. (किसी अंग या रचना से संलग्न पादप वृन्त के समान एक लम्बी शरीर रचना संबंधि रचना।)

Stamina (स्टेमिना) Strength, endurance. (शक्ति; सहनशीलता; दम; ओजस्विता।)

Stammering (स्टेमरिंग) Speech disorder with hesitation, mispronunciation, made worse by anxiety and fear. (एक वाणी दोष जिसमें कोई व्यक्ति हकलाते हुए बोलता है जो डर और घबराहट के कारण और खराब हो जाती है।)

Standard deviation (स्टैन्र्ड डेविऐशन) In statistics, it is the square root of variance. (सांख्यिकी में यह रूपान्तर का वर्गमूल होता है।)

Standard error (स्टैण्डर्ड ऐरर) A measure of variability; the difference between means of two samples. (परिवर्तनीयता की मात्रा; दो नमूनों के माध्यों के बीच का भेद।)

Standstill (स्टैण्डस्टिल) Cessation of activity. (क्रियाशीलता का जैसे हृदय या फेफडों की क्रियाशीलता का रूक जाना, विराम।)

Stannous fluoride (स्टैनस फ्लोराइड) A fluoride compound in toothpaste that prevents dental caries. (टूँथपेस्ट में फ्लूयोराइड यौगिक जो दन्तक्षय की रोकथाम करता है।)

Stanolone (स्टैनोलोन) Anabolic steroid. (उपचय स्टैरॉयड।)

Stanozolol (स्टैनोजोलोल) Anabolic steroid, used for muscle building. (उपचय स्टैरॉयड जिसे पेशी विकास के लिए प्रयोग किया जाता है।

Stapedectomy (स्टेपीडेक्टोमी) Excision of stapes as in otosclerosis. (कर्णगहनसम्पुटकाठिन्य में स्टेपीस हड्डी को शल्यक्रिया द्वारा काट कर निकाल देना रकाब-उच्छेदन।)

Stapedius (स्टेपीडियस) A small muscle in the middle ear attached to stapes. (मध्य कर्ण की स्टेपीस हड्डी में निवेशित होने वाली।)

Stapes (स्टेपीस) Ossicle in middle ear whose foot plate fits into oval window. (मध्य कण में स्थित एक अस्थिका (छोटी हड्डी) जो इन्कस से जुड़कर जोड़ बनाती है; रकाब।)

Staphyle (स्टेफाइल) Uvula, the fleshy mass hanging from soft palate. (काकलक; एक लटकता हुआ छोटा मांसल पिण्ड विषेशकर तालु का काकलक।)

Staphylococcus (स्टैफिलोकॉकस) Gram-positive cocci appearing as bunch of grapes. Cause boils, carbuncles, internal abscess, food poisoning, toxic shock syndrome and scalded skin syndrome (*see* Figure).

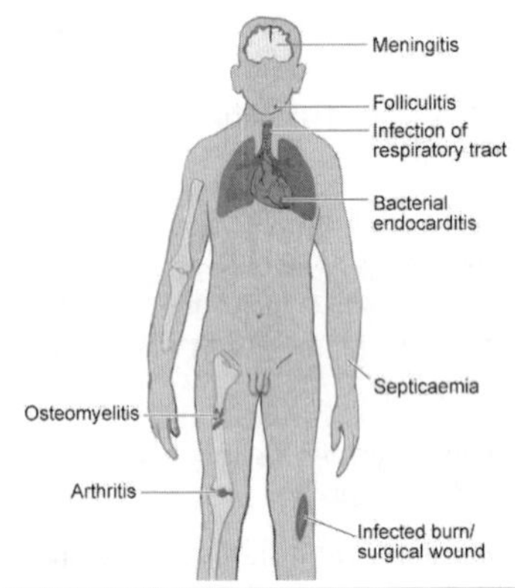

Staphylococcus

(स्टैफिलोकॉकस वंश का एक ग्राम धनात्मक जीवाणु जो अंगुर के गुच्छे के समान लगता है जिससे फोडे, नासूर, अंदरूनी फोड़े बनते हैं तथा भोजन विषक्तता, टॉक्सिक शॉक सिन्ड्रोम हो सकता है; स्तवकगोलाण।)

Staphyloderma (स्टैफिलोडर्मा) Cutaneous infection with staphylococci. (स्टैफिलोकॉकाई द्वारा त्वचा का संक्रमण।)

Staphyloma (स्टैफिलोमा) Protrusion of sclera or cornea. (आंख के कॉर्निया या स्क्लेरा का बाहर को निकल आना; स्वच्छ-मण्डलार्बुद; अजका।)

Staphylopharyngeus (स्टेफिलोफेरिंगस) Muscle of soft palate whose contraction narrows the fauces and occludes the nasopharynx. (मृदु-तालु की पेशी जिसके संकुचन से गलतोरणिका पतली तथा नासाग्रसनी अधिधारित हो जाती है।)

Staphylotoxin (स्टैफिलोटॉक्सिन) Toxins produced by staphylococci, e.g. the enterotoxin, hemotoxin, dermonecrotic toxin, etc. (स्टैफिलोकॉकस की किसी जाति के द्वारा उत्पन्न जीवविष।)

Staple food (स्टैपल फूड) Any principal food item of a community supplying more than 25% of calorie and eaten regularly. (कोई भी विकार जिसका किसी समुदाय द्वारा नियमित रूप से सेवन किया जाता है और वह 25 से 35 प्रतिशत तक कैलोरी आवश्यकता की पूर्ति करता है।)

Stapling (स्टेपलिंग) Fastening of incised wounds by metal staples. (शल्यचिकित्सा में, ऊतकों के अनुकूल विशेष स्टेपलों का प्रयोग करके दो ऊतकों को जैसे आंत के दो किनारों को आपस में जोड़ने की प्रक्रिया।)

Starch (स्टार्च) A plant polysaccharide of high molecular weight which on absorption is reduced to simple sugars to provide energy. Starch is converted to sugar when some fruits ripen while peas and corn change sugar into starch as their seeds develop. (पौधों में कार्बोहाइड्रेटों का मुख्य भण्डार; पौधे पोलीसैकेराइड का उच्च आण्विक भार जो अवशोषण होने पर साधारण शर्करा रह जाता है जो ताकत प्रदान करती है। जब कुछ फल पकते हैं तब स्टार्च शर्करा में परिवर्तित हो जाता है।)

Stare (स्टेयर) Fixed gaze at any object. (किसी व्यक्ति अथवा वस्तु को टकटकी लगाकर देखना।)

Starling's law (स्टार्लिंग्स लॉ) Starling law of heart depicts that the force of contraction of heart muscle is directly related to length of muscle fiber at beginning of contraction. (हृदय के स्टर्लिंग लॉ के अनुसार हृदय पेशी के संकुचन का बल, संकुचन के प्रारंभ में, पेशीय तंतु की लंबाई से संबंधित होता है।)

Starvation (स्टार्वेशन) Food deprivation. (आहारहीनता; उपवास; व्रत; अनशन।)

Stasis (स्टेसिस) Stagnation in the flow. (तरलों के जैसे रक्त तथा मूत्र आदि के बाहाव में रूकावट पैदा हो जाना; स्थैतिकता।)

State (स्टेट) A condition. (अवस्था; दशा या स्थिति।)

Static electricity (स्टेटिक इलैक्ट्रीसिटी) Electricity produced by friction. (रगड़ से उत्पन्न होने वाली विद्युत्।)

Stationary (स्टेशनरी) Fixed. (स्थिर अवस्था में रहने वाला।)

Statistics (स्टेटिस्टिक्स) The systematic collection, organization and analysis of data and their interpretation. (वह विज्ञान जिसका संबंध किसी भी विषय से संबंधित संख्या सूचक आंकड़ों के क्रमबद्ध संग्रह एवं उनके विश्लेषण करने से है; सांख्यिकी।)

Statoconia (स्टेटोकोनिया) Minute beats of calcium adhering to the hair cells of macule and utricle responsible for maintenance of posture. *SYN*—statolith. (कर्णाश्मरियां।)

Stature (स्टेचर) Height of body in standing position. (खड़े रहने की स्थिति में शरीर में शरीर की ऊंचाई या लम्बाई।)

Status (स्टेटस) A state or condition. *s. asthmaticus* Persistent and intractable asthma. *SYN*—acute severe asthma. *s. epilepticus* Recurrent convulsive episodes without regain of consciousness in between. (दशा या अवस्था, सतत अवस्था जैसे दमा, अचनाक होने वाला तीव्र तथा लगाातार बने रहने वाला दमें का आक्रमण।)

Steapsin (स्टीएप्सिन) SYN—Lipase, the pancreatic lipolytic enzyme. (अग्न्याशयिक रस का वसा विघटनकारी एंजाइम।)

Stearate (स्टीयरेट) Salt of stearic acid. (स्टीयरिक अम्ल का लवण।)

Stearic acid (स्टीयेरिक एसिड) A fatty acid mainly found in animal fats. (वसीय अम्ल जो अधिकतर जानवरों के वसा में पाया जाता है।)

Stearin (स्टीयरिंन) Ester of stearic acid and glycerine. (स्टीयरिक अम्ल तथा ग्लिसरीन का एक यौगिक।)

Steatorrhea (स्टीअेटोरिह्या) Fatty diarrhea of pancreatic enzyme deficiency; increased secretion of sebaceous glands. (मल में अत्यधिक वसा का पाया जाना, वसीपुरीष, त्वग्वासास्राव।)

Stein-Leventhal syndrome (स्टेन लेवेन्थाल सिन्ड्रोम) Polycystic ovary syndrome with amenorrhea and infertility. (बहुपुटीय डिम्बाशय संलक्षण के साथ रजोरोध तथा बंध्यता हो जाती है।)

Steinmann's pin (स्टेनमैन्स पिन) A metal pin inserted into bone for application of traction. (एक धातु की पिन जिसे अस्थि में निवेशित करके कर्षण (खिंचाव) डाला जाता है।)

Stellate (स्टीलेट) Star shaped. *s. fracture* Fracture with radiating fracture lines from center of trauma. *s. ganglion* A sympathetic ganglion formed by fusion of inferior cervical and first thoracic ganglions. (ताराकार) *Stellae fracture* (स्टीलेट फ्रैक्चर) (ऐसा अस्थिभंग जिसमें बहुत सी फटन या दरारें चोट लगने के केन्द्रीय बिन्दु से फैली हुई होती हैं।)

Stellwag's sign (स्टीलवेग्स साइन) Widening of palpebral fissure with infrequent blinking, a feature of Grave's disease. (आंखों की पलकों के बीच खुले स्थान का बढ़ जाना तथा विरलता से आंखों को खोलना व बंद करना, यह ग्रेव्ज डिजीज का लक्षण होता है।)

Stem (स्टैम) Stalk like structure. (डण्ठल के समान सहारा देने वाली कोई रचना; तना, स्तम्भ।)

Stem cell (स्टैम सैल) The cell which is initial precursor of specific differentiated red blood cells. (कोशिका जो विशिष्ट विभेदित लाल रक्त कोशिकाओं का प्रारम्भिक पूर्वगामी होती है।)

Stenosis (स्टेनोसिस) Constriction or narrowing. (शरीर के किसी छिद्र अथवा मार्ग का संकीर्ण या तंग हो जाना; संकीर्णता।)

Stensen's duct (स्टेन्सेन्स डक्ट) Parotid duct. (कर्णपूर्व ग्रन्थि की उत्सर्गी नली।)

Stent (स्टैन्ट) Any material used to hold tissue in place, provide support for graft, to keep a passage open, e.g. prostatic stent, esophageal stent and coronary stents (*see* Figure). (किसी ऊतक को जगह पर थामें रखने अथव किसी त्वचा निरोप या सम्मिलित नलिकाकार रचनाओं को सहारा देने के लिए एक उपकरण अथवा किसी उचित पदार्थ का सांचा।)

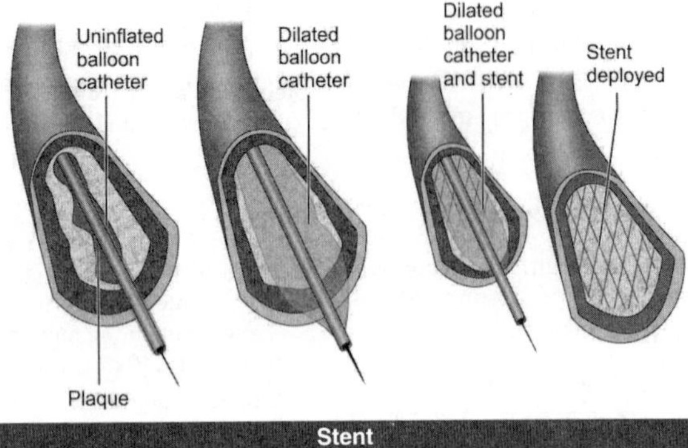

Stent

Stercobilin (स्टर्कोबिलिन) A brown pigment derived from bile that imparts the color to feces. (बाइल या पित्त से उत्पन्न एक भूरा वर्णक जो मल को उसका विशिष्ट रंग प्रदान करता है।)

Stercolith (स्टर्कोलिथ) A fecal concretion. (मलाश्मरी।)

Stercus (स्टर्कस) Feces. (मल।)

Stereognosis (स्टीरीयोग्नोसिस) Ability to recognize objects by touch. (स्पर्श द्वारा ठोस वस्तुओं की आकृति पहचानने में असमर्थता।)

Stereoisomerism (स्टीरीयोआइसोमेरिज्म) Compounds having same number of atoms but in differing arrangement, e.g. dextrose and levulose. (ऐसी दशा जिसमें दो अथवा अधिक पदार्थों का एक ही एमप्रीकल फार्मूला होता है परन्तु स्ट्रक्चरल फार्मुला भिन्न होता है; त्रिविमसमावयवता।)

Stereophotography (स्टीरीयोफोटोग्राफी) Photography that gives depth, i.e. three dimensional picture. (ऐसी फोटोग्राफी जो चित्र में ठोसपन अथवा गहराई के प्रभाव को उत्पन्न करती है।)

Stereoscope (स्टीरियोस्कोप) Instrument that gives three dimensional view of objects seen by combining images of two pictures. (ऐसा यंत्र जो किसी वस्तु के दो चित्रों के प्रतिबिम्बों को मिलाकर देखने पर उस वस्तु की घनता (ठोसपन) अथवा गहराई को दर्शाता है।)

Stereotaxis (स्टीरियोटैक्सिस) A method of precisely locating areas of brain concerned with a particular function by moving a probe or electrode along coordinates for measured distances from certain external landmarks. (मस्तिष्क में निश्चित रूप से क्षेत्रों का स्थापन करने की एक विधि जिसे कुछ तंत्रिका-विज्ञान संबंधी ऑपरेशनों में करना आवश्यक होता है।)

Stereotypy (स्टीरीयोटिपी) Persistent repetition of words, posture or activity. (ऐसी तकनीक जिसके द्वारा एक ही वस्तु के दो प्रतिबिम्बों को मिलाकर एक कर दिया जाता है जिससे तीन आयामों वाला एक ही प्रतिबिम्ब प्रतीत होता है।

Sterile (स्टेराइल) Free from living microorganism; unable to procreate. (अपूतित अथवा जीवित सूक्ष्म जीवों से रहित निर्जीवाणुक जो जननक्षम न हो अर्थात जो बच्चा उत्पन्न न करती है; बन्ध्या; बांझ।)

Sterility (स्टेरीलिटी) The state of being free from living microorganisms; state of being sterile. (जीवित सूक्ष्मजीवों से रहित रहना, निर्जीवाणुकता विसंक्रमणता। किसी स्त्री की गर्भित होने अथवा किसी पुरूष की किसी स्त्री को गर्भित करने में असमर्थता बन्ध्यता; बांझपन।)

Sterilization (स्टेरीलाइजेशन) The process of destroying all microorganisms either by heat, chemical or ionizing radiation. (सभी सूक्ष्मजीवों को नष्ट करने की क्रिया जो गर्मी या रासायनिक विधि द्वारा या विकिरण के आयनीकरण द्वारा किया जाता है।)

Sterilizer (स्टेरीलाइजर) Appliance used for achieving sterilization. (सूक्ष्म जीवों को नष्ट करने वाला एक उपकरण विसंक्रामक यंत्र जैसे वाष्पदाबी विसंक्रामक यंत्र।)

Sternal puncture (स्टर्नल पंक्चर) Removal of bone marrow for examination by pressing wide bore needle into sternum. (उरोस्थि से अस्थि मज्जा का नमूना उपलब्ध करने हेतु बड़े छिद्र वाली सुई से उरोस्थि को छेदित करना।)

Sternocleidomastoid (स्टर्नोक्लीडोमैस्टॉयड) Muscle arising from sternum and clavicle, attached to the mastoid, helps in rotation of the head. (पेशी जो स्टर्नम तथा क्लैविकल से निकलती है, कर्णमूल से जुड़ी होती है यह सिर को हिलाने में सहायक होती है।)

Sternohyoid (स्टर्नोहॉयड) Muscle attached to medial end of clavicle and sternum and the hyoid bone. (पेशी जो जत्रुक के मध्यवर्ती छोर तथा स्टर्नम तथा हॉयड हड्डी से जुड़ी होती है।)

Sternum (स्टर्नम) The narrow fat bone in the midline of thorax in front. (उरोस्थि; वक्ष की मध्यरेखा में स्थित एक संकीर्ण मोटी अस्थि।)

Steroid (स्टैरॉयड) Any organic compound containing cyclopentano-perhydrinophenanthrine ring. (कोई ओर्गेनिक यौगिक जिसमें साइक्लोपेन्टेनों पर हाइड्रिनोफैनेनथ्रीन रिंग होता है।)

Steroidogenesis (स्टैरॉयडोजेनेसिस) Production of steroid hormones. (स्टैरॉयड हार्मोन की उत्पत्ति जैसे कि एड्रीनल ग्रन्थियों के द्वारा होती है।)

Sterols (स्टैरोल) Group of substances related to fats. They are alcohols with CPPP nucleus. (वसा से संबंधित पदार्थों का वर्ग।)

Stertorous (स्टर्टोरस) Snoring sound. (खर्राटे लेने से संबंधित अथवा खर्राटों की आवाज।)

Stethoscope (स्टेथोस्कोप) Instrument used to appreciate internal body sounds, i.e. respiratory, cardiovascular and intestinal (*see* Figure).

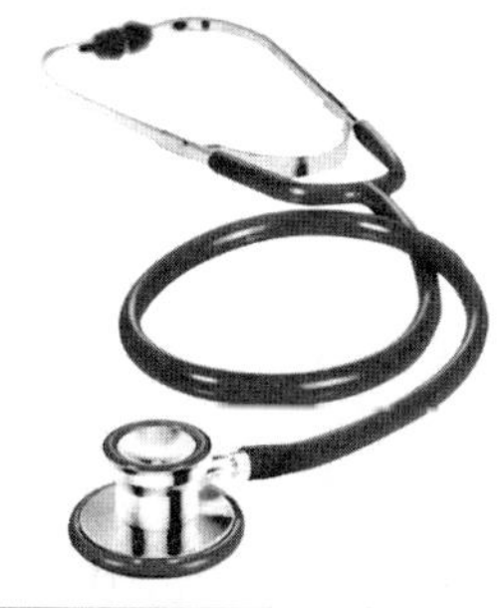

Stethoscope

(परिश्रवणयंत्र, परिश्रावक; शरीर की अंदरूनी ध्वनियों को सुनने के लिए प्रयोग किया जाने वाला उपकरण जैसे श्वासीय, हृदय एवं रक्त वाहिनियों की आंत्रिक ध्वनियां।)

Steven's Johnson syndrome (स्टीवन्स-जान्सन सिन्ड्रोम) Erythema multiforme. (इरीदिमा मल्टीफोर्मी ऐसी त्वक्‌रक्तिमा जिसके कई रूप होते हैं।)

Stibium (स्टीबीयम) Antimony. (एण्टिमनी; अंजन।)

Stibophen (स्टीबोफेन) Trivalent antimony compound used in treatment of schistosomiasis. (तीन वैलेन्सी वाला एण्टिमनी यौगिक जो शिस्टोसोमीसिस की चिकित्सा में प्रयोग होता है।)

Stiffman syndrome (स्टीफमैन सिन्ड्रोम) A disease of unknown etiology manifesting with muscle stiffness that limits voluntary movements. (अज्ञात कारणों वाला एक रोग जिसमें पेशी ऐंठन से ऐच्छिक गति कम हो जाती है।)

Stigma (स्टिग्मा) Any mark, spot on the skin, the spot on ovarian surface where graafian follicle ruptures. (त्वचा पर होने वाले कोई भी चिन्ह या विशिष्टता जो चिन्ह जंहा किसी रोग के निदान में सहायता करते हैं; डिम्बाशयी सतह पर चिन्ह जंहा डिम्ब कूप में फटन होती है।)

Stillbirth (स्टिलबर्थ) Birth of dead fetus. (मृत बच्चे का जन्म; मृतजन्म।)

Still's disease (स्टिल्स डिजीज) Juvenile rheumatoid arthritis with prominent visceral involvement. (किशोरावस्था में होने वाला गठियारूप सन्धिशोथ।)

Stimulant (स्टिमुलैन्ट) Agent that increases functional activity. (शरीर की क्रियात्मक सक्रियता को बढ़ाने वाला साधन; उद्दीपक; उत्तेजक।)

Stimulus (स्टिमुलस) Any agent or factor that brings changes in living tissue, e.g. muscular contraction, secretion from gland, initiating an impulse. (उद्दीपन; उद्दीपक; कोई कारक या फेक्टर जो जीवित ऊतक में परिवर्तन लाता है जैसे पेशीय संकुचन; ग्रन्थि द्वारा स्राव आदि।)

Sting (स्टिंग) Punctured wound made by an insect. (जहरीले कीड़े के डंक से हुआ वेधन वाला जख्म।)

Stippling (स्टिपलिंग) Spotted appearance. (धब्बेदार दिखाई देना।)

Stitch (स्टिच) To unite skin or flesh; suture material; sharp spasmodic pain. (टांका लगाकर त्वचा अथवा मांस को जोड़ना। टांका या सिलने वाला पदार्थ। अचानक क्षण भर के लिए होने वाली काटने जैसी अथवा ऐंठन की स्थानीय वेदना।)

Stockinet (स्टॉकिनेट) Tubular woven elastic material to place uniform pressure around a body part. (शारीरिक अंग पर एक सा दबाव डालने के लिए दोनों सिरों पर खुली हुई तथा एक से परिमाण की बुनी हई नलिकाकार लचीली वस्तु।)

Stock (स्टाक) The original individual or tribe from which others have descended. (प्रथम मौलिक व्यक्ति या जनजाति जिससे दूसरे वंशज होते हैं।)

Stoke (स्टोक) A unit of viscosity. (किसी तरल की श्यानता अथवा चिपचिपेपन की एक इकाई।)

Stokes-Adam's syndrome (स्टोक्स-एडेम्स सिन्ड्रोम) Feeling of light headedness and becoming unconscious due to poor blood supply to brain as in complete heart block. (मस्तिष्क के रक्त प्रवाह में बाधा उत्पन्न होने तथा पूर्ण हृदय रुकावट के कारण बेहोशी हो जाना तथा दौरे पड़ना तथा चक्कर आने का एहसास होना।)

Stokes' law (स्टोक्स लॉ) Paralysis of a muscle lying adjacent to inflamed serous or mucous membrane. (श्लेष्मकला या सीरमी शोथ के निकट स्थित पेशी का पक्षाघात।)

Stoma (स्टोमा) A mouth or opening. (मुख; द्वार या छिद्र।)

Stomach (स्टोमक) The most dilated saclike portion of alimentary tract in between esophagus and duodenum, secretes hydrochloric acid and pepsinogen, destroys the microorganisms and subserves as a reservoir. (आमाशय; ग्रासनली तथा डयोडिनम के बीच, डायाफ्राम के नीचे, प्लीहा के दाईं ओर तथा आंशिक रूप से यकृत के नीचे पोषण नली का पेषीकलामय चौड़ा थैलीनुमा भाग।)

Stomachic (स्टोमेकिक) Medicine that stimulates actions of stomach. (आमाशय की क्रियात्मक सक्रियता बढ़ाने वाली औषधि।)

Stomatitis (स्टोमेटाइटिस) Inflammation of mouth. *s. aphthous* Development of minute tiny painful ulcers on mucosa of mouth and tongue. (मुख की श्लेष्मिक कला की सूजन; मुखपाक।)

Strabismus (स्ट्राबिस्मस) An abnormality of the eyes in which optic axes do not meet at the desired point due to incoordinate action of extraocular muscles. (एक दृष्टि दोष जिसमें दोनों नेत्रों

के दृष्टि अक्ष किसी वस्तु पर एक साथ नहीं टिकते। तिर्यक् दृष्टि; टेढा देखना।)

Strabometer (स्ट्राबोमीटर) Instrument for measuring degree of strabismus. (तिर्यक् दृष्टि के वर्गस्थिति को मापने वाला एक यंत्र।)

Strachon syndrome (स्ट्राचन सिन्ड्रोम) Neuropathy and orogenital lesions in avitaminosis. (विटामिनाल्पता में तंत्रिका विकृति तथा बाह्य जननांगी विक्षतियां होना।)

Strain (स्ट्रेन) Excessive use of a muscle or joint; to pass through a filter, to make great effort as in affecting bowel movement; a stock of bacteria. (किसी पेशी या जोड़ को अत्यधिक प्रयोग करना। छानना; अत्यधिक प्रयास करना जैसे मलोत्सर्ग (मल त्याग) के समय किया जाता है; जीवाणुओं का एक समूह।)

Strait (स्ट्रेट) A narrow passage. (एक संकीर्ण अथवा तंग मार्ग।)

Strangle (स्ट्रेंगल) To choke or suffocate. (श्वास प्रणाल के दबाव से दम घोटना या दम घुटना; कण्ठ-घोटन।)

Strangury (स्ट्रेन्गरी) Painful and interrupted urination. (पीड़ा के साथ बूँद-बूँद करके मूत्र होना; बिन्दुमूत्रकृच्छ।)

Strap (स्ट्रैप) A band to hold parts together. (मरहम पट्टी को स्थान पर थामे रखने अथवा किसी जख्म की सतहों को मिलाने के लिए एक बंधन या पट्टी जैसे एडहीसिव प्लास्टर की।)

Strapping (स्ट्रैपिंग) Application of overlapping strips of adhesive plaster on any part of the body to compress it and holding it in place. (शरीर के किसी भाग को सहारा देने वाला या प्लास्टर।)

Stratum (स्ट्रैटम) A layer. (एक परत जैसे स्ट्रेटम कॉर्नियम, बाह्यत्वचा की सबसे बाहरी परत; अस्तर।)

Strawberry tongue (स्ट्रॉबेरी टंग) Red papillated tongue. (अंकुरक के समान लाल जिह्वा।)

Streak (स्ट्रीक) A line or stripe. (एक रेखा, लकीर या पट्टी अथवा धारी।)

Streptobacillus (स्ट्रैप्टोबैसिलस) Bacilli found in chains. (बेसीलाई (दण्डाणुओं) जो कड़ियों में पाए जाते हैं।)

Streptococcus (स्ट्रैप्टोकॉकस) Gram-positive cocci occurring in chains differentiated into alpha, beta and gamma types based on their reaction on agar plates. Those of alpha type (*St. viridans*) produce a greenish coloration about colonies and partially hemolyze the blood; those of beta type (*St. pyogenes*) form a clear zone about colonies and completely hemolyze the blood, gamma type (*St. faecalis*) are nonhemolytic and produce grayish discoloration about the colonies. *St. pneumoniae* Gram-positive spherical capsulated cocci causing lobar pneumonia, otitis media. *St. pyogenes* Hemolytic streptococci producing rheumatic fever, scarlet fever, puerperal sepsis. *St. viridans* Organism producing endocarditis (*see* Figure). (स्ट्रैप्टोकॉकस वंश तथा स्ट्रैप्टोकाकेसाई कुल का एक ग्राम धनात्मक जीवाणु।)

Streptodornase (स्ट्रैप्टोडोनेस) Enzyme secreted by hemolytic streptococci which along with streptokinase is used for enzymatic debridement of infected tissue. (हीमोलाइटिक स्ट्रैप्टोकोकाई द्वारा)

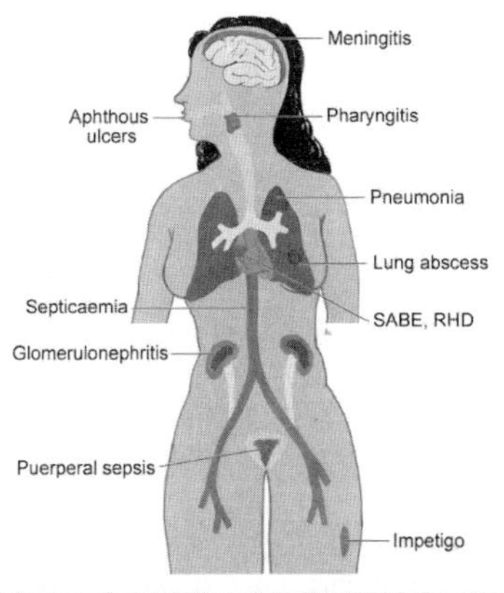

Streptococcus

स्रावित एंजाइम जिसे स्ट्रेप्टोकाइनेज के साथ सक्रंमित ऊतक के पाचकरस से बाह्य पदार्थ निकालने के लिए प्रयोग किया जाता है।)

Streptokinase (स्ट्रैप्टोकाइनेस) Catalytic enzyme produced by hemolytic streptococci. It activates blood fibrinolytic system, used for dissolution of coronary thrombus. (हीमोलाइटिक स्ट्रेप्टोकोकाई द्वारा उत्पादित उत्प्रेरकीय एंजाइम। यह रक्त फाइब्रिनों लाइटिक तंत्र को सक्रिय करता है तथा ह्रद्धमनी घनास्त्रता के विघटन में प्रयोग होता है।)

Streptolysin (स्ट्रैप्टोलाइसिन) Hemolysin (O and S) produced by *Streptococcus pyogenes.* (स्ट्रेप्टोकोकस पायोजन द्वारा उत्पादित हीमोलाइसिन (ओ तथा एस)

Streptomyces (स्ट्रैप्टोमाइसिस) A genus of aerobic nonacid-fast nonfragmenting organisms with branching filaments occupying a position between bacteria and fungi. They serve as source of antibiotics. (वायुजीवी अम्लरहित तीव्र अखण्डित जीवों का वंश जिसकी तंतुओं वाली शांखाएं होती हैं यह जीवाणुज तथा कवकों के बीच स्थान लेता है।)

Streptomycin (स्ट्रैप्टोमाइसिन) Aminoglycoside antibiotic from *Streptomyces griseus* used for pulmonary tuberculosis and Gram-positive cocci. (अमीनोंग्लाइकोसाइड प्रतिजीवी जिसे फुफ्फुसीय यक्ष्मा तथा ग्राम पोजीटिव गोलाणुओं के लिए प्रयोग किया जाता है।)

Streptozocin (स्ट्रैप्टोजोसिन) Antineoplastic drug, used in pancreatic cancer. (नवोत्पादित विरोधी औषधि, जिसे अग्न्याशयिक कैंसर में प्रयोग किया जाता है।)

Stress (स्ट्रैस) Any stimulus that tends to disrupt body homeostasis to cause disease/disability. (किसी शब्द वाक्य या बात पर जोर देना; प्रयास; शारीरिक स्ट्रैस-दबाव, यांत्रिक बल, रोगजनक जीव तथा आघात।)

Stress fracture (स्ट्रैस फैक्चर) Hairline fracture often only visible 3–4 weeks after undue muscle stress as in runners. (सूक्ष्मरेखी अस्थिभंग जो अधिकतर अत्यधिक पेशीय दबाव के कारण 3–4 हफ्तों के बाद ही दिखाई देता है।)

Stress text (स्ट्रैस टैस्ट) Method of evaluating cardiovascular fitness by exercise on treadmill or bicycle ergometer or after drugs (dipyridamole, dobutamine).

Stress ulcer (स्ट्रैस अल्सर) Peptic ulcer caused by excessive stress as in burn, head trauma. (दाहक्षत या सिर की चोट में उदरव्रण जो अत्यधिक दबाव के कारण होता है।)

Stretch (स्ट्रैच) To lengthen. (फैलाना; तनाव।)

Stretcher (स्ट्रैचर) A litter or carriage for patients. (बीमार; घायल या रोगी को ले जाने वाला वाहन या डोली।)

Stretch receptor (स्ट्रैच रिसैप्टर) Proprioceptors in muscle or tendon that are stimulated by stretch or pull. (कण्डरा या पेशी में प्रग्राही जो खिंचाव या तनाव द्वारा उत्तेजित होती है।)

Stretch reflex (स्ट्रैच रिफ्लैक्स) Contraction of a muscle as a result of pull exerted on its tendon. (कण्डरा पर खिंचाव पड़ने के कारण पेशी का संकुचन।)

Stria (स्ट्रिया) A line or band differing in color and texture from surrounding tissue. (चारों ओर के ऊतक से ऊपर उठी हुई अथवा नीचे दबी हुई या रंग और रचना में उससे भिन्न एक रेखा, लकीर या पट्टी अथवा धारी।)

Striatal epilepsy (स्ट्रियाटल ऐपीलेप्सी) A form of epilepsy characterized by tonic seizure of arm and leg due to disease of corpus striatum. (एक प्रकार की मिर्गी जिसमें रेखित पिण्ड रोग के कारण हाथों और पैरों में तनाव आक्रमण हो जाता है।

Striated muscles (स्ट्रियेटेड मसल्स) Skeletal muscles consisting of fibers marked by cross striations. (कंकालीय पेशियां जिसमें परागामी रेखांकन तन्तु होते हैं।)

Striatum (स्ट्रियाटम) The caudate and lentiform nuclei of brain taken together. (मस्तिष्क के पीछे वाला तथा लैंसाकार केन्द्रकों का एक साथ होना।)

Stricture (स्ट्राइड) Narrowing or constriction. (संकीर्ण या निकोचन या संकुचन।)

Stridor (स्ट्राइडॅर) High pitched respiratory sound resembling blowing wind due to obstruction in air passage. (एक कर्कश या रूक्ष, ऊँची श्वसनीय ध्वनि, जो हवा उड़ने की ध्वनि के समान लगती है। यह वायु पथ में अवरोध के कारण आती है।)

Strio nigral (स्ट्रीओनिगरल) Tract arising from putamen and caudate nucleus and ending in substantia nigra. (नली जो कवच तथा कौडेट केन्द्रक से निकलती है तथा सब्स्टेंशिया माइग्रा में समाप्त होती है।)

Stroboscope (स्ट्रोबोस्कोप) A device by which moving object may appear to be at rest; a rapid motion may appear to be slowed. (एक यंत्र जिससे चलने वाली वस्तु रूकी हुई प्रतीत होती है; तीव्र गति जो धीरे लगती है।)

Stroke (स्ट्रोक) 1. A sharp blow. 2. Sudden neurological deficit with or without unconsciousness due to cerebral thrombosis, hemorrhage or embolism. (एक तेज मुक्का, आघात या प्रहार। प्रमस्तिष्कीय घनास्त्रता या रक्तस्राव के कारण होने वाला, अचानक तंत्रिका अभाव जो मूर्च्छा के साथ या बिना होता है।)

Stroke volume (स्ट्रोक वाल्यूम) Amount of blood ejected from ventricle during systole. (प्रत्येक स्पन्द पर बायें निलय से फेंके गये रक्त की मात्रा जो आयु, लिंग तथा श्रम के अनुसार बदलती रहती है।)

Stroma (स्ट्रोमा) Supporting framework of an organ including its connective tissue, vessels and nerves. (किसी अंग को संभाले रहने वाला जिसमें संयोजी वाहिनियां तथा तंत्रिकाएं होती हैं; पीठिका।)

Stromatosis (स्ट्रोमाटोसिस) Presence of mesenchyma like tissue throughout the endometrium of uterus. (गर्भाशय के अर्न्तगर्भाशय कला में भ्रूणमध्यजनस्तर की उपस्थिति जैसे ऊतक।)

Strongyloides stercoralis (स्ट्रांग्लॉयडस स्टरकोरलिस) A round worm that inhabits human intestine and its motile larvae are passed in stool. (एक गोल कृमि जो मनुष्य आंत में निवास करता है तथा इसके गतिशील लार्वा मल के साथ निकल जाते हैं।)

Strontium (स्ट्रॉन्टीयम) Radioactive isotope fall out from atomic explosions, principally stored in bone. (परमाणीय विस्फोट से बाहर आने वाला विकिरणशील आइसोटोप्स जो मुख्य रूप से अस्थि में सुरक्षित रहता है।)

Struma (स्ट्रूमा) Enlarged thyroid gland. *s. ovarii* Form of ovarian teratoma composed of thyroid follicles filled with colloid. (अवटु (थाइरॉयड) ग्रन्थि का बढ़ जाना।) *Struma ovarii* (स्ट्रूमा आबटइ) (एक प्रकार का डिम्बाशयी अपरूपार्बुद जिसमें लेसदार पदार्थ वाला अवटु पुटक होता है।)

Strumpell's sign (स्ट्रमपेल्स साइन) Dorsiflexion of foot when thigh is flexed on abdomen. (पांव का पीछे की ओर मुड़ना जब जांघ को उदर पर मोड़ा जाता है।

Struvite (स्ट्रयूवाइट) Crystals of magnesium ammonium phosphate. (मैग्नीसियम अमोनियम फॉस्फेट के स्फट (क्रिस्टल)।)

Strychnine (स्ट्रिकनीन) A poisonous alkaloid from plant nux vomica, a potent CNS stimulant. (पौधे नक्स वोमिका से प्राप्त एक विषैला क्षाराभ; एक शक्तिशाली केन्द्रीय तंत्रिका तंत्र उत्तेजक।)

Stuart-prower factor (स्ट्रआर्ट प्रोवर फैक्टर) Factor x of blood coagulation. SYN—thrombokinase. (रक्त स्कन्दन का फैक्टर X A)

Stupe (स्ट्यूप) Counter irritant for topical use. (स्थानिक प्रयोग के लिए प्रतिकर्मी क्षोभक।)

Stupor (स्ट्यूपर) A state of lessened responsiveness. (ऐसी दशा जिसमें रोगी से कम ही प्रत्युत्तर प्राप्त होता है; जडिमा।)

Sturge-weber syndrome (स्टर्ज वेबर सिन्ड्रोम) A form of neurocutaneous dysplasia with facial naevus, intracranial rail-road calcification, angiomas of leptomeninges and choroid, epileptic seizures, and mental retardation. (एक प्रकार का तंत्रिका एवं त्वचीय दुर्विकसन के साथ आनन-न्यच्छ (चेहरे का तिल), मृदुजालतानिकाशोथ तथा रंजितपटल वाहिकार्बुद, अपस्मार आक्रमण तथा मानसिक बुद्धि ह्रास जैसे लक्षण होते हैं।)

Stuttering (स्ट्टरिंग) Speech defect with stumbling and spasmodic repetition of same syllable. (हक्लाहट; स्वर ध्वनि विकृति के साथ हकलाते हुए बोलना तथा एक ही अक्षर का उद्वेष्टकर रूप से दोहराना।)

Stye (स्टाइ) Inflammation of glands of Zeis and Moll at the edge of the lid. Internal stye involves meiobomian or tarsal glands. (आंख की पलक की किसी त्वग्वसीय ग्रन्थि का शोथ, अंजनी, विलनी, गुहेरी।)

Stylet (स्टाइलेट) A thin probe. (एक पतली एषणी।)

Styloglossus (स्टइलौग्लोसस) Muscle connecting tongue and styloid process that helps to retract and raise the tongue. (पेशी जो जिह्वा तथा शराभ क्रिया से जुड़ी होती है जो जिह्वा को आंकुचन तथा उठाने में सहायता करती है।)

Styloid process (स्टीलॉयड प्रोसस) Pointed process of temporal bone, distal end of radius. (नीचे की ओर को उभरा हुआ शंखास्थि का एक नुकिला प्रवर्ध।)

Stylopharyngeus (स्ट्राइलोफेरेनज्यिस) Muscle that elevates and opens up the pharynx. (पेशी जो ग्रसनी को खोलती तथा उठाती है।)

Stylus (स्टाइलस) A probe or slender wire for stiffening or clearing a canal or catheter. (प्रोब या पतली तार जिसे फैथीटर या गुहा को दृढ़ बनाने या साफ करने के लिए प्रयोग किया जाता है।)

Styptic (स्टिप्टिक) Anything that stops bleeding by contracting blood vessels or by astringent action. (स्तम्भक; कोई कारक या पदार्थ जो रक्त वाहिनियों के सम्पर्क द्वारा या स्तम्मक (एस्ट्रिंजैन्ट) क्रिया द्वारा रक्तस्राव रोकता है।)

Sub (सब) Under, beneath, less in quantity. (एक उपसर्ग जिसका अर्थ नीचे या कम, भीतर, कम भाग में, सामान्य से कम तथा मामूली होता है।)

Subacute myelo-optic neuropathy Neurological disease characterized by sensory motor disturbances, impaired vision, abdominal pain and ataxia occurring as a toxicity of clioquinol (iodochlorhydroxyquin). (सबएक्यूट माइलो-आप्टिक न्यूरोपैथी) (तंत्रिका रोग जिससे संवेदी प्रेरक बाधाएं, क्षतिग्रस्त दृष्टि, उदरीय पीड़ा तथा गतिविभ्रम जो क्लीओक्वीनॉल की विषाक्तता के रूप में घटित होता है।)

Subacute sclerosing panencephalitis (सबएक्यूट स्कलेरोजिंग पेननसेफ्लाइटिस) A cerebral degenerative disease with decreasing mental function, and myoclonic jerks and rigidity. Probably related to chronic measle virus infection of CNS. (प्रमस्तिष्कीय अपजननात्मक रोग तथा मानसिक कार्य का घट जाना तथा पेशी अवमोटन प्रतिक्षेप तथा दृढता। यह अधिकतर केन्द्रीय तंत्रिका तंत्र के जीर्ण खसरा वाइरस संक्रमण से संबंधित होता है।)

Subclavian artery (सबक्लेवियन आर्टरी) Left subclavian is a direct branch of aortic arch while right subclavian is a branch of innominate artery; gives rise to vertebral arteries and terminates as brachial vessels supplying the arm. (बंयीं अवजत्रुकी महाधमनीय चाप की प्रत्यक्ष शाखा होती है जबकि दांयीं अवजत्रुकी अनामी धमनी की शाखा होती है। यह कशेरुका धमनियों को उत्पन्न करती है तथा बांह की आपूर्ति करते हुए, गिलवाहिका के रूप में समाप्त होती है।)

Subclavin steal syndrome (सबक्लेवियन स्टील सिन्ड्रोम) Shunting of blood away from cerebral circulation via vertebral artery to subclavian when subclavian is occluded at its origin. Exercise of involved arm then produces dizziness due to cerebral anoxia. (रक्त का शरीर वृत्तिक मार्ग द्वारा प्रमस्तिष्क परिसंचरण से कशेरुका धमनी से होते हुए अवजत्रुकी तक पंहुचना जब अवजत्रुकी के अपने स्रोत पर अवरोध होता है।)

Subclavian triangle (सबक्लेवियन ट्राइऐन्गल) Triangle shaped part of neck formed by clavicle and the omohyoid and sternomastoid muscles. (गर्दन का त्रिकोण आकार का भाग जो क्लैविकल तथा ओमोहॉयड तथा स्टर्नोमैस्टॉयड पेशियों से बनता है।)

Subclavius (सबक्लेवियस) A tiny muscle from first rib to under surface of clavicle. (क्लैविक्ल की सतह के नीचे पहली पसली की छोटी पेशी।)

Subclinical (सबक्लीनिकल) Pertains to period before the appearance of typical symptoms. (किसी रोग की उसके विशिष्ट लक्षणों के प्रकट होने से पूर्व की अवस्था से संबंधित; लक्षणहीन।)

Subconscious (सबकॉन्शस) Not fully conscious. (अचेत।)

Subcutaneous (सबक्यूटेनियस) Beneath the skin. (त्वचा के नीचे, अवत्वक् अवत्वचीय।)

Subdural space (सबड्यूरल स्पेस) Space between dura and arachnoid. (दृढ़तानिका एवं जानतानिका के बीच की जगह; अवदृढ़तानिकी स्थान।)

Suberosis (संबेरोसिस) Hypersensitive pneumonitis in workers exposed to cork. (कॉर्क के संपर्क के कारण श्रमिकों में अतिसुग्राही। अतिसंवेदनशील फुफ्फुसशोथ।)

Subfamily (सबफेमली) In taxonomy between family and a tribe. (कुल एवं वंश के बीच का विभाजन।)

Subject (सब्जैक्ट) An individual who is the object of treatment, research, experiment or investigation. (एक रोगी जिसकी चिकित्सा, निरीक्षण अथवा जांच की जा रही हो।)

Subjective (सब्जैक्टिव) Concerned with the individual or perceived by individual himself but not by examiner. (जिसका केवल रोगी को पता लगता है, परीक्षक को नहीं जैसे लक्षणों का पता लगना; स्वप्रत्यय, स्वानुभूत।)

Sublimate (सब्लीमेट) A solid or condensed substance obtained by heating a solid material which passes to vapor phase and then back to solid phase. (ठोस या संघनित पदार्थ जो किसी ठोस पदार्थ को गर्म करने से प्राप्त होता है। वह भाप प्रावस्था से गुजरकर फिर से वापस ठोस प्रावस्था में आ जाता है।)

Sublethal (सबलीथल) Less than lethal, not sufficient to cause death. (प्राणघातक।)

Sublingual gland (सबलिंगुअल लैंड) Salivary gland situated at the floor of mouth. (लार ग्रन्थि जो मुख के तल पर स्थित होती है।)

Subluxation (सबलक्सेशन) A partial or incomplete dislocation. (आंशिक या अपूर्ण संधिच्युति या विस्थापन अनुसंधिच्युति।)

Submandibular gland (सबमैन्डीबुलर ग्लैण्ड) Salivary gland about the size of wallnut that lies in digastric triangle beneath the mandible. Its main duct (Wharton's duct) opens by side of frenulum linguae. (अखरोट के माप की लार ग्रन्थि जो अधोहनु के नीचे द्विआमाशयिक त्रिकोण में स्थित होती है। इसकी मुख्य वाहिनी मुख में फ्रीनम के पार्श्व में खुलती है; अवअधोहनुज लार ग्रन्थि।)

Submerge (सबर्मज) To dip in water. (पानी में रखना या डुबोना।)

Submucosa (सबम्यूकोसा) Connective tissue layer below the mucosa containing vessels and nerves. (किसी श्लेष्मिक झिल्ली के नीचे सछिद्र संयोजी ऊतक की परत जिसमें वाहिनियां तथा तंत्रिकाएं होती हैं, अवश्लेष्मिककला।)

Submucous resection (सबम्यूकस रिसैक्शन) Resection of cartilaginous tissue below the mucosa for correction of deviated nasal septum. (विचलित नासा पट को ठीक

करने के लिए श्लेष्मकला के नीचे उपास्थि परक ऊतक का उत्छेदन करना।)

Subphrenic (सबफ्रेनिक) Below the diaphragm. (मध्यपट या डायाफ्राम से नीचे।)

Subscription (सब्सक्रिप्शन) That part of prescription containing directions for compounding ingradients. (नुस्खे का वह भाग जिसमें घटकों को मिलाने का निर्देश दिया होता है; अवनिर्देश।)

Subsidence (सब्सीडैन्स) Gradual disappearance of symptoms of disease. (किसी रोग का धीरे-धीरे लुप्त होना; लोप।)

Subsistence (सबसिस्टैन्स) Minimum or barely needed essentials for life. (जीवन के लिये अनिवार्य किसी वस्तु जैसे भोजन की न्यूनतम मात्रा।)

Substance P (सब्सटैन्स) A 11 amino acid peptide acting as neurotransmitter in pain fiber system. (ए 11 अमीनों अम्ल पेप्टाइड जो तंतु तंत्र पीड़ा में न्यूरोट्रान्समीटर के रूप में कार्य करता है।)

Substitute (सब्स्टीट्यूट) Something used in place of another. (कोई भी वस्तु अथवा औषधि जिसका दूसरी वस्तु अथवा औषधि के स्थान पर प्रयोग किया जा सकता है।)

Subthalamic nucleus (सबथैलेमिक न्यूक्लियस) An elliptical mass of gray matter lying in ventral thalamus above the cerebral peduncle and rostral to substantia nigra. (भूरे पदार्थ का एक अण्डाकार पिण्ड जो वेन्ट्रल थैलेमस में सेरीब्रल वृन्त के ऊपर स्थित होता है।)

Subtle (सब्ट्ल) Very fine or delicate; causing injury without attracting attention. (अतिसूक्ष्म; ध्यान आकर्षित किए बिना चोट पंहुचाना।)

Subtraction (सबट्रेक्शन) A method of removing overlying shadows in radiography. (वह प्रक्रिया जिसके द्वारा एक्स-रे चित्र पर आने वाली अवांछित परछाईयों को दूर किया जा सकता है।)

Succedaneum (सक्सेडेनीयम) Something which can be used as a substitute. (एक स्थानापन्न या एवजी अर्थात कोई औषधि या अन्य वस्तु जिसे दूसरे के स्थान पर काम में लाया जा सकता है।)

Succenturiate (सक्सेनटुरिएट) Acting as a substitute. (एवजी के रूप में कार्य करने वाला; सहायक, अनुषंगी।)

Succinylcholine (सक्सीनलकोलाइन) A neuromuscular blocking agent used as muscle relaxant during anesthesia. (तंत्रिकापेशी विरोधी कारक जिसे संज्ञाहरण के समय पेशी शिथिलकर के रूप में प्रयोग किया जाता है।)

Succus (सक्कस) A juice or fluid secretion. (जीवित ऊतकों के द्वारा स्रावित कोई भी तरल अथवा रस।)

Succussion (सक्कुसन) Shaking up a person to detect fluid in body cavity from presence of splashing sound. (जल से पूर्ण होने पर उत्पन्न होने वाली छपछप की ध्वनि को सुनकर शरीर की गुहा विशेषकर वक्ष में तरल एवं वायु की विद्यमानता का पता लगाने के लिए शरीर को हिलाना।)

Suck (सक) To draw fluid into mouth. (चूषण जैसे स्तन से दूध का चूषण करना, चूसना।)

Suckle (सकल) Breastfeed. (स्तनपान कराना; दूध पिलाना।)

Sucralfate (सुक्रल्फेट) Drug used in peptic ulcer. (उदर व्रण में प्रयोग होने वाली औषधि।

Sucrase (सुक्रेज) Enzyme present in intestinal juice which splits cane sugar into glucose and fructose. (आन्त्रीय रस में विद्यमान एक एंजाइम जो सुक्रोज को ग्लूकोज एवं फ्रक्टोज में विघटित कर देता है।)

Sucrose (सुक्रोज) A disaccharose which is broken down into glucose and fructose. (एक डाइसैकेरोज जो ग्लूकोज तथा फ्रक्टोज में विभाजित होता है।)

Suction (सक्शन) The act of sucking, e.g. suction abortion, suction biopsy. (खींचने या चूषण की क्रिया जैसे सक्शन एब्जॉर्प्शन; सक्शन बायोप्सी।)

Sudan (सुडैन) Biological stain for fat. (वसा के लिए जैविक अधिरंजक।)

Sudanophilic (सुडैनोफिलिक) Staining easily with sudan stain. (सुडान रंजकों से शीघ्र ही अभिरंजित हो जाने वाला।)

Sudeck's atrophy (सुडैक्स अट्रॉफी) Acute atrophy of bone at the site of injury. (क्षति की जगह पर अस्थि का तीव्र अपक्षय।)

Sufentanil (सुफैन्टानिल) An opioid analgesic. (अफीम वेदनाहर।)

Suffocation (सफोकेशन) Feeling choked. (दम घुटना, घुटन; श्वासावरोध।)

Suffusion (सफ्यूजन) Spreading or extravasation of body fluid or blood; pouring of water on body as a treatment method. (शरीर के किसी तरल या रक्त के चारों ओर के ऊतकों में फैल जाना; परिप्लावन। चिकित्सा के रूप में शरीर का गीला होना।)

Sugar (शुगर) Sweet tasting carbohydrate either monosaccharose or disaccharose. (एक मीठा कार्बोहाइड्रेट जिसके दो मुख्य वर्ग डाइसैकेराइड एवं मोनोसैकेराइड होते हैं।)

Suggestion (सजेस्शन) Imparting an idea indirectly or the psychological process of having an individual accept an idea without hesitation. (प्रस्ताव; सुझाव; संसुचन।)

Suicide (सूसाइड) Voluntarily bringing an end to one's own life. (आत्महत्या।)

Sulbactam (सल्बेक्टेम) Beta lactamase inhibitor. (बीटा लैक्टेमेज निरोधक।)

Sulbutiamine (सल्बुटीयामाइन) Rejuvenant agent. (पुनः यौवन प्राप्त करने के लिए कारक।)

Sulcus (सल्कस) A furrow, groove, depression (*see* Figure). (एक खातिका, खांचा या हल्का सा गड्ढा, परिखा जो विशेषकर मस्तिष्क की सतह पर स्थित होती है।)

Sulfacetamide (सल्फेसिटामाइड) A sulfonamide for ophthalmic use particularly in trachoma. (सल्फोनेमाइड जिसे अधिकतर ट्रेकोमा में ऑप्थैल्मिक प्रयोग में लाया जाता है।)

Sulfadiazine (सल्फाडायाजाइन) An absorbable sulfa which penetrates well into brain, hence was previously used in meningococcal meningitis, now chiefly used in rheumatic fever prophylaxis. (एक घुलनशील सल्फा जो मस्तिष्क में पूर्णता से प्रवेश करता है, इसलिए यह पहले मैनिन्जोकॉकल मैनिन्जाइटिस में प्रयोग किया जाता था, परन्तु अब मुख्य रूप से आमवाती ज्वर रोगनिरोध में प्रयोग किया जाता है।)

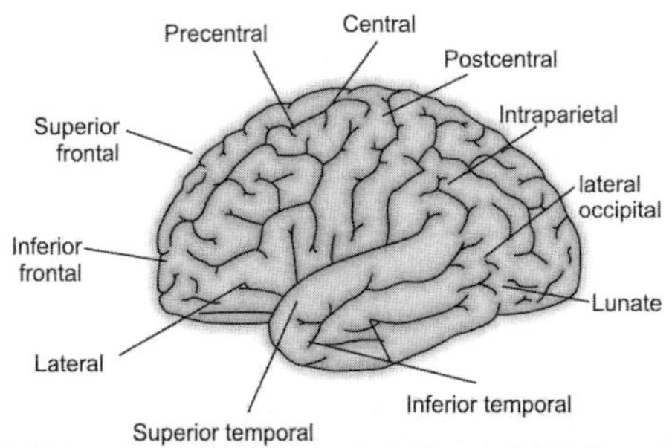

Sulci cerebri—showing some major sulci on the superolateral surface of the left cerebral hemisphere

Sulfadoxine (सल्फाडॉक्साइन) Sulfa used in malaria. (सल्फा जिसे मलेरिया में प्रयोग किया जाता है।)

Sulfamerazine (सल्फामेराजाइन) A derivative of sulfadiazine. (सल्फाडायजीन का प्रत्युत्तेजक।)

Sufamethizole (सल्फामेथीजोल) Sulfa for urinary tract infection. (सल्फा जिसे मूत्रमार्ग संक्रमण के लिए प्रयोग किया जाता है।)

Sulfamethoxazole (सल्फामेथोक्साजोल) Sulfa usually combined with trimethoprim for broad spectrum action and complementary bactericidal effect. (सल्फा जो अक्सर ट्राइमेथोप्रिम से आयोजित किया जाता है जिससे विस्तृत प्रतिबिम्ब क्रिया तथा अनुपूरक जीवाणुनाशक प्रभाव उत्पन्न होता है।)

Sulfanilamide (सल्फेनीलामाइड) A formerly used coaltar product for infections. (संक्रमणों के लिए पहले प्रयोग किया जाने वाला कोलतार उत्पाद।)

Sulfapyridine (सल्फापाइरीडाइन) Sulfonamide used in the treatment of dermatitis herpetiformis. (सल्फोनामाइड जिसे त्वकशोथ हर्पीजरूपी रोग की चिकित्सा में प्रयोग किया जाता है।)

Sulfasalazine (सल्फासालाजाइन) Poorly absorbable sulfa used in treatment of ulcerative colitis. (बहुत कम घुलनशील सल्फा जिसे व्रणीय बृहदान्त्रशोथ की चिकित्सा में प्रयोग किया जाता है।)

Sulfatase (सल्फेटेज) An enzyme that hydrolyzes sulfuric acid esters. (एक एंजाइम जो सल्फ्यूरिक अम्ल ऐस्टर का जलापघटन करता है।)

Sulfathiazole (सल्फेथियोजोल) A rapidly absorbable sulfa. (तीव्रता से घुलनशील सल्फा।)

Sulfatide (सल्फाटाइड) Any cerebroside with a sulfate radical esterified to galactose. (कोई सेरीब्रोसाइड जो सल्फेट मूलक के साथ दुग्धर्शकरा बनाता है।)

Sulfhemoglobin (सल्फहीमोग्लोबिन) A form of greenish hemoglobin formed by action of hydrogen sulfide on blood, causes cyanosis if in excess. (रक्त पर हाइड्रोजन सल्फाइड की क्रिया से बना एक प्रकार का हरा हीमोग्लोबिन जो अत्यधिक होने पर नील रोग या श्याव उत्पन्न करता है।)

Sulfinpyrazone (सल्फिनपैयराजोन) Antigout agent. (गाउट या गठिया विरोधी कारक।)

Sulfisoxazole (सल्फीसोक्साजोल) Sulfa used in urinary tract infection. (सल्फा जो मूत्रमार्ग संक्रमण में प्रयोग किया जाता है।)

Sulfonamide (सल्फोनामाइड) Amides of sulfanilic acid, derived from their parent compound sulfanilamide. They are bacteriostatic. (सल्फोनिमिक एसिड का एमाइड, जो अपने आन्त्रोतर यौगिक सल्फेनिलामाइड से प्राप्त होता है यह बैक्टीरियोस्टेटिक होते हैं।)

Sulfonyl urea (सल्फोनाइल यूरिया) Group of drugs for NIDDM (*see* table). (NIDDM के लिए औषधियों का समूह।)

Sulphonyl ureas for NIDDM	
	Daily dose
Tolbutamide	0.5-2 g
Tolazamide	0.1-1 g
Acetohexamide	0.25-1.5 g
Chlorpropamide	0.1-0.5 g
Glyburide	1.25-20 mg
Glipizide	2.5-40 mg
Glimeperide	1-4 mg
Glicazide	80-320 mg

Sulfoxone sodium (सल्फोक्सोन सोडियम) A drug for treatment of leprosy and dermatitis herpetiformis. (कोढ़ तथा हर्पीजरूप त्वक्शोथ की चिकित्सा के लिए औषधि।)

Sulfur (सल्फर) Yellow inflammable element. *s. dioxide* A bactericide and disinfectant. *s. precipitated* A keratolytic agent. *s. sublimed* A scabicide and keratolytic agent. (पीला ज्वलनशील तत्व।) Sulfur dioxide (सल्फर डाईऑक्साइड) (जीवाणुनाशक तथा निसंक्रामक।)

Sulfuric acid (सल्फ्यूरिक एसिड) 10% solution used as an astringent and for gastric hypoacidity. (10 प्रतिशत घोल जो स्तम्भक (एस्ट्रिन्जैन्ट) के रूप में तथा आमाशयी (जठरीय) अल्पाम्लता के लिए प्रयोग किया जाता है।)

Sulindac (सलिन्डैक) Nonsteroidal antiinflammatory drug. (नॉनस्टैरायॅडल शोथरोधी कारक।)

Sulpiride (सल्पीराइड) Agent used in peptic ulcer. (उदरव्रण (पेप्टिक अल्सर) में प्रयोग किया जाने वाला कारक।)

Summation (समेशन) Cummulative action or stimuli. (किसी पेशी अथवा तंत्रिका पर लगे उद्दीपनों का संचयी प्रभाव।)

Sunburn (सनबर्न) Solar keratitis due to ultraviolet (290–320 nm). (सूर्यप्रकाश में अत्यधिक रहने से उत्पन्न त्वक्शोथ अल्ट्रॉवायोलेट (290–320 nm) के कारण होने वाला स्वच्छ पटलशोथ।)

Sunscreen (सनस्क्रीन) Agents like PABA used for protection against solar dermatitis. (मरहम अथवा क्रीम के रूप में कोई भी कारक जैसे जो सूर्य किरणों से होने वाले त्वकशोथ से रक्षा करने के लिए प्रयोग में लाया जाए।)

Sunscreen protective factor index (सनस्क्रीन प्रोटेक्टिव फैक्टर इन्डैक्स) The ratio of the amount of exposure needed to produce minimal erythema response with the sunscreen in place divided by amount of exposure required to produce the same reaction without the sun-screen.

Sunstroke (सनस्ट्रोक) Hyperpyrexia with cessation of sweating, headache and stupor due to failure of heat regulating mechanism. (अतिज्वर के साथ, स्वेदनता होना, सिर दर्द तथा बेहोश होना, यह ऊष्मा नियंत्रण प्रक्रिया के पात के कारण होता है।)

Super ego (सुपर इगो) The portion of personality associated with ethics, self-criticism, and moral standards of community, usually developed in childhood. (किसी व्यक्ति के व्यक्तित्व का भाग जो उसके आचारसंहिता, स्वयं निंदा तथा समुदाय के नैतिक औसत से संबंधित होता है, अधिकतर बचपन में विकसीत होता है।)

Superfecundation (सुपरफिकन्डेशन) The fertilization of two or more ova ovulated more or less simultaneously by two or more coital acts, not necessarily involving the same male. (दो अलग-अलग लैंगिक संसर्गों द्वारा एक ही आर्तव चक्र में दो या अधिक डिम्बों का गर्भाधान होना; अधिसंफलन; अतिप्रजनन।)

Superfetation (सुपरफिटेशन) Fertilization of two ova in the same uterus at different menstrual periods within a short interval. (दो भिन्न मासिक धर्म काल में दो डिम्बाणुओं का निषेचन होने के कारण गर्भाशय में भिन्न आयु के दो भ्रूणों का मिलना।)

Superinfection (सुपरइन्फैक्शन) A new infection caused by a different organism from that which caused initial infection. (ऐसे जीवधारी द्वारा उत्पन्न एक नया संक्रमण जो उस जीवधारी से भिन्न होता है जिसने पहला संक्रमण उत्पन्न किया है।)

Superior (सुपीरियर) Situated above or higher. (अपेक्षाकृत ऊंचा अथवा किसी भी वस्तु के ऊपर स्थित; ऊर्ध्व।)

Supernatant (सुपरनेटेन्ट) The clear liquid remaining at top as the heavy particles settle down below. (किसी द्रव की सतह पर तैरने वाला जैसे पानी पर तैरने वाला तेल। अवक्षेपित अघुलनशील पदार्थ की परत के ऊपर रहने वाला साफ द्रव।)

Supernumerary (सुपरन्यूमरेरी) In excess of regular number, e.g. supernumerary teeth and supernumerary breast. (अधिसंख्य; सामान्य संख्या से अधिक उदाहरण के लिए, अधिसंख्य दांत तथा अधिसंख्य स्तन।)

Superoxide (सुपरऑक्साइड) A highly reactive form of oxygen (oxygen with single electron) produced during phagocytosis and bacterial digestion by neutrophils, lipid metabolism.

(ऑक्सीजन का एक अत्यधिक सक्रिय रूप जो भक्षककोशिका क्रिया के दौरान उत्पादित होता है।)

Superoxide dismutase (सुपरऑक्साइड डिस्म्यूटेज) Enzyme that destroys superoxide, being tried in myocardial infarction. (एक एंजाइम जो सुपरऑक्साइड को नष्ट करता है; यह हृदयपेशी रोधगलन में प्रयोग होता है।)

Superscription (सुपरस्क्रिप्शन) The beginning of prescription marked by letter Rx meaning "you take". (किसी नुस्खे का शीर्ष जिसमें चिन्ह होता है जिसका लेटिन भाषा में अभिप्राय रेसीपी होता है जिसका अर्थ लो है; अधिनिर्देश।)

Superstructure (सुपरस्ट्रक्चर) Any visible part external to the main structure. (किसी रचना का दिखाई देने वाला भाग।)

Supination (सुपिनेशन) Turning the palm or foot upward, lying on the back. (उत्थान करने की क्रिया।)

Supinator (सुपिनेटर) Muscle causing supination of forearm. (वह पेशी जो अग्रबाहु का उत्थान करती है।)

Suppository (सपोजीटरी) A substance in the form of semisolid introduced into the vagina or rectum serving as vehicle for medicine (*see* Figure). (अर्द्ध ठोस रूप से पदार्थ जिसे योनि या मलाशय में निवेश कराया जाता है जो औषधि के वाहन के रूप में कार्य करता है।)

Suppressant (स्प्रेसेन्ट) Agent or substance which suppreses or decreases the intensity, e.g., cough suppressant syrup—which decreases the cough. (दबाने वाला।)

Suppurate (सपुरेट) To form or generate pus. (पस या मवाद बनाना या निकलना।)

Suppuration (सपुरेशन) The process of pus formation. (पस बनने की क्रिया; पूयता; पूयीभवन।)

Supra (सुप्रा) Meaning above, beyond. (एक उपसर्ग जिसका अर्थ ऊपर या अधि होता है।)

Supraclavicular fossa (सुप्राक्लैविकुलर फोसा) Depression on either side of neck above the clavicle. (क्लैविक्ल के ऊपर, गर्दन के दोनों तरफ स्थित खात।)

Suprahyoid muscles (सुप्राहियॉड मसल्स) The digastric, geniohyoid, myohyoid and stylohyoid muscles. (डाइगैस्ट्रिक, जेनियोहॉयड, मायोहॉयड तथा स्टीलॉहॉयड पेशियां।)

Suprapubic cystostomy (सुप्राप्युबिक सिस्टोस्टॉमी) Surgical opening of urinary bladder from an approach above the symphysis pubis. (जघन संधानक के ठीक ऊपर से शल्यक्रिया द्वारा मूत्राशय में चीरा लगाना।)

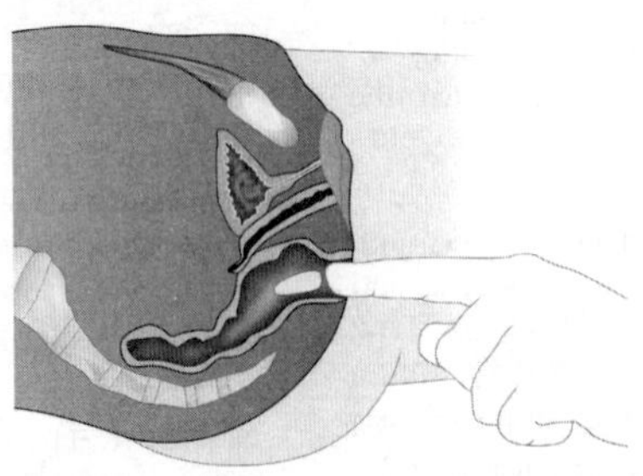

Suppository

Suprarenal (सुप्रारीनल) Gland lying superior and medial to kidney secreting adrenaline and noradrenaline. (वृक्क या गुर्दे की ऊपरी या मध्यवर्ती स्थित ग्रन्थि जो एड्रीनालीन स्रावित करती है।)

Sura (सुरा) Calf or calf muscles. (पिण्डली या पेशियों की पिण्डली।)

Suramin (सुरेमिन) A urea derivative used in treatment of trypanosomiasis. (यूरिया प्रत्युत्तेजनक जिसे ट्रिपेनोसोमिएसिस की चिकित्सा में प्रयोग किया जाता है।)

Surfactant (सर्फेक्टैन्ट) An agent that lowers surface tension. (वह कारक जो पृष्ठ तनाव को कम करता है जैसे तेल।)

Surgery (सर्जरी) Branch of medical science dealing with operative procedures for diagnosis or treatment of diseases, and deformities. (शल्यचिकित्सा; शल्यक्रिया; चिकित्सा विज्ञान की वह शाखा जिसका संबंध ऑपरेशन या हाथ से की जाने वाली विधियों द्वारा दोषों तथा विकृतियों को ठीक करने, चोटों की मरम्मत करने तथा कुछ रोगों के निदान एवं चिकित्सा करने से है।)

Surgical dressing (सर्जिकल ड्रेसिंग) Sterile gauze or other material for wound dressing. (किसी जख्म की मरहमपट्टी के लिए असंक्रमित गॉज या अन्य पदार्थ।)

Surgical neck (सर्जिकल नैक) Constricted part of shaft of humerus below the tuberosities, the common site for fracture. (गण्डकों के नीचे ह्यमेरस हड्डी के काण्ड का संकुचित भाग जहां पर अधिकतर अस्थि भंग होता है।)

Surrogate (सरोगेट) Someone or something replacing another. (प्रतिस्थापक; एक वस्तु अथवा व्यक्ति जो दूसरी वस्तु या व्यक्ति को पुन; स्थापित करता है।)

Surrogate mother (सर्रोगेट मदर) Mother who bears a child for another couple. She is impregnated with the fertilized ovum from that couple. (एक माँ जो दूसरे दंपति के लिए बच्चे को अपने गर्भ में रखती है। उस दंपत्ति के निशेचित डिम्ब से गर्भाधान किया जाता है।)

Surveillance (सर्वीलैन्स) The monitoring of some program (किसी वस्तु या कार्य पर नियंत्रण रखना।)

Susceptible (ससेप्टीब्ल) More prone to disease, suggestion; easily influenced or impressed. (संवेदनशील; रोग की ओर प्रवृत्त होना; रोगक्षम न होना; आसानी से प्रभावित होना।)

Suscitate (सस्साइटेट) To stimulate or reactivate. (अधिक सक्रियता के लिए उत्तेजित करना या प्रतिक्रियाशील करना।)

Suspensory bandage (सस्पैन्सरी बैन्डैज) A sling/bag for support of testicles. (शुक्रग्रन्थियों को सहारा देने के लिए गोफन या थैली या गट्टी।)

Sustentaculum (सस्टैन्टाकुलम) Supporting structure. (सहारा देने वाली रचना।)

Suture (स्यूचर) 1. The line of bony union as in skull bones. 2. To unite by stitching. 3. The thread, wire or other material used to stitch body parts together. *s. absorbable* Sterile strand from mammalian collagen. *s. catgut* Suture made from sheep's small intestine. *s. coronal* Suture between the frontal and parietal bones. *s. lamboid* Suture between parietal bones and superior border of occipital bones. *s. nonabsorbable* Suture materials like silk, silkworm gut, horse hair, synthetic material and wire. *s. purse* string Suture around the periphery of a circular opening which when drawn taught closes the opening. *s. sagittal* Suture between the parietal bones. s. mattress An interrupted suture where the needle pierces both flaps of wound and then reenters to emerge at the same side of insertion and then tied. Particularly useful in holding together thick fragile tissues (*see* Figure). (किसी अचल संधि में हड्डियों के जुड़ने की रेखा जैसे खोपडी की हड्डियों के बीच की रेखाएं। टांके लगाकर किसी जख्म के किनारों को

जोड़ना; सीखन। टांके लगाने के प्रयोग में लाया जाने वला धागा तार या अन्य सामग्री।)

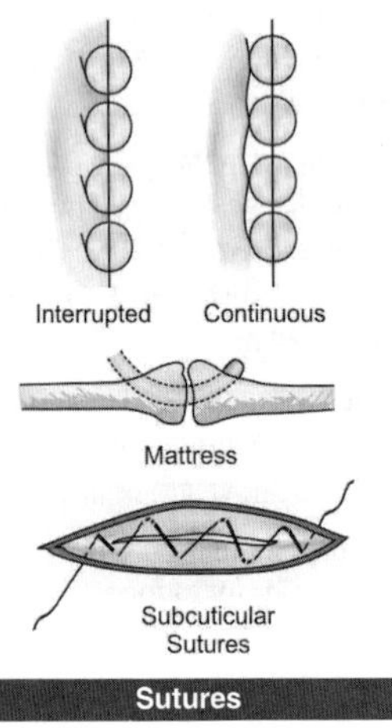

Sutures

Suxamethonium (स्क्सेमेथोनियम) A muscle relaxant used during anesthesia. *SYN* – Succinylcholine. (पेशी शिथिलकर जिसे संज्ञाहरण के दौरान प्रयोग किया जाता है।)

Swab (स्वाब) Cotton or gauze on end of a slender stick used for cleaning wounds, applying medicines or obtaining secretion for bacteriological culture. (किसी तार या छड़ी के किनारे से संलग्न रूई, गॉज या अन्य अवशोषक पदार्थ की एक गद्दी जिसे गुहाओं को साफ करने, औषधि लगाने या जीवाणुविज्ञान संबंधि परीक्षण के लिए ऊतक के एक टुकड़े या स्राव को प्राप्त करने के लिए प्रयोग किया जाता है।)

Swallowing (स्वॉलोइंग) The act that enables passage of food or drink from mouth along esophagus into the stomach. (निगलने की क्रिया; भोजन या तरल को मुख से ग्रासनली से गुजरते हुए अमाशय में पहुंचाने की क्रिया।)

Swan Ganz catheter (स्वान गैंज कैथेटर) A soft flexible catheter with a balloon at its tip. The balloon helps to guide the catheter into pulmonary artery. The balloon is inflated in distal pulmonary artery and the pressure is recorded which is pulmonary wedge pressure equivalent to left atrial pressure.

Swan-neck deformity (स्वान-नैक डिफोर्मिटी) Deformity of hand in rheumatoid arthritis with hyperextension of proximal interphalangeal joints due to tight interossei. Swan-neck deformity of renal tubules is a feature of adult Fanconi syndrome. (हाथ की अंगुलियों की एक विकृति जिसमें समीपस्थ अन्तरांगुल्यस्थिक संधियों का अति प्रसार तथा दूरस्थ अन्तरांगुल्यस्थिक संधियों का आंकुचन होता है जो अधिकतर आमवाताभ या गठियारूप सन्धिशोथ में दिखाई देता है।)

Sweat (स्वीट) A salty aqueous slightly turbid fluid secreted by sweat glands. (पसीना, स्वेद; स्वीट ग्रन्थियों द्वारा स्रावित होने वाला एक नमकीन जलीय हल्का आविल तरल।)

Sweat gland (स्वीट ग्लैण्डस) Simple coiled tubular glands present all over body surface except in glans penis and inner surface of prepuce. The glands lie in dermis and the duct passes through epidermis to open outside. Most sweat glands are merocrine but those of axilla, labia majora and perianal region are apocrine. (यथार्थ त्वचा या अन्तस्त्वचा में स्थित साधारण कुण्डलित नलिकाकार ग्रन्थियां जिनकी वाहिनियां बाह्य त्वचा से होती हुई त्वचा की सतह पर खुलती हैं, इनसे स्वेद या पसीना स्रावित होता है।)

Sweat's syndrome (स्वीटस सिन्ड्रोम) Painful skin plaques due to neutrophilic infiltration. (न्यूट्रोफिलिक अम्ल संचरण के कारण होने वाले पीड़ायुक्त त्वचा चकत्ते।)

Swelling (स्वैंलिंग) Enlargement mostly localized. (शरीर के किसी अंग अथवा हिस्से की असामान्य अल्पकालिक वृद्धि; सूजन; उत्सेध।)

Swimmer's itch (स्वीमर्स इच) Itchy eruptions on skin due to swim in water containing cercariae of schistosomes. (शिस्टोसोम्स के सेरकेरिया वाले पानी में

तैरने के कारण त्वचा पर खुजली वाले विस्फोट होना।)

Sycophant (साइकोफैन्ट) Flatterer, praiser of persons in command of wealth or influence. (धन के लिये या प्रभावित करने के लिए लोगों की प्रशंसा करना।)

Sycosis (साइकोसिस) Chronic inflammation of hair follicle. *s. barbae* Sycosis of beard with papulopustular eruptions. (जीर्ण रोमकूपशोथ, विशेषकर दाढी का)

Sydenham's chorea (साइडेनहेम्स कोरिया) Involuntary purposeless repetitive movements of distal parts as a remote manifestation of rheumatic fever. (यह सामान्यतः आमवात ज्वर (गठिया के बुखार से संबद्ध होता है और इसमें अनियंत्रित उद्देश्यहीन गतियां होती रहती हैं जो धीरे-धीरे बढ़कर उग्र रूप धारण कर लेती हैं।)

Sylvian fissure (सिल्वियन फिशर) The fissure separating temporal lobe from frontal and parietal lobes. (कालिक खण्ड को ललाटीय एवं पार्श्विक खण्डों से पृथक करने वाला विदर।)

Symbiosis (सिम्बियोसिस) Living in perfect harmony in case of two organisms, a state beneficial to both. (दो भिन्न जीवधारियों के घनिष्ठ संबंध के साथ एक साथ रहना। दोनों जीवधारियों के लिए लाभदायक दशा या अवस्था।)

Symblepharon (सिम्बलेफेरोन) Adhesion of lids to eyeball. (आंख की पलक का नेत्रगोलक से चिपक जाना।)

Syme's amputation (साइम्स ऐम्प्यूटेशन) Amputation just above ankle joint with removal of malleoli. (टखने के जोड़ पर पांव का विच्छेदन करना जिसके साथ गुल्कों को निकाल दिया जाता है।)

Sympathectomy (सिम्पैथैक्टॉमी) Surgical excision of part of sympathetic system; either nerve, ganglia or plexus. (अनुकम्पी तंत्र के किसी भाग का शल्यक्रियात्मक उच्छेदन; तंत्रिका या गुच्छिका या जालिका।)

Sympathomimetic (सिम्पैथोमाइमेटिक) Producing effect similar to stimulation of sympathetic nerves. (अनुकम्पी तंत्रिका तंत्र के उद्दीपन से उत्पन्न होने वाले प्रभावों के समान प्रभाव उत्पन्न करने वाला; अनुकम्पीअनुकारीसम।)

Symphysiotomy (सिम्फाइजियोटॉमी) Section of symphysis pubis to increase capacity of contracted pelvis to facilitate childbirth. (श्रोणि बहिर्गम को बड़ा करके प्रसव को आसान बनाने के लिए जघन संधानक को विभाजित करना।)

Symphysis (सिम्फाइसिस) Fibrocartilaginous union of bones. (अस्थियों का तन्तुपास्थिक संयोजन।)

Symptom (सिम्पटम) Subjective description or manifestation of disease. (किसी रोग का प्रकटीकरण या स्वनिष्ठ वर्णन।)

Symptomatic (सिम्पटोमेटिक) According to the nature of the symptom, e.g. symptomatic treatment. (लक्षण के अनुसार।)

Synapse (साइनेप्स) The point of junction between two adjacent neurones (*see* Figure). (दो आसन्न तंत्रिकाकोशिकाओं के बीच के संगम की जगह या बिन्दु।)

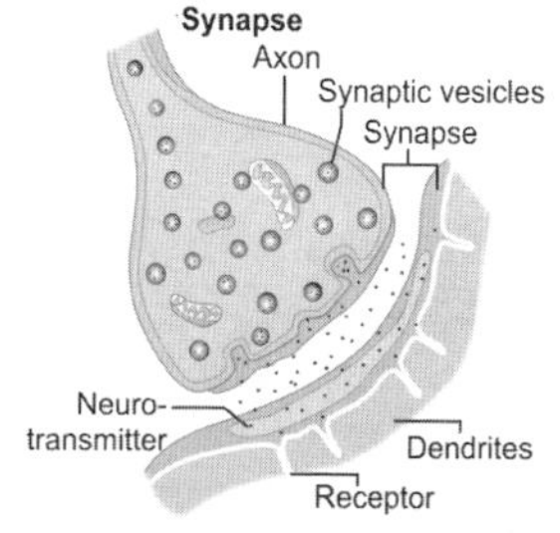

Synapse

Synarthrosis (साइनारथ्रोसिस) A type of joint where skeletal elements are joined by a continuous intervening cartilage, fibrous tissue or bone. Hence movement is limited or absent and joint cavity is lacking, e.g. chondrosis, suture joints. (अचल सन्धि; एक प्रकार की संधि जिसमें कंकालीय तत्व अविच्छिन्न मध्यवर्ती उपास्थि, तन्तुमय ऊतक या अस्थि द्वारा जुड़े होते हैं। इस कारण गति बहुत कम या गति का अभाव हो जाता है तथा सन्धि गुहा का भी अभाव हो जाता है।)

Synchondrosis (सिण्कॉण्ड्रोसिस) A joint in which the surfaces are connected by plate of cartilage. (एक सन्धि जिसमें दोनों सतह उपास्थि की पट्टिका द्वारा जुड़ी होती हैं; उपास्थि सन्धि।)

Synchysis (सिनकाइसिस) Degenerative condition of vitreous. (काचाभ की अपजननात्मक अवस्था।)

Syncope (सिन्कोप) Transient loss of consciousness due to inadequate blood supply to brain. *s. cardiac* Syncope of cardiac origin as in Stokes-Adam's attack, tachycardia, tight aortic stenosis, HOCM. *s. carotid sinus* Hypersensitive carotid sinus being stimulated by neck movement or tight collar producing bradycardia and syncope. *s. vasovagal* Syncope occurring due to abrupt fall in blood pressure due to fall in peripheral resistance and hence reduced venous return. (मूर्च्छा; मस्तिष्क में अपर्याप्त रक्त प्रवाह होने के कारण होने वाली अल्पकालिक चेतना का अभाव जो अल्प रक्त चाप के परिणाम स्वरूप होती है।)

Syncytiotrophoblast (सिनसाइटियो-ट्रोफोब्लास्ट) Outer layer of chorionic villi. (जरायु अंकुर की बाह्य परत।)

Syncytium (सिनसाइटियम) A mass of cytoplasm with numerous nuclei but no division into separate cells. (कोशिकाद्रव्य का एक बहुकेन्द्रकीय पिण्ड परन्तु पृथक कोशिकाओं में विभाजित नही होती है।)

Syndactyly (सिण्डैक्टाइली) persistence of web between fingers/toes an autosomal dominant trait. (हाथ या पैर की अंगुलियों के बीच में झिल्ली होने के कारण, अंगुलियों का संयोजन; युक्तांगुलिता।)

Syndesmology (सिन्डेस्मोलॉजी) Study of ligaments, joints, their movements and disorders. (स्नायु, सन्धियों, उनकी गतियों तथा उनके रोगों का अध्ययन; सन्धि प्रकरण।)

Syndesmosis (सिण्डेस्मोसिस) A form of articulation where bones are united by cartilages. (एक प्रकार का जोड़ जहां हड्डियां उपस्थियों से जुड़ी होती हैं।)

Syndrome (सिन्ड्रोम) A group of signs and symptoms that provide a framework of reference to investigate as they characterize a definite lesion or pathology. *s. adrenogenital* Syndrome characterinized by early puberty, over masculinization, hirsutism, etc. due to excess production of adrenocortical hormones. *s. dumping* Palpitation, diarrhea, sweating and syncope occurring after food intake in patients of partial gastrectomy due to rapid emptying of food into jejunum. *s. Frohlich's* Obesity, genital atrophy, due to hypothalamic pituitary lesions. *s. Gradenigo's* Infection of petrous temporal bone causing 6th nerve paralysis as in otitis media. *s. Horner's* Ptosis, myosis, enophthalmos, and lack of sweating on affected side of face due to paralysis of cervical sympathetic. *s. Korsakoff's* A form of psychosis in chronic alcoholism with disorientation, loss of recent memory, confabulation, insomnia and hallucinations. *s. Marfan's* A connective tissue disorder with long arm span, spider finger, lax ligaments, dislocation of lens, high arched palate, aortic root dilation and, mitral valve prolapse. s. Weber's A form of crossed paralysis caused by a lesion in the upper border of pons involving cerebral peduncle and oculomotor nucleus. Hence there is third nerve palsy on one side with spastic hemiplegia on the opposite side. (चिंहों एवं लक्षणों का एक समूह जो सामूहिक रूप से किसी रोग विशेष का संकेत देते है और जांच के लिए आधार की आपूर्ति करता है।)

Synechia (साइनीकिया) Adhesion of iris to lens and cornea. (आइरिस का कार्निया या लैन्स से चिपक जाना; संसक्ति।)

Synergetic (सिनर्जेटिक) Working together in cooperation, e.g. muscle groups. (सहकारिता से कार्य करना उदाहरण के लिए पेशी समूहों का एक साथ कार्य करना।

Synergism (सिनर्जिस्म) Harmonious action of two agents to produce an effect greater than that produced by either agents singly. (दो या अधिक पदार्थों जैसे औशधियों की संयुक्त क्रिया जिससे ऐसा प्रभाव उत्पन्न होता है जो प्रत्येक औषधि से अलग-अलग उत्पन्न प्रभावों के कुल योग से बड़ा होता है।)

Synergist (सिनर्जिस्ट) A muscle acting in cooperation with another. (वह पेशी या अंग जो दूसरे के साथ सहकारिता में कार्य करता है; योगवाही।)

Synergy (सिनर्जी) Coordinated action of two or more agents. (दो या अधिक कारकों का परस्पर संबंधित क्रिया; योगवाहिता।)

Syngamy (सिनगैमी) Union of gametes in fertilization. (गर्भाधान में दो युग्मकों का मिलन।)

Syngeneic (सिनजेनीक) Individuals or cells without tissue incompatibility. (कोशिकाएं जो ऊतक असंयोज्यता के बिना होती हैं।)

Synkaryon (सिनकैरीयान) A nucleus resulting from fusion of two pronuclei. (दो उपकेन्द्रकों के संयोजन से बना एक केन्द्रक।)

Synkinesis (सिनकाइनेसिस) An involuntary movement of one part occurring simultaneously with reflex or voluntary movement of another part. (एक भाग की अनैच्छिक गति के साथ परावर्तित क्रिया का होना या दूसरे भाग की ऐच्छिक गति होना।)

Synonym (सिनोनिम) Having the same or similar meaning. (पर्याय; एक जैसे अर्थ वाला।)

Synopsis (साइनोप्सिस) A summary; general review. (संकलित दृश्य; संक्षेप; सार; झांकी, झलक।)

Synorchidism (साइनोर्काइडिज्म) Partial or complete fusion of two testicles within scrotum or abdomen. (दो शुक्रग्रन्थियों के अण्डकोश या उदर के अन्दर आंशिक या सम्पूर्ण रूप से जुड़ना।)

Synovectomy (साइनोवेक्टॉमी) Excision of synovial membrane. (किसी श्लेषक कला को शल्यक्रिया द्वारा काटकर निकाल देना; श्लेषककलोच्छेदन।)

Synovia (साइनोविया) A colourless viscid lubricating fluid in the joint cavity, bursae and tendon sheaths. (सन्धि गुहाओं, श्लेशपुटियों तथा कण्डरा आच्छदों में पाया जाने वाला एक रंगहीन, पारदर्शक, चिपचिपा तरल; श्लेषक।)

Synovial cyst (साइनोवियल सिस्ट) Accumulation of synovia in a bursa. (पुटी में श्लेषक का संचित होना।)

Synovial folds (साइनोवियल फोल्ड्स) Smooth folds of synovial membrane inside joint cavity. (श्लेषक कला के मृदु पुटक जो सन्धि गुहा के अन्दर स्थित होते हैं।)

Synovial villi (साइनोवियल विली) Slender avascular processes on the surface of synovial membrane. (श्लेषक कला की सतह पर पतली वाहिकाहीन प्रक्रिया।)

Synovioma (सइनोवियोमा) A tumor of synovial membrane. (श्लेषक कला का अर्बुद।)

Synovitis (साइनोवाइटिस) Inflammation of synovial fluid. (श्लैष्क कला शोध।)

Synthesis (सिन्थेसिस) Union of elements to produce new compounds. (तत्वों का जुड़ना जिससे नये यौगिक उत्पन्न होते हैं।)

Synthetase (सिन्थेटेज) An enzyme that acts as a catalyst to unite two molecules. (एक एंजाइम जो दो अणुओं को मिलाने के लिए उत्प्रेरक के रूप में कार्य करता है।)

Syphilis (सिफिलिस) Chronic venereal disease involving all tissues in body caused by *Treponema pallidum,* the spirochaete. (एक स्पाइरोकीट ट्रेपोनेमा पैलिडम द्वारा उत्पन्न एक संक्रामक जीर्ण, रति रोग जिसमें शरीर का कोई भी अंग या ऊतक ग्रस्त हो सकता है।)

Syphilitic macules (सिफिलिटिक मैक्यूल) Small red non-itchy eruptions all over the body in secondary syphilis. (तृतीयक उपदंश में पूरे शरीर पर छोटे-छोटे लाल खुजली रहित विस्फोट हो जाते हैं।)

Syringe (सिरिंज) Instrument for injecting fluids or wash out purpose. (पिचकारी; किसी तरल का शरीर, गुहा में सूचिका भरण करने (इन्जैक्शन लगाने) के लिए या किसी गुहा से तरल खींचने के लिए एक यंत्र।)

Syringomyelia (सिरिंगोमायलिया) A chronic progressive disorder with formation of cavities with surrounding gliosis in the spinal cord. (एक जीर्ण प्रगामी विकार जिसमें सुषुम्ना रज्जु के पदार्थ में तरल से भरी, तंत्रिकाबन्धवुद्धि से घिरी गुहाएं बन जाती हैं।)

Syrinx (सिरिंक्स) Eustachian tube; pathological cavity within spinal cord, a fistula. (कुम्बकर्शी नली या यूस्टेशियन नली; मेरू रज्जु में पैथोलोजीकल गुहा; नालव्रल या फिश्टुला।)

Syrup (सीरप) Concentrated sugar in water. (शुगर का जल में एक गाढ़ा घोल जिसमें किसी औषधि को मिला दिया जाता है।)

System (सिस्टम) A group of cells/organs that perform a particular function. *s. autonomic nervous* the sympathetic and parasympathetic nervous system controlling cardiac muscle, vascular smooth muscles, glandular secretions and urinary bladder; *s. cardiovascular* heart and blood vessels maintaining circulation; *s. central nervous* brain and spinal cord; *s. endocrine* glands autocrine or paracrine whose secretion acts on distant sites, e.g. thyroid, parathyroid adrenal, pituitary, etc. *s. extrapyramidal* part of CNS like thalamus, caudate nucleus, substantia nigra that control muscle tone and posture. *s. hexaxial* reference used in ECG interpretation of heart axis; *s. hypothalamohypophysial* portal The venules connecting the capillaries in the median eminence of the hypothalamus with the sinusoidal capillaries of adenohypophysis; *s. immune* cellular and molecular components that distinguish self from not self and provide defense against foreign organisms and substances; *s. limbic* The hippocampus, amygdala and cingulate gyrus that control emotion and behavior; *s. respiratory* organs like nose, larynx, trachea, bronchi and alveoli that take part in ventilation and gas exchange; *s. reticular activating* the reticular formation of medulla oblongata that maintains arousal, attentiveness and sleep; *s. reticuloendothelial* the macrophages lining sinusoids of liver, spleen and bone marrow that sequester inert particles. (आपस में संबंधित रचनाओं अथवा कोशिकाओं या अंगों का एक समूह जो एक ही उद्देश्य के लिए कार्य करते हैं अथवा परिणाम उत्पन्न करते हैं।)

Systemic (सिस्टेमिक) Relating to something which is affecting the whole body rather than a part, e.g. systemic circulation. (संपूर्ण शरीर से सम्बन्धित।)

Systemic circulation (सिस्टेमिक सर्कुलेशन) Blood flow from left ventricle to aorta and to arteries and return to heart via the superior and inferior vena cava (*see* Figure). (रक्त प्रवाह का बायें निलय से महाधमनी तथा धमनियों तथा निम्नमहाशिरा एवं ऊर्ध्वमहाशिरा से होकर हृदय में वापस आना।)

Systole (सिस्टोल) The period of myocardial contraction, usually of 0.3 seconds in a heart beat. (हृदय चक्र का

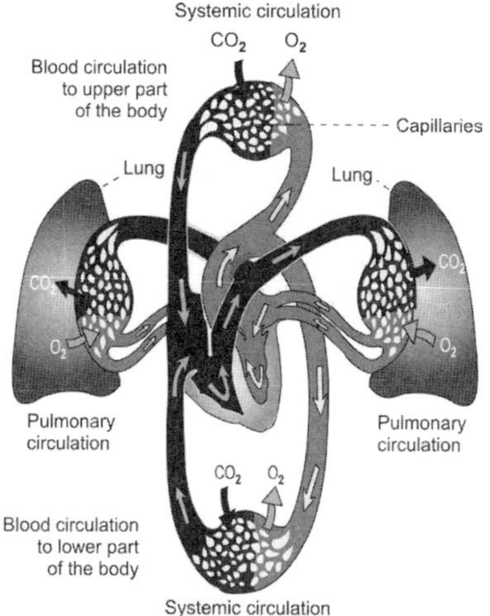

Systemic circulation

वह भाग जिसमें हृदय संकुचित रहता है जो हृदय की प्रथम एवं द्वितीय ध्वनि के बीच के समयावकाश में होता है। यह हृदय स्पन्दन में अधिकतर 0.3 सेकंड का होता है।)

Systole pressure (सिस्टोलिक प्रेशर) Maximum blood pressure during cardiac contraction (हृदय संकुचन के समय अधिकतम रक्त दाब होना।

T

Tabes (टेब्ज) Chronic progressive wasting disease. *t. dorsalis* Degeneration of posterior column of spinal cord in syphilis. (शरीर अथवा शरीर के किसी भाग का किसी जीर्ण रेग के कारण धीरे-धीरे क्षीण होते जाना; क्षय; अपजनन।)

Tabetic crises (टेबीटिक क्राइसिस) Paroxysms of pain occurring during course of tabes dorsalis. (पीड़ा का प्रवेग जो मेरुरज्जु अपजनन के दौरान घटित होता है।)

Table spoon (टेब्लस्पून) A rough measure equivalent to 15 ml. (समाई की एक घरेलू इकाई जिसमें किसी द्रव के लगभग 4 ड्राम या 15 मि.ली. होते हैं; बड़ा चम्मच।)

Taboo (टेबू) Setting apart of thing as sacred, thus forbidden for general use. (प्रतिबन्धित या निषिद्ध अथवा जो धार्मिक उद्देश्यों के लिए अलग कर दिया गया हो।)

Taboparesis (टेबोपैरेसिस) Tabes dorsalis associated with general paralysis. (टेबीज़ डॉर्सेलिस के साथ होने वाला व्यापक अंगघात।)

Tabular bone (टेबुलर बोन) A flat bone composed of an outer and an inner table of compact bone with cancellous or diploe between them. (एक चपटी अस्थि जो संघन अस्थि के बाहरी तथा अंदरूनी अस्तर से बनी होती है तथा जिसके बीच में जाली या कोशिकीय अस्थि ऊतक होता है।)

Tachogram (टेकोग्राम) A graphic tracing of rate of blood flow. (रक्त प्रवाह की गति का रेखाचित्र अभिलेख।)

Tachyarrhythmia (टेकीएरीह्दमिया) Abnormally rapid heart rate with or without irregularity. (सामान्य हृदय ताल में किसी प्रकार की अनियमितता हो जाने पर उत्पन्न तीव्र हृदय गति।)

Tachycardia (टेकीकार्डिया) Rapid heart rate; can be atrial, nodal, ectopic, ventricular or sinus depending upon the site of origin of the impulse. (हृदय गति का असामान्य रूप से तेज हो जाना, हृद्‌क्षिप्रता, दिल की धड़कन बढ़ जाना। आवेग के उद्‌गम की स्थिति के अनुसार यह एट्रियल, नोडल, एक्टोपिक, वैन्ट्रीकुलर या साइनस हो सकता है।)

Tachyphrasia (टेकीफ्रेजिया) Rapidity of speech. (बहुत बोलना अथवा जल्दी-जल्दी बोलना।)

Tachypnea (टेकीप्निया) Abnormally rapid respiration. (अति तीव्र श्वसन, श्वासक्षिप्रता, क्षिप्रश्वसन।)

Tachysterol (टेकीस्टेरोल) One of the isomers of ergosterol. (एर्गोस्टेरॉल के समावयवी पदार्थों (आइसोमर) में से एक।)

Tacrine (टेकराइन) Parasympathomimetic agent for Alzheimer's disease. (एल्जेमर डिजीज के लिए परानुकम्पी अनुकारी कारक।)

Tacrolimus (टेकरोलिमस) Immunosuppressant. (प्रतिरक्षादमनकारी।)

Tactile (टैक्टाइल) Perceptible to touch. (स्पर्श संबंधी; स्पर्श द्वारा जिसका ज्ञान होता है।)

Tactile discrimination (टैक्टाइल डिस्क्रीमिनेशन) The ability to localize two points of touch on skin surface as two discrete sensations. (त्वचीय सतह पर स्पर्ष के दो बिन्दु को दो पृथक संवेदना में स्थापित करने की क्षमता।)

Tactile localization (टैक्टाइल लोकलाईजेशन) Ability to accurately identify the site of tactile stimulation (touch, pain or pressure). (स्पर्शज्ञान उत्तेजना (स्पर्श, पीड़ा या दाब) के स्थान को यथार्थ पहचानने की क्षमता।)

Tactometer (टैक्टोमीटर) Instrument for determining acuity of tactile sensitiveness. (स्पर्श सम्वेदनशीलता को मापने वाला एक यंत्र, स्पर्श, ज्ञानमापी।)

Tadalafil (टैडलाफिल) Anti-impotency agent. (नपुंसकता रोधी कारक।)

Taenia (टीनिया) A genus of parasitic, elongated ribbon like worms, the body being segmented. *t. saginata* Tapeworm whose larvae live in flesh of cattle and adult worms (15 to 20 feet long) in human intestine. Men acquire the infestation by eating undercooked beef. *t. solium* Tapeworm whose larval stage is in pigs and adult worms in human intestine. The disease is acquired by eating undercooked pork containing *Cysticercus cellulosae*. (संघ प्लेटीहेल्मिन्थीज, वर्ग केस्टोडा का परजीवीय चपटे, पट्टी के समान कृमियों का एक वंश जिसमें टीनिया सेगीनेटा तथा टीनिया सोलियम महत्वपूर्ण हैं जो युवा जीवन में मनुष्य की आंत में वास करते हैं; फीताकृमि।)

Taenia coli (टीनिया कोली) Three bands in large intestine into which muscular fibers are collected. (बृहदांत्र में तीन पट्टियां जिनमें पेशी तन्तु एकत्रित होते हैं।)

Tag (टैग) A small polyp or growth; a label. (एक छोटा (पॉलिप) या छोटी वृद्धि लेबल।)

Tag skin (टैगस्किन) Small outgrowth of skin. (त्वचा की छोटी अपवृद्धि।)

Tagging (टैगिंग) Incorporating radioactive isotope into chemical compounds to trace the metabolism. (रासायनिक यौगिकों में विकिरणशील आइसोटोप को समाविष्ट करना जिससे उपापचय को अनुरेखित किया जाता है।)

Takayasu arteritis (टैकैअसू आर्टराइटिस) Aortic branch occlusion of unknown origin, often involving ophthalmic artery. (अज्ञात उत्पत्ति की महाधमनी तथा उसकी शाखाओं का अन्तर्रोध जिसमें नेत्रीय धमनी भी होती हैं।)

Talc (टैल्क) Hydrous magnesium silicate, used as dusting powder. (हाइड्रोस मैग्नेशियम सिलिकेट, जिसे बुकनी के रूप में प्रयोग किया जाता है।)

Talipes (टेलीपीज) Congenital nontraumatic abnormal deviation of foot. *t. calcaneus* The heel alone touches the ground. *t. equinus* The person walks on the toes; can be varus or valgus depending on whether the heel is turned inward or outward (see Figure on the next page). (मुद्गरपाद, पाद की एक जन्मजात विकृति जिसमें पाद अपनी सामान्य स्थिति से विचलित हो जाता है।) *Talipes calcaneus* (टेलीपीज कैल्केनियस) (मुद्गरपाद जिसमें केवल एड़ी ही पृथ्वी से स्पर्श करती है।) *Talipes equines* (टेलीपीज इक्वाइनस) मुद्गरपाद जिसमें पाद प्रसारित हो जाता है तथा रोगी अंगुलियों के सहारे चलता है।)

Talus (टेलस) The ankle bone articulating with tibia fibula above and calcaneus and navicular bone below. (टखने की हड्डी (एस्ट्रागेलस) जो टिबीया, फिब्यूला कैल्केनियस तथा नौकाभ अस्थि से जुड़कर टखने का जोड़ बनाती है; घुटिकास्थि।)

Tamm Horsfall Mucoprotein (टैम होर्सिफाल म्यूकोप्रोटीन) A mucoprotein secreted from renal tubules. (म्यूकोप्रोटीन जो वृक्क नलिका द्वारा स्रावित होता है।)

Taomoxifen (टेमोक्सीफिन) Antiestrogen drug used in adjuvant therapy of breast cancer. (ईस्ट्रोजन विरोधी औषधि जिसे स्तन कैंसर की सहयोगी थिरैपी में प्रयोग किया जाता है।)

Tampon (टेम्पन) A roll or pack made of various absorbent substances used to absorb body secretions or arrest hemorrhage, e.g. menstrual tampon. (रक्त स्राव को रोकने अथवा स्रावों के अवशोषण के लिए रुई स्पंज या अन्य पदार्थ की बनी गद्दी या डाट जैसे मासिक धर्म के काल में योनि में आर्तव स्राव के अवशोषण के लिए अथवा नाक से खून बहने को रोकने के लिए नासा रन्ध्रों में डाट लगाने आदि के लिए प्रयोग में लाई जाती है; पिचु।)

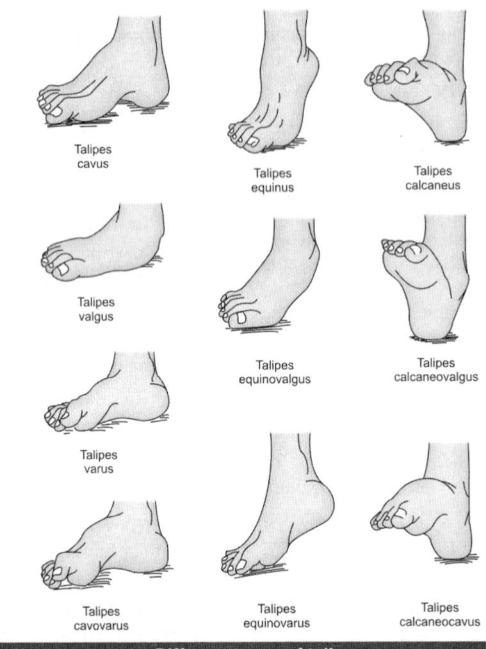

Different types of talipes

Tamponade (टेम्पोनेड) Pathologic compression of an organ or part. *t. balloon* Used to arrest variceal bleed. *t. cardiac* Increased pericardial pressure due to pericardial bleed or excess fluid causing compression of heart to the extent of compromising its function. (शरीर के किसी हिस्से का विक्रतिजन्य सम्पीड़न, तीव्र सम्पीड़न।) *Balloon tamponade* (बैलूनटैम्पोनेड) (इसे वेरीसियल स्राव को रोकने के लिए प्रयोग किया जाता है।)

Tamsulosin (टैमसुलोसिन) Alfablocker for prostatic hypertrophy. (पुरःस्थ ग्रन्थि अतिवृद्धि के लिए। एल्फा ब्लॉकर।)

Tangier disease (टैन्जियर डिजीज) A syndrome of HDL deficiency first discovered in Tangier island. Symptoms and signs include polyneuropathy, lymphadenopathy, orange tonsils, hepatosplenomegaly. (HDL की कमी का एक सिन्ड्रोम जो पहले टैंगियर आइलन्ड में पाया गया था; इसके लक्षण।)

Tannin (टैनिन) An acid substance found in tea and an astringent, topical hemostatic and antidote for various poisons. (एक अम्ल पदार्थ जो अधिकतर कॉफी एवं चाय में पाया जाता है। इससे कब्ज हो जाता है और इसका उपयोग संकोचक के रूप में बहुत से विषों के प्रतिकारक के रूप में तथा स्थानीय रक्त स्तम्भक के रूप में किया जाता है।)

Tantrum (टैन्ट्रम) Bad temper or anger. (बहुत गुस्सा होना; आवेश।)

Tapeworm (टेपवर्म) Parasitic worms belonging to class cestoda having a scolex with hooks and suckers and a series of proglottids. *t. beef* Taenia *saginata*. *t. broad Diphylobothrium* latum.

t. dog Dipylidium caninum. t. dwarf Hymenolepis nana. t. pork Taenia solium. (वर्ग केस्टोडा, संघ प्लेटीहैल्मिन्थीज का एक लम्बा, चपटा, फीते के आकार का आन्त्रीय परजीवी जिसमें एक स्कोलेक्स होता है जिस पर आन्त्रीय भित्ति से चिपकने के लिए हुक एवं चूषक लगे होते हैं, तथा खण्डों की एक श्रृंखला होती है; फीताकृमि।

Tapia syndrome (टेपिया सिन्ड्रोम) Paralysis of pharynx, larynx and atrophy of tongue due to paralysis of tenth and twelfth cranial nerves. (उस ओर की 10 वीं (वेगस) एवं 12 वीं (अधोजिह्वी) कपालीय तंत्रिकाओं को प्रभावित करने वाली किसी विक्षति के कारण जिसमें ग्रसनी प्रभावित हुई है ग्रसनी एवं स्वरयंत्र का एक ओर का पक्षाघात होना तथा जिह्वा का दूसरी ओर का अपक्षय होना।)

Tapping (टैपिंग) Removal of fluid from cavity, percussion in massage. (तरल को निकालने के लिए किसी गुहा का शल्यक्रिया द्वारा वेधन करना, पारवेधन। मालिश करते समय थपथपाना।)

Tar (तार) Thick brown to black liquid obtained from distillation of carbonaceous matter. (लकड़ी, कोयले तथा कार्बनिक पदार्थ आदि के आसवन से उपलब्ध एक गहरा कत्थई या काला, चिपचिपा द्रव; तारकोल; अलकतरा; बिरोजा।)

Tardieu's spot (टारडियु स्पाट) Subpleural spots of ecchymosis following death by strangulation. (कण्ठघोटन से मृत्यु के पश्चात् होने वाले नीलांछन के नीले-नीले धब्बे।)

Tardive (टार्डिव) Tending to be late. (धीरे-धीरे बढ़ने वाला जैसे कोई रोग होता है; देरी करने वाला।)

Target cell (टार्गेट सैल) An abnormal erythrocyte which when stained shows a central and peripheral rim of hemoglobin with intermediate unstained area resembling a target. (एक लाल रक्त कोशिका जिसमें एक गोल गाढा केन्द्रीय क्षेत्र होता है। जो चारों ओर से एक हल्के से छल्ले से घिरा होता है।)

Tarnier's sign (टार्नियर्स साइन) A sign of impending abortion; the disappearance of angle between upper and lower uterine segments of uterus. (सन्निकट गर्भपात का एक चिंह गर्भाशय के ऊपरी तथा निचले जरायु खण्ड के बीच के कोण का लुप्त होना।)

Tarnish (टॉनिश) Discoloration. (विवर्णता।)

Tarsal glands (टार्सल ग्लैन्डस) Branched sebaceous alveolar glands in the eyelids. SYN—meiobomian glands. (नेत्रच्छदपट्टिका में दबी हुई त्वग्वसीय ग्रन्थियां जो इसके किनारे पर खुलती हैं।)

Tarsal tunnel (टार्सल टनल) In the ankle, the bony fibrous passage for the posterior tibial vessels, nerves and flexor tendons. (टखने में, पश्च अन्तः प्रकोष्ठिकीय वाहिनी, तंत्रिका तथा आकुचक कण्डरा के लिए अस्थि वाला तन्तुमय द्वार।)

Tarsal tunnel syndrome (टार्सल टनल सिण्ड्रोम) Weakness of plantar flexion of toes and numbness of sole of foot due to compression of tibial nerve in the tarsal tunnel. (पैरों की अंगुलियों की पदतलीय आंकुचन की कमजोरी तथा पैर के तलवे में सुन्नपन होना जो टार्सल टनल में अन्तर्जंघिकी तंत्रिका पर दबाव पड़ने के कारण होता है।)

Tarsitis (टार्साइटिस) Inflammation of margin of eyelid; inflammation of tarsal bones (the seven bones of ankle). (नेत्रच्छदपट्टिका का शोथ, वत्मन्तिशोथ; पदकूर्च का मुल्क का शोथ।)

Tarsorrhaphy (टार्सोरैह्फी) The procedure of suturing the edges of upper and lower eyelids for purpose of reducing width of palpebral fissure. (नेत्रच्छद-विदर को कम करने अथवा इसे पूर्णतया बंद करने के लिए आंख की ऊपरी एवं निचली पलकों के किनारे को सीना; वर्त्मसीवन।)

Tarsus (टार्सस) The ankle with its seven constituent bones, i.e. talus, calcans, cuboid, navicular and the three cuneiform bones. (टांग के निचले भाग

एवं पांव के बीच स्थित टखना जो सात हड्डियों से मिलकर बना होता है।)

Tartrazin (टार्ट्राजीन) A pyrazole aniline dye used to color foods, cloth and drugs. (एक पिराजोल एनीलीन रंजक जिसे खाने, कपड़े औषधियों को रंगने के लिए प्रयोग किया जाता है।)

Taste (टेस्ट) A sensation produced by stimulation of taste buds by sweet, sour, bitter and salty substances. (स्वाद। मीठे, खट्टे, नमकीन, कढवे पदार्थों द्वारा स्वादकलिका के उद्दीप्त होंने पर ये स्वाद के संवेद को उत्पन्न करती है।)

Taste buds (टेस्ट बड्स) Are microscopic structures located on the surface of tongue and oral cavity. They give rise to the taste sensation when activated. (स्वाद कोशिकाएँ जो की मुँह के अंदर और जीभ की सतह पर पायी जाती हैं।)

Tattooing (टैटूइंग) Production of permanent colors on the skin by introducing vegetable and mineral pigments. (गोदना; गोदन; सब्जी या खनिज रंजक द्वारा त्वचा पर स्थायी रंगों को गोदना या चित्र बनाना।)

Taurocholic acid (टोरोकोलिक एसिड) Bile acid that yields taurine and cholic acid on hydrolysis. (पित्ताम्ल जो जलापघटित होने पर टौरीन तथा कोलिक अम्ल उत्पादित करता है।)

Taxis (टैक्सिस) The response of an organism to its environment. (अनुचालन; किसी जीव की अपने वातावरण के प्रति अनुक्रिया होना।)

Taxonomy (टेक्सोनॉमी) Laws and principles of classification of animals and plants. (जानवरों तथा पौधों के वर्गीकरण सें संबंधित विज्ञान, वर्गिकी, वर्गीकरणविज्ञान।)

Tay-Sachs disease (टे-सक्स डिजीज) Autosomal recessive form of gangliosidosis (lipid storage disease) manifesting with mental retardation, blindness, cherry red spot in macula, etc. due to deficiency of hexosaminidase. A leading to accumulation of sphingolipid in CNS. (गैंगलियोसाइडोसिस का अलिंगसूत्र प्रभावहीन रूप जिसमें बुद्धि ह्रास, दृश्टिहीनता, चकत्तों में लाल धब्बे आदि जो हैक्सोसैमिनीडेस की कमी के कारण होता है।)

T cells (टी सैल्स) Thymus derived lymphocytes consisting of helper inducer cells (T_4), killer T-cells and suppressor T-cells. (लसीकाकोशिकायें जो थाइमस ग्रन्थि में परिपक्व होती हैं। टी कोशिकायें कहलाती हैं जब ये रक्त परिसंचरण में प्रवेश कर जाती हैं तो एण्टीबॉडी बनाने वाली कोशिकाओं के उत्पादन को बढ़ा कर विलम्ब से रोगक्षमता उत्पन्न करती हैं।)

Tear (टीयर) A watery saline solution secreted by lacrimal glands that lubricates the eyeball and eyelids. (अश्रु ग्रन्थियों द्वारा स्रावित जलीय, हल्का क्षारीय तथा नमकीन द्रव जो नेत्रगोलक तथा पलकों को भिगोता है; आंसू; अश्रु।)

Teaspoon (टीस्पून) Measure equivalent to 5 ml. (आयतन की एक घरेलू इकाई जो लगभग 5 मिलीमीटर के बराबर होती है।)

Teat (टीट) The nipple of mammary gland. (स्तन ग्रन्थि का चूचुक अथवा चूचुक के समान कोई भी प्रोद्वर्ध (उभार))

Technetium (टैक्नेटियम) Compounds used as radiopharmaceuticals. *Tc-99m albumin* Cardiac blood pool imaging. *Tc-99m albumin aggregated* Lung imaging. *Tc- 99m bicisate* Brain imaging. *Tc-99m albumin colloid-* Liver imaging. *Tc-99m disofenin* Hepatobiliary imaging. *Tc-99m etidronate/medronate/oxidronate* Skeletal imaging. *Tc-99m ferpentetate/mertiatide* Renal imaging. *Tc-99m furifosmin* Myocardial perfusion imaging. *Tc-99m mebrofenin* Hepatobiliary imaging. *Tc-99m pertechnetate* Brain, parathyroid, thyroid, Meckel's diverticulum imaging. *Tc-99m pyrophosphate* Cardiac/ skeletal imaging. *Tc-99m sestamibi/ teboroxime/tetrofosmin* Myocardial perfusion imaging. (रेडियोफार्मेस्यूटीकल्स के रूप में प्रयोग किए जाने वाले यौगिक।)

Tc 99m albumin (99mTc एल्ब्यूमिन) हृदय रक्त संचय प्रतिबिम्ब। *Tc 99m albumin aggregated* (फेफड़े का प्रतिबिम्ब।) *Tc 99m bicisate* (मस्तिष्क का प्रतिबिम्ब) *Tc 99m albumin colloid* (यकृत प्रतिबिम्ब।)

Technetium 99m (टैक्नीटियम 99) An isomer of technetium that emits gamma rays with a half-life of 6 hours, used for vascular imaging. (टैक्नीटियम का एक आइसोमर (समवयवी पदार्थ) जो गामा किरणें प्रसारित करता है जिसकी आर्द्र आयु 6 घंटों की होती है। जिसे वाहिकीय प्रतिबिम्ब के लिए प्रयोग किया जाता है।)

Technician (टैक्नीशियन) A person expert in the performance of technical procedures and holds a professional degree. (डिप्लोमा या डिग्री प्राप्त निपुण व्यक्ति।)

Technique (टैक्नीक) A method for accomplishing a specific task or a surgical operation. (किसी कार्य को करने की विधि।)

Teenage (टीनेज) Age bracket of 13–19 years. (किशोरावस्था 13 से 19 वर्ष तक की आयु।)

Teeth (टीथ) Hard bony projections from jaw helping in mastication. *t. deciduous* Milk teeth which are shed and replaced by permanent teeth. *t. Hutchinson's* Notched upper central incisors and peg-shaped lateral incisors. *t. wisdom* The third molar of permanent dentition, last to errupt. (प्रत्येक जबड़े से निकलने वाले चबाने का कार्य करने वाले कठोर उत्सेध; दाँत; दन्त।) *Teeth deciduous* (टीथ डेसिडुअस) (दूध के दाँत जो गिर जाते हैं और उनके स्थान पर स्थायी दाँत आ जाते हैं।) *Teeth Hutchinson's* (हचिनसन्स टीथ) काटने वाले किनारों पर बने खाँचों से युक्त स्थायी केन्द्रीय ऊर्ध्व कृन्तक दाँत। *Teeth wisdom* (विस्डम टीथ) स्थायी दन्तोदभवन का तीसरा चर्वणक जो सबसे बाद में निकलता है।)

Tegaserol (टेगासिरोल) Serotonin agonist for IBS. (सीरोटोनिन प्रचालक।)

Tegmen (टेग्मेन) A structure that covers a part. (शरीर के किसी भाग को ढकने वाली रचना अथवा छत, छद।)

Tegmentum (टेग्मेन्टम) The dorsal portion of midbrain containing red nucleus and oculomotor nuclei. (एक छत या आवरण; मध्य मस्तिष्क का पृष्ठीय भाग जिसमें लाल न्यूक्लियस तथा नेत्र प्रेरक केन्द्रक होते हैं।)

Tegument (टेगुमेन्ट) The skin covering of body. (त्वचा या शरीर का आवरण; शरीर को ढकने वाली त्वचा।)

Teichopsia (टीकोप्सिया) Zigzag lines bounding a luminous object in visual field as in migraine. (दृष्टि क्षेत्र में प्रकाशमान चमकीले वस्तु को घेरती हुई टेढ़ी मेढ़ी रेखाएं जैसे माइग्रेन में होता है।)

Teicoplanin (टीकोप्लेनिन) Higher antibiotic. (तीव्र प्रतिजीवी।)

Tela (टेला) Any web-like structure. (जाल के समान कोई भी ऊतक अथवा रचना।)

Telangiectasia (टीलैन्जियेक्टेसिया) Dilatation of group of capillaries to form elevated dark red wart like spots. (रक्त कोशिकाओं अथवा सूक्ष्म रक्त वाहिनियों के एक समूह का विस्फारण; जिससे गहरे लाल अधिमासं जैसे धब्बे बनते हैं; वाहिकास्फीति।)

Telediagnosis (टेलीडायग्नोसिस) Diagnosis based on data transmitted electronically to the doctor. (इलैक्ट्रोनिक विधि से चिकित्सक को संचारित होने वाले आंकड़ों के आधार पर रोगी से दूर किसी स्थान पर रह कर उसके रोग का निदान करना।)

Telemetry (टेलीमीट्री) Transmission of data to a distant place by electronic means. (अपने से दूर स्थित किसी वस्तु की माप लेना जिसके आंकड़े इलैक्ट्रॉनिक विधि से संचारित हो जाते हैं।)

Telencephalon (टेलीन्सिफेलॉन) The embryonic forebrain that develops into olfactory lobes, cerebral cortex and corpora striata. (भ्रूणीय अन्तमस्तिष्क जो घ्राण खण्डों, प्रमस्तिष्क प्रान्तस्था तथा रेखित पिण्ड में विकसित हो जाता है।)

Teleology (टेलीयोलॉजी) The belief that everything in nature is directed towards some final purpose. (सप्रयोजन वाद।)

Teleopsia (टैलीऑप्सिया) A visual perceptive disorder where objects appear to have excess depth or close objects appear to be away. (एक दृष्टि दोष जिसमें वस्तुयें वास्तव में जितनी दूरी पर होती हैं, उससे दूर नजर आती हैं।)

Telepaque (टेलीपेक) Iopanoic acid. (आयोपेनिक अम्ल।)

Telepathy (टेलीपैथी) Communication of one's thought and mental process to another at a distance. (संवेदी अंगों अथवा भौतिक साधनों का प्रयोग किए बिना एक व्यक्ति के विचारों का दूर स्थित दूसरे व्यक्ति के मस्तिष्क में पहुंच जाना।)

Teleradiography (टेलीरेडियोग्राफी) Radiography with radiation source at about 2 meters away from body. (एक्स-रे चित्रण जिसमें चित्र के विरूपण को कम करने के लिए किरणों की समानान्तरता सुनिश्चित करने हेतु एक्स-रे ट्यूब शरीर से दो मीटर की दूरी होती है।)

Telmisartan (टेल्मिर्साटन) ACE receptor antagonist for hypertension (उच्चरक्तदाब के लिए ACE ग्राही विरोधक।)

Telbivudine (टेल्बिवूडाइन) Anti-HIV drug. (एच. आई. वी. विरोधी औषधि।)

Telogen (टीलोजन) Resting stage of hair growth. (रोम वृद्धि चक्रक की विश्राम प्रावस्था।)

Telophase (टीलोफेज) The final stage of mitosis. (सूत्री विभाजन की आखरी प्रावस्था; सूत्री विभाजन अन्तावस्था।)

Temper (टैम्पर) State of one's mood, disposition and mind. (किसी व्यक्ति की चित्तवृति तथा मन की दशा।)

Temperament (टैम्प्रामैन्ट) The combination of intellectual, emotional and physical characteristic of an individual. (किसी व्यक्ति का प्रकृति स्वभाव अथवा मिजाज जैसे बुद्धि, भावावेगी तथा शारिरीक गुणों का संयोजन।)

Temperate (टैम्प्रेट) Moderate. (मामूली (जो अधिक न हो) संयमी; शांत।)

Temperature (टैम्प्रेचर) The degree of intensity of heat. *t. ambient* Temperature of surrounding. *t. inverse* A state where morning body temperature is higher than evening body temperature. *t. normal* Oral temperature of 98.6°F (37°C). *t. rectal* More accurate than oral or axillary temperature. It is about 1oF higher than oral temperature, whereas axillary temperature is 1°F lower than oral temperature. (तापमान; ऊष्मा की तीव्रता का अंश।) *Ambient temperature* (एम्बिएन्ट टैम्प्रेचर) (वातावरण अथवा किसी स्थान का तापमान।) *Inverse temperature* (इनवर्स टैम्प्रेचर) शरीर का तापमान जो शाम की अपेक्षा सुबह को अधिक होता है। *Normal temperature* (नॉर्मल टैम्प्रेचर) एक स्वस्थ मनुष्य के शरीर का मुख से लिया गया तापमान जो 98.6 F होता है। *Rectal temperature* (रैक्टल टैम्प्रेचर) थमोमीटर को गुदीय नली में घुसाकर लिया गया तापमान।)

Temper tantrums (टैम्पर टैनट्रम्स) Spells of uncontrollable anger especially in children. (अनियंत्रित क्रोध का दौरा विशेषकर बच्चों में।)

Template (टैमप्लैट) A pattern, form or mold used as a guide in duplicating, e.g. in preparation of denture. (एक नमूना या सांचा जो उसी प्रकार का दूसरा बनाने के लिए मार्गदर्शक की भांति प्रयोग में लाया जाता है।)

Temple (टैम्प्ल) Forehead, the portion lying in front of ear and above the zygomatic arch. (सिर के प्रत्येक ओर कान के सामने तथा गण्डस्थिक चाप के ऊपर का क्षेत्र; कर्णपटी; शंख।)

Temporal (टैम्पोरल) Related to or limited in time. (समय से संबंधित अथवा समय में सीमित।)

Temporal fossa (टैम्पोरल फोसा) The fossa above ear that contains temporalis muscle. (कान के ऊपर खात जिसमें शंखास्थि पेशी होती है।)

Temporalis (टैम्पोरेलिस) The muscle in temporal fossa inserted into coronoid process of mandible, a muscle of mastication. (शंखास्थिक खात में स्थित पेशी जो अधोहनु या मैण्डीबल को ऊपर उठाती है।)

Temporal lobe (टैम्पोरल लोब) Lobe of cerebrum concerned with olfaction. (प्रमस्तिष्क का खण्ड जो घ्राण संवेदना से संबंधित होता है।)

Tenacious (टिनेशियस) Adhesive, sticky. (चिपचिपा; आश्लेषी।)

Tenacity (टिनेसिटी) Condition of being tough, stubborn. (कड़ा या जिद्दी होने की दशा।)

Tenaculum (टेनाकुलम) Sharp hook like instrument (see Figure). (किसी भाग जैसे धमनी को पकड़ने एवं थामें रखने के लिए हुक समान, नुकीला शल्यक्रिया संबंधी यंत्र।)

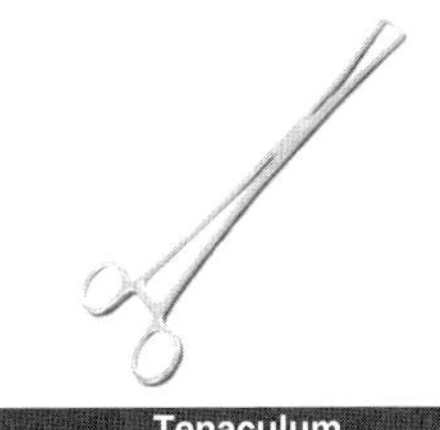

Tenaculum

Tenderizer (टेन्डेराइजर) Preparations containing proteolytic enzymes like papain to make the meat more tender. (तैयारियां जिसमें प्रोटियोलाइटिक एंजाइम होते हैं। जैसे पॉपेन जिससे मांस को मुलायम किया जाता है।)

Tenderness (टैन्डरनेस) Sensitive to pain on pressure. *t. rebound* Intensification of pain during release of pressure, a feature of peritonitis. (स्पर्श अथवा दाब के प्रति संवेदनशीलता, स्पर्शासह्यता, दाब वेदना।)

Tendinitis (टैन्डीनाइटिस) Inflammation of a tendon. (कण्डरा का शोथ।)

Tendinous synovitis (टैन्डीनस साइनोवाइटिस) Inflammation of tendon's synovial sheath. (किसी कण्डरा के श्लेषक आवरण का शोथ।)

Tendon (टैण्डन) Fibrous connective tissue attaching a muscle to bone. *t. Achilles* The thickest and strongest tendon of gastrocnemius muscle attached to calcaneus. (तन्तुमय संयोजी ऊतक की एक रज्जु जो पेशी में विलीन हो जाती है तथा उसे किसी हड्डी या अन्य भागों से संलग्न करती है जैसे एक्लिस या कैल्केनियल कण्डरा जो गैस्ट्रोक्नीमियस पेशी के निचले सिरे पर एड़ी के पीछे सबसे मोटा तथा सबसे मजबूत कण्डरा होता है; जो पेशी को कैल्केनियस हड्डी से संलग्न करता है।)

Tendovaginitis (टैण्डोवैजीनाइटिस) Inflammation of tendon and its sheath. (किसी कण्डरा एवं इसके आवरण की सूजन; कण्डरापिधानशोथ।)

Tenesmus (टिनेस्मस) Ineffectual painful effort in bladder and bowel evacuation. (मलद्वारीय अथवा मूत्राशयी संवरणी का ऐंठनयुक्त संकुचन जिसमें दर्द होता है तथा मल त्याग या मूत्रण के लिए जोर लगाना पड़ता है जिसका कोई असर नही होता; सम्पीड़ कुंथन।)

Teniposide (टेनीपोसाइड) Antineoplastic agents of podophylotoxin group. (पोडोफाइलोटॉक्सिन वर्ग का अर्बुदरोधी कारक।)

Tennis elbow (टेनिस एल्बो) Pain over lateral epicondyle of humerus at the site of attachment of extensor tendons. (सामान्यतया टेनिस खेलने में जोर पड़ने पर उत्पन्न एक रोग जिसमें ह्यमेरस हड्डी के पार्श्वीय अधिस्थूलक पर दर्द होता है। जो

बाहु तथा अग्रबाहु के बाहर की ओर फैल जाता है एवं कलाई के अभिपृष्ट आंकुचन और उत्थान (सीधा करने) से बढ़ जाता है। कलाई में कमजोरी हो जाती है तथा वस्तुओं को पकड़ने में कठिनाई होती है।)

Tenon's capsule (टेनन्स कैप्सूल) Connective tissue covering of eyeball. (नेत्रश्लेष्मता के पीछे नेत्रगोलक के एक पतले संयोजी ऊतक का आवरण।)

Tenson's space (टेनन्स स्पेस) Space between the posterior surface of eyeball and Tenon's capsule. (नेत्रगोलक की पश्च सतह तथा टेनन्स कैप्सूल के बीच की जगह।)

Tenosynovectomy (टीनोसाइनोवेक्टॉमी) Excision of tendon sheath. (किसी कण्डरा आच्छद को शल्यक्रिया द्वारा काटकर अलग कर देना।)

Tenosynovitis (टीनोसाइनोवाइटिस) Inflammation of tendon sheath. (किसी कण्डरा; आच्छद की सूजन; कण्डरावरणशोथ।)

Tenotome (टीनोटेाम) Instrument for cutting tendon. (किसी कण्डरा को आर पार काटने के लिए एक यंत्र।)

Tenotomy (टीनोटॉमी) Surgical section of a tendon. (शल्यक्रिया द्वारा कण्डरा को काटना, कण्डराच्छेदन।)

Tenoxicam (टैनॉक्सीकैम) Analgesic anti-inflammatory. (पीड़ाहर शोथरोधक।)

Tension (टैंशन) Expansive force that stretches; a state of mental strain. *t. premenstrual* Nervous instability, irritability, headache and depression occurring few days before menstruation. (खींचने की क्रिया अथवा खिंचा होना; मानसिक दाब; तनाव।) *Tension premenstrual* (टेन्सन प्रीमेन्स्ट्रअल) (मासिक धर्म के आरम्भ होने से कुछ दिन पूर्व होने वाली स्नायु अस्थिरता, चिड़चिड़ापन, सिर दर्द तथा अवसाद होना।)

Tension headache (टैंशन हैडेक) Headache caused by sustained contraction of muscles of head and neck. (सिर तथा गर्दन की पेशियों का लंबे समय तक संकुचित रहने के कारण होने वाला सिरदर्द।)

Tension suture (टैंशन स्यूचर) Suture used to reduce pull of the edges of wound. (किसी जख्म के किनारों पर खिंचाव को कम करने के लिए उस पर लगाया जाने वाला टांका।)

Tensor (टेन्सर) Any muscle that makes a part tense. (कोई भी पेशी जो किसी भाग को तनावयुक्त बनाती है; तालिका।)

Tensor vali palatini (टेंसर वैली पैलाटिनी) A muscle of soft palate arising from cartilaginous medial end of auditory tube and inserted into palatal aponeurosis. (मृदु तालु की पेशी जो श्रवण नली के उपास्थि के मध्यवर्ती किनारे से निकलती है तथा तालु की कण्डराकला में निविष्ट होती है।)

Tentacle (टेन्टेकल) A slender projection of invertebrates used for tactile purposes or feeding. (भोजन ग्रहण करने, परिग्रहण अथवा चलने फिरने के लिए अपृष्ठवंशियों में पाया जाने वाला एक लंबा तथा पतला प्रवर्ध।)

Tentative (टेन्टेटिव) Provisional. (अंतिम; अंतरकालीन।)

Tenth cranial nerve (टेन्थ क्रेनियल नर्व) Vagus nerve supplying heart, lungs, abdominal viscera, esophagus, etc. (वेगस तंत्रिका जो हृदय, फेफड़ों, उदरांग, ग्रासनली आदि की आपूर्ति करती है।)

Tentorial notch (टेन्टोरियल नॉच) An arched cavity formed by anterior and inner border of tentorium cerebelli. (एक चापाकार गुहा जो अनुमस्तिष्क छदि के अग्र तथा अंदरूनी किनारों से बनती है।)

Tentorial pressure cone (टेन्टोरियल प्रेशर कोन) The herniation of uncus of temporal lobe and midbrain through tentorial notch due to raised intracranial pressure. (छदि भंगिका के द्वारा शंख खण्ड तथा मध्यमस्तिष्क के अंकुश का बहिःसरण जो अन्तः कपालीय दाब के बढ़ जाने के कारण होता है।)

Tentorium cerebelli (टेन्टोरियम सेरीबेलाइ) The process of dura mater between cerebrum and cerebellum supporting the occipital lobes. (प्रमस्तिष्क एवं अनुमस्तिष्क के बीच पश्चकपालीय खण्डों को सहारा देने वाला दृढतानिका का प्रवर्ध, अनुमस्तिष्क छदि।)

Tepid (टेपिड) Lukewarm. (हल्का गर्म; गुनगुना।)

Teratoblastoma (टेराटोब्लास्टोमा) A tumor containing embryonic tissue. (एक अर्बुद जिसमें भ्रूणीय पदार्थ होता है जो तीनों जनन अस्तरों को प्रस्तुत नहीं करता।)

Teratocarcinoma (टेराटोकार्सिनोमा) Carcinoma developing from epithelial element of a teratoma. (अपरूपार्बुद या टेराटोमा की उपकला कोशिकाओं से उत्पन्न होने वाला कैंसर।)

Teratogen (टेराटोजन) Any substance capable of disrupting fetal growth and producing fetal malformation. (अपरूपजनन उत्पन्न करने वाली कोई भी वस्तु; अपरुजनन।)

Teratology (टेराटोलॉजी) Scientific study of teratogens and their mode of action. (चिकित्सा विज्ञान की वह शाखा जिसका संबंध जन्मजात विकृत भ्रूणों के अध्ययन से होता है; अपरूपविज्ञान; विरूपविज्ञान।)

Teratoma (टेराटोमा) Congenital tumor containing one or more of three embryonic germ layers. (अधिकतर डिम्बग्रन्थि या शुक्रग्रन्थि में पाया जाने वाला एक जन्मजात पुटीय अर्बुद जिसमें भ्रूण के सभी तीनों जनन अस्तर होते हैं; अपरूपार्बुद।)

Teratosis (टेराटोसिस) Deformed fetus. (विकृत भ्रूण का होना।)

Terazosin (टेराजोसिन) Alfa-blocker, used in hypertension and BPH. (अल्फा ब्लॉकर जिसे उच्चरक्तदाब में प्रयोग किया जाता है।)

Terbinafine (टेर्बीनाफाइन) Antifungal agent. (कवकरोधी कारक।)

Terbutaline (टेर्बुटेलाइन) Synthetic sympathomimetic amine used as bronchondilator. (कृत्रिम अनुकम्पीतंत्रिकानुकारी अमाइन जिसे श्वसनी विस्फारक के रूप में प्रयोग किया जाता है।)

Terconazole (टेरकोनाजोल) A ketoconazole derivative, antifungal agent. (कीटोकोनाजोल प्रत्युत्तेजक; एक कवकरोधी कारक।)

Teres (टेरीज) Round and smooth. (गोल, चिकना तथा लम्बा, ऐसा कुछ पेशियों एवं स्नायु के लिये कहा जाता है।)

Terfenadine (टेरफेनाडाइन) H1 receptor blocker, antiallergic agent. (ग्राही रोधक; प्रत्यूर्जतारोधक कारक।)

Terlipressin (टेरलीप्रेसिन) Synthetic antidiuretic hormone. (एक कृत्रिम मूत्र स्राव कम करने वाला हार्मोन।)

Terminal (टर्मिनल) Pertains to end or placed at the end. (किसी अन्त से संबंधित अन्त्य; अन्त में रखा हुआ, अन्तस्थ; अन्त।)

Terminal artiriole (टर्मिनल आर्टेरियोल) Arteriole without any branches which ends in capillaries. (बिना किसी शाखा वाली धमनिका जो कोशिकाओं में समाप्त होती है।)

Terminal illness (टर्मिनल इलनेस) Illness from which recovery is impossible, hence death is imminent. (ऐसी बिमारी जिससे रोगी की मृत्यु हो जाती है जिससे स्वस्थ्य होना असंभव होता है।)

Terminology (टर्मिनोलॉजी) Nomenclature, a system of technical terms used in arts, science and trade. (नामपद्धति जिसे साहित्य विज्ञान तथा व्यापार में प्रयोग किया जाता है।)

Terpene (टपीन) A hydrocarbon used as an expectorant. (एक हाइड्रोकार्बन जिसे कफोत्सारक के रूप में प्रयोग किया जाता है।)

Terracing (टीरेसिंग) Suturing in several rows through thick tissues in wound closure. (किसी जख्म को बंद करने के लिए मोटे ऊतकों के द्वारा उसकी कई पंक्तियों में सिलाई करना।)

Terramycin (टैरामाइसिन) Oxytetracycline, synthesized by *Streptomyces rimosus*, effective against bacteria, rickettsia and chlamydia. (ऑक्सीटेट्रासाइक्लीन; यह जीवाणुओं जैसे रिकेट्सिया तथा क्लेमाइडिया के विरुद्ध प्रभावकारी होता है।)

Terror (टेरर) Great fear. (अत्यधिक भय; भीति।)

Tertian (टर्शियन) Occurring every third day as in malaria. (प्रत्येक तीसरे दिन होने वाला; ऐसा सामान्तया मलेरिया ज्वर के लिए कहा जाता है; तृतीयक।)

Tertiary (टर्शियरी) Third in order. (क्रम अथवा अवस्था में तीसरा जैसे तृतीयक सिफिलिस।)

Tertiary care (टर्शियरी केयर) A level of medicare. (चिकित्सा का एक स्तर।)

Tertiary syphilis (टर्शियरी सिफिलिस) Third and most advanced stage of syphilis with general dissemination. (सिफिलिस का तीसरा तथा सबसे उच्च चरण तथा सामान्य विकीर्णन।)

Test (टैस्ट) An examination physical or blood or a part of trial (परीक्षण, रासायनिक।)

Testis (टेस्टिस) The male reproductive gland located in scrotum about 4 cm long and 2 cm wide (see Figure). (वृषण या अण्डकोशों के भीतर स्थित पुरुष की दो जनन ग्रन्थियों में से एक जिसमें वीर्य तथा पुरुष लिंग हार्मोन टैस्टोस्टेरोन उत्पन्न होता है। यह लगभग 4 सेमी. लम्बा तथा 2 सेमी. चौड़ा होता है; शुक्रग्रन्थि।)

Testmeal (टैस्टमील) A meal of definite quality and quantity given for analysis of stomach function. (आमाशय की सामग्रियों के रासायनिक विश्लेषण या आमाशय के रोगों के एक्स-रे निदान के लिए रोगी को दी जाने वाली एक थोड़ी तथा निश्चित मात्रा एवं संघटन का आहार; परीक्षणाहार।)

Testosterone (टेस्टोस्टेरोन) An androgenic hormone secreted by Leydig cells of

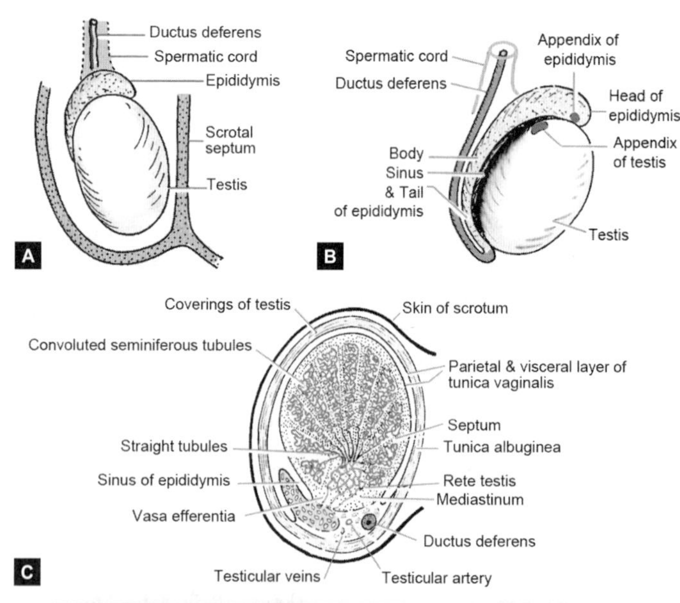

Testis

testes. (शुक्रग्रन्थियों से उत्पन्न एक पुरूष लिंग हॉर्मोन।)

Test tube baby (टैस्ट ट्यूबबेबी) A baby born to a mother whose ovum was removed, fertilized outside her body and implanted in her uterus. (ऐसी माँ से पैदा होने वाला बच्चा जिसके डिम्ब को अलग कर किसी टैस्ट ट्यूब (परीक्षण नली) में गर्भित किया जाता है तथा फिर इसे उसके गर्भाशय में आरोपित कर दिया जाता है।)

Tetanic spasm (टेटेनिक स्पाज़्म) A tonic spasm with constant muscular contraction. (लगातार बनी रहने वाली पेशियों का संकुचन।)

Tetanolysin (टिटेनोलाइसिन) A hemolytic component of the toxin produced by *Clostridium tetani.* (टिटेनस को उत्पन्न करने वाले बेसीलस क्लॉस्ट्रीडियम टिटेनाई द्वारा उत्पन्न जीव विष का रक्तलायक घटक।)

Tetanospasmin (टिटेनोस्पाज्मिन) The toxin of *Clostridium tetani* responsible for spasm. (टिटेनस को उत्पन्न करने वाले बेसलिस क्लॉस्ट्रीडियम टिटेनाइ के द्वारा उत्पन्न जीवविष का तंत्रिका विषाक्त घटक जिससे टिटेनस में आक्षेप आते हैं।)

Tetanus (टिटेनस) An acute infectious disease caused by anaerobe *Clostridium tetani* manifesting with painful tonic clonic spasm of voluntary muscles. (किसी जख्म से शरीर में प्रवेश करने वाले टिटनेस बेसीलस कलॉस्ट्रीडियम टिटेनाई के तंत्रिका प्रेरक जीवविष द्वारा उत्पन्न एक तीव्र संक्रामक रोग; धनुस्तम्भ।)

Tetanus antitoxin (टिटेनस एण्टिटॉक्सिन) Serum containing antibody against tetanus obtained from immunized horses or humans. (टिटेनस बेसीलस कलॉस्ट्रीडियम टिटेनाइ के संक्रमण के परिणाम-स्वरूप अथवा टिटेनस टॉक्सिन या टाक्सॉयड के सरोपण (टीका लगाने) से रक्त में उत्पन्न होने वाली एण्टीबॉडी।)

Tetanus toxoid (टिटेनस टाक्सॉयड) Modified tetanus toxin capable of promoting active immunity. (यह टिटेनस टॉक्सिन होता है। जिसे रूपान्तरित कर दिया जाता है जिससे इसकी विषाक्तता बहुत कम हो जाती है।)

Tetany (टिटेनी) A state of increased neuromuscular excitability caused by decreased serum ionized calcium or phosphorus and in alkalosis. (रक्त में कैल्सियम या पोटेशियम तथा क्षारमयता की कमी, विटामीन डी की कमी जिससे कैल्सियम का अवशोषण कम हो जाता है। जिसके कारण बढ़ी हुई तंत्रिकापेशीय उत्तेज्यता की दशा उत्पन्न हो जाती है।)

Tetracaine (टेट्राकाइन) Local anesthetic used topically. (स्थानीय संज्ञाहरण जिसे स्थानिक रूप से प्रयोग किया जाता है।)

Tetrachlorethylene (टेट्राक्लोरीथीलीन) A clear colorless bitter liquid used as anthelmintic, potentially hepatotoxic. (साफ, रंगहीन एवं कड़वा द्रव जिसे कृमिनाशक के रूप में प्रयोग किया जाता है तथा यह संभव्यता यकृत विषकारी होता है।)

Tetracycline (टेट्रासाइक्लीन) A broad spectrum antibiotic. (एक विस्तृत प्रतिबिम्ब प्रतिजीवी।)

Tetrad (टेट्रॉड) A group of four things. (एक सी अथवा संबंद्ध चार वस्तुओं का एक समुह; चतुष्क।

Tetradactyly (टेट्राडैक्टाइली) Having four digits on a hand or foot. (हाथ अथवा पांव में चार अंगुलियों का पाया जाना।)

Tetrahydrocanabinol (टेट्राहाइड्रोकेनॉबिनॉल) Principal active component of Canabis indica. (कैनेबिस इनडिका का मुख्य सक्रिय घटक।)

Tetrahydrozoline (टेट्राहाइड्रोजोलाइन) A vasoconstrictor used in ophthalmic and nasal drops. (एक वाहिकासंकोचक जिसे नेत्रीय तथा नासा बिन्दु में प्रयोग किया जाता है।)

Tetraiodothyronine (टेट्राआइडोथाइरोनाइन) One of the principal hormones secreted by thyroid. SYN—thyroxine (T_4). (थाइरॉयड द्वारा स्रावित एक मुख्य हार्मोन।)

Tetralogy (टेट्रालोजी) A combination of four symptoms or elements. *t. of Fallot* Congenital heart disease with infundibular pulmonary stenosis, right ventricular hypertrophy, overriding aorta, and high ventricular septal defect (see Figure). (चार लक्षणों अथवा तत्वों का संयोजन; चतुष्क। एक जन्मजात हृदय विकार के साथ कीपाकार फुफ्फुसीय संकीर्णता)

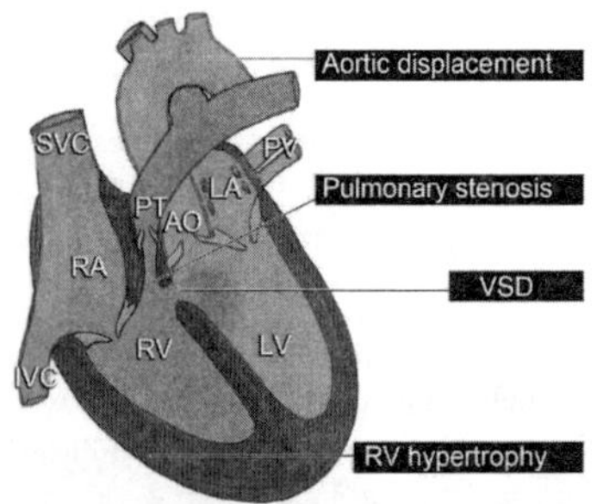

Tetralogy of Fallot

Tetramisole (टेट्रामिसोल) Anthelmintic. (कृमिनाशक।)

Tetraparesis (टेट्रापैरेसिस) Paresis of all four limbs. (सभी चारों भुजाओं की पेशीय दुर्बलता।)

Tetraplegia (टेट्राप्लीजिया) SYN—quadriplegia. (चतुरांगघात।)

Thalamic nuclei (थैलेमिक न्यूक्लिआइ) The anterior, lateral, medial and posterior thalamic nuclei. (अग्र, पार्श्विक, मध्यवर्ती तथा पश्चीय चेतक केन्द्रक।)

Thalamic syndrome (थैलेमिक सिण्ड्रोम) Severe sharp boring and burning pain caused by vascular lesions of thalamus. (तीव्र जलनशील पीड़ा जो थैलेमस के वाहिकामय विक्षतियों के कारण होती है।)

Thalamotomy (थैलेमोटॉमी) Destruction of thalamus by several means to treat psychosis or intractable pain. (चेतक के किसी भाग को शल्यकर्म द्वारा नष्ट करना जिससे मनोविक्षिप्ति या असाध्य पीड़ा का उपचार किया जाता है।)

Thalamus (थैलेमस) Large ovoid masses of gray matter on either side of third ventricle, serving as gateway for all sensory projections to brain. (चेतक, अधश्चेतक एवं अधिचेतक के बीच अन्तर अग्रमस्तिष्क का सबसे बड़ा भाग जो मस्तिष्क के तीसरे निलय की पार्श्वीय प्राचीर के एक भाग को बनाता है।)

Thalassemia (थैलासीमिया) A group of congenital hemolytic anemia due to impaired synthesis of hemoglobin polypeptide chains, alpha or beta. *t. major* The homozygous form of deficient beta chain synthesis manifesting with severe microcytic anemia, splenomegaly, jaundice, gallstones, leg ulcers and thickened cranial bones. *t. minor* Heterozygous state for alpha or beta chain production with mild microcytic hypo-chromic anemia and raised Hb A_2 (see Figure). (एक आनुवंशिकी रक्तसंलायी रक्ताल्पता जो हीमोग्लोबिन पोलीपेप्टाइड श्रेणी एल्फा तथा बीटा के असामान्य संश्लेषण के कारण होती है।)

Thalidomide (थालीडोमाइड) Alfa glutarimide previously used as sedative but now only used in lepra reaction; causes severe birth defects if given to pregnant mothers. (अल्फा ग्लूटेरीमाइड जो पहले शामक के रूप में प्रयोग होता था परन्तु अब लैप्रा प्रक्रिया में ही प्रयोग होता है। इसके कारण जन्मजात दोष हो सकते हैं यदि इसे गर्भवती माता को दिया जाए।)

Thallium (थैलियम) A metallic element used as rodenticide. (एक धात्विक तत्व जिसे रोडेन्टीसाइड के रूप में प्रयोग किया जाता है।)

Thanatology (थैनेटोलॉजी) The science of death. (मृत्युविज्ञान।)

Thanatophobia (थौनेटोफोबिया) Morbid fear of death. (मृत्यु का रोगोत्पादक भय।)

Theaism (थीयेइज्म) Chronic poisoning from excessive intake of tea. (चाय अधिक पीने से उत्पन्न जीर्ण विषाक्तता।)

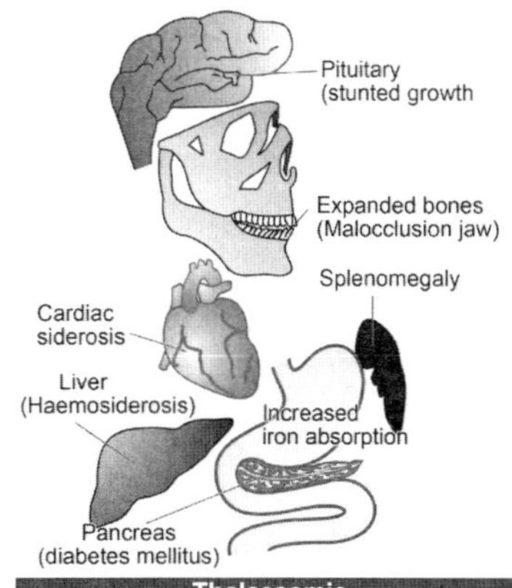

Thalassemia

Thebaine (थीबेन) An alkaloid present in opium. (अफीम से उपलब्ध एक एल्कालॉयड।)

Thebesian valve (थीबेसियन वाल्व) An endocardial fold at entrance of coronary sinus into right atrium. (एक अन्तर्ह्दकला पुटक जो महाहार्दिकी शिरा के द्वार पर स्थित दायें अलिन्द में जाता है।)

Thebesian vein (थीबेसियन वेन) Small veins draining blood from myocardium directly into heart chambers. (छोटी शिराएं जो रक्त को मायोकार्डियम से सीधे हृदय कोष्ठ में स्रावित करती हैं।)

Theca (थीका) A sheath. (एक आच्छद; आवरण।)

Thecoma (थीकोमा) A benign tumor of ovary. (डिम्बग्रन्थि का सुदम अर्बुद।)

Thecomatosis (थीकोमेटोसिस) Increased connective tissue in the ovary. (डिम्बग्रन्थि में संयोजी ऊतक का बढ़ जाना।)

Thelalgia (थीलैल्जिया) Pain in the nipples of breast. (स्तन के चूचुकों में दर्द होना; चूचुकवेदना।)

Thelarche (थीलार्के) The beginning of breast development during puberty. (यौवनारंभ पर स्तनों के विकास का आरम्भ होना।)

Thelothism (थीलोथिज्म) Nipple erection by contraction of its smooth muscles. (चूचुक की मृदु पेशियों के संकुचन द्वारा, चूचुक का उत्थान होना।)

Thenar (थीनॉर) Palm of hand or sole of foot; fleshy eminence at base of thumb. (हाथ की हथेली अथवा पैर का तलवा; अंगूठे के आधार पर हाथ का मांसल भाग।)

Thenar muscles (थीनॉर मसल्स) Abductor and flexor muscles of thumb. (अंगूठे की अपकर्षी तथा आकुचंक पेशियां।)

Theobromine (थीओब्रोमाइन) A smooth muscle dilator, used as a mild stimulant and diuretic. (मृदु पेशी विस्फारक जिसे हल्के उत्तेजक तथा मूत्रल के रूप में प्रयोग किया जाता है।)

Theomania (थियोमैनिया) Religious insanity. (धार्मिक उन्माद।)

Theophylline (थियोफिलाइन) A plant product and bronchodilator. *t. ethylenediamine* Aminophylline. (एक पौधे का उत्पाद तथा श्वसनीविस्फारक।)

Theorem (थ्योरम) A proposition proved by logic or argument. (सत्य सिद्ध किया जा सकने वाला नियम का सिद्धान्त।)

Theory (थ्योरी) An assumption based on certain evidence or certain observations but lacking scientific proof. (एक कल्पना अथवा अनुमान जो सार्वजनिक रूप से स्वीकृत हो जाने पर सिद्धान्त बन जाता है परन्तु उसमें वैज्ञानिक प्रमाण नही होता है।)

Therapeutic (थिरैप्यूटिक) A curative. *t. abortion* Termination of pregnancy that disrupts mother's physical or mental health (as a sequence of rape) or is likely to produce a physically or mentally handicapped child. *t. index* The ratio of toxic dose of a substance to its therapeutic dose; an index of safety of the drug. (चिकित्सीय चिकित्सार्थ; रोगनिवारक।) *Therapeutic abortion* (थिरैप्यूटिक एबोर्शन) (माँ के शारीरिक एवं मानसिक स्वास्थ्य के लिए खतरा बनाने वाला

या विकृत बच्चे को उत्पन्न करने वाले गर्भ से बच्चे का जन्म न होने देने के लिए किया जाने वाला गर्भस्राव।)

Therapeutics (थिरैप्यूटिक्स) The branch of medical science dealing with treatment of disease. (चिकित्सा विज्ञान की वह शाखा जिसका संबंध औशधियों अथवा उपायों को प्रयोग करने तथा रोगों की चिकित्सा से है; उपचार विज्ञान।)

Therapist (थिरैपिस्ट) Practitioner of some kind of therapy. (स्वास्थ्य रक्षा के विशिष्ट क्षेत्र में रोगों की चिकित्सा करने में कुशल व्यक्ति जैसे भौतिकचिकित्सा विशेषज्ञ।)

Therapy (थिरैपी) The means employed to effect a cure or manage a disease. *t. collapse* (किसी रोग अथवा विकृतिजनक अवस्था की चिकित्सा)

Thermesthesia (थर्मेस्थीसिया) Capability to perceive heat and cold. (तापमान के अन्तरों को पहचानने की क्षमता।)

Thermic (थर्मिक) Pertains to heat. (ऊष्मा संबंधी; तापीय।)

Thermistor (थर्मीस्टर) An apparatus for determining small changes in temperature. (तापमान में बहुत ही सूक्ष्म परिवर्तनों को शीघ्र ही मापने वाला एक थर्मामीटर।)

Thermoanesthesia (थर्मोएनीस्थीसिया) Insensitiveness to heat. (गर्मी एवं ठंड को पहचानने में असमर्थता; तापसंवेदना भाव; तापसंवेदनाहरण।)

Thermocautery (थार्मोकॉटरी) Cauterization with the help of hot iron or heated wire. (गर्म किए गये तार से दहन करना।)

Thermocoagulation (थर्मोकौएगुलेशन) Coagulation or destruction of tissue by passage of high frequency current. (ऊतक को नष्ट करने के लिए उच्च बारम्बारता वाली धाराओं से इसे जमाना।)

Thermocouple (थर्मोकपल) Device for measuring slight temperature changes. (तापमान में होने वाले बहुत ही सूक्ष्म परिवर्तनों के मापने वाला एक उपकरण।)

Thermodilution (थर्मोडाइल्यूशन) A technique for determination of cardiac output from injection of cold saline into bloodstream and measuring the temperature change downstream. (किसी द्रव का उस समय तापमान कम हो जाना जब इसे अधिक ठण्डे द्रव में प्रविष्ट किया जाता है।)

Thermogenesis (थर्मोजेनेसिस) Production of body heat. (ऊष्मा की उत्पति, विशेषकर शरीर में; तापजनन।)

Thermography (थर्मोग्राफी) A technique to study blood flow into limbs and to detect breast cancer. (शरीर के तापमान परिवर्तनों का तापलेखी द्वारा रेखाचित्र अभिलेखन करना; तापलेखन।)

Thermoluminescent dosimeter (थर्मोल्यूमिनेसेन्ट डोसीमिटर) A monitoring device that stores energy of ionizing radiation. When heated it emits light proportional to the amount of radiation to which it has been exposed, used by radiographers and those working near radiation source. (एक क्रमिक लेखन यंत्र जो आयनन विकिरण की ऊर्जा को एकत्रित करता है जब इसे गर्म किया जाता है, यह प्रकाश उत्सर्जित करता है यह रेडियोग्राफर द्वारा प्रयोग किया जाता है तथा जो लोग विकिरण स्थान के निकट कार्य करते हैं उनके द्वारा प्रयोग किया जाता है।)

Thermometer (थमामीटर) Instrument for recording temperature. (तापमान का पता लगाने वाला एक यंत्र; तापमापी।)

Thermometry (थर्मामीटरी) Measurement of temperature. (तापमान को मापना।)

Thermophilic (थर्मोफिलिक) Thriving best in environment of raised temperature. (उच्च तापमान पर सबसे अधिक वृद्धि करने वाला, ऐसा जीवाणुओं के लिए कहा जाता है, तापरागी।)

Thermoregulation (थर्मोरेग्युलेशन) Heat regulation. (ऊष्मा नियमन; तापनियमन।)

Thermoregulatory center (थर्मोरेगुलेटरी सेन्टर) Hypothalamic center that regulates heat production and heat loss. (अधस्चेतक में विद्यमान एक केन्द्र जो ऊष्मा की उत्पति एवं इसकी हानि को नियंत्रित करता है और इस प्रकार शरीर का तापमान सामान्य बनाये रखता है।)

Thermostasis (थर्मोस्टेसिस) Maintenance of body temperature. (तापनियंत्रता।)

Thermostat (थर्मोस्टेट) A device that automatically regulates temperature. (स्वतः तापमान को नियमितत करने वाला उपकरण; ताप नियंत्रक।)

Thiabendazole (थीएबेन्डेजोल) Anthelmintic used for strongyloidiasis and cutaneous larva migrans. (कृमिनाशक जिसे आन्त्रकृमि तथा त्वचीय लार्वा माइग्रेन्स के लिए प्रयोग किया जाता है।)

Thiamine (थीएमाइन) Vitamin B_1 present in wheat germ, rice water, animal and plant foods. Acts as a coenzyme in carboxylation of pyruvic acid. Deficiency produces beriberi. (विटामिन बी 1 जो गेंहू के स्रोत, चावल के पानी, जानवरों तथा पौधों में पाया जाता है यह पाइरुविक अम्ल के कार्बोसीलेशन में कोएंजाइम के रूप में कार्य करता है। इसकी कमी से बेरीबेरी उत्पन्न होता है।)

Thiazolidinediones (थ्रीएजोलीडाइन-डाइऔन्स) A group of antidiabetic agents. (मधुमेहरोधी कारकों का एक वर्ग।)

Thiersch's graft (थायर्श ग्राफ्ट) Partial thickness skin graft. (त्वचा निरोपण की एक विधि जिसमें बाह्यत्वचा का एवं अन्तस्त्वचा के एक भाग का प्रयोग होता है।)

Thio (थायो) Prefix meaning sulfur. (पूर्वसर्ग जिसका अर्थ सल्फर होता है।)

Thioguanine (थायोगुआनाइन) An antimetabolite and immunosuppressant. (चयापचयरोधी तथा प्रतिरक्षादमनकारी।)

Thiopental sodium (थायोपेन्टल सोडियम) An ultrashort acting barbiturate used for inducing surgical anesthesia. (बार्बिटुरेट सिरे शल्यक्रियात्मक संज्ञाहरण को उत्पन्न करने के लिए प्रयोग किया जाता है।)

Thioridazine (थीयोरिडाजाइन) Antipsychotic agent. (मनोविकार के प्रति प्रभावकारी कारक।)

Thiothixene (थायोथिक्सीन) An antipsychotic drug. (एल्कायलेटिंग कारक, अर्बुदरोधी औषधि।)

Thiouracil (थायोयूरेसिल) Antithyroid agent. (मनोविकार के प्रति प्रभावकारी औषधि।)

Thiourea (थीओयूरिया) Antithyroid drug. (प्रत्यवटु औषधि।)

Third degree burn (थर्ड डिग्री बर्न) Burn involving entire thickness of skin and deeper structures. (त्वचा का सम्पूर्ण मोटाई तथा अंदरूनी संरचनाओं का जल जाना।)

Third degree heart block (थर्ड डिग्री हार्ट ब्लाक) Complete heart block. (पूर्ण हृदय रूकावट।)

Third heart sound (थर्ड हार्ट सांउड) Heart sound occurring at the end of rapid ventricular filling. (हृदय की ध्वनि जो शीघ्र निलयी के अंत में होती है।)

Thirst (थर्स्ट) Desire for water or the sensation arising out of lack of body fluids. (प्यास; पानी पीने की इच्छा या शारीरिक तरलों की कमी से उत्पन्न होने वाली संवेदना।)

Thomas splint (थोमस स्पलिन्ट) A splint with a proximal ring with two long steel rods used to place traction on the leg in long axis. (कूल्हे पर एक छल्ले से

आरम्भ होकर पांव के पार तक फैली एक कमची या कुशा जिससे टूटी हुई टांग के लम्ब अक्ष में उस पर खिंचाव उत्पन्न होता है।)

Thomsen's disease (थामसन्स डिजीज) Myotonia congenita. (सहज पेशीतानता।)

Thoracic cage (थौरेसिक केज) The bony structure surrounding the chest. (वक्ष को चारों ओर से घेरने वाली अस्थिल रचना।)

Thoracic duct (थोरैसिक डक्ट) The main lymphatic duct of body arising at cisterna chyli, ascending up to join left subclavian vein near its junction with left internal jugular vein. (शरीर की मुख्य लसीकापरक वाहिनी जो सिस्टर्ना काइलाई पर निकलती है।)

Thoracocentesis (थोरैकोसेन्टेसिस) Drainage of thoracic cavity through needle puncture. (सूई का प्रयोग करके वक्ष गुहा से तरल का चूषण करने के लिए शल्यक्रिया द्वारा वक्षभित्ति का छेदन करना; वक्षवेधन।)

Thoracoplasty (थोरैकोप्लास्टी) Partial resection of ribs to induce collapse of underlying lung as in lung abscess, or empyema. (पसलियों के भागों को शल्यक्रिया द्वारा काटकर निकाल देना जिससे वक्ष की प्राचीर रोगग्रस्त फेफड़े को पिचका सके; वक्षसन्धान।)

Thoracoscopy (थोरैकोस्कोपी) Endoscopic examination of pleural cavity. (वक्षदर्शी द्वारा फुफ्फुसावरणी गुहा का निरीक्षण करना; वक्षदर्शन।)

Thoracostomy (थोरेकॉस्टॉमी) Surgical resection of chest wall for drainage. (वक्ष भित्ति में चीरा लगाना जिसमें छिद्र को निकासी के लिए कायम रखा जाता है।)

Thorax (थोरैक्स) The part of the body between diaphragm below and base of the neck above. *t. barrel shaped* Rounded chest as in emphysema. (शरीर का गर्दन के आधार एवं मध्यपट या डायाफ्राम के बीच का भाग जो पसलियों से घिरा होता है; वक्ष; उर।) *Barrel-shaped thorax* (बैरल शेप्ड थोरैक्स) बढ़ी हुई फुफ्फुसीय वातस्फीति के रोगियों में पाई जाने वाली गोलाकार ढोल के समान छाती।)

Thorium (थोरियम) Radioactive metallic substance. (विकिरणशील धात्विक पदार्थ।)

Thoron (थोरॉन) A radioactive isotope of radon. (रेडॉन का विकिरणशील आइसोटोप।)

Threadworm (थ्रेडवर्म) *Enterobius vermicularis*. (धागे के समान, लम्बा एवं पतला आंत में रहने वाला कीड़ा; सूत्रकृमि।)

Threonine (थ्रेओनाइन) Alpha-amino-beta- hydroxybutyricacid, an essential amino acid. (अल्फा एमीनों बीटों हाइड्रोक्सीब्यूटायरिकएसिड; एक आवश्यक एमीनों अम्ल।)

Threshold (थ्रीशोल्ड) 1. Point at which physiological response is produced. 2. A measure of sensitivity of an organ or function. (प्रभावसीमा; वह बिन्दु जिस पर कोई शरीर क्रियात्मक प्रभाव उत्पन्न होना शुरु होता है। किसी अंग या कार्य की सवेदनशीलता का माप।)

Threshold dose (थ्रीशोल्ड डोस) Minimum dose that will be effective. (न्यूनतम मात्रा जिससे रोगी पर कोई प्रभाव होता है।)

Thrill (थ्रिल) A palpable murmur. (किसी उत्तेजना जैसे भय से होने वाली कंपकंपी; स्पृश्यतरंग, थरथरी; परिस्पर्शन द्वारा अनुभव किया जाने वाला कम्पन।)

Thrix (थ्रिक्स) Hair. (बाल; केश, रोम।)

Throat (थ्रोट) The pharynx and the fauces. (गर्दन का अगला भाग; गला ग्रसनी एवं गलतोरणिका कण्ठ।)

Throbbing (थ्रॉबिंग) Pulsatile. (धड़कने वाला; प्रस्पन्द्र; प्रस्पन्दन।

Thrombasthenia (थ्रॉम्बेस्थीनिया) A platelet disorder with prolonged bleeding time, and abnormal clot retraction. (प्लेटलेट की विकृति जिसमें थक्के का दोष युक्त प्रतिगमन होता है तथा प्लेटलेटों के समूहन का अभाव हो जाता है जिससे शरीर

पर नील पड़ जाते हैं, चोट लगने के बाद खून बहुत बहता है तथा नकसीर छूटती है, आदि।)

Thrombectomy (थ्रॉम्बेक्टॉमी) Excision of a thrombus. (किसी रक्त वाहिनी से शल्यक्रिया द्वारा थक्के को बाहर निकाल देना; धनास्त्रनिष्कासन।)

Thrombin (थ्रॉम्बिन) An enzyme derived from prothrombin by action of thromboplastin. (थॉम्बिन रक्त प्लाज्मा में विद्यमान एक पदार्थ होता है जो कैल्सियम आयनों की विद्यमानता में थ्रॉम्बोप्लास्टिन, जो क्षतिग्रस्त ऊतकों एवं फटे हुए प्लेटलेटों से मुक्त होने वाला पदार्थ होता है, की प्रोथ्रॉम्बिन पर क्रिया करने से बनता है।)

Thromboangitis (थ्रॉम्बोएन्जाइटिस) Inflammation of blood vessel with thrombus formation. *t. obliterans* Chronic occlusive vascular disease common to cigarette smokers commonly affecting the feet with propensity for gangrene formation. SYN—Buerger's disease. (किसी रक्त वाहिनी के भीतरी अस्तर की सूजन जिसके साथ रक्त का थक्का बन जाता है; घनास्त्रवाहिकाशोथ।)

Thrombocythemia (थ्रॉम्बोसाइथीमिया) Absolute increase in platelet count. (रक्त में प्लेटलेटों की संख्या बढ़ जाना; बिम्बाणुबहुलता।)

Thrombocytopenia (थ्रॉम्बोसाइटोपीनिया) Decrease below normal in number of platelets (≤ 50,000 cmm). (रक्त में प्लेटलेटों की संख्या घट जाना; बिम्बाणु अल्पता।)

Thrombocytosis (थ्रॉम्बोसाइटोसिस) Increase in number of platelets (≥ 400,000 cmm). (रक्त में प्लेटलेटों की संख्या बढ़ जाना बिम्बाणुबहुलता।)

Thromboembolism (थ्रॉम्बोएम्बोलिज्म) A detached thrombus causing occlusion of a vessel. (किसी रक्त वाहिनी का किसी ऐसे घनास्त्र या थ्रॉम्बस के द्वारा बंद हो जाना जो अपने बनने के स्थान से अलग हो चुका होता है तथा रक्त के द्वारा उस रक्त वाहिनी तक पंहुचा है।)

Thrombogenesis (थ्रॉम्बोजेनेसिस) The process of formation of blood clot. (रक्त के थक्के के बनने की क्रिया; घनास्त्रजनन।)

Thrombokinase (थ्रॉम्बोकाइनेस) Factor 'x' or Stuart factor. (रक्त स्कन्दन कारक।)

Thrombolysis (थ्रॉम्बोलाइसिस) Dissolution of blood clot. (किसी थ्रॉम्बस का टूटना।)

Thrombophlebitis (थ्रॉम्बोफ्लेबाइटिस) Inflammation of vein with thrombus formation. (थॉम्बस बनने के साथ किसी शिरा की सूजन हो जाना; धनास्त्र शिराशोथ।)

Thromboplastin (थ्रॉम्बोप्लास्टिन) The coagulation factor III present in most tissues which accelerates clot formation by converting prothrombin to thrombin. (तीसरा रक्त स्कन्दन कारक, रक्त एवं ऊतकों में पाया जाने वाला एक पदार्थ जो कैल्सियम आयनों की विद्यमानता में प्रोथ्रॉम्बिन को थ्रॉम्बिन में परिवर्तित होने में सहायता पंहुचाता है।)

Thrombosis (थ्रॉम्बोसिस) The formation or existence of thrombus or clot within the vessel. (किसी रक्त-वाहिनी में रक्त थक्के का बनना अथवा उसका पाया जाना; धनास्त्रता।)

Thrombus (थ्रॉम्बस) A blood clot (see Figure). (घनास्त्र; रक्त का थक्का।)

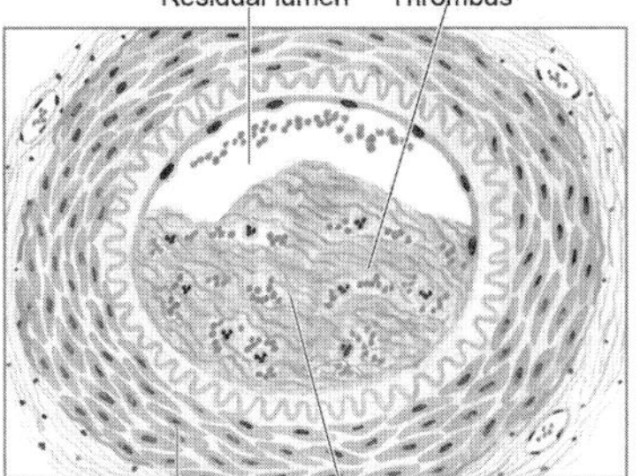

Thrombus

Thrush (थ्रश) Infection caused by *Candida albicans* in mouth and throat with formation of white patches and ulcers. (कैण्डिडा एल्वीकैन्स द्वारा उत्पन्न मुख अथवा गले का कवक संक्रमण जो विशेषकर शिशुओं एवं छोटे बच्चों में होता है तथा सफेद चकत्ते एवं जख्म बनना इसकी विशिष्टता होती है, अभिप्लवन; मुखव्रण।)

Thrust (थ्रस्ट) The sudden move forward. (आगे को अचानक बढ़ना।)

Thumb (थम्ब) The short thick first finger on radial side of hand having two phallanges in place of 3. (हाथ की रेडियस हड्डी की ओर की पहली, छोटी तथा मोटी अंगुली जिसमें दो अंगुल्यस्थियां होती हैं।)

Thymectomy (थाइमैक्टॉमी) Surgical removal of thymus. (थाइमस ग्रन्थि का शल्यक्रिया द्वारा उच्छेदन।)

Thymine (थाइमिन) A base present in DNA. (डी एन ए में उपस्थित निचला भाग।)

Thymocyte (थाइमोसाइट) A lymphocyte that migrates from bone marrow to thymus where it matures and is released to blood as T-lymphocyte. (एक लसीका कोशिका जो बोन मैरो से थाइमस की ओर प्रवास करती है, जहाँ वह परिपक्व होती है और रक्त तक पंहुचती है।)

Thymoma (थाइमोमा) Tumor from epithelial tissue of thymus. (थाइमस ग्रन्थि के उपकला ऊतकों से उत्पन्न होने वाला अर्बुद।)

Thymopoietin (थाइमोपॉयटिन) A substance produced by thymus gland that helps in differentiation of thymocytes. (थाइमस ग्रन्थि से स्रावित होने वाले हॉर्मोन के समान एक पदार्थ जो थाइमोसाइटों की भिन्नता उत्पन्न करता है।)

Thymus (थाइमस) The capsulated bilobed organ in anterior mediastinum which is essential for immune function of body. (मध्यस्थानिका, थाइमस ग्रन्थि, बाल्यग्रन्थि।)

Thyroepiglottic muscle (थाइरोएपिग्लॉटिक मसल) Muscle arising from inner surface of thyroid cartilage and inserted into epiglottis. Acts to depress the epiglottis. (पेशी जो थाइरॉयड उपास्थि की अंदरूनी सतह से निकलकर, कण्डच्छर में प्रवेश करती हैं।)

Thyroglobulin (थाइरोग्लोबुलिन) Iodine containing protein secreted by thyroid gland and stored within the colloid. (थाइरॉयड ग्रन्थि द्वारा स्रावित तथा इसके कोलॉइड पदार्थ में संचित एक आयोडिन युक्त ग्लाइकोप्रोटीन।)

Thyroglossal duct (थाइरोग्लॉसल डक्ट) A duct which in the embryo connects the thyroid diverticulum with the tongue. (भ्रूण में स्थित वाहिनी जो थाइरॉयड विपुटीय को जिह्वा से जोड़ती है।)

Thyroid cartilage (थाइरॉयड कार्टिलेज) The V shaped principal cartilage of larynx, known as Adam's apple. (अग्रेजी अक्षर के आकार की स्वरयंत्र की मुख्य उपास्थि जो एडम्स एपल कहलाती है।)

Thyroidectomy (थाइरॉयडेक्टॉमी) Excision of thyroid gland, usually done in hyperthyroidism. (अधिकतर अवटु अतिक्रियता में, थाइरॉयड ग्रन्थि को शल्यकर्म द्वारा काटकर निकाल देना; अवटु उच्छेदन।)

Thyroid function test (थाइरॉयड फन्कशन टेस्ट) A group of tests done to assess the level of functioning of thyroid gland. They include thyroid radioiodine uptake studies, estimation of T_3, T_4 and TSH. (थाइरॉयड ग्रन्थि की कार्यशीलता के स्वर को ज्ञात करने के लिए किये जाने वाले परीक्षणों का एक वर्ग। इसममें थाइरॉयड रेडियो आयोडिन अध्ययन, T_3, T_4 तथा TSH का अनुमान आदि का समाविष्ट होता है।)

Thyroid gland (थाइरॉयडग्लैन्डस) The bilobed gland joined by isthmus located at the base of the neck, secreting T_3 and T_4. (गर्दन के आधार पर, स्वरयंत्र के

निचले भाग तथा श्वासप्रणाल के ऊपरी भाग के दोनों ओर स्थित एक अन्तःस्रावी ग्रन्थि जो T_3 तथा T_4 स्रावित करती हैं; अवटु ग्रन्थि।)

Thyroiditis (थाइरॉयडाइटिस) Inflammation of thyroid gland. *t. giant cell* Thyroiditis characterized by presence of giant cells, round cell infiltration, fibrosis and destruction of the follicles. *t. Hashimoto's* A form of autoimmune thyroiditis common to women. There is thyromegaly and hypothyroidism. (थाइरॉयड ग्रन्थि का शोथ, अवटुशोथ।) *Gient cell* (जाइंन्ट सैल) (अवटुशोथ जिसमें असामान्य से वृद्ध कोशिका उपस्थित होती है।)

Thyroid stimulating hormone (थाइरॉयड स्टिमुलेटिंग हार्मोन) (TSH) Hormone secreted by anterior pituitary which stimulates thyroid to secrete T_3 and T_4. (अग्रज पीयूष ग्रन्थि से स्रावित होने वाला एक हॉर्मोन जो थाइरॉयड को अपने दो हॉर्मोन थाइरॉक्सिन एवं ट्राइआयडोथाइरोनीन को स्रावित करने के लिए उसे उद्दीप्त करता है।)

Thyroid storm (थाइरॉयड स्टॉर्म) A complication of thyrotoxicosis precipitated by infection, surgery; manifests with high fever, restlessness and congestive failure. (अवटु विषाक्तता का एक उपद्रव जिसमें यकायक ज्वर हो जाता है, पसीना आता है दिल की धड़कन बढ़ जाती है फुफ्फुसीय शोफ या रक्तसंकुल हृद्पात हो जाता है, कंपकंपी एवं बेचैनी होती है।)

Thyromegaly (थाइरोमेगैली) Enlarged thyroid gland. (थायरॉयड ग्रन्थि का बढ़ जाना।)

Thyroptosis (थाइरोप्टोसिस) Downward displacement of thyroid. (थाइरॉयड ग्रन्थि का नीचे की ओर पक्ष में विस्थापित हो जाना।)

Thyrotoxic (थाइरोटॉक्सिक) Pertains to hyperactivity of thyroid gland. (थाइरॉयड ग्रन्थि की विषैली क्रियाशीलता से संबंधित अथवा उससे ग्रस्त; अवटुविषज।)

Thyrotoxicosis (थाइरोटॉक्सिकोसिस) Hyperfunctioning of thyroid gland with tachycardia, fine tremor, anxiety, nervousness, diarrhea, etc. (थाइरॉयड ग्रन्थि की अतिसक्रियता के कारण होने वाली विषाक्त दशा जिसमें थाइरॉयड ग्रन्थि बढ़ जाती है। आंखें बाहर को निकल आती हैं अंगुलियों में कम्पन्न होने लगता है तथा दिल की धड़कन बढ़ जाती है; अवटुविषाक्तता।)

Thyrotropic (थाइरोट्रॉपिक) Agent that stimulates thyroid gland. (थाइरॉयड ग्रन्थि के प्रति लगाव रखने अथवा उसे उत्तेजित करने वाला; अवटुप्रेरक; अवटूउद्दीपक।)

Thyrotropin (थाइरोट्रॉपिन) Thyroid stimulating hormone. (हार्मोन जो थाइरॉयड को उत्तेजित करता है।)

Thyroxine (थाइरॉक्सिन) Tetraiodothyronine, the principal hormone of thyroid gland. (थायॅरायड ग्रन्थि का एक आयोडीन युक्त हार्मोन जो कोशिका की चयापचय दर को बढ़ाता है। यह अवटुअल्पक्रियता की चिकित्सा में प्रयोग में लाया जाता है।)

Tianeptine (टीएनेप्टाइन) Antidepressant agent. (अवसादरोधी कारक।)

Tibia (टिबिया) The inner larger bone in the leg. *t. saber* Gummatous periosteitis of tibia with increased outward curvature. (घुटने एवं टखने के बीच की टांग की भीतरी एवं बड़ी हड्डी जो ऊपर फीमर तथा नीचे टेलस हड्डी से जुड़कर जोड़ बनाती है।)

Tic (टिक) A sudden involuntary muscle contraction. *t. douloureux* Lightening pain along the branches of trigeminal nerve due to degeneration or pressure on the nerve. (एक ऐंठनयुक्त, अनैच्छिक बारम्बार होने वाला पेशीय संकुचन जिसमें चेहरे, गर्दन अथवा कन्धे की पेशियां सबसे अधिक प्रभावित होती हैं; स्वभावाकर्ष; पेशीय स्फुरण।)

Ticarcillin (टिर्कासिलिन) A semisynthetic penicillin effective against pseudomonas. (अर्द्धकृत्रिम पेनीसिलिन जो स्यूडोमोनास के विरूद्ध प्रभावकारी होती है।)

Tick (टिक) A group of blood sucking acarids; can be hard tick or soft tick; transmit typhus group of fevers, Q fever, Lyme's disease, babesiosis, bereliosis, tularemia, etc. (एक रक्त चुषक परजीवी किलनी; रक्त चूसने वाले एकेराइड का एक वर्ग; यह कठोर या मृदु भी होते हैं; यह टाइफस वर्ग के ज्वरों, क्यू फीवर, लाइमस डिजीज आदि को संचारित करता है।)

Tickling (टिक्लिंग) Gentle stimulation of sensitive surface and the reflex thereof. (गुदगुदाहट; संवेदनशील सतह तथा प्रतिवर्त पर सौम्य संवेदना।)

Ticlopidine (टीक्लोपीडाइन) Antiplatelet agent. (प्लेटलेट विरोधी कारक।)

Tidal (टाइडल) Periodically rising and falling. (नियत अवधि पर उठने एवं गिरने या बढ़ने तथा घटने वाला।)

Tietze syndrome (टाइड्ज सिन्ड्रोम) Sternal costochondritis of unknown etiology, often requiring injection procaine and steroids locally. (अज्ञात कारण का उरोस्थिक पर्शुकोपास्थिशोथ जिसमें अक्सर इन्जैक्शन प्रोकेन तथा स्टैरॉयड की स्थानीय आवश्यकता पड़ती है।)

Timolol (टीमोलोल) Beta-blocker. (बीटा रोधक।)

Tincture (टिंक्चर) An alcoholic extraction of animal or vegetable substance. (किसी जन्तु या वनस्पति औषधि या रासायनिक पदार्थ का बना एक एल्कोहलयुक्त घोल जैसे टिंक्चर आयोडीन।)

Tinea (टीनिया) Fungus infection. *t. capitis* Fungal infection of head. *t. corporis* Fungal infections of body with scaly eruptions and clearing center. *t. cruris* Fungal infection of genital area. *t. nigra* Superficial fungal infection of palm with pigmented nonitchy nonscaly macules. *t. pedis* Fungal infection of foot (SYN-athlete's foot). *t. versicolor* Yellow or fawn colored skin patches due to Malassezia furfur. (कवक संक्रमण; *Tinea capitis* (टीनिया केपीटिस) शिरोवल्क का कवक संक्रमण। *Tinea corporis* (टीनिया कॉर्पोरिस) काय दद्रु। *Tinea cruris* (टीनिया क्रूरिस) वृषणीय या वंक्षणीय क्षेत्रों की त्वचा का कवक संक्रमण) *Tinea nigra* (टीनिया नाइग्रा) (हथेली की त्वचा का कवक संक्रमण।) *Tinea pedis* (टीनिया पेडिस) पांव की त्वचा का जीर्ण कवक संक्रमण।)

Tinel's sign (टाइनैल्स साइन) Tingling sensation on pressing or tapping a damaged or degenerating nerve. (क्षतिग्रस्त अथवा ह्रसी तंत्रिका को दबाने अथवा इसे थपथपाने पर झुनझुनी मारने लगना।)

Tingle (टिंगल) Pricking or stinging sensation. (चुभन अथवा डंक लगने जैसी संवेदना।)

Tinidazole (टीनीडाजोल) An imidazole used in amebiasis. (इमिडेजॉल जिसे अमीबियोसिस में प्रयोग किया जाता है।)

Tinnitus (टिनाइटस) Ringing sensation in the ear. (रोग द्वारा कान में सुनाई देने वाली घंटी के बजने जैसी भिनभिनाहट अथवा अन्य ध्वनियां।)

Tinocordin (टीनोकार्डीन) Immunostimulant. (रोगक्षम उत्तेजक।)

Tiotropium (टियोट्रोपीयम) Antiasthmatic inhaler. (दमा विरोधी श्वासित्र।)

Tissue (टिशू) A group or collection of similar cells performing a particular function. (एक सी कोशिकाओं का एक समूह जो मिलकर किसी विशेष कार्य को करती हैं; ऊतक।)

Tissue macrophage (टिशू मेकरोफेज) A large wandering branched cell with single nucleus capable of ingesting particulate matter. (बड़ी शिखाओं वाली कोशिका जिसका एक केन्द्रक होता है जो विशेष द्रव्य को ग्रहण करने की क्षमता रखता है।)

Tissue plasminogen activator (टिशू प्लास्मिनोजन ऐक्टीवेटर) (TPA) A thrombolytic agent that is clot specific, acting on plasminogen causing breakdown of fibrin. (घनास्त्रलयी कारक जो थक्का विशिष्ट होता है प्लास्मिनोजन पर कार्य करने वाला, जो फाइब्रिन की असफलता का कारण होता है।)

Titanium dioxide (टाइटेनियम डाइआक्साइड) Used in solutions for protection against sunburn. (सूर्यदाह के विरूद्ध रक्षा के लिए विलयन में प्रयोग किया जाने वाला।)

Titillation (टाइटीलेशन) Sensation produced by tickling. (गुदगुदाहट; गुदगुदी से उत्पन्न होने वाली संवेदना।)

Titration (टाइट्रेशन) 1. Determination of quantity of antibody in the serum. 2. Estimation of the concentration of chemical solution by adding known amount of standard reagent. (किसी घोल में ज्ञात शक्ति के किसी द्रव अभिकर्मक को मिलाकर किसी दिये गये घटक का पता लगाना जब तक घटक अभिकर्मक के साथ प्रतिक्रिया करके खर्च न हो जाये जिसका संकेत घोल के रंग में होने वाले परिवर्तन से मिल जाता है; अनुमापन।)

Titubation (टाइटूबेशन) Unsteadiness of posture, swaying of trunk and head while sitting, staggering gait. (अनुमस्तिष्क के रोगों में पाई जाने वाली एक लड़खड़ाती चाल। आसन की अस्थिरता, बैठे होने पर इसमें धड़ तथा सिर को हिलने के लक्षण होते हैं।)

Tizanidine (टिजानीडाइन) Muscle relaxant. (पेशी शिथिलंकर।)

TNM classification (टी एन एम क्लासीफिकेशन) Method of calssifying malignant tumors based on local characteristics of the tumor, involvement of lymph nodes and distant metastasis. (दुर्दम अर्बुदों को वर्गीकृत करने की विधि जो अर्बुद के स्थानीय विशेषताओं पर आधारित होती है, इसमें लसीकापर्व तथा दूरस्थ स्थलान्तरण होता है।)

Toad skin (टोड स्किन) Excessive dryness, wrinkling and scaling of skin as in vitamin A deficiency (phrynoderma). (एक ऐसा रोग जिसमें त्वचा अत्यधिक शुष्क हो जाती है। उसमें झुर्रियां पड जाती हैं तथा वह परतों के रूप में झड़ने लगती है।)

Tobacco (टोबैको) Dried leaves of the plant *Nicotiana tobacum* containing nicotine, picoline, pyridine, collidin, etc. Tobacco chewing is related to oropharyngeal cancer and tobacco smoking to lung cancer, hypertension, heart attack, vasoocclusive disease, etc. (निकोटियाना टोबेकम नामक पौधे की सूखी पत्तियां जिसमें निकोटिन, पिकोलीन आदि होते हैं। तम्बाकू चबाना कैंसर से संबंधित तथा तम्बाकू फूकना फेफड़ों के कैंसर, उच्चरक्तदाब, हृदय आक्रमण, वाहिका अन्वरोध आदि से संबंधित होता है।)

Tobramycin (टोब्रामाइसिन) Aminoglycoside antibiotic. (एमिनों ग्लाइकोसाइड प्रतिजीवी।)

Tocainide (टोकेनाइड) A lidocaine analog, antiarrhythmic drug used for VT. (लिडोकेन अनुधर्मी, अतालता निरोधक औषधि जिसे VT के लिए प्रयोग किया जाता है।)

Tocodynamometer (टोकोडायनेमोमीटर) Device for estimating force of uterine contraction. SYN—tocometer. (प्रसव के दौरान गर्भाशय के संकुचनों के बल को मापने एवं उसका अभिलेखन करने वाला एक यंत्र।)

Tocograph (टोकोग्राफ) Device for recording force of uterine contraction. (गर्भाशय संकुचनों की तीव्रता को मापने वाला एक उपकरण।)

Tocology (टोकोलॉजी) Science of parturition. (प्रसूति विज्ञान।)

Tocolysis (टोकोलाइसिस) Suppression of uterine contraction. (गर्भाशयी संकुचनों में अवरोध उत्पन्न हो जाना।)

Tocopherol (टैकोफिरॉल) Compounds with vitamin E activity. (विटामिन E क्रिया वाले यौगिक।)

Toilet (टॉयलेट) Wound cleaning. (जख्म को साफ करना।)

Toe (टू) Any of the five digits of foot. *t. claw* dorsal subluxation of toes 2–5 in rheumatoid arthritis. *t. hammer* proximal phalanx is extended and 2nd and third are flexed. (पैर की पांच अंगुलियों में से एक पादांगुली।) *Claw toe* (क्ला टू) गठियारूप सन्धिशोथ में, पादांगुलियों का पृष्ठीय अपूर्ण सन्धिभ्रंश होना। *Hammer Toe* (हैमर टू) सन्धिभ्रंश का बढ़ना तथा दूसरे तथा तीसरे का मुड़ जाना।)

Toilet training (टॉयलेट ट्रेनिंग) Teachings for a child to achieve control over urination and defecation. (बच्चे को मल एवं मूत्र के विसर्जन पर नियंत्रण रखना सिखलाना।)

Tolazamide (टोलाजामाइड) An oral hyo-plcemic agent (मौखिक अल्पग्लूकोजरक्त-ताग्रस्त कारक।)

Tolazoline (टोलाजोलाइन) An alfa-adrenergic blocking agent used for causing peripheral vasodilatation as in chilblain. (एल्फा एड्रीनर्जिक रोधी कारक जिसे परिसरी वाहिकाविस्फारण के लिए प्रयोग किया जाता है जैसे शीतशोथ में होता है।)

Tolbutamide (टोल्यूटामाइड) An oral hypoglycemic agent. (मौखिक अल्पग्लूकोजरक्तताग्रस्त कारक।)

Tolerance (टोलरैन्स) Progressive decrease in the effectiveness of a drug. (सहन शक्ति औषधि की प्रभावोंत्पादकता में गतिशीलता का घटना।)

Tolfenamic acid (टोल्फेनामिक एसिड) A fenamate anti-inflammatory drug. (फेनामेट शोथरोधक औषधि।)

Tolnaftate (टोल्नेटेट) Synthetic antifungal agent used topically. (कृत्रिम कवकरोधी कारक जिसे स्थानिक रुप से प्रयोग किया जाता है।)

Tolterodine (टोल्टरोडाइन) Antimuscarinic agent. (मस्केरीनिक विरोधी कारक।)

Tomography (टोमोग्राफी) A method of X-ray that shows details of image of structures at a particular plane of tissue by blurring images of structures in all other planes. (टोमोग्राफ द्वारा किसी ऊतक खण्ड या किसी ऊतक अथवा अंग की किसी खास गहराई का एक्स-रे चित्र लेने की एक विधि।)

Tone (टोन) 1. A state of partial contraction of muscle. 2. Normal tension in arterial wall. (पेशी के आंशिक संकुचन की दशा। धमनी प्राचीर में सामान्य तनाव।)

Tongue (टंग) A fleshy leafy organ lying in floor of mouth. Helps in mastication, deglutition, speech production and taste. *t. smooth* A tongue with atrophy of papillae as in anemia and malnutrition. *t. strawberry* A bright red tongue with prominent papillae as in scarlet fever. (मुख के भूतल पर स्थित स्वतंत्र रुप से गति करने वाला पेशीय अंग जो स्वाद का मुख्य अंग होता है तथा भोजन को चबाने एवं निगलने में और बोलने में सहायता करता है; जिह्वा; जीभ।)

Tongue depressor (टंग डीप्रेशर) Is the medical tool used to depress tongue to undergo for clinical inspection of the mouth and throat. Nowadays modern tongue depressors are flat wooden blades which are rounded at the ends. (मुंह की सफाई या देखभाल के दौरान जीभ को रोकने वाला यंत्र।)

Tongue tie (टंग-टाइ) Congenital shortness of frenum linguae with poor protrusion, difficulty in articulation and sucking. (जिह्वा बद्धता; जिह्वा के बंध का जन्मजात छोटा होना तथा पूर्ण रूप से बहिः सरण न होना, उच्चारण तथा चूसने में कठिनाई होना।)

Tonicity (टॉनिसिटी) Property of possessing tone. (तान विशेषकर पेशीय तान से युक्त होने का गुण; तानता।)

Tonic spasm (टॉनिक स्पाज़्म) Continuous or persistent involuntary contraction of muscles. (अनियंत्रित पेशीय दृढ़ सकुंचन।)

Tonography (टोनोग्राफी) The recording of changes in intraocular pressure.

(अन्तरिक्ष दाब (आंख के भीतर के दाब) में होने वाले परिवर्तनों का अभिलेखन करना; तनावअभिलेखन।)

Tonometer (टोनोमीटर) Instrument for measuring intraocular pressure. (तनाव या दाब विशेषकर आंख के भीतर का दाब मापने वाला एक यंत्र; तनावमापी।)

Tonometry (टोनोमीट्री) Measurement of intraocular tension. (किसी हिस्से के तनाव या दाब जैसे अन्तरिक्ष दाब को मापना; तनावभित्ति; तनावमापन।)

Tonsil (टॉन्सिल) 1. A mass of lymphatic tissue located in the fauces. 2. Two rounded masses projecting from inferior surface of cerebellum. 3. Lymphatic tissue near the opening of eustachian tube into pharynx. (लसीकाभ ऊतक का एक पिण्ड, गलतुण्डिका। अनुमस्तिष्क की निचली सतह पर स्थित लसीकाभ ऊतक का एक गोल पिण्ड। ग्रसनी के दोनों ओर गलतोरणिका के स्तम्भों के बीच में स्थित लसीकाभ ऊतक का एक पिण्ड।)

Tonsillar fossa (टॉन्सिलर फोसा) Depression between the glossopalatine and pharyngopalatine arches accommodating the tonsils. (जिह्वा तथा ग्रसनी तालु चाप के बीच का खात जिसमें टॉन्सिल स्थित होता है।)

Tonsillar ring (टॉन्सिलर रिंग) Ring of lymphoid tissue encircling the pharynx, e.g. palatine and lingual tonsils and the adenoids. (लसीकाभ ऊतक का छल्ला जो ग्रसनी को चारों ओर से घेरता है उदाहरण के लिए पैलेटाइन तथा जिह्वापरक टॉन्सिल तथा कण्ठग्रन्थि।)

Tonsillar sinus (टॉन्सिलर साइनस) Space between the plica triangularis and anterior surface of tonsils. (त्रिकोण पुटक तथा टॉन्सिल की अग्र सतह के बीच की जगह।

Tonsillectomy (टॉन्सिलेक्टॉमी) Surgical removal of the tonsils. (शल्यक्रिया के द्वारा किसी टॉन्सिल को काटकर निकाल देना; गलतुण्डिकाउच्छेदन।)

Tonsillitis (टॉन्सिलाइटिस) Inflammation of tonsils. *t. follicular* Tonsillitis principally affecting the crypts. (किसी टॉन्सिल या गलतुण्डिका विशेषकर तालु गलतुण्डिका का शोथ; तुण्डिकाशोथ।)

Tooth (टूथ) The hard structure in the jaw for mastication (see Figure). (काटने एवं भोजन को चबाने के लिए प्रत्येक जबड़े से निकलने वाली छोटी-छोटी हड्डी के समान रचनाओं में से एक दांत; दन्त।)

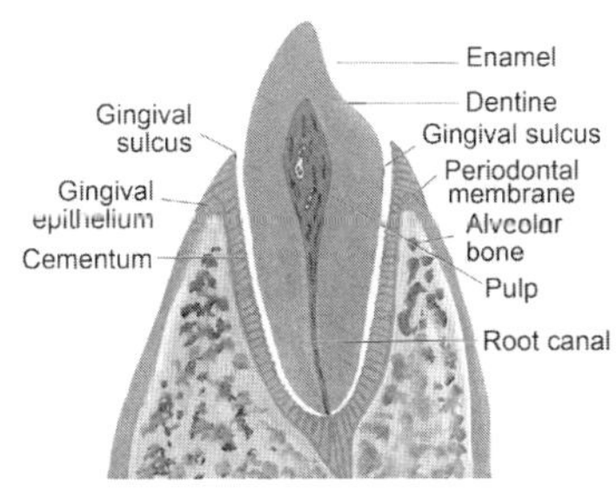

Tooth

Topagnosis (टोपेग्नोसिस) Loss of ability to localize site of tactile sensation. (स्पर्श संवेदना के स्थान को निर्धारित करने में असमर्थता।)

Tophaceous (टोफेसियस) Related to tophus. (टोफस से संबंधित।)

Topiramate (टोपीरामेट) Anticonvulsant. (आक्षेपरोधी।)

Tophus (टोफस) Deposits of sodium biurate in tissue adjacent to a joint. (गाउट में कान की उपास्थि में अथवा सन्धियों के आस पास के ऊतकों में सोडियम यूरेट का जमाव।)

Topical (टोपिकल) Local. (किसी स्थान विशेष से संबंधित; स्थानीय।)

Topotecan (टोपोटेकन) Anti-cancer agent. (कैंसर विरोधी कारक।)

Torpent (टोर्पेन्ट) Medicine that modifies irritation. (क्षोभण को बढ़ाने वाली औषधि।)

Torpidity (टोर्पीडिटी) Sluggishness, inactivity. (निष्क्रियता, मन्दता या धीमापन।)

Torque (टॉर्क) A force producing rotary motion. (घुमावदार गतियां उत्पन्न करने वाला बल।)

Torr (टॉर) The pressure of 1/760 of standard atmospheric pressure or simply 1 mm of Hg. (सामान्य वायुमण्डलीय तापमान एवं दाब में 1 मिमी. पारे का दाब।)

Torsade-de-pointes (टोरसेड डी प्यान्टस) Polymorphic rapid ventricular tachycardia with changing QRS configuration. (बहुरूपी तीव्र निलयी हृद क्षिप्रता तथा परिवर्तनशीलता क्यू आर एस विन्यास।)

Torsemide (टोर्सीमाइड) Diuretic. (मूत्रल।)

Torsion (टार्सन) Rotation of the vertical meridians of eye; rotation of tooth along its long axis. (आंख का लम्बरूप वृत में परिक्रमण होना; दाँत का अपने लम्ब अक्ष में परिक्रमित होना।)

Torticollis (टॉर्टीकॉलिस) Spasmodic contraction of neck muscles causing head to tilt to one side and chin pointing to other side. (गर्दन की पेशियों के ऐंठनयुक्त संकुचन से अकड़ी हुई एवं ऐंठी हुई गर्दन जिसमें सिर एक ओर झुक जाता है और ठोढ़ी दूसरी ओर होती है।)

Tortuous (टार्चुअस) Having many bends or twists and turns. (ऐंठा हुआ; कुटिल। बहुत सी ऐंठनों अथवा घुमावों वाला।)

Torture (टॉर्चर) Infliction of mental or physical pain. (मानसिक अथवा शारीरिक कष्ट पंहुचाना; उत्पीड़ित करना।)

Torula (टोरूला) Yeastlike organism, now called *Cryptococcus*. (यीस्ट जैसे जीव जो अब क्रिप्टोकॉकस कहलाते हैं।)

Total hip replacement (टोटल हिप रिप्लेसमेन्ट) Replacement of acetabulum and head of femur by metallic or silicone prosthesis in the treatment of advanced disabling hip disease. (नितम्ब के अग्रवर्ती विकलांगता वाले रोग की चिकित्सा में जंघास्थि तथा फीमर के सिर के धात्विक या सिलिकॉन के कृत्रिम अंग द्वारा स्थानापन्न।)

Total parenteral nutrition (टोटल पेरेन्टेरल न्यूट्रिशन) (TPN) Provision of total electrolyte, protein, calorie, vitamin and mineral need via intravenous route. (सम्पूर्ण विद्युतघटय, प्रोटीन, कैलोरी, विटामीन तथा खनिज पदार्थों की आवश्यकता को अन्तः शिराभ मार्ग द्वारा पंहुचाना।)

Totipotent (टोटीपोटैन्ट) A cell capable of dividing into a large variety of cells. (बहुत से विभिन्न प्रकार के ऊतकों में विकसित होने के सक्षम कोशिका जैसे कोई गर्भित डिम्ब।)

Touch (टच) Tactile sense or perceive from palpation. (स्पर्शज्ञान या परिस्पर्शन से बोध होना।)

Tourniquet (टूर्नीकुएट) Any item used to exert pressure over an artery to stop bleeding. *t. rotating* A technique of applying tourniquets to three extremities in rotation to reduce venous return to heart as in pulmonary edema (see Figure). (एक पदार्थ जिसे रक्तस्राव को रोकने के लिए धमनी के ऊपर दाब डालने के लिए प्रयोग किया जाता है।)

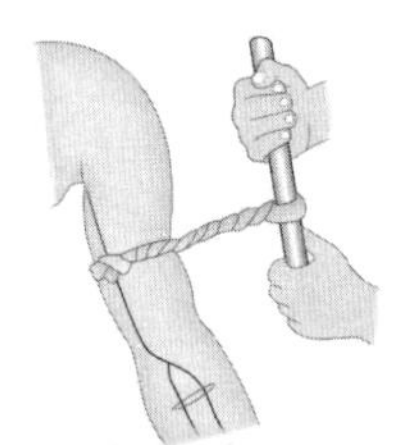

Tourniquet

Tourniquet test (टूर्नीकुएट टेस्ट) Test for determining capillary fragility from their ability to withstand pressure. (दाब को सहने की क्षमता से कोशिका की भंगुरता को ज्ञात करने के लिए परीक्षण।)

Touton cells (टाउटन सैल्स) Giant multinucleated cells found in lesions of xanthomatosis. (असामान्य से विशाल बहुकेन्द्रकीय कोशिकाएं जो पीतार्बुदता की विक्षति में पायी जाती हैं।)

Toxemia (टॉक्सीमिया) Circulation of toxins throughout the body producing symptoms like fever, diarrhea, vomiting, hypotension, flushing tachycardia, etc. *t. of pregnancy* A series of changes occurring in pregnancy leading to hypertension, proteinuria, convulsion and intrauterine growth retardation. (रक्त धारा द्वारा जीवाणुज जीवविषों के सम्पूर्ण शरीर में फैल जाने से उत्पन्न दशा, जीवविषरक्तता।) *Toxemia of pregnancy* (टॉक्सेमिया ऑफ प्रेगनेन्सी) (परिवर्तनों का अनुक्रम जो गर्भावस्था में होता है जिससे उच्चरक्तदाब, प्रोटीनूरिया, आक्षेप तथा अन्तगर्भाशयी वृद्धि अवरुद्धता हो जाती है।)

Toxia allergic syndrome (टॉक्सिा ऐलर्जिक सिन्ड्रोम) A disease caused by ingestion of adulterated rapeseed oil with aniline producing respiratory distress, eosinophilia, hepatosplenomegaly, etc. (एक विचार जो मिलावटी तिलहन (रेपसीड ऑयल) अन्तर्ग्रहण के कारण होता है जिससे श्वास कष्ट, इयोसिनरोगीकोशिकाबहुलता, यकृतप्लीहाति-वृद्धि आदि उत्पन्न हो जाते हैं।)

Toxicology (टॉक्सिकोलॉजी) Branch of science dealing with toxic substances, their detection, pharmacological action, selection of suitable antidotes, treatment and prevention of their symptoms. (विषविज्ञान, जीवविषविज्ञान की शाखा जो विशैले पदार्थों, उनका निरूपण, भेषजगुणविज्ञान संबंधित क्रिया उचित प्रतिकारक का चयन, तथा उनके लक्षणों की चिकित्सा तथा निवारण करता है।)

Toxicosis (टॉक्सिकोसिस) A diseased condition resulting from poisoning. (विष से उत्पन्न कोई भी रोगावस्था; विषाक्तता विषण्णता।)

Toxicosis shock syndrome (टॉक्सिकोसिस शॉक सिन्ड्रोम) Fever, diffuse macular erythematous rash, syncope due to toxins produced by *Staphylococcus aureus*. (स्टैफिलोकॉकस औरियस द्वारा उत्पादित जीवविष के कारण होने वाला विस्तृत चित्तीदार त्वक्रक्तिमा विस्फोट तथा मूर्च्छा।)

Toxiferous (टॉक्सिफेरस) Containing a poison. (किसी विष को धारण करने वाला; विषवाहक।)

Toxigenic (टॉक्सिजेनिक) Producing toxins or poisons. (जीवविषों अथवा विषों को उत्पन्न करने वाला; जीवविषजनक।)

Toxigenicity (टॉक्सिजेनीसिटी) The virulence of a toxin producing pathogenic organism. (जीवविषों को उत्पन्न करने वाला; जीवविषजनक।)

Toxin (टॉक्सिन) A poisonous substance of animal or plant origin. (कुछ पौधों, जन्तुओं तथा रोगजनक जीवाणुओं द्वारा उत्पन्न एक विशैला पदार्थ जो एक प्रकार का प्रोटीन होता है; जीवविष।)

Toxoid (टॉक्सायॅड) A toxin without toxicity but with intact antigenicity so that when injected can produce antibodies. (ऐसा जीवविष जिसकी विषालुता के ऊष्मा से अथवा रासायनिक पदार्थ का प्रयोग करके नष्ट कर दिया हो परन्तु इन्जैक्शन द्वारा प्रयोग किए जाने पर इसकी एण्टीबाडी उत्पन्न करने की क्षमता नष्ट नहीं होती; जीवविषाभ।)

Toxocariasis (टॉक्सोकेरिएसिस) Infection with toxocara organism. (टॉक्सोकेरा जीव से संक्रमण।)

Toxolysin (टॉक्सोलाइसिन) Substance capable of destroying toxin. (जीव विषों के लिए विनाशकारी।)

Toxoplasma (टॉक्सोप्लाज्मा) A form of protozoa, e.g. *T. gondii* causing toxoplasmosis. (एक प्रकार का बीजाणु (प्रोटोजुआ) उदाहरण के लिए टक्सोप्लाज्मा गोनडी जिसके कारण टॉक्सोप्लास्मोसिस होता है।)

Toxoplasmosis (टॉक्सोप्लासमोसिस) A disease due to infection with *Toxoplasma* *gondii* manifest with pneumonitis, hepatitis, encephalitis (in the severe form) or mild fever and malaise in mild form. In congenital form the newborn may have encephalopathy, jaundice, anemia, hepatosplenomegaly and generalized lymphadenopathy. (एक विकार जो टॉक्सोप्लाज्मा गोनडी से संक्रमण के कारण होता है जिससे फुफ्फुसशोथ, यकृतशोथ, मस्तिष्कशोथ या मृदु ज्वर, बेचैनी होती है। जन्मजात प्रकार में, भ्रूण को मस्तिष्क विकृति, पीलिया, रक्ताल्पता, यकृतप्लीहातिवृद्धि तथा सर्वव्यापक लसीकापर्वविकृति हो सकती है।)

Trabecula (ट्रेबीकुला) Fibrous cord of connective tissue extending into an organ from its capsule or wall. (किसी अंग की भित्ती अथवा कैप्सूल से बढ़कर उसके पदार्थ में पहुंचने वाला संयोजी ऊतक का एक तन्तुमय पट्टा; रज्जु बन्धक।)

Trace (ट्रेस) 1. Very small quantity. 2. A visible mark or sign. (बहुत ही थोड़ी मात्रा। दिखाई देने वाला चिन्ह।)

Trace elements (ट्रेस ऐलिमेन्टस) Organic elements normally present in minute quantity but very essential for plant or animal life. (ऑर्गेनिक तत्व जो अति सूक्ष्म मात्रा में सामान्यता उपस्थित होता है परन्तु पौधों या जानवरों के जीवन के लिए अति आवश्यक होता है।)

Tracer (ट्रेसर) An isotope whichdue to its unique physical properties, can be detected in extremely minute quantity, and hence is used to trace the chemical behavior of natural element; used in absorption and excretion studies for identifying intermediary products of metabolism and determination of distribution of various substances in the body. Commonly used tracers are ^{14}C and ^{131}I.

Trachea (ट्रेकिया) The round cartilaginous air tube extending from larynx to bronchi (6th cervical to 5th dorsal vertebra). (छठी ग्रीवा कशेरुका के स्तर पर स्वरयंत्र से नीचे को जाने वाली उपास्थि की बनी नली जो श्लेष्मिक कला से आसारित होती है तथा पांचवीं पृष्ठीय कशेरूका के स्तर पर दो मुख्य शाखाओं, दायीं एवं बायीं श्वसनी में विभाजित हो जाती है; श्वास प्रणाल।)

Trachealis (ट्रेकियलिस) Smooth muscle fibers extending between the ends of tracheal rings whose contraction narrows the lumen. (मृदु पेशी तन्तुओं का श्वासप्रणालीय छल्लों के छोर के बीच में बढ़ना जिसके संकुचन से ल्यूमिन संक्रीर्ण हो जाता है।)

Tracheal ring (ट्रेकियल रिंग) C-shaped fibrous rings of trachea. (अंग्रेजी अक्षर C के आकार का श्वास प्रणाल का तन्तुमय छल्ला।)

Tracheal tug (ट्रेकियल टग) The downward tugging movement of larynx in thoracic aortic aneurysm. (वक्ष महाधमनिक एन्यूरिज्म में स्वरयंत्र का नीचे की ओर आकर्षित होकर गति करना।)

Tracheitis (ट्रेकाइटिस) Inflammation of trachea. (श्वास प्रणालशोथ।)

Trachelectomy (ट्रेकीलेक्टॉमी) Amputation of uterine cervix. (गर्भाशयग्रीवा को काटकर निकाल देना।)

Trachelitis (ट्रेकेलाइटिस) Inflammation of cervix. (ग्रीवा का शोथ।)

Trachelology (ट्रेकिलोलॉजी) Scientific study of neck, its diseases and injuries. (गर्दन एवं इसके रोगों का वैज्ञानिक अध्ययन।)

Tracheobronchomegaly (ट्रेकियोब्रोन्को-मेगैली) Congenital enlargement of trachea and bronchi. (सामान्यतः जन्मजात श्वास प्रणाल एवं प्रमुख श्वासनलियों का चौड़ा होना।)

Tracheocele (ट्रेकियोसील) Protrusion of tracheal mucous membrane through its wall. (श्वास-प्रणाल की श्लेष्मिक कला का बहिः सरण, श्वास-हर्निया।)

Tracheomalacia (ट्रेकियोमेलेसिया) Softening of cartilaginous framework of trachea.

(श्वास-प्रणाल की उपस्थियों का कोमल हो जाना।)

Tracheostomy (ट्रेकियोस्टॉमी) Surgical opening up of trachea to put an airway to facilitate respiration in laryngeal obstruction or a condition requiring prolonged respiratory assistance (see Figure). (गर्दन से होकर श्वास प्रणाली में छेद करना; श्वास प्रणाली छिद्रीकरण।)

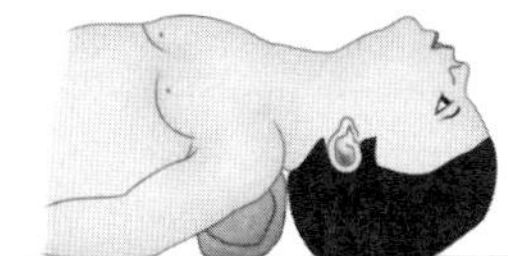

Position of patient during tracheostomy

Tracheostomy

Trachitis (ट्रेकाइटिस) Inflammation of trachea. (श्वास-प्रणाली शोथ।)

Trachoma (ट्रेकोमा) A form of chronic follicular conjunctivitis caused by *Chlamydia trachomatis*. (क्लेमाइडिया ट्रेकोमेटिस के किसी उपभेद द्वारा उत्पन्न एक प्रकार का जीर्ण सांसर्गिक नेत्रश्लेष्मलाशोथ जिसमें आँख की पलक की नेत्रश्लेष्मला पर पुटक दाने निकल आते हैं। इस रोग में रोशनी सहन न होना आँख मे दर्द होना तथा आँख से पानी निकलना आदि लक्षण होते हैं; रोहे)

Tracing (ट्रेसिंग) A graphic record of some events like respiration, electrical activity of heart and brain. (किसी सक्रियता जैसे श्वसनीय गतियों, हृदय स्पन्द अथवा मस्तिष्क की वैद्युत सक्रियता का रेखाचित्र-अभिलेख; अनुरेखण।)

Tract (ट्रैक्ट) 1. A pathway. 2. Bundle of nerve fibers within spinal cord or brain acting as an anatomical and functional unit. (मार्ग; नली एक सा कार्य करने वाले ऊतकों अथवा अंगों का एक संग्रह पथ।)

Traction (ट्रेक्शन) The act of drawing or pulling. *t. axis* Traction in line with the long axis of the part. *t. aneurysm* An aneurysm due to traction on artery, e.g. traction on aorta by an incompletely atrophied ductus. *t. diverticulum* A circumscribed sacculation usually of the esophagus due to pull of adhesions. *t. headache* Pain arising from traction on intracranial structures by tumors, hematoma, abscess, etc. (कर्षण, खिंचाव।) *Traction axis* (ट्रैक्शनएक्सिस) लम्ब अक्ष की रेखा में जैसे श्रोणि को लम्ब अक्ष की रेखा में खींचना) *Aneury* (एन्यूरिज्म) फुलाव जो धमनी पर खिचाव पड़नें के कारण होता है।)

Tract of Schuz (ट्रेक्ट ऑफ सक्ज़) Periventricular tract.

Tractotomy (ट्रेक्टोटॉमी) Surgical section of a tract in CNS, e.g. for pain relief. (केन्द्रीय तन्त्रिका-तन्त्र में स्थित किसी तन्त्रिका पथ का शल्यक्रिया द्वारा काट देना; पथछेदन।)

Tragus (ट्रेगस) Cartilaginous projection in front of external auditory meatus. (कान के बाहरी छेद के सामने एक नरम हड्डी प्रक्षेपण; तांत्रिका।)

Training (ट्रेनिंग) 1. An organized system of instruction. 2. Systematic exercise for physical development or some specialized aim (निर्देश की संगठित प्रणाली; शारीरिक विकास या कोई विशेष लक्ष्य को प्राप्त करने के लिए योजनानुसार व्यायाम करना।)

Trance (ट्रैन्स) The state of hypnosis resembling sleep or a state of being mentally out of touch with the environment. (अर्द्धचेतनावस्था जो नींद के समान प्रतीत होती है या मानसिक ह्रास होने की दशा जिसमें रोगी का वातावरण से सम्पर्क नहीं होता है।)

Trandolapril (ट्रैन्डोलाप्रिल) ACE inhibitor. (एन्जियोटैन्सिन कन्वर्टिंग एंजाइम संदमक।)

Tranquilizer (ट्रेन्क्वीलाइजर) A drug reducing mental tension and anxiety without interfering with normal mental activity. (एक औषधि जो मानसिक तनाव एवं चिन्ता को कम करने का कार्य करती है जैसे क्लोरप्रोमाजीन तथा डायजीपम आदि प्रशान्तक।)

Transaminase (ट्रान्सेमिनेज) An enzyme that catalyzes transamination, i.e. transfer of amino group of an amino acid to a ketoacid. *t. glutamic-oxaloacetic* (SGOT) Highest concentration in heart muscle and liver; hence raised in myocardial infarction and hepatitis. *t. glutamic-pyruvic* Highest concentration in liver. Injury to hepatic cells liberates the enzyme to bloodstream. (एक एंजाइम जो ट्रान्सएमिनेशन (मुँह से श्वसन क्रिया द्वारा पुनर्जीवित करने) को उत्प्रेरित करता है। जैसे एमीनो एसिड के अमीनों समूह को कीटोएसिड में स्थानान्तरण करना।)

Transamination (ट्रान्सएमिनेशन) Resuscitation by mouth to mouth respiration. (मुँह से श्वसन क्रिया द्वारा पुनर्जीवित करना।)

Transatrial (ट्रान्सएट्रियल) Procedure done through or across the atrium. (अलिन्द से गुजार कर की गई प्रक्रिया।)

Transcortin (ट्रान्सकॉर्टिन) A corticosteroid binding globulin. (एक कॉर्टिकोस्टीरॉयड जो ग्लोबुलिन को बाँधता है।)

Transcription (ट्रांसक्रिटशन) The DNA directed synthesis of messenger RNA. (प्रोटीन संश्लेषण में, गुणसूत्र के डी.एन.ए. से आनुवंशिक सामग्री की नकल बनाने की प्रक्रिया।)

Transcutaneous electric nerve stimulation (TNS) (ट्रान्सक्युटेनियस इलेक्ट्रिक नर्व सिटमुलेशन) Application of mild electrical stimulation to skin electrodes placed over a painful area to block transmission of pain sensation into CNS. (पीड़ित क्षेत्र के ऊपर त्वचा विद्युत चालक पर हल्की विद्युतीय उत्तेजना प्रयुक्त करके, केन्द्रीय तंत्रिका तंत्र में पीड़ा संवेदना को संचारित होने से रोका जाता है।)

Transducer (ट्रान्सड्यूसर) Device that converts one form of energy into another, e.g. ultrasonic transducers that convert sound energy to electrical energy. (एक प्रकार की शक्ति को दूसरे प्रकार की शक्ति में परिवर्तित करने वाला एक उपकरण।)

Transection (ट्रान्सैक्शन) Cutting across the long axis. (किसी लम्ब अक्ष के आर-पार काटना; पारपरिच्छेदन।)

Transexamic acid (ट्रान्सेक्समिक एसिड) Antifibrinolytic agent used to stop bleeding. (फाइब्रिनोलाइसिन विद्यटन के विरूद्ध कार्य करने वाले कारक जिन्हें रक्तस्राव को रोकने के लिए प्रयोग किया जाता है।)

Transfer factor (ट्रान्सफर फेक्टर) A factor present in antigen sensitized lymphocytes. (एक कारक जो प्रतिजन सुग्राहीकृत लसीका कोशिकाओं में उपस्थित होता है।)

Transferrin (ट्रान्सफेरिन) Iron transporting globulin in plasma. (रक्त सीरम में विद्यमान एक ग्लोबुलिन जो लोहे को बाँधता एवं उसका वाहन करता है।)

Transfixion (ट्रान्सफिक्सन) The act of piercing through and through. (भीतर से बाहर की ओर-आर पार काटना जैसे किसी अंगोच्छेदलन या विच्छेदन में किया जाता है।)

Transfixion sutures (ट्रान्सफिक्सन स्यूचर्स) A method of closing a wound by the use of suture which is placed through both wound edges in a figure of eight fashion. (एक विधि जिसमें सीवन टांके का प्रयोग करके घाव को बंद किया जाता है। यह दोनों घाव के किनारों के बीच रखकर लगाया जाता है।)

Transformation (ट्रान्सफार्मेशन) Change of shape or form, in oncology the change of one tissue into another; a type of mutation occurring in bacteria. (रूपान्तरण रूप अथवा रचना का परिवर्तित होना।)

Transfusion (ट्रान्सफ्यूज़न) Injection of blood, blood products or IV solutions into vein. *t. exchange* Transfusion of blood and withdrawal of blood at same time until blood volume is entirely replaced as in hemolytic disease of newborn. (रक्त के किसी घटक, सैलाइन

अथवा अन्य घोल को किसी शिरा द्वारा रक्त धारा में प्रविष्ट करना *t. exchange* (एक्सचेन्ज) आधान; रोगी के शरीर से बार-बार थोड़ीं थोड़ी मात्रा में रक्त खींचना तथा इसके स्थान पर दाता के रक्त को पहुँचाना जब तक सम्पूर्ण रक्त नहीं बदल जाता।)

Transfusion reaction (ट्रान्सफ्यूज़न रिऐक्शन) A variety of reactions including fever, chill, hemolysis, jaundice, shock and anaphylaxis occurring during transfusion. (विभिन्न प्रकार की प्रतिक्रियाएं जैसे– ज्वर, शीतकम्प रक्त अपघटन, पीलिया, क्षोभ तथा तीव्रग्राहिता जो रक्ताधान के समय होती हैं।)

Transgrow (ट्रान्सग्रो) A special medium for culture of *N. gonorrhea.* (एक विशेष माध्यम जो *N. gonorrhea.* के संमवर्ध के लिए होता है)

Transient ischemic attack (TIA) (ट्रान्जीयेंट इस्कीमिक अटैक) Symptoms of neurological deficit lasting for few hours without residual damage due to transient interference with blood supply to brain. (तंत्रिका अभाव के लक्षण जो कुछ घंटों तक रहते हैं जो अवशिष्ट क्षति के बिना होता है। यह मस्तिष्क तक रक्त प्रवाह के अस्थायी हस्तक्षेप के कारण होता है।)

Transillumination (ट्रान्सइलुमिनेशन) Inspection of a cavity or organ by passing a light through its wall, e.g. examination of paranasal sinus by means of a light placed across mouth; examination of hydrocele contents in scrotum and examination of brain in hydrocephalus in infants. (किसी गुहा अथवा अंग की दूसरी ओर से इसकी प्राचीर से तेज रोशनी गुजार कर इसका निरीक्षण करना; पार-प्रदीपन।)

Transition (ट्रान्जीशन) Passing from one state or position to another. (एक दशा अथवा स्थिति से दूसरी दशा अथवा स्थिति में या एक भाग का दूसरे भाग में परिवर्तन होना।)

Translation (ट्रान्सलेशन) Protein synthesis under direction of RNA. (अन्य रूप में बदलना; प्रोटीन संश्लेषण में भी यह देखा जाता है।)

Translocation (ट्रान्सलोकेशन) The displacement of part or whole of chromosome to another. (किसी गुणसूत्र के किसी भाग के दूसरे गुणसूत्र को या उसी गुणसूत्र के दूसरे भाग को स्थानान्तरित होने से उस गुणसूत्र का बदल जाना; स्थानान्तरण; स्थलान्तरण।)

Translucent (ट्रान्सलुसैन्ट) Permitting a partial transmission of light; somewhat transparent. (अर्द्धपारदर्शक वस्तु जिसमें से प्रकाश रेखा गुजर सके।)

Transmethylation (ट्रान्समेथिलेशन) Transfer of a methyl group from a donor to a receptor compound. Methionine and choline serve as donors of methyl group. (मिथाइल समूह को दाता से ग्राही यौगिक में स्थानान्तरण। मिथियोनीन तथा कोलीन मिथाइल समूह के दाता के रूप में कार्य करते हैं।)

Transmigration (ट्रान्समाइग्रेशन) A wandering across or through as that of ovum or leukocytes across the capillary wall. (आर-पार होकर भ्रमण करना विशेषकर श्वेत कोशिकाओं का केशिकाओं की भित्तियों से होकर ऊतकों में पंहुचना।)

Transmissible (ट्रान्समिस्सीब्ल) Capable of being transmitted from one person to another; communicable, infectious. (स्थानान्तरित हो जाने योग्य जैसे संक्रामक रोग।)

Transmission (ट्रान्समिशन) Transfer of anything; like disease or hereditary characteristics. *t. mechanical* Passive transfer of causative agent of disease, especially by arthropods, e.g. fly-borne diseases. *t. placental* Transmission of disease from mother to fetus via the placenta. *t. synaptic* The mechanism by which an impulse in one neuron gives rise to impulse in another neuron. *t. transovarian* Transmission of a diseased agent to offspring from mother from infection of ovary of latter as in ticks and mites. (स्थानान्तरण जैसे किसी रोग का एक व्यक्ति से दूसरे व्यक्ति को स्थानान्तरित होना; संचरण; संचारण।)

Transmural (ट्रान्सम्यूरल) Across a wall, e.g. myocardial infarction involving full thickness of wall in a given area. (किसी अंग अथवा गुहा की भित्ति की सम्पूर्ण मोटाई से होकर फैलने अथवा उसे ग्रस्त करने वाला।)

Transparent (ट्रान्सपेरेन्ट) Permitting passage of light rays without obstruction. (पारदर्शक।)

Transpeptidase (ट्रान्सपेप्टिडेज़) An enzyme that catalyzes the transfer of a peptide from one compound to another. (एक एंजाइम जो पेप्टाइड के एक यौगिक से दूसरे यौगिक में स्थानान्तरण को उत्प्रेरित करता है।)

Transplant (ट्रान्सप्लान्ट) To transfer tissue or organ from one part to another. (ऊतक अथवा किसी अंग को शरीर के एक भाग से दूसरे भाग पर स्थानान्तरित करना जैसा कि निरोपण या प्लास्टिक सर्जरी में किया जाता है।)

Transplantation (ट्रान्सप्लान्टेशन) The operation of transplanting an organ or tissue from one person to another, e.g. heart, lung, kidney, liver and bone marrow. *t. heteroplastic* Transplantation of a part from one individual to another of the same or closely related species. *t. heterotopic* Transplantation in which transplant is placed in a different location in host than it had in donor. (शरीर के किसी एक भाग से जीवित ऊतक अथवा अंग को लेकर उसे दूसरे भाग पर अथवा दूसरे व्यक्ति में निरोपित करना जैसे हृदय; फेफड़े; वृक्क; यकृत; बोन मैरो प्रतिरोपण।)

Transport (ट्रान्सपोर्ट) Movement or transfer of substances in biological system; transport may be active, passive or carrier mediated. (पदार्थों विशेषकर इलैक्ट्रोलाइटों, पोषकों तथा तरलों का कोशिका भित्तियों के पार हो जाना; परिवहन।)

Transposition (ट्रान्सपोजीशन) A change in position of an organ or viscera usually to opposite side. (किसी अंग अथवा अन्तरांग का विपरीत दशा को विस्थापित हो जाना। स्थिति-अन्तरण। किसी ऊतक के पल्ले को अपने मूल स्थान से पूर्णतया अलग किए बिना, जब तक कि वह नये स्थान से न जुड़ जाए, प्रतिरोपित करना।)

Transposition of great vessels (ट्रान्सपोजिशन ऑफ ग्रेट वैसल्स) A congenital cardiac anomaly where aorta arises from right ventricle and pulmonary artery from left ventricle. (एक जन्मजात हृदय असंगति जिसमें महाध्मनी दाहिने निलय से निकलती है तथा फुफ्फुसीय धमनी बाएँ निलय से निकलती है।)

Trans-sexual (ट्रान्स-सेक्सुअल) An individual who has overwhelming desire or feels psychically to be of opposite sex or has got his external sex changed by surgery. (विपरीत लिंग का होने की तीव्र इच्छा रखने वाला व्यक्ति, वह व्यक्ति जिसका बाह्य लिंग बदल दिया गया हो जिससे वह विपरीत लिंग का दिखाई देता है।)

Transudate (ट्रान्सूडेट) A fluid that passes through the capillary wall. (किसी झिल्ली विशेषकर कोशिकाओं की भित्तियों से निकलने वाला एक तरल पदार्थ; पारस्राव; रिसाव।)

Transudation (ट्रान्सुडेशन) Oozing of fluid through the membrane. (किसी झिल्ली से किसी तरल का विशेषकर सीरम का कोशिकाओं की भित्तियों से होकर रिसना; पारस्राव।)

Transurethral (ट्रान्सयूरेथ्रल) An operation performed through urethra, e.g. transurethral prostatectomy. (मूत्र-मार्ग से गुजार कर की गई शल्य-क्रिया उदाहरण के लिए ट्रान्सयूरेथ्रल प्रोस्टैटेक्टॉमी।)

Transverse arrest (ट्रान्सवर्स ऐरेस्ट) In obstetrics, arrest of transverse axis of descending fetal head in maternal pelvis. (प्रसूति विज्ञान में माता श्रोणि में नीचे आते हुए भ्रूण के सिर का अनुप्रस्थ अक्ष का संरोध।)

Transverse mesocolon (ट्रान्सवर्स मीजोकोलन) The transverse portion of mesentery connecting transverse colon with posterior abdominal wall. (मध्यात्र का अनुप्रस्थ भाग जो अनुप्रस्थ बृहदान्त्र को पश्च उदरीय प्राचीर से जोड़ता है।)

Transverse myelitis (ट्रान्सवर्स माइलाइटीस) Inflammation of spinal cord involving entire cord substance at a particular level, usually of unknown etiology. (मेरू-रज्जु का शोथ।)

Transverse sinus (ट्रान्सवर्स साइनस) A sinus of dura mater running from internal occipital protuberance along attached margin of tentorium cerebelli to reach jugular foramen. (अनुप्रस्थ साइनस, मानव सिर के अंदर होता है। यह बाएँ और दाएँ स्थित होते हैं और मस्तिष्क के नीचे पाए जाते हैं, इसी से सिर के पिछले भाग से रक्त का निकास हो पाता है।)

Transvestism (ट्रान्सवेस्टिज्म) Dressing or masquerading in the clothing of opposite sex to be accepted as a member of opposite sex. (विपरित लिंग के कपड़े पहन कर लैंगिक आनन्द की प्राप्ति करना; इतरलिंगवस्त्रकामुकता।)

Tranylcypromine (ट्रेनिलसाइप्रोमीन) An antidepressant of MAO inhibitor group. (अवसाद को रोकने या उसमें आराम पहुँचाने वाला कारक जो MAO रोधक समूह का होता है।)

Trapezium (ट्रेपीज़ियम) The first bone of the second row of carpal bones. (कलाई की हड्डियों की दूरस्थ पंक्ति की रेडियस हड्डी की ओर की प्रथम हड्डी।)

Trapezius (ट्रेपीजियस) The muscle arising from occipital bone, nuchal ligament and the spines of thoracic vertebra and inserted into clavicle, acromion and spine of scapula. (गर्दन एवं कंधे की एक चपटी; त्रिकोणी पेशी।)

Trauma (ट्रॉमा) A physical injury or wound caused by external force or violence. *t. psychic* A painful emotional experience. (शारीरिक, मानसिक आघात; चोट; अभिघात।)

Trauma score (ट्रॉमा स्कोर) A numerical grading system that assesses neurological and cardiopulmonary functions to assess severity of trauma and prediction of survival. (संख्यात्मक श्रेणी प्रणाली जो तंत्रिकाओं तथा हृद्फुफ्फुस के कार्यों का मूल्यांकन करके अभिघात की तीव्रता तथा जीवित रहने का पूर्वानुमान लगाती है।)

Traumatology (ट्रॉमेटोलॉजी) The branch of surgery dealing with wounds and their care. (शल्यचिकित्सा की वह शाखा जिसका संबंध चोटों एवं जख्मों से होता है; अभिघात विज्ञान)

Tray (ट्रे) A flat surface with raised edges. *t. impression* In dentistry U-shaped receptacle to carry impression material and support it in contact with teeth (चपटा पात्र जिसके किनारे ऊपर उठे होते हैं।)

Trazodone (ट्रेजोडोन) Antidepressant. (अवसाद को रोकने या उसमें आराम पहुँचाने वाला।)

Treacher Collins syndrome (ट्रेचर कौलीन्स सिन्ड्रोम) Mandibulofacial dysostosis. (निचले जबड़े तथा चेहरे का दोषयुक्त अस्थिभवन।)

Treadmill (ड्रेडमिल) A gym equipment having an endless belt on which an individual walks or runs in place for exercise or physiological testing, e.g TMT test for persons who have cardiac problems. (हृदय रोग का पता लगने के लिए उपयोग किया जाने वाला उपकरण।)

Treatment (ट्रीटमैन्ट) Any specific procedure employed for amelioration of a disease or pathological condition. *t. empiric* Treatment based on observation and experience rather than having a scientific basis. *t. expectant* Relief of symptoms that arise during an illness but treatment not directed at specific cause of illness. *t. palliative* Symptomatic treatment rather than a cure. (किसी रोग अथवा विचार की चिकित्सा करना; उपचार; इलाज। *t. empiric* (एम्पिरिक) निरीक्षण एवं अनुभवों के आधार पर की जाने वाली रोगों की चिकित्सा, किसी वैज्ञानिक आधार पर नहीं।

Trematoda (ट्रेमेटोडा) A class of flat worms commonly known as flukes. (संघ प्लैटीहैल्मिन्थीज (चपटे कृमियों) का एक वर्ग जिन्हें सामान्य रूप से पर्णकृमि (फलेक्स) कहते हैं।)

Tremble (ट्रेम्ब्ल) Involuntary shaking or quivering. (अनैच्छिक कम्पन या थरथराना।)

Tremor (ट्रैमर) Involuntary movement resulting from alternate contraction of opposing muscle groups. *t. action* Tremor when voluntary motion is attempted. *t. alcoholic* Visible tremor in alcoholics. *t. cerebellar* Intention tremor of 3–5 Hz frequency seen in cerebellar disease. *t. essential* Benign tremor usually of head, chin, outstretched hands, 8–10 cycles per second, made worse by anxiety and action, usually familial. *t. flapping* Coarse tremor with momentary loss of tone in muscle groups followed by return of tone. SYN—asterixis, seen in hepatic encephalopathy. *t. parkinsonian* A rest tremor which is suppressed briefly during voluntary activity, usually pill rolling type. *t. physiologic* Tremor occurring in normal persons during anger, anxiety, fatigue and hypoglycemia. (कम्प, कम्पन।) *t. action* (एक्शन) कार्य करते समय जैसे लिखते या प्याला उठाते समय हाथ में होने वाला कम्पन। *t essential* (एसेन्शियल ट्रैमर) सामान्यतः प्रारम्भिक वयस्क जीवन में सिर एवं ऊपरी भुजाओं में उत्पन्न होने वाला कम्पन। *t. flapping* (फ्लेपिंग ट्रैमर) असामान्य रूप से पेशी कम्पन होना, जिसमें हाथों में स्वतः झटके आने लगते हैं, *t. physiological* (फिजियोलॉजिकल ट्रैमर) सामान्य व्यक्तियों में होने वाला कम्पन जो क्रोध, चिंता, थकान तथा रक्त में ग्लूकोज की कमी के कारण होता है।)

Tremulous (ट्रेमुलस) Trembling or shaking. (कांपता हुआ अथवा हिलता हुआ कम्पायमान।)

Trench fever (ट्रेंच फीवर) The disease caused by *Rickettsia quintana*, transmitted by body louse. (रिकेटसिया क्विनटाना द्वारा उत्पन्न रोग जो यूका द्वारा संचारित होता है।)

Trench foot (ट्रेन्चफुट) A condition akin to frost bite due to keeping of feet in wet socks and shoes for prolonged period. (हिमदाह के समान एक रोग जो ठण्डे पानी में बहुत समय तक खड़े रहने वाले सैनिकों के पैरों को ग्रस्त करता है।)

Trench mouth (ट्रेन्च मॉउथ) Painful pseudomembranous ulceration of mucous membrane of mouth. (मुँह की श्लेष्मकता का पीड़ायुक्त कूटकला व्रण।)

Trend (ट्रेन्ड) The tendency to proceed in a certain direction. (झुकाव; प्रवृत्ति; किसी दशा की ओर बढ़ने की प्रवृत्ति।)

Trendelenburg's position (ट्रेण्डेलेन्बर्ग पोजीशन) Position in which patient's head is low and the legs are on an elevated and inclined position. (ऐसी स्थिति जिसमें रोगी का सिर नीचे को होता है तथा शरीर एवं टांगें ऊपर को उठी होती हैं।)

Trendelenburg's sign (ट्रेण्डेलेन्बर्ग साइन्) A pelvic drop on the side of elevated leg indicating weakness of gluteus medius when one stands on one leg. (जब रोगी एक पैर पर खड़ा होता है तब ऊभरे हुए पैर की तरफ श्रोणिकीय बिन्दु बीच में स्थित नितम्बपेशी की कमजोरी की ओर संकेत करता है।)

Trephine (ट्रेफाइन) A cylindrical saw for cutting circular piece of bone out of skull. (खोपड़ी से हड्डी का वृत्ताकार टुकड़ा अलग करने के लिए एक बेलनाकार आरी।)

Trepidation (ट्रेपीडेशन) Fear, anxiety, trembling motion. (काँपना; भयः, चिंता।)

Treponema (ट्रेपोनीमा) A genus of spirochetes causing infections in man, e.g. syphilis (*T. pallidium*), pinta (*T. carateum*), frambesia (*T. pertenue*). (मनुष्य में परजीवी के रूप में रहने वाला स्पाइरोकीट का एक वंश; ट्रेपोनीमा पैलीडम सिफिलिस रोग उत्पन्न करने वाला जीव होता हैं।)

Tretinoin (ट्रैटिनौइन) Transretinoic acid used topically for acne. (अम्ल जिसे स्थानीय रूप से मुहांसों के लिए प्रयोग किया जाता हैं।)

Triacetin (ट्रॉइएसिटिन) Antifungal agent used topically. (कवकरोधी कारक जिसे स्थानीय रूप से प्रयोग किया जाता है।)

Triad (ट्रॉएड) Any three things having or denoting something in common. (तीन सम्बन्ध वस्तुओं का एक वर्ग या उसमें कुछ समान होना।)

Triage (ट्रीयेज) The screening and classification of sick, wounded or injured during war or disaster to assign priority for medical and nursing attention. (चिकित्सा की प्रथमता की आवश्यकता को निश्चित करने के लिए युद्ध अथवा अन्य विपत्ति में रोगी या जख्मी व्यक्तियों की छँटनी करना एवं उनका वर्गीकरण करना।)

Triamcinolone (ट्राइएमसिनोलोन) Synthetic glucocorticoid used for skin conditions. (कृत्रिम ग्लूकोकार्टिकॉयड जिसे त्वचा की दशा के लिए प्रयोग किया जाता है।)

Triamterene (ट्राइएमिटिरीन) A potassium sparing diuretic. (एक मूत्रवर्धक दवा जो पोटेशियम की मात्रा शरीर में सामान्य रख कर अपना प्रभाव डालती है।)

Triangle (ट्रैगल) An area formed by three angles and three sides. (एक क्षेत्र जो तीन भुजाओं तथा तीन कोणों से बना होता है।)

Triangular bandage (ट्रायेन्गुलर बैण्डेज) A bandage folded diagonally. (एक पट्टी जो विकर्णता से मुड़ी होती है।)

Triangular ligament (ट्रायेन्गुलर लिगामैन्ट) The ligaments left and right connecting right and left lobes of liver with corresponding portions of diaphragm. (दायें और बायें स्नायु जो यकृत के बायें और दायें खण्डों तथा मध्यपट के समान भागों को जोड़ते हैं।)

Triatoma (ट्राऐटोमा) A genus of blood sucking bugs, one variety of it transmits *Trypanosoma cruzi*, causative agent of Chaga's disease. (रक्त चूसने वाले कीड़ों का एक वंश इसमें से एक प्रकार के कीट से ट्राइपेनोसोमा क्रूजी संचारित होता है।)

Triazolam (ट्राऐजोलम) Benzodiazepine anxiolytic. (बैंजोडायजीपीन एन्जीयोलाइटिक।)

Tribadism (ट्राइबेडिज्म) A condition where women attempt to imitate heterosexual intercourse with each other. (स्त्रियों के द्वारा आपस में विषमलैंगिक मैथुन की नकल करने का प्रयास।)

Tribasic (ट्राइबेसिक) Composed of three replaceable hydrogen atoms. (पुनःस्थापित किये जाने योग्य तीन हाईड्रोजन परमाणुओं से बना हुआ।)

Tribe (ट्राइब) A taxonomic division between genus and family. (वर्गीकरण नियम के अनुसार कुल एवं वंश के बीच का विभाजन।)

Tribromoethanol (ट्राइब्रोमोइथेनॉल) An anesthetic agent. (संज्ञाहारी कारक।)

Tricarboxylic acid cycle (ट्राइकार्बोक्सीलिक एसिड साइकल) The metabolic cycle of pyruvic acid breakdown for production of energy; the terminal pathway whereby fats, carbohydrates and proteins are utilized. (ऊर्जा के उत्पाद के लिए पाइरूविक अम्ल के चयापचयी चक्र में बाधा पड़ना। अन्तिम मार्ग जिसके कारण वसा श्वेतसार तथा प्रोटीन उपयोग होते हैं। इसे क्रैब साइकल भी कहते हैं।)

Triceps (ट्राइसेप्स) A muscle arising by three heads. (तीन सिर वाला जैसे ट्राइसेप्स पेशी होती है; त्रिशीर्षपेशी।)

Triceps reflex (ट्राइसेप्स रिफ्लैक्स) Extension of forearm on tapping the triceps tendon while the elbow is flexed. (जब कोहनी मुड़ी होती है, और त्रिशीर्ष कण्डरा को थपथपाते हैं, तब बांह का विस्तृत होना।)

Trichiasis (ट्राइकिएसिस) Inwardly directed eye lashes that rub against cornea. (ऑंखों की पलकों के बालों का अन्दर की ओर वृद्धि करना जिससे वे कॉर्निया को रगड़ कर जलन पैदा करते है; पक्ष्मावर्तन।)

Trichinella (ट्राइकिनेला) A genus of nematode. *Trichinella spiralis* of this genus causes trichinosis from ingestion of undercooked pork containing the cyst. (निमैटोड का एक वंश। इस वंश के ट्राइकिनेला स्पाइरेलिस के कारण ट्राइकिनोसिस होता है जो अधपके सूअर के मांस के अन्तर्ग्रहण से होतो है जिसमें पुटी होती है।)

Trichinellosis (ट्राइकिनेलोसिस) Disease caused by *Trichinella spiralis* SYN – trichinosis. Symptoms are swelling of face, firm, tender swollen muscles, fever and eosinophilia. (ट्राइकिनेला स्पाइरेंलिस द्वारा उत्पन्न रोग इसके लक्षण चेहरे पर सूजन स्पर्शेकातार सूजी हुई पेशियां ज्वर तथा इयोसिनरागी कोशिका बहुलता होते हैं।)

Trichloroacetic acid (ट्राइक्लोरो एसीटिक एसिड) The caustic agent used for cauterization of warts, condylomata and hyperplastic tissue. (ज्वलनकारी कारक जो मस्सों, कीलार्बूद तथा अतिविकास ऊतक के दहन कर्म में प्रयोग किया जाता है।)

Trichlor ethylene (ट्राइक्लोरो इथेलिन) Inhalational anesthetic that supplements nitrous oxide. (अन्तः श्वसन संज्ञाहारी जो नाइट्रस ऑक्साइड को संपूर्ण करता है।)

Trichobezoar (ट्राइकोबेजोर) A hair ball in the stomach. (यह जहर के लिए एक मारक का काम करती है। विद्यमान बालों की एक गेंद।)

Trichogen (ट्राइकोजन) An agent stimulating hair growth. (बालों की वृद्धि को उत्तेजित करने वाला साधन।)

Tricholine (ट्राइकोलीन) Hepatic stimulant. (यकृति उत्तेजक।)

Trichology (ट्राइकोलोजी) Study of hair, its growth and care. (केश इसके रोगों एवं उनकी चिकित्सा का अध्ययन; लोमविज्ञान।)

Trichomatosis (ट्राइकोमेटोसिस) Entangled matted hair due to fungal disease. (शिरोवल्क के कवक रोग एवं सफाई के अभाव में फँसें हुए उलझेदार बालों का पाया जाना।)

Trichomonas (ट्राइकोमोनस) Genus of flagellated protozoa. *T. hominis* Intestinal flagellate causing diarrhea and bacillary dysentery like disease. *T. vaginalis* Flagellate inhabiting vagina causing profuse white watery often blood stained discharge and intense itching (see Figure). (कशाभी परजीवीय एककोशिकीय जन्तुओं का एक वंश जिसकी ट्राइकोमोनास वैजाइनालिस जाति योनि में पाई जाती है जिससे स्त्रियों में प्रदर हो जाता है।)

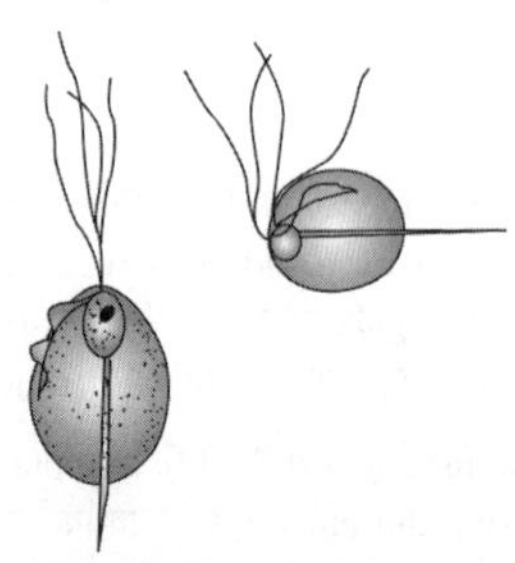

Trichomonas vaginalis

Trichomycosis (ट्राइकोमाइकोसिस) Any fungal disease of hair. (किसी कवक द्वारा उत्पन्न बालों का कोई भी रोग।)

Trichophytobezoar (ट्राइकोफाइटोबेजोआर) A hair ball found in the stomach along with vegetable fiber and other debris. (आमाशय अथवा आंत में पाई जाने वाली बालों की गेंद।)

Trichophyton (ट्राइकोफाइटोन) Parasitic fungus living on skin or its appendages. (परजीवीय कवकों का एक वंश जो त्वचा बालों तथा नाखूनों में वास करता है एवं बहुत से त्वचाकवकता और दाद संकम्रण उत्पन्न करता है।)

Trichorrhexis (ट्राइकोरैहक्सिस) Splitting of hair. (बालों का टूटना या खण्डित होना।)

Trichosporon (ट्राइकोस्पोरोन) A genus of fungi growing on hair. (बालों को संक्रमित करने वाले कवकों का एक वंश।)

Trichotilomania (ट्राइकोटिलोमैनिया) Unnatural impulse to pull out one's own hair. (बालों को नोचने की सनक; लोमकर्षणोन्माद।)

Trichromatic (ट्राइक्रोमेटिक) Able to differentiate three primary colors, which means normal color vision. (तीन रंगों के प्रदर्शन से संबन्धित अथवा उन्हें प्रदर्शित करने वाला केवल तीन प्राथमिक रंगों को पहचानने के सक्षम; त्रिवर्णदृष्टिक।)

Trichuriasis (ट्राइच्यूरिएसिस) *Infestation with Trichuris trichura.* (आंत में ट्राइक्यूरिस वंश के कृमियों का पाया जाना; कशाकृमिरूग्णता।)

Trichuris trichura (ट्राइच्यूरिस ट्राइच्यूरा) A nematode that inhabits large intestine and causes diarrhea and abdominal pain. (सूत्र कृमि जो मनुष्य को संक्रमित करता है। यह बड़ी आंत में अवरोध उत्पन्न करता है तथा इसके कारण अतिसार दस्त तथा तीव्र उदरीय पीड़ा होती है।)

Tricitrates oral solution (ट्राइसिट्रेट ओरल सल्यूशन) Solution of sodium citrate, potassium citrate and citric acid. (सोडियम साइट्रेट, पोटैशियम साइट्रेट तथा साइट्रिक अम्ल का घोल।)

Triclophos sodium (ट्राइक्लोफोस सोडियम) A sedative-hypnotic preparation. (एक प्राशामक दवा।)

Triclosan (ट्राइक्लोसेन) Gram antiseptic. (जीवाणुरोधी और कवकरोधी एजेंट।)

Tricuspid (ट्राइकस्पिड) Having three cusps, e.g. tricuspid valve, tricuspid tooth. (तीन नोंकों अथवा कपर्दिकाओं वाला जैसे त्रिकपर्दी कपाट, त्रिकपर्दी दन्त।)

Tricuspid atresia (ट्राइकस्पिड एट्रैसिया) Congenital atresia of tricuspid valve with cyanosis and clubbing. (त्रिकपर्दी कपाट की जन्मजात अधिद्रता के साथ नीलरोग।)

Tricuspid valve (ट्राइकस्पिड वाल्व) Right atrioventricular valve. (दायें अलिन्द निलय कपाट।)

Tricuspid (ट्राइकस्पिड) having three flaps. (दायाँ अनिन्द निलय कपाट।)

Tricuspid valve (ट्राइकस्पिड वाल्व) Right atrioventricular valve located between the right ventricle and right atrium. (ह्रदय का एक वाल्व जो दाएं वैंट्रिकल और दाएं ऐट्रियम के बीच पाया जाता है।)

Trident (ट्राइड़ैन्ट) Having three prongs. (तीन दातों वाला।)

Tridihexethyl chloride (ट्राइडीहैक्सीथील क्लोराइड) An anticholinergic agent. (कोलीनधर्म रोधी दवा।)

Triethylenemelamine (ट्राइथीलैनेमेलामाइन) One member of nitrogen mustard group of antineoplastic agent. (अर्बुदरोधी कारक का नाइट्रोजन मस्टर्ड समूह का एक भाग।)

Triethylenethiophosphosamide (ट्राएइ–थिलीनथायोफास्फोसामाइड) An alkylating agent used in cancer chemotherapy. SYN – thiotepa. (क्षारीय कारक जिसे कैंसर के रसायनोपचार में प्रयोग किया जाता है।)

Trifluoperazine hydrochloride (ट्राइ–फ्लूपैराज़ीन हाइड्रोक्लोराइड) An antipsychotic agent (Espazine). (मनोविकार के प्रति प्रभावकारी कारक।)

Trifluperidol (ट्राइफ्लूपैरिडोल) Antipsychotic. (मनोविकार के लिए प्रभावकारी।)

Triflupromazine (ट्राइफ्लूप्रोमाजीन) Antipsychotic agent used mainly for nausea and vomiting (Siquil). (मनोविकार के प्रति प्रभावकारी कारक जिसे अधिकतर मतली तथा उल्टी के लिए प्रयोग किया जाता है।)

Trifluridine (ट्राइफ्लूरीडीन) Antiviral agent. (प्रतिविषाणूज कारक।)

Trifurcation (ट्राइफर्केशन) Division into three branches. (तीन शाखाओं में विभाजन।)

Trigeminal nerve (ट्राइजेमिनल नर्व) The fifth cranial nerve, the sensory-motor nerve dividing into 1. ophthalmic (supplies upper part of face, nasal mucosa, cornea and conjunctiva). 2. maxillary (supplies gums and teeth of upper jaw, upper lip and orbit) and 3. mandibular supplying muscles of mastication, gum and teeth of lower jaw. (पाँचवीं कपालीय तन्त्रिका; त्रिधारा तन्त्रिका।)

Trigeminal neuralgia (ट्राइजेमिनल न्यूरैल्जिया) Neuralgic pain (burning and tingling) in distribution of trigeminal nerve due to any lesion of Gasserian ganglion or compression of its large sensory root by an aberrant artery and often idiopathic. (आनन तन्त्रिकाशूल त्रिधारा तन्त्रिका की प्रगति के साथ-साथ होने वाली तीव्र स्नायुशूल पीड़ा, जलन तथा चुनचुनाहट।)

Trigger (ट्रिगर) To initiate with suddenness. An event or impulse that initiates other events or actions. (यकायक आरम्भ हो जाना; आवेग जो दूसरी क्रियाओं को आरंभ करता है।)

Trigger finger (ट्रिगर फिंगर) A state when finger flexion or extension is accomplished with a jerk due to tenosynovitis. (ऐसी दशा जिसमें हाथ या पैर की किसी अँगूली का आकुंचन अथवा प्रसार अस्थायी रुप से रुक जाता है, परन्तु एक झटके के साथ अँगूली अपनी सामान्य अवस्था में वापिस आ जाती है।)

Trigger zone (ट्रिगर जोन) Any area of hyperexcitability in the body which when stimulated precipitates a specific response, e.g. epileptic fit or an attack of neuralgia. (शरीर में अति-उत्तेजना का कोई क्षेत्र जिसे जब उत्तेजित करते हैं, वह एक विशिष्ट अनुक्रिया अवक्षेपित करता है।)

Triglyceride (ट्राईग्लिसेराइड) Combination of glycerol with three different fatty acids. (रक्त में ग्लिसरॉल का तीन विभिन्न वसीय अम्लों से संयोजन।)

Trigone (ट्राइगोन) A triangular area at the base of bladder, i.e. between the two openings of ureter and internal urinary meatus. (एक त्रिभुजाकार स्थान विशेषकर मूत्राशय के आधार पर मूत्रनलियों के दो छिद्रों एवं मूत्रमार्ग के बीच का त्रिभुजाकार स्थान; त्रिकोण।)

Trigonitis (ट्राइगोनाइटिस) Inflammation of mucous membrane of the trigone of bladder. (मूत्राशय के त्रिकोण के श्लेष्मकला का शोथ; मूत्राशय; त्रिभुजशोथ।)

Trihexyphenidyl hydrochloride (ट्राइहैक सीफेनिडिलहाइड्रोक्लोराइड) An anticholinergic drug used in parkinsonism. (कोलीनधर्मरोधी औषधि जिसे पार्किन्सोनिज्म में प्रयोग किया जाता है।)

Tri-iodothyronine (ट्राइ-आयडोथाइरोनीन) T_3, the active form of thyroid hormone. (थारॉयड ग्रन्थि का एक सक्रिय रूप।)

Trirates (ट्रायकेटस) A mixture of potassium acetate, potassium bicarbonate and potassium citrate. (पोटैशियम एसिटेट, पोटैशियम बाइकार्बोनेट तथा पोटैशियम सिइट्रेट का मिश्रण।)

Trilabe (ट्राइलेब) A three pronged forceps for removing foreign body from bladder. (मूत्राशय के बाह्य पदार्थों को निकालने के लिए एक तीन दातों वाली चिमटी।)

Trilaminar (ट्राइलेमिनर) Three layered. (तीन परतों वाला।)

Trilobate (ट्राइलोबेट) Having three lobes. (तीन खण्डों वाला।)

Trilocular (ट्राइलोकुलर) Having three compartments. (तीन अवकाशों अथवा गुहाओं से युक्त।)

Trilogy (ट्राइलोजी) A series of three events. (तीन घटनाओं का एक समूह अथवा श्रृंखला।)

Trimeprazine tartarate (ट्राइमेपराजीन टारट्रेट) Antipyretic agent. (ज्वरनाशक दवा।)

Trimester (ट्राइमेस्टर) A block of 3 months. (तीन माह की अवधि; त्रिमास।)

Trimetazidine (ट्राइमेटाजिडाइन) Antianginal coronary vasodilator. (गलप्रदाहरोधी; कॉरोनरी वाहिका विस्फारक।)

Trimethadione (ट्राइमेथाडाएओन) An anticonvulsant. (आक्षेपरोधी।)

Trimethaphan (ट्राइमेथाफेन) Ganglion blocking agent used for treatment of hypertension. (गण्डिका रोकने वाले कारक जिन्हें उच्च रक्तदान की चिकित्सा में प्रयोग किया जाता है।)

Trimethobenzamide hydrochloride (ट्राइमेथौबैन्जामाइड हाइड्रोक्लोराइड) An antiemetic drug. (वमनरोधक औषधि।)

Trimethoprim (ट्राइमेंथोप्रिम) Antibacterial agent used for urinary tract infection; when combined with sulfamethoxazole causes sequential block in enzyme synthesis within a wide range of bacteria. (जीवाणुरोधी कारक जिसे मूत्रनली संक्रमण के लिए प्रयोग किया जाता है।)

Trimethylene (ट्राइमैथिलीन) Cyclopropane, the general anesthetic agent. (साइक्लोप्रोपेन एक सामान्य संवेदनाहारी कारक।)

Trimipramine (ट्राइमीपामीन) Tricyclic antidepressant. (त्रिचक्रीय अवसादरोधी।)

Trimmer (ट्रिमर) Instrument used to cut and shape things like gingiva, dental plaster. (ऐसा यंत्र जो किसी वस्तु के किनारे से सामग्री को काट कर उसे आकार प्रदान करता है।)

Trimorphous (ट्राइमॉर्फस) Having three different forms like larva, pupa and adults as in insects. (तीन विभिन्न रूपों में जीवित रहने वाला जैसे कीट जो इल्ली प्यूपा तथा विकसित कीड़े के रूप में पाया जाता है।)

Trinitroglycerol (ट्राइनाइट्रोग्लिसेरॉल) Nitroglycerin, the vasodilator. (नाइट्रोग्लिसरीन; एक वहिकाविस्फारक।)

Trinitrophenol (ट्राइनाइट्रोफिनोल) SYN – Picric acid, reagent. (पिकरिक अम्ल अभिकर्मक)

Trinitrotoluene (ट्राइनाइट्रोटॉलुईन) (TNT), An explosive. (एक विस्फोटक पदार्थ।)

Triose (ट्राइऑस) A monosaccharide with 3 carbon atoms. (मोनोसैकेराइड जिसमें तीन कार्बन परमाणु होते हैं।)

Trioxsalen (ट्रायोक्सेलिन) Agent that induces repigmentation, hence used in vitiligo. (एक कारक जो पुनःरंजकता करता है इस कारण इसे अर्जितिश्वित्र में प्रयोग किया जाता है।)

Trip (ट्रिप) Hallucinatory experience produced by various drugs. (औषधियों द्वारा उत्पन्न विभ्रम।)

Tripelenamine citrate (ट्राएपेलेनामीन सिट्रेट) An antihistaminic agent. (हिस्टामीन को निष्फल करने वाली औषधि।)

Tripier's amputation (ट्राइपीयर्स एम्पुटेशन) Amputation of foot with part of calcaneus. (किसी पाद का विच्छेदन जिसके साथ कैल्केनियस हड्डी का एक भाग निकाल दिया जाता है।)

Triple response (ट्रिपल रैस्पोन्स) The three basic responses of skin to injury like redness, flare and wheal. (चोट लगने पर उत्पन्न हाने वाली त्वचा की तीन प्रतिक्रियाएं।)

Triplet (ट्रिपलेट) Three children in one pregnancy. (एक जन्म से उत्पन्न होने वाले तीन बच्चों में से एक।)

Tripod (ट्राएपोड) Having three supports or legs. (तीन पैरों या सहारों वाला।)

Triploidy (ट्रिप्लॉयडी) Having three sets of chromosomes. (गुणसूत्रों के तीन सूहों वाला।)

Tripotassium dicitrato bismuthate (ट्राइपोटैशियम डाएसिट्रेटो बिस्मुथेट) Bismuth compound used in peptic ulcer. (कांसा यौगिक जिसे उदरव्रण के लिए प्रयोग किया जाता)

Triprolidine hydrochloride (ट्राइप्रोलिडीन हाइड्रोक्लोराइड) An antihistaminic drug. (हिस्टामीन के प्रभावों को निष्फल करने वाली औषधि।)

Triptorelin (ट्रिप्टोरेलिन) GnRH analog. (एक जननग्रन्थि उद्दीपक हार्मोन अनुधर्मी।)

Triquetrum (ट्राइक्वेट्रम) Three cornered or triangular, e.g. cuneiform bone. (तीन कोनों वाला या त्रिकोण उदाहरण के लिए क्यूनीफॉर्म अस्थि।)

Triradiate (ट्राइरेडिएट) Radiating in three directions. (तीन किरणों वाला तीन दिशाओं में विकिरणशील।)

Trismus (ट्रिज्मस) Tonic spasm of jaw muscles as in tetanus. (जबड़े की पेशियों का अनियन्त्रित रूप से दृढ़ संकुचन जैसे टिटेनस में होता है।)

Trisomy (ट्राइसोमी) Having three homologous chromosomes instead of two. (द्विगुणित कोशिका में एक प्रकार के एक अतिरिक्त गुणसूत्र का पाया जाना; त्रिगुणसूत्रता।)

T13 (टी–13) Trisomy of chromosome 13 manifest with hypertelorism, low set ears, mental retardation and death during infancy. (गुणसूत्र का त्रिविभाजन जिसमें दीर्घ अंगान्तरता, बुद्धि ह्रास तथा बचपन में मृत्यु हो जाती है।)

T21 (टी–21) Down's syndrome with simian crease, sloping forehead, epicanthic folds, Brush field's spots, flat nose and mental retardation. (डाउन सिन्ड्रोम जिसमें हथेली की सिकुड़न, माथे में ढलान, अधिनेत्रकोण तह, ब्रश फील्डस चपटी नाक तथा बुद्धि ह्रास होता है।)

Trisulfapyrimidines (ट्राइसल्फापाइरिमि–डीन्स) A combination of sulfamerazine, sulfamethazine and sulfadiazine. (सल्फामेराजीन सल्फामेथाजीन तथा सल्फाडायाजीन का संयोजन।)

Tritanopia (ट्राइटैनोपिया) Blue blindness. (नीलवर्णान्धता; नीले रंग का दिखाई न देना।)

Tritium (ट्राइटियम) Heavier form of hydrogen. (हाइड्रोजन का भारी रूप।)

Trituration (ट्राइटुरेशन) The act of making a substance into powdered form. (रगड़ कर या पीसकर पाउडर बनाने की क्रिया; अवपेशण; घोंटना।)

Trivalent (ट्राइवैलेन्ट) Combining with or replacing three hydrogen atoms. (तीन हाइड्रोजन कणों से जुड़ना या बदलना।)

Trocar (ट्रोकार) The instrument which is contained within the cannula for removal of fluid from body cavity. (धातु की एक प्रवेशिनी में बन्द एक तेज नुकीला यंत्र जो गुहा भित्ति का वेधन करने एवं तरल को खींचने के लिए प्रयोग में लाया जाता है।)

Trochanter (ट्रोकैन्टर) Bony processes. *t. greater* Outward projection at upper end of femur below its neck. *t. lesser* Conical tuberosity at the inner and posterior surface of upper end of femur at the junction of shaft and neck (see Figure on the next page). (फीमर हड्डी की ग्रीवा के नीचे दो अस्थिल प्रवर्धों में से एक बड़ा ग्रेटर ट्रोकैन्टर एवं छोटा लैंसर ट्रोकैन्टर होता है।)

Troche (ट्रोके) Solid cylindrical form containing medicine. SYN – Lozenge. (एक ठोस बेलनाकार की गोली जिसमें औषधि होती है। लोजेन्ज।)

Trochlea (ट्रोक्लिया) 1. The smooth articular surface of bone upon which glides another bone. 2. A structure having the function of pulley. (घिरनी का कार्य करने वाली एक रचना किसी हड्डी की जोड़ बनाने वाली चिकनी सतह जिस पर कोई दूसरी हड्डी खिसकती है; चक्रक।)

Trochlear nerve (ट्रोक्लियर नर्व) The fourth cranial nerve emerging from dorsal

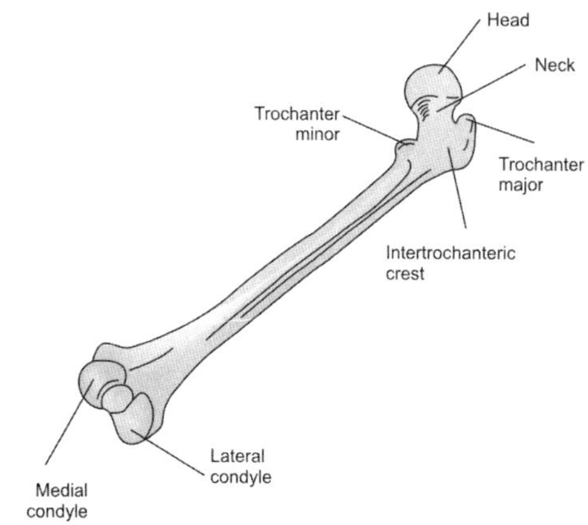

Posterior aspect of right femur—showing the greater and lesser trochanters

surface of midbrain and supplying superior oblique muscle. (चौथी करोटि-तंत्रिका जो मध्यमस्तिष्क के पश्च सतह से निकलती है।)

Trombicula (ट्रोम्बीकुला) A genus of mite that may serve as vectors for various diseases. (सूक्ष्मकीट का एक वंश जो कई रोगवाहक के रूप में कार्य करता है।)

Tromethamine (ट्रोमेथामीन) SYN—THAM. A systemic alkalizer used in lactic acidosis. (दैहिक क्षारक जिसे दुग्धाम्लमयता में प्रयोग किया जाता है।)

Trophic (ट्रॉफिक) Relating to nutrition of a part particularly when denervated. (पोषण से संबन्धित अथवा उस पर निर्भर रहने वाला अधिकतर तन्त्रिका आपूर्ति के समय।)

Trophoblast (ट्रोफोब्लास्ट) The outermost layer of developing embryo consisting of inner cytotrophoblast and outer syntrophoblast that comes in contact with uterine endometrium. (बीजपुटी की सबसे बाहरी परत जो गर्भित डिम्ब को गर्भाशय-भित्ति से संलग्न करती है तथा अपरा बन जाती है; बीजपोषक।)

Trophocyte (ट्रोफोसाइट) The supporting cells of Sertoli which nourish the developing spermatozoa. (शुक्रग्रन्थि की एक कोशिका जो विकासशील शुक्राणुओं का पोषण करती है।)

Trophology (ट्रोफोलोजी) The science of nutrition. (पोषण विज्ञान।)

Trophozoite (ट्रोफोज्वाइट) The active mobile feeding state of protozoa. (एक बीजाणु परजीवी जो अपनी वृद्धि की अवस्था में अपने पोषद से पोषण ग्रहण करता है।)

Tropia (ट्रोपिया) Deviation of eyes away from visual axis: esotropia means inward; exotropia outward; hypertropia upward and hypotropia downward. (एक दृष्टि दोष जिसमें दोनों नेत्रों के दृष्टि-अक्ष किसी वस्तु पर एक साथ नहीं टिकते।)

Tropicamide (ट्रोपिकामाइड) An anticholinergic drug used for producing mydriasis as 2% lotion. (कोलीनधर्मरोधी औषधि जिसे 2% लोशन के रूप में ताराविस्फारण और रोमकपेशीघात के लिए प्रयोग किया जाता है।)

Tropin (ट्रॉपिन) When suffixed indicates stimulating effect especially of a hormone on target tissue. (एक प्रत्यय जो किसी पदार्थ के उद्दीपक प्रभाव का विशेष रूप से किसी हॉर्मोन के उसके लक्ष्य अंग पर प्रभाव का संकेत देता है।)

Tropism (ट्रोपिज्म) Involuntary response of an organism like turning towards or away from a stimulus. (किसी जीव की किसी बाह्य उद्दीपक जैसे प्रकाश, अंधेरा, गर्मी या ठंड आदि की ओर धनात्मक वृत्ति अथवा उससे दूर ऋणात्मक वृत्ति को होने वाली अनैच्छिक गति।)

Tropomyosin (ट्रोपोमायोसिन) A muscle protein involved in the formation of cross bridges during muscle contraction. (पेशी प्रोटीन जो पेशी संकुचन के समय, परागामी सेतु के बनने से जुड़े होते हैं।)

Troponin (ट्रोपोनिन) A muscle protein that attaches to actin and myosin. It binds to calcium and inhibits actin-myosin cross bridge formation. Elevated troponin T/I occurs in myocardial infarction. (एक पेशी प्रोटीन जो एक्टिन तथा माइयोसिन से जुड़ जाता है यह कैल्सियम से जुड़कर एक्टिन माइसिन परागामी सेतु के निर्माण को रोकता है।)

Trousseau's sign (ट्रॅसाउ साइन) Muscle spasm or tetany induced by pressure on the nerve, indicative of latent tetany (see Figure). (बढ़े हुए टिटैनी रोग का एक चिन्ह जिसमें ऊपरी बाहु तन्त्रिकाओं एवं वाहिनियों पर दाब लगाने क परिणामस्वरूप पेशीय एंठन हो जाती है।)

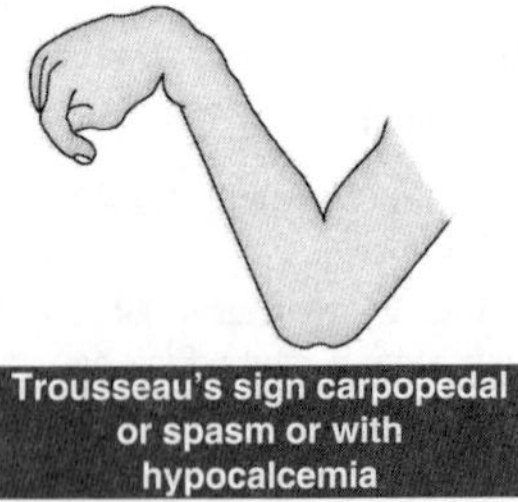

Trousseau's sign carpopedal or spasm or with hypocalcemia

True conjugate (diameter of pelvic inlet) (ट्रू कॉन्जुगेट) The distance from posterior surface of symphysis pubis to sacral promontory (11 cm). (जघन संधानक के पश्च तल से त्रिकास्थिज उत्सेध तक की दूरी।)

Truncus (ट्रंकस) A general term in anatomical nomenclature for a major, undivided and usually short portion of nerve, blood vessel, lymphatic vessel or duct. *t. arteriosus* the embryonic vessel that forms aorta and pulmonary arteries. (धड़; काण्ड; शारीरिक नामपद्धति में एक सामान्य शब्द जिसे अधिकतर तंत्रिका रक्त वाहिनी लसीकावाहिका या नलिका के छोटे से भाग के लिए प्रयोग किया जाता है।)

Trunk (ट्रंक) The main stem of lymphatic, nerve or blood vessel. The middle portion of body without head and limbs. (सिर एवं भुजाओं के अतिरिक्त शरीर का शेष भाग अथवा एक बड़ी रचना जैसे रक्त वाहिनी-तन्त्रिका या लसीका वाहिनी जिससे छोटी-छोटी शाखाएं निकलती हैं अथवा जो इन शाखाओं के मिलने से बनती है; धड़; प्रकाण्ड; काण्ड।)

Truss (ट्रस) Device to occlude hernial orifica. (हर्निया के लिए प्रयोग में लाई जाने वाली पेटी; हर्निया पेटी।)

Trypanosoma (ट्रिपेनोसोमा) A genus of flagellate protozoa found in blood, e.g. *T. cruzi* causing Chaga's disease and *T. rodesiense* causing African sleeping sickness. (परीजीवीय कशाभिकी एककोशिकीय जन्तुओं का एक वंश जो रक्त में पाया जाता है। उदाहरण के लिए टी क्रूजी से चेगास रोग तथा टी रोह्डेसिएन्सी से अफ्रीका मे निंद्रा रोग होता है।)

Tryparsamide (ट्रिपार्सामाइड) An arsenic compound used in sleeping sickness. (श्वेतमल्ल आर्सेनिक यौगिक जिसे निंद्रा रोग में प्रयोग किया जाता है।)

Trypsin (ट्रिप्सिन) Proteolytic enzyme formed by action of enterokinase on pancreatic trypsinogen. (आंत में एन्ड्रोकाइनेज़ की अग्नाशय से स्रावित ट्रिप्सीनोजन पर क्रिया होने से बनने वाला एक प्रोटीन अपघटनकारी एन्जाइम।)

Trypsinogen (ट्रिप्सीनोजन) Inactive form of trypsin found in pancreatic juice. (अग्न्याशयी रस में पाया जाने वाला ट्रिप्सिन का निष्क्रिय रुप।)

Tryptophan (ट्रिप्टोफेन) An essential amino acid, the precursor of serotonin. (प्रोटीन में विधमान मानव चयापचय के लिए एक अनिवार्य अमीनों एसिड।)

Tsetse fly (टीसेट्सी फ्लाइ) Blood sucking fly of genus glossina, transmitter of trypanosomiasis. (ग्लोसीना वंश की रक्त चूसन वाली अफ्रिका की मक्खी जो निंद्रा रोग उत्पन्न करती है।)

Tsutsugamushi fever (टीस्यूट्सुगामीशी फिवर) Scrub typhus. *t. tube* A tube placed in common bile duct after cholecystectomy for bile drainage and cholangiography. (स्क्रब टाइफस।)

Tube (ट्यूब) A long hollow cylindrical structure. *t. endotracheal* A tube usually with an inflatable cuff put into trachea for airway during anesthesia. *t. nasogastric* Rubber tube passed into stomach for aspiration/decompression of stomach. *t. stomach* A wide bore tube for stomach wash in poisoning. (एक लम्बा; खोखला; बेलनाकार अंग अथवा यंत्र; नली; नलिका।)

Tubectomy (ट्यूबेक्टॉमी) Surgical removal of a part or whole of fallopian tube. (किसी नलिका विशेषकर डिम्ब-वाहिनी को सम्पूर्ण को अथवा उसके किसी भाग को शल्य क्रिया द्वारा काटकर अलग कर देना।)

Tuber (ट्यूबर) A swelling or enlargement. (एक सूजन या प्रोद्वर्ध; उभार; कन्द।)

Tuber cinereum (ट्यूबर साइनेरियम) A part of base of hypothalamus connected to posterior lobe of pituitary by an infundibulum. (अधःश्चेतक के आधार का भाग जो कीपमार्ग द्वारा पीयूश के पश्च खण्ड से जुड़ी होती है।)

Tubercle (ट्यूबर्कल) 1. A small rounded elevation on bone or skin. 2. Tubercular granuloma. (किसी हड्डी पर कण्डरा की संलग्नता के लिए स्थित अथवा त्वचा या श्लेष्मिक झिल्ली पर स्थित एक छोटी गोलाकर पर्विका या उत्सेध; गुलिका यक्ष्मिकीय कणिकागुल्म)

Tuberculin (ट्यूबर्कुलिन) A preparation from human tubercle bacilli, used for diagnostic test of previous exposure to tubercular infection. (ट्यूबर्कल बेसीलस से निकाला गया एक तरल जिसे यक्ष्मा के निदान के लिए प्रयोग में लााया जाता है।)

Tuberculin test (ट्यूबर्कुलिन टेस्ट) A test to know if a patient has been exposed to tubercle bacilli in the past. 5 or 10 TU is injected intradermally and induration is measured after 72 hours. When induration exceeds 10 × 10 mm the test is termed positive. (ट्यूबर्कुलिन से होने वाली त्वचा प्रतिक्रिया पर आधारित यक्ष्मज संक्रमण के होने का पता लगाने के लिए किया जाने वाला एक परीक्षण।)

Tuberculocidal (ट्यूबरक्यूलोसाइडल) Which kills the bacteria, *Mycobacterium tuberculosis*. (क्षय रोग के जीव को मारने वाली दवा।)

Tuberculoma (ट्यूबरकुलोमा) A tuberculous abscess. (एक यक्ष्मज अर्बुद अथवा फोड़ा; यक्ष्मिकागुल्म।)

Tuberculum (ट्यूबरकुलम) A small emience. *t. adductor* A projection from medial condyle of femur to which adductor magnus is attached. *t. dental* Elevation on crown of a tooth due to excess enamel formation. *t. epiglottis* Posterior projection of epiglottic cartilage. *t. gracile* An enlargement of nucleus gracilis in the medulla oblongata on lateral border of fourth ventricle. *t. iliac* A prominence on iliac crest 2" behind anterior superior iliac spine. *t. labriaus superioris* Tubercle of upper lip, the central prominent. *t. major humerus*. Greater tubercle of humerus giving attachment to supra and infraspinatus. *t. mental* Prominence on either side of mental protruberance of mandible. *t. scaphoid* Scaphoid tubercle giving attachment to transverse carpal ligament. *t. quadrate* Quadrate tubercle of femur giving attachment to quadratus femoris. *t. trigeminal* An elevation on caudal posterior medulla oblongata due to descending spinal tract of trigeminal nerve. (एक छोटी पर्विका या उत्सेद्य।)

Tuberculosis (ट्यूबरकुलोसिस) An infectious disease caused by *Mycobacterium tuberculosis* having propensity to infect lungs, bone, GU tract, meninges and the GI tract. (यक्ष्मा; क्षय रोग; बेसीलस माइकोबैक्टीरिया ट्यूबरकुलोसिस द्वारा उत्पन्न रोग जो अधिकतर फेफड़ों; अस्थियों; जठरान्त्र-नली तथा मस्तिष्कावरण को प्रभावित करता है।)

Tuberculostatic (ट्यूबरक्युलोस्टैटिक) Which inhibits the growth of bacteria, *Mycobacterium tuberculosis*. (क्षय रोग के जीवणु की वृद्धि को रोकने वाली दवा।)

Tuberosity (ट्यूबरोसिटी) An elevated bony process, e.g. ischial tuberosity. (किसी हड्डी पर स्थित एक उठलान जिससे कोई पेशी संलग्न होती है।)

Tuberous sclerosis (ट्यूबरस स्कलेरोसिम) A neurocutaneous disorder with adenoma sebaceum, seizure, mental retardation, periventricular nodules. (तन्त्रिकाओं एवं त्वचा का विकार जिसमें चेहरे की त्वग्वसीय ग्रन्थियों की अतिवृद्धि सीजर, बुद्धि ह्रास, पैरी, वेन्ट्रीकुलर पर्विकाएँ आदि लक्षण हेाते हैं।)

Tubocurarine (ट्यूबोक्यूरेरीन) A skeletal muscle relaxant used during anesthesia and in convulsive states and to treat black-widow spider bite. (कंकालीय पेशी शिथिलकर जिसे संज्ञाहरण के समय तथा आक्षेपिक दवाओं में प्रयोग तथा ब्लैक-विंडो स्पाइडर बाइट की चिकित्सा में प्रयोग किया जाता है।)

Tubo-ovarian (ट्यूबो-ओवेरियन) Relates to fallopian tube and the ovary. (डिम्ब वाहिनी एवं डिम्बग्रन्थि से संबंधित।)

Tuboplasty (ट्यूबोप्लास्टी) Plastic surgery or repair of fallopian tubes in order to restore fertility. (प्लास्टिक सर्जरी द्वारा डिम्ब-वाहिनी की मरम्मत करना जो अधिकतर जननक्षमता के निरूपण के लिए किया जाता है।)

Tubule (ट्यूब्यूल) A small tube. *t. collecting* Tubules having transport function in renal medulla. *t. convoluted* The constituent parts of a nephron of kidney. *t. seminiferous* Very small tubules in testis in which the spermatozoa develop and leave the testis to enter the epididymis. (एक छोटी नली अथवा नलिका जैसे वृक्कीय नलिकाएं तथा शुक्रजनक नलिकाएं आदि।)

Tubulin (ट्यूब्यूलीन) A protein present in the microtubules of cell. (एक प्रोटीन जो कोशिका के माइक्रोट्यूब्यूलस में उपस्थित होती है।)

Tubulodermoid (ट्यूब्यूलोडरमॉयड) A dermoid tumor in the persistent remnant tubular structure. (सतत भ्रूणीय नलिकीय रचना के द्वारा उत्पन्न एक त्वचाभ पुटी।)

Tuft (टफ्ट) A small coiled mass or cluster. (एक छोटा गुच्छा या समूह अथवा चक्करदार पिण्ड।)

Tugging (टगिंग) Drag or pull e.g., tracheal tug, the sign of aortic aneurysm. (खींचने की सी अनुभूति होना जैसे महाधमनी चाप के ऐन्यूरिज्म फुलाव मे श्वास प्रणाल में होती है।)

Tularemia (टूलेरीमिया) A plague-like illness caused by *Francisella tularensis*, transmitted to man by bite of infected tick or direct contact with infected animal (Tulare : a place in California). (फ्रान्सीसेला टुलेरेन्सिस (पास्चुरेला टुलेरेन्सिस) द्वारा उत्पन्न एक तीव्र प्लेग के समान संक्रामक रोग जो किसी संक्रमित किलनी अन्य रक्तचूषक कीट के काटने से अथवा संक्रमित जन्तुओं के साथ सीधे सम्पर्क द्वारा मनुष्य में संचारित होता है।)

Tumescence (ट्यूमेसैन्स) Swelling. (सूजन या फुलान।)

Tumor (ट्यूमर) A swelling or enlargement. *t. benign* That lacks properties of invasion and metastasis, is encapsulated with less anaplasia. *t. Brenner* Solid benign tumor of ovary resembling fibroma. *t. brocon* Giant cell granuloma of bone occurring in osteitis fibrosa cystica of hyperparathyroidism. *t. carcinoid* Vascular tumor of bronchus or GI tract, often invasive and malignant. *t. carotid body* Chemodectoma of carotid body, a benign tumor often causing dizziness. *t. germ cell* Group of tumors arising from primitive germ cell of testis or ovary. *t. glomus* Benign painful tumor of glomus body, usually at nail bed. *t. Grawitz* Renal cell carcinoma; gland containing large cells, usually benign. *t. Hurthle cell* Tumor of thyroid. *t. Klatskin's* Hilar cholangiocarcinoma. *t. Krukenberg* A form of carcinoma of ovary metastatic from stomach. *t. Leydig cell* Most common nongerminal tumor of testes. *t. phylloides* Large fibroadenoma of breast with sarcoma like stroma. *t. Pott's puffy* Edema surrounding osteomyelitis of skull. *t. Wilms'* Malignant mixed tumor of kidney occurring in children. (ऊतक की स्वतः उत्पन्न होने वाली वृद्धि; सूजन; शोथ के चार प्रमुख पदचिन्हों में से एक; अर्बुद गुल्म; रसौली।)

Tumor angiogenesis factor (ट्यूमर एन्जियोजेनेसिस फैक्टर) A protein factor present in all cancerous tissue which stimulates capillary growth. (एक प्रोटीन घटक जो सभी कैंसरीय ऊतक में उपस्थित होता है जो कोशिका की वृद्धि को उत्तेजित करता है।)

Tumoricidal (ट्यूमोरीसाइडल) Having killing effect on tumor cells. (अर्बुद कोशिकाओं के लिए विनाशकारी।)

Tumor markers (ट्यूमर मार्कर्स) Certain substances present in blood that indicate possible presence of malignancy, e.g. carcinoembryonic antigen in tumors of colon, lungs and breast; alfa-fetoprotein in hepatoma, acid phosphatase in prostatic malignancy. (रक्त में उपस्थित कुछ पदार्थ जो दुर्द्रमता की ओर संकेत करते हैं उदाहरण के लिए कोलन फेफड़ों तथा स्तन के अर्बुदों में कार्सिनोएम्ब्रियोनिक प्रतिजन।)

Tumor necrosis factor (ट्यूमर नेक्रोसिस फैक्टर) A lymphokine produced by macrophages. (बृहतभक्षक'-कोशिका द्वारा उत्पादित लिम्फोकाइन।)

Tumor viruses (ट्यूमर वाइरसेस) Viruses causing malignant neoplasms, e.g. EB virus linked to Burkitt's lymphoma; HSV_2 in cancer cervix, AIDS virus in Kaposi sarcoma. (विषाणुओं जिनके कारण दुर्दम अर्बुद हो जाते हैं।)

Tunga (ट्यूगों) A genus of fleas. (पिस्सू का एक वंश।)

Tungsten (टंगस्टन) A metallic element used in X-ray tube. (एक धात्विक पदार्थ जिसे एक्स-रे की ट्यूब में प्रयोग किया जाता है।)

Tunica (ट्यूनिका) A covering. *t. adventitia* The outer fibrous coat of blood vessels. *t. intima* The innermost layer of endothelial cells and the basement membrane including the internal elastic lamina of blood vessels. *t. media* The middle layer in the wall of a blood vessel containing circular smooth muscle and elastic fibers. *t. serosa* The mesothelial lining of the pleura, peritoneum and pericardium. *t. vaginalis* The serous membrane surrounding the testes. (शरीर के किसी भाग अथवा अग्र को आच्छादित करने या आस्तरित करने वाली एक झिल्ली अथवा अन्य संरचना; कंचुक; आवरण। *t. adventitia* किसी धमनी या किसी नलिकाकार रचना का बाह्यअस्तर। *t. intima* (ट्यूनिका इन्टिमा) ध मनी का बाह्य अस्तर धमनी का बीच का पेशीय अस्तर। (*t. vaginalis*) शुक्रग्रन्थि के सामने के भाग एवं पार्श्वों को ढकने वाली सीरमी झिल्ली।)

Tuning fork (ट्यूनिंग फोर्क) A vibrating metallic instrument for testing hearing and sensation of vibration. (दो भुजाओं वाला एक यंत्र जिसे सुनने के परीक्षण के लिए प्रयोग किया जाता है इसके कम्पन्नों को सुना एवं महसूस किया जा सकता है।)

Tunnel (ट्नेल) A narrow channel. *t. carpal* The fibro-osseous canal in the wrist through which pass the flexor tendons and the median nerve. *t. tarsal* The osteofibrous canal bounded by flexor retinaculum and tarsal bones giving way to posterior tibial vessels, tibial nerve and flexor tendons. (ठोस काय में स्थित आने-जाने का एक तंग मार्ग; (*carpal tunnel*) कलाई में स्थित एक नली होती है और चारों ओर से अस्थि-तन्तुमय पदार्थ से परिबद्ध रहती है जिससे होकर मध्यवर्ती तन्त्रिका एवं आंकुचनी कण्डरायें गुजरती हैं।)

Tunnel vision (टनेल विजन) 1. Severe constriction of visual field as in chronic glaucoma 2. A condition in hysterics where the field of vision remains the same irrespective of the distance from the visual screen. (दृष्टि क्षेत्र का तीव्र संकुचन जैसे जीर्ण अधिमंथ में पाया जाता है। वातोन्मादीभावभंगिमा में एक दशा जिसमें बिना दृष्टि परेक्षण की दूरी से प्रभावित हुए दृष्टि का क्षेत्र समान रहता है।)

Turbid (टर्बिड) Cloudy. (गंदला जो साफ न हो; आविल।)

Turbidty (टर्बिडिटी) The quality of not having transparency of liquid due to contamination or suspended particles. (गंदलापन; धुंधलापन; दूषण के कारण किसी तरल का पारदर्शी न होना।)

Turbinate (टर्बिनेट) Shaped like inverted cone. (उल्टे शंकु के आकार का।)

Turgor (टर्गर) Normal tension in a tissue, swelling. (फुलाव अथवा सूजन ऊतक मे सामान्य तनाव।)

Turner's syndrome (टरनर्स सिण्ड्रोम) 45 (XO) chromosomal pattern in girls manifested with amenorrhea, infertility, short stature and poor sexual maturation (see Figure). (स्त्रियों में डिम्बगन्थियों के गोनाडोट्रॉपिन; एक पिट्यूटरी हार्मोन उद्दीपन के प्रति अनुक्रिया न करने के कारण उनमें अनार्तव मासिक धर्म न होना; लैंगिक अपरिपक्वता बन्ध्यता हो जाती है तथा शरीर बौना हो जाता है।)

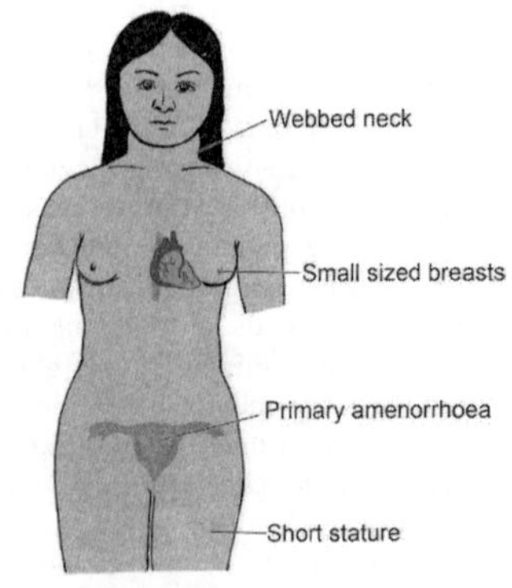

Turner's syndrome

Turpentine (टर्पेन्टाइन) A pine plant derivative containing-mixture of terpenes and other hydrocarbon used in liniments and counter irritants. (पाइन के पौधे से प्राप्त जिसमें टरपीन्स तथा हाइड्रोकार्बन का मिश्रण होता है तथा इसे महरम तथा प्रतिक्षोभण उत्पन्न करने वाले कारक में प्रयोग किया जाता है।)

Tussive (ट्यूसिव) Pertaining to cough. (खांसी से सम्बंधित।)

Tutamen (ट्यूटामेन) Tissue with protective action, e.g. tutamen oculi, i.e. eyebrows, eyelashes, etc. *t. wave* The positive or negative wave representing repolarization of heart muscle in electrocardiogram. (ऊतक जो एक रक्षक आवरण अथवा संरचना के रूप में कार्य करता है, जैसे आंखों के लिये पलकें तथा पलकों के बाल।)

Twig (ट्विग) A final branch of a nerve or vessel. (किसी रक्त वाहिनी अथवा तन्त्रिका की अन्तिम शाखा।)

Twilight sleep (टवीलाइट स्लीप) A state of partial anesthesia where perception of pain is greatly reduced. (आंशिक संज्ञाहरण की ऐसी दशा जिसमें दर्द की अनुभूति काफी कम हो जाती है।)

Twin (ट्विन) Two fetuses developing within uterus in one pregnancy. *t. dizygotic* Twins developed from two separate ova. *t. monozygotic* Twins developing from a single fertilized ovum; hence have identical genetic makeup, are of same sex, have common placenta and one chorion sac. *t. siamese* Symmetrically united twins. (जुड़वां बच्चों मे से एक; यमल। *Dizygotic twins* दो अलग-अलग डिम्बों से विकसित हाने वाले यमल; एक गभ्रित डिम्ब से विकसित होने वाले यमल)

Twitch (ट्विच) Sudden spasmodic muscle contraction. (किसी पेशी की तुरन्त होने वाली ऐंठन युक्त संकुचन; स्फुरण।)

Tyloxapol (टाइलोक्सापोल) A detergent used to reduce viscosity of bronchopulmonary secretions. (एक ईओण का तरल बहुलक जिसे श्वासनियों तथा फेफड़ों से होने वाले स्राव के चिपचिपेपन को कम करने के लिए प्रयोग किया जाता है।)

Tympanic membrane (टिम्पैनिक मेम्ब्रेन) Membrane at the junction middle ear and external ear. (मध्य कर्ण तथा बाह्रय कर्ण के संगम पर स्थित झिल्ली; मध्यकर्णिक झिल्ली)

Tympanitis (टिम्पैनाइटिस) Inflammation of middle ear. (मध्यकर्णशोथ।)

Tympanography (टिम्पैनोग्राफी) Radiographic examination of eustachian tubes and middle ear after introducing contrast material. (किसी भेदक माध्यम को प्रविष्ट करके यूस्टेशियन नली एवं मध्य कर्ण का एक्स-रे परीक्षण करना।)

Tympanometry (टिम्पैनोमिट्री) Procedure for objective evaluation of mobility of tympanic membrane and diagnosis of middle ear diseases. (मध्यकर्ण कला की गतिशीलता को मापना तथा मध्यकर्ण रोग के निदान की विधि।)

Tympanoplasty (टिम्पैनोप्लास्टी) Surgical procedure for middle ear disease or reconstruction. (मध्यकर्ण कला रोग की प्लास्टिक सर्जरी करना; मध्यकर्ण सन्धान।)

Tympanum (टिम्पैनम) The middle ear or tympanic cavity. (मध्यकर्ण गुहा।)

Tympany (टिम्पैनी) 1. Abdominal distension with gas. 2. Tympanic resonance on percussion. (आध्मान या अफारा अनुनाद या गैस के साथ पेट का बढ़ाव।)

Typhlectomy (टाएफ्लेक्टॉमी) Excision of cecum. (सीकम को काटकर निकाल देना।)

Typhlitis (टिफ्लाइटिस) Inflammation of cecum. (सीकम या अन्धान्त्र की सूजन; अन्धान्त्रशोथ)

Typhlology (टिफ्लोलॉजी) Study of blindness and its causes. (अन्धता और उसके कारणों का अध्ययन।)

Typhlopexy (टिफ्लोपैक्सी) Suturing of movable cecum to anterior abdominal wall. (गतिशील सीकम को उदरीय भित्ति के साथ सीना।)

Typhloureterostomy (टिफ्लोयूरेट्रोस्टॉमी) Implantation of ureters into cecum. (किसी मूत्रनली या गवीनी का अन्धान्त्र में आरोपण।)

Typhoid (टाइफॉयड) Resembling typhus. (टाइफस के समान; टाइफॉयड ज्वर।)

Typhoid (टाइफाइड) A person who is having no signs and symptoms of typhoid fever but have the *salmonella typhi* bacteria and can transmit the bacteria to the healthy persons and is a source of typhoid infection. (टाइफाइड के अलक्षण वाले व्यक्ति द्वारा टाइफाइड का फैलना।)

Typhoid fever (टायफॉयड फीवर) Acute infectious fever with inflammed Peyer's patches and mesenteric glands, enlarged spleen and continuous fever; caused by *Salmonella typhi*. (साल्मोनेला टाइफाइ एक ग्राम ऋणात्मक स्वः गतिशील दण्डाणु द्वारा उत्पन्न एक तीव्र संक्रामक ज्वर जिसमें निरन्तर ज्वर रहता है तथा पीयर्स

पैचिज तथा आन्त्रयोजनीय ग्रन्थियां तथा प्लीहा बढ़ जाती है।)

Typhoid vaccine (टाइफॉयड वैक्सीन) Vaccine containing killed *Salmonella typhi.* (वैक्सीन जिसमें मरे हुए साल्मोनेला टाइफी होते हैं।)

Typhus (टाइफस) A group of acute infectious fevers with severe headache, prostration, maculopapular rash, and some neurologic involvement caused by Rickettsia organisms. *t. epidemic* Caused by *R. prowazekii,* transmitted by body louse. *t. endemic* Caused by *R. mooseri,* transmitted by rat flea. *t. scrub* Caused by *R. tsutsugamushi,* transmitted by mites. (तीव्र संक्रामक रोगों के एक वर्ग का कोई रोग जिसमें तीव्र ज्वर, तीव्र सिर दर्द, अवसाद चित्ती पिटकीय विस्फोट तथा रिकेटमया जीवों द्वारा कुछ तन्त्रिकाओं की संलिप्तता होती है।)

Typing (टाइपिंग) Identification of types, e.g. 1. Bacteriophage typing, i.e. determination of bacterial species by bacteriophages. 2. Tissue typing, i.e. testing for histocompatibility of tissues to be used in transplant or graft. (किस्म की पहचान करना जैसे बैक्टीरियोफेज टाइपिं-बैक्टीरियोफेज द्वारा जीवाणुओं की जाति को निर्धारित करना; टिशू टाइपिंग ऊतक संयोज्यता का परीक्षण जिसे प्रतिरोपण में प्रयोग किया जाता है।)

Tyramine (टाइरामाइन) An intermediate product during conversion of tyrosine to epinephrine, found in cheese, beer, yeast, beans, wine and chicken liver. (टाइरोसीन से ऐपिनैफ्रीन के रूपान्तरण का मध्यवर्ती पदार्थ जो बीयर; चीज, यीस्ट, खमीर, वाइन तथा मुर्गी के जिगर में पाया जाता है।)

Tyrosinage (टाइरोसिनेज) An enzyme that converts tyrosine into melanin. (एक एंजाइम जो टाइरोसीन को मेलेनिन में परिवर्तित करता है।)

Tyrosine (टाइरोसिन) An amino acid serving as precursor for epinephrine, thyroxine and melanin. (एमीनो अम्ल जो ऐपिनैफ्रीन थइरॉक्सिन तथा मेलेनिन के लिए पूर्वगामी के रूप मे कार्य करता है।)

Tyrosinemia (टाइरोसिनीमिया) Increased tyrosine concentration in blood due to deficiency of enzyme tyrosine aminotransferase manifested with mental retardation, keratitis, dermatitis, etc. (टाइरोसीन एमीनोट्रान्सफरेज एंजाइम की कमी के कारण रक्त में टाइरोसीन का अधिक बढ़ जाना जिसके कारण बुद्धि ह्रास स्वच्छ पटलशोथत्वकशोथ आदि रोग हो जाते हैं।)

Tyrothricin (टाइरोथ्रिसिन) Antibacterial agent. (जीवाणुरोधी दवा।)

Tyson's glands (टाइसन्स ग्लैण्ड्स) Modified sebaceous glands in prepuce secreting smegma. (लिंगमुण्डच्छद में त्वग्वसीय ग्रन्थियां जिनसे शिश्नमल स्रावित होता है।)

Tzanck test (टीजेन्क टेस्ट) Examination of tissue from base of an intact bulla to demonstrate degenerative changes as in pemphigus. (ऊतक का परीक्षण जो साबुत जलस्फोट के निचले भाग से होता है यह अपजननात्मक परिवर्तनों को प्रदर्शित करने के लिए होता है जैसे फफोलों में होता है।)

U

Ulcer (अल्सर) Discontinuity in the skin or mucous membrane with sloughing. *u.* (शोथज परिगलित ऊतक के मृत्तोतक बनने से त्वचा अथवा श्लेष्मिक झिल्ली की निरन्तरता में स्थित एक टूटन, व्रण या जख्म।)

Ulceration (अल्सरेशन) The process of forming the ulcer. (किसी जख्म का बनना।)

Ulcerative (अल्सरेटिव) Related to ulcer formation. (जख्म बनने से सम्बन्धित।)

Ulna (अल्ना) The inner and larger bone of forearm (see Figure). (अग्रबाहु की अन्दर की एवं बड़ी हड्डी; अन्तः प्रकोष्ठिका।)

Ultrafiltration (अल्ट्राफिल्ट्रेशन) A filtration process that separates colloidal particles from the suspending liquid. (एक छानने की प्रक्रिया जो ठोस कणों वाले तरल पदार्थों से अतिसूक्ष्म दिखने वाले बहुत छोटे-छोटे कणों को अलग करती है।)

Ultramicroscope (अल्ट्रामाइक्रोस्कोप) Special microscope used to examine the very minute particles or structures which are invisible with the ordinary microscope. (अतिसूक्ष्मदर्शी।)

Ultrasonic (अल्ट्रॉसोनिक) Sound frequency above 20,000 cycles per second, not audible to human ear. (ध्वनि आवृत्ति जो 20000 चक्र प्रति सैकण्ड से अधिक होती है तथा जो मानव कर्ण को सुनाई नहीं देती है।)

Ultrasonography (अल्ट्रॉसोनोग्राफी) Use of ultrasound to image body organs. (अल्ट्रासाउंड पराश्रव्य को प्रयोग में लाकर स्पष्ट प्रतिबिम्ब का उत्पादन। पराश्रव्य का एक नियंत्रित किरणपुंज शरीर की ओर भेजा जाता है। परावर्तित पराश्रव्य की प्रतिध्वनियां शरीर के विभिन्न अंगों का एक स्पष्ट प्रतिबिम्ब बनती हैं।)

Ultrasound (अल्ट्रांसाउन्ड) Sound frequency in the range of 20,000 to 10^9 cycles per second, employed to image body organs and for therapeutic purposes (ultrasonic ablation/stone dissolution). (मानव कर्ण को सुनाई न देने वाली ध्वनि आवृत्ति जो 20,000 से 10^9 चक्र प्रति सेकण्ड होती है, जिसकी प्रतिध्वनियां शरीर के विभिन्न अंगों का एक स्पष्ट प्रतिबिम्ब बनाती हैं।)

Ultrastructure (अल्ट्रास्ट्रक्चर) Structure of tissue as visible only under electron microscope but not to normal eye. (ऊतक की बहुत सूक्ष्म संरचना जिसे केवल अतिसूक्षमदर्शी द्वारा देखा जा सकता है, परन्तु मानव नेत्रों से नहीं देखा जा सकता है।)

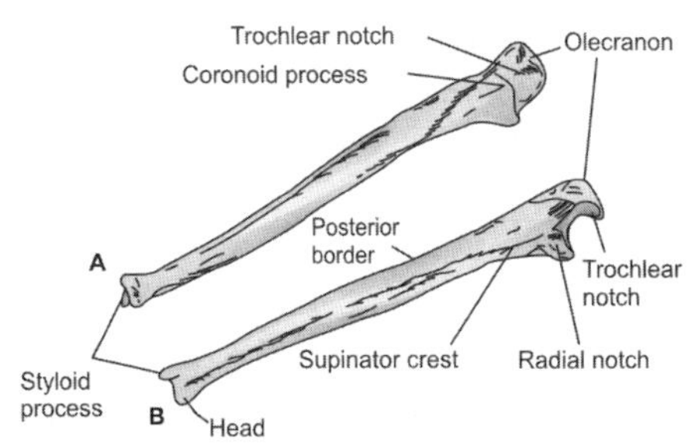

Ulna—anterior and lateral aspects

Ultraviolet rays (अल्ट्रॉवॉयेलेट रेज) Light rays in the spectrum of 3900–1800 angstroms. (स्पैक्ट्रम की दिखाई न देने वाली किरणें जिनका तरंग दैर्ध्य 3900 से 1800 एंगस्ट्रोम इकाई के बीच होता है, परानीललोहित किरणें।)

Umbilical cord (अम्बिलिकल कार्ड) The cord consisting two arteries and one vein embedded in Wharton's jelly attaching fetus to placenta. (वह रज्जु जो भ्रूण को अपरा से जोड़ती है जिसमें दो धमनियां एवं एक शिरा होती हैं और जो चारों और से व्हार्टन्स जेली से घिरी होती हैं।)

Umbilical hernia (अम्बिलिकल हर्निया) Protrusion or bulging of hernia around the abdominal wall in the region of the umbilicus. (नाभि के आस-पास का हर्निया।)

Umbilication (अम्बिलाइकेशन) Formation at the apex of a vesicle or pustule a depression (e.g., in smallpox), any depression resembling the navel. (जलस्फोट या पूयस्फेट के शिखर पर एक गड्ढे का बनना; नाभि के समान गड्ढा।)

Umbilicus (अम्बिलाइकस) The navel or depression in the center of abdomen. (उदर के मध्य में स्थित नाभि या गड्ढा जन्म के बाद नाभि के अलग होने पर शेष उदरीय व्रण चिन्ह।)

Umbo (अम्बो) Projecting center of a round surface. (किसी गोल सतह का उभरा हुआ केन्द्र।)

Umbrella filter (अम्ब्रैला फिल्टर) A filter placed in a vein to prevent passage of emboli as in prevention of pulmonary infarction in deep vein thrombosis. (किसी शिरा में रखा जाने वाला एक निस्यन्दक जो अन्तः शल्य को आगे जाने से रोकता है जैसे शिरा घनास्त्रता में फुफ्फुसरोधगलन की रोकथाम में होता है।)

Uncal herniation (ॲन्कल हर्निएशन) Transtentorial herniation of uncus. (कपाल के भीतर का दबाव बढ़ने के कारण होने वाला दिमाग का शोथ।)

Unciform (अन्सीफोर्म) Shaped like a hook. (हुक के आकार जैसा।)

Unciform fasciculus (अन्सीफोर्म फैसिकुलस) The bundle of fibers connecting frontal lobes with temporal lobes (uncinate fasiculus). (तन्तुओं की पूलिका जो अग्र खण्ड को शिखास्थिक खण्ड से जोड़ती है।)

Unciform process (अन्सीफोर्म प्रोसेस) Anterior end of hippocampal gyrus. (हिप्पोकैम्पल गाइरस का अग्र सिरा।)

Uncinate fits (अनसाइनेट फिट्स) Periodic episodes of olfactory and gustatory hallucinations usually disagreeable or loss of taste and smell. (गन्ध तथा स्वाद विभ्रम के नियमकालिक प्रसंग जो अधिकतर स्वाद तथा गन्धहीनता या अरूचिता से सम्बन्धित होते हैं।)

Uncinate gyrus (अनसाइनेट गाइरस) Rostral portion of hippocampal gyrus. (हीप्पोकैम्पल कर्णक का चोंच के समान भाग।)

Unconditioned reflex (अनकण्डीशन्ड रिफ्लैक्स) Natural reflex which is independent of previous experience or training. (प्राकृतिक प्रतिवर्त जो पूर्व अनुभव या प्रशिक्षण से मुक्त होता है।)

Unconscious (अनकॉन्शयस) Lacking awareness of surrounding. (बेहोश; अचेत आस पास के वातावरण में होने वाली क्रिया का एहसास न होना।)

Undecylenic acid (अण्डेसिलेनिक एसिड) A fungistatic 11-carbon acid. (कवकों की वृद्धि रोकने वाला कारक; 11-कार्बन अम्ल)

Underweight (अण्डरवेट) Weight more than 10% less than the ideal weight for height and age. (किसी व्यक्ति के शरीर का भार समान्य आयु एवं लम्बाई वाले व्यक्ति के भार से कम से कम 10% कम होता है।)

Undescended (अनडिसेन्डेड) Any organ or structure is not descended for, e.g undescended testis in which testes remain in the abdominal area and not descended into the scrotum. (अवरोही।)

Undine (अन्डाइन) A small glass or metal flask for irrigation of eyes. (आंखों की धुलाई करने के लिए एक छोटा कांच का या धातु का फ्लास्क।)

Undine curse (अन्डाइन कर्स) Sleep apnea. (सोते हुए कुछ समय के लिए सांस रुक जाना।)

Undulation (अन्डुलेशन) Continuous wave-like motion or pulsation. (लगातार लहरदार गतियां; स्पन्दन; धड़कन; तरंगण उर्मिलता।)

Ungual (अंगुअल) Resembling nails. (नाखूनों से मिलता-जुलता।)

Unguentum (अंगुएंटम) Ointment. (मरहम।)

Unicorn (यूनीकॉर्न) Having a single horn or cornu as in uterus. (केवल एक श्रृंग धारण करने वाला। जैसे गर्भाशय में होता है।)

Unicuspid (यूनीकस्पिड) Having a single cusp, e.g. tooth or valve. (केवल एक कपर्दिका धारण करने वाला जैसे दांत या कपाट।)

Unilateral (यूनीलेट्रल) Affecting or occurring at one side. (केवल एक तरफ को प्रभावित करने वाला अथवा एक ही तरफ उत्पन्न होने वाला।)

Uninucleated (यूनीन्यूक्लिएटेड) Having a single nucleus. (केवल एक केन्द्रक वाला।)

Uniocular (यूनीऑकुलर) Pertains to one eye. (केवल एक आंख से संबंधित; एकनेत्री।)

Union (यूनीअन) Meeting of two or more things at one point. (दो अथवा अधिक वस्तुओं के जुड़ कर एक होने की क्रिया विरोहण प्रक्रिया।)

Uniparous (यूनीपैरस) Giving birth to one offspring at a time. (एक समय में एक शिशु को जन्म देना।)

Unipolar (यूनीपोलर) Having a single process, e.g. unipolar neuron. (एक प्रवर्ध वाला जैसे कोई तन्त्रिका कोशिका होती है।)

Unit (यूनिट) A standard of measurement. *u. angstrom* Wavelength of 1/10,000,000 of a millimeter. *u. CH50* amount of complement that will lyse 50% of sheep RBCs coated with antibody. *u. Hounsfield* Unit of X-ray attenuation used for CT scan where air is-1000, water is 0 and compact bone is 1000. *u. motor* A neuron and the muscle cells innervated by it. *u. Todd* The reciprocal of the highest dilution that inhibits hemolysis as in measurement of antistreptolysin O titre in rheumatic fever. (किसी वस्तु की एक निश्चित मात्रा जिसके माप के लिए मानक माना जाता है; इकाई; एंगस्ट्राम यूनिट तरंगदैर्ध्य की इकाई जो एक मिलीमीटर की 1/10,000,000 होती है।)

Univalent (यूनीवैलेन्ट) Capable of combining with or replacing one atom of hydrogen. (हाइड्रोजन के एक परमाणु को प्रतिस्थापित या उससे संयोजित होने के योग्य।)

Universal antidote (यूनीवर्सल एन्टिडोट) Two parts of activated charcoal, one part magnesium oxide and one part tannic acid used in poisoning by unknown agents by oral route. (विषाक्त में इस्तेमाल किया जाने वाला एक मारक, जब किसी विशिष्ट मारक का पता न हो या वह अनुपलब्ध हो। यह दो भाग सक्रिय कोयले से, एक भाग टैनिक एसिड और एक भाग मैग्नीशियम ऑक्साईड से बनता है।)

Universal donor (यूनीवर्सल डोनर) A person of blood group 'O' Rh-ve. ('O' Rh–रक्त वर्ग का व्यक्ति जिसका रक्त बिना किसी खतरे के रक्त वर्गों में से किसी भी रक्त वर्ग के व्यक्ति में चढ़ाया जा सकता है। रक्त वर्ग "O" वाले यूनीवर्सल डोनर होते हैं।)

Universal recipient (यूनीवर्सल रेसीपिएन्ट) A person of blood group AB, Rh positive. ('AB' Rh '+' रक्त वर्ग का व्यक्ति जो बिना खतरे के किसी भी रक्त वर्ग के मनुष्य का रक्त प्राप्त कर सकता है। रक्त वर्ग "AB" यूनीवर्सल रेसीपिएन्ट होते हैं।)

Unmedullated (अनमेडुलेटेड) A nerve without myelin sheath. SYN–

unmyelinated. (माइलिन आच्छद से रहित तन्त्रिका।)

Unna's paste (अन्नास पेस्ट) 15% zinc oxide in glycogelatin base. (ग्लाईकोजैलेटिन बेस में 15% जिंक ऑक्साईड का मरहम जो पहले अपस्फीत व्रणों की चिकित्सा में प्रयोग में आता था।)

Unsaturated (अनसेचुरेटेड) Not combined to the full extent or capable of dissolving or absorbing more. (एक तरल या द्रव जो और अधिक घोलने या अवशोषित करने योग्य न हो असंतृप्त।)

Unsaturated (अनसेचूरेटेड) Potential of dissolving more than unsaturated solution, e.g Unsaturated fat which is liquid at the room temperature which is capable of dissolving and absorbing more like sunflower oil, peanut oil and is more healthy source of fat. (असंतृप्त।)

Unstriated (अनस्ट्रिएटेड) Have no stripes or striations, e.g smooth muscles. (अरेखित जैसे चिकनी पेशी होती है।)

Upper motor neuron lesion (अपर मोटर न्यूरोन लीजन) Damage to corticospinal or pyramidal tracts in the brain or spinal cord causing paraplegia, hemiplegia or quadriplegia upon location of lesion. (एक स्नायविक हालत जो मस्तिष्क या रीढ़ की हड्डी में कॉर्टिकोस्पाइनल या पिरामिडल ट्रैक को नुकसान पहुँचने से होती है।)

Upper respiratory infection (अपर रेस्पिरेट्री इन्फैक्शन) Infection involving nasopharyngeal tissues and bronchi. (ऊर्ध्व श्वसन मार्ग प्रत्येक आयु में संक्रमण का शिकार बनता है, जुकाम नासाविवरशोथ तुंडिका शोथ, ग्रसनी शोथ, स्वर यंत्र शोथ आदि इसी प्रकार के संक्रमण हैं।)

Uptake (अपटेक) Absorption of nutrient or radioactive material. (पौष्टिक पदार्थ या विकिरणशील पदार्थों का अवशोषण।)

Uptake (अपटेक) Absorption and assimilation by living cells, tissues or organisms. (उतकों अथवा सम्पूर्ण जीवधारी द्वारा अवशोषण।)

Urachus (यूरेकस) A fibrous cord extending from apex of bladder to umbilicus. Often urachus remains patent resulting in an umbilical urinary fistula. (मूत्राशय के शिखर से नाभि तक एक तन्तुमय रज्जु।)

Uracil (यूरेसिल) A pyrimidine base of ribonucleic acids. (एक पिरिमिडीन राइबोन्यूक्लिक अम्लों का पिरिमिडीन निचला भाग।)

Uranium (यूरेनियम) A radioactive element. (विकिरणशील तत्व।)

Urate (यूरेट) A salt of uric acid. (यूरिक एसिड का एक लवण।)

Urea (यूरिया) The diamide of carbonic acid derived from ammonia by deamination representing 80–90% of total urinary nitrogen. (प्रोटीन चयापचय का मुख्य नाइट्रोजनी अन्तिम उत्पाद मूत्र में उत्सर्जित होने वाला यह मुख्य नाइट्रोजनी पदार्थ होता है।)

Urea cycle (यूरिया साइकिल) The metabolic process of urea formation from metabolism of nitrogen containing foods. (यह चक्र एक तरीका प्रदान करता है जिससे यूरिया के रूप में अमीनों एसिड चयापचय से उत्पादित नाइट्रोजन शरीर से निकल जाती है।)

Urea frost (यूरिया फ्रोरौस्ट) Deposits of urea particle on skin in patients of advanced uremia. (बढ़े हुए यूरीमिया के रोगियों की त्वचा पर दिखाई देने वाले यूरिया के श्वेत परतदार जमाव।)

Urea plasma (यूरियाप्लाज्मा) A microorganism is sexually transmitted and causes urogenital infection in both partners. (माइकोप्लाज्मा वंश का एक सूक्ष्मजीव जो आमतौर पर यौन संचारित होता है। यह पुरूषों और महिलाओं के जननांगों में सूजन का एक कारण हो सकता है।)

Urease (यूरिएज़) An enzyme that breaks down urea into ammonia and carbon dioxide. (एक एन्जाइम जो यूरिया का कार्बन डाइऑक्साइड एवं अमोनिया में अपघटन करता है।)

Uremia (यूरेमिया) A complex biochemical abnormality in kidney failure, characterized by azotemia, acidosis, anemia and many systemic symptoms. *u. prerenal* Uremia occurring not primarily due to kidney disease but due to fluid loss. (वृक्क निपात के कारण उत्पन्न अवस्था जिसमें यूरिया तथा अन्य नाइट्रोजनी पदार्थ शरीर से बाहर नहीं निकल पाते हैं। पूर्ण रूप से विकसित संलक्षण में उत्क्लेश, वमन, शिरो-वेदना, दुर्बलता, दृष्टि मंदता आक्षेप और सन्यास आदि लक्षण मिलते हैं।)

Ureter (यूरेटर) 28–34 cm fibromuscular tubes conveying urine from kidney to urinary bladder (see Figure). (वृक्कों से मूत्राशय तक मूत्र लाने वाली दो तन्तु पेशीय नलिका इसकी लम्बाई 28 से 34 सें. मी. होती है।)

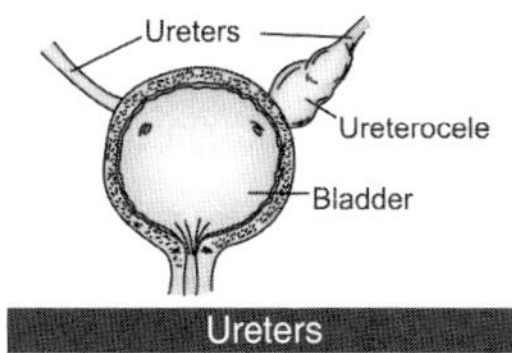

Ureters

Ureterocele (यूरेटेरोसील) Dilatation of ureter near its opening into bladder. (मूत्रनली का मूत्राशय में खुलने वाले स्थान के पास विस्फारण; गवीनीस्फीति।)

Ureteroileostomy (यूरेटेरोइलियोस्टॉमी) Anastomosis of ureter into a segment of small intestine. (मूत्रनली का छोटी आंत से पृथक किए गए खण्ड के साथ सम्मिलन करना।)

Ureterolithiasis (यूरेटेरोलिथिएसिस) Formation of calculus or stone in the ureter. (मूत्रनली में पथरी का बनना।)

Ureterovesicostomy (यूरेटेरोवैसीकोस्टॉमी) Reimplantation of ureters into bladder. (मूत्रनली को मूत्राशय में पुनः आरोपित करना।)

Urethane (यूरेथेन) Compound with diuretic, hypnotic and cytostatic properties, often used in leukemia. (यौगिक जिसमें मूत्रल निद्राकारी तथा कोशिकाओं की वृद्धि को रोकने वाले गुण उपस्थित होते हैं। इसे श्वेतरक्तता में प्रयोग किया जाता है।)

Urethra (यूरेथ्रा) The canal extending from bladder neck to exterior for discharge of urine. (मूत्राशय से शिश्नाग्र तक मूत्र का मार्ग स्त्रियों मे इसकी लम्बाई 25 से 40 मि मि होती है तथा पुरूषों मे यह 250 सें मी लम्बा पाया जाता है। मूत्रमार्ग।)

Urethritis (यूरेथ्राइटिस) Inflammation of urethra. *u. anterior* Inflammation of anterior portion of urethra (portion anterior to triangular ligament). (मूत्रमार्गशोथ।)

Urethroplasty (यूरेथ्रोप्लास्टी) Repair of urethra as in stricture. (मूत्रमार्ग की प्लास्टिक सर्जरी; मूत्रमार्ग संधान।)

Urethroscope (यूरेथ्रोस्कोप) An instrument for visualization of interior of urethra. (एक यंत्र जिससे मूत्र के मार्ग के भीतर का दृष्टि परीक्षण किया जाता है।)

Urgency (अर्जेन्सी) Almost uncontrollable need to urinate. (मूत्रत्याग करने की तुरन्त आवश्यकता।)

Uric acid (यूरिक एसिड) An end product of purine metabolism responsible for clinical manifestations of gout. (प्यूरीन चयापयच का अन्तिम उत्पाद, न्यूक्लिक एसिड के ऊतकों में विघटन के फलस्वरूप बनने वाला अम्ल यह मूत्र में उत्सर्गित होता है। गठिया के रोगियों में इसकी अधिक मात्रा रक्त में मिलती है।)

Uricase (यूरिकेस) An enzyme present in most mammals excluding man that breaks uric acid into allantoin and carbon dioxide. (एक एन्ज़ाइम जो गुर्दे और जिगर में मौजूद होता है और ज्यादातर स्तनधारियों (लेकिन मनुष्य में नहीं) में पाया

जाता है। यह यूरिक एसिड़ का ऐलन्टौएन और कार्बन डाइआक्साइड में ऑक्सीकरण करने में सक्षम होता है।)

Uricemia (यूरिसीमिया) Excess uric acid in blood. (रक्त में यूरिक अम्ल का अधिक पाया जाना।)

Uricosuria (यूरिकोस्यूरिया) Excessive excretion of uric acid in urine. (यूरिक एसिड का मूत्र में अत्यधिक उत्सर्जित होना।)

Uricosuric (यूरीकोस्यूरिक) Agents that potentiate excretion of uric acid in urine. (कारक जो मूत्र में यूरिक अम्ल के उत्सर्जन को बढ़ाने के लिए प्रभावित करता है।)

Uridine (यूरिडाइन) A nucleoside of ribonucleic acids, consisting of uracil and D ribose. (राइबोन्यूक्लिक अम्ल का न्यूक्लियोसाइड जिसमें यूरेसील तथा डी राइबोस होते हैं।)

Urinary calculus (यूरिनरी कैल्कुलस) Concretions formed in urinary passage of calcium carbonate/phosphate/ oxalate, uric acid and cystine. (मूत्रीय-पथ मे बनने वाली पथरी जो कैल्सियम कार्बोनेट, फॉस्फेट, कैलशियम ऑक्सेलेट यूरिक एसिड तथा सिस्टीन से बनती है।)

Urinary pigments (यूरिनरी पिगमेन्ट) Urochrome, urobilin, uroerythrin and hematoporphyrin. (मूत्रर्णक यूरोक्रोम यूरोबिलिन, यूरोइरिथ्रिन तथा हिमैटोपोरफाइरिन यह मूत्रीय वर्णक हैं।)

Urinary sediment (यूरिनरी सेडिमेन्ट) Deposits in urine like bacteria, phosphates, uric acid, calcium oxalate/ phosphate/carbonate, etc. (मूत्र में तलछट जैसे बैक्टीरिया, (जीवाणु) यूरिक एसिड़, फॉस्फेट्स, कैल्सियम कार्बोनेट का उपस्थित होना।)

Urinary tract infection (यूरिनरी ट्रेक्ट इन्फैक्शन) Infection involving urethra, bladder, ureter and renal pelvis. (यह संक्रमण मूत्रमार्ग, मुत्राशय तथा वृक्कीय कोणिका में बहुत पाया जाता है और अधिकतर कारणभूत सूक्ष्म जीव ई. कोलाई होता है।)

Urination (यूरिनेशन) The act of voiding urine. (मूत्र त्याग की क्रिया; मूत्रण।)

Urine (यूरिन) The fluid excreted by kidneys with a specific gravity of 1005–1030, acidic in reaction and amber colored; 24 hour urine contains nearly 75 grams of solids, i.e., 25% as urea, 25% as chloride, 25% as sulfates. (तरल जो वृक्कों से उत्सर्जित होता है यह थोड़ा सा अम्लीय होता है और विशिष्ट घनत्व 1015 से 1030 पाया जाता है व्यस्क में 24 घंटे में लगभग 1500 मि.लि. मूत्र उत्सर्जित होता है।)

Urinoma (यूरिनोमा) A cyst containing urine. (एक पुटी जिसमें मूत्र होता है।)

Urinometer (यूरिनोमीटर) Device for measuring specific gravity of urine. (मूत्र का विशिष्ट घनत्व ज्ञात करने वाला यंत्र।)

Urobilin (यूरोबिलिन) A brown pigment formed by oxidation of urobilinogen, a breakdown product of bilirubin. (यूरोबिलिनोजन के ऑक्सीकरण से बना एक भूरा वर्णक।)

Urobilinogen (यूरोबिलिनोजन) A colorless degradation product of bilirubin formed by action of intestinal bacteria. (आन्त्रीय जीवाणुओं की बिलिरूबिन के ऊपर होने वाली क्रिया से आंत में बनने वाला एक रंगहीन यौगिक।)

Urobilinuria (यूरोबिलिन्यूरिया) Excess of urobilin in the urine. (मूत्र में यूरोबिलिन की अधिकता।)

Urocele (यूरोसील) Swelling of scrotum with urine. (मूत्र के संचित हो जाने से उत्पन्न अण्डकोश का फुलाव।)

Urochrome (यूरोक्रोम) A yellow pigment in urine derived from urobilin. (यूरोबिलिन से उत्पन्न मूत्र में पाया जाने वाला एक पीला वर्णक जो मूत्र को उसका विशिष्ट रंग प्रदान करता है; मूत्रवर्णक।)

Urocyanin (यूरोसायनिन) A blue pigment in urine in certain diseases like scarlet fever. (मूत्र में पाया जाने वाला एक नीला रंजक जो कुछ रोगों जैसे स्कार्लेट फीवर आदि में पाया जाता है।)

Urodynamics (यूरोडाइनामिक्स) Study of bladder function both neural and muscular. (मूत्राशय के दोनों कार्यों तन्त्रिकीय एवम् पेशीय, का अध्ययन।)

Uroerythrin (यूरोइरिथ्रिन) A red pigment found in urine. (एक लाल वर्णक जो कभी-कभी मूत्र में पाया जाता है।)

Uroflavin (यूरोफ्लेविन) A fluorescent compound present in persons taking riboflavin. (एक प्रतिदीप्त यौगिक जो विटामीन राइबोफ्लेविन लेने वाले व्यक्ति में उपस्थित होता है।)

Urofuscin (यूरोफ्यूसिन) A red-brown pigment in urine of patients of porphyria. (विशेष रूप से पोरफाइरिया के रोगियों के मूत्र में कभी-कभी पाया जाने वाला एक लाल भूरा वर्णक।)

Urogastrone (यूरोगैस्ट्रोन) A polypeptide present in urine that inhibits gastric acid secretion. (मूत्र मे विधमान एक पॉलीपेप्टाइड जो जठर स्राव का एक शक्तिशाली अवरोधक होता है।)

Urogenital (यूरोजेनाइटल) Relating to both the urinary system and reproductive system. (मूत्रीय एवं जननीय अंगों से सम्बन्धित।)

Urogenital diaphragm (यूरोजेनीटल डायाफ्राम) The sheet of tissue stretching across the pubic arch, formed by deep transverse perineal and sphincter urethrae muscles. SYN—triangular ligament.

Urography (यूरोग्राफी) X-ray study of urinary tract after introduction of radiopaque dye. Can be ascending type: dye is injected into bladder or descending type: the dye is given IV and is excreted by the kidneys. (रेडियो-ओपेक तरल प्रविष्ट कराकर वृक्कीय श्रोणि और गवीनी का ऐक्स-रे द्वारा परीक्षण यह दो प्रकार के होते हैं; एसेन्डिंग यूरोग्राफी तथा डिसेन्डिंग यूरोग्राफी।)

Urokinase (यूरोकाइनेज़) An enzyme obtained from human urine used for coronary, pulmonary and peripheral thrombolysis. (मानव मूत्र से उपलब्ध एक एन्जाइम जिसे घनास्त्रलायी रूप में प्रयोग किया जाता है।)

Urolithiasis (यूरोलिथिएसिस) Formation of calculi in urinary tract and the associated symptoms thereof. (मूत्रीय पथरियों का बनना अथवा मूत्रीय पथरियों से संबध रोग; मूत्राश्मरता।)

Urologist (यूरोलॉजिस्ट) An expert in urology, branch of medical science which is related to the study of urinary tract of both the males and females. (मूत्र विज्ञान विशेषज्ञ।)

Urology (यूरोलॉजी) The branch of medicine concerned with diseases of urinary tract. (चिकित्सा विज्ञान की वह शाखा जिसका संबंध दोनों लिंगों में मूत्रपथ तथा पुरूष में जनन पथ से है; मूत्रविज्ञान।)

Uroporphyrin (यूरोपॉर्फिरिन) A red pigment present in urine and feces in porphyria. (पॉर्फिरिनता के रोगियों के मूत्र एवं मल में पाये जाने वाले कुछ लाली लिए हुए एक वर्णक)

Urticaria (अर्टिकेरिया) Eruption of itchy wheals on skin. *u. pigmentosa* Brown itchy eruptions of mastocytosis. *u. solaris* Urticaria on exposure to sunlight. (पित्त एक एलर्जिक रोग इसमें सतह से ऊभरे हुए अनेक कुछ गोलाकार, चिकने, गुलाबी रंग के कण्डू युक्त (*u. wheals*) त्वचा पर एकाएक अदृश्य हो जाते हैं जिसमें बहुत खुजली होती है इस रोग का कारण बहुत से एलर्जन होते हैं और इनमें से किसी के सम्पर्क में आते ही, एलर्जिक प्रतिक्रिया होकर यह रोग उत्पन्न हो जाता है।)

Usher's syndrome (अशर्स सिण्ड्रोम) Congenital deafness and retinitis

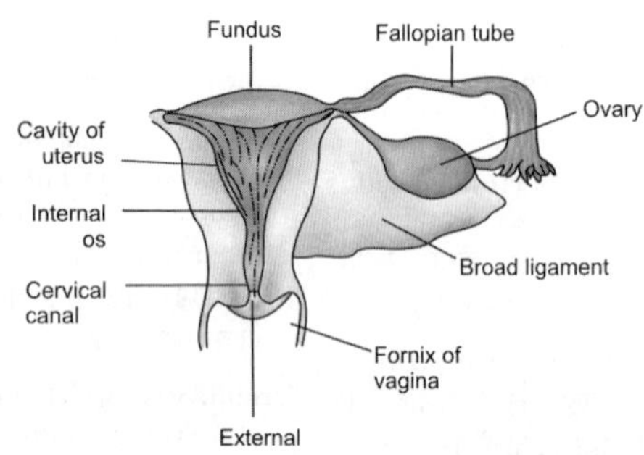

The uterus and adnexa

pigmentosa progressing to complete blindness. (जन्मजात बहरापन तथा दृष्टिपटलशोथ वर्णकता जो पूर्ण अन्धता की ओर बढ़ती है।)

Uta (यूटा) Infection with *Leishmania braziliensis* causing nasopharyngeal and mucocutaneous lesions. (लीशमैनिया ब्रेजीलियनसिस से संक्रमित जिसके कारण नासाग्रसनीय तथा श्लेष्मिक कला तथा त्वचा सम्बन्धित विक्षति होती है।)

Uterine souffle (यूटेराइन सुफ्‌ल) The sound of blood flow in uterine vessels in gravid uterus. (परिश्रवण यंत्र या आले का प्रयोग करके सगर्भा गर्भाशय में सुनी जाने वाली रक्त वाहिनियों में रक्त प्रवाह की ध्वनि।)

Uterine subinvolution (यूटेराइन सबइनवोल्यूशन) Failure of uterus to return to its normal size after childbirth. (बच्चा पैदा होने के बाद गर्भाशय की अपने सामान्य स्थिती में वापस आने मे निष्फलता।)

Uterus (यूट्रस) The womb, the seat of embryo's imbedment and growth; a hollow muscular pelvic organ (*see* Figure). (स्त्री जनन- संस्थान का खोखला पेशीय अंग जिसमें गर्भित डिम्ब आरोपित हो जाता है तथा विकासशील भ्रूण का पोषण होता है; गर्भाशय।)

Utricle (यूट्रीक्‌ल) 1. One of two sacs of the membranous labyrinth in the bony vestibule of inner ear, communicating with semicircular ducts, sacculus and endolymphatic duct. 2. Any small sac. *u. of prostate* A small blind pouch of urethra extending into substance of prostate, a remnant of embryonic Mullerian duct. (आभ्यन्तर कर्ण के कलामय लैबिरिन्थ के दो कोशों में से बड़ा कोश; कोई भी छोटा कोश।)

Uvea (यूविया) The vascular pigmented coat of the eye lying beneath the sclera and consisting of iris, ciliary body, choroid. (आँख के बीच की वर्णकयुक्त परत जो उपतारा, रोमक काय तथा रंजितपटल से बनी होती है; असितपटल)

Uveitis (यूवाइटिस) Inflammation of uvea or any part of it. *u. anterior* Inflammation of iris and ciliary body. *u. posterior* Choroiditis. (असितपटलशोथ।)

Uveoparotitis (यूवियोपैरोटाइटिस) Inflammation of uvea and parotid glands as in sarcoidosis. (कर्णपूर्वग्रन्थिशोथ एवं असितपटलशोथ)

Uviometer (यूवियोमीटर) An instrument for measuring the intensity of ultraviolet light. (अल्ट्रॉवायेलेट प्रकाश की तीव्रता मापने वाला एक यंत्र।)

Uvula (यूव्यूला) A small fleshy structure hanging from soft palate (see Figure). (काकलक, एक लटकता हुआ छोटा मांसल पिण्ड विशेषकर तालु का काकलक; अलिजिह्व।)

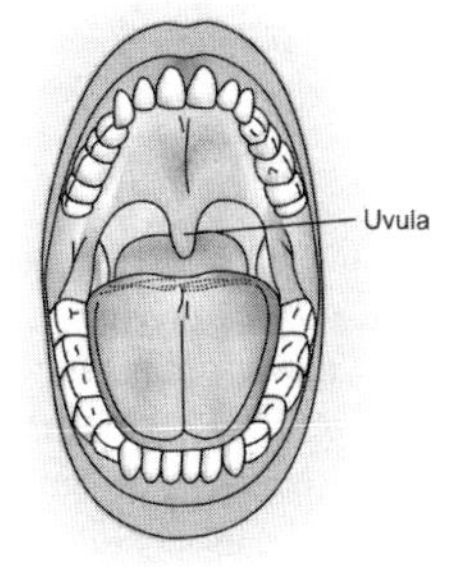

Uvula

U vulotome (यूव्यूलोटोम) Instrument for performing uvulotomy. (काकलक को काटकर निकाल देने वाला एक यंत्र।)

U-wave (यू वेव) A low-amplitude positive wave that follows T-wave in ECG. U-wave inversion indicates coronary artery disease (यह इ.सी.जी. में देखी जा सकती है, पर हमेशा नहीं दिखती। माना जाता है कि यह परकिन्जीफाइबर की पैपिलरी मांसपेशियों रिपोलराइज़ेशन का प्रतिनिधित्व करती है।)

V

Vaccination (वैक्सीनेशन) Inoculation with a vaccine to achieve resistance against an infectious disease. (रोगक्षमता उत्पन्न करने के लिये टीका लगने की क्रिया; टिकाकरण।)

Vaccine (वैक्सीन) A suspension of live attenuated/killed infectious agent or its products/parts for achieving immunity against that infectious agent. *v. BCG* Bacille Calmette-Guérin, a preparation of dried live-culture of *Mycobacterium tuberculosis* whose virulence has been reduced by repeated cultures on glycerinated ox bile. *v. DPT* A preparation of diphtheria and tetanus toxoid and killed pertussis organisms given intramuscularly. *v. hepatitis B* Vaccine containing recombinant viral capsular antigen of hepatitis B virus. *v. human diploid cell* An inactivated rabies virus vaccine prepared in human diploid cell tissue culture. *v. influenza* A polyvalent vaccine containing inactivated antigenic variants of the virus for rendering immunity in chronically-ill and aged. *v. measles* A live attenuated virus vaccine. *v. mumps* A live attenuated virus vaccine. *v. pneumococcal* A polyvalent vaccine effective against 23 strains of pneumococci, given to children under 2 years of age and to those who have undergone splenectomy. *v. polio* Oral poliovaccine containing 3 types of live attenuated (v. Sabin) or inactivated viruses (v. Salk). (जीवित क्षीण किये गये या मारे गए सूक्ष्मजीवों, उनके जीवविषों या उनसे निकाले गए पदार्थों का एक निलम्बन जिसे संक्रामक रोगों की रोकथाम या सक्रिय रोगक्षमता उत्पन्न करने के लिए शरीर में प्रविष्ट किया जाता है। वैक्सीन कई प्रकार के होते हैं जिनमें मुख्य वैक्सीन पोलियो, स्मालपॉक्स, बी सी जी, डी पी टी, हिपैटाइटिस, इन्फ्लुऐंजा आदि, वैक्सीन होते हैं।)

Vaccinia (वैक्सीनिया) Cowpox, the vesicopustular disease of cattles. (गायों का एक सांसर्गिक विषाणुज रोग जो मनुष्यों में चेचक के प्रति एण्टीबॉडी बनाकर रोगक्षमता उत्पन्न करने के लिए लगाये जाने वाले गोशीतला विषाणु का टीका लगाने पर उत्पन्न होता है।)

Vacuole (वैक्योल) A clear space in the cell protoplasm. (किसी कोशिका के जीवद्रव्य में स्थित एक अवकाश अथवा गुहा जो वायु या तरल से भरी होती है; रिक्तिका।)

Vacuum (वैक्यूम) Empty space. (वायु रहित स्थान।)

Vacuum extractor (वैक्यूम एक्सट्रैक्टर) A device with a suction cup which is placed on fetal head for applying traction during delivery. (प्रसव के दौरान भ्रूण पर खिंचाव डालने के लिए भ्रूण के सिर पर लगाया जाने वाला एक चूषण कप।)

Vacuum aspiration (वैक्यूम एस्पिरेशन) A method of termination of pregnancy by applying suction to a catheter placed in uterine cavity. (गर्भाशय में कैथीटर से संलग्न चूषण उपकरण द्वारा निर्वात या शून्य स्थान उत्पन्न करके उसकी सामग्रियों को निकालना।)

Vagabond's disease (वैगाबोण्डस डिजीज़) Body louse infection causing itching and skin discoloration. (शरीर की यूका (जूं) के संक्रमण के कारण त्वचा विवर्णता तथा बहुत अधिक खुजली होना।)

Vagal tone (वेगल टोन) Cardiac inhibitory effect by vagus. (वेगस नर्व के प्रभाव से ह्रदय की गति बहुत कम हो जाना या रूक जाना।)

Vagina (वैजाइना) The musculomembranous passage between the cervix and vulva. (स्त्री में भग से लेकर गर्भाशय ग्रीवा तक की

एक नली; योनि आवरण अथवा आवरण के समान रचना।)

Vaginal bulb (वैजाइनल बल्ब) Small erectile tissue on each side of vestibule. (छोटे उच्छायी ऊतक जो प्रधाण के सभी तरफ होते हैं।)

Vaginal hysterectomy (वैजाइनल हिस्टेरेक्टॉमी) Surgical removal of uterus through vagina. (शल्यक्रिया द्वारा गर्भाशय को योनी से होकर अलग करना।)

Vaginismus (वैजाइनिस्मस) Painful spasm of vagina often preventing coitus; may be idiopathic, following trauma, vaginitis or psychological aversion to coitus. (योनि की वेदनायुक्त ऐंठन; योनि की प्राचीरों की मांसपेशियों में उद्वेष्ट योनि; आकर्ष।)

Vaginitis (वैगिनाइटिस) Inflammation of vagina causing purulent malodorous discharge, itching, pain in perineum, and during coitus and painful micturition. *v. atrophic* Atrophy of vagina in post-menopausal women with reduced introitus and dryness. *v. Trichomonial* Vaginitis due to Trichomonas causing red frothy discharge with fishy odor. (योनि की सूजन; योनिशोथ; किसी आवरण का शोथ। *Atrophic vaginitis* (एट्रॉफिक वैजीनाइटिस) रजोनिवृत्ति के पश्चात होने वाला योनिशोथ। *Trichomonas vaginitis* (ट्राइकोमोनास वैजिनाइटिस) प्रोटोजोआ का संक्रमण।)

Vagotomy (वैगोटॉमी) Section of vagus nerve in treatment of peptic ulcer syndrome V. super selective section of vagal branches supplying gastric mucosa. (शल्य क्रिया द्वारा वेगस तन्त्रिका को काट देना यह पेप्टिक व्रण की चिकित्सा के लिए किया जाता है; वेगसछेदन।)

Vagus (वेगस) 10th cranial nerve. It is the longest nerve of the autonomic nervous system and has a role in breathing, heart rate, speaking and digestion. (यह शरीर की सबसे लम्बी 10वीं कपलीय तंत्रिका है जो सांस लेने, दिल की धड़कन, बोलने एवं पाचन में मदद करती है।)

Valcyclovir (वैल्साइक्लोविर) L-valyl ester of acyclovir, antiviral for herpes. (एक प्रतिवाइरस औषधि जिसका प्रयोग हर्पिज संक्रमणों की चिकित्सा में किया जाता है।)

Valdecoxib (वैल्डीकोक्सिब) Anti-inflammatory, analgesic. (वेदनाहर; शोथ को कम करने वाला कारक।)

Valenthamate (वैलेन्थामेट) Uterine relaxant. (गर्भाशय शिथिलकर।)

Valgus (वैल्गस) Outward bending; V-cubitus – the forearm in deviated outwards. (शरीर का वह भाग जो बाहर की ओर शरीर की मध्य रेखा से दूर को घूमा होता है।)

Valproic acid (वैलप्रोइक एसिड) Anticonvulsant. (प्रतिआक्षेपक; आक्षेपरोधी; आक्षेप में आराम पहुंचाने वाला।)

Valsalva maneuver (वालसेल्वा मैन्युवर) Forcible expiration against closed glottis, nose, and mouth; used to increase pressure within middle ear to correct retracted ear drum. (पीछे की ओर हुई मध्य कर्ण गुहा को सही करने के लिए बंद कण्ठद्वार, नाक तथा मुँह के विरूद्ध बलपूर्वक निःश्वसन लेने की क्रिया इसे मध्य कर्ण में दाब बढ़ाने के लिए प्रयोग किया जाता है।)

Valsalva's sinuses (वालसैल्वा साइनेसस) The dilatations in the root of aorta behind the semilunar cusps where the coronary arteries originate. (अर्द्धचन्द्राकार कपर्दिका के पीछे जहाँ से कॉरोनरी आरट्रीज प्रारम्भ होती हैं; महाधमनी में विस्फारण होना।)

Valsartan (वाल्सार्टेन) ACE receptor inhibitor. (यह एंजियोटेंसिन रिसेप्टर प्रतिपक्षी है जो रक्त वाहिकाओं को फैलाकर रक्तचाप कम करती है।)

Valve (वॉल्व) Membranous structures that allow flow of fluid in one direction (see Figure). (झिल्लीनुमा रचना या किसी मार्ग में कला का पुटक यह अंतर्वस्तु को केवल एक ही दिशा में बहने देती है।)

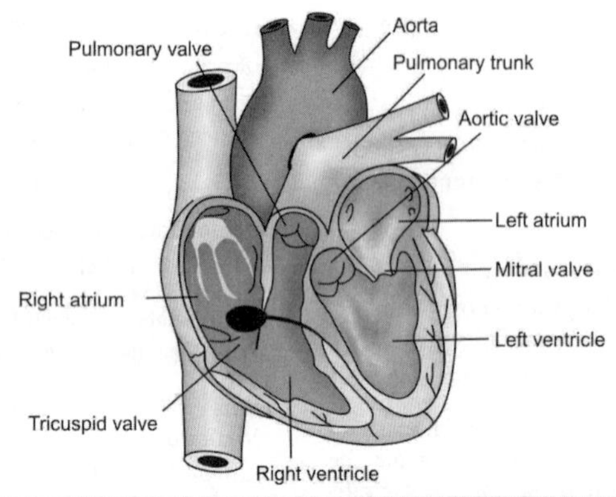

Different type valves of the heart

Valves of Houston (वॉल्वज ऑफ हाउस्टन) Mucosal folds of rectum. *v. ileocecal* Valve between ileum and large intestine (cecum) composed of two membranous folds. *v. thebesian* Valves at the entrance of coronary sinus into right atrium. (मलाशय का श्लेष्मिक कला पुटक इलियोसीकल वाल्व इलियम एवं बड़ी आंत के बीच स्थित कपाट जो दो कला पुटक से बने होते हैं।)

Valvoplasty (वैल्वोप्लास्टी) Dilatation of valve. (किसी कपाट पर की जाने वाली प्लास्टिक सर्जरी।)

Valvotomy (वाल्वोटॉमी) Incision into a valve to dilate it. (विस्फारण हेतु किसी कपाट में चीरा लगना।)

Valvulae conniventes (वाल्व्यूले कोनीवेन्टिस) Circular membranous folds in the lumen of small intestine that retard the passage of food thereby promoting absorption of nutrients. SYN—plica circularis. (छोटी आंत की अवकाशिका में वृत्ताकार कलामय पुटक जो पोषक तत्वों के अवशोषण में सहायता करते हैं।)

Vancomycin hydrochloride (वेन्कोमाइसिन हाइड्रोक्लोराइड) Antibiotic given IV 1–2 gm daily, specific for resistant staphylococcal infection. (एक प्रतिजीवी जिसे विशेष रूप से स्टैफिलोकॉकल संक्रमण में प्रतिरोध के लिए प्रयोग किया जाता है।)

Van den Bergh's test (वैन डेन बर्ग्स टैस्ट) Blood test for detection of bilirubin. (रक्त सीरम अथवा प्लाज्मा में बिलिरूबिन की विधमानता का पता लगाने के लिए किया जाने वाला एक परीक्षण।)

Vanilla (वनीला) Obtained from tropical orchid, an aromatic substance used for flavoring. (ट्रॉपिकल ऑर्किड से प्राप्त एक सुगन्धित द्रव जिसे विशेष स्वाद के लिए प्रयोग किया जाता है।)

Vanillylmandelic acid (वैनिलिल मैन्डैलिक एसिड) (VMA) Metabolite of epinephrine and norepinephrine in urine, amount increased in pheochromocytoma. (एड्रीनैलिन का चयापचयज जो मूत्र में विसर्जित होता है।)

Vapor (वेपर) Gaseous state of a substance. (वाष्प; भाप; गैस; अपश्वसन।)

Vaporiser (वेपोराइज़र) Is a machine or device which converts the liquid medicine into vapor suitable for inhalation. (द्रव को वाष्प में परिवर्तित करने वाला एक यंत्र।)

Variance (वेरिएन्स) In statistics, the square of standard deviation. (विचलित या परिवर्तित होने की अवस्था।)

Variant (वेरिएन्ट) Having some different characteristic from the original. (किसी वस्तु की मौलिक से भिन्न लक्षण या विशेषता होना।)

Varicella (वेरीसेला) Chickenpox, the viral disease with polymorphic maculo-vesico-pustular eruptions. (छोटी माता; लघुमसूरिका, एक तीव्र विषाणु-जनक रोग जो बहुत संक्रामक होता है, जिसमें शरीर पर दाने निकल आते हैं।)

Varicella-zoster immuno-globulin (वेरीसेला जॉस्टर इम्यूनोग्लोबुलिन्स) An immunoglobulin isolated from human volunteers with high antibody titer against varicella-zoster virus. (यह जमा प्लाज्मा का ग्लोबयुलिन अंश है जो कि हरपीज़ ज़ोस्टर संक्रमण से स्वस्थ हो चुके मानव से निकाला जाता है।)

Varicocele (वेरिकोसील) Dilated pampiniform plexus in the spermatic cord, commonly on left side, feeling like a bag of worms. (वृष्ण-रज्जु की शिराओं का बढ़ जाना; वृष्ण शिरापस्फीति।)

Varicose (वेरिकोस) Means distended, tortuous and knotted. (किसी अपस्फीति की प्रकृति का अथवा उससे सबंधित फूला हुआ; सूजा हुआ; अपस्फीत।)

Varicose veins (वेरिकोस वेन्स) Dilated tortuous veins as developing in legs due to venous incompetence or the development of esophageal varices in portal hypertension. (शिराओं में रक्त एकत्रित होने से उनमें विस्फारण हो जाना। बढ़ी हुई ऐंठी हुई उपरिस्थ शिराएं जो सबसे अधिक निचली भुजाओं में दिखाई देती हैं। यह शिराओं की कपाटों विकृति या अक्षमता के कारण होता है जिससे रक्त पीछे को आना शुरू कर देता है।)

Varicosity (वेरीकोसिटी) The condition of varicose. (अपस्फीत होना; अपस्फीति; एक अपस्फीतशिरा।)

Variola (वेरियोला) SYN—smallpox, the vesicopustular generalized eruptive viral disease that has disappeared from the globe for past two decades. (चेचक; मसूरिका; बड़ी माता।)

Varix (वेरिक्स) Dilatation of a vein, artery or lymphatic channel. (एक बढ़ी हुई तथा ऐंठी हुई शिरा धमनी अथवा लसीका वाहिनी अपस्फीत शिरा।)

Varus (वेरस) Turned inward. (भीतर की ओर अर्थात शरीर की मध्य रेखा की ओर मुड़ा हुआ शरीर का कोई भाग जैसे अन्तर्नत पाद।)

Vas (वास) A duct. *v. deferens* The 18" long excretory duct of testis transporting sperm to urethra. (वाहिका या वाहिनी जैसे रक्त वाहिनी या वास डिफ्रेन्स जो शुक्रग्रन्थि की उत्सर्गी वाहिनी होती है। यह प्रत्येक शुक्रग्रन्थि से प्रोस्टेट-मूत्रमार्ग तक वीर्य का परिवहन करती है; शुक्र-वाहिका (Vas) का बहुवचन (Vasa)।)

Vasa (वासा) Pleural of vas. *v. recta* 1. Straight collecting tubules of kidney. 2. Tubules that become straight prior to entering the mediastinum testis. *v. vasorum* The tiny blood vessels supplying the fibromuscular coats of arteries and larger veins. (धमनियों और शिराओं की प्राचीरों को पोषक तत्व पहुँचाने वाली छोटी वाहिनियों।)

Vascularization (वैस्कुलैराइजेशन) Growth of new blood vessels in a structure. (ऊतकों में नई रक्त वाहिनियों का बनना; वाहिकावर्धन।)

Vascular ring (वैस्कुलर रिंग) A form of congenital anomaly where an arterial ring surrounds trachea and esophagus often causing compression. (जन्म से श्वास प्रणाली एवं ग्रासनली को चारों ओर से घेरने वाला एक धमनीय छल्ला।)

Vascular system (वैस्कुलर सिस्टम) Commonly known as circulatory system made of vessels, arteries, veins and capillaries that carry blood throughout the body. (वह प्रणाली जिसके अंतर्गत धमनियाँ, शिराऐं एवं तनुशिराये होती हैं।)

Vasculature (वैस्कुलेचर) The arrangement and interrelationship of blood vessels. (शरीर अथवा इसके किसी भाग में रक्त वाहिनियों की व्यवस्था किसी विशिष्ट क्षेत्र को रक्त वाहिनियों की आपूर्ति।)

Vasculitis (वेस्कुलाइटिस) Inflammation of blood or lymph vessels. (रक्त वाहिनी का शोथ।)

Vasculopathy (वैस्कुलोपैथी) Any disease of blood vessels. (रक्त वाहिनियों का कोई भी रोग।)

Vasectomy (वैसेक्टॉमी) Removal of a segment of vas deferens bilaterally to induce male sterility. (शुक्रवाहिका को अथवा इसके किसी भाग को काटकर निकाल देना; विशेषकर बंध्यता के लिए शुक्रवाहिकोच्छेदन।)

Vasoactive intestinal polypeptide (वेसोएक्टिव इन्टैस्टाइनल पोलीपेप्टाइड) (VIP) A peptide of G.I. tract that inhibits gastric acid secretion but promotes intestinal secretion, excess secretion causing diarrhea. (यह एक पदार्थ है जो पूरे शरीर में पाया जाता है। यह तंत्रिका संकेतों को नियंत्रित करने और भेजने में मदद करता है। यह जठरांत्र पथ कि कुछ मांसपेशियों को शिथिल करता है, अग्न्याशय और पेट में पानी और इलेक्ट्रोलाइट्स की मात्रा बढ़ाता है, अग्न्याशय, पेट और हाइपोथैलेमस से हार्मोन का प्रकाशन करता है, वसा और ग्लाइकोजन को तोड़ता है, पित्त प्रवाह को उत्तेजित करता है और गैस्ट्रिन और गैस्ट्रिक एसिड के स्राव को रोकता है।)

Vasoconstriction (वेसोकन्सट्रिक्शन) Spasm or temporary narrowing of blood vessels. (रक्त वाहिनियों के अन्तर्व्यास का घट जाना; वाहीका संकीर्णन।)

Vasodepressor (वेसोडिप्रेसर) An agent that depresses circulation, i.e. lowers blood pressure by dilating blood vessels. (रक्त वाहिनियों को विस्फारित करके रक्त दाब या रक्त चाप को कम करने वाला रक्त परिसंचरण को कम करने वाला।)

Vasodilator (वेसोडाइलेटर) Agent causing relaxation of blood vessels. (रक्त वाहिनियों का विस्फारण करने वाला; वाहिका प्रेरक।)

Vasointestinal polypeptide (वेसोइन्टेस्टाइनल पोलीपेप्टाइड) A gut hormone increasing gut motility and secretion. (एक आंत हार्मोन जो आंतों में स्राव को बढ़ाता है।)

Vasomotor (वेसोमोटर) Pertains to or regulating the contraction and relaxation of blood vessels. (रक्त वाहिनियों के संकीर्णन एवं विस्फारण को नियन्त्रित करने वाला वाहिका प्रेरक।)

Vasopressin (वेसोप्रेसिन) A posterior pituitary hormone having antidiuretic, and vasopressor effect (causes coronary spasm, hence not used to raise blood pressure). (यह एक हार्मोन है जो हाइपोथेलेमस से निर्मित होता है और पिट्यूटरी ग्रंथि के पश्च खण्ड में संग्रहित रहता है।)

Vasopressor (वेसोप्रेशर) Agent bringing about contraction of blood vessels. (रक्त वाहिनियों को संकुचित रखने एवं रक्त दाब को बढ़ाने वाला; वाहिका; दाब वर्धी।)

Vasospasm (वेसोस्पाज्म) Spasm of blood vessels. (वाहिका की प्रचीर का संकीर्णक उद्वेष्ट; वाहिकाकर्ष।)

Vasovagal syncope (वेसोवेगल सिन्कोप) Sudden fainting due to hypotension caused by emotional stress, pain or trauma. (मानसिक दबाव या दर्द में अथवा चोट आदि लग जाने पर वेगस तंत्रिका के उद्दीपन से उत्पन्न अल्प रक्त दाब के कारण अचानक बेहोशी हो जाना।)

Vastus (वास्टस) Large or great; one of the three muscles of thigh. (बड़ी; जांघ की तीन पेशियों में से एक।)

Vector (वैक्टर) 1. A carrier or disease transmitting living organism like arthropod or insect. 2. A force having a magnitude and direction. (रोगोत्पादक जीवधारियों का वाहक जो अधिकतर एक आर्थोपोड या कीट होता है; परिमाण तथा दिशा वाली शारीरिक शक्ति या बल।)

Vector cardiography (वैक्टर कार्डियोग्राफी) Analysis of direction and magnitude of electrical forces of cardiac contraction by a continuous series of loops (Vectors), especially useful in diagnosing infarction in the presence of left bundle branch block. (वैक्टर फांदों की एक सतत श्रृंख्ला के द्वारा हृदय की क्रिया वैद्युत बलों की दशा एवम् उनके परिमाण का रेखाचित्र अभिलेखन करना।)

Vecuronium (वैक्यूरोनियम) Neuromuscular blocking agent. (प्रेरक नाड़ी की अन्तिम प्लेट से किसी तंत्रिकाओं और मांसपेशियों को जाने वाले आवेगों में अवरोध उत्पन्न करने वाले कारक।)

Vegan (वीजेन) A strict vegetarian who even abstains from milk and milk products. (वह व्यक्ति जो केवल शाकाहारी भोजन ही ग्रहण करता है और दूध या दुग्ध उत्पाद तक ग्रहण नहीं करता।)

Vegetate (वैजीटेट) 1. To lead a passive existence either mentally or physically 2. Luxuriant growth. (निष्क्रिय अस्तित्व यदि मानसिक या शारीरिक के साथ जीवन व्यतीत करना; विलासितापूर्ण वृद्धि।)

Vegetation (वैजीटेशन) Wart like luxuriant growth from heart valves; consisting of fibrin mesh with enmeshed blood cells. (अधिमांस के समान हृदय कपाट से एक वृद्धि जिसमें फाइब्रिन जाल तथा रक्त कोशिकाय जाली होती है।)

Vegetative (वैजीटेटिव) Quiscent, passive. (शान्त; निश्चल अथवा निष्क्रिय।)

Vehicle (वहीक्ल) A therapeutically inactive substance that carries the active ingredient. (वाहन उपचारिक रूप से निष्क्रिय पदार्थ जिसके साथ औषधि सेवन कराई जा सके जैसे मिश्रण में जल।)

Vein (वेन) Vessel carrying unsaturated blood towards the heart except for pulmonary veins that carry saturated oxygenated blood to left atrium. (पल्मोनरी शिरा के अतिरिक्त जो वाहिनियां कोशिकाओं से रक्त को हृदय तक पहुँचाती हैं।)

Velamentous (वैलामैन्टस) Expanding like a veil or sheet. (आवरण या चादर के समान फैलने वाला।)

Velamentum (वैलामेन्टम) Membranous covering. (एक कलामय आवरण।)

Vellus (वेलस) The fine hair left on the body after the lanugo hairs disappear in the newborn. (नवजात शिशु में गर्भ लोम अथवा भ्रूणरोमों के लुप्त हो जाने के पश्चात उसके शरीर पर बारीक बालों का पाया जाना।)

Velpeau's bandage (वेलपोज बैण्डेज) A special form of roller bandage incorporating shoulder, arm and forearm. (एक प्रकार की पट्टी जिसका उपयोग बांह एवं कन्धे को छाती से बाँधकर ह्यूमरस के ऊपरी सिरे के पास के एवं कन्धे के जोड़ के कुछ अस्थिभंग में अचलीकरण के लिए किया जाता है।)

Veneer (विनियर) In dentistry, materials like acrylic resin which is bonded to surface of tooth. (दंत चिकित्सा में मनुष्य द्वारा निर्मित एक सामग्री जैसे एक्रीलिक रेजिन जिसे किसी दाँत की सतह से सलंग्न किया जा सकता है।)

Venereal (विनिरियल) Resulting from sexual intercourse. (लैंगिक संसर्ग से संबधित अथवा उसके कारण उत्पन्न; रतिज।)

Venereal disease (विनिरियल डिजीज) Disease acquired by sexual intercourse. It includes gonorrhea, syphilis, AIDS, viral hepatitis B, trichomoniasis, chlamydia infection, granuloma inguinale and lymphogranuloma venereum (LGV). (ऐसे रोग जैसे सिफिलिस, गॉनोरहिया आदि से पीड़ित व्यक्ति के साथ लैंगिक संसर्ग से अर्जित एक रोग; रतिज रोग।)

Venereal wart (वेनिरियल वार्ट) Moist reddish elevations on genitals and anus. (जननांग तथा गुदा पर नम एवं लाल उभार।)

Venereology (विनिरीयोलॉजी) The branch of medical science dealing with diagnosis and treatment of venereal disease. (रतिज रोगों का अध्ययन एवं उनकी चिकित्सा करना; रतिजरोग विज्ञान)

Venesection (वेनीसैक्शन) Surgical incision into a vein for draining out blood or introducing blood/colloids. (रक्ताध्क्यि हृदय निपात की अवस्था में रक्त का आयतन कम करने की विधि इसमें शिरावेध द्वारा रक्त निकाला जाता है।)

Venipuncture (वेनीपंक्चर) Puncture of a vein for drawing out blood or introducing any substance. (शल्य क्रिया द्वारा किसी शिरा का वेधन करना; शिरावेधन।)

Venlafaxine (वेनलाफैक्सीन) Antidepressant. (अवसाद को दूर कने वाली औषधियां; प्रत्यवसादक।)

Venogram (वेनोग्राम) X-ray of the vein by introduction of contrast material. (शिराओं का एक्स-रे चित्र; शिराचित्र; शिरा स्पन्द का एक अनुरेखण; शिरालेख।)

Venom (वैनॉम) Poisonous secretion expelled by some animals, reptiles. *v. snake* The poisonous secretion of labial glands of snake containing neurocytolysins, hemolysins, hemocoagulants. (कुछ कीट, मकड़ियों अथवा सांपों आदि के द्वारा उत्सर्जित विष जो काटने या डंक मारने से मनुष्य में संचारित होता है; विष।)

Venomous (वीनोमस) Poisonous. (विषैला; विषाक्त; विष बनाने वाला।)

Venoocclusive (वेनाऑक्लुसिव) Pertains to obstruction of veins, e.g. venoocclusive disease of liver. (शिराओं में अवरोध उत्पन्न हो जाने से सम्बन्धित अथवा उससे युक्त।)

Venous hum (वेनस हम) A continuous murmur heard on veins of neck. (गर्दन की बड़ी शिराओं पर स्टेथोस्कोप द्वारा जाँच करने पर सुनाई देने वाली मर्मर।)

Vent (वैन्ट) An opening in any cavity. (उत्सर्जन के लिए किसी गुहा में स्थित एक छिद्र या बहिर्गम अथवा गुदा; निकास।)

Ventilation (वैन्टीलेशन) Circulation of fresh air in lung alveoli. *v. continuous positive pressure* Mechanical method of artificial ventilation where the respirator delivers air to the lungs under a continuous positive pressure. *v. intermittent positive pressure* The respirator delivers air under positive pressure to initiate inspiration but expiration is passive. (फेफड़ों की वायु कोशिकाओं में शुद्ध वायु का परिसंचरण।)

Ventilation coefficient (वैन्टीलेशन कोएफिशियन्ट) The amount of air that must be respired for each liter of

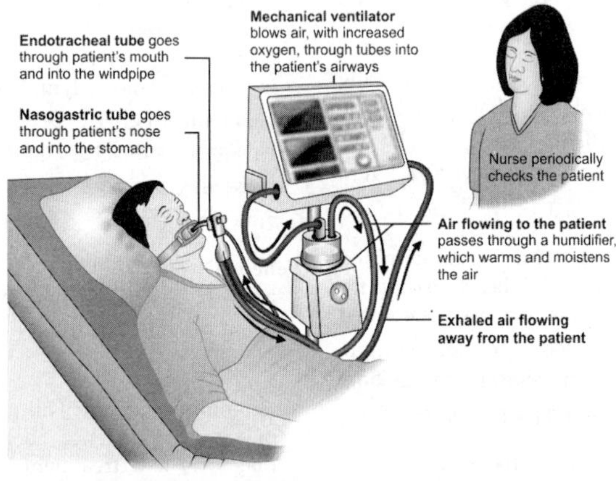

Ventilator

oxygen to be absorbed. (एक लीटर ऑक्सीजन के अवशोषण के लिए सांस के साथ ली गई एवं निकली गई वायु की मात्रा।)

Ventilator (वैन्टीलेटर) A mechanical device to ventilate the lungs (see Figure). (फेफड़ों के कृत्रिम श्वसन के लिए एक उपकरण संवातक।)

Ventouse (वैनटोज़) Cup shaped. (एक गिलास के आकार का पात्र जो रक्त को खींचकर सतह पर लाने के लिए त्वचा पर चिपकाया जाता है।)

Ventral (वैन्ट्रल) Anterior or front side or lower or underneath. (तोंद या उदर; शरीर के अगले भाग अथवा सामने के पार्श्व से संबधित; अभ्युदर।)

Ventral hernia (वैन्ट्रल हर्निया) Hernia through anterior abdominal wall. (उदरीय भित्ति के अग्र से होकर बनने वाला हर्निया।)

Ventricle (वैन्ट्रीक्ल) A small cavity or pouch, e.g. in the heart and in the brain. *v. third* The median cavity of brain bounded by thalamus and hypothalamus on either side, anteriorly by optic chiasm; communicating with lateral ventricles and fourth ventricle. *v. fourth* The CSF containing cavity at base of brain extending between upper end of spinal canal and cerebral aqueduct. Its roof is formed by cerebellum and floor by rhomboid fossa. *v. lateral* The ventricle in each cerebral hemisphere with triangular shaped body, inferior and posterior horns; communicating with third ventricle by interventricular foramen. (एक छोटी गुहा अथवा कोष्ठ जैसा कि हृदय अथवा मस्तिष्क में होता है; निलय।)

Ventricular escape (वैन्ट्रीकुलर ऐस्केप) Temporary assumption of pacemaker function by the ventricles either due to complete AV block or sinus standstill.

Ventricular folds (वेन्ट्रीकुलर फोल्ड्स) The false vocal cords or folds of mucous membrane parallel or above true vocal cords. (कृत्रिम स्वर-रज्जु या श्लेष्मकला के पुटक जो वास्तविक स्वर-रज्जु के समानान्तर या ऊपर होते हैं।)

Ventricular septal defect (वेंट्रिकुलर सेप्टल डिफेक्ट) A congenital defect in the interventricular septum of heart leading to passage of blood from left ventricle into right ventricle.

Ventriculitis (वेन्ट्रीकुलाइटिस) Inflammation of ependymal lining of cerebral ventricles. (किसी निलय का शोथ।)

Ventriculoatriostomy (वेन्ट्रीकुलोएट्रियो–स्टॉमी) Establishment of communication between cerebral ventricle and right atrium by placement of a shunt to treat hydrocephalus. (जलशीर्ष की चिकित्सा के लिए पार्श्व पथ स्थित करके प्रमस्तिष्कीय निलय और हृदय कें दायें अलिन्द में संपर्क निर्धारित करना।)

Ventriculocisternostomy (वेन्ट्रीकुलोसि–स्टर्नोस्टॉमी) Establishing communication between cerebral ventricle and cisterna magna. (प्रमस्तिष्कीय निलय तथा महाकुण्ड के बीच संपर्क स्थापित करना मस्तिष्क निलयकुण्ड सम्मिलन)

Ventriculography (वेन्ट्रीकुलोग्राफी) Visualization of size and shape of cerebral ventricles by air injection or visualization of size, shape and contraction of ventricles of heart after contrast injection. (वायु अथवा अन्य भेदक माध्यम को प्रविष्ट करके मस्तिष्क के निलयों का एक्स-रे परीक्षण करना; मस्तिष्क निलय चित्रण किसी भेदक माध्यम का इन्जैक्शन लगाकर हदय के निलयों का एक्स-रे।)

Ventriculostomy (वेन्ट्रीकुलोस्टॉमी) Establishing communication between thirdm ventricle and cisterna interpeduncularis to treat hydrocephalus. (जलशीर्ष की चिकित्सा के लिए मस्तिष्क के तीसरे निलय एवं अन्तरावृन्तीय कुण्ड के बीच शल्यक्रिया द्वारा मार्ग बनाना।)

Ventrosuspension (वेन्ट्रोसस्पेन्शन) Fixation of displaced uterus to anterior abdominal wall. (गर्भाशय का अग्र-उदरीय भित्ति पर स्थिरीकरण।)

Venturi mask (वेन्ट्यूरी मास्क) A mask for controlled administration of O_2. (हवाई यात्रा करने वाले यात्रियों के लिए, संज्ञाहरण के दौरान रोगी में ऑक्सीजन का नियंत्रण रखने के लिए मुँह पर लगाया जाने वाला आवरण।)

Venule (वेन्यूल) A tiny vein continuous with capillary. (एक अन्तिम सबसे छोटी शिरा जो एक कोशिका में विलीन हो जाती है; तन्तुशिरा; शिरिका।)

Verapamil (वेरापामिल) Calcium channel blocker; antiarrhythmic agent. (वे औषधियां जो कैल्सियम आयनों के पेशी कोशिकाओं में अन्तः प्रवेश को धीमा करके अपनी क्रिया करती हैं कैल्सियम चैनेल ब्लॉकर्स हृदय अतालताओं पर नियंत्रण करने वाली अथवा उन्हें रोकने वाली औषधि।)

Verbigeration (वर्बीजिरेशन) Repetition of meaningless words. (अर्थहीन शब्दों एवं वाक्यों को असामान्य रूप से बार-बार दोहराना; निरर्थक शब्दावृति।)

Verge (वर्ज) An edge or margin, e.g. anal verge, i.e. the transitional area between smooth perianal area and the hairy skin. (किनारा या छोर जैसे एनल वर्ज विशेषकर चिकनी गुदा के आसपास स्थान और बालदार त्वचा के बीच का स्थान जो दोनों के मिलने का किनारा होता है।)

Vermicidal (वर्मीसाइडल) Capable of destroying intestinal worms or parasites. (आंत के कीड़ों को मारने वाला; कृमिनाशी; कृमिनाशक।)

Vermicular (वर्मीकुलर) Resembling a worm, e.g. vermicular movement. (कीड़े के समान कृमिवत्।)

Vermiform (वर्मीफोर्म) Shaped like a worm. (कृमि आकार का कृमिवत्।)

Vermiform appendix (वर्मीफोर्म-एपैण्डिक्स) The long narrow worm shaped tube arising from cecum closed at the distal end. (एक 2.5 सेमी. से 20 सेमी. लम्बी तंग कृमि के आकार की दूरस्थ सिरे पर बन्द नली जो सीकम से जुड़ी होती है कृमिवत् उण्डुकपुच्छ। इसकी सूजन को एपेण्डिसाइटिस कहते हैं।)

Vermifuge (वर्मीफ्यूज) Agents that expel intestinal worms. (आंत से कीड़ों को बाहर निकालने वाला; कृमिनिस्सारक।)

Vermilion border (वर्मीलियन बार्डर) The junction between the skin and oral mucous membrane at the lips. (होंठों की मौखिक श्लेष्मकला (गुलाबी-लाल क्षेत्र) का चारों ओर की त्वचा के साथ संगम।)

Vermin (वर्मिन) Small insects and animals. (छोटे-छोटे जानवर एवं कीट जैसे चूहे, जूएं अथवा खटमल आदि जो रोगोत्पादक होते हैं।)

Vermis (वर्मिस) A worm, median lobe of cerebellum between the lateral lobes. (एक कृमि या कीड़ा; वर्मिस सेरीबेलाइ; अनुमस्तिष्क का उसके दो खण्डों के बीच का मध्यम भाग होता है।)

Vernes syndrome (वर्नेस सिन्ड्रोम) Paralysis of 9th, 10th and 11th cranial nerves due to injury to jugular foramen. (जुगुलर फोरामैन में क्षति पहुंचने के कारण 9वीं, 10वीं तथा 11वीं कपालयी तन्त्रिकाओं का पक्षाघात होना।)

Vernix caseosa (वर्निक्स केसियोसा) A sebaceous deposit covering the fetus, abundant on creases and flexor surfaces, consisting of sebaceous secretion, lanugo and exfoliated skin. (अन्तगर्भाशय जीवन में भ्रूण का रक्षात्मक आवरण तथा यह वसीय पदार्थ जन्म के समय शिशु के शरीर पर लगा होता है।)

Verruca (वेरूका) SYN — wart. (अधिमांस या अधिमांस के समान रचना; मस्सा।)

Versicolor (वर्सीकलर) Having many colors or change in colors. (बहुत से रंगों को

धारण करने अथवा उनमें परितर्तित होने वाला।)

Version (वर्जन) Change in position of fetus within uterus. *v. bipolar* A combination of both external and internal manipulation to bring a change in fetal position. *v. cephalic* Turning of the fetus so that head becomes the presenting part. *v. external* Version of fetus with both hands placed on abdomen. *v. internal* Version of fetus with one hand placed inside vagina. *v. podalic* Version by holding feet of the fetus to make the presenting part breech. (किसी अंग जैसे गर्भाशय का अपनी सामान्य स्थिति से झुक जाना; गर्भवर्तन।)

Vertebra (वर्टीब्रा) One of the 33 bony segments making up the spinal column, consisting of 7 cervical, 12 thoracic (dorsal), 5 lumbar, 5 sacral and 4 coccygeal (see Figure). (यह कशेरूका दण्ड या कटंक दण्ड 33 हड्डियों में से एक होती है; जो 7 ग्रैव (गर्दन की) 12 वक्षीय,15 कटिपरक, 5 सैक्रमी तथा 4 अल्पवर्धित अनुत्रिक कशेरूकाओं से मिलकर बनी होती है।)

Vertebral canal (वर्टीब्रल कैनाल) The cavity within spinal column containing the spinal cord. (कशेरूकाओं के रन्ध्रों के जुडने से बना लम्बा खोखला स्थान जिसमें सुषुंम्ना रज्जु होती है।)

Vertebral pedicle (वर्टीब्रल पेडिकिल) The portion of bone projecting backward from each side of body of vertebra and connecting the lamina with body. (अस्थि का एक भाग जो कशेरूका की काय के हर तरफ से पीछे की ओर निकलता है और पटल को काय से जोड़ता है।)

Vertebrate (वर्टीब्रेट) Those having a vertebral column. (कशेरूका दण्ड धारण करने वाला; पृष्ठवंशी।)

Vertex (वर्टेक्स) The top portion of head. (शिखर या चोटी विशेषकर सिर का शिखर शीर्ष।)

Vertical (वर्टिकल) Perpendicular to the horizontal plane, upright. (क्षैतिज तल पर लम्बरूप अथवा सीधा शिखाग्र से संबंधित अथवा उस पर स्थित।)

Vertlginous (वॉर्टीगेनस) Afflicted with vertigo. (भ्रमि अथवा चक्कर आने से संबंधित या उससे पीड़ित; भ्रमिग्रस्त।)

Vertigo (वर्टिगो) The sensation of moving around in space (subjective vertigo) or experiencing the surrounding objects moving around oneself (objective vertigo). (भ्रमि या चक्कर आना। किसी व्यक्ति का अपने आप को तथा अपने आस पास की वस्तुएं घुमती हुई महसूस होना।)

Verumontanum (वेरूमोन्टेनम) An elevation on the floor or the prostatic urethra

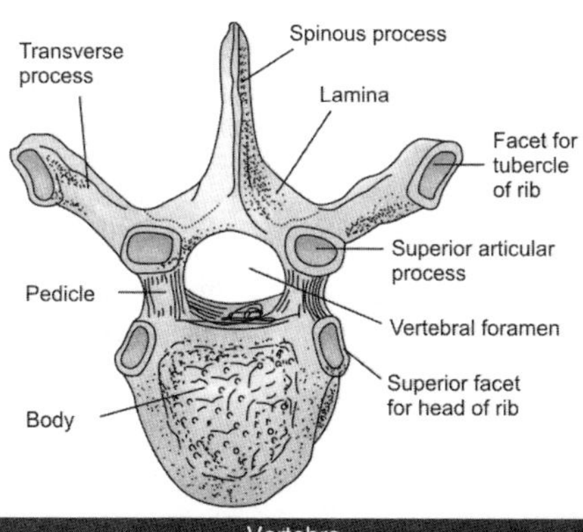

Vertebra

where seminal ducts open. (मूत्रमार्ग के पुरः स्थग्रन्थिक भाग के भूतल पर स्थित एक उठाव जहां पर शुक्र वाहिनियां प्रवेश करती हैं।)

Very low-density lipoprotein (वैरी लो-डैन्सिटी लिपोप्रोटीन) The least dense plasma lipid. (ऐसी प्लाज्मा लिपोप्रोटीन जिसमें प्रोटीन बहुत ही कम होता है।)

Vesica (वैसिका) A bladder. (आशय जैसे मूत्राशय और पित्राशय आदि।)

Vesical (वैसिकल) Shaped like a bladder. (मूत्राशय संबंधी।)

Vesical reflex (वैसिकल रिफ्लैक्स) Desire to urinate once bladder is distended. (मूत्राशय के मूत्र से भरकर मामूली सा फूल जाने पर मूत्र त्याग की प्रवृति होना।)

Vesicant (वैसीकैन्ट) Agent that produces blisters. (छाले या फफोले उत्पन्न करने वाला; स्फोटक।)

Vesicle (वैसीक्ल) Elevated skin lesions containing serous fluid. *v. seminal* Membranous sacculated tubes at the base of bladder acting as reservoir of semen. (एक छोटा आशय या कोश जिसमें तरल भरा होता है; पुटिका एक छोटा सा छाला या फफोला।)

Vesicopustule (वैसिकोप्स्टूल) A vesicle in which pus has formed. (जलस्फोट या फफोला जिसमें पस बन रहा होता है।)

Vesicostomy (वैसिकोस्टॉमी) Surgical opening into bladder. (शल्य क्रिया द्वारा मूत्राशय में एक छेद बनाना।)

Vesicouterine pouch (वैसिकोयूटेराइन पाउच) Extension of peritoneal cavity downwards between bladder and uterus. (मूत्राशय एवं गर्भाशय के बीच में पैरीटोनियल गुहा का नीचे की ओर बढ़ना।)

Vesicovaginal (वैसिकोवैजाइनल) Concerning urinary bladder and vagina. (मूत्राशय और योनि से संबंधित।)

Vesiculectomy (वैसिकुलेक्टॉमी) Partial or complete excision of seminal vesicle. (किसी छोटे आशय या पुटिका विशेषकर शुक्राशय को आंशिक अथवा पूर्णरुप से काटकर लिकाल देना; शुक्राशय उच्छेदन।)

Vesiculitis (वैसीकुलाइटिस) Inflammation of seminal vesicle. (किसी आशय विशेषकर शुक्राशय का शोथ; शुक्राशय शोथ।)

Vesiculogram (वैसीकुलोग्राम) X-ray of seminal vesicles. (शुक्राशय का एक्स-रे चित्र।)

Vessel (वैसेल) A duct or canal to carry fluids. (शरीर में किसी तरल का वाहन करने वाली एकनलिका नली अथवा वाहिनी जैसे रक्त का वाहन करने वाली रक्त वाहिनी तथा लसीका का वाहन करने वाली लसीका-वाहिनी आदि वहिका।)

Vestibular apparatus (वैस्टीब्यूलर ऑपरेट्स) The anatomical parts including saccule, utricle, semicircular canals, vestibular nerve and nuclei, concerned with body equilibrium. (शारीरिक अंश जैसे लघु कोश यूट्रीकल, अन्तः कर्णकी ऊर्ध्व पश्च एवं निम्न नलिकायें, प्रघाण तंत्रिका और केन्द्रक, यह सभी शरीर के सन्तुलन को बनाए रखने में सम्मिलित होते हैं।)

Vestibular area (वेस्टीब्यूलर ऐरिया) A triangular area lateral to sulcus limitans, beneath which lie the terminal nuclei of vestibular nerve. (त्रिकोणक क्षेत्र जो परिखा सीमान्त के पार्श्वीय पर स्थित होता है जिसके नीचे प्रघापण तन्त्रिका का अन्तिम केन्द्रक उपस्थित होता है।)

Vestibular bulbs (वेस्टीब्यूलर बल्ब्स) Two sacculated collections of veins lying on either side of vagina homologous to male corpus spongiosum. (दो में से एक अणुकोशकृत नसों का संग्रह, जो योनि के दोनों ओर बल्बोकेवरनोसस मांसपेशियों के नीचे स्थित होता है।)

Vestibular nerve (वेस्टीब्यूलर नर्व) The main division of eighth cranial nerve, arising from vestibular ganglion and concerned with body equilibrium. (आठवें कपालीय तन्त्रिका का प्रमुख विभाजन जो प्रघाण गण्डिका से उत्पन्न होता है तथा शरीर के सन्तुलन से सम्बन्धित होता है।)

Vestibule (वेस्टीब्यूल) Small cavity or space at the beginning of a canal. (किसी नलिका के प्रवेश द्वार पर स्थित एक छोटा सा स्थान अथवा गुहा प्रघाण।)

Vestige (वेस्टिज) A small incompletely developed structure. (किसी रचना का अवशेष जो किसी व्यक्ति अथवा किसी जाति के विकास की पूर्व अवस्था में पूर्णतया विकसित था तथा कार्य करता था; अवशेष।)

Veterinary (वेटेरीनरी) Pertains to animal diseases and their treatment. (घरेलू जानवरों उनके रोगों तथा चिकित्सा से सम्बन्धित; पशु चिकित्सक।)

Viability (वायाबिलिटी) Ability to live or capable of living, e.g. a fetus reaching 24 weeks gestation or 500 gms of weight can live outside uterus. (जन्म के पश्चात् जीवित् रहने की क्षमता; जीवन क्षमता।)

Vial (वॉयल) A small glass bottle for medicines and chemicals. (औषधियों के लिए एक छोटी काँच की बोतल या शीशी।)

Vibrator (वाइब्रेटर) Device that produces vibration or shaking. (शरीर अथवा इसके भाग में कृत्रिम कम्पन उत्पन्न करने वाला एक उपकरण; कम्पित्र, कम्पक)

Vibratory sense (वाइब्रेटरी सेन्स) The ability to perceive vibrations or that transmitted through skin and bone from a vibrating tuning fork. (कम्पन को महसूस करने की क्षमता।)

Vibrio (विब्रियो) A genus of comma shaped motile Gram-negative bacilli, e.g. *V. cholerae*, the organism causing cholera. (मुड़े हुए गतिशील ग्राम ऋण जीवाणुओं का एक वंश; विबियो कौलेरा, कॉमा के आकार का होता है, जो मनुष्य में हैजा उत्पन्न करता है।)

Vibrometer (वाइब्रोमीटर) 1. A device that produces rapid vibrations of tympanic membrane, a form of massage to treat deafness. 2. Device used to measure vibratory sensation threshold, useful in judging clinical status of peripheral neuropathy. (एक उपकरण जो वधिरता की चिकित्सा करने हेतु कर्णपटह में शीघ्रगामी कम्पन, एक प्रकार की मालिश करता है।)

Vicarious (विकेरीयस) Acting as alternative or substitute. (दूसरे की एवज़ी में कार्य करने वाला असामान्य स्थिति में उत्पन्न हाने वाला; उन्मार्गी।)

Vicarious menstruation (विकेरीयस मैन्सट्रुएशन) Blood loss during menstruation at sites other than vagina like nose, breast. (मसिक धर्म के समय योनि के अतिरिक्त अन्य स्थान जैसे नाक एवं स्तनों आदि से रक्तस्राव होना; उन्मार्गी आर्तव।)

Vidarabine (विडर्बाइन) Antiviral agent effective against herpes simplex and zoster. (प्रतिविषाणु कारक जो हर्पीज सिम्पलैक्स तथा हर्पीज जॉस्टर के निरूद्ध प्रभावकारी होता है।)

Vidian artery (विडियन आर्टरी) Artery passing through pterygoid canal. (पक्षाभ नली से गुज़रने वाली धमनी।)

Vidian canal (विडियन कैनाल) A canal in the medial pterygoid plate of sphenoid bone for passage of vidian vessels and nerve. (जतूकाभ अस्थि के मध्यवर्ती पक्षाभ पट्टिका में स्थित एक नलिका जो विडियन वाहिका तथा तन्त्रिका का मार्ग बनाती है।)

Vidian nerve (विडियान नर्व) A branch from sphenopalatine ganglion. (स्फैनॉयड एवं पैलाटाइन हड्डियों की गण्डिका से निकलती हुई एक शाखा।)

Vigil (विजिल) Wakefulness. (नींद ना आना; जागते रहना।)

Vigilant (विजीलैन्ट) Being attentive, watchful and alert. (सावधान, चौकस तथा सर्तक रहना।)

Vigor (वाइगर) Force or strength of body and mind. (शारीरिक अथवा मानसिक शक्ति।)

Villiferous (विलीफेरस) Having villi or tuft of hair. (अंकुरों से युक्त।)

Villus (विलस) Short slender filamentous processes found on some membranous surfaces. *v. arachnoid* Protrusion of arachnoid into dural venous sinus. *v. chorionic* Tiny branching processes on surface of chorion that become vascular and form placenta. *v. intestinal* The projecting structures into lumen of small intestine that help to absorb fluid and nutrients (see Figure). (कुछ झिल्लियों की स्वतन्त्र सतही पर पाया जाने वाला एक छोटा सूत्री प्रवर्ध जैसे जरायुज अंकुर जो जरायु से उत्पन्न होने वाले छोटे-छोटे वाहिकामय प्रक्षेपणो में से एक है, जो अपरा बनाने मे मदद करते हैं। आन्त्रीय अंकुर जो छोटी आंतों की अवकाशिका में आन्त्रीय श्लेष्मकला से उत्पन्न होने वोलक सूक्ष्म प्रक्षेपणों में से एक होता है, ये तरल एवं पोषकों का अवशोषण करते हैं।)

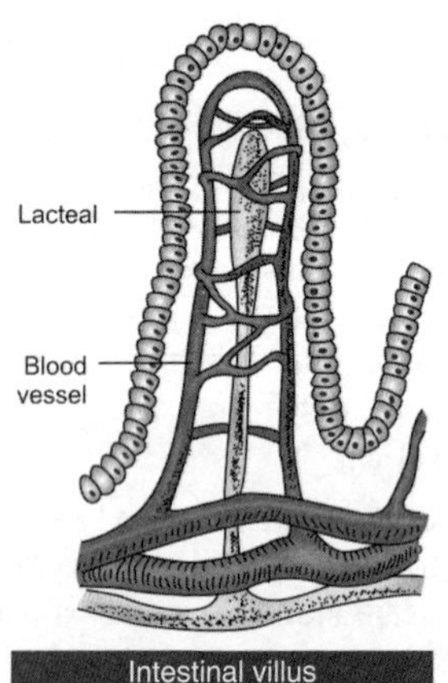

Intestinal villus

Vinblastine (विनब्लास्टिन) An extract from plant vinca rosea having cytotoxic properties. (विनका रोजे (vinca rosea) पौधे से प्राप्त पदार्थ जिसमें कोशिकाओं के लिए विनाशकारी गुण होते हैं।)

Vencent's angina (विनसैन्ट्स एन्जाइना) Acute necrotising gingivitis. (तीव्र परिगलनकारी मसूड़ाशोथ।)

Vincristine sulfate (विनक्रिस्टीन सल्फेट) A cytotoxic agent extracted from plant vinca rosea. (कोशिकाओं के लिए विनाशकारी कारक जो *Vinca rosea* (विनका रोज़े) नामक पोधे से प्राप्त होता है।)

Vindesine (विनडीसीन) Vinca alkaloid, antineoplastic agent. (अर्बुदरोधी कारक।)

Vinegar (विनेगर) A weak solution of acetic acid. (एसिटिक एसिड का तनु एवं अशुद्ध घोल सिरका। तुन एसिटिक एसिड औषधीय योग।)

Vinorelbine (विनोरिलबीन) Anticancer agent. (कैंसर-रोधी कारक।)

Vinyl chloride (विनाइल क्लोराइड) A chemical often causing lung malignancy. (एक रासायनिक तत्त्व जो अधिकतर फेफड़ों में दुर्दमता को उत्पन्न करता है।)

Violaceous (वॉयलेशियस) Violet, said of a discoloration of skin. (त्वचा की बैंगनी विवर्णता।)

Violent (वायलेन्ट) Great force, fierceness. (हिंसात्मक प्रचंड; उग्र रूप)

Viomycin (वायोमाइसीन) Antibiotic produced by *Streptomyces griseus*, used in tuberculosis. (प्रतिजीवी पदार्थ जिसे क्षय रोग में प्रयोग किया जाता है।)

Vipoma (विपोमा) Rare tumor of pancreas secreting vasoactive polypeptide causing diarrhea, achlorhydria. (पाचकग्रन्थि का अर्बुद जिससे वासोएक्टिव पोलीपेप्टाइड स्राव उत्पन्न होता है। जिसके कारण दस्त तथा जठर-अनम्लता होते हैं।)

Virchow cell (वरचो सैल) Lepra cell. (कुष्ठ लैप्रा; कोशिका।)

Virchow's node (वरचोज़ नोड) Supraclavicular lymphnode. (क्लैविक्ल के ऊपर लसीका पर्व।)

Virchow-Robin space (वरचो-रोबिन स्पेस) Perivascular spaces. (परिवाहिकीय क्षेत्र, किसी वाहिनी विशेषकर रक्त वहिनी के चारों ओर स्थित क्षेत्र।)

Viremia (वाइरेमिया) Presence of viruses in bloodstream. (विषाणुओं का रक्त में पाया जाना; विषाणुरक्तता।)

Virgin (वर्जन) Woman who has had no sexual intercourse; uncontaminated, fresh. (वह स्त्री जिसने सम्भोग न किया हो; कुमारी, कुंआरी।)

Virginity (वर्जिनिटी) The state of being virgin. (कुमारित्व, कुँवारापन।)

Viricide (विरीसाइड) Destructive to viruses. (विषाणुओं को नष्ट करने वाला।)

Virile reflex (विराइल रिफ्लैक्स) Contraction of bulbocavernosus muscle on percussing dorsum of penis or compressing the glans penis. (शिश्न के पृष्ठ पर परिताड़न करने पर बल्बोकैवरनोसस पेशी का संकुचित हो जाना।)

Virilism (विरीलिज्म) Appearance of male secondary sexual characteristics in female. (किसी स्त्री में पुरूष द्वितीयक लिंग लक्षणों की विधमानता अथवा उनका उत्पन्न होना; स्त्रीपुवत्ता।)

Virility (विरीलिटी) Sexual potency in male; state of possessing masculine qualities. (पुरूष लिंग लक्षणों से युक्त होना; पुरूष में लैंगिक शक्ति; पौरूष; पुवत्ता; पुंस्त्व।)

Virilization (विरीलाइजेशन) Masculine changes in female like appearance of moustache and beard, atrophy of breast, enlarged clitoris, male voice and male type baldness. (किसी स्त्री में पुरूष द्वितीयक लिंग लक्षणों का उत्पन्न होना जैसे आवाज का बदल जाना तथा दाढ़ी एवं मूछों का निकलना आदि।)

Virion (वाइरियोन) A complete virus particle. (एक पूर्ण विषाणुज कण।)

Viroids (वाइरॉयड्स) Small naked virus genome without a dormant phase. (छोटे नग्न विषाणु का जीनोम जिनमें निद्रित प्रावस्था नहीं होती है।)

Virulence (वीरूलैन्स) Degree of pathogenicity. (रोग उत्पन्न करने के लिए किसी सूक्ष्मजीव की रोगजनकता का अंश, अत्यधिक विषालुता, अतिविषण्णता, उग्रता विषालु या उग्र होने का गुण।)

Virulent (वाइरुलैन्ट) Highly-infectious. (अत्यधिक विषैला अथवा क्षति पहुचाने वाला; उग्र संक्रामक।)

Virus (वाइरस) Minute submicroscopic organisms with a central core of DNA or RNA and a capsid but no cell wall. They utilize the cell metabolic processes for their nutrition and replication. *v. cytomegalic (CMV)* A member of the herpes virus group transmitted transplacentally from mother to fetus with mental retardation and hepatosplenomegaly in the newborn. *v. enterocytopathogenic human orphan (ECHO)* Virus responsible for epidemic pleurodynia, meningoencephalitis, myocarditis, etc. *v. immunodeficiency* The RNA virus containing reverse transcryiptase that confers its capacity to change the antigenicity indefinitely and hence the difficulty in producing a successful vaccine. It causes the dreaded disease AIDS for which there is no cure. *v. respiratory syncytial* The virus causing lower respiratory infection in infancy and childhood and that produces large syncytial masses in cell cultures. (एक सूक्ष्म संक्रामक जीव जो साधारण माइक्रोस्कोप द्वारा नहीं बल्कि अल्ट्रामाइक्रोस्कोप द्वारा दिखाई देता है, और अपने पोषण तथा चयापचय एवं जनन के लिए परजीवी के रुप में स्थित कोशिका के भीतर रहता है, विषाणु।)

Viscera (विस्रा) Internal body organs. (किसी गुहा में बन्द आन्तरिक अंग; अन्तरांग आशय।)

Visceroptosis (विस्रोप्टौसिस) Downward displacement of a viscus. (किसी अन्तरांग का नीचे की ओर विस्थापन; आशय भ्रंश; अन्तजरांगभ्रंश।)

Viscid (विसिड) Sticky, adhering, gummy. (चिपकने वाला; चिपचिपा; श्यान।)

Viscosity (विस्कोसिटी) 1. The state of being sticky or gummy. 2. Resistance of a fluid medium to changeability due to existing intermolecular force. (श्यानता अथवा चिपचिपापन।)

Vision (विज्न) Act of seeing external objects; sense by which light and color are perceived. (बह्म वस्तुओं को देखने की क्षमता।)

Visual acuity (विज़अल एक्यूटि) Clarity or sharpness of vision. (द्रष्टि तीव्रता।)

Visual axis (विज़अल एक्सिस) A straight line seen from the object through the center of the pupil to the macula lutea. (देखी गयी वस्तु से पुतली के केन्द्र से होकर पीत बिन्दु तक पहुंचने वाली दृष्टि रेखा।)

Visual evoked response (विजुअल इवोक्ड रिस्पोन्स) A test for entactness of visual pathway from retina to visual cortex through analysis of latency and amplitude of waves recorded in response to visual stimuli. (दृश्य उत्तेजनाओं के जवाब में दी गई एक प्रतिक्रिया।)

Vital capacity (वाइटल कैपेसिटी) The quantity of air that can be expelled following deep inspiration. (वायु का आयतन जिसे पूर्ण अन्तः श्वसन के पश्चात निकाला जा सकता है।)

Vitality (वाइटेलिटी) The state of being alive, vigor. (जीवन शक्ति; प्राण शक्ति; जीवित रहने की अवस्था।)

Vital signs (वाइटल साइन्स) The traditional signs of life: like pulse, blood pressure, respiration, urination. (जीवन के चिन्ह अर्थात दिल की धड़कन; सांस लेना; शरीर का तापमान तथा रक्त चाप।)

Vital statistics (वाइटल स्टेटिस्टिक्स) Statistics relating to birth, death, marriage, sickness, etc. (जन्म दर; मृत्यु दर एवं अस्वस्थता दर की सांख्यिकी।)

Vitamin (विटामिन) Micronutrients essential for metabolism, growth and development. (भोजन में पाये जाने वाले बहुत से प्रकार के कार्बनिक पदार्थों के वर्ग में से कोई एक जो सूक्ष्म मात्राओं में शरीर के सामान्य चयापचय, उसकी वृद्धि एवं विकास में आवश्यक हैं।)

Vitamin A (विटामिन ए) Fat soluble vitamin derived from carotenes (alpha, beta and gamma) in food, responsible for growth, development and integrity of epithelial tissues, and functioning of Rhods, the visual sensory cells that contain visual purple for dim vision. (वसा में घुलनशील एक विटामिन जो कैरोटीन प्राप्त भोजन में पाया जाता है जैसे अण्डे की जर्दी, मक्खन, पनीर, हरी पत्तेदार तथा पीली सब्जियाँ। यह सामान्य वृद्धि तथा विकास के लिए एवं उपकला परक ऊतकों की स्वस्थता तथा उनके सामान्य कार्य के लिए आवश्यक है।)

Vitamin B_1 (विटामिन बी-1) Thiamine, an essential coenzyme for decarboxylation of pyruvate to acetyl coenzyme. (थायामिन एक कोएन्जाइम जो पाइरूवेट के डीकार्बोक्सीलेशन के लिए आवश्यक होता है यह फलों, सब्जियों, अनाजों, यीस्ट, सेबों अण्डे की जर्दी में पाया जाता है। इसकी लगभग 2 मिलिग्राम की प्रतिदिन आवश्यकता होती है यह वृद्धि मानसिक स्वस्थता तथा कार्बोहाड्रेट चयापचय को प्रभावित करती है।)

Vitamin B_2 (विटामिन बी 2) Riboflavin; constituent of flavoproteins responsible for tissue oxidation. (राइबोफ्लेविन-फ्लेवोप्रोटीन का घटक जो ऊतक के ऑक्सीकरण के लिए जिम्मेदार होता है। यह दूध, अण्डा, मांस, हरी सब्जियां आदि में पाया जात है। इसकी प्रतिदिन एक मिलीग्राम आवश्यकता होती है यह वृद्धि के लिए आवश्यक तथा ऊतक की मरम्मत से सम्बन्ध होता है।)

Vitamin B_6 (विटामिन बी 6) Pyridoxine, a coenzyme for over 60 different enzyme systems, required for heme synthesis and neuroexcitability. (पाइरीडॉक्सीन, एक कोएन्जाइम है जो चावल, दाल, अण्डे मछली आदि में पाया जाता है, इसकी कमी से त्वक शोथ और तंत्रिकाशोथज पीड़ा हो सकती है।)

Vitamin B_{12} (विटामिन बी 12) Cyanocobalamin, essential for cytoplasmic maturation of red cells and intactness of neurons. (सायनोकोबालामिन; यह दूध, पनीर, मांस, मंछली, अण्डे तथा यकृत में पाया जाता है, यह लाल रक्त कोशिका के कोशिका द्रव्य परिपक्वता तथा तंत्रिका कोशिका की स्थिरता के लिए आवश्यक होता है।)

Vitamin C (विटामिन सी) Ascorbic acid, a factor essential for integrity of intercellular cement in many tissues, especially capillaries. (एस्कार्बिक एसिड–यह विटामिन संयोजी ऊतक के अन्त कोशिका पदार्थ के बनने के लिए तथा बहुत से ऊतकों, विशेषकर कोशिका भित्तियों, के अन्तराकोशिकी सिमेन्ट को ठीक बनाए रखने के लिए आवश्यक होता है, यह नींबू, संतरा, आंवला, टमाटर, हरी सब्जियों, सेब, मां के दूध आदि में पाया जाता है।)

Vitamin D (विटामिन डी) One of several vitamins (D_2, D_3, D_4, D_5) that have antirachitic property. Vitamin D_2 (calciferol) D_3 (irradiated 7 dihydrocholesterol), D_4 irradiated 22 dihydroergosterol, D_5 (irradiated dehydrositosterol), all are essential for calcium and phosphorus metabolism. (विटामिन डी वर्ग में होते है (D_2, D_3, D_4, D_5) जिनमें एन्टीरैकीटिक गुण होते है, विटामिन D_2 (कैल्सीफेरोल), D_3 (इरेडियेटेड 7 डीहाइड्रोकोलेस्ट्राल), D_4 (इरेडियेटेड 22 हाइड्रोकालेस्ट्रोरोल) तथा D_5 (इरेडियेटेड डिहाइड्रोसाइट्रोल) यह सभी कैल्सियम तथा फॉस्फोरस के अवशोषण के लिए आवश्यक हैं अतः हड्डियों एवं दांतों के विकास के लिए भी आवश्यक होते है, यह दूध, मक्खन, पनीर, अण्डे की ज़र्दी, कॉड लीवर ऑयल में होता है।)

Vitamin E (विटामिन ई) Tachysterol (alpha tocopherol), which prevents oxidation of polyunsaturated fatty acids in cell membranes. (एल्फा-टोकोफेरोल–यह एक वसा विलेय विटामिन है जो अनाज, अण्डे की जर्दी, हरी पत्तियों तथा दूध आदि में पाया जाता है। यह सामान्य जनन एवं सामान्य पेशीय विकास के लिए आवश्यक है। इसकी कमी से गर्भपात हो जाता है अथवा गर्भाशय में भ्रूण की मृत्यु हो जाती है एवं पेशीय रोग हो जाते हैं।)

Vitamin K (विटामिन के) Naphthoquinone derivative that helps in synthesis of prothrombin in liver. (नैफ्थॉक्वीनोन यह पालक, सोयाबीन, फूलगोभी, पत्तागोभी, दूध, अण्डा, मछली, मांस आदि में पाया जाता है। यह यकृत में प्रोथ्रौम्बिन के बनने से संबंध होता है जो रक्त के जमने में मदद करता है इसकी कमी से रक्त सकन्दन का समय बढ़ जाता है एवं रक्त स्राव होता है।)

Vitellin (वाइटेलिन) An egg yolk protein containing lecithin. (अंडे की जर्दी की एक प्रोटीन जिसमे लेसिथीन होता है।)

Vitelline duct (वाइटेलाइन डक्ट) The duct connecting yolk sac with the embryonic gut. (एक वाहिनी या नलिका जो पीतक कोश को भ्रूणीय आत के साथ जोड़ती है।)

Vitelline veins (वाइटेलाइन वेन्स) Two veins carrying blood from yolk sac. (दो शिराएं जो पीतक कोश से रक्त ले जाती हैं।)

Vitellus (वाइटेलस) The yolk of an ovum. (किसी डिम्ब की जर्दी; अण्डपीत।)

Vitiligo (विटीलिगो) A skin depigmentary disorder of unknown etiology. (त्वचा का रोग जिसमें स्थान-स्थान पर पूर्ण रूप से रंजक हीन पैच पाये जाते हैं; श्वेतकुष्ठ।)

Vitrectomy (विट्रेक्टॉमी) Removal of vitreous. (काचाभ कोष्ठ से विट्रियस हयुमर को शल्य कर्म द्वारा निकाल देना।)

Vitreous (विट्रियस) Transparent jelly-like mass that fills the posterior chamber, enclosed by hyaloid membrane. (एक पारदर्शक गाढ़ा लिसलिसा जेली सदृश्य पदार्थ जो नेत्रगोलक की गुहा में भरा रहता है तथा हायलॉयड झिल्ली से ढका होता है।)

Viviparous (विवीपेरस) Giving birth to young alive offspring rather than larvae or embryo. (जीवित बच्चे को जन्म देने वाली जो माता के शरीर के भीतर ही पनपता है।)

Vocal cord (वोकल कॉर्डस) Two thin mucous folds in larynx enclosing vocal ligaments responsible for production of sound. (स्वर यंत्र में स्थित पतले से कपड़े के समान ऊतक के दो वलन जो अपने बीच से वायु के गुजरने पर कम्पन करते हैं और ध्वनि उत्पन्न करते हैं; स्वर रज्जु।)

Vocal fold (वोकल फोल्ड) The thin edges of vocal cords. (स्वर रज्जु के पतले किनारे।)

Vocal fremitus (वोकल फ्रेमिटस) Palpable vibration on chest wall while patient speaks. (रोगी के बोलने पर परिस्पर्शन करने पर वक्ष-भित्ति का अनुभव होने वाला कम्पन।)

Vocal muscle (वोकल मसल) The inner portion of thyroarytenoid muscle which lies in contact with vocal ligament. (थाइरोएरिटीनॉयड पेशी का अंदरुनी भाग जो स्वर-स्नायु के संपर्क में रहता है।)

Vocal process (वोकल प्रोसेस) The part of arytenoid cartilage to which are attached the vocal cords. (दर्वीकल्प उपास्थि का वह भाग जिससे स्वर रज्ज़ु जुड़े होते हैं।)

Voice (वॉयस) Sound produced in human beings by vibration of vocal cords. (स्वर रज्जुओं के कम्पन से उत्पन्न तथा मुख से उच्चारित ध्वनि; वाक्।)

Void (वॉयड) To evacuate bladder and bowel. (आंतों अथवा मूत्राशय को खाली करना।)

Volar (वोलर) Relates to palm of hand and sole of foot. (हाथों की हथेली अथवा पैरों के तलवों से संबन्धित।)

Volatile (वोलेटाइल) Easily evaporable. (उड़नशील; शीघ्र वाष्पित होने वाला।)

Volition (वोलीशन) The act or power of willing or choosing. (इच्छा करना या इच्छा-शक्ति; संकल्प)

Volkmann's canals (वॉल्कमैन्ज कैनाल्स) Vascular channels in compact bone, not surrounded by concentric lamellae as are Haversian canals. (सघन अस्थि में रक्तधर नलिकाएं जो एककेन्द्रिक पटलिका से नहीं घिरी होती हैं जैसे हैवर्शियन नलिकाएं।)

Volkmann's contracture (वॉल्कमैन्ज कॉन्ट्रैक्चर) Fibrosis, shortening and atrophy of muscles following ischemia. (अस्थानिक रक्तता के पश्चात पेशियों का अपक्षय तन्तुमयता तथा संकुचन होना।)

Volley (वोली) The discharge of a number of nerve stimuli in quick succession. (कई तंत्रिका आवेगों का क्रमशः एक के बाद एक उत्पन्न होना।)

Volsella (वोल्सेला) Forceps with one or more hooks at the end of each blade. (ऐसी चिमटी जिसके प्रत्येक ब्लेड के सिरे पर एक तेज नोकीला हुक लगा होता है।)

Volt (वोल्ट) The unit of electromotive force which when applied to a conductor with resistance of one ohm produces a current of one ampere. (एक वैद्युत इकाई जो एक ओह्म प्रतिरोध से हो कर एक एम्पियर धारा उतपन्न करने के लिए आवश्यक विद्युत वाहक बल होता है।)

Voltage (वोल्टेज) Difference in potential expressed in volts. (विद्युत गतिप्रेरक बल जिसे वोल्ट मे मापा जाता है।)

Volume (वॉल्यूम) The space occupied by a substance. *v. expiratory reserve* The maximal amount of air that can be expelled after normal expiration. *v. inspiratory reserve* The maximal amount of air that can be inspired after end of normal inspiration. *v. mean corpuscular* The mean volume of an average erythrocyte, 80–90 fentoliter. *v. minute* Amount of air inspired in one minute. *v. packed cell* The volume of packed RBCs in a centrifuged sample of blood. SYN—hematocrit, normal range—42–47%. *v. residual* Volume of air remaining in the lungs after maximal expiration. *v. stroke* Amount of blood ejected from ventricle per one beat. *v. tidal* Volume of air inspired

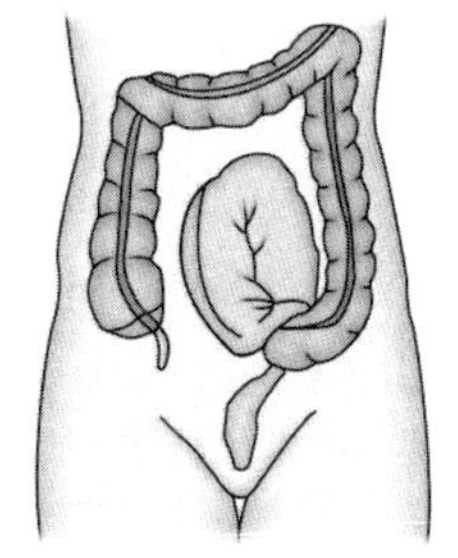
Volvulus

and expired in one normal respiratory cycle. (आयतन; किसी पदार्थ से घिरा हुआ स्थान *Expiratory reserve volume* (एक्सपिरेटरी रिजर्व वॉल्यूम) वायु की अधिकतम मात्रा जिसे सामान्य निःश्वसन के पश्चात फेफड़ों से निकाला जा सकता है।)

Voluntary muscle (वालन्ट्री मसल) Any muscle whose contraction and relaxation is controlled by will. SYN – Stripped, Skeletal muscles. (इच्छा द्वारा नियन्त्रित पेशी जैसे कंकालीय पेशियाँ होती हैं; ऐच्छिक पेशी।)

Voluptuous (वाल्यूप्चुअस) Pleasures of senses. (कामुक आनन्द; अतिकामोत्तेजेक)

Volvulus (वालव्यूलस) Twisting of bowel upon itself causing obstruction to lumen and even blood supply of the segment leading to necrosis (see Figure). (आंत के किसी भाग में ऐंठन पड़ जाना जो अवकाशिका तथा खण्ड की रक्त पूर्ति में बाधा उत्पन्न करती है, जिसके कारण परिगलन की अवस्था उत्पन्न होती है।)

Vomer (वोमर) A thin plate of vertical bone forming posterior part of nasal septum, articulating with ethmoid and sphenoid bones. (नासा पट का पश्च एवं पश्च निम्न भाग बनाने वाली पतली हड्डी।)

Vomit (वॉमिट) Ejected material from stomach, the act of ejecting such material. *v. bilious* Bile ejected in vomits. *v. coffee ground* Blood mixed gastric content vomited as in bleeding peptic ulcer and erosive gastritis. (आमाशय से मुंह से होकर निकलने वाला पदार्थ; वमित पदार्थ; आमाशय के पदार्थ को मुख द्वारा बाहर फेंकना वमन या उलटी करना।)

Vomiting (वामिटिंग) The act of ejection of gastric contents through mouth. (आमाशय के अर्न्तवस्तुओं का मुँह से होकर जबरदस्ती बाहर निकलना, उलटी होना, वमन होना।)

Vomitus (वॉमिटस) Material ejected by vomiting. (उल्टी में निकला पदार्थ; वमित पदार्थ।)

Von Gierke's disease (वोन ग्यिरकेज डिज़ीज़) Glycogen storage disease due to absence of glucose-6-phosphates resulting in hypoglycemia and acidosis. (ग्लाइकोजन स्टोरेज डिजीज जो ग्लूकोज–6 फॉस्फेट की अनुपस्थिति के कारण होती है, जिसके फलस्वरूप अल्पग्लूकोजरक्तता तथा अम्लरक्तता जैसे रोग होते हैं।)

Von Graefe's sign (वोन ग्रेफेज साइन) Failure of lid to roll downward on looking down as in thyrotoxicosis. (नेत्रच्छद या आँख की पलक का नेत्रगोलक के साथ तुरन्त ही नीचे को न आना जैसे थइरोटॉक्सिकोसिस में पाया जाता है।)

Von Recklinghausen's disease (वोन रैक्लिंगहौसेन्स डिजीज) 1. Neurofibromatosis. 2. Hemochromatosis. 3. Generalized osteitis fibrosa cystica. (तन्त्रिकातन्तु अर्बुदता (न्यूरोफाइब्रोमेटोसिस) हीमोक्रोमेटोसिस, लौह चयापचय का एक विकार जिसमें ऊतकों में अधिक लोहा जमा हो जाता है साथ ही यकृत बढ़ जाता है, अतिपरावटुता के कारण हड्डियों का मुलायम हो जाना तथा उन पर तन्तुमय पुटियां बन जाती हैं।)

Von Willebrand's disease (वोन विलीब्रेन्ड डिजीज) A congenital bleeding disorder due to factor VIII deficiency. (कारक फैक्टर VIII की कमी के कारण होने वाला एक जन्मजात रक्तस्राव विकार)

Voracious (वोरेसियस) Having insatiable appetite. (अतृप्त भूख वाला।)

Voriconazole (वोरिकोनाजोल) Antifungal. (कवकरोधी; फंगसरोधी।)

Vorinostat (वोरिनोस्टेट) Antilymphoma drug. (लसीकार्बुद को रोकने व कम करने वाली औषधि।)

Vortex (वोर्टेक्स) A structure having whorled or spiral appearance. (ऐसी रचना जो घुमावदार या चक्करदार प्रतीत होती है जैसे त्वचा के बाल; आवर्त।)

Vorticose veins (वोर्टिकोस वेन्स) Four veins receiving all blood from choroid and emptying into posterior ciliary and superior ophthalmic veins. (चार शिराएं जो सारा रक्त रंजितपटल से प्राप्त करती हैं और पश्चज सिलियरी तथा ऊर्ध्व नेत्रीय शिराओं मे खाली कर देती हैं।)

Voyeurism (वायरिज्म) Satisfaction obtained from observing nude persons or sexual activity of others. (दूसरे व्यक्तियों के लैंगिक कार्यों तथा नग्न व्यक्ति को देखकर लैंगिक आनन्द की प्राप्ति करना।)

Vuerometer (व्यूरोमीटर) Apparatus for measuring interpupillary distance. (आंखों की पुतलियों के केन्द्रों के बीच के फासले को मापने वाला एक यंत्र।)

Vulagris (वल्गेरिस) Common or ordinary. (साधारण; सामान्य।)

Vulgaris (वाल्गेरिस) Indicates most common form of a giver disease. (किसी भी बीमारी की सामान्य अवस्था।)

Vulnerable (वल्नेरेब्ल) Susceptible to injury of any kind. (आसानी से क्षतिग्रस्त हो जाने वाला।)

Vulnerate (वल्नेरेट) To wound. (चोट पहुँचने या क्षतिग्रस्त करने वाला।)

Vulsellum (वल्सेलम) A forcep with hook on each blade. (ऐसी चिमटी जिसके प्रत्येक ब्लेड के सिरे पर एक तेज नुकीला हुक लगा होता है।)

Vulva (वल्वा) The external genital organ in female consisting of labia majora, labia minora, clitoris, vestibule and vaginal opening. (भग; स्त्री बाह्रय जननांग जिसमें जघन शैल, वृहत भगोष्ठ, लघु भगोष्ठ, योनि का प्रघाण एवं योनि छिद्र सम्मिलित होते हैं।)

Vulvectomy (वल्वेक्टॉमी) Excision of vulva. (शस्त्र कर्म द्वारा भग को काट कर निकाल देना; भगोच्छेदन।)

Vulvitis (वल्वाइटिस) Inflammation of vulva. (भगशोथ।)

Vulvodynia (वल्वोडाइनिया) Nonspecific pain around vulva with itching and difficult intercourse. (भग के क्षेत्र में दर्द तथा खुजली होना तथा सम्भोग में कष्ट होता है।)

Vulvovaginitis (वल्वोवैजीनाइटिस) Inflammation of vulva and vagina; most commonly in diabetes (भग एवं योनि की सूजन भग योनिशोथ जो अधिकतर डायबिटीज के रोगी में पाया जाता है।)

W

Waardenburg syndrome (वार्डेनबर्ग सिण्ड्रोम) A congenital pigmentary disorder with vitiligo, heterochromic irides, and often congenital deafness. (एक जन्मजात रंजकता दोष जिसमें चक्कर आना, हेटरोक्रोमिक आईराइडस और अक्सर जन्म से बहरापन जैसे लक्षण होते हैं।)

Wafer (वेफर) A flat vaginal pessary. (एक चपटी योनि-वर्ति।)

Waist (वेस्ट) The part of human body between trunk and hips. (धड़ का वक्ष एवं कूल्हों के बीच का भाग।)

Wakefulness (वेकफ्लनैस) Sleeplessness. (अनिंद्रा; जागृतावस्था।)

Wald cycle (वॉल्ड साइकिल) Metabolic cycle of breakdown and synthesis of rhodopsin. (परिवर्तनों का क्रम जिसमें रोहडोप्सिन का बनना, टूटना चलता रहता है।)

Waldenstrom's disease (वेल्डेनस्ट्रोम्स डिजीज) Osteochondritis deformans juvenilis. (ऑस्टियोकॉण्ड्राइटिस डिफोर्मन्स जुवैनाइल्स।)

Waldeyer's ring (वेल्डेयेर्स रिंग) The lymphatic tissue encircling nasopharynx and oropharynx, consisting of two palatine tonsils, lingual and pharyngeal tonsils. (नासाग्रसनी तथा तालु एवं कण्ठच्छद के बीच ग्रसनी के चारों ओर लसीकाओं की कोशिकओं का एक घेरा जिसमें दो तालू टॉन्सिल लिंग्वुअल एक ग्रसनी टॉन्सिल बनाते हैं।)

Walk (वॉक) Locomotion in upright posture. (खड़े होकर चलना।)

Walker (वॉकर) A light weighted movable framework used for support and assistance in walking by a person with a physical disability, neurological problem or injury or abnormal gait. It gives additional support, stability and balance to the person. (बैसाखी।)

Wall (वॉल) The limiting material/ substance of a cell, artery, vein, bladder. (किसी कोशिका; रक्तवाहिनी वेन, मूत्राशय की सीमा को निर्धारित करने वाली एक रचना।)

Wallenberg's syndrome (वालेनबर्ग सिण्ड्रोम) Occlusion of posterior inferior cerebellar artery syndrome manifest with dysphagia, cerebellar dysfunction, sensory-motor disturbances. (पिछली एवं निचली सेरीबेलर रक्त वाहिनी के बद होने से होने वाला सिण्ड्रोम जिसमें निगलने में तकलीफ, सैरिबैलम का सही तरह से काम न करना तथा सेन्सरी मोटर में बाधा उत्पन्न होती है।)

Wallerian degeneration (वैलेरियन डीजैनेरेशन) Degeneration of nerve fiber along with myelin sheath. The neurillema does not degenerate but forms a tube to guide growth of severed axons. (माइलिन आवरण के साथ तन्त्रिका तन्तु का ह्रास होना; तन्त्रिकाच्छद का क्षय नहीं होता परन्तु यह एक ट्यूब बना लेता है जो क्षतिग्रस्त अक्ष तन्तु के बढ़ने में मार्ग-दर्शन करता है।)

Wandering (वान्डरिंग) Not fixed, moving about. (जो स्थिर न हो इधर उधर घूमने वाला; भ्रमी; भ्रमणशील।)

Warburg apparatus (वारबर्ग ऑप्रेटस) A capillary manometer employed for O_2 consumption and CO_2 production studies. (एक कोशिकीय दाबमापी जिसे ऑक्सीजन की खपत और कार्बनडाइऑक्साइड की उपज को मापने के लिए प्रयोग किया जाता है।)

Ward (वार्ड) A large hospital room accommodating more than 4 patients. (किसी अस्पताल का एक बड़ा कमरा जिसमें

साधारणतया चार से अधिक रोगियों की देखभाल की जाती है।)

Warfarin (वार्फेरिन) Anticoagulant drug (Coumadin). (रक्त को जमने से रोकने वाली औषधि।)

Warm blooded (वार्म ब्लड्ेड) Animals which have constant and warm body temperature irrespective of the surrounding or atmosphere, e.g. humans, dolphins, bears. (मनुष्य एवं जीव जिनका रक्त का तामपान एक सा बना रहता है।)

Wart (वार्ट) Hypertrophied epidermis due to papilloma virus infection. (अंकुरकार्बुद विषाणु के संक्रमण के कारण बाह्यत्वचा की अतिवृद्धि।)

Wasp (वास्प) A form of insects. (एक प्रजाति के कीड़े।)

Wasp sting (वास्प स्टिंग) Injection of wasp venom into skin. (वास्प के जहर का त्वचा में जाना।)

Wasserman reaction (वासरमैन रिएक्शन) A complement fixation test for diagnosis of syphilis. (सिफलिस के निदान के लिए सीरम पूरक बन्धन परिक्षण।)

Waste (वेस्ट) Loss of strength; refuse no longer useful to the body; waste product. (शक्ति की कमी होना जो शरीर के लिए उपयोगी नहीं है; प्रयोग न आने वाली वस्तु।)

Water bed (वाटर बैड) A rubber bed filled partially with water to prevent bedsore formation. (पानी से आंशिक रूप से भरा हुआ रबड़ का एक गद्दा जो शय्याक्षत की रोकथाम के लिए प्रयोग किया जाता है।)

Water hammer pulse (वाटर हैमर पल्स) Pulse marked by a forceful beat but sudden collapse. (नाड़ी जिसमें स्पन्द शाक्तिशाली होता है और एकदम से निपात हो जाता है।)

Water intoxication (वाटर इन्टॉक्सिकेशन) Consumption of excess water by a person which results in hyponatremia (less sodium) in the body. It is characterized by fatigue, nausea, vomiting, muscle cramps, hypotension and convulsions. (शरीर सें अत्यधिक पानी से उत्पन्न रोग।)

Waterhouse-Friderichsen syndrome (वाटरहाउस फ्राइडिरिक्सेन सिन्ड्रोम) Acute adrenal insufficiency due to hemorrhage into its substance occurring in meningococcal infection. (एड्रीनल ग्रन्थि में रक्तस्राव होने के परिणामस्वरूप तीव्र एड्रीनल अपर्याप्तता हो जाना, यह अक्सर मैनिन्जोकॉकल संक्रमण में होता है।)

Watson-Schwartz test (वॉटसन श्वार्टज टेस्ट) A test used in acute porphyria to differentiate porphobilinogen from urobilinogen. (तीव्र पोर्फाइरिया में पोर्फोबिलीनोजन को यूरोबिलिनोजन से अलग पहचानने के लिए किया जाने वाला परीक्षण।)

Watt (वॉट) Unit of electrical power, i.e., power produced by one ampere of current flowing with electromotive force of one volt. (विद्युत शक्ति की एक इकाई यानि एक वोल्ट के बल से बहने वाली एक एम्पियर की धारा द्वारा उत्पन्न शक्ति होती है।)

Wave (वेव) An undulating or vibrating motion; an oscillation seen in ECG, EEG or other graphic recordings. w. 'a' A wave in jugular venous pulse produced by atrial contraction and absent in atrial fibrillation. w. 'c' A wave in jugular venous pulse that reflects closure of tricuspid valve. *w. excitation* The excitatory impulse originating from SA node of heart and spreading to ventricles via A-V node. *w. pulse* The ejection of blood into root of aorta that causes the impact to be transmitted along the arterial wall. (एक कांपती हुई गति इलैक्टोकार्डियोग्राम के अभिलेखन में या शरीरवृत्तिक क्रियाशीलता के अन्य रेखाचित्र अभिलेख में दिखाई देने वाला एक दोलन या कम्प तरंग लहर। *Excitation wave* (एक्साइटेशन वेव) उत्तेजक आवेग जो हृदय के शिरा अलिन्द पर्ल से उत्पन्न होकर

अलिन्दों की पेशी से होते हुए अलिन्द निलय पर्व तक और फिर निलय तक पहुँचता है। *Pulse wave* (पल्स वेव) रक्त का महाधमनी की जड़ में निकल जाने के कारण उसके प्रभाव का रक्त वाहिनियों की दीवारों पर महसूस होना।)

Wavelength (वेवलैंथ) The distance of a single wave cycle measured from top of one wave to top of next wave. (एक तरंग के शिखर से दूसरी तरंग के शिखर तक की दूरी; तरंग दैर्ध्य।)

Wax (वैक्स) Any substance of animal, plant or mineral origin consisting a mixture of high molecular weight fatty acids, high molecular weight monohydric alcohols, esters of fatty acids and alcohols and solid hydrocarbons. Waxes are usually hard, brittle solid that become pliable on warming and melt on further heating. (मोम मधुमक्खियों द्वारा जमा किया गया एक सुघट्य पदार्थ जिसे शुद्ध रूप से चिकित्सा में मरहम बनाने के काम में लाया जाता है; कान का मैल।)

Waxy cast (वैक्सी कास्ट) Dense highly refractile urinary cast composed of amyloid material as in chronic renal disease. (गम्भीर जीर्ण वृक्कीय रोग में उत्पन्न होने वाला घना; अधिक परावर्तक पीछे की ओर मोड़ देने योग्य मूत्रीय निर्भोक।)

Waxy degeneration (वैक्सी डीजेनेरेशन) 1. Amyloid degeneration. 2. Zenker's degeneration. (क्षयकारी रोगों में पाया जाने वाला श्वेतसाराभ (एमिलॉयड) का ह्रास।)

Waxy flexibility (वैक्सी फ्लैक्सीबिलिटी) In psychiatry, a form of stereotypy in which the patient maintains a posture in which he is placed with wax like rigidity for a much longer period than normally tolerable as in catatonic schizophrenia. (मानसिक रोगों के विज्ञान में एक तरह का चिन्ह जिसमें रोगी असमान्य और अत्यधिक लम्बे अंतराल तक एक ही तरह की स्थिति में बैठा या खड़ा रहता है जैसे कैटाटोनिक साइजोफ्रेनिया में होता है।)

Wean (वीन) To cease to suckle or breast milk substitution by other forms of nourishment. (माँ के दूध की एवजी में अन्य पोशक पदार्थों के उपयोग के द्वारा बच्चे को माँ का दूध पिलाना छुड़ा देना; स्तनत्याग, अपस्तनता।)

Web (वैब) A membrane extending across a space, e.g. esophageal web causing dysphagia. (आस-पास की रचनाओं को संयोजित करने वाला एक ऊतक या कोई झिल्ली, जाल, उदाहरण के लिए इसोफेगियल झिल्ली के कारण निगलने में कठिनाई होती है।)

Webbed (वैब्ड) Having a membrane or tissue connecting adjacent structures, e.g. toes of duck's feet. (जालयुक्त जैसे बतख के पैर की अंगुलियां; जालीदार।)

Webbed neck (वैब्ड नैक) A condition in which a thick triangular fold of loose skin extends from each lateral side of neck across the upper aspect of shoulder as in gonadal dysgenesis. (एक दशा जिसमें ढीली त्वचा के मोटे तिकोने मोड़ गर्दन के एक किनारे से कंधे के ऊपरी भाग तक फूल जाते हैं, जैसे गोनाडल डिस्जेनेसिस में होता है।)

Weber's test (वैबर्स टैस्ट) A tuning fork test for unilateral deafness. A vibrating tuning fork is placed on middle of forehead. In conductive deafness the diseased ear perceives the vibrations better. (एक पार्श्विक बधिरता के लिए एक परीक्षण। इस परिक्षण में एक कम्पनशील ट्यूनिंग फोर्क के आधार को माथे के बीच में रखा जाता है यदि दोनों कान स्वस्थ हैं तो उन दोनों से बराबर-बराबर ध्वनि सुनाई देगी। चालकता सम्बन्धी बधिरता में बहरे कान से ध्वनि सुनाई देगी।)

Wegener's syndrome (वेजेनर्स सिन्ड्रोम) Glomerulitis, vasculitis, granulomatous lesions of respiratory tract which respond to corticosteroids and cyclophosphamide. (श्वास प्रणाली के घाव ग्लोमेरूलाइटिस वैस्कुलाइटिस ग्रेन्यूलोमेटस

जो कॉर्टिकोस्टैरॉयड तथा साइक्लोफोफा-माइड से ठीक हो जाते हैं।)

Weil-Felix test (वील-फेलिक्स टेस्ट) Agglutination test for diagnosis of rickettsial diseases. (रिकेट्सियल बिमारी की जाँच के लिए किया जाने वाला एग्लुटिनेशन परीक्षण।)

Weil's disease (वील्स डिजीज) *Leptospira ictero hemorrhagica*. (लैप्टोस्पाइरा इक्टेरो-हैमोरेह्जिका।)

Wenckebach's phenomenon (वैन्केबाक्स फेनोमेनॉन) A form of incomplete heart block where there is progressive lengthening of P-R interval ending in a dropped beat. (एक प्रकार का अधूरा हृदय ब्लॉक जहां धीरे-धीरे पी-आर दूरी बढ़ती जाती है और अंततः एक बीट छूट जाती है।)

Werdnig-Hoffmann disease (वर्डनिग होफमैन डिजीज) Hereditary progressive infantile muscular dystrophy resulting from degeneration of anterior horn cells. (वंशानुगत धीरे-धीरे बढ़ने वाला इनफेंटाइल पेशीय विकार जो अग्र होर्न कोशिकाओं के क्षय से उत्पन्न होता है।)

Wermer's syndrome (वरमर्स सिन्ड्रोम) Multiple endocrine neoplasia. (बहल अन्तः स्रावी अर्बुद।)

Wernicke's encephalopathy (वर्निकज एन्सिफैलोपैथी) Encephalopathy with memory deficit, ocular palsy, delirium associated with thiamine deficiency of chronic alcoholism. (जीर्ण मदात्यय, आमाशयिक कार्सिनोमा अथवा गर्भिणी अतिवमन में विटामिन B_1 थायामीन की कमी से उत्पन्न होने वाली मस्तिष्कविकृति जिसमें याद्दाश्त का अभाव, दृष्टि का घात, जलाप जैसे विकार होते हैं।)

Wernicke's syndrome (वर्निकेज सिण्ड्रोम) Disorientation, memory loss and confabulation often due to old age. (स्थिति भ्रान्ति, याद्दाश्त का अभाव तथा सामान्य बातचीत बार-बार करना आदि अक्सर ऐसा बुढ़ापे के कारण होता है।)

Western blotting (वेस्टर्न ब्लोटिंग) A technique for analyzing protein antigens and detecting small amount of antibodies as in test of AIDS. (प्रोटीन प्रतिजन को जाँचने की एक तकनीक जिससे एड्स में छोटी मात्रा में प्रतिपिण्ड को जाँचते हैं।)

Westphal-Edinger nucleus (वेस्टफॉल एडिंगर न्यूक्लियस) A parasympathetic nucleus rostral to motor nucleus of third nerve in midbrain whose efferent fibers innervate the ciliary muscles of eye. (एक पुरानुकम्पी केन्द्रक चंचु समान जो मिडब्रेन की तीसरी तंत्रिका को उपलब्ध कराता है, जिसके अपवाही तन्तु आँखों की सिलियरी पेशी को उत्तेजित करते हैं।)

Wet dream (वैट ड्रीम) Nocturnal emission of semen. (रात्रि में वीर्य स्खलन; स्वप्न दोष।)

Wet nurse (वेट नर्स) A woman who breastfeeds another child who is not her child. वह स्त्री जो दूसरे के बच्चे को स्तनपान कराती है (अपना दूध पिलाती है।)

Wharton's duct (व्हार्टन्स डक्ट) Duct of submandibular salivary gland opening by side of frenum linguae. (अव-अधोहनुज की लार-ग्रन्थि की वाहिनी जो मुख में फ्रीनम या बन्ध के पार्श्व मे खुलती है।)

Wharton's jelly (व्हार्टन्स जैली) A gelatinous connective tissue constituent of umbilical cord. (नाभि-रज्जु का लेसदार पदार्थ।)

Wheal (व्हील) An elevation of skin with white center and pale red periphery accompanied by itching as seen in urticaria, anaphylaxis, insect bite. (त्वचा पर उत्पन्न होने वाला एक परिसीमित उत्थान जो शीघ्र ही लुपत हो जाता हैं तथा जिसमें खुजली आती है ऐसा पित्ती एलर्जी तथा कीट के काटने आदि में देखा जाता है; स्फोट।)

Wheelchair (व्हील चेयर) A chair with four wheels—two small and two big for mobility of partially paralyzed patient or transporting sick. (बड़े पहियों वाली एक विशेष कुर्सी जो ऐसे रोगियों को जो

चल फिर नहीं सकते, लाने ले जाने का कार्य करती है।)

Wheeze (व्हीज) A whistling or sighing sound resulting from narrowing of airway. (श्वसनीय मार्ग मे सीटी बजने जैसी आवाज आना जो श्वास नली के छोटा होने से आती है।)

Whey (वेह) Liquid part of milk which is remaining after separation form the curd. (मठ्ठा, छांछ।)

Whiplash injury (व्हीप्लैश इन्जरी) Injury to cervical vertebra and adjacent soft tissues due to sudden jerking. (एकदम से झटका लगने से गर्दन की कशेरूकाओं और आस-पास के कोमल ऊतकों को चोट लगना।)

Whipple's disease (व्हीपल्स डिजीज) Intestinal lipodystrophy characterized by abnormal skin pigmentation, fatty stool, arthritis, etc. (आन्त वसादुष्पुष्टि जिसमें असामान्य त्वचा वर्णकता, वसीय मल, सन्धिशोथ आदि होते हैं।)

Whipworm (व्हिपवोर्म) Trichuris trichura. (ट्राइक्यूरिस ट्रीआइक्यूरा; चाबुक कृमि।)

Whirl (व्हर्ल) To feel giddy, to revolve rapidly. (तेज़ी से चक्कर खाना; चक्कर आना।)

Whisky (विह्स्की) An alcoholic drink with ethyl alcohol content of 45–50%. (शराब जिसमें 45–50% तक इथाइल एल्कोहॉल होता है।)

Whisper (व्हिस्पर) To speak in a low, soft voice. (कानाफूसी; बहुत धीमी आवाज में बोलना।)

Whitfield ointment (विटफील्ड ऑयन्टमैन्ट) Benzoic acid + salicylic acid, keratolytic, antifungal. (बेन्जोईक एसिड + सेलिसाइलिक एसिड, चर्मविशल्कक कवकों को समाप्त या वृद्धि को कम करने वाला।)

White Line (वाइट लाइन) The midline (linea alba) of abdomen representing the white tendinous attachments of external oblique and transversus muscles. (लीनिया एल्बा उदर की मध्यरेखा जो बाह्म वक्र और अनुप्रस्थ पेशियों को जोड़ने वाले सफेद कण्डरीय जोड़ को व्यक्त करती है।)

White matter (व्हाइट मैटर) Part of central nervous system composed of myelinated nerve fibers. (मस्तिष्क का भीतरी श्वेत भाग तथा सुषुम्मना रज्जु, का बाह्य श्वेत भाग जो तन्त्रिका तन्तुओं से बना होता है।)

Whitlow (व्हिटलो) Suppurative inflammation involving pulp of finger or toe often extending to bone. (हाथ अथवा पैर की किसी अंगुली के सिरे का फोड़ा, घाव या सूजन जो हड्डी तक जाती है।)

Whoop (व्प) The inspiratory crowing sound following the cough paroxysm in whooping cough. (कूकर कास (काली खाँसी) का ध्वनिक (आवाज करने वाला) तथा आक्षेपिक (कँपा देने वाला) अन्तःश्वसन (साँस लेना)।)

Whooping cough (व्हूपिंग कफ) Acute infectious disease caused by Bordetella pertussis. (काली खाँसी कूकर कास, बोर्डेटेला पर्टुसिस द्वारा उत्पन्न एक तीव्र संक्रामक रोग।)

Whorl (व्हॉर्ल) 1. A type of fingerprint. 2. Spiral arrangement. (एक तरह की अँगुली छाप; चक्करदार व्यवस्थापन।)

Widal test (विडाल टैस्ट) Agglutination test for diagnosis of typhoid and paratyphoid. (टायफॉयड और पैराटायफॉयड की जाँच के लिए किया जांने वाला एक समूहन परीक्षण।)

Will (विल) The mental faculty for control of one's actions, emotions, thoughts and deciding the actions. (वह मानसिक शक्ति जो किसी व्यक्ति के कार्यों, मानसिक भावनाओं, सोच और विचार पर नियंत्रण रखती है।)

Willis circle (विलीस सर्कल) An arterial arrangement at base of brain encircling the optic chiasma and hypophysis formed by internal carotids, anterior cerebrals, posterior cerebrals and basilar arteries. (मस्तिष्क के निचले भाग में धमनियों का एक चक्र जो दृष्टि व्यत्यासिका तथा पीयूषिका ग्रन्थि के चारों ओर होता है, यह आन्तरिक कैरोटिड, अग्र सेरीब्रल तथा धमनियों के आधारिक भाग से बना होता है।)

Wilm's tumor (विल्मज ट्यूमर) Embryonic tumor of kidney occurring in children. (बच्चों में उत्पन्न होने वाला वृक्क का तीव्र गति से बढ़ने वाला अर्बुद।)

Wilson's disease (विल्सन्स डिजीज) Autosomal recessive hereditary disease due to disorder of copper metabolism with accumulation of copper in liver, kidney, brain and cornea producing cirrhosis of liver, brain degeneration and Kayser-Fleischer ring in cornea. (एक अप्रभावी अलिंग गुणसूत्र वाला अनुवंशिक रोग जो कापर चयापचय के विकार के कारण होता है। इस रोग में जिगर, गुर्दे, मस्तिष्क तथा नेत्रपटल में कॉपर एकत्रित हो जाता है जिससे जिगर में सिरोह्सिस, मस्तिष्क का क्षय ओर नेत्रपटल में केयसर-फल्लेश्चर रिंग उत्पादित होता है।)

Window (विन्डो) An aperture for admission of light and air. *w. oval* The fenestra vestibuli. *w. round* The fenestra cochlae. (हवा पानी आने के लिए एक छिद्र या मार्ग (*oval window*) ओवल विन्डो फेनेस्ट्रा वेस्टीब्यूल (*round window*) (राउंड विन्डो फेनेस्ट्रा कोकली)

Wine (वाइन) Fermented juice of any fruit with alcohol content of 1–5%. (किसी भी फल का किण्वित (खमीकृत) रस सामान्य तथा अंगूरों का जिसमें 10–15% एल्कोहल होता है; मदिरा; मद्य; शराब।)

Wing (विंग) Any structure resembling wings of bird, e.g. greater and lesser wings of sphenoid. (कोई भी रचना चिड़िया के पंख के समान लगती हो, उदाहरण के लिए स्फैनॉयड हड्डी के बृहत एवं लघु पंख।)

Winking jaw (विंकिंग जॉ) Involuntary simultaneous closure of the eyelids as the jaw is moved. (जबड़े के गति करने के साथ ही अनैच्छिक रूप से पलकों का बन्द होना।)

Wintergreen oil (विंटरग्रीन ऑयल) Methyl salicylate used as counter irritant. (मिथाइल सैलिसाइलेट जिसे क्षोभक के विरूद्ध प्रयोग किया जाता है।)

Wire Kirschner (वायर क्रिश्नर) Steel wire placed through long bone for traction. (स्टील का तार जिसे एक लम्बी हड्डी में खिंचाव के लिए डाला जाता है।)

Wisdom tooth (विस्डम टूथ) Third molar. (प्रत्येक जबड़े के प्रत्येक ओर का अन्तिम चर्वणक दन्त, ये चारों दांत 25 वर्ष की आयु तक निकल आते हैं अथवा कभी भी नहीं निकलते; अक्कल दाढ़।)

Wiskott-Aldrich syndrome (विस्कोट एलड्रिच सिण्ड्रोम) Sex-linked recessive disorder of immune function with impaired T and B-cell activity, thrombocytopenia, eczema and propensity to infection. (लिंग संबंधित अप्रभावी दोष जिसमें रोगक्षम क्रिया के टी और बी कोशिकाओं की सक्रियता में विकार होता है तथा थ्रोम्बोसाइटोपीनिया, एक्जिमा तथा संक्रमण की मात्रा बढ़ जाती है।)

Witche's milk (विचेस मिल्क) Milk secreted from breast of newborn infant from stimulation by maternal LH. (नवजात शिशु की छाती से निकलने वाला दूध जो माँ के ल्यूटीनाइजिंग हार्मोन के उत्तेजित होने के कारण होता है।)

Withdrawal syndrome (विड्राल सिण्ड्रोम) Tachycardia, insomnia, hypotension, etc. due to abrupt abstinence from alcohol and opiates in addicts. (शराब आदि छोड़ देने से उत्पन्न लक्षण समूह (संलक्षण) जैसे दिल की धड़कन बढ़ जाना नींद न आना; रक्तचाप कम होना आदि।)

Wolffian body (वूल्फीयन बॉडी) An embryonic organ on eachside of vertebral column, the mesonephros. (कशेरूका दण्ड के प्रत्येक ओर एक भ्रूणीय अंग; मीजोनैफ्रोस।)

Wolffian duct (वूल्फीयन डक्ट) Duct from mesonephros to cloaca in fetus. (मध्य वृक्क से अवस्कर गुहा में खुलने वाली भ्रूणीय वाहिनी।)

Wolff-Parkinson-White syndrome (वूल्फ पार्किन्सन व्हाइट सिण्ड्रोम) A cardiac rhythm disorder with short P-R interval, delta wave and propensity to supraventricular tachycardia. (हृदय गति का विकार जिसमें छोटे P–R का समयान्तराल डेल्टा वेव तथा अधिनिलयी हृद्क्षिप्रता जैसे लक्षण दिखाई देते हैं।)

Wolman's disease (वोल्मैन्स डिजीज) An inherited metabolic disease in infants with hepatosplenomegaly, adrenal calcification and foam cells in bone marrow. (एक वंशागत चयापचयी विकार के कारण शिशुओं में यकृत एवं प्लीहा की वृद्धि होना, एड्रीनल ग्रन्थियों का कैल्सीकरण होना तथा अस्थि मज्जा में झाग कोशिकाओं का विकसित होना।)

Womb (वूम्ब) Uterus, the female reproductive organ for nourishing the fetus. (गर्भाशय जरायु; स्त्री जनन अंग जिसमें भ्रूण का पोषण होता है।)

Wood's light (वुडस लाइट) Ultraviolet light. (अल्ट्रावायोलेट प्रकाश।)

Wool fat (वूल फैट) Anhydrous lanolin obtained from sheep wool, used as base for ointment. (जल रहित ऊर्णवसा जो भेड़ की ऊन से प्राप्त होती है और जिसे मलहम के प्रमुख भाग के लिए प्रयोग किया जाता है।)

Woolsorter's disease (वूलसारटर्स डिजीज) Pulmonary anthrax संक्रमित जन्तुओं के सम्पर्क द्वारा उत्पन्न एक विशिष्ट तींव्र संक्रामक फुफ्फुसीय रोग।)

Word blindness (वर्ड ब्लाइण्डनैस) A form of aphasia where patient is unable to comprehend written words. (लिखे हुए अथवा छपे हुए शब्दों को समझने में असमर्थता परन्तु आवाज सुनाई देती है, यह एक प्रकार का एफेजिया होता है।)

Word salad (वर्ड सैलेड) Use of words with no apparent meaning or relationship to each other as in schizophrenia. (अर्थहीन शब्दों का बोलना, निरर्थक शब्दोच्चार जैसे साइजोफ्रेनिया में होता है।)

Wormian bone (वोर्मियन बोन) Small irregular bones along cranial sutures. (कपालीय सीवनियों की छोटी, अव्यवस्थित हड्डियों में से एक; सीवनी अस्थि।)

Wound (वून्ड) Break in continuity of skin or any tissue caused by trauma, infection. *w. incised* Any sharp clean cut wound. *w. lacerated* Wound with ragged unhealthy margins. *w. perforating* The object causing the wound penetrates the skin, subcutaneous tissue. *w. puncture* Wound made by sharp pointed instrument. *w. tunnel* Wound with equal size entrance and exit points. (आघात या चोट के कारण त्वचा अथवा शरीर की किसी रचना की सामान्य निरन्तरता में स्थित टूटन, घाव, जख्म, व्रण अथवा क्षत।)

Wright's stain (राइटस स्टेन) Combination of eosin and methylene blue to stain blood slides. (इओसिन तथा मिथाइलिन ब्लू का संयोजन जिससे रक्त स्लाइडस का अभिरंजन होता है।)

Wright's syndrome (राइट्स सिन्ड्रोम) A neuromuscular syndrome caused by prolonged hyperabduction of arm leading to occlusion of subclavian artery and stretching of trunks of brachial plexus. (तन्त्रिकाओं एवं पेशियों का संलक्षण जो बांह के अत्यधिक दूर तक खिंच जाने के कारण होता है जिससे जत्रुक के नीचे की धमनी में अवरोध उत्पन्न होता है तथा बांह जालिका के धड़ में खिंचाव हो जाता है।)

Wrinkles (रिंकल्स) A furrow or ridge on skin. (त्वचा की झुर्री; त्वचा पर झुर्री डालना।)

Wrist drop (रिस्ट ड्रॉप) Inability to extend the wrist due to paralysis of radial nerve. (ऐसा रोग जिसमें बहिः प्रकोष्ठीय या रेडियल तन्त्रिका पर आद्यात पहुंचने या हाथ तथा अंगुलियों की प्रसारक पेशियों के पक्षाघात के कारण हाथ कलाई पर आंकुचित हो जाता है, जिसे प्रसारित नहीं किया जा सकता।)

Writer's cramp (राइटर्स क्रैम्प) Cramp affecting muscles of thumb and two adjacent fingers. (अधिक समय तक लिखते रहने से अंगूठे एवं पास की दो अंगुलियों की पेशियों को प्रभावित करने वाला उद्वेष्ट।)

Wryneck (राइनैक) SYN — Torticollis, due to spastic contraction of one or more neck muscles. (वक्र ग्रीवास्तम्भ।)

Wuchereria (वूकेरेरिया) A genus of filarial worms. *W. bancrofti* The causative agent of elephantiasis, spread by bite of culex mosquito. *W. malayi* The causative agent of filariasis in south India. (वर्ग नेमाटोडा के फाइलेरिया-कृमियों का एक वंश जो संसार के गर्म क्षेत्रों में पाया जाता है।) *W. bancrofti* (वूकेरेरिया बेन्क्रोफ्टाई) फाइलेरिया-कृमि जो श्लीपद, लसीकावाहिनी-शोथ तथा वसा-लसीकामेह उत्पन्न करता है। *W. malayi* (वूकेरेरिया मालायी) दक्षिण भारत में फाइलेरियासिस का कारक।)

Wylie's operation (वालेज ऑपरेशन) Shortening of round ligament of uterus for retroflexion in combating prolapse uterus (गर्भाशय के गोल स्नायु का छोटा होना जो भ्रंश गर्भाशय को रोकने के लिए पश्चकुंचन किया जाता है।)

X

Xanthelasma (जेन्थेलाज्मा) Yellowish raised plaques occurring around eyelids resulting from lipid filled cells in the dermis. (लाइपिड के जमा हो जाने के कारण पलकों के पास उत्पन्न होने वाली पीली, थोड़ी उठी हुई, चपटी, कोमल पिटिका पर्व अथवा चकत्ता; पीतार्बुद।)

Xanthemia (जेन्थीमिया) Presence of excess yellow pigment carotene in the blood stream. (रक्त में पीले वर्णक कैरोटीन का पाया जाना।)

Xanthiuria (जेन्युियिरिया) A medical disorder in which there is excretion of large amount of xanthine in the urine in place of uric acid. (मूंत्र में अधिक मात्रा में जेन्थीन का उत्सर्वित होना।)

Xanthine (जेन्थीन) An intermediary product in transformation of adenine and guanine into uric acid. (एडिनीन और ग्वानिन के यूरिक अम्ल में परिवर्तित होने की प्रक्रिया के बीच बनने वाला एक उत्पाद।)

Xanthine calculi (जेन्थीन कैल्कुलाई) Brown to red, hard and laminated calculi in urinary tract. (मूत्रमार्ग मे होने वाली भूरे से लाल सख्त और परत चढ़ी हुई पथरी।)

Xanthine oxidase (जेन्थीन ऑक्सीडेस) A flavoprotein enzyme catalyzing oxidation of certain purines. (प्यूरीन्स के ऑक्सीकरण में उत्प्रेरक का कार्य करने वाला एक फ्लेवोप्रोटीन एन्जाइम।)

Xanthochromia (जेन्थोक्रोमिया) Yellow discoloration of CSF due to hemolysis of RBC within it. (पीली विवर्णता जैसे प्रमस्तिष्कमेरू-तरल की, जो लाल रक्त कोशिकाओं के रक्तापघटन के कारण होती है।)

Xanthogranuloma (जेन्थोग्रेनुलोमा) A tumor having characteristics of both xanthoma and granuloma. (एक अर्बुद जिसमें कणिका गुल्म एवं पीतार्बुद दोनों के लक्षण विद्यमान रहते हैं।)

Xanthoma (जैन्थोमा) Flat, slightly elevated rounded plaque or nodule on the eyelids due to cholesterol accumulation. (लाइपिड या कोलेस्ट्रॉल के जमा हो जाने के कारण पलकों के पास उत्पन्न होने वाली पीली थोड़ी उठी हुई चपटी कोमल पिटिका पर्व अथवा चकत्ता; पीतार्बुद।)

Xanthomatosis (ज़ेन्थोमेटोसिस) Appearance of multiple xanthomas in skin due to cholesterol deposit within histiocytes and reticuloendothelial cells. (त्वचा पर बहुत से पीतार्बुदों का बनना। यह हिस्टियोसाइट तथा रेटिकुलोएण्डोथीलियल कोशिकाओं में कोलेस्ट्रॉल के एकत्रित होने के कारण होता है।)

Xanthophyll (जेन्थोफिल) The yellow pigment of egg yolk. (अण्डे की जर्दी में पाया जाने वाला केरोटीन से उत्पन्न एक पीला वर्णक।)

Xanthopsia (जेन्थोफिल) A condition of color vision deficiency in which images or objects are seen in yellow. (ऐसा रोग जिसमें वस्तुएं पीली दिखाई देती हैं।)

Xanthosis (जेन्थोसिस) Yellow discoloration of skin in hypercarotinemia. (पीत वर्णकता; हाइपरकैरोटिनीमिया में त्वचा का पीलापन।)

Xanthuria (ज़ेन्थूरिया) Excretion of excess of xanthine in urine. (ज़ेन्थूरिया; मूत्र में अधिक मात्रा में जेन्थीन का उत्सर्जित होना।)

X-chromosome (एक्स-क्रोमोसोम) The chromosome responsible for female sexual characteristic. (वह गुणसूत्र जो स्त्री लक्षणों को निश्चित करता है। सामान्य स्त्री में दो एक्स गुणसूत्र तथा पुरूष में एक एक्स गुणसूत्र एवं एक वाई गुणसूत्र होता है।)

X-disease (एक्स-डीजीज) Poisoning caused by ingestion of nuts contaminated with aspergillus aflatoxin. (एस्पर्जिल्स एफ्लेटॉक्सिन से प्रदूषित मेवा खाने से होने वाला रोग।)

Xenograft (जीनोग्राफ्ट) Graft from one species to another SYN—heterograft. (एक जाति का दूसरी जाति में स्थान्तरित निरोप; हेट्रोरोग्राफ्ट।)

Xenology (जीनोलॉजी) Study of parasites, their relationship to each other. (परजीवियों का तथा उनके एक दूसरे के साथ के संबंध का अध्ययन।)

Xenomenia (ज़ीनोमिनिया) Menstruation from a part other than vagina. (योनि के अतिरिक्त कहीं और से मासिकधर्म होना।)

Xenon (जीनोन) An inert gas whose radio-isotope (Xe^{133}) is used for photoscintiscanning of lungs. (एक निष्क्रिय गैंस जिसके रेडीयोआइसोटोप को फेफड़ों के फोटोस्कैनिंग के लिए प्रयोग किया जाता है।)

Xenotransplantation (जीनोट्रान्सलप्लान्टेशन) Transplantation of tissues or organs from one species to different species, e.g., graft from monkey to human. (मानव शरीर में जंतु ऊतकों या अंगों का प्रतिरोपण।)

Xenophobia (जीनोफोबिया) Abnormal fear for strangers. (अजनबियों का रोगोत्पादक भय; अज्ञात व्यक्ति भीति।)

Xenopsylla (जीनोपसांयला) A genus of fleas whose member X. Cheopis is a vector for asylvatic plague, endemic typhus and *Hymenolepsis nana*. (पिस्सू की एक प्रजाति जिसका सदस्य X चिओपिस प्लेग, एन्डेमिक टाइफस और हाइमेनोलैप्सिस नाना आदि का रोगवाहक होता है।)

Xeroderma (जीरोडर्मा) Roughness and dryness of skin. *x. pigmentosum* Pigment discoloration, cutaneous atrophy and ulcers often causing death in infancy. (त्वचा की अत्यधिक शुष्कता एवं रूक्षता, मृदु मत्स्यचर्मता *x. pigmentosum* (एक्सपिम्मेंटोसम) रंग का उड़ जाना त्वचा का अपक्षय और छाले जिनसे अक्सर एक साल की आयु से पहले मृत्यु हो जाती है।)

Xerophthalmia (जीरोफ्थैल्मिया) Dry conjunctiva with keratinization as in vitamin A deficiency. (नेत्र के किसी रोग अथवा विटामिन ए की कमी के कारण नेत्रश्लेष्मता एवं स्वच्छमण्डल का असामान्य रूप से शुष्क एवं मोटा हो जाना; शुष्काक्षिपाक।)

Xeroradiography (जीरोरेडियोग्राफी) A X-ray technique involving a dry process where selenium covered plates are altered by the X-ray producing the image. (एक एक्स-रे की तकनीक जिसमें एक शुष्क प्रक्रिया का प्रयोग करके सेलेनियम की परत वाली प्लेटों को एक्स-रे से परिवर्तित करके प्रतिबिम्ब बनाया जाता है।)

Xerosis (जीरोसिस) Abnormal dryness of skin and mucous membrane. (असामान्य शुष्कता जैसे नेत्रश्लेष्मता त्वचा श्लेष्मिक झिल्ली तथा मुख आदि की शुष्कता।)

Xerostomia (जीरोस्टोमिया) Dryness of mouth due to poor salivary secretion. (लार या थूक के अभाव में मुँह का खुश्क हो जाना; मुख शुष्कता।)

Xiphisternum (जीफिस्टर्नम) The pointed lower end of sternum. (उरः पत्रक; उरोस्थि का नुकीला निचला भाग।)

Xiphocostal (जीफोकास्टॉल) Related to xiphoid process and ribs (पसलियों के बीच तलवार के आकार कि अस्थि।)

Xiphoid (जीफॉयड) Sword shaped. (तलवार के आकार का।)

Xiphoid process (जीफॉयड प्रोसेस) The lowest portion of sternum with a sword shaped cartilaginous process supported by bone. (स्टर्नम का सबसे नीचे का तलवार के आकार का भाग, असिरूप अथवा खड्गवत् प्रवर्ध जो हड्डी द्वारा समेथित होता है।)

X-rays (एक्स-रेज़) An electromagnetic radiation in wavelength of 1–100 angstrom, produced by bombarding a tungsten target within vacuum tube by fast moving electrons. (X-किरण एक विद्युत चुम्बकीय तरंग जिसकी दैर्ध्य लम्बाई 1 से 100 एन्गास्ट्राम इकाई होती है जो टंग्स्टन के लक्ष्य पर एक निर्वात नलिका में तेजी से घूमते इलेक्ट्रॉन की बौछार करके बनायी जाती है।)

Xylene (ज़ाइलीन) Dimethyl benzene, used as a solvent and cleansing agent in microscopy. (डाइमिथाइल बेंजीन माइक्रोस्कोपी में एक विलायक और सफाई वाले कारक के रूप में प्रयोग किया जाता है।)

Xylenol (जाइलीनौल) Dimethyl phenol, used in preparation of coaltar disinfectants. (डाइमिथाइल फिनायल, कोलतार निस्संक्रामक के बनने में प्रयोग होने वाला एक रसायन।)

Xylitol (जाइलिटॉल) An alcohol with chemical properties similar to sucrose (एक शर्करा जो सुक्रोज के समान रासायनिक गुणों वाली होती है।)

Xylocaine (जाइलोकेन) Lidocaine, a local anaesthetic. (लिडोकेन; एक स्थानीय संज्ञाहारी।)

Xylometazoline (जायलोमैटाजोलाइन) A vasoconstrictor used in nasal decongestant drops. (एक वाहिकासंकीर्णक जिसे नाक के रक्ताधिक्यहरण औषधियों में प्रयोग किया जाता है।)

Xylose (जायलोस) A pentose sugar, non-fermentable. (एक पेन्टोस शर्करा जिसका किण्वन या खमीरण न हो।)

Xylulose (जायलूलोस) A pentose sugar occurring in nature. (प्राकृतिक रूप से उत्पन्न होने वाली पेन्टोस शर्करा।)

Xyrospasm (जाइरोस्पाज्म) Spasm of wrist and forearm muscles in professionals like barbers. (अंगुलियों एवं भुजाओं का व्यावसायिक कम्पन जैसा कि नाइयों में देखा जाता है।)

Xysma (जिज्मा) The flocculent pseudo-membrane seen in diarrheal stool. (दस्त वाले मल पर दिखाई देने वाले ऊतकों के छोटे-छोटे टुकड़े।)

XYY male (एक्स एक्स वाई वाई मेल) A super male with tall stature and tendency for criminal behavior

Y

Yard (यार्ड) A measure of unit equal to 3 feet. (एक यार्ड 3 फीट के बराबर होता है यार्ड लम्बाई नापने की इकाई।)

Y–chromosome (वाई क्रोमोसोम) A sex chromosome which determine the male sex, it is a characteristic of male cells in species. Normal male possess one X and one Y chromosome. Normal female possesses two X chromosomes. (एक गुणसुत्र जो पुरुष लिंग को निर्घारित करता है।)

Yawning (यॉनिंग) Deep inspiration with widely opened mouth induced by drowsiness, boredom. (आलस्य या बोरीयत के कारण मुँह खोल कर गहरी साँस लेना या जम्भाई लेना।)

Yaws (याज) Nonvenereal spirochaetal disease caused by *Treponema pertenue*. *y. cartilage* The cartilage connecting pubis, ileum and ischium and extending into acetabulum. *y. chromosome* The sex chromosome responsible for male sex. (ऊष्णकटिबन्धीय क्षेत्र में स्पाइरोकीट ट्रेपोनेमा पेर्टिन्यू द्वारा अधिकतर बच्चों में उत्पन्न होने वाला एक अरतिज, दैहिक संक्रामक रोग जिसमें कणिकागुल्म बन जाता है। न्युपदंश) (*Y. cartilage*) वाई कार्टिलेज ऐसी उपास्थि जो जघनास्थि श्रोणिफलक या निताम्बास्थि तथा आसनास्थि को जोड़ती है और प्रसारित होकर एसिटाबुलम में चली जाती है। (*Y. chromosome*) (वाई क्रोमोसोम) एक गुणसूत्र जो पुरूष लिंग को निर्धारित करता है।)

Yeast (यीस्ट) Unicellular fungi of genus Saccharomyces. *S. cerevisiae* is a source of proteins and vitamin B complex. (एककोशिकीय कवकों का एक सैकेरोमाइसीस। से. सेरिविसिय प्रोटीन और विटामिन बी कॉम्प्लैक्स का स्रोत होता है।)

Yellow body (यैलो बॉडी) Corpus luteum. (पीत-पिण्ड।)

Yellow spot (यैलो स्पॉट) 1. Anterior end of vocal cord. 2. Central point of retina, the sight of clearest vision. (प्रत्येक स्वर रज्जु के अग्रज किनारे पर स्थित एक छोटी पीली पर्विका; रेटिना के केन्द्र में स्थित एक पीला धब्बा।)

Yersinia (यर्सिनिया) A genus of Gram-negative bacteria. *Y. entero colitica* Producing mesenteric lymphadentis and dysentery. *Y. pestis* Causative agent of plague. *Y. pseudotuberculosis* Produces pseudotuberculosis. *Y. ligament* The y-shaped ligament on anterior capsule of hip joint. (ग्राम-ऋण जीवाणुओं का एक वंश) (*Y. enterocolitica*) (ये. एन्टीरोकोलाइटिका) आन्तयोजनीय लसीकापर्वशोथ तथा पेचिश उत्पन्न करने वाला। (*Y. pestis*) (ये. पेस्टिस) (प्लेग करने वाला वाला कारक।) (*Y. pseudotuberculosis*) (ये. स्यूडोट्यूबरकुलोसिस स्यूडोट्यूबरकुलोसिस को उत्पन्न करना (*Y.ligament*) (ये. लिगामैंट) कूल्हे के जोड़ के अगले भाग की ओर पाया जाने वाला वाई आकार का लिगामैंट।)

Yin-Yang (यिन-यैंग) In Chinese philosophy, opposing but complementary forces sustaining life. (चीनी दर्शन शास्त्र में अवरूद्ध परन्तु साथ काम करने वाली तथा जीवन को स्वस्थ बनाए रखने वाली अनुकूल शक्तियॉं।)

Yoga (योगा) A system of beliefs and practices for union of self with supreme reality. (शारीरिक आसनों या स्थितियों तथा श्वसन के नियमन से जुड़ा है विश्वास और क्रियाओं का एक सिद्धांत जो स्वयं को परमात्मा से मिलाता है।)

Yogurt (योगर्ट) A form of curdled milk by lactobacilli, useful in patients with lactase deficiency. (दही; लैक्टोबेसीलस की क्रिया से जमकर दही बना दूध; लैक्टेज की कमी वाले रोगी के लिए उपयोगी होता है।)

Yohimbine (योहिम्बाइन) A poisonous alkaloid having alpha-adrenergic blocking properties, often used as aphrodisiac and antianginal agent. (एक विषैला एल्केलॉयड जिसमें एल्फा एड्रीनर्जिक ब्लॉकिंग गुण होते हैं और इसे अक्सर कामवासना बढ़ाने तथा एन्जाइनारोधी कारक की तरह प्रयोग किया जाता है।)

Yolk (योक) The content of ovum. *y. sac* Membranous sac surrounding food yolk in the embryo. (डिम्ब या अण्डे में संचित पौष्टिक पदार्थ; पीतक। *Yolk sac* (योक सैक) भ्रूण के योक के चारों और चढ़ी झिल्ली।)

Young Helmholtz theory (यंग हेल्महोल्टज थियोरी) Theory stating that retinal color perception depends upon 3 different sets of fibers responsible for red, green and violet. (इसके अनुसार रेटीना के रंगों की समझ तीन अलग-अलग तन्तुओं के सेट से जुड़ी होती है, जो लाल, हरा और जामुनी रंग दिखते हैं।)

Young's rule (यंग्स रूल) The formula for calculating dose of a medicine for child from known adult dose, i.e. Age/Age + 12 × adult dose (युवा की औषधि मात्रा में किसी बच्चे के लिए औषधि की मात्रा की गणना करने का एक फार्मुला।)

Z

Zafirlukast (जेफिरलूकास्ट) Leukotriene antagonist for asthma. (दमे में प्रयोग होने वाला ल्यूकोट्राइन विरोधी।)

Zaleplon (जैलेप्लोन) Benzodiazepine anti-anxiety agent. (बैन्जोडायाजीपाइन, चिन्ता कम करने वाली औषधि।)

Z-axis (जैड एक्सिस) Anteroposterior axis. (सामने से पीछे की ओर जाता हुआ अक्ष।)

Zein (जीन) A maize protein deficient in tryptophan and lysine. (मक्का में पाया जाने वाला प्रोटीन जो ट्रिप्टोफेन और लाइसीन में कम होता है।)

Zeis gland (जीस ग्लैण्ड्स) Sebaceous glands on eyelid margin. (पलक के किनारे के पास स्थित त्वग्वसीय ग्रन्थियां)

Z line (जैड लाइन) A thin dark line that transversely bisects the clear zone of a muscle fiber; the distance between two z lines constitutes a sarcomere. (एक पतली गहरी रेखा जो पेशी तन्तु के बाधामुक्त क्षेत्र को अनुप्रस्थ प्रवर्ध द्वारा काटती है दो जैड लाइनों के बीच की दूरी सार्कोमीयर कहलाती है।)

Zenker's degeneration (ज़ैन्कर्स डीजेनेरेशन) A waxy hyaline degeneration of skeletal muscles in acute infectious diseases like typhoid fever. (तीव्र संक्रामक रोगों विशेषकर टाइफॉयड ज्वर में कंकालीय पेशियों का मोम जैसा काचाभ ह्रास।)

Zenker's diverticula (ज़ैन्कर्स डाइवर्टिकुला) Herniation of mucous membrane of esophagus through a defect in its wall often swelling with food to cause esophageal obstruction. (ग्रासनलीय भित्ति के किसी दोष से हो कर ग्रासनली की श्लेष्मिक कला का बहिःसरण होना यह खाने से और सूज जाता है, और ग्रासनली अवरूद्ध करता है।)

Ziehl-Neelsen method (ज़ील-नेल्सन मैथड) A method for staining acid-fast organisms like *Tubercle bacillus* with boiled carbol fuschin followed by rinsing with alcohol. (माइक्रोबैक्टीरिया ट्यूबरकुलोसिस को अभिरंजित करने की विधि जिसमें उन्हें उबले हुए कार्बोल फुस्चिन से अभिरंजित करके फिर एल्कोहॉल से धोया जाता है।)

Zieve's syndrome (जीव्स सिन्ड्रोम) Transient hyperlipidemia, hemolytic anemia and jaundice following consumption of large amounts of alcohol. (अधिक शराब पी लेने पर अल्पकालिक कामला या पीलिया, रक्तसंलयी रक्ताल्पता, अतिवसारक्तता तथा उदरीय वेदना का होना।)

Zinc (जिंक) A bluish white metal found as carbonate and silicate, astringent and antiseptic used in eye drops and as mineral supplement. Deficiency causes delayed ulcer healing, impaired epithelial growth, diminished fertility and acrodermatitis enteropathica. Commonly used salts are carbonate, chloride, oxide, stearate, sulfate and undecylenate. (कार्बोनेट और सिलिकेट की तरह पायी जाने वाली एक नीली सफेद धातु, यह स्तम्भक औषधियों, किटाणुनाशकों, गंधहर पदार्थों, आंखों के ड्राप्स में प्रयोग किया जाता है इसकी कमी से जख्म का विरोहण देर से होता है, उपकला की वृद्धि में असामान्यता होना, प्रजनन शक्ति घट जाना और एन्ट्रोपैथिका एक्रोडर्माटाइटिस जैसा हो सकता है, अधिकतर यह कार्बोनेट, क्लोराइड, ऑक्साइड, स्टियरेट सल्फेट और अण्डे-सायलिनेट सॉल्ट में मिलता है।)

Zinc ointment (जिंक ऑयन्टमैन्ट) 20% zinc oxide ointment for external application. (20 प्रतिशत जिंक ऑक्साइड वाली मरहम जिसे बाह्म सतह पर प्रयोग किया जाता है।)

Zinn's ligament (जिंन्स लिगामेंट) Connective tissue in eye to which recti are attached. (आंखों में संयोजक ऊतक जिससे रैक्टस पेशी जुड़ती है।)

Ziprosidone (जिपरोसिडोन) Anticonvulsant. (मिर्गीरोधक: आक्षेपों को रोकने अथवा उसमें आराम पहुँचाने वाला।)

Zirconium (जिर्कोनियम) A metallic element used as a white pigment in dental procelain. (एक धातु का तत्त्व जिसे दन्त चिकित्सा में सफेद वर्णक के रूप में प्रयोग किया जाता है।)

Zollinger Ellison syndrome (जौलिगर एलिसन सिण्ड्रोम) Gastrin secreting tumors causing resistant peptic ulceration at unusual site; 60% of gastrinomas are malignant. (अग्न्याशय के इन्सुलिन-अस्रावी अर्बुद द्वारा उत्पन्न एक रोग जिससे बहुत अधिक गैंस्ट्रिन हार्मोन स्रावित होता है, यह अमाशय को अधिक मात्रा में हाइड्रोक्लोरिक एसिड तथा पैप्सिन स्रवित करने के लिए उद्दीपक करता है जिससे फिर आमाशय एवं आंत में पैप्टिक अल्सर बन जाता है।)

Zona (जोना) 1. A bond or girdle. 2. *SYN* — herpes zoster. *z. fasciculata* The inner layer of adrenal cortex. *z. glomerulosa* The outer layer of adrenal cortex. *z. pellucida* Inner thick membranous covering of ovum. *z. reticularis* The innermost layer of adrenal cortex. (एक क्षेत्र या मण्डल पट्टा या बन्ध कटिबन्ध या मेखला वर्तुलाकार विसर्पिका। (*Zona fasciculata*) (जोना फैसिकुलेटा) अधिवृक्क ग्रन्थि के प्रान्तस्था के बीच की परत (*Zona glomerulosa*) (जोना ग्लोमेरूलोसा) अधिवृक्क प्रान्तस्था की कैप्सूल से ठीक नीचे सबसे बाहरी परत। (*Zona pellucida*) (जोना पेलुसिडा) डिम्ब की आन्तरिक मोटी श्लेष्मिक परत (*Zona reticularis*) (जोना रेटीकुलेरिस) अधिवृक्क प्रान्तस्था की सबसे भीतरी परत।)

Zonary placenta (जोनरी प्लेसेन्टा) Placenta arranged like a broad ring around the chorion. (जरायु के चारों तरफ चौड़े छल्ले के रूप में व्यवस्थित एक अपरा।)

Zone (जोन) An area or belt. *z. ciliary* The peripheral part of the anterior surface of iris. *z. transitional* That area of lens where the capsular epithelium changes into lens fibers. (चारों ओर से घेरने वाला स्थान अथवा सीमा क्षेत्र मण्डल। सिलीयरी जोन नेत्र की परितारिका की अग्रज सतह का परिसरीय भाग (ट्रान्जीशनल) लैंस का वह क्षेत्र है जहां सम्पुटक उपकला लैंस तंतुओं में बदल जाता है।)

Zonesthesia (जोनेस्थीसिया) Constricting cord-like sensation. (ऐसा महसूस होना जैसे कोई रस्सा शरीर को भींच रहा हो; बंधनानुभूति।)

Zonular cataract (जोनुलर कैटेरैक्ट) Cataract where opacity is limited to certain layers of lens. (ऐसा मोतियाबिन्द जो अपारदर्शिता लैन्स की कुछ परतों तक सीमित रहता है।)

Zonule (जोन्यूल) A small zone. (एक छोटा क्षेत्र या मण्डल; मण्डलिका)

Zonules of Zinn (जोन्यूलस ऑफ ज़िंन) Suspensory ligament of the lens. (नेत्र के लैन्स का निलम्बी स्नायु रोमक मण्डलिका।)

Zoogeny (जूजेनी) The development and evolution of animals. (जन्तुओं का परिवर्धन एवं विकास।)

Zoogony (जूगोनी) Animal breeding. (अण्डे की बजाये जीवित बच्चे को पैदा करने की क्षमता।)

Zoology (जूलॉजी) The science dealing with animal life. (जन्तु विज्ञान।)

Zoonoses (जूनोसिस) Diseases communicable to man from animals. (जन्तुओं के रोग जो मनुष्य को संचारित हो सकते हों; पशुजन्य रोग।)

Zoonotic (जूनोटिक) Concerning zoonoses. (पशुजन्य रोगों से संबंधित।)

Zoophilia (जूफीलिया) Sexual gratification by intercourse with animals. (पशुओं का शौक होना; पशुओं के साथ सम्भोग द्वारा लैंगिक संतुष्टि प्राप्त करना।)

Zoophilism (जूफीलिज़्म) Abnormal love for animals. (पशुओं से असामान्य प्यार होना)

Zoophobia (जूफोबिया) Abnormal fear for animals. (जन्तुओं का विकृत भय; पशुभित्ति।)

Zoospermia (जूआस्पर्मिया) Presence of live spermatozoa (sperms) in the ejaculate of a male. (वीर्य में शुक्राणुओं का पाया जाना।)

Zootoxin (जुआटॉक्सिन) A substance or a toxin similar to bacterial toxin which is produced by an any animal, e.g Snake venom. (किसी जंतु से उत्पन्न कोई जविपिष जैसे सर्प विष आदि।)

Zuclopenthixol (जूक्लोपेन्थिक्जोल) Antipsychotic agent. (मनोविकार के प्रति प्रभावकारी कारक।)

Zygoma (जाइगोमा) 1. The malar bone. 2. The long arch joining zygomatic processes of temporal and malar bones. (गण्डास्थि; शंखास्थि और गण्डास्थि गण्डास्थिक का प्रवर्ध जो लम्बी चाप से जुड़ा होता है।)

Zygomaticoauricularis (जाइगोमेटिको-ऑरिकुलेरिस) Muscle that draws pinna of ear forwards. (कर्णपाली (कान के पिना) को आगे की ओर ले जाने वाली मांसपेशी।)

Zygomatic process (जाइगोमेटिक प्रोसेस) 1. A thin projection from temporal bone at its squamous portion, articulating with zygomatic bone. 2. A strong prominent lateral projection from the supraorbital margin of the frontal bone articulating with maxillary process of zygomatic bone. (शंखास्थि के पट्टकी भाग का नीचे की ओर को जाने वाला एक पतला प्रक्षेपण, तथा गण्डास्थि का एक भाग जिससे गण्ड चाप बनता है।)

Zygomatic reflex (जाइगोमेटिक रिफ्लैक्स) When zygoma is percussed the lower jaw moves towards percussed side. (जाइगोमा का परिताड़न करने पर निचले जबड़े का परिताड़ित ओर को चले जाना।)

Zygomycosis (जाइगोमाइकोसिस) A form of mycoses that predominantly affects the face, the lungs and paranasal sinuses with thrombosis of blood vessels and infarction, common to diabetics. *SYN*—mucormycosis. (जाइगोमेटिक या गाल की हड्डी का कवक संक्रमण; एक प्रकार का कवक संक्रमक रोग जो अधिकतर चेहरे, फेफड़ों और परानासिक विवर सहित रक्त वाहिनियों के घनास्त्रता और रोधगलन को प्रभावित करता है यह अधिकतर मधुमेह पीड़ित रोगी को होता है।)

Zygospore (जाइगोस्पोर) The spore resulting from union of two similar gametes, as in certain algae and fungi. (दो समान गैमीट के संयोजन से बना एक बीजाणु, जैसा कुछ काई, एल्गी तथा कवकों में होता है।)

Zygosis (जाइगोसिस) Sexual union of two gametes, union of two cells, conjugation. (लौंगिक संयोजन।)

Zygote (जाइगोट) The fertilized ovum before cleavage. (नर एवं मादा युग्मकों के संयोजन से बनने वाली कोशिका; गर्भित डिम्ब; युग्मनज।)

Zymase (जाइमेस) An enzyme found in yeast, bacteria and plants that can convert carbohydrate into H_2O and CO_2 aerobically or ferment it to alcohol anaerobically. (यीस्ट, बैक्टीरिया तथा पौधों में पाया जाने वाला एक एन्जाइम, जो हवा की उपस्थिति में कार्बोहाइड्रेट को पानी तथा कार्बन

डाई ऑक्साइड में बदलता है परन्तु हवा के बिना उसे एल्कोहल में बदल देता है।)

Zyme (जाइम) An enzyme or ferment. (एन्जाइम अथवा किण्व खमीर।)

Zymogen (जाइमोजन) The inactive precursor of an enzyme. (किसी एन्जाइम का एक निष्क्रिय पूर्वगामी।)

Zymology (जाइमोलोजी) The science of fermentation. (किण्व विज्ञान।)

Zymosis (जाइमोसिस) 1. Fermentation 2. Process by which infectious disease is supposed to develop. (किण्वन या खमीकरण; वह प्रकिया जिसके द्वारा कोई संक्रामक रोग उत्पन्न होता है।)

Zymosterol (जाइमोस्टीरोल) A sterol from yeast (यीस्ट से उपलब्ध एक स्टीरौल।)

Appendices

Appendix 1

Abbreviations used in prescriptions

Abbreviation	*Latin*	*English*
a.c.	ante cibum	before food
ad lib.	ad libitum	to the desired amount
b.d. or b.i.d.	bis in die	twice a day
c.	cum	with
o.m.	omni mane	every morning
o.n.	omni nocte	every night
p.c.	post cibum	after food
p.r.n.	pro re nata	whenever necessary
q.d.	quaque die	everyday
q.d.s.	quaque die sumendum	four times daily
q.i.d.	quater in die	four times a day
q.q.h.	quater quaque hora	every four hours
Rx	recipe	take
s.o.s.	si opus sit	if necessary
stat.	statim	at once
t.d.s	ter die sumendum	three times a day
t.i.d.	ter in die	three times a day
NPO	nil per OS	noting by month
OTC	—	oven the counter
RDI	—	recommended daily intake

Appendix 2

Abbreviations for diseases, investigations and procedures

AC	Air conduction
AFB	Acid-fast bacillus
ALT	Alanine aminotransferase
ANA	Antinuclear antibodies
ANF	Antinuclear factor
APB	Atrial premature beat
AR	Aortic regurgitation
ARF	Acute rheumatic fever
AS	Aortic stenosis
ASD	Atrial septal defect
ASO	Antistreptococcal `O' titer
AST	Antistreptozyme titer
	Aspartate transaminase
ATT	Antitubercular treatment
AVM	Arteriovenous malformation
BC	Bone conduction
BPH	Benign hypertrophy of prostate
CABG	Coronary artery bypass grafting
CAD	Coronary artery disease
CHF	Congestive heart failure
CMV	Closed mitral valvotomy, cytomegalovirus
CNS	Central nervous system
COPD	Chronic obstructive lung disease
CP	Creative protein
CPK	Creatine prosphokinase
CT	Computerised tomography
Cx	Circumflex
DAT	Differential agglutination test
DCM	Dilated cardiomyopathy
DIC	Disseminated intravascular coagulation
DLC	Differential leukocyte count
ECE	Extracapsular cataract extraction
ECT	Electroconvulsive therapy
EF	Ejection fraction
ELISA	Enzyme linked immunosorbent assay
ERCP	Endoscopic retrograde cholangiopancreatography
FEV	Forced expiratory volume
FVC	Forced vital capacity
G6PD	Glucose 6-phosphate dehydrogenase
HAV	Hepatitis A virus
HBcAg	Hepatitis B core antigen
HBsAg	Hepatitis B surface antigen
HBV	Hepatitis B virus
HIV	Human immunodeficiency virus
HOCM	Hypertrophic obstructive cardiomyopathy

HSV	Herpes simplex virus
ICCE	Intracapsular cataract extraction
ICCU	Intensive coronary care unit
ICT	Intracranial tension
ICU	Intensive care unit
IHD	Ischemic heart disease
INO	Internuclear ophthalmoplegia
ITP	Idiopathic thrombocytopenic purpura
JVP	Jugular venous pressure
LA	Left atrium
LAD	Left anterior descending artery
LDH	Lactate dehydrogenase
LIMA	Left internal mammary artery
LMN	Lower motor neuron palsy
LP	Lumbar puncture
LV	Left ventricle
LVEDP	Left ventricular end-diastolic pressure
LVEDV	Left ventricular end-diastolic volume
LVH	Left ventricular hypertrophy
MCP	Metacarpophallangeal joint
MDM	Mid diastolic murmur
MND	Motor neuron disease
MR	Mitral regurgitation, mental retardation
MRCP	Magnetic resonance cholangiopancreatography
MS	Mitral stenosis
MTP	Metatarsophallangeal joint, medical termination of pregnancy
MVI	Multivitamin infusion
MVP	Mitral valvoplasty, mitral valve prolapse
NMR	Nuclear magnetic resonance
NSAIDs	Nonsteroidal anti-inflammatory drugs
OS	Opening snap
PaO_2	Partial pressure of oxygen
PCWP	Pulmonary capillary wedge pressure
PDA	Patent ductus arteriosus
PIP	Proximal interphallangeal joint
PKP	Penetrating keratoplasty
PNH	Paroxysmal nocturnal hemoglobinuria
PS	Pulmonary stenosis
RA	Right atrium
RIND	Reversible ischemic neurologic deficit
RK	Radial keratotomy
RV	Right ventricle
SAH	Subarachnoid hemorrhage
SBE	Subacute bacterial endocarditis
SCAT	Sheep cell agglutination test
SGOT	Serum glutamic oxaloacetic transaminase

SGPT	Serum glutamic pyruvic transaminase
TB	Tuberculosis
TCA	Transient ischemic attack
TGV	Transposition great vessels
TIPS	Transjugular intrahepatic portohepatic shunting
TLC	Total leukocyte count
TOF	Tetralogy of Fallot
TR	Tricuspid regurgitation
TS	Tricuspid stenosis
TTP	Thrombotic thrombocytopenic purpura
UMN	Upper motor neuron palsy
VPB	Ventricular premature beat
VSD	Ventricular septal defect

Appendix 3

Child and infant resuscitation

Infant younger than 1 year		*Child older than 1 year*
Shake, pinch gently. Shout for help	Check conscious level ↓	Shake, pinch gently. Shout for help.
Head tilt. Chin tilt (jaw thrust)	Open airway ↓	Head tilt. Chin tilt (jaw thrust)
Look, listen, feel.	Check breathing ↓	Look, listen, feel.
Five breaths (mouth to mouth and nose).	Breathe ↓	Five breaths (mouth to mouth).
Feel brachial pulse. Start compression if < 60/min.	Check pulse ↓	Feel carotid pulse. If no pulse start, chest compressions.
Two fingers, over sternum Rate 100/min, depth 2 cm.	Chest compressions	Heel of one hand, over sternum.
Five compressions: one breath.		Rate 100/min, depth 3 cm. Five compressions: one breath

Appendix 4

Cardiopulmonary resuscitation

Every nursing staff is to be well-versed with cardiopulmonary resuscitation. Many precious lives can be saved if CPR is instituted at appropriate time. The sequence of CPR is

1. Recognition of cardiopulmonary arrest
2. Activation of emergency medical system
3. Basic CPR
4. Defibrillation
5. Intubation
6. IV medications.

The nursing staff is essentially involved in the first three steps of CPR. CPR can be divided to basic life support (BLS) and advanced cardiac life support (ACLS).

Basic Life Support

ABC of basic life support is airway, breathing and circulation. Its aim is to provide oxygen to brain and heart till ACLS is delivered.

- Put the patient on a firm flat surface.
- Remove dentures, if any, and extend the patient's head and lift the chin that helps to open the airway.
- Suck out any secretion in mouth. Close patient's nose and give mouth to mouth respiration.
- Continue mouth to mouth breathing for 10–12 minutes and palpate carotid pulse.
- If carotid pulse is absent, continue mouth to mouth breathing and proceed for artificial external cardiac massage.
- Place heel of one hand on dorsum of another positioned 1″ above xiphoid process and compress the sternum by 1–2″ for 80–100 per minute.
- If only one trained hand is available, 15 chest compressions should be performed followed by two ventilations.

Advanced Cardiac Life Support (ACLS)

- When breathing is present but pulse is not palpable give a precordial blow which may convert the verticular flutter or fibrillation to a more stable rhythm.
- When patient is unconscious and breathing and pulses are not recognizable—proceed for endotracheal intubation, oxygen therapy and defibrillation. Epinephrine is well-absorbed when given through endotracheal tube.
- Try for subclavian/internal jugular vein access and start IV fluids
- Take ECG and look for the arrhythmia.

Further management is by trained CPR team with IV drugs, pacing. The decision to discontinue CPR is with the doctor.

Appendix 5

A. Food sources of water-soluble vitamins

Vitamin	*Food sources*
C (ascorbic acid)	Fruit—especially citrus fruit, blackcurrants Green vegetabls—especially frozen peas, tomatoes, capsicums New potatoes
B_1 (thiamin)	Meat—especially pork, duck Cereal products—especially brown and wholemeal bread, breakfast cereals, wheatgerm Yeast, yeast extract Pulses, nuts
B_2 (riboflavin)	Dairy products, eggs Bread, fortified breakfast cereals Wheatgerm, wheatbran Mushrooms, yeast extract Liver, kidney Pulses
B_6 (pyridoxine)	Meat, fish, milk, eggs, liver Wholegrain cereals Peanuts, walnuts Bananas, avocados
B_{12} (cobalamin)	Meat—especially liver, kidney, rabbit Sardines, oysters Dairy produce, eggs
Niacin (nicotinic acid)	Meat—especially offal Fish Brewer's yeast, yeast extract Wholemeal wheat, bran peanuts, pulses, coffee
Folate (folic acid)	Liver, kidney Dark green leafy vegetables (easily destroyed by cooking) Beetroot, bran, peanuts Avocados, bananas, oranges Wholemeal bread Eggs, chocolate Some fish

B. Food sources of fat-soluble vitamins

Vitamin	*Food sources*
A	β-carotene—orange and green vegetables, apricots, melon, egg yolk
	Preformed vitamin A—offal, dairy produce, fortified margarine, oily fish, fish liver oils
D	Fish liver oils, oily fish
	Fortified margarine
	Liver, egg yolk
	Full cream milk, cheese, butter
E	Vegetable oils—especially wheatgerm oil
	Margarine
	Eggs, butter
	Wholemeal cereals
	Broccoli
K	Green vegetables
	Liver oils
	Potatoes

C. Food sources of minerals

Mineral	*Food sources*
Calcium	Dairy products
	Green leafy vegetables
	Cereal products, especially wheat flour products
	Pulses
Iron*	Red meat, egg yolk
	Green vegetables,
	Wholemeal, cereal products
	Pulses
Sodium	Milk, table salt and in all food products except oil and sugar. Tends to be high in readymade and tinned foods
Potassium	Oranges, bananas, dried fruit
	Vegetables and most other foods
	High in instant coffee, chocolate
Iodine	Drinking water, iodized salt
	Seafish and shellfish
	Bread, spinach
Fluoride	Tea, seafish, drinking water (depending on the area)

*Absorption enhanced in the presence of vitamin C.

Appendix 6

Duration of isolation in communicable diseases

Disease	*Period of communicability*
Cholera	7-14 days (till stool culture –ve)
Influenza	1 week from onset
Diphtheria	2-4 weeks after onset or 2 –ve consecutive throat cultures
Yellow fever	3-4 days during illness
Typhoid	Till stool culture –ve
Chickenpox	Up to 6 days after appearance of rash
Rubella	7 days from onset
Measles	4 days before and 5 days after appearance of rash
Hepatitis A	3 weeks
Polio	2 weeks adults, 6 weeks children
Mumps	Uptill the swelling subsides
Whooping cough	Uptill 3 weeks after whoop appears

Appendix 7

Centigrade and Fahrenheit scales

The Centigrade (Celsius) scale is preferred.

The following table shows the relationship of the Centigrade and Fahrenheit scales, as far as is likely to be required in clinical work.

Centigrade	*Fahrenheit*	*Centigrade*	*Fahrenheit*
110	230	36.5	97.7
100	212	36	96.8
95	203	35.5	95.9
90	194	35	95
85	185	34	93.2
80	176	33	91.4
75	167	32	89.6
70	158	31	87.8
65	149	30	86
60	140	25	77
55	131	20	68
50	122	15	59
45	113	10	50
44	111.2	5	41
43	109.4	0	32
42	107.6	–5	23
41	105.8	–10	14
40.5	104.9	–15	5
40	104	–20	– 4
39.5	103.1	–	–
39	102.2	0.54	1
38.5	101.3	1	1.8
38	100.4	2	3.6
37.5	99.5	2.5	4.5
37	98.6		

To convert Fahrenheit to Centigrade: X°F –32 × 5/9 = Y°C

To convert Centigrade to Fahrenheit: X°C × 9/5 + 32 = Y°F

Appendix 8

Psychomotor development

Birth Through	Ability to suck, swallow, gag, cry, and maintain eye contact with a person.
1st Month	The head needs to be supported. Loud noises may cause a startle reflex.
2nd Month	May turn to either side when on their backs; will follow moving objects, able to lift head but not for a sustained period; begin to smile, frown, and turn away.
3rd Month	Greater movement and vocal response to stimuli; notice own hands and suck on them; head will be steady while in a supported position.
4th and 5th Months	Able to lift head higher when lying on stomach; will reach for objects and may be able to encircle a bottle with both hands; may drool a lot; attempt to put all kinds of objects in mouth.
6th-9th Month	Develop ability to grasp and pick up food; are able to pull themselves up to a sitting position and eventually will crawl; they begin to make noises that sound like words and to recognize certain words; will play peek-a-boo.
9th-11th Month	Develop ability to handle food and to drink from a cup; may imitate sounds and say certain words; crawl by pulling body along with arms, and pull themselves to a standing position; they will point at objects and throw things; they want to feed themselves and to help with dressing and undressing; they will walk while holding a person's hand.
12th Month	Can eat food alone and drink from a cup with assistance; able to move around easily, and crawl up stairs, and out of crib.

Appendix 9

Items of mini-mental state examination

Maximum Score	
	Orientation
5	What is the (year) (season) (date) (day) (month)?
5	Where are we (state) (country) (city) (hospital) (floor)?
	Registration
3	Name three objects: One second to say each. Then ask the patient all three after you have said them. Give one point for each correct answer. Repeat them until he learns all three. Number of trials
	Attention and calculation
5	Begin with 100 and count backwards by 7 (stop after five answers). Alternatively, spell "world" backwards.
	Recall
3	Ask for three objects repeated above. Give one point for each correct answer.
	Language
2	Show a pencil and a watch and ask subject to name them.
1	Repeat the following: "No `if's,' `and's,' or `but's.'"
3	A three-stage command. "Take a paper in your right hand; fold it in half and put it on the floor."
1	Read and obey the following: (show subject the written item). CLOSE YOUR EYES
1	Write a sentence.
1	Copy a design (complex polygons in Bender-Gestalt).
30	Total score possible

Reprinted from Folstein MF, Folstein S, and McHugh PR. Mini-mental state: A practical method for grading the cognitive state of patients for the clinician. Journal of Psychiatric Research 1975; 12: 189-198 with permission from Pergamon Press Ltd., Headington Hill Hall, Oxford OX3 OBW, UK.

Appendix 10

Geriatric depression scale (GDS)

Choose the best answer for how you felt this past week.

*1.	Are you basically satisfied with your life?	YES	NO
2.	Have you dropped many of your activities and interests?	YES	NO
3.	Do you feel that your life is empty?	YES	NO
4.	Do you often get bored?	YES	NO
*5.	Are you hopeful about the future?	YES	NO
6.	Are you bothered by thoughts you can't get out of your head?	YES	NO
*7.	Are you in good spirits most of the time?	YES	NO
8.	Are you afraid that something bad is going to happen to you?	YES	NO
*9.	Do you feel happy most of the time?	YES	NO
10.	Do you often feel helpless?	YES	NO
11.	Do you often get restless and fidgety?		
12.	Do you prefer to stay at home, rather than going out and doing new things?	YES	NO
13.	Do you frequently worry about the future?	YES	NO
14.	Do you feel you have more problems with memory than most?		
*15.	Do you think it is wonderful to be alive now?	YES	NO
16.	Do you often feel down hearted and blue?	YES	NO
17.	Do you feel pretty worthless the way you are now?	YES	NO
18.	Do you worry a lot about the past?	YES	NO
*19.	Do you find life very exciting?	YES	NO
20.	Is it hard for you to get started on new projects?	YES	NO
*21.	Do you feel full of energy?	YES	NO
22.	Do you feel that your situation is hopeless?	YES	NO
23.	Do you think that most people are better off than you are?	YES	NO
24.	Do you frequently get upset over little things?	YES	NO
25.	Do you frequently feel like crying?	YES	NO
26.	Do you have trouble concentrating?	YES	NO
*27.	Do you enjoy getting up in the morning?	YES	NO
28.	Do you prefer to avoid social gatherings?	YES	NO
*29.	Is it easy for you to make decisions?	YES	NO
*30.	Is your mind as clear as it used to be?	YES	NO

*Appropriate (nondepressed) answers = yes, all other = no

Score: (Number of "depressed" answers)

	Norms
Normal	5 ± 4
Mildly depressed	15 ± 6
Very depressed	23 ± 5

Yesavage J et al. Development and validation of a geriatric screening scale: A preliminary report. Journal of Psychiatric Research 1983; 17. (Reprinted with permission from Pergamon Press PLC, Headington Hill Hall, Oxford OX3 OBW, UK)

Appendix 11

Postanesthesia recovery room chart

Postanesthesia recovery room scoring

Patient: Final Score:
Room: Surgeon:
Date: R.R. Nurse:

Area of assessment	*Point score*	*Upon admission*	*After*		
			1 hr	*2 hr*	*3 hr*
Respiration					
• Ability to breathe deeply and cough	2				
• Limited respiratory effort (dyspnea or splinting)	1				
• No spontaneous effort	0				
Circulation: Systolic arterial pressure					
• >80% of preanesthetic level	2				
• 50% to 80% of preanesthetic level	1				
• < 50% of preanesthetic level	0				
Consciousness Level					
• Verbally responds to questions/oriented to location	2				
• Aroused when called by name	1				
• Failure to respond to command	0				
Color					
• Normal skin color and appearance	2				
• Altered skin color: pale, dusky, blotchy, jaundiced	1				
• Frank cyanosis	0				

Muscle Activity	
Moves spontaneously or on command:	
• Ability to move all extremities	2
• Ability to move 2 extremities	1
• Unable to control any extremity.	0
Totals	

Required for Discharge from Recovery Room: 7-8 points

Time of Release Signature of Nurse

Appendix 12

Characteristics of burns according to depth

Depth of burn and causes	*Skin involvement*	*Symptoms*	*Wound appearance*	*Recuperative course*
Superficial (First-Degree)				
Sunburn Low-intensity flash	Epidermis	Tingling Hyperesthesia (super sensitivity), Pain that is soothed by cooling.	Reddened; blanches with pressure Minimal or no edema	Complete recovery within a week Peeling
Partial-Thickness (Second-Degree)				
Scalds Flash flame	Epidermis and part of dermis	Pain Hyperesthesia Sensitive to cold air.	Blistered, mottled red base; broken epidermis; weeping surface Edema	Recovery in 2 to 3 weeks. Some scarring and depigmentation Infection may convert it to third-degree
Full-Thickness (Third-Degree)				
Flame Prolonged exposure to hot liquids Electric current	Epidermis, entire dermis, and sometimes subcutaneous tissue	Pain free Shock Hematuria (blood in the urine) and possibly, hemolysis (blood cell destruction), Possible entrance and exit wounds (electrical burn)	Dry, pale white leathery, or charred Broken skin with fat exposed Edema	Eschar sloughs Grafting necessary Scarring and loss of contour and function Loss of digits or extremity possible

Appendix 13

A. Nutrition ready reckoner for international foods

	Calories (Kcal)	Proteins (g)	Fats (g)	Carbo-hydrates (g)	Fibre (mg)	Calcium (g)	Iron (mg)	Carotene (mcg)	Retinol (mcg)	Vit B_1 (mg)	Vit B_2 (mg)	Niacin (mg)	Vit C (mg)	Serving Portion
BEVERAGES														
Hot tea	34	0.6	1.0	5.7	0.0	31.0	0.0	0.0	7.00	0.01	0.01	0.0	0	1 Tea cup
Instant coffee	149	1.0	13.3	6.3	0.0	31.0	0.0	0.0	7.00	0.01	0.01	0.0	0	1 Tea cup
Cold coffee (with cream)	279	3.9	17.0	27.7	0.0	144.0	0.3	487.0	183.00	0.06	0.23	0.1	2	1 Tall glass
Banana milk shake	228	6.2	7.5	33.8	0.0	223.0	0.5	40.0	101.00	0.11	0.37	0.4	7	1 Tall glass
Mango milk shake	237	6.2	7.7	35.6	0.8	227.0	1.3	2067.0	608.00	0.15	0.41	9.0	16	1 Tall glass
Lemonade	107	0.3	0.3	25.7	0.5	21.0	0.1	0.0	0.00	0.01	0.00	0.0	12	1 glass
BREAKFAST CEREALS														
Cracked wheat Porridge	292	10.0	10.4	39.7	2.5	296.0	1.5	152.0	39.00	1.29	0.49	1.3	5	1 bowl
Oat meal Porridge	217	6.6	6.6	32.8	2.0	154.0	1.0	70.0	18.00	0.80	0.26	0.3	2	1 bowl
Cornflakes with milk	291	9.8	10.8	38.7	1.2	290.0	0.9	157.0	41.00	1.28	0.48	0.6	5	1 bowl
EGGS														
Boiled egg	87	6.7	6.7	0.0	0.0	25.0	0.7	300.0	180.00	0.05	0.20	0.1	0	1 Egg
Poached egg	87	6.7	6.7	0.0	0.0	25.0	0.7	300.0	180.00	0.05	0.20	0.1	0	1 Egg
Fried egg	160	6.7	14.8	0.0	0.0	25.0	0.7	620.0	260.00	0.05	0.20	0.1	0	1 Egg
Scrambled egg	172	6.7	15.8	0.8	0.0	57.0	0.7	620.0	267.00	0.06	0.22	0.1	0	1 Egg
Baked egg	124	6.7	10.8	0.0	0.0	25.0	0.7	460.0	220.0	0.05	0.20	0.1	0	1 Egg
Fluffy omelette	160	6.7	14.8	0.0	0.0	25.0	0.7	620.0	260.00	0.05	0.20	0.1	0	1 Egg
Cheese and Mushroom omelette	308	12.9	27.1	3.0	0.0	182.0	1.3	780.0	373.00	0.09	0.42	1.5	1	1 Egg
SOUPS														
Minestrone soup	90	1.4	5.2	9.4	1.2	43.0	0.7	491.0	123.00	0.07	0.03	0.5	17	1 Bowl
Chicken sweet corn soup	322	25.5	13.5	24.6	6.0	23.0	2.6	10.7.0	93.00	0.21	0.34	8.6	6	1 Bowl
French onion soup	208	4.8	11.6	21.1	2.4	102.0	0.8	321.0	110.00	0.08	0.05	0.6	8	1 Bowl
Tomato soup	82	2.1	4.5	8.3	2.3	101.0	1.3	862.0	216.00	0.25	0.21	0.8	55	1 Bowl
Green pea soup	186	9.0	6.4	23.1	2.2	70.0	1.9	375.0	109.00	0.28	0.08	1.1	11	1 Bowl
Spinach soup	561	3.9	8.9	116.2	5.9	81.0	1.5	5902.0	1475.00	0.06	0.27	0.08	29	1 Bowl
Mixed vegetable soup	146	3.3	9.2	12.5	1.4	124.0	0.9	779.0	225.0	0.11	0.16	0.6	23	1 Bowl

	Calories (Kcal)	Proteins (g)	Fats (g)	Carbo-hydrates (g)	Fibre (mg)	Calcium (g)	Iron (mg)	Carotene (mcg)	Retinol (mcg)	Vit B_1 (mg)	Vit B_2 (mg)	Niacin (mg)	Vit C (mg)	Serving Portion
Cream with tomato soup	245	5.4	16.6	18.5	2.3	180.0	1.5	984.0	287.00	0.32	0.25	1.0	45	1 Bowl
Cream with spinach soup	307	8.5	23.2	16.0	5.1	200.0	2.2	62[illegible]4.0	1644.0	0.20	0.52	0.9	32	1 Bowl
Cream with carrot soup	250	4.6	16.2	21.5	2.0	172.0	1.4	19[illegible]5.0	531.00	0.17	0.17	0.9	6	1 Bowl
Cream with mixed vegetable soup	263	7.5	13.4	28.0	3.2	179.0	2.0	1160.0	331.00	0.33	0.24	1.5	45	1 Bowl
Cream with mushroom soup	308	6.6	22.4	19.9	0.7	136.0	1.5	554.0	189.00	0.13	0.41	2.9	6	1 Bowl
Hot and sour soup	181	11.2	9.3	13.2	1.6	65.0	2.8	86.0	22.00	0.22	0.25	23	6	1 Bowl
CEREALS														
Boiled rice	277	6.0	0.8	61.4	3.6	8.00	2.6	2.0	0.40	0.17	0.13	3.1	0	1
Beans and macaroni	352	12.1	16.8	38.0	3.7	243.0	2.2	673.0	242.00	0.20	0.20	1.5	40	1 Plate
Spaghetti shallow dish bolognese	346	14.6	14.9	38..3	33.0	174.0	3.2	867.0	236.00	0.28	0.21	4.8	30	1
Chicken shallow dish chowmein	542	31.4	24.2	49.6	3.9	104.0	5.6	9.8	333.00	0.39	0.36	8.1	59	1
MEATS														
Shepherd's pie	486	23.8	34.5	20.0	2.2	206.0	3.5	339.0	98.00	0.31	0.18	9.2	15	1 Bowl
Roast chicken	297	25.3	21.8	0.0	0.0	18.0	2.0	334..0	166.0	0.13	0.20	10.0	0	1 Bowl
Chilli chicken	464	27.3	35.5	8.8	1.9	46.0	3.1	222.0	135.0	0.35	0.31	10.9	50	1 Bowl
Chicken sweet and sour	420	27.0	33.3	3.1	0.8	39.0	2.7	270.0	181.0	0.28	0.35	10.6	30	1 Bowl
Fried fish with chips	443	26.3	26.2	25.4	2.2	307.0	3.3	165.0	94.00	0.09	0.11	0.9	9	1 Bowl
Fish in coconut milk	371	27.0	17.1	27.2	3.2	150.0	3.2	4.0	1.00	0.06	0.03	0.5	7	1 Bowl
Prawn curry	342	30.1	19.9	10.5	2.7	509.0	9.3	3.0	0.80	0.05	0.18	7.5	4	1 Bowl
Crispy baked fish	390	32.3	15.1	31.2	4.1	461.0	4.1	496.0	153.00	0.13	0.13	1.3	16	1 Bowl
VEGETABLES														
Egg curry	314	15.5	17.6	23.3	2.8	85.0	2.8	483.0	237.00	0.38	0.25	1.2	21	1 Bowl
Stuffed tomatoes	233	6.0	15.6	17.1	2.8	138.0	1.5	829.0	228.00	0.27	0.08	1.1	41	2 Tomatoes
Stuffed okra	132	2.3	10.2	7.7	5.9	79.0	0.5	62.0	16.00	0.08	0.12	0.7	16	1 Bowl
Roast potatoes	191	2.4	5.0	34.0	3.8	15.0	0.8	228.0	57.00	0.15	0.01	1.8	26	1-2 Potatoes
Stuffed baked	334	7.1	18.8	34.0	3.8	33.0	1.3	698.0	248.00	0.19	0.16	1.8	26	1-2 Potatoes
Creamed spinach	429	21.4	29.8	18.8	9.3	458.0	3.5	11812.0	3195.00	0.25	1.00	1.4	58	1 Small Bowl
Creamed spinach and mushrooms	363	13.4	25.8	19.2	7.1	366.0	2.9	8692.0	2284.00	0.23	0.90	3.5	45	1 Bowl
SALADS														
Russian salad	959	19.7	85.6	27.5	3.3	100.0	3.8	879.0	333.00	0.38	0.33	5.4	39	1 Small Bowl
Beetroot and egg salad	366	8.9	30.8	13.4	3.6	62.0	2.1	300.0	180.00	0.12	0.29	0.6	15	1 Small Bowl
Tossed green salad	153	1.5	12.2	9.2	2.0	50.0	0.9	225.0	37.00	0.18	0.04	0.5	43	1 Small Bowl

	Calories (Kcal)	Proteins (g)	Fats (g)	Carbo-hydrates (g)	Fibre (mg)	Calcium (g)	Iron (mg)	Carotene (mcg)	Retinol (mcg)	Vit B_1 (mg)	Vit B_2 (mg)	Niacin (mg)	Vit C (mg)	Serving Portion
Cucumber and yogurt salad	29	1.3	1.3	2.9	1.0	53.0	0.5	10.0	4.00	0.04	0.05	0.2	6	1 Small Bowl
French dressing	722	0.0	80.0	0.4	0.0	1.0	0.0	0.0	0.00	0.00	0.00	0.01	1	3/4 Cup
Mayonnaise	1220	7.1	131.8	1.3	0.0	56.0	1.4	380.0	229.00	0.08	0.26	0.0	4	1 Cup
Mayonnaise without eggs	886	7.7	90.1	11.0	0.0	288.0	0.5	139.0	36.00	1.20	0.46	0.3	6	1 Cup
DESSERTS														
Vanilla ice cream	288	2.3	22.9	18.2	0.0	90.0	0.2	415.0	139.00	0.03	0.14	0.1	0	1 Ice Cup Cream
Strawberry ice cream	288	2.3	22.9	18.2	0.0	90.0	0.2	415.0	139.00	0.03	0.14	0.1	0	1 Ice Cup Cream
Chocolate ice cream	288	2.3	22.9	18.2	0.0	90.0	0.2	415.0	139.00	0.03	0.14	0.1	0	1 Ice Cup Cream
Fruit ice cream	323	2.6	23.0	26.5	0.3	95.0	0.4	832.0	246.00	0.05	0.16	0.3	5	1 Sundae Glass
Cold lemon souffle	534	6.9	41.9	32.3	0.4	41.0	0.8	1000.0	355.00	0.05	0.20	0.1	8.8	1 Souffle Dish
Cold orange souffle	594	7.8	42.0	46.2	1.5	64.0	1.2	2656.0	769.00	0.05	0.20	0.1	45	1 Souffle Dish
Cold pineappple souffle	525	6.7	42.0	30.00	0.0	25.0	0.7	1000.0	355.00	0.00	0.20	0.1	0	1 Souffle Dish
Cold vanila souffle	536	7.3	42.7	30.6	0.0	57.0	0.7	1000.0	362.00	0.06	0.20	0.1	0.2	1 Souffle Dish
Cold chocolate souffle	536	7.3	42.7	30.6	0.0	57.0	0.7	1000.0	362.00	0.06	0.20	0.1	0.2	1 Souffle Dish
bread and butter pudding	222	7.4	11.3	22.7	1.0	124.0	0.7	316.0	177.00	0.08	0.27	0.2	2	1 Small Plate
SANDWICHES														
Tomato and cheese	268	7.2	11.8	33.3	4.6	88.0	0.9	460.0	145.00	0.09	0.06	0.6	11	2 Pcs
Tomato and cucumber	231	5.2	8.6	33.1	4.9	28.0	1.0	460.0	115.00	0.10	0.02	0.6	12	2 Pcs
Tomato grilled	313	9.6	15.0	34.8	5.0	160.0	1.2	530.0	192.00	0.12	0.12	0.6	16	4 Pcs
French toast	443	14.6	27.6	34.0	4.6	144.0	1.7	1088.0	407.00	0.15	0.20	0.6	11	2 Pcs
Cheese open	340	11.7	18.6	31.5	7.4	196.0	1.1	328.0	168.00	0.14	0.11	1.5	0	2 Pcs
Danish luncheon	350	16.2	17.5	31.9	4.6	42.0	2.1	620.0	260.00	0.24	0.22	1.2	3	2 Pcs
Chicken and corn open	340	15.6	15.0	35.6	5.5	18.0	1.8	362.0	124.0	0.12	0.11	4.6	3	2 Pcs
CAKES														
Sponge cake	177	6.2	4.6	27.8	0.5	20.2	0.9	202.0	120.00	0.05	0.14	0.4	0	1 Pc
Sponge chocolate cake	156	5.5	4.5	23.3	0.3	18.8	0.7	201.0	120.00	0.05	0.14	0.3	0	1 Pc
Pineapple pastry	279	7.1	13.2	32.9	0.6	23.1	1.0	390.0	176.00	0.06	0.16	0.5	0	1 Pastry
Chocolate pastry	228	5.5	12.5	23.3	0.3	19.0	0.7	361.0	160.00	0.05	0.14	0.3	0	1 Pastry
Chocolate cream cake	223	3.1	13.1	23.2	0.4	9.0	0.5	526.0	158.00	0.03	0.06	0.3	0	1 Pc

B. Fish and sea food

Food	Protein (gm)	Fat (gm)	Carbohydrate	Calories	Calcium (mg)	Iron (mg)
Anchovy	19.4	9.5	0.2	165	142	1.5
Cat fish	21.2	—	—	88	550	0.4
Blue mussel	9.9	2.0	3.6	70	1130	8.0
Crab small	11.2	5.8	3.3	59	1370	20.4
Crab mussel	8.9	1.1	3.7	109	590	—
Lobster	20.5	0.9	—	90	16	—
Shrimp small dried	68.1	8.5	—	349	4380	—
Silver belly	19.2	1.6	—	91	715	2.2

C. Animal food

Food	Protein	Fat	Carbohydrate	Calories	Calcium (mg)	Iron (mg)
Beef meat	79.2	10.3	0.2	410	6	18.8
Beef mussel	22.8	2.5	—	114	10	0.8
Duck	21.6	4.8	0.1	130	4	—
Buffalo meat	19.4	0.9	—	86	3	—
Fowl	21.8	0.6	—	109	24	—
Goat meat	21.4	3.6	—	118	12	—
Liver goat	2.0	3.0	—	107	17	—
Liver sheep	19.5	7.5	1.3	150	10	6.3
Mutton	18.5	13.3	—	195	148	2.3
Pigeon	23.3	4.9	—	114	3	2.2
Snail small	12.6	1.0	3.7	75	1320	—
Snail big	10.5	0.5	12.4	98	870	—
Turtles meat	16.5	1.5	1.5	88	7	
Finch	26.6	3.0	—	133	90	—

Appendix 14

Normal hematological values

Test	*Normal values*
Total WBC Count (TLC)	0–1 year: 10,000–25,000/cmm 1–3 years: 6,000–18,000/cmm 4–7 years: 6,000–15,000/cmm 8–12 years: 4,500–13,500/cmm Adults: 4,000–11,000/cmm
Differential WBC Count (DLC)	Polymorphonuclear cells: 50–70% Lymphocytes: 20–40% Monocytes: 4–8% Eosinophils: 0–2% Basophils: 0–1%
RBC Count	4.5–5.5 million/cmm
Hemoglobin	At birth: 18 g% *Adults* Men: 13–16 g% Women: 12–15 g%
Erythrocyte Sedimentation Rate (ESR)	Men: 0–9 mm/hour Women: 0–20 mm/hour
Bleeding Time (BT)	1–6 minutes
Coagulation Time (CT)	5–18 minutes
Blood Urea	20–40 mg/dL
Blood Glucose	Fasting: < 110 mg/dL Post-prandial: < 140 mg/dL Random: 80–120 mg/dL (after waking up) 100–140 mg/dL (at bedtime)
Total Bilirubin	0.1–1.0 mg/dL
Thyroxine	4.5–11.5 μg/dL
Uric Acid	2.5–8 mg/dL
Aspartate Transaminase (AST) or Serum Glutamic Oxaloacetic Transaminase (SGOT)	5–40 IU/L
Alanine Transaminase (ALT) or Serum Glutamic Pyruvic Transaminase (SGPT)	7–56 IU/L
Alkaline Phosphatase	25–100 IU/L
Total Cholesterol	< 200 mg/dL
Triglycerides	< 150 mg/dL
Serum Creatinine	1–2 mg/dL

Appendix 15

Normal values in urinalysis

Test	*Normal values*
Color	Pale yellow to deep amber color
Specific gravity	1.015–1.025
pH	4.5–8
Protein (albumin)	Negative
Sugar	Negative
Bilirubin	Negative
RBCs	Nil
WBCs	Nil
Creatinine	0.8–8 g/24 hours
Urobilinogen	Random: < 25 mg/dL 24-hour urine: 4 mg/24 hours
Uric acid	250–750 mg/24 hours

Appendix 16

Precautions against complications associated with immobility

1. Assessment of the initial signs of complications associated with prolonged immobility like pressure sore (redness on the areas under pressure), deep vein thrombosis (DVT; redness and swelling in lower extremities), pneumonia (tachypnea, fever, noisy breathing), contractures (stiffness in joints, muscles, and tendons), and constipation (distention in the abdomen, infrequent and hard stools) should be done primarily.
2. For preventing the pressure sores, use pressure-relieving accessories like air cushions, pillows, foam pads, etc. Changing of positions is highly recommended every 2 hours without dragging and pulling the patient, along with skin care to pressure-prone areas every 4 hours.
3. For DVT, monitoring for the presence of redness and swelling should be done at regular intervals. Elevation of lower extremities above the heart level intermittently for 20 minutes, performing passive range of motion exercises every 4 hours, and using elastic stockings can be done to avoid DVT.
4. For pneumonia (hypostatic or aspiration), suctioning of the airway at regular intervals and changing position every 2 hours should be done. Chest physiotherapy and postural drainage can be initiated, if not contraindicated. Patient must be monitored for regurgitation of food and vomiting.
5. For contractures and joint deformity, one must assist the patient in keeping his body in the anatomical position by using footrest, sand bags, etc. that helps in keeping it properly aligned and hence, prevents contractures. After removing the support devices, motion exercises must be performed every 4 hours.
6. For the prevention of constipation, adequate fluid intake, changing position every 2 hours, and administering stool softeners and enema are highly indicated.
7. Along with all the specific measures, one must also pay attention towards maintain adequate nutrition and fluid intake of the patient.

Appendix 17

Glasgow's coma scale

S.No.	*Test*	*Score*
1.	Eye opening	
	Spontaneous	4
	To speech	3
	To pain	2
	No response	1
2.	Verbal response	
	Oriented	5
	Confused	4
	Inappropriate words	3
	Incomprehensible sound	2
	No response	1
3.	Motor response	
	Obeys commands	6
	Localizes	5
	Withdraws	4
	Flexes	3
	Extends	2
	No response	1

Appendix 18

APACHE II severity of disease classification

Physiologic variable	*High abnormal range*								*Low abnormal range*	
	+4	*+3*	*+2*	*+1*	*0*	*+1*	*+2*	*+3*	*+4*	*Points*
Temperature - rectal (°C)	≥ 41°	39 to 40.9°		38.5 to 38.9°	36 to 38.4°	34 to 35.9°	32 to 33.9°	30 to 31.9°	≤ 29.9°	
Mean Arterial Pressure - mm Hg	≥ 160	130 to 159	110 to 129		70 to 109		50 to 69		≤ 49	
Heart Rate (ventricular response)	≥ 180	140 to 179	110 to 139		70 to 109		55 to 69	40 to 54	≤ 39	
Respiratory rate (non-ventilated or ventilated)	≥ 50	35 to 49		25 to 34	12 to 24	10 to 11	6 to 9		≤ 5	
Oxygenation: A-aDO_2 **or** PaO_2 (mm Hg) a. FIO_2 ≥ 0.5 record A-aDO_2 b. FIO_2 < 0.5 record PaO_2	≥ 500	350 to 499	200 to 349		< 200 PO_2 > 70	PO_2 61 to 70		PO_2 55 to 60	PO_2 < 55	
Arterial pH (preferred)	≥ 7.7	7.6 to 7.69		7.5 to 7.59	7.33 to 7.49		7.25 to 7.32	7.15 to 7.24	< 7.15	
Serum HCO_3 (venous mEq/l) (not preferred, but may use if no ABGs)	≥ 52	41 to 51.9		32 to 40.9	22 to 31.9		18 to 21.9	15 to 17.9	< 15	
Serum sodium (mEq/l)	≥ 180	160 to 179	155 to 159	150 to 154	130 to 149		120 to 129	111 to 119	≤ 110	
Serum potassium (mEq/l)	≥ 7	6 to 6.9		5.5 to 5.9	3.5 to 5.4	3 to 3.4	2.5 to 2.9		< 2.5	
Serum creatinine (mg/dl) Double point score for acute renal failure	≥ 3.5	2 to 3.4	1.5 to 1.9		0.6 to 1.4		< 0.6			
Hematocrit (%)	≥ 60		50 to 59.9	46 to 49.9	30 to 45.9		20 to 29.9		< 20	

Physiologic variable	*High abnormal range*								*Low abnormal range*	
	+4	*+3*	*+2*	*+1*	*0*	*+1*	*+2*	*+3*	*+4*	*Points*
White Blood Count (total/mm^3) (in 1000s)	≥ 40		20 to 39.9	15 to 19.9	3 to 14.9		1 to 2.9		< 1	
Glasgow Coma Score (GCS score) = 15 minus actual GCS										
A. Total Acute Physiology Score (sum of 12 above points)										
B. Age points (years) ≤ 44=0; 45 to 54=2; 55 to 64=3; 65 to 74=5; ≥ 75=6										
C. Chronic Health Points (see below)										
Total APACHE II Score (add together the points from A+B+C)										

Chronic health points: If the patient has a history of severe organ system insufficiency or is immunocompromised as defined below, assign points as follows:

- 5 points for nonoperative or emergency postoperative patients
- 2 points for elective postoperative patients

***Definitions*:** Organ insufficiency or immunocompromised state must have been evident **prior** to this hospital admission and conform to the following criteria:

- **Liver** – biopsy proven cirrhosis and documented portal hypertension; episodes of past upper GI bleeding attributed to portal hypertension; or prior episodes of hepatic failure/encephalopathy/coma.
- **Cardiovascular** – New York Heart Association Class IV.
- **Respiratory** – Chronic restrictive, obstructive, or vascular disease resulting in severe exercise restriction (i.e., unable to climb stairs or perform household duties; or documented chronic hypoxia, hypercapnia, secondary polycythemia, severe pulmonary hypertension (> 40 mmHg), or respiratory dependency.
- **Renal** – receiving chronic dialysis.
- **Immunocompromised** – the patient has received therapy that suppresses resistance to infection (e.g., immunosuppression, chemotherapy, radiation, long term or recent high dose steroids, or has a disease that is sufficiently advanced to suppress resistance to infection, e.g., leukemia, lymphoma, AIDS).

Interpretation of Score:

Score	*Death Rate (%)*
0–4	4
5–9	8
10–14	15
15–19	25
20–24	40
25–29	55
30–34	75
> 34	85

Appendix 19

Abbreviations used regarding the route of administration of medicine

Abbreviation	*Meaning*
AD	Right ear
AS	Left ear
AU	Each ear
H	Hypodermic
IM	Intramuscular
INJ	Injection
IV	Intravenous
IVP	Intravenous push
Rx	Take, prescription
OD	Right eye
Sc	Subcutaneously
SQ	Subcutaneous
OS	Left eye
OU	Both eyes
p or P	After, per
PO, per os	By mouth
EC	Enteric-coated
Elix	Elixir
Ext	External, extract
Os	Mouth

Appendix 20

Norton scale

Physical condition		*Mental state*		*Activity*		*Mobility*		*Incontinence*		*Total score*
Good	4	Alert	4	Ambulatory	4	Full	4	Not	4	
Fair	3	Apathetic	3	Walks with help	3	Slightly limited	3	Occasional	3	
Poor	2	Confused	2	Chairbound	2	Very limited	2	Usually urinary	2	
Very bad	1	Stuporous	1	Bed rest	1	Immobile	1	Double	1	

Appendix 21

Karnofsky's index

General category	*Percentage*	*Specific criteria*
Able to carry on normal activity and to work; no special care needed.	100	Normal no complaints; no evidence of disease.
	90	Able to carry on normal activity; minor signs or symptoms of disease.
	80	Normal activity with effort; some signs or symptoms of disease.
Unable to work; able to live at home and care for most personal needs; varying amount of assistance needed.	70	Cares for self; unable to carry on normal activity or to do active work.
	60	Requires occasional assistance, but is able to care for most of his personal needs.
	50	Requires considerable assistance and frequent medical care.
Unable to care for self; requires equivalent of institutional or hospital care; disease may be progressing rapidly.	40	Disabled; requires special care and assistance.
	30	Severely disabled; hospital admission is indicated although death not imminent.
	20	Very sick; hospital admission necessary; active supportive treatment necessary.
	10	Moribund; fatal processes progressing rapidly.
	0	Dead

Appendix 22

Differential diagnosis of abdominal pain

Region	*Possible causes*
Generalized or diffuse abdominal pain	• Perforation • Aortic aneurysm • Diabetic ketoacidosis • Bilateral pleurisy • Acute pancreatitis • Peritonitis • Severe pelvic inflammatory disease • Gastroenteritis
Central abdominal pain	• Early appendicitis • Acute gastritis • Ruptured aortic aneurysm • Small bowel obstruction • Mesenteric thrombosis • Acute pancreatitis
Epigastric pain	• Aortic aneurysm • Esophagitis • Acute pancreatitis • Gastric and duodenal ulcer
Right upper quadrant pain	• Appendicitis • Hepatic and gallbladder diseases • Duodenal ulcers • Myocardial infarction • Acute pancreatitis • Duodenal ulcers • Acute pancreatitis • Basal pneumonia • Subphrenic abscess
Left upper quadrant pain	• Gastric ulcer • Diaphragmatic pleurisy • Acute pancreatitis • Acute perinephritis
	• Spontaneous splenic rupture • Aortic dissection • Ischemic colitis • Subphrenic abscess
Right lower quadrant pain	• Acute appendicitis • Mesenteric adenitis • Ruptured ectopic pregnancy • Perforated duodenal ulcer • Diverticulitis • Pelvic inflammatory disease • Salpingitis • Ureteric and biliary colic • Crohn's disease • Torsion of ovarian cyst or tumor

Region	*Possible causes*
Left lower quadrant pain	• Diverticulitis • Constipation • Irritable bowel syndrome • Pelvic inflammatory disease • Rectal carcinoma • Ulcerative colitis • Ruptured ectopic pregnancy • Torsion of ovarian cyst or tumor • Salpingitis
Suprapubic pain	• Acute urinary retention • Urinary tract infection • Cystitis • Pelvic inflammatory disease • Ectopic pregnancy • Diverticulitis
Loin pain	• Muscle strain • Urinary tract infection • Renal stones • Pyelonephritis

Appendix 23

Conditions leading to systemic or localized edema

Systemic edema	• Congestive cardiac failure • Cirrhosis • Nephrotic syndrome or other conditions leading to hypoalbuminemia • Drug-induced • Idiopathic
Localized edema	• Inflammation • Venous or lymphatic obstruction • Chronic lymphangitis • Resection of regional lymph nodes • Filariasis

Appendix 24

Common forms of drug preparation

Drug preparation	*Description*
Capsule	Powder or gel form of drug encased in a relatively stable and soluble shell, usually made of gelatin, to make it easily palatable
Elixir	A solution containing varying amounts of alcohol, a sweetening agent or flavor, and water and may or may not contain active medicine
Emulsion	Drug which is a mixture of 2 or more immiscible liquids
Enteric-coated tablet	Tablet coated with a substance that does not allow the absorption of drug anywhere in gastrointestinal tract, but small intestine
Lotion	A medicated liquid for external application on skin
Lozenge	Sweetened medicated candy that is intended to dissolve slowly in mouth to soothe the irritated tissues of throat
Ointment	Semisolid preparation of a drug that has a base of fatty or greasy material
Plaster	Medicated solid dressing used as an adhesive or a counterirritant
Poultice	Soft, moist mass often heated and medicated and used to treat painful and inflamed part of the body
Suppository	Solid base of drug (s) inserted into the body cavities, other than mouth like rectum and vagina, that melts slowly at body temperature to release the drug
Syrup	Drug dissolved in a thick, sweet, and sticky liquid intended to soothe the irritated membranes
Tablet	Small, flat pellet of drug to be taken orally
Transdermal patch	Medicated adhesive patch, placed on skin, to release a specific dose of medicine